LEÇONS

DE

PHARMACODYNAMIE

ET DE

MATIÈRE MÉDICALE

PAR

G. POUCHET

Professeur de Pharmacologie et Matière médicale à la Faculté de Médecine de Paris
Membre de l'Académie de Médecine

QUATRIÈME SÉRIE

ANTITHERMIQUES-ANALGÉSIQUES

*(ANTIPYRINE ET SES DÉRIVÉS, ANILIDES, ACIDE SALICYLIQUE,
ACONITS ET LEURS ALCALOÏDES, RENONCULACÉES TOXIQUES).*

CINQUIÈME SÉRIE

MODIFICATEURS DU SYSTÈME NERVEUX PÉRIPHÉRIQUE
ET NÉVRO-MUSCULAIRES

*(CHAMPIGNONS ET LEURS PRINCIPES ACTIFS, JABORANDI, CIGÜES,
COLCHIQUE, VERATRUMS, DIGITALE, CAFÉINE ET CAFÉIQUES).*

AVEC 190 FIGURES DANS LE TEXTE

PARIS

OCTAVE DOIN, ÉDITEUR

8, PLACE DE L'ODÉON, 8

1904

LEÇONS

DE

PHARMACODYNAMIE

ET DE

MATIÈRE MÉDICALE

LEÇONS

DE

PHARMACODYNAMIE

ET DE

MATIÈRE MÉDICALE

PAR

G. POUCHET

Professeur de Pharmacologie et Matière médicale à la Faculté de Médecine de Paris
Membre de l'Académie de Médecine

QUATRIÈME SÉRIE

ANTITHERMIQUES-ANALGÉSIQUES

*(ANTIPYRINE ET SES DÉRIVÉS, ANILIDES, ACIDE SALICYLIQUE,
ACONITS ET LEURS ALCALOÏDES, RENONCULACÉES TOXIQUES).*

CINQUIÈME SÉRIE

MODIFICATEURS DU SYSTÈME NERVEUX PÉRIPHÉRIQUE ET NÉVRO-MUSCULAIRES

*(CHAMPIGNONS ET LEURS PRINCIPES ACTIFS, JABORANDI, CIGUËS,
COLCHIQUE, VERATRUMS, DIGITALE, CAFÉINE ET CAFÉIQUES).*

AVEC 190 FIGURES DANS LE TEXTE

PARIS

OCTAVE DOIN, ÉDITEUR

8, PLACE DE L'ODÉON, 8

1904

Tous droits réservés.

LEÇONS

DE

PHARMACODYNAMIE

ET DE

MATIÈRE MÉDICALE

QUATRIÈME SÉRIE

PREMIÈRE LEÇON

CLASSIFICATION DES ANTITHERMIQUES-ANALGÉSIQUES. — INFLUENCE, AU POINT DE VUE PHYSIOLOGIQUE, DE LA SUBSTITUTION DE CERTAINS RADICAUX DANS LA MOLÉCULE. — ISOMÉRIES ET DIFFÉRENCES D'ACTION PHARMACODYNAMIQUE. — QUINOLÉINE. — ANALGÈNE.

Dans les généralités que je vous ai exposées l'année dernière en commençant l'étude des antipyrétiques et des antithermiques-analgésiques, j'ai déjà eu l'occasion de vous indiquer le plan que nous adopterons pour faire une étude fructueuse et utile de ces très nombreuses substances [1]. Nous avons consacré exclusivement le dernier cours à l'étude de la quinine, en raison de l'importance considérable de cette substance médicamenteuse et des applications nombreuses dont elle est susceptible. Nous allons aborder aujourd'hui l'étude des autres antithermiques, dont un certain nombre mérite au moins d'être connu de nous ; il est donc absolument indispensable de revenir avec plus de détails sur la classification de ces substances qui est représentée dans les tableaux suivants.

1. Voir : *Leçons de pharmacodynamie et de matière médicale*, 3ᵉ série, p. 1.

GROUPE I. — QUINOLÉINE. C^9H^7Az

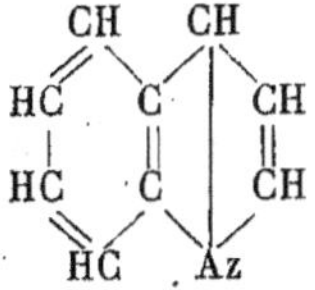

Analgène : éthoxyacétylamidoquinoléine. [Benzanalgène].
Kairoline : méthyltrihydroquinoléine.
Kairine : orthoxyméthyltrihydroquinoléine.
Thalline : paraméthoxytétrahydroquinoléine.
Cupréine : $C^{19}H^{21}Az^2O.OH$
Quinine : $C^{19}H^{21}Az^2O.OCH^3$
Euquinine : éther éthylcarbonique de la quinine.
Quinaphtol : naphtolsulfonate de quinine.
Periodosulfate de Thalline.

GROUPE II. — PYRROL.

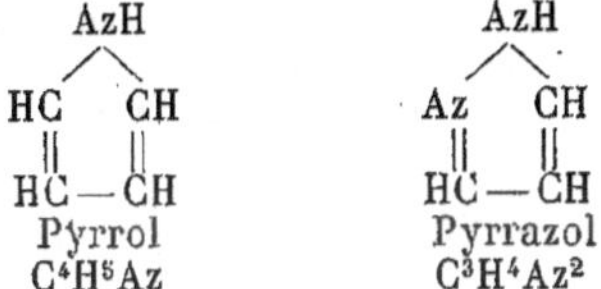

Antipyrine. Analgésine : phényldiméthylpyrazolone.
Amygdalate d'antipyrine.
Tannate d'antipyrine.
Acétosalicylate d'antipyrine (**Acétopyrine** et **Pyrosal**).
Tolypyrine : tolyldiméthylpyrazolone.
Tolysal (Salicylate de tolypyrine).
Anilipyrine (1 partie acétanilide et 2 parties antipyrine).
Quinopyrine (2 parties antipyrine et 3 parties chlorhydrate de quinine).
Ferropyrine (antipyrine et perchlorure de fer).

GROUPE III. — HYDRAZINE
$$[AzH^2—H^2Az].$$

Phénylhydrazine.
Acétylphénylhydrazine (**Pyrodine**).
Acide phénylhydrazine-lévulique (**Antithermine**).

GROUPE IV. — ANILIDES.

Aniline (Phénylamine).

Diphénylamine Triphénylrosaniline	} secondaires	} Amines secondai- res et tertiaires
Diméthylphénylamine Bleu de méthylène	} tertiaires	} dérivant de l'ani- line.

Acétanilide [**Antifébrine**].
Méthylacétanilide (**Exalgine**). (Acéto-ortho-toluide).
Phényluréthane [**Euphorine**]. (Oxyphényluréthanes).
Acétylparaéthoxyphényluréthane (**Thermodine**).
Acétylparaoxyphényluréthane [**Neurodine**].

Dérivés du para-amidophénol.

Ether éthylique ou **Phénéthydine** (para).
Acétphénéthydine [**Phénacétine. Phénédine**].
Propionylphénéthydine [**Triphénine**].
Lactylphénéthydine [**Lactophénine**].
Citrylphénéthydine [**Citrophène et Apolysine**].
Salicylphénéthydine [**Malakine**].
Méthylglycolate de phénéthydine [**Kryofine**].
Acétylesalicylate d'acétphénéthydine [**Phénosal**].
Sulfodérivés de l'acétanilide [**Cosaprine**].
  — de l'acétphénéthydine [**Phésine**].
Phénéthydine-glycocolle [**Phénocolle**]. (Salocolle).
Ethylcarbonate de vanilline-phénéthydine [**Eupyrine**].
Paraéthoxyphénylsuccinimide [**Pyrantine**].

GROUPE V. — Acides aromatiques.

Acide benzoïque.
Acide salicylique. Salicylates (méthyle, etc.).
Acide phénacétine-carbonique. [**Benzacétine**].
Acide acétylesalicylique [**Aspirine**].
Dérivés sulfonés des phénols [**Asaprol**].

GROUPE VI. — Alcools et phénols.

Propriétés plus nettement antiseptiques.

Parmi tous ces noms plus ou moins barbares de la nomenclature chimique, vous allez voir qu'il y en a bien peu qui doivent rester dans la thérapeutique, et dont l'étude soit à retenir; la majeure partie des corps inscrits sur ces tableaux ne mérite d'attirer un instant votre attention qu'à titre de substances dont il faut avoir entendu parler, dont vous trouverez le nom cité dans certaines observations et sur lesquelles il faut avoir quelques connaissances générales. C'est pourquoi je vais vous en dire quelques mots.

Cette classification, ainsi que nous l'avons vu l'année dernière, peut se rapporter à six groupes principaux[1]; je fais abstraction ici du groupe de la Pyridine, parce que les bases de la série pyridique sont caractérisées par des actions physiologiques très différentes de l'action antipyrétique et que celles qui possèdent des propriétés anodynes sont surtout remarquables par leur action analgésiante locale. Elles ne doivent donc pas entrer ici en ligne de compte, puisque nous étudions maintenant les substances dont les propriétés capitales sont de déterminer l'antipyrèse ou l'antithermie. Le premier groupe est celui de la *Quinoléine*, c'est-à-dire celui dont les représentants sont caractérisés par le noyau de constitution chimique quinoléique; en d'autres termes, les composés résultant de la substi-

1. Voir : *Leçons de pharmacodynamie et de matière médicale*, 3e série, pp. 14 et 38.

tution, aux atomes d'hydrogène du noyau quinoléine, de radicaux plus ou moins nombreux ou complexes, ces radicaux pouvant être eux-mêmes constitués par des groupements cycliques, comme c'est le cas pour la quinine, par exemple, qui résulte de la soudure d'un noyau pyridique au noyau quinoléique.

Si, dans le premier groupe, il n'y a que la quinine qui ait une importance réelle, on pourrait dire que, dans le deuxième groupe, il n'y a guère que l'antipyrine qui mérite de retenir notre attention.

Le troisième groupe, celui de l'*Hydrazine*, mérite une particulière mention, non pas qu'il réclame des éloges, mais, tout au contraire, pour vous mettre en garde contre l'emploi en thérapeutique des dérivés de ce groupe. Les rares représentants de cette série qui aient été essayés ont toujours donné des résultats tellement défavorables, parfois même tellement fâcheux, qu'on en est arrivé à renoncer complètement à leur usage. En effet, dans tous ces dérivés, on retrouve, à un degré quelconque, l'inconvénient qui caractérise l'emploi de la phénylhydrazine et qui relève de l'action extrêmement intense que cette substance exerce sur les hématies et sur la matière colorante du sang; de telle sorte que l'abaissement de température n'est obtenu qu'au prix de désordres extrêmement graves, beaucoup plus graves parfois que ceux que l'on voulait combattre.

Le quatrième groupe, celui des *Anilides*, est beaucoup plus important, au moins par le nombre. Je suis obligé, pour vous faire bien saisir la filiation de ces composés, de vous rappeler ici quelques souvenirs de chimie pure. Il y a, en réalité, deux chefs de file dans ce groupe : d'abord la *Phénylamine*, ammoniaque composée dans laquelle un atome d'hydrogène est remplacé par le radical phényle; de cette phénylamine dépend l'acétanilide ou acétylphénylamine $C^6H^5 - AzH.C^2H^3O$, qui résulte de la substitution dans la formule $C^6H^5 - AzH^2$ du radical acétyle à un des atomes d'hydrogène du radical AzH^2. A côté de cette substance s'en trouve une autre également assez importante : c'est la méthylacétanilide ou acétyl-méthylphénylamine $C^6H^5 - Az.CH^3.C^2H^3O$, dans laquelle le radical CH^3 est substitué au second atome d'hydrogène du radical AzH^2, l'acétyle restant substitué à un H de ce même radical AzH^2, comme précédemment : ce produit est habituellement désigné sous le nom d'*Exalgine*.

Mais, dans ce quatrième groupe, le corps le plus important, au moins au point de vue du nombre de ses dérivés, est la *Phénéthydine*, ou éther éthylique du para-amidophénol. C'est du para-amidophénol dans lequel l'atome d'hydrogène du groupe OH est remplacé par le radical éthyle.

La substitution, dans la formule de la phénéthydine, du radical acétyle C^2H^3O à un atome d'hydrogène du groupe AzH^2, va nous donner l'acétylphénéthydine ou *Phénacétine*, substance fort importante au point de vue de son emploi thérapeutique. Enfin, si dans la formule de la phénacétine, nous remplaçons le groupe éthoxyle ($O.C^2H^5$) par le groupe méthoxyle ($O.CH^3$), nous obtiendrons ainsi l'homologue inférieur de l'acétylamidophénétol, c'est la *Méthacétine*. Les formules ci-après font ressortir les relations existant, au point de vue de la constitution chimique, entre ces différents corps.

$$C^6H^5 - AzH^2$$
Phénylamine.
Aniline.

$$C^6H^5 - AzH (C^2H^3O)$$
acétylephénylamine
Acétanilide. Antifébrine.

$$C^6H^5 - Az (CH^3)(C^2H^3O)$$
acétyleméthylephénylamine
Méthylacétanilide
Exalgine.

$$C^6H^4 <^{OH}_{AzH^2}$$
Amidophénol (para).

$$C^6H^4 <^{O(C^2H^5)}_{AzH^2}$$
amidophénétol (para)
Phénéthydine.

$$C^6H^4 <^{O(C^2H^5)}_{AzH(C^2H^3O)}$$
acétylamidophénétol (para)
acétylephénéthydine ou acétphénéthydine
Phénacétine.

$$C^6H^4 <^{O(CH^3)}_{AzH(C^2H^3O)}$$
méthylacétylephénylamide
Méthacétine.

Ceci dit, vous voyez, Messieurs, qu'il est très facile de suivre la série des corps que je viens de vous nommer ici. La phénylamine ou aniline retiendra pour un moment notre attention, non pas à cause de son emploi en thérapeutique, mais en raison de l'importance qu'elle présente, soit au point de vue de l'hygiène, soit à celui de la médecine légale. Vous savez, en effet, que chaque fois qu'une occasion se présente à nous d'étudier les applications d'une substance, soit à l'hygiène, soit à la médecine légale, je crois qu'il est de mon devoir de vous indiquer cette étude, ne fût-ce que pour rompre la monotonie d'une énumération de substances considérées exclusivement au point de vue pharmacodynamique. Donc nous étudierons la phénylamine au point de vue de l'industrie et au point de vue de la toxicologie.

On doit rapprocher immédiatement de l'aniline un certain nombre de substances qui sont des amines secondaires et tertiaires dérivant de la phénylamine : la diphénylamine, la triphénylrosaniline ; la diméthylphénylamine et le bleu de méthylène, qui ont été proposées comme antithermiques. Mais ce groupe jouit de propriétés antiseptiques qui sont encore supérieures à son action antithermique; c'est précisément pour cette raison qu'on a songé à employer le bleu de méthylène dans le traitement de la fièvre paludéenne, et je vous ai signalé, l'année dernière, les bons résultats qu'on en a obtenus, les inconvénients que ce mode de traitement présentait et les recherches de Celli à ce sujet[1].

Viennent ensuite l'acétanilide ou *Antifébrine*, puis l'*Exalgine*, la phényluréthane ou *Euphorine*, l'acétylparaéthoxyphényluréthane ou *Thermodine*, l'acétylparaoxyphényluréthane ou *Neurodine*. Ces substances ont donné, dans leur application thérapeutique, des résultats assez intéressants au point de vue de l'antipyrèse, mais je ne crois pas cependant que, en dehors des deux premières, leur importance soit assez grande pour mériter une étude détaillée.

Parmi les dérivés du Para-amidophénol, l'acétylphénéthydine, encore appelée acétphénéthydine, *Phénacétine* ou *Phénédine*, est une substance dont l'emploi a donné des résultats tels que son étude s'impose.

Puis, l'expérience ayant montré les propriétés antithermiques et surtout les propriétés analgésiques de la majeure partie de ces substances, mais en même temps, l'observation ayant fait apercevoir que la plupart d'entre elles, toutes mêmes, avaient certains inconvénients, on a cherché si, par la substitution de certains radicaux chimiques à ceux existant déjà dans la molécule, on ne pourrait pas arriver à enlever à certaines de ces substances les inconvénients qu'elles présentaient, ou au moins à les atténuer, sinon même à les transformer en qualités.

C'est là ce qui a donné naissance à un très grand nombre de recherches dont témoigne la quantité des substances inscrites sur ce tableau. On a cherché, par exemple, à remplacer le radical acide, acétyle, par des radicaux différents, soit d'acides monobasiques, soit d'acides polybasiques. On a obtenu de cette façon, d'abord, la propionylphénéthydine ou *Triphénine*. La substitution du radical lactyle au radical acétyle a donné naissance à la lactylphénéthydine ou *Lactophénine*, substance à propos de laquelle on a fait beaucoup de bruit depuis quelque temps et qui ne me paraît certainement pas mériter l'attention qu'on a voulu forcer à son égard. La substitution du radical de l'acide citrique a donné naissance à plusieurs substances différentes, puisque l'acide citrique, en raison de sa triatomicité, peut fournir trois séries de produits substitués. Deux dérivés seulement ont été essayés : c'est le *Citrophène*, dérivé tribasique, et l'*Apolysine*, dérivé monobasique.

---

1. Voir : *Leçons de pharmacodynamie et de matière médicale*, 3ᵉ série, p. 316.

Enfin l'acide salicylique devait tenter la sagacité des chercheurs en raison de ses propriétés énergiquement antithermiques et analgésiques : on a préparé une salicylphénéthydine connue sous le nom de *Malakine*.

Je ne ferai que vous signaler : le méthylglycolate de phénéthydine [ou *Kryofine*; l'acétylesalicylate d'acétphénéthydine, connu sous la dénomination de *Phénosal*; deux sulfodérivés : la *Cosaprine* (acétylsulfanilate de soude), dérivant de l'acétanilide, et la *Phésine*, dérivant de la phénacétine; le *Phénocolle*, ou amido-acétparaphénéthydine, combinaison de phénéthydine et de glycocolle, dont on a vanté différents sels, chlorhydrate, acétate, carbonate, mais surtout salicylate, plus généralement désigné par l'appellation de *Salocolle*; l'éthylcarbonate de vanilline-phénéthydine ou *Eupyrine*, que des observations récentes tendent à présenter comme une paraphénéthydine dépourvue de toxicité et jouissant en même temps de propriétés stimulantes; enfin la paraéthoxyphénylsuccinimide, *Pyrantine* ou *Phénosuccine*, obtenue dans la réaction de l'acide succinique sur le para-amidophénol.

Je vous ferai remarquer que tous ces dérivés sont obtenus en partant de l'isomère *para* de l'amidophénol; et que, seuls, ces dérivés *para* semblent posséder des propriétés antipyrétiques et analgésiques accentuées.

Parmi ces nombreux composés, dont j'ai cru devoir vous exposer au moins la nomenclature, deux ou trois seulement nous arrêteront : le Bleu de Méthylène, à cause de son emploi thérapeutique, l'Acétanilide et l'Exalgine, en raison des bons résultats qui ont été obtenus dans la majeure partie des cas où elles furent employées; enfin la Phénacétine. Nous pourrons utilement borner nos études à ces produits.

Le cinquième groupe est celui des acides aromatiques, dans lequel nous allons trouver un médicament d'une importance capitale, aussi considérable certainement que l'est la quinine et plus considérable sans aucun doute que l'antipyrine : je veux parler de l'Acide Salicylique. Dans ce groupe rentre également l'Acide Benzoïque, qui est plutôt un antiseptique qu'un antithermique. Je vous rappelle cependant que, dans les généralités que je vous ai exposées l'année dernière à propos du groupement des substances antithermiques et surtout de l'étude de leur mécanisme ou de l'interprétation de leur action physiologique produisant un abaissement de température, je vous ai signalé un fait fort intéressant : c'est celui de la solubilisation et de l'élimination hors de l'organisme d'un certain nombre de substances incomplètement oxydées, élimination pour la réalisation de laquelle l'acide benzoïque et le benzoate de soude, notamment, jouent le rôle de dissolvants. Par conséquent, l'acide benzoïque peut avoir, dans certaines circonstances, une action antithermique, mais il n'est nullement analgésique : c'est ce que j'ai appelé un *antithermique occasionnel*.

Il en est autrement de l'acide salicylique qui, à la propriété de faciliter l'émonction de l'organisme aux substances incomplètement oxydées, joint une vertu analgésique des plus évidentes, au moins dans certaines conditions bien déterminées. Vous savez, en effet, que l'acide salicylique et ses dérivés, les salicylates, et notamment les salicylates d'alcools, c'est-à-dire les éthers salicyliques, sont des substances douées de propriétés analgésiques remarquables.

Enfin on a préparé, dans ce même but, un acide phénacétine-carbonique ou *Benzacétine*, dont l'action est moins efficace. Mais une substance qui, dans ces dernières années, a appelé à juste titre l'attention et mérite de la retenir, c'est l'acide acétylesalicylique que l'on a dénommé *Aspirine*. L'emploi de ce médicament semble avoir donné d'excellents résultats dans des circonstances où la susceptibilité individuelle ne permettait pas l'emploi de l'acide salicylique en nature ou des salicylates ; l'aspirine a permis, dans ces conditions, de réaliser la médication salicylique.

Enfin, je vous signale encore, mais surtout comme substances antiseptiques, les dérivés sulfonés des phénols, parmi lesquels l'Asaprol doit être mis au premier rang.

Le sixième groupe est celui des alcools et des phénols : ce sont des substances douées de propriétés antiseptiques beaucoup plus accentuées que leurs propriétés antithermiques ou analgésiques, et, par conséquent, leur étude rentre plutôt dans celle des antiseptiques proprement dits.

Messieurs, cette énumération était absolument indispensable, d'une part, pour vous signaler les médicaments qui méritent de retenir votre attention, et, d'autre part, parce qu'il faut qu'un médecin instruit ait entendu parler de certaines substances qui ont été, à plus ou moins juste titre, proposées comme substances médicamenteuses. Il n'est pas une des substances dont je viens de vous citer les noms, plus ou moins euphoniques ou barbares, qui n'ait passé, au début de son emploi thérapeutique, pour détrôner absolument tous les autres médicaments antithermiques auxquels elle avait la prétention de se substituer. Mais la plupart du temps, l'expérimentation, l'observation des malades, ont montré une chose : c'est que si certaines de ces substances (et nous les étudierons alors avec un peu plus de détails) ont des qualités, des avantages, elles ont aussi des inconvénients, et ici, comme toujours, le grand art en thérapeutique consiste à savoir profiter de leurs avantages en évitant leurs inconvénients autant que possible, à compenser pour le mieux les uns par les autres. Ces substances, entre les mains de ceux qui savent les employer, donnent la plupart du temps de bons résultats ; en cet art, un point délicat et important est de savoir la limite à laquelle il convient de s'arrêter. Faute de cette prudence et de cette habileté dans leur mise en œuvre, leur emploi pourra donner de très mauvais résultats.

Eh bien, Messieurs, l'action antipyrétique, comme je vous le disais en commençant, est surtout très marquée pour les bases quinoléiques ; et il y a, évidemment, dans l'action antithermique exercée par ces substances médicamenteuses, à tenir compte de l'influence du noyau cyclique, que ce noyau soit seulement un noyau simple, comme cela se voit dans l'aniline, ou complexe comme le noyau quinoléine ou même le noyau phénanthrène-quinoléine.

Ainsi que je vous le faisais remarquer tout à l'heure dans cette énumération, on a pensé que l'introduction dans la molécule d'un composé complexe, comme la quinine, de différents groupements chimiques possédant une action pharmacodynamique déjà connue, bien déterminée, permettait d'entrevoir la possibilité de modifier dans ce même sens l'action de cette substance médicamenteuse ou bien d'éliminer, de neutraliser certains groupes chimiques dont l'expérience avait appris également que l'action était sinon nuisible, au moins fâcheuse relativement au but thérapeutique que l'on se proposait. Évidemment, c'est l'empirisme qui a conduit à ces observations. On était bien loin, au début, de chercher à constituer presque de toutes pièces des substances médicamenteuses comme nous avons vu qu'on le fait depuis quelques années, en partant d'un point de vue théorique nettement déterminé. J'ai déjà eu l'occasion d'attirer votre attention sur ce sujet à propos de la cocaïne et des substances homologues qui ont été proposées comme succédanées de ce médicament ; je fais allusion ici à un produit que nous avons étudié il y a trois ans, l'eucaïne B, substance préparée de toutes pièces, en partant d'un point de vue théorique parfaitement net et qui a précisément conduit à des résultats prévus[1]. Mais il est absolument nécessaire, dans toutes ces circonstances, d'accumuler les faits avant de chercher à établir une généralisation. Pour ma part, je suis absolument convaincu que l'étude pharmacodynamique attentive des groupements et radicaux chimiques est en voie de se transformer en ce moment-ci en une science précise ; et que, de même que la connaissance de la structure moléculaire des corps permettra, — ainsi que l'a dit il y a déjà près d'une quarantaine d'années, NAQUET, dans cet admirable petit livre, intitulé : *Principes de chimie fondée sur les théories modernes*, — de prévoir la place que devra occuper dans une classification chimique un corps déterminé, de deviner en quelque sorte ses propriétés physiques et chimiques,

1. Voir : *Leçons de pharmacodynamie et de matière médicale*, 1re série, p. 565.

de même j'ai la conviction que l'étude et la connaissance de cette structure permettra également de prévoir, en fonctions des propriétés pharmacodynamiques, quelle sera l'action médicamenteuse d'une substance déterminée.

C'est à ce point de vue qu'il est intéressant de faire cette étude des médicaments, c'est vraiment la meilleure raison qu'on en puisse donner. Eh bien, à ce sujet, j'appellerai votre attention sur une particularité qui sera appuyée plus tard de faits très intéressants, comme vous l'allez voir. On a observé que la substitution d'un radical méthyle à un atome d'hydrogène dans une substance douée de propriétés antipyrétiques, renforçait notablement l'action analgésique et narcotique de cette substance; on a observé également que le maximum de modification en ce sens se montrait lorsque cette substitution à l'hydrogène était faite par un groupe éthyle et qu'en même temps on obtenait le minimum de toxicité de la substance. Ce sont des faits absolument avérés, actuellement, et qui permettent déjà, dans une certaine mesure, de prévoir, dans une foule de circonstances, la façon dont un dérivé méthylé ou un dérivé éthylé vont exercer leur action médicamenteuse, ou bien la façon dont la substitution, dans ces composés, d'un radical éthylé ou méthylé va corriger, si je puis ainsi dire, l'action fâcheuse de l'une de ces substances.

Il est évident que les modifications que ces substitutions peuvent entraîner seront différentes suivant la nature de la molécule primitive; ainsi, par exemple, on a observé que la substitution du radical propyle à l'hydrogène diminue les actions narcotique, analgésique et antithermique de la phénacétine et des substances du quatrième groupe, tandis qu'au contraire cette substitution exagère, dans une notable proportion, les propriétés susdites dans les bases quinoléiques. Une preuve expérimentale, par conséquent certaine, résulte des recherches qui ont été faites à ce sujet par GRIMAUX et ARNAUD avec la collaboration de LABORDE et BOURRU. Je vous ai signalé tout à l'heure, à propos du premier groupe, à propos de la quinoléine et des bases plus compliquées qui rentraient dans ce même groupe, que la cupréine était la première substance d'où l'on pouvait faire dériver la quinine et les différents alcaloïdes du quinquina. Voici les résultats obtenus par les auteurs que j'ai cités : la cupréine est représentée par la formule $C^{19} H^{21} Az^2 O . OH$; le remplacement de H par le radical méthyle donne précisément la quinine, par conséquent la quinine est la méthylcupréine, mais vous concevez que l'on puisse substituer à cet hydrogène d'autres groupements ou résidus alcooliques; et en effet, GRIMAUX a préparé la quinéthyline ou éthylcupréine par substitution du radical $C^2 H^5$ à l'hydrogène du groupe OH de la cupréine; GRIMAUX et ARNAUD ont également opéré la substitution du radical propyle $C^3 H^7$, enfin celle du radical amyle $C^5 H^{11}$.

C'est dans l'étude de ces produits de substitution que l'on s'est aperçu des faits que je vous signalais tout à l'heure que, tandis que la substitution du radical propyle dans une base à noyau complexe comme la cupréine exaltait les propriétés antithermiques, analgésiques, mais aussi les propriétés toxiques de la substance, il en était tout autrement lorsque cette substitution était faite dans un médicament d'une autre nature : la phénacétine, par exemple. L'expérimentation physiologique est également d'accord avec les faits que je vous ai indiqués. Grimaux et Arnaud, aidés par Laborde et Bourru, ont fait une étude très suivie des phénomènes que l'on pouvait observer, chez les animaux et chez l'homme, sous l'influence de la cupréine d'abord, de la quinine ensuite et de ses homologues supérieurs. Sous l'influence de la cupréine, on obtient de l'analgésie localisée et, avec des doses assez fortes, un abaissement thermique notable pouvant atteindre 1° et cela sans les tremblements, les convulsions, les phénomènes de collapsus et de stupeur qui signalent, chez les animaux, un abaissement égal de température obtenu avec la quinine. Nous avons vu, l'an dernier, que la quinine ou méthylcupréine ne donnait un pareil abaissement de température, chez un animal ou un individu normaux, qu'au prix d'accidents d'intoxication.

Si de la cupréine nous passons à la quinéthyline, les accidents sont alors beaucoup plus graves : nous voyons les phénomènes d'ivresse quinique atteindre une prépondérance très remarquable; l'analgésie n'est pas seulement localisée, elle est généralisée, et je vous rappelle que l'analgésie généralisée est alors un symptôme toxique, elle ne s'observe avec la quinine que sous l'influence des doses toxiques. On voit aussi, sous l'influence de la quinéthyline, ces tremblements latéraux si marqués chez les animaux; et nous avons appris également par l'étude de la quinine que ce tremblement latéral était l'indice d'une intoxication, d'une atteinte grave portée sur le système nerveux. Puis l'abaissement thermique est lui-même plus considérable, il peut atteindre jusqu'à 2 et 3 degrés.

Avec la quinopropyline, l'abaissement de température atteint facilement 5 degrés, et même, lorsque la dose est suffisante, elle peut donner lieu à des accidents graves et mortels avec un abaissement thermique de 7 et 8 degrés en l'espace de deux heures. Cette hypothermie s'accompagne de phénomènes d'ivresse quinique : tremblements, incoordination motrice, collapsus profond, stupeur, somnolence, et la scène se termine par un accès épileptiforme amenant la mort par asphyxie. C'est là, en quelques mots et aussi résumée que possible, la symptomatologie que nous avons reconnue déterminée par la quinine administrée à dose trop considérable. La quinopropyline est quatre fois plus toxique que la quinine, et dix fois plus que la cupréine. Voici d'ailleurs les résultats obtenus : chez un cobaye du poids moyen de 400 grammes, il faut 40 centigrammes de cupréine pour amener la mort; il faut seulement 20 centigrammes de quinine, 15 centigrammes de quinéthyline, et 5 centigrammes de quinopropyline.

Par conséquent, vous voyez que, en même temps que l'exaltation des propriétés médicamenteuses et physiologiques d'une substance déterminée, on constate une exaltation de ses propriétés toxiques. Un autre fait sur lequel il est bon d'insister également, c'est que la place occupée par l'atome d'hydrogène, auquel on vient substituer le radical destiné à effectuer ce remplacement, est extrêmement importante; et en effet, dans les anilides, par exemple, cette substitution peut se faire en deux points différents : elle peut se faire ou bien à un atome d'hydrogène du groupe C^6H^5, ou bien à un atome d'hydrogène du groupe $Az\,H^2$, de façon à obtenir les composés représentés par les formules :

$$C^6H^4(CH^3) - AzH^2 \quad \text{et} \quad C^6H^5 - AzH(CH^3).$$

Dans ces circonstances, on aura deux corps isomères, c'est-à-dire possédant la même composition centésimale, mais dont les propriétés physiologiques seront différentes; et c'est en effet ce que l'expérimentation vient nous démontrer. Ainsi, tandis que la méthylacétanilide ou *Exalgine*, $C^6H^5 - Az\,(CH^3)\,(C^2H^3O)$, est un antithermique-analgésique des plus accentués, son isomère, l'*Acétyletoluidine*, $C^6H^4\,(CH^3) - AzH\,(C^2H^3O)$, est à peu près dépourvu d'activité.

En nous éclairant sur les relations qui existent, au point de vue de la composition chimique, entre ces nombreux composés, les généralités que je viens de passer en revue vont nous permettre d'aborder l'étude un peu détaillée de ces substances. Pour terminer l'étude du premier groupe, dont le représentant le plus important, la quinine, nous est complètement connu, je vous signalerai simplement quelques-unes des propriétés les plus remarquables des bases autres que la base du quinquina que nous avons étudiée antérieurement et qui rentre dans ce groupe.

Quinoléine. — La quinoléine, C^9H^7Az, n'est pas une substance dont l'emploi en thérapeutique soit recommandable, en raison précisément des accidents toxiques qu'elle détermine très facilement. Cette quinoléine est, jusqu'à un certain point, comparable à une ammoniaque composée. Elle se trouve dans ce produit industriel qu'on appelle *Huile animale de Dippel*, et y existe en même temps que la pyridine et l'aniline. Cette huile animale de Dippel est, en effet, une substance extrêmement toxique, même par ses seules vapeurs; il est d'ailleurs naturel qu'elle soit très toxique, puisqu'elle est formée par le mélange de trois substances qui sont toutes les trois vénéneuses : l'aniline, la pyridine et la quinoléine. La quinoléine avait été entrevue autrefois, en 1835, par Runge qui lui avait donné le nom de *Leuco-*

léine; c'est GERHARDT qui lui a donné, en 1845, le nom qu'elle porte aujourd'hui, après l'avoir obtenue par la distillation de la cinchonine avec la potasse caustique.

La quinoléine constitue un liquide incolore quand elle est pure, mais se colorant très facilement à l'air. Son odeur rappelle celle des amandes amères; sa réaction est faiblement alcaline contrairement à celle de toutes les ammoniaques composées non oxygénées. Ce composé est évidemment très stable, puisqu'il se produit dans la distillation sèche des matières organiques; la chaleur rouge ne l'altère pas. Sa densité est de 1,108 et son point d'ébullition à 238°. La quinoléine est fort peu soluble dans l'eau froide, un peu plus soluble à chaud et miscible à tous les dissolvants hydro-carbonés : alcool, éther, etc. Elle forme des sels cristallisables et bien définis.

Ses propriétés physiologiques sont très voisines de celles de la quinine, avec cette restriction toutefois que c'est une substance à pouvoir toxique beaucoup plus énergique que la quinine. Nous avons vu que la quinine, tout en possédant des propriétés toxiques qui ne sont pas négligeables, ne déterminait néanmoins des accidents qu'à des doses considérables, et à la condition même que ces doses soient souvent répétées. A ce point de vue, la quinoléine est certainement plus toxique que la quinine. C'est une substance douée de propriétés antiseptiques beaucoup plus énergiques et beaucoup plus intéressantes que ses propriétés antithermiques. Cependant, certains thérapeutes ont prétendu — en raison des propriétés chimiques de la quinoléine, il me paraît bien difficile que ce que je vais vous dire soit justifié pratiquement — que les sels de quinoléine, et principalement le tartrate, constituaient des antithermiques à actions secondaires, collatérales, moins fâcheuses que la quinine. Je répète que cela me paraît extraordinaire, étant donné qu'il est incontestable que le pouvoir toxique de la quinoléine est notablement supérieur à celui de la quinine. Il me paraît absolument extraordinaire qu'une substance plus toxique qu'une autre puisse être douée de propriétés thérapeutiques collatérales moins fâcheuses; je cite néanmoins cette opinion qui a été défendue par certains auteurs.

Analgène. — A côté de la quinoléine, se place l'analgène. Il en existe deux : l'un qui est un dérivé acétylé, c'est le premier obtenu; le deuxième que l'on a appelé *Benzanalgène*, puis finalement analgène tout simplement, est un dérivé assez complexe qui résulte de la substitution, dans la quinoléine, d'un radical acide au groupe amide et ensuite de l'introduction d'un groupe éthoxyle en position para : c'est l'ortho-éthoxy-ana-mono-benzoyl-amido-quinoléine, tandis que l'analgène est l'ortho-éthoxy-acétyle-amido-quinoléine.

La substance que l'on a recommandée à titre d'antithermique analgésique, sous le nom d'analgène, est une poudre cristalline fort peu soluble dans l'eau, peu soluble dans l'alcool, et que les acides dilués dissolvent en donnant une liqueur colorée en jaune. Son point de fusion est à 208°. Cette substance serait absorbée rapidement et décomposée dans le tube digestif d'une part en acide benzoïque, et d'autre part en un dérivé de la quinoléine, l'ortho-éthoxy-ana-amido-quinoléine colorant l'urine en rouge. On a fait cette obser-vation que l'urine ainsi colorée était presque complètement réfrac-taire au développement des microorganismes, mais surtout incapable d'entrer en putréfaction, ce qui, dans certaines circonstances, pour-rait constituer une indication pour l'emploi de l'analgène lorsque l'on veut réaliser, dans une certaine mesure, l'antisepsie du contenu de la vessie. Un des avantages de l'analgène c'est qu'il est fort peu toxique; et en effet, lorsqu'on expérimente chez les animaux, on constate qu'il ne faut pas moins de 3 à 4 grammes par kilo d'animal pour déterminer des accidents toxiques qui ne sont pas toujours mor-tels. Quand elle se produit, la mort paraît due surtout à la paralysie du centre respiratoire. Lorsque ces doses, absolument exagérées, sont atteintes chez l'animal, on voit survenir des convulsions et de la paralysie qui sont des témoins de l'action intense exercée par cette substance sur le système nerveux. Avec tous les composés que nous allons avoir à étudier, sous la rubrique d'*antipyrétiques* et *antither-miques-analgésiques*, lorsque les doses sont suffisantes, on voit se manifester une diminution de l'activité respiratoire et de l'activité cardiaque, et une analgésie plus ou moins accentuée accompagnant ces divers phénomènes. Mais, avec l'analgène comme avec la plupart de ces antithermiques-analgésiques, l'analgésie localisée est particu-lièrement remarquable dans les régions qui se trouvent en contact immédiat avec la substance médicamenteuse. Ainsi que j'y ai tant de fois insisté l'année dernière au sujet de la quinine, c'est en raison, sinon de la confusion véritable, au moins de l'étroite proximité, qui les rend solidaires, des centres de perception sensitive, des centres de thermogenèse, des centres trophiques et des centres de régulation cardiaque et respiratoire, que nous voyons cette série de phénomènes marcher de pair dans la circonstance.

Enfin on a signalé également que l'emploi prolongé de l'analgène, chez l'animal, pouvait déterminer de l'abattement, de l'affaiblisse-ment des réflexes, de l'amaigrissement. Ces manifestations nocives s'accompagnent d'abaissement de la tension sanguine ainsi que de la température, et d'un ralentissement très notable des actes intimes de la nutrition. Ce ralentissement est d'ailleurs également observé avec toutes les substances antithermiques-analgésiques lorsqu'elles sont administrées d'une façon assez continue; et il se traduit précisé-ment par les phénomènes sur lesquels j'ai insisté l'année dernière en mettant sous vos yeux les très remarquables et très probantes expé-

riences qui ont été faites sur la quinine à ce sujet. Lorsque l'administration à dose trop forte ou trop longtemps prolongée avait
entraîné la mort, on a pu observer, comme lésions anatomiques, la
dégénérescence du foie et des reins, l'anémie des méninges, l'œdème
pulmonaire.

Chez l'homme, on a pu administrer l'analgène à la dose journalière de 5 à 6 grammes, à la condition de ne pas trop prolonger cette
administration. L'effet antithermique exige pour se produire une
dose assez élevée qui n'est pas moindre de 1 à 2 grammes. On arrive
facilement à obtenir des abaissements de température de 2° ou
3° chez les individus en état d'hyperthermie. Cet abaissement commence assez rapidement après l'ingestion, environ une demi-heure
après une dose de 2 grammes administrée en une seule fois; il se
maintient pendant un temps assez considérable, à peu près trois à
quatre heures, puis la température remonte; et c'est alors que, si
vous voulez me permettre cette expression vulgaire, va se montrer
le revers de la médaille. Ce phénomène est constant et invariable
avec toutes les substances antithermiques : vous obtenez un abaissement de température plus ou moins marqué, puis, au moment
où la température va remonter, surviennent des sueurs profuses, des
frissons et, très souvent, une ascension thermique qui va dépasser
encore le degré où se trouvait la température au moment de l'administration de la substance médicamenteuse.

Et c'est précisément pour cela qu'à propos des généralités que j'ai
présentées l'année dernière, j'ai été jusqu'à émettre cette opinion :
Y a-t-il intérêt, dans toutes les circonstances possibles, à chercher
à obtenir par la voie médicamenteuse — je ne parle pas ici des bains
— un abaissement de température toutes les fois que la température
est élevée? Nous avons conclu que cet abaissement était loin de
s'imposer dans la majorité des cas. Autant il y a intérêt à abaisser,
et à abaisser rapidement — dans ce cas l'analgène serait un bon
médicament, — la température d'un individu chez lequel le thermomètre atteint 41°, autant cela présente peu d'intérêt, relativement
tout au moins, dans certaines circonstances, lorsque le thermomètre
ne dépasse pas 38° ou 38°5 et même 39°. En effet, il y a ainsi que je
l'ai fait remarquer, dans la température hyperthermique, c'est-à-dire
atteignant 40°, un inconvénient extrêmement grave, c'est celui
résultant de ce que l'influence de la température sur les leucocytes
va être telle que leur mort sera amenée dans un espace de temps
plus ou moins rapide ; il y a alors intérêt à abaisser rapidement la
température par tous les procédés imaginables, quitte à avoir, au
moment où cet abaissement cesse, quelques accidents contre lesquels
il faut s'apprêter à lutter. Mais lorsque la température ne dépasse
pas 39°, il y a lieu de se demander si le bénéfice que nous retirerons

de cet abaissement brutal de la température ne sera pas compensé, et au delà, par les inconvénients qui en résulteront.

Dans tous les cas, les observations accompagnées de résultats favorables faites au sujet de l'analgène, ont trait aux malades atteints de rhumatisme articulaire aigu, et dans ces circonstances il semble qu'on se soit bien trouvé de l'emploi de l'analgène parce qu'en même temps que son action antipyrétique il possède une action antiseptique incontestable et qui doit jouer, dans l'espèce, un rôle qui n'est pas négligeable. On a reconnu que cette action heureuse de l'analgène était à peu près nulle dans les complications du rhumatisme articulaire aigu ainsi que dans les formes chroniques de l'affection. L'analgène s'est, en outre, révélé comme un médicament antinévralgique fort efficace.

Ce sont ces raisons : bons résultats dans le rhumatisme articulaire aigu et action antinévralgique, qui m'ont déterminé à vous fournir sur cette substance, en somme assez peu utilisée, les quelques renseignements que je viens de vous exposer.

IIe LEÇON

Les dérivés du premier groupe que nous avons établi pour faciliter notre étude proviennent non pas de la Quinoléine directement, mais de ses dérivés hydrogénés ou de l'oxyquinoléine ; cela présente un certain intérêt au point de vue de leur action physiologique, parce que, dans la préparation de l'oxyquinoléine, on se sert de procédés qui rappellent, dans une très étroite mesure, ceux à l'aide desquels on obtient chimiquement les phénols, aux dépens de la métamorphose des carbures correspondants. L'oxyquinoléine est, en effet, le résultat de la fusion des dérivés sulfonés de la quinoléine, en présence de la potasse caustique. Cette oxyquinoléine est transformée ensuite en oxyhydroquinoléine par l'intervention des agents réducteurs et, enfin, la méthylation de ce dernier dérivé nous amène aux produits de métamorphose parmi lesquels se rencontrent les substances que l'on a cherché à utiliser en thérapeutique.

La structure moléculaire résultant de ce mode de synthèse imprime à ces composés quelques propriétés très voisines de celles des phénols, et vous savez que les phénols manifestent non seulement des propriétés antiseptiques excessivement énergiques, mais constituent également des substances énergiquement antipyrétiques dont l'emploi n'est pas recommandable sous ce rapport, il est vrai, à cause de la gravité des phénomènes qui accompagnent l'abaissement thermique ; toutefois, cette action antipyrétique n'en est pas moins indéniable. Il me paraît fort probable que les procédés de synthèse des bases dont je vais vous dire seulement quelques mots jouent un certain rôle dans la nature des propriétés physiologiques qu'elles manifestent.

Les deux substances dont il me reste à parler sont la *Kairine* et la *Thalline* ; elles sont intéressantes, je dois le dire, plutôt au point de vue théorique que pratique, car il a fallu renoncer à peu près complètement à leur usage thérapeutique, en raison des accidents, parfois graves, qui ont accompagné l'administration de quantités un peu considérables de ces substances médicamenteuses ; je crois pourtant qu'il y a intérêt à vous en dire quelques mots, à cause de l'étroite parenté qu'elles présentent avec la quinine, dont nous avons fait l'année dernière une étude aussi complète que possible.

Les bases dont il va être question sont des dérivés méthylés de la quinoléine, dérivés assez complexes, comme vous l'allez voir, mais moins complexes cependant que la quinine. La quinine résulte en effet de la combinaison d'un noyau pyridique avec un noyau quinoléique, et c'est, je crois, afin d'éviter dans la mesure possible les inconvénients résultant de cette union des noyaux pyridique et quinoléique que les recherches ont été dirigées de manière à obtenir leur séparation, ou la soustraction, pour ainsi dire, du noyau pyridique, afin de ne conserver que le noyau quinoléique. Malheureusement, les faits n'ont pas confirmé les espérances qu'on avait pu concevoir à cet égard. La *Kairoline* est la méthyltrihydroquinoléine ; elle représente le dérivé méthylé à l'azote de la *tétrahydroquinoléine*, ce produit que l'on obtient en hydrogénant la quinoléine au moyen de l'étain et de l'acide chlorhydrique ou du sodium et de l'alcool. Dans ces circonstances, l'hydrogénation porte seulement sur le noyau pyridique. L'hydrogénation totale, c'est-à-dire portant sur chacun des chaînons et fournissant un dérivé représentant ce que la pipéridine est à la pyridine, ne peut se réaliser qu'au moyen de l'acide iodhydrique en présence du phosphore ; elle donne naissance à un produit solide qui fond à 48°, bout à 204°, possède des propriétés fortement basiques, manifeste une odeur analogue à celle de la conicine, c'est la *Décahydroquinoléine* dont les propriétés physiologiques n'ont pas été étudiées jusqu'ici. Ce doit être, très probablement, une substance énergiquement toxique. La *Kairine* est l'orthoxyméthyltrihydroquinoléine ; elle représente la Kairoline dans le noyau benzénique de laquelle un oxhydryle a été substitué, en position ortho, à un atome d'hydrogène. La *Thalline* est la paraméthoxytétrahydroquinoléine, c'est-à-dire la tétrahydroquinoléine dans laquelle un groupe méthoxyle a été substitué, en position para, à un atome d'hydrogène dans le noyau benzénique. Les formules suivantes feront mieux comprendre ces différences.

$$
\begin{array}{ccc}
\text{CH} \quad \text{CH}^2 & \text{CH} \quad \text{CH}^2 & \text{CH} \quad \text{CH}^2 \\
\text{HC} \quad \text{C} \quad \text{CH}^2 & \text{HC} \quad \text{C} \quad \text{CH}^2 & \text{(CH}^3\text{.O)C} \quad \text{C} \quad \text{CH}^2 \\
\text{HC} \quad \text{C} \quad \text{CH}^2 & \text{HC} \quad \text{C} \quad \text{CH}^2 & \text{HC} \quad \text{C} \quad \text{CH}^2 \\
\text{HC} \quad \text{Az(CH}^3) & \text{(OH)C} \quad \text{Az(CH}^3) & \text{HC} \quad \text{AzH} \\
\text{Kairoline.} & \text{Kairine.} & \text{Thalline.}
\end{array}
$$

Je vais attirer dans un moment votre attention sur les phénomènes physiologiques fort intéressants qui ressortissent à cette différence de constitution chimique.

La Kairine abaisse la température de un demi à deux degrés lorsqu'elle est administrée aux fébricitants. Au début de l'emploi de ces substances médicamenteuses, on a cherché à la substituer à la quinine dans toutes les circonstances où celle-ci était employée, et c'est ainsi que l'on a pu recueillir un très grand nombre d'observations qui, comme cela ne pouvait manquer, ont été tout d'abord unanimement à la louange et à l'avantage de la Kairine. La Kairine a passé par cette période d'enthousiasme qui existe pour toutes les substances médicamenteuses nouvelles qui, à leur début, paraissent détrôner tous les médicaments passés, présents et futurs; puis, après un certain temps, se montra la période de revers et, actuellement, elle semble avoir atteint son apogée pour la Kairine, puisqu'elle est à peu près complètement délaissée. Un des principaux inconvénients de cette substance à titre d'antithermique, c'est un inconvénient dont j'ai déjà signalé l'existence à propos de l'analgène : ce sont des sueurs très abondantes, et en même temps une réascension thermique intense, arrivant même à dépasser la température initiale.

Cependant, malgré ces phénomènes, lorsqu'on administre la Kairine, même à dose assez élevée chez l'homme, on observe que le pouls, tout en étant ralenti dans une mesure très appréciable, reste plein et fort, et ne semble pas subir, de la part de cette substance médicamenteuse, une atteinte aussi remarquable que celle qui succède à l'administration de la thalline, par exemple, et même, pourrait-on dire, à des doses élevées de quinine. D'ailleurs, ces sueurs disparaissent en général au bout d'un certain temps d'administration de la Kairine, surtout si l'on a la précaution, après avoir administré une dose de 50 centigrammes, 1 gramme ou 1 gr. 50 de Kairine, de maintenir l'action médicamenteuse par l'administration de doses plus faibles du médicament, par exemple de doses de 30 ou 50 centigrammes. L'action antipyrétique dure peu, et nous verrons que c'est là, en quelque sorte, une caractéristique de toutes les substances qui sont capables d'abaisser ainsi brutalement la température, c'est-à-dire de paraître donner, au premier abord, de si parfaits résultats au point de vue de l'abaissement thermique. Donc, l'abaissement de température est très brusque, mais il dure fort peu et la réascension suit de très près. A cette période apparaissent des frissons intenses que j'ai déjà eu l'occasion de vous signaler à propos de l'analgène et qui se montrent d'une intensité encore plus considérable quand la Kairine, ou, plus encore, la Thalline, sont employées. En définitive, ces médicaments exercent une action très rapide, mais passagère; et si l'on cherche dans quelles conditions la température peut s'abaisser chez un individu ou un animal sains, en bon état, on voit, comme nous l'avons déjà observé pour la quinine, qu'il faut arriver à des doses toxiques de ces substances pour obtenir un abaissement sensible de température.

L'administration de doses plus élevées que 1 gramme s'accompagne généralement de cyanose, parfois même de collapsus. On a signalé un état asphyxique du sang, ce qui est à retenir, en même temps qu'une notable diminution de sa capacité respiratoire. Toutes les substances médicamenteuses de ce groupe diminuent en effet les gaz normalement contenus dans le sang et surtout l'oxygène, alors qu'au contraire l'acide carbonique augmente : par ce fait, la capacité respiratoire se trouve abaissée. On a même accusé la Kairine de détruire l'hémoglobine *in situ*, c'est-à-dire dans le globule même, et par conséquent de constituer un médicament dangereux lorsqu'il était administré à dose un peu considérable ou bien répétée d'une façon trop suivie.

Comme conséquence de cette action si énergique exercée par la Kairine sur l'hémoglobine et le globule, on conçoit très facilement qu'il en puisse résulter un abaissement de température sensible, un affaiblissement de la respiration et de la circulation, la parésie des membres; mais des inconvénients beaucoup plus graves sont représentés par les convulsions analogues à celles que l'on peut observer dans les cas d'asphyxie, la diminution très marquée des processus vitaux des différentes cellules, quelquefois même l'hématurie qu'on a vu survenir à la suite d'une altération trop profonde de l'hématie.

Cependant les médicaments du groupe de la Kairine, et de la Quinoléine en général, posséderaient, d'après certains observateurs, la propriété de produire de la méthémoglobine sans altérer l'hématie, de telle sorte que ce serait là, dans une certaine mesure, une compensation aux inconvénients que peut présenter l'usage de ces médicaments et une différence marquée avec les substances que l'on peut appeler de véritables poisons globulaires, qui non seulement réduisent l'oxyhémoglobine à l'état d'hémoglobine ou de méthémoglobine, mais qui attaquent encore la charpente du globule.

L'action exercée par cette substance sur le système nerveux est une conséquence des phénomènes que je viens d'exposer et se traduit par une paralysie motrice et une diminution plus ou moins considérable de la sensibilité : c'est là un effet que nous verrons toujours accompagner un abaissement notable de température. En même temps, on observe, à la périphérie de l'organisme tout au moins, une action vaso-dilatatrice assez intense; cette action peut rendre compte, précisément, de la perte d'une assez notable quantité de calorique et par conséquent de l'action antithermique exercée par la Kairine. L'urine prend une coloration vert-sombre durant l'administration de ce médicament, ce qu'il n'est pas sans intérêt de rapprocher des modifications de même nature que l'urine présente sous l'influence des phénols. La Kairine s'élimine de même ainsi par l'urine à l'état de combinaison sulfo-conjuguée.

On a préparé deux dérivés de l'orthoxytétrahydroquinoléine, une Kairine méthylée et une Kairine éthylée, et il ne semble pas qu'il y ait, au point de vue de leur action médicamenteuse, une différence bien sensible entre ces deux dérivés. Sous la dénomination de *Kairolines*, on a désigné les sulfates de ces mêmes alcaloïdes, appellations qu'il ne faut pas confondre avec le nom donné au dérivé méthylé à l'azote de la tétrahydroquinoléine (Voir plus haut, p. 18). Ce point n'a d'ailleurs maintenant plus autant d'importance, l'usage de ces produits paraissant abandonné.

La Thalline exerce une action beaucoup plus intense sur l'hémoglobine; cependant on a prétendu, au début de son emploi, que cette action était moins intense que celle exercée par l'antipyrine : c'est là une erreur profonde; l'antipyrine n'exerce sur les hématies qu'une action presque absolument négligeable. Les solutions diluées des sels de Thalline paralysent les hématies et les conservent mieux encore que l'eau salée. La Thalline jouit de propriétés antiseptiques beaucoup plus intenses que la Kairine; on pourrait presque en faire un antiseptique. Sous son influence, on remarque une augmentation très notable de la désassimilation des matières albuminoïdes qui se traduit par l'apparition d'un excès de soufre, de phosphore et de potasse dans l'urine, mais tous ces produits restant à l'état de produits incomplètement transformés, — c'est là d'ailleurs ce que nous allons retrouver à chaque pas dans l'étude des substances antipyrétiques.

La Thalline impressionne énergiquement l'activité vitale de la cellule nerveuse. Son administration est suivie, comme celle de la Kairine, par de la cyanose, des frissons; mais on observe, en outre, des phénomènes que l'on ne rencontre pas, ou tout à fait exceptionnellement, avec la Kairine; l'apparition de méthémoglobine dans l'urine, de la dépression cardiaque, le collapsus et une action irritante sur le rein, explicable par la constitution chimique de cette substance.

Les sels les plus employés sont le sulfate et le tartrate. Le sulfate constitue une poudre cristalline microscopique possédant une odeur particulière rappelant celle de l'anisol, une saveur désagréable, amère, à la fois piquante et salée, mais qui devient aromatique et agréable en solution étendue. Les solutions aqueuses brunissent et s'altèrent rapidement à l'air.

Ces substances sont très faciles à reconnaître, précisément en raison de leur rapide élimination par l'urine et grâce à l'intensité des colorations qu'elles donnent sous l'influence de certains réactifs, notamment les réactifs oxydants. En présence du perchlorure de fer, la Thalline prend une coloration vert-émeraude extrêmement intense, coloration qu'on retrouve facilement dans l'urine des individus qui ont absorbé cette substance médicamenteuse. La Kairine prend une coloration rouge-violacé dans les mêmes circonstances, et nous allons voir tout à l'heure que l'antipyrine se reconnaît exactement de la même façon : par l'addition de perchlorure de fer, elle prend une coloration violacée qui est beaucoup plus rouge que celle fournie par la Kairine et qui peut donc se distinguer facilement.

En ce qui concerne la Thalline, l'abaissement de température qu'on peut observer est persistant, plus persistant qu'avec la Kairine, paraît-il, et proportionnel aux doses employées. Cet abaissement de température qui atteint 2° à 3° pour les doses thérapeutiques et dure pendant six à sept heures, peut aller jusqu'à 7° et 8° avec les doses toxiques. Des frissons signalent la période de réascension, mais celle-ci est caractérisée, en outre, comme je le disais tout à l'heure, par un affaiblissement circulatoire et respiratoire que l'on n'observe pas, ou au moins avec la même intensité, avec la Kairine. Avec la Thalline, plus encore qu'avec la Kairine, on constate une imprégnation de tous les tissus et une diminution notable dans les échanges. Aussi les phénomènes d'engourdissement, de torpeur, de résolution musculaire avec retard des réflexes sont-ils encore plus accentués. De plus, on a signalé la liquéfaction du stroma globulaire, ainsi qu'une action directe sur l'oxyhémoglobine, ce qui en ferait un médicament dont il faut se méfier ; et je répète que les observations, très nombreuses actuellement, qu'on a pu faire avec ces deux médicaments ont engagé à renoncer à leur emploi.

Je vous ai dit que la Thalline possédait sur la Kairine le désavantage notable d'exercer sur le rein une action irritative ; cette action serait due, d'après des recherches très récentes, dues à MM. Levaditi et Réhus, à sa constitution chimique. Ces observateurs ont signalé en effet que la Vinylamine qui est caractérisée par le schéma suivant : $CH^2 = CH — AzH^2$, possédait la propriété d'attaquer assez vivement la papille rénale et de déterminer sa nécrose. Cette propriété serait due au groupement $[= C = C — AzH —]$ et on la retrouverait dans toutes les substances où il fait partie de la formule exprimant

la constitution moléculaire. Or, il en est ainsi pour la tétrahydroquinoléine et son dérivé la thalline qui renferment toutes deux ce
groupement, ainsi que cela ressort des formules de constitution
ci-après, dans lesquelles la présence de ce groupement est mise en
évidence par un entourage en ligne ponctuée, tandis qu'il n'existe
pas dans la dihydroquinoléine et son dérivé, la Kairine, et cela
expliquerait précisément la différence de l'action toxique dont je
viens de parler. Ce sont là des faits un peu théoriques, mais qui
cependant présentent un assez grand intérêt.

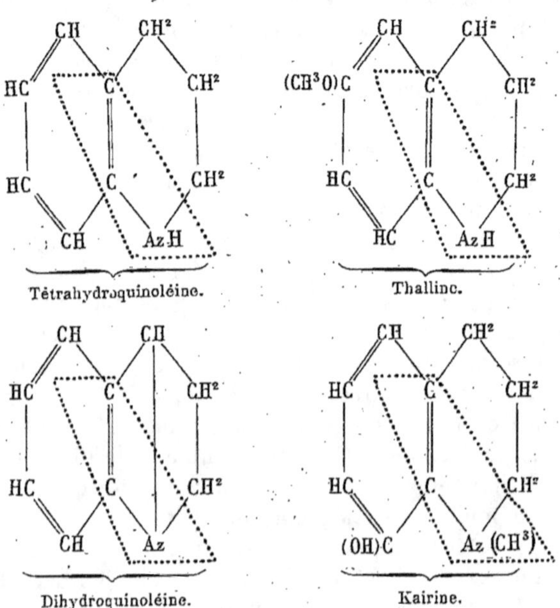

A part la cupréine et la quinine dont j'ai fait l'étude complète
l'année dernière, les substances qui viennent ensuite sont des dérivés
dont un seul présente un intérêt, je veux parler de l'*Euquinine*, qui
n'est autre chose que l'éthylcarbonate de quinine, c'est-à-dire un
produit résultant de la substitution, dans l'acide carbonique normal,
d'un radical éthyle à un atome d'hydrogène et du radical quinine à
l'atome d'hydrogène du deuxième oxhydryle. Les formules suivantes
rendent compte de ces métamorphoses.

$$CO\!\!<^{OH}_{OH} \qquad CO\!\!<^{O(C^2H^5)}_{OH} \qquad CO\!\!<^{O(C^2H^5)}_{O(C^{20}H^{23}Az^2O)}$$

Acide carbonique.   Acide éthylcarbonique.   Ethylcarbonate de quinine.

Il est tout naturel, dans ces conditions, que l'action médicamenteuse de l'euquinine ne soit pas autre que celle de la quinine. Dans
ces derniers temps, on a fait autour de ce médicament une réclame

qu'il ne mérite certainement pas : on lui a attribué toutes les vertus possibles et imaginables, on a dit qu'il était préférable à la quinine et réussissait là où elle ne donnait aucun résultat; toutes choses qu'on dit d'ailleurs d'une substance médicamenteuse nouvelle. La vérité, c'est que ce composé agit comme la quinine, et en raison de la quinine qu'il renferme; sa saveur est moins désagréable, mais, en réalité, il ne possède certainement pas les immenses qualités que ceux qui l'ont lancé se sont plu à lui attribuer.

Le médicament qui vient ensuite sur le tableau est le Quinaphtol : c'est le sel de quinine de l'acide naphtolsulfonique, c'est-à-dire du dérivé sulfoné que l'on obtient en dissolvant du naphtol dans de l'acide sulfurique concentré. C'est bien plutôt une substance antiseptique qu'une substance antipyrétique; je veux dire par là que ce médicament, bien que jouissant de propriétés antipyrétiques indiscutables, est, en même temps, une substance intéressant à un degré bien plus accentué les hématies et la matière colorante du sang, et par conséquent, ses propriétés antiseptiques priment beaucoup ses propriétés antipyrétiques.

Il en est de même du Periodosulfate de Thalline, qui n'est pas autre chose que le produit obtenu en ajoutant un excès de solution d'iode dans l'iodure de potassium à une solution acidulée de sulfate de thalline.

Antipyrine. — Nous abordons maintenant le deuxième groupe caractérisé par le noyau *Pyrrol*, ou pour mieux dire, par le noyau *Pyrrazol*, qui n'est autre chose qu'un dérivé du *Pyrrol*. Le représentant le plus important de ce groupe est l'antipyrine; aussi c'est elle qui va retenir notre attention.

L'antipyrine, qui a reçu ce nom de son inventeur, Knorr, est appelée également, en France tout au moins où elle a été désignée sous ce nom dans la dernière édition du Codex (Supplément), *Analgésine*; c'est là une nécessité, le mot antipyrine étant breveté et appartenant exclusivement au produit préparé par Knorr. Mais il faut savoir que l'analgésine et l'antipyrine constituent une seule et même substance médicamenteuse que vous verrez également désignée quelquefois sous d'autres dénominations, telles que : *Diméthyloxyquinizine*, — cela résulte d'une fausse interprétation de sa constitution et de son mode de préparation, parce que, lors de sa découverte par Knorr, on a cru que cette substance dérivait de la quinoléine par substitution et renfermait comme noyau la base oxyquinizine, on a reconnu depuis que c'est là une erreur, le noyau de constitution de l'antipyrine étant le pyrrazol, et on a alors substitué à la dénomination précédente celle de *Diméthyloxyphénylepyrrazolone*, mot qui est peut-être encore plus barbare, mais qui répond précisément au mode de constitution de la substance. Dans certaines pharmacopées étrangères, notamment dans la pharmacopée anglaise, vous la verrez désignée sous l'appellation de *Phénazone*.

J'attire tout de suite votre attention sur un point qui présente une importance considérable à mon avis. Voici la formule du pyrrol et celle du pyrrazol :

$$\begin{array}{cc}
\text{AzH} & \text{AzH} \\
\text{HC}\quad\text{CH} & \text{Az}\quad\text{CH} \\
\text{HC}-\text{CH} & \text{HC}-\text{CH} \\
\text{Pyrrol.} & \text{Pyrrazol.}
\end{array}$$

Le pyrrazol est au pyrrol ce qu'est la pyridine à la benzine. La formule de l'antipyrine est celle-ci : un radical phényle est substitué à l'atome d'hydrogène du groupe AzH du pyrrol, en même temps que les échanges d'atomicités se trouvent modifiés par l'introduction, dans la molécule pyrrazol, de deux groupes méthyle et d'un atome d'oxygène. Il existe un isomère de l'antipyrine dans lequel l'échange des atomicités dans le noyau pyrrazol est respecté ; il possède une formule de constitution qui le fait dériver plus immédiatement du pyrrazol par substitution d'un radical phényle à l'hydrogène du groupe AzH du pyrrol, comme l'antipyrine, puis d'un radical méthoxyle OCH^3 à l'atome d'hydrogène d'un des groupes CH, enfin d'un radical méthyle CH^3 à l'atome d'hydrogène d'un autre groupe CH. La forme fondamentale, si je puis ainsi dire, de la structure moléculaire du pyrrazol, est intégralement respectée tandis qu'il y a eu, comme je vous le faisais remarquer tout à l'heure, une modification dans les échanges d'atomicité en ce qui concerne l'antipyrine :

$$\begin{array}{cc}
\text{Az}(C^6H^5) & \text{Az}(C^6H^5) \\
CH^3-\text{Az}\quad\text{C}=O & \text{Az}\quad\text{C}-OCH^3 \\
CH^3-\text{C}=\text{CH} & CH^3-\text{C}-\text{CH} \\
\text{Antipyrine.} & \text{Isomère.}
\end{array}$$

(Phénylediméthylepyrrazolone 1, 2, 3.)

Si j'attire particulièrement votre attention sur ce fait, c'est que ce composé est absolument inerte, tandis que l'antipyrine possède des propriétés médicamenteuses et même toxiques lorsqu'on l'emploie à dose suffisante.

La théorie permet de prévoir deux autres isomères, que l'on connaît en effet, qui sont doués de propriétés assez actives, mais dont l'étude n'a pas été faite de façon comparable à celle du corps habituellement appelé antipyrine ; ces composés sont représentés par les formules :

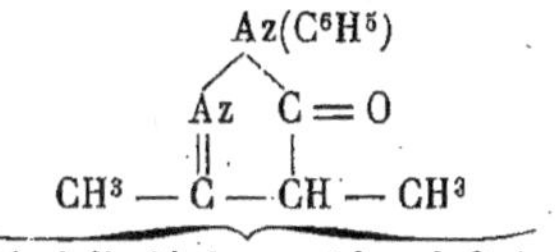

$$
\begin{array}{ccc}
 & Az(C^6H^5) & \\
 & \diagup \quad \diagdown & \\
Az & & C = 0 \\
\| & & | \\
CH^3 - C & - & CH - CH^3
\end{array}
\qquad
\begin{array}{ccc}
 & Az(CH^3) & \\
 & \diagup \quad \diagdown & \\
C^6H^5 - Az & & C = 0 \\
| & & | \\
CH^3 - C & = & CH
\end{array}
$$

Phénylediméthylepyrrazolone 1, 3, 4. 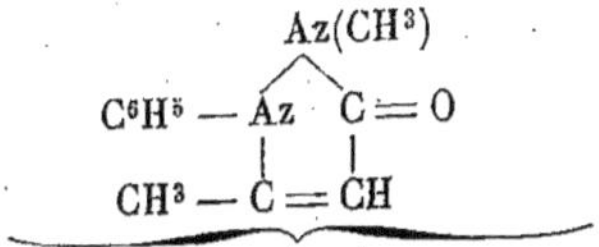   Iso-antipyrine.

Je ne vous donnerai pas de détails relativement à la préparation de l'antipyrine : elle fait partie de ce groupe de substances qui s'obtiennent maintenant dans l'industrie par des procédés assez compliqués. Qu'il vous suffise de savoir que l'antipyrine résulte de l'introduction de groupes méthyle dans le produit de condensation de la méthyl-phénylhydrazine et de l'éther acétylacétique chauffés à 140°.

L'antipyrine se présente, comme vous le voyez ici, sous forme de poudre cristalline blanche ou de paillettes d'aspect micacé, inodore, de saveur amère assez particulière, fondant à la température de 113°. Ces cristaux sont volatils, surtout lorsqu'on les chauffe en présence de vapeur d'eau, susceptibles de distiller dans le vide, mais ils s'altèrent lorsqu'on essaye de les distiller à la pression normale.

L'antipyrine possède l'avantage, au point de vue de l'emploi médicamenteux, d'être soluble dans l'eau : 10 parties d'antipyrine se dissolvent dans 6 parties d'eau, par conséquent 1 gramme dans un peu moins d'un gramme d'eau. Une partie d'antipyrine se dissout également dans une partie et demie d'alcool, une partie de chloroforme, 50 parties d'éther. Elle est soluble dans la benzine, les acides; insoluble dans le sulfure de carbone et le pétrole léger. Elle est susceptible de contracter des combinaisons avec un grand nombre de substances, et ces combinaisons ont donné lieu à toute une floraison de dérivés de l'antipyrine, que ces combinaisons aient été obtenues avec l'iode (iodopyrine), avec le phénol ordinaire (phénopyrine), avec les naphtols, la résorcine, le pyrogallol, la pyrocatéchine, etc. On pourrait faire une très longue nomenclature des dérivés obtenus dans ces conditions. Il en est un que je vous ai déjà signalé parmi les hypnotiques; je veux parler d'une combinaison intéressante au point de vue médicamenteux, et sur laquelle j'ai insisté en son temps, que donne le chloral avec l'antipyrine : on obtient en effet deux dérivés dont l'un, le *monochloral antipyrine*, a fait, accessoirement, l'objet de quelques considérations lorsque nous avons étudié le chloral[1].

L'absorption de l'antipypine est extrêmement rapide : elle est, d'ailleurs, favorisée par cette grande solubilité que je signalais tout à l'heure, solubilité qui est telle que sa diffusion dans l'organisme ne rencontre absolument aucune difficulté pour s'effectuer, et les effets physiologiques résultant de l'administration de l'antipyrine

---

1. Voir : *Leçons de pharmacodynamie et de matière médicale*, 1re série, p. 689.

peuvent s'observer souvent quelques minutes seulement après l'administration de doses suffisantes de la substance médicamenteuse. On
a signalé le passage de l'antipyrine dans un grand nombre de sécrétions et d'excrétions, notamment dans l'urine; on ne dit pas l'avoir
retrouvée dans la salive et la sueur, mais on a constaté son passage
d'une façon très nette dans le lait. Elle s'élimine, pour la majeure
partie, par les urines. On peut la retrouver dans cette sécrétion au
bout d'une période qui varie entre cinq et vingt-cinq minutes après
l'ingestion ou l'introduction par voie hypodermique; et, généralement, trente-six ou quarante heures après, on peut encore déceler
des traces d'antipyrine dans l'urine.

La façon de reconnaître cette substance est extrêmement simple;
trois réactions peuvent être utilisées pour cela. On peut se servir
du perchlorure de fer, qui donne une coloration violet-rouge intense
très différente de la coloration rouge fortement nuancée de violet que
donne la Kairine. Seulement lorsqu'on recherche l'antipyrine dans
une urine au moyen de cette réaction, il faut avoir soin de traiter
préalablement l'urine par le sous-acétate de plomb, afin d'entraîner
les substances qui s'opposeraient à la netteté et à la pureté de la
coloration. Une autre réaction colorée, également très sensible, est
celle qu'on obtient en présence de l'acide azotique nitreux : dans
ces conditions, la solution aqueuse d'antipyrine prend une coloration verte très intense, et cette coloration est au moins aussi facile
à produire et au moins aussi intense, par conséquent aussi nette
pour la détermination de l'antipyrine, que la réaction du perchlorure de fer.

Enfin il ne faut pas oublier que l'antipyrine est un alcaloïde et,
comme tel, les réactifs généraux des alcaloïdes permettent de déceler
son existence. L'addition du réactif de Bouchardat (solution d'iode
dans l'iodure de potassium) à une solution d'antipyrine détermine
la formation d'un précipité couleur cannelle comme se présentent
tous les précipités des différentes solutions des alcaloïdes sous
l'influence de ce réactif. J'ai déjà signalé cette réaction à propos de
la quinine pour étudier l'élimination de la quinine par l'urine; c'est
donc une réaction banale, commune à tous les alcaloïdes, et qui ne
peut fournir de caractères spécifiques bien qu'elle soit d'une sensibilité très grande, mais la réaction du perchlorure de fer ou de l'acide
nitrique constituent des procédés très faciles à réaliser.

Quelle est la dose toxique de l'antipyrine? Cette dose est assez
variable non seulement avec les différents animaux, mais même avec
l'état de réceptivité. La dose mortelle pour le lapin est de 1 gr. 80 à
2 grammes par kilo; par conséquent, c'est une substance relativement fort peu toxique. Chez l'homme, la dose toxique est assez
variable, ou pour mieux dire on ne la connaît pas exactement; et

s'il est vrai qu'on ait pu administrer fréquemment l'antipyrine à doses fractionnées jusqu'à atteindre le chiffre de 12 et 15 grammes en vingt-quatre heures, il ne faut pas oublier, d'autre part, qu'on a vu des accidents plus ou moins graves résultant de l'administration d'une dose de 4 grammes répartie dans l'espace de quelques heures. Il est incontestable que la susceptibilité individuelle joue, ici comme toujours, un rôle extrêmement important, prépondérant même, et que certains individus peuvent absorber en une fois des doses de 2 ou 3 grammes, ne retirant que des avantages de ce mode d'administration, tandis que d'autres commencent à éprouver déjà quelques effets fâcheux sous l'influence de doses de 1 gramme ou même seulement de 50 centigrammes. Chez les animaux, la dose toxique est des plus variable, suivant le mode d'introduction du médicament dans l'organisme; c'est ainsi que, sous forme d'injection sous-cutanée, la dose mortelle est de 1 gr. 45 à 1 gr. 50 par kilo chez le lapin : la mort survient dans l'espace d'une heure et demie environ. Si l'on introduit la solution par la veine de l'oreille, il suffit de 64 à 68 centigrammes pour amener la mort au bout de quinze à quarante-cinq minutes; par la veine mésentérique la dose mortelle est de 75 à 95 centigrammes et la mort survient après trente à trente-six minutes.

On a reconnu également que les accidents toxiques étaient beaucoup plus intenses lorsqu'ils étaient provoqués à la suite d'une injection hypodermique ou par la veine de l'oreille. Il semblerait qu'il soit nécessaire que l'antipyrine ait le temps de se répandre dans tout l'organisme et d'impressionner les éléments anatomiques sur lesquels elle doit porter son action, pour que les accidents toxiques se montrent avec leur summum d'intensité. D'ailleurs, on observe encore que l'antipyrine se localise d'une façon très marquée dans le foie, le foie jouant ici le rôle que nous nous sommes habitués à lui voir jouer par rapport à une quantité de substances toxiques et notamment les alcaloïdes, c'est-à-dire retenant l'alcaloïde et exerçant une action anti-toxique absolument indéniable. Il est d'ailleurs un phénomène que l'on peut envisager comme une preuve de cette action de défense, c'est que lorsqu'on détermine des accidents graves chez les animaux, en les intoxiquant à l'aide de doses suffisantes d'antipyrine, on voit les cellules hépatiques profondément modifiées dans leur constitution et dans leur protoplasma.

Lorsque l'antipyrine est introduite dans l'organisme des animaux à dose suffisamment élevée, on la voit produire, surtout quand la dose est introduite brutalement, une action convulsive tonico-clonique absolument nette et qui n'a pas laissé de frapper les premiers observateurs; on a cherché quelle pouvait être la région du système nerveux intéressée dans cette circonstance et on a successivement fait entrer en ligne de compte la substance corticale de la région cérébrale ou la substance médullaire. En réalité, chacune d'elles intervient pour sa part, comme le prouve l'expérience suivante.

Lorsqu'on pratique la section de la moelle chez un animal avant de lui injecter une dose toxique d'antipyrine, cette condition n'empêche pas les convulsions d'éclater dans le segment situé au-dessous de la section, mais on remarque une modification dans l'action physiologique consistant en ce qu'on n'observe plus cette succession d'attaques tonico-cloniques que l'on remarque chez l'animal intact, et que les mouvements sont moins intenses. En même temps, on constate que tous les réflexes ont déjà disparu dans la tête alors qu'ils persistent encore dans le tronc, et qu'après cette section les convulsions éclatent dans la région céphalique, c'est-à-dire la région antérieure, avec une dose moitié moindre que celle qui est nécessaire quand l'animal est intact. On a cherché à expliquer cette action et il s'est élevé à ce sujet des discussions qui ne sont pas encore éclaircies, les uns voulant que la section exerçât une action inhibitrice plus ou moins marquée sur la moelle — il faut reconnaître que, jusqu'ici tout au moins, aucun phénomène ne permet d'adopter cette interprétation, — les autres admettant une modification de la circulation cérébrale en vertu de laquelle les éléments anatomiques seraient plus facilement impressionnés après la section de la moelle : le fait est possible, mais ce n'est encore qu'une hypothèse.

On a trop insisté, je crois, au début de l'emploi de l'antipyrine, sur son action antifermentescible, antigerminative et antiputrescible. Cette action est certaine et évidente, mais seulement lorsque l'antipyrine intervient à dose véritablement énorme : c'est ainsi qu'il est nécessaire d'employer une dose de 10 grammes par litre pour retarder seulement — je ne dis pas empêcher — le développement de certaines bactéries; et il ne faut pas moins de 60 à 80 grammes par litre de bouillon de culture pour entraver complètement la pullulation des bactéries. Vous voyez que ces propriétés antiseptiques sont bien loin de celles que possèdent une foule de substances médicamenteuses qui n'avaient pas cependant, à un moment tout au moins, la réputation antiseptique de l'antipyrine. Cependant si cette action antiseptique est assez faible, l'action exercée par l'antipyrine sur les phénomènes de germination ou de putréfaction paraît très intense; et il est incontestable qu'à dose beaucoup moindre que celles que je viens d'indiquer, l'antipyrine est capable d'empêcher la germination des graines et la putréfaction des substances qui en sont susceptibles.

D'autre part, on a noté — fait absolument certain maintenant — que l'antipyrine était capable d'exercer une action au moins retardante sur la diastase et sur quelques toxines : ainsi peuvent s'expli-

quer certains phénomènes d'intolérance, qu'on a signalés dès les premiers temps de l'emploi de l'antipyrine, lorsque cette substance
médicamenteuse est introduite par la voie du tube digestif. De plus,
si l'antipyrine n'exerce pas d'action irritante locale sur le tégument,
il n'en est pas de même sur les muqueuses ; et celle de l'estomac se
montre particulièrement sensible.

Les propriétés médicamenteuses les plus remarquables de l'antipyrine ne consistent pas, comme son nom pourrait le faire croire,
dans l'action qu'elle exerce sur la température ; c'est plutôt l'action
analgésique qui est à prendre en considération au point de vue thérapeutique et, à cet égard, la qualification d'analgésine que lui a
donnée le Codex français paraît plus justifiée que le mot antipyrine.
L'action analgésiante, comme nous l'avons vu à propos de la quinine,
accompagne toujours, d'une façon plus ou moins nette, l'abaissement
de la température causé par une substance médicamenteuse ; mais ici,
dans le cas de l'antipyrine, cette action analgésiante prime beaucoup
l'action antipyrétique et, avec des doses où l'antipyrine ne manifeste
en aucune façon son action antipyrétique ou antithermique, nous
verrons au contraire cette action analgésiante des plus caractérisées.
Actuellement, les circonstances dans lesquelles l'antipyrine est utilisée à titre de substance antipyrétique sont plutôt rares, alors que
son emploi à titre d'analgésique est extrêmement fréquent.

L'antipyrine n'exerce aucune action locale sur le tégument cutané,
mais une action locale irritante lorsqu'elle est mise en contact avec
les muqueuses : encore faut-il pour cela une solution assez concentrée. Cependant certaines muqueuses, et notamment celle de l'estomac,
paraissent, incontestablement, jouir à cet égard d'une sorte d'intolérance relative, et cette intolérance est certainement exaltée encore
par ce phénomène sur lequel j'appelais tout à l'heure l'attention :
l'action exercée par l'antipyrine sur les diastases, c'est-à-dire sur les
ferments digestifs. Lorsque l'antipyrine est introduite par la voie
hypodermique, on observe assez souvent la formation d'abcès, parfois même de gangrène ; c'est vous dire que cette voie est plutôt à
rejeter. Il est fort probable que la production de ces abcès qui ont
été signalés dans certaines circonstances, et même de la gangrène,
doit être due à la diminution de l'activité vitale des cellules que l'on
observe sous l'influence de l'antipyrine. L'étude que nous ferons
bientôt de l'action exercée par cette substance sur les phénomènes
de nutrition vient, en effet, à l'appui de cette interprétation ; mais un
phénomène qu'il ne faut pas passer sous silence, parce qu'il est
susceptible d'application, est celui de la constriction vasculaire
extrêmement remarquable qu'on peut observer sous l'influence de
l'action locale de l'antipyrine. C'est d'ailleurs une action constrictive qui ne s'exerce pas seulement sur les éléments élastiques des

vaisseaux, mais sur tous les tissus susceptibles d'éprouver une rétraction plus ou moins considérable; cette action constrictive, en même temps que l'action coagulante que l'antipyrine exerce sur le sang, fait que son emploi à titre hémostatique a reçu une application extrêmement importante et heureuse, c'est en effet une des meilleures applications qu'on en puisse faire. L'attouchement avec une solution à 10, 20 ou 30, et même, dans certains cas, 40 p. 100 d'antipyrine suffit en effet pour arrêter des hémorrhagies qui résistent quelquefois à des moyens hémostatiques en apparence beaucoup plus actifs que celui-ci.

IIIᵉ LEÇON

ANTIPYRINE. — ACTION SUR LA NUTRITION, LE SYSTÈME
NERVEUX. — DIFFÉRENCE ENTRE LES RÉACTIONS PHY-
SIOLOGIQUES PRODUITES PAR LES DOSES FORTES ET
LES DOSES FAIBLES. — IMPRÉGNATION LENTE DE LA
SUBSTANCE NERVEUSE.

Action sur la nutrition. — Parmi les manifestations d'ordre
local que je vous ai signalées à propos de l'action exercée par l'antipyrine, j'ai attiré un peu plus particulièrement votre attention sur ce
fait que, dans certaines circonstances, les injections sous-cutanées
d'antipyrine étaient capables de déterminer la formation d'abcès, voire,
dans certains cas, de gangrène. Il semble que l'action exercée dans
ce cas par l'antipyrine doit, dans une certaine mesure, être comparée
à celle que nous avons reconnue imputable à la quinine qui, ainsi
que j'ai eu l'occasion de le dire, exerce une action véritablement
nécrobiotique sur les éléments vivants au contact desquels elle
vient à se trouver. Cette action est certainement beaucoup moins
intense pour l'antipyrine que pour la quinine, mais elle n'en existe
pas moins; et elle se révèle surtout dans les circonstances où les
tissus en contact avec cette substance sont dans un état d'infériorité
vitale. Ce résultat semblerait indiquer, par conséquent, que l'antipyrine exerce vis-à-vis des éléments vivants une action analogue
à celle que nous avons reconnue à la quinine, et cela prend un intérêt
d'autant plus considérable que nous allons étudier aujourd'hui l'action exercée par l'antipyrine sur les phénomènes intimes de la nutrition. Dès le début de cette question, je me hâte de dire qu'il n'existe
pas, au sujet de l'action de l'antipyrine sur les phénomènes de la
nutrition, d'étude aussi parfaite que celle que j'ai eu à vous signaler
à propos de la quinine. Cette action est, en somme, assez mal
connue et les résultats des expériences sont contradictoires, ce qu'il
faut certainement attribuer, comme toujours, aux conditions particulières dans lesquelles se sont placés les différents expérimentateurs.
Pour arriver en effet à des conclusions logiques et précises relative-

ment à l'action exercée par l'antipyrine sur les phénomènes intimes de la nutrition, il faudrait étudier concurremment l'action de cette substance sur le sang, sur la température, sur la circulation et sur les échanges, enfin, les modifications que les urines présentent sous l'influence de l'antipyrine introduite par différents procédés dans l'organisme de l'homme ou des animaux. Cette étude a bien été faite, a bien été tentée du moins, en ce qui concerne certains points que je vais vous énumérer.

On a cherché, par exemple, quelle était l'action de l'antipyrine sur les éléments du sang, et on a reconnu que cette action, quoique bien loin d'avoir l'intensité que je vous ai signalée pour la kairine et la thalline, n'était cependant pas négligeable; et que, si l'antipyrine n'arrivait pas, comme ces dernières substances, à déterminer très promptement une modification profonde dans la constitution chimique de la matière colorante des globules sanguins, celle-ci n'était cependant pas à l'abri de certaines modifications qui se trouvaient plus facilement réalisées en présence de l'antipyrine que dans les conditions normales.

Mais c'est surtout dans l'étude de modifications subies par la sécrétion urinaire qu'on a cherché à résoudre le problème qui nous occupe en ce moment. On a tout d'abord remarqué que, suivant les circonstances, la quantité de l'urine était tantôt diminuée, tantôt augmentée, tantôt au contraire ne subissait aucune influence appréciable de la part de l'antipyrine. Mais un point beaucoup plus important et plus intéressant en ce qui concerne l'interprétation de l'action exercée par l'antipyrine sur les phénomènes intimes de la nutrition, c'était la différence de composition que pouvaient présenter les urines et la façon dont variaient les différents matériaux normalement éliminés. Que sait-on à ce sujet? En d'autres termes, qu'est-ce que l'expérience a appris?

Un fait qui ressort avec une entière évidence des expériences entreprises par un grand nombre d'observateurs, c'est celui de la diminution très sensible des matériaux de désassimilation, de la désintégration organique, un abaissement du taux des oxydations. On doit établir une sorte de partage dans la série des phénomènes que je viens d'énumérer. Tout d'abord, un fait établissant avec certitude que l'antipyrine ralentit notablement la désintégration organique est le suivant. Lorsqu'on administre à un animal, par la voie buccale ou hypodermique, ou même par injection intra-veineuse, une quantité un peu considérable d'antipyrine, on voit invariablement dans cette circonstance — j'insiste sur ce point qu'il est nécessaire alors que la dose soit élevée — une diminution sensible de la quantité d'urine émise; puis, dans cette quantité moindre d'urine, on observe encore une diminution des matériaux solides éliminés :

urée, azote total, chlorures, acide phosphorique et acide sulfurique. Voilà autant d'indices montrant, n'est-il pas vrai, qu'il s'agit bien véritablement d'un ralentissement dans la désintégration organique, puisque tous ces éléments dont je viens de citer la diminution sont des témoins du fonctionnement des actes intimes de la nutrition.

D'autre part, l'abaissement du taux des oxydations est prouvé par ce fait que le rapport de l'azote de l'urée à l'azote total est notablement diminué, tandis que l'acide urique, le soufre et le phosphore à l'état de produits incomplètement oxydés, augmentent dans une notable proportion. C'est précisément ce fait qui a attiré pour la première fois l'attention de certains cliniciens, comme M. ALBERT ROBIN, et ce qui a fait dire que l'antipyrine était bien loin d'être recommandable dans certaines affections, notamment dans la fièvre typhoïde, par exemple, lorsqu'il y avait indication de chercher à éliminer le plus possible de l'organisme ces matériaux de désassimilation incomplète qui jouent, comme vous le savez, le rôle de substances toxiques.

Toutes les fois que l'on administre de l'antipyrine à un malade, la quantité de l'urée, par rapport à l'azote total, va en s'abaissant, de sorte que le rapport de l'urée à l'azote total suit cette diminution, d'où l'on doit conclure que le médicament a pour effet d'entraver les échanges en amenant l'augmentation des composés azotés incomplètement oxydés. D'ailleurs, les recherches de M. ALBERT ROBIN ont nettement démontré que l'antipyrine diminue la désintégration organique : la diminution, dans les urines, de l'azote total, et de l'acide sulfurique prouvent que la désassimilation des albuminoïdes est amoindrie ; d'un autre côté, l'augmentation des déchets renfermant du phosphore à l'état incomplètement oxydé, l'augmentation du rapport de l'acide phosphorique total à l'azote de l'urée, ainsi que l'augmentation de la potasse, montrent que les métamorphoses, notamment les oxydations, qui se passent dans le système nerveux sont ralenties par l'antipyrine. Comme nous en aurons bientôt la preuve, c'est le système nerveux qui est touché le premier ; et, précisément en raison de l'action élective exercée sur les centres trophiques, en même temps que sur les centres sensitifs et thermiques, le système nerveux réagit secondairement sur la désintégration et les oxydations générales. En conséquence, l'antipyrine se trouve contre-indiquée dans les affections caractérisées par un ralentissement plus ou moins marqué des échanges nutritifs ; tandis qu'elle peut rendre les plus grands services dans celles où il est nécessaire de diminuer les oxydations organiques et la dénutrition, en même temps que modérer l'excitabilité nerveuse.

D'un autre côté, d'autres observateurs, M. LÉPINE par exemple, ont attiré l'attention sur l'action inhibitoire que l'antipyrine exerce sur la consommation du sucre dans les capillaires et sur la transformation du glycogène au sein de l'organisme. Ce sont là des phénomènes absolument comparables à ceux que je viens d'indiquer et qui montrent bien la restriction très nette apportée par l'antipyrine aux phénomènes intimes de la nutrition, c'est-à-dire des échanges qui se passent dans l'intimité des tissus. C'est d'ailleurs un fait qui n'a rien de surprenant si, comme on doit le faire, nous classons l'antipyrine parmi les antipyrétiques, toutes réserves, que je vous ai exposées l'année dernière, étant faites pour cette qualification d'antipyrétiques. Au surplus, ce sont là des manifestations constantes de l'action exercée sur l'organisme par tous les dépresseurs de l'activité nerveuse. En effet, on observe, et l'expérimentation physiologique nous le confirme, que tous les antipyrétiques, quels qu'ils soient, font subir une sensible diminution à la quantité d'oyygène contenue dans le sang; le taux de l'hémoglobine diminue aussi et il doit s'ensuivre nécessairement un abaissement corrélatif des phénomènes de nutrition intime. D'autre part, l'expérimentation nous démontre que l'anoxémie élève le chiffre de l'urée éliminée par l'urine, et cela par suite de la désintégration plus facile de substances azotées très délicates, capables de subir facilement toute une série de métamorphoses et qui, ne se trouvant plus dans l'organisme en présence de leurs conditions habituelles, n'y trouvant plus notammeut la quantité normale d'oxygène qu'elles doivent y rencontrer, subissent plus facilement une décomposition, qui ne va pas cependant jusqu'à la transformation en ces produits ultimes de la métamorphose des albuminoïdes. C'est par suite de l'atteinte portée par l'antipyrine, et tous les antipyrétiques en général, à la vitalité de ces substances albuminoïdes délicates, qu'on voit cette destruction s'effectuer et l'édifice moléculaire s'écrouler prématurément, pour ainsi dire, en déterminant la formation de ces produits de transformation incomplets dont on retrouve les traces dans l'urine et différents autres produits d'excrétion. Ce qui le prouve, en outre, c'est que sous l'influence de l'introduction, dans l'organisme des animaux, de doses un peu considérables d'antipyrine, on observe que, comme dans les muscles fatigués, c'est-à-dire comme cela se réalise sous l'influence de la fatigue musculaire provoquée par un travail excessif, on observe qu il y a, dans les muscles, une moindre quantité de produits solubles dans l'eau et, au contraire, une quantité plus considérable de cette matière extractive soluble dans l'alcool et réduisant les substances réductibles, telles que la liqueur cupro-potassique et un certain nombre de sels minéraux.

Malheureusement, si ces phénomènes sont indiscutables, ils ne nous éclairent pas suffisamment sur le mécanisme intime des phénomènes, attendu qu'à l'heure présente nous ne savons pas faire la différenciation, parmi ces matières réductrices, entre celles qui sont des produits toxiques pour l'existence des cellules et celles qui sont, au contraire, des matériaux de réserve destinés à servir plus tard à la production de travail. Je vous rappelle en effet que ce qui permet au muscle d'exercer un travail, c'est l'accumulation dans le sein de son tissu de ces substances réductrices qui seront brûlées plus tard et qui se transformeront, en raison de cette combustion, en travail. Or, je répète que rien jusqu'ici ne permet d'établir le départ entre les substances de réserve, ou utilisables, et les substances agissant vis-à-vis des éléments anatomiques comme substances toxiques, ou tout au moins comme des substances entravant leur fonctionnement régulier.

Mais, Messieurs, ici, comme toujours, il faut tenir compte des doses et de l'activité de ces doses sur l'espèce animale qui sert à l'expérimentation ; et c'est précisément parce que les observateurs n'ont pas tenu compte de ces doses, au moins relativement à l'espèce animale sur laquelle ils expérimentaient, qu'on a pu voir se produire des résultats en apparence fort dissemblables, comme d'ailleurs la plupart de ceux que j'ai à vous signaler au sujet de toutes les substances exerçant sur le système nerveux une action plus ou moins énergique. Vous savez qu'en fin de compte nous arrivons toujours à cette conclusion que *chaque expérimentateur a raison dans la limite étroite dans laquelle il s'est placé*, qu'en somme les faits sont exacts en eux-mêmes, et que les expérimentateurs ne diffèrent que sur leur interprétation. Quoi qu'il en soit, les phénomènes qu'on a pu étudier montrent une chose qui se vérifie constamment, c'est que, sous l'influence des faibles doses, l'antipyrine exerce une action sédative sur le système nerveux, action sédative qui se traduit précisément par une diminution du taux des oxydations de l'organisme et de la désintégration moléculaire dans les processus intimes de la nutrition ; au contraire, sous l'influence des fortes doses, on observe une excitation de ces mêmes phénomènes et nous allons voir, dans un moment, que cette action excitante peut même être portée jusqu'à une action tétanisante rappelant, dans une assez étroite mesure, les phénomènes d'excitation violents qui se produisent avec certaines substances médicamenteuses telles que la strychnine, par exemple. Alors il est tout naturel que les résultats doivent changer suivant que les doses auxquelles auront été soumises les espèces animales auront été faibles, c'est-à-dire sédatives, ou fortes, c'est-à-dire excitantes, ou bien, et à plus forte raison, qu'il s'agira de doses par trop considérables, c'est-à-dire tétanisantes. Et en effet, consultons les résultats obtenus par les différents observateurs. Dans les recherches de MM. Cazeneuve, Crolas et Hugounenq, Kumagawa, Lapeyre, Lépine, etc., on peut voir les résultats varier en même temps que varient les conditions expérimentales. Tandis que les premiers ont vu l'urée augmentée chez les chiens sous l'influence de hautes doses, d'autres signalent une diminution, provoquée parfois dans des conditions où les doses n'ont pas été mentionnées. Un fait qui paraît constant est celui de la diminution dans l'absorption de l'oxygène, même aux doses faibles.

En réalité, lorsque les doses d'antipyrine sont faibles, c'est-à-dire quand ce sont ces doses que nous apprendrons plus tard à fixer et à déterminer sous le nom de *doses médicamenteuses*, on peut dire que l'antipyrine n'exerce pas d'action directe sur la nutrition et on a voulu en trouver une preuve dans un fait expérimental qui plaide bien dans ce sens : c'est celui de l'invariabilité du coefficient urotoxique chez les animaux, sous l'influence de faibles doses d'antipyrine ; on ne le voit diminuer que sous l'influence de l'introduction dans l'organisme de doses considérables. Ce point mérite de fixer un moment notre attention parce qu'on a signalé tout particulièrement une action *antitoxinique* exercée par l'antipyrine dans certaines circonstances ; l'une d'elles, parfaitement déterminée, est relative aux toxines qui peuvent se développer sous l'influence de la culture du bacille diphtérique. Des expériences très démonstratives ont été faites à cet égard, et ont prouvé que l'addition de quantités successivement croissantes d'antipyrine à un bouillon de culture du bacille de Klebs, pouvait amener une diminution de la toxicité telle qu'une culture capable, au début, de tuer un animal dans l'espace de trois jours ne pouvait arriver à le tuer, finalement, qu'après une période de vingt-quatre jours. Mais il faut alors que les quantités employées soient assez considérables et qu'elles atteignent ces proportions de 10, 15, 20 p. 1000, que j'ai signalées précédemment à propos des conditions dans lesquelles l'antipyrine pouvait exercer, dans une mesure efficace et facilement visible, son action antiseptique. D'ailleurs, ce n'est là qu'une indication tout au plus à l'égard du *pouvoir antitoxinique* exercé par l'antipyrine, tout étant à faire encore actuellement au point de vue de l'action des agents médicamenteux sur ces toxines que nous ne connaissons du reste pas autrement que de nom.

Action sur le système nerveux. — Voyons maintenant, Messieurs, quelle est l'action exercée par l'antipyrine sur le système nerveux, plus spécialement. L'antipyrine se révèle, dans toutes les circonstances où on peut l'employer, comme un modificateur puissant du système nerveux. En effet, vient-on à introduire cette substance en quantité un peu considérable chez un mammifère ou même chez un animal à sang froid comme la grenouille, par exemple, on voit, sous l'influence de cette dose élevée, se produire des phénomènes d'excitation qui, ainsi que je le disais tout à l'heure, peuvent être portés à un point tel qu'on observe un tétanos presque absolument comparable au tétanos strychnique. Voici deux grenouilles auxquelles, il y a deux heures, on a injecté 25 et 50 centigrammes d'antipyrine, doses énormes pour des animaux du poids de ceux-là, mais dose nécessaire à cause de la saison où nous sommes, car vous savez qu'à cette époque de l'année et jusque vers les mois de mai et juin, les grenouilles réagissent difficilement, paresseusement en quelque sorte, aux substances médicamenteuses. Sous l'influence de ces doses élevées, vous pouvez voir les deux grenouilles dans un état tétanique présentant l'apparence qui caractérise chez ces animaux l'action de la strychnine : l'hyperexcitabilité réflexe est absolument nette et il suffit de la plus légère propulsion exercée sur la plaque de verre portant l'animal pour voir tout de suite une attaque tétanique très caractérisée et rappelant le tétanos strychnique.

Cette phase d'excitation est suivie chez tous les animaux, à sang chaud ou à sang froid, d'une phase paralytique pendant laquelle l'excitabilité réflexe exagérée maintenant, est plus ou moins complètement abolie. Chez les animaux à sang chaud, lorsqu'on n'emploie pas de doses rapidement toxiques, on peut voir se manifester un état cataleptique accompagné de rigidité musculaire tout à fait remarquable, c'est l'état que présente en ce moment le lapin que je vous montre enfermé dans cette cage : pour cela, il a suffi de lui injecter, par la veine marginale de l'oreille, une dose de 7 centigrammes par kilo. Vous pourrez voir, à la fin de la leçon, que son train postérieur manifeste un état de rigidité tout à fait particulier, et cependant cela n'empêche pas les mouvements spontanés ou volontaires de l'animal. Cet état de catalepsie, de rigidité universelle, est le résultat d'une action centrale, comme le prouve ce fait que la section préalable du sciatique l'empêche de se produire dans les muscles innervés par ce nerf. L'influence exercée par les centres cérébro-rachidiens, vaso-moteurs, de thermogenèse, etc., est également prouvée par des phénomènes que je vous exposerai bientôt.

Lorsque, au lieu d'employer une injection intra-veineuse, — qui détermine d'une façon aussi rapide que possible le conflit entre les éléments sur lesquels l'action de l'antipyrine peut s'exercer et cette antipyrine, — lorsqu'on pratique une injection sous-cutanée, les phénomènes sont très sensiblement différents, même à la dose relativement peu considérable de 7 centigrammes par kilo d'animal, lorsqu'il s'agit du lapin ; et des quantités plus élevées produisent une analgésie généralisée ainsi qu'une diminution très notable de l'irritabilité des cellules nerveuses : nous trouvons précisément, dans cette diminution de l'irritabilité des cellules nerveuses, une raison de l'amoindrissement dans l'énergie de l'activité des processus intimes de la nutrition. D'ailleurs, une fois que l'imprégnation générale de l'organisme a pu se réaliser à la suite de l'emploi de doses faibles, ou bien par l'emploi des injections sous-cutanées, il est presque absolument impossible de distinguer, d'une part, l'action que peut exercer localement l'antipyrine sur les nerfs sensitifs — nous allons voir dans un moment que cette action n'est pas négligeable — et, d'autre part, l'action qu'elle peut exercer sur l'excitabilité médullaire, action manifestement prouvée par les expériences sur la grenouille que je viens de répéter devant vous. Cependant, cette action analgésique locale est absolument indéniable, et vous savez que dans maintes circonstances on a recours à l'antipyrine pour la provoquer et pour l'utiliser.

Lorsque la quantité d'antipyrine introduite dans l'organisme est poussée jusqu'au point de déterminer des accidents d'intoxication, on voit alors se produire un certain nombre de phénomènes : somnolence, stupeur, coma ou bien même ces *accidents convulsifs épileptiformes* que je signalais tout à l'heure, et cela sans spasme spinal ni contracture prolongée des muscles du tronc comme sous l'influence de la tétanisation franche. Voilà, n'est-il pas vrai, tout autant de phénomènes qui sont des preuves de l'action intense exercée par l'antipyrine sur le système nerveux en général, et plus particulièrement sur la partie cérébrale du système nerveux. D'autre part, lorsqu'on expérimente chez l'homme, c'est-à-dire lorsqu'on administre à l'homme une quantité thérapeutique d'antipyrine, l'observation ne tarde pas à montrer qu'il se produit, au début, une action stimulante exercée sur les sens spéciaux. Sur les animaux, on peut pousser l'étude des phénomènes beaucoup plus avant, et l'expérimentation a montré à différents physiologistes, Blumenau d'une part, Langlois et Guibbaud de l'autre, que l'excitabilité des gyrus sigmoïdes augmentait sous l'influence de l'antipyrine injectée à forte dose et diminuait au contraire avec les doses faibles.

Je vous rappelle ce point sur lequel j'ai déjà attiré votre attention au sujet de l'action générale exercée par l'antipyrine, que, chez un chien auquel on vient à sectionner la moelle au niveau du bulbe, les convulsions cloniques se manifestent dans la tête et la région antérieure du corps bien avant d'apparaître dans le tronc. D'autre part, on n'a pour ainsi dire que l'embarras du choix pour montrer l'action analgésique intense exercée par l'antipyrine. Cette action se manifeste d'abord au lieu même où se fait l'injection lorsque l'antipyrine est introduite par injection sous-cutanée, mais elle ne tarde pas à se généraliser, et vous pourrez voir tout à l'heure que ce lapin qui a reçu, il y a déjà environ une heure et demie, une quantité d'antipyrine de 15 centigrammes par la veine marginale de l'oreille, est dans un état d'analgésie plus ou moins prononcé. Cette quantité d'antipyrine capable de déterminer une analgésie sinon générale, car le mot serait peut-être exagéré, tout au moins généralisée au membre dans lequel est pratiquée l'injection, — vous sentez bien la différence que je veux établir entre ces deux expressions, — cette quantité d'antipyrine est assez considérable; elle n'est pas moindre de 50 centigrammes pour un cobaye du poids de 500 grammes, il en faut au moins 1 gramme pour un lapin de 2 kilos 500, et 2 grammes pour un chien du poids moyen de 10 kilos.

Cette analgésie peut cependant se produire, lorsque les doses sont encore plus élevées, et représenter ce que nous avons appelé l'analgésie générale, c'est-à-dire l'absence de douleur et de perception, comparable à celle qu'on peut réaliser sous l'influence de certaines substances médicamenteuses telles que la cocaïne, l'eucaïne ou le chloroforme. Si, par exemple, on injecte, à un lapin de 2 à 3 kilos, 2 ou 3 grammes d'antipyrine, dose qui n'est pas mortelle, on peut observer une anesthésie générale, je pourrais presque dire une hypno-anesthésie si le sommeil venait accompagner les phénomènes déterminés alors chez cet animal. Mais l'action analgésiante locale que je vous ai déjà signalée est également très nette et assez intense pour être utilisée dans une foule de circonstances au point de vue médicamenteux; un certain nombre d'expériences permettent de démontrer très clairement cette action locale exercée par l'antipyrine. Ainsi l'application directe d'antipyrine à la surface de l'intestin empêche la production des mouvements péristaltiques que détermine habituellement le contact avec la muqueuse d'un cristal de sel marin. D'autre part, le badigeonnage des muqueuses avec une solution qui doit alors être assez concentrée — 40 grammes d'antipyrine pour 100 grammes d'eau — détermine une analgésie plus ou moins profonde suivant la sensibilité de la muqueuse à laquelle on s'adresse; et un phénomène qui est alors très intéressant, c'est que ce sont certaines espèces de sensibilité qui sont plus particulièrement touchées dans ce cas : par exemple, la sensibilité tactile et la sensibilité à la chaleur sont spécialement intéressées par l'application locale de l'antipyrine.

Remarquons encore un phénomène curieux et intéressant à plus d'un point de vue, parce que nous le verrons se reproduire dans d'autres circonstances. Cette action analgésiante de l'antipyrine ne se manifeste point sur les sujets à l'état physiologique chez lesquels on voit seulement se produire; le plus souvent, les manifestations fâcheuses et gênantes des doses un peu élevées. Il semble que la détente et la sédation ne se produisent que sur un système nerveux préalablement excité et souffrant, absolument comme la détente de la température ne se produit que sur un organisme dont la température excède plus ou moins la température normale.

Le système nerveux dans son entier est intéressé par l'action de l'antipyrine, et on peut en trouver la preuve dans l'influence exercée par cette substance sur les centres cérébro-rachidiens, sur les centres vaso-moteurs, sur les centres de la température même. L'état en quelque sorte cataleptique que je signalais tout à l'heure, et qui peut être déterminé par l'injection intra-veineuse de doses un peu considérables chez l'animal, l'état de rigidité universelle qu'on peut observer dans ces circonstances est bien certainement le résultat d'une action sur les centres, puisqu'il suffit de déterminer la section d'un nerf mixte comme le sciatique, par exemple, pour empêcher les muscles innervés par ce nerf de participer à cet état de rigidité. Mais, d'autre part, l'origine périphérique des nerfs sensitifs est certainement paralysée aussi; et les faits sur lequels j'ai appelé votre attention tout à l'heure, relativement à l'action exercée localement par l'antipyrine, sont bien suffisants pour en donner la preuve.

D'autre part, j'aurai à vous rappeler, lorsque nous allons étudier l'action de l'antipyrine sur la température, une expérience fort intéressante due à GIRARD, de Genève, qui montre que l'antipyrine exerce une action tout à fait particulière sur les centres encéphaliques de la thermogenèse, action qui se traduit par ce fait que l'hyperthermie produite par une excitation telle que la piqûre ou la faradisation de ces centres, se trouve réduite dans de fortes proportions lorsqu'on a mis, au préalable, l'animal sous l'influence de l'antipyrine : bien mieux, on peut même déterminer un abaissement de la température surélevée artificiellement par la blessure de ces centres thermiques, lorsqu'après avoir pratiqué cette blessure et constaté cette élévation de la température, on vient à injecter à l'animal une quantité un peu considérable d'antipyrine. Vous vous rappelez sans doute que nous avons pu constater des phénomènes de même genre pour la quinine, et, à ce point de vue, il semblerait que l'action antipyrétique de l'antipyrine soit supérieure, dans ces circonstances particulières, à celle de la quinine.

Il résulte de ce que je vous ai exposé que, comme nous avons été amenés à l'observer tout à l'heure relativement aux phénomènes de la nutrition, les faibles doses d'antipyrine exercent, sur le système nerveux, une action particulière caractérisée par une diminution de l'excitabilité réflexe, c'est-à-dire par une action sédative, alors au contraire que les fortes doses augmentent l'excitabilité réflexe, comme vous le voyez chez la grenouille, et pourraient presque être appelées doses tétanisantes. Dans tous les cas, même sous l'influence des faibles doses, et alors à la condition de rechercher ces phénomènes par des procédés tout à fait délicats, on voit que la sensibilité à la douleur est plus ou moins fortement émoussée. Quant aux sensibilités spéciales, comme la sensibilité au tact, au bruit, à la lumière, elles sont, au contraire, généralement accrues, et il y a là un rapprochement intéressant à faire entre l'action exercée par l'antipyrine dans cette circonstance et celle exercée par certains hypnotiques que nous avons étudiés antérieurement, le sulfonal par exemple, mais surtout le chloralose, qui, comme vous vous en souvenez sans doute, présentent à cet égard des particularités tout à fait remarquables. L'influence exercée dans ces circonstances par la moelle est tout à fait indéniable, car sa section empêche la production des phénomènes que je viens de signaler.

Chez les animaux on constate une période d'excitation nettement caractérisée au début de l'action de l'antipyrine, puis cette période d'excitation est suivie, à plus ou moins brève échéance, sinon d'une période de paralysie, au moins d'une période de parésie, de remarquable sédation des phénomènes qu'on observe au début. Une action analgésiante plus ou moins intense, locale et diffusée, accompagne toujours cette période et vous savez en effet que cette action analgésiante de l'antipyrine est surtout recherchée, de préférence même à son action antipyrétique. L'analgésie est surtout remarquable lorsque l'antipyrine est introduite dans l'organisme par voie d'injection hypodermique.

Chez l'homme, on remarque de plus des phénomènes dont la perception chez les animaux est encore impossible par nos moyens d'investigation. On observe en effet chez l'homme un état d'excitation cérébrale assez remarquable, un état de demi-ébriété qui est parfois extrêmement pénible et qui oblige même, chez certains sujets plus sensibles que d'autres, à suspendre le médicament. Quelquefois aussi on a signalé un état d'exaltation particulier, des rêvasseries, enfin un véritable état d'ivresse que l'on a caractérisé du nom d'*ivresse antipyrinique*, et qui s'accompagne de phénomènes d'analgésie très accentuée. Ces effets sont généralement insensibles chez les sujets sains, mais ils sont d'autant plus accusés qu'on s'adresse à des individus dont le système nerveux est plus atteint et sur lesquels on cherche à réaliser précisément par l'emploi de l'antipyrine ces mêmes effets. Chez les sujets sains, on observe seulement les effets désagréables de l'administration de l'antipyrine et des troubles des facultés intellectuelles.

Un fait extrêmement intéressant dans l'action exercée par l'antipyrine sur le système nerveux, est celui de l'imprégnation lente et successive de la substance nerveuse. Les phénomènes qui démontrent cette imprégnation lente ont été très bien mis en évidence dans une étude faite il y a quelques années par MM. Gley et Caravias, qui ont montré qu'on pouvait saisir successivement la série des phénomènes qui se passaient alors en utilisant pour cela le myographe double de Marey, et en expérimentant sur la grenouille. En pratiquant chez cet animal une excitation faradique provoquée par un seul choc, soit de fermeture, soit d'ouverture du courant, on réalise les conditions les meilleures de réponse aux excitations portées sur les nerfs, et, quand l'excitation est d'intensité suffisante, on obtient, ainsi que l'ont démontré les recherches de WUNDT, BEAUNIS et d'autres physiologistes, deux séries de contractions que BEAUNIS, dans l'étude qu'il a consacrée à ce sujet, a dénommées : secousse névro-directe et secousse névro-réflexe. Vous savez que lorsqu'on excite par l'intermédiaire de son nerf moteur un muscle de grenouille, l'excitation se traduit au myographe par une courbe de forme particulière et constante.

Lorsqu'on excite le sciatique d'un côté, celui de l'autre côté, si l'excitation est d'intensité suffisante, réagit de façon réflexe par une contraction moindre; or, les recherches de WUNDT ont montré que la forme et l'intensité de la contraction névro-réflexe, chez la grenouille, avaient une constance remarquable lorsque l'excitation se fait par l'intermédiaire d'un courant strictement suffisant pour amener une contraction dans des conditions déterminées.

La courbe de la contraction névro-réflexe diffère de celle de la contraction névro-directe par un certain nombre de caractères : elle est beaucoup plus faible comme amplitude et, en même temps, la période de retour, la décontraction musculaire est retardée et plus lente; ce n'est qu'au bout d'un temps assez notable que le muscle arrive au relâchement complet et le style du myographe ne revient même pas complètement au niveau initial. (Fig. 1, A.)

Eh bien, Messieurs, lorsqu'on met l'animal sous l'influence d'une faible dose d'antipyrine, de 1 à 2 ou à peine 3 centigrammes par exemple, on constate que l'excitation du sciatique, d'un côté, détermine, du côté opposé, une contraction névro-réflexe beaucoup plus faible qu'à l'état normal et seulement sous l'influence d'une excitation notablement plus intense; de plus, la forme de la courbe névro-réflexe tend à revenir à la forme de la courbe névro-directe (Fig. 1, B). D'autre part, lorsqu'à l'aide d'un courant faradique convenable, c'est-à-dire produisant des excitations suffisamment répétées et à intervalles suffisamment courts, on cherche à réaliser le tétanos musculaire, on remarque que la courbe du tétanos névro-réflexe tend également à se rapprocher de celle du tétanos névro-direct dont elle est si nettement distincte à l'état normal (Fig. 2, C).

Ces phénomènes sont les témoins d'une modification incontestable subie par les centres nerveux sous l'influence de l'antipyrine, et ils montrent que la moelle semble incapable de modifier, comme à l'état normal, les impulsions sensitives qu'elle reçoit. S'il était nécessaire d'en chercher une autre preuve, on pourrait la trouver dans ce fait qu'on obtient sensiblement les mêmes résultats après la ligature de l'artère iliaque du côté du muscle où on étudie la contraction réflexe : après cette ligature ou avant, les phénomènes sont sensiblement les mêmes.

MM. GLEY et CARAVIAS ont montré que, chez la grenouille, l'ablation

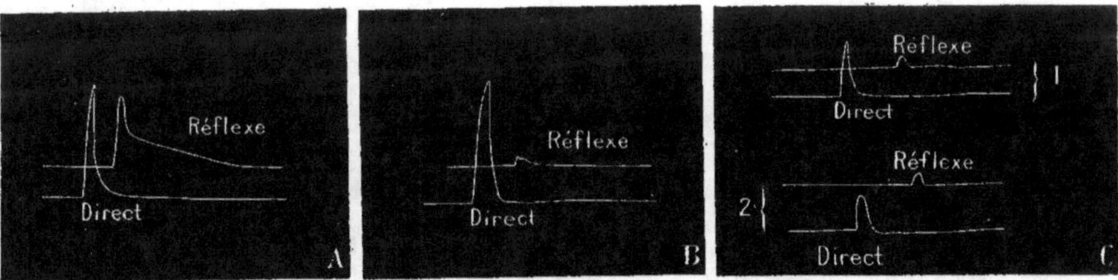

Fig. 1. — Influence de l'antipyrine sur les réactions musculaires.

A. — Courbes d'excitation névro-directe et névro-réflexe chez la grenouille normale.
B. — Courbes d'excitation névro-directe et névro-réflexe chez la même grenouille après injection hypodermique de 25 milligrammes d'antipyrine.
C. — Courbes d'excitation névro-directe et névro-réflexe sous l'influence de l'antipyrine et après ablation des lobes cérébraux : 1, après ablation des lobes cérébraux et avant l'injection d'antipyrine ; 2, après ablation des lobes cérébraux et après injection hypodermique de 30 milligrammes d'antipyrine.

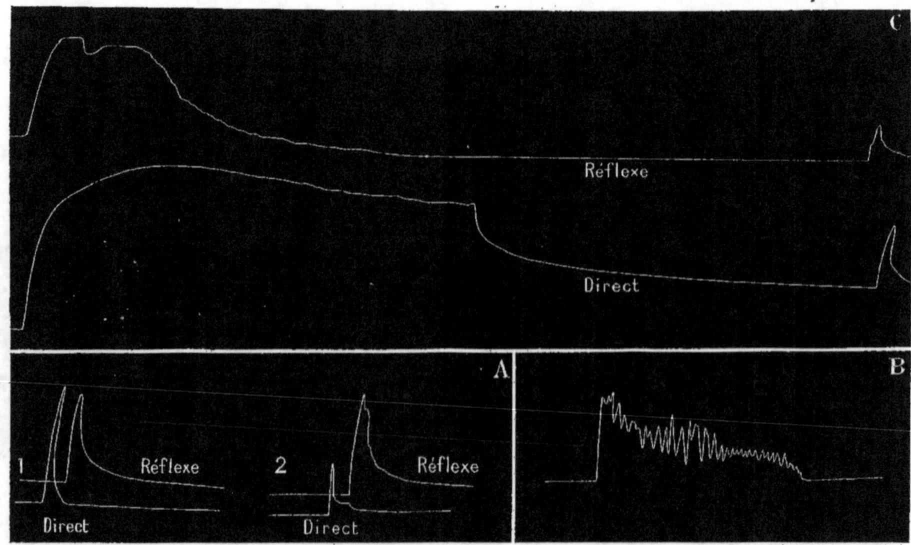

Fig. 2. — Influence de l'antipyrine sur les réactions musculaires.

A. — Courbes d'excitation névro-directe et névro-réflexe chez la grenouille, après l'injection hypodermique d'une forte dose [60 milligrammes] d'antipyrine, et sous l'influence d'une excitation électrique de faible intensité. L'intensité de la contraction névro-réflexe arrive à dépasser celle de la contraction névro-directe, puis elle s'affaiblit rapidement et la contraction névro-réflexe disparaît la première.

B. — Contractions tétaniques provoquées par grattage de la peau, chez la même grenouille, une heure après l'injection hypodermique des 60 milligrammes d'antipyrine.

C. — Courbes de tétanos névro-direct et névro-réflexe provoqué par faradisation modérée et courte du sciatique, chez la grenouille, après injection hypodermique de 95 milligrammes d'antipyrine.

des hémisphères cérébraux déterminait l'apparition d'une contraction névro-réflexe à peu près semblable à la normale; cette expérience semblerait donc indiquer que les hémisphères cérébraux jouent, dans la production de ce phénomène, un rôle assez considérable. Mais nous avons, d'autre part, des preuves absolument indiscutables de l'action intense exercée sur la moelle : ces preuves résultent d'abord de la modification produite dans la forme des courbes de contraction musculaire et, en second lieu, de l'apparition d'une hyperexcitabilité médullaire très grande sous l'influence des fortes doses, 5 à 10 centigrammes, par exemple, pour la grenouille. Ces fortes doses permettent la production du tétanos musculaire par simple attouchement (Fig. 2, B), et en même temps, on constate une contraction névro-réflexe d'une amplitude beaucoup plus considérable, se produisant sous l'influence d'une excitation faradique très faible, et dont la forme ressemble tout à fait à celle de la contraction névro-directe (Fig. 2, A, 1). Mais on constate, en même temps, un épuisement rapide de la motricité musculaire, et on voit persister, mais très affaiblie, la contraction névro-directe seule. Nous voyons donc l'antipyrine, comme la plupart des substances exerçant une influence manifeste sur le système nerveux, exercer une action différente suivant la dose à laquelle elle est administrée. Tandis que le pouvoir réflexe de la moelle diminue sous l'influence des doses faibles, nous le voyons, au contraire, s'exagérer sous l'influence des doses fortes (Fig. 2, A). J'ai eu déjà, à maintes reprises, l'occasion d'insister sur l'importance de ces questions de doses et de réceptivité.

Mais l'excito-motricité elle-même est également atteinte, car, sous l'influence des doses faibles ou moyennes, on voit l'amplitude des contractions musculaires diminuer d'une façon absolument évidente et on peut constater en même temps que le nerf est épuisé par une assez courte série d'excitations. D'autre part, ce fait que la motricité est plus longtemps conservée après la ligature de l'artère nourricière du muscle que dans le muscle pour lequel on n'a pas opéré la ligature, montre la possibilité de faire intervenir dans ce phénomène l'action exercée par l'antipyrine soit sur les terminaisons motrices, soit même sur les éléments musculaires. En ce qui concerne l'action exercée par l'antipyrine sur les fibres musculaires, l'expérience peut donner une réponse très nette. L'excitation électrique directe d'un muscle imprégné d'une solution d'antipyrine peut arriver à ne plus provoquer de contraction pour peu que cette solution soit à un titre suffisamment concentré, ou bien lorsque le contact de l'élément musculaire avec cette solution a été suffisamment prolongé.

Dans tous les cas, on observe une prédominance incontestable dans la diminution du pouvoir réflexe de la moelle; et ce qui l'indique bien, c'est la modification de la forme de la courbe qu'on observe soit pour l'excitation névro-réflexe, soit pour celle du tétanos réflexe. A l'état normal, ce qui caractérise le tétanos névro-réflexe, c'est l'extrême variabilité de forme de sa courbe, tandis que sous l'influence de l'antipyrine cette courbe tend à devenir régulière et se rapproche d'une façon étroite de l'apparence qu'elle offre dans le tétanos névro-direct si remarquable par la constance de son type. (Fig. 2, C). Les recherches de physiologistes comme WUNDT et BEAUNIS paraissent conduire à cette conclusion que les conditions déterminant la forme de la contraction réflexe doivent être recherchées principalement, sinon même exclusivement, dans les centres nerveux. C'est donc encore là une preuve à ajouter à celles que je vous ai données de l'importance considérable que joue dans ces phénomènes le système nerveux central. On peut donc dire, qu'en définitive, l'antipyrine paralyse l'action des centres nerveux, qu'il s'agisse des centres cérébraux ou des centres médullaires, ces derniers paraissant plus directement intéressés; et que, dans ces conditions, la contraction névro-réflexe perd ses caractères propres et tend à s'identifier peu à peu avec la contraction névro-directe. Il semblerait que la moelle perd ses propriétés réflecto-motrices pour ne conserver que son pouvoir de conduction, agissant alors comme un simple nerf. Il est intéressant de remarquer à ce propos que certaines régions du système nerveux ne paraissent subir absolument aucune action de la part de l'antipyrine : je fais allusion ici à certaines régions du sympathique qui ne semblent touchées en aucune façon. C'est ainsi, par exemple, que l'excitabilité des vagues ne subit absolument aucune atteinte, même sous l'influence de doses toxiques et mortelles d'antipyrine.

J'aurai bientôt l'occasion de vous présenter quelques tracés relatifs à l'action exercée par l'antipyrine sur la circulation et, à ce sujet, je vous exposerai une expérience absolument nette, démontrant avec la plus entière évidence que, même sous l'influence de doses toxiques d'antipyrine, l'excitabilité des vagues n'a subi absolument aucune atteinte. Malgré l'introduction dans l'organisme de doses considérables d'antipyrine, on peut voir une excitation modérée du vague déterminer, absolument comme à l'état normal, l'arrêt passager du cœur et la chute de la pression artérielle. (Voir fig. 9, p. 63).

Enfin, la diminution de la propriété excito-motrice de la moelle et l'action sédative très énergique et très nette sur l'hyperexcitabilité médullaire, sont bien certainement des phénomènes qui caractérisent au plus haut degré et de la façon la plus remarquable l'action de l'antipyrine, à tel point que cette propriété permet de réaliser l'expérience, en apparence paradoxale, que je vais exécuter devant vous. Je vous ai montré précédemment que, sous l'influence des doses fortes, la grenouille présentait des phénomènes de tétanisation rappelant celle déterminée par la strychnine; eh bien, l'abolition de l'hyperexcitabilité médullaire peut être amenée à un point tel, par des doses faibles et bien choisies d'antipyrine, que les grenouilles soumises à ces doses ont le pouvoir excito-moteur de leur moelle assez diminué pour que l'injection subséquente de strychnine ne se manifeste plus par les phénomènes de tétanos qui rendent si remarquable et si caractéristique l'intoxication strychnique chez ces animaux. De sorte que l'on voit une seule et même substance médicamenteuse, à des doses différentes, déterminer l'abolition presque complète de l'hyperexcitabilité médullaire au point d'empêcher la production du strychnisme, ou bien au contraire, quand les doses sont assez considérables, provoquer une hyperexcitabilité telle que l'on pourrait, au premier abord, confondre cet état avec le tétanos strychnique.

En résumé, sous l'influence des faibles doses d'antipyrine, la moelle subit une perte plus ou moins complète — tout au moins une notable atténuation — de ses propriétés réflecto-motrices pour ne plus conserver que son pouvoir de conduction. La preuve nous en est fournie par la courbe de la contraction névro-réflexe qui tend à s'identifier avec celle de la contraction névro-directe dont elle est si différente à l'état normal et dans sa forme et dans la période latente. Il en est de même pour le tétanos. Ce point est d'autant plus remarquable que, comme nous le verrons plus tard, la strychnine, que certaines autres de ses manifestations symptomatiques rapprochent parfois de l'antipyrine, provoque le même phénomène et tend à transformer la moelle en un simple conducteur nerveux. Le rapprochement est encore rendu plus intéressant par ce fait que les doses faibles d'antipyrine apportent un empêchement des plus marqués aux manifestations du tétanos strychnique. L'imprégnation et la modification successives des divers centres nerveux est fonction des doses injectées et, très probablement, de la durée du contact. Comme avec tous les agents nervins, il s'établit facilement de l'accoutumance et une sorte de paresse à répondre à une sollicitation produite par une impression trop fréquemment répétée. Les cellules spéciales subissant électivement l'action de la substance médicamenteuse finissent par s'accommoder à ce genre d'excitation fréquemment répétée qui les laisse en apparence insensibles, jusqu'au moment où, une circonstance intercurrente venant à modifier cet état anormal de réceptivité, ou bien la limite de sensibilité se trouvant tout à coup atteinte, il se produira un changement subit caractérisé par la provocation d'une réaction violente accompagnée de la série de manifestations qui sont les témoins de l'action toxique.

IVᵉ LEÇON

ANTIPYRINE. — ACTION SUR LE SYSTÈME NERVEUX. — RÉACTION DIFFÉRENTE DES DIVERS CENTRES NERVEUX SUIVANT LES DOSES. — ACTION SUR LA CIRCULATION, LE SANG, LA TEMPÉRATURE.

J'ai le plus grand désir de vous voir emporter, de l'étude pharmacodynamique que nous faisons en ce moment de l'antipyrine, l'impression que cette substance médicamenteuse n'est pas, ainsi qu'on l'a dit et même enseigné, un médicament banal et anodin — ce dernier mot étant employé dans le sens extensif vulgairement accepté — c'est-à-dire une substance bénigne au point de vue de son action, à laquelle on puisse avoir recours d'une façon quelconque, sans penser aux inconvénients qui pourraient en résulter; et c'est précisément dans ce but que je veux insister sur certains phénomènes qui nous permettront d'interpréter les accidents qui ont pu se développer sous l'influence de l'antipyrine, accidents qui sont assez nombreux, et en même temps de chercher à interpréter son action thérapeutique. Vous allez voir combien il va nous falloir pour cela de soins et de précautions, tant est délicate l'étude de cette action.

Je vous rappelle que nous sommes arrivés à cette conclusion que, sous l'influence de faibles doses d'antipyrine, la moelle semble perdre ses propriétés réflecto-motrices pour ne plus conserver que son pouvoir de conduction. Nous avons trouvé les preuves de ce phénomène dans les résultats de l'étude de la contraction névro-réflexe et de la contraction névro-directe chez les animaux soumis préalablement à l'influence de l'antipyrine, ainsi que dans les résultats fournis par l'étude du tétanos névro-direct et du tétanos névro-réflexe chez ces mêmes animaux. Je vous ai également signalé l'empêchement très net apporté à la production du tétanos strychnique par l'antipyrine. Il existe encore une expérience très élégante, très remarquable de Chouppe, qui consiste à injecter, à un chien du poids de 15 kilos, 1 gr. 25 d'antipyrine d'abord, puis, une demi-heure ou trois quarts d'heure plus tard, lorsque l'antipyrine a pris possession des cellules nerveuses de l'animal, on peut lui injecter 3 milligrammes de strychnine qui donnent infailliblement lieu chez un chien normal au tétanos strychnique des plus accentués; cette injection de 3 milligrammes de strychnine reste absolument sans effet, l'animal ne réagit d'aucune manière, par conséquent l'hyperexcitabilité réflexe de sa moelle est complètement anéantie. Il est, à ce point de vue, une étude fort intéressante faite au laboratoire de Ch. Richet par MM. Langlois et Guibbaud, relativement à l'imprégnation et aux modifications successives que les divers centres nerveux peuvent subir sous l'influence de doses successivement croissantes d'antipyrine injectées aux animaux. Il est probable, ainsi que je vous l'ai déjà fait remarquer, qu'il faut faire intervenir encore ici le fait de la durée du contact. La conclusion à laquelle nous allons arriver en effet, dans un moment, sera que l'antipyrine doit être envisagée essentiellement comme un médicament nervin; alors, comme avec tous les médicaments nervins, on pourra voir s'établir une paresse plus ou moins accentuée à répondre à une impression médicamenteuse trop fréquemment répétée; c'est ce qui constitue d'une façon banale le fait de l'accoutumance. Comme je vous le faisais remarquer à la fin de notre dernière réunion, les cellules spéciales qui subissent électivement l'action d'une substance toxique finissent évidemment par s'accommoder à ce genre d'excitation souvent répétée qui les laisse alors, en apparence, insensibles, jusqu'au moment où une circonstance intercurrente venant à modifier cet état anormal de réceptivité, ou bien la limite de sensibilité de ces cellules se trouvant tout à coup atteinte, il se produira brusquement une réaction violente qui va se caractériser par des phénomènes toxiques. Si innocent que paraisse au premier abord l'emploi de l'antipyrine, ces phénomènes ne manquent pas d'arriver; et, pour ma part, je suis convaincu que, très souvent, dans les cas où l'antipyrine a été employée d'une façon si légère par des personnes n'ayant aucune connaissance de ces actions pharmacodynamiques tardives, on a vu survenir des accidents qui ont été attribués à toute autre cause qu'à l'antipyrine, mais qui, bien certainement, ne relevaient absolument que de l'abus de cette substance médicamenteuse. Vous savez, en effet, qu'à une certaine période, on a fait un véritable abus d'antipyrine et que, sous le moindre prétexte, le moindre mal de tête, la moindre migraine, la moindre sensation d'hyperthermie, si peu considérable qu'elle fût, on avait recours à l'absorption de 1 gramme et plus d'antipyrine, absolument comme lorsqu'on a éprouvé une sensation de froid, on a recours à l'ingestion d'une tasse de thé bien chaud pour se réchauffer. Je crois que l'antipyrine a dû certainement, dans ces conditions, provoquer des accidents qu'on a mis sur le compte d'affections quelconques. Je voudrais que vous arriviez à trouver, ce que j'espère vous démontrer, dans les faits que

nous allons étudier aujourd'hui en détail, la preuve que cette action
de l'antipyrine doit être toujours présente à l'esprit du thérapeute
lorsqu'il va prescrire cette substance médicamenteuse qui, je ne saurais trop le répéter, jouit de propriétés en apparence peu actives,
mais au fond extrêmement marquées au point de vue pharmacodynamique.

Je reviens maintenant, Messieurs, à cette expérience de LANGLOIS
et GUIBBAUD dont je parlais il y a un instant; elle est, comme vous
l'allez voir, extrêmement suggestive. Ces physiologistes prennent un
chien chez lequel ils pratiquent l'injection lente, par la saphène,
d'une solution renfermant 25 p. 100 d'antipyrine; on a eu soin de
sectionner, au préalable, la moelle cervicale de cet animal, de façon
à pouvoir dissocier les phénomènes d'intoxication déterminés par
l'antipyrine sur le bulbe et les centres cérébraux supérieurs. Ces
expérimentateurs ont pu diviser en cinq stades parfaitement définis,
nettement caractérisés chacun par des manifestations spéciales, la
marche envahissante de l'intoxication sous l'influence de cette
augmentation successive des quantités d'antipyrine injectées. Pour
ce qui concerne la première phase, dans laquelle les doses oscillent
entre 25 et 30 centigrammes par kilo d'animal, on voit les réflexes
exagérés du côté de la tête, puis il survient des convulsions nettement localisées à la région innervée par les nerfs d'origine bulbo-
cérébrale, alors que tout le tronc et le train postérieur restent absolument inertes. Les convulsions qu'on voit survenir à cette période
dans les muscles de la face et du cou sont des convulsions cloniques,
subintrantes; et ce qu'il y a de remarquable, c'est que, chez un chien
normal, c'est-à-dire chez lequel on n'a pas pratiqué au préalable cette
section de la moelle cervicale, les doses dont il est question, c'est-à-
dire de 25 à 30 centigrammes par kilo, sont absolument incapables
de déterminer les accidents convulsifs, les accidents tétaniformes que
l'on observe dans ces conditions expérimentales.

Vient-on à examiner le tronc, on observe que les réflexes qui, au
moment de la section médullaire, avaient été fortement exagérés —
vous savez que c'est là en effet le premier résultat qu'on obtient par
la section de la moelle, — ces réflexes sont atténués à cette période,
surtout si on a eu soin, comme l'ont fait les expérimentateurs dont je
viens de parler, d'attendre un certain temps pour permettre à cette
hyperexcitabilité traumatique de se calmer; le tronc et le train postérieur restent absolument immobiles, malgré les mouvements violents qu'on peut voir se produire dans la tête et le cou de l'animal.

Dans une seconde période, qui est atteinte lorsque l'animal a reçu
environ 55 centigrammes d'antipyrine par kilo, on observe la persistance des convulsions cloniques dans la région cervicale, puis, tout
d'un coup, apparaît une convulsion tonique spasmodique du tronc et

des membres, une sorte de contracture qui dure peu, et l'animal retombe ensuite dans une inertie complète. Voilà donc une deuxième phase, caractérisée par une dose supérieure d'antipyrine et par des phénomènes nettement différents de ceux de la première.

La troisième phase s'observe lorsque la dose arrive à atteindre 1 gr. 35 par kilo d'animal. Alors les convulsions cloniques subintrantes continuant toujours dans la tête, on les voit apparaître également dans le tronc et, à ce moment, on observe un commencement d'augmentation de l'hyperexcitabilité réflexe de la moelle. Les réflexes des membres postérieurs sont fortement exagérés, et une seule excitation, quelle qu'en soit la nature : piqûre, pincement, faradisation, donne lieu à une série de secousses plus ou moins analogues ou même identiques à celles qu'on peut observer chez un animal au cours d'un accès tétanique. Dans tous les cas, à cette période encore, les appareils enregistreurs permettent de constater avec la plus grande netteté un retard très accentué des secousses du tronc sur les secousses de la face, et à cette période également, les secousses de la face deviennent capables d'exciter par voie réflexe les secousses du tronc.

A une quatrième période, qui n'est plus une question de dose, mais seulement de temps, on voit les réflexes de la face, les réflexes oculaires, mentonniers, disparaître successivement alors que ceux du tronc persistent. L'activité réflexe des centres supérieurs est désormais complètement épuisée.

Il faut, pour arriver à la dernière on cinquième période, que la dose d'antipyrine injectée soit encore plus considérable et atteigne environ de 1 gr. 80 à 2 gr. 50 par kilo. On constate alors une tendance à la disparition des réflexes médullaires ; les animaux ne présentent plus de convulsions, ils tombent dans un état de paralysie flasque et la mort ne tarde pas à survenir. A ce moment, les variations de l'excitabilité nerveuse deviennent très sensiblement analogues et dans le cerveau et dans la moelle ; mais ce qui ressort avec évidence de cette expérience, c'est la prépondérance, si je puis ainsi dire, de l'action exercée par l'antipyrine sur les cellules cérébro-bulbaires, en d'autres termes, la réceptivité plus grande des cellules des centres supérieurs. L'excitabilité cérébrale a précédé l'excitabilité bulbaire, et il en est de même de l'épuisement ; il y a une véritable dissociation, dans cette expérience, entre les centres cérébraux, les centres bulbaires et les centres médullaires ; seulement il faut arriver, comme vous le voyez par ces résultats, à des quantités relativement considérables, — d'autant plus qu'il s'agit d'injections intra-veineuses d'antipyrine, — pour mettre en évidence, au point qu'ils puissent être saisis, même par une expérimentation assez délicate, les phénomènes sur lesquels j'appelais tout à l'heure votre attention.

Il est impossible de déterminer autrement que par les appellations, un peu vagues nécessairement, de zones cervicales, de noyaux centraux, de noyaux bulbaires, les points exacts sur lesquels l'antipyrine va exercer principalement son action; on n'a pas pu, jusqu'ici, trouver, dans l'expérimentation physiologique réalisée avec cette substance, de phénomènes aussi délicats, aussi nettement spécialisés, que ceux que j'ai eu à vous signaler relativement à la quinine en ce qui concerne l'action de cette substance médicamenteuse sur la région des cellules ganglionnaires de la rétine. Néanmoins, ces faits sont absolument d'accord avec les observations cliniques qui montrent, en effet, que l'antipyrine exerce son action analgésiante de préférence sur les nerfs d'origine bulbo-protubérantielle. Ce n'est pas que l'action dépressive de l'antipyrine sur tous les troncs nerveux, quelle qu'en soit l'origine, ne soit nettement indiquée elle-même, mais cette action dépressive, plus accentuée cependant sur les troncs nerveux sensitifs, est certainement encore beaucoup moins délicate, beaucoup moins sensible que celle qu'on peut voir exercer par l'antipyrine sur les nerfs d'origine bulbo-protubérantielle.

Cœur et circulation. — Voyons, maintenant, comment la circulation et le cœur vont être impressionnés par l'antipyrine : nous sommes en quelque sorte obligés de faire, au préalable, cette étude de l'action exercée par l'antipyrine, d'une part, sur le système nerveux, d'autre part, sur la circulation, pour pouvoir interpréter exactement l'action exercée par l'antipyrine sur la température.

Sous l'influence de l'antipyrine, — mais il faut alors des doses considérables, — on peut observer, du côté de la mécanique cardiaque, un ralentissement qui augmente peu à peu. Si l'on étudie la forme de la courbe que fournit le cœur à cette période, on voit que, chez les animaux à sang froid, la diastole est de plus en plus allongée, puis apparaissent des intermittences, des pauses diastoliques; la systole diminue progressivement d'amplitude, le ralentissement devient extrême. À la limite, le cœur s'arrête complètement exsangue, pâle et dans un état rappelant, dans une certaine mesure, celui d'un cœur contracturé soit sous l'influence de la caféine, soit sous l'influence de la digitaline. Quelquefois, au début et sous l'influence des faibles doses, on note une phase d'accélération assez marquée et qui dépend de la susceptibilité de l'animal, mais surtout de la facilité et de la rapidité de l'absorption, ce qui est surtout en relation, chez un animal à sang froid comme la grenouille, avec la saison de l'année à laquelle on réalise cette expérience. Dans tous les cas, cette période d'accélération est fort courte et, je le répète, sous l'influence de doses un peu considérables, on voit une diminution de l'activité cardiaque se produire peu à peu pour aboutir à une systole définitive.

L'action sur le myocarde est très sensible, même par le simple

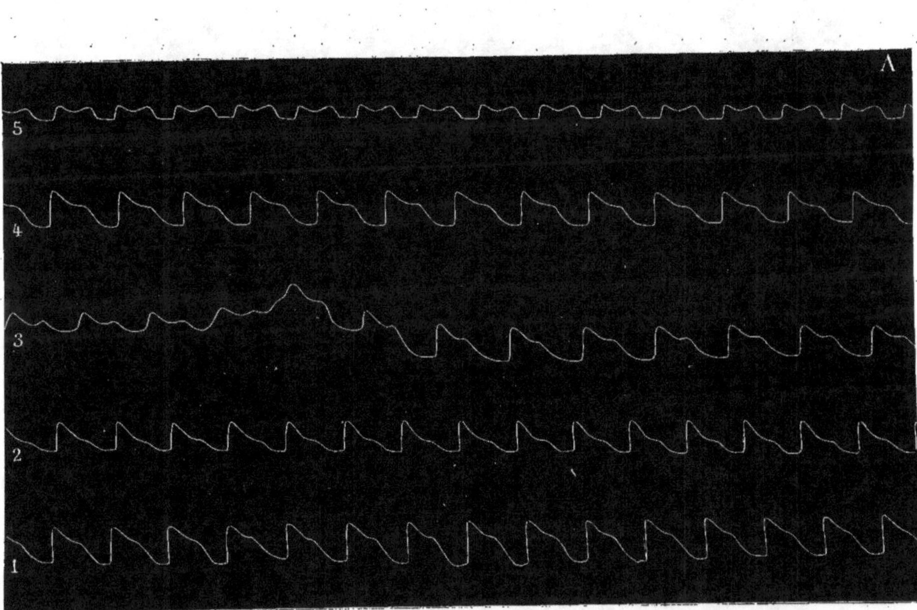

Fig. 3. — Action locale de l'antipyrine sur le myocarde de la grenouille; Solution d'antipyrine, au cinquième, dans du sérum artificiel.

1. Tracé normal; 33 pulsations à la minute. — 2. Tracé pris trois minutes après l'instillation *d'une goutte* sur le myocarde; 34 pulsations, légère diminution d'amplitude. — 3. Tracé pris trois minutes après l'instillation de *III gouttes*; 27 pulsations, ralentissement, diminution d'amplitude, irrégularités, puis retour à la normale. 4. Tracé pris sept minutes après le précédent; retour à la régularisation avec seulement très légère diminution d'amplitude, 31 pulsations. — 5. Tracé pris trois minutes après nouvelle instillation de *VI gouttes*; 32 pulsations, diminution d'énergie et tendance à la contracture systolique. Action locale évidente, énergique mais passagère. L'injection hypodermique à cette même grenouille de un demi centimètre cube de la solution a déterminé l'arrêt du cœur au bout de deux heures.

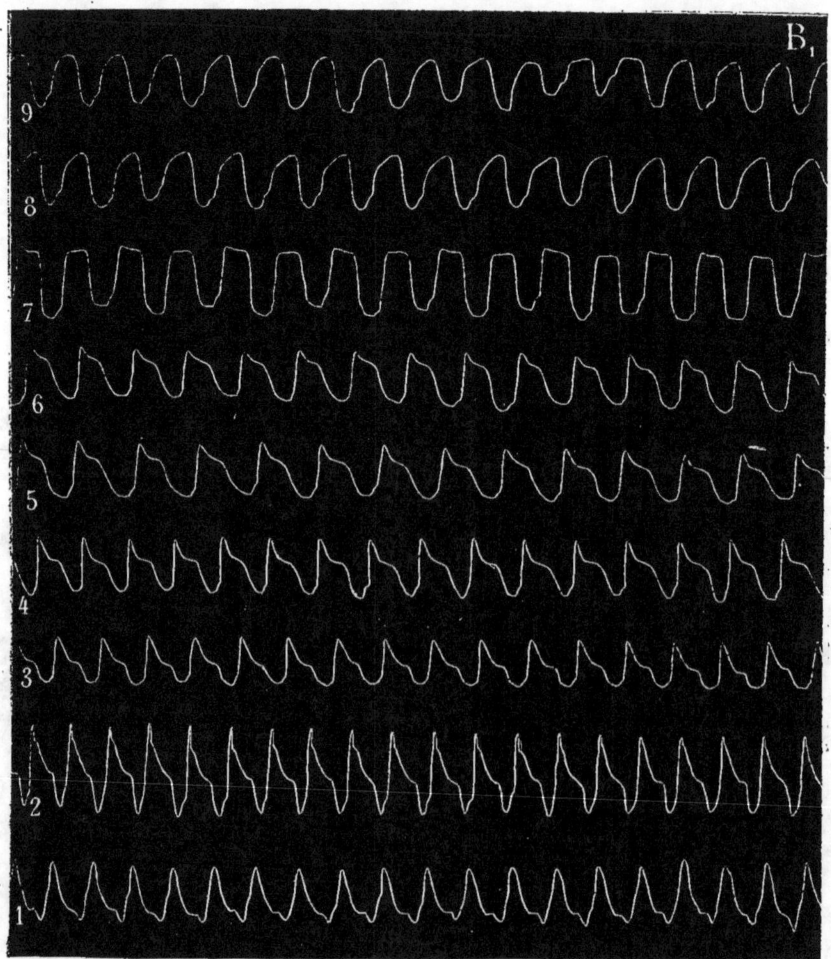

Fig. 4. — Action de l'antipyrine sur le cœur de la grenouille
(Dose non mortelle).

Injection hypodermique, sous la peau de la cuisse, de un demi centi-cube d'une solution représentant 5 centigrammes d'antipyrine.
1. — Tracé normal; 38 pulsations.
2. — 7 minutes après l'injection; 38 pulsations, augmentation d'amplitude et d'énergie.
3. — Après 37 minutes; 33 pulsations, léger ralentissement, diminution d'amplitude.
4. — Après 1 h. 7; 30 pulsations, ralentissement un peu plus accentué, l'amplitude augmente, la
diastole est plus lente et s'effectue avec moins de facilité.
5. Après 1 h. 37; les phénomènes révélés par le tracé précédent sont encore un peu plus accentués, 27 pulsations.
6. — Après 2 h. 20; mêmes modifications que dans les deux tracés précédents, tendance à la contracture, 29 pulsations.
7. — Après 2 h. 50; contracture systolique plus accentuée. 30 pulsations, cœur rétracté.
8. — Après 3 h. 20; systole plus lente et plus difficile, 30 pulsations.
9. — Après 3 h. 35; quelques irrégularités, mais tendance au retour à l'état normal, 31 pulsations.
(Réduction de moitié).

contact, ainsi que le démontre le tracé que je mets en ce moment
sous vos yeux (Fig. 3); et, tandis que le cœur de la grenouille réagit

par une augmentation marquée d'amplitude et une légère diminution
du nombre des contractions aux doses non mortelles (Fig. 4), il
montre, au contraire, une diminution d'amplitude et une fréquence
plus grande sous l'influence des doses mortelles (Fig. 5).

Chez les mammifères, il est nécessaire d'employer de très fortes
doses pour arriver à un semblable résultat, mais on peut étudier

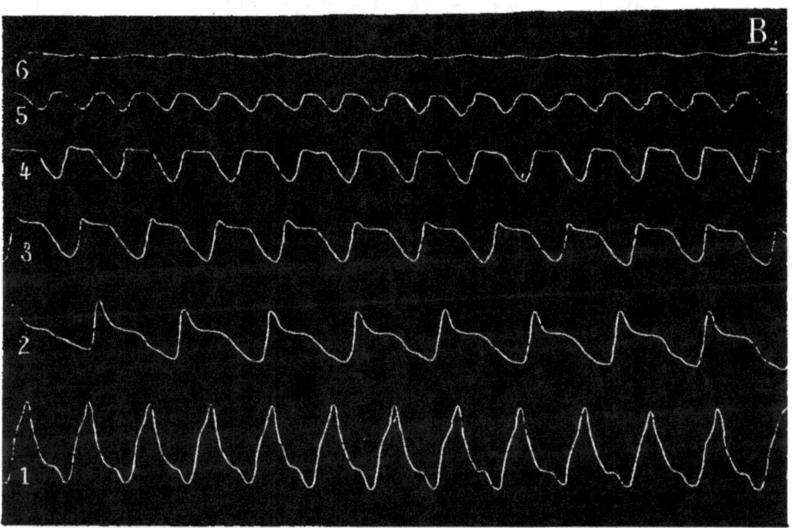

Fig. 5. — Action de l'antipyrine sur le cœur de la grenouille (dose mortelle).

Injection hypodermique, sous la peau de la cuisse, de 1 centimètre cube d'une solution représentant 10 centigrammes d'antipyrine.
1. — Tracé normal; 24 pulsations.
A la suite de l'injection, l'animal est pris de convulsions violentes qui empêchent de prélever immédiatement des tracés.
2. — Une heure après l'injection; périodes de calme entrecoupées par des convulsions accompagnées d'arythmie cardiaque très prononcée; 17 pulsations irrégulières, diminution d'amplitude et d'énergie, diastole plus lente et assez difficile.
3. Après 1 h. 15, calme relatif, par moments, et cela jusqu'à la mort, petites secousses convulsives généralisées; 22 pulsations, diastole de plus en plus lente et difficile, tendance à la contracture.
4. — Après 2 h. 15; cœur rétracté, tendance à la contracture encore plus prononcée, 26 pulsations.
5. — Après 3 h. 25; 34 pulsations fournies surtout par la pointe du ventricule qui se remplit très mal, est rétracté et n'a presque plus d'amplitude ni d'énergie.
6. — Après 4 h. 15; mort, les ondulations sont dues au retentissement des contractions auriculaires. (Réduction de moitié).

chez eux des modifications vasculaires qui sont beaucoup plus intéressantes et plus marquées que ces modifications de l'amplitude et
de l'énergie de la systole cardiaque. Au début, c'est une excitation
vaso-motrice qui caractérise l'influence des doses médicamenteuses
d'antipyrine; elle se traduit par une vaso-dilatation périphérique et
une élévation de tension plus ou moins accusée : les vaisseaux profonds et notamment les vaisseaux innervés par les splanchniques,
sont, au contraire, le siège d'une vaso-constriction en général assez
intense; et ces deux phénomènes, en apparence contradictoires, ne

peuvent être révélés que par une expérimentation assez délicate, telle que la détermination, au moyen des appareils enregistreurs, de la pression dans le bout périphérique et dans le bout central d'une même artère. Je vais vous montrer dans un moment les résultats des expériences faites dans ces conditions par MM. GLEY et CARAVIAS.

Si l'on vient, chez un chien de 10 kilogrammes, à pratiquer, par la voie de la saphène externe, une injection de 1 gramme d'antipyrine dissoute dans 4 centimètres cubes d'eau distillée, on constate, immédiatement après l'injection, une légère élévation de pression de 4 millimètres de mercure dans le bout central de l'artère carotide et de 1 millim. 5 dans le bout périphérique de la même artère. Cette augmentation de tension dure à peine quelques secondes, elle est bientôt suivie d'un abaissement d'une durée un peu plus considérable, puis la pression revient à son niveau primitif pour subir de nouveau une chute un peu plus accentuée dans le bout périphérique que dans le bout central. Une nouvelle injection de 1 gramme d'antipyrine augmente encore de 2 à 3 millimètres de mercure la dépression dans le bout périphérique. A ce moment, l'excitation du pneumogastrique, par un courant d'intensité moyenne, produit ses effets ordinaires : arrêt momentané du cœur et chute de la pression. A peine est-il nécessaire d'augmenter un peu le degré de l'excitation après de fortes doses. Le nombre des pulsations cardiaques subit d'abord une légère diminution, puis devient irrégulier, quoique peu différent de la normale.

Cette tendance à la diminution de la pression périphérique est plus accusée aux doses plus considérables, et en même temps les modifications cardiaques sont plus accentuées ; le cœur se ralentit après avoir présenté une légère accélération, l'énergie de la contraction ainsi que son amplitude s'affaiblissent, enfin des irrégularités apparaissent. Par l'injection de quantités croissantes d'antipyrine, on observe, dès que l'on a dépassé la dose de 2 grammes, une chute de la pression, dans le bout périphérique, qui peut atteindre de 5 à 15 millimètres de mercure, la pression dans le bout central ne changeant pas pendant toute cette durée. Un tel phénomène ne peut évidemment être interprété que par le fait d'une vaso-dilatation périphérique assez intense et par le fait concomitant d'une vaso-constriction centrale, ainsi que je l'indiquais tout à l'heure. Si l'on continue l'injection, élevant ainsi les doses, on s'aperçoit qu'à partir de 7 grammes environ, l'animal est pris de convulsions cloniques suivies d'une attaque de tétanos. Dans ces conditions, la pression s'élève dans les deux bouts, périphérique et central. On pourrait penser que cette élévation de pression n'est pas due à autre chose qu'à la contraction violente des muscles sous l'influence des attaques tétaniques ; il n'en est rien, car cette augmentation de pression

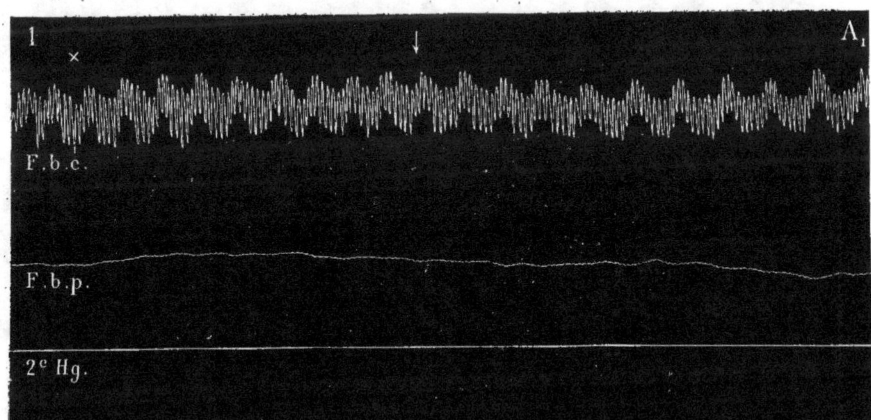
1
A₁
×
F.b.c.
F.b.p.
2ᶜ Hg.
S

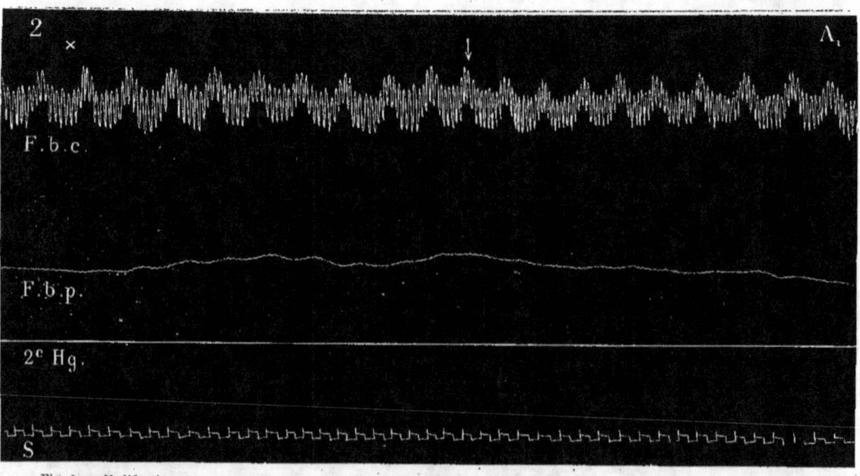

Fig. 6. — Modifications de la pression artérielle chez le chien sous l'influence de doses progressivement croissantes d'antipyrine (Doses physiologiques).

F. b. c. Pression dans le bout central de l'artère fémorale mesurée à l'hémodynamomètre. — **F. b. p.** Pression dans le bout périphérique de l'artère fémorale mesurée à l'hémodynamomètre. — **2c Hg**. Repère pour la mesure des différences de pression (2 centimètres de mercure). — **S.** Secondes. — X. Commencement de l'injection. — ↓. Fin de l'injection. — 2, suite sans interruption des tracés de 1.

Chien de 18 k. 500, non curarisé, auquel on a fait, un quart d'heure auparavant, une injection de 2 grammes d'antipyrine dissous dans 20 centimètres cubes d'eau, par la veine saphène externe. — Nouvelle injection de 50 centigrammes d'antipyrine dissous dans 5 centimètres cubes d'eau : le signe X marque le commencement de l'injection et le signe ↓ sa fin. — Tout de suite après l'injection, on voit la pression baisser de quelques millimètres (5 à 15) dans le bout périphérique de l'artère fémorale, tandis que la pression dans le bout central ne subit pas de variations sensibles, ce qui indique une dilatation des capillaires périphériques. Cette chute est passagère, mais se montre de nouveau quand on répète l'injection (A₁ — 2). Avec une augmentation plus considérable des doses, les modifications deviennent fort importantes, aussi bien dans le bout central que dans le bout périphérique, et l'on voit survenir des convulsions d'abord cloniques, puis toniques, et un véritable tétanos se manifeste (Voir Fig. 7). [D'après MM. Gley et Caravias].

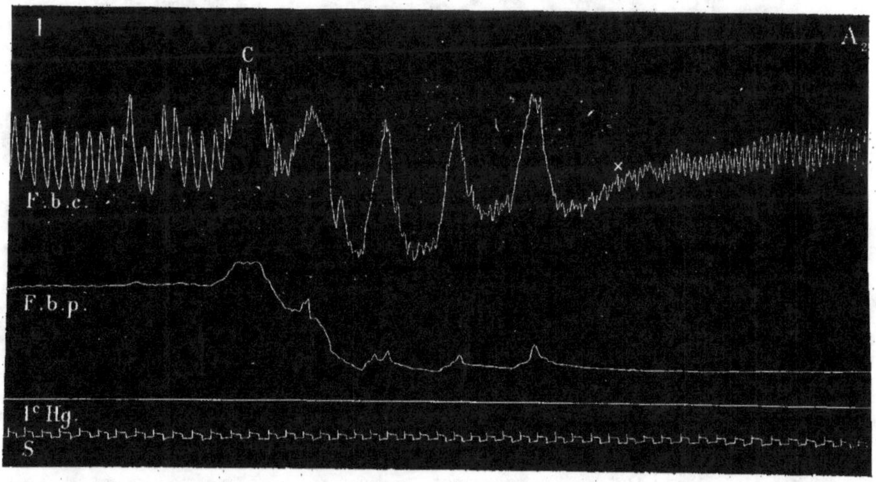

I
A₂
C
F.b.c.
F.b.p.
1ᶜ Hg.
S

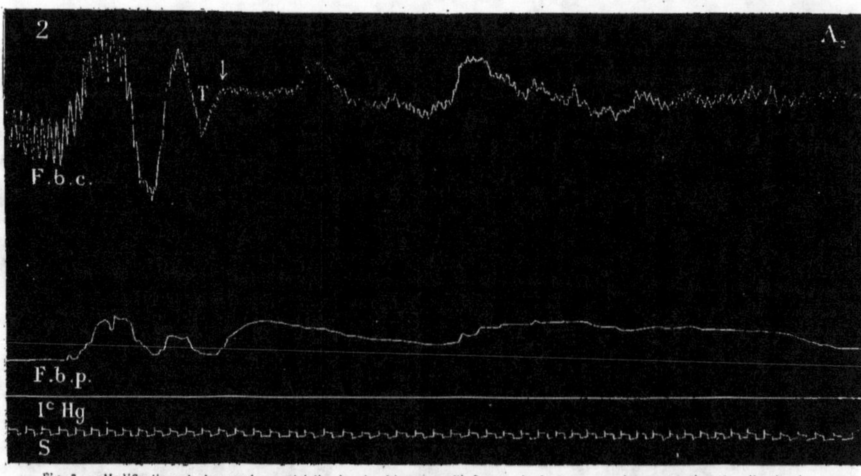

Fig. 7. — Modifications de la pression artérielle chez le chien, sous l'influence de doses progressivement croissantes d'antipyrine (Doses toxiques).

F. b. c. Pression dans le bout central de l'artère fémorale mesurée à l'hémodynamomètre. — F. b. p. Pression dans le bout périphérique de l'artère fémorale mesurée à l'hémodynamomètre. — 1c Hg. Repère pour la mesure des différences de pression (1 centimètre de mercure). — S. Secondes. — X. Commencement de l'injection. — ↓. Fin de l'injection. — 2. suite sans interruption des tracés de 1.

Chienne de 12 kilos, non curarisée. Pression pendant une attaque convulsive survenue après l'injection, par la veine saphène externe, de 7 gr. 50 d'antipyrine. Comme dans la figure précédente, les signes marquent : X le commencement et ↓ la fin d'une nouvelle injection de 50 centigrammes. En C, secousses cloniques; et en T, tétanos généralisé. Pendant ces manifestations, la pression s'élève dans les deux bouts de l'artère. [D'après MM. Gley et Caravias].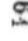

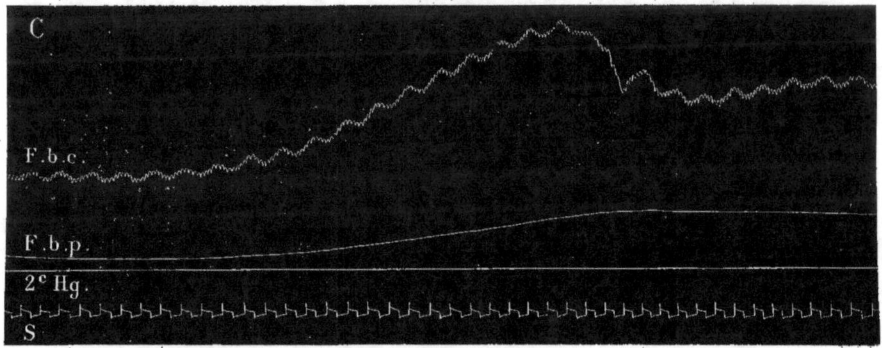

Fig. 8. — Modifications de la pression artérielle chez le chien curarisé, sous l'influence de doses progressivement croissantes d'antipyrine,
et pendant une attaque convulsive.

F. b. c. — Pression dans le bout central de l'artère fémorale droite mesurée à l'hémodynamomètre.
F. b. p. — Pression dans le bout périphérique de l'artère fémorale droite mesurée à l'hémodynamomètre.
2c Hg. — Repère pour la mesure des différences de pression [2 centimètres de mercure].
S. — Secondes.
Chienne de 12 kilos, ayant reçu 3 centigrammes de curare. Pression pendant une attaque convulsive survenant après le 11e gramme d'antipyrine. Augmentation
considérable de la pression dans les deux bouts de l'artère, seulement un peu plus tardive dans le bout périphérique. [D'après MM. Gley et Caravias].

s'observe tout aussi bien chez les animaux curarisés. De même, lorsqu'à ce moment on pratique la section de la moelle au-dessous du bulbe on voit qu'elle atténue cette augmentation de pression, mais sans la faire disparaître complètement. Alors que l'on peut observer une augmentation de pression dans le bout central de l'artère carotide, on n'observe aucune augmentation ni dans la fréquence ni dans l'amplitude des contractions cardiaques. De plus, la vaso-coustriction centrale est prouvée non seulement par l'évaluation de la pres-

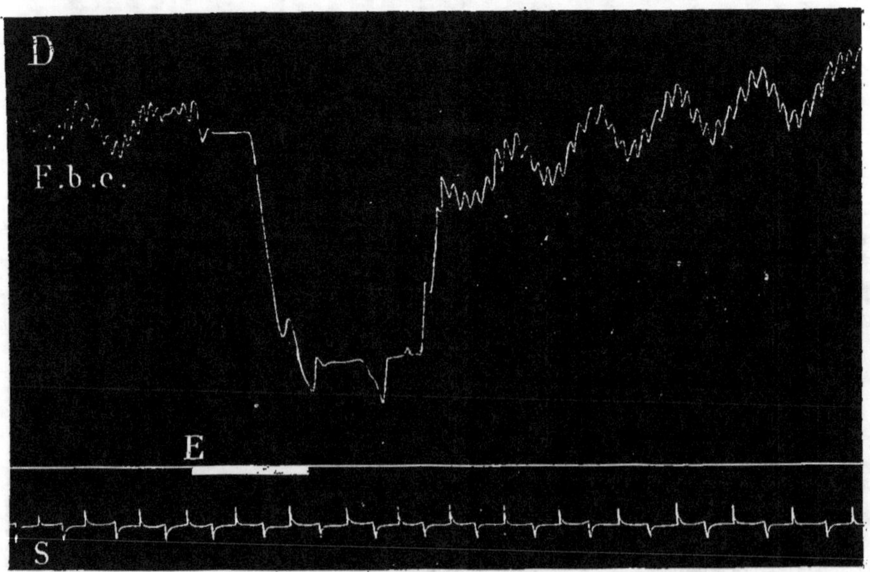

Fig. 9. — Démonstration de la persistance et de l'intégrité des propriétés fonctionnelles des nerfs vagues au cours de l'intoxication par l'antipyrine.

F. b. c. Pression dans le bout central de l'artère fémorale gauche mesurée à l'hémodynamomètre.
S. Secondes.
En **E**, excitation du nerf pneumogastrique droit par un courant de moyenne intensité.
Chien de 7 k. 300, curarisé, ayant reçu 3 grammes d'antipyrine en injection veineuse par la saphène externe, par fractions de 50 centigr., et la dernière injection faite 10 minutes avant l'excitation. L'arrêt momentané du cœur se produit comme dans les conditions normales. [D'après MM. Gley et Caravias].

sion dans le bout central d'une artère, mais encore par le fait de la diminution du volume du rein qu'on observe pendant toute la durée de ces expériences et qui a été démontré dans les recherches faites au laboratoire de Physiologie de Lyon par M. Casimir, sous la direction de M. Morat.

La dilatation des vaisseaux périphériques sous l'influence de l'antipyrine avait été déjà observée directement par Maragliano, Mosso, Queirolo. Ce dernier la faisait intervenir, ainsi que Bettelheim, pour expliquer les variations de la température; mais ce sont les recherches de Gley et Caravias qui ont apporté la certitude relativement à cette action. L'étude des tracés résultant de leurs expériences est, à cet égard, tout à fait démonstrative (Fig. 6 et 7).

Il résulte de ces expériences que la pression générale varie peu, et c'est en effet la conclusion à laquelle étaient arrivés ceux qui s'étaient contentés de rechercher les variations de cette pression générale, sans recourir à la détermination simultanée de la pression dans les extrémités centrale et périphérique d'une même artère. La vaso-dilatation périphérique est manifestement prouvée par la chute de pression intra-vasculaire dans le bout périphérique des artères, chute atteignant parfois une valeur considérable, par exemple dans la fémorale. En effet, sous l'influence de l'antipyrine, et même à doses assez considérables, la pression générale varie peu : tantôt elle baisse légèrement, tantôt elle augmente légèrement, et, en définitive, la vaso-constriction centrale qui est démontrée par le maintien de la pression dans l'extrémité centrale de l'artère ainsi que par la dimi-nution de volume du rein, cette vaso-constriction est progressive et plutôt tardive.

Mais comme toujours, ainsi qu'il résulte de l'action secondaire exercée par les substances médicamenteuses ou toxiques, à cette excitation du début succède bientôt la paralysie, surtout si les doses sont élevées. Cette paralysie se traduit par un abaissement de tension, généralisé celui-là, aussi bien à l'extrémité centrale qu'à l'extrémité périphérique, par un affaiblissement du cœur caractérisé surtout par une diminution de son énergie, et ce phénomène est surtout sensible chez les animaux à sang chaud. C'est celui sur lequel j'appellerai le plus votre attention, parce que, incontestable-ment, de tous les inconvénients qu'on peut reprocher à l'antipyrine, c'est certainement le plus grave, le plus important au point de vue de son emploi. Lorsque les doses injectées à l'animal sont suffisam-ment considérables, ou sous l'influence de conditions de réceptivité encore mal déterminées, on voit la mort se produire par paralysie du cœur.

Il en résulte donc que l'antipyrine exerce certainement une action directe sur les centres vaso-moteurs inégalement répartis dans toute la hauteur de l'axe cérébro-spinal ; elle exerce également une action sédative sur le bulbe, action qui se traduit précisément par les phé-nomènes que je viens de vous indiquer sur le cœur et la circulation, et dont on a encore une autre preuve dans ce fait que, les modifica-tions de la respiration, comme nous sommes habitués, d'ailleurs, à le voir, marchent parallèlement avec les modifications cardiaques ; et même, ce qui caractérise surtout l'action de l'antipyrine sur la respiration, c'est cette action sédative, cette action modératrice, qui est précisément une conséquence de l'influence apaisant l'excitation fonctionnelle exercée par l'antipyrine sur le bulbe.

Il était très intéressant, étant donné que l'antipyrine est certainement, comme nous allons le voir, un antipyrétique et un antithermique aussi — c'est-à-dire une substance possédant, à la fois, le
pouvoir de restreindre la production de chaleur (*antipyrétique*) et
celui d'éliminer la chaleur une fois produite (*antithermique*)[1] — et
en même temps une substance analgésique, il était intéressant de
voir si cette substance possédait une action quelconque sur le sang
lui-même, soit sur les hématies, soit sur les éléments solubles. C'est
là un point d'autant plus important que nous avons reconnu à la
quinine et aux substances antithermiques que nous avons étudiées
précédemment, une action des plus évidentes sur cette humeur. En
ce qui concerne l'antipyrine, cette action est, en somme, très faible,
et, bien que cela ait été dit, il ne se produit pas de méthémoglobine
par l'action, même prolongée, de l'antipyrine sur le sang. Ce qui
est certain, ce sur quoi tous les observateurs sont d'accord, c'est que
l'antipyrine apporte une entrave plus ou moins marquée à l'hématose, et ce fait seul peut, dans certaines circonstances, constituer un
inconvénient dans l'administration de l'antipyrine. Je vais vous
montrer, par une expérience très suggestive, le bien fondé, la preuve
du phénomène que j'avance ici. Vous vous rappelez sans doute que,
l'année dernière, j'ai assez longuement retenu votre attention sur
l'action exercée par la quinine sur le sang. J'ai reproduit devant vous
l'expérience très remarquable de BINZ, et je me suis servi de cette
expérience et de l'interprétation qu'elle me suggérait, pour essayer
d'élucider le mécanisme de l'action de la quinine. Vous savez que
sous l'influence de la quinine, on voit l'oxygène se fixer plus intimement aux hématies, on constate que la propriété ozonisante des
hématies est plus ou moins atténuée et même abolie; en d'autres
termes, les hématies sont devenues, plus ou moins et quelquefois
même complètement, incapables de jouer leur rôle dans l'organisme,
c'est-à-dire d'aller y porter l'oxygène nécessaire aux mutations
intimes. Rien de semblable n'a lieu avec l'antipyrine, ainsi que va
vous le prouver l'expérience que nous allons effectuer comparativement avec du sang frais, du sang tenant en dissolution de l'antipyrine, et du sang mis en présence d'un sel soluble de quinine.

Vous savez que si du sang frais est mis en présence de teinture de
gayac et d'essence de térébenthine ozonisée, on voit immédiatement
apparaître une coloration bleue, indice de l'action oxydante intense
exercée par les hématies. Cette coloration indique que les hématies
sont aptes à remplir leur fonction, c'est-à-dire sont des agents vec-
teurs de l'oxygène et possèdent le pouvoir de provoquer des oxydations dans l'intimité des tissus. Avec le sang frais, cette coloration

---

1. Voir la leçon de « GÉNÉRALITÉS SUR LA THERMOGENÈSE ET LA RÉGULATION THERMIQUE »,
dans la 3ᵉ série des *Leçons de pharmacodynamie et de matière médicale*, p. 16.

est instantanée, comme vous pouvez vous en convaincre par l'essai effectué en ce moment. Voici maintenant un tube contenant une solution d'antipyrine mélangée au sang; on va répéter l'expérience, et vous allez constater que le bleuissement va être un peu moins rapide qu'avec le sang normal, ce qui indiquerait déjà une sorte de tendance à l'action exercée par la quinine, mais néanmoins vous allez voir le bleuissement de ce mélange s'effectuer assez rapidement.

Vous voyez cependant que l'activité des hématies est un peu moindre en présence de l'antipyrine qu'avec le sang normal, et que nous sommes, en droit de dire que si l'antipyrine touche à cette propriété ozonisante des hématies, c'est dans une mesure fort atténuée et qui peut, pour une dose thérapeutique, être regardée comme à peu près négligeable. Toute autre est l'action exercée par la quinine : si l'on ajoute à du sang un sel de quinine en dissolution, puis quelques gouttes de teinture récente de gayac, ce n'est qu'au bout d'un temps très long que le bleuissement pourra se réaliser, et encore ne se montre-t-il pas toujours — il faut remarquer qu'ici nous avons affaire à du sang mort pour ainsi dire, c'est-à-dire qui est tiré de la veine depuis un certain temps et dans lequel les hématies n'ont plus l'activité vitale qu'elles possèdent dans le sang circulant; — mais néanmoins les différences sont très accentuées, et tout en reconnaissant à la quinine comme à quelques autres substances médicamenteuses, cette propriété de modifier l'action des hématies ainsi que des substances ozonisantes ou vectrices d'oxygène, telles que les oxydases, cette expérience comparative aboutit à ce résultat que l'action exercée par l'antipyrine est à peu près nulle. Il n'y a donc à retenir, comme action directe de l'antipyrine sur le sang, que l'entrave plus ou moins énergique qu'elle peut apporter à l'hématose, entrave qui peut constituer dans certaines circonstances, je le répète, une indication de repousser un semblable médicament.

Action sur la température. — Nous allons pouvoir aborder maintenant, aussi fructueusement que possible, l'étude du mécanisme par lequel l'antipyrine peut déterminer l'abaissement de la température; mais, tout d'abord, cette question se pose : l'antipyrine est-elle capable de déterminer un abaissement de température? Les observations physiologiques, les faits expérimentaux chez les animaux, les observations cliniques chez l'homme, sont absolument indiscutables à cet égard. Incontestablement, l'antipyrine est une substance antipyrétique et même une substance antithermique. Je vous rappelle que nous avons fait cette distinction, certainement un peu plus grammaticale que physiologique, entre les antipyrétiques et les antithermiques : nous avons admis, à titre de classification, si vous voulez, que le nom d'antithermiques s'appliquait surtout aux substances capables de déterminer un abaissement de température chez un sujet normal, c'est-à-dire aux substances exerçant surtout une *influence perturbatrice* dans la régulation thermique chez l'homme ou les animaux sains; au contraire, une substance antipyrétique serait celle qui ne détermine un abaissement de température, que lorsque celle-ci est au-dessus de son niveau normal, ce serait alors une substance exerçant principalement une *influence régulatrice*. Mais il est bien entendu que tout cela est conventionnel, que les phénomènes se pénètrent, et qu'une substance est, la plupart du temps, tout à la fois plus ou moins antipyrétique et antithermique, ou réciproquement.

Ces restrictions faites, essayons d'interpréter, de pénétrer le mécanisme de l'action antipyrétique de l'antipyrine. D'abord, comme nous l'avons vu déjà pour la quinine et comme nous le verrons pour la majeure partie des substances médicamenteuses — j'insiste beaucoup sur le mot « médicamenteuses », parce que je vais avoir à vous parler bientôt de substances qui, elles, vont exercer un abaissement de température formidable, mais ce ne sera qu'à la condition d'agir comme substances toxiques, aussi n'en parlerai-je que pour vous engager fortement à les proscrire absolument de votre thérapeutique, — l'abaissement de la température ne se réalise, chez l'homme ou les animaux, que dans une proportion extrêmement minime, quelquefois même presque complètement nulle sur les sujets sains. L'antipyrine n'échappe pas à cette sorte de loi, et son action sur la température de l'homme ou des animaux à l'état sain, est une action extrêmement faible, voire complètement nulle, à la condition, bien entendu, que la dose ne soit pas du premier coup élevée au rang de dose toxique. C'est surtout une action régulatrice; c'est vous dire que, relativement à ces termes conventionnels que je vous ai exposés tout à l'heure, ce sera bien plus un antipyrétique qu'un antithermique. Bien mieux, dans quelques conditions, on peut observer chez les animaux soumis à l'expérimentation et auxquels on injecte en une seule fois une dose d'antipyrine qu'on sait manifestement, par des expériences antérieures, capable d'amener une action analgésique générale plus ou moins intense, on peut observer assez souvent, au début, une très légère élévation thermique faisant bientôt place à un abaissement assez marqué de la température; et, chose remarquable, mais qui ne doit pas nous étonner pour des raisons que je vous indiquerai tout à l'heure, on voit cet abaissement de la température coïncider avec le moment où l'analgésie elle-même s'est révélée.

Il en est tout autrement chez l'homme ou les animaux fébricitants; on peut observer alors, sous l'influence de l'antipyrine, des abaissements considérables de température, et on pourrait répéter ce que j'ai déjà eu l'occasion de dire au sujet de la quinine, que l'abaissement de la température est d'autant plus net, d'autant plus certain et d'autant plus accentué, que la différence entre la température de l'individu ou de l'animal auxquels on administre l'antipyrine et sa température normale est elle-même plus considérable. Mais, comme avec les substances dont je viens de vous parler antérieurement — excepté toutefois la quinine, — telles que la Kaïrine, la Thalline, l'Analgène et les substances du même groupe, on voit une ascension rapide de la température succéder à cet abaissement thermique; et autant il est facile de déterminer un abaissement de température chez les fébricitants, sous l'influence de doses bien choisies d'antipyrine, autant il est constant aussi de voir au bout d'un temps plus ou moins court — je dis intentionnellement plus ou moins court et non pas plus ou moins long — la température dépasser le niveau auquel elle était arrivée précédemment : on voit en même temps se produire des frissons plus ou moins intenses, des sueurs plus ou moins abondantes et, dans un assez grand nombre de circonstances, ces phénomènes désagréables de la réascension thermique accompagnée de sueurs et de frissons sont assez intenses pour obliger à renoncer complètement au bénéfice de l'action de l'antipyrine cependant si nette et si immédiate. Il est toutefois une circonstance dans laquelle l'antipyrine donne des résultats antipyrétiques presque merveilleux : c'est dans son emploi chez les enfants. Il semblerait — car en réalité on ne peut faire ici que des hypothèses, — il semblerait que le système nerveux des enfants, moins habitué que celui de l'adulte à réagir sous l'influence des conditions extérieures, est aussi plus délicat, plus facile à subir et surtout à conserver l'impression que lui aura fait subir la substance médicamenteuse. Quelle que soit la valeur de cette hypothèse, et je ne me fais aucune illusion sur son importance, toujours est-il que l'action de l'antipyrine est particulièrement nette, particulièrement accentuée et particulièrement durable chez l'enfant, alors au contraire qu'elle présente des caractères opposés chez l'adulte.

Chez les animaux en état d'hyperthermie, l'antipyrine est susceptible d'amener un abaissement marqué de la température, et cela, quelle que soit la cause à laquelle est due cette surélévation de la température, aussi bien lorsqu'elle est due à l'injection de produits septiques que lorsqu'elle résulte d'une manœuvre traumatique, par exemple de la blessure des centres thermiques des corps striés, sur lesquels je vais avoir à attirer votre attention dans un moment.

Maintenant que l'action antipyrétique et même antithermique de l'antipyrine semble établie d'une façon évidente et par l'expérimentation et par l'observation, nous devons nous demander si cet effet de l'antipyrine est dû à une déperdition exagérée de calorique, ou à une thermogenèse amoindrie; en d'autres termes, à une exagération de la radiation ou à un abaissement du taux des oxydations. Eh bien, Messieurs, cette question qui s'était posée pour la quinine et que nous avons cherché à résoudre en fonction des travaux très nombreux auxquels cette substance médicamenteuse a donné lieu, cette question a fait l'objet, relativement à l'antipyrine, des recherches d'un très grand nombre de physiologistes, et, comme toujours, les physiologistes ont obtenu des résultats contradictoires.

Il serait hors de propos de rappeler ici tous les travaux qui ont été faits; je ne retiendrai que quelques-uns d'entre eux, parce que l'interprétation en paraît plus ou moins nettement précise, d'une part, et, d'autre part, parce que nous allons en avoir besoin pour interpréter l'action de l'antipyrine sur la température et même pour interpréter en général l'action des antipyrétiques en tant que substances médicamenteuses. Je vous rappellerai les travaux de WERNER ROSENTHAL, UGOLINO MOSSO, CERNA et CARTER, WOOD, SAWADOWSKI, OTT, MARTIN, GOTTLIEB, GIRARD, auxquels on doit de très remarquables expériences dont quelques-unes ont permis de fixer définitivement certains points controversés.

La question qu'il s'agissait de résoudre est, en apparence, fort simple, mais, comme toutes les questions physiologiques de ce genre, elle est d'une complication extrême. Il s'agit de déterminer, au moyen de procédés expérimentaux, si l'effet antipyrétique de l'antipyrine est dû à l'exagération de la radiation ou bien à la diminution des oxydations, des processus de nutrition intime. Je vous rappelle que je vous ai montré dernièrement l'influence exercée par l'antipyrine sur les processus de nutrition et que nous venons d'avoir actuellement la preuve de la vaso-dilatation périphérique intense exercée par l'antipyrine. Cette exagération de la radiation périphérique entraîne comme conséquence une perte de chaleur considérable qui doit nous imposer de faire entrer en ligne de compte, pour une grande part tout au moins, cette déperdition exagérée de calorique.

Parmi les expériences des auteurs dont j'ai cité les noms, j'en choisirai un certain nombre qui paraissent particulièrement intéressantes et qui peuvent nous amener à la solution de ces questions. WERNER ROSENTHAL rechercha chez les animaux, chez des lapins, par la comparaison des températures mesurées dans le rectum et dans l'oreille au moyen de soudures thermo-électriques, quelle était l'influence de l'antipyrine sur l'abaissement de la température lorsque cette température avait été artificiellement élevée à la suite d'une injection de matières putrides. Si l'on vient à répéter cette expérience, on s'aperçoit que la température périphérique, qui est quelquefois assez élevée déjà au moment de l'administration de l'antipyrine, s'élève encore notablement à la suite de cette administration. Puis on observe un décroissement assez rapide de cette température mais très souvent aussi, une nouvelle ascension de la température centrale, après que la température périphérique est restée basse pendant un temps plus ou moins long. Ces expériences ayant été répétées un grand nombre de fois, il s'ensuit donc que les variations de la température centrale sont intimement liées à celles de la température périphérique, c'est-à-dire, dans l'espèce, à la vaso-dilatation révélée par la température locale et par les tracés que j'ai mis sous vos yeux (Fig. 6 et 7).

Mais cette variation du calibre des vaisseaux n'est pas tellement considérable, comme vous avez pu le voir par ces tracés, que l'introduction dans l'organisme de doses moyennes d'antipyrine soit suffisante pour expliquer l'hypothermie parfois très considérable qu'on peut observer à la suite de l'ingestion des doses médicamenteuses. Il est donc au moins nécessaire de faire intervenir ici une action directe de l'antipyrine sur les phénomènes nerveux réglant les processus de nutrition et les échanges qui se passent dans l'intimité des tissus. Nous savons, en effet, combien ces phénomènes de nutrition intime sont importants au point de vue de la production et du maintien de la température de l'organisme; et, en définitive, il semble résulter des expériences de WERNER ROSENTHAL, en même temps que de celles d'un certain nombre d'autres physiologistes et de ce que nous savons relativement à l'action de l'antipyrine sur la nutrition, que l'on doit chercher la cause de cette diminution de la température, à la fois, dans la diminution d'activité des processus intimes de la nutrition et des phénomènes de thermogenèse qui seraient touchés chacun en ce qui les concerne, et en même temps dans une augmentation notable de la déperdition de calorique par rayonnement sous l'influence de la vaso-dilatation périphérique. Mais, Messieurs, je vous répète ce que j'ai déjà eu l'occasion de rappeler tant de fois au sujet de l'étude des antipyrétiques et des antithermiques analgésiques, c'est que, au point de vue physiologique, nous arrivons toujours à une absolue confusion des centres thermiques, des centres sensitifs et des centres trophiques; de telle manière qu'on peut dire à coup sûr, lorsqu'on voit une substance médicamenteuse exercer une action sédative sur un de ces centres, qu'elle va exercer une action de même nature sur les autres : ainsi lorsque nous verrons une substance capable de déterminer un abaissement de la température, nous pourrons en toute certitude dire *à priori* que cette substance doit exercer en même temps une action analgésiante et une action perturbatrice sur les phénomènes trophiques. C'est précisément en raison de cette confusion des différentes actions qu'il faut faire entrer en ligne de compte l'action exercée par l'antipyrine sur les phénomènes de la thermogenèse et sur les phénomènes de l'activité des processus intimes de la nutrition. D'ailleurs, ainsi que je vous l'ai dit précédemment, on observe toujours qu'au moment où l'antipyrine exerce son action antipyrétique, on peut constater en même temps une action analgésique plus ou moins intense. D'autre part, j'ai déjà appelé votre attention sur ce fait que l'action essentielle de l'antipyrine ne consiste pas tant dans ses propriétés hypothermisantes, qui sont cependant indéniables, que dans l'ensemble des effets qu'elle produit sur le système nerveux et dont les plus apparents sont les phénomènes d'analgésie.

Bien que certains des physiologistes dont j'ai cité les noms tout à l'heure soient arrivés, en réalité, à des résultats contradictoires, leurs résultats expérimentaux peuvent cependant, à mon avis tout au moins, jeter quelque lumière sur ce que nous ont appris les études que nous venons de faire relativement à l'action de l'antipyrine sur les phénomènes intimes de la nutrition et sur le système nerveux. Ainsi, WOOD conclut d'expériences pratiquées chez des chiens, en provoquant l'hyperthermie au moyen d'injections de pepsine, que l'antipyrine provoque une diminution tout à la fois dans la production du calorique et dans la radiation : la diminution dans la radiation, postérieure à la diminution dans la thermogenèse, ne serait qu'un effet de l'affaiblissement de l'activité thermogénétique, et la production du calorique subirait la diminution la plus accentuée. CERNA et CARTER en provoquant l'hyperthermie par une injection de sang putréfié, ont trouvé que la perte de chaleur coïncidait avec une diminution dans la production des calories, ce qui est partiellement concordant avec les résultats précédents de WOOD, mais, comme ces derniers, contradictoire avec les conclusions de WERNER ROSENTHAL. Pour GOTTLIEB, l'antipyrine, employée aux doses nécessaires pour provoquer des phénomènes incontestables d'abaissement thermique, détermine, à la fois, une augmentation dans la production de chaleur et dans la radiation ; si l'abaissement de température se produit, c'est parce que la radiation exagérée l'emporte plus ou moins sur la production de la chaleur ; en d'autres termes parce qu'il y a plus de perte que de gain.

J'appellerai ici votre attention sur ce fait, constamment observé au cours de l'étude que nous faisons de l'antipyrine, — et cela n'est pas seulement spécial à l'antipyrine, on l'observe la plupart du temps avec toutes les substances exerçant une action élective plus ou moins intense sur le système nerveux, — que les fortes doses produisent sur le système nerveux des effets absolument opposés à ceux des doses faibles ; et il me semble rationnel d'admettre que cette thermogenèse que l'expérience de GOTTLIEB démontre augmentée sous l'influence des doses considérables, peut se trouver plutôt diminuée sous l'influence des doses moyennes ou faibles, et que par conséquent, dans ce cas, l'abaissement de la température serait expliqué à la fois par une diminution de la thermogenèse et par une augmentation de la perte de calorique par rayonnement, puisque les expériences chez les animaux montrent que la vaso-dilatation existe déjà, quoique à un degré moins accentué avec les doses faibles.

Cette interprétation s'accorderait, d'ailleurs, avec les déterminations numériques très précises de WERNER ROSENTHAL, et ce qui m'engage encore à la soutenir, c'est qu'elle est en absolue concordance avec les expériences de OTT et les mesures qu'il a faites chez l'homme, au moyen du calorimètre. Ses résultats sont en discordance complète, en ce qui concerne les phénomènes de thermogenèse, avec les expériences de WOOD.

Il en résulte qu'il est parfaitement rationnel d'admettre, ainsi que je le disais tout à l'heure, que cette action des doses faibles d'antipyrine sur les phénomènes de thermogenèse est beaucoup plus probablement, — je ne puis pas dire certainement, — une action atténuant les phénomènes de la thermogenèse, c'est-à-dire la production des calories, en même temps qu'elle détermine une augmentation dans la radiation calorique.

Bien que cette étude soit minutieuse et difficile, je crois nécessaire de la faire avec tout le soin et les détails que j'y ai apportés, parce que je tiens absolument à ce que vous emportiez cette impression que vous aurez dans l'antipyrine une substance d'une efficacité et d'une activité réelles, capable de rendre de très grands services, mais dont il ne faudra pas abuser, dont il ne faudra se servir qu'à bon escient; et, en somme, c'est plutôt là un éloge pour une substance médicamenteuse, car de deux chose l'une : ou cette substance constitue un véritable médicament, et alors il faut s'en servir en connaissance de cause et bien connaître pour cela les réactions de l'organisme sous son influence, ou bien c'est une substance plus ou moins inerte et qui ne mérite pas le nom de médicament. Telles sont les considérations qui me font tant insister sur cette étude physiologique un peu aride de l'antipyrine; et ce sont ces mêmes considérations qui me font accorder tant d'importance à la détermination physiologique, aussi exacte et certaine que possible, des actions électives exercées par les diverses substances médicamenteuses.

Vᵉ LEÇON

ANTIPYRINE. — ACTION SUR LA TEMPÉRATURE. — INCOMPATIBILITÉS. — MODES D'ADMINISTRATION. POSOLOGIE.

Nous sommes arrivés à cette conclusion, relativement à l'action exercée par l'antipyrine sur la température, que les résultats qu'on obtenait provenaient, tout à la fois, d'une diminution dans les processus de nutrition intime et dans les phénomènes de thermogenèse, d'une augmentation de déperdition du calorique par rayonnement. Cette conclusion est, à vrai dire, à la fois un résultat du raisonnement et des tentatives d'expérimentation qui ont été faites sur ce sujet. J'ai déjà appelé bien des fois votre attention sur les difficultés qu'on éprouvait pour interpréter, dans un grand nombre de circonstances, les résultats de l'expérimentation sur les animaux ainsi que sur la minutie et la critique sévère qu'il fallait mettre en œuvre dans les recherches de ce genre. C'est, en effet, une recherche fort difficile et sujette à bien des méprises que celle consistant à déterminer quelles sont les modifications apportées par une intervention quelconque non seulement dans le rayonnement calorifique, mais surtout dans la thermogenèse, c'est-à-dire dans la fabrication, la mise en liberté dans l'organisme de la chaleur. Les procédés actuels de calorimétrie physiologique, si perfectionnés qu'ils soient, laissent encore beaucoup à désirer et sont loin de donner des résultats certains, indiscutables. Il y a non seulement à compter avec cette difficulté, mais encore et surtout avec l'extrême sensibilité du système nerveux pour des causes qui sont tout à fait en dehors des moyens d'action des expérimentateurs. D'autre part, vous savez qu'on est encore indécis sur la situation précise de ces centres qu'on appelle centres de thermogenèse ou de régulation thermique; non seulement on est loin d'être fixé sur leur situation exacte, mais encore les avis sont très partagés sur les points dans lesquels il faut les localiser. Pour certains physiologistes, il y en a plusieurs; pour beaucoup, il n'y en aurait qu'un dont l'importance primerait tout au moins les autres.

Mais ce sur quoi j'attire principalement votre attention, c'est sur l'impossibilité absolue dans laquelle on se trouve d'apprécier exactement les variations thermiques très délicates et parfois extrêmement faibles qui sont sous la dépendance du système nerveux. En effet, en ce qui concerne ici l'action du système nerveux, on pourrait utiliser, comme figure, une expression en usage dans l'étude de l'électricité et dire qu'il existe une *tension nerveuse* analogue à la *tension électrique*, influencées toutes deux par les phénomènes de nutrition intime, et variant, dans des conditions même normales de l'organisme, sous l'influence de substances qui sont à la fois des aliments et des médicaments, ainsi que j'ai eu déjà, à plusieurs reprises, l'occasion de vous le signaler. Je fais allusion en ce moment aux variations de cette tension que l'on peut observer sous l'influence des substances du groupe de la caféine, par exemple. Or, dans toutes les expériences qu'on peut réaliser pour élucider les phénomènes qui se passent sous l'influence de l'antipyrine et des autres antithermiques-analgésiques, on se heurte à des difficultés d'ordre expérimental qu'il est presque impossible de surmonter. Cela vous expliquera pourquoi les différents observateurs dont j'ai eu à citer les noms et les travaux ont donné des résultats, en apparence, contradictoires, mais qui, je ne saurais trop le répéter, sont exacts en ce qui concerne les conditions strictes dans lesquelles chacun d'eux se plaçait. Il va donc falloir faire une sélection parmi ces expériences et chercher si l'interprétation des résultats obtenus va pouvoir concorder avec les phénomènes que nous avons appris à connaître relativement à l'action de l'antipyrine.

L'année dernière, en vous parlant de la thermogenèse et de ses variations dans l'organisme des animaux, j'ai déjà appelé votre attention sur un fait que je vous rappelle aujourd'hui pour servir en quelque sorte de préambule aux expériences que je vais avoir à vous citer, c'est que l'hyperthermie expérimentale qu'on peut observer chez les animaux sous l'influence de l'irritation de quelques-uns des centres thermiques, de l'un surtout, celui des corps striés, est, tout à la fois, une conséquence directe de l'augmentation des oxydations sous l'influence de cette irritation, en même temps que du trouble profond apporté à la régulation thermique. Les influences multiples qui peuvent être déterminées par ces régions du système nerveux tiennent à la confusion des centres thermiques, sensitifs et trophiques, ce qui constitue une difficulté à laquelle nous nous heurtons sans cesse dans l'étude de l'action de ces antipyrétiques.

Je vous ai déjà parlé dans notre dernière réunion des expériences faites par WERNER ROSENTHAL, par WOOD, et par OTT sur l'homme : ce dernier observateur a pu démontrer, au moyen d'un procédé calorimétrique aussi précis qu'il est possible actuellement de le réaliser, que l'augmentation de la production de la chaleur sous l'influence de l'antipyrine était très nette, en même temps que l'augmentation de la radiation calorifique.

D'autres expériences vont me permettre d'entrer un peu plus avant dans la question; je vous citerai seulement deux séries d'expériences qui me paraissent extrêmement importantes relativement au sujet qui nous occupe : ce sont celles de SAWADOWSKY et de GIRARD (de Genève). SAWADOWSKY pratique, chez un chien, une section en arrière des corps striés de manière à les séparer complètement de l'axe cérébro-spinal : dans ces conditions, on observe d'une façon constante un abaissement de la température rectale qui tombe, par exemple, dans une expérience à 31°4 alors qu'au début elle était de 38°1. Cet abaissement considérable, qui n'est pas moindre de 4° à 6°, persiste malgré l'injection de substances putrides, capables de produire chez les animaux à l'état normal des élévations de température plus ou moins considérables.

Si, au lieu de pratiquer cette section dans la région postérieure des corps striés, on la pratique, aussi profondément, à la région cérébrale antérieure, on n'observe alors-aucune modification thermique, à la condition que les corps striés restent absolument intacts. Si, au contraire, le traumatisme a déterminé leur excitation mécanique, on observe une hyperthermie considérable, hyperthermie qui est la règle, comme vous vous en souvenez sans doute, toutes les fois qu'une excitation mécanique, électrique ou autre, est portée directement sur la région des corps striés. Mais, et c'est là que les expériences de SAWADOWSKY acquièrent pour notre étude actuelle une importance considérable, dans le cas où la partie antérieure des corps striés est seule détruite, l'injection intra-veineuse d'antipyrine faite ultérieurement pourra alors amener un abaissement de la température centrale, mais on constate qu'il ne se produit plus la vaso-dilatation périphérique habituelle que je vous ai signalée comme particulièrement remarquable sur les vaisseaux de la peau et que nous avons interprétée comme capable d'amener un abaissement de température par suite d'une radiation exagérée.

SAWADOWSKY en conclut qu'il existe deux centres dans les corps striés : un centre antérieur qui serait surtout un centre vaso-moteur, réglant la perte de la chaleur par l'intermédiaire des vaisseaux cutanés; puis un centre postérieur intéressant surtout la thermogénèse, qui serait le centre thermique proprement dit, celui réglant la production de la chaleur dans l'intimité des tissus. Ce dernier centre est même considéré, par un certain nombre de physiologistes, comme le seul centre de thermogénèse : c'est, en effet, le seul sur lequel il y ait accord et relativement auquel les expériences donnent constamment des résultats concordants.

L'importance de la région des corps striés, au point de vue de la thermogenèse et de la régulation thermique, est démontrée par un grand nombre de faits et admise sans conteste. Chez les animaux à sang froid, les corps striés sont beaucoup moins développés que chez les animaux à sang chaud. Le septum lucidum dépend anatomiquement du corps strié, les pédoncules renferment des fibres allant du corps strié au bulbe; leur lésion détermine également de l'hyperthermie. Cependant, un fait qui tendrait à prouver que les fonctions de la thermogenèse ne sont pas régies *exclusivement* par les corps striés, c'est que leur destruction préalable, chez un chien, n'empêche pas la température centrale de s'élever sous les influences qui l'élèvent habituellement, comme la saignée, par exemple. Cette restriction faite, il est évident que l'expérience de Sawadowsky a une importance considérable, en cela surtout qu'elle vient à l'appui des expériences de Wood et de Ott et démontre la part considérable qu'il faut attribuer à l'antipyrine dans l'action qu'elle peut exercer sur la diminution de la production de la chaleur dans l'organisme.

Voici maintenant une expérience de Girard (de Genève) qui a, au moins, la même importance et dont les résultats sont peut-être encore plus décisifs en ce qui concerne la question qui nous occupe. Partant de ce principe que le plus accessible des centres thermiques de l'encéphale est situé à la convexité médiane des corps striés, ainsi que dans leur partie sous-jacente jusqu'à la base, et que l'excitation de ces centres produit toujours une hyperthermie marquée, Girard fait l'expérience suivante : sur la voûte crânienne d'un lapin, il applique une couronne de trépan d'un diamètre de 7 à 8 millimètres environ et il pratique cette trépanation avec toute la rigueur antiseptique désirable, afin d'éliminer les causes d'infection capables de modifier la température de l'animal. Cette ouverture est disposée de telle façon que sa limite postérieure se trouve à la suture coronaire et sa limite antérieure à la suture sagittale. On incise alors la dure-mère et l'on fait un pansement antiseptique pour permettre à l'animal de se remettre du traumatisme; puis, quelques jours après, on plonge par cette ouverture une pointe à piqûre en acier, de 2 à 3 millimètres environ de diamètre et préalablement flambée, qu'on enfonce jusqu'à la base du crâne. Dans ces conditions, et en ayant soin de placer cette aiguille verticalement, à un millimètre environ de la ligne médiane, on atteint presque infailliblement le bord interne du corps strié et la piqûre est alors suivie d'une augmentation considérable de température, qui se manifeste après quelques heures et qui dure pendant au moins vingt-quatre à quarante-huit heures. Cette opération, lorsqu'elle est faite avec tous les soins aseptiques voulus, est parfaitement tolérée par l'animal; on peut même la répéter à plusieurs reprises et on observe simplement une chose, c'est que, en vertu précisément de cette confusion des centres trophiques, sensitifs et thermiques dont je parlais précédemment, l'animal est en proie à un amaigrissement progressif, mais enfin cette diminution de la vitalité de l'animal n'est pas telle qu'on ne puisse le conserver pendant un nombre de jours suffisant pour réaliser sur lui des expériences très probantes.

Au préalable, GIRARD avait eu soin de s'assurer que l'injection hypodermique de 75 à 100 centigrammes d'antipyrine chez un lapin parfaitement normal, soumis à d'aussi bonnes conditions que possible, était capable de déterminer un abaissement plus ou moins notable de température rectale. Je vous rappelle que nous étions arrivés à cette conclusion que l'antipyrine administrée à un animal ou à un individu sains, ne déterminait jamais que des abaissements thermiques extrêmement faibles; cet abaissement thermique a été déterminé par GIRARD : il est égal, tout au plus, à un demi-degré, dans les conditions expérimentales dans lesquelles il s'est placé. Eh bien, si l'on fait une injection d'antipyrine avant de faire l'expérience de la piqûre des corps striés, on voit que les résultats obtenus deviennent absolument irréguliers : au lieu d'observer l'hyperthermie constante et parfois considérable qui suit cette expérience, on obtient des résultats très variables : quelquefois une élévation de température plus ou moins sensible, d'autres fois la température reste à peu près normale quoique s'abaissant au-dessous de la température du début. Il faut tenir compte de ce fait que la température qu'on observe alors est la résultante de deux facteurs antagonistes dont la puissance est impossible à déterminer exactement pour chaque cas particulier : d'une part l'action bien évidemment antipyrétique de l'antipyrine, et d'autre part l'action hyperthermisante de la piqûre; ce sont deux facteurs absolument opposés dont l'importance du plus considérable doit nécessairement l'emporter, mais cette importance peut varier elle-même, en raison de circonstances accessoires dépendant de la réceptivité de l'animal, de la susceptibilité de son système nerveux, etc. Il semble bien que ce soit l'action irritante déterminée par la piqûre du bord interne du corps strié qui l'emporte sur l'action antipyrétique de l'antipyrine; mais l'injection d'antipyrine, lorsqu'elle suit la piqûre au lieu de la précéder, empêche mieux et plus régulièrement l'hyperthermie, c'est-à-dire que lorsque cette injection est faite avant que l'hyperthermie ait atteint son acmé, elle en vient plus facilement à bout et l'empêche d'atteindre le degré qu'elle aurait atteint primitivement. Dans tous les cas, l'hypothermie, ou tout au moins la tendance à l'abaissement de température qui suit l'injection d'antipyrine modifie sensiblement l'excitabilité du centre thermique encéphalique, ce dont on a la preuve dans ce fait que l'élévation de la température est toujours au moins relativement modérée dans ces conditions et bien loin d'atteindre une valeur égale à celle qu'elle atteint lorsqu'on n'a pas fait au préalable d'injection d'antipyrine.

GIRARD a déduit de cette série d'expériences les conclusions suivantes, qui, comme vous allez le voir, vont absolument dans le même sens que celles sur lesquelles j'ai insisté jusqu'ici : 1° dans les conditions physiologiques, l'antipyrine abaisse dans une très faible mesure la température du lapin normal; 2° l'antipyrine combat efficacement l'hyperthermie provoquée par l'excitation d'un des centres thermiques encéphaliques; 3° chez le lapin antipyrinisé au préalable, la piqûre du bord médian d'un des corps striés produit ses effets habituels, mais ils sont plus ou moins sensiblement atténués en ce sens que jamais on n'observe une élévation de température aussi considérable que celle qui se réalise chez le lapin non soumis à l'action de l'antipyrine, l'action sédative que l'antipyrine semble exercer sur les centres de thermogenèse n'est alors ni assez énergique, ni assez prolongée pour pouvoir prévenir complètement les phénomènes d'excitation qui suivent la piqûre du centre thermogénétique, mais cependant elle est suffisante pour montrer que l'antipyrine intervient pour une large part dans la prévention des phénomènes qui suivent habituellement cette piqûre; 4° l'antipyrine ralentit les échanges, et, comme toutes les substances toxiques, elle altère momentanément le noyau des cellules hépatiques contribuant à les transformer et à les rendre moins offensives pour l'organisme; comme conséquence de cette action, il se produit alors une dénutrition passagère due à ce qu'on a appelé l'excitation négative ou, en d'autres termes, l'inhibition des centres trophiques, et cela nous rend précisément compte des phénomènes de diminution des processus de nutrition intime sur lesquels j'ai tant insisté, cette inhibition porte nécessairement à la fois sur les centres thermogénétiques, sensitifs et trophiques, puisque nous avons reconnu constamment qu'il y a une véritable confusion entre ces différents centres.

Au point de vue de l'emploi thérapeutique de l'antipyrine, il résulte de ce que nous ont appris toutes les recherches que je viens d'exposer que ce n'est que l'indication, le tact, une véritable intuition thérapeutique qui peut permettre de décider s'il est préférable d'employer dans certaines circonstances l'antipyrine ou un autre antipyrétique et antithermique nervin de la même espèce ou, au contraire, s'il faut recourir, pour abaisser la température d'un fébricitant, à un antithermique quelconque comme les bains froids, par exemple, qui n'abaisse la température que par une simple soustraction du calorique en excès; j'aurai à revenir sur ce point lorsque, dans un moment, je m'occuperai des règles de l'administration de l'antipyrine.

Enfin, Messieurs, une dernière expérience, fort importante également, sur laquelle j'attire votre attention est due à GOTTLIEB. L'importance et l'intérêt de cette expérience est de différencier, dans une certaine mesure, l'action antipyrétique exercée par la quinine de celle exercée par l'antipyrine. Des expériences de ce dernier observateur, il résulte en effet que, chez l'animal normal, la quinine peut réduire la production de chaleur dans une proportion plus ou moins considérable. Je vous rappelle à ce sujet une très intéressante expérience de KERNER que j'ai eu l'occasion de citer l'année dernière à propos de la quinine : elle consiste dans ce fait qu'un travail musculaire violent accompli alors qu'un individu est sous l'influence de la quinine ne s'accompagne plus de l'élévation de température habituelle; la quinine empêche l'élévation de la température qui accompagne ordinairement ce travail musculaire intense, ou si elle ne l'empêche pas d'une façon absolue elle la réduit dans une proportion au moins comparable à celle dans laquelle l'antipyrine réduisait tout à l'heure, dans l'expérience de GIRARD, l'élévation de température suivant habituellement la piqûre du bord interne du corps strié. Eh bien, à l'état normal et chez les animaux, on peut, au moyen des procédés calorimétriques exacts qu'on possède actuellement, déterminer que cette réduction dans la production de chaleur, sous l'influence de la quinine, varie de 8 à 18 p. 100 de la totalité de la chaleur que l'animal est capable de fournir; tandis que si l'animal a été rendu hyperthermique par la piqûre du bord interne du corps strié, cette diminution dans la production de chaleur pourra atteindre jusqu'à 40 p. 100. Quant à l'antipyrine, alors qu'elle agit à peine sur la production de chaleur à l'état normal, elle diminue cette production jusqu'à la proportion de 55 p. 100 chez les animaux mis en état d'hyperthermie; son influence est donc encore supérieure dans ce dernier cas à celle de la quinine. D'autre part, un point dont l'importance est considérable est le suivant : l'influence exercée par la quinine sur cette diminution de la production de chaleur est beaucoup plus durable qu'elle ne l'est avec l'antipyrine. De sorte qu'il y a des avantages et des inconvénients particuliers à l'emploi de chacune de ces substances, l'antipyrine exerçant une action antipyrétique plus intense, mais cette action étant moins durable que celle exercée par la quinine.

L'antipyrine provoque un abaissement thermique par action sédative sur les centres nerveux, cela me paraît résulter avec une certitude aussi complète qu'il est possible, actuellement tout au moins, de le déduire des assez nombreuses expériences que je viens de détailler devant vous et qui concordent pour arriver à cette conclusion. Mais nous allons trouver encore dans les expériences de GOTTLIEB une preuve des plus convaincantes de l'intervention prédominante des centres ainsi que de l'existence de caractères qui différencient à ce sujet la quinine et l'antipyrine. Lorsque l'animal préalablement soumis à l'influence de l'antipyrine est exposé à une haute température, lorsqu'il est enfermé dans une étuve chauffée, par exemple, la régulation thermique est tellement troublée chez lui que sa température s'élève, alors que des animaux témoins, c'est-à-dire normaux, non soumis à l'action de l'antipyrine, trouvent le moyen de maintenir leur température constante et à un chiffre plus ou moins voisin du chiffre normal. Avec la quinine, au contraire, il n'y a pas inhibition de la régulation thermique, pas plus que chez ces animaux qui sont exposés à l'état normal à une source de chaleur plus élevée que leur température habituelle, et la température ne s'élève pas. En d'autres termes, la régulation thermique peut se réaliser soit chez les animaux normaux, soit chez ceux soumis à l'action de la quinine, elle ne peut plus se faire chez les animaux soumis à l'action de l'antipyrine, et cela en raison de l'action prédominante exercée par l'antipyrine sur les centres nerveux. Vous vous souvenez sans doute de ce fait sur lequel j'ai attiré votre attention à propos de l'action exercée par l'antipyrine sur la moelle et les centres cérébraux, vous savez que le mécanisme par lequel un animal soumis à l'action d'une température dépassant notablement le niveau habituel peut maintenir sa température normale est celui de la polypnée thermique. Or, chez les animaux soumis à l'action de l'antipyrine, cette polypnée ne se produit plus, elle est devenue plus ou moins complètement impossible. Nous savons, en effet, que sous l'influence de l'antipyrine les réflexes sont abolis, et l'excès de température auquel cet animal est soumis ne peut plus déterminer, de façon réflexe, la polypnée thermique qui est le seul moyen pour lui de maintenir sa température à un degré aussi voisin que possible de sa température normale. C'est par conséquent, par suite de l'action exercée par l'antipyrine sur la réflecto-motricité médullaire, que la polypnée ne peut plus se produire, et ce fait est d'accord avec les phénomènes que l'antipyrine produit sur le système nerveux.

Nous dirons donc, pour différencier ces deux substances, la quinine et l'antipyrine, que la quinine entrave surtout la production de la chaleur, les phénomènes de thermogenèse, tandis que l'antipyrine, tout en entravant bien ces mêmes phénomènes dans certaines conditions, facilite beaucoup plus que ne le fait la quinine la déperdition par rayonnement.

Il n'existe pas, malheureusement, relativement à l'influence exercée par l'antipyrine sur les processus intimes de la nutrition, d'expériences comme celles dont je parlais tout à l'heure, faites par KERNER à propos de la quinine. Il serait extrêmement intéressant de répéter ces expériences avec l'antipyrine et de voir si, par exemple, l'antipyrine empêcherait la température de s'élever sous l'influence d'un exercice violent. Peut-être cette expérience a-t-elle été faite. Dans tous les cas, je n'en ai trouvé nulle trace et ne puis vous indiquer, par conséquent, les résultats auxquels elle conduit.

Nous devons donc dire, en définitive, pour nous rendre compte de la façon dont l'antipyrine agit sur les phénomènes de la température, que son action antipyrétique s'exerce *pour la majeure partie* par l'intermédiaire des centres nerveux supérieurs, en ce sens que, comme vous venez de le voir par les expériences de GOTTLIEB, c'est la production anormale de chaleur qui est surtout entravée. Cette influence prépondérante qu'il faut accorder aux centres cérébraux nous explique en même temps très bien l'influence passagère, la fugacité même de l'action exercée par l'antipyrine sur les phénomènes d'hyperthermie, de sorte que l'indication qui imposera le choix de l'antipyrine sera surtout représentée par une hyperthermie passagère provoquée principalement par des troubles d'ordre nerveux. C'est dans ces circonstances que l'administration de l'antipyrine donnera certainement les meilleurs résultats.

Il ne faut pas oublier, Messieurs, et j'ai déjà attiré votre attention à plusieurs reprises sur ce sujet, que l'antipyrine diminue notablement l'excitabilité du système nerveux réglant les échanges; j'ai insisté sur ce point à propos de l'action de l'antipyrine sur les phénomènes de nutrition intime et je vous ai montré que certains cliniciens, tels que M. ALBERT ROBIN entre autres, proscrivaient absolument l'antipyrine dans le traitement de certaines pyrexies, en raison précisément de cette atteinte grave apportée aux échanges. L'antipyrine entrave incontestablement la dépuration organique par les voies normales, l'antipyrine barre ou ferme le rein, comme on l'a dit très heureusement; et ce sont là des inconvénients qu'il ne faut pas perdre de vue dans l'emploi de cette substance : la diminution des processus de nutrition, l'affaiblissement du rôle des émonctoires entraînant la persistance du séjour dans l'organisme des produits qui doivent être rejetés et qui lui sont nuisibles, et en même temps la difficulté apportée par l'antipyrine, probablement par suite de son action vaso-constrictive profonde, au phénomène de la miction. L'antipyrine ramène à la normale la température élevée par une lésion traumatique expérimentale : c'est par suite d'une action primitive exercée sur le système nerveux et du retentissement secondaire qui l'accompagne sur les processus réglant les mutations et les oxydations organiques; c'est tout à la fois le résultat d'une action trophique et d'une influence locale.

A faible dose, on observe un ralentissement et même la suppression plus ou moins accentuée des échanges organiques élémentaires; mais cependant, la plupart du temps, les doses thérapeutiques d'antipyrine semblent n'agir que sur le système nerveux sensitif, et cela d'une façon bénigne, sans toucher au fonctionnement régulier des centres circulatoires et respiratoires. D'autre part, nous avons vu que, sous l'influence de l'antipyrine aux doses thérapeutiques, on n'observe pas d'altérations du sang comme celles qu'on remarque à un si haut degré avec les substances antipyrétiques dont j'ai parlé dernièrement, la kairine et la thalline, ni même comme celles que l'on peut observer sous l'influence de la quinine elle-même.

Maintenant que nous avons terminé cette étude physiologique de l'antipyrine, voyons quelles sont les incompatibilités de cette substance, ses modes d'administration, et en même temps les accidents auxquels elle a pu donner lieu, ces accidents étant, comme vous le savez sans doute, assez nombreux et quelquefois assez importants.

Incompatibilités. — Les incompatibilités de l'antipyrine sont extrêmement multiples, et il est incontestable que c'est un des assez nombreux médicaments qui gagnent beaucoup à être administrés seuls, je ne veux pas dire par là exclusivement, mais isolément, l'administration d'une autre substance médicamenteuse étant souvent impérieusement réclamée mais ne devant pas se faire en même temps que l'ingestion de l'antipyrine. Parmi ces incompatibilités, je vous en ferai remarquer plusieurs dont l'une est d'autant plus intéressante qu'elle est précisément en contradiction apparente avec les résultats de l'action physiologique de l'antipyrine. Je veux parler de l'incompatibilité existant entre l'antipyrine et les sels de fer, incompatibilité d'ordre purement chimique, car je vais avoir à appeler dans un moment votre attention sur l'action hémostatique extrêmement remarquable exercée par l'antipyrine, et vous savez d'autre part que les sels de fer, de par leur action styptique, sont des hémostatiques qui ne sont pas à dédaigner; je ne parle ici que du fait de l'hémostase et non des phénomènes consécutifs. Bien qu'il y ait concordance au point de vue de l'hémostase entre l'action des sels de fer et l'antipyrine, il y a incompatibilité entre ces deux substances, à cause de la combinaison particulière qui s'effectue entre les sels ferriques et l'antipyrine.

On vient de verser quelques gouttes d'une solution d'antipyrine dans une solution de sulfate de fer; elle prend aussitôt une coloration rouge et il se forme un précipité; mais il faut remarquer qu'on peut obtenir aussi une véritable combinaison d'antipyrine et de perchlorure de fer qui est connue sous le nom de *Ferropyrine* et qui réalise, en effet, la réunion des propriétés hémostatiques des sels de fer et de l'antipyrine.

Parmi les autres incompatibilités de l'antipyrine, je vous signalerai principalement les mélanges pâteux, plus ou moins fluides, que l'antipyrine peut donner avec le salicylate de soude et les autres composés salicylés. Il semblerait, au premier abord, qu'avec une des combinaisons salicylées au sujet de laquelle j'aurai à vous dire quelques mots, l'*Aspirine*, qui n'est autre que l'éther acétique de l'acide salicylique, l'éthérification de la fonction phénolique de l'acide salicylique puisse s'opposer à ces réactions que nous voyons se réaliser en présence de l'antipyrine; il n'en est rien. S'il est exact que le mélange de l'antipyrine et de l'aspirine ne devient pas aussi fluide que ceux de salicylate de soude et d'antipyrine, il n'en est pas moins vrai que c'est un mélange visqueux, pâteux et incapable de servir à la confection de cachets. Au point de vue pratique et pharmaceutique ce sont à peu près les seules incompatibilités que j'aie à vous signaler; mais j'insiste sur ce fait, qui est d'une extrême importance, que pour que l'antipyrine exerce son action au mieux des intérêts du malade il faut qu'elle soit administrée seule, quitte à administrer subséquemment d'autres substances médicamenteuses.

Modes d'administration. Doses. — Voyons maintenant quels sont les modes d'administration. Chaque fois qu'on parle d'antipyrine, il vient presque naturellement l'idée de l'administrer en cachets; c'est un déplorable moyen d'administration. En effet, son action irritante locale est assez considérable pour que, dans la plupart des circonstances où on a relevé des accidents ou plutôt des incidents, cette action locale irritante ait été la cause de ces incidents; et tel malade qui ne peut supporter l'antipyrine en cachets, la supporte au contraire très facilement lorsqu'elle est administrée en potion. Ce sont surtout des nausées et des vomissements qui caractérisent l'action irritante locale de l'antipyrine, et qui font, je le répète, que, dans certaines circonstances, on a dû renoncer à l'emploi de cette substance qui aurait cependant rendu de grands services si on l'avait administrée sous une forme soluble.

La solubilité de l'antipyrine est telle, d'ailleurs, que son meilleur mode d'administration consiste à la faire dissoudre dans un liquide alcalin ou dans un liquide acide, à condition que cet acide soit constitué par un acide organique, ce dernier ayant la propriété de s'oxyder dans l'organisme pour donner finalement naissance à un carbonate alcalin, ce qui revient au même que l'administration dans une solution alcaline.

Mais le mode d'administration sur lequel j'appellerai plus spécialement votre attention parce qu'il me paraît réaliser le meilleur est celui qui consiste dans l'adjonction de l'antipyrine à l'une des deux potions de Rivière. C'est M. BRISSEMORET qui a eu l'idée de cette formule que je trouve très heureuse et que voici :

Antipyrine	4	grammes.
Bi-carbonate de potasse	2	—
Sirop de sucre	15	—
Eau distillée	45	—

Ceci constitue, avec l'antipyrine en plus, la potion n° 1 de Rivière. La potion n° 2 reste la potion de Rivière non modifiée, c'est-à-dire :

Acide citrique	2 grammes.
Eau distillée	50	—
Sirop de limons	15	—

On administre successivement, et immédiatement l'une après l'autre, une cuillerée à soupe de la potion n° 1 qui correspond à un gramme d'antipyrine en solution et une cuillerée de la potion n° 2. Dans ces conditions, se produit une réaction semblable à ce qui se passe dans l'administration de la potion de Rivière; le carbonate de potasse de la potion n° 1 est décomposé dans l'estomac par l'acide de la potion n° 2, il se fait du citrate de potasse et un dégagement d'acide carbonique qui facilite précisément la tolérance de la muqueuse gastrique pour l'antipyrine; puis, après la formation du citrate de potasse dans l'estomac, il se fait ultérieurement dans l'organisme une transformation de ce citrate en carbonate et cela revient, comme je le disais tout à l'heure, à l'administration de l'antipyrine dans une solution alcaline, avec cette différence avantageuse, toutefois, que la formation du carbonate alcalin au sein même de l'organisme stimule et facilite les phénomènes intimes de nutrition des tissus. Je vous rappelle encore à ce sujet l'action antidotique extrêmement remarquable des alcalins vis-à-vis de toutes les substances méthémoglobinisantes ou de toutes les substances tendant à altérer le sang. J'ai déjà appelé votre attention sur ce sujet lorsque j'ai étudié le sulfonal et le trional[1] et je vous rappelle que, dans l'administration de ces deux substances hypnotiques admirables quand on sait bien les employer, on se trouve très bien de l'emploi des alcalins ou des sels à acide organique, parce que l'action de l'alcali vient lutter d'une manière très efficace contre l'agression que les hématies et les matières colorantes du sang subissent de la part du sulfonal ou du trional. Il n'y a certainement pas de comparaison à établir entre l'action énergique de ces deux hypnotiques sur le sang et les hématies et l'action bénigne de l'antipyrine, mais, néanmoins, il faut compter, dans une certaine mesure, avec cette action, et l'administration des alcalins répond précisément à cette préoccupation.

Susceptibilité individuelle. — Il existe des phénomènes de susceptibilité individuelle extrêmement remarquables relativement à l'action de l'antipyrine; et cela n'a rien qui doive surprendre parce que, de l'étude physiologique détaillée que nous venons de faire, il résulte que c'est précisément en raison de cette électivité particu-

---

1. Voir : *Leçons de pharmacodynamie et de matière médicale,* 2° série, p. 67.

lière qu'elle exerce sur différents territoires nerveux que son action est invoquée. Or, comme pour toutes les substances dont l'action sur le système nerveux domine les autres, il est évident que la susceptibilité va entrer en ligne de compte dans une proportion considérable.

Pour tâcher de réduire au minimum cette susceptibilité, on peut recourir au fractionnement des doses, bien que, cependant, il soit certainement avantageux d'administrer au début des doses massives. Il existe d'ailleurs, à ce sujet, parmi les cliniciens, des avis absolument opposés, ainsi que je vous l'ai signalé déjà l'année dernière à propos de la quinine : alors que les uns veulent que la quinine soit administrée à doses faibles, réfractées, d'autres, à l'exemple de Briquet, veulent que la quinine provoque, suivant son expression, comme un « coup de canon » dans l'organisme, c'est-à-dire qu'elle soit administrée d'abord à dose considérable, quitte à diminuer ensuite les doses. Je n'ai pas qualité pour décider ce qui réussirait le mieux, d'autant que, lorsqu'on étudie de très près les accidents qu'a pu déterminer l'antipyrine, on est dans un très grand embarras, parce qu'on s'aperçoit que les doses fortes d'emblée aussi bien que les doses faibles d'emblée ont à leur actif tout autant d'accidents, ou d'incidents, aussi graves les uns que les autres. Mais il est incontestable qu'en dehors de quelques accidents, bénins en général, l'antipyrine constitue un médicament des plus maniables à la condition cependant de ne pas dépasser des doses relativement considérables dans une période restreinte. Par exemple il n'est pas prudent de dépasser des doses de 6 grammes dans l'espace de trois heures, — et à mon avis ce sont là des doses considérables; — mais encore faut-il que ces doses soient administrées par prise de 1 à 2 grammes. Vous ne manquerez pas, Messieurs, d'entendre dire, autour de vous, par des gens qui l'ont fait ou qui en ont été témoins, que certains sujets ingèrent 2 grammes d'antipyrine, 3 grammes, 4 grammes même en une seule fois, et n'en ont jamais éprouvé que de grands avantages; mais je vous engage à vous méfier beaucoup de ces exemples et à ne pas prendre ces quantités comme base de votre thérapeutique, parce que, s'il vous arrivait un accident, il pourrait, dans ces conditions de doses, être assez grave, et votre responsabilité serait véritablement engagée dans ce cas.

Très souvent, l'amélioration des symptômes contre lesquels on cherche à lutter avec l'antipyrine se produit au fur et à mesure de l'ingestion du médicament; et il faut, pour continuer les bons effets qu'on a obtenus ainsi, éviter une suspension brusque de la substance médicamenteuse, parce que sans cela on est exposé à voir ces symptômes réapparaître avec une intensité beaucoup plus considérable qu'au moment de l'administration de l'antipyrine. C'est précisément ce qui arrive avec les dépressions thermiques causées par une dose un peu élevée d'antipyrine : ces dépressions sont assez accusées, comme je vous l'ai déjà indiqué; mais la réascension est elle-même accentuée et s'accompagne, dans ces circonstances, de frissons et de phénomènes sinon graves, au moins fort désagréables et impressionnants pour le malade et son entourage.

On a beaucoup recommandé, à un certain moment, comme analgésique, l'antipyrine en injections intra-musculaires exécutées en faisant dissoudre un gramme d'antipyrine dans un centimètre cube d'eau, c'est-à-dire à poids égaux d'eau et d'antipyrine; cette solution renferme très sensiblement 50 centigrammes d'antipyrine par seringue de Pravaz, c'est-à-dire par centimètre cube. On pratique ces injections *loco dolenti* et on en aurait retiré de très grands avantages; mais je crois cependant utile d'appeler votre attention sur les phénomènes de diminution très notable de l'activité vitale de toutes les cellules au contact de l'antipyrine; elle n'est certainement pas comparable à celle qu'on observe sous l'influence de la quinine et de certaines des autres substances du groupe des antithermiques-analgésiques, mais n'est cependant pas négligeable. La preuve, c'est que dans un certain nombre d'observations où on a employé ce mode d'analgésie locale, on a vu ces injections, faites avec toutes les précautions antiseptiques possibles, suivies de la formation d'un noyau d'induration qui a persisté pendant un temps plus ou moins considérable, suivies même parfois d'abcès qu'on a dû évacuer artificiellement au dehors.

Un point encore fort important et remarquable, c'est l'action antidyspnéique notée par tous les observateurs sous l'influence de ces injections intra-musculaires; cette action a même été tellement vantée par quelques cliniciens, qu'on a voulu faire, à ce point de vue, de l'antipyrine un succédané de la morphine; il semble maintenant qu'on soit revenu sur cette opinion trop optimiste du début.

Il est encore une application des plus précieuses de l'antipyrine dont j'ai dit un mot tout à l'heure, c'est son action hémostatique très intense. Cette influence, en ce qui regarde l'action locale de l'antipyrine, est tout à fait remarquable, et d'autant plus qu'on voit se produire *in situ* une vaso-constriction extrêmement intense, alors que nous savons que lorsque l'antipyrine se répand dans l'organisme par la voie circulatoire, c'est au contraire une vaso-dilatation périphérique qui signale l'absorption de cette substance. Je vous ai déjà parlé tout à l'heure de l'action hémostatique énergique de la *Ferropyrine*; j'aurai à peine à y revenir quand je signalerai, à sa place, en passant, cette nouvelle substance médicamenteuse. Mais cette action hémostatique de l'antipyrine a donné d'excellents résultats dans des circonstances où on est heureux de trouver alors un médicament aussi inoffensif que l'antipyrine et ne laissant pas après lui des effets fâcheux, tels que les eschares qui se produisent à la suite de l'action hémostatiqne du perchlorure de fer.

L'antipyrine a été utilisée avec succès dans les métrorrhagies, par exemple; on l'a employée en solution au dixième contre les épistaxis, sous forme d'inhalations nasales, et on en a retiré également d'excellents résultats. Quelquefois le titre des solutions qu'il faut employer doit être beaucoup plus considérable. Bien entendu, c'est une question d'espèces : il faut employer, d'une façon générale, des solutions de plus en plus riches, au fur et à mesure que l'hémorrhagie est plus intense; c'est une affaire de pratique. Les solutions qu'on emploie peuvent varier comme teneur entre 10 et 40 p. 100. Vous voyez que les limites sont larges. J'appelle un instant votre attention sur les bons résultats qu'on a obtenus de solutions beaucoup plus faibles : le titre de ces solutions peut varier entre 2 et 5 p. 100 seulement, en ce qui concerne l'analgésie de la vessie, de façon à ce qu'elle soit suffisante pour pratiquer l'examen cystoscopique ou l'exploration avec les sondes métalliques et le lithotriteur. On a pu réaliser, avec l'antipyrine, une analgésie suffisante pour faire de courtes séances de broiement de menus calculs de la vessie, ou bien on a pu préparer la vessie à supporter l'action caustique d'une solution de nitrate d'argent. Pour l'examen au cystoscope, les injections doivent être faites dans la proportion de 50 à 60 grammes d'une solution variant de 2 à 5 p. 100 suivant le degré d'analgésie que l'on veut obtenir ou l'irritabilité de la muqueuse; on laisse cette petite quantité de solution d'antipyrine en contact avec la muqueuse vésicale pendant cinq à dix minutes environ, puis, sans avoir pris soin d'évacuer préalablement la quantité injectée, on introduit de nouveau une quantité de 50 à 60 cc., à la suite de laquelle l'analgésie est généralement suffisante. Dans ces circonstances, on utilise non seulement les propriétés analgésiantes, mais aussi les propriétés antiseptiques qui, sans être extraordinairement recommandables, ne sont cependant pas à négliger dans le cas qui nous occupe. Puis, suivant la sensibilité de la vessie à laquelle on a affaire, on laisse évacuer le liquide spontanément par la miction ou bien on l'évacue artificiellement par la sonde, en ayant soin toutefois de réintroduire dans la vessie une quantité plus faible de la solution, c'est-à-dire de 30 à 40 cc., de manière à réaliser une prolongation de l'analgésie. Bien entendu, il faut subordonner la quantité de solution injectée à la susceptibilité individuelle et à la capacité momentanée du réservoir. Commencez au besoin par 10 cc., par exemple; augmentez ensuite cette quantité jusqu'à ce que vous soyez arrivé aux doses suffisantes qui, en général, oscillent entre 60, 100 ou 120 cc. On a remarqué toutefois, que cet emploi de l'antipyrine était insuffisant pour amener une analgésie efficace de la région avoisinant le col de la vessie.

J'ai assez insisté tout à l'heure pour n'y pas revenir maintenant sur ce fait que les associations avec l'antipyrine devaient être aussi restreintes que possible; je veux dire par là qu'il faut, lorsque vous aurez une indication vous imposant l'administration d'une autre substance médicamenteuse en même temps que l'antipyrine, laisser un temps assez considérable entre l'administration des deux substances. Dans certaines circonstances et avec l'emploi de certains médicaments, on a remarqué, au contraire, que l'administration préalable d'antipyrine facilite, en quelque sorte, l'action médicamenteuse de l'autre substance qui est administrée ensuite : je fais allusion principalement ici au traitement de l'épilepsie par le bromure de potassium, traitement dans lequel on a remarqué que l'administration de l'antipyrine précédant de quelques heures celle du bromure, rendait certainement beaucoup plus efficace, beaucoup supérieur, si je puis ainsi dire, le traitement par le bromure de potassium.

Enfin, vous savez que l'antipyrine est très rapidement absorbée : cela tient à sa très facile solubilité et à sa rapide diffusion dans tous les liquides de l'organisme. Elle est éliminée par le rein, la peau, les glandes de l'intestin, et, en raison de cette dernière voie d'élimination, son emploi a pu donner de très bons résultats dans les cas de diarrhée, d'hémorrhagies intestinales, l'action hémostatique locale venant évidemment jouer un très grand rôle dans cette dernière circonstance.

Je vous signale également son rôle comme substance entravant la galactopoèse. Je crois vous avoir signalé ce fait qu'on a retrouvé l'antipyrine dans le lait chez les femmes dont la sécrétion lactée était active; et le passage de l'antipyrine par la glande mammaire s'accompagne, non pas d'atrophie de la glande, mais d'une sorte d'inhibition de la sécrétion lactée. De tous les médicaments qui ont été proposés pour tarir la sécrétion lactée, l'antipyrine est sinon le meilleur, au moins l'un des meilleurs.

J'attire également votre attention sur la diminution de la sécrétion rénale sous l'influence de l'antipyrine. Cette diminution est des plus certaines, malgré les dires de quelques observateurs qui ont prétendu prouver le contraire. Il résulte, en toute certitude, des observations qui ont été faites jusqu'ici, que la sécrétion rénale a été diminuée dans une très forte proportion et que, ce qui n'a rien qui puisse nous étonner, il s'établissait une compensation par la sécrétion sudorale. Je vous ai signalé la facilité avec laquelle des sueurs plus ou moins abondantes se produisaient sous l'influence de l'antipyrine; c'est même précisément à l'influence exercée par l'antipyrine sur les phénomènes de sudation qu'est dû le rash scarlatiniforme qu'on observe si souvent dans l'administration de cette substance, et qui constitue un des moindres des inconvénients sur lesquels j'aurai à attirer votre attention dans notre prochaine réunion, où nous étudierons les accidents d'intolérance que peut déterminer l'antipyrine. L'apparition de ce rash scarlatiniforme est, d'ailleurs, favorisée par la vaso-dilatation périphérique que l'on observe toujours et qui atteint, chez certains sujets, un degré d'initensté considérable.

VIᵉ LEÇON

Il nous reste à étudier, pour terminer l'antipyrine, les différents
modes sous lesquels se manifeste l'intolérance à cette substance médicamenteuse. Nous avons vu, par son étude générale, que ce médicament était capable de donner lieu à des phénomènes absolument
opposés suivant les doses auxquelles il était administré, par exemple
que, tandis que les faibles doses semblent accroître l'énergie des
contractions cardiaques et, dans une certaine mesure, la tension
artérielle, ces deux phénomènes sont au contraire fortement déprimés
sous l'influence de doses un peu considérables. L'action sur le
système nerveux se manifeste dès le début de son administration, et
il n'est pas rare de voir, chez un assez grand nombre d'individus,
une excitation plus ou moins intense, qui se traduit souvent par de
l'hilarité, par une sorte d'euphorie si l'on peut employer ici ce terme
représentant l'état tout à fait particulier qui succède à l'administration
de l'opium et de la morphine chez certains individus et dans des
conditions déterminées, et il se joint à ces sensations agréables celle
de la disparition de la fatigue : tous ces phénomènes manifestent
bien, comme vous le voyez, une action primitive et rapide exercée
sur le système nerveux en général. Il est probable que, dans la
production de ces manifestations, il faut faire intervenir pour une
assez large part la modération des échanges que je vous ai signalée
comme un phénomène tout à fait remarquable sous l'influence de
l'antipyrine, modération des échanges qui permettrait d'expliquer,
dans une certaine mesure, la disparition de la fatigue ainsi que le
sentiment d'euphorie qui accompagne l'administration des doses
faibles ou modérées d'antipyrine.

Mais j'arrive maintenant aux accidents que cette substance médicamenteuse est capable de déterminer. Ces accidents sont extrêmement nombreux et on peut dire que, depuis le moment où l'antipyrine a été introduite dans la thérapeutique, leur fréquence n'a fait qu'augmenter, parce que l'attention a été de plus en plus attirée vers eux. Ce sont les éruptions qui constituent la modalité la plus fréquente des manifestations d'intolérance. Ces éruptions peuvent être érythémateuses ou bulleuses; et on a signalé souvent l'œdème de la peau, des muqueuses, des parties génitales, de la glotte. Il me semble qu'on pourrait faire intervenir pour interpréter ces phénomènes une action exercée par l'antipyrine sur le système nerveux sympathique, action qui n'aurait rien de contradictoire avec ce que nous savons de l'action élective de l'antipyrine sur le système nerveux général. Nous savons, en effet, que l'excitation des filets vasculaires du sympathique — quel que soit le procédé par lequel cette excitation est déterminée — peut avoir comme conséquences des phénomènes éruptifs plus ou moins intenses, comme le montrent par exemple les éruptions causées par l'ingestion de certains aliments, pour lesquels il est impossible de faire intervenir autre chose qu'une action particulière exercée sur les filets vasculaires du sympathique.

En même temps que cette action sur les filets vasculaires du sympathique, il y a lieu aussi, je crois, de faire intervenir, pour une part assez large, dans cette circonstance, l'action vaso-dilatatrice périphérique que j'ai eue à vous signaler et qui se traduit surtout par les eschares de décubitus si fréquentes lorsqu'on administre l'antipyrine à des malades obligés de rester longtemps couchés.

Lorsque ces accidents se bornent à des éruptions plus ou moins intenses, ce sont des accidents généralement bénins, mais il n'en est pas toujours ainsi, et on a noté souvent des accidents éruptifs graves, par leur caractère et leur persistance, d'abord, et surtout par les suites qu'ils entraînent. A cet égard, je vous signalerai notamment un pemphigus assez tenace, ainsi que des stomatites ulcéreuses et ulcéro-membraneuses. Il existe un certain nombre de sièges de prédilection pour la manifestation de ces éruptions causées par l'antipyrine. C'est principalement le pourtour des orifices naturels, — de la bouche, de l'anus, des paupières, des organes génitaux chez la femme, — les doigts, les orteils et la face palmaire des mains. Souvent aussi, on voit ces éruptions suivies de taches pigmentaires persistantes; et ce phénomène est surtout en rapport avec le nombre et la plus ou moins rapide succession des poussées récidivantes.

On a constaté assez souvent que l'administration prolongée de l'antipyrine, même à dose relativement faible, était capable de déterminer une albuminurie plus ou moins intense dont le mécanisme peut très bien s'interpréter par la vaso-constriction profonde que je vous ai signalée et qui a été mise en évidence expérimentalement par le fait de la diminution de volume du rein. Cette vaso-constriction s'accompagne évidemment d'une action irritante exercée par l'antipyrine sur l'épithélium rénal et, comme conséquence de ces deux actions, s'établit une albuminurie qui a été quelquefois assez grave. Aussi l'administration de l'antipyrine, soit à doses un peu élevées, soit de façon un peu prolongée, impose-t-elle à ce point de vue une étroite surveillance des malades et un examen quotidien attentif de leurs urines, dans lesquelles l'action offensive de la substance médicamenteuse se traduit aussi, fréquemment, par l'apparition d'éléments figurés, notamment de cylindres.

Parmi les manifestations d'intolérance, pour ne pas dire d'intoxication, ce sont les manifestations buccales et pharyngées qui sont les plus fréquentes sinon les plus graves.

Un fait fort important à retenir, c'est celui de la modification et de l'aggravation, avec le temps, de la susceptibilité, de l'intolérance individuelles; et, à ce propos, je ne saurais mieux faire que de vous citer deux observations extrêmement intéressantes et qui montrent bien la façon dont la susceptibilité individuelle peut varier sous l'influence de causes occasionnelles en ce qui concerne l'antipyrine.

La première est relative à une femme, âgée de vingt-huit ans, qui, quatre ans auparavant, avait contracté une syphilis pour laquelle elle avait été traitée pendant une période de trois ans et demi; elle avait éprouvé tous les accidents qui caractérisent les périodes primaire et secondaire de la syphilis; elle avait été parfaitement traitée et semblait complètement guérie. Elle était sujette à quelques accès de migraine et, un jour, se trouvant en voyage, elle absorbe 50 centigrammes d'antipyrine dans le but de remédier à cet accident; le lendemain elle est fort surprise de voir, à son réveil, des vésicules sur sa langue et sur le voile du palais. Elle n'y apporte pas grande attention parce que ces vésicules ne la gênent en aucune façon et ne ressemblaient pas aux plaques muqueuses dont elle avait l'expérience par les accidents qui lui étaient arrivés précédemment. Quelques jours après, la migraine se renouvelant, elle prend de nouveau une dose de 50 centigrammes d'antipyrine et, le soir même, elle est prise d'urticaire assez violente, accompagnée de frissons et de fièvre; puis, le lendemain, elle aperçoit de nombreuses vésicules sur la muqueuse du voile du palais, des joues, des lèvres et le pourtour des organes génitaux; ces vésicules, notamment celles du pourtour de la bouche, étaient extrêmement douloureuses. Effrayée et pensant qu'il y avait en jeu une réapparition de la syphilis, elle rentre précipitamment à Berlin retrouver le médecin qui l'avait soignée et qui constate alors l'existence de croûtes légèrement saignantes sur les lèvres, une difficulté assez considérable pour ouvrir la bouche; les muqueuses sont couvertes de vésicules séro-sanguinolentes et d'érosions saignantes pour la plupart, mais il n'existait pas la moindre trace d'engorgement ganglionnaire ; à peine restait-il quelques vestiges de l'éruption ortiée qui avait signalé la première administration d'antipyrine. Une preuve évidente que la syphilis ne pouvait pas être mise en jeu dans cette circonstance, qu'il ne s'agissait pas d'un retour offensif de la syphilis, c'est que de simples lavages avec une solution au vingtième d'acétate d'alumine, des badigeonnages des vésicules avec de la teinture de myrrhe, et l'usage de quelques pilules laxatives amenèrent très rapidement la disparition des accidents. Mais, le fait le plus intéressant, c'est que cette dame dut renoncer ensuite à prendre de l'antipyrine pour calmer les migraines auxquelles elle était sujette, attendu que chaque fois qu'elle en prenait 40 à 50 centigrammes, des phénomènes analogues à ceux que je viens de décrire se reproduisaient infailliblement.

Une autre observation a été relevée par GRAUL, assistant de chirurgie, qui, à de nombreuses reprises, avait, pour des attaques de migraine, fait usage d'un mélange connu sous le nom de *Migrainine*, et composé de 1 gramme d'antipyrine mélangé avec 90 centigrammes de caféine et 10 centigrammes d'acide citrique. Il prit pendant longtemps 1 gramme de ce mélange, c'est-à-dire une dose de 50 centigrammes d'antipyrine et de 45 centigrammes de caféine, sans jamais éprouver de phénomènes gênants ou désagréables, n'en tirant, au contraire, que des avantages, c'est-à-dire la sédation de sa migraine et des accidents qui l'accompagnaient. Un jour, brusquement, à la suite de l'absorption de ce gramme de *Migrainine*, il remarqua l'apparition d'une légère angine accompagnée d'éruption bulleuse sur le voile du palais ; puis, le lendemain, se montrait sur le milieu de la langue une tache livide, lisse, brillante, qui lui inspira d'abord quelque inquiétude, en raison de son aspect et de sa situation qui pouvaient donner à penser à un accident syphilitique. Cette tache était extrêmement douloureuse au toucher, ce qui était précisément un indice qu'il ne s'agissait pas de syphilis, et elle disparut par une simple application de nitrate d'argent. Un an après, sous l'influence de la même absorption de 1 gramme de *Migrainine*, cet observateur fut pris brusquement d'éternuements violents et répétés, de sécheresse de la bouche avec angine légère, accompagnée de rougeur et d'œdème de l'extrémité des doigts. Le soir, il avait des frissons, de la fièvre, de la tachycardie avec oppression ; et le lendemain apparut une sialorrhée qui persista pendant deux jours. A cet ensemble de phénomènes, succéda une tuméfaction considérable des lèvres, la muqueuse linguale était épaissie, recouverte d'un enduit et de taches livides ; des bulles couvraient la voûte du palais, la mastication était tout à fait impossible. En même temps, la tuméfaction des extrémités digitales était devenue assez considérable, accompagnée de démangeaisons, et tellement douloureuse qu'il lui était impossible de se servir de ses mains pour faire un travail un peu délicat, — il ne pouvait pas, par exemple, maintenir un porte-plume entre ses doigts, — puis il fut atteint ensuite d'érythème polymorphe aux genoux et aux cuisses, d'eczéma du scrotum et d'œdème du prépuce. Cet état se prolongea pendant huit jours. La température oscillait entre 38°5 et 39°; le pouls battait 90 à 100. Comme, ainsi que je l'ai dit, Graul était assistant de chirurgie et qu'en cette qualité il faisait un fréquent usage de solution faible de sublimé pour l'antisepsie de ses mains et des instruments, il songea, au premier abord, à des accidents mercuriels; mais, outre que la morphologie des éruptions cutanées était très différente de celle qui caractérise si nettement les éruptions mercurielles, il n'avait pas présenté les accidents gastro-intestinaux qui accompagnent toujours ces éruptions mercurielles. D'ailleurs, la meilleure preuve que les accidents mercuriels ne pouvaient ici être en jeu, c'est que, après une nouvelle absorption de *Migrainine* qu'il fit pour vérifier si ces phénomènes se reproduisaient, ils récidivèrent en effet exactement de la même façon et il en conclut que c'était à l'antipyrine seule qu'il fallait attribuer ces accidents. Voilà donc deux exemples d'éruptions assez intenses et désagréables qui sont dus à une modification de la susceptibilité d'un même sujet vis-à-vis de l'antipyrine.

Les manifestations cutanées, beaucoup plus mitigées alors que celles que je viens de décrire, sont des plus fréquentes et, la plupart du temps, sans grande importance. Il est assez rare, en effet, que les personnes faisant, d'une façon trop fréquente, usage d'antipyrine aux doses de 50 centigrammes à 1 gramme et même au delà ne soient pas, à un certain moment, en proie à des accidents érythémateux plus ou moins marqués, mais ces accidents ne font en quelque sorte qu'apparaître et disparaître, et sont loin de revêtir la gravité de ceux que j'ai décrits.

Néanmoins des accidents graves dus à l'antipyrine se sont montrés assez nettement dans certaines circonstances pour qu'un auteur allemand, Falk, ait décrit un *Antipyrinisme* produit autant sous l'influence de la susceptibilité individuelle exagérée que des doses d'antipyrine un peu considérables, et surtout de la répétition de ces doses. Ces accidents, susceptibles parfois de revêtir une allure assez grave, peuvent être classés sous trois chefs.

D'abord, les accidents du côté du système digestif : ils consistent en vomissements plus ou moins abondants, avec sensations de pression gastrique et de douleurs brûlantes dans la région stomacale; l'individu qui éprouve ces phénomènes est en proie à l'anorexie et à la constipation ou, au contraire, à une diarrhée plus ou moins profuse ; on a même signalé un cas, dans le service d'Israël, à Berlin, dans lequel il y eut des hématémèses intenses suivies de mort au milieu de convulsions au bout de quelques jours ; mais je me demande jusqu'à quel point cet accident, unique jusqu'ici, peut, avec toute certitude, être mis sur le compte de l'antipyrine.

La deuxième série d'accidents est celle qui est justiciable du système nerveux. Ces accidents consistent principalement en sueurs profuses, et ces sueurs profuses se montrent, chez certains individus, avec des doses même faibles d'antipyrine. Ces accidents peuvent être assez intenses pour qu'on ait été obligé de renoncer à l'emploi de l'antipyrine chez ces malades, si l'on n'avait eu, dans l'administration simultanée de certaines autres substances médicamenteuses, antagonistes de l'antipyrine au point de vue de la diaphorèse, le moyen d'arriver à faire supporter cette antipyrine sans que les sueurs profuses apparaissent : je fais allusion en ce moment à l'emploi soit de l'atropine, soit de l'acide agaricinique, soit de l'acide camphorique. Nous allons voir, à propos d'un médicament qui présente un très grand intérêt et qui, comme l'antipyrine, possède le désagrément d'exciter des sueurs plus ou moins profuses, que l'acide camphorique peut être utilisé. En même temps, un phénomène sur lequel j'ai déjà attiré votre attention en son temps, c'est celui de frissons intenses qui se produisent au moment de la réascension thermique. Il semblerait que l'élément chaleur s'atténue, mais que l'infection de l'organisme augmente sous l'influence de l'administration de l'antipyrine, et on peut très bien faire intervenir ici ce fait de l'empêchement qu'apporte l'antipyrine à l'élimination des déchets hors de l'organisme, ce qui constitue la possibilité de réaliser une auto-intoxication. Un phénomène qui se présente aussi quelquefois et dont la gravité n'a pas échappé aux premiers observateurs est celui d'une température très basse, de collapsus et de coma : on observe souvent dans ces circonstances que la température, primitivement fort élevée, tombe aux environs de 34° ou 35°, elle se maintient à ce chiffre pendant un certain temps, pendant presque tout le temps que le malade reste dans cet état comateux, et ce qui donne un caractère de gravité tout à fait particulier à cet abaissement brutal et prolongé de la température, c'est qu'il apparaît brusquement et alors que l'antipyrine était fort bien supportée jusque-là.

On a remarqué également que c'était surtout lorsque l'on associait — l'association étant réalisée dans le sens strict du mot — l'antipyrine avec la noix vomique, lorsque l'on donnait, par exemple, dans un cachet de la poudre de noix vomique avec de l'antipyrine, que ces abaissements considérables de température ont été observés, et c'est une des raisons qui me faisaient dire précédemment que, dans la plupart des circonstances, l'antipyrine gagne beaucoup à être administrée seule, les autres substances médicamenteuses qu'on veut faire absorber au malade devant lui être-administrées à une époque suffisamment éloignée de celle où l'antipyrine doit être introduite dans l'économie. Cette température extrêmement basse est, en général, précédée par des phénomènes qui en sont en quelque sorte les avant-coureurs : le malade est en proie à de l'angoisse, à un malaise général, à une sensation de chaleur brûlante dans la tête, à une grande faiblesse, à des étourdissements, des vertiges, une tendance à la syncope, de la dyspnée; ou bien, dans d'autres circonstances, on le voit envahi par une somnolence aboutissant au collapsus. On a signalé également comme relevant de cette catégorie de troubles du système nerveux, des troubles psychiques variés qui sont sous la dépendance de ce que j'appelle la qualité des cellules cérébrales de l'individu.

Enfin, un autre groupe de désordres relève de l'appareil circulatoire et concerne les troubles cardiaques et vasculaires, qui sont surtout caractérisés par une cyanose plus ou moins accentuée. On a signalé, mais rarement, des hémorrhagies, des convulsions, et, dans ces circonstances, on a presque toujours vu se produire de l'albuminurie.

Un point encore important à retenir est celui-ci : c'est que ces accidents sont surtout fréquents lorsque l'on fait usage d'assez fortes doses d'antipyrine chez des individus fébricitants. L'action fâcheuse que l'antipyrine exerce sur le myocarde, et sur laquelle j'ai insisté, est surtout à prendre en considération toutes les fois qu'on administre l'antipyrine à dose un peu élevée, et principalement d'une façon prolongée. Quant aux troubles digestifs, ils sont assez fréquents mais peu graves; et il est véritablement très rare, presque extraordinaire, de voir l'antipyrine, administrée à une certaine dose, ne pas déterminer au moins de l'anorexie, quand ce n'est pas des troubles digestifs plus intenses, caractérisés quelquefois par des vomissements ou par de la diarrhée. D'ailleurs, ces troubles digestifs me paraissent prédisposer l'individu aux manifestations cutanées qui peuvent se développer et acquérir une certaine gravité, ou bien constituer les troubles cutanés fort passagers dont je parlais tout à l'heure. On peut obvier, dans une certaine mesure, à ces inconvénients en administrant l'antipyrine à doses fractionnées, quoique cependant le fractionnement des doses ne mette pas encore certainement à l'abri des incidents dont je parlais tout à l'heure.

Dérivés de l'antipyrine. — Il me reste maintenant à attirer votre attention sur un certain nombre de dérivés de l'antipyrine dont je dirai simplement quelques mots, un seul de ces dérivés, le *Pyramidon*, méritant réellement qu'on s'arrête à son étude, car il présente, lorsqu'on l'étudie parallèlement à l'antipyrine, des propriétés caractéristiques assez remarquables; de manière que ce que je vais dire maintenant ne va être, en quelque sorte, sauf ce qui concerne le Pyramidon, qu'une énumération comme celle par laquelle j'ai terminé l'étude du premier groupe que nous avions établi, le groupe de la Quinoléine.

Parmi les dérivés de l'antipyrine, le premier que je vous signalerai est l'*Amygdalate d'antipyrine*, qui a encore été présenté sous la dénomination de *Phényleglycolate d'antipyrine* ou de *Tussol* en raison de l'action calmante particulière qu'on lui a attribuée relativement à la toux. Cette substance a été fortement recommandée chez les enfants dans la coqueluche et on a prétendu que c'était le meilleur sédatif de la toux coqueluchoïde. Cet amygdalate s'administrerait, chez les enfants, à la dose de une à deux cuillerées à café par jour de la solution suivante :

Tussol.	2 gr. 50
Sirop d'écorces d'oranges.	20 grammes.
Eau distillée.	80 —

Pour éviter la saveur particulière désagréable, à la fois styptique et amère de l'antipyrine, on a songé à préparer des dérivés, des sels d'antipyrine peu solubles et dans lesquels cette saveur était plus ou moins entièrement masquée : le tannate d'antipyrine répond assez bien à ce desideratum; il forme une masse pulvérulente qui se dissocie peu à peu dans le tube digestif. Ce composé renferme 37 p. 100 d'antipyrine; son absence de saveur permet d'utiliser ce médicament chez les enfants ou chez les individus très sensibles aux impressions gustatives et chez lesquels l'emploi de l'antipyrine en nature serait difficile.

A côté de ces deux sels, je vous signalerai également l'*Acétosalicylate d'antipyrine* qu'on a appelé *Acétopyrine* ou *Pyrosal* : c'est une substance résultant de la combinaison de l'acide acétylesalicylique avec l'antipyrine, et qui, en raison de l'union de ces deux substances, a été très vantée comme possédant une activité particulière dans les cas de rhumatisme articulaire aigu, mais elle possède, peut-être plus encore que l'antipyrine, l'inconvénient de donner lieu à des sueurs profuses; et, quand on se rappelle la facilité avec laquelle les sueurs profuses sont produites chez les rhumatisants, on peut trouver là précisément un inconvénient à l'emploi de cette substance médicamenteuse. On l'a recommandée également à titre de substance anodyne, analgésique assez énergique dans les cas de céphalalgie, de névralgies, de migraines, de sciatique et de polynévrites. C'est un antipyrétique, dans les mêmes conditions que ses composants, c'est-à-dire l'acide salicylique d'une part, et l'antipyrine de l'autre. Mais ses propriétés diaphorétiques très accusées, qui peuvent être parfois un avantage lorsqu'il y a indication formelle, constituent

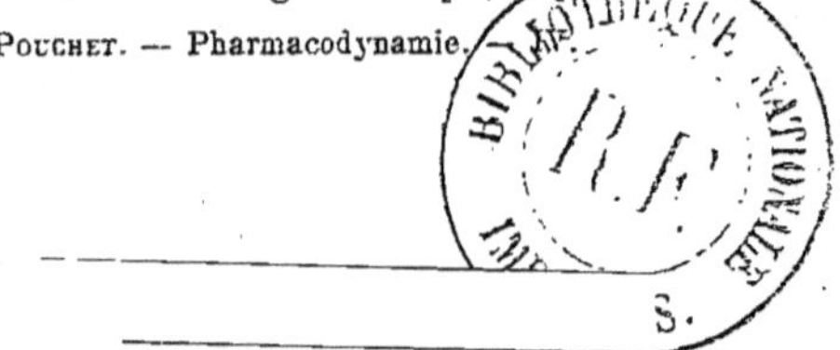

dans d'autres circonstances un inconvénient assez considérable à son emploi.

Un dérivé de l'antipyrine sur lequel j'appellerai un moment votre attention est la *Tolypyrine*. La Tolypyrine est de l'antipyrine dans laquelle on a substitué au radical Phényle le radical Tolyle; c'est la *Tolylediméthylepyrazolone*. Cette tolypyrine, d'après les observations publiées, serait sans action sur le cœur; on n'observerait pas à la suite de son emploi, même à dose assez considérable, de faiblesse cardiaque ni de collapsus. Chez les individus normaux, elle a pu être administrée à la dose de 5 grammes par jour sans qu'on ait vu survenir de réaction fâcheuse soit du côté de la circulation, soit du côté de la respiration, soit du côté de la température. Chez les fiévreux, avec une dose de 4 grammes on obtient un abaissement de température qui n'est pas moindre de 1°5 et peut atteindre jusqu'à 3°5 et 4°; les effets qu'on obtient ainsi sont identiques, ou à peu près, à ceux qu'on peut réaliser par l'administration de 5 à 6 grammes d'antipyrine. On trouverait donc, dans l'emploi de cette substance médicamenteuse, l'avantage de pouvoir faire prendre des doses assez élevées sans courir les risques des fortes doses d'antipyrine. On a cité, par exemple, ce fait que, chez un individu atteint de sciatique, on avait pu administrer, dans l'espace de trente-huit jours, 146 grammes de tolypyrine sans aucun inconvénient. Comme analgésique, cette substance serait supérieure à l'antipyrine, ce qui est en accord avec cette observation que dans la substitution du radical tolyle au radical phényle, il s'introduit dans la molécule, par l'intermédiaire du radical tolyle, un groupement CH^3 en plus, et que, toutes les fois que l'on introduit le radical méthyle dans une substance douée déjà de propriétés analgésiques, on voit s'exagérer les propriétés analgésiantes de cette substance médicamenteuse. En outre, on n'aurait pas observé non plus de réascension thermique accompagnée de frissons à la suite de l'abaissement de température produit par la tolypyrine. Si l'on s'en tenait aux faits que je viens de vous retracer, on pourrait être surpris que l'emploi de la tolypyrine ne se soit pas partout substitué à celui de l'antipyrine; je ne vois guère d'autre raison de ce fait, pour ma part, que celles d'une difficulté plus grande dans la préparation de la tolypyrine, mais surtout de ce qu'on possède actuellement dans le Pyramidon un médicament qui l'emporte de beaucoup, je crois, même sur la tolypyrine. Je vous signalerai comme dérivé de la tolypyrine le médicament qui a été proposé sous le nom de *Tolysal*, qui n'est autre chose que le salicylate de tolypyrine : on s'est encore évertué dans ce cas à réunir dans un même médicament les propriétés antipyrétiques avec celles de l'acide salicylique. Ce tolysal, d'après les observateurs qui l'ont employé, présenterait tous les avantages de la tolypyrine unis à ceux de l'acide salicylique, sans en avoir les inconvénients. Mais, évidemment, ces résultats sont trop beaux pour être acceptés sans restrictions. Toujours est-il que ce tolysal exercerait — cela n'a rien de surprenant — une action particulière sur le rhumatisme articulaire subaigu et sur le rhumatisme musculaire; on en aurait également obtenu de bons résultats chez les tabétiques. Les doses employées alors sont de 50 à 150 centigrammes.

Comparé à la *Salipyrine*, c'est-à-dire au *Salicylate d'antipyrine*, le tolysal semble avoir donné des résultats beaucoup supérieurs, au point de vue de l'action analgésique, à ceux du salicylate d'antipyrine. La salipyrine, que l'on a encore appelée *Salazolone, Salipyrazoline*, constitue une poudre cristalline, inodore, de saveur à la fois un peu âpre et douceâtre : elle est soluble dans l'alcool, l'éther, le chloroforme, la benzine, très peu soluble dans l'eau froide; son point de fusion est situé vers 91°; elle contient 42,30 p. 100 d'acide salicylique et 57,70 p. 100 d'antipyrine. Le perchlorure de fer la colore en violet (réaction de l'acide salicylique) et l'acide nitreux en vert (réaction de l'antipyrine). On l'administre en cachets, par fractions de 50 centigrammes à 1 gramme espacées de deux en deux heures, et à la dose de 4 à 5 grammes par vingt-quatre heures : il est important de se rappeler que la salipyrine s'accumule dans l'organisme et, en conséquence, il ne faut pas trop prolonger son administration. Cette substance posséderait l'avantage de se dissocier lentement dans l'organisme et d'agir alors graduellement par la mise en liberté de ses composants. Son emploi a, d'ailleurs, été proposé surtout à titre de substance vaso-constrictive dans les cas de métrorrhagie de la ménopause, d'aménorrhée, et ce serait bien plus une substance à recommander à ce titre que comme analgésique.

Enfin, Messieurs, trois autres substances dérivant de l'antipyrine vont nous retenir quelques instants seulement. La première a été appelée, par MM. GILBERT et YVON, *Anilipyrine*. Elle résulte de la fusion d'une molécule d'acétanilide avec deux molécules d'antipyrine. Cette substance présenterait comme avantages une plus grande solubilité que chacun de ses composants et une efficacité antipyrétique supérieure à celle de l'antipyrine, quoique inférieure à celle de l'acétanilide, mais elle aurait sur cette dernière l'avantage de ne pas déterminer les accidents consécutifs sur lesquels je reviendrai lorsque nous étudierons en détail l'acétanilide. Cette anilipyrine n'est pas dénuée de propriétés toxiques, car la mort d'un cobaye est provoquée par l'injection de 1 gr. 80 de cette substance par kilogramme d'animal; la mort s'accompagne dans ce cas de convulsions tétaniques et d'hyperthermie, absolument comme vous l'avez vu sous l'influence de l'antipyrine seule.

Sous le nom de *Quinopyrine*, M. LAVERAN a préconisé un mélange

formé par l'union de trois parties de chlorhydrate basique de quinine
avec deux parties d'antipyrine : ce mélange serait soluble dans deux
parties d'eau, ce qui permettrait de préparer ainsi une solution d'un
sel de quinine à un titre supérieur à celui auquel on peut arriver
par la simple dissolution du sulfate de quinine sous l'influence de
l'antipyrine, selon la formule que je vous ai indiquée l'année dernière. Cette Quinopyrine est surtout intéressante au point de vue
des injections sous-cutanées, car dans ces circonstances, le dédoublement qui s'opère très rapidement dans le tube digestif se fait au
contraire avec lenteur et permet de maintenir le sujet sous l'influence
de la quinine et de l'antipyrine pendant un temps assez considérable.

Ainsi que je l'ai déjà indiqué, la *Ferropyrine* est une substance douée
de propriétés hémostatiques extrêmement remarquables ; elle résulte
de la combinaison qui s'opère entre le perchlorure de fer et l'antipyrine. Cette combinaison se présente sous forme d'une poudre rouge-
foncé, cristalline, de couleur rouge-orangé lorsqu'on la pulvérise ; elle
est assez facilement soluble dans l'eau, une partie se dissout dans
5 parties d'eau. Le produit ainsi préparé est indécomposable à l'air
sec, mais il se décompose assez rapidement lorsqu'il est maintenu en
solution. Il renferme pour 100 parties : 12 p. de fer ; 24 p. de chlore ;
64 p. d'antipyrine. Sa saveur est astringente ; la solution, même
concentrée, est dépourvue de causticité et ne possède pas de propriétés
irritantes, ce qui en fait un hémostatique des plus avantageux. En
même temps qu'hémostatique, la ferropyrine est analgésique dans
une certaine mesure, ce qui s'explique par sa teneur assez élevée en
antipyrine. Jamais on n'aurait observé dans son emploi les effets
irritants qu'on observe avec les préparations ferrugineuses ; de plus,
grâce à ses propriétés désinfectantes, coagulantes et légèrement
astringentes, on en a obtenu de bons effets dans les inflammations
catarrhales et aiguës et les suppurations de l'oreille moyenne. On a
même voulu en faire un médicament ferrugineux et l'administrer
dans les cas de chlorose et d'anémie, cette administration répondant
à cette préoccupation de faire arriver le fer dans l'organisme à l'état
de composé organique qui serait plus facilement assimilable : dans
ces circonstances, l'emploi de la Ferropyrine n'a certainement pas
donné les résultats auxquels on aurait pu s'attendre dans une certaine
mesure. Il n'y a guère qu'une circonstance dans laquelle l'ingestion
de la Ferropyrine ait donné d'assez bons résultats, c'est dans le
catarrhe chronique de l'intestin, et cela précisément parce qu'il a pu
y avoir, comme conséquence de cette administration, une modification locale résultant de l'action *in situ* de ce composé.

Pyramidon. — Le dérivé le plus important de l'antipyrine est
certainement la substance qui, il y a quelques années, a été désignée
sous le nom de *Pyramidon*. Le Pyramidon est le dérivé diméthylamidé

de l'antipyrine, c'est-à-dire que, au point de vue de sa composition chimique, le Pyramidon est le *Diméthylamidophénylediméthylepyrazolone* : il est plus simple de l'appeler pyramidon. Ainsi que je le disais précédemment, l'expérience a montré que le pouvoir analgésique était toujours assez fortement augmenté lorsque, dans la molécule d'un produit possédant déjà par lui-même des propriétés analgésiantes, on substituait à un ou à plusieurs atomes d'hydrogène un ou plusieurs groupes méthyliques. Eh bien, dans le Pyramidon, il y a deux substitutions : d'une part, l'introduction de deux groupes méthyliques en plus de ceux qui existaient dans l'antipyrine, et, d'autre part, le fait de la substitution dans cette molécule d'un groupe amidé lui imprime, ainsi que l'ont montré les recherches de Dujardin-Beaumetz et Bardet, une augmentation de son pouvoir antipyrétique; de sorte que, *à priori*, ces considérations sont fort intéressantes au point de vue de la possibilité de prévoir quelle peut être la modification apportée dans une substance médicamenteuse par un changement de sa constitution moléculaire. On pouvait prévoir, en raison de cette constitution chimique du Pyramidon, que ses propriétés analgésiantes seraient plus considérables que celles de l'antipyrine et que ses propriétés antipyrétiques seraient également exaltées par rapport à celles de l'antipyrine. Pour que vous puissiez mieux vous rendre compte de ces relations, je retrace ici la formule de constitution de l'antipyrine ou phénylediméthylepyrazolone.

$$
\begin{array}{ccc}
& \text{Az (C}^6\text{H}^5) & \\
& \diagup\ \diagdown & \\
\text{CH}^3 - \text{Az} & & \text{CO} \\
| & & | \\
\text{CH}^3 - \text{C} & = & \text{CH}
\end{array}
\qquad\qquad
\begin{array}{ccc}
& \text{Az (C}^6\text{H}^5) & \\
& \diagup\ \diagdown & \\
\text{CH}^3 - \text{Az} & & \text{CO} \\
| & & | \\
\text{CH}^3 - \text{C} = \text{C} - & \text{Az} & \begin{array}{l}\diagup\text{CH}^3\\ \diagdown\text{CH}^3\end{array}
\end{array}
$$

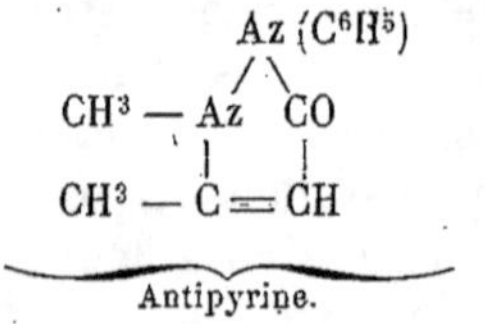

Antipyrine. 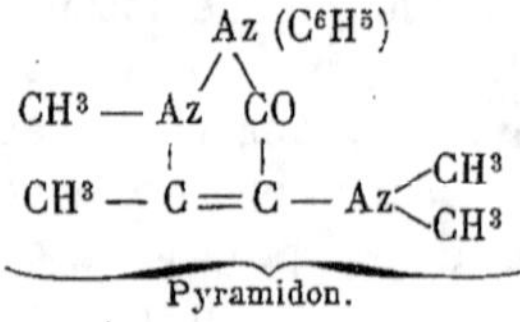 | Pyramidon.

Eh bien, si dans cette formule nous remplaçons cet atome d'hydrogène par le radical $\text{Az CH}^3.\text{CH}^3$, nous arrivons à la formule de constitution du Pyramidon, caractérisé, comme je l'ai indiqué tout à l'heure, par l'introduction de deux groupes méthyliques qui vont exagérer les propriétés analgésiantes et la substitution du groupe amidé qui va exagérer les propriétés antipyrétiques.

Ce Pyramidon a été pendant assez longtemps l'objet d'une préparation secrète, et je crois qu'encore actuellement on n'est pas très exactement fixé sur son mode de préparation; mais, dans tous les cas, c'est une substance qui est courante maintenant au point de vue de son emploi médicamenteux, et qui se présente comme vous pouvez le voir par cet échantillon sous forme d'une poudre cristalline d'un blanc-jaunâtre, à peu près insipide, — sa saveur est très faiblement amère, — assez facilement soluble dans l'eau, dans la proportion de 1 gr. pour 10 cc. d'eau.

Un certain nombre de réactions distinguent le Pyramidon de l'antipyrine, et si j'insiste sur ces réactions, c'est pour vous faire bien saisir la différence de constitution moléculaire, de composition chimique qui existe entre ces deux composés, différence sur laquelle j'aurai à revenir tout à l'heure pour interpréter précisément l'action plus avantageuse du Pyramidon dans une foule de circonstances. Il ne s'agit pas en effet ici de simples combinaisons moléculaires, comme celles dont les produits que nous venons de passer en revue tout à l'heure nous offrent des exemples, mais d'un produit dont la constitution a été profondément modifiée par la substitution effectuée dans le composé primitif. Aussi les réactions ne se bornent-elles pas, comme pour la salipyrine, par exemple, à dissocier les éléments composants en reproduisant leurs réactions caractéristiques.

D'abord, tandis que l'antipyrine n'est, en aucune façon, un agent réducteur, nous allons voir, au contraire, le pyramidon se conduire comme un agent réducteur d'une intensité assez considérable. Voici deux verres dans lesquels on met du permanganate de potasse en solution très étendue : dans l'un, on ajoute des cristaux d'antipyrine qui vont se dissoudre, mais sans déterminer la réduction du permanganate ; au contraire, dans celui dans lequel nous mettons du Pyramidon, vous constatez la réduction immédiate du permanganate, ce qui indique déjà que cette substance, introduite dans l'organisme, va subir des métamorphoses sinon plus profondes, au moins plus rapides, beaucoup plus actives que l'antipyrine. Il en est de même avec des solutions d'azotate d'argent : la solution reste intacte en présence de l'antipyrine ; on la voit au contraire se réduire avec une intensité assez marquée sous l'influence du Pyramidon, la solution devient violette, puis très rapidement noire, ce qui indique que l'argent réduit est précipité à l'état d'argent métallique.

D'autre part, une réaction qui différencie très nettement l'antipyrine du pyramidon est celle que donne la solution d'iode dans l'iodure de potassium : cette solution précipite l'antipyrine en donnant un précipité de couleur cannelle rappelant celui déterminé par le réactif de Bouchardat avec les solutions d'alcaloïdes et la liqueur surnageant le précipité reste absolument limpide et incolore s'il n'y a pas de réactif en excès ; au contraire, avec le pyramidon, il va se produire le même précipité coloré qu'avec l'antipyrine, mais la liqueur surnageante va prendre une coloration violette plus ou moins intense, rappelant, dans une certaine mesure, celle que donne l'iode en présence de l'amidon. Je ne sais si c'est là l'origine de ce mot de pyramidon ; dans tous les cas c'est une interprétation tout à fait acceptable.

Le perchlorure de fer colore en rouge plus ou moins violacé les solutions d'antipyrine, tandis qu'il colore en bleu-violet intense (violet-améthyste) les solutions de Pyramidon.

Nous avons vu précédemment, avec la salipyrine, comme avec les autres dérivés de l'antipyrine, l'acide nitrique nitreux déceler l'existence de l'antipyrine par la coloration vert-émeraude qu'il communiquait aux dissolutions; le pyramidon donne une coloration bleu-violacé, rappelant l'améthyste, montrant qu'il ne se régénère pas d'antipyrine.

Ces différentes réactions, et notamment la réduction des sels d'argent, montrent que lorsque le Pyramidon va être exposé à ce que j'appellerai, par simple figure de rhétorique, *les réactions vitales*, il subira des transformations beaucoup plus actives, beaucoup plus profondes et beaucoup plus accentuées que celles que subit l'antipyrine; et en effet, lorsqu'on introduit le Pyramidon dans l'organisme, il est plus ou moins complètement détruit et l'on éprouve souvent même une difficulté extrême à déceler son passage dans les différentes humeurs de l'économie et notamment dans les urines. Si, par exemple, on soumet un chien à l'ingestion journalière de 1 gr. 20 de pyramidon, on en retouve à peine un centième dans l'urine et pas trace dans les matières fécales. Un point qu'il importe aussi d'avoir présent à l'esprit, c'est que, sous l'influence de l'administration du pyramidon en quantité un peu considérable, on voit l'urine prendre une coloration rouge sur laquelle j'insiste parce que cette coloration n'est précisément pas due à l'élimination d'un produit de transformation de la matière colorante du sang. Vous savez que, dans une foule de circonstances, j'ai eu à signaler cette coloration rouge de l'urine comme témoignant de la transformation plus ou moins avancée de la matière colorante du sang, de l'oxyhémoglobine en méthémoglobine ou en hématoporphyrine. Eh bien, ici, la matière rouge est formée par le pyramidon lui-même et n'implique en rien l'intervention des éléments du sang dans sa production. Cette matière colorante est précipitable par le sous-acétate de plomb; c'est un produit à réaction acide et qui n'a pas, d'ailleurs, d'autre importance que celle, sur laquelle j'appelle en ce moment votre attention, de ne pas résulter d'une métamorphose de la matière colorante du sang.

On a retrouvé le pyramidon dans l'extrait alcoolique du sang, du foie, du rein, de l'intestin grêle et des muscles, mais seulement chez les animaux intoxiqués par des doses considérables de cette substance médicamenteuse. Jusqu'ici, il a été impossible de saisir le lieu de l'économie dans lequel se fait la transformation du pyramidon lorsqu'il est administré à doses simplement médicamenteuses.

L'action toxique exercée par le pyramidon n'apparaît qu'à des doses relativement considérables, mais elle est intéressante à observer, surtout comparativement à l'action toxique de l'antipyrine que nous avons étudiée. On peut distinguer les réactions qui se produisent chez les animaux à sang chaud suivant qu'il s'agit de doses

faibles, moyennes ou fortes. Bien entendu, ces questions de doses
sont, comme toujours, éminemment variables ; mais si nous prenons
un animal, un sujet d'une espèce animale particulière, le cobaye,
par exemple, on peut dire que sous l'influence des doses faibles, c'est-
à-dire de 10 à 15 centigrammes par kilo d'animal, on n'observe rien,
sauf de très légères oscillations de la température ; avec les doses
moyennes, c'est-à-dire les doses variant de 15 à 20 centigrammes par
kilo, on observe une surexcitation passagère, suivie bientôt d'une
période d'abattement coïncidant exactement avec la période d'abaissement de température. Enfin, aux doses élevées, c'est-à-dire aux
doses de 25 à 30 centigrammes par kilo, on observe une phase
d'hyperexcitabilité très notable, suivie de convulsions, avec un abaissement quelquefois énorme de la température. La dose limite non
mortelle pour le cobaye est d'environ 25 centigrammes par kilo ; au-
dessus de cette dose, on observe la mort, en général, dans l'espace de
quelques minutes seulement, avec des convulsions intenses qui rappellent de très près les convulsions que nous avons observées sur la
grenouille soumise à l'antipyrine ; mais, dans la scène toxique qui se
produit sous l'influence du pyramidon chez les animaux à sang chaud,
il y a deux phases particulièrement remarquables à signaler. C'est
d'abord la phase d'hyperexcitabilité, qui est caractérisée par des mouvements rapides, puis absolument incoordonnés. L'animal est en proie
à une exaltation extraordinaire ; le cobaye, qui est un animal absolument inoffensif et loin d'être agressif dans son état normal, mord les
barreaux de sa cage, attaque les animaux qui sont à côté de lui,
semble dans un état d'exaspération tout à fait remarquable et
caractéristique de cette première phase ; puis il tombe en proie à la
titubation et à un tremblement musculaire généralisé. Quant à la
phase de convulsions, elle présente une symptomatologie tout à fait
particulière permettant de la différencier de la phase analogue
observée sous l'influence de l'antipyrine : ce sont d'abord quelques
secousses généralisées qui marquent son début, puis l'animal tombe
comme projeté sur le flanc, il est en proie à des convulsions cloniques et toniques sans opisthotonos et agité d'une trémulation fibrillaire
qui se manifeste d'une façon intense lorsqu'on prend l'animal dans
la main ; on le sent comme agité d'une série de petites secousses
électriques se transmettant de ses muscles à la main qui le soutient.
En même temps, on observe des mouvements ambulatoires des
membres, par instants des secousses toniques remarquables, surtout
dans les membres postérieurs ; tous les muscles sont agités de
spasmes plus ou moins intenses et, continuellement, de ces tremblements fibrillaires dont je viens de parler. L'animal pousse en même
temps des cris qui dénotent l'action intense exercée par le pyramidon
sur tout le système nerveux ; et, lorsque les doses sont toxiques, on

observe une véritable continuité de cette phase convulsive. L'hyper-excitabilité réflexe est fortement accrue et le moindre attouchement, le moindre bruit fait à côté de l'animal détermine des secousses convulsives rappelant, dans une certaine mesure, celles qu'on observe dans les mêmes conditions chez les animaux strychnisés.

Si la dose n'est pas mortelle, on voit de l'incoordination motrice persister dans le train antérieur, alors que le train postérieur est parésié. La température s'abaisse d'une façon considérable sous l'influence des doses moyennes. Peu à peu, les phénomènes s'amendent, la température se relève; et, au bout d'un temps assez court, en général, l'animal revient à son état primitif. Les doses moyennes ne se font guère remarquer que par l'abaissement notable de la température.

Lorsque les animaux ont succombé à l'intoxication, on peut observer un arrêt systolique du cœur, remarquable surtout dans le ventricule gauche qu'on trouve toujours en état de systole. On observe également de la congestion cérébrale et pulmonaire; ces dernières lésions sont diffuses, rappelant celles de l'asphyxie, et montrent qu'en somme les animaux ont succombé à une syncope cardio-pulmonaire comme celle qu'on peut observer chez les animaux qui ont été soumis à une excitation intense de leur système nerveux bulbaire. La moelle est intacte. Parfois on observe une congestion de la première partie de l'intestin grêle, congestion qui est en rapport, à mon avis, dans une certaine mesure tout au moins, avec des accidents gastro-intestinaux que détermine l'administration prolongée du pyramidon. Nous verrons, en effet, que c'est là un des inconvénients de l'administration prolongée de cette substance médicamenteuse.

Comme vous pouvez l'apprécier par les faits que je viens d'énoncer, l'action exercée par le pyramidon sur le système nerveux est tout à fait analogue à celle de l'antipyrine; l'abaissement de la température est plus considérable, seulement on ne voit pas sous l'influence du pyramidon les variations de pression que j'ai signalées avec l'antipyrine, et notamment cette vaso-dilatation périphérique qui est si intense et sur laquelle j'ai attiré votre attention tant de fois. De plus, l'action du pyramidon est très marquée, même à petite dose. Chez les animaux à sang froid comme la grenouille, le pyramidon est quatre fois plus actif que l'antipyrine; et, chez les animaux à sang chaud ainsi que chez l'homme, environ trois fois plus. En outre, lorsqu'on introduit chez les animaux des doses produisant, autant que cela est possible en expérimentation physiologique, des effets égaux, on observe une action plus lente à se produire sous l'influence du pyramidon que sous l'influence de l'antipyrine, mais aussi plus durable. L'abaissement de la température se fait d'une façon plus lente, plus régulière, et on n'observe pas cette réascension thermique parfois fort brusque et accompagnée, dans la plupart des cas, de sueurs profuses et de frissons ; il semble que l'influence exercée par le pyramidon soit plus douce, plus progressivement nuancée que celle de l'antipyrine. Enfin, pour les raisons que j'ai déjà signalées, les propriétés analgésiques et antipyrétiques sont exaltées dans le pyramidon par le groupe amide, d'une part, et, par les deux groupes méthyle, d'autre part.

J'ai appelé votre attention tout à l'heure sur ce fait que la coloration rouge provoquée assez souvent dans les urines par le pyramidon n'était pas due à une action exercée par cette substance sur les éléments du sang ; et, en effet, il est absolument impossible, aussi bien par les recherches microscopiques les plus minutieuses que par l'examen spectroscopique le plus attentif, de déceler la moindre action sur la matière colorante du sang ou sur les hématies. Le seul point par lequel l'action du pyramidon se distingue d'une façon absolument remarquable de l'action de l'antipyrine, c'est l'influence que cette substance exerce sur les phénomènes de nutrition.

VIIe LEÇON

PYRAMIDON. — ACTION SUR LA NUTRITION. POSOLOGIE. — GROUPE DES HYDRAZINES. — GROUPE DES ANILIDES. LA NITROBENZINE ET L'ANILINE AU POINT DE VUE DE L'HYGIÈNE.

Nous avons vu que l'administration de doses élevées, voire de doses toxiques de pyramidon déterminait des accidents convulsifs épileptiformes, analogues à ceux que déterminent les doses fortes d'antipyrine : c'est à peu près le seul point de ressemblance qu'on puisse trouver entre l'antipyrine et le corps dont l'étude nous occupe actuellement. Je vous ai laissé entrevoir que les phénomènes exercés par le pyramidon sur la nutrition étaient absolument différents de ceux exercés par l'antipyrine; et c'est précisément dans la différence de ces phénomènes que l'on trouve les indications de l'emploi du pyramidon, c'est-à-dire l'indication des circonstances dans lesquelles il doit être utilisé. Tandis que l'antipyrine détermine un ralentissement notable, même à faible dose, de tous les phénomènes de nutrition, des processus intimes de combustion qui se passent dans les diverses cellules de l'organisme, sous l'influence du pyramidon, la nutrition est au contraire fortement suractivée, ce dont on a la preuve par ce fait qu'en analysant les urines on voit augmenter, dans une très notable proportion, le rapport de l'urée à l'azote total : ce rapport diminue au contraire sous l'influence de l'antipyrine. Ce n'est d'ailleurs pas la seule preuve qu'on ait de cette exaltation des phénomènes intimes de la nutrition sous l'influence du pyramidon : tous les phénomènes, tous les processus de nutrition intime et les échanges sont augmentés dans une notable proportion, et il en est ainsi même pour le chimisme respiratoire. Il semble en réalité que, parmi les antithermiques analgésiques que nous sommes en train d'étudier, nous trouvons pour la première fois, dans le pyramidon, une substance capable de dissocier l'action sédative exercée simultanément sur les centres trophiques, les centres sensitifs et les centres thermiques par toutes les substances que nous avons étudiées jusqu'ici, cette action exercée sur les centres trophiques par le pyramidon étant au contraire une action excitante au lieu d'être une action sédative, comme nous l'avons reconnu pour tous les autres médicaments de cette classe.

Une très remarquable expérience de M. ALBERT ROBIN vient encore fournir une preuve des faits que je viens d'exposer. Si l'on prend un diabétique simple, — ce que l'on pourrait en quelque sorte appeler un diabétique normal, c'est-à-dire un individu chez lequel le diabète soit déterminé par une lésion du système nerveux et chez lequel on observe toujours une augmentation considérable des échanges organiques, — et qu'on administre à ce malade une dose thérapeutique d'antipyrine, sous l'influence de la diminution des processus intimes de nutrition qui accompagne cette administration, on voit diminuer : la quantité du sucre dans l'urine, l'acide carbonique expiré, la quantité d'oxygène fixé; en un mot, on voit s'amender les phénomènes, les symptômes extérieurs du diabète, et cela dans une assez notable proportion, l'antipyrine étant, dans cette circonstance, un médicament de choix.

Si, à ce même individu, on administre ensuite du pyramidon, on voit, sous son influence, la quantité d'urée augmenter dans une notable proportion dans l'urine, mais la quantité du glucose augmente aussi dans une proportion non moins notable. Sur le malade chez lequel M. ALBERT ROBIN a essayé comparativement l'action de ces deux substances médicamenteuses, les résultats auxquels il est arrivé sont les suivants, — je les cite parce qu'ils sont particulièrement intéressants. Le diabétique en question mis en observation pendant un certain nombre de jours, lors de son entrée à l'hôpital et avant qu'il fût soumis à aucun traitement, éliminait, en moyenne, 30 grammes d'urée et 260 grammes de glucose par vingt-quatre heures. Il fut alors soumis pendant dix jours et sans changement de régime à l'action de doses croissantes de pyramidon, doses que nous allons apprendre à déterminer dans un moment. Sous l'influence de cette médication, la quantité des urines resta très sensiblement la même, mais ce qui fut surtout remarquable, ce fut l'augmentation de certains éléments tels que l'urée qui passa de 30 grammes par vingt-quatre heures à 36 grammes, subissant ainsi une augmentation de 16 p. 100, et le glucose qui passa de 260 gr. à 337 gr., subissant ainsi une augmentation de 22 p. 100 : pendant toute la durée de l'administration du pyramidon, ces excès avaient oscillé dans les limites de 15 à 20 p. 100 pour l'urée et de 20 à 25 p. 100 pour le glucose. Vous voyez que cette augmentation corrélative de l'azote uréique et du sucre est une preuve des plus certaines, des plus évidentes, du « coup de fouet » donné aux phénomènes intimes de la nutrition par la substance médicamenteuse utilisée dans ce cas. Chez ce même malade, on put constater également une augmentation du chimisme respiratoire qui évoluait dans le même sens.

Ceci dit, nous allons maintenant pouvoir examiner dans quelles circonstances l'administration du pyramidon va pouvoir donner chez l'homme de bons résultats, et quelles sont les doses auxquelles il faut l'administrer. Tout d'abord, comme conséquence des faits que je viens d'exposer, il est évident que l'administration du pyramidon se trouve contre-indiquée lorsqu'il y a exagération des combustions, par exemple chez les diabétiques et chez les tuberculeux; vous savez, en effet, que les récentes recherches de M. ALBERT ROBIN et de ses élèves ont montré que, chez les tuberculeux, il y avait une exagération des phénomènes de combustion intime, une exagération du chimisme respiratoire normal. De même, dans ces cas de diabète qu'il appelle diabète normal, M. ALBERT ROBIN admet — et je partage son opinion à cet égard — que ce diabète est le résultat d'une exagération des phénomènes de nutrition. La preuve qu'il en donne paraît parfaitement logique et acceptable : c'est que, sous l'influence d'un médicament tel que l'antipyrine diminuant les phénomènes intimes de la nutrition, le diabète s'amende, c'est-à-dire que la glycosurie s'amende dans une très notable mesure ainsi que, d'une façon générale, les échanges organiques.

Quelles sont les doses auxquelles le pyramidon peut être administré? On a commencé, comme presque toujours lorsqu'il s'agit d'un médicament nouveau, par donner des doses beaucoup trop élevées de pyramidon. Se fiant à la ressemblance apparente qui existe, à beaucoup de points de vue, entre cette substance et l'antipyrine, on a cru devoir débuter par des doses de 75 centigrammes, 1 gramme, 1 gr. 50 même : ces doses sont absolument inutiles, et plutôt même nuisibles qu'utiles au but thérapeutique qu'on se propose d'atteindre. La dose active, efficace du pyramidon est de 30 centigrammes; et par conséquent, vous voyez déjà qu'on trouve dans l'emploi de ce médicament, par le fait de l'abaissement des doses, un avantage assez notable sur l'antipyrine. Les doses qu'on est amené à employer en moyenne ne doivent pas dépasser 75 centigrammes à 1 gramme dans une période de vingt-quatre heures.

Sous l'influence de cette substance médicamenteuse, on aurait observé des phénomènes remarquables d'analgésie dans un très grand nombre de circonstances : on a cité, par exemple, la sédation des phénomènes douloureux, obtenue par l'administration répétée deux ou trois fois par jour de 30 centigr. de pyramidon : dans des cas de polynévrites toxiques, chez les individus ayant été opérés de carcinome du sein et chez lesquels on est ainsi parvenu à supprimer les douleurs post-opératoires souvent extrêmement intenses et prolongées, dans la péritonite tuberculeuse, dans la céphalalgie des anémiques et dans les douleurs fulgurantes du tabes. Dans la migraine, on a obtenu des résultats au moins équivalents à ceux que donne l'antipyrine, mais cela à une condition, c'est que le pyramidon fût administré avant l'accès ou au moins au début même de l'accès. Lorsque l'accès de migraine s'est installé, si l'on peut ainsi dire, l'administration du pyramidon semble à peu près nulle et incapable d'arriver à amener une sédation analogue à celle que détermine l'antipyrine dans ces mêmes circonstances.

On s'est même servi du pyramidon à titre d'analgésique local par voie d'injections sous-cutanées chez les individus atteints de sciatique ; et les observateurs qui ont recommandé ce mode d'emploi disent en avoir obtenu d'excellents résultats, comparables à ceux qu'on peut réaliser par l'emploi d'autres analgésiques locaux, du stypage, par exemple, c'est-à-dire de la réfrigération avec le chlorure de méthyle, ou même avec les injections locales de cocaïne.

Lorsque le pyramidon est employé aux doses que je viens d'indiquer, c'est-à-dire aux doses de 30 centigrammes, et à la condition qu'on ne dépasse pas 1 gramme dans la période de vingt-quatre heures, il n'exerce absolument aucune influence sur le cœur et la circulation ; on a pu en administrer des quantités assez considérables, à la dose de 1 gramme au maximum par jour ; pendant une période de temps assez longue, à des individus atteints de néphrite, sans voir survenir chez eux aucun inconvénient résultant de cette administration. L'albuminurie n'a pas été exagérée ; et, dans certains cas même, les résultats ont été particulièrement bons, parce que les néphritiques en question étaient sujets à des douleurs plus ou moins intenses qui ont disparu complètement sous l'influence de l'administration du pyramidon.

D'autre part, l'action antipyrétique qu'on peut observer est absolument certaine, à la condition que ce médicament soit administré à des individus en état d'hyperthermie. L'abaissement de température qu'on observe alors se fait, ainsi que je l'ai déjà dit, d'une façon lente et progressive, beaucoup plus lente qu'avec l'antipyrine et les autres antithermiques que nous avons étudiés jusqu'ici, et on observe de même une sédation du pouls plus lente et progressive, mais beaucoup plus prolongée, beaucoup plus durable. Un point extrêmement important et sur lequel un assez grand nombre d'observateurs ont insisté est celui qu'aux doses indiquées tout à l'heure, on n'observe pas de réascension thermique accompagnée de frissons comme celle qui est si fréquemment observée sous l'influence de l'antipyrine notamment, et mieux encore avec la kairine et la thalline dont j'ai cité les particularités à cet égard. En d'autres termes, la température s'abaisse sans aggravation de l'état infectieux.

Pour vous donner une preuve de l'action véritablement inoffensive du pyramidon dans les circonstances spéciales que je viens d'indiquer, je vous citerai les faits suivants. On a pu l'administrer durant dix-huit jours, à la dose de 1 gramme par jour, réfractée, bien entendu, à un individu atteint d'endocardite, sans voir aucun inconvénient résulter de cette administration. La température a été abaissée de 2° environ, sans incidents, c'est-à-dire sans excitation, sans réascension thermique, sans frissons, même sans sueurs. De plus, on n'observe pas, sous l'influence de cette substance médicamenteuse, ces phénomènes de dénutrition et d'amaigrissement qui sont si fréquemment observés, comme j'aurai occasion de le dire plus tard, sous l'influence de l'acide salicylique. Il est probable qu'il faut voir dans les phénomènes avantageux que je viens de décrire une conséquence de ce fait, que je vous ai déjà signalé, de la facile décomposition du pyramidon dans l'organisme et surtout de sa décomposition totale. On a pu observer cependant sous son influence quelques accidents cutanés; mais ils sont bien loin d'avoir la gravité et la persistance et même de présenter l'aspect extérieur de ceux que j'ai eu l'occasion de signaler à propos de l'antipyrine. On a été amené, en raison de la ressemblance, de la parenté entre ces deux substances médicamenteuses, à tenter la substitution du pyramidon à l'antipyrine chez les individus chez lesquels l'administration de doses même faibles d'antipyrine déterminait presque fatalement ces exanthèmes, ces accidents cutanés sur lesquels j'ai appelé votre attention, et on a vu que l'administration de doses relativement élevées de pyramidon — on a porté les doses jusqu'à 40 et 50 centigrammes en une seule fois — a produit seulement un léger exanthème d'une durée éphémère. On peut dire, par conséquent, que le pyramidon possède, par rapport à l'antipyrine, des avantages considérables au point de vue de son administration. Il est cependant une circonstance dans laquelle on a observé, d'une façon assez constante, la production de sueurs profuses, c'est dans l'administration du pyramidon chez les tuberculeux; mais, en raison du fait que cette substance médicamenteuse est contre-indiquée chez les individus chez lesquels il existe une suractivité des phénomènes intimes de la nutrition, il est évident que le rejet du pyramidon pour la cure des tuberculeux s'impose en quelque sorte. On a cherché à parer à cet inconvénient des sueurs profuses en associant le pyramidon à quelques autres substances capables d'empêcher, dans une plus ou moins étroite mesure, la production de ces sueurs profuses. On a préparé dans ce but un dérivé, le camphorate acide de pyramidon, à l'aide duquel on a pu empêcher la production des sueurs tout en maintenant les autres influences du pyramidon; mais en vérité je ne vois pas l'avantage qu'il peut y avoir à employer chez ces malades, même sous cette forme, un médicament possédant à un point aussi évident et aussi intense la propriété d'augmenter les phénomènes de combustion intime dans l'organisme, et d'ailleurs, l'observation et l'expérience ont démontré que, chez les tuberculeux, ce médicament possède une action extrêmement variable d'un individu à l'autre, même avec des lésions identiques.

Chez des albuminuriques avec oligurie, l'emploi du pyramidon a déterminé une augmentation de la quantité des urines et une diminution de l'albumine : il existe à ce sujet un certain nombre d'observations qui viennent à l'appui du fait que je signalais tout à l'heure, que, chez les individus atteints de néphrite, cette substance médicamenteuse pouvait être administrée sans qu'on eût à redouter les accidents ou incidents tout au moins qu'on peut observer avec l'antipyrine, c'est-à-dire une augmentation de l'albumine dans l'urine.

En définitive, les avantages du pyramidon consistent dans l'absence d'influence exercée par cette substance médicamenteuse sur la tension cardio-vasculaire, dans l'augmentation de la diurèse, surtout dans l'augmentation des phénomènes intimes de la nutrition et dans la faible toxicité des doses auxquelles il détermine une action thérapeutique.

On peut recourir à plusieurs modes d'administration; le plus simple est de préparer une potion telle que la suivante :

<table>
<tr><td>Pyramidon</td><td>1 gramme.</td></tr>
<tr><td>Eau distillée</td><td>75 —</td></tr>
<tr><td>Sirop d'écorces d'oranges amères</td><td>25 —</td></tr>
</table>

On obtient ainsi une potion qu'on peut administrer par cuillerées à soupe dans une période de vingt-quatre heures, et pour laquelle chaque cuillerée à soupe représente sensiblement 15 centigrammes de pyramidon. On peut également, lorsque l'on veut utiliser l'action analgésique locale que je vous signalais tout à l'heure, dans les cas de sciatique par exemple, faire une solution au dixième, c'est-à-dire une solution à peu près saturée à froid de pyramidon, puisque nous avons vu que le pyramidon se dissolvait sensiblement dans dix fois son poids d'eau : on fait alors une solution de 1 gramme de pyramidon dans 10 grammes d'eau distillée, ou mieux encore dans un mélange de 5 grammes d'eau distillée de laurier-cerise et de 5 grammes d'eau distillée simple.

Certains observateurs auraient tiré des résultats extrêmement avantageux de l'association du pyramidon au bromhydrate de quinine; dans ce cas, on pourrait prescrire des cachets composés de :

<table>
<tr><td>Bromhydrate neutre de Quinine</td><td>10 centigrammes.</td></tr>
<tr><td>Pyramidon</td><td>5 —</td></tr>
</table>

(pour un cachet)

dont on administre de cinq à dix, ou même quinze dans une journée s'il est nécessaire.

J'appelle votre attention, Messieurs, en terminant l'étude du pyramidon, sur un inconvénient de cette substance, car, de même que toutes les substances médicamenteuses, le pyramidon n'est pas sans inconvénient; cet inconvénient, il le partage d'ailleurs avec l'antipyrine, ou, pour mieux dire, l'antipyrine possède ce désavantage à un degré encore plus élevé : je veux parler de l'action exercée par ces deux substances médicamenteuses sur l'appareil digestif. Je vous ai signalé les troubles digestifs assez fréquents, parfois même assez intenses, qui caractérisent l'action de l'antipyrine, surtout lorsqu'elle est administrée d'une façon un peu prolongée; cette action, bien que moindre en ce qui concerne le pyramidon, n'est cependant pas négligeable, et il faut toujours avoir présent à l'esprit que l'administration du pyramidon à des individus dont le tube digestif n'est pas en très bon état est capable d'exacerber les phénomènes, et que lorsque des troubles digestifs se montrent, c'est une indication qu'il y a nécessité à suspendre et même à supprimer complètement l'emploi de la substance médicamenteuse.

HYDRAZINES. — L'étude du pyramidon termine celle du deuxième groupe des antithermiques analgésiques que nous avons caractérisés par le noyau Pyrrol; je ne vous dirai maintenant que très peu de chose du troisième groupe ou groupe des hydrazines. Ce que je veux en dire a simplement pour but de montrer l'énergie toxique de ces substances, et par conséquent de vous convaincre qu'il est tout à fait, non seulement inutile mais même dangereux de tenter leur emploi thérapeutique.

Ce groupe des hydrazines dérive de la substitution dans le composé diamide AzH^2 — AzH^2 d'un ou de plusieurs radicaux aromatiques ou gras : acides, alcooliques, phénoliques, etc., aux atomes d'hydrogène. De même que pour les ammoniaques composées, on peut observer des isoméries, lorsque la substitution se fait par plusieurs radicaux. Les hydrazines peuvent être classées, absolument comme les amines, en primaires, secondaires, et tertiaires ; et, de même que pour ces amines, il ne peut pas y avoir d'isomères pour les amines primaires, alors qu'il peut y en avoir pour les amines secondaires et tertiaires, de même il n'y a pas d'isomères pour les hydrazines primaires, tandis qu'il peut y en avoir pour les hydrazines secondaires et tertiaires.

Prenons par exemple le radical phényle : la substitution de C^6H^5 à un atome d'hydrogène va nous donner le corps (C^6H^5) HAz — AzH^2. Il ne peut pas avoir d'isomère. Mais lorsque la substitution se fera par deux fois le radical C^6H^5, substitué à $2H$, l'isomère pourra se produire; et le composé $(C^6H^5)^2Az$ — AzH^2 sera isomérique du composé

(C^6H^5) HAz — AzH (C^6H^5). Je vous signale ces composés parce que leur étude toxicologique serait intéressante. Le premier de ces composés s'appelle la diphénylhydrazine dissymétrique et le second la diphénylhydrazine symétrique ou hydrazobenzol.

Je vous signale encore un point : c'est celui de la combinaison des hydrazines avec les aldéhydes; vous allez voir une application de ce fait à la recherche du glucose. Les aldéhydes sont capables de se combiner avec les hydrazines et, en ce qui concerne la phénylhydrazine, le résultat qu'on obtient est un corps de la forme (C^6H^5) HAz — AzR'', dans lequel R'' représente un radical diatomique venant se substituer à deux atomes d'hydrogène.

Ceci dit, je vais vous donner quelques indications très brèves sur les hydrazines qui ont été essayées ainsi que sur les résultats qu'on en a obtenus; vous allez voir qu'ils ne sont rien moins qu'encourageants et tendent à faire rejeter absolument de la thérapeutique l'emploi de ces substances.

Le type de ces hydrazines est la diamidazine, AzH^2 — AzH^2, qui est un gaz incolore, ayant une légère odeur ammoniacale, capable de se dissoudre dans l'eau et de donner des sels avec les acides, absolument comme l'ammoniaque. Alors que la diamidazine est gazeuse, la substitution d'un ou plusieurs atomes d'hydrogène par des radicaux alcooliques, phénoliques, etc., donne toujours naissance à des produits liquides tels que les méthylhydrazines, les phénylhydrazines et différentes autres substances qui ont été proposées. Toutes ces substances déterminent, lorsqu'on les administre à des mammifères, des accès convulsifs, épileptoïdes, avec dilatation pupillaire et vomissements, même à doses très faibles; on observe toujours une très violente excitation cérébro-bulbaire, qui se traduit par des vomissements violents suivant presque immédiatement les injections sous-cutanées qu'on peut pratiquer chez les animaux. On a observé également — fait intéressant parce qu'il est d'accord avec d'autres observations — que la substitution du radical méthyle dans l'hydrazine ordinaire donne naissance à un composé doué de propriétés convulsivantes plus intenses que celles de l'hydrazine elle-même. On espérait arriver à modérer, à atténuer dans une large mesure ces propriétés convulsivantes en substituant des radicaux tels que des radicaux phénoliques, par exemple, et on a, en effet, obtenu une atténuation assez remarquable de ces propriétés convulsivantes, mais cependant pas encore assez marquée pour qu'on puisse faire usage de ces substances en thérapeutique. C'est ainsi que la phénylhydrazine, dont on avait proposé l'emploi à un moment, possède des propriétés convulsivantes encore supérieures à celles manifestées par l'antipyrine et, en plus, des propriétés paralysantes accentuées, qui se traduisent par l'asphyxie que cette substance détermine lorsqu'on en injecte une dose suffisante à un animal, ainsi que l'abolition des réflexes.

En outre, toutes ces hydrazines, quelles qu'elles soient, ont la propriété d'exercer, aussi bien sur la matière colorante du sang que sur les hématies elles-mêmes, une action extrêmement fâcheuse : on observe la diffluence des hématies, la transformation de l'oxyhémoglobine en méthémoglobine et produits dérivés de cette transformation. En d'autres termes, ce sont des poisons hématiques dont l'intensité est extrême, et pour ce fait elles doivent être absolument rejetées de la thérapeutique.

On a essayé également sous le nom de *Pyrodine* un composé constitué par l'*acétylephénylhydrazine*, dans lequel on espérait que la substitution du radical acétyle, d'une part, et, d'une autre part, celle du radical phényle, permettraient d'atténuer les propriétés fâcheuses dont je parle. Les résultats obtenus sont certainement meilleurs au point de vue thérapeutique que ceux obtenus avec la phénylhydrazine seule ; cependant ils ne sont pas tels qu'on puisse utiliser cette substance à titre médicamenteux. Les symptômes qu'on peut observer sous son influence sont ceux déterminés par la phénylhydrazine elle-même : de l'ictère, un abaissement de température, des sueurs profuses, l'accélération, puis le ralentissement et la disparition du pouls, puis l'animal tombe bientôt dans le collapsus et meurt par arrêt de la respiration.

Sous l'influence de faibles doses répétées, ce que l'on observe surtout consiste en action sur les hématies accompagnée de manifestations sur les appareils circulatoire et digestif. L'abaissement de température, qui est en moyenne de 2°, n'est pas lui-même proportionnel à ces inconvénients. A la suite de cette administration, on voit survenir de l'ictère et de l'anémie progressifs, pouvant durer plusieurs semaines. Ces manifestations s'accompagnent d'une diminution rapide de l'hémoglobine et du nombre des hématies. Dans des expériences faites sur les animaux, on a obtenu les résultats suivants : à la dose de 20 centigrammes, après trois jours, le sang ne renfermait plus que 57 p. 100 de la quantité primitive d'hémoglobine, et après sept jours, seulement 35 p. 100 ; les hématies avaient perdu la faculté de s'agglomérer en piles et étaient devenues diffluentes. L'influence exercée sur les éléments du sang par les substances du groupe des hydrazines prime donc tout autre effet et justifie leur proscription de la médication interne.

Tous ces produits, quels qu'ils soient, — je vous signale simplement encore une autre substance, la *Salicyle α phényleméthylhydrazone*, qu'on appelle *Agathine* et qui certes ne répond pas du tout à l'appellation qu'on a voulu lui donner — tous ces produits sont des substances agissant comme agents réducteurs extrêmement intenses ; et si leur emploi pouvait être toléré en thérapeutique, ce serait tout au plus comme succédanés de certaines substances jouissant également d'un pouvoir réducteur intense et utilisées dans quelques dermatoses : je veux parler de l'acide pyrogallique et de l'acide chrysophanique ou de la chrysarobine, qui jouent, comme vous le savez, un rôle important dans le traitement de plusieurs dermatoses, notamment du psoriasis. Il semble que ce soit en grande partie grâce à leurs propriétés réductrices énergiques, si ce n'est pas exclusivement à cette action, qu'est due la guérison. Cette action réductrice y intervient tout au moins pour une grande part; et cette propriété permettrait d'appliquer soit la phénylhydrazine, soit la pyrodine, soit l'agathine, au traitement de ces affections. On l'a essayé d'ailleurs, mais on n'a pas trouvé qu'il y eût avantage à substituer ces substances médicamenteuses à l'acide pyrogallique ou à la chrysarobine. Par conséquent, ce que je vous ai dit bien des fois, au sujet de certains médicaments nouveaux, se vérifie absolument : ce sont des substances dont il faut avoir entendu parler et dont il faut connaître les propriétés nocives, ne fût-ce que pour les rejeter absolument de sa pratique personnelle.

Pour terminer l'étude de la phénylhydrazine, je vous signalerai son application relativement à la recherche du glucose dans l'urine. Vous savez qu'on est assez embarrassé quelquefois pour déterminer d'une façon certaine s'il existe du glucose dans l'urine. La réaction qui sert généralement, c'est-à-dire la réduction de la liqueur de Fehling, n'est pas, en effet, une réaction spéciale au glucose. C'est une réaction prouvant tout simplement que dans l'urine qu'on essaye et qui détermine cette réduction, il existe une substance réductrice; mais celle-ci peut être toute autre chose que du glucose. Pour fixer vos idées, je vous rappellerai ce fait que l'élimination d'un grand nombre de substances médicamenteuses, comme le chloral par exemple, se fait par l'urine par voie de conjugaison avec un acide particulier, l'acide glycuronique; or, toutes les combinaisons de l'acide glycuronique possèdent la propriété de réduire la liqueur de Fehling et de faire croire, par conséquent, à la présence du glucose. Il n'y a en réalité de certain en ce qui concerne la glycosurie que l'essai par fermentation, essai qui nécessite un matériel un peu spécial et du temps qu'on n'a pas toujours à sa disposition; de sorte que la confirmation de l'essai par la liqueur de Fehling, au moyen d'un procédé comme celui que je vais vous exposer, n'est pas dépourvue d'intérêt, en ce sens qu'elle permet d'affirmer la présence d'un composé que la réaction de la liqueur de Fehling toute seule peut laisser indécise. Je vous disais tout à l'heure que l'hydrazine avait la propriété de se combiner aux aldéhydes; vous savez que le glucose est une aldéhyde du second degré. C'est sur cette propriété qu'est fondée la réaction que je vais vous montrer. Pour réussir, cette réaction doit être effectuée dans certaines conditions un peu particulières. Il faut préparer d'abord une liqueur ainsi composée :

> Phénylhydrazine pure . . . .   V gouttes.
> Acide acétique glacial . . . .   X gouttes.
> Solution saturée de sel marin. . . .   1 centimètre cube.

Ce mélange liquide est ajouté à 3 cc. d'urine; on chauffe pendant quelques minutes, puis on laisse refroidir lentement : il se forme alors, lorsqu'il y a du glucose dans l'urine, un précipité qui prend naissance avec une lenteur plus ou moins considérable suivant la proportion de glucose que renferme l'urine. En général, avec 0,5 p. 100 — vous voyez que cette réaction est fort sensible, — on voit se précipiter après deux minutes de petites écailles cristallines de couleur jaune d'or, qu'on peut observer au microscope pour plus de sûreté : ce composé cristallin ne prend naissance absolument que lorsqu'il y a du glucose dans l'urine; c'est donc une réaction très facile à exécuter au lit du malade, très rapide, au moins presque aussi rapide que la réduction de la liqueur de Fehling, et qui n'a pas comme celle-ci le caractère d'indécision que je signalais. Je me hâte d'ajouter cependant une chose : c'est que, si cette réaction réussit avec une parfaite sensibilité, comme vous pouvez le voir dans cette éprouvette, lorsqu'il s'agit de solutions aqueuses de glucose, elle réussit beaucoup moins bien avec l'urine des glycosuriques; et il est fort probable que la présence dans l'urine des sels minéraux, d'une part, et, d'autre part, des produits organiques autres que le glucose, gêne cette réaction dans une certaine mesure. De sorte qu'il ne faudrait pas prendre à la lettre le taux dont je parlais tout à l'heure en disant qu'avec une solution à 0,5 p. 100 au bout de quelques minutes seulement on obtenait un précipité. Quelquefois ce précipité ne se forme qu'après dix, douze ou même vingt-quatre heures. Dans ces circonstances, il y a une chose très simple à faire, c'est de laisser reposer jusqu'au lendemain le tube dans lequel on fait l'essai; le lendemain l'apparence des cristaux étant tout à fait nette et précise, permettra de confirmer la réaction en ce qui concerne la présence du glucose. En définitive, vous voyez que les hydrazines sont bien plus intéressantes au point de vue de la recherche du glucose qu'au point de vue de leur emploi médicamenteux.

ANILIDES. — Voici terminé ce que j'avais à dire à propos de ce troisième groupe, dont je réduis l'étude au strict minimum nécessité par les applications à la pratique médicale. Je passe maintenant au quatrième Groupe, celui des *Anilides*. Les renseignements que je vais avoir à vous donner à présent sont beaucoup plus des indications concernant l'hygiène ou même la médecine légale que la thérapeutique proprement dite, au moins en ce qui concerne les premiers représentants de ce groupe : je veux parler de l'*Aniline* et de ses dérivés. Il est absolument indispensable que vous sachiez un certain nombre de faits concernant l'aniline et quelques-uns de ses dérivés, non pas tous ses dérivés, — car leur énumération seule formerait une liste fastidieuse — mais quelques-uns des principaux dérivés qui sont employés de façon très courante dans certaines opérations industrielles. Il faut avoir une notion des accidents qui peuvent se présenter chez les individus manipulant ces produits, ou bien encore résulter de l'ingestion d'aliments ou de substances quelconques colorées à l'aide de ces dérivés. Vous savez en effet, Messieurs, que l'aniline est le point de départ de la presque totalité des matières colorantes employées actuellement; on peut dire que, de plus en plus, la proportion des matières colorantes dérivant de l'aniline employées dans l'industrie devient considérable, les autres substances colorantes tendant de plus en plus à être abandonnées, soit en raison de leur prix assez élevé, soit en raison de leur difficulté de préparation, soit en raison de ce que la beauté des nuances qu'on peut obtenir avec les couleurs d'aniline, — au début tout au moins, car elle est des plus éphémères, — dépasse de beaucoup la splendeur des couleurs obtenues par d'autres procédés.

En ce qui concerne l'aniline, c'est surtout au point de vue de l'hygiène, et même accessoirement de la médecine légale, que nous aurons à la considérer. L'aniline se prépare dans l'industrie par la réduction de la nitrobenzine, de sorte qu'on peut avoir à considérer, au point de vue de l'hygiène, les accidents déterminés, d'une part, par la nitrobenzine et, d'autre part, ceux causés par l'aniline elle-même.

La *Nitrobenzine* est une substance extrêmement caustique; elle possède une odeur analogue et même identique à celle des amandes amères; elle porte vulgairement dans l'industrie le nom d'*Essence de Mirbane*, et sert à la préparation de produits de parfumerie très modestes et très bon marché. Cette essence de mirbane est toxique, non seulement lorsqu'on l'absorbe par la voie respiratoire, — je devrais plutôt dire : surtout lorsqu'on l'absorbe par la voie respiratoire, — mais sa manipulation dans l'industrie a amené quelques accidents consécutifs à son ingestion. Je vous citerai entre autres ce fait. Dans une opération de transvasement de nitrobenzine à l'aide d'un siphon, le siphon s'étant désamorcé, l'individu qui était chargé de cette opération, eut la malheureuse idée de vouloir réamorcer le siphon avec sa bouche, et, opérant sans prendre de précautions, il avala une certaine quantité de nitrobenzine qui détermina des accidents mortels. Fort peu de temps après cette ingestion involontaire de nitrobenzine, il tomba dans un profond état de collapsus et mourut sans convulsions en l'espace de douze heures.

Chez les animaux, de même que chez les individus ayant respiré de grandes quantités de vapeur de nitrobenzine, on voit de violentes convulsions cloniques et parfois même des convulsions toniques persistant sans interruption jusqu'au moment de la mort.

Un phénomène très constant, et qu'on peut relever chez tous les individus manipulant la nitrobenzine, c'est une diminution remarquable de la sensibilité, surtout de la sensibilité périphérique, de la sensibilité cutanée. Lorsqu'on expérimente sur les animaux, on constate que cette diminution de la sensibilité suit exactement la même marche que celle qu'on peut observer sous l'influence des hypno-anesthésiques ; c'est-à-dire qu'elle commence par la périphérie pour gagner peu à peu le système nerveux central et arriver à produire même une hypno-anesthésie qui n'est pas sans danger puisqu'elle a été, le plus souvent, mortelle. On constate en même temps un abaissement de température assez intense, surtout lorsque se produisent les accidents convulsifs dont je parlais tout à l'heure. Le cœur et la respiration ne paraissent pas directement influencés, car dans toutes les circonstances, même celles ayant amené la mort de cet individu qui avait ingéré involontairement une certaine quantité de nitrobenzine, on n'a pas pu relever de modifications sensibles du côté du cœur ni de la respiration pendant tout le temps que ce sujet est resté en état de collapsus : il est certain que son pouls et sa respiration étaient très faibles et très ralentis à ce moment, mais c'était là plutôt un effet du collapsus que de l'action directe de la nitrobenzine. L'action exercée sur le sang est, au contraire, extrêmement importante et permet précisément d'interpréter, en grande partie, les phénomènes qu'on peut voir se développer sous l'influence de l'absorption des vapeurs de nitrobenzine. Cette action porte à la fois sur les hématies et sur la matière colorante. Les hématies, comme je le disais tout à l'heure à propos de l'hydrazine, deviennent diffluentes ou tendent à le devenir ; on observe, entre autres phénomènes, qu'elles ne s'agglomèrent plus en piles lorsqu'on fait une piqûre au doigt d'un individu placé sous l'influence de ces vapeurs, et, d'autre part, l'oxyhémoglobine subit les transformations successives qui caractérisent l'action exercée sur elle par les substances attaquant les matières colorantes du sang, c'est-à-dire qu'elle se transforme d'abord en hémoglobine réduite, puis en méthémoglobine, et enfin en produits de métamorphoses plus avancées : hématoporphyrine, hématine, etc. D'autre part, la nitrobenzine exerce une action irritante locale et une action coagulante sur l'albumine.

Il en résulte qu'il n'est pas surprenant de voir une substance possédant des propriétés aussi intenses et sur le système nerveux, et sur les hématies, et sur les matières albuminoïdes, exercer à bref délai, lorsqu'elle est introduite en quantité un peu considérable dans l'organisme, des modifications telles qu'elles sont absolument incompatibles avec le maintien de la vie. Lorsque la quantité de vapeurs de nitrobenzine absorbées est peu considérable, ce sont surtout des phénomènes de narcotisme qui la caractérisent, et à ce point de vue, l'absorption des vapeurs de nitrobenzine est beaucoup plus dangereuse encore que celle des vapeurs d'aniline, qui cependant sont loin d'être inoffensives, comme nous allons le voir dans un moment.

L'aniline exerce des phénomènes du même genre que ceux que je viens de décrire, quoique cependant à un degré moindre; et, ce qu'il y a de remarquable, c'est que, pour que cette aniline exerce son maximum d'action nocive sur l'organisme, il faut qu'elle reste à l'état de base. Vous savez que l'aniline est une ammoniaque composée, c'est-à-dire une ammoniaque dans laquelle un atome d'hydrogène est remplacé par le radical phényle; on l'appelle pour cette raison *Phénylamine*. C'est une substance liquide, possédant une odeur particulière; incolore lorsqu'elle est pure, mais se colorant rapidement à l'air. La tension de ses vapeurs est assez considérable; elle est telle précisément que, dans les manipulations nécessitées dans l'industrie pour la conversion de l'aniline en matières colorantes, les ouvriers sont exposés à l'absorption de vapeurs de cette substance en quantité plus ou moins considérable. Bien que l'absorption de ces vapeurs d'aniline soit certainement moins nocive que celle des vapeurs de nitrobenzine, elle n'en exerce pas moins une action fâcheuse sur l'organisme, action qui est caractérisée surtout par ce qu'on pourrait appeler l'*abaissement de la vitalité de l'organisme* : c'est-à-dire qu'elle met l'organisme dans un état de moindre résistance, et qu'on a, par exemple, observé ce fait que lorsque les individus travaillant dans les fabriques d'aniline et obligés, par la nature des opérations auxquelles ils s'adonnent toute la journée, à respirer des vapeurs d'aniline, venaient à être exposés à une cause de contamination quelconque, lorsqu'ils contractaient une bronchite, une fièvre typhoïde ou une autre maladie infectieuse, on voyait ces affections évoluer chez eux avec une intensité considérable, due certainement à ce phénomène de l'abaissement de la vitalité sur lequel j'appelle votre attention en ce moment.

Ce qu'il y a de curieux, c'est que les sels d'aniline sont beaucoup moins toxiques que la base elle-même; et d'ailleurs la toxicité des produits dérivés de l'aniline varie dans une très large mesure : cela se conçoit du reste, étant données les connaissances générales que nous avons actuellement de la constitution moléculaire des corps. En ce qui concerne la nature des radicaux substitués, la toxicité varie avec la place, avec la situation relative où se fait la substitution, et enfin avec la fonction nouvelle de la molécule substituée. J'ai déjà attiré votre attention, à propos de notre classification des antithermiques, sur les phénomènes de ce genre ; je n'ai pas à y insister ici en ce qui concerne les dérivés de l'aniline.

Les accidents qu'on peut observer sous l'influence de cette base sont de trois ordres : 1° les *dermatoses* ; 2° les *troubles digestifs* ; 3° les *troubles du système nerveux*.

Les *dermatoses* consistent surtout en éruptions cutanées telles qu'herpès, prurigo, pemphigus, ecthyma, mais surtout eczéma ; et il semble d'ailleurs qu'en ce qui concerne la détermination de ces manifestations cutanées, le contact de la substance alcaline — car l'aniline jouit de propriétés basiques très accentuées — joue un très grand rôle : c'est même, très probablement, un simple phénomène de contact qui donne naissance à ces affections cutanées.

Les *troubles digestifs* sont assez variés, ils consistent en inappétence, constipation, quelquefois même nausées et vomissements. Dans tous les cas, les individus sensibles à cette absorption de vapeurs d'aniline éprouvent des troubles dyspeptiques assez intenses et des éructations nidoreuses pouvant atteindre un degré tel qu'ils sont obligés de renoncer absolument à la profession leur faisant respirer des vapeurs d'aniline.

Les *troubles du système nerveux* consistent principalement en parésie et même en paralysie des membres inférieurs. Les muscles volontaires sont affectés de préférence. On observe, même dans les cas où la paraplégie est devenue plus ou moins marquée, une conservation de la contractilité électrique. Les phénomènes de sensibilité sont très fortement impressionnés par les vapeurs d'aniline ; et, à ce point de vue, les manifestations du système nerveux se traduisent par de l'anesthésie, plus souvent par de l'hyperesthésie, et plus fréquemment encore par des phénomènes de paresthésie.

Ces manifestations sont d'ailleurs justiciables de l'abaissement de vitalité de l'organisme dont je parlais tout à l'heure, et au sujet duquel on peut faire intervenir une action élective plus marquée sur les centres trophiques.

On a eu l'idée d'essayer l'aniline comme substance antiseptique et comme substance antipyrétique, à cause de l'existence, dans sa constitution moléculaire, du noyau aromatique ; mais les résultats qu'on a obtenus sont bien loin d'être encourageants. Il suffisait d'ailleurs d'examiner de près l'action intense exercée par les inhalations, même de faibles quantités, de vapeur d'aniline sur les ouvriers qui manipulent cette substance, pour voir que ceux qui travaillent dans les usines depuis un certain temps présentent une teinte subictérique de la peau, une diminution de la sensibilité, des frissons, des phénomènes de parésie dont la constance et l'intensité devaient laisser peu d'espoir de trouver, dans l'emploi d'une pareille substance, beaucoup d'avantages au point de vue médicamenteux.

Un phénomène en relation étroite avec l'action exercée par l'aniline sur la matière colorante du sang et sur les hématies est celui de
la coloration particulière des muqueuses et de la peau qui se produit
chez ces individus, par suite de l'absorption de l'aniline, laquelle
subit ensuite dans l'économie une série de transformations par oxydation, conduisant précisément à la production de ces matières colorantes qu'on cherche à réaliser dans l'industrie par des procédés
divers. Il en résulte que, chez ces individus maniant l'aniline d'une
façon un peu continue, on observe du côté des muqueuses des colorations qui peuvent varier du rouge plus ou moins foncé au noir; c'est
une sorte de cyanose plus ou moins accentuée qui est précisément le
témoin des transformations, des oxydations subies par l'aniline dans
l'organisme.

Les phénomènes qu'on peut observer chez les individus maniant
l'aniline ont été étudiés par un certain nombre d'observateurs,
notamment par Charvet, qui en a donné une description très détaillée
à laquelle il n'y a certainement rien à changer maintenant. Les individus sujets aux accidents déterminés par l'aniline présentent une
céphalalgie sus-orbitaire tout à fait particulière, des vertiges, des
défaillances, parfois même des nausées et des vomissements; c'est là
en quelque sorte le début des phénomènes plus ou moins graves que
l'aniline peut déterminer. Si l'individu n'est pas soustrait à l'absorption continue de ces vapeurs d'aniline, on voit alors survenir un état
de torpeur plus ou moins marquée, de la congestion céphalique, de
la titubation, quelquefois même le sujet tombe complètement privé
de connaissance et alors il est en proie à des mouvements convulsifs
rappelant, dans une mesure très atténuée, les convulsions épileptoïdes
que je signalais tout à l'heure dans l'expérimentation chez les animaux; la respiration est extrêmement pénible; il est en proie à une
véritable menace d'asphyxie. C'est là une sorte de crise, après
laquelle l'individu est pris d'un sommeil irrésistible, ou bien de
convulsions épileptiformes alternant avec du délire et un tremblement généralisé. A cette période de l'intoxication, les mouvements
respiratoires sont irréguliers, convulsifs; la peau est froide, plus
ou moins complètement insensible, la température est fortement
abaissée, le visage est blême, toutes les muqueuses, la langue, les
lèvres ainsi que les extrémités sont plus ou moins complètement
décolorées; les pupilles sont dilatées; les battements du cœur deviennent fréquents et assez violents, puis, au bout d'un certain temps,
faibles, lents et tout à fait irréguliers. Cette crise dure en général un
certain temps, au moins une heure, et on a même vu des ouvriers
chez lesquels elle durait près d'une demi-journée; puis l'individu
tombe dans un état d'accablement tout à fait particulier, il succombe
à une fatigue intense accompagnée de violentes douleurs de tête et a

l'air d'être sous l'influence d'une substance hypnotique contre l'action de laquelle il lui est impossible de lutter, il tombe dans un état de somnolence, voire de sommeil complet qui peut se prolonger pendant douze, quinze et même vingt ou trente heures.

On observe, chez les individus qui ne se soustraient pas à cette absorption continue de vapeurs d'aniline, de l'ictère, de l'hémoglobinurie et un abaissement très notable de la capacité respiratoire des hématies. Ce sont là, d'ailleurs, des phénomènes tout à fait caractéristiques de l'action toxique exercée par les vapeurs d'aniline; et, à ce point de vue, il faut noter ce fait sur lequel j'aurai l'occasion de rappeler votre attention plus tard, c'est que la décomposition des anilides dans l'organisme s'accompagne toujours de la formation d'une quantité plus ou moins notable d'aniline, et que, bien certainement, c'est en grande partie aux accidents consécutifs causés par l'aniline ainsi formée, que sont dues les propriétés toxiques de certains de ces composés. Nous verrons, en effet, qu'au point de vue de leur toxicité, certains de ces anilides ne le cèdent pas aux hydrazines dont je vous ai parlé tout à l'heure. Vous verrez que les accidents susceptibles d'être déterminés par l'aniline, soit en raison de son emploi dans l'industrie, soit en raison de procédés frauduleux qui permettent son introduction dans certaines substances alimentaires, nécessitent une connaissance assez approfondie de la part du médecin qui est exposé à rencontrer, dans d'assez nombreuses circonstances de sa pratique, des phénomènes d'intoxication plus ou moins accentués déterminés par l'aniline ou les matières colorantes qui en sont dérivées.

VIIIe LEÇON

GROUPE DES ANILIDES. — MATIÈRES COLORANTES DÉRI-
VÉES DE L'ANILINE. — FUCHSINE. — PHÉNYLÈNEDIA-
MINES. — PYOKTANINES. — VIOLET DE MÉTHYLE ET
BLEU DE MÉTHYLÈNE. ACTION ANTISEPTIQUE, LOCALE
ET DYNAMIQUE.

Nous avons vu quelle était la nature des accidents qui pouvaient
résulter de l'inhalation des vapeurs de nitrobenzine et d'aniline; il
nous reste, pour compléter ce qui est relatif aux dérivés de la phénylamine, à étudier très rapidement quelques accidents causés par les
différentes couleurs d'aniline, en insistant de préférence sur celles
qui peuvent présenter de l'intérêt au point de vue médical parce que
les accidents qu'elles déterminent se rencontrent assez fréquemment.
On a signalé l'année dernière, et cette année encore à plusieurs
reprises, des accidents sérieux déterminés par l'usage de teintures
pour chaussures ayant pour base des couleurs d'aniline; ces accidents ont été assez graves pour provoquer la nomination, à l'Académie de médecine, d'une commission spéciale à qui cette question
a été renvoyée. Vous voyez donc que l'application de ces produits
présente un certain intérêt au point de vue de l'hygiène et justifie
l'étude un peu détaillée que j'ai cru devoir en faire.

Mais, ayant d'entrer dans l'étude des couleurs d'aniline proprement
dites, je tiens à vous signaler un fait qui est particulièrement intéressant, parce qu'il montre, par une sorte d'expérience involontaire de
la part de celui qui en a été l'auteur, combien sont différents les accidents d'intoxication qui peuvent résulter de l'ingestion de ces substances au lieu de leur introduction dans l'organisme par inhalation.
Les couleurs d'aniline, dont je m'occuperai aussi brièvement que
possible, sont fabriquées dans l'industrie en prenant pour point de
départ des mélanges d'aniline avec des bases homologues supérieures, qui sont principalement l'ortho et la paratoluidine. Cette
préparation consiste en une série d'opérations qui, le plus généralement, constituent des oxydations successives. Un ouvrier chargé de

procéder habituellement à cette opération, absorbe un jour, à huit heures du matin, en le prenant pour du café — l'erreur est possible en raison de la couleur du produit industriel — un mélange de 120 grammes de ces bases. Rien ne se produit de particulier pendant environ trois quarts d'heure au bout desquels il est pris tout à coup d'une sorte de somnolence, tombe dans un état d'hébétude, d'immobilité complète avec stupeur. On se rend compte de l'accident qui est arrivé et on lui administre immédiatement — je ne vous recommande pas ce procédé, mais il est pardonnable en l'espèce, puisque c'était le chimiste de l'usine qui eut cette idée peu physiologique, — on lui administre un mélange de tartre stibié et de sel de Seignette. — A ce propos, je crois devoir ouvrir une parenthèse pour attirer encore une fois votre attention sur la gravité que peut revêtir, dans des circonstances comme celles-ci, l'administration du tartre stibié. Voici un individu qui est sous l'influence d'un mélange de bases, aniline et toluidine, déterminant une action déprimante intense sur le système nerveux; ce n'était donc pas le cas de venir y ajouter l'action elle-même déprimante du tartre stibié. Ils me paraissent très rares, les cas dans lesquels on peut, *sans arrière-pensée de danger*, utiliser les vomitifs violents produisant toujours une dépression nerveuse considérable en même temps qu'un abaissement accentué de la tension sanguine; et ces moyens dangereux d'évacuer la substance toxique sont toujours loin de présenter l'efficacité et le degré de sécurité résultant de l'emploi d'une sonde ou du tube de Faucher pour effectuer le lavage de l'estomac. — Sous l'influence de cette administration, le sujet eut, en effet, des vomissements assez abondants au cours desquels il perdit complètement connaissance, et il tomba dans une sorte de coma : ses muscles se trouvaient en état de résolution générale; il était cyanosé et on observait des contractures des muscles de la face ainsi que du trismus. Tous ces phénomènes sont concordants avec ceux que nous avons vu se développer sous l'influence des différentes substances du groupe dont nous nous occupons actuellement. On eut alors l'idée — plus ingénieuse et efficace au point de vue du traitement — de faire absorber au malade du thé chaud renfermant une certaine quantité d'alcool; sous l'influence de cette médication stimulante, il revint à lui et eut encore des vomissements qui achevèrent d'évacuer la substance toxique. A deux heures après midi, après être revenu complètement en apparence à l'état normal, il perdit de nouveau connaissance : le pouls était faible, le malade était en état de cyanose et on observait des convulsions cloniques des membres bientôt suivies de contractures; il tomba dans un coma profond avec dilatation intense des pupilles et on se décida alors à le transporter à l'hôpital. Tel était l'état dans lequel il y arrivait vers trois heures après midi. On pratiqua le cathétérisme, les renseignements qu'on obtint ayant indiqué qu'il n'avait pas uriné depuis huit heures, et on donna ainsi issue à 200 grammes d'urine fortement colorée en brun par les produits d'oxydation de l'aniline et de la toluidine. Puis on lui fit ingérer du lait, on lui administra un lavement purgatif et un bain. Toute la nuit se passa dans un état presque comateux, entrecoupé par des crises de convulsions toniques et cloniques alternativement; le lendemain matin il sembla se réveiller, reprit connaissance, il ne lui restait qu'une céphalalgie extrêmement intense et une paralysie du voile du palais qu'il conserva pendant une quinzaine de jours encore après sa sortie de l'hôpital, qui eut lieu six jours après son entrée.

Il y a dans cette observation un certain nombre de phénomènes graves d'intoxication, reproduisant le tableau des faits sur lesquels j'ai déjà appelé votre attention en ce qui concerne la nitrobenzine et l'aniline. Mais j'insiste sur ce point que, malgré ou peut-être même en raison de la quantité considérable de la substance toxique qui avait été ingérée par cet individu — quantité considérable amenant presque toujours une inhibition plus ou moins profonde de l'absorption, — les accidents ont été incontestablement peu graves, et dans tous les cas, certainement beaucoup moins graves que ceux résultant de l'inhalation d'une quantité infiniment moindre de ce mélange.

J'arrive maintenant aux couleurs d'aniline proprement dites : le premier de ces produits qui doit nous intéresser est celui qui a reçu le nom de *Fuchsine*. La fuchsine se présente sous forme de cristaux vert-mordoré, dont l'éclat rappelle celui des élytres de cantharides. C'est une substance dont le pouvoir colorant est extrêmement intense et qui résulte de l'oxydation de ce mélange d'aniline et de toluidines dont je parlais tout à l'heure. Au point de vue chimique, c'est un dérivé du triphénylméthane : l'oxydation de l'aniline brute donne naissance à un mélange d'alcools tertiaires, et les sels de ce produit d'oxydation constituent des éthers de ces alcools tertiaires.

Les formules ci-après permettent de se rendre compte de la constitution de ces dérivés complexes. Le triphénylméthane $(C^6H^5)^3 = CH$ fournit, comme produit de substitution, le triaminotriphénylméthanecarbinol qui est un alcool tertiaire et constitue la *Pararosaniline*, $C^{19}H^{19}Az^3O$:

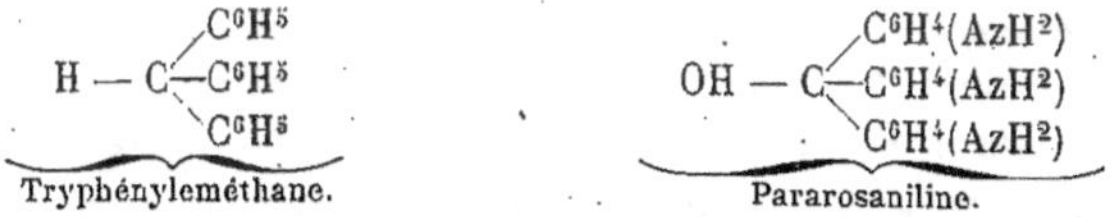

$$H - C \begin{cases} C^6H^5 \\ C^6H^5 \\ C^6H^5 \end{cases}$$

Tryphényleméthane.

$$OH - C \begin{cases} C^6H^4(AzH^2) \\ C^6H^4(AzH^2) \\ C^6H^4(AzH^2) \end{cases}$$

Pararosaniline.

Dans l'industrie, l'oxydation de l'aniline brute, mélange d'aniline, d'orthotoluidine et de paratoluidine donne un produit dérivant du diphényletolyleméthane $(C^6H^5)^2 = CH - C^6H^4(CH^3)$ qui fournit, comme produit de substitution, un alcool tertiaire, $C^{20}H^{21}Az^3O$, homologue supérieur de la pararosaniline et dont le chlorhydrate constitue la *Fuchsine* :

$$OH - C \Big\langle \begin{matrix} C^6H^4(AzH^2) \\ C^6H^4(AzH^2) \\ C^6H^3(CH^3)(AzH^2) \end{matrix}$$

Alcool tertiaire homologue
supérieur de la pararosaniline.

$$Cl - C \Big\langle \begin{matrix} C^6H^4(AzH^2) \\ C^6H^4(AzH^2) \\ C^6H^3(CH^3)(AzH^2) \end{matrix}$$

Fuchsine
(Éther de l'alcool précédent).

Le triphénylméthane est le noyau des *rosanilines* et des *aurines* ainsi que du *violet hexaméthylé*

$$OH - C \Big\langle \begin{matrix} C^6H^4.Az(CH^3)^2 \\ C^6H^4.Az(CH^3)^2 \\ C^6H^4.Az(CH^3)^2 \end{matrix}$$

et le diphényletolyleméthane est le noyau de la fuchsine et de ses dérivés.

Autrefois, la fuchsine était préparée en oxydant le mélange d'aniline et de toluidines au moyen d'acide arsénique; ce mode d'oxydation avait donné naissance à un assez grand nombre d'accidents d'intoxication dus, exclusivement, au composé arsenical employé pour cette fabrication. Depuis, un très grand nombre de procédés ont été proposés pour remplacer industriellement l'action oxydante de l'acide arsénique; on se sert notamment de perchlorure de fer et d'acide chlorhydrique, mais on peut employer une foule de substances : l'azotate de mercure; les chlorures doubles formés par la combinaison des chlorures alcalins avec les chlorures d'aluminium, de fer, de manganèse; les oxydes de plomb et de manganèse en présence de l'acide sulfurique; les hypochlorites alcalins; l'acide chromique, etc., en un mot, tous les procédés imaginables d'oxydation.

Dans tous les cas, cette préparation à l'aide de l'oxydation au moyen de l'acide arsénique donnait naissance à des substances plus ou moins riches en arsenic, et de là est venu précisément le mauvais renom de la fuchsine au point de vue de ses propriétés toxiques, mauvais renom qu'elle ne mérite certainement pas lorsqu'elle est obtenue à l'état de pureté. Il y eut, en effet, des accidents extrêmement graves dus à l'arsenic, accidents qui revêtirent, dans certaines circonstances, des allures d'épidémie en quelque sorte, par exemple, en raison de ce fait que des eaux résiduaires évacuées par certaines usines dans lesquelles on préparait la fuchsine à l'aide de l'acide arsénique, empoisonnèrent les eaux souterraines alimentant des puits qui servaient à l'alimentation de la population environnante; et entre autres exemples intéressants, relatés dans presque tous les *Traités d'hygiène*, au sujet de cette intoxication, je vous rappellerai l'épidémie de Pierre-Bénite près de Lyon, en 1862, où des accidents très graves, dont quelques-uns même mortels, furent dus tout simplement à l'arsenic introduit dans l'eau par les procédés que je viens d'indiquer. Il en fut de même, en 1864, à Bâle, où un certain nombre d'intoxications arsenicales eurent encore pour cause l'ingestion d'eau renfermant de l'arsenic provenant des eaux résiduaires de fabriques de fuchsine. On observa aussi à cette époque des accidents d'intoxication dus à l'absorption de l'arsenic par l'intermédiaire des poussières de fuchsine; les ouvriers préparant ou les individus manipulant cette fuchsine, par exemple, les ouvrières fabriquant les fleurs artificielles et employant la fuchsine à la coloration de ces fleurs, ont été assez souvent l'objet d'accidents arsenicaux plus ou moins graves, dus précisément à ce mode d'introduction de l'arsenic dans l'économie.

Un fait dont il importe encore de tenir compte, au point de vue de l'hygiène, est celui de l'emploi de la fuchsine pour la coloration artificielle des vins, des confiseries, des pâtes de fruits, des gâteaux, d'un certain nombre de substances rentrant plus ou moins directement dans l'alimentation. En ce qui concerne les vins, vous savez qu'il y a quelques années, l'emploi de la fuchsine pour colorer les vins avait acquis une assez grande extension et on a attribué à la fuschine des accidents qui, certainement, ne relevaient pas exclusivement d'elle, à moins qu'elle ne fût arsenicale. Mais, je le répète, depuis 1866 environ, la préparation de la fuchsine à l'aide des dérivés arsenicaux est tout à fait exceptionnelle, de sorte que, actuellement, ce ne peut être qu'une circonstance extraordinairement rare que celle qui mettrait en présence d'une intoxication arsenicale ayant pour cause cette fuchsine.

A cette époque, pour essayer de déterminer le degré de toxicité de la fuchsine, un certain nombre d'expérimentateurs firent des expériences sur les animaux, entre autres Feltz et Ritter dont les observations amenèrent à conclure que la fuchsine présentait des propriétés toxiques assez intenses. Au contraire, les expériences de Bergeron et Clouet déniaient à peu près tout pouvoir toxique à cette fuchsine. Il est fort probable que les observateurs dont je viens de parler avaient dû se servir de produits provenant de préparations différentes; car, en réalité, lorsque la fuchsine est pure, ce n'est pas une substance inoffensive bien certainement, mais c'est une substance dont la toxicité est, en somme, assez faible. Ainsi, dans les expériences de Bergeron et Clouet on a pu administrer à des chiens 20 grammes de fuchsine pure par jour, sans qu'il en résultât d'autres inconvénients qu'une coloration plus ou moins accentuée de toutes leurs muqueuses, une coloration très intense de leurs urines, et quelques troubles, entre autres une néphrite signalée par la présence d'albumine dans l'urine. Ils osèrent même tenter l'expérience

chez l'homme, et ils purent donner 3 gr. 50 de fuchsine, en huit
jours, à des individus sans arriver à déterminer chez eux d'accidents.
Bien mieux, si l'on cherche, sur des animaux plus sensibles que
le chien à l'action de ces substances, quel est le pouvoir toxique
de la fuchsine, on arrive à cette conclusion qu'il faut des doses de 5
à 8 grammes par kilo chez le cobaye pour arriver à déterminer
une intoxication aiguë et 40 centigrammes par kilo pour provoquer
une intoxication chronique, par ingestion. Il faut injecter à un cobaye
par voie intra-péritonéale, de 3 à 5 centimètres cubes d'une solution
saturée de fuchsine — qui est assez peu soluble dans l'eau, puisque
1 centimètre cube d'eau ne dissout que 20 milligrammes de fuchsine,
— pour réaliser une dose toxique. Dix injections hypodermiques de
1 centimètre cube de cette solution saturée, soit 20 centigrammes,
constituent également une dose mortelle et l'animal met encore six
heures à mourir. Il présente des symptômes très analogues à ceux
que je viens de décrire : de la torpeur, un état d'hyperexcitabilité
réflexe, de la dilatation pupillaire, de la parésie et même de la paralysie du train postérieur, de l'analgésie, un abaissement notable de
la température, de l'accélération d'abord, puis une diminution accentuée du nombre des mouvements respiratoires, enfin l'animal tombe
en collapsus, on observe quelques convulsions toniques, et il meurt
dans le coma.

Cette fuchsine peut servir en quelque sorte de criterium pour juger
de la valeur toxique ou de la valeur offensive des différentes couleurs
d'aniline. Je vous ai rappelé ce fait fort intéressant que, parmi ces
couleurs d'aniline, beaucoup présentent une constitution extrêmement complexe. Celle de la fuchsine est relativement simple; mais
d'autres substances présentent au point de vue de leur constitution
chimique une complexité extrême, et toutes celles de ces matières
colorantes dans lesquelles la vapeur nitreuse entre en combinaison
ont la propriété de manifester une toxicité considérable, relativement,
parce qu'en somme il faut toujours arriver à des doses assez élevées
de ces substances colorantes pour déterminer des accidents plus ou
moins graves d'intoxication. Je ne vous dirai par conséquent rien
de plus des différentes couleurs d'aniline employées exclusivement
à titre de matières colorantes et dont la nomenclature seule nous
entraînerait beaucoup trop loin, mais j'insisterai seulement à présent
sur quelques dérivés particuliers, certains anilides, soit parce qu'ils
ont déterminé des accidents assez nombreux, soit en raison de leur
emploi thérapeutique.

PHÉNYLÈNEDIAMINES. — On a cherché à utiliser les propriétés
médicamenteuses — qui ne sont pas encore absolument fixées, mais
à propos desquelles je vais vous exposer les notions actuellement
acquises — de certaines matières colorantes telles que le bleu de

méthylène et d'autres colorants englobés sous la dénomination générique de *Pyoktanines*.

La première des substances dont nous allons nous occuper va être celle connue sous le nom de *Paraphénylènediamine*, qui est utilisée pour la teinture des cheveux et de la barbe. Cette paraphénylènediamine est une des substances colorantes les plus toxiques du groupe des dérivés de l'aniline. Dans ces dernières années, son emploi a donné lieu, à plusieurs reprises, à des accidents graves, tellement graves même que la question est actuellement soulevée de savoir s'il faut interdire la vente de cette substance au point de vue de son libre emploi dans l'industrie, en d'autres termes si la vente de la Paraphénylènediamine ne doit pas être assimilée à celle des substances toxiques régies par l'ordonnance de 1846 portant qu'elles ne peuvent être vendues que sur ordonnance du médecin et par les pharmaciens. Une étude fort intéressante au point de vue physiologique de deux de ces dérivés, — car il existe une ortho, une méta et une paraphénylènediamine, — une étude portant sur deux de ces dérivés, la méta et la paraphénylènediamine, a été faite récemment par M. RAPHAEL DUBOIS, de Lyon. L'injection d'une petite quantité de ces substances, 1 centigramme par kilo chez le chien, provoque des phénomènes d'intoxication assez sérieux, consistant principalement en mâchonnements, salivation abondante, vomissements, diarrhée et diurèse extrêmement abondante. Il semblerait que cette substance détermine une augmentation de ce qu'on a appelé la tension de dissociation entre l'eau et les tissus. J'ai insisté sur ce point quand j'ai traité de l'hypno-anesthésie; vous vous rappelez que M. RAPHAEL DUBOIS fait jouer un rôle important au point de vue physiologique à cette tension de dissociation entre les éléments vivants de l'organisme et l'eau, et qu'il différencie assez volontiers les substances agissant sur ces éléments anatomiques en substances augmentant, favorisant ou diminuant la tension de dissociation. Eh bien, pour lui, la paraphénylènediamine serait un type de ces substances augmentant la tension de dissociation entre l'eau et les tissus. Ce qu'a encore de remarquable aussi bien la paraphénylènediamine, que son isomère la métaphénylènediamine, substance utilisée en teinture, c'est la violente irritation que ces substances déterminent sur les muqueuses des fosses nasales, du pharynx et de la glotte. Le premier symptôme d'intoxication, chez les individus qui font usage de cette teinture, consiste en des éternuements bruyants et répétés, une toux rauque, un coryza violent avec écoulement muqueux profus. Au début, il se produit une hyperthermie périphérique, puis l'individu est pris tout d'un coup de frissons, de tremblement, d'abaissement de la température; il tombe dans un état de torpeur profonde, de collapsus même; et, lorsqu'on expérimente sur les animaux avec une dose suffisante, la mort se produit dans le coma, comme cela s'observe d'une façon presque constante avec tous les dérivés de l'aniline.

On note une coloration brune du sang et des muscles, qui est le témoin du transport de la phénylènediamine dans toutes les régions de l'organisme et de son oxydation sous l'influence des phénomènes intimes de nutrition, cette coloration envahit progressivement les tissus de l'organisme; et, ce qu'il y a de particulièrement remarquable aussi, c'est que la symptomatologie à laquelle on assiste fait penser bien plutôt à une maladie infectieuse qu'à une intoxication proprement dite. La substance subit des modifications graduelles dans l'organisme aux dépens de l'oxygène des tissus, et certains organes témoignent plus particulièrement de l'énergie avec laquelle ils sont affectés au cours de ces processus, dont l'évolution successive et graduée ainsi que les modifications qui en sont les conséquences rendent précisément compte de cette analogie avec la symptomatologie des maladies infectieuses. C'est ainsi que l'on observe une injection intense de la rate, qui présente une couleur violacée, ardoisée, et dont le tissu est diffluent.

Avec la paraphénylènediamine les phénomènes sont encore plus accusés qu'avec la métaphénylènediamine : ce dérivé est certainement plus actif et provoque des phénomènes nerveux plus marqués. L'intensité de certaines manifestations sollicite particulièrement l'attention : en même temps que l'inflammation générale des muqueuses, on remarque une hyperesthésie conjonctivale tout à fait particulière accompagnée d'un véritable exorbitisme : la cornée ainsi que la sclérotique sont plus ou moins complètement masquées par un œdème conjonctival et sous-conjonctival qui arrive à former un énorme chémosis; le globe de l'œil paraît positivement chassé de l'orbite, et cela donne à la physionomie de l'individu un aspect tout à fait particulier. On a reconnu en même temps que la glande lacrymale était envahie par un pigment noir produit de l'oxydation de cette paraphénylènediamine, pigment noir qu'on trouve surtout dans les cellules limitant la cavité des acini; il semble qu'il se produise une véritable obstruction des canaux sécréteurs, obstruction qui permettrait ensuite l'infiltration des espaces lymphatiques péri-glandulaires, et bientôt l'œdème gagne le tissu cellulaire voisin.

Cette paraphénylènediamine s'élimine par la salive; et il est extrêmement facile, par la réaction qu'on va répéter devant vous, d'acquérir la preuve de cette élimination. En effet, lorsque l'on mélange de la salive émise par un individu ayant utilisé la paraphénylènediamine comme teinture pour les cheveux ou la barbe, et qui est en proie aux accidents que je viens de décrire, quand on mélange cette salive avec quelques gouttes de métaphénylènediamine — il est important que les deux dérivés para et méta soient réunis — et qu'on traite le tout par une solution de chromate acide de potassium, il se produit une magnifique coloration bleue par suite de la formation du produit qui porte dans l'industrie le nom de *Bleu de Toluidine*.

Chez les animaux qui ont succombé à l'intoxication par la phénylènediamine, on a trouvé des caractères rappelant de très près ceux que déterminent, d'une façon banale, un assez grand nombre de substances toxiques : le sang est fluide, le ventricule gauche en systole, le poumon exsangue, le foie présente une couleur brunviolacé; enfin, dans ce cas particulier de l'intoxication par la paraphénylènediamine, la rate n'est plus diffluente comme avec la métaphénylènediamine, elle est pâle et rétractée.

Les accidents que l'on peut observer résultent toujours de l'emploi de cette substance comme teinture pour cheveux, car il est absolument impossible de songer à l'utiliser à titre de médicament interne, en raison de son activité toxique. La manière d'employer cette paraphénylènediamine consiste à mouiller d'abord les cheveux ou la barbe avec une solution dite numéro 1 qui est une solution hydro-alcoolique de paraphénylènediamine, puis on détermine son oxydation assez rapide par l'application de la solution dite numéro 2 qui ne renferme pas autre chose que de l'eau oxygénée. On voit alors les cheveux, primitivement plus ou moins décolorés, prendre une coloration d'abord violette, puis très rapidement plus ou moins noire, ce qui permet, grâce à l'emploi de solutions plus ou moins diluées, d'arriver à obtenir à peu près toutes les nuances du blond au noir.

Cette application détermine la formation de *Quinone*, substance assez énergiquement irritante; et il est fort probable que, dans le développement des accidents qui se produisent ultérieurement, l'intervention de la quinone n'est pas étrangère à la série des phénomènes dont j'ai donné le tableau. Ce sont principalement des éruptions qui succèdent à l'emploi de cette teinture, lorsque l'intoxication n'est pas assez intense pour amener les accidents d'inflammation du côté des muqueuses et surtout du côté de la muqueuse oculaire. Ces éruptions se montrent de préférence sur le bord des cheveux, sur les lèvres, les joues, le front, la nuque, les oreilles; on observe également des éruptions déterminées par le transport au moyen des mains sur la poitrine, les cuisses, les organes génitaux même. Soit immédiatement, soit quelque temps après que cette éruption a commencé, l'irritation peut devenir assez intense pour gagner l'appareil de la vision, et on observe du gonflement des paupières, la face est plus ou moins bouffie, les yeux injectés et larmoyants, et l'on peut même constater un degré plus ou moins accentué d'exorbitisme.

Le début de ces accidents éruptifs est extrêmement variable; et il est évident que là, comme en toutes circonstances, il y a une question non seulement de susceptibilité individuelle, mais encore de

variation de cette susceptibilité individuelle, car on a observé, chez
le même individu, des éruptions débutant immédiatement après la
première application, tandis que dans d'autres circonstances elles
ont mis jusqu'à plusieurs mois avant de se déterminer. On peut
observer toutes les modalités éruptives possibles : l'érythème, les
papules, les vésicules ; mais un fait qui est constant, c'est celui d'une
démangeaison insupportable accompagnant ces éruptions, démangeaison telle qu'elle prive les malades de sommeil et entre certainement pour beaucoup dans la production du petit mouvement fébrile
qui accompagne toujours ces éruptions. Le retour à l'état normal
est fort lent ; la peau reste rugueuse et œdématiée pendant un temps
assez considérable, quelquefois même elle éprouve une desquamation. Ces accidents peuvent durer de quelques jours à quelques
semaines ; et, par conséquent, vous voyez qu'il est utile de pouvoir
en faire le diagnostic et remonter à la cause de l'intoxication, afin
de ne pas les attribuer à une cause banale ou toute autre que celle
qui leur a donné naissance.

PYOKTANINES. — J'arrive maintenant à l'étude des quelques couleurs d'aniline dont l'emploi a été proposé en thérapeutique. Sous le
nom de *Pyoktanine*, on a essayé, il y a quelques années, l'emploi
thérapeutique d'un certain nombre de matières colorantes que l'on
peut restreindre à trois : le *Violet de Méthyle*, le *Bleu de Méthylène*, et
une substance colorante jaune qui porte dans l'industrie le nom d'*Auramine*.

Jusqu'en 1886, époque des premières recherches de EHRLICH, ces
matières colorantes avaient été réservées, avec beaucoup d'autres,
pour la technique microscopique : on s'en servait exclusivement
pour la coloration des cellules, pour les isoler de leur milieu ambiant
et les rendre plus facilement visibles, ce que facilitait l'intensité particulière avec laquelle la coloration se produit sur le noyau des cellules ainsi que sur les spores des bactéries. Quelque temps avant les
premières observations de EHRLICH, VON MOSETIG MOORHOF avait,
d'une façon empirique, car rien ne permettait de concevoir ration-
nellement son emploi, préconisé le Violet de Méthyle contre la
chorée, l'épilepsie et la pellagre. Ce n'était pas absolument dépourvu
de sanction expérimentale, mais beaucoup plus rationnel était l'emploi qu'on avait essayé de faire de l'aniline en nature, en inhalations,
à titre de substance microbicide chez les tuberculeux : vous savez
qu'à un moment donné, on a cherché à rendre l'organisme humain
incapable de cultiver le bacille tuberculeux, sinon en le saturant, au
moins en l'imprégnant de substances plus ou moins capables de nuire
à l'évolution du bacille tuberculeux. On a employé pour cela presque
toutes les substances volatiles ; et l'aniline, en raison de ses qualités
antiseptiques sur lesquelles j'ai appelé votre attention, devait évidem-

ment figurer parmi ces substances. Récemment encore, on a cherché à appliquer à la cure des tuberculeux le traitement par l'huile d'aniline ; mais les résultats obtenus par ce procédé n'ont été ni supérieurs, ni inférieurs aux résultats obtenus avec toutes les autres substances. En raison précisément de son action intense sur les phénomènes de nutrition, lorsque l'aniline est absorbée par les voies respiratoires, je crois que c'est plutôt un médicament fâcheux à employer dans une foule de circonstances et que, comme presque toujours dans les faits de ce genre, les avantages qu'on en retire sont plus que largement compensés par les inconvénients que présente le médicament lui-même. C'est toujours à peu près la même chose : c'est bien plus le malade que le microbe qui finit par pâtir du médicament.

Les observations de Ehrlich eurent trait, au début, à la façon dont les matières colorantes dont je viens de parler, et principalement le Violet de Méthyle, agissaient sur certains éléments anatomiques. Il observa que la matière colorante se fixait sur le cylindre-axe et les cellules nerveuses tout en respectant les éléments secondaires, et que cette action élective se réalisait également chez les animaux vivants. Ainsi, en faisant vivre pendant quelques jours des grenouilles ou des têtards dans une solution très diluée et renouvelée tous les jours de bleu de méthylène, Ehrlich observa qu'au bout de quelque temps ces animaux prenaient une teinte bleue très accentuée et que les nerfs, notamment, se dessinaient avec la plus parfaite netteté ; on pouvait voir que le prolongement spinal des cellules ganglionnaires était seul coloré et constater sa terminaison en très fin réseau enveloppant les cellules. En même temps, les observations montrèrent que ces phénomènes étaient en rapport extrêmement étroit avec le rôle réducteur plus ou moins accentué des tissus non ou peu oxygénés ; et en effet, dans certains territoires de l'économie, comme le foie, par exemple, où le rôle réducteur des cellules est porté au maximum, on voit la coloration ne se produire que sous l'influence de doses énormes de matière colorante, alors au contraire que dans d'autres tissus qui semblent plus oxygénés, le tissu nerveux par exemple, la coloration se réalise avec une assez grande facilité. Je reviendrai sur ce point dans un moment.

Continuant ses recherches, Ehrlich eut l'idée d'essayer l'action du bleu de méthylène sur un certain nombre de bactéries saprophytes et saprogènes. Il observa que, parmi les bactéries saprogènes, quelques-unes n'étaient pas détruites et que certaines espèces infectieuses étaient même capables de se développer dans des milieux énergiquement colorés : dans ces circonstances, il voyait le bleu de méthylène fixé et transformé, par les bactéries dont il ne suspend pas l'activité vitale, en granulations noires.

A cette époque, STILLING, de Strasbourg, eut l'idée de stériliser le terrain opératoire afin d'empêcher la suppuration, et ce fut lui qui proposa de désigner par l'appellation de *Pyoktanines* — de πυον, pus, et χτεινω. je tue — les matières colorantes employées dans ce but. C'est alors qu'apparurent dans le commerce de la pharmacie les trois principales Pyoktanines : deux bleues, le violet de méthyle et le bleu de méthylène, et une jaune, l'auramine. Cette dernière fut réservée surtout à l'oculistique, attendu qu'il était absolument désagréable de voir des pansements violets ou bleus sur la figure, tandis que l'auramine, dont la coloration jaune est beaucoup moins intense, était beaucoup plus facilement supportable.

C'est surtout en étudiant les résultats obtenus par l'emploi de ces différentes substances que nous allons pouvoir fixer les circonstances dans lesquelles il est possible de les employer et voir si, oui ou non, il y a intérêt à les utiliser et dans quelle mesure. Occupons-nous d'abord du violet de méthyle, puisque c'est lui qui a donné lieu aux premières recherches à cet égard. Ce dérivé de là rosaniline peut s'employer en solutions pour l'usage externe ou interne, quoique, dans ce dernier cas, il soit avantageusement remplacé par le bleu de méthylène. Le violet de méthyle en solution à 1 p. 1 000 constitue un antiseptique des plus énergiques; lorsque la solution est à 1 p. 30 000, c'est-à-dire 1 gramme pour 30 litres, il ralentit dans une très large mesure les phénomènes de putréfaction spontanée des matières albuminoïdes et manifeste encore des propriétés antiseptiques assez accentuées; mais bien mieux, à dose moitié moindre, c'est-à-dire de 1 gramme pour 60 litres, il est encore capable de colorer les bactéries pyogènes et de les immobiliser, c'est-à-dire de les empêcher de donner naissance à la suppuration.

Le bleu de méthylène, la fuchsine, le vert malachite, les différentes autres substances colorantes proposées comme succédanés du violet de méthyle, sont loin de posséder des propriétés antiseptiques aussi énergiques : aussi est-ce à ce violet de méthyle qu'il est logique d'avoir recours lorsqu'on veut se servir de ces matières colorantes à titre antiseptique, pour l'application externe.

La question se posa tout de suite de savoir si ce violet de méthyle constituait une substance offensive pour l'organisme des animaux; cette action offensive paraît, en somme, assez faible, bien qu'elle soit supérieure à celle de la fuchsine. On l'a mélangé aux aliments qu'on donnait à des lapins, sans voir ces derniers éprouver d'accidents bien nets. Lorsqu'on l'a donné en quantité suffisante pour déterminer la mort, ou bien à la suite d'une administration très longtemps prolongée, on a vu que le foie présentait une coloration très intense. Les injections sous-cutanées donnaient lieu à des accidents rappelant, dans une certaine mesure, ceux déterminés par la fuchsine et que je vous ai énumérés précédemment. On a pu injecter cependant 20 cc., et plus, de solution aqueuse à 1 p. 1000 à des lapins et à des cobayes, sans avoir d'accidents graves.

Comme utilisation des propriétés énergiquement antiseptiques que je viens de vous signaler, on a constaté qu'une durée de cinq minutes d'immersion dans une solution à 2 p. 1000 était parfaitement suffisante pour désinfecter les instruments de chirurgie et les mains des opérateurs. Comme inconvénient, il faut noter la coloration extrêmement intense, résultant du contact de toutes les matières organiques avec ces substances colorantes. Chez l'homme, on a essayé l'emploi du violet de méthyle, d'abord en oculistique, et on a constaté, sous l'influence de solutions au millième, la dilatation de la pupille, sans le moindre retentissement sur les phénomènes de l'accommodation. Mais on acquit immédiatement la preuve que ce violet de méthyle n'était pas une substance absolument inoffensive et qu'il pouvait avoir une action fâcheuse sur certains épithéliums. C'est ainsi que CATTANEO montra que, sous l'influence de la solution de violet de méthyle au millième ou même d'une solution plus faible, certains épithéliums très délicats étaient attaqués et subissaient une action offensive dont il fallait tenir compte. Il avait remarqué qu'une solution de fluorescéine injectée dans le cul-de-sac conjonctival, ne produisait une coloration de la cornée que si l'épithélium avait été détruit auparavant en un point quelconque permettant à la matière colorante de se diffuser. Or, chez un animal, en instillant d'abord quelques gouttes de solution de violet de méthyle au millième, il constatait que l'instillation subséquente de fluorescéine produisait une coloration plus ou moins intense de la cornée, preuve que l'épithélium avait été touché par le violet de méthyle.

D'autre part, les observations montrèrent que l'emploi du violet de méthyle prévenait, plutôt qu'il ne supprimait, la suppuration et que, à moins d'employer les doses très fortes et susceptibles par là même de devenir offensives, surtout pour les épithéliums délicats, on ne peut pas enrayer efficacement la pullulation et encore moins obtenir une destruction des bactéries. Comme avec tous les antiseptiques, l'arrêt de développement des bactéries peut être réalisé avec des doses relativement plus ou moins faibles, mais leur destruction n'est pas obtenue, même sous l'influence de doses considérables. Cette action microbicide peu intense du violet de méthyle a été prouvée par un fait fort regrettable en lui-même, mais qui a au moins permis d'être éclairé de façon certaine sur cette valeur microbicide, c'est celui-ci. Au début de l'emploi de cette matière colorante, on en préparait des crayons, analogues aux crayons de nitrate d'argent, à l'aide desquels on faisait des cautérisations des paupières, des petites plaies à la surface des muqueuses, etc. Or, à l'aide d'un de ces crayons, on put infecter un individu par le gonocoque, ce microbe étant resté virulent quoique transporté ainsi à la surface du violet de méthyle. Je sais bien que, dans ces circonstances, on pourrait faire intervenir une sorte de protection du gonocoque par le fait de la coagulation de la matière albuminoïde et de son encapsulement dans une sorte de retraite, d'abri constitué par la matière albuminoïde coagulée, grâce à laquelle le gonocoque aurait pu échapper à l'action du violet de méthyle, toujours est-il que cette expérience démontre qu'il ne faut pas compter, d'une façon générale, sur l'action microbicide du violet de méthyle. Et cependant, le violet de méthyle exerce une action absolument incontestable sur le gonocoque de Neisser, car son administration chez les individus affectés de chaude-pisse a certainement donné de très bons résultats lorsqu'on l'emploie à la dose de 20 à 30 centigrammes, *pro die*, répartis en quatre à six capsules gélatineuses, et en l'associant à l'essence de santal pour éviter l'irritation de la muqueuse.

On songea également à utiliser ce violet de méthyle pour le traitement des tumeurs malignes inopérables ; on espérait précisément que, grâce à cette propriété particulière du violet de méthyle de se fixer sur certains éléments anatomiques, il pourrait atteindre dans leur vitalité les noyaux des cellules néoplasiques sans nuire en même temps aux éléments cellulaires des tissus sains environnants. C'est von Mosetig Moorhof, de Vienne, qui eut le premier l'idée d'appliquer le violet de méthyle au traitement de ces tumeurs. Billroth nia complètement l'influence des couleurs d'aniline, et du violet de méthyle en particulier, au point de vue d'une action utile au traitement des néoplasies. D'après lui, le protoplasma vivant ne se colorerait pas, c'est-à-dire n'aurait pas la propriété de se combiner avec les matières colorantes ; et les couleurs d'aniline seraient incapables d'exercer une action comparable à celle du nitrate d'argent, de l'acide osmique, du chlorure d'or et d'autres substances qui sont capables de se fixer, en vertu d'affinités spéciales, sur les noyaux et de les tuer.

Une observation de M. Quénu semble en effet venir confirmer cette interprétation de Billroth. Dans un cas de lymphosarcome généralisé pour lequel des injections d'une solution de violet de méthyle à 1 p. 20 avaient été pratiquées, on put constater que le centre des tumeurs ganglionnaires était ramolli, mais que le violet de méthyle n'avait pas pénétré dans l'épaisseur de leur coque, pas plus que dans les voies lymphatiques du voisinage. Cette observation paraît donc donner raison à l'interprétation de Billroth, et montrer qu'il ne faut pas trop compter sur l'intervention du violet de méthyle pour attaquer les cellules des éléments néoplasiques. Quoi qu'il en soit, ainsi que j'aurai à vous le signaler plus tard, on a pu tirer, dans un assez grand nombre de cas, de très heureux résultats de l'emploi de ces solutions de violet de méthyle lorsqu'il s'agit d'un traitement externe.

Action dynamique. — Mais voyons maintenant ce qui va arriver lorsque ces matières colorantes seront introduites dans l'organisme, en d'autres termes, étudions leur action dynamique. Lorsqu'on introduit ces matières colorantes dans la circulation, on les voit, comme il fallait d'ailleurs s'y attendre, exercer immédiatement une action assez marquée sur les éléments figurés du sang. Ou bien la matière colorante va se fixer sur les hématies, vis-à-vis desquelles elle joue le même rôle d'arrêt, de nécrobiose qu'elle peut exercer sur les noyaux des bactéries, — il se passe alors un phénomène, rappelant celui que je signalais tout à l'heure, de la fixation par certaines bactéries de ces matières colorantes; — ou bien il arrive qu'elle se transforme en matière colorante insoluble. Dans ces deux cas, on risque de produire des thromboses causées par l'existence de particules solides inertes dans les fines artères.

Dans un ordre d'idées analogue à celui qui avait guidé les premiers essais de von Mosetig Moorhof, on pensa qu'en raison de l'électivité d'action sur certains éléments du tissu nerveux, on pourrait obtenir, par voie d'injections sous-cutanées, la modification de certains états pathologiques chez les individus atteints d'affections nerveuses.

Aujourd'hui, Messieurs, il est incontestable que cette conception peut paraître infiniment moins hardie qu'au moment où elle vit le jour, c'est-à-dire vers 1886. Nous sommes, en effet, en possession maintenant d'un certain nombre de preuves de l'action modificatrice élective exercée par différentes substances sur des régions plus ou moins nettement délimitées du système nerveux. Lorsque nous avons étudié les hypno-anesthésiques et la morphine, j'ai déjà eu l'occasion d'appeler votre attention sur les très intéressantes recherches qui avaient été faites, notamment par M. Demoor et Mlle Stefanowska, relativement à l'amiboïsme des neurones et à la façon dont cet amiboïsme était influencé par certaines substances médicamenteuses. Ces expériences ont démontré avec une entière certitude que cet amiboïsme était énergiquement influencé par un certain nombre de substances médicamenteuses telles que le chloroforme, les différents éthers, la morphine, le protoxyde d'azote, entre autres. L'année dernière, quand nous avons étudié la quinine, je me suis encore assez longuement étendu sur les très intéressantes recherches des ophthalmologistes, et notamment de M. Druault, relativement à l'action exercée par la quinine sur la couche des cellules ganglionnaires de la rétine.

Vous voyez donc que cette conception qui, au premier abord, peut paraître un peu bizarre et dépasser les limites de ce qu'il est permis de supposer au point de vue théorique, est en somme appuyée par un certain nombre de faits qui la rendent parfaitement plausible. Et en effet, lorsqu'on administre à des animaux des quantités suffisantes, soit par voie d'ingestion, soit par voie d'injections souscutanées, de ces matières colorantes, violet de méthyle ou bleu de méthylène, on voit qu'un certain nombre de systèmes anatomiques, le système osseux, les viscères, le système nerveux, sont plus ou moins énergiquement colorés en bleu. Le sang prend lui-même une coloration noir-bleuâtre plus ou moins intense; mais quand il revêt cette coloration, c'est l'indice d'une intoxication plus ou moins profonde et l'animal ne tarde pas à succomber dans un état de paralysie et de coma, analogue à celui que je signalais à propos de l'aniline et des autres substances que nous étudions en ce moment. Comme la plupart des substances médicamenteuses que nous avons étudiées à titre d'antithermiques-analgésiques, cette matière colorante détermine la méthémoglobinisation du sang, c'est-à-dire que son action porte à la fois sur les hématies sur lesquelles peut se fixer cette matière colorante, et sur la matière colorante normale du sang, l'hémoglobine, qui est transformée en méthémoglobine. De sorte que son influence sur le système nerveux doit, en réalité, être double : d'une part, l'influence exercée par le sang rendu asphyxique par la méthémoglobinisation; d'autre part, l'influence exercée par la matière colorante douée elle-même d'une affinité élective pour certains éléments cellulaires du système nerveux.

Les expériences faites avec le violet de méthyle et le bleu de méthylène ont montré que l'efficacité de l'action analgésique très accentuée, exercée principalement par le bleu de méthylène, est marquée surtout dans les cas où il existe une altération du système nerveux : c'est ainsi que chez les individus affectés de polynévrites, chez les tabétiques, on a vu le bleu de méthylène exercer une action analgésiante extrêmement remarquable, et quelquefois même après l'échec de toutes les autres substances analgésiques qui avaient été inutilement employées. Dans un assez grand nombre de circonstances, par exemple chez les individus affectés de rhumatisme musculaire ou de rhumatisme des gaines tendineuses, on a vu également ment l'action analgésiante du bleu de méthylène s'exercer avec une constance et une intensité des plus remarquables, mais ce n'est là absolument qu'une médication palliative de la douleur, c'est une simple médication symptomatique. Dans d'autres cas, au contraire, on a éprouvé des échecs constants, notamment chez les neurasthéniques, chez les individus affectés de psychopathies à forme éréthique, chez les individus affectés de ces insomnies dites nerveuses, c'est-à-dire qu'il est difficile de rattacher à quelque chose de bien déterminé.

Cette action analgésique dont je parle en ce moment se manifeste parfois avec une soudaineté remarquable contre des douleurs restées jusque-là réfractaires aux autres agents de la médication narcotique; et, ce qu'il y a d'intéressant à retenir à l'actif de cette substance médicamenteuse, c'est que les effets analgésiques ainsi obtenus sont assez durables et ne nécessitent pas, en somme, la répétition trop fréquente des doses. Nous allons voir dans un moment que c'est là un point qui présente un assez grand intérêt. On a noté, par exemple, de très bons effets de l'administration du bleu de méthylène chez les individus affectés de céphalalgie chronique habituelle, ou de migraine lorsqu'elle était provoquée par du spasme vasculaire. Dans certaines circonstances, on peut arriver à se rendre compte, on peut interpréter la façon dont ce bleu de méthylène — car c'est de lui qu'il va être question exclusivement maintenant — peut agir pour déterminer une action médicamenteuse; mais j'ai relevé, parmi les éloges adressés à cette substance médicamenteuse par ceux qui s'en sont occupés au début de son emploi en thérapeutique, cette phrase, qui m'a laissé fort perplexe : « Dans les cas de névroses liées à une altération anatomo-pathologique nullement influencée par le bleu de méthylène, il n'y a rien à attendre de son intervention ». C'est là un fait absolument évident *à priori*, n'est-il pas vrai? Je n'ai regretté qu'une chose, c'est que le très distingué clinicien qui a écrit cette phrase ait oublié de dire quels pouvaient être, *à priori*, les moyens de distinguer ces cas dans lesquels l'altération anatomo-pathologique ne serait pas influencée par le bleu. S'il faut attendre de faire l'autopsie, c'est un peu tard pour être fixé sur ce point. Toutefois, dans un assez grand nombre de circonstances, ainsi que je le disais il y a un instant, on peut arriver à interpréter l'action du bleu de méthylène et à trouver une raison à cette action.

Ainsi, par exemple, dans le traitement du paludisme où, comme j'ai eu l'occasion déjà de vous le signaler l'année dernière, en parlant des intéressantes recherches d'un auteur italien, Celli, sur la sérothérapie et l'opothérapie préventive du paludisme,[1] on avait essayé, concurremment avec la quinine, différentes substances médicamenteuses et entre autres les couleurs d'aniline, il est incontestable qu'on peut parfaitement trouver dans l'affinité que le bleu de méthylène exerce vis-à-vis de l'hématozoaire une raison de son action. Le bleu de méthylène se fixe sur l'hématozoaire en exerçant sur lui une action nécrobiotique analogue à celle qu'il exerce sur certaines bactéries, il va le mettre dans l'impossibilité de continuer son évolution dans le milieu de l'individu qui en est porteur; par conséquent, il va agir comme la quinine et guérir l'accès de paludisme. Et

---

1. Voir : *Leçons de Pharmacodynamie et de Matière médicale*, 3ᵉ série, p. 318.

en effet, dans un très grand nombre de cas où le bleu de méthylène
a été employé chez les paludiques, on a obtenu des succès, des
guérisons. Naturellement, les partisans enthousiastes du bleu de
méthylène sont venus affirmer qu'on observait la guérison dans
presque toutes les circonstances où les autres médicaments étaient
restés impuissants jusque-là, dans les circonstances même où la quinine n'avait pu aboutir à la sédation des accès. Mais je vous rappelle
ceci : nous avons déterminé l'année dernière les conditions dans
lesquelles il .fallait administrer la quinine, nous avons vu que ces
conditions étaient assez étroites et que si l'on ne s'y conformait pas
rigoureusement on avait chance d'aboutir à un échec. De sorte qu'il
est permis de se demander si toutes ces conditions ont été bien et
suffisamment observées par les différents cliniciens qui ont employé
avec succès le bleu de méthylène après la quinine, et si, en réalité,
le bleu de méthylène n'est pas arrivé pour parfaire ce qu'avait commencé la quinine.

Je vais même plus loin, et, de la lecture et de la discussion très
attentives du grand nombre d'observations qui ont été rapportées, il
semble résulter que l'emploi du bleu de méthylène, lorsqu'il est
pratiqué dans des conditions que nous aurons à déterminer plus tard,
permet, d'une façon certaine et bien plus facilement que la quinine,
une imprégnation profonde de l'organisme, par conséquent, permet
plus facilement que la quinine de lutter efficacement contre les
hématozoaires. Je vous ai signalé les accidents pouvant résulter de
l'emploi de la quinine, la susceptibilité individuelle tout à fait particulière présentée par certains sujets relativement à cette substance
médicamenteuse; cette susceptibilité peut ne pas être la même en
ce qui concerne le bleu de méthylène, et il n'y a rien là que de très
ordinaire, n'est-il pas vrai, de voir un individu ne pas pouvoir
supporter telle substance médicamenteuse et en supporter parfaitement une autre.

Mais ce qui me semble surtout intéressant dans ce traitement du
paludisme par le bleu de méthylène, c'est qu'en réalité son emploi
à faible dose paraît mettre l'organisme en état de réceptivité
médicamenteuse, si je puis ainsi dire, pour la quinine et favoriser la
tolérance de la quinine par l'organisme. De sorte qu'un organisme
qui, auparavant, n'aurait pas pu supporter la dose de quinine nécessaire pour amener la mort des hématozoaires, peut arriver, sous
l'influence des modifications inconnues dans leur essence que lui fait
subir le bleu de méthylène, à supporter très bien des quantités suffisantes de quinine, et je n'en veux pour preuve que ce fait reproduit
dans un assez grand nombre d'observations, dans lesquelles on a
constaté que des paludiques, soumis d'abord à l'action du bleu de
méthylène et chez qui celui-ci avait simplement espacé les accès sans

amener la guérison définitive, ont vu leur guérison se confirmer par l'administration subséquente de faibles doses de quinine, qui auraient été incontestablement insuffisantes, à elles toutes seules, pour amener la mort des hématozoaires.

De plus, il faut noter ce fait que le bleu de méthylène, même lorsqu'il est employé seul, amène la disparition définitive des stigmates caractéristiques du paludisme, notamment l'hypertrophie du foie et de la rate. Il y a encore à tenir compte de ce résultat, constaté non seulement relativement à l'hématozoaire du paludisme mais encore relativement au gonocoque, que les modifications de la virulence des agents pathogènes semblent suivre exactement la même progression que leur coloration, leur imprégnation sous l'influence des matières colorantes. De sorte qu'on peut dire, je le répète, en ce qui concerne le paludisme et le gonocoque, que la modification de la virulence marche de pair avec les progrès de la coloration.

Il y a encore un certain nombre d'autres circonstances dans lesquelles l'emploi du bleu de méthylène a donné en thérapeutique de très remarquables résultats; il y en a d'autres aussi dans lesquelles les résultats ont été déplorables. Mais je crois qu'il faut tenir compte de ces résultats déplorables, ne serait-ce que pour ne pas les voir se reproduire; et, dans notre prochaine réunion, où il me restera à vous signaler les diverses circonstances dans lesquelles on a cru pouvoir appliquer encore le bleu de méthylène, vous verrez que s'il en est quelques-unes dans lesquelles des résultats très heureux ont été obtenus par l'emploi de ce médicament, il en est d'autres dans lesquelles on ne saurait apporter une prudence trop grande dans le maniement de cette substance, en définitive extrêmement énergique.

IXᵉ LEÇON

GROUPE DES ANILIDES. — EMPLOI DU BLEU DE MÉTHY-LÈNE. — INFLUENCE SUR LES DIVERS PHÉNOMÈNES DE LA VIE CELLULAIRE. — ÉTUDE DE LA PERMÉABILITÉ DU REIN. — PHÉNOMÈNES D'INTOLÉRANCE. — MODES D'ADMINISTRATION ET DOSES. — ACÉTANILIDE. PRO-PRIÉTÉS GÉNÉRALES.

Nous avons vu quelles étaient les actions exercées par le bleu de méthylène sur les différentes fonctions de l'organisme; j'ai attiré notamment votre attention sur ce fait qu'on obtenait de très bons résultats de l'emploi de cette substance médicamenteuse dans quelques circonstances où elle exerçait une action en quelque sorte spécifique, élective dans tous les cas, sur certains organismes inférieurs. Eh bien, les considérations que je vous ai exposées ont entraîné à essayer également l'emploi du bleu de méthylène pour le traitement du diabète, en raison précisément de l'analogie que présentait cette matière colorante, dans quelques-unes de ses manifestations sur les différentes fonctions de l'organisme, avec l'antipyrine. Je vous ai déjà indiqué à propos des résultats obtenus dans le traitement de nombreux cas de diabète avec l'antipyrine, que la modération considérable apportée par cette substance aux processus intimes de la nutrition, aux combustions organiques, permettait précisément de diminuer, dans une très notable proportion, les oxydations, les hydratations, les dédoublements qui se font dans l'organisme, et de réduire ainsi la proportion de glucose qu'on pouvait trouver dans l'urine. Or, cette action s'exerce dans le cas de bleu de méthylène à peu près de la même façon que dans le cas de l'antipyrine; c'est une action qui utilise nécessairement comme intermédiaire le système nerveux et le sang. Et, en effet, vous savez que toutes les fois qu'on s'adresse à une substance intéressant à la fois : le sang, en diminuant les phénomènes de nutrition intime des hématies, le système nerveux en modérant ses fonctions trophiques, on peut être assuré de trouver dans son emploi une modération corrélative des actes intimes de la nutrition de tous les éléments cellulaires et, par conséquent, son application est fort judicieuse dans le cas de diabète.

Sous l'influence du bleu de méthylène, on a pu constater une diminution considérable du glucose, et cela sans avoir recours à une alimentation spéciale. Dans plusieurs observations publiées à ce sujet, la diminution du glucose dans l'urine a été considérable dès le début de l'administration du bleu de méthylène, et le passage du glucose dans l'urine est devenu à peu près nul lorsqu'on a institué en même temps le régime alimentaire qui convient aux diabétiques. La dose pour arriver à ce résultat n'a pas été très élevée, puisqu'il a suffi de 50 centigrammes par jour pour voir tous les symptômes subjectifs du diabète se dissiper environ après quatre ou cinq semaines, et on a pu même constater la disparition complète du glucose.

Dans certains cas de néphrite, on a songé également à recourir au bleu de méthylène, bien qu'au premier abord cette application thérapeutique puisse paraître paradoxale, — j'ai eu, en effet, l'occasion de vous signaler ce fait que la plupart des dérivés colorés de l'aniline avaient l'inconvénient de déterminer une néphrite plus ou moins intense ; — et pourtant on a eu recours à plusieurs reprises soit à la fuchsine, soit au bleu de méthylène, soit à diverses autres matières colorantes dérivées de l'aniline pour lutter contre les accidents déterminés par la néphrite. En ce qui concerne le bleu de méthylène, les résultats sont aussi dissemblables que possible : alors que certains observateurs ont noté une diminution, et même la disparition de l'albumine dans l'urine sous l'influence du traitement par le bleu de méthylène et qu'on a surtout signalé comme étant un des meilleurs résultats de cette administration la suppression des hématuries dans les cas de néphrite hémorrhagique, dans d'autres conjonctures, au contraire, on a vu les néphrites exacerbées par le bleu et, dans un moment, je vais vous citer deux exemples, entre autres, montrant la gravité des phénomènes qui peuvent succéder à l'emploi du bleu dans cette circonstance. Dans tous les cas, les cliniciens qui ont utilisé le bleu de méthylène dans ces conditions sont unanimes pour reconnaître qu'il y a toujours eu une modification accentuée, avec cette restriction, toutefois, que cette modification peut être constituée par une aggravation et non par une amélioration. C'est surtout au cours des néphrites avec lésions chroniques accompagnant l'artério-sclérose, qu'on aurait constaté une action modificatrice utile de la part du bleu de méthylène.

Je sais bien qu'on a attribué les exacerbations auxquelles je faisais allusion tout à l'heure à l'emploi de bleu de méthylène impur, renfermant encore une proportion généralement assez minime du sel de zinc utilisé pour sa préparation ; c'est à la présence de cette petite quantité de sel de zinc que seraient dues la cystite, l'inflammation des muqueuses génito-urinaires, les accidents de néphrite même. Mais, d'un autre côté, il existe des cas très précis, très nets, où l'emploi du bleu de méthylène dans un état de parfaite pureté, a déterminé des accidents fort graves : en voici deux exemples, dont l'un a été mortel. Il s'agit, en premier lieu, d'un individu qui, à la suite d'une intoxication sulfo-carbonée, provoquée par sa profession, était en butte à des accidents cérébraux et à une néphrite aiguë accompagnée de polyurie. Dans le but de déterminer la perméabilité rénale, — par un procédé sur lequel je reviendrai dans un moment, — on lui fit une injection de 5 centigrammes de bleu de méthylène à la suite de laquelle il eut une oligurie extrêmement marquée, sans autres phénomènes inquiétants. Ce fait seul aurait certainement dû imposer une extrême réserve en ce qui concerne l'utilisation du bleu de méthylène; malheureusement, on n'en tint pas suffisamment compte et on pratiqua sur le malade une seconde injection de 5 centigrammes : il en résulta une anurie absolue, puis, deux ou trois heures après, une hématurie profuse, et le sujet mourut dans le coma au bout de neuf heures. Il me semble impossible de ne pas incriminer ici, dans l'exacerbation des symptômes de néphrite, l'emploi du bleu de méthylène.

Un autre exemple, qui, celui-là, ne se termina pas aussi tragiquement que le premier, concerne une femme affectée d'artériosclérose et de lésion hépatique; j'insiste sur cette dernière lésion, parce que, dans un moment, lorsque nous nous occuperons de l'emploi du bleu de méthylène pour déterminer le coefficient de la perméabilité rénale, vous allez voir que les recherches faites à ce sujet ont mis en évidence l'importance considérable qu'il faut attribuer à l'insuffisance hépatique. On pratiqua également chez cette malade une injection de 5 centigrammes de bleu de méthylène; au bout de huit heures, elle fut prise d'une anurie à peu près complète, qui dura pendant une quinzaine d'heures, et elle eut en même temps quelques accidents nerveux, qui, fort heureusement, cédèrent spontanément au bout de peu de temps; tout se borna à ces phénomènes qui me paraissent, aussi évidemment que les premiers, témoigner en faveur de l'action offensive intense exercée par le bleu de méthylène sur l'épithélium rénal.

Le bleu de méthylène a encore été essayé dans des cas de rhumatisme articulaire aigu; et on en aurait obtenu, disent ceux qui l'ont employé, des effets au moins comparables à ceux réalisés à l'aide des salicylates ou observés dans le paludisme. En d'autres termes, vis-à-vis du rhumatisme articulaire aigu, le bleu de méthylène pourrait être mis en parallèle avec le salicylate de soude, comme pour ce qui est du paludisme ce même bleu de méthylène pourrait être mis en parallèle avec le sulfate de quinine.

Mais j'insiste sur ce point, sur lequel j'ai déjà attiré votre attention au début de nos études relativement au bleu de méthylène, que c'est surtout dans son emploi comme topique qu'on en a obtenu les meilleurs résultats : ainsi, dans les cas de tumeur vésicale, par exemple, une injection dans la vessie d'une solution au 5000° graduellement portée à un degré de concentration beaucoup plus considérable, puisqu'on peut arriver progressivement jusqu'au 500°, a permis d'amener une amélioration considérable. On faisait, préalablement à l'injection, un lavage de la vessie avec de l'eau boriquée et ce lavage était suivi de l'injection d'une centaine de centimètres cubes environ de la solution de bleu de méthylène. Les effets obtenus ont surtout consisté en une analgésie très remarquable, une suppression des hémorrhagies déterminées par le néoplasme, et enfin une élimination de fragments de la tumeur.

Dans d'autres circonstances encore, qui n'ont aucun lien avec celles que je viens de vous exposer, dans des cas de délire et d'exaltation maniaque de toute nature, on a employé avec succès le bleu de méthylène; on n'aurait alors jamais observé de phénomènes fâcheux ou désagréables, même pour des doses injectées, dans la profondeur du tissu musculaire, s'élevant jusqu'à 10 centigrammes par injection.

En résumé, Messieurs, de tout ce qui a été publié jusqu'à présent, il résulte que le bleu de méthylène constitue incontestablement une substance médicamenteuse extrêmement active. Ses indications, comme vous l'avez vu par les renseignements que je viens de vous donner, sont encore assez incertaines, au moins dans un grand nombre de cas; il en résulte que cela impose la nécessité de manier cette substance médicamenteuse avec une extrême prudence. Il me paraît évident, d'après ce que je vous ai rapporté relativement à son action sur le sang et sur les différents éléments cellulaires de l'organisme, que c'est une substance dont l'action sur l'économie est certaine, indiscutable, mais des plus insuffisamment déterminées, en ce qui concerne surtout les phénomènes de la nutrition. Une preuve de l'importance considérable qu'il faut attacher à l'action exercée par cette substance sur l'organisme, réside dans la façon même dont elle se transforme dans l'organisme humain. En effet, la formation de ces produits incolores, qu'on a appelé *leucodérivés* des matières colorantes, et en même temps la fixation de la matière colorante sur les noyaux cellulaires constituent deux phénomènes qui ne peuvent absolument laisser aucun doute sur l'importance de l'intervention dans les processus des échanges intimes de la nutrition. Une expérience qui prouve le bien fondé de cette interprétation, a été faite il y a quelque temps par deux auteurs allemands, Neisser et Wechsberg, relativement à l'action offensive exercée par le bleu de méthylène sur les cellules vivantes : ils choisissent un exsudat renfermant une certaine quantité de leucocytes, et y ajoutent un demi-centimètre cube d'une solution très diluée de bleu de méthylène, mélangé d'un centimètre cube et demi d'une solution physiologique de chlorure de sodium; ils ont observé que toutes les fois que l'on mettait cette solution en contact avec les leucocytes vivants, elle était très rapidement décolorée, tandis que, au contraire, les leucocytes morts avaient perdu complètement la propriété d'opérer cette décoloration.

Cette décoloration est également réalisée par les substances capables d'absorber avec assez d'avidité l'oxygène de l'air dans certaines circonstances; et c'est ainsi qu'on a proposé d'employer le bleu de méthylène, non pas pour rechercher, cela serait insuffisant, mais pour doser le glucose dans l'urine : cette réaction repose sur le fait dont vous allez être témoin, qu'une solution alcaline de glucose est capable de réduire le bleu de méthylène sous l'influence d'une faible élévation de température, en donnant naissance à ces leucodérivés auxquels je faisais allusion il n'y a qu'un moment. Mais il y a ici un phénomène beaucoup moins profond, si l'on peut ainsi dire, dont l'importance est beaucoup moins grande que le phénomène qui se passe dans l'organisme et qui se traduit par une métamorphose plus accentuée de la matière colorante. Vous voyez dans ce tube une solution de glucose à laquelle on vient d'ajouter une petite quantité de bleu de méthylène : la solution, qui était très fortement colorée, se décolore avec une grande rapidité sous l'influence d'une élévation relativement faible de température. Si nous laissons refroidir cette solution et si nous l'agitons au contact de l'air, en d'autres termes, si nous facilitons la réoxydation du milieu, nous allons voir le leucodérivé qui avait pris naissance, s'oxyder, se détruire par conséquent, et donner de nouveau naissance au bleu de méthylène.

Eh bien, Messieurs, cette métamorphose est certainement beaucoup plus profonde dans l'organisme qu'elle ne l'est dans le tube que je viens de vous montrer. Et en effet, lorsqu'on introduit le bleu de méthylène dans l'organisme, il s'élimine, pour la majeure partie, par l'urine et pour une assez forte proportion par la bile, mais, comme la bile est déversée dans l'intestin, ce bleu est repris immédiatement dans la circulation et, en définitive, c'est exclusivement par l'urine que se fait l'élimination de la couleur introduite en excès. Or, voici ce qui arrive : on retrouve dans l'urine non seulement une quantité plus ou moins considérable de bleu de méthylène en nature, mais on y trouve aussi des produits de transformation, des leucodérivés, et ces leucodérivés s'y trouvent sous deux états : l'un, capable de reprendre immédiatement sa coloration bleue par simple agitation de l'urine au contact de l'air; et l'autre qui exige, au contraire, une réaction chimique plus accentuée, telle que, par exemple, l'ébullition d'une certaine quantité de l'urine avec de l'acide acétique. Il y a donc, dans le fait de la transformation éprouvée par le bleu de méthylène sous l'influence des actes physico-chimiques s'accomplissant dans les cellules de l'organisme vivant, formation de leucodérivés de nature différente. Il y a une décomposition plus profonde, puisque certains de ces leucodérivés résistent à la simple action de l'oxygène de l'air.

C'est précisément en se basant sur ces observations que, dans ces dernières années, on a cherché à se rendre compte de l'état de la perméabilité du rein en utilisant le bleu de méthylène. Vous savez que le passage, et non seulement le passage, mais l'élimination, la conjugaison des substances introduites dans l'organisme et qui s'éliminent, soit en nature, soit sous forme de dérivés, par la voie urinaire a de tout temps sollicité l'attention des physiologistes et des thérapeutes. Il y a déjà fort longtemps — Hahn a précisé cette observation en 1820 — qu'on avait remarqué un fait très frappant au premier abord : c'est que, chez certains malades, les goutteux, par exemple, l'odeur de violettes émise par l'urine, à la suite d'inhalation d'essence de térébenthine, odeur qui est si caractéristique, ne se produisait pas, et on avait pensé qu'il fallait attribuer la non-production de cette matière odorante à ce fait que le passage par le rein des produits de transformation, de conjugaison de l'essence de térébenthine ne se faisait pas ou se faisait mal. On avait remarqué également que, chez les individus dont le rein est assez gravement atteint, chez les individus affectés de mal de Bright par exemple, on n'observait pas non plus dans l'urine cette odeur désagréable si caractéristique qui suit l'ingestion d'asperges chez des sujets normaux; puis, les observations s'étendant, on s'aperçut qu'il fallait tenir compte de ce fait pour l'administration d'un assez grand nombre de substances médicamenteuses. On remarqua que, chez certains individus, surtout chez les brightiques, l'emploi de la poudre de Dower, de l'opium, du mercure, plus récemment de l'acide salicylique, pouvait donner lieu, même à faible dose, à des accidents d'intoxication; et cela tout simplement parce que ces substances n'étant pas suffisamment éliminées par le filtre rénal, s'accumulaient dans l'organisme en quantité telle qu'elles pouvaient donner naissance à des accidents toxiques.

C'est seulement vers 1867 que Duckworth fit une étude systématique relativement à l'élimination par l'urine de certains composés : il choisit l'iode, les carbonates alcalins, les sels de potassium et de sodium. Ces études l'amenèrent à la conclusion que chez les brightiques, il y avait un retard plus ou moins notable dans l'apparition de ces composés dans l'urine. Chauvet, en 1877, reprit et compléta ces observations en montrant qu'il y avait, tout à la fois, retard et diminution de la quantité éliminée en ce qui concernait le sulfate de quinine, l'acide salicylique, le bromure de potassium, le mercure, ainsi que d'autres substances à l'aide desquelles il était facile de suivre de très près l'élimination et de l'étudier dans tous ses détails.

D'une façon générale, on peut dire que, chez les brightiques, l'élimination des différentes substances médicamenteuses commence plus tard que chez l'individu normal, dure plus longtemps, mais s'effectue en moindre quantité : il y a donc là, pour le dire en passant, un ensemble de circonstances dont il est absolument indispensable de tenir compte, relativement à l'administration des différentes substances médicamenteuses chez les individus dont le rein n'est pas en état normal. En ce qui concerne les couleurs d'aniline, la formation des leucodérivés est, comme je vous l'ai déjà dit, en rapport avec l'intensité de l'action réductrice exercée par les différentes cellules de l'économie ; ce pouvoir de réduction est variable suivant des circonstances encore indéterminées, mais, sous ce rapport, l'organe qui exerce l'action réductrice la plus intense est incontestablement le foie ; cela démontre précisément, en même temps, l'importance du rôle joué par le foie, importance que vous connaissez certainement, et qui est révélée encore par son rôle d'organe de défense vis-à-vis d'une foule de substances médicamenteuses ou de substances formées normalement dans l'organisme, que les cellules du foie sont chargées de transformer, de modifier de telle façon qu'elles deviennent plus ou moins inoffensives pour cet organisme. Un fait fort intéressant et à retenir, c'est que certaines substances médicamenteuses sont capables d'augmenter dans une assez large mesure ce pouvoir réducteur ; et, parmi ces substances, une de celles qui jouent le rôle le plus important est le bicarbonate de soude. On a également constaté que la formation des leucodérivés était particulièrement abondante dans l'urine des malades atteints d'infection urinaire.

C'est précisément à l'état de leucodérivés que ces matières colorantes, aussi bien lorsqu'il s'agit de bleu de méthylène que lorsqu'il s'agit de fuchsine ou de toute autre substance dérivée de l'aniline, circulent dans le sang ; elles repassent ensuite partiellement à l'état de substance colorée dans le rein, et on a remarqué que le rein malade semble éliminer plus facilement ces leucodérivés que le bleu en nature. On a observé également, et cela me paraît présenter un lien étroit avec l'expérience qu'on a exécutée tout à l'heure devant vous, on a observé une abondance assez considérable de ces leucodérivés dans l'urine des diabétiques.

On a pensé qu'il serait possible d'obtenir, à l'aide d'injections de bleu de méthylène, — et non pas d'ingestion parce que dans ce cas on ne pouvait pas compter sur une absorption uniforme et régulière de la substance médicamenteuse, — on a pensé qu'il serait possible d'obtenir par l'injection dans les masses musculaires d'une certaine quantité de bleu de méthylène et l'observation du temps que ce bleu mettrait à se présenter à l'élimination urinaire, du temps pendant lequel durerait cette élimination, de la façon dont elle s'accomplirait, des renseignements parfois fort utiles sur la manière dont le rein fonctionne comme organe dépurateur de l'économie. Et, en effet, les observations de MM. ACHARD et CASTAIGNE vérifiées depuis par un certain nombre d'autres expérimentateurs, ont conduit à des conclusions que je crois devoir résumer ici parce que cette application à la vérification de la perméabilité du rein constitue un fait physiologique fort intéressant et qui relève, dans une mesure très étroite, comme vous allez le voir, de l'étude pharmacodynamique du bleu de méthylène.

Le début de l'élimination, chez les individus normaux, se fait très rapidement après l'injection; on en est averti tout de suite par la coloration particulière de l'urine, qui prend une teinte jaune-verdâtre virant au vert ou au bleu plus ou moins accentué, ces différentes colorations tenant, d'une part, à la formation plus ou moins considérable de leucodérivés et, d'autre part, à l'élimination d'une certaine quantité de bleu en nature dont la couleur vient se mélanger à celle du pigment normal de l'urine; la teinte est plus ou moins riche en bleu, suivant que la quantité de bleu de méthylène non altéré est elle-même plus ou moins considérable. Chez l'individu normal, donc, ce début est très rapide; il se montre environ un quart d'heure ou une demi-heure après l'injection dans la fesse de 1 cc. d'une solution à 1 p. 20, soit 5 centigr. de bleu, et on observe que c'est le leucodérivé qui apparaît d'abord, c'est-à-dire que, avant que l'urine se colore d'une façon sensible à l'œil, on peut, sous l'influence de l'ébullition avec l'acide acétique, régénérer partiellement la matière colorante et démontrer le passage du bleu de méthylène à l'état de dérivé décoloré. A l'état pathologique, l'apparition de la matière colorante est plus ou moins retardée et peut n'avoir lieu qu'après une, deux, trois heures, quelquefois même davantage. L'apparition dans les délais normaux ne saurait, à elle seule, démontrer l'intégrité parfaite de l'appareil rénal, car il suffit qu'une petite portion du parenchyme élimine normalement pour voir apparaître la substance colorante dans l'urine.

La durée d'élimination est, généralement, pour un rein normal, d'environ trente-six à soixante heures; on a même pu déterminer, dans une certaine mesure, le taux de l'élimination en se servant pour cela d'un procédé colorimétrique sur lequel je n'insisterai pas, mais qui consiste essentiellement à comparer une quantité déterminée de bleu de méthylène dissous dans une quantité d'urine plus ou moins considérable à la teinte de l'urine émise par l'individu sur lequel on a pratiqué l'injection ; mais ce qu'il y a de plus important et ce qui, relativement à l'étude de la perméabilité rénale, donne surtout des indications précieuses, c'est le rythme de l'élimination. Ce rythme a été rapporté à trois modifications principales : il peut être *continu cyclique*, c'est-à-dire qu'une fois l'élimination commencée elle passe par un maximum, puis décroît régulièrement jusqu'à zéro ; ou bien il peut être *continu polycyclique*, c'est-à-dire qu'on observe des alternatives de diminution et de renforcement dans l'élimination de la substance colorée ; ou bien il revêt le type *discontinu*.

Les types polycyclique et discontinu caractérisent surtout, d'après les observations de MM. CHAUFFARD, CAVASSE et CASTAIGNE, les phénomènes d'insuffisance hépatique, et j'attire votre attention sur ce fait, en le rapprochant précisément de cette observation que je vous citais précédemment dans laquelle on a vu, chez une femme atteinte d'artériosclérose et d'insuffisance hépatique, une injection de 5 centigrammes de bleu de méthylène déterminer des accidents qui auraient pū être graves, peut-être même mortels, si on avait répété l'injection comme on l'avait fait sur le premier malade dont je vous ai parlé.

Les résultats obtenus par cette étude de la perméabilité rénale sont, jusqu'ici, plus immédiatement applicables à la chirurgie urinaire ; et MM. GUYON et ALBARRAN ont bien mis en évidence tous les avantages qu'on pouvait tirer actuellement de cette méthode, d'autant que, comme vous le savez, on peut procéder au cathétérisme isolé de chacun des uretères et par conséquent étudier, au sujet de sa perméabilité, la valeur de chacun des deux reins. Sans insister ici sur les déductions qui peuvent être tirées de cet examen, je tiens à vous faire remarquer ceci : en réalité, le phénomène qu'on peut mettre ainsi en évidence est beaucoup plus complexe que celui qui résulterait simplement de la filtration, soit du produit naturel, soit du produit transformé en leucodérivé dans l'organisme ; le rein est, à la fois, un filtre et une glande et on doit le considérer ici à ces deux points de vue. Et en effet, cette année même, M. DUFOUR a rapporté à la Société de thérapeutique un fait extrêmement intéressant et qui ne tendrait à rien moins qu'à faire suspecter fortement, dans un grand nombre de cas tout au moins, les résultats qu'on peut obtenir par ce moyen d'étude de la perméabilité rénale. Voici ce fait : M. DUFOUR observait une aliénée présentant des accès alternatifs d'excitation et de dépression ; pendant ses accès d'excitation, il constata une augmentation notable des matériaux solubles éliminés par l'urine, alors au contraire qu'il y avait une diminution très notable de ces mêmes matériaux pendant les périodes de dépression. Il eut alors l'idée d'étudier la perméabilité urinaire chez cette malade, et il arriva à ce résultat que l'élimination du bleu se faisait de la même manière, aussi bien pendant la période de dépression que pendant la période d'excitation, de sorte que, en réalité, vous voyez que ce procédé qui permet d'évaluer, dans une certaine mesure, le pouvoir du filtre rénal, n'est cependant pas capable de dissocier ce pouvoir en ce qui concerne les substances ayant subi une élaboration complète dans l'organisme, comme les substances qui doivent être éliminées normalement par l'urine, ou bien les substances qui, comme le bleu de méthylène, introduites accidentellement dans l'organisme, doivent subir, au moins partiellement, des modifications plus ou moins profondes pour être éliminées par ce filtre rénal.

D'autre part, Messieurs, un certain nombre de considérations doivent encore faire mettre en garde, au moins pour le moment, contre l'interprétation par trop absolue et étroite qu'on pourrait être porté à donner de ces résultats. Et en effet, il est impossible tout d'abord de faire la part de l'action inhibitoire, plus ou moins intense mais dans tous les cas bien certaine, des principes toxiques sécrétés par le foie ou transformés par les cellules hépatiques ; il y a, d'autre part, une influence nerveuse absolument impossible aussi à éliminer, et elle est extrêmement importante dans l'espèce, puisque nous avons reconnu que le bleu de méthylène a la propriété d'impressionner précisément l'axe cérébro-spinal et, par conséquent, de toucher, dans une certaine mesure, à cette influence nerveuse qui, par son action trophique, règle d'une manière fort étroite l'élimination des différentes substances hors de l'organisme.

D'un autre côté, il n'est pas jusqu'aux transformations que le bleu de méthylène doit éprouver au moins partiellement dans l'organisme, qui ne puissent provoquer des troubles de la nutrition intime et même, jusqu'à un certain point, ce qui n'aurait rien d'extraordinaire, la formation de produits toxiques venant impressionner ces phénomènes d'élimination. Puis, nous savons que le fonctionnement des deux reins n'est pas toujours parallèle, que l'alternance physiologique de ces deux reins est des plus indécises, et qu'il peut s'établir une augmentation compensatrice de perméabilité d'une région restreinte. Dans tous les cas, vous voyez que cet ensemble de faits sur lesquels j'ai voulu attirer particulièrement votre attention démontre l'influence perturbatrice certaine que le bleu de méthylène vient apporter à l'évolution des actes fonctionnels, qu'il s'agisse d'actes fonctionnels normaux ou anormaux.

L'élimination se fait, en majeure partie, par l'urine et la bile. Cette élimination par la bile est assez importante et peut être constatée en expérimentant sur un animal dont la bile à l'état normal est sinon incolore, du moins fort peu colorée, comme chez le cobaye ou le lapin. Mais on peut aussi vérifier cette élimination sur la bile d'animaux où elle est normalement colorée, comme le chien, en précipitant cette bile par le sous-acétate de plomb qui a l'inconvénient, il est vrai, d'entraîner une partie des matières colorantes, mais qui en laisse cependant subsister en solution une quantité assez grande pour les mettre en évidence. D'autre part, cette élimination par la bile a pu être encore vérifiée en décelant la substance colorante dans les matières de vomissements bilieux qui se sont trouvés colorés par le bleu de méthylène les ayant provoqués. On en a encore eu la preuve par la présence du bleu de méthylène dans le liquide s'écoulant d'une fistule biliaire. D'ailleurs, ainsi que je vous le faisais déjà remarquer tout à l'heure, ce bleu éliminé par la bile est résorbé par l'intestin et, en définitive, se trouve éliminé par l'urine. Un point sur lequel j'attire encore votre attention en terminant ce côté particulier de la pharmacodynamie du bleu de méthylène, c'est l'importance considérable de l'intégrité fonctionnelle des cellules hépatiques, intégrité qui est absolument indispensable à la bonne défense de l'organisme, et qui peut précisément être révélée, dans une certaine mesure, par cette épreuve du bleu de méthylène.

J'arrive maintenant à la question de l'intolérance du bleu de méthylène. Comme toutes les substances médicamenteuses, il détermine chez certains individus, présentant à son égard une susceptibilité particulière et qu'il est impossible de prévoir à l'avance, des accidents plus ou moins remarquables, qui consistent surtout en phénomènes du côté du tube digestif, en phénomènes nerveux, et en phénomènes du côté du rein ou de la vessie.

Du côté du tube digestif, ces phénomènes d'intolérance ont été caractérisés soit par le rejet suivant presque immédiatement l'ingestion de la substance médicamenteuse, soit par des manifestations plus ou moins marquées d'irritation gastro-intestinale caractérisées par des nausées, une sensation de brûlure dans l'estomac et à la région anale, des selles fréquentes, des vomissements, de la diarrhée.

Les phénomènes nerveux ont consisté surtout en une sensation particulière de brisement des membres, en paresthésie des membres inférieurs, en pesanteur de tête, vertiges et nausées d'origine centrale dues à l'influence exercée par le bleu de méthylène sur les centres bulbaires, par opposition aux phénomènes de nausée que je signalais tout à l'heure et qui étaient dus à une action périphérique.

Enfin, les manifestations les plus gênantes, sinon les plus graves, se sont montrées du côté de l'appareil urinaire. Elles ont consisté surtout en irritation vésicale plus ou moins accentuée — irritation allant souvent jusqu'au ténesme, malgré l'emploi des correctifs sur lesquels je vais attirer votre attention dans un moment, — sensation de brûlure de l'urèthre et picotements du gland. Pour beaucoup d'observateurs, le bleu de méthylène constituerait, lorsqu'il est employé à faible dose, un diurétique certain ; et cette propriété paraît assez d'accord, en effet, avec l'action irritante exercée sur l'épithélium rénal et à laquelle se réduit, en définitive, l'influence déterminée par un certain nombre d'agents de la médication diurétique.

On a observé parfois quelques accidents un peu plus accentués que ceux que je viens de signaler; par exemple, à la suite de l'administration de 2 grammes, en deux prises dans une période de vingt-quatre heures, on put noter : des bourdonnements d'oreilles, des vertiges, des bruits de diverse nature, — ces manifestations particulières qu'on a caractérisées par l'épithète de bruits céphaliques, — des vomissements, des selles diarrhéiques, l'émission fréquente et comme spasmodique de quelques gouttes d'urine, des sensations de brûlure et de picotements du gland. On a même signalé une sensation persistante de brûlure dans la région uréthrale, lorsque la dose avait atteint 2 à 3 grammes par jour.

L'administration du bleu de méthylène est très facile à réaliser. Mais, en raison des inconvénients possibles du côté de la muqueuse vésicale et de l'épithélium rénal que je vous ai signalés tout à l'heure, il est absolument indispensable d'user de correctifs afin de les éviter dans la plus large mesure possible. Pour arriver à ce but, deux substances médicamenteuses doivent surtout être employées : la *Poudre de noix muscade*, ou l'*Essence de santal*. En outre, il est bon de diluer, en quelque sorte, la substance médicamenteuse, et la poudre de lactose convient alors tout particulièrement. S'il s'agit de la voie buccale, vous formulerez de la façon suivante :

<pre>
(Pyoktanine[1]. . . . .   5 centigrammes.
{ Poudre de noix muscade. 10   —
(Lactose pulvérisé 20   —
</pre>

Pour un cachet, dont on réitère l'administration jusqu'à atteindre la dose de 50 à 60 centigrammes, 1 gramme au maximum par vingt-quatre heures.

J'attire votre attention sur la question de doses, car toutes les observations dans lesquelles on a relevé quelques accidents plus ou moins sérieux à la suite de l'emploi du bleu de méthylène, sont relatives à des cas dans lesquels la quantité qu'on avait administrée était beaucoup supérieure à 1 gramme. Il n'y a guère qu'une circonstance dans laquelle l'administration du bleu de méthylène puisse sans inconvénient — jusqu'à présent du moins, car, en somme, l'histoire pharmacodynamique du bleu de méthylène est encore dans l'enfance — être portée à une dose plus élevée, c'est dans le paludisme; dans ces circonstances, on a pu, même chez les enfants, chez lesquels il est admirablement bien toléré, employer le bleu de méthylène, à doses fractionnées, jusqu'aux doses de 1 gr. 50 et même 2 grammes par jour.

---

1. Le mot Pyoktanine convient particulièrement à l'emploi du bleu de méthylène dans cette circonstance.

Il est même avantageux, dans beaucoup de circonstances, d'administrer une première dose relativement assez élevée et de maintenir le sujet sous cette impression par l'emploi de doses plus faibles et suffisamment espacées. On prescrira, par exemple :

> Bleu de méthylène. . . . . 20 centigrammes
> Poudre de noix muscade. 40   —
> Lactose pulvérisé 80   —

A diviser en deux cachets qui seront ingérés le matin l'un après l'autre; tandis que, durant la journée, on administrera quatre à cinq des cachets précédents.

En ce qui concerne l'association de l'essence de santal au bleu de méthylène, qu'on administre alors en capsules gélatineuses, la formule qui convient est celle-ci :

> Bleu de méthylène . . . . 5 centigrammes.
> Essence de santal. 25   —
>   Pour une capsule.

Enfin on a proposé également la préparation de suppositoires au bleu de méthylène; voici une formule répondant à ce mode d'emploi :

> Pyoktanine . . . . 6 centigrammes.
> Extrait de belladone 2   —
> Beurre de cacao. . . . . 3 grammes.

Tels sont les différents modes d'administration du bleu de méthylène. Ainsi que je le disais tout à l'heure, c'est une substance médicamenteuse qui paraît avoir donné jusqu'ici des résultats assez intéressants, mais dont l'étude est encore insuffisamment fixée, la plupart de ses actions intimes sur les différentes fonctions de l'économie étant encore indécises.

ACÉTANILIDE. — J'arrive maintenant, Messieurs, à un groupe de substances beaucoup plus importantes au point de vue médicamenteux, ce sont les anilides proprement dites, les substances semblables à celles dont l'acétanilide est le type.

L'*Acétanilide* qu'on a appelé aussi *Antifébrine* en lui attribuant une qualité qu'elle ne possède pas, au moins au point que cette appellation pourrait laisser croire, est une substance employée en thérapeutique depuis 1886. Elle constitue des lamelles blanches, brillantes, micacées, inodores, possédant une saveur d'abord un peu acide, puis ensuite un peu brûlante; elle est assez peu soluble dans l'eau, il faut 190 grammes d'eau pour dissoudre 1 gramme d'acétanilide; elle est beaucoup plus soluble dans l'eau bouillante — 1 pour 18; — plus soluble dans l'alcool — 1 pour 3,5; — l'éther — 1 pour 6; — le chloroforme — 1 pour 7. — Sous l'influence des alcalis et d'une température suffisamment élevée, elle se dédouble en donnant de l'aniline, et nous verrons précisément que ce mode de dédoublement doit être pris en considération relativement à la transformation qu'elle subit dans l'organisme. Elle se prépare très facilement par simple déshydratation de l'acétate d'aniline ou en chauffant pendant dix à douze heures, dans une fiole munie d'un réfrigérant à reflux, un mélange en proportions voulues d'aniline et d'acide acétique glacial.

Il est important pour les applications médicamenteuses — et l'étude de l'action physiologique fera ressortir cette importance — qu'on utilise seulement des produits absolument purs.

Les caractères de pureté sont assez faciles à vérifier : la substance doit être absolument dépourvue d'odeur, parfaitement blanche et, lorsqu'on la chauffe sur une lame de platine, elle doit donner naissance à un liquide restant absolument incolore et se volatilisant peu à peu jusqu'à disparaître complètement sans laisser de résidu. D'autre part, il est important de s'assurer que cette substance ne renferme pas d'aniline en excès, dont la présence pourrait causer des accidents plus ou moins sérieux d'intoxication. On peut facilement s'en rendre compte à l'aide de l'hypobromite de soude. Lorsque la solution d'acétanilide renferme seulement des traces d'aniline libre, l'hypobromite de soude y détermine un précipité jaune-orangé, tandis que la solution d'acétanilide pure ne donne qu'une très légère coloration jaune du liquide.

L'acétanilide n'est pas irritante, de sorte qu'on peut l'administrer sous forme de cachets sans qu'il en résulte le moindre inconvénient. Elle possède un pouvoir antiseptique assez faible. Au début de son introduction en thérapeutique, on avait espéré trouver en elle un microbicide ou un antiseptique assez puissant, et elle a été dans ce but l'objet de travaux intéressants. C'est plutôt une substance retardant l'évolution des bactéries, qu'une substance antiseptique ou microbicide proprement dite. Elle possède, en effet, la propriété de déterminer, vis-à-vis de certaines bactéries, des modifications de quelques-unes de leurs propriétés, modifications qui sont en général durables, je veux dire par là pouvant se transmettre de génération en génération, à toute une série de cultures de cette bactérie. C'est ainsi que M. GABRIEL ROUX a pu obtenir des modifications persistantes du *micrococcus ureæ* et du *staphylococcus pyogenes aureus*, en additionnant leurs cultures d'une quantité d'acétanilide assez faible pour ne pas empêcher leur pullulation, mais capable cependant de leur imprimer une modification telle que la virulence, en ce qui concerne le bacille pyogène doré, était, dans tous les cas, très fortement atténuée.

On a pensé à utiliser ces propriétés, qui se rapprochent dans une certaine mesure de celles que je signalais relativement au bleu de méthylène, pour le pansement de certaines granulations ulcéreuses de mauvaise nature ainsi que pour l'utilisation de l'acétanilide à titre sinon de substance antiseptique, du moins de substance permettant de continuer l'asepsie une fois qu'elle a été réalisée et de permettre à la cicatrisation de se faire dans de bonnes conditions. C'est ainsi que, dans la pratique gynécologique, les médecins américains ont beaucoup vanté l'emploi de l'acétanilide dans toutes les circonstances où, à la suite de l'accouchement, on se trouvait en présence d'érosions, de pertes de substance, de déchirures périnéales provoquées par des sutures; l'emploi de l'acétanilide pour les lavages et les pansements a procuré, dans ces circonstances, une cicatrisation rapide sans qu'on pût voir se produire les accidents intercurrents si fréquents dans ces cas et qu'on évite quelquefois très difficilement même par l'emploi de substances antiseptiques beaucoup plus énergiques, mais douées elles-mêmes d'inconvénients assez considérables : je fais allusion ici aux accidents qu'on a vus résulter assez fréquemment de l'emploi des composés mercuriels déterminant une antisepsie toujours fort efficace, mais accompagnée parfois d'accidents assez graves. Dans ces circonstances, d'après la pratique des accoucheurs américains, l'acétanilide aurait donné d'excellents résultats et son emploi serait même supérieur à celui des antiseptiques à pouvoir toxique élevé. De plus, elle possède l'avantage de calmer la douleur, ce qui constitue encore une supériorité appréciable dans ces mêmes circonstances.

Action dynamique. — Voyons maintenant quels sont les phénomènes que va susciter l'administration de l'acétanilide lorsqu'elle circulera dans l'organisme. Chez l'homme sain, chez l'homme normal, une dose de 40 à 50 centigrammes d'acétanilide administrée en une seule fois ne traduit sa présence dans l'organisme par aucun phénomène appréciable; si cette dose est répétée trois ou quatre fois dans l'espace de douze à quinze heures, c'est-à-dire si l'on atteint le chiffre de 3 à 4 grammes en vingt-quatre heures, on constate une diminution assez notable dans la quantité des urines, la production de ces sensations vagues que l'on ne peut mieux caractériser que par l'expression : *se sentir mal à l'aise*, sans pouvoir spécifier plus exactement le genre de malaise auquel on est en proie, un état de somnolence assez accentué; exceptionnellement de la céphalalgie, des nausées, des vomissements. Si la dose est portée à 3 grammes ingérés dans un court espace de temps, on voit se produire un phénomène qui, au premier abord, est assez impressionnant, c'est une cyanose assez accentuée, durant un temps plus ou moins considérable, mais absolument sans inconvénient, qui n'est suivie d'aucun effet nuisible et qui disparaît peu à peu, insensiblement, au fur et à mesure de l'élimination de l'acétanilide, ou tout au moins de ses produits de transformation. On a pu, chez certains malades affectés de tabes dorsalis, par exemple, élever bien plus les doses, arriver dans l'espace de vingt-quatre heures à la dose de 5 à 6 grammes, et on a noté seulement quelques malaises variables avec sensations céphaliques, des nausées, et une cyanose persistante. Jusqu'ici tout au moins, on ne connaît pas d'accident mortel, mais l'expérience qu'on peut provoquer chez les animaux permet de dire, d'affirmer même, qu'une quantité de 10 à 12 grammes provoquerait certainement chez l'homme des accidents qui pourraient être fort graves, sinon même mortels.

Relativement aux inconvénients que peut présenter l'administration de l'acétanilide, il faut distinguer suivant que les doses sont fortes ou faibles. A doses élevées, c'est-à-dire lorsqu'il s'agit de plus de 50 centigrammes pour une seule dose — car les inconvénients de l'administration de l'acétanilide ne se sont pas révélés parce qu'on a administré dans une période de vingt-quatre heures une quantité de 3 ou même 4 grammes par doses fractionnées, ils se sont montrés parce qu'on a dépassé *en une seule administration* cette quantité de 50 centigrammes — on peut voir survenir une rougeur plus ou moins considérable de la peau, des sueurs abondantes, jamais de frissons mais quelquefois une sensation de froid. Ces manifestations s'accompagnent d'une cyanose, intense cette fois, de la face et des extrémités; et on a même signalé un phénomène, véritablement paradoxal, celui-là, consistant en ce que, chez quelques individus, pendant la période d'apyrexie déterminée par l'administration de l'acétanilide, on a vu survenir une soif extraordinaire et une diurèse considérable, cette diurèse étant précisément le phénomène paradoxal, puisque, ainsi que je le disais tout à l'heure et que nous le verrons se confirmer par la suite, l'administration de l'acétanilide à doses thérapeutiques n'a jamais provoqué d'effets diurétiques.

Si l'on expérimente l'acétanilide chez le chien, on voit sous l'influence d'injections, veineuses ou sous-cutanées, de 50 centigrammes d'acétanilide par kilo, ce qui constitue une dose assez considérable, la mort survenir lentement, dans un espace variant entre quinze et trente-six heures; mais, dès les premières minutes qui suivent l'injection, les propriétés toxiques de l'acétanilide se manifestent par un état d'affaiblissement général, de la stupeur, de l'hésitation des mouvements, une chute de la pression artérielle et une augmentation de la tension veineuse; la respiration est haletante, l'anurie plus ou moins absolue, les mouvements deviennent lents et difficiles, l'animal se couche, le rythme respiratoire est absolument irrégulier; on assiste à un abaissement progressif et assez rapide de la température, puis l'animal tombe dans un état de collapsus accompagné d'anesthésie qui se généralise peu à peu. La sensibilité, d'abord simplement retardée, finit par disparaître complètement, et lorsque le summun de l'action sur les centres nerveux est atteint, l'animal est complètement anesthésié : c'est là un phénomène essentiellement toxique produit par l'acétanilide. On voit apparaître, à cette période, quelques secousses convulsives cloniques, et la mort est fatale à moins que l'on ne réchauffe artificiellement l'animal : nous verrons bientôt, en étudiant l'action de l'acétanilide sur la température, l'importance de cette observation. Chez les petits animaux, le cobaye, par exemple, la mort est due surtout au refroidissement, et je ne voudrais pas dire « quelle que soit la dose qu'on administre à l'animal » mais, même après l'administration d'une dose sûrement toxique, lorsqu'on vient à remplacer artificiellement la chaleur que l'animal, sous l'influence de l'acétanilide, devient incapable de produire et de conserver, on a les plus grandes chances de voir évoluer heureusement l'intoxication et de le rappeler à la vie.

On n'observe pas de lésions, même du sang, dans ces circonstances; et cette particularité a son importance, car nous verrons qu'un des milieux de l'organisme qui manifeste de la façon la plus précoce l'action qu'il éprouve sous l'influence de l'acétanilide, est précisément le milieu sanguin. D'autre part, les animaux jeunes résistent beaucoup moins bien que les animaux âgés; de sorte que l'on voit encore ici un exemple de l'inexactitude consistant à rapporter toujours dans l'expérimentation physiologique, quelle que soit la substance avec laquelle on expérimente, la dose mortelle au kilo d'animal. Il faut tenir compte d'autres conditions et notamment de l'âge; d'ailleurs les phénomènes qu'on peut observer sont, aussi bien chez les animaux que chez l'homme, essentiellement variables avec la race et l'état de l'animal, les doses plus ou moins faibles, et surtout le mode d'introduction : ingestion ou bien injections veineuses ou hypodermiques.

Si l'on fait ingérer au chien 25 centigrammes par kilo, on observe une salivation notable, une augmentation d'énergie des contractions cardiaques et de la tension artérielle qui peut s'élever de 3 à 4 centimètres de mercure; puis, au bout d'un certain temps, l'animal tombe dans le collapsus et on observe un abaissement concomitant de la température, abaissement qui peut atteindre 3°. On observe également ce fait que l'abaissement de la température est beaucoup plus notable lorsque l'acétanilide a été administrée par ingestion que par voie d'injections veineuses ou hypodermiques.

Xe LEÇON

ACÉTANILIDE. — ACTION SUR LE SYSTÈME NERVEUX, LA CIRCULATION, LA RESPIRATION, LE SANG, LA NUTRITION, LA TEMPÉRATURE, LES SÉCRÉTIONS. — MÉCANISME DE L'ACTION MÉDICAMENTEUSE. — MODES D'ADMINISTRATION ET DOSES. — EXALGINE. — ACTION PHYSIOLOGIQUE. — DIFFÉRENCES AVEC LES ISOMÈRES TOLUIDIQUES. — ACÉTO-ORTHO-TOLUIDE. — BENZANILIDE.

Je vous ai exposé comment l'homme et quelques animaux réagissaient d'une façon générale, étaient impressionnés sous l'influence de l'acétanilide ; il me reste à étudier l'action un peu spéciale exercée par cette substance médicamenteuse sur les différentes grandes fonctions de l'organisme et je vais le faire en me bornant aux choses les plus importantes, attendu que l'acétanilide est, actuellement, une substance médicamenteuse délaissée, peut-être à tort. D'ailleurs, vous allez voir, au fur et à mesure que nous allons avancer dans l'étude des anilides proprement dits, qu'il n'y a que des différences de modalités dans la façon dont ces substances impressionnent l'organisme ; de sorte que, après avoir fait d'une façon aussi succincte que possible, et cependant assez détaillée pour permettre d'interpréter son action médicamenteuse, l'histoire de l'acétanilide, il me restera assez peu de chose comme détails complémentaires à donner relativement aux autres anilides que nous aurons à étudier. Nous allons donc continuer l'étude de l'acétanilide en envisageant son action sur le système nerveux.

Système nerveux. — Le premier fait qui frappe dans l'action de l'acétanilide sur le système nerveux, consiste dans la conservation des fonctions de la sphère cérébrale proprement dite : c'est ainsi que l'intelligence, la spontanéité, les mouvements volontaires, sont parfaitement conservés, même sous l'influence de doses assez considérables ; ce n'est absolument qu'à la suite de doses véritablement exagérées, toxiques, qu'on a atteint une période qu'on pourrait appeler période algide de l'intoxication, durant laquelle on constate l'abolition complète de toutes les fonctions du système nerveux. L'atteinte portée au système nerveux se montre principalement du côté des fonctions de la moelle et des centres bulbaires : ce qui le prouve, c'est le collapsus, l'analgésie, l'amoindrissement des réflexes, et surtout une diminution notable, signalée par différents observateurs, dans le taux de l'excitabilité du pneumogastrique, qu'on peut observer sous l'influence d'une dose un peu considérable; et en même temps, la parésie du train postérieur, les tremblements fibrillaires constituent autant de phénomènes qui sont des témoins de cette action particulière, en quelque sorte élective sur les fonctions de la moelle et des centres bulbaires. Cette atténuation des propriétés fonctionnelles excito-motrices des éléments nerveux se montre principalement sur les éléments nerveux bulbo-médullaires, et lorsqu'on étudie au moyen de graphiques la façon dont l'acétanilide influence la respiration et la circulation, on peut mettre en évidence cette atteinte portée sur les centres régissant ces deux fonctions, centres qui sont essentiellement, par leur situation anatomique, des centres bulbo-médullaires. En même temps, on peut constater une vaso-constriction assez nette, et c'est là un des points les plus importants différenciant l'action de l'acétanilide par rapport à celle de l'antipyrine.

La diminution des réflexes dont je parlais tout à l'heure est due à une influence centrale, ainsi que le démontre une expérience très nette à cet égard : on prend une grenouille, on pratique la section de la moelle à la partie supérieure du corps, on fait la ligature d'une des artères fémorales à gauche ou à droite, puis on injecte, dans un sac lymphatique dorsal, une forte dose d'acétanilide. Dans ces conditions, il est évident que les terminaisons nerveuses périphériques ne sont pas irriguées du côté de la ligature, et cependant, en étudiant les réflexes dans ces conditions, en plaçant par exemple les deux pattes postérieures de l'animal dans de l'eau chauffée à une température convenable, on s'aperçoit que ces réflexes présentent une égale intensité des deux côtés. Par conséquent, on ne peut interpréter cette diminution, cette atténuation de la réflecto-motricité que comme conséquence d'une action centrale.

Il y a même, ainsi que je vous l'ai dit tout à l'heure, quelques points de l'axe médullaire sur lesquels se porte de préférence l'action de l'acétanilide, c'est-à-dire sur lesquels cette substance exerce encore de préférence son action élective : ce sont le bulbe et la partie supérieure de la moelle, ainsi que le montrent d'ailleurs les troubles des fonctions respiratoires et cardiaques ainsi que la diminution de l'action exercée par le pneumogastrique. On peut même démontrer ce fait expérimentalement comme l'a fait M. Lépine, de Lyon. Il prend un lapin chez lequel il pratique une section transversale de la moelle dans la région dorsale et auquel il fait ensuite une injection d'acétanilide : il observe dans ces conditions que l'exagération des réflexes des pattes postérieures qui accompagne toujours au premier moment la section médullaire, persiste pendant un temps assez considérable après l'injection d'acétanilide et ne disparaît même que très peu de temps avant le moment de la mort de l'animal, c'est-à-dire avant le moment où apparaissent les phénomènes d'algidité et de collapsus; si, au contraire, on pratique cette opération sur un animal auquel on n'a pas injecté d'acétanilide, cette augmentation de la réflectivité qui suit la section médullaire disparaît généralement au bout d'un temps assez court. Ce résultat démontre donc que la diminution du pouvoir excito-réflexe est surtout marquée dans les régions supérieures, la section de la moelle ayant empêché leur action frénatrice et coordinatrice sur les régions inférieures.

Quant aux modifications du système nerveux périphérique, elles sont surabondamment prouvées par l'atténuation des phénomènes de la sensibilité et les modifications vaso-motrices qui se produisent. J'ai déjà signalé, et j'aurai l'occasion d'y revenir à propos de l'emploi thérapeutique de l'acétanilide, ce fait que l'acétanilide était un analgésique efficace et doué de propriétés sédatives indéniables. Cette action sédative résulte encore d'une expérience très intéressante, faite autrefois dans le laboratoire de VULPIAN par M. BONNOT, qui consiste à montrer l'influence exercée par l'acétanilide sur les phénomènes d'intoxication déterminés par les substances exagérant les conditions de la réflecto-motricité de la moelle, par exemple : la strychnine et la nicotine. Ces expériences ont montré que les phénomènes d'intoxication, et surtout les phénomènes de convulsions, de tétanisation dans les cas de la strychnine, qui se produisent si facilement par suite de l'hyperexcitabilité de la substance grise de l'axe nerveux, étaient très atténués, ou même suspendus quand la dose d'acétanilide était suffisante. Voici donc, en résumé, la façon dont le système nerveux est influencé par l'acétanilide.

Circulation. — Voyons maintenant ce qui se passe du côté de l'appareil circulatoire. La circulation présente, sous l'influence des doses médicamenteuses d'acétanilide : de l'accélération, une augmentation de l'énergie des contractions cardiaques, une augmentation de la pression artérielle qui, au bout d'un temps assez court, en général, disparaît pour faire place à un abaissement de pression et à un ralentissement des contractions; en d'autres termes, c'est, comme nous le voyons constamment sous l'influence des substances agissant sur le système nerveux, une excitation d'abord, suivie de paralysie.

Si l'on pratique sur un cœur de grenouille une circulation artificielle au moyen d'un liquide constitué par une partie de sang de bœuf défibriné et deux parties de sérum artificiel, c'est-à-dire de solution de chlorure de sodium à 6,5 p. 1 000, on observe une augmentation d'énergie et une diminution de fréquence des contractions cardiaques par addition à ce liquide d'une solution renfermant une petite quantité (1 p. 100) d'acétanilide ou bien encore du sang d'un chien empoisonné avec l'acétanilide : ce fait est d'autant plus important que l'addition d'une dose forte de la substance médicamenteuse amène à des résultats tout à fait opposés, c'est-à-dire provoque une diminution de l'énergie, l'arrêt des contractions.

Toutes les anilides en général, et l'aniline elle-même, donnent lieu aux mêmes phénomènes. Nous verrons, en effet, en nous occupant de la façon dont l'acétanilide est éliminée de l'économie, qu'elle subit des transformations qui, après la mise en liberté de l'aniline, amènent cette substance à l'état de para-amido-phénol : c'est seulement sous cette forme qu'on peut déceler la présence de l'acétanilide, dans l'urine notamment.

Sur le lapin, on peut constater facilement une vaso-constriction qui est d'origine centrale, pour une part, et d'origine périphérique, pour une autre part. On constate également l'augmentation de l'amplitude des oscillations intra-vasculaires quand on cherche à évaluer la tension sanguine au moyen de l'hémodynamomètre chez le chien; et, plus tard, la diminution de l'irrégularité, l'accélération de ces oscillations, en même temps qu'on observe de l'accélération respiratoire et une tendance aux phénomènes asphyxiques.

Respiration. — En effet, du côté de l'appareil respiratoire, ce sont des irrégularités qui caractérisent l'action de l'acétanilide, mais à condition, d'une part, qu'elle ait été administrée à dose assez considérable, et d'autre part, qu'on observe seulement un temps assez long après l'administration. Le rythme respiratoire est alors caractérisé par des inspirations affaiblies et saccadées, entrecoupées par quelques rares inspirations profondes; puis on observe le ralentissement avec tendance aux phénomènes asphyxiques.

Sang. — Il est extrêmement probable qu'il faut attribuer, pour la majeure partie tout au moins, cette modification du rythme respiratoire à l'action exercée par l'acétanilide sur le sang. Cette action est extrêmement intense, et son intensité est même en quelque sorte paradoxale, en raison du peu de conséquences qu'elle entraîne comme manifestations physiologiques. Quelques heures à peine, en effet, après qu'un animal a été soumis à l'action d'une dose thérapeutique, d'une dose médicamenteuse d'acétanilide, on peut observer que le sang prend une coloration brun-sale ou brun-violacé, indice de la modification éprouvée par la matière colorante. Si l'on examine ce sang au point de vue de sa constitution histologique, on voit que le nombre des hématies reste absolument invariable, leur forme inaltérée; le sérum n'est coloré à aucun moment, même sous l'influence de phénomènes toxiques graves, et on constate seulement une diminution de la fibrine. Si l'on recherche quelle est la composition des gaz contenus en dissolution dans le sang, on voit qu'elle varie peu lorsqu'il s'agit de doses médicamenteuses, bien que, cependant, il y ait une certaine tendance à la diminution de la quantité d'oxygène. Ce n'est absolument que sous l'influence des doses toxiques qu'on a pu constater une modification dans la composition des gaz du sang, modification qui se traduit alors par une diminution considérable de l'oxygène; et ce qu'il y a encore de fort remarquable ici, c'est que cette modification ne se produit pas lorsqu'on ajoute de l'acétanilide à du sang *in vitro*. Il est absolument indispensable, pour que cette modification se produise, que l'acétanilide se trouve au contact du sang vivant et dans un organisme vivant; et cela présente une certaine importance, en raison des faits sur lesquels j'aurai à appeler votre attention dans un moment, en ce qui concerne les modifications apportées aux phénomènes de la nutrition par l'acétanilide.

Lorsque les doses sont élevées, les seules altérations qu'on puisse observer du côté du sang sont des altérations purement quantitatives: l'hémoglobine diminue, et cela parfois dans des proportions considérables — dans un certain nombre d'expériences, on a relevé une diminution de plus de la moitié de la quantité d'hémoglobine normalement contenue dans le sang; — cette hémoglobine est transformée en grande partie en méthémoglobine, ce que démontre l'étude spectroscopique du sang qu'on peut retirer de l'animal, mais cette transformation se fait sans altération globulaire et sans diffusion de la matière colorante dans le sérum.

Ce point est important à considérer, parce que, dans ses recherches relativement aux substances médicamenteuses agissant sur le sang et sur la constitution histologique de ce milieu, M. Hayem a montré que les substances capables de déterminer ainsi, même avec une certaine énergie, — et c'est le cas de l'acétanilide, — la transformation de l'hémoglobine en méthémoglobine, étaient des substances peu dangereuses lorsque cette transformation se faisait dans le globule même, sans modification de la constitution histologique de l'hématie et sans extravasation de la matière colorante ainsi transformée.

Dans ces mêmes conditions de doses très élevées, on observe une diminution de la quantité d'oxygène dont la teneur marche parallèlement à celle de l'hémoglobine, c'est-à-dire que cette diminution peut atteindre plus de 50 p. 100, mais il faut pour cela une dose relativement énorme d'acétanilide; je peux vous en donner un exemple. Sur un chien de 17 kilogrammes, il ne faut pas moins de 8 grammes d'acétanilide pour arriver à ce résultat.

J'insiste sur ce point que cette méthémoglobinémie est exclusivement globulaire : à aucun moment, même dans le cas d'une intoxication intense, on ne peut déceler la présence de méthémoglobine dans l'urine; et cela est naturel puisque, ainsi que je vous l'ai dit, la méthémoglobine reste fixée dans le globule et ne transsude à aucun moment. Ainsi que l'a très bien fait remarquer M. Lépine dans l'étude qu'il a effectuée en 1887, au moment où l'acétanilide a été introduite dans la thérapeutique, il se réalise en quelque sorte une annihilation fonctionnelle temporaire d'une partie de l'hémoglobine dans l'hématie, et cette hémoglobine devient ainsi incapable, pendant un temps plus ou moins long ou plus ou moins court, suivant les conditions dans lesquelles le médicament a été donné, de se transformer en oxyhémoglobine; c'est une saignée virtuelle portant exclusivement sur l'hémoglobine.

La diminution de l'oxygène que je vous ai signalée, diminution dont la tendance se fait même sentir sous l'influence des doses médicamenteuses d'acétanilide, indique évidemment une certaine modération dans les combustions et les dédoublements qui doivent s'accomplir dans l'intimité des tissus, et nous allons retrouver en effet tout à l'heure, dans l'étude des phénomènes exercés sur la nutrition, les traces de cette influence exercée sur le sang. Mais elle est encore prouvée, cette influence sur le sang, par les phénomènes que j'ai déjà signalés : la pâleur, la cyanose même, qu'on voit succéder si facilement à l'administration des doses médicamenteuses d'acétanilide; le refroidissement lui-même est encore une preuve de cette modération dans les échanges nutritifs. J'ajouterai que ces mêmes phénomènes s'observent exactement sous l'influence de l'aniline ainsi que de la plupart des anilides, ce qui n'a rien qui puisse nous surprendre, puisque leurs modifications dans l'organisme donnent naissance aux mêmes produits de métamorphose.

Nutrition. — Relativement à l'action de l'acétanilide sur la nutrition, on doit à M. Lépine une série de recherches fort intéressantes qui ont fixé ce point et montré sa corrélation avec les phénomènes que je vous ai indiqués, d'une part, sur le système nerveux et, d'autre part, sur l'appareil circulatoire, en dernier lieu sur le sang. Les expériences de M. Lépine ont été conduites de la façon suivante : il mettait des animaux en inanition jusqu'à ce qu'ils présentent un coefficient d'élimination urinaire à peu près constant; à ce moment il choisissait deux animaux aussi semblables que possible et effectuait sur eux ses essais comparatifs. — Je vous ai indiqué déjà combien l'âge des animaux était important relativement à l'action exercée sur eux par l'acétanilide; je vous ai montré combien les animaux jeunes étaient facilement influencés par des doses d'acétanilide bien supportées par des animaux plus âgés et, par conséquent, combien il était important, lorsqu'on rapportait les doses actives ou toxiques au kilogramme de poids, de mentionner quels étaient, en outre, l'âge et les conditions physiologiques de l'animal. — Chez les cobayes, lorsqu'on injecte une dose inférieure ou au plus égale à 10 centigrammes d'acétanilide par kilo d'animal, on observe une légère augmentation de l'urée; au-dessus de 20 centigrammes par kilo, c'est au contraire une diminution de l'urée en même temps qu'une forte diminution des pertes dites insensibles, qui s'effectuent principalement sous l'influence de la perspiration cutanée. Aux doses moyennes, les résultats ont été variables; ce n'est qu'aux doses élevées, aux doses toxiques, qu'on peut alors voir une augmentation assez considérable et de l'azote de l'urée et de l'azote total. Mais une chose très importante, et sur laquelle M. Lépine a insisté avec raison, c'est que, même sous l'influence de ces doses élevées, le rapport de l'azote de l'urée à l'azote total n'était pas troublé, et que l'augmentation portait parallèlement, lorsqu'elle s'observait, tant sur l'azote de l'urée que sur l'azote total.

Cela est d'autant plus intéressant qu'en raison précisément de la production de la méthémoglobine, sur laquelle j'attirais votre attention tout à l'heure, on pouvait concevoir *a priori* qu'il se produirait une diminution des phénomènes d'oxydations dans l'organisme et, par conséquent, une diminution du rapport de l'azote de l'urée à l'azote total. Cela s'observe seulement avec les doses fortement toxiques et montre précisément combien cette étude des phénomènes intimes de la nutrition est délicate et sujette à caution quant aux résultats de l'expérience, puisque voici une substance qui, tout en déterminant la formation de méthémoglobine lorsque la dose en est suffisamment élevée, en diminuant la quantité d'oxygène contenue dans le sang, en diminuant nécessairement les phénomènes de combustion et les dédoublements qui s'effectuent dans l'intimité des tissus, peut encore provoquer, dans certaines circonstances mal déterminées, une augmentation de la quantité de l'azote éliminé tant sous forme d'urée que sous forme d'azote total.

En réalité, à dose médicamenteuse ou à dose thérapeutique, on ne voit que fort peu d'effet exercé sur les phénomènes de la nutrition, et il est même exceptionnel qu'à dose toxique, le rapport de l'azote de l'urée à l'azote total soit troublé; c'est là une différence très sensible que présente ici l'acétanilide par rapport à l'antipyrine qui, même aux doses au-dessous des doses thérapeutiques, aux doses très faibles, diminue dans une notable proportion les phénomènes de combustion intime des tissus; et nous avons vu, en effet, que, dans certaines circonstances, c'était à cette propriété si accentuée manifestée par l'antipyrine qu'on avait recours pour obtenir d'elle une action médicamenteuse.

Un point tendant encore à démontrer le trouble des mutations qui s'effectuent dans l'intimité des tissus et l'importance de leur diminution sous l'influence de l'acétanilide, c'est qu'on a observé une augmentation du glycogène musculaire, ce qui est bien une preuve de la diminution des combustions intimes et du ralentissement des processus de nutrition.

Température. — Après ce que je viens de dire, nous pouvons déjà soupçonner comment la température va être influencée par l'acétanilide. Chez l'homme normal ou l'animal à l'état sain, on n'observe pas d'abaissement sensible de la température lorsque l'on administre l'acétanilide à doses fractionnées et lorsque ces doses fractionnées atteignent une quantité totale de 2 grammes en vingt-quatre heures. Si l'on recherche par l'expérimentation comment varie la température chez l'animal, voici ce qu'on observe. En administrant à un chien 20 centigrammes d'acétanilide par kilo, on constate qu'il se produit un abaissement très faible de la température centrale, mais un abaissement assez marqué de la température périphérique; cela s'explique, ou du moins cela peut être interprété facilement par la vaso-constriction que je signalais tout à l'heure. Comme l'antipyrine, l'acétanilide détermine une vaso-constriction centrale avec vaso-dilatation périphérique, mais cette dernière est inconstante, et dans les expériences assez nombreuses que M. Lépine a instituées pour étudier l'action pharmacodynamique de l'acétanilide, il a noté, à plusieurs reprises, des dilatations *locales* et temporaires périphériques. La diminution de la température périphérique paraîtrait donc, en définitive, la résultante de l'action vaso-motrice produite. La vaso-dilatation périphérique permet un refroidissement plus intense, par simple rayonnement, du sang accumulé dans les capillaires et cédant sa chaleur à l'atmosphère ambiante, tandis que la vaso-constriction centrale maintient la température dans la profondeur de l'organisme et modère la progression du sang chaud vers la périphérie.

Si l'on augmente la dose d'acétanilide, et que l'on administre, par exemple, 30 centigrammes par kilo, on constate alors, d'une façon constante, un abaissement de la température centrale aussi bien que de la température périphérique. Chez les petits animaux, c'est-à-dire ceux chez lesquels la surface est considérable par rapport au poids, le refroidissement central est beaucoup plus accusé, et on ne peut empêcher les suites mortelles de l'ingestion d'une dose un peu considérable d'acétanilide qu'en réchauffant artificiellement l'animal. Nous devons donc conclure que, chez un sujet apyrétique, l'abaissement de la température résulte surtout de l'action exercée par l'acétanilide sur les phénomènes physico-chimiques mettant de la chaleur en liberté dans l'intimité des tissus; en d'autres termes, l'acétanilide diminue la production de chaleur, c'est-à-dire que son influence sur la température est due principalement à son action sur les centres thermiques cérébraux; et cela est bien en rapport avec les électivités que je signalais tout à l'heure, ainsi qu'avec la façon dont le système nerveux cérébral est intéressé par l'acétanilide. On peut en déduire que l'effet doit être encore plus accusé chez les sujets en état d'hyperthermie; et en effet, l'acétanilide, comme toutes les substances capables d'abaisser la température, exerce cette action avec une intensité plus accentuée chez les animaux ou les individus dont la température est, pour une raison quelconque, élevée au-dessus de la température normale. De plus, les recherches ont montré qu'il ne se produisait pas de diminution sensible de la température par rayonnement exagéré et que la production des sueurs sous l'influence de l'acétanilide, si elle n'était pas un phénomène absolument inconnu, était tout au moins un phénomène exceptionnel.

Ce qui prouve encore le bien fondé de cette interprétation, relativement au mécanisme de l'action élective de l'acétanilide sur les centres de la thermogenèse, c'est ce fait que, sous l'influence d'une assez forte dose, l'abaissement de la température est progressif, assez rapide, et qu'il commence par se manifester sur la température périphérique pour intéresser ensuite la température centrale. Sous l'influence de ces fortes doses, l'abaissement de température peut être considérable; il peut atteindre jusqu'à 8° et 10° au-dessous de la température normale de l'animal ou de l'individu. Cet abaissement de température débute en général au bout de quelques minutes après l'administration, et il atteint son maximum environ quatre heures après. Pour vous donner une preuve expérimentale des faits que je viens d'indiquer, chez un lapin, par exemple, on peut observer un abaissement de 1° 5 sous l'influence de 50 centigrammes d'acétanilide; et, sous l'influence de 1 gr. 50 qui est une dose évidemment exagérée dans ce cas, l'abaissement atteint jusqu'à 8°.

Sécrétions. — Je vous ai signalé, à propos de l'action exercée par l'acétanilide sur les animaux, la salivation et le larmoiement qu'on observe chez le chien, à doses élevées. Ces phénomènes paraissent se montrer à peu près exclusivement chez cet animal, et jamais chez l'homme on n'a signalé soit une augmentation de la sécrétion lacrymale, soit une augmentation de la sécrétion salivaire. Quelquefois seulement, — et j'insiste sur la rareté du phénomène, par opposition avec ce qui se passe sous l'influence de l'antipyrine et de certaines des autres substances antipyrétiques que nous avons étudiées, où la production de sueurs profuses est au contraire la règle, — on a noté la production de sueurs. De plus, l'acétanilide qu'on avait voulu donner comme une substance diurétique est bien loin de posséder une semblable propriété; je vous ai signalé, au contraire, ce fait que la quantité des urines était, en général, diminuée et que l'anurie peut même être plus ou moins complète, suivant la dose qu'on administre. Assez souvent, on a pris pour une action diurétique une véritable débâcle urinaire qu'on peut observer sous l'influence de l'acétanilide; mais, ainsi que l'ont très bien fait ressortir les expériences et les observations cliniques de M. Lépine, il s'agit dans ces cas-là de ce que nos Ancêtres appelaient un *Phénomène critique judicateur*, comme nous l'avons vu à propos de l'opium et de la morphine; c'est un phénomène secondaire et non justiciable de l'action directe de l'acétanilide, c'est un indice de l'amélioration de l'état général du malade, amélioration qui peut, il est vrai, avoir été provoquée par l'acétanilide, mais, dans tous les cas, l'action diurétique n'est pas directement imputable à cette acétanilide.

Allons-nous pouvoir interpréter l'action exercée par l'acétanilide en fonction des effets physiologiques que je viens d'indiquer? Tout d'abord, le phénomène qui sollicite le plus l'attention, au moins en ce sens qu'il tombe plus immédiatement sous notre observation, ce sont les modifications, soit primitives, soit secondaires, que l'acétanilide fait éprouver au liquide sanguin. D'autre part, l'action sur le système nerveux a évidemment une importance considérable. Cette action peut s'exercer directement, cela est incontestable après ce que nous avons appris; mais elle peut également, dans une mesure qu'il est fort difficile, sinon même impossible d'apprécier, être une conséquence de l'irrigation de ce système nerveux par un sang dont les propriétés physico-chimiques sont modifiées déjà sous l'influence de l'acétanilide; de plus l'atténuation évidente des échanges et de certains des processus intimes de nutrition, influence qui nous est prouvée précisément par l'abaissement de leur taux fonctionnel, par l'hypothermie, par l'analgésie, etc., cette influence doit entrer en ligne de compte pour une large part.

De toutes ces influences, la plus importante, celle qui est évidemment prépondérante est la part revenant au système nerveux; et la preuve, c'est qu'on peut très bien obtenir avec l'acétanilide, à doses suffisamment faibles et espacées, une action analgésique isolée, action très nette et qui ne s'accompagne d'aucune modification de la température. Il n'est pas jusqu'aux expériences que je signalais précédemment, relatives à l'empêchement apporté par l'acétanilide aux manifestations toxiques qui caractérisent la strychnine et la nicotine, et notamment les convulsions et le tétanisme qui accompagnent ces actions toxiques, qui ne soient une preuve de l'importance considérable qu'il faut attribuer à l'influence exercée sur le système nerveux. L'action sédative exercée par l'acétanilide sur la moelle et le bulbe est suffisante pour empêcher la mort sous l'influence de doses de strychnine et de nicotine ordinairement mortelles.

En résumé, le ralentissement du mouvement de désassimilation, la diminution dans la production de la chaleur, l'augmentation d'énergie des contractions cardiaques, la sédation des centres sensitifs, l'action sur l'hémoglobine à l'intérieur des hématies, tels sont les principaux phénomènes physiologiques à l'aide desquels on peut caractériser et synthétiser l'action exercée par l'acétanilide.

Je vous ai indiqué le pouvoir antiseptique médiocre de l'acétanilide et j'ai attiré votre attention sur les expériences faites à Lyon par M. Gabriel Roux. Je sais bien qu'il ne faut pas attacher à ces expériences une valeur absolue en raison surtout des microorganismes choisis. J'ai parlé de l'atténuation apportée par l'acétanilide dans la virulence des cultures de staphylocoque doré; or, nous savons aujourd'hui combien délicate est la culture de cette espèce, combien il est facile de la modifier au moyen de substances douées de propriétés antiseptiques extrêmement faibles. Par conséquent, il ne faut pas attacher une importance considérable à ces résultats, mais il ne faut pas non plus perdre complètement de vue cette action modificatrice, que d'ailleurs l'acétanilide n'exerce pas seulement sur le staphylocoque pyogène doré, mais encore sur un certain nombre d'autres bactéries pathogènes.

J'insiste encore sur l'abaissement de température qu'on peut observer chez les fébricitants, abaissement de température qui n'est pas accompagné des inconvénients que nous avons vus accompagner souvent, pour ne pas dire toujours, l'administration des autres substances antipyrétiques telles que l'antipyrine, par exemple. Contrairement encore à l'antipyrine, l'acétanilide diminue, dans la plupart des cas et lorsqu'elle est employée à faibles doses, le rayonnement calorifique par la peau, circonstance qui peut présenter parfois un intérêt particulier.

Mais les points sur lesquels l'action de l'acétanilide se différencie nettement de l'antipyrine et présente un avantage remarquable sur ce dernier médicament, c'est que l'acétanilide n'augmente pas la proportion des matières extractives dans l'urine, qu'elle est sans action sur le cœur et la circulation, sans action nocive sur le rein. Ces caractères différentiels sont manifestement révélés par les résultats obtenus à l'aide de ces deux substances médicamenteuses, en expérimentant, d'une part, sur les animaux à sang chaud, d'autre part, sur les animaux à sang froid. En effet, si l'on compare le pouvoir toxique de ces deux substances médicamenteuses, l'antipyrine et l'acétanilide, on voit que, chez les animaux à sang froid, l'acétanilide se montre plus toxique que l'antipyrine, tandis que c'est le contraire chez les animaux à sang chaud. Cette différence est due à ce que,

chez les animaux à sang froid, l'action de l'antipyrine sur le cœur
et la circulation ne peut pas se manifester avec l'importance et l'intensité qu'elle revêt chez les animaux à sang chaud, de là précisément
le renversement des conditions toxiques que je vous signalais à
l'instant.

Sous l'influence de l'acétanilide, on n'observerait pour ainsi dire
jamais de bourdonnements d'oreilles, ni ces sensations céphaliques
désagréables que j'ai eu tant de fois à vous signaler à propos d'autres
substances antipyrétiques; pas de troubles gastriques comme ceux
qu'on observe d'une façon presque inévitable avec l'antipyrine, et
qu'on observe même avec le pyramidon.

L'action efficace exercée par l'acétanilide sur les centres nerveux
se traduit surtout lorsque cette action doit s'exercer sur l'activité
exagérée des centres bulbo-myélitiques. C'est un sédatif puissant du
système nerveux et, à ce titre, on en a tiré de grands avantages dans
son emploi pour la cure de certaines formes d'épilepsie, et même
pour la cure de la morphinomanie au moment de la suppression de
la morphine. L'acétanilide a permis, en effet, de déterminer chez les
morphinomanes une sédation de ces phénomènes si pénibles qui se
produisent alors du côté du système nerveux central, et sur lesquels
j'ai appelé votre attention lorsque nous avons traité de la morphinomanie et du morphinisme[1].

Je viens de faire l'éloge de l'acétanilide et d'insister sur ses avantages. Comme toutes les substances médicamenteuses, elle a cependant ses inconvénients. Ils consistent, principalement, en une action
antipyrétique assez inégale, et en ce fait que les doses auxquelles il
est quelquefois nécessaire de l'administrer, chez certains individus
présentant une sensibilité en quelque sorte amoindrie à son égard,
sont assez fortes ou nécessitent une prolongation telle de son emploi
qu'il faut alors craindre l'action secondaire que je signalais tout à
l'heure sur la capacité respiratoire du sang, action dont la prolongation pourrait fort bien ne pas être dépourvue d'inconvénients.
À côté de cela, il est incontestable que l'acétanilide est un médicament nervin extrêmement important, très remarquable, un sédatif
de la douleur fort précieux. Cette action sédative s'exerce principalement sur les douleurs névralgiques, les névrites de toutes
espèces, les douleurs du tabes dorsalis et de la sclérose en plaques.
Il n'y a, je le répète, à redouter que l'action exercée, par les fortes
doses, sur le sang et sur les cellules du bulbe ainsi que de la moelle.

L'acétanilide ne cause pas, comme l'antipyrine et surtout le salicylate de soude, cet état de demi-ébriété auquel il est souvent nécessaire d'arriver pour obtenir une action médicamenteuse efficace.

____

1. Voir : *Leçons de Pharmacodynamie et de matière médicale*, 2ᵉ série, pp. 784 et 825.

D'autre part, elle est nettement plus hypnagogue, ce qui ajoute encore à sa valeur analgésiante.

L'acétanilide subit dans l'économie un certain nombre de transformations et finit, en somme, par donner naissance à un dérivé qui n'est autre que le *Para-amido-phénol* : c'est un dérivé sulfo-conjugué de ce para-amido-phénol qui constitue la forme sous laquelle l'acétanilide est éliminée. J'y reviendrai lorsque nous aurons terminé l'histoire de l'exalgine qui se lie d'une façon extrêmement étroite à celle de l'acétanilide. Mais, auparavant, je vais vous indiquer deux formules d'emploi de l'acétanilide, l'une concernant une potion, l'autre des cachets. En raison de sa faible solubilité dans l'eau et de sa saveur peu désagréable, l'acétanilide s'administre simplement dissoute dans l'elixir de Garus : la meilleure formule est celle autrefois indiquée par Dujardin-Beaumetz et que voici :

Acétanilide.	5 grammes.	
Elixir de Garus.	170 —	

On administre ce mélange par cuillerées à soupe, représentant chacune 50 centigrammes d'acétanilide. Ce médicament, je vous le rappelle, doit être administré à dose fractionnée ; et les expériences cliniques ont montré de façon absolument certaine qu'il était non seulement inutile, mais je dirai même imprudent de dépasser, pour une seule dose, l'administration d'une quantité supérieure à 50 centigrammes. D'autre part, il doit s'écouler un intervalle de deux ou trois heures, au moins, entre chaque nouvelle administration de 50 centigrammes. Si ces précautions sont observées, on peut administrer l'acétanilide à la dose quotidienne de 2, 3, et même jusqu'à 4 grammes.

En raison de son action irritante à peu près nulle, on peut également employer l'acétanilide sous forme de cachets ; mais, dans ce cas, il est quelquefois utile de l'associer à certaines substances médicamenteuses : on a, par exemple, recommandé son association avec la poudre de Dower. Les cachets que voici répondent à cette indication.

Acétanilide.	3 grammes.	
Poudre de Dower.	1 gr. 80.	
A diviser en douze cachets.		

Ces cachets renferment par conséquent chacun 25 centigrammes d'acétanilide et 15 centigrammes de poudre de Dower ; on en administre de trois à quatre par jour.

Je n'ajouterai rien aux quelques indications que je vous ai fournies relativement aux résultats obtenus par l'emploi de l'acétanilide, ni aux circonstances dans lesquelles on l'a employée ; les quelques mots que j'ai dits au sujet de l'emploi du pyramidon et de l'anti-pyrine répondent aux conditions dans lesquelles l'acétanilide peut être substituée à ces substances médicamenteuses.

EXALGINE. — Je passerai tout de suite à l'étude de la *Méthylacé-tanilide* ou *Exalgine*, qui est un dérivé immédiat de l'acétanilide. Cette exalgine s'obtient comme l'acétanilide, mais en partant de la méthylaniline au lieu de l'aniline. L'aniline est chauffée sous pres-sion avec du chlorure de méthyle pour la transformer en produit méthylé, et on obtient ainsi les deux dérivés, mono et diméthyl-aniline que l'on traite par l'anhydride acétique ; la monométhylaniline entre seule en action, et donne naissance à la méthylacétanilide ou exalgine que l'on sépare au moyen de la distillation fractionnée. On peut encore chauffer la méthylaniline avec le chlorure d'acétyle.

Cette exalgine se présente sous forme d'aiguilles blanches lors-qu'elle est obtenue par cristallisation, ou bien sous forme de larges tablettes prismatiques lorsqu'on l'obtient par fusion. Elle est assez peu soluble dans l'eau froide qui n'en dissout que 1,4 p. 100, très soluble au contraire dans l'eau bouillante (ce qui permet de la purifier faci-lement), très soluble dans l'alcool et même dans l'eau alcoolisée, ce qui permet sa dissolution dans une potion légèrement alcoolisée. Elle est inodore, insipide, et détermine l'anesthésie de la muqueuse buc-cale ainsi que de la langue, sur les points avec lesquels elle se trouve en contact. Elle ne possède absolument aucune action irritante et constitue un analgésique local extrêmement efficace, encore plus efficace certainement que ne l'est l'acétanilide.

Au point de vue de son action dynamique, l'exalgine présente quel-ques particularités sur lesquelles je vais seulement retenir votre attention.

Si l'on injecte à une grenouille une solution d'exalgine, on con-state une inertie motrice assez considérable, due tout à la fois à la paralysie des nerfs périphériques, à la torpeur des centres nerveux, et à une action locale aboutissant à l'abolition de l'excitabilité de tous les éléments anatomiques baignés par la solution. La parésie s'obtient sous l'influence de 10 milligrammes de méthylacétanilide, et la mort avec 50 milligrammes. Ce fait seul montre déjà que nous nous trouvons, avec l'exalgine, en présence d'une substance médica-menteuse beaucoup plus active que l'acétanilide. Je reviendrai sur ce point en faisant ressortir les raisons qui permettent d'interpréter cette augmentation de toxicité.

Chez les Mammifères, on observe très rapidement, sous l'influence de l'exalgine, la production de crises de convulsions cloniques épilep-tiformes, avec cris, mâchonnements et salivation. Dans l'intervalle des accès convulsifs, l'animal est haletant, cyanosé, dans un état d'agitation très remarquable ; il mordille tous les objets à sa portée, soit les barreaux de sa cage, soit les objets qu'on lui présente. A dose plus faible, on observe seulement de l'agitation, de l'inquiétude, de l'anhélation, et une accélération très notable de la respiration. L'exagération de l'excitabilité réflexe est très remarquable; et les convulsions que l'exalgine peut déterminer, aussi bien chez les animaux à sang chaud que chez les animaux à sang froid, sont très facilement arrêtées sous l'influence des hypno-anesthésiques tels que le chloroforme et l'éther. Après la section de la moelle dorsale, on n'observe plus de convulsions, mais l'exagération de l'excitabilité réflexe persiste et est même portée à un point encore plus considérable. On peut donc en conclure que l'exalgine exerce son action principalement sur l'écorce cérébrale, et détermine en même temps une augmentation de l'excitabilité médullaire; en d'autres termes, c'est une substance qui agit principalement sur la substance grise de l'axe cérébro-spinal avec influence prédominante sur la sensibilité. Cette action est très énergique, puisqu'avec des doses faibles on peut déterminer rapidement, chez les animaux à sang chaud, des convulsions épileptiformes et presque la tétanisation; mais l'action de l'exalgine est prédominante surtout sur les phénomènes de sensibilité, il serait même peut-être plus exact de dire d'excitabilité. Tous les éléments anatomiques, quels qu'ils soient, mis en contact avec l'exalgine en solution, perdent peu à peu leur excitabilité, on pourrait dire leur vitalité et, à cet égard, le tissu musculaire est particulièrement remarquable.

Les animaux présentent vis-à-vis de l'exalgine une réactivité différente suivant les conditions dans lesquelles ils sont placés et suivant l'espèce d'animal à laquelle on a affaire. Chez le lapin, par exemple, la dose de 50 centigr. par kilo produit une impulsion motrice tout à fait particulière, des tremblements généralisés, de l'anxiété, une accélération, puis une paralysie respiratoire. A dose moindre, c'est seulement une analgésie très accentuée avec persistance de la sensibilité tactile : l'animal réagit aux impressions thermiques, aux pincements; cependant il est animé de mouvements convulsifs et on observe pendant ces convulsions une élévation de la température en rapport précisément avec l'action pseudo-tétanisante exercée par l'exalgine.

La dose mortelle devient moins considérable au fur et à mesure qu'on s'élève dans l'échelle zoologique : elle est, chez le rat, de 2 à 3 centigrammes; chez le cobaye, de 15 à 20 centigr.; chez le lapin, de 50 à 60 centigr. Chez les animaux dont le système nerveux a une sensibilité plus exquise, chez le chat par exemple, on peut déterminer des accidents très graves avec 20 centigrammes par kilo; cela tient évidemment à la réactivité toute particulière du système nerveux chez cet animal.

Chez les animaux à sang froid, les doses toxiques d'exalgine déterminent la torpeur, la parésie et la mort dans le collapsus, alors que chez les animaux à sang chaud elles provoquent des crises épileptoïdes, des impulsions motrices, des cris, et tous les autres phénomènes traduisant une excitation nerveuse intense. Comme cela s'observe pour la plupart des substances exerçant une action élective et intense sur les éléments du système nerveux, l'accoutumance s'établit rapidement.

Chez l'homme, on observe que, sous l'influence d'une dose élevée, — j'insiste sur ce point, et 50 centigrammes en une fois constituent cette dose élevée, — il se produit en l'espace de deux à quinze minutes environ une sensation d'ivresse, une légère obnubilation et des bourdonnements d'oreilles pendant un temps dont la durée peut varier entre une et trente minutes; cela indique la nécessité de fractionner les doses. Je viens de dire tout à l'heure qu'il était important, relativement à l'administration de l'acétanilide, de ne pas prescrire l'administration d'une quantité supérieure à 50 centigrammes par dose; eh bien, en ce qui concerne l'exalgine, cette quantité devra être réduite à 15 et même 10 centigrammes pour une seule dose.

Sous l'influence de l'exalgine, la température est d'abord élevée pendant la crise convulsive — cela s'explique très facilement en raison du surcroît de travail mécanique et du développement de chaleur qu'entraîne la production de ce travail, — puis on observe ensuite un abaissement de température qui augmente au fur et à mesure que la période d'asphyxie comateuse suivant la période d'excitation primitive se manifeste de plus en plus; l'abaissement de la température peut alors atteindre des proportions égales à celles que je signalais tout à l'heure relativement à l'acétanilide, c'est-à-dire qu'on peut observer un abaissement variant de 2° à 10°. Aux doses qui ne produisent pas de phénomènes généraux, on observe très rarement une modification dans la température chez l'individu normal ou l'animal à l'état sain; tout au plus peut-on observer un abaissement de 1° avec des doses thérapeutiques capables de manifester leur action par des phénomènes nerveux bien éloignés des phénomènes de convulsions dont je parlais précédemment.

On aurait également observé, sous l'influence de l'exalgine, une légère augmentation de la tension artérielle, fait qui n'a rien d'étonnant puisqu'il a été mis en évidence en ce qui concerne l'acétanilide. Mais un fait qui est alors paradoxal, contraire à celui que je vous ai signalé relativement à l'acétanilide, c'est que les vagues conserveraient leur action excitatrice pendant toute la durée de l'action de l'exalgine : nous avons vu, au contraire, sous l'influence de l'acétanilide, une diminution notable dans le taux d'excitabilité du pneumogastrique, pendant la durée de l'action de cette substance médicamenteuse.

Le sang réagit sous l'influence de l'exalgine comme sous l'influence de l'acétanilide, c'est-à-dire devient très rapidement asphyxique sous l'action d'une dose élevée; il se forme de la méthémoglobine, et on peut répéter que cette formation de méthémoglobine a lieu uniquement dans les hématies; la méthémoglobine ne transsude pas dans le sérum. La mort, quand elle se produit, résulte principalement de l'insuffisance de l'hématose et des phénomènes d'asphyxie qui l'accompagnent. Les échanges gazeux sont profondément modifiés dans le sens d'une diminution de leur intensité.

Un fait remarquable et qui ne se présente pas avec l'acétanilide, c'est que l'urine de l'individu auquel on administre l'exalgine réduit assez souvent la liqueur cupro-potassique : c'est là une preuve indirecte de l'influence exercée par ce médicament sur les phénomènes de nutrition intime, attendu que cette réduction ne veut pas dire nécessairement qu'il existe du glucose dans l'urine, des produits *dextrinoïdes* pouvant fort bien amener la réduction. Or, ces produits se forment facilement et sont éliminés par les individus chez lesquels les phénomènes de nutrition sont, pour une cause quelconque, plus ou moins amoindris.

L'exalgine, comme l'acétanilide, d'ailleurs, donne naissance aux mêmes produits de transformation que cette dernière, c'est-à-dire que, en définitive, on ne retrouve pas l'exalgine en nature pas plus qu'on ne retrouve l'acétanilide en nature dans l'urine des individus qui ont ingéré ces médicaments, mais on y retrouve ses produits de transfor-, mation, notamment le *Para-amido-phénol*, éliminé sous forme d'acide sulfo-conjugué. Toutes les anilides d'ailleurs se comportent de la même façon : c'est à l'état de dérivé sulfo-conjugué que tous ces produits sont éliminés, et on en a une preuve dans la coloration rouge-brun de l'urine qu'on observe dans ces circonstances, coloration qu'il faudrait bien se garder d'attribuer à la méthémoglobine, puisque la méthémoglobinémie est localisée à l'hématie et qu'il n'y a jamais de transsudation dans le sérum, par conséquent d'élimination par l'urine.

D'autre part, on observe une augmentation des acides sulfo-conjugués dans l'urine. Il est très facile de mettre en évidence dans l'urine l'apparition de ces dérivés sulfo-conjugués du para-amido-phénol. Une réaction très simple que je vais effectuer devant vous, permet de constater cette élimination. Elle consiste à faire bouillir une certaine quantité d'urine à laquelle on ajoute le quart de son volume d'acide chlorhydrique, puis V à VI gouttes d'une solution de phénol à 3 p. 100, enfin I ou II gouttes d'une substance oxydante quelconque, hypochlorite alcalin, perchlorure de fer, mieux encore acide chromique. Dans ces conditions, il va se développer dans l'urine une coloration rouge-cerise très intense qui se transforme en une coloration bleue, fugace, par addition d'ammoniaque. La coloration rouge est plus ou moins intense suivant la proportion de la substance, du dérivé existant dans le mélange.

Comme cela résulte des faits que je viens d'exposer, l'exalgine est certainement supérieure à l'antipyrine et même à l'acétanilide au point de vue de son emploi médicamenteux, comme substance analgésique; mais l'intensité de son action oblige, d'autre part, à surveiller très attentivement les malades auxquels on l'administre.

J'attirais tout à l'heure votre attention sur l'augmentation de l'activité, et médicamenteuse et toxique, de cette exalgine : je veux faire remarquer que cette augmentation d'activité est précisément en relation avec sa constitution chimique. Cela est tellement certain que nous avons dans un produit isomère de celui-ci, mais dont la constitution chimique est différente, une substance dont les propriétés médicamenteuses et toxiques sont absolument différentes de celles de l'exalgine.

L'exalgine n'est pas autre chose que de l'acétanilide dans laquelle un atome d'hydrogène a été remplacé par un radical méthyle. Or, Messieurs, j'ai déjà attiré votre attention sur ce point, et je vous ai montré que l'observation apprenait ceci : chaque fois que dans une substance douée déjà de propriétés hypnotiques ou de propriétés tétanisantes, on substituait un radical méthyle à un atome d'hydrogène dans un point particulier de la molécule, on augmentait son pouvoir hypnotique ou son pouvoir tétanisant. Dans une thèse faite il y a deux ans par M. ROSENSTEIN dans mon laboratoire, à propos des *Relations entre la constitution chimique et l'action physiologique des dérivés alkylés des alcaloïdes*, cette question a été étudiée, et les résultats obtenus par cet observateur ont semblé porter une certaine atteinte aux faits que je vous ai exposés autrefois. Il paraît résulter de ces recherches que la place où s'effectue la substitution dans la molécule change l'action de la substance, et que cette action peut être ou bien tétanisante, ou bien paralysante, suivant le point de la molécule où l'on opère cette substitution. Lorsque la substitution du méthyle est faite à un atome d'hydrogène avoisinant l'azote, ce sont les propriétés tétanisantes qui sont augmentées; et si, au contraire, la substitution a lieu dans un groupement hydrocarboné, ce sont les propriétés paralysantes. Pour M. ROSENSTEIN, ce serait surtout à la disposition atomique du noyau, provoquée par la méthylation de son azote, qu'il faudrait attribuer les modifications apportées dans les propriétés physiologiques, et le pouvoir paralysant des bases quaternaires serait dû non pas à la fixation des alkyles à l'azote nucléaire, mais à la structure atomique particulière de ces bases. Quoi qu'il en soit, la modification est absolument certaine et, dans le cas qui nous occupe, démontrée expérimentalement par les faits.

Il existe à côté de l'exalgine une *Acéto-orthotoluidine* qui est une isomère de l'exalgine, c'est-à-dire que sa formule est représentée par ce schéma :

$$C^6H^5 —Az{<}^H_{C^2H^3O} \qquad C^6H^5 — Az{<}^{CH^3}_{C^2H^3O} \qquad (CH^3)(C^6H^4) — Az{<}^H_{C^2H^3O}$$

$$\underbrace{\hphantom{C^6H^5 —Az{<}^H_{C^2H^3O}}}_{\text{Acétanilide.}} \qquad \underbrace{\hphantom{C^6H^5 — Az{<}^{CH^3}_{C^2H^3O}}}_{\text{Exalgine.}} \qquad \underbrace{\hphantom{(CH^3)(C^6H^4) — Az{<}^H_{C^2H^3O}}}_{\text{Acéto-orthotoluidine.}}$$

Vous voyez que cette fois la substitution du radical méthyle se fait dans le groupe phényle C^6H^5. Il en résulte que la formule brute des deux substances est absolument la même; ce sont deux isomères, mais leurs propriétés physiologiques sont essentiellement différentes. Tandis que l'action de l'exalgine sur les animaux à sang chaud se caractérise par des phénomènes de convulsions épileptiformes, de pseudo-tétanisme, au contraire l'action de l'acéto-toluidine porte surtout sur la moelle, et c'est un antipyrétique de beaucoup supérieur à l'exalgine elle-même. Il semble que la substitution ne se faisant pas au voisinage immédiat de l'atome d'azote a imprimé à la substance des propriétés convulsivantes beaucoup moins énergiques, des propriétés au contraire paralysantes et une influence particulière sur la température.

L'exalgine s'administre sous forme de potion ou de cachets. On peut utiliser sa facile solubilité dans une liqueur très faiblement alcoolisée, et formuler une potion dans le genre de celle-ci :

Exalgine.	1 gr. 50.	
Alcoolat de menthe.	15 grammes.	
Eau distillée.	120	—
Sirop de framboises	50	—

Cela donne une solution pour laquelle chaque cuillerée à soupe représente précisément les 15 centigrammes que je signalais comme étant la dose maxima d'exalgine qu'on doit administrer en une seule fois.

On peut également associer l'exalgine à un certain nombre d'autres substances médicamenteuses, non pas destinées à corriger les inconvénients qu'elle peut présenter, inconvénients ne se produisant pas quand on ne dépasse pas certaines doses, mais dont l'action peut s'ajouter, à titre d'analgésique, à celle de l'exalgine; je vous rappellerai à ce sujet la formule qui a été proposée par DUJARDIN-BEAUMETZ pour le traitement des phénomènes douloureux de l'ulcère de l'estomac :

$$\left\{\begin{array}{ll}\text{Exalgine} \dots\dots\dots\dots\dots & \text{3 grammes.} \\ \text{Extrait de belladone} \dots\dots\dots & \\ \text{Phosphate de codéine.} \dots\dots\dots & \text{ãã 30 centigrammes.} \\ \text{Sucre de lait} \dots\dots\dots\dots & \text{5 grammes.}\end{array}\right.$$

Diviser en dix cachets dont Dujardin-Beaumetz recommandait d'administrer un ou deux, au maximum, au moment des accès douloureux.

Il ne faut pas dépasser 60 à 80 centigrammes, 1 gramme au maximum, d'exalgine en vingt-quatre heures, et tenir compte des faits que je signalais relativement aux accidents que peut présenter une dose élevée en une seule fois, une quantité supérieure à 15 centigrammes. L'exalgine, comme toutes les substances médicamenteuses d'ailleurs, a commencé par être administrée au début de son emploi à des doses véritablement fantastiques, et ce n'est qu'au bout d'un certain temps d'usage que la dose est fixée et qu'on s'aperçoit que les doses employées au début étaient beaucoup trop considérables.

BENZANILIDE. — Un dernier mot pour vous indiquer un médicament que je ne crois pas appelé à un grand succès en thérapeutique, mais dont la constitution est intéressante en ce sens qu'on a cherché précisément à substituer au radical de l'acide acétique celui de l'acide benzoïque pour obtenir une substance médicamenteuse douée de propriétés antipyrétiques, mais sans les propriétés désagréables que je signalais pour l'acétanilide : c'est la *Benzanilide*, dans laquelle le radical acétyle est remplacé par le radical benzoyle. On la prépare en substituant du chlorure de benzoyle au chlorure d'acétyle que l'on fait réagir sur l'aniline pour obtenir l'acétanilide. Elle constitue des paillettes brillantes, insolubles dans l'eau et solubles dans l'alcool.

Ce composé est surtout intéressant par ce fait que la substitution d'un radical d'acide aromatique à un atome d'hydrogène, ne paraît pas avoir entraîné de modifications marquées des actions fâcheuses de l'acétanilide, et cependant on pouvait s'attendre *à priori* à une modification des propriétés thérapeutiques beaucoup plus accentuée que celle qui existe en réalité. L'expérimentation a montré que la benzanilide donnait des effets inconstants au moins aussi nombreux que l'acétanilide ; et, en somme, il n'y a guère à retenir de l'intervention de cette substance en thérapeutique que ce fait que la substitution d'un radical d'acide aromatique à un radical d'acide gras ne paraît pas imprimer à l'action médicamenteuse de caractère tel qu'il y ait avantage à opérer cette substitution. On a prétendu cependant que la benzanilide né produisait pas de phénomènes secondaires fâcheux, car on ne peut considérer comme tels les sueurs abondantes accompagnées d'un léger ralentissement du pouls et d'une augmentation de la tension sanguine, signalés par presque tous les observateurs.

La benzanilide a été vantée comme un excellent antipyrétique chez les enfants. Elle serait, dans tous les cas, mieux supportée que l'acétanilide. Les doses que l'on doit prescrire sont les suivantes : de un à trois ans, 10 à 20 centigrammes ; de quatre à huit ans, 20 à 40 centigrammes ; au-dessus de huit ans, 60 à 100 centigrammes. On pourrait en administrer, au maximum, 3 gr. 50 en vingt-quatre heures.

XIᵉ LEÇON

PHÉNYLURÉTHANES. — DÉRIVÉS DU PARA-AMIDOPHÉNOL.
— PHÉNACÉTINES. — MÉTHACÉTINE. — IODOPHÉNINE.
— LACTOPHÉNINE. — CITROPHÈNE ET APOLYSINE. —
RÉSUMÉ SUR LES ANILIDES.

PHÉNYLURÉTHANES. — Avant d'aborder l'étude des dérivés du
para-amidophénol, j'ai quelques observations à vous présenter relativement à un groupe intermédiaire entre celui dont nous avons
achevé l'étude et ces dérivés du para-amidophénol : c'est le groupe
des *Phényluréthanes* et des *Oxyphényluréthanes*. Vous vous souvenez
que, lorsque nous avons étudié les hypnotiques, je vous ai signalé
l'action particulière, intéressante à cet égard, de l'uréthane ou car-
bamate d'éthyle[1]; nous avons vu que cet uréthane déterminait,
lorsqu'on l'administrait à dose suffisante pour provoquer des phénomènes hypnotiques, d'abord une période d'excitation, caractérisée
surtout par l'accélération des contractions cardiaques, l'augmentation
de la vitesse du sang, l'augmentation de la tension artérielle, l'augmentation du nombre des mouvements respiratoires. Cette période
est bientôt suivie d'une phase de dépression, pendant laquelle, aux
phénomènes que je viens de signaler, se substituent le sommeil, la
résolution musculaire, une analgésie plus ou moins prononcée,
l'abaissement de la température. Je vous rappelle ce fait, sur lequel
j'ai insisté en son temps, que l'administration prolongée de l'uréthane détermine, précisément en raison de son électivité sur le système nerveux, une dépression assez considérable de ses fonctions.
Eh bien, on a songé à utiliser cet uréthane en modifiant dans une
certaine mesure, en atténuant les propriétés plutôt fâcheuses que je
viens de vous signaler, par substitution dans sa molécule de composés
analogues à ceux que nous avons étudiés. C'est là d'ailleurs une
conséquence des recherches de MM. SCHNEEGANS et VON MERING relativement à l'influence des différents alcools et de leurs dérivés sur

---

1. Voir : *Leçons de Pharmacodynamie et de matière médicale*, 2ᵉ série, p. 106.

l'organisme animal. J'ai attiré votre attention sur ces faits que : l'action hypnotique est d'autant plus intense qu'on s'adresse à un alcool plus élevé dans la série; que la toxicité et en même temps l'action hypnotique diffèrent suivant qu'il s'agit d'un alcool primaire, secondaire ou tertiaire; que les combinaisons à poids moléculaire plus élevé sont d'autant plus actives [1].

On a donc songé à introduire la molécule de l'uréthane dans le para-amidophénol ou ses dérivés tels que les phénéthydines, et de là est résultée la préparation d'un assez grand nombre de substances dont quelques-unes ont été proposées pour l'usage thérapeutique : le *Phényluréthane*, connu également sous le nom d'*Euphorine*, qui constitue plutôt une substance hypnotique qu'analgésique; les dérivés éthérés de ce phényluréthane, les oxyphényluréthanes, dont deux surtout, l'*Acétylparaoxyphényluréthane*, plus connu sous le nom de *Neurodine*, et l'*Acétylparaéthoxyphényluréthane* ou *Thermodine*, ont été proposés pour réaliser des actions médicamenteuses que leurs appellations de thermodine et de neurodine désignent suffisamment.

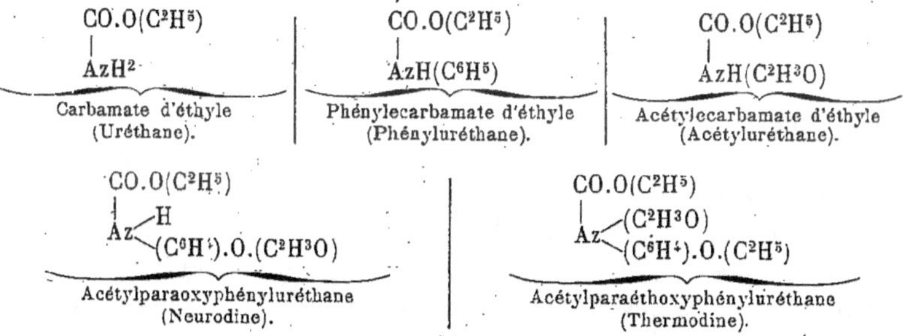

Je vous ferai seulement remarquer, à propos de ces deux substances, que, dans la thermodine, il y a deux fois substitution du radical éthyle et que cette substitution opérée deux fois imprime à la substance ainsi obtenue des propriétés antithermiques plus considérables que les propriétés analgésiques, qui sont au contraire prédominantes dans la neurodine. L'emploi de ces médicaments n'est pas tellement répandu qu'il y ait lieu d'en faire une étude particulière; ce sont des substances qui sont employées à peu près dans les mêmes circonstances que l'acétanilide, l'antipyrine, l'exalgine, etc. Les observations relevées au sujet de leur emploi ne paraissent pas, d'ailleurs, avoir démontré qu'elles jouissent de propriétés bien remarquables et méritant de nous arrêter à leur étude.

PHÉNACÉTINES. — J'arrive maintenant au groupe des dérivés directs du para-amidophénol, et nous allons nous arrêter un moment sur le plus important d'entre eux, c'est-à-dire la *Phénacétine*, qui dérive

---

1. Voir : *Leçons de Pharmacodynamie et de matière médicale*, 2ᵉ série, pp. 30 et 93.

du para-amidophénol par éthérification et acétylation. On a cherché,
en préparant la phénacétine, à obtenir une substance manifestant tout
à la fois, les propriétés de l'aniline, celles du phénol, celles de l'acétanilide, et celles des éthers des phénols. La substitution du radical
acétyle dans la molécule de l'aniline modifie dans une large mesure
ses propriétés toxiques, ainsi que nous l'avons déjà vu dans l'étude
de l'acétanilide, et, d'autre part, l'éthérification du dérivé phénolique
entraîne une atténuation considérable de la causticité que présentent
les phénols. On était donc en droit, en raison de ces substitutions,
d'espérer obtenir ainsi des substances dans lesquelles les propriétés
fâcheuses du phénol et de l'aniline au point de vue thérapeutique
seraient atténuées dans une large mesure, tandis que les propriétés
utilisables seraient, au contraire, plus ou moins exaltées. C'est le
para-amidophénol qui sert de base à la préparation de ces composés.
Il est nécessaire, pour comprendre ce que je vais dire de la série des
dérivés du para-amidophénol, de se reporter à la constitution de ces
composés et de voir comment chacun d'eux dérive du premier de
tous, c'est-à-dire du para-amidophénol.

Ainsi que nous l'avons vu, la formule de la phénylamine est représentée par $C^6H^5.AzH^2$. L'introduction d'une fonction phénolique dans
ce composé va nécessairement imprimer à la substance qui sera
obtenue dans ces conditions des propriétés la rapprochant dans une
certaine mesure des phénols ; le phénol correspondant à ce composé
aura pour formule $C^6H^4.OH.AzH^2$. Il existe trois modifications possibles de ce phénol, suivant que, comme cela se produit pour tous les
dérivés bi-substitués de la benzine, la substitution aura été effectuée
dans les positions 1 et 2, 1 et 3 ou 1 et 4.

Il existe, en effet, trois amidophénols, l'ortho, le para et le méta.
De ces trois composés, c'est le dérivé *para* qui présente les propriétés
médicamenteuses et toxiques les plus intéressantes.

Si, dans ce para-amidophénol, nous pratiquons la substitution d'un
radical alcoolique comme le radical éthyle à l'atome d'hydrogène
phénolique, nous aurons le dérivé $C^6H^4.OC^2H^5.AzH^2$. Ce composé
constitue l'éther éthylique du para-amidophénol ; il en existe également trois modifications : ortho, méta et para. Ces corps portent les
noms de *Phénéthydines*.

Si nous faisons subir à la phénéthydine l'acétylation, qui en partant
de l'aniline a donné l'acétanilide, c'est-à-dire si nous substituons le
radical acétyle à un atome d'hydrogène dans le groupe AzH^2, nous
aurons le corps dont voici la formule : $C^6H^4.OC^2H^5.AzH(C^2H^3O)$.
C'est l'*Acet-phénéthydine* ou *Phénacétine* ou *Phénédine* : il en existe
aussi trois modifications isomériques, l'une ortho, l'autre méta, la
troisième para. Mais on peut concevoir encore une autre phénacétine, isomérique des précédentes, dont l'étude pharmacodynamique

n'a pas été faite, au moins assez complètement; cette modification résulterait de la substitution du radical éthyle au second atome d'hydrogène du groupe AzH^2, et on aurait alors un composé représenté par la formule $C^6H^4.OH.Az(C^2H^5)(C^2H^3O)$, c'est le quatrième isomère possible de ces phénacétines.

On peut substituer au radical éthyle le radical méthyle et on obtient alors le composé $C^6H^4.OCH^3.AzH(C^2H^3O)$: c'est la *Méthacétine* ou *Acet-para-anisidine*, dont je dirai quelques mots parce qu'elle possède des propriétés intéressantes, ne serait-ce qu'au point de vue de l'étude pharmacodynamique de ces dévivés et des hypothèses plus ou moins plausibles qu'on peut faire, d'avance, sur les propriétés médicamenteuses d'un composé en fonction de sa constitution moléculaire.

Les phénacétines possèdent des propriétés à la fois analgésiques, antithermiques et antiseptiques. Cela est rationnel, en raison de leur constitution chimique et de la nature des substances dont elles dérivent; elles empruntent en effet à chacune d'elles une partie de leurs propriétés, mais les substitutions qu'on opère dans la molécule du composé primitif, la phénylamine, modifient dans une mesure plus ou moins profonde les propriétés toxiques et fâcheuses de cette substance, tout en conservant une partie plus ou moins considérable de ses avantages.

Des trois phénacétines, ortho, méta et para, deux surtout ont été étudiées, la troisième, la méta-phénacétine, semble à peu près dépourvue de propriétés médicamenteuses, utiles tout au moins. Pour les deux autres, le dérivé ortho manifeste plus particulièrement des propriétés antithermiques, tandis que le dérivé para manifeste surtout des propriétés analgésiques; ça n'est pas, comme nous allons le voir, que les propriétés antithermiques lui fassent défaut, mais les propriétés analgésiques ainsi que l'énergie médicamenteuse, si l'on peut ainsi dire, se montrent à un degré plus élevé dans ce dérivé para que dans le dérivé ortho, comme nous venons de le voir déjà tout à l'heure pour les amidophénols. Par conséquent, il restera sous-entendu que toutes les fois qu'on dit simplement phénacétine, c'est du dérivé para qu'il s'agit, c'est-à-dire de celui qui possède les propriétés médicamenteuses les plus intéressantes et les plus énergiques.

La phénacétine se présente sous forme de petites paillettes blanches tout à fait inodores, dépourvues de saveur, fort peu solubles dans l'eau froide, plus solubles dans l'eau chaude. On peut distinguer les trois dérivés par leur point de fusion : le dérivé ortho fond à 79°; le dérivé méta à 96°; et le dérivé para, celui qui nous intéresse le plus, la phénacétine ordinaire, fond à la température de 134°5; mais il est nécessaire que les produits soient absolument purs pour vérifier ces constantes physiques.

Un point important à considérer, c'est que, en raison même du procédé de préparation qui permet d'obtenir cette substance, elle renferme toujours une proportion variable d'acétanilide. Pour obtenir la phénacétine, en effet, on est obligé de partir du dérivé nitré du phénol — ou plutôt des dérivés nitrés, car on en obtient toujours plusieurs à la fois, — de les traiter en tube scellé par un dérivé halogène éthylique : chlorure, bromure, iodure d'éthyle. Le nitro-éthyl-phénol qu'on obtient ainsi est réduit par l'hydrogène naissant (zinc et acide sulfurique ou fer et acide chlorhydrique) et donne naissance à la phénéthydine, l'éther dérivé du para-amidophénol. En chauffant cette phénéthydine avec de l'acide acétique cristal-lisable, on obtient la phénacétine, dans les mêmes conditions que l'on obtient l'acétanilide avec l'aniline et l'acide acétique, et vous voyez que ce mode de préparation explique fort bien la présence presque inévitable, dans ce composé, d'une certaine proportion d'acé-tanilide.

La phénacétine donne avec le perchlorure de fer une coloration rouge-foncé qu'on a comparée à celle du vin de Bourgogne et qui peut servir, jusqu'à un certain point, pour déceler cette substance lorsqu'elle est éliminée par l'urine, toutefois le mélange avec l'urine tend évidemment, à cause de la matière colorante plus ou moins accentuée de cette dernière, à atténuer la coloration rouge donnée par la phénacétine.

La phénacétine subit une métamorphose dans l'organisme et s'éli-mine en majeure partie par l'urine sous forme de produits de décom-position, notamment un mélange de phénéthydine et de para-amido-phénol. Nous avons vu quelles sont les réactions qui permettent de déceler le para-amidophénol dans l'urine; quant à la phénéthydine, elle est relativement facile à déceler en utilisant cette propriété qui consiste dans la production d'une matière colorante rouge-cerise tout à fait spéciale qui prend naissance lorsqu'elle réagit, en liqueur acide, en présence de nitrite de soude et de bisulfo-naphtol : pour la mettre en évidence, on fixe cette matière colorante sur un petit écheveau de soie, dans des conditions qu'il est inutile de détailler ici.

L'urine des individus auxquels on a administré la phénacétine possède la propriété de réduire la liqueur cupro-potassique. Je ne saurais trop attirer votre attention sur ce fait, en faisant ressortir le nombre assez considérable des substances médicamenteuses dont l'élimination par la voie rénale est capable de donner lieu à une erreur de diagnostic, si l'on se bornait simplement à la réduction de la liqueur cupro-potassique pour rechercher le glucose dans l'urine. En même temps, on a signalé, sous l'influence de l'absorption de la phénacétine, une diminution plus ou moins considérable de l'urée dans l'urine, et c'est là le meilleur témoin de l'action exercée par cette substance sur les phénomènes de nutrition, action qui n'a rien qui doive nous étonner, car dans l'étude que nous avons faite, tant de l'acétanilide que de l'exalgine, j'ai insisté sur la façon dont ces substances médicamenteuses intéressaient les phénomènes intimes de la nutrition.

Je ne m'étendrai pas sur l'étude pharmacodynamique de cette substance; les détails dans lesquels je suis entré relativement à l'étude de l'antipyrine, du pyramidon, de l'acétanilide, de l'exalgine m'en dispenseront. Je vous indiquerai simplement quelles sont les conditions dans lesquelles l'emploi de la phénacétine se fait remarquer par des modifications dans les fonctions que nous avons étudiées précédemment en détail.

Cette phénacétine exerce, dans toutes les circonstances où elle est administrée, une triple action médicamenteuse. Une action analgésique d'abord; je la mets en premier lieu parce que c'est la plus importante, c'est elle par quoi se manifeste le mieux l'action médicamenteuse de la phénacétine. Ensuite, une action antithermique qui est assez intense. Enfin une action trophique qui n'est autre chose qu'une conséquence de son action sur le système nerveux. Nous avons vu en effet, et j'y ai insisté chaque fois que l'occasion s'en présentait, que la confusion des centres de la sensibilité, des centres de la thermogenèse et des centres trophiques faisait que presque toutes les substances du groupe des antithermiques-analgésiques agissaient d'une manière analogue en déprimant ces trois fonctions. Seul, jusqu'ici, le pyramidon paraît stimuler l'activité des centres trophiques. La phénacétine possède, sur quelques-unes des substances dont nous avons fait précédemment l'étude, cet avantage d'être fort peu toxique à dose faible.

Si l'on en administre 1 gramme à un lapin, on voit que l'action de cette phénacétine se manifeste seulement par un affaiblissement musculaire tout à fait passager. A dose plus considérable, 3 grammes par exemple, on observe une courte période d'excitation, puis, bientôt, une abolition plus ou moins complète de l'excitabilité médullaire, et même quelques phénomènes toxiques : paralysie de la sensibilité, disparition ou atténuation des réflexes, paralysie de la motilité, et, si la dose est suffisante, c'est-à-dire si elle a été considérable en réalité, la mort arrive par paralysie de la respiration et, secondairement, par l'action de la phénacétine sur le cœur et la circulation. On ne constate pas, aux doses médicamenteuses, de ces actions sur l'hémoglobine analogues à celles que j'ai signalées, notamment avec l'acétanilide; ce n'est qu'à la longue et sous l'influence de doses véritablement très élevées qu'on peut voir survenir une cyanose qui jamais n'atteint l'intensité de celle que l'on observe avec l'acétanilide, et que quelques observateurs ont même envisagée comme devant être attribuée au mélange d'une proportion plus ou moins faible ou considérable d'acétanilide avec la phénacétine.

Quant aux effets antithermiques, ils sont également fort accentués et, comme j'ai eu à le faire remarquer pour toutes les substances médicamenteuses antithermiques précédemment étudiées, cette action est d'autant plus remarquable et d'autant plus accentuée que la température de l'individu auquel on administre la phénacétine dépasse davantage la température normale. Cet effet antithermique est persistant, il dure environ six à huit heures; mais c'est principalement l'action analgésique qui est très prononcée et très efficace, très durable.

On a signalé dans quelques circonstances, chez des individus particulièrement susceptibles : de la lourdeur de tête, des vertiges, de la somnolence, une sensation de refroidissement, de la cyanose, une angoisse précordiale très pénible, des sueurs froides abondantes, des convulsions, un pouls petit et lent. Ces phénomènes ont été rarement observés et ils ont été attribués par ceux qui ont relevé ces observations, soit à un mélange des isomères ortho et méta avec la phénacétine ordinaire, soit à l'existence d'autres impuretés, notamment de l'acétanilide, soit à la réceptivité, à la susceptibilité tout à fait particulière des individus.

L'action sur le système nerveux prime, certainement de beaucoup, toutes les autres manifestations de la phénacétine. On a dit que c'était le médicament par excellence de l'insomnie déterminée par excès de travail ou par hyperexcitabilité nerveuse, surtout lorsqu'elle était d'origine cérébrale; on a fait ressortir que l'administration, même prolongée, de la phénacétine ne déterminait pas cette dépression des forces qu'on observe si souvent après l'administration de doses un peu considérables ou prolongées de bromure de potassium et qu'on observe plus encore après l'administration des narcotiques. Mais, à ce point de vue, les résultats sont, en somme, extrêmement variables, car ils dépendent beaucoup de la nature de l'individu, de sa susceptibilité, et de plus, ainsi que j'ai eu déjà bien des fois l'occasion de le signaler en vous parlant des médicaments nervins, il faut faire intervenir ici l'état particulier des cellules nerveuses de l'individu, leur réactivité, ce que j'appelle volontiers leur qualité.

L'action sur la motilité volontaire, sur la sensibilité générale, sur les réflexes est également très marquée et au moins aussi intense que celle exercée par les substances étudiées précédemment. Cette influence est évidemment d'origine centrale. L'étude de ces autres substances permettait de poser *à priori* cette conclusion; mais il est facile de s'en rendre compte expérimentalement, en réalisant une expérience analogue à celle qu'a faite CLAUDE BERNARD pour l'étude du curare, c'est-à-dire en pratiquant la ligature de toutes les parties molles d'un membre chez un animal, à l'exception du nerf principal innervant ce membre, et en empêchant de la sorte la phénacétine d'arriver par la voie sanguine irriguer les extrémités terminales du nerf. On peut constater que les modifications obtenues sont exactement les mêmes, avant comme après la ligature, et c'est bien là une preuve évidente de l'action de la phénacétine sur les centres nerveux.

Chez l'homme, lorsque la phénacétine est administrée à dose assez considérable, à la dose de 50 centigrammes en une seule fois, on peut voir survenir, dès la première demi-heure qui suit cette administration, un abaissement notable de la température; après une heure, en général, on observe des sueurs assez discrètes, mais présentant une particularité assez remarquable sur laquelle je vais revenir dans un instant. Le maximum d'abaissement thermique s'observe entre une demi-heure et quatre heures après l'absorption de cette dose, et cet abaissement est d'autant plus considérable que la température était plus élevée au-dessus de la normale au moment de son administration. En général, une à deux heures après que cet abaissement maximum de la température s'est produit, on voit survenir une réascension thermique, sans frissons, sans phénomènes désagréables, et le retour au degré initial s'observe, en général, après une période variant entre cinq à huit heures. Ce qu'il y a d'important encore, et ce qui concorde bien avec les bons effets qu'on peut obtenir de la phénacétine comme antithermique, c'est que, dans les cas où le cœur est accéléré, on observe un ralentissement de cette accélération et le pouls redevient uniforme comme à l'état normal; on observe même une légère augmentation de la tension artérielle dans la première période qui suit l'administration. A cette période, cependant, cette augmentation de tension artérielle s'accompagne, comme cela a lieu pour certaines des substances médicamenteuses analogues que nous avons étudiées, d'une vaso-dilatation périphérique qui dure en général de une demi-heure à une heure après l'administration de la dose médicamenteuse, vaso-dilatation à laquelle succède bientôt une vaso-constriction qui se produit dès qu'apparaissent les premières gouttes de sueur.

En définitive, l'action physiologique de la phénacétine peut se résumer ainsi. Elle est sans action à faible dose et, à fortes doses, elle provoque une diminution de l'excitabilité réflexe par action directe sur la moelle. Avec 50 centigrammes par kilo, on détermine la mort des animaux par paralysie respiratoire que provoque l'altération du sang. Quant à la circulation, elle n'est pas sensiblement influencée, même avec les doses dépassant 50 centigrammes par kilo.

Les observateurs qui ont fait usage de la phénacétine sont à peu près unanimes à reconnaître que, dans toutes les circonstances où ils l'ont employée, on avait observé l'amélioration de l'état général du malade; et en dépouillant les observations effectuées tant dans le service de Dujardin-Beaumetz, à l'hôpital Cochin, qu'en Allemagne, dans un assez grand nombre de services différents, on constate qu'on a obtenu des succès dans 75 p. 100 des cas. Vous voyez donc que la phénacétine constitue une substance médicamenteuse qui n'est pas à dédaigner. On a dit que la phénacétine était inférieure à l'antipyrine au point de vue de l'analgésie; mais, en dépouillant avec attention les observations publiées relativement à l'emploi de la phénacétine et en les discutant, on arrive à cette conclusion que ce sont là des questions d'opportunité, d'espèces, et surtout de susceptibilité indivi- duelle. En somme, il en est de ce médicament comme d'une foule d'autres : certains individus réagissent mieux sous son influence qu'avec d'autres substances médicamenteuses telles que l'acétanilide, l'antipyrine, l'exalgine, etc. C'est là, d'ailleurs, une propriété pré- cieuse permettant de varier le médicament pour réaliser une action thérapeutique prolongée. J'ai déjà appelé votre attention sur ce fait en étudiant les hypnotiques, et j'ai fait ressortir l'importance qu'il y avait à varier l'administration de la substance hypnotique pour un même individu, lorsque l'usage des hypnotiques était indiqué pen- dant une longue durée. Il en est de même pour les antithermiques- analgésiques, et tel individu qui s'est bien trouvé, au début, de l'an- tipyrine peut voir survenir, par l'emploi prolongé de cette substance, les inconvénients que nous avons appris à connaître. Eh bien, il est fort utile qu'à ce moment on puisse substituer à l'antipyrine une sub- stance médicamenteuse comme la phénacétine, l'acétanilide, l'exal- gine, ou les autres que nous avons étudiées, qui permettront, en changeant la substance médicamenteuse, de s'adresser, très probable- ment, à d'autres éléments cellulaires que ceux impressionnés par la première substance employée, par conséquent de continuer son action, de la prolonger et quelquefois même de la perfectionner.

Comment administrer la phénacétine? Cette administration ne peut se faire, lorsqu'il s'agit d'administrer la phénacétine seule, autre- ment qu'en cachets, en raison de son insolubilité. Pour cette admi- nistration, il est important de ne pas dépasser, pour une seule dose, la quantité de 50 centigrammes; et, pour une période de vingt-quatre heures, de ne pas aller, en général et sauf indication particulière, au delà de 2 à 3 grammes. Je dis sauf indication particulière, parce que, pour cette substance comme pour toutes celles que nous avons étudiées jusqu'ici, on a cité des cas dans lesquels on a pu administrer jusqu'à 6 et même 8 grammes de phénacétine par vingt-quatre heures, avec de bons résultats; mais, je le répète, il s'agissait là de circonstances particulières, qu'on peut apprécier d'ailleurs en interro- geant soi-même la susceptibilité des individus auxquels on prescrit ce médicament.

On a associé à la phénacétine, et on s'en est fort bien trouvé, soit le salol, soit le salicylate de quinine, soit la caféine, cela dans le but d'augmenter les propriétés nervines de ce médicament et de réaliser la sédation des symptômes nerveux tout en évitant, autant que possible, une dépression trop accentuée du système nerveux.

Dans ces circonstances, la formule qui me paraît la meilleure est l'une de celles-ci :

<table>
<tr><td>Phénacétine 2 à 4 gr.
Caféine. .   20 à 40 centig.</td><td>Phénacétine . . .
Salol ou salicylate āā 2 à 4 gr.
de quinine. . .</td></tr>
</table>

Diviser en dix cachets.

D'après un certain nombre d'observations, l'administration de ces cachets aurait donné d'excellents résultats dans plusieurs circonstances dans lesquelles on avait à lutter, à la fois, contre des phénomènes d'hyperthermie et des phénomènes douloureux, et lorsqu'on voulait éviter én même temps une action déprimante trop profonde.

On a proposé également l'emploi de la phénacétine comme topique, en la faisant dissoudre dans un mélange de lanoline et d'huile; mais cette dissolution se fait en général assez mal, et il existe bien d'autres substances médicamenteuses certainement préférables pour l'emploi comme analgésique local : il est donc inutile de retenir cette application de la phénacétine.

On a voulu établir une sorte de parallèle, d'équivalence entre les quantités respectives de phénacétine, d'acétanilide, de sels de quinine et d'antipyrine capables d'amener aux mêmes résultats : je crois qu'on ne peut guère arriver à fixer une équivalence bien nette. On a prétendu que 1 gramme de phénacétine était à peu près équivalent à 50 centigrammes d'acétanilide, à 1 gr. 50 d'un sel de quinine et à 2 grammes d'antipyrine : je vous cite ces chiffres sous toutes réserves, car ils sont bien loin, ainsi que je l'ai dit maintes fois, d'avoir une valeur mathématique.

A côté de cette phénacétine, je vous ai signalé tout à l'heure la *Méthacétine* comme étant une substance dérivée également du para-amidophénol. Elle possède des propriétés antipyrétiques et anodynes analogues à celles de la phénacétine. On a prétendu que la méthacétine exerçait une action encore moindre sur le sang, et notamment sur l'hémoglobine, que celle exercée par la phénacétine, qui cependant est bien faible, mais que son action était plus intense sur le système nerveux. Cette action plus intense de la méthacétine sur le système nerveux résulte, à mon avis, de la substitution du radical méthyle au radical éthyle dans sa formule de constitution, et c'est un point à l'appui de cette remarque sur laquelle j'ai insisté tant de fois, de l'action particulièrement intense exercée par les dérivés méthyliques de certaines substances sur le système nerveux ; mais cette action sur le système nerveux se traduit plutôt par des phénomènes désavantageux que par des phénomènes utiles. Ce sont, en effet, des sueurs profuses — que l'on n'observe pas avec l'acétanilide ; j'ai indiqué, au contraire, que ces sueurs étaient discrètes avec la phénacétine et manifestant le changement dans la dilatation des vaisseaux périphériques, — des secousses épileptoïdes, enfin le collapsus. Comme vous le voyez, ces manifestations sur le système nerveux sont plutôt défavorables et me paraissent de nature à faire rejeter l'emploi de la méthacétine qui ne présente, en réalité, au point de vue médicamenteux, aucun avantage sur la phénacétine.

Comme dernier dérivé de la phénacétine, j'aurai également à vous signaler, sans insister sur lui, une combinaison iodée ou *Iodophénine*, qui est surtout une substance antiseptique en raison de la grande quantité d'iode qu'elle renferme.

On a pensé apporter une atténuation aux propriétés toxiques de la phénéthydine par substitution soit de radicaux plus complexes, soit de radicaux inoffensifs par eux-mêmes. Par exemple, l'observation et l'expérience démontrent que l'augmentation du nombre des groupes carboxyliques, c'est-à-dire des groupes à fonction acide, est en rapport avec la diminution de toxicité que manifestent les substances dans lesquelles on les introduit ; on sait de même qu'il se manifeste une diminution de la toxicité par l'introduction du groupe sulfone ; d'autre part, les recherches de Schneegans et von Mering ont démontré avec une grande évidence que la diminution de la toxicité était très nette au fur et à mesure de la complication moléculaire du radical acide substitué et qu'elle suivait également l'atomicité de ce radical, c'est-à-dire que si l'on opère la substitution d'un radical d'acide monoatomique ou d'un acide diatomique ou d'un acide triatomique, la diminution de la toxicité sera d'autant plus considérable que l'atomicité de l'acide en question sera elle-même plus élevée. Partant de ce point, on a cherché à réaliser des dérivés de la phénacétine dans lesquels le radical acétyle a été remplacé soit par un radical d'acide monoatomique, soit par un radical d'acide polyatomique ; on a d'abord substitué le radical propionyle et on a obtenu le produit appelé *Triphénine*, ses propriétés sont trop peu intéressantes pour nous arrêter ; mais il n'en est pas de même de la substance qui a reçu le nom de *Lactophénine*, à l'aide de laquelle on a obtenu, au point de vue médicamenteux, des résultats certainement très intéressants et même supérieurs, dans quelques circonstances, à ceux obtenus par l'emploi de la phénacétine. La lactophénine n'est pas autre chose que de la phénacétine dans laquelle le radical lactyle de l'acide lactique est substitué au radical acétyle de l'acide acétique. Sa formule de constitution est représentée par le schéma :

$$C^6H^4 \diagup{}^{OC^2H^5}_{AzH(CO.CH.OH.CH^3)}$$

C'est une poudre blanche, inodore, insipide, qui possède la propriété d'être huit fois plus soluble dans l'eau que la phénacétine, et cependant sa solubilité est encore bien faible puisqu'il faut 500 centimètres cubes d'eau pour en dissoudre 1 gramme à la température ordinaire, tandis que 55 centimètres cubes d'eau bouillante suffisent, ce qui permet de la purifier très facilement par cristallisation dans l'eau bouillante.

Sous l'influence soit des acides, soit des alcalis — et cette influence se produit dans le tube digestif, — la lactophénine se dédouble en phénacétine et acide lactique. Ce qui caractérise cette substance médicamenteuse, c'est que ses propriétés hypnagogues paraissent beaucoup plus accentuées que celles de la phénacétine. Les partisans de l'action hypnagogue de l'acide lactique n'ont pas manqué de voir, dans l'introduction de cet élément dans la molécule de la phénacétine, la raison de ces propriétés hypnagogues plus accentuées. Nous avons vu autrefois, lorsque nous avons discuté cette question à propos des hypnotiques, ce qu'il fallait penser de la valeur de l'acide lactique comme hypnotique[1]. Je crois qu'ici l'acide lactique interviendrait plutôt à titre de substance antiseptique dans le tube digestif qu'à titre d'hypnotique ; mais, sous l'influence de la lactophénine, en même temps que l'action hypnagogue est plus accentuée qu'avec la phénacétine, on voit des phénomènes plus marqués sur la sensibilité et sur les mouvements volontaires qui peuvent même être complètement abolis sous l'influence d'une dose un peu élevée, en même temps que l'excitabilité réflexe est diminuée, et cela sans qu'on observe, même à forte dose, cette période d'excitation préalable par laquelle passent toujours les phénomènes réflexes, sous l'influence des substances capables d'amener, à plus ou moins brève échéance, leur atténuation ou leur disparition. Quant à la pression sanguine, aux rythmes cardiaque et respiratoire, ils ne sont que très légèrement influencés.

Cette substance médicamenteuse doit s'administrer, comme nous l'avons vu pour la phénacétine, par fractions de 50 centigrammes, et comme son action est nettement plus intense que celle de la phénacétine, il ne me paraît pas prudent de dépasser une dose de 3 à 4 grammes par vingt-quatre heures, bien que l'on puisse relever certaines observations dans lesquelles il est fait mention de doses beaucoup plus considérables, et notamment de doses de 6 grammes. Je vous ferai observer à cet égard que la lactophénine en est encore à ses débuts comme substance médicamenteuse et que ce qui s'est passé pour

1. Voir : *Leçons de Pharmacodynamie et de matière médicale*, 1ʳᵉ série, p. 121.

toutes les autres substances médicamenteuses se passe maintenant pour elle; toutes ont été employées à leur début à des doses beaucoup plus considérables que celles nécessaires et utiles pour l'emploi thérapeutique.

En somme, ce qu'on peut dire à l'avantage de la lactophénine, c'est que son action hypnagogue est beaucoup plus marquée que celle des substances médicamenteuses analogues que nous venons d'étudier, que son action antithermique, très marquée également, est moins brutale, moins rapide et plus prolongée; c'est également une substance plus active, et c'est là un fait à retenir. Ainsi une dose de 2 grammes est une dose extrême pour des chiens du poids de 15 à 20 kilos; aller au delà détermine, chez ces animaux, des manifestations sinon dangereuses, au moins absolument inutiles en ce qui concerne les résultats thérapeutiques.

Quant à l'action narcotique que cette substance produit, elle a été comparée à celle déterminée par l'uréthane; quelquefois, cette action s'accompagne d'une sudation en général modérée et, parfois même, — c'est plutôt alors un phénomène désavantageux, — on a signalé une légère stupeur.

Parmi les substances qui nous restent à passer en revue, je vous signalerai comme application du fait dont je parlais tout à l'heure, relativement à la diminution de toxicité des substances au fur et à mesure qu'augmente la complication moléculaire des éléments substitués, les produits qui ont été désignés sous les noms de *Citrophène* et *Apolysine* : ces substances résultent de la combinaison de l'acide citrique avec la paraphénéthydine. L'acide citrique étant tribasique, il doit exister trois produits différents résultant de la combinaison de la phénéthydine avec l'acide citrique : de ces trois produits, deux ont été essayés et ont donné des résultats thérapeutiques intéressants, au moins au point de vue pharmacodynamique général. Le citrophène représente le sel neutre; il résulte de la combinaison de trois molécules de paraphénéthydine avec une molécule d'acide citrique. L'apolysine résulte de la combinaison d'une seule molécule de paraphénéthydine avec une molécule d'acide citrique; c'est, par conséquent, un produit dans lequel il existe encore deux oxhydriles à fonction acide, deux oxhydriles dont la présence doit entraîner une action physiologique et toxique moindre. Ces phénomènes se vérifient, en effet, lorsqu'on essaye ces substances médicamenteuses sur les animaux : elles se dédoublent dans l'organisme en paraphénéthydine et en acide citrique.

L'emploi de ces produits présente quelques avantages en ce sens que leur solubilité est plus grande que celle de la phénacétine, que leur saveur acidule, rappelant celle de l'acide citrique, est plutôt agréable et fait facilement accepter ce médicament.

En raison de sa fonction acide, l'apolysine est plus soluble que le citrophène, mais les solutions aqueuses ou hydro-alcooliques faiblement acides dissolvent très facilement ce dernier : l'eau de Seltz, simple ou aromatisée, constitue, par exemple, un excellent dissolvant. Ces substances médicamenteuses doivent être administrées par fractions de 1 gramme *pro dosi*, pour les adultes, et à la dose maxima de 5 à 6 grammes par vingt-quatre heures. On peut les prescrire sous forme de cachets, ou en suspension dans un véhicule tel que le suivant :

Citrophène.	10 grammes.
Eau chloroformée.	120	—
Sirop de menthe	30	—

De trois à six cuillerées à soupe par vingt-quatre heures.

On a beaucoup vanté l'action du citrophène chez les rhumatisants, surtout dans les cas de rhumatisme subaigu et lorsque l'affection montre une tendance à évoluer vers la chronicité. Son action analgésiante serait alors particulièrement remarquable. Quant à l'action antipyrétique, elle serait plutôt inférieure à celle des substances que nous avons étudiées précédemment. Le citrophène manifeste des propriétés diaphorétiques assez énergiques. Son action est beaucoup plus efficace et plus rapide lorsqu'on l'emploie en solution que sous toute autre forme.

Pour terminer, deux mots seulement à propos d'un fait que je signalais tout à l'heure, relativement à la diminution de toxicité des substances médicamenteuses par l'introduction du groupe sulfone dans leur molécule. Les produits de ce groupe sont représentés ici par la *Cosaprine* dérivant de l'acétanilide et la *Phésine* dérivant de l'acét-para-phénéthydine.

Ces sulfodérivés présentent des propriétés médicamenteuses qui les rapprochent de la phénacétine, en même temps que certains inconvénients de la phénacétine sont plutôt atténués. J'insiste sur l'utilité théorique de ces considérations, car, en réalité, nous trouvons dans l'emploi de la phénacétine, de l'acétanilide et des autres substances dont nous avons plus particulièrement fait l'étude, une quantité suffisante de propriétés médicamenteuses pour que cette longue liste de dérivés figurant dans les tableaux que j'ai mis sous vos yeux au début des leçons de cette année, soit, dans la pratique, réduite aux plus importants d'entre eux.

J'appellerai encore votre attention sur le produit qui a été appelé *Malakine*, dérivé salicylé de la phénacétine et se dédoublant dans l'organisme en aldéhyde salicylique et phénacétine; à son tour, l'aldéhyde salicylique se transforme en acide salicylique, de sorte que ce médicament réalise bien le but que l'on s'était proposé, savoir de réunir les avantages de la phénacétine à ceux des composés salicylés.

Enfin, les produits inscrits à la fin de ce tableau (Voir p. 3) sont des produits résultant de la combinaison de certaines substances avec la phénéthydine. La combinaison avec le glycocolle, ou *Amidoacétparaphénéthydine*, a reçu le nom de *Phénocolle*; on utilise surtout le chlorhydrate plus facilement soluble. Ici, encore, on a cherché à réunir les avantages des composés salicylés à ceux des dérivés antithermiques-analgésiques de constitution plus complexe, et on a réalisé un salicylate de phénocolle auquel on a donné le nom de *Salocolle*. Quant à l'*Eupyrine* et à la *Pyrantine* ou *Phénosuccine*, ce sont des substances qui n'ont certainement pas la valeur qu'on a voulu leur attribuer.

Toutes les anilides dont il vient d'être question, même celles faisant plutôt partie du groupe des hydrazines, en raison de leur constitution chimique, se dédoublent dans l'organisme. La phénylhydrazine et ses dérivés donnent de l'azote, du benzol et de l'aniline fournissant, en définitive, de la pyrocatéchine et de l'hydroquinone. La phénéthydine donne du para-amidophénol qui aboutit aux mêmes produits ultimes. L'acétanilide se dédouble en orthoxycarbanile et para-amidophénol. La phénacétine est dédoublée en phénéthydine et para-amidophénol. Quant à l'antipyrine, elle s'élimine probablement par l'urine à l'état de dérivé sulfoconjugué, car l'ébullition avec l'acide chlorhydrique permet de la déceler.

On a fait d'intéressantes expériences, relatives à la toxicité comparative d'un certain nombre d'antipyrétiques, en plongeant des grenouilles dans une couche d'eau, de trois centimètres de hauteur, additionnée de 20 centimètres cubes d'une solution à 2 p. 1000 de ces substances médicamenteuses. L'animal était maintenu dans la station normale, la tête et une grande partie du corps en dehors du liquide. Les produits employés furent : acétanilide, formanilide, aniline, antipyrine, thalline. Au bout de douze heures, les grenouilles plongées dans la solution d'aniline étaient prises de convulsions cloniques permanentes, les autres restaient inertes, seulement avec de l'exagération des réflexes. L'ordre toxique fut le suivant, il représente une progression décroissante : thalline, aniline, formanilide, acétanilide, antipyrine. Je vous ai déjà fait remarquer cette particularité que, chez les animaux à sang chaud, l'acétanilide est moins toxique que l'antipyrine, en raison de l'action exercée sur le cœur par cette dernière.

J'ai terminé, avec ces quelques considérations, l'étude du groupe des anilides, il nous reste, pour achever de connaître les anthithermiques-analgésiques, à étudier un groupe de substances dont l'action antithermique et analgésique, extrêmement importante, ne s'exerce que dans des circonstances particulières; je veux parler de l'acide salicylique et de ses dérivés immédiats. Bien que se rapprochant par certaines de ses propriétés, de ses qualités médicamenteuses, du groupe des acides aromatiques proprement dits, tels que l'acide benzoïque et l'acide cinnamique dont le rapprochent également sa constitution et ses propriétés chimiques, l'acide salicylique est si étroitement uni, par les plus saillantes et les plus utilisées de ses propriétés thérapeutiques, au groupe des antithermiques-analgésiques, que c'est là sa place la meilleure et la mieux justifiée.

XIIe LEÇON

GROUPE DES ACIDES. — ACIDE SALICYLIQUE ET SALICY-
LATES. — DÉRIVÉS DONT L'EFFICACITÉ EST DUE A LA
MISE EN LIBERTÉ D'ACIDE SALICYLIQUE DANS L'ORGA-
NISME. — POSOLOGIE. — CONTRE-INDICATIONS.

Il me reste, pour terminer l'étude des antithermiques-analgésiques proprement dits, à vous parler d'une substance qui possède à cet égard des propriétés toutes particulières et qui peut servir de terme de transition entre les antithermiques-analgésiques et les antiseptiques. J'ai déjà, à plusieurs reprises, eu l'occasion de vous faire remarquer combien les propriétés des substances que nous avons étudiées sous le nom d'antithermiques-analgésiques, se rapprochaient, dans certaines circonstances, des propriétés des produits antiseptiques; mais l'acide salicylique, dont nous allons commencer aujourd'hui l'étude, est une substance au sujet de laquelle on pourrait se demander dans quel groupe il convient de la ranger, celui des antithermiques-analgésiques, ou celui des antiseptiques. C'est d'ailleurs une circonstance tout à fait particulière qui permet de ranger cette substance parmi les antithermiques-analgésiques, et il n'y a guère que dans le cas de son application au traitement du rhumatisme articulaire aigu que ses propriétés antithermiqnes et analgésiques sont manifestes et priment de beaucoup ses propriétés antiseptiques. Nous allons voir, du reste, au cours de cette étude que ses qualités antiseptiques sont en somme assez faibles et, à cet égard, il y a un grand nombre de substances du groupe des phénols ou des oxyphénols qui l'emportent de beaucoup, comme valeur antiseptique, sur l'acide salicylique en nature : je ne parle pas des salicylates dont la valeur antiseptique est absolument nulle.

Comme il faut commencer par prendre connaissance de la substance dont il nous faudra faire plus tard l'étude physiologique, cette leçon va être consacrée à la matière médicale de l'acide salicylique et de ses principaux dérivés.

L'acide salicylique, ou plutôt ses dérivés, sont connus depuis près d'une centaine d'années; c'est en 1830 que, pour la première fois, LEROUX traitant l'écorce de saule blanc, en retira une substance particulière, la *Salicine*, qui, pendant un certain temps, eut la réputation de détrôner ou à peu près la quinine. Il avait remarqué, en effet, que cette salicine possédait des propriétés antithermiques assez intéressantes et était douée d'une amertume rappelant, dans une certaine mesure, celle de la quinine. C'est probablement à cause de ces propriétés particulières qu'elle a été employée, au début, comme succédané de la quinine et utilisée, de 1830 à 1850, dans toutes les circonstances où l'emploi de la quinine était indiqué : on avait cru trouver dans l'écorce de saule un quinquina européen. Puis, en 1838, PIRIA isola l'hydrure de salicyle ou aldéhyde salicylique de la reine des prés, *Spiræa ulmaria*; en 1841, GERHARDT démontra que, sous l'influence de la potasse fondante, la salicine se décomposait en donnant de l'hydrure de salicyle qui se transformait lui-même ultérieurement en acide salicylique; enfin en 1845, CAHOURS montra que l'essence de Wintergreen est constituée par un éther salicylique, le salicylate de méthyle, mélangé d'une certaine quantité d'un hydrocarbure, $C^{10}H^{16}$, isomère du térébenthène qu'il appela *gaulthérylène*. C'est KOLBE et LAUTEMANN qui firent, en 1868, la synthèse de l'acide salicylique, et donnèrent un procédé pour le préparer en quantité considérable et à l'état pur.

Ce procédé consiste tout simplement à traiter le phénol sodé par un courant d'acide carbonique; les éléments de l'acide carbonique se fixent sur le phénol sodé et donnent naissance à du salicylate sodique. Je vous rappelle à ce sujet un point absolument intéressant relativement à la dynamique moléculaire et à la physiologie médicamenteuse; c'est qu'on ne peut pas indifféremment employer tel ou tel alcali pour cette synthèse de l'acide salicylique. L'acide salicylique étant un acide-phénol dérivant de la benzine, — c'est l'acide oxybenzoïque, — peut, comme tous les dérivés bisubstitués, exister sous trois modifications isomériques différentes : ortho, para ou méta. Or, tandis qu'en traitant le phénol sodé par l'anhydride carbonique, on donne naissance au dérivé ortho de l'acide oxybenzoïque, c'est-à-dire au salicylate de sodium, le traitement par l'anhydride carbonique du phénol potassé donne naissance, pour la majeure partie, au paraoxybenzoate qui est un isomère presque absolument dénué de propriétés médicamenteuses ; de sorte qu'il y aurait à faire ressortir ce phénomène intéressant en son genre, que c'est le dérivé ortho qui manifeste ici les propriétés thérapeutiques les plus accentuées, tandis que dans la série des anilides, en ce qui concerne notamment les phénéthydines, nous avons vu que c'était le dérivé para qui présentait au plus haut degré ces propriétés. C'est également un phénomène à rapprocher de ce fait, démontré aussi par l'expérience, qu'en ce qui concerne la valeur antiseptique, les dérivés ortho sont seuls antiseptiques, comme, par exemple, le dérivé ortho des phénols sulfonés.

Un certain nombre d'autres réactions donnent encore lieu à la formation d'acide salicylique que l'on obtient à l'état de sel alcalin ; telles sont l'action de la potasse fondante sur la salicine, la coumarine, l'indigo, le dérivé sulfoné du toluène monochloré.

Cet acide salicylique peut être dégagé du sel de sodium en traitant le salicylate par un acide énergique comme l'acide chlorhydrique, et lorsqu'on a fait cristalliser le produit ainsi isolé, il se présente sous forme de longues aiguilles aplaties ou de prismes clinorhombiques volumineux, assez peu solubles dans l'eau froide, mais très solubles dans l'eau bouillante, ce qui permet de le purifier facilement. Un gramme d'acide salicylique se dissout dans 13 grammes d'eau bouillante et seulement dans 500 grammes d'eau froide. Il est également soluble dans l'alcool, — très soluble même, puisque deux parties et demie d'alcool à 90° dissolvent 1 gramme d'acide salicylique, — dans l'éther, la benzine, la ligroïne, le chloroforme ; insoluble dans le sulfure de carbone. Une partie d'acide salicylique est soluble dans cinquante parties environ de glycérine tiède ; mais, au point de vue pratique, on ne peut guère compter sur une solubilité plus grande que 1 p. 100 à la température ordinaire.

Les solutions aqueuses d'acide salicylique possèdent la propriété remarquable suivante : leur agitation avec de l'éther permet à ce véhicule d'enlever complètement l'acide.

L'acide salicylique fond à la température de 158°, en se sublimant partiellement, et on peut même le purifier par sublimation en ayant soin de le chauffer dans la vapeur d'eau sous pression ; si l'on chauffe à l'air libre, et à une température au-dessus de 200°, il ne tarde pas à se dédoubler en donnant du phénol et de l'anhydride carbonique, c'est-à-dire les deux substances qui ont servi à le former.

En présence des composés réducteurs tels que l'amalgame de sodium ou les formiates alcalins, l'acide salicylique se transforme en aldéhyde salicylique, puis en saligénine, c'est-à-dire l'alcool correspondant.

La salicine n'est d'ailleurs pas autre chose qu'un glucoside, dont la formule est $C^{13}H^{18}O^7$. Lorsqu'on met ce glucoside en présence des éléments d'une molécule d'eau, lorsqu'on fait réagir sur lui un acide ou un alcali dilué, par exemple, il se forme une molécule de glucose et en même temps une molécule de saligénine ou alcool salicylique.

$$C^{13}H^{18}O^7 + H^2O = C^7H^8O^2 + C^6H^{12}O^6$$

Cet alcool salicylique, lorsqu'on l'oxyde, donne naissance à l'aldéhyde, d'abord, puis à l'acide correspondant, de même que la réduction de l'acide donne lieu à la série inverse des métamorphoses. Cette aldéhyde a pour formule : $C^7H^6O^2$, c'est l'hydrure de salicyle, qu'on trouve dans les fleurs de la reine des prés (*Spiræa ulmaria*). Les formules de constitution de ces composés sont les suivantes :

$$C^6H^4\!<^{OH}_{CH^2.OH} \quad\Big|\quad C^6H^4\!<^{OH}_{CH.O} \quad\Big|\quad C^6H^4\!<^{OH}_{CO.OH}$$

Alcool salicylique. (Saligénine).   Aldéhyde salicylique.   Acide salicylique.

Les formules figurées dans le tableau suivant vous permettront de vous rendre compte de la constitution des principaux dérivés de l'acide salicylique.

$C^6H^5 - CO.OH$ Acide benzoïque.	$C^6H^4\!<^{OH}_{CO.OH}$ Acides oxybenzoïques (type salicylique)	$C^6H^3\!<^{OH}_{OH}_{\,CO.OH}$ Acides dioxybenzoïques (type protocatéchique).	$C^6H^2\!\left\langle^{OH}_{OH}_{OH}_{CO.OH}\right.$ Acides trioxybenzoïques (type gallique).
$C^6H^3\!<^{OH}_{SO^2.OH}_{\,CO.OH}$ Acide sulfosalicylique.	$C^6H^4\!<^{SH}_{CO.OH}$ Acide thiosalicylique.	$\begin{array}{l} S - C^6H^3\!<^{CO.OH}_{OH} \\ \;\mid \\ S - C^6H^3\!<^{OH}_{CO.OH} \end{array}$ Acide dithiosalicylique dont le sel de bismuth est connu sous le nom de *Thioforme*.	$CO\!<^{C^6H^4.OH}_{C^6H^4.OH}$ Salicylphénol.
$C^6H^4\!<^{OH}_{CO.O(CH^3)}$ Salicylate de méthyle.	$C^6H^4\!<^{O(CH^3)}_{CO.OH}$ Acide méthylsalicylique.	$C^6H^4\!<^{OH}_{CO.O(C^6H^3)}$ Salycilate de phényle (Salol).	$C^6H^4\!<^{O(C^6H^5)}_{CO.OH}$ Acide phénylsalicylique.
	$\begin{array}{l} AzH(C^6H^5.CO) \\ \;\mid \\ CH^2 \\ \;\mid \\ CO.OH \end{array}$ Acide hippurique.	$\begin{array}{l} AzH(C^6H^4.OH.CO) \\ \;\mid \\ CH^2 \\ \;\mid \\ CO.OH \end{array}$ Acide salicylurique.	

L'acide salicylique est susceptible, dans certaines conditions, de donner naissance à des dérivés dont on a proposé l'emploi en thérapeutique, mais qui ne paraissent pas posséder un grand avantage à cet égard; je fais allusion ici à ces dérivés iodés qui constituent des substances rentrant dans la catégorie des *Aristols*, c'est-à-dire des dérivés iodés des phénols. On en connaît deux autres, plus intéressants au point de vue chimique pur, parce qu'ils permettent de réaliser la synthèse des acides homologues supérieurs de l'acide salicylique; c'est ainsi que l'acide mono-iodo-salicylique, chauffé en tubes scellés à 100° en présence de l'eau et du carbonate sodique, donne naissance, par saponification, à l'acide di-oxybenzoïque, et que, dans les mêmes conditions, l'acide di-iodo-salicylique donne naissance à l'acide gallique; c'est plutôt d'un intérêt purement chimique. Il existe également des dérivés nitrosés et sulfonés qui n'ont pas d'intérêt au point de vue thérapeutique, jusqu'ici tout au moins.

Les seules substances présentant un intérêt au point de vue médical, ce sont les sels de l'acide salicylique, ou même quelques-uns de ces sels que nous étudierons plus particulièrement. Il peut exister des salicylates neutres et basiques, c'est-à-dire que le salicylate neutre étant constitué par la saturation de l'oxhydrile acide, le salicylate alcalin sera constitué par la saturation de l'oxhydrile acide et de l'oxhydrile phénolique. Les formules ci-après des deux sels de sodium feront encore mieux comprendre cette distinction.

$$C^6H^4\!\!<^{OH}_{CO.ONa} \qquad\qquad C^6H^4\!\!<^{ONa}_{CO.ONa}$$

Salicylate neutre.   Salicylate basique.

Mais avant de passer à l'étude de ces sels, j'appellerai votre attention sur un certain nombre d'impuretés qui peuvent souiller l'acide salicylique, surtout lorsqu'il s'agit d'acide salicylique sublimé; et ces impuretés présentent un intérêt considérable, comme vous allez le voir par les études comparatives qui ont été faites relativement, d'une part, à l'action toxique de l'acide salicylique naturel, si je puis ainsi dire, ce qui signifie préparé au moyen des produits naturels, soit de l'adéhyde salicylique, soit de la salicine, et, d'autre part, relativement à l'action de l'acide salicylique préparé par synthèse. Cet acide préparé par synthèse renferme, en effet, toujours une quantité plus ou moins grande, plus ou moins faible d'acides homologues supérieurs ainsi que des produits de réactions secondaires : l'acide crésotique, l'acide paraoxybenzoïque qui n'a aucune importance puisqu'il est dénué de toxicité, mais surtout l'acide oxyisophtalique; il renferme aussi des sels de fer et divers produits d'oxydation des phénols. Parmi ces différents composés se trouvent des substances qui, lorsque l'acide salicylique est insuffisamment purifié, peuvent donner et ont donné lieu parfois à des accidents assez graves; et il y a environ une vingtaine d'années, au début de l'emploi de l'acide salicylique en thérapeutique, — car cet emploi ne remonte guère plus haut que 1874, — une étude faite par un auteur anglais, CHARTERIS, a montré combien était différente la toxicité de l'acide salicylique préparé à l'aide de produits naturels et celle de l'acide salicylique artificiel insuffisamment purifié.

Les expériences faites par cet auteur ont démontré que l'on pouvait provoquer la mort de lapins avec des doses de produits artificiels qui étaient au contraire bien supportées s'il s'agissait de produits naturels. Voici quelques-uns des résultats qu'il a obtenus. En faisant des injections sous-cutanées à un animal, il a remarqué que, par l'emploi de 2 grammes de salicine provenant de l'écorce de saule, on ne pouvait obtenir comme effet physiologique rien autre chose qu'un abaissement de température atteignant environ 1°. Dans les mêmes conditions, l'acide salicylique obtenu à l'aide de cette salicine et employé en injections hypodermiques à la dose de 60 à 70 centigrammes, ne déterminait également rien autre chose qu'un abaissement plus ou moins accentué de la température. Le salicylate de soude préparé à l'aide de cet acide salicylique et injecté à un animal à la dose de 2 grammes en une seule fois ne déterminait autre chose qu'un certain état de prostration, en plus de l'abaissement de température.

Il en était tout autrement avec les produits artificiels préparés par synthèse, c'est-à-dire par la réaction de l'anhydride carbonique sur le phénol sodé. En employant l'acide salicylique isolé dans ces conditions, aux mêmes doses de 60 à 70 centigrammes, M. CHARTERIS a constaté la paralysie des fléchisseurs et la mort survenant au milieu de convulsions violentes. Avec le salicylate de soude préparé au moyen de cet acide salicylique artificiel, les résultats de l'expérimentation physiologique furent encore plus probants. A la dose de 25 centigrammes seulement, paralysie du train postérieur, et mouvements de manège très accentués lorsque la dose s'élevait à 50 centigrammes pour une seule injection hypodermique. A la dose de 75 centigrammes, la paralysie était beaucoup plus accentuée et accompagnée d'une dépression profonde. Enfin, à 1 gr. 20, il observait une perte complète des mouvements, et la mort survenait très rapidement, tandis que, précédemment, la dose de 2 grammes était parfaitement supportée et sans autre manifestation qu'un peu de prostration et un léger abaissement de température.

Comme vous le voyez, il est donc absolument indispensable, lorsqu'on se sert d'acide salicylique préparé par synthèse, — et c'est celui qui est à peu près exclusivement employé maintenant, — de le purifier suffisamment. On y parvient facilement soit en préparant du salicylate de calcium, qui est peu soluble et qui permet d'éliminer les substances qui l'accompagnent, puis en le décomposant ensuite par un acide approprié, l'acide chlorhydrique, par exemple; ou bien, encore mieux, en dissolvant l'acide salicylique, obtenu par synthèse, dans la glycérine à chaud et en traitant par l'eau qui précipite l'acide salicylique à l'état de pureté, toutes les impuretés restant dans l'eau chargée de glycérine.

Les caractères permettant de reconnaître l'acide salicylique sont extrêmement simples et d'une très grande netteté. L'acide salicylique, lorsqu'il est libre, possède la propriété de donner avec le perchlorure de fer une coloration violette dont l'intensité est telle qu'elle permet très facilement sa recherche et sa caractérisation dans l'urine, par exemple lorsque l'acide salicylique ou le salicylate de soude est administré à un malade : la coloration violette disparaît par dessiccation et reparaît par addition d'eau. Cette coloration violette se produit toutes les fois qu'une solution de perchlorure de fer est ajoutée à une solution aqueuse renfermant une quantité, même très faible, d'acide salicylique ; mais il ne faudrait pas se borner à cette réaction pour en déduire sans crainte d'erreur que la coloration violette ainsi obtenue est due exclusivement à l'acide salicylique ; c'est là un phénomène commun d'ailleurs à toutes les réactions colorées. Comme j'ai eu déjà tant de fois l'occasion de le dire, les réactions colorées sont des réactions sujettes à caution : rien ne prouve que dans un avenir plus ou moins éloigné une coloration plus ou moins identique à celle qu'on obtient, dans certaines conditions, pour un corps déterminé, ne sera pas obtenue avec une autre substance ; et c'est ce que j'ai l'habitude de faire remarquer chaque fois que je parle d'une réaction colorée dite caractéristique d'une substance alcaloïdique. Je pourrais répéter exactement la même chose à propos de l'acide salicylique et, d'ailleurs, de toutes les autres réactions colorées prétendues caractéristiques.

L'acide salicylique ayant été employé et étant encore employé pour la conservation de certaines substances alimentaires, et cet emploi n'étant pas exempt de dangers pour la santé des consommateurs, il peut arriver qu'on ait à rechercher sa présence dans la bière, le vin, ou toute autre substance alimentaire supposée conservée avec l'acide salicylique. En ce qui concerne les bières, par exemple, il ne faudrait pas se contenter de la coloration violette, parce qu'en effet le *maltol*, qu'on peut isoler dans les bières, donne aussi, avec le perchlorure de fer, une coloration violette qu'il est presque impossible de différencier de celle de l'acide salicylique ; mais une autre réaction colorée peut venir en aide : elle consiste dans la coloration que produit, avec l'acide salicylique, le réactif de Millon, c'est-à-dire l'azotate mercuroso-mercurique. Lorsqu'on chauffe le réactif de Millon en présence de l'acide salicylique, il se produit d'abord une coloration jaune-clair, passant ensuite au rouge-pourpre intense ; le maltol ne donne pas cette réaction : il s'ensuit donc que, pour la recherche de l'acide salicylique dans les bières, la coexistence des deux réactions suffit pour démontrer avec certitude la présence de l'acide salicylique.

Une autre réaction confirmative, également facile à réaliser, consiste dans la coloration vert-émeraude que les solutions faibles de sulfate de cuivre donnent en présence de l'acide salicylique ou du salicylate de soude, et cela, même en présence du phénol. Cette coloration est facilitée par la présence d'une petite quantité d'alcool, tandis qu'elle est empêchée par les acides forts et par l'ammoniaque.

De plus, un certain nombre de caractères permettent de vérifier le degré de pureté de l'acide salicylique : c'est ainsi que l'acide salicylique parfaitement pur, lorsqu'il est mélangé avec dix fois son volume d'acide sulfurique concentré, ne prend aucune coloration, tandis que lorsqu'il renferme seulement des traces de dérivés des phénols, ou de l'acide crésotique, ou de l'acide isophtalique, il prend une coloration brune plus ou moins accentuée.

On peut encore utiliser la réaction recommandée par KOLBE. On fait dissoudre 5 grammes d'acide salicylique dans 5 cc. d'alcool à 90°, à la température du bain-marie bouillant, puis on fait évaporer doucement cette solution : lorsque l'acide salicylique est parfaitement pur, il ne doit pas rester de résidu insoluble, et on obtient, après évaporation, des cristaux brillants et incolores, sans la moindre auréole ou zone colorée les entourant. Enfin, lorsqu'il est absolument pur, l'acide salicylique doit être complètement volatil, sans résidu.

Comme nous le verrons bientôt, l'action de l'acide salicylique est particulièrement irritante, et sa faible solubilité dans l'eau s'oppose, dans une assez large mesure, à son emploi en nature au point de vue thérapeutique ; je vous donnerai cependant tout à l'heure quelques formules relatives à l'emploi de l'acide salicylique, parce que, dans certaines circonstances, il est pour ainsi dire impossible de lui substituer un de ses sels, quel qu'il soit.

Quelques mots, maintenant, sur les principaux sels, utilisés en thérapeutique, de l'acide salicylique.

Salicylate de soude. — Le salicylate de soude, qui est le sel le plus employé, se prépare en saturant une solution d'acide salicylique par le carbonate de soude. Il constitue, lorsqu'il est purifié, de fines aiguilles prismatiques ou bien des lamelles nacrées d'aspect gras, — c'est la forme sous laquelle on le voit le plus souvent, — blanches, inodores, de saveur d'abord sucrée, puis amère, tout à fait particulière, et qui est assez caractéristique.

Ce sel est fort soluble dans l'eau, puisqu'il se dissout dans à peu près son poids d'eau froide : 10 grammes de salicylate de soude se dissolvent très bien dans 13 cc. d'eau en fournissant 20 cc. de solution. Il est insoluble dans l'alcool absolu et l'éther pur. Ce sel est neutre au papier de tournesol lorsqu'il est convenablement purifié ; il renferme une très forte proportion d'acide salicylique, 86,25 p. 100. Le salicylate de soude du commerce est un peu plus riche en acide salicylique que le sel neutre, parce que ce salicylate de soude renferme presque toujours une très faible proportion d'acide salicylique en excès.

Le salicylate de soude possède la propriété de se colorer au contact de l'air et de moisir à l'humidité. Il est, en effet, facilement altérable par certains agents physiques, tels que la lumière, ainsi que par les organismes inférieurs; et tandis que l'acide salicylique constitue, dans une certaine mesure, une substance douée de propriétés antiseptiques énergiques, le salicylate de soude a complètement perdu ces propriétés; et il semble que le fait seul de la saturation de l'oxhydrile acide par une base, fasse perdre immédiatement ces propriétés antiseptiques. Il faut encore se rappeler que les solutions de salicylate de soude dans l'eau ordinaire sont très facilement altérables; et cela présente un intérêt pratique qui est celui-ci : il ne faut pas prescrire une potion au salicylate de soude formant un volume de liquide trop considérable, ces solutions pouvant s'altérer assez rapidement et les produits résultant de cette altération étant capables d'amener des accidents plus ou moins graves. D'autre part, il faut se souvenir, au point de vue de l'application thérapeutique, que le salicylate de soude est environ deux à trois fois moins actif que le poids correspondant d'acide salicylique.

Je vous signalerai également, pour terminer ce qui a trait à l'histoire du salicylate de soude, deux incompatibilités, au moins en ce qui concerne le salicylate de soude à l'état solide. C'est d'abord l'antipyrine : le mélange de salicylate de soude et d'antipyrine ne tarde pas à devenir plus ou moins visqueux, d'une consistance analogue à celle du miel, et, en dehors de ce fait, sur lequel j'appellerai en temps utile votre attention, qu'il est absolument incorrect d'administrer le salicylate de soude sous forme de cachets à cause de son action irritante locale, il serait encore plus incorrect d'administrer un mélange d'antipyrine et de salicylate de soude qui ne tarderait pas à tomber en déliquium et à former une masse plus ou moins pâteuse ou même fluide. D'autre part, le salicylate de soude, toujours à l'état solide, est également incompatible avec l'iodure de potassium; la décomposition du mélange se traduit par une coloration plus ou moins rose et la mise en liberté de l'iode qui pourrait donner naissance à des accidents dus à l'action irritante de ce mélange. Les solutions de salicylate de soude sont incompatibles avec les sels métalliques, et notamment les sels de fer, dans les mêmes conditions et pour les mêmes raisons que l'antipyrine.

Salicylate de lithine. — A côté du salicylate de soude, je vous signalerai le salicylate de lithine, qui a été recommandé d'une façon particulière dans le traitement des accidents chroniques ou subaigus du rhumatisme; il s'obtient en saturant à chaud une solution d'acide salicylique par le carbonate de lithine, faisant cristalliser et purifiant par l'éther. Ce sel est constitué par des prismes aciculaires réunis en masses soyeuses, blanches, inodores, de saveur piquante et sucrée, solubles dans l'eau et l'alcool. Ce sel est neutre, complètement inaltérable sous l'influence de la lumière, mais s'altérant à l'air, surtout en présence de l'humidité. Il renferme exactement 1 gramme de lithine pour 6 grammes de salicylate. On constate sa pureté en le chauffant avec un excès d'acide sulfurique : 1 gramme de salicylate de lithine, lorsqu'il est parfaitement pur, doit laisser après calcination 381 milligrammes de sulfate de lithine.

Ce sel s'administre en solution à la dose de 2 à 4 grammes par vingt-quatre heures, ou bien en cachets, mais mieux encore en potion; et on recommande d'administrer en même temps des eaux minérales alcalines, telles que Carlsbad ou Vichy, dont l'action thérapeutique vient en aide à celle du salicylate de lithine. Il est évident que, dans les cas où on emploie ce sel, l'action particulière du lithium vient aider et confirmer, pour ainsi dire, l'action de l'acide salicylique.

Salicylates de mercure. — Il existe quatre salicylates de mercure, dont un seul a été utilisé en thérapeutique pour le traitement de la syphilis. On connaît deux dérivés mercureux et deux dérivés mercuriques : les dérivés mercureux sont des composés essentiellement instables, qu'on n'emploie jamais; et des deux composés mercuriques un seul est employé, c'est le salicylate basique qui répond à la formule : $C^6H^4<^{CO.O}_{\ \ O}>Hg$, les deux atomes d'hydrogène, phénolique et acide, étant saturés par le mercure.

Ce produit se prépare en saturant par l'acide salicylique, à la chaleur du bain-marie et sous l'influence d'un chauffage suffisamment prolongé, l'oxyde jaune de mercure récemment précipité. On lave suffisamment cet oxyde jaune et on le met en présence de la quantité voulue d'acide salicylique, calculée d'après le poids de l'oxyde jaune employé, puis on chauffe au bain-marie jusqu'à ce que la couleur jaune ait fait place à la couleur blanche éclatante du salicylate de mercure. Ce sel renferme 59,5 p. 100 de mercure. Il constitue une poudre blanche, amorphe, neutre, inodore, insipide, insoluble dans l'eau et l'alcool, soluble — beaucoup plus à chaud qu'à froid — dans la soude diluée, le chlorure de sodium et même l'iodure de potassium; ce salicylate est décomposable, à la fois, par les acides et par les alcalis.

On a proposé son emploi pour le traitement de la syphilis; et on a trouvé dans cet emploi un certain nombre d'avantages, entre autres celui, lorsque ce sel était utilisé par la méthode de Scarenzio, c'est-à-dire en injections intra-musculaires, de ne pas donner naissance aux phénomènes douloureux qu'on observe avec les autres sels

de mercure, par exemple le calomel; — je ne parle pas de l'oxyde
jaune qui est particulièrement irritant. On peut administrer ce salicylate de mercure, sous forme de pilules de 2 centigrammes, à la
dose, *pro die*, de 5 à 15 centigrammes. On en fait aussi une pommade
au 100ᵉ, et on prépare une poudre composée de 1 p. de salicylate
de mercure pour 30 p. de sous-nitrate ou de salicylate de bismuth.
Mais, je le répète, la forme sous laquelle il a été le plus souvent
administré et celle qui se prête le mieux à l'administration de cette
substance, c'est l'injection intra-musculaire. On pratique de six
à vingt injections, espacées de deux en deux ou de trois en trois
jours, avec le mélange ci-après :

Salicylate de mercure.	vingt centigrammes.
Mucilage de gomme arabique.	0 gr. 30
Eau distillée.	60 grammes.

pour un premier traitement de la syphilis. On a proposé également
d'employer ce sel en suspension dans l'eau, à la dose de 1 à 5 centigrammes p. 100, pour pratiquer des injections uréthrales dans les
cas de blennorrhagie.

Il possède sur les autres sels mercuriels, ainsi que je le disais
tout à l'heure, certains avantages, entre autres celui de ne pas
donner lieu à de l'induration, de ne pas produire de douleur, et en
même temps de ne pas déterminer, ou du moins de ne pas déterminer aussi facilement que les autres substances, les intoxications
mercurielles qui sont souvent les suites, la conséquence de l'emploi
de beaucoup des autres composés de mercure.

On a proposé de substituer à ce salicylate, qui possède une composition parfaitement déterminée, un produit qui n'est autre chose
qu'une association de sublimé et de salicylate de soude, et de faire
des solutions de 1 gr. de sublimé additionné de 2 gr. de salicylate de soude, le tout dissous dans 1 000 ou 5 000 cc. d'eau et de
remplacer le salicylate de mercure par cette préparation pour les
injections intramusculaires. Dans tous les cas, les résultats qu'on a
obtenus ainsi ne paraissent pas avoir répondu aux espérances qu'on
avait fondées sur l'emploi de ce mélange.

Salicylates de bismuth. — J'arrive maintenant à un autre sel de
l'acide salicylique dont l'emploi est surtout recommandable à titre de
substance antiseptique : je veux parler des salicylates de bismuth.
Jusqu'à ces dernières années, les salicylates de bismuth n'étaient
rien autre chose que des mélanges, en proportion fort variable,
d'acide salicylique et d'oxyde de bismuth; et cela, quelles que fussent
les précautions employées pour leur préparation.

En effet, toutes les fois qu'on essaye de diluer avec de l'eau la
solution, nécessairement acide pour qu'elle soit soluble, d'un sel de

bismuth, il se produit avec la plus grande facilité une dissociation de ce sel et la précipitation d'un sous-sel ou d'oxyde de bismuth ; il s'ensuit que la préparation qu'on a cherché à réaliser par double décomposition entre une solution de salicylate de soude et une solution aqueuse plus ou moins diluée d'un sel de bismuth n'est rien autre chose que de l'oxyde ou un sous-sel précipité, mélangé en proportion variable à l'acide salicylique. La digestion au bain-marie, d'un mélange d'acide salicylique et d'oxyde de bismuth en présence de l'eau, ne donne pas davantage naissance à un produit de composition définie et invariable. Ce qui le prouve bien, d'ailleurs, c'est la très facile dissociation du salicylate de bismuth en présence de l'eau : il suffit d'agiter avec de l'eau distillée le composé obtenu par n'importe quel procédé de préparation pour voir la dissociation s'effectuer aussitôt et l'acide salicylique être enlevé par l'eau. Je n'entre pas ici dans le détail de ces préparations, qui sont du domaine de la pharmacie proprement dite ; il existe quatre ou cinq procédés particuliers, donnant tous naissance à un produit différent et plus ou moins semblable à lui-même ; j'insisterai seulement sur un procédé nouveau qui vient d'être proposé par M. Thibaut, dans sa thèse de doctorat en pharmacie, procédé qui permet d'obtenir un produit toujours identique à lui-même, mais dont l'application à la thérapeutique n'est pas encore réalisée : les expériences restent à faire sur le point de savoir quels sont les résultats qu'on obtiendrait par l'emploi de ce produit.

Lorsqu'on agite un salicylate de bismuth avec de l'eau distillée, l'addition de perchlorure de fer à la solution aqueuse filtrée produit immédiatement une coloration violette, montrant qu'une certaine quantité d'acide salicylique s'est dissociée et dissoute dans l'eau : cela prouve que cette préparation est essentiellement dissociable, et ceci s'applique même au salicylate de bismuth préparé par M. Thibaut, c'est-à-dire possédant une formule parfaitement définie et constituant un véritable sel de bismuth, alors que les préparations utilisées jusqu'ici n'étaient que des mélanges d'acide salicylique et d'oxyde de bismuth.

Toutefois, si la dissociation du salicylate de bismuth s'effectue facilement en présence de l'eau et de l'alcool, l'éther anhydre ne la provoque pas et permet, par conséquent, de reconnaître son degré de pureté, puisque ce véhicule ne dissout plus alors que l'acide salicylique mélangé et non combiné avec l'oxyde de bismuth. Mais quelle que soit la composition de ces salicylates de bismuth, et réserves faites sur ce que l'expérimentation physiologique et clinique nous apprendront sur la valeur de ce salicylate de bismuth préparé par le procédé de M. Thibaut, je crois que les salicylates de bismuth, quel que soit leur mode de préparation, constituent tous des préparations dont l'emploi est fort recommandable, attendu que leur action antiseptique est double, et due, à la fois, à l'acide salicylique, d'une part, et à un sel de bismuth, d'autre part. Je vous disais tout à l'heure que l'acide salicylique ne possédait de propriétés antiseptiques qu'à l'état d'acide libre; je trouve précisément que cette facile dissociation des salicylates de bismuth, quels qu'ils soient, dans le tube intestinal, en présence des alcalis et des sels qui y existent, que cette mise en liberté de l'acide salicylique est justement très recommandable au point de vue de la réalisation, dans une certaine mesure, de l'antisepsie intestinale.

Les salicylates de bismuth qu'on utilise actuellement, quel que soit leur mode de préparation, s'emploient en proportion assez considérable, de 1 à 10 gr. par jour. Je n'ai absolument à vous recommander, relativement à leur emploi, qu'une précaution qui est tout à fait d'ordre technique et pratique, mais qui, comme vous allez le voir, mérite d'être prise en considération. Le salicylate de bismuth, comme d'ailleurs les sels de bismuth d'un certain nombre d'acides organiques, possède la propriété de ne pas se laisser mouiller à moins d'employer un certain artifice, de sorte que, s'il vous arrive de formuler un jour une potion dans laquelle entre une certaine quantité de salicylate de bismuth en suspension, il faudrait avoir soin de faire malaxer au préalable le salicylate de bismuth soit avec de la glycérine, soit avec du sirop de gomme; mais la glycérine est infiniment préférable en la circonstance. Faute de cette précaution, la presque totalité, au moins la majeure partie du salicylate de bismuth nagerait sous forme de poudre extrêmement ténue à la surface de la potion et viendrait suffoquer le malade lorsqu'il essaierait d'avaler cette poussière surnageant le liquide. Il faut donc triturer au préalable le salicylate de bismuth soit avec une petite quantité de glycérine, soit avec du sirop de gomme, et il peut alors se mouiller et rester en suspension dans l'eau une fois qu'on a agité le liquide.

Le mélange avec l'acide salicylique libre rend le salicylate de bismuth irritant. Ce sel s'administre à la dose de 1 à 10 gr. *pro die*, en cachets ou en potion. On l'associe, dans le but d'exalter ses propriétés antiseptiques ou antidiarrhéiques, à des subtances médicamenteuses telles que le naphtol, l'acide borique, la magnésie, le salol, l'opium, etc. Un excellent mode d'administration dans les diarrhées dysentériformes est réalisé par la potion suivante :

Salicylate de bismuth.	12 grammes.	
Élixir parégorique	15	—
Glycérine pure.	60	—
Eau distillée de menthe. . . . . :	120	—

A prendre par cuillerées à soupe d'heure en heure.

A côté de ces sels proprement dits de l'acide salicylique, je vous citerai seulement — c'est une simple revue que nous allons en faire — un certain nombre de dérivés de l'acide salicylique qui présentent, dans certaines circonstances, de très grands avantages sur l'emploi soit de l'acide salicylique en nature, soit du salicylate de soude : je m'expliquerai en temps voulu sur ce que je veux dire en ce moment.

Parmi les salicylates, un certain nombre peuvent être constitués par des salicylates de véritables alcaloïdes, comme la quinine, l'atropine, l'ésérine, mais l'acide salicylique n'intervient alors en aucune façon dans l'action thérapeutique de ces dérivés, et c'est surtout la nature de l'alcaloïde qui importe ici; par conséquent, je n'ai rien de particulier à vous en dire, en ce qui concerne l'acide salicylique. Il en est autrement des salicylates formés par certaines autres substances qui viennent renforcer, en quelque sorte, l'action de l'acide salicylique. J'ai déjà donné le nom de quelques-unes de ces substances et signalé leurs propriétés dans les tableaux où j'ai réuni les composés de ces différents groupes, ce sont : le *Salocolle* ou salicylate de phénocolle; le *Salophène* ou salicylate de diacétylparaamidophénol; la *Salipyrine* ou salicylate d'antipyrine; enfin je vous signalerai, au même point de vue, l'*Acétopyrine* qui est une combinaison de l'antipyrine avec l'acide acétyle-salicylique; puis, viennent des composés dans lesquels l'atome d'hydrogène phénolique de l'acide salicylique est remplacé par une substance médicamenteuse à propos de laquelle on espérait, ainsi que je l'ai déjà fait observer, une modification, une atténuation des propriétés fâcheuses de l'acide salicylique; c'est ainsi qu'en remplaçant l'hydrogène phénolique de l'acide salicylique par le radical acétyle, on obtient l'*Aspirine*, qui n'est autre chose que le composé dont je trace ici la formule :

$$C^6H^4\begin{cases} O(C^2H^3O) \\ CO.OH \end{cases}$$

Cette aspirine, qui a été depuis quelques années l'objet d'études assez suivies, présenterait de grands avantages dans certaines circonstances et permettrait de réaliser, chez certains individus particulièrement susceptibles à l'action toxique de l'acide salicylique et du salicylate de soude, la médication salicylée qu'ils ne supporteraient pas sans cela.

Il en est encore de même du *Salicylacétol* ou *Salacétol* qui résulte de la double décomposition du salicylate de soude avec le monochloracétol. Il diffère du salol en ce que l'acide salicylique y est combiné avec l'acétol ou acétylcarbinol au lieu du phénol.

Mais des composés qui, au point de vue de leur action antiseptique, sont de beaucoup supérieurs à ceux que je viens de citer, sont les éthers phénoliques de l'acide salicylique, combinaisons pour lesquelles l'acide salicylique n'intervient pas par son oxhydrile phénolique, comme dans l'aspirine, mais par l'intermédiaire de son groupement fonctionnel acide : c'est ainsi que le *Salol* ou salicylate de phényle est infiniment plus antiseptique que l'acide salicylique; le *Crésalol* ou salicylate de crésylol est encore plus antiseptique; le *Bétol* ou salicylate de naphtol β est encore un type de ces médicaments obtenus par synthèse, et dans lesquels l'introduction d'un radical phénolique imprime à la molécule originelle des propriétés antiseptiques, très supérieures à celles du produit initial.

Les éthers proprement dits, dont le type est représenté par le salicylate de méthyle, — qu'il s'agisse du produit artificiel de synthèse ou de celui extrait de l'essence de Wintergreen, — constituent également des substances énergiquement antiseptiques, mais, de plus, ils permettent aussi, grâce à leur facile saponification dans l'organisme, de réaliser la médication salicylée d'une façon en quelque sorte détournée, et sans provoquer les réactions, parfois brutales, de l'acide salicylique et des salicylates.

Une propriété qui constitue, dans quelques circonstances, un obstacle insurmontable à l'emploi de certains de ces éthers, notamment des plus usités tels que les salicylates de méthyle et d'amyle, c'est l'odeur intense et capiteuse exhalée par ces composés. On s'est ingénié à préparer des éthers salicyliques à peu près inodores et, tout récemment, M. Bourcet a proposé, sous la dénomination d'*Ulmarène*, un mélange d'éthers salicyliques d'alcools aliphatiques à poids moléculaire élevé. L'ulmarène est un liquide assez dense, réfringent, de couleur légèrement jaune-rosé, presque complètement dépourvu d'odeur, bouillant entre 237° et 242°, à peu près insoluble dans l'eau, soluble dans l'alcool, l'éther, le chloroforme. Les alcalis le saponifient facilement, à chaud. Dans l'organisme, il paraît être décomposé principalement dans le foie. Il renferme 75 p. 100 d'acide salicylique. Son action spécifique, son influence sur la nutrition et les échanges sont, en tous points, semblables à celles du salicylate de méthyle. Chez l'homme sain, un badigeonnage de la peau avec 5 gr. d'ulmarène permet de déceler la présence de l'acide salicylique dans l'urine au bout de deux à trois heures. L'élimination va progressant pendant quinze à vingt heures, et l'on en retrouve encore des traces après quarante-huit heures. Chez les rhumatisants, l'application quotidienne de doses de 15 à 20 gr. par fractions de 5 gr., répétée pendant plusieurs jours, détermine une action analgésique débutant après quelques heures et qui persiste dans les mêmes conditions que la sédation déterminée par le salicylate de méthyle. Dans ces conditions, l'élimination de l'acide salicylique se prolonge durant trois à quatre jours après la cessation du médicament. Ces éthers salicyliques inodores semblent donc présenter de réels avantages, grâce à la suppression d'une propriété gênante et absolument inutile au but thérapeutique que l'on se propose; ils permettent de réaliser une médication prolongée et avec de fortes doses [1].

Des dérivés plus complexes, dans lesquels l'acide salicylique est plus dissimulé, si l'on peut ainsi dire, et qui exigent, pour la reconstitution de cet acide salicylique, une série de métamorphoses dont la réalisation successive et graduelle dans l'organisme ne permet que la mise en liberté de proportions minimes du produit offensif, sont représentés par la *Salicylamide*, la *Saligénine*, la *Salicine*, dont la complexité moléculaire va croissant et dont l'action physiologique, de plus en plus atténuée, permet de réaliser la médication salicylée chez les individus dont la susceptibilité est telle que même les doses très faibles d'acide salicylique amènent chez eux des accidents, sans produire les effets avantageux qu'on peut tirer de cette médication.

Pour terminer, je vous indiquerai quelques formules relatives à l'emploi de l'acide salicylique et des salicylates. Tout d'abord, l'emploi de l'acide salicylique est, comme je le disais tout à l'heure, assez restreint, en raison de son action irritante extrêmement énergique et, d'autre part, en raison de sa très faible solubilité dans l'eau — il faut un demi-litre d'eau pour dissoudre un gramme d'acide salicylique. — Il existe bien certains artifices permettant d'augmenter cette solubilité, j'ai cité la glycérine, j'y reviendrai en donnant la formule; mais on peut également augmenter la solubilité de l'acide salicylique en employant l'alcool dilué, ou en le dissolvant dans l'eau saturée d'acide borique : on arrive ainsi à dissoudre 6 à 7 grammes d'acide salicylique par litre d'eau, ce qui, dans certaines circonstances, permet de réaliser une liqueur douée de propriétés antiseptiques fort énergiques. L'acide salicylique en nature n'est guère utilisé qu'en raison de ces propriétés antiseptiques, alors qu'au contraire le salicylate de soude l'est plutôt au point de vue des propriétés dynamiques du médicament, c'est-à-dire qu'il répond surtout à la médication antithermique-analgésique.

L'ingestion de l'acide salicylique en poudre a provoqué une saveur âcre persistante, et son action irritante a déterminé des érosions du pharynx et de l'œsophage, ainsi que des ulcérations de la muqueuse stomacale. On doit donc l'administrer sous forme de solution telle que la suivante, réalisée au moyen de la glycérine, ou sous forme de potion.

---

1. L'étude de l'action physiologique de l'ulmarène a été effectuée dans mon laboratoire par MM. BARDET et CHEVALIER et par M. HIBERT, qui en a fait le sujet de sa thèse inaugurale.

<table>
<tr><td>(Acide salicylique.   1 gramme.</td><td>(Acide salicylique. . . 2 à 5 grammes.</td></tr>
<tr><td>{ Glycérine pure. . 20   —</td><td>{ Rhum . . . . } āā 60   —</td></tr>
<tr><td>(Eau distillée. . . 80   —</td><td>(Sirop de quinquina.)</td></tr>
<tr><td>Solution.</td><td>Potion.</td></tr>
</table>

Mais l'emploi de l'acide salicylique en nature tend de plus en plus
à être abandonné pour l'usage interne. Au contraire, ses applications
pour l'usage externe sont fort nombreuses et quelques-unes présentent
un très grand intérêt. En dehors de son emploi comme topique dans
le traitement du chancre mou, vous savez qu'on prépare, avec l'acide
salicylique, des pansements antiseptiques, des ouates et des gazes
salicylées, qui sont au titre de 10 p. 100. On emploie également une
poudre antiseptique préparée à l'aide de l'acide salicylique et dont
voici la formule :

<table>
<tr><td>(Acide salicylique. . . . .</td><td>3 grammes.</td></tr>
<tr><td>{ Poudre d'amidon. . . . .</td><td>10   —</td></tr>
<tr><td>(Poudre de talc. . . . .</td><td>87   —</td></tr>
</table>

C'est donc une poudre à 3 p. 100 d'acide salicylique.

On prescrit également des pommades que l'on prépare soit à l'aide
de la lanoline, qui constitue alors un excipient de choix en raison des
propriétés qu'elle possède de franchir l'épiderme et de faire pénétrer
la substance médicamenteuse, soit à l'aide d'un mélange d'alcool
absolu et d'huile de ricin dans lequel l'acide salicylique est fort bien
dissous. Voici des formules de l'emploi de l'acide salicylique dans
ces conditions :

<table>
<tr><td>(Acide salicylique .   3 grammes.</td><td>(Acide salicylique.   20 grammes.</td></tr>
<tr><td>{ Alcool à 90 6   —</td><td>{ Alcool absolu. . . 100   —</td></tr>
<tr><td>(Lanoline 30   —</td><td>(Huile de ricin . . 200   —</td></tr>
</table>

On entoure la jointure endolorie avec du coton hydrophile
imprégné de ce mélange — car c'est surtout en cas de rhumatisme
articulaire aigu qu'on emploie cette formule — et l'on recouvre le
tout d'une compresse imperméable. On a remarqué, en effet, que
l'acide salicylique était particulièrement bien absorbé par la peau et
que cette absorption était surtout très intense et rapide en présence
de corps gras; de là, l'indication d'employer plus particulièrement la
lanoline, qui possède la propriété de franchir aisément les couches
cornées de l'épiderme. De plus, on a remarqué que la peau des
sujets jeunes présentait le pouvoir absorbant le plus considérable, et
que la peau des individus blonds est, au point de vue de l'absorption,
beaucoup plus active que celle des individus à poils noirs et à tégument cutané plus ou moins basané. Une association qui réalise le
maximum de pouvoir absorbant, en même temps qu'une action irritante et congestive facilitant encore l'absorption de l'acide salicylique
est représentée dans la formule suivante :

$$\left.\begin{array}{l}\text{Acide salicylique.} \ldots \ldots \ldots \\ \text{Essence de térébenthine.} \ldots \ldots \\ \text{Lanoline.} \ldots \ldots \ldots \ldots \ldots \end{array}\right\}\ \bar{a}\bar{a}\ \ 10\ \text{grammes.}$$

Axonge benzoïnée   70   —

Ce mélange serait à employer, dans des conditions analogues à celles que j'indiquais tout à l'heure, chez les rhumatisants; mais, dans ces circonstances, la substitution du salicylate de méthyle, et mieux encore de l'ulmarène, à l'acide salicylique en nature est encore préférable. Les recherches récentes de MM. Linossier et Lannois ont montré, en effet, que le salicylate de méthyle possède la propriété de franchir très facilement les couches cornées de l'épiderme et permet ainsi de réaliser l'introduction, dans l'organisme, de l'acide salicylique à une dose certainement supérieure à celle à laquelle on arrivait en administrant le médicament par la bouche, à l'état de salicylate de soude, et cela sans offrir les inconvénients de l'administration du salicylate de soude, c'est-à-dire les accidents gastriques qui résultent souvent de cette ingestion.

On a proposé, comme traitement abortif du furoncle, l'emploi d'un emplâtre salicylé ainsi composé :

$$\left.\begin{array}{l}\text{Acide salicylique en poudre fine.} \ldots \ldots \\ \text{Emplâtre de savon.} \ldots \ldots \ldots \ldots \end{array}\right\}\ \bar{a}\bar{a}\ \ 2\ \text{parties.}$$

Emplâtre diachylon   4   —

Je vous dirai plus tard quelques mots de l'emploi de l'acide salicylique à l'état de collodion salicylé; cela viendra bien plus en son temps lorsque nous traiterons de l'action topique de l'acide salicylique et que nous pourrons expliquer la façon dont cet acide réagit sur les couches cornée et profonde de l'épiderme.

Je passe maintenant à l'emploi du salicylate de soude, qui est un des produits les plus souvent employés, en ce qui concerne la médication salicylée. Le salicylate de soude s'élimine de l'organisme avec une grande rapidité. Lorsqu'on en a administré même une dose élevée, l'élimination de la majeure partie est effectuée dans l'espace de deux à trois heures. Aussi, cette rapidité d'élimination impose-t-elle l'obligation de l'administrer à dose réfractée pour permettre de laisser l'organisme sous l'impression du salicylate de soude.

On peut l'administrer à la dose de 4 à 12 gammes *pro die*, et de 2 grammes au maximum *pro dosi*. Il importe de tenir compte de son action irritante locale et, pour cette raison, de l'administrer au moment des repas et à un état suffisant de dilution.

Je vous ai déjà dit que l'administration du salicylate de soude sous forme de cachets n'était rien moins que recommandable, en raison précisément de cette action irritante qui est telle que, bien des fois, l'administration du salicylate de soude en cachets a été suivie, chez

des individus plus ou moins sensibles, d'accidents forçant d'inter-
rompre absolument la médication salicylée. Lorsque les circonstances imposeront ce mode d'administration défectueux du salicylate de soude, il faudra l'atténuer dans la mesure du possible en
additionnant le salicylate de soude d'une certaine proportion de
bicarbonate de soude, en formulant, par exemple, des cachets présentant la composition suivante :

> Salicylate de soude. . . . .   60 centigrammes.
> Bicarbonate de soude   40   —

Administrer un cachet semblable de trois en trois heures, avec une
tasse de lait ou de tisane.

Mais, je le répète, c'est là un mauvais mode d'administration ; et
il est infiniment préférable de le faire ingérer sous forme de solution
et même de solution diluée. Le salicylate de soude possédant une
saveur tout à fait particulière, extrêmement désagréable et persistante, il y a indication de chercher à atténuer cette saveur par l'emploi de correctifs appropriés ; on peut employer le rhum, comme
modificateur du goût, et prescrire :

> Salicylate de soude. . . . .   15 grammes.
> Rhum vieux.   60   —
> Sirop d'écorces d'oranges amères. . . . } āā 100   —
> Eau distillée. . . . . }

Une cuillerée à soupe toutes les trois heures.

On obtient ainsi une solution dont chaque cuillerée à soupe renferme très sensiblement 1 gramme de salicylate de soude ; il est bon
de délayer cette cuillerée de potion dans une tisane appropriée ou
bien de faire suivre immédiatement son absorption de l'ingestion
d'une certaine quantité de liquide pour diluer le salicylate de soude.
D'autre part, la tolérance du salicylate de soude est très manifestement facilitée par l'addition, à la potion dont je viens d'indiquer la
formule, soit du bicarbonate de soude à la dose de 6 à 10 grammes,
ou quelquefois même du bromure de potassium. Une autre formule
qui permet également l'administration du salicylate de soude dans
d'excellentes conditions est celle-ci :

> Salicylate de soude . . . .   5 à 10 grammes.
> Suc de réglisse dépuré . . . .   5 à 10   —
> Eau distillée   150   —

Ceci donne une potion qui renferme, par cuillerée à soupe, ou
50 centigrammes ou 1 gramme de salicylate, suivant qu'on a
employé 5 ou 10 grammes du sel pour sa préparation.

L'action irritante exercée par le salicylate de soude sur la muqueuse stomacale est parfois tellement considérable que tous les correctifs sont impuissants à prévenir la douleur, la sensation de brûlure au niveau de l'épigastre, la soif persistante et même les vomissements qui résultent de son ingestion. La dissolution du salicylate de soude par dose de 1 gramme dans un verre d'eau de Vichy en facilite la tolérance dans une mesure des plus remarquables, mais ce mode d'administration ne peut plus être utilisé lorsqu'il s'agit d'employer des doses de 6, 8, 10 et 12 grammes, comme il arrive parfois, qui nécessiteraient l'ingestion d'autant de verres d'eau de Vichy. Une telle quantité d'eau alcaline pourrait, à elle seule, occasionner des troubles. Frappé de ces faits, Bochefontaine avait pensé à utiliser la facile absorption des composés salicyliques par le tégument cutané; et il a rapporté, en 1879, des observations de rhumatisants à muqueuse stomacale intolérante pour le salicylate de soude, qui furent promptement et efficacement soulagés par l'emploi, sur les articulations affectées, de compresses imprégnées de solution aqueuse à 1 p. 20 de salicylate de soude : l'élimination de l'acide salicylique par les urines fut constatée après quelques heures de contact avec la peau intacte des compresses mouillées avec la solution salicylée. Ce mode d'emploi ne détermine ni irritation, ni démangeaisons de la peau recouverte par les compresses, à la condition que l'on emploie du salicylate de soude convenablement purifié et que l'on ait soin de neutraliser la réaction, généralement acide, du sel commercial par I ou II gouttes d'ammoniaque pour 100 grammes de la solution au vingtième. Une pareille solution pourrait même, à la rigueur être utilisée sous forme de lavement.

On a proposé également, dans le but de lutter contre l'action pour ainsi dire hémorrhagipare du salicylate de soude — nous verrons plus tard ce qu'il faut penser de cette action, — de lui associer l'ergot de seigle.

Je vous indiquerai encore, comme succédanés de l'acide salicylique et du salicylate de soude, l'emploi de quelques-unes des substances dont nous avons parlé tout à l'heure, telles que l'aspirine, par exemple, le salacétol, le salophène, en insistant surtout sur ce fait que l'emploi de ces succédanés permet précisément d'utiliser la forme de cachets, dont l'emploi lorsqu'il s'agit de salicylate de soude est des moins recommandable. L'aspirine ou le salophène peuvent s'administrer à la dose de 50 centigrammes à 1 gramme par cachet, jusqu'à concurrence de 6, 8, 10, 12, et même 15 grammes par vingt-quatre heures, et cela, je le répète, sans qu'on voie survenir les accidents ou les inconvénients d'intolérance qui se manifestaient si facilement chez certains individus.

On a proposé également de substituer, chez certains individus particulièrement sensibles, la salicine en nature à l'acide salicylique ou au salicylate de soude. Dans le cas où cette substitution est opérée, on a recommandé l'administration de la salicine de cette manière : 2 grammes de salicine d'heure en heure pendant seize heures, c'est-à-dire en totalité 32 grammes de salicine, puis, au bout de cette première période, 2 grammes de trois en trois heures, cela pendant une période de quarante-huit heures ; et enfin 2 grammes trois fois par jour pendant une période de huit à dix jours. Dans ces conditions, on obtiendrait des résultats qu'on n'aurait nullement obtenus avec le salicylate de soude ni avec les différents succédanés de l'acide salicylique dont j'ai parlé tout à l'heure, notamment l'aspirine, le salophène, etc.

On a également observé des faits qui sont intéressants pour nous et dont voici les principaux. Relativement à l'élimination de l'acide urique — j'aurai à revenir sur ce point lorsque nous étudierons l'action de l'acide salicylique sur la nutrition, — le salicylate de soude est, certainement, de tous les dérivés de l'acide salicylique, celui qui donne les meilleurs résultats ; et le pouvoir excréteur de la salicine, par exemple, est environ treize fois moindre que celui du salicylate de soude ; le salol et les autres éthers composés constituent, en quelque sorte, des intermédiaires, mais, dans tous les cas, s'ils sont plus actifs que la salicine, ils le sont beaucoup moins que le salicylate de soude. De sorte que l'on ne doit prendre en considération, dans la prescription des dérivés salicylés, que les faits d'intolérance et de susceptibilité individuelle, le but que l'on se propose, savoir la sédation des douleurs et l'élimination de l'acide urique, étant également mais plus ou moins rapidement atteint par chacun de ces dérivés.

Enfin je ne veux pas terminer sans vous parler de quelques contre-indications du salicylate de soude qui ont été mises en évidence par les études très nombreuses et suivies faites relativement à l'emploi de cette substance médicamenteuse. Lorsque nous allons chercher à approfondir l'action physiologique de l'acide salicylique, j'aurai à retenir votre attention sur les phénomènes que l'acide salicylique ou ses sels sont susceptibles de causer du côté du système nerveux ; et ces phénomènes présentent parfois une intensité telle que les individus affectés d'une vulnérabilité anormale du système nerveux sont des individus chez lesquels il y a contre-indication formelle à l'emploi du salicylate de soude. D'autre part, les affections organiques du cœur, tout au moins celles entraînant des troubles sérieux de l'innervation et de la dynamique cardiaque et qui prédisposent à l'adynamie et à la syncope (aortite ulcéreuse, endocardite végétante, dégénérescence du myocarde, etc.), ont été données également comme constituant des contre-indications, peut-être moins formelles que les précédentes, mais dont il faut tenir grand compte. Enfin l'imperméabilité rénale, complète ou partielle, constitue une contre-indication de premier ordre : nous verrons, en effet, que l'élimination du salicylate de soude ou de l'acide salicylique est très influencée par cette perméabilité plus ou moins grande du rein et que, chez certains individus, l'état d'imperfection du filtre rénal provoque l'éclosion d'accidents plus ou moins graves démontrant la toxicité de l'acide salicylique.

Parmi les contre-indications relatives, on a signalé la grossesse, en raison de l'état de la perméabilité rénale pendant cette période et de l'action possible sur les fibres musculaires lisses ; et, d'ailleurs, j'aurai à revenir sur cette question à propos de l'action hémorrhagipare.

En raison de la moindre perméabilité du rein, de l'artério-sclérose et des scléroses viscérales, la vieillesse peut constituer aussi une contre-indication. Et enfin, il en est de même pour le rhumatisme récidivé avec complications viscérales (péricardite, pleurésie, albuminurie, etc.), qui permet souvent de voir survenir des accidents d'intoxication avec des doses relativement faibles d'acide salicylique ou de salicylate de soude.

Mais ces contre-indications, même celles que je qualifiais tout à l'heure d'absolues, ne le sont pas au sens strict du mot ; et il est bien entendu que lorsqu'on peut surveiller étroitement le malade, c'est-à-dire l'observer deux, trois, quatre fois s'il est nécessaire dans une période de vingt-quatre heures, pendant laquelle on administre l'acide salicylique ou le salicylate de soude, on pourrait presque dire qu'il n'y a pas de contre-indication absolue, l'attention du médecin traitant étant éveillée vers les accidents possibles, et ces accidents, que nous apprendrons à connaître plus tard, présentant des phénomènes de début assez nets et caractéristiques pour éclairer un observateur vigilant et lui faire immédiatement suspendre la médication.

XIIIᵉ LEÇON

ACIDE SALICYLIQUE. — POUVOIR ANTISEPTIQUE. — EMPLOI MÉDICAL. — ABSORPTION, ÉLIMINATION, MÉTAMORPHOSES. — TOXICITÉ.

Propriétés antiseptiques. — Les qualités qui attirèrent tout d'abord l'attention sur la possibilité de l'emploi thérapeutique de l'acide salicylique ont été ses propriétés antiseptiques. Ces propriétés n'auraient pas été reconnues presque dès le début de sa préparation par Kolbe et Lautemann, qu'il est fort probable que les conceptions théoriques que j'ai exposées, relativement aux modifications que l'introduction de certains groupes chimiques permettait de déterminer dans les propriétés thérapeutiques de certains composés, auraient conduit à la préparation synthétique de l'acide salicylique et à l'essai de ses propriétés antiseptiques.

Ce pouvoir antiseptique étant une chose importante à considérer, nous allons l'envisager immédiatement, pour ne plus avoir à y revenir ensuite et pouvoir consacrer le reste de notre temps à l'étude de l'action physiologique de l'acide salicylique et des salicylates. Aussi bien, vous ai-je déjà fait entrevoir que la propriété antiseptique était spéciale à l'acide salicylique, inhérente à l'acide lui-même, et ne se retrouvait en aucune façon parmi les sels, et notamment en ce qui concerne le salicylate de soude. Cela nous permet déjà de prévoir que les conditions dans lesquelles cet acide salicylique pourra exercer ses propriétés antiseptiques sont des conditions, en somme, assez restreintes, puisque toutes les fois que cet acide se trouvera être saturé par un alcali quelconque, il va, par ce fait, perdre, immédiatement ou plus ou moins rapidement, suivant que la saturation se fera plus ou moins vite, les propriétés antiseptiques qui le caractérisent. La saturation s'effectue avec une très grande facilité : les carbonates ou les phosphates alcalins suffisent à la réaliser, de telle sorte que la valeur antiseptique peut être considérablement modifiée par la nature des solutions. Dans une solution légèrement acide, ces propriétés antiseptiques sont extrêmement intenses, et cependant elles le cèdent encore en intensité à celles d'un acide que nous étudierons après l'acide salicylique, je veux parler de l'acide benzoïque, dont l'étude sera, en quelque sorte, un accessoire de celle de l'acide salicylique.

On avait remarqué, dès le début de l'emploi de cet acide, que lorsqu'on l'ajoutait à l'émulsion d'amandes amères, par exemple, il était capable d'empêcher la réaction du ferment sur l'amygdaline ainsi que les dédoublements qui en sont la conséquence et, par suite, la production de l'essence d'amandes amères, la production de l'acide cyanhydrique. De même, lorsqu'on fait agir l'acide salicylique sur des ferments figurés, notamment la levure de bière, on peut voir cet acide empêcher, plus ou moins efficacement, les actes qui sont corrélatifs de la vie de la cellule de levure, c'est-à-dire la formation d'alcool aux dépens de la solution sucrée dans laquelle cette levure est placée. De même à propos de la graine de moutarde, l'acide salicylique empêchait la réaction de la myrosine sur le myronate de potasse et la mise en liberté des produits volatils qui sont cause de l'action rubéfiante exercée par la graine de moutarde.

On ne tarda pas à rechercher dans quelle mesure ces propriétés antiseptiques de l'acide salicylique pouvaient être appliquées, et, dans le très rapide exposé historique que je vais faire de l'emploi de l'acide salicylique et des salicylates, nous verrons que ce n'est pas avant 1872 qu'on proposa l'emploi de l'acide salicylique à titre d'antiseptique interne.

Cette action antiseptique exercée par l'acide salicylique est d'autant moins intense qu'on s'adresse à des organismes plus compliqués dans l'échelle des êtres, et si elle est déjà très nette sur certains ferments figurés comme les cellules de la levure, elle le devient beaucoup moins lorsqu'il s'agit des moisissures qui sont, d'une façon banale, en suspension dans l'atmosphère. Cependant, à cet égard, un fait qui n'avait pas échappé à la sagacité des premiers observateurs, c'est que, si la vie des moisissures était certainement moins influencée que la vie d'êtres plus complexes, en apparence, comme les cellules de levure par exemple, la sécrétion des ferments solubles par ces moisissures était plus fortement entravée. D'ailleurs, si nous nous reportons aux considérations permettant actuellement d'interpréter ces phénomènes qui se passent sous l'influence de la levure, nous voyons qu'ils sont absolument de même ordre : la levure de bière n'est pas tuée complètement en présence de l'acide salicylique, à moins que la richesse de la solution en acide ne soit très considérable et que la durée du contact ne soit très prolongée ; c'est tout simplement une sorte d'inhibition, de suspension de l'activité vitale des cellules de levure. Et en effet, cette puissance antiseptique de l'acide salicylique sur la levure est proportionnelle, comme les recherches de Kolbe l'ont montré, à la quantité de levure : on observe toujours un amoindrissement dans le développement de la cellule de levure ainsi que dans son accroissement, mais la proportion d'acide salicylique nécessaire pour arrêter complètement la fermentation sous l'influence de la levure est absolument en rapport avec le nombre des cellules de levure. Il ne s'agit, en définitive, que d'une action suspensive temporaire; et lorsque, par suite de circonstances accessoires, il a pu se produire une disparition graduelle de l'acide salicylique, par saturation ou de toute autre manière, on peut voir la fermentation reprendre avec une nouvelle vigueur.

Je vous disais que les ferments solubles eux-mêmes étaient entravés d'une manière très nette; et en effet, des doses relativement faibles, puisqu'il suffit pour cela de 0,1 p. 1 000, de 1 décigramme d'acide salicylique pour 1 000 grammes, peuvent empêcher presque complètement l'action des diastases. Les diastases sécrétées par les organismes inférieurs tels que les levures et les moisissures sont beaucoup plus sensibles à l'influence de l'acide salicylique que les diastases sécrétées dans l'organisme animal; cependant, les diastases salivaires ainsi que celles des ferments digestifs ne laissent pas que d'éprouver une influence fâcheuse dont je vais avoir à vous entretenir dans un moment, lorsque nous allons nous occuper de la proposition qui avait été faite, à un moment donné, d'additionner les substances alimentaires d'acide salicylique ou de salicylates, dans le but d'éviter leur décomposition.

Quand on veut rechercher les conditions étroites dans lesquelles l'action antiseptique de l'acide salicylique peut se réaliser, on ne tarde pas à voir que les doses qu'il est nécessaire d'ajouter aux substances dont on veut empêcher la putréfaction ou l'envahissement par les bactéries, sont parfois extrêmement élevées; ainsi, voici ce qu'ont montré les recherches de Bucholtz. Ces recherches avaient été faites à deux points de vue différents : d'abord au point de vue de ce qu'il avait appelé l'*action préventive* de l'acide salicylique, c'est-à-dire la recherche de la dose suffisante pour empêcher une solution, aseptisée au préalable, de servir de terrain de culture à une bactérie déterminée; puis, d'autre part, ce qu'il appelait l'*action curative*, c'est-à-dire la dose nécessaire pour empêcher la prolifération de continuer dans un milieu dans lequel cette prolifération s'était déjà établie.

En ce qui concerne l'action préventive, lorsqu'elle s'exerce en présence des bactéries banales, de celles qui circulent normalement dans l'atmosphère des villes, la dose nécessaire est encore assez considérable, puisque les expériences de Bucholtz ont montré que pour empêcher un liquide sucré additionné d'une quantité suffisante des sels minéraux existant dans les cendres de levure[1] de servir de milieu de culture aux bactéries atmosphériques, il ne faut pas moins de 1 gr. 50 d'acide salicylique par litre de cette solution. Mais, si cette solution a déjà été ensemencée par les poussières de l'air, si la prolifération est en voie d'activité, il faut une dose d'au moins 4 grammes d'acide par litre pour arriver à arrêter cette fermentation, et encore non pas l'arrêter complètement, mais la suspendre pendant un temps plus ou moins considérable, jusqu'à ce qu'une réaction intercurrente étant venue soit saturer, soit décomposer l'acide salicylique existant dans la solution, ces phénomènes permettent à la fermentation de reprendre son cours et à la solution sucrée de subir les métamorphoses qu'elle doit subir. Il en résulte que les doses nécessaires pour obtenir un effet véritablement antiseptique sont relativement considérables, et nous allons voir bientôt à quelles considérations cela prête.

Il faut, vous disais-je, au moins une quantité de 1 gr. 50 p. 1 000 d'acide salicylique pour empêcher la fermentation spontanée; mais, lorsqu'il s'agit de bactéries se développant dans des milieux plus complexes que la solution sucrée dont je parlais tout à l'heure, lorsqu'il s'agit, par exemple, d'empêcher le tissu musculaire de se décomposer sous l'influence des bactéries existant de façon banale dans l'atmosphère, ça n'est plus 1,50 ni même 4 p. 1 000, mais seulement une proportion de 10 p. 1 000 qui est susceptible de conserver cette substance pendant une semaine tout au plus; et si l'on veut que la durée de conservation de la viande atteigne une période un peu plus considérable, de cinq à six semaines, c'est une dose de 25 à 30 grammes p. 1 000 qu'il est nécessaire d'employer. J'insiste beaucoup sur ce point que, dans toutes ces circonstances, l'action de l'acide salicylique est essentiellement temporaire, suspensive. Il retarde la putréfaction, mais ne détruit pas les germes; c'est une inhibition de l'activité vitale des bactéries ou des cellules de ferments quels qu'ils soient, et la disparition graduelle de l'acide salicylique, soit par saturation, soit par toute autre circonstance, permet à la putréfaction ou aux fermentations, quelles qu'elles soient, de se rétablir.

De plus, pour tuer des bactéries en plein développement, par exemple dans l'eau de macération de la viande, on arrive à être obligé d'employer des quantités formidables d'acide salicylique : il ne faut pas moins de 15 à 20, 30, 40, et parfois jusqu'à 50 grammes d'acide salicylique dans la solution aqueuse pour pouvoir arrêter les phénomènes de putréfaction subis par la macération, et encore les

---

1. Une solution de sucre candi à laquelle on ajoute les sels minéraux entrant dans la composition de la levure constitue un milieu de culture extrêmement favorable pour les bactéries en suspension dans l'atmosphère.

spores ne sont-elles pas toujours détruites, ce qui paraît tenir, en grande partie, à la composition chimique du milieu. L'expérience montre, en effet, que si les bicarbonates alcalins, et même alcalino-terreux, sont capables de saturer l'acide salicylique et de supprimer ainsi ses propriétés antiseptiques, en revanche, beaucoup d'acides faibles, et l'acide carbonique à une pression légèrement supérieure à la pression atmosphérique, sont capables de décomposer les salicy-lates et de régénérer l'acide salicylique. J'aurai occasion de rappeler votre attention sur ce point aussi important qu'intéressant, lorsque nous chercherons à nous rendre compte du mécanisme de l'action spécifique du salicylate de soude dans le rhumatisme articulaire aigu.

En résumé, l'acide salicylique possède un pouvoir antiseptique absolument indéniable mais qui, à faible dose, ne fait que retarder la putréfaction sans détruire les germes.

Je vous ai déjà indiqué ce fait que la solubilité de l'acide salicy-lique pouvait être favorisée par l'addition, à la solution aqueuse dans laquelle on réalise cette dissolution, de certaines substances. Il en est ainsi pour l'acide borique dont une solution aqueuse saturée permet précisément de réaliser la dissolution de 8 gr. 75 d'acide salicylique par litre. Cette solution d'acide borique présente l'avan-tage d'être acide et de s'opposer, dans une certaine mesure, tout au moins de retarder la saturation de l'acide salicylique, et, par consé-quent, de lui faire conserver pendant une durée plus considérable ses propriétés antifermentescibles.

Quant aux salicylates, on peut dire que leur action antiseptique est à peu près complètement nulle, notamment en ce qui concerne le salicylate de soude, qni pourrait être pris comme type. Une très jolie expérience de Binz, à laquelle je viens de faire allusion tout à l'heure, montre précisément combien la mise en liberté de l'acide salicylique importe pour que cet acide réalise ses propriétés antisep-tiques. Tandis qu'une solution à titre assez élevé de salicylate de soude est complètement incapable d'empêcher la fermentation alcoo-lique ou la prolifération des bactéries en suspension dans l'atmos-phère, la même solution mise en présence d'une atmosphère gazeuse contenant le cinquième de son volume d'acide carbonique et main-tenue à une pression de 300 millimètres de mercure, se conduira comme un antiseptique énergique et efficace, grâce à la mise en liberté de l'acide salicylique en quantité suffisante pour entraver immédiatement cette fermentation, qui n'était en aucune façon retardée par le salicylate de soude seul. La preuve que l'on doit bien interpréter de cette façon le phénomène, c'est que la même solution salicylée soumise à l'influence de l'air seul, à la même pression de 300 millimètres de mercure, ainsi que la solution non additionnée de salicylate de soude mais soumise à l'acide carbonique sous pression, furent incapables d'empêcher la prolifération des bactéries : il y eut seulement un retard fort appréciable, de trois semaines, dû à l'augmentation de la tension atmosphérique, alors que la même solution additionnée de salicylate de soude et laissée à la pression ordinaire était devenue opaque au bout de quatre jours, par suite de la pullulation des bactéries de l'air.

A très faible dose, l'acide salicylique a été regardé comme capable d'empêcher la putréfaction de la pepsine et de la trypsine, et cela, a-t-on dit, sans qu'il entravât en quoi que ce soit l'action des ferments solubles qui caractérisent les phénomènes qui se passent sous l'influence de ces diastases. C'est là, je crois, une assertion absolument erronée, attendu que toutes les fois qu'on essaye l'influence des solutions même très faibles d'acide salicylique, on voit toujours, pourvu, bien entendu, que l'acide ne soit pas saturé plus ou moins rapidement, ces solutions, quel que soit leur degré de dilution, s'opposer dans une très active mesure à l'action des ferments solubles, quelle qu'en soit la provenance.

Si j'insiste sur ce point, Messieurs, c'est parce que, à un moment donné, — je crois que maintenant si cet usage n'est pas abandonné, il est certainement beaucoup moins pratiqué qu'autrefois, — on avait proposé d'additionner un grand nombre, pour ne pas dire toutes les substances alimentaires, d'une proportion variable d'acide salicylique ou de salicylate de soude, dans le but d'assurer leur conservation pendant une durée plus ou moins longue. C'est ainsi qu'en ce qui concerne les vins, il y a eu pendant un moment un tel emploi de l'acide salicylique à titre de substance antifermentescible, qu'il était fort difficile de se procurer, dans le commerce de détail, des vins qui n'en renfermassent pas une proportion plus ou moins considérable. Cette proportion atteignait parfois jusqu'à 1 et 2 grammes d'acide par litre. Il en était de même pour les bières, qu'on additionnait d'acide salicylique dans la proportion de 0 gr. 50 à 3 grammes d'acide salicylique par litre. Le lait a été additionné d'acide salicylique et de salicylate de soude aux doses de 1 à 2 grammes par litre, les sirops également; et une véritable campagne s'était organisée, à un moment donné, dans le but de démontrer l'innocuité de l'emploi de cet acide salicylique en petite proportion. La raison qui était donnée de cette innocuité portait précisément sur des expériences mal interprétées, tendant à prouver que l'addition de petites quantités d'acide salicylique aux aliments d'usage journalier n'entraînait absolument aucun inconvénient pour la santé des consommateurs. La pratique montra bientôt que les petites doses étaient absolument insuffisantes et que l'existence d'un milieu acide était nécessaire pour que l'action antiseptique s'exerçât avec toute sa valeur.

Eh bien, les expériences très nombreuses qui ont été faites depuis cette époque ont déterminé les Conseils d'hygiène, le Comité consultatif d'hygiène publique, les différentes autorités sanitaires, non seulement en France, mais à l'étranger, à proscrire absolument l'emploi de l'acide salicylique, quelles que fussent les conditions dans lesquelles on voulait l'employer, et cela précisément en raison des accidents assez graves qu'on a pu voir survenir à la suite de l'administration longtemps répétée de doses relativement faibles, soit d'acide salicylique, soit de salicylate de soude : je reviendrai dans un moment sur ce point. Je vous dirai seulement à présent que le plus grave inconvénient résultant de l'emploi de l'acide salicylique consiste surtout dans l'irritation déterminée du côté de l'épithélium rénal; et nous verrons en effet dans un moment que l'action albuminipare de l'acide salicylique doit toujours être prise en considération. Dans certaines circonstances, chez les individus affectés de néphrite même légère, on peut voir survenir des accidents fort graves par l'emploi de doses même extrêmement faibles d'acide salicylique.

Ainsi que je le disais précédemment, son emploi a été à peu près complètement abandonné par les falsificateurs, — car c'est commettre une véritable falsification des substances alimentaires que d'y ajouter un semblable produit; — mais je crois que si cet abandon est à peu près complet maintenant, cela tient bien plus à la facilité avec laquelle on peut déceler l'acide salicylique, en raison de la proportion relativement considérable qu'on est obligé d'employer pour la conservation des substances alimentaires, qu'à un regain de probité de la part des débitants.

Emploi Médical. — L'emploi médical de l'acide salicylique et des salicylates ne date que de ces dernières années. Je sais bien que, déjà en 1830, Leroux avait proposé l'emploi de la salicine comme succédané de la quinine, et l'emploi de l'écorce de saule blanc comme succédané de l'écorce de quinquina — et à cette époque des discussions assez nombreuses s'étaient élevées sur le point de savoir dans quelle mesure l'écorce de saule et son principe actif, la salicine, étaient susceptibles de remplacer les différentes préparations de quinquina et son principe actif la quinine; — mais l'acide salicylique, découvert quelque temps après, resta fort longtemps un produit de laboratoire, et il faut arriver jusqu'en 1874 pour voir introduire véritablement l'acide salicylique et les salicylates dans la thérapeutique. En 1855, un auteur italien, Bertagnini, avait expérimenté l'acide salicylique sur lui-même et il avait remarqué certains inconvénients de son emploi : c'est lui qui, le premier, avait noté la forme sous laquelle cet acide s'élimine de l'économie, je veux parler de l'acide salicylurique dont je vous dirai un mot dans un moment. L'acide salicylique fut présenté, en 1872, à la Société médicale de Dublin par Tichborne à titre de désinfectant chez les varioleux, en vertu d'idées préconçues, fort inexactes, d'ailleurs, surtout d'après ce que j'ai dit de l'action antiseptique de l'acide salicylique. Tichborne l'administrait aux varioleux, en quantité plus ou moins considérable, dans l'espérance illusoire de réaliser l'antisepsie interne.

C'est à ce moment que Kolbe et Lautemann firent la synthèse de l'acide salicylique par le procédé employé actuellement comme mode industriel et que Kolbe attira l'attention sur les propriétés antiputrides et antifermentescibles de l'acide salicylique. Kolbe le compara au phénol et on s'aperçut d'une chose qui parut surprenante à ce moment et qui paraît très explicable actuellement. Dans certaines circonstances, les propriétés antifermentescibles de l'acide salicylique étaient bien plus considérables que celles du phénol, bien que l'on affirmât que ses propriétés toxiques fussent beaucoup moindres. Étant donné ce que j'ai dit de la substitution de certains radicaux dans la composition de produits déjà toxiques, il est facile de comprendre que l'intervention, dans la molécule du phénol, d'un radical acide qui va constituer l'acide salicylique, doit atténuer l'action toxique du phénol; il y en a des exemples très nombreux. L'action antiseptique ne semble pas atténuée de la même façon; elle semble même au contraire exaltée dans certaines circonstances; mais je ne saurais trop insister sur ce fait que la saturation de l'acide salicylique lui enlève immédiatement ses propriétés antifermentescibles. Or, cette saturation se réalise avec la plus grande facilité, et cela dans un nombre de circonstances extrêmement considérable; il n'est pas besoin que l'acide salicylique se trouve en présence d'un milieu alcalin, de bicarbonate de soude par exemple, pour se saturer; il est encore capable de se saturer en présence de solutions de sels minéraux facilement dissociables, comme le borax, le phosphate de soude. Cela explique précisément pourquoi, dans la macération de viande par exemple, le pouvoir antifermentescible de l'acide salicylique disparaît avec une très grande facilité.

A cette époque où Kolbe fit la synthèse de l'acide salicylique, Julius Müller, de Breslau, fit l'étude comparative du phénol et de l'acide salicylique comme substances antifermentescibles, et il montra que l'acide salicylique agit beaucoup plus énergiquement que le phénol dans certaines circonstances, par exemple en ce qui concerne l'action de la pepsine, de la diastase salivaire, du ferment glycogénique du foie. Neubauer étudia l'action sur les moisissures, et c'est lui qui eut la malencontreuse idée de préconiser l'emploi de l'acide salicylique pour la conservation des aliments et des boissons; puis, à partir de 1875, époque à laquelle Thiersch préconise son utilisation pour le pansement des plaies et sa substitution au phénol dans le pansement de Lister, on note un grand nombre de travaux dont je ne vous ferai pas l'énumération qui serait fastidieuse.

Les différents observateurs employèrent, à titre de substance antiseptique, les uns l'acide salicylique en nature, les autres le salicylate de soude, en recherchant si ces propriétés antiseptiques n'étaient pas en même temps accompagnées d'un certain nombre d'autres propriétés utilisables. WAGNER, par exemple, a proposé, le premier, en 1875, l'emploi de l'acide salicylique à titre de substance prophylactique dans les maladies causées par des organismes inférieurs. FÜRBRINGER étudia également les propriétés antiseptiques de l'acide salicylique, mais en outre, il attira l'attention sur les propriétés antipyrétiques de cette substance; il démontra que lorsque l'on déterminait, chez un animal, une élévation artificielle de la température, par l'injection de pus ou de produits septiques, l'ingestion, ou l'injection hypodermique, ou l'injection veineuse subséquentes d'acide salicylique déterminaient rapidement un abaissement très notable de la température, abaissement de température, disait-il, supérieur encore à celui qu'on pouvait obtenir avec les autres substances réputées antipyrétiques. Il démontra également ce fait, déjà constaté pour la plupart des substances antipyrétiques que nous avons étudiées, sinon même pour toutes, que l'acide salicylique n'exerçait aucune action sur la température de l'homme sain ou des animaux à l'état normal, et que dans le cas où l'élévation de la température était due à la provocation d'une inflammation franche, comme par exemple, celle qu'on peut déterminer à l'aide de frictions avec de l'huile de croton, l'acide salicylique était alors dépourvu d'action antipyrétique : cette action antipyrétique était donc corollaire de son action antifermentescible, puisque ce n'est que dans les affections zymotiques que l'on pouvait déterminer un abaissement de la température. Bien entendu il se trouva, comme toujours, des observateurs qui poussèrent à l'extrême les conclusions que je viens de résumer, et c'est ainsi que Büss voulut voir dans l'acide salicylique le plus puissant de tous les antipyrétiques, au moins comparable à la quinine. Sous l'influence de cet observateur, une véritable période d'engouement pour l'emploi de l'acide salicylique comme antipyrétique se produisit en Allemagne où, à partir de 1875, l'action antipyrétique de l'acide salicylique fut essayée dans toutes les affections possibles et imaginables : la variole, la fièvre typhoïde, la diphtérie, la phtisie, le diabète, etc. Dans toutes ces conditions, on chercha à réaliser l'antipyrèse ou l'antithermie à l'aide de l'acide salicylique, et, comme bien vous pensez, le résultat fut des plus variables, dans certaines circonstances positif, dans d'autres négatif : l'étude que nous ferons bientôt de l'action exercée par l'acide salicylique, ou les salicylates, sur la température nous permettra d'interpréter ces résultats opposés. D'un autre côté, WOLFBERG, ainsi que d'autres, déniaient à l'acide salicylique toute action antipyrétique.

Mais une affection dans laquelle l'unanimité des observateurs reconnaissait une action extrêmement intense et intéressante à l'acide salicylique, ce fut le rhumatisme articulaire aigu. Cette fois, tous les observateurs furent d'accord pour reconnaître que, parmi toutes les substances médicamenteuses employées jusqu'alors, l'acide salicylique ou les salicylates produisaient certainement une action thérapeutique tout à fait spéciale, ainsi qu'il résulta des premières recherches faites en Allemagne. Léonhardi Aster, et Stricker, principalement, donnèrent l'acide salicylique et les salicylates comme les véritables spécifiques du rhumatisme articulaire aigu, et même de la goutte. Des travaux analogues furent alors entrepris eu Allemagne, en Angleterre, en Amérique, en Italie, et partout les observations relatives à l'action de l'acide salicylique et des salicylates dans le rhumatisme articulaire aigu furent confirmées. Cependant ces observations ne furent pas acceptées unanimement et sans discussion, notamment en France où l'application de l'acide salicylique au traitement du rhumatisme articulaire aigu ne fut sérieusement mise à l'étude dans les hôpitaux qu'à la fin de l'année 1876. Ce médicament fut alors l'objet d'un assez grand nombre de communications très intéressantes, parmi lesquelles une des plus importantes est celle due à Germain Sée, qui fit une magistrale étude de l'acide salicylique et des salicylates au point de vue de leur emploi dans la cure du rhumatisme articulaire aigu et où il exposa très nettement les résultats obtenus jusqu'alors.

L'emploi de l'acide salicylique en nature avait révélé des inconvénients notoires, tels que : défaut de solubilité, action irritante sur le tube digestif, saveur particulière et désagréable. On avait remarqué que ces inconvénients disparaissaient, au moins pour la majeure partie, par l'association avec les alcalis. Cela conduisit à essayer les salicylates, et notamment le salicylate de soude qui fut l'objet de plus d'une année d'observations et d'études par Germain Sée avant sa communication du 26 juin 1877 à l'Académie de médecine, communication dans laquelle il établit d'une façon méthodique l'action physiologique de ce salicylate ainsi que le traitement du rhumatisme. Cette étude ouvrit, en France, l'ère des controverses. Bouillaud déclara impossibles les conclusions de Germain Sée. En définitive, des discussions auxquelles prirent part Dujardin-Beaumetz, MM. Jaccoud, Oulmont, Lépine, etc., il ressortait que le salicylate de soude était capable de produire un abaissement de température, mais seulement dans certaines conditions, notamment dans les affections zymotiques et septiques, et que cet abaissement de température était accompagné de dépression profonde et de diminution de l'activité vitale. Une seule exception existait, en faveur du rhumatisme articulaire aigu, fébrile. Les doses un peu élevées qu'il fallait nécessairement employer dans ce dernier cas provoquaient bien de la faiblesse, même un léger degré de narcotisme, mais ces inconvénients disparaissaient rapidement; seules, les perturbations auditives se montraient beaucoup plus persistantes. Enfin, il ne se produisait pas de métastases. A partir de ce moment, le salicylate de soude fut à peu près exclusivement employé et considéré comme un véritable spécifique du rhumatisme articulaire aigu.

Ces travaux, Messieurs, reproduisent l'historique, que je voulais faire aussi rapidement que possible, de l'emploi de l'acide salicylique et du salicylate de soude. Nous allons maintenant aborder l'étude de l'action physiologique de ces substances en nous occupant d'abord de leurs modes d'absorption et des métamorphoses qu'elles peuvent subir dans l'organisme.

Au début de son étude, Kolbe s'était beaucoup évertué à prouver que l'acide salicylique n'était pas absorbé par la peau intacte; mais c'est là un fait qui n'offre absolument aucun intérêt, puisque, ainsi que nous le verrons en étudiant son action topique, l'acide salicylique possède la propriété de modifier assez profondément la couche superficielle de l'épiderme et, par conséquent, de mettre assez rapidement la peau en état de pouvoir l'absorber. Je vous ai d'ailleurs indiqué ce fait que la peau constituait, pourvu qu'il s'agisse d'acide salicylique en solution ou bien tenu en suspension à l'aide d'une matière grasse, un milieu d'absorption des plus remarquables et des plus avantageux; mais si la peau doit être placée dans certaines conditions pour pouvoir absorber l'acide salicylique, il n'en est pas de même des muqueuses, qui absorbent avec une remarquable facilité; et c'est précisément sur les muqueuses qu'on peut facilement constater l'action irritante et désorganisatrice exercée si facilement par l'acide salicylique. Le salicylate de soude ne possède pas au même degré cette propriété irritante, tandis que l'acide salicylique, lorsqu'il est mis en contact avec les muqueuses, détermine très facilement une irritation analogue à celle qu'on peut observer à la suite d'un attouchement avec le nitrate d'argent, c'est-à-dire la formation d'une pellicule blanchâtre.

Quant au salicylate de soude, suivant les circonstances dans lesquelles il est introduit dans l'organisme, il va plus ou moins rapidement pouvoir mettre en liberté l'acide salicylique. Si le salicylate de soude est introduit par la voie buccale, par exemple, il va trouver dans le contenu acide de l'estomac un milieu dans lequel la présence d'acide chlorhydrique libre va déterminer la décomposition du salicylate de soude et la mise en liberté d'une proportion plus ou moins considérable d'acide salicylique. Dans ces conditions, l'acide salicylique mis en liberté peut exercer une action irritante sur la muqueuse de l'estomac, et, de ce fait, on a un nombre de preuves assez considérable, en ce sens que beaucoup d'individus sont incapables de supporter la médication salicylée lorsque l'introduction du salicylate de soude est faite par la voie stomacale. L'acide salicylique mis ainsi en liberté repasse à l'état de sel alcalin dans le sang. D'ailleurs, ainsi que je vous le montrerai dans la prochaine leçon, où je vous ferai voir un certain nombre d'expériences qu'il est indispensable d'envisager pour interpréter le mécanisme de l'action de l'acide salicylique au point de vue physiologique, la décomposition du salicylate de soude est très facile dans certaines circonstances particulières : c'est ainsi, comme je vous l'ai déjà indiqué tout à l'heure, d'après une expérience de Binz, que l'acide carbonique sous pression décompose très facilement le salicylate de soude, en solution faiblement alcaline, alors que l'acide carbonique à la tension ordinaire est tout à fait incapable de déterminer cette décomposition qui se produit, au contraire, avec facilité dans une solution neutre et, à plus forte raison, avec légère augmentation de la tension. Il en est de même pour un certain nombre d'autres acides organiques : l'acide oxalique, l'acide tartrique, l'acide citrique, l'acide acétique, qui, incapables, à la température ordinaire et dans des solutions diluées, de déterminer la décomposition du salicylate de soude, deviennent capables d'effectuer cette décomposition, cette mise en liberté de l'acide salicylique, dès que la tension augmente.

L'élimination est extrêmement rapide, à la condition absolue que le rein soit dans un état d'intégrité parfaite; cette élimination est encore plus rapide chez les herbivores que chez les carnivores, et chez les herbivores les doses supportées sont beaucoup plus considérables. Il est très probable que deux phénomènes particuliers interviennent ici. D'abord, le sang des herbivores est beaucoup plus riche en carbonates alcalins que celui des carnivores qui est au contraire plus riche en phosphates; il en résulte que l'acide salicylique mis en liberté au sein d'une liqueur renfermant des carbonates ou des phosphates tend à se saturer et à produire, dans le premier cas, de l'acide carbonique libre, dans le second cas, des phosphates acides. On conçoit fort bien que l'action des bicarbonates sur l'organisme soit beaucoup moins offensive que celle des phosphates acides; mais je crois qu'il y a une autre considération plus importante encore à faire valoir pour expliquer cette différence; c'est celle-ci : la fonction pour ainsi dire normale des cellules des herbivores consiste à fabriquer des combinaisons de certaines substances avec le glycocolle. En effet, l'urine des herbivores contient normalement de l'acide hippurique, combinaison de l'acide benzoïque avec le glycocolle; or, l'acide salicylique s'élimine en majeure partie par l'urine sous forme d'acide salicylurique, et celui-ci n'est autre chose que la combinaison du glycocolle avec l'acide salicylique. Il en résulte que, chez les herbivores, où il y a déjà une tendance en quelque sorte normale à cette combinaison, celle-ci se réalise avec une beaucoup plus grande facilité que chez les carnivores; et cela, joint à la formation, d'une part, de phosphates acides, et d'autre part, de bicarbonates alcalins, permet précisément de se rendre compte de l'intolérance relative des carnivores vis-à-vis des doses élevées de salicylate de soude ou d'acide salicylique. Des expériences très précises ont d'ailleurs été faites avec l'acide salicylique par FESER et FRIEDBERGER sur la brebis, le cheval, la vache : on a pu administrer les doses énormes de 3 grammes par jour chez la brebis, de 10 grammes chez les chevaux, de 50 grammes chez la vache, pendant deux semaines, sans qu'il en résultât aucun trouble de la santé et sans avoir absolument aucun phénomène d'intolé- rance, alors que chez les carnivores, chez le chien par exemple, la quantité de 2 à 3 grammes seulement par jour, à doses fraction- nées et en solutions très diluées, était suivie très rapidement de phénomènes plus ou moins graves d'intoxication. Bien mieux, lorsqu'on veut faire tolérer chez les chiens l'acide salicylique, on est obligé de réfracter les doses, car les vomissements se mon- trent dès que l'on administre des doses de 1 gr. 50 à 2 grammes en une seule fois.

Le passage dans l'urine s'observe avec une rapidité considérable, après quelques minutes seulement, et cette rapidité de l'apparition est d'autant plus considérable que l'appareil rénal est plus parfaitement intact : elle est même, dans une certaine mesure, suceptible de démontrer la plus ou moins parfaite intégrité de l'appareil rénal. Chez l'homme, l'élimination soit de l'acide salicylique, soit du salicylate de soude, s'effectue, en moyenne, dans une période de quarante-huit heures au maximum lorsqu'il s'agit de doses de 4 à 6 grammes introduites par la voie buccale. Après des doses plus con- sidérables, des doses de 6 à 8 ou 10 grammes, par exemple, répétées durant quatre à cinq jours, cette élimination se prolonge pendant plusieurs jours; il est cependant bien rare que l'urine contienne encore des traces appréciables de salicylate de soude après le qua- trième jour suivant la dernière dose.

Cette élimination par l'urine s'effectue, chez l'homme, en quantité assez considérable, puisque l'on retrouve en moyenne 60 à 65 p. 100 de l'acide salicylique ou du salicylate de soude absorbé. L'élimina- tion n'est pas la même chez tous les sujets car, tandis que chez l'homme on ne peut pas retrouver l'acide salicylique dans certaines sécrétions, par exemple la salive et la sueur, chez certains animaux, au contraire, le chien par exemple, la salive paraît être une voie d'élection pour l'élimination. D'ailleurs, chez le chien, toutes les sécrétions sont activées sous l'influence de l'acide salicylique à dose modérée, et on trouve très facilement de l'acide salicylique dans tous les liquides, normaux ou anormaux : salive, urine, bile, suc pancréatique, suc intestinal, liquide céphalo-rachidien, sérosités du péricarde et des articulations; au contraire, sous l'influence de doses élevées, on observe une sorte d'arrêt, une paralysie de l'activité fonctionnelle des éléments glandulaires et la disparition, ou plutôt la non-apparition d'acide salicylique dans les sécrétions.

En expérimentant sur le chien, on constate l'apparition de l'acide salicylique dans la salive quatre à cinq minutes après une injection veineuse et presque aussitôt après dans l'urine; au bout de dix-huit minutes, on le retrouve dans le suc pancréatique; au bout de vingt à vingt-cinq minutes, dans la bile; au bout de quarante minutes, dans le liquide céphalo-rachidien. Lorsque l'acide salicylique est ingéré, il apparaît dans la salive seulement après vingt à vingt-deux minutes, et dans l'urine après quarante-cinq minutes. La quantité de la salive et de l'urine est augmentée au bout de trente à soixante-dix secondes après l'injection : l'augmentation porte d'abord sur la salive, ensuite sur l'urine, puis sur la bile et le suc pancréatique.

L'acide salicylique a été retrouvé dans la plupart des sécrétions et des excrétions de l'organisme, notamment dans l'urine qui constitue sa principale voie d'élimination, dans la sérosité du péricarde, dans le sang du cœur, dans les reins, dans le foie et dans la bile qui semble également, dans certaines circonstances tout au moins, une voie d'élimination de choix : on ne l'a pas retrouvé dans le cerveau, ni dans les sucs gastrique et intestinal, chez un individu qui avait succombé à un empoisonnement mortel à la suite de l'administration, par erreur, d'une dose trop élevée d'acide salicylique. Mais l'élimination subit des troubles profonds lorsque le rein est malade. En effet, suivant l'état des reins, on observe soit le retard de l'élimination, soit une augmentation dans la durée de cette élimination, soit l'apparition des troubles d'intolérance; et l'apparition de ces troubles est même tellement sensible, dans certaines circonstances, que c'est le premier phénomène traduisant l'état de non-intégrité de l'appareil rénal de l'individu : je veux dire que, très souvent, après l'absorption d'une dose même modérée d'acide salicylique ou de salicylate de soude, les premiers phénomènes démontrant que l'appareil rénal de l'individu n'est pas en parfait état, sont des phénomènes plus ou moins graves du côté du système nerveux, phénomènes que nous étudierons plus tard en détail. L'appareil rénal est, d'ailleurs, extrêmement sensible à l'action de l'acide salicylique ou des salicylates, car une observation attentive a montré que, chez des sujets dont l'urine ne présentait auparavant absolument rien d'anormal, l'administration d'un composé salicylé quelconque, notamment le salicylate de soude ou le salol, faisait apparaître : très souvent de l'albumine; presque toujours des cylindres de diverse nature, des cellules épithéliales provenant de l'appareil urinaire, des hématies, des cristaux d'oxalate de chaux.

On a noté également la présence de l'acide salicylique dans tous les exsudats séreux ou purulents, dans le liquide des cavités articulaires ou séreuses; et c'est là un fait très important, car il nous servira précisément à interpréter le mode d'action de l'acide salicylique dans le cours du rhumatisme articulaire aigu.

J'insiste sur l'élimination de l'acide salicylique par la bile, parce qu'on a cherché à réaliser, à l'aide de l'acide salicylique, une sorte de médication antiseptique des voies biliaires. Cette élimination de l'acide salicylique par la bile est absolument incontestable, mais elle ne s'effectue pas, comme l'ont démontré les recherches précises de M. LINOSSIER, en quantité suffisante pour que l'on puisse faire intervenir d'une façon efficace l'action antiseptique de l'acide salicylique. En effet, la proportion d'acide salicylique retrouvé par M. LINOSSIER dans la bile des animaux sur lesquels il expérimentait est des plus insuffisantes pour permettre de faire entrer en ligne de compte son action antiseptique. Les renseignements que je vous ai donnés relativement à l'action antiseptique de l'acide salicylique vous ont montré avec une complète évidence que cet acide devait, pour exercer ses propriétés antiseptiques, exister en proportion assez considérable.

Or, on n'en retrouve dans la bile chez les animaux une proportion un peu marquée, qu'à la condition que l'émonction par l'appareil urinaire soit entravée dans une notable mesure; il semble alors que la bile soit chargée de suppléer en quelque sorte l'élimination urinaire qui se fait mal, et c'est seulement dans cette circonstance que l'expérimentation sur les animaux a pu démontrer l'élimination de l'acide salicylique par la bile en proportion un peu considérable, et encore cette proportion est-elle insuffisante pour permettre de faire intervenir des propriétés antiseptiques, car la putréfaction de la bile, *in vitro*, n'est entravée que par des doses au moins vingt-cinq fois supérieures à celles que l'analyse a permis de révéler La proportion d'acide salicylique éliminé par la bile au cours d'un traitement intensif, est donc très inférieure à la dose réellement et efficacement antiseptique.

Dans tous les cas, la bile, constitue une voie importante et active de l'élimination; et, tandis que la teneur du sang en acide salicylique varie beaucoup, suivant la période de la digestion, celle du tissu hépatique reste sensiblement constante. Cette fixation de l'acide salicylique autorise à admettre une action spéciale sur le foie, action révélée, d'ailleurs, par des modifications de la sécrétion biliaire dont la richesse en acide salicylique s'accroît sensiblement dès que la teneur du tissu hépatique a atteint sa proportion maxima qui, chez le chien, est d'environ 5 centigrammes p. 1000.

Lorsque les reins ne sont pas indemnes, on voit l'acide salicylique séjourner plus ou moins longtemps dans l'économie — on peut y constater sa présence pendant une durée de sept, douze, quinze jours même, sans renouvellement des doses — et exercer alors des actions que nous aurons à étudier en détail lorsque nous allons entreprendre l'étude physiologique de l'acide salicylique, mais dont les plus importantes sont les manifestations du côté du système nerveux. Il semble qu'il faille faire intervenir ici une combinaison que l'acide salicylique est susceptible de réaliser avec les matières albuminoïdes, dans certaines conditions assez mal connues; cette combinaison — qui renfermerait jusqu'à 14 p. 100 d'acide salicylique — paraît être la cause de l'action nocive que l'acide salicylique peut alors exercer.

C'est, comme je l'ai déjà dit, sous forme d'acide salicylurique qu'on voit s'éliminer la majeure partie de l'acide salicylique introduit dans l'organisme. La constitution de ce dérivé est très facile à concevoir en fonction de ses éléments et comparativement avec l'acide hippurique, provenant de la copulation de l'acide benzoïque et du glycocolle. Les formules de la page 200 indiquent la constitution de ces deux composés.

Cet acide salicylurique — ou oxyhippurique, comme l'acide salicylique est l'acide oxybenzoïque — possède, d'ailleurs, au point de vue de ses réactions chimiques, exactement les mêmes propriétés que l'acide salicylique; je veux dire qu'il possède la propriété de colorer en violet les solutions de perchlorure de fer et, par conséquent, cela explique comme quoi l'addition de perchlorure de fer à l'urine permet de vérifier immédiatement si l'acide salicylique s'élimine de l'économie, quelle que soit la forme sous laquelle cette élimination a lieu, car l'acide salicylurique constitue les deux tiers de la proportion éliminée, le reste étant constitué par du salicylate de soude, du salicylate de potasse, et même, a-t-on dit, d'autres dérivés de l'acide salicylique, comme l'aldéhyde salicylique par exemple. L'acide salicylurique n'est pas volatilisable dans un courant d'air chauffé à 150°.

L'élimination de cet acide salicylique a permis d'étudier dans quelles circonstances se faisait la pénétration dans l'organisme du fœtus de certaines substances médicamenteuses. Des observations effectuées, par M. Fritz Benicke, sur des femmes en couches, chez lesquelles une administration de 1 gr. 50 à 2 grammes d'acide salicylique était faite à un moment plus ou moins rapproché de celui de la parturition, il résulte que l'acide salicylique passe de la mère à l'enfant dans un espace de temps extrêmement rapide puisqu'il est seulement de quarante minutes, et que l'élimination s'effectue aussi avec une activité remarquable, puisque l'acide salicylique a disparu de l'organisme de l'enfant au bout de deux heures. D'autres faits que ces expériences ont permis de mettre en lumière sont peut-être encore plus intéressants ; ils sont relatifs à la persistance de l'acide salicylique dans l'organisme de la mère et de l'enfant. En administrant, à une époque suffisamment rapprochée du moment de la parturition, des quantités d'acide salicylique déterminées, cet observateur a remarqué que, chez la mère, on ne trouvait plus d'acide salicyque dans l'urine environ vingt-quatre à trente-six heures après l'ingestion, tandis que chez le nouveau-né on trouvait encore de l'acide salicylique trois ou quatre jours après l'ingestion faite par la mère.

Bien mieux, ces expériences ont permis de déterminer exactement qu'il n'existait aucune communication entre la vessie du fœtus à terme et les eaux de l'amnios, car M. Fritz Benicke a inutilement cherché la présence de l'acide salicylique dans les eaux de l'amnios, par la réaction si sensible du perchlorure de fer, même lorsque cet acide avait été administré à la mère, avant l'accouchement, pendant une période suffisamment prolongée, plusieurs jours par exemple. Il n'a trouvé absolument aucune trace d'acide salicylique dans l'eau de l'amnios, alors qu'au contraire il en retrouvait des quantités notables dans l'urine retirée par le cathétérisme pratiqué chez le fœtus.

Ce résultat prouve donc avec la plus entière évidence qu'il n'existe aucune communication entre la vessie du fœtus et les eaux de l'amnios : c'est là un fait à retenir relativement à l'administration ou à la présence accidentelle d'autres substances médicamenteuses, fait qui peut trouver une application, parfois extrêmement importante, au point de vue médico-légal, et c'est pourquoi je vous l'ai cité.

Il faut noter également que certaines affections peuvent apporter un retard dans l'élimination de l'acide salicylique : il en est ainsi pour le rhumatisme et surtout la fièvre typhoïde, au cours de laquelle on peut voir l'élimination se prolonger durant six et huit jours, pour des conditions dans lesquelles cette élimination se serait effectuée normalement en quarante-huit heures au plus. Malgré cela, on n'observe pas de manifestations cérébrales, comme cela se produit lorsque le retard dans l'élimination est dû au mauvais fonctionnement du rein. On peut logiquement en conclure que les métamorphoses subies par l'acide salicylique dans l'organisme sont différentes dans ces circonstances ; mais, jusqu'alors, il est impossible d'attribuer à une substance nettement et irrévocablement déterminée les troubles caractérisés par ces manifestations cérébrales, parfois si intenses, que l'on provoque par l'administration de l'acide salicylique ou des salicylates chez les individus dont l'appareil rénal ne possède pas un état d'intégrité parfaite.

Toxicité. — La toxicité de l'acide salicylique est d'autant plus faible qu'on s'élève davantage dans la série animale ; et les animaux de petite taille sont beaucoup plus impressionnés par l'acide salicylique que les sujets plus élevés de la même espèce. Ainsi une grenouille est tuée par 4 ou 5 centigrammes d'acide salicylique, tandis que 80 centigrammes, 1 gr. 50 ou 2 grammes sont nécessaires pour causer chez le lapin et chez le cobaye des accidents d'intoxication qui ne sont pas toujours mortels. Chez le chien, les doses sont beaucoup plus élevées, il faut arriver à 10, 12 et même 15 grammes pour voir des accidents toxiques plus ou moins intenses et la mort n'est pas toujours la conséquence de ces accidents : un chien de 10 kilos a résisté à une injection intra-veineuse de 7 grammes. Il faut arriver, pour déterminer la mort chez un chien, à une moyenne de 50 à 60 centigrammes d'acide salicylique par kilogramme.

Quant aux faits qu'on peut observer chez l'homme, ils sont assez variables. Il existe, je crois, deux exemples seulement d'intoxication mortelle véritablement due à l'acide salicylique, car, dans la plupart des circonstances où l'acide salicylique était employé à titre de substance médicamenteuse et où il y a eu des accidents mortels, il s'est presque toujours trouvé des circonstances, étrangères à l'emploi de l'acide salicylique, qui permettaient de ne pas attribuer exclusivement à cette substance la mort des individus. Cependant, un point important à retenir, c'est qu'on a vu survenir chez l'homme des accidents, assez graves parfois, à la suite de l'administration, non pas en une seule fois, mais dans une période de vingt-quatre heures de 8 à 10 grammes de salicylate de soude ; par conséquent, cela impose la surveillance extrêmement étroite du malade auquel on prescrit ce médicament, et cela impose également l'administration de doses réfractées.

D'autre part, on cite des exemples d'administration de doses assez considérables de salicylate de soude qui n'ont pas déterminé de phénomènes graves : c'est ainsi, par exemple, que, chez une femme affectée d'épanchement pleural, on a vu, par suite d'une erreur, l'administration d'une quantité de 15 grammes de salicylate de soude en une seule fois produire des accidents assez graves, mais qui n'ont pas été mortels. Dans un autre cas, chez une femme également, l'administration par erreur de 22 grammes de salicylate de soude dans une période de six heures a déterminé des accidents assez graves, mais qui n'ont cependant pas non plus entraîné la mort. Enfin, chez un diabétique auquel on administrait des doses, véritablement exagérées celles-là, de salicylate de soude, car ces doses n'étaient pas moindres que 15 grammes par jour, on a vu survenir des accidents analogues à ceux du bromisme, c'est-à-dire des accidents du côté du système nerveux ainsi que des accidents cutanés, et cela, seulement le quatrième jour, c'est-à-dire qu'à ce moment le malade avait déjà absorbé 60 grammes de salicylate de soude.

Comme je le disais tout à l'heure, dans tous les cas, sauf deux, à ma connaissance tout au moins, où le salicylate de soude pourrait être incriminé comme ayant provoqué la mort, on a toujours relevé l'intervention d'une circonstance accessoire qui rendait absolument hypothétique cette détermination toxique de l'acide salicylique; mais dans la plupart des cas où on a constaté des accidents, on a vu généralement qu'il s'agissait d'individus chez lesquels l'appareil rénal ne possédait pas son état d'intégrité complète. Dans certaines circonstances, où les faits n'étaient pas tellement probants, tellement évidents qu'on pût avoir, au préalable, une certitude relativement à l'état de l'appareil rénal, ce sont les manifestations d'ordre nerveux qui ont attiré l'attention. Les exanthèmes signalés quelquefois paraissent devoir être attribués surtout à la présence d'impuretés.

Un point sur lequel il est bon d'insister est encore celui-ci, car en ce moment il semble être l'objet de communications qu'on donne comme chose nouvelle; or, ce sont des faits connus depuis au moins vingt ans. Ce point est celui-ci. Une contre-indication formelle de l'administration de l'acide salicylique ou du salicylate de soude est l'albuminurie, quelle qu'en soit la provenance, à moins cependant qu'elle ne se montre chez un sujet rhumatisant et comme épiphénomène de son attaque de rhumatisme. Cette dernière circonstance constitue, en effet, le seul cas où l'on soit autorisé à administrer le salicylate, et l'albuminurie disparaît sous l'influence de son administration, alors qu'au contraire la présence de simples traces d'albumine dans l'urine, lorsqu'elle est d'une autre origine, entraîne presque toujours des accidents plus ou moins graves d'intoxication.

La toxicité de l'acide salicylique ou du salicylate de soude est assez marquée lorsqu'il s'agit de doses un peu considérables. Ainsi, chez le chien, si l'on introduit brusquement une quantité d'environ 20 centigrammes de salicylate de soude par kilo, par voie d'injection sous-cutanée, on voit survenir très rapidement la paralysie du train postérieur, puis des troubles vasculaires et respiratoires. On retrouve dans les urines 63 p. 100 de la quantité d'acide salicylique administrée, le reste est détruit ou transformé dans l'organisme. La mort semble toujours survenir par paralysie de la respiration chez les animaux à sang chaud; chez les animaux à sang froid, au contraire, le cœur meurt le premier. Ce n'est pas que l'acide salicylique et le salicylate de soude n'intéressent fortement le myocarde chez les animaux à sang chaud, mais, chez ces derniers, l'appareil le plus intéressé est celui de la respiration. Cependant, le cœur peut se trouver assez profondément touché, sous l'influence d'une dose suffisante de salicylate de soude, pour que la mort arrive malgré la pratique de la respiration artificielle.

Lorsqu'il s'agit d'ingestion, les doses doivent être évidemment plus considérables. On peut provoquer des accidents mortels chez le lapin avec une solution au trentième administrée à la dose de 2 grammes par jour. La mort arrive au bout de huit jours au milieu de manifestations caractérisées par une forte dyspnée, la paralysie des extrémités postérieures et un certain nombre d'autres phénomènes relevant de l'action exercée sur le système nerveux. Parmi ces derniers, il faut mentionner tout spécialement ceux qui affectent l'appareil auditif; nous avons vu, au contraire, avec la quinine, les troubles de la vue plus intenses et plus graves que ceux de l'audition.

Cette intensité plus considérable des troubles de l'appareil auditif est en relation avec l'importance plus grande des lésions que l'on y peut observer. On a signalé l'hyperémie de toute la région céphalique et du conduit auditif osseux au voisinage de la membrane du tympan, des ecchymoses disséminées, l'inflammation chronique de la caisse, l'épaississement de la face interne de la membrane tympanique.

Pour terminer ce qui a trait à la toxicité de l'acide salicylique ou du salicylate de soude, je vous citerai quelques exemples d'accidents déterminés par le salicylate. Le premier concerne une femme âgée de quarante-quatre ans, faible et anémique, à laquelle, pour guérir un rhumatisme articulaire aigu, on administrait par jour 1 gr. 50 de salicylate de soude — vous voyez qu'il s'agit d'une dose faible. Sous l'influence de cette médication continuée pendant dix jours, on vit tomber la fièvre et cesser les douleurs articulaires; mais, brusquement, le onzième jour, la malade fut prise de bourdonnements d'oreilles, d'insomnie, de céphalalgie. Le lendemain elle était en proie à une agitation extrême; elle eut une attaque de délire aigu à forme érotique, des hallucinations de la vue et de l'ouïe qui durèrent trois jours, et ces phénomènes ne cédèrent que sous l'influence du chloral et du bromure de potassium, dont certaines actions médicamenteuses sont précisément antagonistiques de celles du salicylate de soude.

A côté de ces phénomènes, et pour bien montrer la variabilité d'action de cette substance médicamenteuse — nous sommes habitués à des phénomènes de ce genre avec des médicaments un peu actifs, — je vous citerai les faits observés par VULPIAN qui donnait aux typhiques jusqu'à 7 et 8 grammes d'acide salicylique par jour, à condition que cet acide fût dilué dans une quantité suffisante de substance inerte; c'était, dans l'espèce, du sucre de lait. Eh bien, sous l'influence de cette médication prolongée — et maintes fois dans son service, j'ai vu des faits de cette nature, voici maintenant vingt-cinq ans, — on observait une prostration passagère comparable à celle provoquée par le phénol : c'était le moment où le phénol était réputé posséder des propriétés antithermiques remarquables et où on se livrait à beaucoup d'expérimentations relativement à son emploi. Chez les jeunes gens surtout, l'acide salicylique déterminait un peu d'agitation et de subdelirium; et à cela se bornaient les manifestations nocives. Mais, je le répète, c'était à condition que l'acide salicylique fût dilué dans une substance indifférente et administré à la dose de 25 à 30 centigrammes au plus, cette dose étant renouvelée de demi-heure en demi-heure, ou d'heure en heure, et accompagnée de l'ingestion d'une gorgée de liquide, surtout du lait.

Dans la plupart des circonstances où on a signalé des accidents, et surtout des accidents graves, c'est à la présence des impuretés dont j'ai déjà signalé l'existence qu'il faut attribuer ces phénomènes; et en effet, les impuretés qui peuvent exister dans l'acide salicylique, surtout l'acide crésotinique et l'acide isophtalique, déterminent, aussi bien du côté du système nerveux que du côté du tégument, des phénomènes plus ou moins graves : graves lorsqu'il s'agit d'accidents nerveux, bénins au contraire quand ce sont des accidents cutanés. J'aurai occasion de vous citer encore quelques faits relatifs à ce point de la question lorsque nous étudierons plus amplement l'action physiologique générale exercée par l'acide salicylique.

Les accidents mortels, vous ai-je déjà dit, sont heureusement fort rares et même, pour quelques-uns, sujets à discussion. Tel est, notamment, le cas rapporté par M. Empis et relatif à un malade qui mourut subitement au cours du traitement salicylé : l'autopsie ne put être pratiquée. M. Jaccoud a rapporté trois cas de mort survenus au troisième et au quatrième jours, après une période de délire violent suivi de coma. Ces trois cas semblent les plus avérés, en raison des symptômes cérébraux qui démontrent effectivement l'influence nocive de l'acide salicylique. Une observation rapportée dans le *Bulletin général de thérapeutique*, par le Dr Wattelet, mentionne un cas de mort avec gangrène des extrémités et au milieu d'accidents caractérisés par une excitation violente. On doit d'ailleurs remarquer au sujet de l'acide salicylique, comme de tous les autres médicaments, que les doses employées au début de l'introduction en thérapeutique étaient incontestablement exagérées, ce qui a dû imprimer à la symptomatologie des premiers accidents une tournure un peu spéciale.

En schématisant les résultats, on peut établir trois degrés dans les manifestations de l'intoxication salicylique. Le premier serait caractérisé par une céphalalgie gravative intense; le second, par de l'hébétude, du trouble des idées, du délire; le troisième, par de l'excitation cérébrale suivie de coma. Les manifestations cérébrales se traduisent par un délire possédant une physionomie particulière sur laquelle je reviendrai tout à l'heure. C'est une modalité un peu spéciale de l'intoxication qui paraît nécessiter un terrain prédisposé et un appareil rénal insuffisant; elle se réalise le mieux par l'accumulation de petites doses. Pour le moment, je ne veux envisager que les accidents toxiques provoqués par des doses massives, c'est-à-dire l'intoxication aiguë, les phénomènes de délire salicylique rélevant plutôt de l'intoxication sinon chronique, du moins subaiguë.

Il existe quelques exemples d'empoisonnement non mortel par le salicylate de soude. Je vous citerai les deux suivants comme particulièrement intéressants. Le premier a été rapporté, en 1878, par le Dʳ Petersen. Il concerne une jeune fille de quinze ans, ayant subi la résection de l'articulation tibio-tarsienne, qui prit, par mégarde, quinze jours après l'opération, 26 grammes de salicylate de soude, par doses fractionnées, entre six heures du matin et six heures du soir. Le point le plus particulièrement remarquable de cette observation est relatif à l'état psychique du sujet. La malade présentait des intervalles d'intelligence parfaitement lucide alternant avec des manifestations de folie triste. Cet état mit huit jours pour disparaître insensiblement, les intervalles lucides devenant de plus en plus longs. La malade n'a gardé aucun souvenir du temps pendant lequel elle a été en proie à cet état. Durant les intervalles lucides, il existait une céphalalgie très intense, une difficulté de la vision pour les objets éloignés, pas de ptosis, mais, pendant trois ou quatre jours, du strabisme divergent et une forte mydriase, des bourdonnements d'oreilles et de la surdité, de la dysphagie que Petersen attribua à un trouble dans l'action du nerf grand hypoglosse, de la raucité de la voix qui persista pendant quatre à cinq jours, une accélération très notable avec amplitude marquée des mouvements respiratoires (40 inspirations à la minute), pouls irrégulier (tantôt 120-130, tantôt 80-90) et température normale. L'appareil vaso-moteur fut le siège de perturbations intéressantes caractérisées par des taches passagères, dues à la dilatation des vaisseaux sanguins, sur la face, le cou, la poitrine, et les membres inférieurs : ces taches disparurent après une durée de trois jours. Il y eut également un décubitus rapide attribuable à un trouble vaso-moteur. Des sueurs profuses se montrèrent les premiers jours. Il y eut peu de vomissements, pas de douleur gastrique ni de diarrhée, mais une odeur fortement putride des fèces. L'urine fut albumineuse au début : la proportion d'albumine, qui atteignit 2 p. 1000, s'atténua insensiblement. Pas d'œdème des extrémités.

Cette jeune malade paraît avoir manifesté une susceptibilité spéciale vis-à-vis de l'acide salicylique, car elle présenta de nouveaux symptômes d'intoxication (rougeur de la face, dilatation pupillaire, accélération respiratoire, pouls à 150, etc.), à la suite d'injections de quelques centigrammes d'acide salicylique employé pour le traitement d'un érysipèle partant de sa plaie et contre lequel ces injections hypodermiques se montrèrent fort efficaces. PETERSEN suppose que les injections qui donnèrent lieu à ces derniers symptômes auraient été accidentellement pratiquées dans une veine. Quoi qu'il en soit, malgré cette susceptibilité et malgré la dose considérable ainsi que le mode d'administration favorisant l'absorption, les accidents furent plutôt bénins.

Le second fait, rapporté en 1879, par M. le Dr ALLAIRE, est relatif à un sujet de constitution peu robuste, sobre, n'ayant jamais eu antérieurement de maladies graves, qui ingéra vers quatre heures du matin, par suite d'une erreur, 30 grammes de salicylate de soude dissous dans une tasse d'infusion de mélisse, au lieu de sulfate de soude. Il éprouve immédiatement un sentiment de chaleur et des picotements à la gorge et dans l'estomac, la soif est vive, il y a des nausées avec vomissements de matières jaunâtres, des sueurs. Le malade s'abandonnait à des plaintes réitérées; il voulut descendre de son lit, mais ne put se soutenir sur ses jambes et parvint à grand'peine à se recoucher. Les extrémités étaient fortement refroidies. Un médecin le trouva, sept heures après, avec la face colorée et exprimant l'anxiété, en proie à des nausées presque continues et vomissant par instants des matières de coloration très foncée. La sensation de chaleur épigastrique persistait, la langue était sale et poisseuse; on notait un peu de rougeur sur les amygdales, la luette et au fond du pharynx. Bien que couvert de sueurs profuses, le malade avait les jambes et les cuisses glacées. De la surdité, des bourdonnements d'oreilles, l'affaiblissement de la vue sans dilatation ni rétrécissement pupillaire caractérisaient l'aspect extérieur du malade qui se plaignait d'une sensation de faiblesse comparable à celle d'un individu resté longtemps alité. Il n'y avait pas d'évacuations alvines, la vessie était vide. Le pouls, assez régulier mais déprimé, donnait 88 pulsations, les battements du cœur ne présentaient pas d'intermittence. Il existait de la céphalalgie, mais pas de délire, pas de contractions tétaniformes. De vives douleurs siégeaient à la région précordiale et, au même niveau, à la partie droite du thorax, ainsi qu'au coude gauche et surtout à l'hypogastre et aux lombes, à la hauteur des reins.

On fait ingérer de l'eau albumineuse, puis du café, du vin de Bordeaux sucré; on réchauffe le patient avec des boules d'eau chaude et on lui administre des lavements huileux et laxatifs. Après deux heures, émission d'une petite quantité d'urine donnant avec le perchlorure de fer une coloration violette tellement intense que l'auteur de cette observation, M. le Dr ALLAIRE, la compare à un fragment solide de bleu de Prusse tombé au fond du récipient. A ce moment, les symptômes sont toujours les mêmes, et le malade n'éprouve pas encore la perception des boules d'eau chaude qui entourent ses membres inférieurs. Dans la soirée, il se produisit une cyanose marquée de la face accompagnée d'une petite toux sèche et de nausées presque continues. La surdité s'est accrue, la vue est encore plus troublée, et il semble au malade qu'un voile est interposé entre ses yeux et les objets qu'il regarde. Le pouls est également plus déprimé. Durant la nuit, cauchemars, sueurs profuses tellement considérables que le matelas est traversé. Le lendemain, soif, inappétence, dégoût; langue poisseuse, mais non complètement sèche. Pas de salive; pas d'urine depuis la veille, pas de selles. La chaleur est revenue aux extrémités inférieures; les nausées et les vomissements rétrocèdent. Le soir, la surdité diminue et il y a encore quelques sueurs. On note un peu de ténesme vésical. Le patient a rendu une petite quantité d'urines rouges et troubles, contenant de l'albumine et une grande quantité d'acide salicylique, mais dans lesquelles l'examen microscopique ne permet de découvrir aucun élément figuré, notamment, ni tubes urinifères ni cylindres. On prescrit un purgatif, on administre des lavements et on donne du lait en abondance.

Durant quinze jours encore, le malade éprouva, du côté du tube digestif, des manifestations caractérisées par des douleurs, des digestions laborieuses, des selles fétides. Il existait toujours une tendance marquée au refroidissement, ainsi qu'une grande faiblesse, des sueurs, des cauchemars nocturnes. La réaction de l'acide salicylique ne disparut dans les urines que le cinquième jour, et elle coïncida avec la disparition de la surdité, des bourdonnements d'oreilles et des troubles de la vue.

En résumé, l'action irritante locale sur le tube digestif caractérisée par de l'hyperémie et même quelques ulcérations de la muqueuse stomacale; l'action sur le système nerveux cérébro-spinal caractérisée par les phénomènes se produisant du côté de la vue et de l'ouïe, la titubation, le collapsus, la tendance au refroidissement, les sueurs profuses entraînant la diminution et même presque l'arrêt des sécrétions salivaire, rénale, intestinale; l'absence de toute action antiputride démontrée par la fétidité des selles, voilà les phénomènes principaux sur lesquels je voulais surtout attirer votre attention dans ce fait qui n'entraîna pas la mort du sujet, malgré l'énormité de la dose ingérée et les conditions excellentes dans lesquelles a pu s'opérer l'absorption.

Bien que la présence d'impuretés dans l'acide salicylique ne soit pas la cause exclusive, et je dirai même seulement principale, des accidents que peut provoquer cette substance médicamenteuse, je vous rappelle cependant la communication de M. Charteris, faite, en 1891, à la Société de médecine de Londres sur les résultats fort différents obtenus en expérimentant avec l'acide salicylique retiré des produits naturels — salicylate de méthyle, aldéhyde salicylique, salicine — et celui obtenu par synthèse, laquelle donne naissance à des acides différents qui peuvent rester mélangés à l'acide salicylique en proportion plus ou moins considérable. Un lapin qui supporte 0 gr. 80 d'*acide salicylique naturel* et 2 grammes du salicylate de soude qui en dérive est tué par 0 gr. 65 d'*acide salicylique préparé par synthèse* et 1 gr. 15 du salicylate correspondant. On a signalé des accidents graves provoqués par l'ingestion de 5 grammes, *pro die*, d'acide impur, par doses fractionnées de 1 gramme. Ces accidents ont été caractérisés par des bourdonnements d'oreilles, de la surdité, une céphalalgie gravative, de la dysphagie, la perte de connaissance, des accès d'excitation maniaque. Le malade présentait une cyanose intense, ses extrémités étaient froides et recouvertes d'une sueur visqueuse; les mouvements respiratoires avaient le type de Cheyne-Stokes et étaient légèrement diminués de nombre, on en comptait douze par minute; le pouls était à 132, faible et irrégulier; les pupilles, contractées, se montraient insensibles. La perte de connaissance était complète; il n'y eut ni miction ni défécation durant l'espace de dix-huit heures. L'urine émise au bout de ce temps était trouble, de couleur brun-sombre, à reflets verdâtres, et albumineuse. La guérison tarda jusqu'au quatrième jour : elle fut hâtée par l'emploi de lavements de chloral et l'infusion de 500 centimètres cubes de sérum artificiel.

Je ne puis terminer cette rapide étude des accidents susceptibles d'être provoqués par l'acide salicylique sans insister sur un syndrome fort remarquable et dont l'importance avait été mise en vedette dès le début de l'emploi de cette substance médicamenteuse; je veux parler des accidents cérébraux et du délire salicylique. Ce délire est assez caractéristique de l'intoxication salicylique. Le plus souvent il éclate brusquement, sans prodromes signalant une intoxication imminente. Une idiosyncrasie particulière ainsi que ce que j'appelle la *Qualité des cellules cérébrales* du sujet constituent des facteurs très importants au point de vue de la prédisposition, et, sous ce rapport, la femme semble plus facilement apte que l'homme à subir ces influences. Certains individus présentent, vis-à-vis du salicylate de soude, une intolérance spéciale qui les fait réagir d'une façon intense et particulière, soit dès le début de l'administration et sous l'influence de doses minimes, soit au bout d'un certain temps ou sous l'influence de fortes doses.

L'examen et la surveillance de la fonction rénale ne peuvent, en aucune façon, mettre en garde contre ces accidents que l'on voit aussi bien survenir chez des sujets dont l'intégrité de cette fonction rénale est, en apparence du moins, absolument complète; et, bien que l'observation ait appris que l'élimination de l'acide salicylique s'effectue d'autant moins rapidement que le sujet est plus avancé en âge — cela, même sans qu'il existe de lésions rénales appréciables, — on n'a pas constaté cependant que ces accidents se soient montrés le plus fréquemment chez les individus les plus âgés. Le délire est de courte durée et ne laisse après lui qu'une grande lassitude, une dépression considérable, mais aucune tare psychique, de sorte qu'en définitive, c'est là un accident plutôt bénin, à la condition que la médication salicylée soit immédiatement suspendue dès l'apparition des premières manifestations. Cela peut se réaliser facilement lorsque le médecin, bien éclairé sur la nature des phénomènes qui peuvent alors se produire, surveille étroitement et attentivement son malade. La durée des accidents est, en général, en rapport avec l'intervalle qui s'est écoulé entre l'ingestion des premières doses et l'apparition des premières manifestations : le plus souvent, le délire se montre dans les trente-six premières heures et dure de un à trois jours, au plus ; on l'a vu, cependant, persister durant cinq à six jours.

Ces accidents cérébraux se montrant presque toujours chez des individus en cours de traitement pour une affection rhumatismale, il importe de les distinguer de ceux provoqués par le rhumatisme cérébral. Un premier et fort important caractère différentiel résulte de ce que les accidents cérébraux provoqués par le salicylate de soude s'accompagnent toujours d'un abaissement de température, avec myosis et inégalité pupillaire, tandis que ceux dus au rhumatisme cérébral sont caractérisés par de l'hyperthermie et de la mydriase, comme cela s'observe le plus souvent au cours des maladies infectieuses ; de plus, le délire apparaît ordinairement dans un espace de temps très court après le début du traitement salicylé.

Le plus souvent, les phénomènes délirants éclatent brusquement, alors qu'à la suite de l'influence exercée par le salicylate le malade se sent comme débarrassé de son mal, que toute douleur a disparu. Dans des cas plus rares, les premiers signes de l'intoxication se manifestent par de la loquacité, une agitation et une mobilité excessives contrastant avec l'impotence antérieure, de la surdité, des épistaxis, des bourdonnements d'oreilles différant de ceux causés par la quinine en ce qu'ils ne sont pas accompagnés de vertiges, ni de troubles visuels, ni de mouvements giratoires. La température s'abaisse rapidement, quelquefois même brusquement ; et cette chute accompagne presque toujours les manifestations des premiers symptômes du délire, rarement elle les précède ou les suit de très près. Le délire que l'on observe est un délire actif, agressif même. Le malade présente un facies vultueux, agité, ses yeux sont proéminents ; les pupilles, inégales, présentent un degré plus ou moins accentué de myosis ; il est en proie à des hallucinations auditives et visuelles qui font ressembler ce délire à un accès de manie aiguë. Quelquefois une tare nerveuse originelle ou une réaction psychique morbide viennent imposer en quelque sorte à ce délire un caractère spécial en le modifiant par l'intervention d'éléments étrangers — vésanie, dépression, éthylisme, etc., — qui masquent plus ou moins, par leurs manifestations caractéristiques, les symptômes de l'intoxication salicylée franche et exclusive.

L'intoxication salicylée peut, d'ailleurs, être l'occasion provoquant des manifestations de maladies latentes jusque-là : on en a des exemples pour l'hystérie et l'éthylisme.

Le délire salicylique se rapproche beaucoup de celui que l'on observe sous l'influence des solanées toxiques. A ces manifestations viennent se joindre parfois, surtout quand la médication n'est pas immédiatement suspendue, les autres troubles relevant de l'intoxication salicylée : incontinence d'urine et des matières fécales, dysphagie, dyspnée intense, albuminurie, indicanurie. Le délire salicylique peut conduire au collapsus cardiaque et à la mort. Lors du retour à l'état normal, le sujet semble sortir d'une longue torpeur; il ne se rappelle rien de ce qui s'est passé, ni de ce qu'il a dit pendant son délire.

Un phénomène constituant un point aussi important qu'intéressant de cette question, c'est que des individus ayant présenté du délire salicylique après ingestion de doses journalières de 6 à 10 grammes de salicylate de soude, ont pu supporter des doses moindres, de 2 à 4 grammes, après suspension du médicament et retour à l'état normal. Cela me paraît démontrer que les accidents cérébraux sont en rapport étroit avec les métamorphoses subies dans l'organisme par l'acide salicylique.

Il est encore fort intéressant de noter que, dans les circonstances où l'on a pu observer des intoxications mortelles, on a constaté des lésions du système nerveux portant surtout sur l'écorce cérébrale et, de préférence, sur la région rolandique. La moelle est peu altérée. Chez les animaux, l'intoxication légère détermine un simple gonflement de la cellule nerveuse; tandis que, dans les cas d'intoxication grave, on constate une chromatolyse intense.

XIVe LEÇON

ACIDE SALICYLIQUE. — RÉACTIONS CHIMIQUES ET BIO-
LOGIQUES. — ACTION TOPIQUE. — ACTION DYNA-
MIQUE.

J'ai fait disposer ici un certain nombre d'expériences au sujet
desquelles je vous ai déjà donné quelques indications, mais dont la
constatation est extrêmement importante pour pouvoir comprendre
ce qui va suivre, relativement à l'action physiologique de l'acide
salicylique et du salicylate de soude, et surtout pour interpréter le
mécanisme de l'action de ces substances médicamenteuses dans la
plupart des circonstances où elles sont utilisées.

Je vous rappelle d'abord un certain nombre de faits de l'exactitude
desquels je ne puis vous rendre témoins à cause du temps assez
considérable qu'ils demandent pour leur constatation, et qui consistent en ceci :

1° L'acide salicylique en nature est capable de déplacer l'acide
carbonique et l'acide acétique des carbonates et des acétates alcalins,
surtout lorsque cette réaction est aidée par certaines conditions
particulières telles qu'une action mécanique comme le malaxage,
une action physique comme la chaleur, ou mieux encore cet ensemble
de phénomènes qu'on peut désigner — sans prétendre en pénétrer
la nature par cette appellation — sous le nom d'actions vitales,
c'est-à-dire cet ensemble de phénomènes physico-chimiques qui
accompagne nécessairement la vie des cellules et la caractérise.

2° L'acide carbonique, l'acide acétique, l'acide oxalique, l'acide
tartrique, l'acide citrique, l'acide borique ne déplacent pas l'acide
salicylique, lorsqu'on les fait agir sur une solution diluée d'un
salicylate alcalin, comme le salicylate de soude par exemple; pourtant, je vous rappelle ce fait, dont je vais vous rendre témoins dans
un moment, que l'acide carbonique réagissant sous une pression
relativement faible, puisque je vous ai dit qu'une pression de 300 millimètres de mercure était suffisante pour déterminer cette décomposition, l'acide carbonique devient alors capable de déplacer l'acide

salicylique, et nous allons bientôt juger combien cette considération est importante pour expliquer le mécanisme de l'action médicamenteuse de l'acide salicylique. Ainsi, l'acide carbonique se trouve à une tension suffisante dans le sang d'un animal étouffé, pour que de l'acide salicylique puisse être déplacé du salicylate de soude introduit dans son sang.

3° Les acides minéraux tels que les acides sulfurique, chlorhydrique, phosphorique et certains acides organiques comme l'acide lactique, sont, au contraire, capables de déplacer très facilement l'acide salicylique d'une combinaison avec les alcalis. Il suffit de verser un acide minéral ou de l'acide lactique dans une solution de salicylate de soude pour voir se former immédiatement un précipité constitué par de l'acide salicylique en nature qui, en raison de sa faible solubilité dans l'eau, reste ici à l'état solide. Au contraire, si à la même solution diluée de salicylate de soude on ajoute quelques gouttes d'acide acétique, tandis que, en dehors de toute action vitale, de toute augmentation de pression ou de la chaleur, ou même du malaxage, on voyait apparaître un précipité sous l'influence de l'acide lactique, vous pouvez constater que, dans cette seconde expérience, le précipité d'acide salicylique ne se forme pas.

4° D'autres phénomènes mettent bien en évidence l'importance qu'il faut attribuer, au point de vue physiologique, à ces considérations. L'éther parfaitement neutre et parfaitement pur, agité avec une solution aqueuse de salicylate de soude parfaitement pure elle-même, est absolument incapable de décomposer cette solution et d'en entraîner l'acide salicylique; en d'autres termes, l'acide salicylique reste énergiquement combiné à la soude, et néanmoins cet acide, lorsqu'il est en liberté, est très facilement soluble dans l'éther; et je vous ai déjà signalé ce fait que l'éther est capable d'enlever l'acide salicylique à une solution aqueuse qui n'en renferme qu'une très faible proportion. Mais, d'autre part, ce même acide salicylique libre, si facilement soluble dans l'éther, ne s'y dissout plus en présence de l'albumine; et il suffit d'ajouter un peu d'albumine dissoute à une solution aqueuse d'acide salicylique pour empêcher son extraction au moyen de l'éther.

5° En revanche, de l'acide salicylique peut se trouver mis en liberté par la collaboration d'influences incapables d'agir isolément. Ainsi, voici une petite quantité d'éther qui a été agité avec la solution de salicylate de soude, et vous pouvez voir qu'en y ajoutant une goutte de perchlorure de fer très dilué, on obtient seulement la coloration jaune-rougeâtre du perchlorure de fer, mais nullement la coloration violette qui caractérise la présence de l'acide salicylique. Il suffit d'ajouter à cette solution une très petite quantité de l'un de ces acides qui étaient tout à l'heure incapables de décomposer le salicylate de soude, l'acide acétique par exemple, et vous allez voir que, sous les influences réunies de l'acide acétique et de l'éther, incapables chacun isolément de provoquer la décomposition du salicylate de soude, cette décomposition va se produire et qu'une certaine quantité d'acide salicylique va se dissoudre dans l'éther, comme le prouve l'addition de perchlorure de fer qui donne immédiatement la coloration violette caractéristique. L'acide carbonique, l'acide oxalique, l'acide tartrique, etc., incapables de provoquer isolément la mise en liberté de l'acide salicylique dans une solution diluée de salicylate de soude, effectuent également cette décomposition en présence, et avec l'aide, pourrait-on dire, de l'éther.

J'attire votre attention sur ce fait parce qu'il est extrêmement important. Dans l'organisme, ainsi que nous le verrons bientôt, le salicylate de soude — et l'acide salicylique circule à l'état de salicylate de soude dans le sang — se trouve, pour ainsi dire, dans un état de facile décomposition, dans un état permanent d'imminence de décomposition, parce que, dans la plupart des tissus où le sang va le transporter, cet acide va se trouver en présence de l'acide carbonique sous une certaine pression, condition qui va tendre à dissocier le salicylate de soude et à mettre une certaine quantité d'acide salicylique en liberté. Cette dissociation est prouvée par l'expérience au moyen de l'éther qui, lorsqu'il s'agit de salicylate de soude pur, n'enlève pas cet acide, alors qu'il l'enlève au contraire lorsque ce salicylate se trouve en présence d'un acide faible comme l'acide acétique ou bien l'acide carbonique sous une certaine pression.

6° Des faits encore plus importants peut-être, au point de vue de l'interprétation de l'action physiologique du salicylate de soude, nous sont fournis par la manière dont l'acide salicylique réagit vis-à-vis de certains sels minéraux. C'est ainsi que, lorsqu'on mélange dans les proportions strictement équivalentes, c'est-à-dire correspondant au poids moléculaire de chacun des composés, de l'acide salicylique avec du phosphate disodique, du phosphate de soude ordinaire, on constate que cet acide salicylique est capable, bien que le phosphate disodique paraisse en apparence beaucoup plus stable que lui, de lui enlever un atome de sodium pour faire du salicylate de sodium et de transformer ce phosphate disodique en phosphate acide : la formule du phosphate disodique est PO^4Na^2H, et en présence de l'acide salicylique, un atome de sodium passe à l'état de salicylate de sodium et le phosphate devient du phosphate acide PO^4NaH^2. Il est très facile de constater, au moyen de certaines réactions, l'existence de cette décomposition et je répète qu'elle est extrêmement importante pour pouvoir interpréter l'action du salicylate de soude et de l'acide salicylique sur l'organisme. Lorsqu'on a pris soin de préparer deux solutions renfermant chacune des poids correspondant aux poids

moléculaires d'acide salicylique, d'une part, et de phosphate disodique, d'autre part, et qu'on mélange ces solutions en quantités
équivalentes, on peut mettre en évidence la formation de phosphate
acide de sodium par plusieurs réactions très nettes et précises. Ainsi,
par exemple, si l'on ajoute du nitrate d'argent, le mélange donne un
précipité blanc de salicylate d'argent, au lieu du précipité jaune-
paille que fournit la solution de phosphate disodique, preuve que le
phosphate disodique s'est transformé en phosphate acide. En présence d'une solution de chlorure de baryum, tandis que le phosphate
disodique donne naissance à un précipité, le mélange dans lequel
a eu lieu la transformation en phosphate acide ne donne rien, au
moins immédiatement, car au bout d'un certain temps on constate
toujours un léger trouble de la solution. Une autre réaction, également très sensible, réside dans la différence de coloration que prend
une matière colorante dérivée de l'aniline appelée rouge-congo : le
phosphate disodique la colore en rouge-orangé, tandis que les sels
acides, comme le phosphate acide de sodium, lui communiquent une
coloration violacée que vous constatez ici très nettement.

Par conséquent, vous voyez que cet acide salicylique, en apparence
si dénué d'affinités chimiques, si peu capable d'effectuer des décompositions, peut cependant, dans certaines conditions, lorsqu'on le
met en présence de sels minéraux très stables, déplacer les éléments
de ces sels et donner naissance à de nouveaux composés dont la
circulation en quantité plus ou moins considérable dans l'organisme
animal peut n'être pas sans inconvénient.

7° Une autre preuve d'ordre expérimental vient encore s'ajouter
aux phénomènes que je suis en train d'énumérer, c'est la suivante.
Si l'on prend du sang, veineux ou artériel, extrait récemment, et
qu'on l'agite avec une solution de salicylate de soude et en présence
d'éther, ce dernier n'enlève absolument aucune trace d'acide salicylique libre. En d'autres termes, le sang, soit de la veine, soit de
l'artère, est incapable de provoquer la dissociation du salicylate de
soude, lorsque ses éléments cellulaires sont morts et la tension de
l'acide carbonique voisine de la tension normale, car je vous ai déjà
cité ce fait que si nous prenons le sang d'un animal étouffé, c'est-
à-dire surchargé d'acide carbonique sous une pression supérieure
à la normale, et si l'on répète l'expérience, l'éther enlève alors une
certaine quantité d'acide salicylique. Il en est encore de même lorsqu'on emploie le sang immédiatement au sortir de la veine ou de
l'artère, en raison de l'activité vitale des cellules, sur laquelle j'ai
appelé précédemment votre attention; et, dans l'expérience réalisée
avec le sang de l'animal étouffé, il est probable que ces deux facteurs
interviennent simultanément.

8° Enfin, indépendamment de ce fait, que je vous ai déjà signalé tout à l'heure, que l'éther est devenu incapable d'enlever l'acide salicylique à une solution aqueuse en présence d'albumine, l'albumine est susceptible de contracter avec l'acide salicylique une sorte de combinaison permettant précisément à cet acide salicylique d'échapper à la réaction, cependant si caractéristique et si sensible, du perchlorure de fer. En effet, lorsqu'à une solution d'albumine d'œuf dans l'eau on ajoute une proportion quelconque d'une solution aqueuse d'acide salicylique, on voit se former un précipité dans lequel l'acide salicylique existe à l'état latent, à l'état dissimulé, et on ne peut plus obtenir la réaction du perchlorure de fer. Ce n'est que lorsqu'on vient à ajouter du perchlorure de fer fortement acide, comme la solution de perchlorure de fer officinale, celle du Codex, qu'on peut voir cette réaction se produire, parce que, grâce à l'acidité de la solution, la combinaison(?) de l'acide salicylique avec l'albumine se trouve détruite, l'acide est mis en liberté et la coloration violette se produit.

Il faut aussi tenir compte de cette combinaison de l'acide salicylique avec l'albumine, parce que très probablement, dans les réactions exercées par l'acide salicylique sur le protoplasma, cette sorte de combinaison doit entrer en ligne de compte, d'une part, pour expliquer certains phénomènes qui se passent du côté du protoplasma, entre autres la suspension de son activité vitale, et, d'autre part, ce fait d'apparence paradoxale que, tandis que l'acide salicylique et le salicylate de soude modifient, atténuent, annihilent même dans une certaine mesure l'activité de la nutrition générale, il n'en reste pas moins établi que l'administration du salicylate de soude exagère l'élimination des éléments azotés issus des albuminoïdes de l'organisme. Cela peut s'expliquer par ce fait que la désintégration de cette pseudo-combinaison de l'acide salicylique avec l'albumine se fait plus facilement que la désintégration des albumines normales de l'organisme : en d'autres termes, pour employer une figure qui peint bien ma pensée, l'économie a une tendance à se débarrasser de cette combinaison anormale de l'acide salicylique et de l'albumine alors qu'elle a intérêt, au contraire, à conserver ses albumines normales.

9° Une expérience qui, à mon avis, est la plus importante de toutes réside dans une modification que j'ai imaginée de l'expérience de Binz, relativement à l'action des iodures alcalins sur l'organisme. Je vous rappelle que cette expérience, très curieuse et intéressante, consiste dans la démonstration de l'influence considérable que possède la matière organisée vivante, c'est-à-dire cet ensemble de phénomènes que j'appelais tout à l'heure l'activité vitale, sur la décomposition de certains éléments minéraux très stables, tels que l'iodure de potassium par exemple. Vous savez que lorsqu'on mélange de l'iodure de potassium avec de l'acide carbonique, même en opérant sous pression, l'acide carbonique est incapable de dissocier l'iode de l'iodure de potassium ; il se fait tout simplement une solubilisation plus ou moins considérable de l'acide carbonique, suivant que la tension sous laquelle on met ce gaz en présence de la solution d'iodure de potassium est elle-même plus ou moins considérable. Mais si, sans faire intervenir l'augmentation de tension, on vient, comme l'a fait Binz, et c'est là le côté tout à fait original de cette expérience, à placer la solution d'iodure dans laquelle on dirige un courant d'acide carbonique en présence de matières vivantes, par exemple d'un morceau de feuille verte, triturée au préalable, on voit, sous l'influence des phénomènes physico-chimiques qui caractérisent l'activité vitale des cellules, l'iodure de potassium se décomposer en présence de l'acide carbonique, et on peut en avoir facilement la preuve en ajoutant, comme on l'a fait ici, au mélange renfermant la feuille verte triturée, l'iodure de potassium, et soumis au courant d'acide carbonique, de l'empois d'amidon en suspension dans l'eau distillée et en constatant que l'iode mis en liberté lui communique une coloration bleu-violacé.

Pour étudier dans quelle mesure l'acide salicylique pouvait intervenir sur les phénomènes d'activité vitale des cellules, j'ai eu l'idée de répéter cette expérience de Binz en ajoutant à la solution aqueuse d'iodure de potassium une certaine proportion d'acide salicylique : eh bien, dans ces conditions, il ne se produit absolument aucune décomposition. Voici au moins deux heures que ce mélange de feuille de laitue broyée, d'acide salicylique, d'iodure de potassium et d'empois d'amidon est traversé par le courant d'acide carbonique et s'il ne se produit aucune réaction, c'est bien parce que l'acide salicylique paralyse l'activité du protoplasma et s'oppose à la mise en liberté de l'iode, car il suffit de lui ajouter une petite quantité d'eau oxygénée pour mettre brutalement l'iode en liberté et voir apparaître la coloration bleu-violacé de l'empois d'amidon.

J'ai eu l'occasion de constater bien souvent et de le démontrer à mes auditeurs, depuis le jour où j'ai répété pour la première fois cette expérience de Binz, qu'elle ne réussit qu'avec les protoplasmas, végétal ou animal, renfermant des *Oxydases*. Je la crois même assez délicate et sensible pour servir de réaction caractéristique de la présence de ces oxydases dans les tissus animaux ou végétaux. Elle n'en conserve pas moins ici un caractère particulier d'importance, la formation de ces oxydases n'étant autre chose que la manifestation de l'activité vitale de certaines cellules, dans des conditions particulières ; et l'empêchement plus ou moins complet apporté à leur formation, étant une preuve indiscutable de l'influence exercée sur cette activité vitale des cellules par une substance déterminée.

J'attire votre attention sur cette expérience, parce que je la considère comme extrêmement importante au point de vue de l'interprétation que j'aurai à présenter plus tard de l'action exercée par l'acide salicylique dans certaines circonstances, et notamment dans la cure du rhumatisme articulaire aigu. Vous verrez comment je pense pouvoir appliquer de façon très claire, très précise, cette expérience fort simple et fort suggestive à l'interprétation de l'action exercée par le salicylate de soude dans la cure du rhumatisme articulaire aigu.

Quant au salicylate de soude, s'il a la propriété de retarder la mise en liberté de l'iode, il ne l'empêche cependant pas; et cela nous permettra précisément d'interpréter comment, dans certaines circonstances, l'action du salicylate de soude équivaut à celle de l'acide salicylique introduit dans l'organisme, et comment, en définitive, il faut presque toujours en revenir à cette hypothèse — qui paraît à présent plus qu'une hypothèse et presque un fait absolument démontré — que le salicylate de soude n'agit dans l'organisme que lorsque l'acide salicylique est mis en liberté en quantité plus ou moins considérable et dans des conditions plus ou moins strictement analogues à celles dont je viens de parler, c'est-à-dire, celles dans lesquelles le salicylate de soude se trouve en présence d'acide carbonique sous tension, ou bien en présence de sels minéraux tels que le phosphate de soude, ou en présence de bicarbonates.

L'année dernière, en parlant de la quinine, je vous ai déjà fait remarquer que le milieu sanguin était, en réalité, un milieu à réaction alcaline, mais, au point de vue chimique, c'est un milieu à fonction acide : le papier de tournesol rouge bleuit en présence du sang récemment extrait, mais, fonctionnellement, le sang est un milieu acide, riche en bicarbonates, et, par conséquent, un milieu dans lequel la tension de dissociation du salicylate de soude est continuelle et dans lequel la moindre réaction venant aider cette tension de dissociation va permettre la mise en liberté de l'acide salicylique et, ultérieurement, l'action médicamenteuse de cette substance. Je fais allusion en ce moment à l'action exercée par l'éther sur la solution de salicylate de soude à laquelle on ajoute de l'acide acétique : la tension de dissociation existait et l'éther permet de la rendre manifeste en isolant l'acide salicylique.

Ces faits préliminaires une fois acquis, nous allons entrer dans l'étude de l'action physiologique, aussi bien de l'acide salicylique que du salicylate de soude, car, en définitive, comme je crois vous l'avoir prouvé par cet ensemble d'expériences et de démonstrations, l'action du salicylate de soude ne va être rien autre chose que l'action de l'acide salicylique mis en liberté dans certaines conditions déterminées.

Action locale. — L'acide salicylique constitue, à n'en pas douter, un topique irritant qui exerce une action plus ou moins énergique, surtout sur les muqueuses. On peut fort bien voir cette action irritante se traduire par des ulcérations, quelquefois même par des hémorrhagies, lorsqu'on dépose l'acide salicylique ou même le salicylate de soude, — car il est presque aussi irritant que l'acide salicylique, — à l'état de poudre en nature sur la muqueuse digestive.

Lorsqu'on introduit une solution d'acide salicylique ou même de salicylate de soude — mais il faut alors que cette dernière soit une solution aqueuse concentrée — sous l'épiderme, l'action irritante se manifeste par de la douleur, une inflammation profonde quoique lente à se produire, et qui laisse à sa suite une plaie dont la cicatrisation est extrêmement lente. Je crois qu'il faut faire intervenir ici l'abaissement du taux de la vitalité qui est en rapport bien évident et naturel avec le degré de concentration et le degré d'acidité de la solution en acide salicylique, car je vous rappelle que le salicylate de soude, même le plus pur, est toujours mélangé d'une certaine proportion d'acide salicylique libre. Il est nécessaire, d'ailleurs, que ce sel contienne une petite quantité d'acide salicylique libre, sans quoi le salicylate de soude ne se conserve pas et subit très facilement, en présence de l'air et de l'humidité atmosphérique, des métamorphoses capables de donner naissance à des produits toxiques.

Le contact d'une solution à 20 p. 100 abolit les propriétés physiologiques des muscles et des nerfs. La coagulation de la myosine s'effectue rapidement, la rigidité cadavérique est très prononcée et précoce. Les solutions à titre plus faible provoquent la diminution et même la perte de la contractilité musculaire. L'influence exercée sur la neurilité est moindre et se produit avec une plus grande lenteur.

L'action exercée sur la peau par l'acide salicylique prête à des considérations un peu particulières qui ont précisément reçu des applications médicamenteuses. Cette action se localise sur la couche cornée de l'épiderme, celle du corps muqueux reste toujours intacte et la couche des cellules crénelées n'est jamais atteinte. Jamais on n'observe, à la suite de l'impression produite par cet acide laissé même longtemps en contact avec le tégument cutané, de vésicules ni de bulles. On a noté parfois la production d'eschares profondes chez le chien, à la suite d'injection. Il se passe, du côté des couches cornées de l'épiderme, un certain nombre de modifications qui ont été étudiées avec soin dans ces dernières années et qui consistent dans les phénomènes suivants : après deux à trois jours de contact de la couche superficielle de l'épiderme avec l'acide salicylique, il se produit une tuméfaction de la couche cornée qui s'exfolie en lamelles dont les plus superficielles sont les moins résistantes. L'épaisseur des couches exfoliées augmente en raison de la durée de l'action de l'acide salicylique sur la peau ; puis, si l'on cherche ce qui se passe du côté des parties plus profondes, on voit un œdème intercellulaire des couches épineuse et granuleuse, c'est-à-dire des couches moyenne et profonde formant le corps muqueux ou réseau muqueux de Malpighi. Après huit à dix jours, la couche épineuse ou moyenne est transformée en tissu homogène mortifié. En même temps, se révèle une prolifération plus ou moins accentuée des cellules épidermiques profondes, qui ne sont pas encore touchées par l'acide salicylique, mais qui sont sur le point de prendre part à ces modifications, ainsi que des éléments périphériques. Il se produit ainsi un épiderme de nouvelle formation qui soulève toute la masse mortifiée. On n'observe pas de migration des leucocytes ; on constate seulement un léger processus inflammatoire qui se traduit par la dilatation des vaisseaux et la prolifération des cellules conjonctives intra-vasculaires.

En définitive, lorsqu'on étudie au microscope la série des phénomènes qui se passent dans ces conditions, on voit que l'acide salicylique agit comme un véritable poison de la chromatine des noyaux conjonctifs, et que cette chromatine prend des formes anormales et se dissocie plus ou moins complètement ; cela dépend du temps pendant lequel l'acide salicylique agit sur l'épiderme. Lorsque cette action dure pendant peu de temps, il se fait simplement une exfoliation de la couche cornée de l'épiderme ; si, au contraire, le contact est plus prolongé, il se produit alors une desquamation aux dépens de la couche cornée et de la couche épineuse qui se trouve partiellement nécrotisée. Jamais, ainsi que je l'ai déjà dit, on n'observe la production de vésicules ni de bulles.

Cette action exercée sur le tégument cutané par l'acide salicylique ne doit pas être perdue de vue, car elle peut devenir une cause d'accidents d'intoxication due à une absorption qui n'aurait pas pu se produire normalement. Le fait suivant est particulièrement instructif à cet égard. Vous savez que les enfants tolèrent la belladone avec une facilité remarquable ; eh bien, un fait sérieux d'intoxication a pu se réaliser dans les conditions que voici.

Un enfant étant atteint de grippe au cours de laquelle étaient apparues des manifestations rhumatismales, le médecin prescrivit une pommade, contenant 3 grammes d'acide salicylique pour 60 grammes d'excipient, dont on devait enduire les articulations malades. Cette formule n'était pas incorrecte, mais le médecin en question avait un peu perdu de vue les faits sur lesquels je viens d'appeler votre attention. J'ai dit que l'acide salicylique enlevait, au bout de quelque temps, la couche cornée de l'épiderme et pouvait, par là même, mettre cet épiderme dans des conditions aussi favorables à l'absorption que celles d'une muqueuse. Au bout de trois ou quatre jours de l'application de la pommade, l'enfant avait des excoriations; il se grattait et il commençait à subir l'action irritante de l'acide salicylique. Pressé par la mère du jeune malade qui, pour éviter à son enfant le désagrément, en réalité peu considérable, de cette pommade, le sollicitait instamment de changer ce médicament, le médecin fit remplacer la pommade par du baume tranquille dont on devait imprégner de l'ouate pour appliquer cette dernière sur la peau. Cette prescription fut encore exagérée par la mère de l'enfant qui se dit que, puisque l'application de ce baume tranquille faisait du bien, à plus forte raison des frictions soulageraient le petit malade; et, en un jour et demi, elle employa 60 grammes de baume tranquille. Le résultat fut que l'enfant faillit mourir d'intoxication belladonée; il a présenté d'une façon très grave les accidents de cette intoxication; il a été malade durant quinze jours.

Vous comprenez combien ces excoriations et cette dénudation épidermique dont je vous ai parlé avaient puissamment favorisé l'absorption de la belladone. Je crois qu'il était utile de vous signaler ce fait, c'est un véritable résultat expérimental.

On a songé à appliquer cette action particulière de l'acide salicylique à la cure de certaines néoplasies épithéliales, de certains cancers inopérables, et on a recommandé, dans ces circonstances, d'injecter au sein de la tumeur des quantités variant de XX à L gouttes d'une solution alcoolique d'acide salicylique à 6 p. 100. Dans ces conditions, l'acide salicylique agit comme je viens de le dire, et on obtient une destruction plus ou moins efficace de la tumeur épithéhéliale, destruction qui ne présente pas les inconvénients de quelques autres procédés et permet, dans une certaine mesure, de soulager les malades.

Action dynamique. — Voyons maintenant quelle va être l'action dynamique, c'est-à-dire l'action générale de l'acide salicylique. D'après ce que je disais tout à l'heure, on peut résumer en quelques mots cette action générale et dire que l'acide salicylique abaisse l'activité du protoplasma en diminuant son avidité pour l'oxygène. Il ralentit les processus organiques de formation ou de régression. Et ici, j'ouvre une parenthèse pour vous rappeler ce fait, en apparence paradoxal, et que je vous ai déjà signalé, que, sous l'influence de l'acide salicylique ou du salicylate de soude, on voit plutôt augmenter la quantité de l'azote total éliminé par l'urine et les différents émonctoires : cela paraît tenir, je le répète, à une désintégration plus facile de la combinaison de l'acide salicylique avec l'albumine, mais cela ne touche en rien à la diminution très nette qu'apporte l'acide salicylique dans les processus de régression ou de formation. Il faut évidemment faire intervenir également ici, au moins dans certaines circonstances, l'action exercée par l'acide salicylique sur les ferments figurés aussi bien que sur les ferments solubles, action sur laquelle je me suis suffisamment étendu précédemment. Je vous rappelle également au sujet de l'inertie des salicylates, inertie qui a été bien mise en évidence tout à l'heure dans cette expérience qui a clairement démontré que le salicylate de soude n'apporte tout au plus qu'un retard dans l'action exercée à l'état normal par la matière organisée vivante, que cette inertie ne se manifeste qu'autant que l'acide salicylique reste combiné à une base. Dès que le sel se trouve dissocié, comme peut le réaliser, par exemple, l'intervention de l'acide carbonique sous une légère pression, l'action dynamique de l'acide salicylique se manifeste aussitôt. L'inertie des salicylates est donc très précaire, en raison du grand nombre de circonstances dans lesquelles leur dissociation peut s'effectuer. D'autres phénomènes subjectifs faciles à constater, tels que l'influence exercée par l'acide salicylique ou le salicylate de soude sur l'arrêt des mouvements amœboides des leucocytes et la suspension plus ou moins accusée de la diapédèse, sont encore des preuves de l'action exercée par ces substances médicamenteuses sur l'activité vitale du protoplasma.

L'action exercée d'une façon générale par l'acide salicylique varie, au moins quant aux phénomènes extérieurs, aux phénomènes objectifs, suivant qu'on s'adresse aux animaux à sang froid ou aux animaux à sang chaud. Chez les animaux à sang froid qui, comme vous le savez, peuvent se passer pendant un temps plus ou moins long de leur appareil respiratoire et vivre grâce à la respiration de leur tégument cutané, c'est surtout l'abolition de la motilité et de la sensibilité qui traduit l'action générale exercée par l'acide salicylique, et, chez ces animaux, chez la grenouille notamment, il est très facile d'acquérir la conviction que la mort se produit exclusivement par le cœur. On peut, ainsi, dans un certain nombre de circonstances, dissocier, au point de vue des actions toxiques, la part qui revient à l'action sur le cœur et la circulation et la part qui revient à l'action sur l'appareil respiratoire.

Si j'insiste sur ce point, — et j'y reviendrai dans un moment à propos de l'action de l'acide salicylique sur la respiration, — c'est que la plupart des ouvrages qui sont entre vos mains disent que la mort, sous l'influence de l'acide salicylique, survient primitivement par l'appareil respiratoire. Cela *paraît* vrai; c'est-à-dire que, lorsqu'on injecte brutalement à un mammifère une dose toxique soit de salicylate de soude, soit d'acide salicylique, on le voit mourir au milieu de symptômes ressemblant beaucoup à ceux de l'asphyxie, et on est tenté, si l'on ne va pas plus avant dans l'examen physiologique des phénomènes, de dire qu'il meurt d'abord par son appareil respiratoire, la mort du cœur ne survenant que secondairement, si court que soit le temps écoulé entre la mort de l'appareil respiratoire et la mort du cœur. Eh bien, c'est là une erreur, et l'examen attentif des phénomènes qui se passent au point de vue physiologique, aussi bien du côté de l'appareil respiratoire que du côté de l'appareil circulatoire, démontre que l'action exercée par l'acide salicylique sur l'appareil respiratoire est bien en réalité extrêmement importante, mais que ça n'est cependant pas, comme on serait tenté de le croire, une asphyxie véritable.

Chez les animaux à sang chaud, les manifestations qui sautent aux yeux, presque immédiatement, sous l'influence de l'acide salicylique ou du salicylate de soude, les phénomènes les plus remarquables consistent dans des troubles, plus ou moins profonds suivant les doses et la susceptibilité individuelle, du côté des appareils de la digestion, de la respiration et de la circulation : on peut croire, comme je viens de le dire, que les animaux à sang chaud meurent par la respiration, mais cependant, il est facile de se rendre compte que, dans toutes les circonstances, le cœur est fortement touché et la preuve expérimentale la plus simple est fournie par ce fait que, chez les animaux curarisés et chez lesquels on pratique la respiration artificielle, on voit la mort survenir brusquement, pour les mêmes doses, pourvu qu'il s'agisse de doses mortelles, avec le cœur en diastole. Il en résulte qu'on est obligé d'attribuer la prééminence d'action toxique à l'influence exercée sur le cœur et la circulation; et nous verrons, qu'en effet, il est pour ainsi dire impossible, au point de vue strictement physiologique, de dissocier ces deux actions de l'acide salicylique sur le cœur et la respiration.

En définitive, on peut dire que si, dans la plupart des cas, l'animal ou l'individu semble mourir asphyxié, il meurt autant par le cœur, sinon même davantage, que par la respiration. De plus, chez les mammifères, chez les animaux à sang chaud, la motilité et la sensibilité sont également affectées, mais à un degré infiniment moindre que chez les animaux à sang froid, la grenouille par exemple : tandis que les phénomènes d'intoxication se manifestent d'abord par l'abolition de la motilité, bientôt suivie de celle de la sensibilité chez la grenouille, ces deux fonctions persistent, plus ou moins altérées, jusqu'à la mort chez les mammifères, et c'est, je le répète, du côté des appareils digestif, circulatoire et respiratoire qu'il faut chercher les symptômes graves résultant de l'intoxication par l'acide salicylique ou le salicylate de soude.

Cette action diffusée du salicylate de soude est inappréciable lorsque le sel est introduit à faible dose dans l'organisme de l'homme ou des animaux. Mais, par l'usage de faibles doses souvent répétées, on peut voir survenir nue sorte de provocation, pour ainsi dire, à des lésions du foie et des reins, ce qui montre bien toute l'importance qu'il faut attacher à la proscription absolue de l'acide salicylique, même à très faibles doses, pour la conservation des substances alimentaires. Les effets tardifs résultant de l'ingestion longtemps continuée de doses faibles d'acide salicylique ou de salicylate de soude consistent principalement dans une dégénérescence granulo-graisseuse du foie et l'apparition de cirrhose biliaire qui constitue la démonstration la plus nette de l'action exercée par l'acide salicylique sur l'appareil digestif. Du côté du rein, on note une phlegmasie chronique exsudative avec dégénérescence graisseuse de l'épithélium canaliculaire, et ces phénomènes s'accompagnent presque obligatoirement de néphrite parenchymateuse chronique, qui démontre bien l'action exercée sur l'épithélium rénal par cette persistante élimination d'acide salicylique. Du côté de l'estomac, on a même signalé chez les animaux sur lesquels on a fait l'essai de l'administration longtemps prolongée de salicylate de soude à faible dose, des lésions relevant de la gastrite chronique.

Quelles sont les doses auxquelles le salicylate de soude va réagir, c'est-à-dire montrer qu'il exerce une impression marquée sur l'organisme? L'ingestion, l'introduction par la bouche de 2 à 3 grammes d'acide salicylique ou de 4 à 5 grammes de salicylate de soude est, en général, fort bien supportée en une seule fois, lorsque cette ingestion est faite par un individu en bonne santé aussi normal, aussi sain que possible, en apparence tout au moins. Cette ingestion détermine, au début, une saveur douceâtre bientôt suivie d'une saveur astringente, non acide lorsqu'il s'agit de salicylate de soude, avec un arrière-goût faiblement piquant et une saveur particulière qui trahit assez nettement le salicylate de soude; puis au bout d'un temps variable avec la susceptibilité de l'individu, on voit se manifester une sensation de chaleur à la tête; la peau se recouvre d'une sueur légère, le pouls augmente sensiblement de fréquence, la vue est un peu nébuleuse, parfois même il se produit des papillotages et une diminution sensible de l'acuité auditive. Ce stade congestif dure environ dix à quinze minutes, puis tout disparaît, et, environ trois heures plus tard, l'individu qui a pris en une seule fois cette dose relativement élevée de salicylate de soude, est pris de bourdonnements d'oreilles persistant pendant quelques heures.

La scène se termine par une crise de sueurs plus ou moins abondantes, qui est, — je ne saurais trop y insister, — un phénomène presque fatal après l'introduction dans l'organisme de doses un peu élevées de salicylate de soude. Dans quelle mesure la production de ces sueurs plus ou moins abondantes contribue-t-elle à réaliser ce que nos ancêtres appelaient une *Crise* jugeant les phénomènes dans le rhumatisme articulaire aigu? Cela pourrait être un sujet de discussions, mais il est certain que cette action sudoripare du salicylate de soude est très constante, et qu'on la voit toujours se produire,

aussi bien chez les individus sains que chez les individus en puissance
de rhumatisme sous l'influence des doses un peu élevées de salicylate
de soude.

Dans ces conditions, il ne se produit aucune action sensible du
côté du cerveau ni du côté des nerfs périphériques, et jamais on
n'observe de collapsus. Rarement, — et cela ne se voit guère que
quand on a commis une faute dans l'administration du salicylate de
soude, — à cette dose élevée de 4 ou 5 grammes, on observe des
vomissements, on note même presque toujours une absence complète
d'état nauséeux. Quelquefois seulement, mais dans des conditions
tout à fait exceptionnelles, on voit les individus atteints d'une légère
diarrhée.

Je viens de dire : sauf lorsqu'on a commis une faute dans l'administration du salicylate. Ainsi que je l'ai déjà indiqué en parlant de
la posologie du salicylate de soude, c'est un sel très sensiblement
irritant, je ne saurais trop y insister, qui impose la dilution et la
réfraction des doses; de sorte que ces doses de 4 à 5 grammes ingérées par un individu sain sont des doses pouvant être utilisées pour
faire une expérience, mais qui ne sont certainement pas des doses
recommandables au point de vue thérapeutique. J'insiste encore sur
ce fait qu'au point de vue thérapeutique les doses doivent être réfractées, qu'on ne doit jamais, sauf dans des cas tout à fait particuliers,
dépasser en une seule dose la quantité de 1 gramme, quitte à répéter
l'administration de cette dose toutes les heures ou toutes les demi-
heures quand cela est nécessaire. Les fébricitants, cela n'est pas
surprenant, supportent des doses beaucoup plus considérables que
les individus sains : chez eux on ne voit se produire aucun des phénomènes dont il va être question.

Les phénomènes que je vais passer en revue maintenant sont ceux
qu'on observe surtout chez les individus qu'on pourrait qualifier de
susceptibles à l'action du salicylate de soude. Ces phénomènes consistent principalement en congestion encéphalique, avec un ensemble
de symptômes assez étroitement analogues à ceux que détermine
l'ivresse quinique et que nous avons étudiés l'année dernière sous ce
nom[1]. Ils sont constitués principalement par de la céphalalgie, l'obnubilation de la vue, des bourdonnements d'oreilles, la surdité, un
état vertigineux dus à une congestion parfois très intense de l'oreille
moyenne et de l'oreille interne — quelquefois même on a trouvé
une véritable inflammation du conduit auditif au voisinage de la
membrane du tympan et de la caisse; on a même signalé des ecchymoses disséminées sur la muqueuse de ces régions, — et l'individu
qui est en proie à ces phénomènes du côté de l'appareil de l'audition

1. Voir : *Leçons de Pharmacodynamie et de matière médicale*, 3e série, pp. 202 et 221.

éprouve alors la sensation d'un liquide qui circulerait continuellement dans le crâne. Rarement, même chez les individus susceptibles, on observe des troubles intellectuels, des hallucinations, des illusions de la vue; lorsque ces phénomènes se produisent, ce sont de véritables phénomènes toxiques, comme je vais en donner la preuve dans un moment. Très rarement, on a signalé l'apparition d'un délire calme sans hallucinations ni excitation, et, plus rarement encore, un délire violent analogue au delirium tremens et accompagné de convulsions tétaniformes.

Que se passe-t-il chez l'homme sous l'influence des doses élevées, et d'abord, que faut-il entendre par doses élevées de salicylate de soude?

Eh bien, Messieurs, ces doses élevées seront celles atteignant 5 à 6 grammes d'acide salicylique, ou 10 à 12 grammes de salicylate de soude. Ce sont donc des doses, je ne saurais trop y insister, qu'on est vraiment plus qu'imprudent d'administrer en une seule fois, actuellement. Ce sont de ces doses qu'on a administrées il y a environ vingt-cinq ou trente ans, à la période d'entrée dans la thérapeutique de l'acide salicylique, cette période sur laquelle j'insiste toujours, à propos des médicaments nouveaux, pendant laquelle il semble qu'ils cherchent à se faire bien venir et ne montrent tout à fait que leurs qualités; et je suis vraiment surpris que les circonstances assez nombreuses dans lesquelles, à cette époque, on a administré, en une seule fois, je le répète, ces doses de 5 à 6 grammes d'acide salicylique et de 10 à 12 grammes de salicylate de soude, n'aient pas été signalées par un plus grand nombre d'accidents graves, voire mortels, que ceux qu'on a pu relever sous l'influence de ces doses vraiment extravagantes. Mais il faut, n'est-il pas vrai, se servir des écoles qui ont été faites autrefois, et c'est exclusivement à ce titre que je parle de ces doses élevées, en vous faisant la recommandation expresse de ne jamais vous en servir à l'avenir.

Eh bien, sous l'influence de ces doses élevées, on observe, naturellement, tous les phénomènes que je viens de décrire et à ces phénomènes viennent se joindre un certain nombre de manifestations indiquant un pas de plus dans l'ordre toxique : ce sont des hallucinations, du délire, des sueurs profuses au lieu des sueurs en général assez modérées que je signalais tout à l'heure, des nausées, des vomissements, du collapsus et surtout des phénomènes de délire extrêmement intenses. On a signalé aussi des éruptions de toutes formes sous l'influence de ces doses élevées de salicylate de soude ou d'acide salicylique, des frissons, et cette fièvre paradoxale dont j'ai déjà eu l'occasion de parler à propos de la quinine, fièvre qui s'observerait même bien plus souvent encore qu'avec ce dernier médicament.

Mais les accidents les plus graves qui se sont produits dans ces circonstances ont consisté, d'une part, en hémorrhagies diverses, en hématurie, en albuminurie traduisant l'action intense de l'acide salicylique éliminé par l'épithélium rénal surmené dans son rôle éliminatoire, et en une dyspnée particulière sur laquelle je reviendrai tout à l'heure, dyspnée qui a été bien étudiée principalement en Allemagne, où l'on a surtout employé jadis l'acide salicylique et le salicylate de soude aux doses véritablement énormes que je signalais tout à l'heure.

Ce qu'il y a d'absolument remarquable, c'est que ces phénomènes toxiques si intenses, parfois même très effrayants, disparaissent avec la plus grande facilité sous l'influence de la suspension du médicament. Et cependant, l'acide salicylique n'est pas une substance dont la toxicité puisse être dédaignée. En voici un exemple des plus topiques. Un homme de trente-cinq ans, affecté de rhumatisme articulaire aigu, absorbe 6 grammes de salicylate de soude par jour, ce qui est une dose très modérée. Sous l'influence de cette médication, on voit survenir l'apyrexie et la disparition des douleurs dès le troisième jour. L'expérience ayant appris qu'il faut continuer la médication salicylée un certain temps après la disparition de la fièvre et des douleurs, on continue cette médication, lorsque, le cinquième jour, le malade accuse de la dureté de l'ouïe. On se contente, — et c'est pourquoi je cite cette observation parce qu'elle synthétise en quelque sorte tous les cas analogues qui peuvent se présenter, — on se contente de diminuer les doses de salicylate de soude, mais on ne le supprime pas complètement. Le soir du sixième jour, le malade est pris d'un accès subit de violence avec délire, hallucinations; il se croit menacé, veut tuer ses voisins, on a toutes les peines du monde à le contenir et on est obligé de lui mettre la camisole de force. On supprime immédiatement le salicylate de soude et, dans l'espace de vingt-quatre à trente-six heures, tous les phénomènes que je viens de décrire avaient complètement disparu.

Quelques mots au sujet de la dyspnée que je signalais précédemment et qui constitue, au point de vue des phénomènes toxiques déterminés par le salicylate de soude, une manifestation présentant une importance considérable dans la symptomatologie de cette intoxication. Cette dyspnée est caractérisée par des respirations d'une profondeur anormale, avec participation de tous les muscles auxiliaires. La respiration est un peu ronflante ou haletante, et la fréquence du nombre des mouvements respiratoires est à peine plus grande qu'à l'état normal. Lorsqu'on vient à ausculter, avec le plus grand soin, le malade qui présente ces phénomènes on ne peut constater absolument aucun obstacle physique à l'hématose; bien mieux, les malades n'ont même pas toujours conscience de leur gêne respiratoire, et les phénomènes que je décris en ce moment présentent la plus grande ressemblance avec les troubles respiratoires précurseurs du coma diabétique. Cette dyspnée se présente parfois seule — et c'est pourquoi elle revêt une telle importance, elle est parfois le seul témoin de l'action toxique du salicylate de soude ; — ou bien dans d'autres cas, au contraire, elle est accompagnée de bourdonnements d'oreilles, de vertiges, de délire, d'hallucinations.

J'insiste sur la susceptibilité individuelle qui constitue, en ce qui concerne le salicylate de soude, un des points les plus particulièrement remarquables de l'histoire médicamenteuse de cette substance. Cette idiosyncrasie me paraît précisément très bien mise en évidence dans une observation que je vais vous rapporter. Cette observation a été relevée en Allemagne, dans un service d'hôpital, par LANDAU, qui l'a publiée *in extenso*. Elle concerne une jeune fille de vingt-six ans, atteinte de rhumatisme articulaire aigu, à laquelle on a administré, à deux heures d'intervalle, deux doses de 4 grammes de salicylate de soude. Je vous ferai remarquer qu'il s'agit d'une observation remontant à 1877 ; actuellement, il est incontestable qu'on n'administrerait pas le salicylate de soude de cette façon, et on aurait grandement raison, comme vous allez le voir. On administra donc à cette malade deux doses de 4 grammes chacune de salicylate de soude à deux heures d'intervalle. Un quart d'heure après l'absorption de la deuxième dose, c'est-à-dire après l'absorption de 8 grammes en totalité, la malade est prise de pâleur subite, de refroidissement, de lipothymies avec vertiges, nausées, dyspnée et menace d'asphyxie. La malade faisait alors 34 respirations profondes et haletantes, le pouls donnait 92 pulsations intermittentes, et on vit apparaître un souffle systolique au niveau du ventricule gauche. Seulement, fait remarquable, en même temps que ces phénomènes impressionnants se produisaient, on constata subitement une apyrexie et la cessation des douleurs ; puis, il y eut une diurèse extraordinaire, consistant dans l'émission, en vingt-quatre heures, de 20 litres d'urine d'une densité extrêmement faible (de 1006) qui sembla, en quelque sorte, juger complètement la crise de rhumatisme articulaire aigu. Tout s'étant bien passé, on se borna à observer la malade qui présenta pendant quelques jours une persistance de ces intermittences du pouls, malgré la suppression complète du salicylate.

Mais une semaine plus tard, la réapparition de la fièvre et des douleurs articulaires imposant la reprise de la médication, on lui fit alors, de deux en deux heures, absorber trois doses de 3 grammes chacune de salicylate de soude. Bien qu'il y eût, de la part du médecin traitant, une préoccupation évidente de modifier le régime primitif d'administration du salicylate et de réfracter davantage les doses, cette seconde prescription constitue encore un mode défectueux d'administration. Les effets antipyrétiques et analgésiants du salicylate furent identiquement les mêmes, mais les effets d'intoxication furent aussi exactement les mêmes et se traduisirent par des troubles du sensorium, de l'anxiété, de l'oppression, des sueurs abondantes. La malade avait le visage défiguré, 38 respirations stertoreuses avec mise en jeu de tous les muscles auxiliaires, elle présentait cette dyspnée que j'ai signalée tout à l'heure, le pouls donnait 120 pulsations intermittentes, la peau était froide, et on vit reparaître le souffle systolique du ventricule gauche. Il y avait, en plus, des troubles visuels, les pupilles étaient contractées, la malade voyait les objets comme à travers un nuage, et, bien qu'on ait supprimé immédiatement le salicylate de soude, son rétablissement fut très lent. L'observateur ajoute, ce qu'on n'a pas de peine à croire, qu'on ne s'avisa plus jamais de donner du salicylate de soude à cette malade dans de semblables conditions.

Ces observations me paraissent montrer très justement la façon dont il faut administrer le salicylate de soude, ainsi que les conditions dans lesquelles il faut se méfier de son administration.

Pour terminer ce qui a trait à l'administration du salicylate de soude, j'ajouterai qu'on n'observe aucune modification du pouls ni de la température chez l'homme et les animaux sains et normaux lorsqu'on administre des doses médicamenteuses. L'abaissement de la température, lorsqu'on veut absolument le réaliser et qu'on administre des doses successivement croissantes de salicylate, ne s'obtient qu'au prix d'accidents toxiques parfois extrêmement graves, et chez les animaux même d'accidents mortels. Dans tous les cas, on observe toujours en même temps une dépression profonde et une diminution considérable de ces phénomènes que j'ai caractérisés par l'appellation d'activité vitale.

Chez les animaux, les doses toxiques se traduisent par une forte dépression de la tension vasculaire, la paralysie apparente de l'appareil respiratoire — je vous expliquerai incessamment ce que veut dire cette qualification d'apparente, — et on observe la mort dans des convulsions qui sont dues à l'accumulation de l'acide carbonique dans le sang, cette accumulation d'acide carbonique expliquant aussi comment on a pu croire à des phénomènes d'asphyxie terminale.

On connaît un cas mortel d'administration du salicylate de soude : c'est encore en Allemagne qu'il a été observé, par Kœnig. Une jeune fille de dix-sept ans, atteinte aussi de rhumatisme articulaire aigu, absorba 12 grammes de salicylate de soude par jour pendant quatre jours, au bout desquels elle mourut. On observa chez elle les phénomènes que je viens de décrire, mais surtout une dyspnée intense au milieu de laquelle la malade tomba dans le coma et mourut dans un court espace de temps. On put faire l'autopsie et on constata une congestion intense de l'encéphale, des méninges et des reins, ainsi que des ecchymoses péricardiques. Les cavités cardiaques ne renfermaient qu'une petite quantité de sang en partie coagulé; et voilà bien encore, n'est-il pas vrai, une constatation qui semblerait prouver en faveur de l'asphyxie sur laquelle j'ai déjà insisté à plusieurs reprises. Dans tous les cas, ce fait permet une interprétation consistant à dire que l'individu meurt, sous l'influence du salicylate de soude, par son appareil respiratoire : nous verrons que ce n'est pas exact. On rechercha l'acide salicylique dans les différents organes du cadavre et on put constater sa présence dans l'urine, la sérosité péricardique, le sang du cœur, le foie, les reins et la bile. Au contraire, on ne trouva pas d'acide salicylique dans le cerveau ni dans la salive, ni dans le suc gastrique, ni dans le tractus intestinal.

Nous venons d'envisager les principaux phénomènes qui décèlent l'influence exercée par le salicylate de soude lorsqu'il s'agit de son action générale sur l'organisme; il nous restera à étudier maintenant avec un peu plus de détails la façon dont certains appareils, et principalement les appareils digestif, circulatoire et respiratoire, sont influencés par ce salicylate de soude, ainsi que la manière dont on peut se rendre compte du mécanisme par lequel se réalise cette action de l'acide salicylique.

XVᵉ LEÇON

ACIDE SALICYLIQUE. — ACTION SUR LE TUBE DIGESTIF, LA RESPIRATION, LA CIRCULATION.

En étudiant, au point de vue général, la façon dont se comporte l'organisme animal en présence du salicylate de soude, nous avons vu que les principales manifestations de cette substance médicamenteuse, se traduisaient par des actions du côté de l'appareil digestif d'abord, du côté de l'appareil respiratoire et de l'appareil circulatoire ensuite, et enfin du côté du système nerveux central, c'est-à-dire du côté du système nerveux plutôt cérébral : c'est précisément l'ordre que nous allons adopter pour étudier en détail la façon dont ces différents systèmes organiques réagissent en présence du salicylate de soude.

Appareil digestif. — En ce qui concerne l'appareil digestif, il y a lieu d'établir une différenciation entre la manière dont il réagit lorsqu'il se trouve en présence de l'acide salicylique en nature ou du salicylate de soude. Quand il s'agit d'acide salicylique, le caractère acide de cette substance lui imprime des réactions particulières; et nous savons, d'autre part, que le salicylate de soude détermine souvent des accidents du côté de l'appareil gastro-intestinal par suite de la mise en liberté d'acide salicylique. L'acide salicylique en nature produit une saveur amère et piquante, âcre, déterminant l'irritation des muqueuses que nous savons être particulièrement sensibles à l'action de l'acide salicylique. Cette irritation se traduit presque toujours par des nausées et des vomissements; aussi, comme je l'ai déjà fait remarquer, est-on obligé de réfracter les doses d'acide salicylique qu'on doit administrer en nature, et de plus, à cause de sa faible solubilité, de le diluer dans un corps inerte, de préférence dans du sucre de lait. On a même signalé, dans quelques circonstances succédant à l'administration d'acide salicylique effectuée cependant à doses très faibles et convenablement réfractées, des coliques très vives et de la diarrhée, qui seraient précisément des manifestations un peu plus accentuées de cette action irritante. C'est principalement lorsqu'on eut l'idée d'administrer, par la voie rectale, les solutions d'acide salicylique en suspension dans un liquide approprié ou de salicylate de soude, que ces accidents se sont montrés, et je crois qu'à la suite de ces accidents on a renoncé à peu près complètement à ce mode d'administration. D'ailleurs, par l'expérimentation sur les animaux, on a constaté dans le conduit intestinal : du catarrhe, des suffusions sanguines, voire des ulcérations, siégeant dans des régions assez élevées du tube digestif et démontrant bien l'action particulièrement irritante et offensive que l'acide en nature exerce sur la muqueuse gastro-intestinale. Quoique moins intense, l'action irritante du salicylate de soude, en nature ou en solution concentrée, n'en est pas moins fâcheuse.

Cependant, je dois vous dire qu'il est des circonstances dans lesquelles la susceptibilité semble entrer en jeu, comme toujours, dans une proportion considérable : tel est, par exemple, ce malade qui prit à son insu, en vingt-quatre heures et par doses réfractées, 22 grammes d'acide salicylique par la voie rectale, sans éprouver le moindre inconvénient. A côté de cela, des doses beaucoup plus faibles ont déterminé les accidents que je vous ai signalés. Je cite ce chiffre comme une rareté, un résultat extraordinaire qu'on pourrait presque appeler un résultat paradoxal.

Quant au salicylate de soude, son action irritante ne se traduit par des troubles digestifs que lorsqu'il est introduit en nature dans l'estomac, aussi, est-il absolument contre-indiqué d'administrer le salicylate de soude en cachets, parce qu'au moment de la rupture de ces cachets, le salicylate de soude se trouve, en nature, au contact de la muqueuse gastro-intestinale; il est capable, par conséquent, d'y exercer son action irritante. Lorsqu'il s'agit de salicylate de soude, c'est toujours soit une dilution insuffisante, soit un mode d'administration défectueux tel que son administration à l'état de poudre, qui ont amené les accidents que je signalais tout à l'heure; à moins qu'il ne s'agisse, ce qu'on a vu dans quelques cas, d'impureté du médicament, et notamment de la présence de l'acide oxy-isophtalique, ou de l'acide crésotinique, dont j'ai eu déjà l'occasion de vous entretenir.

Pourtant, dans quelques circonstances, on voit les solutions, même diluées, de salicylate de soude, déterminer chez certains individus, des vomissements rebelles et tels qu'on est absolument obligé de renoncer à la médication salicylique. Eh bien, dans ces cas, il s'agit d'individus particulièrement prédisposés à cet accident, et chez lesquels ce mode de réaction est d'origine absolument centrale. Ce qui le prouve, c'est que lorsqu'on expérimente chez les animaux, on observe que les vomissements se montrent d'une façon beaucoup plus précoce à la suite des injections intra-veineuses qu'à la suite de l'administration par la voie buccale, et qu'au moment où se montre le premier vomissement à la suite de l'introduction du salicylate de soude par la voie veineuse, ou ne peut pas déceler la présence de l'acide salicylique dans les matières vomies, malgré l'extrême délicatesse de la réaction que j'ai signalée de l'acide salicylique en présence du perchlorure de fer. Si ces vomissements étaient provoqués par une action périphérique, c'est-à-dire par une irritation des rameaux périphériques du pneumogastrique dans l'estomac, ce devrait être l'inverse, et on ne devrait observer les vomissements qu'au moment où l'acide salicylique s'élimine par la muqueuse gastrique, ce qui permettrait de découvrir l'acide salicylique par sa réaction chimique. Il faut donc admettre qu'il s'agit, dans ce cas, d'une action d'origine centrale, consistant dans l'excitation des noyaux d'origine du pneumogastrique ou, plus probablement encore, des noyaux d'origine du spinal qui, comme vous le savez, fournissent au pneumogastrique ses filets moteurs.

A la longue seulement, on peut voir intervenir l'action, que je vous ai déjà signalée, exercée par le salicylate de soude, mais surtout par l'acide salicylique, sur les diastases digestives. On peut même observer, de la part du salicylate de soude administré à forte dose, une inhibition sécrétoire après une excitation passagère : lorsque nous étudierons plus en détail la façon dont les diverses sécrétions sont influencées par le salicylate de soude, nous verrons, en effet, que les doses faibles de salicylate commencent par exciter toutes les sécrétions dans une assez large mesure, mais que la répétition de cette excitation, ou bien l'introduction brutale dans l'organisme d'une dose un peu considérable, produit des phénomènes inhibitoires de ces mêmes sécrétions qui sont excitées au début par les doses faibles.

Ces derniers phénomènes dont je viens de vous entretenir et qui se produisent sur le tube gastro-intestinal, se traduisent dans l'expérimentation sur les animaux par un certain nombre de lésions qu'on peut retrouver à l'autopsie et qui consistent principalement dans l'hyperémie de la muqueuse gastro-intestinale, des infiltrations hémorrhagiques plus ou moins abondantes et accentuées, une congestion plus ou moins intense du duodénum et des ecchymoses multiples qu'on observe de préférence sur le gros intestin et le rectum.

Bien des fois, à la suite de l'administration un peu prolongée du salicylate de soude, même lorsque cette administration est faite avec toutes les précautions voulues et dans un état de dilution suffisant des solutions, on observe cependant une intolérance passagère. Cette intolérance se traduit principalement par du dégoût pour les aliments, dégoût relativement auquel il me semble qu'on doit incriminer cette action exercée par le salicylate de soude, ou plutôt, pour parler plus exactement, par l'acide salicylique mis en liberté dans l'organisme, sur les diastases digestives. Ces phénomènes d'intolérance sont très efficacement combattus et disparaissent rapidement sous l'influence des eaux minérales alcalines, notamment l'eau de Vichy, ou par l'administration de petites quantités de liqueurs alcooliques, d'un vin généreux par exemple.

Respiration. — J'arrive maintenant à l'action exercée par le salicylate de soude sur les phénomènes de la respiration. Vous allez voir comment, ainsi que nous avons toujours l'occasion de l'observer dans l'étude pharmacodynamique de toutes les substances médicamenteuses, la respiration et la circulation sont très étroitement associées dans les manifestations qu'elles montrent sous l'influence du salicylate de soude.

En ce qui concerne la respiration, elle n'est presque jamais influencée, on peut même dire jamais influencée par les doses faibles de salicylate de soude; aux doses élevées seulement, on peut observer une augmentation de la fréquence ainsi que des irrégularités qui sont la caractéristique des doses toxiques et qui sont, en quelque sorte, le prélude d'accidents très graves, souvent même mortels chez les animaux. Quant aux doses toxiques, je me suis déjà expliqué sur ce point et je vous ai dit que, chez les animaux, on pouvait observer une dyspnée particulière et dont la provocation a été signalée précisément chez certains individus particulièrement sensibles à ce mode d'imprégnation de l'organisme par le salicylate de soude; les phénomènes ultimes qu'on peut observer chez les animaux tendraient à faire penser à l'asphyxie. Mais je vous ai dit aussi que je faisais toutes sortes de restrictions sur ce mot d'asphyxie et je m'en vais, en effet, vous prouver aujourd'hui que la mort déterminée par le salicylate de soude n'est pas du tout le résultat d'une asphyxie, et que, si l'appareil respiratoire est très fortement influencé, comme le montrent les tracés que je vais vous soumettre tout à l'heure, il n'est pas la cause exclusive ou même seulement principale de la mort. Cette apparence d'asphyxie, ces phénomènes de dyspnée, cette façon dont les animaux réagissent d'une manière tout à fait particulière en présence des doses toxiques de salicylate de soude ou d'acide salicylique, avaient fait penser qu'il se produisait une diminution de l'excitabilité des rameaux pulmonaires des pneumogastriques, d'où résulterait une oxygénation insuffisante, l'asphyxie et la mort par le poumon. C'est là l'hypothèse que KÖHLER avait faite, au début, pour expliquer l'action de l'acide salicylique et des salicylates; nous allons voir que cette interprétation est absolument impossible à accepter et qu'il en est une autre beaucoup plus logique, résultant des phénomènes que nous allons étudier avec un peu plus de détails.

Lorsqu'on administre aux animaux, au chien par exemple, des doses de salicylate de soude supérieures à 4 grammes, — et cela en ayant soin de réfracter suffisamment les doses puisque nous savons que le chien est particulièrement sensible à l'action du salicylate de soude et qu'on ne peut lui administrer, sans inconvénient, des doses même de 1 gramme, en une seule fois, de ce sel, — on peut constater une augmentation très notable du nombre des mouvements respiratoires : c'est ainsi que de 15 environ chez le chien à l'état normal, le nombre des respirations atteint 40, 60, 100, 120 et même 150 dans certaines conditions. Cette accélération présente un rythme assez particulier, elle n'est pas uniforme ; la respiration est irrégulière, rapide, précipitée, avec des retours passagers au rythme normal, de telle sorte, par exemple, qu'on peut compter, dans l'espace d'une demi-minute, 30 ou 40 respirations pressées, et 15 dans la demi-minute suivante où le nombre revient à très peu de chose près au rythme normal. C'est en raison d'une action centrale sur le bulbe, irrité au début, qu'on peut interpréter cette phase de l'action exercée par l'acide salicylique sur la respiration, et cela avant la provocation de toute action toxique particulière sur les cellules nerveuses, action que nous retrouverons et que nous étudierons plus en détail lorsque nous nous occuperons de l'influence exercée par le salicylate de soude sur le système nerveux en particulier.

Lorsqu'on injecte à un animal des doses suffisantes pour provoquer la mort dans un délai assez court, on trouve toujours à l'autopsie une intégrité parfaite des poumons qui est en contradiction absolue avec l'hypothèse d'une mort par asphyxie. On n'observe jamais d'ecchymoses sous-pleurales, on constate la présence de sang artériel dans l'oreillette et le ventricule gauches, tandis que le sang veineux se montre dans le cœur droit ; donc, jusqu'au dernier moment de la vie, il y a eu hématose, et on ne peut d'aucune façon admettre qu'il se soit produit ce trouble d'oxygénation intervenant dans l'hypothèse de Köhler. On peut observer, en outre, que la respiration artificielle chez un animal curarisé, ou bien chez lequel on a pratiqué la section du bulbe, n'empêche pas la mort avec la même dose et dans le même temps ; et même, dans quelques cas, chez les animaux laissés à l'état normal, que le cœur s'arrête avant la respiration. Dans un certain nombre d'expériences, on a pu constater que le pouls avait cessé de battre et que la tension artérielle était au minimum alors que l'appareil enregistreur inscrivait encore des mouvements respiratoires.

Voilà donc un ensemble de preuves qui doivent faire rejeter absolument l'hypothèse en vertu de laquelle la mort se produirait, d'une façon prépondérante, par l'appareil respiratoire. Mais bien mieux, l'étude comparative des phénomènes qui se passent, sous

l'influence du salicylate de soude, du côté des appareils respiratoire
et circulatoire, montre qu'il ne se produit pas de diminution
graduelle, d'insuffisance lente de l'hématose, mais, au contraire, que
l'arrêt respiratoire se fait brusquement, qu'il coïncide parfois avec
celui du cœur, qu'il le précède rarement, qu'il lui succède dans la
plupart des cas. De plus, la section des pneumogastriques empêche
complètement l'accélération des mouvements respiratoires. Pendant
l'injection même, on voit déjà se produire, en même temps que
l'accélération des mouvements respiratoires, une augmentation de
l'amplitude; sous l'influence de la substance médicamenteuse, toute
modification de forme dans le tracé respiratoire disparaît pour faire
place à une suite d'inspirations et d'expirations très profondes et
beaucoup plus brèves qu'à l'état normal. Jusqu'à ce qu'on atteigne
les doses subtoxiques, l'augmentation d'amplitude et de fréquence
se montre de façon absolument évidente à chaque nouvelle injection.
Puis, l'amplitude diminue et la fréquence augmente, par une sorte
de phénomène de compensation. A ce moment, une nouvelle
injection de salicylate de soude ne produit plus d'effet apparent,
mais on voit se révéler tout à coup des irrégularités, des intermittences, et la mort survient presque immédiatement, brutalement,
d'une façon tout à fait différente de celle suivant laquelle cette mort
se produirait s'il s'agissait en réalité d'une asphyxie.

Si la respiration était irrégulière chez l'animal au moment de
l'injection de salicylate de soude, cette injection la régularise et
augmente son amplitude.

Sous l'influence d'une dose toxique d'emblée, on voit l'amplitude
diminuer peu à peu en même temps que le nombre des mouvements
respiratoires diminue lui-même et le poumon s'arrête tranquillement,
sans secousse, sans un soupir, par conséquent dans des conditions
telles qu'il est absolument impossible de faire intervenir des phénomènes d'asphyxie.

Un phénomène constant est une sensation de dyspnée qui se
manifeste pendant et après l'injection, et qui se traduit, chez les
animaux en expérimentation, par des inspirations profondes et une
anxiété tout à fait remarquable. Il n'y a pas de modifications dans la
composition des gaz du sang : quelle que soit la période de
l'expérimentation à laquelle on réalise l'analyse chimique des gaz en
dissolution dans le sang, on voit qu'il n'existe aucune différence avec
la composition de ces gaz à l'état normal. Il est donc absolument
impossible de faire intervenir ici un trouble quelconque dans les
échanges gazeux du poumon, et cette dyspnée doit être attribuée, en
définitive, à une action spéciale exercée par le salicylate de soude
sur les noyaux d'origine du pneumogastrique.

L'examen attentif des tracés suivants vous montrera l'exactitude

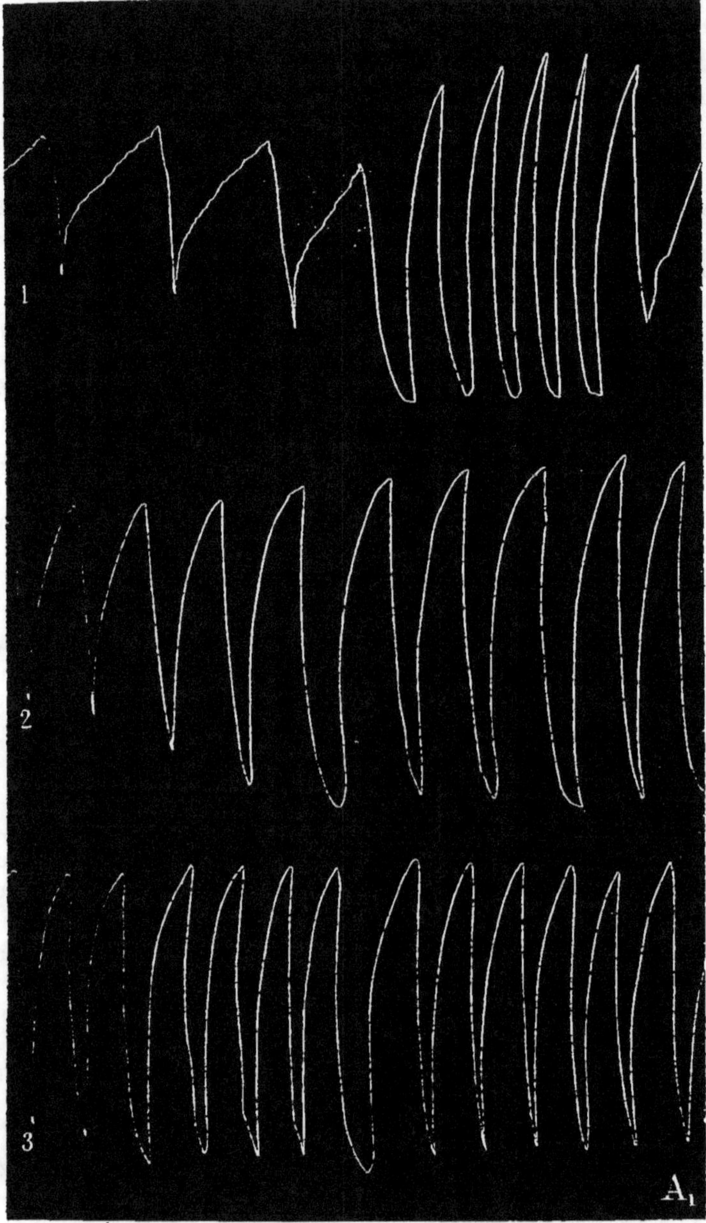

Fig. 10. — Action de doses successives de salicylate de soude
sur la respiration chez le chien.

1. — Tracé normal et première injection coïncidant avec l'augmentation d'amplitude et l'accélération.

2. — Seconde injection, sept minutes après le premier tracé, coïncidant avec une nouvelle augmentation d'amplitude et accélération.

3. — Troisième injection, six minutes après la seconde. L'augmentation d'amplitude et, surtout, l'accélération sont moins apparentes.

Suite et fin de cette expérience dans la figure 11. [D'après M. Oltramare] des faits sur lesquels j'insiste en ce moment. Le premier, A$_1$ (fig. 10), représente les modifications déterminées sous l'influence de l'injection de doses successives de salicylate de soude. La ligne 1 montre, dans sa partie gauche, trois courbes de respiration normale : on pratique à ce moment la première injection intra-veineuse de 4 grammes de salicylate de soude en dissolution dans l'eau et vous voyez que, presque instantanément, l'amplitude des mouvements respiratoires augmente dans une proportion considérable et que leur fréquence augmente en même temps puisque, la vitesse du cylindre étant la même pendant toute la durée de l'expérience, il s'enregistre dans la partie droite du graphique un plus grand nombre de respirations que dans la partie gauche. Cette influence s'atténue bientôt et, au bout de quelques minutes, la courbe tend à revenir à l'état normal. On pratique alors, sept minutes après la prise du premier tracé, une seconde injection de salicylate de soude qui est suivie des mêmes phénomènes que la première et d'une façon presque aussi accentuée; en effet, cette nouvelle injection produit aussitôt une remarquable augmentation de l'amplitude si l'augmentation de nombre n'est pas, elle-même aussi considérable, comme le montrent les variations de la ligne 2 de la figure 10. Six minutes après, on pratique une troisième injection qui ne traduit plus son effet par une augmentation aussi nette que la première fois tant de l'amplitude que du nombre des mouvements respiratoires. Bien mieux, à la fin de ce tracé (ligne 3, fig. 10) on commence à voir l'amplitude primitive diminuer dans une certaine mesure tandis que la fréquence augmente, à tel point que, pour pouvoir inscrire ultérieurement le nombre des respirations, il va falloir doubler la vitesse de rotation du cylindre afin de dégager les courbes qui, sans cela, s'enchevêtreraient les unes dans les autres.

Les trois lignes de la figure 11 représentent la terminaison de cette expérience. La ligne 4 correspond à une quatrième injection, pratiquée quinze minutes après la troisième et réalisant la dose mortelle.

Ce quatrième tracé représente précisément le moment où, à cette augmentation de nombre et d'amplitude du début, fait suite une diminution de l'amplitude qui s'accompagne d'une notable augmentation de fréquence, puisque, la vitesse du cylindre étant double de ce qu'elle était tout à l'heure, le nombre de respirations enregistrées est, malgré cela, plus considérable que dans les tracés précédents. L'effet immédiat produit par cette quatrième injection est à peu près nul; mais on voit, peu après, se manifester brusquement des phénomènes révélant l'action toxique qui va bientôt devenir mortelle. En effet, la ligne 5 de la figure 11 nous montre, deux minutes après, la production d'intermittences suivies à très bref délai, ligne 6, d'inspirations

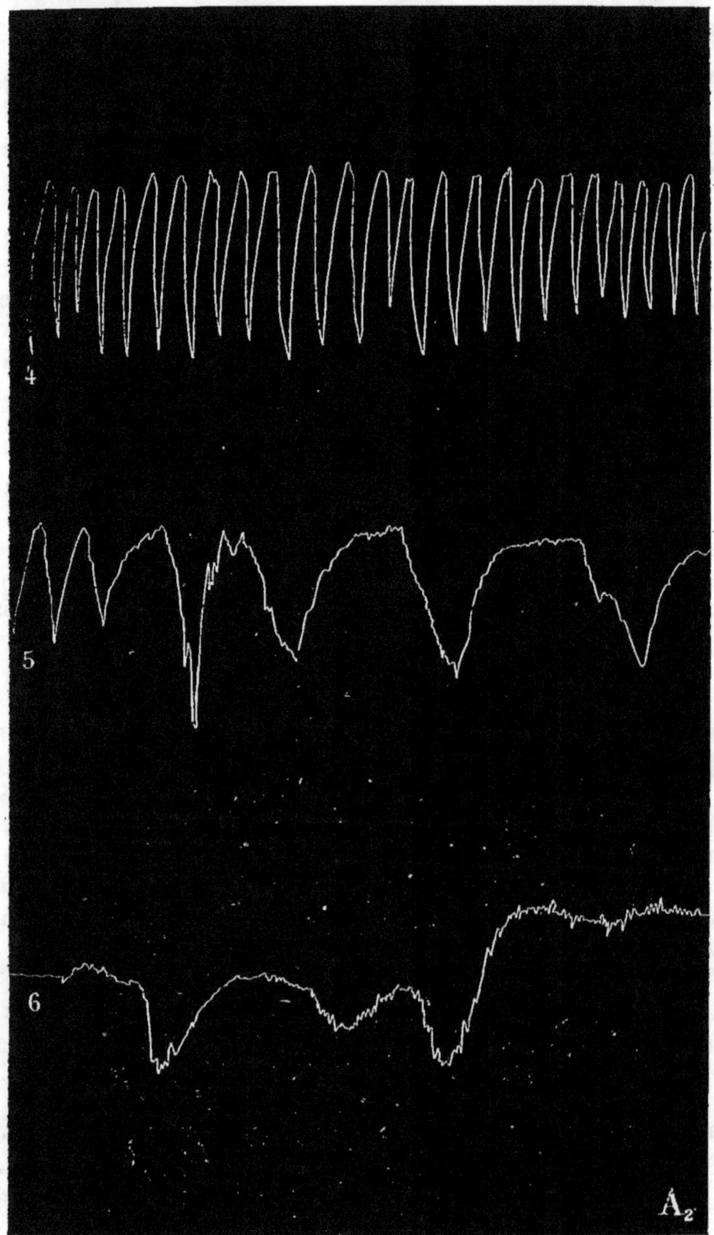

Fig. 11. — Action de doses successives de salicylate de soude sur la respiration chez le chien. [Suite et fin de l'expérience de la figure 10.]

4. — Quatrième injection, quinze minutes après la troisième, et réalisant la dose mortelle. Effet immédiat à peu près nul.

5. — Tracé pris deux minutes après la quatrième injection. Intermittences.

6. — Tracé pris trois minutes après la quatrième injection et quelques instants avant la mort. Inspirations rares; trémulations fibrillaires sans véritables convulsions.

A cause de l'augmentation notable de fréquence dans cette seconde phase de l'expérience, on a augmenté la vitesse de rotation du cylindre enregistreur : elle était double de celle employée pour recueillir les tracés de la figure 10. [D'après M. Oltramare.]

rares avec trémulations fibrillaires et sans véritables convulsions, tous symptômes précédant immédiatement la mort.

La figure 12 montre les effets d'une dose toxique d'emblée. Comme tout à l'heure, l'injection est immédiatement suivie d'une augmentation d'amplitude et de fréquence qui fait assez rapidement place à une tendance au retour à la normale, avec régularisation marquée. Puis on assiste, dans un court espace de temps, à un affaiblissement progressif, jusqu'à la mort, des mouvements respiratoires. L'amplitude diminue peu à peu, en même temps que la fréquence, et le poumon s'arrête tranquillement, sans secousses.

Cœur et circulation. — Voyons maintenant comment va réagir l'appareil circulatoire en présence du salicylate de soude. Les doses thérapeutiques, comme en ce qui concerne la respiration, sont, en général, absolument inoffensives sur l'appareil circulatoire, c'est-à-dire se traduisent par des phénomènes tellement peu apparents qu'on est obligé, dans l'expérimentation sur les animaux, d'arriver jusqu'aux doses subtoxiques avant de voir des manifestations bien nettes traduire l'impression subie par le cœur et la circulation de la part de la substance médicamenteuse. Je dois vous dire cependant qu'on a noté ici, comme en ce qui concerne l'action sur les différents appareils d'ailleurs, une susceptibilité spéciale qui s'est traduite, chez certains individus, par un ralentissement notable des pulsations cardiaques, ralentissement tel que le nombre des battements du pouls n'était plus que de 40, 38 même, et que, chez ces individus tout à fait sensibles, en ce qui concerne leur appareil circulatoire, à l'action du salicylate de soude, on est absolument obligé de suspendre la médication si on ne veut pas arriver à des accidents plus ou moins graves.

La façon dont le cœur et la circulation des animaux à sang froid réagit sous l'influence du salicylate de soude est particulièrement intéressante : les phénomènes consistent principalement en un ralentissement qui devient peu à peu considérable et aboutit finalement à l'arrêt total du cœur. Chez ces animaux, l'action est très lente et exige des doses assez considérables ; elle ne débute qu'après un temps relativement long. En effet, c'est une demi-heure seulement après l'injection de la substance médicamenteuse qu'on voit les manifestations commencer à se produire, et c'est seulement après deux, trois ou quatre heures que, sous l'influence d'une dose toxique, on peut observer l'arrêt complet du cœur. (Fig. 13).

Chez les mammifères, cette étude peut être faite de façon beaucoup plus utile encore, surtout en ce qui concerne l'interprétation de l'action médicamenteuse exercée par le salicylate de soude, et elle peut être réalisée dans un certain nombre de conditions différentes, notamment en mettant les animaux sous l'influence du curare et en pratiquant la respiration artificielle, de manière à annuler ainsi toute

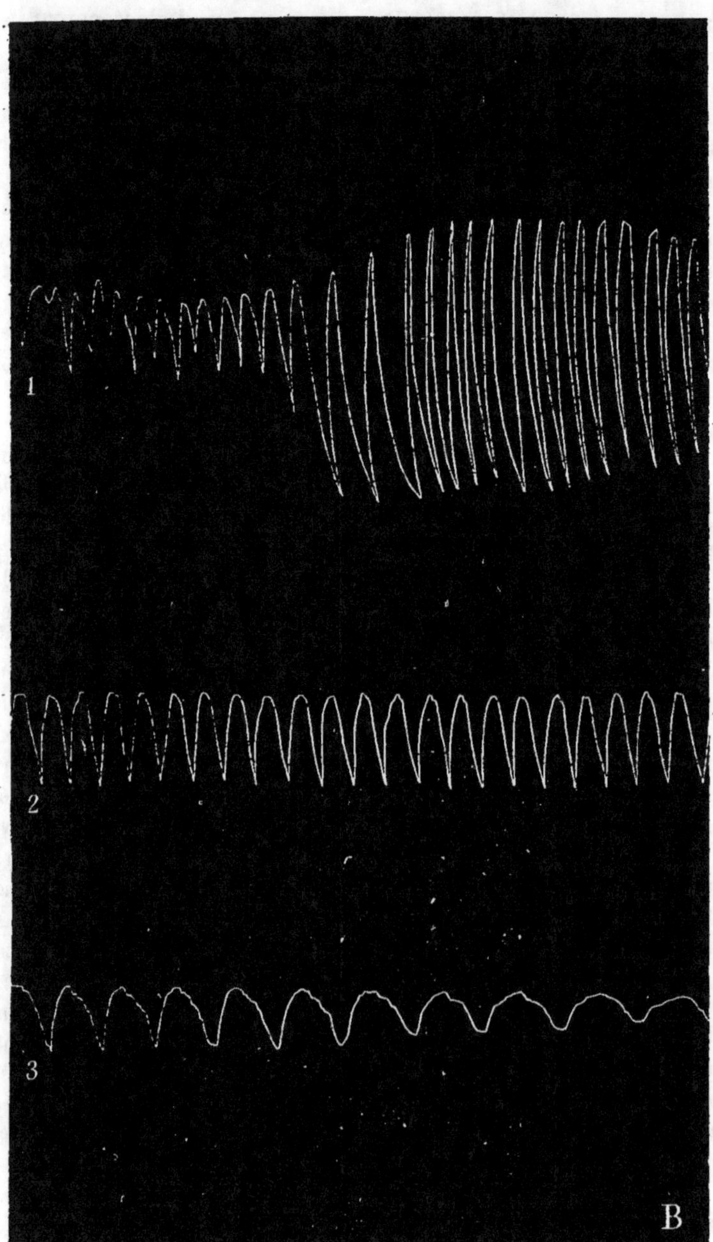

Fig. 12. — Action d'une dose toxique d'emblée de salicylate de soude
sur la respiration chez le chien.

1. — Tracé normal, et injection coïncidant avec l'augmentation d'amplitude et l'accélération.
2. — Huit minutes après l'injection. Tendance au retour à la normale, et régularisation marquée.
3. — Affaiblissement progressif, jusqu'à la mort, des mouvements respiratoires. [D'après M. Oltramare.]

espèce de trouble apporté à la mise en jeu de l'appareil respiratoire, tant par l'action propre du salicylate de soude que par les efforts de vomissements qui peuvent survenir sous l'influence des doses élevées et qui retentissent fâcheusement sur la circulation ; en un mot, de manière à écarter toutes les influences étrangères à celle exercée sur le cœur.

Voici maintenant les résultats (fig. 14 et 15) d'une expérience effectuée sur un chien auquel une dose totale de 15 grammes de salicylate de soude a été administrée, à doses fractionnées, par voie d'injection veineuse. Cette dose a amené la mort dans l'espace de trente-huit minutes. Le phénomène le plus important a consisté en une élévation de tension assez considérable et qui fut atteinte dès la première injection de 4 grammes. Les injections subséquentes ont troublé le rythme du cœur, accéléré la respiration et donné une amplitude variable aux oscillations de la pression correspondantes aux contractions du myocarde, mais elles n'ont pas très sensiblement modifié la tension artérielle moyenne. Il s'agit d'un chien du poids de 17 kilos 500 qu'on a laissé à l'état normal, c'est-à-dire chez lequel on n'a pas pratiqué la curarisation et la respiration artificielle dont je parlais tout à l'heure, cela précisément dans le but de montrer comparativement que le mode opératoire dans lequel on pratique la curarisation et la respiration artificielle ne change rien aux grandes lignes de l'expérimentation et à la façon dont le cœur réagit. Les injections ont été pratiquées par la veine saphène et les tracés kymographiques recueillis dans la carotide.

La ligne A_1 (fig. 14) représente le tracé normal chez le chien avant l'injection de salicylate de soude : le pouls bat 140 pendant cette période, il est ample et assez régulier ; le nombre des mouvements respiratoires est de 15 ; la tension moyenne varie entre 14 comme minimum et 17 comme maximum, c'est-à-dire est en moyenne de 15 cent. 5 de mercure. La ligne A_2 (fig. 14) représente un tracé prélevé cinq minutes après l'injection par la saphène d'une dose de 4 grammes de salicylate de soude : on remarque tout de suite une élévation notable de la tension, ainsi que l'accélération du pouls et de la respiration, et de l'irrégularité des contractions cardiaques. La tension moyenne atteint 19 cent. 5, alors qu'elle était tout à l'heure de 15 cent. 5 ; les mouvements de la respiration et ceux du myocarde lui font subir des oscillations variées dont les limites extrêmes sont comprises entre 16 et 23 centimètres de mercure. Le nombre des pulsations était de 140 au début, il est de 148 à cette phase de l'expérience : ces pulsations sont irrégulières, de même que les oscillations qui leur correspondent. Le nombre des mouvements respiratoires, qui était de 15 au début, est actuellement de 18. Nous allons voir cette fréquence des mouvements respiratoires et des pulsations

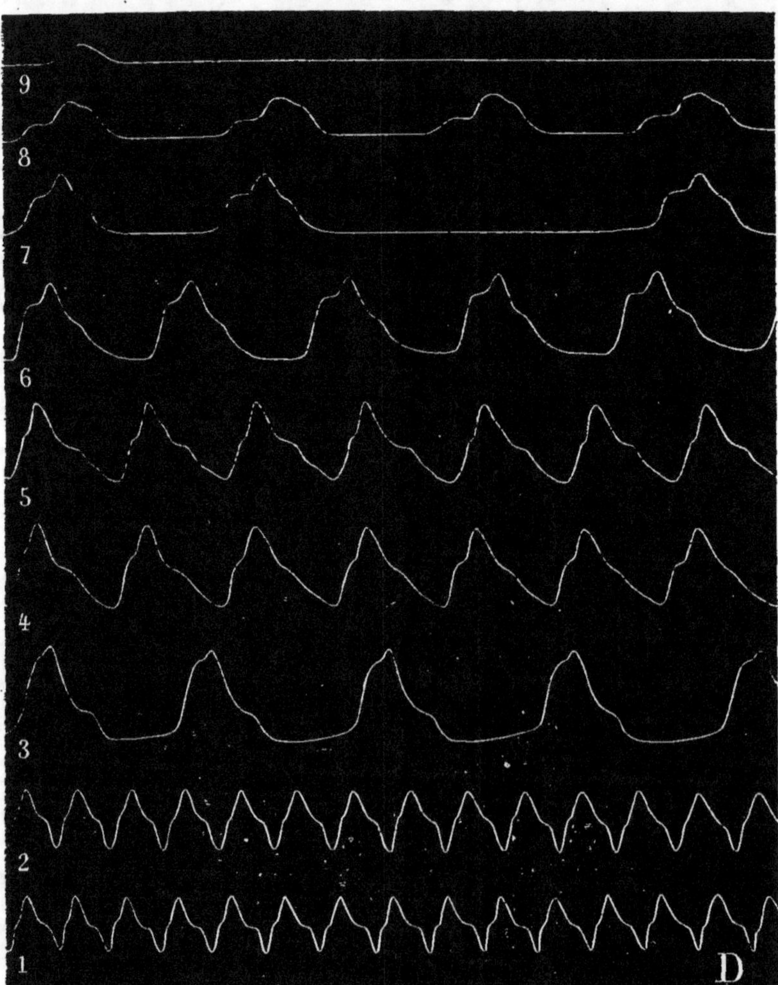

Fig. 13. — Action du salicylate de soude sur le cœur de la grenouille.

Injection hypodermique, sous la peau des deux pattes postérieures, de 5 centigrammes de salicylate de soude en solution aqueuse. Ralentissement une heure après l'injection, arythmie deux
heures après et mort au bout de quatre heures.

1. — Tracé normal : 32 pulsations à la minute.

2. — Un quart d'heure après l'injection : 31 pulsations, aucune modification appréciable.

3. — Après 1 h. 30 : 10 pulsations, ralentissement considérable, augmentation d'amplitude et
d'énergie, pauses diastoliques.

4. — Après 2 h. 15 ; reprise des contractions après un arrêt en diastole de trois minutes, 15 pulsations, tendance au dédoublement de la systole.

5. — Après 2 h. 45 ; nouvelle régularisation après intermittences prolongées (pauses diastoliques)
et arythmie, 14 pulsations.

6. — Après 2 h. 50 ; 11 pulsations, ralentissement, dédoublement systolique, l'amplitude et l'énergie
restent considérables.

7. — Après 3 h. 15 ; 5 pulsations, arythmie, intermittences, diminution de l'énergie, systole dédoublée.

8. — Après 3 h. 30 ; 9 pulsations, tendance au retour à la régularisation, diminution accentuée
d'énergie et d'amplitude, la systole est très nettement dédoublée.

9. — Après 3 h. 45 ; 1 à 2 pulsations très faibles, à peine perceptibles, cœur en diastole, muscles en
état de flaccidité, sensibilité complètement éteinte. Mort au bout de quatre heures. (*Réduction de moitié.*)

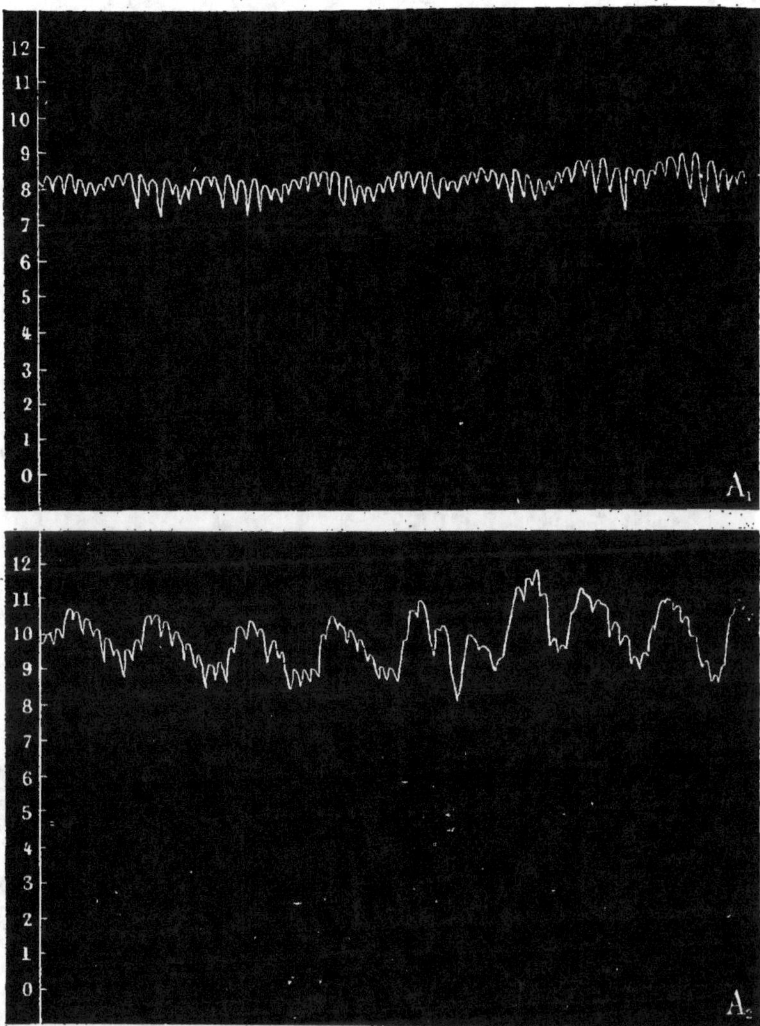

Fig. 14. — Action du salicylate de soude sur la tension sanguine chez le chien.

Chien de 17 kilos 500, non curarisé. Injections veineuses successives par la veine saphène. Tracés kymographiques pris dans la carotide.

A₁. — Tracé normal. Pression moyenne 15,5 (varie de 14 à 17). Respiration 15. Pouls 140, ample et assez régulier.

A₂. — Tracé pris cinq minutes après l'injection de 4 grammes de salicylate de soude. Accélération, élévation de tension et irrégularité. Pression moyenne 19,5 (varie de 16 à 23). Respiration 18. Pouls 148. Sécrétion salivaire augmentée; gémissements, agitation, cris pendant lesquels la pression monte au-dessus de 24. [D'après M. Blanchier.] *(Réduction de moitié.)*

cardiaques augmenter dans des proportions beaucoup plus considérables, au fur et à mesure des progrès que va réaliser l'intoxication. A ce moment, l'animal manifeste les signes de cette intoxication,

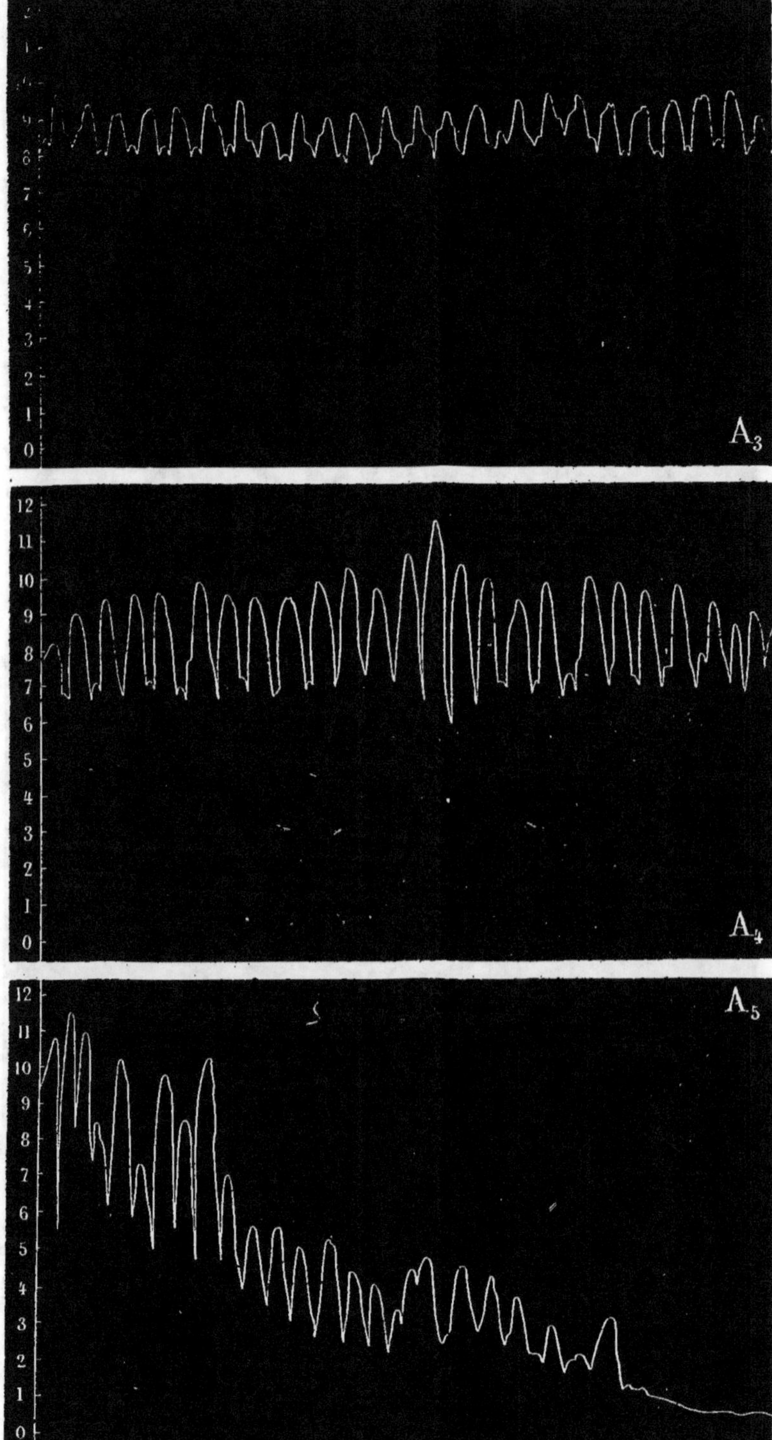

Fig. 15. — Action du salicylate de soude sur la tension sanguine chez le chien.
[Suite et fin de l'expérience de la figure 14.]

Voir la suite de la légende p. 280.)

Cinq minutes après le tracé **A₂**, on a pratiqué une nouvelle injection de 2 grammes de salicylate de soude, puis sept minutes après, une autre injection de 3 grammes. A ce moment, la fréquence des respirations s'est élevée à 40 et celle du pouls à 156. Pression moyenne 19,3.

A₃. — Tracé pris quinze minutes après la dernière injection (en tout jusqu'ici 9 grammes). Pression moyenne 18,5 (amplitude maxima des oscillations 2,5). Pouls 120, irrégulier, fait varier très diversement la pression qui n'est plus influencée par les mouvements respiratoires. Respiration 50.

A₄. — Tracé pris six minutes après le précédent et à la suite de deux nouvelles injections de 3 grammes chacune, à quatre minutes d'intervalle, soit, en totalité, 15 grammes. Respiration très fréquente. Pouls ralenti, 84. Léger abaissement de tension, moyenne 17. Oscillations très irrégulières, variant de 1 à 2, 4 à 5, et jusqu'à 11 centimètres.

A₅. — Tracé pris trois minutes après le précédent. Tension moyenne au début, encore 17, mais variations considérables suivant que le myocarde se contracte ou se relâche (oscillations de 11, 5 à 23,5). Bientôt se montre un abaissement rapide et, en moins de trente secondes, la pression tombe à 0. Le cœur, déjà notablement ralenti (60-68), très irrégulier et très inégal, s'arrête quand la pression est à 2 centimètres, trente-huit minutes après le début de l'expérience.

Convulsions cloniques et toniques au moment de l'arrêt. Cœur en diastole, inexcitable par la faradisation ; contractions musculaires paresseuses. Rigidité cadavérique précoce. [D'après M. Blanchier.] (*Réduction de moitié.*)

causée surtout par l'introduction brutale dans son organisme d'une dose considérable, par de l'excitation, une augmentation de la sécrétion salivaire, des gémissements, une agitation et des cris pendant lesquels la tension artérielle monte au-dessus de 24 centimètres de mercure.

Cinq minutes après la prise de ce tracé, on pratique une nouvelle injection de 2 grammes de salicylate de soude, puis, après un intervalle de sept minutes, on injecte encore 3 grammes de salicylate. La fréquence des mouvements respiratoires atteint alors 40 et la carotide donne 156 pulsations. La tension artérielle moyenne est de 19 cent. 3. Les mouvements respiratoires sont réguliers, tandis que les contractions cardiaques sont très irrégulières. L'animal est dans un état d'agitation intense. Un quart d'heure après la dernière injection, et l'animal s'étant un peu calmé, on prend un nouveau tracé (A₃, fig. 15) qui montre un abaissement de tension et une diminution du nombre des contractions cardiaques. Le nombre des pulsations est tombé à 120, tandis que le nombre des respirations, au contraire, est arrivé jusqu'à 50. La tension moyenne est de 18 cent. 5 de mercure, par conséquent toujours supérieure à la tension du début de l'expérience, quoique inférieure à la tension moyenne de la période précédente. Le pouls continue à être irrégulier et fait varier la pression d'une façon très inégale, mais cette pression n'est plus influencée par les mouvements respiratoires. L'amplitude des oscillations extrêmes a diminué et ne dépasse guère 2 cent. 5.

On pratique à ce moment une nouvelle injection, massive cette fois, de 6 grammes de salicylate de soude, en deux séries de 3 grammes à quatre minutes d'intervalle, ce qui porte à 15 grammes la totalité de la dose injectée ; et, sous cette influence, on voit, sur un tracé (A₄, fig. 15) pris six minutes après le précédent et immédiatement après la dernière injection, le nombre des pulsations cardiaques diminuer dans une assez notable proportion en même temps que la tension moyenne subit aussi une dépression accentuée. Les oscillations de la pression sont très irrégulières, les unes à peine sensibles, tandis que les autres présentent des écarts variant de 2 à 6 et jusqu'à 11 centimètres : les variations extrêmes vont, en effet, de 11 cent. 8 à 23 centimètres, de sorte que les deux phénomènes de systole et de diastole cardiaques sont caractérisés par une amplitude dépassant beaucoup l'amplitude normale.

La respiration est devenue très fréquente et presque impossible à compter, le pouls est ralenti par rapport à ce qu'il était précédemment, le nombre des pulsations n'étant plus que de 84, et on observe un léger abaissement de la tension moyenne, puisque, malgré les écarts considérables sur lesquels je viens d'attirer votre attention, le chiffre moyen de la tension est seulement de 17 centimètres de mercure.

Le cinquième tracé (A$_5$, fig. 15) est pris trois minutes après le précédent, et quelques instants avant la mort. Au début, la tension moyenne est encore assez élevée, car elle est égale à 17 centimètres de mercure; mais, comme dans la période précédente, elle éprouve des variations considérables qui vont de 11 cent. 5 à 23 cent. 5, suivant que le myocarde se contracte ou se relâche, puis d'une façon rapide et cependant régulière, progressive, on voit la tension diminuer et en moins de trente secondes elle est presque arrivée à 0. Le cœur, déjà notablement ralenti, très irrégulier et très inégal, s'arrête en diastole quand la tension est tombée à 2 centimètres.

Au moment où le cœur va s'arrêter, l'animal est pris de convulsions cloniques et toniques qui n'ont aucun retentissement sur le myocarde. La rigidité cadavérique survient très rapidement. Avant qu'elle apparaisse, la faradisation fait contracter les muscles, mais ils réagissent paresseusement. Quant au myocarde, il est absolument inexcitable.

A l'autopsie, on trouva dans le péricarde quelques gouttes de sérosité donnant une coloration violette intense avec le perchlorure de fer. Le cœur droit était gorgé de sang noir et incomplètement coagulé, le cœur gauche était vide. Poumons hyperémiés à la surface et gorgés de sang à l'intérieur, présentant des plaques d'emphysème et des taches ecchymotiques disséminées, mais pas d'ecchymoses vraies. Foie et reins hyperémiés. Estomac congestionné au niveau de la partie moyenne de la grande courbure. Congestion du duodénum et du rectum; ce dernier présente en outre quelques ecchymoses. Vessie fortement distendue par une grande quantité d'urine à réaction acide, donnant une coloration intense avec le perchlorure de fer, mais ne contenant que très peu d'acide salicylique libre. La présence du salicylate de soude, mais non celle de l'acide salicylique libre, fut constatée dans la bile et le liquide céphalo-rachidien.

Voici une autre expérience qui a été réalisée dans le but de recher-

cher quelle était l'intervention des pneumogastriques dans les phénomènes d'intoxication sous l'influence du salicylate de soude. (Fig. 16).
L'animal qui fait l'objet de cette expérience est un jeune chien
mâtiné, vigoureux, du poids de 14 kg. 500, curarisé et soumis à la
respiration artificielle. Il a absorbé, en plusieurs fois, 11 grammes
de salicylate de soude et on a pratiqué sur lui, dans des conditions
que je vais vous indiquer, la section des deux pneumogastriques,
successivement; et, malgré cette section, l'augmentation de tension
est encore considérable. A l'état normal, le nombre des pulsations
était de 100, amples et assez régulières, et la tension artérielle
moyenne de 12 centimètres de mercure : elle variait de 10,6 à 13,4.
On pratique une injection de 4 grammes de salicylate de soude par la
veine saphène. La tension s'élève et manifeste ces grandes oscillations
sur lesquelles j'attirais votre attention tout à l'heure; les maxima
atteignent jusqu'à 17 et 18 centimètres et la tension moyenne est de
13 cent. 5, mais la fréquence et le rythme du pouls ne varient pas
sensiblement. Après quinze minutes, on pratique une nouvelle injection de 3 grammes de salicylate de soude; on voit alors le nombre
des pulsations passer de 100 à 112 et la tension moyenne subir un
léger abaissement jusqu'à 12,3 avec des oscillations assez uniformes,
aussi bien celles provoquées par les mouvements cardiaques que
celles dues aux mouvements respiratoires. Après un quart d'heure,
le nombre des pulsations s'abaisse à 80 et elles sont irrégulières, tandis
que la pression moyenne remonte à 13,6. Les oscillations varient
entre 8 centimètres et 19 cent. 2. La tension n'est plus modifiée par
les mouvements respiratoires, mais les oscillations que lui font
éprouver les contractions cardiaques ont une très grande amplitude,
atteignant parfois 8 à 9 centimètres. (Fig. 16, B_1, partie gauche du
tracé). Les résultats exposés précédemment nous ont appris que c'est
précisément le moment où l'on voit survenir l'irrégularité et la diminution du nombre des pulsations cardiaques qui indique l'imminence
du danger par le fait du salicylate de soude.

A ce moment, on pratique la section d'un des pneumogastriques,
section qui est suivie d'une augmentation considérable du nombre
des contractions cardiaques, ainsi que d'une élévation de la tension
sanguine; puis, presque immédiatement, on coupe le deuxième pneumogastrique. Le nombre des pulsations cardiaques subit un nouvel
accroissement et la tension sanguine atteint son maximum. Avant la
section, le pouls battait 76-80 et la tension artérielle moyenne était
de 14 centimètres de mercure. Ces chiffres, comparés à ceux de l'état
normal : pulsations 100, tension moyenne 12, démontrent que l'influence du salicylate de soude était en puissance et déjà accentuée
(fig. 16, B_1). Le nombre des pulsations cardiaques est monté à 192
à la suite de la section du premier pneumogastrique et à 280 à la

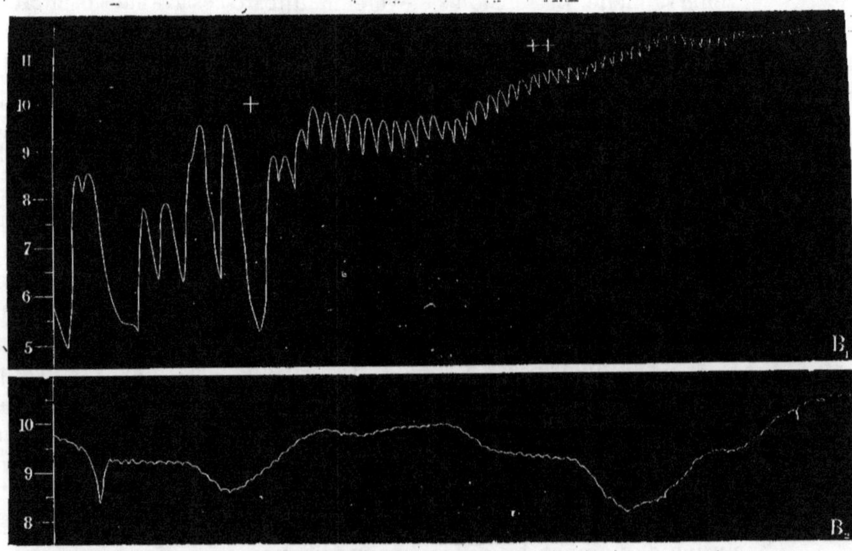

Fig. 16. — Démonstration de la persistance et de l'intégrité des propriétés fonctionnelles des pneumogastriques au cours de l'intoxication par le salicylate de soude.

(Voir la suite de la légende p. 284.)

Jeune chien mâtiné, vigoureux, de 14 kilos 500. Curarisation et respiration artificielle à raison de vingt insufflations par minute. Injections veineuses successives par la veine saphène. Tracés kymographiques pris dans la carotide.

B₁. — Tracé pris quinze minutes après deux injections de 4 grammes et 3 grammes de salicylate de soude à un quart d'heure d'intervalle. On remarque, au début du tracé, les grandes oscillations avec irrégularités qui caractérisent la période d'état du cœur et de la circulation dans l'intoxication salicylique. Section successive de chacun des pneumogastriques. La section du premier marquée par une croix + correspond à la dernière dépression à droite dans la période des grandes oscillations; elle est accompagnée d'une élévation brusque et très notable de la tension artérielle et d'une accélération considérable des contractions du myocarde. La section du second pneumogastrique, pratiquée quelques instants après et marquée par une double croix ++ provoque également une surélévation de la tension et une nouvelle augmentation de fréquence. A ce moment, les oscillations deviennent uniformes et de faible amplitude. Avant la section : pouls 76-80, pression moyenne 12,0-13,5. Après la section du premier pneumogastrique : pouls 192, pression moyenne 19. Après la section du deuxième pneumogastrique : pouls 280, pression moyenne 22-23.

B₂. — Tracé pris dix minutes après le précédent. Pouls très petit et très rapide, 216. Pression moyenne 18,6 variant dans des limites assez restreintes, de 16,5 à 20,8. Oscillations lentes et très inégales, décrivant une courbe irrégulière. Par moments, chutes brusques, de près de deux centimètres, dues à un relâchement diastolique. [D'après M. Blanchier.]

suite de la section du deuxième; en même temps, la tension moyenne passait successivement à 19, à 21 et même 23 centimètres. Les oscillations manométriques étaient uniformes et de faible amplitude.

Un deuxième tracé (B₂, fig. 16) a été prélevé dix minutes après le précédent. Le nombre des pulsations est de 216 et on remarque cette particularité que ces pulsations sont devenues extrêmement petites, même par rapport à celles de la période précédente. Les oscillations de la pression artérielle sont très lentes et très inégales, mais cette pression ne varie que dans des limites assez restreintes, de 16,5 à 20,8. Les oscillations décrivent une courbe irrégulière et sont lentes; on remarque, par moments, des chutes brusques, de près de 2 centimètres, dues à un relâchement diastolique. On pratique une nouvelle injection de 2 grammes de salicylate de soude et on prend immédiatement un nouveau tracé (B₃, fig. 17). Le pouls s'est ralenti, est devenu plus ample, mais très irrégulier : sa fréquence varie de 128 à 80. La pression s'est abaissée et oscille entre 8,4 et 12,6. Il ne s'est pas encore écoulé un quart d'heure depuis la section des pneumogastriques. Les pulsations cardiaques sont ralenties, irrégulières, mais on remarque une notable augmentation de l'amplitude par rapport à celle de la phase précédente.

L'abaissement de la tension sanguine indique évidemment que l'expérience touche à sa fin, c'est-à-dire que l'action toxique approche de son maximum; et en effet, dans la dernière partie de l'expérience, on voit cette action toxique se manifester exactement comme nous venons de le voir tout à l'heure, chez l'animal dont les deux pneumogastriques étaient intacts et qui n'était soumis ni à l'action du curare ni à la respiration artificielle. On voit les contractions cardiaques s'affaiblir, diminuer peu à peu, régulièrement, et tendre vers zéro. C'est ce que montre le dernier tracé relatif à cette expérience (B₄, fig. 18). Auparavant, on s'était assuré que la faradisation du bout central du sciatique était encore capable de modifier la tension. Ce dernier tracé a été pris immédiatement après une nouvelle injec-

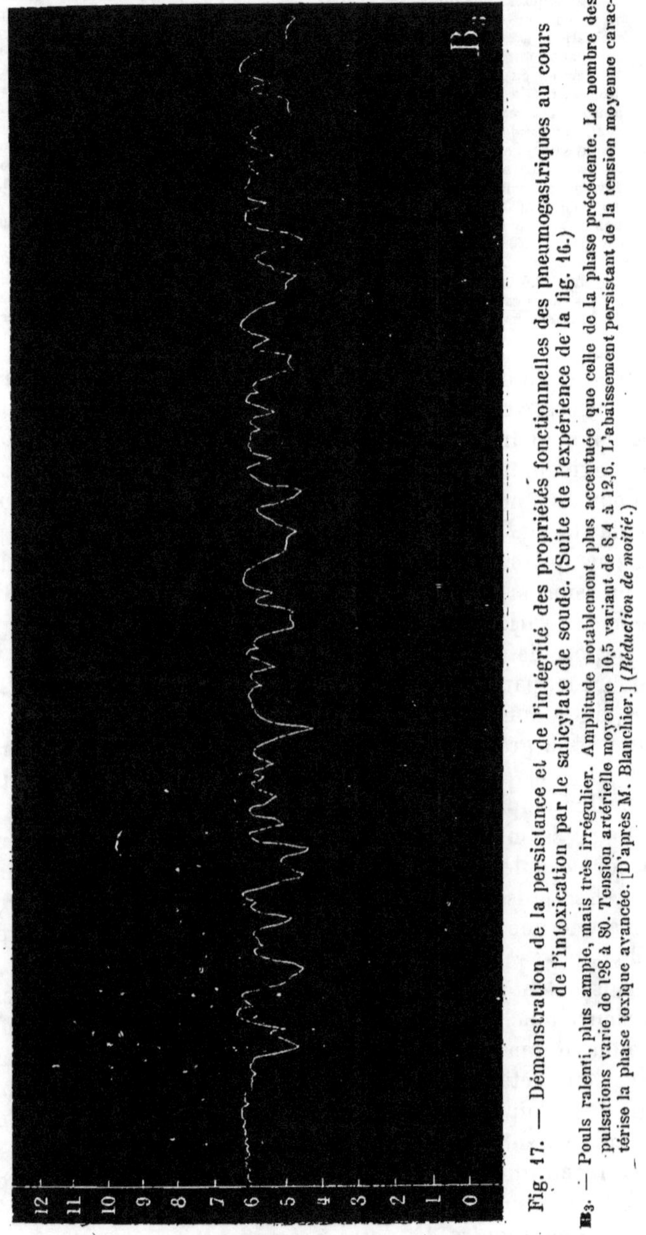

Fig. 17. — Démonstration de la persistance et de l'intégrité des propriétés fonctionnelles des pneumogastriques au cours de l'intoxication par le salicylate de soude. (Suite de l'expérience de la fig. 46.)

B₃. — Pouls ralenti, plus ample, mais très irrégulier. Amplitude notablement plus accentuée que celle de la phase précédente. Le nombre des pulsations varie de 128 à 80. Tension artérielle moyenne 10,5 variant de 8,4 à 12,6. L'abaissement persistant de la tension moyenne caractérise la phase toxique avancée. [D'après M. Blanchier.] (*Réduction de moitié.*)

tion de 2 grammes de salicylate, effectuée vingt minutes après la section des pneumogastriques. A ce moment le nombre des pulsations était de 80 et la tension moyenne de 5 centimètres de mercure. Cette tension baisse rapidement et d'une façon assez régulière,

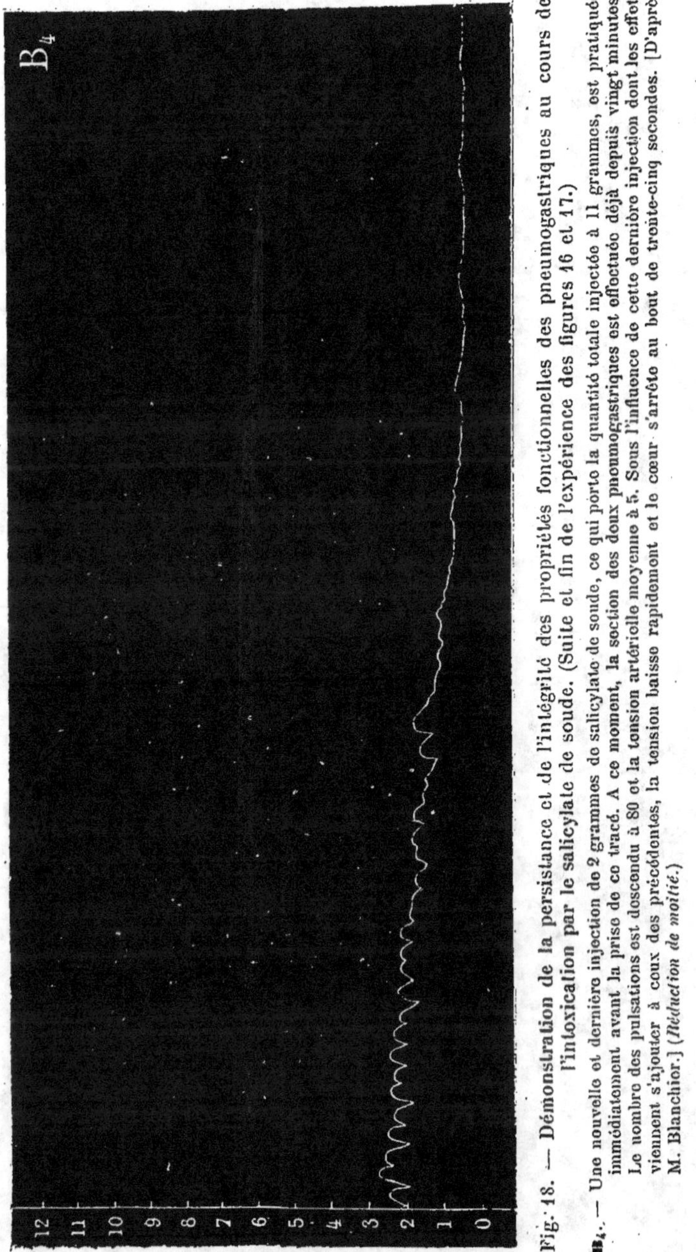

Fig. 48. — Démonstration de la persistance et de l'intégrité des propriétés fonctionnelles des pneumogastriques au cours de l'intoxication par le salicylate de soude. (Suite et fin de l'expérience des figures 16 et 17.)

B4. — Une nouvelle et dernière injection de 2 grammes de salicylate de soude, ce qui porte la quantité totale injectée à 11 grammes, est pratiquée immédiatement avant la prise de ce tracé. A ce moment, la section des deux pneumogastriques est effectuée déjà depuis vingt minutes. Le nombre des pulsations est descendu à 80 et la tension artérielle moyenne à 5. Sous l'influence de cette dernière injection dont les effets viennent s'ajouter à ceux des précédentes, la tension baisse rapidement et le cœur s'arrête au bout de trente-cinq secondes. [D'après M. Blanchier.] (*Réduction de moitié.*)

et le cœur s'arrête trente-cinq secondes après cette dernière injection.

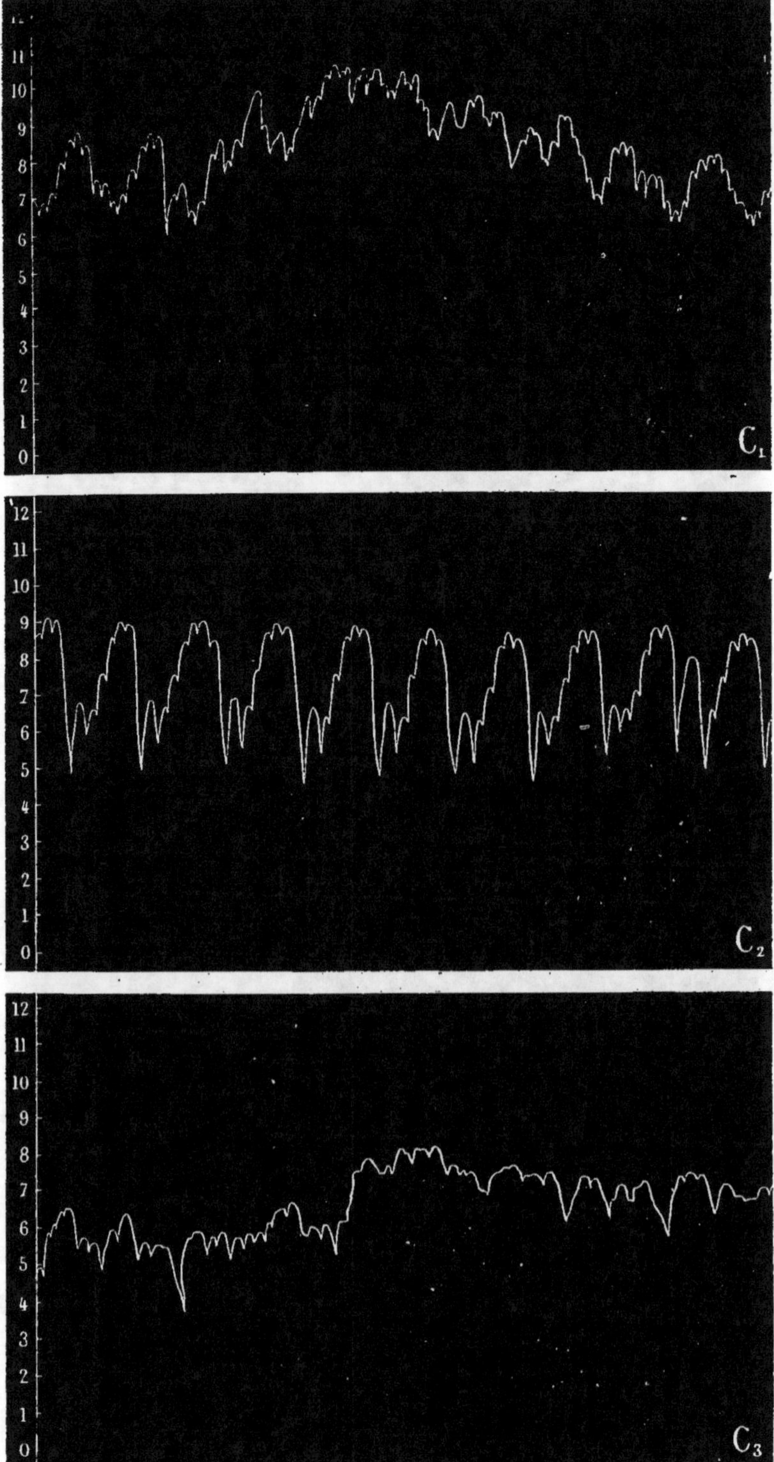

Fig. 19. — Démonstration de l'intégrité et de la persistance de la neurilité
au cours de l'intoxication par le salicylate de soude.

(Voir la suite de la légende p. 288).

Jeune chien mâtiné, de 8 kilos 300. Curarisation et respiration artificielle à raison de vingt insufflations par minute. Injections veineuses successives par la veine saphène. Tracés kymographiques pris dans la carotide.
Isolement, ligature et section du sciatique.
A l'état normal; nombre des pulsations 100, régulières, d'ampleur moyenne; tension moyenne 10,3
variant de 10 à 14,6.
C_1. — Tracé pris seize minutes après la section du sciatique et treize minutes après une première injection de 5 grammes de salicylate de soude. Tension moyenne 14 variant de 11
à 17. Pulsations 160. La faradisation du sciatique fait monter la tension jusqu'à 21, accélère le cœur et, surtout, trouble le rythme d'une façon notable. L'influence des mouvements respiratoires sur la pression sanguine est encore manifesté.
C_2. — Tracé pris cinq minutes après le précédent. Tension moyenne 14. Pulsations 124. Le pouls
est irrégulier et au moment de l'expiration il y a une chute brusque de la pression qui
l'abaisse de 6 à 8 centimètres.
A cinq minutes d'intervalle, deux nouvelles injections successives de 2 grammes salicylate, ce qui
porte à 9 grammes la quantité totale injectée.
C_3. — Tracé pris une minute après la dernière injection de salicylate. Pression moyenne 13. Pulsations 150, toujours irrégulières. La faradisation du sciatique trouble le rythme mais n'élève
pas beaucoup la pression qui monte seulement de 12 à 16,4. Elle provoque une émission
d'urine, des mouvements convulsifs et des mouvements respiratoires spontanés qui ne
retentissent ni sur le cœur ni sur la pression.
A partir de ce moment, la tension baisse, et la faradisation du sciatique devient incapable de la
faire remonter. Dans cette expérience, il faut attribuer l'accélération du pouls aux excitations
répétées pratiquées sur le nerf sciatique [D'après M. Blanchier.] (*Réduction de moitié*.)

Les résultats ont été les mêmes lorsque le salicylate de soude était
administré aux animaux par voie d'ingestion.

Une dernière expérience vient démontrer que la neurilité n'est pas
abolie par le salicylate de soude, et que les excitations artificielles
pratiquées sur un nerf tel que le sciatique provoquent les mêmes
phénomènes qu'à l'état normal, lorsque l'animal est sous l'influence
de doses même fortes de salicylate. Les tracés de la figure 19 justifient cette assertion. Ils concernent un jeune chien mâtiné, de 8 kg. 300,
curarisé et chez lequel on pratique la respiration artificielle. A l'état
normal, la tension artérielle moyenne est représentée par 12 cent. 3
de mercure et le nombre des pulsations est de 100, régulières et
d'ampleur moyenne. On découvre le sciatique, on le lie et on le sectionne : la pression s'élève et le cœur se trouble un peu au moment
de l'opération. On injecte par la veine saphène 5 grammes de salicylate de soude. Pendant cette injection, la pression monte et atteint,
au maximum, 24 centimètres; elle présente de grandes oscillations.
La faradisation du bout central du sciatique fait monter la pression
et trouble le rythme des contractions cardiaques, qu'il accélère, d'une
façon générale. Après l'électrisation, la pression revient à son niveau
primitif, mais présente de grandes oscillations et le pouls reste irrégulier. A partir du moment où, sous l'influence de la dose mortelle de
salicylate de soude, la tension artérielle commence à baisser d'une
façon accentuée et continue, la faradisation du sciatique devient
incapable de la faire remonter. Dans cette expérience, l'accélération
du pouls, que l'on observe au lieu du ralentissement habituel déterminé par le salicylate, doit être attribuée aux excitations répétées
que l'on a pratiquées sur le nerf sciatique.

La vitesse du sang est augmentée, — ainsi qu'on peut le constater directement au moyen de l'hémodromomètre, — par suite de l'augmentation d'énergie fonctionnelle du myocarde et de la dilatation périphérique. L'influence vaso-dilatatrice est particulièrement remarquable dans les organes splanchniques où elle se révèle par l'hyperémie considérable des viscères abdominaux, constamment observée à l'autopsie. Cette action cesse complètement si l'on pratique la section de la moelle au-dessous du bulbe.

Il est plus facile, maintenant, de synthétiser les phénomènes dont les résultats expérimentaux viennent d'être mis sous vos yeux. Un premier effet de l'action exercée par le salicylate de soude sur le cœur et la circulation consiste dans une élévation plus ou moins marquée de la tension, élévation ne dépassant pas toutefois 4 à 5 centimètres de mercure : cette augmentation apparaît dès le début et ne s'accroît pas sensiblement sous l'influence de nouvelles doses. Les oscillations de la pression présentent des variations devenant d'autant plus marquées et plus considérables que les doses sont elles-mêmes plus élevées. Avec la dose toxique apparaît, en même temps que de l'irrégularité dans les oscillations, un abaissement progressif et rapide de la tension jusqu'à 0.

Quant à ce qui concerne le cœur, l'effet prédominant consiste dans un ralentissement avec irrégularités, mais, au début, on constate une légère accélération du nombre des contractions cardiaques, à moins que le cœur ne soit déjà accéléré. L'augmentation d'énergie est très nette et sensible, et les contractions des ventricules élèvent souvent la tension sanguine de 3, 4 et jusqu'à 5 centimètres de mercure au-dessus du niveau moyen ; mais, en même temps, on voit survenir une diastole d'amplitude équivalente à cette systole, c'est ce qui produit ces oscillations considérables, dont les différences extrêmes atteignent jusqu'à 10 et 13 centimètres, que vous avez vues dans les quatre expériences dent les résultats ont passé sous vos yeux. A partir des doses toxiques, on observe que les mouvements respiratoires et même les mouvements convulsifs que peut présenter l'animal, n'influencent plus d'aucune façon le cœur et la tension sanguine.

Quant à la section des pneumogastriques, l'expérience prouve qu'elle produit toujours ses effets ordinaires, même un certain temps après que le cœur est sous l'influence du salicylate de soude et alors que ce cœur est déjà très ralenti et sur le point de manifester les phénomènes ultimes que l'intoxication exerce sur lui. D'autre part, l'électrisation du sciatique exerce également ses manifestations habituelles, moins prononcées cependant lorsque la dose du salicylate est assez forte, c'est-à-dire qu'elle se traduit, comme chez les animaux sains, par la recrudescence du nombre des mouvements cardiaques, et cela jusqu'au voisinage de la mort.

Il est impossible d'expliquer autrement que par une influence exercée par le salicylate de soude sur le système nerveux central, sur les ganglions automoteurs et sur le myocarde lui-même, la série des phénomènes que je viens de résumer. Et en effet, quelques observateurs ont voulu faire dépendre ces manifestations de la seule action exercée par le salicylate de soude sur le cœur lui-même et sur ses ganglions automoteurs, mais cette explication est absolument insuffisante, parce que l'augmentation de tension si nette et si intense, surtout au début de l'expérience, ne peut s'expliquer que par une influence sur les centres vaso-moteurs et notamment sur le bulbe. A cette période, l'action du myocarde et celle des ganglions automoteurs n'entrent pas encore en jeu, puisque les pulsations cardiaques sont à peine modifiées lorsque l'augmentation notable de tension s'est déjà produite, et c'est à une action centrale qu'il faut exclusivement rapporter ce premier phénomène. Le ralentissement des contractions et l'augmentation d'énergie peuvent, au contraire, s'interpréter comme une conséquence de l'excitation des terminaisons des nerfs d'arrêt dans le myocarde, sans que les centres vaso-moteurs soient nécessairement influencés directement.

D'autre part, l'accélération du pouls que l'on observe au début est évidemment due à une excitation exercée par le salicylate de soude sur les nerfs accélérateurs, ainsi que sur les ganglions intracardiaques et sur le myocarde lui-même : ces actions combinées l'emportent alors sur l'action modératrice des vagues. Nous allons voir, dans un moment, que la part revenant au myocarde, dans ces phénomènes, est une part très importante, prouvée non seulement par la myographie du cœur chez les animaux à sang froid, mais même par l'étude des modifications qu'éprouvent d'autres muscles, tels que le gastrocnémien de la grenouille par exemple. Pour ce qui regarde le ralentissement qu'on observe ensuite, il est bien dû à une excitation du bulbe transmise par les pneumogastriques et non à une paralysie des ganglions cardiaques, cela est absolument prouvé par les résultats obtenus au cours de cette expérience dans laquelle on a pratiqué successivement la section des deux pneumogastriques, section qui a amené immédiatement une très grande accélération des contractions cardiaques en même temps qu'une nouvelle augmentation de la tension artérielle (voir le tracé B_1, fig. 16, p. 283). Les irrégularités qu'on peut observer à une certaine période de l'intoxication doivent être attribuées à des troubles de l'innervation provoqués par l'excitation du bulbe, des pneumogastriques, des ganglions automoteurs, et même probablement aussi à l'excitation exercée, depuis le début et mieux encore à une période assez avancée, sur le myocarde directement.

Le rôle du bulbe et celui des nerfs vagues paraissent être prédominants dans la production de ce phénomène, attendu que l'on obtient, après la section des vagues, sinon la disparition complète, au moins une notable atténuation des irrégularités (voir le tracé B$_1$, fig. 16, p. 283), mais cependant, les ganglions y contribuent également, puisque des irrégularités peuvent encore se produire après la section des pneumogastriques, lorsqu'on vient à injecter de nouvelles quantités de salicylate de soude (voir le tracé B$_3$, fig. 17, p. 285).

L'augmentation d'énergie de la systole cardiaque est due, plus particulièrement, à l'excitation des ganglions du myocarde et à l'excitation du myocarde lui-même : en raison du ralentissement, les contractions manifestent d'autant plus d'énergie qu'elles sont moins fréquentes. Comme toujours, nous voyons ces excitations sur les différents appareils amener finalement leur paralysie, de sorte qu'à un moment donné, la paralysie et l'épuisement succèdent fatalement à cette excitation du début. C'est ainsi qu'il faut interpréter le ralentissement ultime du pouls, la chute de pression et l'arrêt du cœur par la paralysie et l'épuisement du système nerveux central et ganglionnaire.

Je vous ai dit, Messieurs, que l'action exercée par le salicylate sur le myocarde était une action extrêmement importante et qui devait entrer, pour beaucoup, en ligne de compte dans l'interprétation des phénomènes dont les résultats viennent de passer sous vos yeux. Et en effet, lorsqu'on examine la façon dont les animaux à sang froid réagissent sous l'influence du salicylate de soude, on voit les phénomènes tétaniques manifester une intensité exceptionnelle chez ces animaux : au début, chez la grenouille, on peut remarquer, dans tout le système musculaire, une augmentation de l'excitabilité qui fait place, au bout d'un certain temps, à une diminution très notable. Mais cette excitabilité peut avoir deux origines différentes : elle peut provenir soit d'une influence exercée sur les cellules nerveuses, soit d'une influence portant originairement sur les cellules musculaires, et l'expérimentation seule peut répondre sur le point de savoir a laquelle de ces deux influences il faut rapporter ces phénomènes. Des recherches qui ont été faites dans ces dernières années, par M. Livon, il résulte qu'on peut observer sur la grenouille, sous l'influence du salicylate de soude, un tétanos rythmique tout à fait régulier dû à l'épuisement rapide du muscle suivi d'une très rapide réparation. Lorsqu'on cherche à faire la myographie du gastrocnémien de la grenouille sous l'influence du salicylate de soude, on peut voir se produire ces phénomènes qui ont été si bien mis en évidence par M. Richet dans ses études de myographie et qu'il a appelés phénomènes de contraction initiale et addition latente, le dernier consistant principalement en ce qu'une nouvelle excitation vient impressionner la cellule musculaire alors que l'excitation précédente n'a pas encore complètement achevé son effet, de sorte que ces excitations s'ajoutent, se superposent en quelque sorte; il en résulte une sorte de contracture tétanique du muscle ainsi soumis à des excitations suffisamment rapprochées, la nouvelle excitation portant sur le muscle encore contracturé, jusqu'au moment où la fatigue musculaire l'emportant, la contracture finit par cesser : c'est seulement dans ces conditions que le muscle arrive à se détendre.

Dans ces circonstances, comme l'a montré M. RICHET, l'extinction rapide de la contractilité est due plutôt à l'épuisement provoqué par les convulsions qu'à une action particulière spéciale exercée par la substance médicamenteuse ou toxique sur la fibre contractile. En résumé, on observe la succession des phénomènes suivants : 1° accroissement de l'excitabilité; 2° phénomène de l'addition latente; 3° excitabilité décroissante; 4° épuisement prompt, mais réparation également prompte, ce qui donne lieu au tétanos rythmique et à la contraction initiale. Le tétanos s'établit alors par une succession de secousses formant une ligne brisée, les constrictions et les relâchements s'effectuant suivant un rythme régulier; et en même temps, le muscle tétanisé rythmiquement est sous l'influence du phénomène constituant la contracture musculaire.

Il en résulte que, en ce qui concerne le cœur, nous devons penser que, tout en n'éloignant pas absolument l'idée d'une action particulière, d'une action topique exercée par le salicylate de soude sur les éléments anatomiques musculaires du myocarde, c'est certainement l'action nerveuse venant impressionner le muscle qui doit entrer, pour la plus grande part, en ligne de compte dans l'interprétation des phénomènes. La preuve, c'est que, dans certaines conditions un peu particulières, on peut arriver à déterminer, dans le muscle de grenouille soumise à l'action du salicylate de soude, un tétanos à forme se rapprochant très étroitement du tétanos électrique banal qu'on peut déterminer dans les muscles lorsqu'on les soumet à des séries de décharges électriques suffisamment intenses et surtout suffisamment rapprochées.

Il y a encore un autre point à considérer dans l'action exercée par le salicylate de soude sur le cœur et la circulation, et l'on est en droit de se demander dans quelle mesure le sang intervient, c'est-à-dire de quelle manière le sang est impressionné par l'acide salicylique ou le salicylate de soude, et si l'impression que cette humeur subit de la part de cette substance toxique ne doit pas entrer elle-même en ligne de compte pour interpréter les phénomènes que nous venons de passer en revue. L'action exercée par le salicylate de soude sur le sang est une action, en somme, assez peu intense et assez peu efficace. Je vous ai déjà signalé ce fait que le salicylate de soude modère ou arrête les mouvements amœboïdes des leucocytes, qu'il restreint ou suspend leur diapédèse par suite d'une action analogue à celle exercée par le phénol. Il est fort probable qu'il faut faire seule intervenir ici la fonction phénolique de l'acide salicylique pour expliquer ce phénomène, car, à vrai dire, c'est à peu près la seule action physiologique qu'on puisse saisir en ce qui concerne l'action du salicylate de soude sur le sang. Pour que l'on puisse constater des altérations évidentes du fluide sanguin, il faut que le salicylate de soude existe dans le sang en proportion beaucoup plus considérable que celle dans laquelle on l'y trouve à la suite d'une absorption ayant provoqué la mort. Une proportion de 1 p. 100 de salicylate de soude mélangé au sang retarde sa coagulation et détermine la formation d'un caillot diffluent et se séparant moins nettement du sérum. Les hématies conservent beaucoup plus longtemps leur aspect normal, ainsi que leur forme et leurs dimensions ordinaires. Je vous disais tout à l'heure, en étudiant l'action du salicylate sur la respiration, que les gaz du sang ne subissaient, à aucun moment, de trouble dans leur composition normale. Le salicylate de soude n'exerce pas davantage d'action sur les éléments figurés du sang, ne détermine d'aucune façon la formation de précipité dans le sérum sanguin.

Il semble donc qu'il faille laisser l'action exercée sur le sang tout à fait en dehors, en ce qui concerne l'explication relative à l'impression subie par le cœur et la circulation; mais cependant, comme nous n'aurons pas à y revenir, je tiens à vous signaler ici, accessoirement en quelque sorte, un phénomène assez important, au moins relativement aux applications thérapeutiques du salicylate de soude : je veux parler de ce fait que le salicylate de soude, de façon absolument indéniable et reconnue par tous les observateurs, provoque ou facilite les hémorrhagies. Ainsi, on a signalé très souvent des accidents d'hémorrhagies plus ou moins intenses succédant à l'administration de doses relativement peu élevées de salicylate de soude : ces manifestations hémorrhagiques consistaient en des phénomènes de diverse nature. Chez certains individus, on a observé des hémorrhagies gastriques, chez d'autres des hémorrhagies intestinales, chez d'autres des épistaxis. Le plus souvent, lorsque le médicament a été employé chez les femmes, on a observé l'avance des périodes menstruelles et la prolongation de leur durée. De là à admettre une action abortive du salicylate de soude, il n'y avait qu'une distance extrêmement faible qui, comme vous devez bien le penser, a été franchie immédiatement par certains observateurs; et on a prétendu qu'on avait déterminé la provocation de l'avortement sous l'influence d'une médication modérée à l'aide du salicylate de soude, mais à la condition que l'administration en fût prolongée pendant un certain nombre de jours. On a signalé, il y a quelque temps, ce fait de la provocation d'un avortement au cinquième jour de l'administration de 5 grammes de salicylate de soude par vingt-quatre heures. Eh bien, je pourrais répéter, presque mot pour mot, à propos de cette prétendue propriété abortive du salicylate de soude, ce que j'ai dit l'année dernière à propos de l'action abortive du sulfate de quinine et des sels de quinine en général[1]. Cependant, il semble, d'après les observations qui ont été publiées de différents côtés, que l'action pour ainsi dire liquéfiante du salicylate de soude sur le sang soit plus intense, plus marquée que ne l'est l'action des différents sels de quinine, et que l'état de gravidité de l'utérus exerce une influence accentuée sur cette propriété fluidifiante et hémorrhagipare du salicylate; et en définitive, ce qu'il faut retenir, au point de vue de la pratique de l'art médical, c'est que, dans tous les cas où l'utérus est gravide, dans tous les cas où l'on se trouve en présence d'une femme enceinte prédisposée aux avortements, aux fausses couches, ou bien ayant une tendance aux métrorrhagies, il sera au moins sage et prudent de restreindre dans une large mesure, sinon même d'abandonner complètement la médication à l'aide du salicylate de soude.

Pour ce qui concerne l'action du salicylate de soude ou de l'acide salicylique sur la respiration, le cœur et l'appareil circulatoire, nous voyons qu'il existe une relation assez constante entre le nombre des pulsations cardiaques et la tension, que l'élévation de tension artérielle produite peut être imputée, en grande partie, à l'accélération des contractions cardiaques. L'augmentation de tension concorde fort bien, en effet, avec cette accélération; puis, à la fin, le nombre des pulsations diminue par le fait de ces intermittences rythmiques que je vous ai signalées sur les tracés. Le retour à la tension normale, lorsque les doses ne sont pas suffisantes pour que l'animal succombe, se fait par suite d'une vaso-dilatation périphérique tout à fait remarquable, s'effectuant surtout dans les organes splanchniques.

En définitive, l'action sur l'appareil circulatoire et le cœur peut être résumée ainsi. Chez les grands animaux, tout d'abord, augmentation de la fréquence du pouls, augmentation de l'énergie de la systole, augmentation de la pression intra-vasculaire, dilatation des capillaires et augmentation notable de la vitesse du courant sanguin. Il nous faut retenir ce fait de l'augmentation de la vitesse du courant sanguin, parce qu'il nous permettra d'interpréter ce résultat, constamment observé chez les sujets dont l'appareil rénal est intact, de l'action diurétique intense exercée par le salicylate de soude. Puis, à ces phénomènes, fait suite une diminution de l'excitabilité cardiaque et, lorsque les doses sont suffisantes, lorsqu'elles atteignent, par exemple, 1 gramme par kilogramme d'animal, on peut voir le

---

1. Voir : *Leçons de Pharmacodynamie et de matière médicale*, 3ᵉ série, p. 124.

pouls devenir irrégulier, intermittent, la pression s'abaisser, le cœur s'arrêter en diastole ; et alors on observe des congestions viscérales, surtout de la congestion des reins.

L'action exercée sur les centres vaso-dilatateurs bulbaires est évidente, et c'est un fait qui vient s'ajouter précisément à ceux sur lesquels j'attirais tout à l'heure votre attention relativement à l'excitation des centres bulbaires en général. On en a la preuve certaine dans ce fait expérimental que l'anémie remplace très rapidement l'hyperémie viscérale lorsqu'on pratique la section de la moelle au-dessous du bulbe. Enfin, la mort se produit par paralysie du cœur qui s'arrête en diastole, et non par asphyxie, comme l'ont dit un certain nombre d'auteurs.

Chez les petits animaux, comme la grenouille, par exemple, la succession des phénomènes que je viens de décrire et qui se produit dans un temps relativement long chez les animaux à sang chaud, cette succession de phénomènes est beaucoup plus rapide et se produit dans un espace de temps beaucoup plus court, d'une façon beaucoup plus frappante.

ACIDE SALICYLIQUE. — ACTION SUR LA TEMPÉRATURE, LES SÉCRÉTIONS ET LA NUTRITION, LE SYSTÈME NERVEUX. — ROLE CONGESTIF ET HÉMORRHAGIPARE DU SALICYLATE DE SOUDE DANS LA PRODUCTION DES ACCIDENTS.

Action sur la température. — La façon dont nous avons vu le salicylate de soude et l'acide salicylique réagir en présence de certains systèmes anatomiques, notamment de la respiration et de la circulation, peut déjà nous permettre de prévoir la façon dont cette substance médicamenteuse va intéresser la température. Du côté de la respiration, nous avons vu qu'aux doses faibles il ne se produit absolument aucune modification et que les modifications, si constantes et si intéressantes en même temps, qui se produisent sous l'influence de certaines doses, ne l'étaient qu'au prix de doses sub-toxiques, voire de doses absolument toxiques. Nous avons constaté qu'il en était de même du côté de l'appareil circulatoire et du cœur; et ces faits seuls nous permettent déjà de prévoir, *a priori*, que l'action exercée par l'acide salicylique ou le salicylate de soude sur la température va être, sinon complètement nulle, au moins extrêmement faible.

Tel est, en effet, le résultat que fournit l'expérimentation soit sur l'homme, soit sur les animaux sains : il n'y a absolument aucune modification thermique sous l'influence des doses médicamenteuses de salicylate de soude ou d'acide salicylique. Lorsque je dis doses médicamenteuses, j'entends parler de ces doses commençant à 2 grammes, en ce qui concerne l'acide salicylique, et s'élevant pour cet acide jusqu'à 5, 6, 7 et 8 grammes par vingt-quatre heures, — doses réfractées, bien entendu, je me suis suffisamment expliqué à ce sujet, — et, en ce qui concerne le salicylate de soude, j'entends parler de doses commençant à 4 grammes et allant jusqu'à 10 et 12 grammes par période de vingt-quatre heures. GERMAIN SÉE rapporte que deux élèves de son service, normaux et bien portants, ont pu prendre jusqu'à 10 grammes par jour de salicylate sans constater la moindre modification dans l'état de leur température.

Il est cependant une circonstance dans laquelle l'action antithermique et, surtout, antipyrétique de l'acide salicylique est véritablement remarquable, tout à fait extraordinaire, et telle que nulle autre substance médicamenteuse n'est capable d'amener un pareil abaissement de température dans de semblables conditions : je fais allusion ici à l'action antipyrétique que le salicylate de soude exerce chez les individus affectés de rhumatisme articulaire aigu et même de goutte aiguë. Bien mieux, en ce qui concerne l'action exercée sur la température, on a vu assez souvent les doses subtoxiques et toxiques de salicylate de soude déterminer, ainsi que je crois vous l'avoir déjà dit, cette élévation thermique paradoxale dont j'ai eu l'occasion de vous entretenir à propos de la quinine, élévation thermique qui s'observe encore bien plus souvent sous l'influence du salicylate de soude et qui peut être interprétée facilement, je crois, comme conséquence de l'action exercée par cette forte dose de salicylate sur la respiration et la circulation.

Mais l'action antithermique n'est pas toujours accompagnée de modification parallèle du pouls, et on peut très bien voir l'abaissement de température, sous l'influence de doses toxiques, coïncider avec une augmentation du nombre des pulsations ; je veux dire que cet abaissement thermique n'attend pas toujours pour se manifester la période que nous avons reconnue être la période finale de l'action toxique du salicylate de soude. Il est donc absolument incontestable d'après ces faits que les modifications thermiques, quand elles se produisent en plus ou en moins, ne sont liées en aucune façon aux modifications imprimées par le salicylate de soude à l'appareil circulatoire. Vous voyez, Messieurs, quel cas vous devez faire de ces assertions que l'on trouve encore dans un certain nombre de livres de thérapeutique relativement à l'action antithermique, banale en quelque sorte, exercée par l'acide salicylique ou le salicylate de soude dans un très grand nombre de circonstances. On a même été jusqu'à prétendre fixer par chiffres des doses de quinine, d'antipyrine ou de salicylate de soude équivalentes au point de vue antithermique : vous verrez ainsi, dans certains ouvrages, qu'une dose de 2 grammes d'acide salicylique est équivalente à 1 gramme de sulfate de quinine. Rien n'est plus faux au point de vue de l'action physiologique, et, d'autre part, rien ne peut être plus préjudiciable, dans certaines circonstances, à la thérapeutique qu'on aurait instituée ; c'est pourquoi j'attire encore votre attention sur ce fait que le salicylate de soude devrait être absolument rayé du nombre des antiseptiques déterminant un abaissement de la température, sauf dans les circonstances particulières du rhumatisme articulaire aigu ou de l'attaque de goutte aiguë; et nous verrons bientôt que, dans ces cas, l'action antipyrétique s'explique de façon très simple et naturelle.

Les expériences relatives à l'action du salicylate de soude sur la température ont été faites pour ainsi dire dès le début de l'introduction de l'acide salicylique ou du salicylate de soude dans la thérapeutique : c'est Fürbringer, Zimmermann et Büss, qui, les premiers, firent des observations à ce sujet. Les observations de Fürbringer, très nettes, très précises, furent cependant infirmées peu après, mais on a reconnu depuis qu'il avait absolument raison. Elles ont porté sur des lapins, sur des chiens, sur des individus et, dans toutes ces circonstances, quelles que fussent les doses, à condition, bien entendu, qu'il ne s'agisse pas de doses toxiques, lorsque l'action de l'acide salicylique ou du salicylate de soude s'est exercée sur les individus ou les animaux normaux, il n'a jamais pu constater une variation thermique sensible, autre que ces variations thermiques qu'on observe sur les individus les plus normaux suivant les conditions d'heures de la journée auxquelles on relève la température.

Il y a cependant une circonstance dans laquelle l'action antithermique de l'acide salicylique peut se montrer, en dehors des cas de rhumatisme articulaire aigu ou de goutte aiguë. Je crois vous avoir indiqué déjà que lorsqu'on déterminait expérimentalement, chez les animaux, une élévation de température par l'injection dans le sang de produits septiques, l'intervention du salicylate de soude déterminait ensuite une abréviation de la durée des accidents et un abaissement thermique assez notable. Lorsqu'il s'agit de fièvre liée à des phlegmasies, les résultats sont absolument nuls, tandis qu'au contraire, dans les fièvres liées à une suppuration, on obtient, dans la plupart des cas, pas dans tous cependant, une défervescence notable. Ces faits ont été vérifiés bien des fois depuis, et ils sont très loin, comme vous pouvez le voir, des assertions qui ont été émises, il y a environ vingt-cinq ans, par un certain nombre d'auteurs allemands. Büss, dont les expériences avaient porté sur des animaux qui n'étaient pas sains, fut le premier partisan de l'action antipyrétique de l'acide salicylique, et John a prétendu que l'action antithermique du salicylate de soude était au moins comparable à l'action antithermique de la quinine, ce qui, en somme, ne signifie pas grand'chose, l'étude que nous avons faite l'année dernière de la quinine nous ayant appris, de façon absolument certaine, que l'action antipyrétique de la quinine sur l'organisme sain était absolument nulle, à moins qu'elle ne fût administrée à dose toxique. John a été jusqu'à prétendre que l'acide salicylique avait un plus bel avenir antipyrétique que la quinine et Köhler l'a préconisé comme un antipyrétique aussi efficace que les bains et la quinine, préférable même à cette dernière parce qu'il n'exerçait pas d'influence nuisible ni sur le cerveau, ni sur les reins, ni sur la muqueuse gastro-intestinale. Ces assertions étaient absolument contraires aux résultats de l'observation et de l'expérience, basées sur des idées préconçues, et les faits n'ont pas tardé à en faire justice. Aucune d'elles ne subsiste, et si je vous les signale, c'est simplement pour vous montrer le danger de cet enthousiasme auquel se laissent quelquefois aller ceux qui, dans l'essai des nouvelles substances médicamenteuses, se laissent guider par des idées préconçues et veulent absolument appliquer à la thérapeutique humaine les propriétés, encore plus ou moins indécises, reconnues à un nouveau produit dans des conditions insuffisamment fixées par l'expérimentation.

Nous dirons donc, en définitive, que l'action antipyrétique du salicylate de soude et de l'acide salicylique est des plus incertaines et qu'elle ne peut s'observer qu'au prix de manifestations toxiques toujours dangereuses, quelquefois même mortelles.

Le mécanisme de cette action me paraît, dans certains cas, assez facile à concevoir : il réside dans l'action antipyrétique exercée sur les centres thermiques, d'une part, et dans l'action bactéricide, d'autre part, comme le démontrent les abaissements de température que l'on peut observer chez l'homme dans les fièvres liées à la suppuration et chez les animaux après injection du pus septique. Il y a cependant une légère restriction à faire à cette conclusion : dans certaines circonstances, l'acide salicylique peut agir efficacement comme défervescent lorsqu'il est associé à des substances médicamenteuses telles que des sels alcalins, notamment le phosphate de soude et le bicarbonate de soude.

Action sur les sécrétions. — L'étude que nous allons faire maintenant de l'action exercée par le salicylate de soude sur les sécrétions va précisément nous permettre d'interpréter en partie ce que je viens de dire à l'instant, car cette étude va nous entraîner à examiner un peu en détail la façon dont la nutrition générale réagit en présence du salicylate de soude et, surtout, à voir comment le salicylate de soude s'élimine par l'urine, ainsi que les modifications qu'il imprime, au cours de son éliminatien, à la composition de cette urine. Je vous ai déjà signalé la rapidité extrême de la diffusion du salicylate de soude dans l'organisme; cette rapidité est telle qu'en général au bout de 15 à 20 minutes, tout au plus, on peut commencer à déceler l'existence de l'acide salicylique dans la sécrétion urinaire; je vous ai indiqué — j'ai même cité à ce sujet une observation très remarquable publiée par LANDAU en 1877, — que la sécrétion urinaire était très souvent augmentée. On pourrait presque dire que, d'une façon générale, à très peu d'exceptions près, l'administration de doses modérées de salicylate de soude exerce une action diurétique incontestable et qui, dans certaines circonstances, entre pour beaucoup dans l'action thérapeutique exercée par cette substance médicamenteuse; mais il y a lieu de faire ici une distinction, distinction qui impose précisément certains ménagements dans l'administration du salicylate de soude. Ces effets diurétiques sont extrêmement variables, suivant l'état du rein, et suivant la maladie de l'individu auquel on administre le salicylate de soude.

Les faits expérimentaux ont prouvé d'une façon absolument certaine actuellement que le salicylate de soude s'éliminant par l'intermédiaire d'un rein normal, parfaitement sain, déterminait une irritation de l'épithélium rénal à peu près de même genre que celle exercée sur ce même épithélium par le nitrate de potasse, d'où s'en suivait une augmentation de la sécrétion urinaire par suite d'un travail exagéré imposé à cet épithélium rénal. Mais si cette action irritante est poussée trop loin, si elle est prolongée trop longtemps, on ne tarde pas à voir la sécrétion urinaire diminuer au fur et à mesure que l'irritation se transforme en une inflammation plus ou moins franche; et la preuve, c'est que, dans toutes les affections inflammatoires du rein ainsi que dans les affections générales graves où l'épithélium s'acquitte mal de ses fonctions sécrétoires et éliminatrices, on voit les doses, même très faibles, de salicylate de soude entraver la sécrétion urinaire au lieu de la favoriser. On voit même, dans ces cas, des doses faibles de salicylate de soude déterminer les accidents dont je vais avoir à vous entretenir dans un moment, accidents qui caractérisent l'action soit des doses trop élevées, soit des doses administrées de façon défectueuse, soit des petites doses administrées dans de mauvaises conditions.

Dans tous ces cas, le médicament détermine une excitation intense des reins provoquant une congestion capable d'aller jusqu'à produire une véritable inflammation. Cette dernière, ainsi que l'albuminurie qui en est la conséquence, peut ne se déclarer qu'à une époque relativement assez tardive, au cours du traitement salicylique, s'opposer alors à l'élimination et devenir ainsi la cause d'une accumulation dans l'organisme, bientôt suivie de l'apparition d'accidents d'intolérance.

Quelle est la modification que le salicylate de soude fait éprouver à la composition de l'urine pendant son élimination? Je vous ai déjà indiqué que l'acide salicylique s'éliminait par l'urine sous forme d'acide salicylurique qui est une combinaison de l'acide salicylique et du glycocolle; mais ce n'est pas tout : on observe, sous l'influence de l'administration de petites doses de salicylate de soude, que l'urine augmente d'abord de densité et de coloration, sans augmenter sensiblement de quantité; puis, probablement alors que l'action irritante dont je parlais tout à l'heure sur l'épithélium rénal a eu le temps de se manifester, on voit succéder à cette période latente, si l'on peut ainsi dire, une polyurie plus ou moins abondante et prolongée, avec un abaissement rapide de la densité de l'urine et une diminution de sa coloration. On constate en même temps que l'acidité de l'urine, d'abord augmentée au début de cette phase de polyurie et dans la phase qui la précède, cette acidité diminue ensuite; et, si l'administration est un peu prolongée, la réaction de l'urine peut devenir neutre et quelquefois même alcaline.

On observe une augmentation notable de l'urée mais surtout de l'acide urique dès les vingt-quatre premières heures, cette augmentation dure, en moyenne, trois à quatre jours, puis l'urée et l'acide urique, mais surtout l'urée, diminuent ensuite et tombent au-dessous de la normale. L'acide phosphorique, le chlore, l'acide sulfurique, l'acide carbonique, augmentent également ainsi que les acides sulfo-conjugués, — ce qui ne doit pas nous surprendre, puisque nous savons qu'il existe dans l'acide salicylique une fonction phénolique expliquant très bien cette augmentation des acides sulfo-conjugués, — mais on voit apparaître en même temps des produits de métamorphose du radical phénolique de l'acide salicylique, entre autres, la pyrocatéchine.

Les petites doses n'augmentent pas sensiblement la quantité d'azote total de l'urine, tandis qu'au contraire les fortes doses augmentent cette quantité de façon notable, puis il y a ensuite diminution. Quant à l'urée, elle diminue en général avec les doses faibles et moyennes, mais nous allons voir, dans un moment, que cette diminution ne doit pas être envisagée seule : je vais avoir encore une fois à revenir sur ce fait que je vous ai signalé déjà à bien des reprises, que l'élimination de l'urée n'est pas, à elle toute seule, un élément suffisant d'appréciation des mutations nutritives qui se passent dans l'organisme. Cette quantité de l'urée augmente pendant une période assez courte sous l'influence des fortes doses, puis diminue ensuite pendant un temps assez long.

Un fait très intéressant et très remarquable, mis en lumière par deux auteurs anglais, HAIG et BOHLAND, est relatif à l'augmentation de la leucocytose qu'on observe sous l'influence des doses faibles. D'après les auteurs que je viens de citer, cette augmentation de la leucocytose rendrait précisément compte de l'augmentation de l'élimination de l'acide urique, parce que cet acide urique proviendrait, en grande partie tout au moins, de la destruction des leucocytes dans l'économie. En effet, dans leurs recherches, ils ont démontré que le maximum de la leucocytose précède le maximum de l'élimination de l'acide urique; il semble donc assez évident que cette élimination de l'acide urique est fonction de l'hyperleucocytose déterminée par l'absorption du salicylate de soude.

Quelques détails sur la façon dont l'azote urinaire est influencé par

le salicylate de soude. Je vous répétais tout à l'heure que le dosage
de l'urée est bien loin de suffire à lui tout seul pour permettre de
se rendre compte des mutations, des décompositions des matériaux
albuminoïdes de l'organisme, et que, bien que l'urée diminue dans
certaines circonstances sous l'influence du salicylate de soude, il n'en
est pas moins vrai, en réalité, que la quantité d'azote total éliminé
par l'urine est augmentée, et cela très probablement en vertu du
mécanisme que je viens d'indiquer ici, sans préjudice de l'hypothèse,
parfaitement plausible et exposée déjà précédemment, de la destruction plus facile de la combinaison albuminoïde de l'acide salicylique
en présence des phénomènes physico-chimiques qui caractérisent
l'activité vitale des cellules.

Comme je le disais tout à l'heure, l'acide salicylurique résulte
de la combinaison du glycocolle, dont la formule est $C^2H^5AzO^2$,
ou $CO.OH — CH^2 — AzH^2$, avec les éléments de l'acide salicylique; c'est-à-dire que l'acide salicylurique qui a pour formule
$CO.OH — CH^2 — AzH(CO.C^6H^4.OH)$ représente du glycocolle, dans
lequel un des atomes d'hydrogène du groupe AzH^2 est remplacé par
le radical de l'acide salicylique. Ce glycocolle renferme 18,66 p. 100
d'azote alors que l'acide salicylurique en renferme 7,18 p. 100. Par
conséquent, lorsque l'acide salicylique va s'éliminer par l'urine sous
forme d'acide salicylurique, il va pouvoir enlever une certaine proportion d'azote qui ne sera pas transformé en urée et qui s'éliminera
sous forme de combinaison du glycocolle avec l'acide salicylique.
Mais l'urée, comme vous le savez, renferme 46,66 p. 100 d'azote;
et c'est la forme la plus riche en azote sous laquelle s'éliminent les
matériaux azotés par l'urine : si l'on fait le calcul des quantités d'azote
afférentes à l'acide salicylurique, on voit que 1 gramme de cet acide
salicylurique correspond à 0 gr. 154 d'urée, c'est-à-dire que, à chaque
gramme d'acide salicylurique éliminé par l'urine, correspond l'élimination de 154 milligrammes d'urée. Mais, ce qui est surtout important, c'est que l'acide salicylique qui s'élimine pour une notable
proportion sous forme d'acide salicylurique, — car cet acide salicylurique forme depuis 18 jusqu'à 30 p. 100 de la quantité totale sous
laquelle s'élimine l'acide salicylique, — ce qu'il y a de plus important, c'est que cet acide salicylique augmente, dans une très notable
proportion, ces substances, indéterminées comme composition chimique, qu'on a appelées les *Matières extractives de l'urine*. Cette élimination est encore plus accentuée et s'effectue plus facilement sous
l'influence du salicylate de soude; et nous verrons même bientôt que,
sous l'influence du benzoate de soude, cette élimination est peut-être
encore plus considérable que sous l'influence du salicylate. De sorte
que, si, d'un côté, on voit le chiffre de l'urée diminuer sous l'influence
du salicylate de soude, on voit, d'un autre côté, augmenter le glyco-

colle qui s'élimine sous forme d'acide salicylurique, et on voit également les matières extractives augmenter dans une beaucoup plus forte proportion. Eh bien, si nous faisons le calcul, en tenant compte de ce que ces matières extractives représentent en moyenne 16 p. 100 d'azote, nous voyons que, sous l'influence de l'administration du salicylate de soude, ces matières extractives étant augmentées dans la proportion de 15 à 20 p. 100 dans l'urine, cette augmentation correspond à une augmentation de 6 ou 8 p. 100 de l'urée. De sorte que vous voyez ici encore une fois démontré ce fait qu'il ne faut pas se fier à la seule diminution de l'urée pour apprécier la manière dont une substance médicamenteuse vient impressionner les actes de la nutrition intime de l'organisme, mais qu'il faut surtout se baser sur la façon dont l'azote total est influencé par cette substance, que cet azote total soit éliminé comme l'acide salicylique sous forme d'acide salicylurique ou sous forme de matières extractives dont l'élimination est facilitée par le salicylate de soude.

Le salicylate de soude est d'ailleurs, je le répète, un des meilleurs solubilisants de ces résidus qui encombrent l'organisme dans une foule de circonstances et qui, dans une certaine mesure, contribuent à maintenir tout au moins, sinon à réaliser l'élévation de température; et le fait de l'élimination plus considérable de ces matériaux d'oxydation incomplète, qui peuvent jouer le rôle de substances toxiques dans l'organisme, ce fait de leur élimination plus accentuée nous explique aussi comment, dans certaines circonstances, le salicylate de soude peut jouer le rôle non pas d'antipyrétique, mais de défervescent et diminuer, simultanément, l'intensité de destruction des tissus. Vous comprenez, n'est-ce pas, la différence que je veux établir ici, dans ce cas particulier, par ces deux appellations d'antipyrétique et de défervescent : la qualité défervescente que manifeste ici le salicylate de soude est due précisément à la solubilisation et à l'entraînement hors de l'organisme de ces substances qui pourraient encore développer une certaine quantité de chaleur si elles s'y brûlaient, tandis que la qualité antipyrétique serait celle d'un médicament qui s'opposerait à la production de la chaleur animale.

M. le professeur Bouchard a institué une très ingénieuse expérience qui montre encore nettement le pouvoir éliminateur de l'acide salicylique. Il fait ingérer à un individu une petite quantité de fuchsine et s'assure que l'urine émise le jour même renferme une certaine proportion de matière colorante décelable par la coloration rose qu'elle imprime à un nouet de fils de soie floche incolore. Le lendemain, l'ingestion de fuchsine étant supprimée, l'urine ne colore plus la soie. Le troisième jour, on administre 2 à 4 grammes de salicylate de soude et l'urine colore de nouveau la soie, ce qui démontre que l'acide salicylique a solubilisé une certaine proportion de la fuchsine encore fixée dans le sang ou les tissus.

Le salicylate de soude manifeste, de plus, une action particulière à titre éliminateur sur l'acide urique. C'est ainsi que, dans l'urine des vingt-quatre heures, on peut doser assez souvent jusqu'à 1 gr. 50 d'acide urique sous l'influence de la médication salicylique, ce qui est loin d'être négligeable puisque l'acide urique renferme exactement le tiers de son poids, soit 33,33 p. 100 d'azote. Vous voyez qu'en faisant la somme de toutes ces quantités d'azote éliminées sous forme d'acide salicylurique, de matières extractives et d'acide urique, on arrive à constater que le chiffre de l'azote total est supérieur, et parfois de beaucoup, à celui éliminé normalement avant l'influence de l'acide salicylique.

Mais un dérivé de l'acide salicylique qui possède, à propos de cette élimination de l'acide urique, une qualité peut-être encore supérieure à celle du salicylate de soude, c'est le salicylate de lithine : ici, il est évident que l'action lithontriptique de la lithine vient s'ajouter à celle de l'acide salicylique ; et, au point de vue de la solubilisation et de l'élimination hors de l'organisme de l'acide urique et des matériaux de combustion incomplète, il est certain que le salicylate de lithine joue un rôle plus considérable et plus actif que le salicylate de soude.

Malheureusement, des inconvénients viennent, comme toujours, compenser ces avantages. En raison de l'action irritante du salicylate de soude sur l'épithélium rénal, on a pu signaler des accidents assez fréquents, consistant principalement en desquamation des tubes urinirères et albuminurie passagère. Cette albuminurie peut même quelquefois se compliquer d'accidents plus graves, d'hématurie, de néphrite aiguë, et cela s'est observé surtout, ainsi que je l'ai déjà fait remarquer, lorsque l'acide salicylique était administré, en nature, à haute dose ou insuffisamment purifié.

L'urine n'est pas la seule sécrétion qui soit influencée par l'acide salicylique, et on peut même dire que, d'une façon générale, toutes les sécrétions se trouvent excitées, sont fouettées, pour ainsi dire, par le salicylate de soude. Il est assez fréquent chez l'homme, et c'est la règle chez le chien, de voir la sécrétion salivaire fortement augmentée. Chez l'homme, c'est plutôt la sécrétion biliaire et la sécrétion sudorale qui se montrent exagérées ; et, pour ma part, je verrais assez volontiers dans ce fait la manifestation, qu'on peut observer si souvent, de la substitution de la sécrétion salivaire chez le chien à la sécrétion sudorale chez l'homme. Vous savez que ces deux fonctions sont très sensiblement parallèles chez les deux représentants de l'espèce animale que je viens d'indiquer, et que les médicaments qui déterminent chez l'homme l'exagération de la sécrétion sudorale

ne pouvant pas déterminer la même exagération chez le chien, la
sécrétion sudorale est remplacée chez ce dernier animal par la sécrétion salivaire. On observe précisément ce phénomène sous l'influence
du salicylate de soude; chez le chien, le flux salivaire est extrêmement abondant sous l'influence de doses suffisantes, et non seulement
la sécrétion salivaire est augmentée, mais encore la sécrétion urinaire ainsi que la sécrétion biliaire.

Dans la très remarquable étude faite, en 1879, par mon ami le
Dr BLANCHIER, dans le laboratoire de VULPIAN, un certain nombre de
points relatifs à l'action pharmacodynamique de l'acide salicylique
et du salicylate de soude ont été fixés. Pour la préparation de cette
thèse, il a été amené à faire un certain nombre d'expérimentations
physiologiques auxquelles j'ai assisté et qui permettent d'établir très
nettement les faits que je vous indique en ce moment. Chez un chien
curarisé et sur lequel on pratique la respiration artificielle, on introduit dans les canaux de Warthon, le canal pancréatique, l'uretère et
le canal cholédoque, des canules destinées à compter le nombre de
gouttes de la sécrétion éliminée pendant une minute par ces différentes canules. M. BLANCHIER a constaté qu'à l'état normal, il s'écoule
par la canule placée dans le canal de Warthon, un peu moins d'une
goutte de salive par minute, soit exactement III gouttes de salive par
quatre minutes; en ce qui concerne le canal cholédoque, XXI gouttes
de bile par minute; et II gouttes d'urine par l'uretère : la canule
placée dans le canal pancréatique ne donne rien. Il pratique chez ce
chien une injection de 5 grammes de salicylate de soude dissous dans
30 centimètres cubes d'eau, par la veine saphène : après cinq minutes,
le nombre des gouttes de salive est de XX par minute; en même
temps le nombre des gouttes d'urine s'écoulant par l'uretère était
de VI gouttes au lieu de II; et quant au tube placé dans le canal
cholédoque, il ne montre aucune différence avec l'état normal, le
nombre de gouttes de bile est toujours de XXI. Le canal pancréatique
ne fournit toujours rien. Au bout d'un quart d'heure, la sécrétion de
l'urine et celle de la salive étaient redevenues normales; la bile, au
contraire, avait subi une légère diminution, la canule placée dans le
canal cholédoque ne donnait plus que XI gouttes par minutes. On a
pensé que la dose injectée avait été trop forte, et en réfractant davantage les doses, en injectant des doses successives de 1 gramme de
salicylate de soude à des périodes suffisamment rapprochées, on a pu
mettre en évidence ces conclusions expérimentales que, chez le chien,
la quantité de salive éliminée sous l'influence des doses moyennes
de salicylate de soude était de sept à treize fois plus considérable qu'à
l'état normal; la quantité d'urine, de trois à cinq fois plus considérable. Quant à la quantité de bile, bien que influencée plus tardivement et de façon moins marquée que les deux autres sécrétions dont

je viens de parler, elle était cependant augmentée dans une certaine mesure ; mais c'est surtout chez l'homme que l'augmentation de la sécrétion biliaire est particulièrement intéressante. L'effet sur l'urine, de même que sur la bile, est moins prompt et moins durable que celui exercé sur la sécrétion salivaire.

Une autre expérience, sur laquelle j'insiste, va nous donner précisément une interprétation du mécanisme par lequel l'acide salicylique peut agir dans un grand nombre de circonstances. En effet, sur le conseil de notre maître VULPIAN, BLANCHIER et BOCHEFONTAINE ont fait l'expérience suivante : ils ont curarisé un chien et pratiqué sur lui a respiration artificielle, puis on a introduit dans les canaux de Warthon et dans le conduit pancréatique des canules destinées à compter le nombre de gouttes des sécrétions ; ensuite on a pratiqué la section du nerf lingual droit un peu au-dessus du point où la corde du tympan s'en sépare pour se rendre à la glande sous-maxillaire. Les glandes ne sécrétaient pas.

Ces expérimentateurs ont alors pratiqué, par la veine saphène externe, une injection de 1 gramme de salicylate de soude dissous dans 6 centimètres cubes d'eau, et ils n'ont constaté, sous son influence, aucun effet appréciable sur les sécrétions. Trois minutes après, ils ont fait une deuxième injection, toujours par la saphène dans laquelle une canule était laissée à demeure, et, au bout de quarante secondes, ils ont vu apparaître et se succéder rapidement des gouttes de salive par le canal de Warthon gauche, celui du côté où le lingual n'avait pas été sectionné, alors que la canule placée dans le canal de Warthon du côté droit ne laissait rien écouler. Réaction de l'acide salicylique à partir de la VIe goutte de salive.

Une troisième injection de 1 gramme de salicylate, pratiquée trois minutes après la précédente, provoqua l'écoulement de grosses gouttes de salive par la canule placée dans le canal de Warthon du côté gauche, tandis qu'il ne s'écoulait rien par la canule du côté droit. Après quatre minutes, émission spontanée d'urine ne fournissant pas la réaction de l'acide salicylique. Douze minutes après, on injecte, toujours par la veine saphène, une certaine quantité de jaborandi (3 centimètres cubes d'une infusion de 3 grammes de feuilles dans 30 grammes d'eau) qui provoque presque aussitôt une abondante sécrétion de salive s'écoulant également par les deux canaux de Warthon et à peu près aussi abondamment d'un côté que de l'autre. De quelque côté qu'elle provienne, cette salive fournit avec le perchlorure de fer une coloration violette très nette et très accentuée. Le fluide pancréatique s'est mis également à couler sous l'influence du jaborandi. La section des pneumogastriques détermine ses effets ordinaires d'augmentation de tension artérielle et d'accélération considérable des contractions cardiaques.

Il est donc nécessaire qu'il existe un rapport direct entre la glande et le système nerveux central pour que l'impression de la glande par l'acide salicylique puisse s'effectuer.

Il ne suffit pas pour cela de la présence de l'acide salicylique dans le sang, il faut encore que les éléments glandulaires soient en relation normale avec les centres nerveux. L'expérience montre, en effet, que le jaborandi détermine une augmentation de la sécrétion en agissant sur la substance unissant les filets nerveux aux éléments glandulaires mêmes, par conséquent, les résultats que je viens de vous exposer prouvent que les éléments de la glande ne sont pas touchés par le salicylate de soude et que leur excitation sécrétoire provient de l'action exercée par le salicylate sur les centres nerveux eux-mêmes.

Cette expérience, dont je ne vous donne pas tous les détails, a permis également de contrôler un certain nombre d'effets relativement à l'action exercée par le salicylate de soude sur la circulation et la respiration; mais un point fort intéressant et qui permet, *à priori*, de prévoir les conclusions auxquelles amenait l'intervention de la pilocarpine, c'est que la sécrétion salivaire est augmentée chez le chien *avant qu'on puisse déceler la présence d'acide salicylique dans la salive qui s'écoule par le canal de Warthon;* or, vous savez combien est délicate la réaction de l'acide salicylique et combien est faible la quantité de substance qui suffit pour produire cette réaction colorée.

Mais à un moment donné, cependant, lorsque les doses administrées sont suffisamment élevées pour cela, on peut voir l'acide salicylique exercer, sur les éléments anatomiques de la glande, une action qui se traduit par l'épuisement de l'activité fonctionnelle des éléments glandulaires : on en a la preuve dans ce fait que les cellules propres de la glande deviennent incapables de sécréter sous l'influence du jaborandi après l'injection d'une dose suffisamment élevée de salicylate de soude. Le sel active tout d'abord les sécrétions, mais cet effet n'est pas très durable et disparaît même assez vite si la dose de salicylate est un peu forte. Une nouvelle injection provoque une nouvelle hypersécrétion passagère, mais bientôt l'excitation déterminée par le système nerveux central est abolie, et les éléments glandulaires eux-mêmes perdent leur activité fonctionnelle et deviennent incapables de sécréter sous l'influence du jaborandi; leur contact prolongé avec du sang salicylé a fini par éteindre cette activité fonctionnelle. Peut-être aussi faut-il, à cette période de l'intoxication, faire intervenir une action paralysante du salicylate de soude sur le système nerveux sympathique et ganglionnaire; il est très probable que les deux facteurs doivent intervenir dans une certaine mesure.

Je vous ai dit que, chez l'homme surtout, l'action cholagogue du salicylate de soude était particulièrement remarquable; et en effet, de tous les cholagogues qui ont été successivement proposés il en est peu qui déterminent chez l'homme une action plus certaine et plus efficace que l'administration du salicylate de soude. Cette action cholagogue se traduit par l'augmentation de la sécrétion biliaire, d'une part, mais, surtout, par la fluidification de cette sécrétion, et c'est précisément ce qui explique les bons résultats qu'on a pu en obtenir, dans un assez grand nombre de circonstances, relativement à l'élimination des calculs biliaires.

Cette action fluidifiante et cholagogue se réalise au mieux des intérêts du malade lorsqu'on associe le salicylate de soude à des purgatifs légers pour stimuler le péristaltisme intestinal. C'est à faible dose que cette action cholagogue est surtout remarquable chez l'homme, et on pourrait dire que c'est très heureux, parce que ces faibles doses ne permettent pas, sauf lorsque l'intégrité des reins n'est pas complète, de voir apparaître les accidents ou tout au moins les incidents que causent souvent les doses plus élevées. C'est aux doses de 1 ou 2 grammes qu'on a surtout remarqué l'augmentation de la sécrétion biliaire : l'hypersécrétion apparaît après trente à quarante-cinq minutes et atteint son maximum au bout de deux à trois heures. L'augmentation porte sur les parties solides, mais principalement sur l'eau. Si l'on continue trop longtemps l'administration du salicylate de soude, alors intervient un phénomène fâcheux : je veux parler de la congestion du foie qui accompagne toujours l'administration trop prolongée des doses même faibles de salicylate de soude.

Action sur le système nerveux. — D'ailleurs, Messieurs, cette action congestionnante exercée par le salicylate de soude, nous allons la retrouver maintenant que nous allons nous occuper de l'action exercée par cette substance médicamenteuse sur le système nerveux; nous allons la retrouver avec les désagréments, les accidents, les phénomènes graves qu'elle peut parfois déterminer. Ces accidents du côté du système nerveux relèvent surtout, et presque exclusivement, de l'administration de doses trop fortes de salicylate de soude ou bien, ainsi que je l'ai déjà laissé entrevoir, de l'administration intempestive ou mal réalisée de cette substance médicamenteuse. Bien entendu, il faut tenir grand compte, comme je l'ai déjà indiqué tout à l'heure, de l'intégrité de l'appareil rénal du malade auquel on administre le salicylate de soude; et je crois, qu'actuellement, tout le monde est d'accord sur ce point que la moindre atteinte apportée à l'intégrité de l'appareil rénal doit faire proscrire absolument même les faibles doses de salicylate de soude. Je m'en vais, en effet, vous relater dans un moment des observations d'individus qui ont éprouvé des accidents graves d'intoxication par le salicylate de soude, sous l'influence de doses faibles, et chez lesquels on s'est aperçu, un peu tard malheureusement, de l'état de non-intégrité de l'appareil rénal.

Les accidents bénins que le salicylate de soude peut déterminer du côté du système nerveux se montrent d'une façon constante et assez rapide dès que l'on atteint 8 à 10 grammes. Ils consistent principalement en bourdonnements d'oreilles, en troubles de la vue et, surtout, en congestion céphalique qui peut se traduire par des phénomènes divers. Ces accidents débutent en général deux heures après l'ingestion et durent environ six à dix heures. Les bourdonnements d'oreilles constituent le phénomène de beaucoup le plus précoce et, sans vouloir jouer avec les mots, le plus tapageur parmi ces accidents. Ces phénomènes du côté de l'oreille peuvent consister soit en simples bourdonnements, soit en bruits que les malades comparent à des roulements lointains, au bruit de flots, au bruit de la pluie tombant sur une toiture, au bruit du tonnerre, au bruit du sifflet d'une locomotive; quelquefois, on a signalé une surdité plus ou moins complète, mais passagère et disparaissant avec la cessation du traitement. Dans certains cas où on a pu pratiquer l'examen de l'appareil auditif, on a constaté que le tympan était opaque et blanc, ce qui résultait de l'inflammation chronique de la caisse, avec épaississement de la face interne de la membrane tympanique. Mais il existe aussi, lorsque les accidents sont portés à un degré assez intense, des troubles labyrinthiques indiquant une lésion organique dans les appareils terminaux du nerf acoustique et qui sont révélés par le défaut de perception des vibrations d'un diapason appliqué sur les os du crâne ainsi que par la perception défectueuse des sons aigus.

On a remarqué des lésions, plus ou moins avancées dans certains cas, de l'appareil auditif, et je ne saurais mieux faire que de les comparer à ces lésions de l'appareil de la vision, dont nous avons fait l'étude en détail, qu'on peut observer sous l'influence de la quinine[1]. Ces troubles du côté de l'appareil auditif sont beaucoup plus persistants, sous l'influence du salicylate de soude, qu'ils ne le sont sous l'influence de la quinine. D'autre part, les illusions de la vue, les hallucinations, les troubles intellectuels, les vertiges qu'on peut encore voir représenter l'action nocive de quantités exagérées de salicylate de soude, sont moins tenaces et beaucoup moins fréquents que les troubles de même genre qu'on peut observer sous l'influence de la quinine. Avec les doses massives ou trop rapprochées, on peut voir survenir des troubles visuels accompagnés d'un délire calme; très rarement du vertige et des convulsions qui sont plutôt des manifestations de ce syndrome que nous avons étudié sous le nom de

---

1. Voir : *Leçons de Pharmacodynamie et de matière médicale*, 3ᵉ série, p. 212.

délire salicylique et pour la production duquel un terrain spécial semble nécessaire (voir page 243).

La congestion joue ici un rôle extrêmement important; mais j'appelle également votre attention sur un point que je vous ai déjà signalé : je fais allusion au rôle hémorrhagipare de l'acide salicylique. Dans notre dernière réunion, je vous ai parlé des faits qui tendraient à prouver l'action hémorrhagipare assez intense que le salicylate de soude était capable de déterminer chez les femmes en état de gestation ou au moment de leurs périodes cataméniales. Eh bien, ce rôle hémorrhagipare se manifeste encore chez certains individus, les hémophiles par exemple, par des hémorrhagies qui peuvent porter sur différents appareils. Ces effets consécutifs sont particulièrement remarquables dans une observation due à FELTZ, de Strasbourg, et qui montre un ensemble de phénomènes tout à fait évidents en ce qui concerne les accidents que le salicylate de soude est capable de déterminer.

Il s'agit d'un malade âgé de cinquante-six ans, affecté de rhumatisme articulaire primitivement aigu, puis passé à l'état chronique, qui avait d'abord été faire une saison à Néris et qui en était revenu insuffisamment amélioré. Ayant entendu parler des cures prétendues merveilleuses que le salicylate de soude réalisait dans cette circonstance, — on était alors au moment du début de l'emploi du salicylate de soude, — ce malade eut, de son chef, l'idée de s'administrer du salicylate de soude à dose réfractée, et à une dose qui n'était pas négligeable puisque, dans l'espace d'un mois, il avait absorbé 200 grammes de salicylate de soude. Durant les quelques jours précédant les accidents dont je vais avoir à vous entretenir, ce malade avait remarqué qu'il était sujet à des chaleurs du côté de la tête, à de légers bourdonnements d'oreilles, à des petits accès de vertige; il avait de l'hésitation dans les idées, ses yeux étaient injectés et il y éprouvait, ainsi que dans le nez, des picotements continus; il n'avait ni nausées, ni vomissements. Il n'attachait pas grande importance à ces manifestations, mais cependant son entourage avait fort bien remarqué qu'il existait une modification très appréciable dans sa manière d'être et même dans son caractère.

Brusquement, pendant la nuit, — car dans presque toutes les observations où il s'agit d'accidents causés par le salicylate de soude, il est remarquable que les manifestations graves se montrent pendant la nuit, — tout d'un coup, ce malade est pris de vomissements et d'une céphalalgie intolérable. Lorsque le médecin le vit le lendemain matin, il avait la face vultueuse, les pupilles contractées, les yeux hagards, l'air égaré; il se plaignait de bourdonnements et de troubles divers dans la tête. Il présentait cependant peu de désordre dans les idées, pas de délire ni d'illusions visuelles, aucune diminu-

tion ni de la sensibilité de l'ouïe ni de la sensibilité de la vue. La
langue était saburrale, l'anorexie complète, les vomissements très
fréquents; le pouls battait 46, la peau était moite, assez chaude, et
s'il était nécessaire de démontrer que le salicylate de soude est incapable de déterminer un abaissement de température, nous le verrions
dans ce fait, car la température de ce malade était de 38°2 au moment
où ces accidents éclatèrent : il est évident que cette élévation de
température devait être due surtout aux mouvements que ce malade
exécutait sous l'influence de l'excitation résultant du salicylate de
soude. La sensibilité était normale et les mouvements réflexes conservés; le seul inconvénient dont le malade se plaignît, en plus de
ce mal de tête intolérable qui revenait par accès, c'était d'avoir été
privé complètement de sommeil depuis environ vingt-quatre heures.
Ce qui caractérisait les phénomènes, c'étaient des crises de céphalalgie
tellement violente qu'elles arrachaient des cris au malade : il éprouvait un sentiment d'angoisse inexprimable accompagnée de la sensation de coups de marteau dans la tête. Ces crises étaient annoncées
par une rougeur très vive partant de la région du cou et remontant
rapidement jusque sur le crâne; elles disparaissaient en même temps
que cette rougeur. Au premier moment, on hésita sur le point de
savoir s'il ne s'agissait pas de méningite au début, tellement les accidents méningitiques paraissaient menaçants. On fit une application
de sangsues, de vésicatoires, et une médication interne stimulante.
Le pouls resta aux environs de 40 à 45, mais la température s'abaissa
et devint même inférieure à la normale. Cet état dura pendant neuf
jours avec des crises plus ou moins vives et répétées de cette céphalalgie particulière; et, chose remarquable, les phénomènes disparurent, s'atténuèrent au fur et à mesure que la réaction permettant
de constater la présence et l'élimination de l'acide salicylique par
l'urine s'atténua elle-même. Après quinze jours, il ne fut plus possible de déceler la présence de l'acide salicylique dans l'urine et les
accidents avaient complètement disparu.

Il est extrêmement intéressant de rapprocher de cette observation
ce fait, mis en lumière par CLAUDE BERNARD, de l'indépendance relative de certaines circulations locales; et cette interprétation n'avait
pas échappé à GERMAIN SÉE qui, dans son étude relative au salicylate
de soude, avait attiré précisément l'attention sur cette particularité
que, chez un individu ayant une circulation parfaitement normale,
un appareil circulatoire parfaitement normal, un appareil respiratoire
normal également, il pouvait fort bien se produire, sous l'influence
médicamenteuse ou hypotoxique de certaines substances, des modifications telles de la circulation qu'on pût voir soit des congestions,
soit des anémies se montrer, d'une façon localisée, dans certains
appareils spéciaux. Eh bien, dans le cas de ce malade, il est incon-

testable qu'il y avait eu, sous l'influence de ces doses de salicylate de soude trop longtemps répétées, une paralysie des nerfs vaso-moteurs de la face et de l'intérieur du crâne, déterminant cette congestion céphalique violente, intense, qui se traduisit précisément par les phénomènes que j'ai énumérés tout à l'heure et qui exposa bien probablement le malade au danger imminent d'une hémorrhagie cérébrale. Ce fait est d'autant plus probable, d'autant plus possible à admettre, que, chez un certain nombre d'autres malades, cette congestion céphalique s'est traduite par des épistaxis extrêmement rebelles, tellement rebelles que, dans un cas par exemple, on fut obligé de pratiquer le tamponnement des fosses nasales pour arrêter une épistaxis déterminée incontestablement par l'administration d'une dose un peu élevée de salicylate de soude.

Pour terminer, j'emprunte à un très intéressant travail de M. Lau-riston Shaw, publié, en 1887, dans *Guy's hospital reports*, le tableau suivant qui donne la statistique des accidents provoqués en 1881 et en 1886 par le salicylate de soude. Les chiffres de la dernière colonne représentent la proportion pour 100 relative à l'année 1886.

	1881	1886	p. 100
Pas d'effets toxiques	40	23	32
Effets toxiques.	62	49	68
	102	72	100
Délire	21	12	16
Surdité	33	28	38
Vomissements	15	17	23
Tintements.	16	13	18
Céphalalgie.	12	21	29
Épistaxis.	6	5	6
Pouls lent ou irrégulier.	4	9	12
Albuminurie.	4	2	2,8
Hématurie.	1	1	1,4
Hémorrhagie rétinienne.	1	—	—
Urticaire.	1	—	—

XVIIe LEÇON

ACIDE SALICYLIQUE. — ACTION SUR LE SYSTÈME NER-
VEUX. — ACTION ÉLECTIVE SUR LA SUBSTANCE GRISE.
— INTERPRÉTATION DU MÉCANISME DE SON ACTION. —
SUCCÉDANÉS DE L'ACIDE SALICYLIQUE ET DU SALICY-
LATE DE SOUDE : SALICYLATE DE MÉTHYLE, SALO-
PHÈNE, ASPIRINE.

Avant de passer à l'étude du mécanisme permettant d'interpréter
l'action thérapeutique exercée par l'acide salicylique, il me reste à
compléter l'étude de l'action exercée par cette substance médicamenteuse sur le système nerveux.

Nous avons vu que les phénomènes graves capables d'être déterminés par l'acide salicylique et consistant surtout en troubles intellectuels, en hallucinations visuelles, en vertiges, parfois même en
convulsions, atteignent une intensité particulièrement remarquable
chez les alcooliques, les anémiques, les nerveux, qui sont, certainement de beaucoup, les plus prédisposés. Ces phénomènes sont des
témoins de l'action toxique exercée par l'acide salicylique, que cette
action toxique soit le résultat d'une dose trop élevée brusquement
introduite dans l'organisme, ou bien que ce soit le résultat d'une
dose moyenne qui se trouve dans des conditions telles, dans l'organisme, que son élimination ne puisse s'effectuer convenablement.
Dans l'éclosion de ces phénomènes toxiques on n'a jamais observé
de troubles de la sensibilité ni du mouvement. Et en effet, il ne
faudrait pas confondre avec de véritables troubles de la motilité et
de la sensibilité des accidents comme ceux qui ont été signalés
relativement à un individu qui, à la suite de l'absorption de doses
un peu élevées de salicylate de soude, avait été pris de troubles
apparents de la motilité. Lorsqu'il avait voulu se lever, cet individu,
après avoir éprouvé des troubles extrêmement violents de l'audition,
avait été obligé de se retenir aux meubles pour rester debout : il
s'agit dans ce cas-là d'une confusion entre des troubles moteurs véritables et les troubles de l'équilibration et de l'orientation dus à des

manifestations labyrinthiques et très probablement à l'inflammation des canaux semi-circulaires, inflammation dont on a des preuves surtout par les lésions décelées du côté de l'oreille interne.

D'ailleurs, aux doses thérapeutiques, et, je le répète, lorsque l'individu auquel ces doses sont administrées se trouve dans des conditions telles que l'élimination puisse se faire régulièrement et abondamment, surtout quand l'émonctoire rénal est en bon état, l'action exercée par le salicylate de soude sur le système nerveux est à peu près nulle chez l'homme. De plus, il faut bien reconnaître que, si élevées qu'aient été les doses employées chez l'homme et à la suite desquelles il y a eu, comme je vous l'ai dit, plusieurs accidents mortels, ces doses n'ont jamais atteint la valeur de celles qu'on a dû employer chez les animaux pour déterminer des accidents toxiques graves, ces accidents caractéristiques du côté de l'appareil respiratoire ou du côté du cœur et de la circulation. Chez les animaux, certains expérimentateurs, Laborde entre autres, ont voulu voir une action anesthésiante sur les centres perceptifs encéphaliques, action plus ou moins identique à celle que nous avons reconnue à la quinine et, à un degré moindre, à d'autres analgésiques, tels que l'antipyrine et les substances de ce groupe.

Cela me paraît une interprétation absolument inexacte; et en effet, sous l'influence des fortes doses, même dans l'expérimentation sur les animaux, les troubles de sensibilité et de motilité n'apparaissent que dans des conditions tout à fait exceptionnelles, et ils sont très loin de présenter l'apparence des troubles de même ordre qu'on peut observer consécutivement à une action exercée sur les centres perceptifs encéphaliques. Chez les animaux à sang froid, où on peut le mieux isoler les accidents qui se produisent dans ces conditions, on peut voir que la motilité disparaît plus ou moins complètement, de même que la sensibilité, mais il faut employer pour cela des doses de salicylate de soude relativement énormes; il ne faut pas moins, par exemple, d'une dose de 4 ou 5 centigrammes, en injection hypodermique, pour une grenouille pesant 30 à 40 grammes : la motilité, dans ce cas, disparaît à peu près en même temps que la sensibilité. Chez les animaux à sang chaud, la motilité est plus affectée que la sensibilité, mais toutes deux ne disparaissent jamais complètement et persistent jusqu'au moment où la mort est le résultat de l'intoxication.

D'ailleurs, cette disparition, aussi bien de la motilité que de la sensibilité, chez les animaux à sang froid, est seulement le résultat d'une dose mortelle; et cela est tellement vrai, qu'on peut déceler, chez ces animaux, la persistance de la sensibilité réflexe et montrer expérimentalement qu'elle ne s'éteint pas plus vite que les autres propriétés des centres bulbo-médullaires. En effet, la sensibilité réflexe de la grenouille, soumise à une dose faible ou modérée de salicylate, n'est pas sensiblement modifiée pendant toute la durée de l'intoxication, pas plus d'ailleurs que la sensibilité générale; et aux fortes doses, cette sensibilité réflexe ne disparaît absolument qu'au dernier moment, et à peu près en même temps que les autres propriétés du centre nerveux cérébro-spinal. L'expérience démontrant ce fait est très facile à réaliser : il suffit de préparer une grenouille en pratiquant chez elle la section de la moelle un peu en arrière du bulbe, de façon à rendre les phénomènes de sensibilité réflexe plus accentués et, par conséquent, plus faciles à observer, et on peut voir, en faisant comparativement la même opération sur une grenouille non soumise au salicylate de soude et sur une grenouille soumise à une dose de 10 à 15 milligrammes de salicylate, que la disparition de la sensibilité réflexe se fait exactement dans les mêmes conditions de temps et avec les mêmes phénomènes objectifs chez les deux animaux.

On peut encore, et c'est là une expérience confirmative, soumettre une grenouille à une dose toxique de salicylate de soude et, au moment où les phénomènes de sensibilité semblent près de disparaître, injecter à cet animal une petite quantité de strychnine sous l'influence de laquelle la grenouille réagit absolument comme elle le ferait à l'état normal, ce qui démontre d'une façon péremptoire que les centres de la sensibilité réflexe ne sont pas atteints par le salicylate de soude. La sensibilité réflexe persiste jusqu'au moment où arrive la résolution, et la mort suit de très près.

D'ailleurs, chez les animaux à sang froid, alors même que la sensibilité paraît complètement éteinte, des excitations assez énergiques, comme, par exemple, le broiement des orteils entre les mors d'une pince, ou le contact d'une goutte d'acide acétique avec la région anale démontrent très bien la persistance de la sensibilité réflexe.

Chez les animaux à sang chaud, ces phénomènes sont plus sensibles encore, et la sensibilité ainsi que la motilité ne disparaissent absolument qu'au moment de la mort. Ainsi, dans une expérience de MM. BOCHEFONTAINE et BLANCHIER sur le chien, que j'ai eu l'occasion de citer relativement à l'action exercée par des doses toxiques sur le cœur et la circulation, chez les animaux, nous avons vu que l'excitation du sciatique, même à une période avancée de l'intoxication, se révélait toujours par ses phénomènes habituels, c'est-à-dire l'augmentation marquée de la tension sanguine, ainsi que l'accélération et le trouble du rythme des contractions cardiaques; et qu'au moment de la mort, lorsque cette excitation du sciatique ne se traduisait plus que par des manifestations à peine appréciables ou même nulles en ce qui regardait le cœur et la circulation, la sensibilité réflexe pouvait cependant être encore mise en évidence par un phénomène très net, celui de l'émission des urines sous l'influence de cette excitation du sciatique. (Voir page 288).

On peut donc dire en réalité que, sous l'influence de l'acide salicylique ou des salicylates, — car nous allons voir que cela revient au même quand nous allons étudier le mécanisme de l'action du salicylate de soude, — on n'observe jamais, soit l'anesthésie, soit l'analgésie ; et si vous voulez bien vous rappeler ce que j'ai dit, relativement à l'action antipyrétique du salicylate de soude, nous nous trouvons dans cette situation bizarre et paradoxale d'étudier parmi les antithermiques-analgésiques une substance qui n'est ni antithermique, ni analgésique. Cela est vrai, et, cependant, la véritable place de l'acide salicylique dans la classification des substances médicamenteuses est bien celle que j'ai indiquée, pour les raisons que je vais vous soumettre dans un moment.

Je reviens sur ces différentes manifestations du côté de la motilité et de la sensibilité, parce qu'elles ont une importance considérable et nous font entrer de plain-pied dans l'étude du mécanisme par lequel l'action thérapeutique du salicylate de soude se produit dans l'organisme humain. Chez les animaux à sang froid, il est très facile d'étudier dans les plus grands détails les phénomènes de la motilité et de la sensibilité, parce que, chez ces animaux, le cœur bat encore pendant un certain temps après la mort apparente, alors que les mouvements spontanés et réflexes ont complètement disparu : il est plus facile d'étudier ainsi les modifications subies par le système nerveux. Eh bien, dans ces conditions, on constate qu'en injectant à une grenouille une dose relativement modérée de salicylate de soude, ce sont les mouvements volontaires et spontanés qui disparaissent les premiers ; ensuite, les mouvements réflexes, déjà incontestablement affaiblis au moment où les mouvements spontanés sont suspendus, s'éteignent peu à peu ; puis, survient enfin l'arrêt du cœur et la mort suit de très près la disparition de la sensibilité.

Si, lorsque la mort est ainsi produite, on interroge la contractilité musculaire, on peut voir qu'elle est conservée pendant un certain temps après la mort, un temps presque aussi considérable que celui observé chez un animal tué, par exemple, par la section du bulbe. Cette contractilité est conservée chez la grenouille empoisonnée par le salicylate de soude, soit qu'on l'interroge directement, par l'application du courant électrique sur les éléments musculaires, soit qu'on l'interroge par l'intermédiaire des nerfs innervant le muscle. Il n'y a donc, en aucune façon, abolition des propriétés physiologiques soit des muscles, soit des nerfs moteurs, et il faut en revenir à cette interprétation, que nous avons vue être vraie déjà pour un certain nombre de faits, qu'il doit s'agir d'une action exercée par le salicylate de soude sur les propriétés fonctionnelles des centres nerveux, c'est-à-dire, en définitive, que le salicylate de soude doit exercer une action sur la substance grise de l'axe cérébro-spinal. Mais on est alors en droit de se demander pourquoi les mouvements spontanés et les mouvements réflexes ne disparaissent pas en même temps, et de se demander également pourquoi il y a persistance de la sensibilité après la disparition de la motilité volontaire.

Pour l'explication de ce phénomène en apparence paradoxal, deux hypothèses ont été proposées : la première, c'est que le salicylate de soude exercerait une action plus rapide sur le cerveau que sur la moelle, une action plus rapide sur les centres des mouvements volontaires que sur les centres des mouvements réflexes. Cette hypothèse me paraît absolument inacceptable et contredite par tous les phénomènes expérimentaux que j'ai cités jusqu'à présent. En effet, si l'on tient compte de la rapidité de l'action exercée sur le bulbe, chez le chien par exemple, chez lequel on voit l'augmentation de la sécrétion salivaire coïncider presque avec le moment où l'on pratique chez lui une injection intra-veineuse de salicylate de soude; si l'on tient compte de la rapidité avec laquelle, chez certains animaux, chez certains individus même, le vomissement suit l'administration du salicylate de soude; si l'on tient compte de cette contemporanéité des modifications du côté de l'appareil respiratoire en même temps que les injections sont pratiquées chez l'animal; si l'on tient compte enfin de ce que, chez les animaux auxquels on a injecté des doses toxiques de salicylate de soude, on peut voir les facultés intellectuelles absolument intactes alors que ces animaux sont déjà très affaiblis et même sur le point de mourir, il paraît prouvé que l'acide salicylique agit également et simultanément sur tout le système nerveux cérébro-spinal et il est absolument inadmissible que les centres des mouvements volontaires ne soient pas atteints en même temps que ceux des mouvements réflexes.

Une autre hypothèse, qui paraît beaucoup plus acceptable, c'est que, sous l'influence du salicylate de soude, comme d'ailleurs sous l'influence de toutes les substances agissant sur le tissu nerveux, les propriétés fonctionnelles de la substance grise ne seraient pas détruites d'emblée : il y aurait, en quelque sorte, plusieurs degrés dans l'imprégnation et dans la façon dont cette substance grise réagit à l'imprégnation par le salicylate de soude. Au premier degré, celui représenté par les doses faibles, correspondrait seulement un engourdissement des cellules qui seraient encore capables de remplir leurs fonctions, mais avec moins d'énergie qu'à l'état normal : cette phase se traduirait par la paresse et la nonchalance des mouvements chez les animaux à sang froid. Puis, au deuxième degré, on observerait une paralysie plus ou moins complète de ces mêmes cellules.

Pour employer ici les expressions dont je me suis déjà servi, à l'exemple de FONSSAGRIVES, relativement à l'action exercée par la morphine sur le système nerveux, cette seconde phase correspondrait à celle que nous avons appelée la phase d'imprégnation à propos de la morphine, tandis que la phase précédente correspondrait à la phase d'impression. Dans cette deuxième phase, les impressions périphériques seraient devenues impuissantes à ébranler suffisamment les éléments nerveux bulbo-médullaires pour qu'ils soient capables de transmettre aux cellules cérébrales leur ébranlement, de manière que le cerveau puisse répondre en ordonnant tel ou tel mouvement : la disparition des mouvements dits spontanés est la conséquence de la paralysie des éléments nerveux par l'acide salicylique. Mais, à cette phase, des impressions plus énergiques, comme, par exemple, celles qui résulteraient d'une action mécanique violente, d'un coup porté à la périphérie de l'animal, ou bien d'une impression chimique produite par le contact d'un acide, seraient encore suffisantes pour traverser en quelque sorte cette barrière, pour ébranler suffisamment les cellules bulbo-médullaires malgré leur engourdissement et transmettre cette excitation jusqu'au cerveau. Ces excitations énergiques sont encore capables de provoquer des mouvements réflexes alors que, depuis un certain temps déjà, les mouvements spontanés ont complètement disparu.

A cette période correspondrait le summum de l'action médicamenteuse du salicylate de soude. Si la dose n'est pas trop considérable et qu'on n'en vienne pas ajouter de nouvelle, si l'action physiologique de la substance médicamenteuse se borne à déterminer ces modifications, l'engourdissement des cellules nerveuses se dissipe peu à peu et disparaît plus ou moins rapidement.

Mais, si la dose primitive était trop considérable, ou bien si elle est intempestivement renouvelée, l'engourdissement et la paralysie s'accentuent de plus en plus par suite de l'altération progressive des éléments nerveux, altération qui arrive bientôt à être telle qu'il en résulte la perte de leurs propriétés sensitives et motrices, enfin la perte de leur activité fonctionnelle et vitale, c'est-à-dire la mort. Cette troisième phase, phase d'intoxication, caractérise le troisième degré de l'action de l'acide salicylique, c'est-à-dire celui dans lequel les fonctions de la substance grise du système nerveux sont si profondément atteintes que, quelle que soit l'excitation portée sur cette substance, elle est devenue absolument incapable de transmettre cette excitation et d'y répondre sous quelque forme que ce soit.

Chez les animaux à sang chaud, la mort se produit assez rapidement, car elle arrive dès que les fonctions du bulbe, et notamment la fonction respiratoire, sont suspendues. Chez les animaux à sang froid, la mort est plus lente parce que, chez eux, la respiration cutanée peut suppléer pendant un certain temps la respiration pulmonaire, et qu'on observe également une persistance plus ou moins marquée des fonctions des ganglions intra-cardiaques dont les propriétés ne sont probablement pas aussi rapidement abolies que celles des centres nerveux : c'est ce qui permet précisément d'étudier plus facilement et aussi plus rigoureusement les perturbations apportées par certains médicaments, comme le salicylate de soude, dans les phénomènes de la sensibilité et de la motilité.

Mais, de même que cela se passe avec toutes les substances capables de provoquer, en définitive, comme phénomène terminal de leur action, une influence paralysante sur l'axe gris bulbo-médullaire, on voit, au début de l'intervention exercée par la substance médicamenteuse, une excitation de tous les modes d'activité fonctionnelle relevant de cet axe gris bulbo-médullaire qui se traduit par les hypersécrétions glandulaires, les vomissements, l'accélération respiratoire, l'inquiétude, l'agitation que manifestent les animaux, et même les individus très sensibles à l'action du salicylate de soude.

Mais, en réalité, il n'y a pas d'action s'exerçant plus spécialement sur les propriétés sensitives que sur les propriétés motrices de la substance grise centrale, pas plus qu'il n'y a d'action spéciale exercée par l'acide salicylique soit sur les fibres nerveuses dans leur continuité, soit sur les extrémités terminales motrices ou sensitives. Il en résulte que le salicylate de soude ne peut donc être, en aucune façon, considéré comme une substance analgésiante; et nous avons vu précédemment que ce n'était pas non plus une substance antithermique.

Pour quelle raison ai-je donc classé l'étude de cet acide salicylique parmi celle des substances antithermiques-analgésiques? Eh bien, Messieurs, c'est l'interprétation du mécanisme de l'action de cet acide salicylique qui va nous en fournir la raison. Et en effet, ainsi que je vous l'ai déjà fait remarquer, il est absolument impossible, dans un cas particulier, celui du rhumatisme articulaire aigu, de trouver une substance réalisant mieux que le salicylate de soude tout à la fois l'antithermie et l'analgésie. Cette action, en quelque sorte spécifique, exercée par le salicylate de soude est tellement nette, tellement précise, si universellement reconnue, qu'on est obligé de classer parmi les antithermiques-analgésiques, en raison de cette circonstance particulière, une substance médicamenteuse qui, en réalité, ne trouverait pas sa place dans un autre groupe, à moins qu'on ne voulût la ranger parmi les substances antiseptiques, ce qui pourrait, à la rigueur, être acceptable pour l'acide salicylique, bien que l'action antiseptique ne constitue qu'une des moins importantes et des moins utilisées de ses applications.

Interprétation de l'action exercée par l'acide salicylique. — Est-il possible d'expliquer l'action médicamenteuse exercée par l'acide salicylique dans les cas de rhumatisme articulaire aigu?

D'assez nombreures discussions ont eu lieu à cet égard, et je crois pouvoir vous donner, du mécanisme de cette action, une interprétation basée non seulement sur les très nombreuses observations — on pourrait presque dire les innombrables observations — cliniques acquises actuellement, mais aussi sur un ensemble de faits expérimentalement démontrés. Il y a déjà quelque temps, BINZ, l'un des premiers, avait admis la possibilité de la mise en liberté de l'acide salicylique dans l'organisme et avait supposé que c'était cet acide salicylique, agissant comme tel, qui déterminait, dans le cas de rhumatisme articulaire aigu, la sédation des phénomènes douloureux et des phénomènes d'hyperthermie. VULPIAN, reprenant cette étude, admit qu'il n'était pas nécessaire que l'acide salicylique fût mis en liberté dans l'organisme et que le salicylate de soude possédait, par lui-même, une action médicamenteuse très nette, sous l'influence de laquelle la modification de la substance propre des éléments constituant l'irritation disparaîtrait plus ou moins rapidement parce qu'elle ne trouverait plus ses conditions premières d'existence et que les éléments anatomiques pourraient alors revenir librement à leur état normal. En d'autres termes, d'après VULPIAN, le salicylate de soude en nature exercerait son action sur la cause impressionnant directement et douloureusement le système nerveux chez les rhumatisants, et non pas sur le système nerveux lui-même qui ne fait ici que recevoir les impressions douloureuses et qui n'est pour rien autre chose dans cette manifestation.

Eh bien, Messieurs, les expériences que je vous ai montrées il y a quelque temps, notamment, cette modification, que je trouve très importante. de l'expérience de BINZ, modification montrant que, sous l'influence de l'acide salicylique mis en liberté par un courant d'acide carbonique, les décompositions qu'on peut voir se produire en présence du protoplasma vivant ne se réalisent plus, en d'autres termes, la diminution des phénomènes d'activité vitale du protoplasma me paraît plaider en faveur de l'hypothèse de BINZ, c'est-à-dire de la mise en liberté de l'acide salicylique dans l'organisme; et, sur ce point, il me semble qu'un assez grand nombre de faits expérimentaux sont absolument concordants pour faire adopter cette interprétation.

Nous avons vu, en effet, que les sécrétions étaient d'abord activées, et cela par l'intermédiaire des centres nerveux : je vous rappelle cette expérience dans laquelle les sécrétions étant d'abord exagérées par l'introduction du salicylate de soude à dose suffisante dans l'économie, cette suractivité faisait place, à un moment donné, à la paralysie de l'activité fonctionnelle des éléments glandulaires; et il ne s'agissait bien que de paralysie de l'activité fonctionnelle, puisque l'injection subséquente de nitrate de pilocarpine permettait à ces cellules de récupérer leur activité et de sécréter à nouveau. Cette para-

lysie me paraît devoir être expliquée précisément par la mise en
liberté de l'acide salicylique dans les éléments glandulaires; et en
effet, les expériences d'un certain nombre de physiologistes, entre
autres FLOURENS, VULPIAN, EWALD, ont montré que la tension de
l'acide carbonique était très fortement augmentée dans le sang circulant dans les éléments glandulaires pendant leur activité.

D'autre part, il est certainement établi maintenant que, sous
l'influence de l'acide salicylique libre — j'en donnerai encore d'autres
preuves expérimentales venant à l'appui de celle que je citais précédemment, — on observe toujours une déchéance vitale plus ou moins
considérable des éléments cellulaires vivants. Dans ces conditions,
chez les individus affectés de rhumatisme articulaire aigu, les
éléments anatomiques enflammés, les tissus articulaires et péri-arti-
culaires doués d'une sensibilité presque nulle à l'état normal, mais
devenant exquise sous l'influence de l'inflammation, comme nous
l'ont appris les expériences de MAGENDIE et de FLOURENS, sont modérés
et ramenés à leur condition primitive en présence de l'acide salicylique mis en liberté à leur contact; et cela suffit pour expliquer la
détente qui se produit sous l'influence de l'administration du salicylate
de soude. Une expérience très précise de EWALD a montré précisément
que, dans le sang des tissus enflammés, la tension de l'acide carbonique était au moins trois fois plus forte que dans le sang normal:
ainsi, au lieu de renfermer, comme à l'état normal, 5 à 6 volumes
p. 100 d'acide carbonique, le sang de ces tissus en contenait facilement 15 à 20 volumes. Grâce à cet excès d'acide carbonique et à
l'augmentation de tension, ce sang se trouve donc dans les conditions
voulues pour la mise en liberté de l'acide salicylique du salicylate de
soude, comme cela se réalise dans les expériences dont je vous ai
rendus témoins.

Le salicylate de soude, amené par le torrent circulatoire à la
surface des tendons, des ligaments articulaires, des synoviales, est
décomposé par l'acide carbonique sous pression; l'acide salicylique
mis en liberté réagit sur le protoplasma, détermine une diminution de
la suractivité vitale des cellules contemporaine et conséquence de
l'inflammation, d'où, consécutivement, diminution et tarissement de
leurs sécrétions, retour des éléments anatomiques des tissus articulaires à leur état d'activité normale par suite de la disparition du
processus inflammatoire et morbide et, du même coup, sédation de la
douleur et modération de la température. Puis, le liquide synovial se
résorbe, la rougeur et le gonflement des tissus articulaires et péri-ar-
ticulaires disparaissent; et la sensibilité normale de ces tissus se
rétablit en même temps que se dissipe la douleur.

Ce n'est pas là une pure hypothèse et une simple vue de l'esprit,
car il est très facile de démontrer la réaction de l'acide salicylique

libre sur les surfaces articulaires et les synoviales enflammées des animaux, comme d'ailleurs à la surface des mêmes tissus chez un animal mort après absorption d'acide salicylique. Il suffit de l'extraire par l'éther qui, comme nous l'avons vu, n'est pas capable d'enlever l'acide salicylique au salicylate de soude, tandis qu'il l'enlève lorsque ce salicylate de soude se trouve en présence d'acide carbonique sous une certaine pression : dans ces conditions expérimentales, on peut très bien démontrer, par la réaction du perchlorure de fer, l'existence de l'acide salicylique libre à la surface des synoviales ou des tendons enflammés chez les animaux.

D'autre part, l'action efficace de l'acide salicylique, administré tel quel ou formé dans l'économie, pourra s'exercer toutes les fois que la décomposition, au moins partielle, du salicylate de soude pourra être réalisée dans l'organisme, c'est-à-dire toutes les fois qu'il se trouvera en présence d'un tissu suffisamment enflammé. L'expérience et l'observation démontrent l'exactitude de cette remarque. Ainsi, dans les affections accompagnées localement de poussées inflammatoires aiguës, comme, par exemple, dans les méningites rachidiennes et spinales, dans l'ataxie locomotrice au moment des poussées inflammatoires aiguës, dans toutes ces circonstances où le salicylate de soude se trouve en présence de sang chargé d'acide carbonique et capable, par conséquent, de mettre en liberté l'acide salicylique, l'administration du salicylate de soude s'accompagne de la détente des phénomènes douloureux et d'abaissement de la température ; et toujours cet abaissement de température coïncidera, dans ces circonstances, avec un abaissement, une sorte de déchéance de l'activité vitale des cellules des éléments anatomiques. Cela n'est pas seulement, comme nous avons pu le constater pour d'autres substances, par exemple relativement aux antithermiques et aux antipyrétiques, par suite de l'insuffisance des combustions qui s'effectuent dans l'intimité des tissus que la température subira une diminution, c'est parce que les cellules seront moins capables de réaliser tous les phénomènes d'oxydation, hydratation, dédoublements et toutes métamorphoses caractérisant l'activité vitale.

L'abaissement de la température sera donc le résultat de la déchéance cellulaire et non pas de l'insuffisance des combustions. Dans les affections telles que le rhumatisme chronique où l'état inflammatoire des tissus n'est pas assez accentué pour que la décomposition du salicylate de soude puisse s'effectuer, son emploi n'aboutit à aucun avantage, l'acide salicylique ne pouvant être mis en liberté et exercer les actions que je viens de retracer.

Mais cependant, il ne faut évidemment pas négliger l'action du salicylate de soude à titre de substance solubilisant les déchets et les éliminant lorsque ces substances incomplètement oxydées ou incomplètement transformées ont été répandues dans l'organisme : il s'agit là d'une action absolument différente, mais qui vient évidemment, dans une certaine mesure, en aide à l'action antithermique réalisée par le mécanisme que je vous indiquais à l'instant. Je dis « dans une certaine mesure » parce que ce rôle d'agent solubilisant est particulièrement intéressant et efficace au point de vue de l'action toxique susceptible d'être exercée par ces déchets lorsqu'ils sont retenus dans l'organisme. Ces matériaux encombrants, dont le danger réside surtout dans leur toxicité, ont fourni à peu près toute la chaleur que leur destruction plus ou moins avancée pouvait produire; et on ne pourrait, dans tous les cas, mettre exclusivement l'élévation de température sur le compte de leur oxydation complète.

D'ailleurs, tous les phénomènes que nous avons pu voir se manifester sous l'influence du salicylate de soude et de l'acide salicylique, s'expliquent fort bien par l'interprétation que je suis en train de développer en ce moment. En ce qui concerne les vomissements, nous avons vu qu'il ne s'agissait pas d'un phénomène réflexe dû à l'action exercée par l'acide salicylique sur les extrémités terminales des rameaux gastriques des nerfs vagues, mais bien de l'excitation directe des noyaux d'origine des pneumogastriques ou mieux des noyaux d'origine du spinal qui lui fournissent ses rameaux moteurs ; et cela est prouvé par ce fait que les vomissements sont beaucoup plus tardifs après l'ingestion d'acide salicylique ou de salicylate de soude, qu'après leur introduction par injection sous-cutanée ou intra-veineuse.

L'augmentation de la tension sanguine est surtout une conséquence de l'action exercée par l'acide salicylique sur les centres vaso-moteurs et notamment sur le bulbe; cette action se traduit par la diminution du calibre des capillaires, des artérioles, ce qui produit des troubles de la vue et de l'ouïe, ainsi que les manifestations cérébrales qui caractérisent l'action toxique du salicylate de soude. Le cœur et son appareil ganglionnaire n'interviennent pas dans la production de ce phénomène; à la première période où ces phénomènes se montrent ils y sont tout au moins complètement étrangers, attendu que les pulsations cardiaques sont à peine modifiées lorsque déjà ces manifestations se produisent.

L'accélération du pouls provient de l'excitation des nerfs accélérateurs et des ganglions intra-cardiaques, peut-être aussi de l'excitation du myocarde lui-même ; la somme des excitations sur l'appareil accélérateur l'emporte sur celle des excitations de l'appareil modérateur. Le ralentissement subséquent est dû à une excitation du bulbe, transmise par le pneumogastrique, et non à une paralysie des ganglions cardiaques, car la section des pneumogastriques détermine une très grande accélération et une augmentation de tension.

L'irrégularité des pulsations cardiaques est la conséquence des troubles de l'innervation dus à l'excitation du bulbe, des pneumogastriques et des ganglions : ici, le bulbe et les pneumogastriques jouent un rôle prépondérant, car le phénomène disparaît après la section des pneumogastriques, mais il est capable de se reproduire sous l'influence de nouvelles injections de salicylate de soude, qui ne peut plus agir alors que sur les ganglions cardiaques.

L'augmentation d'énergie de la systole est, elle-même, le résultat de l'action excitante exercée par l'acide salicylique sur les ganglions, et les contractions sont d'autant plus fortes qu'elles sont ralenties.

Les phénomènes ultimes, dus à l'action toxique de l'acide salicylique : ralentissement, chute finale de la pression, arrêt du cœur, sont une conséquence fatale de la paralysie et de l'épuisement du système nerveux central et ganglionnaire.

Ces phénomènes ont pu permettre de dire que le salicylate de soude devait être envisagé comme un poison des centres nerveux, de l'axe gris principalement, et du bulbe en particulier. Je crois qu'il est possible de pousser plus loin l'interprétation de ces phénomènes et de se rendre compte de la façon dont l'acide salicylique parvient à impressionner la cellule nerveuse. Dans tous les cas, nous devons lui reconnaître une action uniforme sur le protoplasma vivant dont il diminue ou annihile plus ou moins complètement l'activité vitale. Ce résultat dépend, évidemment, d'une façon étroite, des conditions dans lesquelles cette action de l'acide salicylique peut s'exercer. Cette action sera d'autant plus efficace et considérable, au point de vue thérapeutique, que l'activité vitale des tissus sur lesquels va agir le salicylate de soude sera plus intense, parce que la mise en liberté de l'acide salicylique sera corrélative des phénomènes qui caractérisent cette activité vitale.

L'acide salicylique est un poison des cellules nerveuses, plus spécialement de la substance grise; or, en tenant compte de sa réaction acide, de sa vascularisation plus grande, de sa nutrition plus active, en d'autres termes de sa vitalité plus intense, vous voyez que nous trouvons là tous les éléments nécessaires pour prévoir, comprendre et expliquer l'action prédominante exercée par l'acide salicylique, — ou le salicylate de soude, par suite de la mise en liberté de l'acide salicylique, — sur la substance grise. Le salicylate de soude sera plus facilement décomposé dans la substance grise que dans la substance blanche du tissu nerveux; et, comme l'acide salicylique ne peut circuler dans l'organisme qu'à l'état de salicylate alcalin, cela rend compte de l'électivité d'action des salicylates sur la substance grise.

Bien mieux, l'excitation du début qu'on observe sur cette substance

grise n'est peut-être rien autre chose que la première conséquence
de l'anémie des cellules, lorsque leur protoplasma commence à subir
l'action dépressive de son activité vitale sous l'influence de la mise
en liberté de l'acide salicylique. Les troubles cérébraux, les vertiges, etc., sont justiciables de la même interprétation. Il n'est pas
jusqu'à la rigidité cadavérique hâtive qui ne puisse être une suite de
l'action exercée localement par l'acide salicylique sur les cellules
musculaires.

En définitive, c'est l'acide salicylique qui agit et qui doit, pour
cela, se trouver en contact immédiat avec les éléments anatomiques.
L'action ne sera efficace qu'autant que les conditions permettront la
mise en liberté de l'acide, et elle le sera alors d'autant plus que
cette mise en liberté s'effectuera plus facilement et en proportion
plus considérable. Nous avons étudié précédemment (p. 249) les
circonstances qui président à cette mise en liberté dans les organismes vivants. L'observation attentive des résultats obtenus par
l'emploi d'un certain nombre de dérivés de l'acide salicylique confirme
absolument les considérations précédentes. L'aspirine, le salophène,
le salicylate de méthyle, non décomposables en milieu acide,
n'exercent aucune action fâcheuse sur l'estomac dans lequel l'acide
salicylique ne peut être déplacé et mis en liberté; ils sont, au contraire, décomposables en milieu alcalin, ils se saponifient alors et
l'acide salicylique circulant dans l'organisme à l'état de salicylate
alcalin pénètre dans les tissus où peut s'effectuer la mise en liberté
de l'acide salicylique lorsque les conditions voulues se trouvent réalisées. Ces médicaments permettent une saturation lente et progressive
de l'organisme, ne présentant pas les inconvénients provoqués par
l'introduction à dose massive d'un salicylate alcalin.

En résumé, l'action physiologique de l'acide salicylique me paraît
fort simple et consister uniquement, comme mécanisme, dans la
diminution de l'activité vitale du protoplasma. Je ne saurais trop
vous répéter encore que je n'attache ici à ces mots *diminution de
l'activité vitale* absolument aucun sens abstrait particulier : je l'emploie tout simplement, à titre de figure, pour exprimer un ensemble
de phénomènes. Pour moi, l'activité vitale signifie l'ensemble des
phénomènes biologiques qui s'accomplissent au sein d'une cellule
réagissant dans les conditions normales et donnant naissance à des
produits d'élaboration déterminés.

La manifestation de cette énergie de l'action exercée par l'acide
salicylique se révèle par différentes propriétés thérapeutiques dont
la plus importante est l'action, en quelque sorte spécifique, exercée
dans les cas de rhumatisme articulaire aigu et d'accès de goutte aiguë,
par un mécanisme qui me paraît absolument simple : c'est celui que
je vous ai exposé. Il s'agit là d'une action spéciale, non pas sur une

cause encore inconnue dans son essence même, malgré la prétendue découverte de la bactérie du rhumatisme, mais sur le pouvoir des éléments anatomiques de subir cette cause et de réagir sous son influence. Ceci, toutefois, n'exclut en aucune façon l'action spécifique vraie, c'est-à-dire l'action directe possible sur une cause susceptible d'être démontrée à un moment donné, action analogue à celle de la quinine sur l'hématozoaire du paludisme, ou bien, pour employer une autre comparaison qui me paraît d'ordre plus adéquat au rhumatisme, analogue à l'action exercée par le mercure dans la syphilis. C'est là, à vrai dire, ce qu'on pourrait appeler l'action antiseptique spécifique de l'acide salicylique.

D'autre part, l'acide salicylique manifeste une action antiseptique qu'on pourrait appeler banale, et c'est cette action qui a été recherchée précisément dans un certain nombre de circonstances, lorsqu'on a voulu appliquer soit l'acide salicylique, soit le salicylate de soude au traitement d'une quantité de maladies infectieuses : la variole, la diphtérie, l'orchite blennorrhagique, certaines formes de diarrhées, etc. Mais alors, l'action est banale et nous avons dans une foule d'autres substances antiseptiques des médicaments dépassant de beaucoup la valeur de l'acide salicylique.

L'acide salicylique exerce encore une action fort importante, c'est son action cholagogue que j'ai déjà signalée avec tous les détails qu'elle comporte. Enfin, il existe encore une action éliminatrice très importante à considérer, parce que, incontestablement, cette action éliminatrice que le salicylate de soude exerce dans l'organisme sur les produits incomplètement oxydés et capables de déterminer sinon l'hyperthermie, au moins des phénomènes plus ou moins graves lorsqu'ils séjournent dans l'économie, cette action est remarquablement intense et ne peut être égalée ou même dépassée que par le benzoate de soude. C'est à ce titre qu'il faut, dans une certaine mesure, admettre également une action antithermique du salicylate de soude, mais cette action antithermique est surtout justiciable de la sédation des phénomènes inflammatoires qui se produit dans des conditions particulières, notamment la goutte et le rhumatisme articulaire aigus. Dans toutes les autres circonstances, la qualité antithermique de l'acide salicylique n'est plus une propriété thérapeutique, mais bien l'indice d'une action toxique accentuée.

Pour terminer ce qui a trait au salicylate de soude, j'ajouterai que c'est véritablement le médicament d'un symptôme et non pas d'une diathèse, et que ce composé est absolument incapable d'empêcher les complications du rhumatisme ainsi que les phénomènes accessoires. L'acide salicylique est incapable de s'opposer à de nouvelles manifestations du rhumatisme, en d'autres termes, de prévenir les récidives, parce que c'est une substance qui n'agit thérapeutiquement qu'au moment même de sa mise en liberté dans l'organisme. Son emploi permet seulement de remédier à des accidents passagers, mais ne permet pas de prévenir leur retour, ni même leurs complications, comme le fait la quinine pour les accidents du paludisme, ou le mercure pour ceux de la syphilis. Cette constatation que l'acide salicylique n'exerce pas, chez les rhumatisants, d'action préventive comme celle que la quinine exerce chez les paludiques tendrait à faire repousser l'idée d'une spécificité d'action sur un organisme inférieur, agent du rhumatisme. Justifiant pleinement son épithète de spécifique, la quinine s'oppose au retour des accès, enraye les autres manifestations du paludisme, guérit la maladie.

DÉRIVÉS DE L'ACIDE SALICYLIQUE. — Je vous ai déjà indiqué, à plusieurs reprises, que certains dérivés de l'acide salicylique étaient surtout recommandables, relativement à l'emploi thérapeutique, en raison de l'absence de quelques-uns des inconvénients manifestés soit par l'acide salicylique, soit par le salicylate de soude. Faire l'histoire médicamenteuse de la plupart de ces substances serait absolument recommencer l'histoire de l'acide salicylique, ce qui est inutile; je vous indiquerai simplement que, parmi ces dérivés de l'acide salicylique dont on a proposé la substitution, soit à l'acide salicylique lui-même, soit au salicylate de soude, il en est trois qui méritent de retenir un moment notre attention et qui sont particulièrement remarquables par ce fait, non pas qu'ils ne subissent absolument aucune décomposition dans un milieu acide, — tous les éthers acides de l'acide salicylique sont plus ou moins décomposables même en milieu acide, — mais il est incontestable que ces substances médicamenteuses ne subissent dans ces milieux acides qu'une décomposition lente et même relative; par conséquent, il en résulte, pour la plupart d'entre eux, une action offensive nulle sur l'estomac, et nous avons vu, dans l'étude que nous venons de terminer de l'acide salicylique, que cette action exercée sur la muqueuse gastrique était très souvent un obstacle à l'emploi de l'acide salicylique. Les substances auxquelles je fais allusion en ce moment ne se décomposent franchement qu'en milieu alcalin, c'est-à-dire qu'elles se décomposent surtout dans le tractus intestinal où elles peuvent mettre en liberté l'acide salicylique; cet acide salicylique va donc se saturer, puis circuler dans l'organisme à l'état de salicylate de soude et, en définitive, l'administration de ces substances médicamenteuses revient à l'administration de salicylate de soude qui serait introduit directement dans l'intestin, par petites quantités à la fois, à l'état naissant, et de manière à ne pas provoquer d'action irritante locale. C'est pour cela précisément que leur emploi prête à ces considérations sommaires que je développe en ce moment.

Tel est le salicylate de méthyle, éther méthylique de l'acide salicylique, dont on a proposé l'emploi pour la médication interne. L'observation et l'expérience avaient déjà montré qu'il s'absorbait facilement et en proportion assez considérable, par le tégument cutané. Tel est également le salophène ou salicylate d'acétylpara-amidophénol, qui se dédouble également dans l'intestin; tel est encore ce nouveau médicament connu sous le nom d'aspirine, c'est l'acide acétylesalicylique, qui me paraît, parmi les dérivés de l'acide salicylique, celui qui donne les meilleurs résultats, au point de vue de son innocuité en tant que phénomènes se développant du côté de l'appareil gastrique ou gastro-intestinal. Il est remarquable par la mise en liberté progressive et l'élimination prolongée de l'acide salicylique.

Dans tous ces composés, il est incontestable que ce qui agit, c'est l'acide salicylique; et il faut pour cela que le composé subisse une décomposition permettant sa mise en liberté, puis la formation de salicylate de soude qui pourra pénétrer dans tous les tissus. Mais leur action est particulièrement intéressante, parce qu'on n'observe pas, sous leur influence, les phénomènes gastriques que l'on observe quelquefois, souvent même chez certains individus, sous l'influence du salicylate de soude.

Messieurs, des recherches que je poursuis depuis plusieurs années, dans un ordre d'idées différent de celui qui nous occupe en ce moment, m'ont amené à vérifier expérimentalement ce que j'appelais tout à l'heure la déchéance vitale des cellules. Ces preuves d'ordre expérimental m'ont paru assez nettes et assez suggestives pour que je désire vous en rendre témoins.

Vous savez que lorsqu'on met de la teinture de gayac en présence de cellules végétales vivantes, par exemple sur des rondelles de pomme de terre ou de navet, l'existence de diastases oxydantes peut être mise en évidence par la coloration que prend cette teinture de gayac qui se colore en bleu; d'autres procédés de recherche permet-traient de déceler la présence d'une diastase solubilisante des matières amylacées. Eh bien, le fait sur lequel j'ai appelé votre attention, de la déchéance de cet ensemble de phénomènes que je désignais sous l'appellation d'activité vitale des cellules, est tellement net sous l'influence non pas seulement de l'acide salicylique, mais de la plu-part des substances dont nous venons de terminer l'étude sous le nom d'antithermiques-analgésiques, cette action est tellement évi-dente, qu'elle peut se montrer de façon très élégante par une série d'expériences dont le dispositif a été imaginé par M. BRISSEMORET. Nous avons placé des rondelles de pomme de terre et de navet dans de l'eau distillée d'une part, et, d'autre part, dans des solutions renfermant les unes de l'acide salicylique, les autres de l'acide ben-zoïque, d'autres un sel de quinine, d'autres de l'antipyrine, et vous allez voir que, dans ces conditions, les rondelles de pomme de terre ou de navet qui ont été en contact avec les solutions d'acide salicylique, d'acide benzoïque, d'antipyrine, d'un sel de quinine, vont avoir à peu près complètement perdu la propriété d'oxyder et de colorer en bleu la teinture de gayac, tandis que les rondelles qui auront séjourné dans l'eau distillée pendant le même temps et dans les mêmes conditions vont, au contraire, avoir entièrement conservé cette propriété.

Mais, un point très intéressant et qui montre précisément combien est dissemblable l'action des antithermiques ou antipyrétiques vrais et l'action de ceux qui ne produisent l'abaissement de la température que par suite de la déchéance vitale exercée sur les cellules, réside dans les différences d'intensité dans les réactions que vous allez pouvoir observer, d'une part sur les rondelles mises en contact avec les sels de quinine et, d'autre part, sur celles mises en contact avec l'acide salicylique. Lorsqu'on arrive à mettre ces végétaux en présence d'une solution relativement concentrée d'acide salicylique, — et cela ne peut se faire qu'en employant une solution dans la glycérine, — la diastase oxydante est absolument tuée, la teinture de gayac ne bleuit en aucune façon, mais si, pour éviter l'action secondaire ou accessoire, mais qui doit entrer en ligne de compte, de la glycérine, on se contente d'employer une solution aqueuse soit d'acide benzoïque, soit d'acide salicylique, cette solution se faisant à raison de 1 gramme pour 1 litre, tandis que 1 gramme d'acide benzoïque se dissout dans 400 grammes d'eau, il en résulte que l'action exercée par ces solutions diluées est en somme assez faible et qu'au bout de vingt-quatre heures d'immersion dans ces solutions on peut constater encore, quoique d'une façon assez atténuée cependant, le bleuissement de la teinture de gayac.

D'ailleurs, la preuve qu'il s'agit bien d'une action exercée par les acides eux-mêmes, c'est que, si l'on immerge les rondelles de pomme de terre ou de navet dans des solutions aqueuses simples d'acide salicylique ou d'acide benzoïque, au bout d'un certain temps, on voit reparaître la propriété de bleuir la teinture de gayac : ce fait est dû à la saturation partielle de l'acide salicylique et de l'acide benzoïque par les sels qui existent normalement dans les tissus des végétaux, et la preuve en est que si l'on ajoute à ces acides une petite quantité d'un autre acide énergique, comme l'acide oxalique, par exemple, on voit persister la propriété que possédaient les deux premiers corps, d'éteindre la réaction oxydante.

Mais, point important, nous avons reconnu à la quinine, par des faits expérimentaux indiscutables, la propriété d'agir sur les centres de la thermogenèse, la propriété de déterminer une augmentation dans la radiation calorifique, ce qui est un des moyens par lesquels la quinine réalise l'abaissement de la température, mais surtout, une action sur les centres thermiques, consistant en une moindre thermogenèse, c'est-à-dire en un abaissement des oxydations qui se font sous l'influence de ces centres thermiques ; eh bien, alors que l'antipyrine et la quinine détruisent avec une rapidité extrême cette action oxydante de la diastase sur la teinture de gayac, au contraire l'acide salicylique et l'acide benzoïque, qui ne possèdent ni l'un ni l'autre, d'action sur les centres de la thermogenèse, ne déterminent absolument que cette diminution de l'activité vitale dont je parlais tout à l'heure, et ce fait est prouvé précisément par cette considération que la coloration bleue de la teinture de gayac est encore possible après un temps relativement long d'immersion dans la solution d'acide salicylique ou d'acide benzoïque. Alors que les solutions, même diluées, de quinine ou d'antipyrine ont tué complètement la diastase oxydante en quelques minutes, il faut des heures pour que l'acide salicylique ou l'acide benzoïque puissent manifester leur action sur cette diastase.

Maintenant, un autre fait extrêmement important, et qui vient à l'appui de l'interprétation que j'ai cherché à vous donner de l'action exercée par les sels de quinine. Cette expérience est remarquable en ce sens qu'en présence de l'eau oxygénée, on voit précisément se produire l'inverse des phénomènes que j'ai indiqués : tandis que l'addition d'eau oxygénée provoque le bleuissement de la teinture de gayac des rondelles qui ont été mises en macération dans le sel de quinine et dans l'antipyrine, au contraire, sur les rondelles végétales qui ont subi l'action de l'acide benzoïque et de l'acide salicylique, l'addition d'eau oxygénée ne détermine plus la réapparition du phénomène d'oxydation.

Ces expériences sont absolument confirmatives des expériences imitées de Binz sur le déplacement de l'iode en présence de l'acide carbonique. Elles m'ont paru constituer un appui très considérable à la théorie du mécanisme de l'action de l'acide salicylique que j'ai exposée ici.

XVIIIe LEÇON

ACIDE BENZOÏQUE ET BENZOATES. — POUVOIR ANTISEP-
TIQUE. — PROPRIÉTÉS PHYSIOLOGIQUES. — RÉSUMÉ
D'ENSEMBLE SUR LES ANTITHERMIQUES ET LES ANTI-
PYRÉTIQUES. — COMPARAISON DE CES MÉDICAMENTS.

Nous allons consacrer notre réunion d'aujourd'hui à l'étude de
l'acide benzoïque et du benzoate de soude, pour terminer les renseignements que j'ai à vous donner encore relativement aux antithermiques-analgésiques. Je vous ai expliqué dans notre dernière réunion
à quel titre l'acide salicylique ou le salicylate de soude, l'acide
benzoïque ou le benzoate de soude pouvaient être considérés comme
des substances antithermiques et analgésiques, puis à la suite de cette
étude, je terminerai par quelques considérations, par une sorte de
résumé et d'étude comparative des différents corps auxquels nous
avons consacré nos réunions depuis le commencement de ce
semestre.

L'acide benzoïque a été retiré, pour la première fois, vers le milieu
du xviiie siècle de ce que nos prédécesseurs appelaient les *Fleurs
de benjoin*. Vous savez que lorsqu'on soumet à l'action de la chaleur
la gomme-résine constituant le benjoin, il se sublime une substance
qui se présente sous forme de paillettes nacrées, brillantes, possédant
une odeur agréable que lui communique le benjoin. LÉMERY, le
premier, reconnut dans cette substance l'existence d'un acide qui
reçut plus tard le nom d'acide benzoïque. En 1771, ROUELLE signala
l'existence de cet acide benzoïque dans l'urine des herbivores; et,
en 1794, SCHEELE en reconnut l'existence dans l'urine de l'homme et
surtout dans celle de l'enfant. Puis, en 1832, WŒHLER et LIEBIG
signalèrent la relation qui existait entre l'acide benzoïque et l'essence
d'amandes amères dont il dérivait par oxydation; et enfin, en 1833,
PÉLIGOT et MITSCHERLICH montrèrent que cet acide benzoïque se
dédoublait en benzine et acide carbonique lorsqu'on le distillait sur
de la chaux.

Cet acide benzoïque existe dans un assez grand nombre de produits naturels, qui lui doivent leur valeur médicamenteuse et leur emploi thérapeutique. C'est ainsi qu'on le trouve dans le benjoin, d'où il a été tiré la première fois, dans le styrax ; il existe également dans les baumes, mélangé à l'acide cinnamique en proportion plus ou moins considérable et souvent en quantité prépondérante ; dans la plupart des résines, notamment celle du *Xanthorrea hastilis* ; dans le sang-dragon, dans le bois de gayac, dans certains fruits, dans la sécrétion préputiale du castor.

Il prend naissance dans des circonstances assez variées ; et quelques-unes d'entre elles sont intéressantes pour nous parce qu'elles nous permettent de nous rendre compte de l'existence normale de l'acide benzoïque et de son dérivé important, l'acide hippurique, dans l'urine de l'homme et des mammifères. L'oxydation brusque des matières albuminoïdes donne presque toujours naissance à une proportion plus ou moins considérable d'acide benzoïque ; nous savons également, d'autre part, que le dédoublement des matières albuminoïdes, sous l'influence des agents hydratants et oxydants tout à la fois, donne naissance au glycocolle, et cette double synthèse, d'une part de l'acide benzoïque, d'autre part du glycocolle, nous explique la genèse et l'existence, dans l'urine normale de l'homme, de l'acide hippurique, ce dérivé de l'acide benzoïque. On l'obtient par la putréfaction de l'urine des herbivores : cela est tout naturel, cette urine renfermant surtout de l'acide hippurique, les phénomènes de putréfaction provoquent le dédoublement de cet acide et la mise en liberté d'acide benzoïque. Enfin on l'obtient, dans la plupart des cas, comme produit d'oxydation des aldéhydes et des hydrocarbures aromatiques.

On peut l'obtenir par synthèse : par exemple, en traitant le bromure de phényle par l'anhydride carbonique en présence de sodium — c'est un mode de synthèse analogue à celui qui permet d'obtenir l'acide salicylique, — ou encore par l'oxydation au moyen de l'acide azotique dilué du toluène chloré, ou de certains dérivés du toluène et de la benzine. Mais le mode de préparation le plus usité est celui qui consiste à sublimer le benjoin ou à décomposer l'acide hippurique de l'urine des herbivores. Dans ce dernier cas, on concentre l'urine par évaporation jusqu'à ce qu'elle soit réduite au quart de son volume primitif, et on l'additionne de 10 p. 100 de chlorure de sodium, puis d'acide chlorhydrique ; dans ces conditions, l'acide benzoïque est mis en liberté et précipité sous forme cristalline, car il est fort peu soluble dans l'eau.

Au point de vue de l'emploi médical, c'est exclusivement l'acide benzoïque provenant de la sublimation du benjoin, qui doit être employé : d'abord parce que cet acide est plus pur, et ensuite parce que, dans cette opération, la sublimation du benjoin, cet acide benzoïque entraîne une certaine quantité des produits odorants qui existent dans le benjoin et que ces produits jouent certainement un rôle dans l'action médicamenteuse exercée par l'acide benzoïque.

Cet acide, lorsqu'il est convenablement purifié, se présente sous forme de lamelles ou d'aiguilles nacrées, transparentes, dont l'aspect rappelle celui de l'acide borique cristallisé ou bien du salicylate de soude : ce sont, en effet, trois substances dont l'aspect extérieur permettrait, au premier abord, la confusion. Ces lamelles cristallines sont incolores, inodores quand elles proviennent du dédoublement de l'acide hippurique, mais possèdent une odeur de benjoin qui permet de les caractériser et qui doit faire réserver pour l'emploi médical l'acide benzoïque provenant du benjoin.

Bien que l'acide benzoïque soit peu soluble, il laisse dans la bouche une saveur chaude et acide avec un léger arrière-goût d'amertume, il est surtout soluble dans l'alcool, l'éther, les huiles grasses et volatiles, le chloroforme, les hydrocarbures tels que les pétroles, la benzine; il est peu soluble dans l'eau, puisqu'il faut 400 parties d'eau froide pour en dissoudre une partie; il est beaucoup plus soluble dans l'eau bouillante dont 12 parties seulement suffisent pour dissoudre une partie d'acide benzoïque, ce qui permet de le purifier très facilement par cristallisation. Il résiste assez facilement aux agents d'oxydation; sa décomposition n'est réalisable qu'en présence des corps très énergiquement oxydants, l'acide azotique fumant, ou le permanganate de potasse en présence des alcalis, et avec l'aide d'une élévation de température. Dans ces mêmes conditions, l'acide cinnamique donne de l'hydrure de benzoïle.

Cet acide benzoïque peut s'administrer en nature, et nous allons voir, en nous occupant de ses propriétés thérapeutiques, que ce mode d'administration a été recommandé dans certaines circonstances : on peut alors le prescrire sous la forme suivante qui représente la *mixture benzoïque de Bouchardat*

Acide benzoïque	1 à	5 grammes.
Phosphate de soude.	10	—
Sirop simple	30	—
Eau distillée	100	—

D'un autre côté, voici la formule que recommande M. ALBERT ROBIN pour l'administration de la *limonade benzoïque* aux typhiques :

Acide benzoïque (du benjoin)	1 à	3 grammes.
Eau distillée de cannelle.	50	—
Sirop de tolu.	100	—
Rhum vieux	100	—
Eau distillée	750	—

Il faut observer que cet acide benzoïque, pas plus que l'acide salicylique, d'ailleurs, ne doit être administré sous forme de cachets, en raison de l'action irritante et même caustique qu'il peut manifester sur la muqueuse gastro-intestinale. Il est, en effet, assez fortement irritant et, par conséquent, on doit s'abstenir de l'administrer sous forme de cachets ou de pilules, à moins qu'il ne soit dilué dans un excipient inerte ajouté en quantité suffisante.

L'acide benzoïque forme la base d'un certain nombre de préparations galéniques, parmi lesquelles je citerai en premier lieu l'Elixir parégorique qui en renferme une quantité assez considérable, et une vieille préparation, les *pilules de Morton*, ou *pilules balsamiques*, dont voici la formule :

Poudre de cloportes		68 parties.
Gomme ammoniaque.		34 —
Acide benzoïque	āā 23	—
Baume de soufre anisé		
Baume de tolu	āā 4	—
Safran incisé.		

Diviser en pilules de 20 centigrammes.

La poudre de cloportes avait simplement pour but d'administrer du nitrate de soude qu'elle renferme en proportion assez considérable.

Parmi les benzoates, quelques-uns seulement sont particulièrement intéressants pour nous, mais un surtout, c'est le benzoate de soude, qu'on emploie le plus souvent. C'est un composé très soluble dans l'eau, ce qui offre un avantage considérable dans son emploi sur celui de l'acide benzoïque : une partie de benzoate de soude est soluble dans une partie et demie d'eau. C'est une substance possédant des propriétés antiseptiques extrêmement faibles : nous savons en effet que les acides, doués de propriétés antiseptiques, perdent ces propriétés lorsqu'ils sont saturés par un alcali, et on a recommandé, à tort, je crois, les solutions de benzoate de soude à titre d'antiseptique, car on pourrait dire que dès qu'il est combiné avec un alcali, l'acide benzoïque a perdu, ou à peu près, ses propriétés antiseptiques. Mais comme éliminateur, nous allons voir le benzoate de soude l'emporter de beaucoup même sur le salicylate de soude; et à ce point de vue, c'est une substance qui possède des propriétés thérapeutiques particulièrement importantes.

On l'a recommandé dans la goutte, le rhumatisme et même la fièvre typhoïde, la diphtérie, la tuberculose, à la dose de 5 à 15 et jusqu'à 20 grammes par vingt-quatre heures : on lui a substitué dans ce dernier cas, avec avantage, paraîtrait-il, le cinnamate de soude, qui semble agir d'une façon particulière, peut-être comme substance antiseptique, mais bien plutôt, je crois, comme modificateur de la nutrition. Dans tous les cas, voici une formule correspondant à l'emploi du benzoate de soude. Nous verrons tout à l'heure que ce benzoate de soude doit être administré à dose assez élevée pour agir comme éliminateur et quand on en veut obtenir tous ses avantages au point de vue thérapeutique, ce qui justifie cette formule :

Benzoate de soude	25	grammes.
Sirop d'écorces d'oranges amères	60	—
Eau distillée	375	—

Cette formule donne une solution dont chaque cuillerée à soupe représente, très sensiblement, 1 gramme de benzoate de soude. Cette cuillerée doit être administrée dans une eau alcaline gazeuse ou dans une eau minérale comme, par exemple, Contrexéville ou Vittel dans le cas d'administration à des goutteux.

Je vous rappelle en passant que ce benzoate de soude est encore très souvent utilisé à titre de dissolvant de certains composés amidés, de certains alcaloïdes, notamment : la caféine, la narcéine, la théobromine.

Le benzoate d'ammoniaque a été proposé comme succédané du benzoate de soude. On peut l'employer à partir de 50 centigrammes jusqu'aux doses de 2 et 3 grammes pour une seule prise. Les quantités qu'on a administrées sont à peu près les mêmes que celles du benzoate de soude, elles peuvent atteindre jusqu'à 20 ou 25 grammes pour une période de vingt-quatre heures, avec cette restriction toutefois que les doses soient suffisamment réfractées, c'est-à-dire que cette quantité de 25 grammes soit administrée par fractions de 1 gramme d'heure en heure. Le benzoate de lithine a été également recommandé; on l'administre aux doses maxima de 1 à 2 grammes; il jouit de propriétés particulières dans la goutte et la gravelle, en raison de la présence de la lithine. On l'a recommandé comme un éliminateur de l'acide urique : c'est en effet un bon dissolvant, un bon éliminateur des substances incomplètement oxydées dans l'organisme. Enfin, on a préconisé aussi le benzoate de calcium qui s'administre également aux doses de 20 centigrammes à 2 grammes par prise, jusqu'aux doses de 10 et 12 grammes, par vingt-quatre heures. On a recommandé le benzoate de chaux dans la diathèse urique, la goutte et la gravelle.

Il existe également d'autres dérivés de l'acide benzoïque que je ne ferai que citer : on a, par exemple, préparé un benzoate de bismuth, qui semble n'être autre chose qu'un mélange d'acide benzoïque avec l'oxyde de bismuth; cela ne paraît pas être une combinaison comme celle que j'ai eu l'occasion de signaler et qui a été étudiée par M. THIBAUT : on l'a proposé, aux doses de 25 centigrammes à 5 grammes, comme absorbant, dans la diarrhée, dans l'intention de fixer l'hydrogène sulfuré existant dans le tube intestinal, ou encore comme topique externe.

Comme dérivés organiques, je citerai simplement la *Benzanilide* et le *Benzeugénol*, qui ont été proposés comme succédanés, le premier, de l'acétanilide, le second, de l'essence de girofles dont la majeure partie est constituée par l'éther benzoïque de l'eugénol.

La benzanilide [$C^6 H^5$. CO. — Az H. C^6H^5] que l'on obtient en chauffant un mélange d'aniline et d'acide benzoïque ou d'aniline et de chlorure de benzoïle, se présente sous forme de poudre cristalline ou de paillettes incolores, insolubles dans l'eau, peu solubles dans l'éther, solubles dans l'alcool. On l'a vantée comme un antipyrétique excellent dans la médication infantile, aux doses de 10 à 60 centigrammes. Il ne présenterait pas, notamment, l'inconvénient de provoquer de la cyanose, comme l'acétanilide. Mais les résultats obtenus ne paraissent pas constants et n'encouragent pas à utiliser ce médicament.

Le benzeugénol [C^6H^5 — CO — $C^{10}H^{11}O^2$] forme des cristaux incolores, inodores, amers, peu solubles dans l'eau, très solubles dans l'alcool, le chloroforme, l'éther, l'acétone. On l'obtient par l'action du chlorure de benzoïle sur l'eugénol. On a préconisé son emploi, à titre d'antiseptique et pour remplacer l'essence de girofles, en injections de ses solutions à 10 p. 100 dans l'huile d'olives stérilisée, ou bien sous forme de pilules ou de cachets, à la dose de 5 à 10 milligrammes par prise. Ce médicament serait un succédané du gaïacol dans le traitement de la tuberculose. Les résultats obtenus jusqu'ici sont insuffisants pour permettre de prononcer à son égard un jugement définitif.

Tels sont les principaux composés de l'acide benzoïque, parmi lesquels le benzoate de soude tient incontestablement le premier rang.

Ce que je vais avoir à dire soit des propriétés physiologiques de l'acide benzoïque, soit de celles du benzoate de soude, va se rapporter également à d'autres dérivés de l'acide benzoïque, parce que toutes ces substances que nous venons d'énumérer, les benzoates d'ammoniaque, de chaux, etc., ou les dérivés organiques se dédoublent dans l'organisme, comme nous l'avons vu pour les dérivés salicyliques correspondants, et mettent en liberté une proportion plus ou moins considérable d'acide benzoïque, qui agit pour sa part à titre d'acide benzoïque libre.

Cet acide benzoïque, au point de vue de ses qualités antiseptiques, jouit de propriétés extrêmement énergiques : il est beaucoup plus énergiquement antiseptique encore que ne l'est l'acide salicylique et cela peut paraître au premier abord un peu paradoxal, puisque l'acide benzoïque ne possède qu'une fonction acide, comme l'acide salicylique, tandis que l'acide salicylique possède en plus une fonction phénol que ne possède pas l'acide benzoïque. Il semblerait donc, *à priori*, que l'acide salicylique devrait être plus énergiquement antiseptique que l'acide benzoïque; eh bien, il en est tout autrement. L'acide benzoïque, lorsqu'il est à l'état de liberté et en solution en présence d'un organisme inférieur, possède des propriétés bactéricides de beaucoup supérieures à celles de l'acide salicylique : c'est ainsi, par exemple, qu'il suffit d'une solution au millième pour entraver très fortement la pullulation des bactéries qu'on peut rencontrer d'une façon banale dans l'atmosphère; une solution à 2 p. 1 000, c'est-à-dire à peu près saturée, suffit pour stériliser un milieu de culture; mais il faut jusqu'à 20 p. 1 000, — c'est-à-dire qu'il faut alors se servir d'un intermédiaire pour favoriser la dissolution de l'acide, — pour arriver à arrêter des cultures en voie de développement. C'est toujours la même chose, avec tous les antiseptiques possibles : on est obligé de faire une distinction considérable entre les doses suffisantes pour empêcher le développement d'une culture et celles nécessaires pour arrêter le développement de cette culture en voie de prolifération.

Je vous ai dit tout à l'heure qu'on avait considéré le benzoate sodique comme présentant des propriétés antiseptiques; ces premières recherches ont été complètement infirmées depuis, et actuellement il est hors de doute que le benzoate de soude est à peu près complètement dénué de toutes propriétés antiseptiques. Lorsque le benzoate de soude peut manifester un pouvoir antiseptique, cela vient tout simplement d'une réaction secondaire qui a mis en liberté une plus ou moins forte proportion d'acide benzoïque c'est-à-dire qui a décomposé le benzoate de soude; et alors l'acide benzoïque mis en liberté peut, lui, à titre d'acide benzoïque, manifester ses propriétés antiseptiques.

Bien que cette valeur antiseptique de l'acide benzoïque soit de beaucoup supérieure à celle de l'acide salicylique, il faut cependant observer que l'action exercée par l'acide benzoïque sur ces produits mal définis que l'on englobe sous l'appellation de *Toxines*, ou bien sur les ferments solubles, est certainement beaucoup moins active que ne l'est celle exercée par l'acide salicylique : c'est là un fait d'observation qui ne peut pas être interprété actuellement, mais qui n'en est pas moins absolument certain. De plus, le pouvoir bactéricide de l'acide benzoïque à l'état libre est incontestablement supérieur, non seulement à celui de l'acide salicylique, comme je le disais tout à l'heure, mais même à celui du phénol, ce qui présente, par conséquent, un avantage considérable dans certaines conditions, puisque l'on peut introduire l'acide benzoïque dans l'organisme à des doses infiniment supérieures à celles auxquelles on peut employer le phénol.

Action physiologique. — Voyons maintenant quelle est, d'une façon générale, l'action exercée sur l'économie par l'acide benzoïque. Tout d'abord, lorsqu'il est mis en contact avec la muqueuse buccale, il détermine une saveur âcre, aromatique ; et il excite fortement toutes les muqueuses : la poudre, ou la poussière d'acide benzoïque, excite fortement les muqueuses nasale, buccale et lacrymale, et détermine une hypersécrétion à leur surface. Lorsqu'il est ingéré à forte dose, c'est-à-dire à des doses de 3 ou 4 grammes en une seule fois, il détermine des nausées, des vomissements, de la céphalalgie, des bourdonnements d'oreilles qui ont une très grande ressemblance avec ceux que peut déterminer l'acide salicylique, une sensation de chaleur dans l'abdomen, l'accélération du pouls, la diaphorèse, une augmentation très notable des sécrétions bronchiques ; et cette augmentation des sécrétions bronchiques est à retenir, car c'est précisément à cause de ces propriétés que l'on administre du benzoate de soude ou de l'acide benzoïque pour stimuler ces sécrétions.

Lorsqu'il est administré aux animaux à dose un peu considérable, il peut arriver à déterminer la mort qui paraît être la conséquence, comme c'est le cas pour l'acide salicylique, ou le salicylate de soude, d'une paralysie de la respiration. Je dis « paraît », et j'insiste sur ce mot, parce que, ainsi que nous l'avons déjà vu pour l'acide salicylique et pour le salicylate de soude, la mort qui semble due à des phénomènes terminaux constitués par l'asphyxie, n'est pas, ainsi que j'en ai donné la preuve pour l'acide salicylique, une asphyxie vraie ; c'est un arrêt, brusque à un moment donné, à la période terminale, mais se produisant lentement et régulièrement, de la respiration ; l'asphyxie n'intervient là véritablement que comme phénomène secondaire, de sorte que, bien que l'expérience dont je vous ai montré les résultats relativement à l'acide salicylique n'ait pas été répétée avec l'acide benzoïque, je crois qu'en raison de la très grande similitude — je dirais volontiers : de la parenté médicamenteuse et toxique de ces deux substances, — on peut très bien faire tout au moins des réserves en ce qui concerne les phénomènes d'asphyxie ou de paralysie respiratoire qu'on dit avoir été déterminés par l'acide benzoïque.

Quelle que soit la voie par laquelle il est introduit dans l'organisme, on observe toujours des ecchymoses plus ou moins marquées sur la muqueuse gastrique, même après que l'acide benzoïque a été administré par voie d'injection sous-cutanée ou chez les animaux par voie d'injections intra-veineuses. De plus, son élimination, comme celle de l'acide salicylique, s'accompagne de la présence d'une matière réductrice dans l'urine, substance qui pourrait faire croire à l'existence d'une glycosurie.

Sa toxicité est mal définie, mal connue : les recherches faites sur ce sujet sont, en effet, assez contradictoires. Ce qu'il y a de certain, c'est que les animaux à sang chaud sont moins susceptibles que l'homme. Cependant, on admet qu'en ce qui concerne les animaux à sang chaud, une dose de 2 grammes d'acide benzoïque par kilo est suffisante pour déterminer la mort dans un espace de temps peu considérable.

Un point fort important, et qui nous expliquera précisément bien les raisons pour lesquelles on emploie l'acide benzoïque, c'est qu'il augmente, dans une très notable mesure, la désassimilation des albuminoïdes par le fait de son union avec le glycocolle. Il semblerait, en quelque sorte, que l'acide benzoïque sollicite la transformation, la désintégration des albuminoïdes dans l'organisme. Par le fait de la formation de glycocolle qui accompagne toujours l'hydrolyse et l'oxydation concomitante des matières albuminoïdes, glycocolle qui se trouve aussitôt soustrait et transformé en acide hippurique, il semble que l'intervention de l'acide benzoïque rende plus labile la molécule des albuminoïdes et sollicite leur désintégration rapide dans l'organisme.

On a prouvé, par des expériences pratiquées sur des animaux, que l'acide hippurique, résultat de la combinaison du glycocolle avec l'acide benzoïque, prenait naissance dans le rein. Ainsi, on a pu démontrer l'absence d'acide hippurique dans le sang après la ligature des vaisseaux des reins ou bien après l'extirpation des reins, et on a pu faire l'expérience inverse. En pratiquant, dans les reins qui viennent d'être enlevés à l'animal, des circulations artificielles avec du sang frais dans lequel on a fait dissoudre, d'une part, de l'acide benzoïque, d'autre part, du glycocolle, on peut voir que le sang qui a parcouru ces reins renferme de l'acide hippurique : par conséquent, c'est dans le tissu du rein que s'est effectuée la synthèse qui a réalisé la combinaison de l'acide benzoïque avec le glycocolle.

Mais, à cet égard, des travaux de BUNGE et SCHŒNBERG ont montré que les hématies jouent un rôle très considérable : en effet, quand on répète l'expérience de la circulation artificielle dans les reins fraîchement extraits de l'animal avec un sérum privé d'hématies, on voit que les tissus rénaux ont absolument perdu la propriété de réaliser la synthèse de l'acide benzoïque avec le glycocolle. Pour que cette synthèse s'effectue, il faut deux conditions absolument indispensables : d'une part, l'intégrité du tissu rénal et, d'autre part, la présence des hématies dans le sang. Aussi, la métamorphose de l'acide benzoïque en acide hippurique est-elle plus ou moins entravée dans les cas de maladies des reins. Ces expériences de BUNGE et SCHŒNBERG ont également montré l'utilité, l'indispensabilité même du rôle joué par le foie et les sécrétions du canal intestinal, qui paraissent favoriser dans une très large mesure cette synthèse de l'acide benzoïque avec le glycocolle.

A ce titre, et pour les raisons que je viens d'indiquer, l'acide benzoïque, ou le benzoate de soude, ce qui revient à peu près au même, est un solubilisant des déchets organiques de valeur au moins égale et je dirai même certainement supérieure à celle de l'acide salicylique. D'ailleurs, les circonstances dans lesquelles on est amené à l'employer, qu'il s'agisse de maladies infectieuses, telles que la fièvre typhoïde, la rougeole, la scarlatine, etc., dans lesquelles il faut éliminer de l'organisme les substances qui s'y sont formées et qui ne s'éliminent pas par suite d'une sorte d'inhibition de la dépuration urinaire, ou bien qu'il s'agisse de gravelle urique et phosphatique et que le but que l'on se propose soit d'éliminer les sels minéraux ou d'empêcher la formation de l'acide urique, en augmentant l'élimination de l'azote et en diminuant l'alcalinité des urines, dans toutes ces circonstances, on a reconnu le grand avantage résultant de l'emploi de l'acide benzoïque ou du benzoate de soude et de sa substitution même au salicylate de soude.

D'ailleurs, relativement à l'action exercée par l'acide benzoïque sur la nutrition, on peut voir que son administration au lieu de diminuer, dans certaines circonstances, comme le fait l'acide salicylique, l'élimination de l'urée par l'urine, tout au moins ne touche pas, ne réduit pas cette élimination; quelquefois même elle l'augmente. Le fait est assez facile à expliquer, puisque, comme je le disais tout à l'heure, l'acide benzoïque ne peut évidemment épargner la molécule des albuminoïdes que si la totalité du glycocolle qui prend naissance ne se combine pas à l'acide benzoïque pour former de l'acide hippurique; une partie de l'azote tend alors à s'éliminer sous forme d'urée et à maintenir le chiffre normal d'élimination de l'acide urique ou même à le diminuer.

Enfin, l'acide benzoïque, comme l'acide salicylique, mais dans une moindre mesure cependant, détermine une augmentation assez notable de la sécrétion biliaire. D'ailleurs, on pourrait même dire qu'il détermine une augmentation assez générale de toutes les sécrétions.

Son action comme expectorant, que j'ai déjà signalée tout à l'heure, est une propriété inhérente à l'acide benzoïque. On prétendait autrefois qu'elle était due surtout à la présence de ces principes balsamiques volatils entraînés pendant sa sublimation et qui donnent à l'acide benzoïque préparé avec le benjoin l'odeur suave qui le caractérise. Cette vue doit certainement entrer en ligne de compte, mais, d'autre part, on a pu, avec l'acide benzoïque parfaitement purifié provenant de l'urine des herbivores, déterminer de façon très nette une augmentation de l'expectoration, et, par conséquent, l'acide benzoïque en nature joue un rôle actif comme expectorant.

Quelle est la valeur de l'acide benzoïque comme antipyrétique? Je pourrais répéter à ce sujet ce que j'ai dit pour l'acide salicylique. Chez l'homme sain, l'acide benzoïque peut, tout au plus, déterminer la soustraction de matériaux capables de déterminer une très légère élévation de température, et, quelle que soit la dose à laquelle on administre à l'homme ou aux animaux sains soit l'acide benzoïque, soit le benzoate de soude, et dans quelque circonstance qu'on se place, on ne constate pas d'action marquée, on ne voit pas d'abaissement sensible de la température. Cela ne pourrait être que par enlèvement d'une substance susceptible d'être comburée dans l'organisme et qui constituerait un combustible efficace, que cet abaissement de température serait obtenu; or, vous savez que les substances en voie de désagrégation normale sont peu capables d'élever la température, et c'est seulement chez les fébricitants, chez les individus qui trouvent le moyen, en raison de circonstances particulières, d'utiliser des combustibles de très médiocre qualité, c'est seulement dans ces cas que de pareilles substances peuvent être comburées par un organisme anormal et contribuer alors, dans une certaine mesure, à l'élévation de la température. Mais en ce qui concerne les maladies infectieuses, la fièvre typhoïde, notamment, le benzoate de soude, je le répète et je ne saurais trop insister sur ce point. possède la propriété de solubiliser les matériaux de déchet qui s'attardent dans l'organisme et qui doivent en être éliminés; et ce fait est prouvé par l'augmentation des matériaux solides qui s'éliminent par l'urine après l'administration du benzoate de soude, par l'augmentation de l'urée et par la solubilisation de ces produits d'oxydation incomplète accumulés dans le sang et qui constituent ce qu'on a appelé en bloc les matières extractives de l'urine.

Les benzoates alcalins ou alcalino-terreux possèdent très sensiblement les mêmes propriétés que l'acide benzoïque. Chez les animaux, l'administration des benzoates alcalins détermine à peu près les mêmes modifications que celles que je viens d'indiquer relativement à l'acide benzoïque, et il est évident que, lorsqu'on se trouve en présence de troubles déterminés par l'administration de benzoates alcalins, c'est que ces benzoates ont pu être décomposés dans l'organisme et c'est l'acide benzoïque à qui il convient d'attribuer, en dernier lieu, les modifications éprouvées chez les animaux ou l'homme par l'administration des benzoates.

Lorsqu'ils sont administrés en quantité suffisante, c'est-à-dire à des doses relativement considérables, ces benzoates peuvent déterminer, chez les animaux à sang froid, des mouvements convulsifs, non tétaniques, de quelques groupes musculaires, de l'accélération respiratoire, la diminution de l'excitabilité réflexe. Chez les animaux à sang chaud, on constate des tremblements, des convulsions, des mouvements ataxiques dans les membres antérieurs; puis, peu à peu, la paralysie. On voit les phénomènes évoluer, très sensiblement, comme nous l'avons remarqué sous l'influence de l'acide salicylique ou des salicylates. L'action sur la muqueuse gastro-intestinale est toujours assez intense, et peut se traduire par des vomissements accompagnés d'hémorrhagies gastriques; il n'y a pas, en général, de diarrhée, mais l'acide benzoïque semble exercer une action irritante fâcheuse principalement sur la première portion de l'intestin et de l'estomac. Quant à ce qui se passe du côté du cœur et de la respiration, les phénomènes sont presque absolument identiques à ceux que j'ai eu l'occasion de vous décrire à propos de l'acide salicylique : c'est d'abord de l'accélération, puis du ralentissement. On peut constater un abaissement notable de la température, mais cela ne s'observe qu'aux doses toxiques comme pour l'acide salicylique, et la mort arrive dans des conditions qui rappellent l'asphyxie : je me suis déjà expliqué à ce propos.

On a constaté des phénomènes brusques d'intoxication chez les animaux, lorsqu'on leur administrait, en une seule fois, des doses supérieures à 2 grammes par kilo. Chez l'homme, on a noté, avec une dose de 5 grammes de benzoate de soude, des nausées et des vomissements, et, fait remarquable, l'expérience a démontré que ces phénomènes pouvaient être évités si les sujets se livraient à un exercice musculaire violent, qui leur permît de comburer ce benzoate de soude. Dans ce cas, on peut trouver dans l'urine non plus seulement de l'acide hippurique, produit normal de la combinaison de l'acide benzoïque avec le glycocolle; mais on peut y trouver des produits d'oxydation plus complexes que l'acide hippurique : on a signalé, dans ces conditions particulières, l'acide succinique et l'acide phtalique.

Chez l'homme, on a constaté quelques accidents à la suite de l'administration de doses trop élevées de benzoate de soude, et ces accidents ont consisté en sueurs profuses, salivation, expectoration abondante de mucus — ce qui montre bien encore une fois que ce n'est pas seulement aux produits balsamiques provenant de la sublimation du benjoin qu'il faut attribuer l'action particulière exercée sur les glandes de la muqueuse respiratoire. On a signalé également chez l'homme des nausées intenses, des vomissements, une forte hémorrhagie gastro-intestinale, à la suite d'injections hypodermiques. On a pu constater, chez le chien, une augmentation, variant de 25 à 40 p. 100, de la désassimilation de l'albumine.

L'élimination de l'acide benzoïque est assez rapide, comme celle de l'acide salicylique d'ailleurs, et s'effectue à peu près par tous les émonctoires. On l'a retrouvé en nature dans la sueur et la salive, ou bien à l'état d'acide succinique et d'acide phtalique, comme je l'ai indiqué tout à l'heure, lorsqu'on avait eu soin de faire suivre l'ingestion du benzoate de soude d'un exercice musculaire violent. La majeure partie de l'acide benzoïque s'élimine par la voie des urines, et on peut, en effet, retrouver 75 p. 100 sous forme d'acide hippurique dans l'urine. Cette quantité de 75 p. 100 d'acide benzoïque vient précisément à l'appui de ce que je disais tout à l'heure relativement à l'action éliminatrice du benzoate de soude ou de l'acide benzoïque; car ces 75 p. 100 que l'on retrouve dans l'urine sous forme d'acide hippurique ont dû soustraire la quantité de glycocolle nécessaire pour réaliser cette synthèse et, par conséquent, ont dû solubiliser une quantité correspondante de matières albuminoïdes, soit d'albuminoïdes vrais, soit d'albuminoïdes en cours de métamorphoses.

De plus, un fait très important à retenir et qui nous expliquera précisément un certain nombre des phénomènes qu'on observe sous l'influence de l'administration thérapeutique de l'acide benzoïque, c'est qu'il ne se comporte pas de la même façon que l'acide salicylique en présence des sels minéraux contenus dans les humeurs. Voici une série d'expériences très simples qui vont rappeler celles que j'ai montrées pour le salicylate de soude et vont vous faire voir, en même temps, la différence très notable qu'il doit y avoir entre l'action exercée par l'acide benzoïque et celle exercée par l'acide salicylique.

Vous vous rappelez que, parmi les expériences que je vous ai montrées pour interpréter l'action du salicylate de soude dans l'organisme, je vous ai signalé particulièrement l'action exercée par l'acide salicylique sur le phosphate disodique, qu'il transforme en phosphate diacide; eh bien, l'acide benzoïque est absolument incapable de réaliser cette transformation et, par conséquent, lorsque les benzoates se trouvent dans l'économie, ils résistent bien davantage que les salicylates, même aux influences sous lesquelles les salicylates sont facilement décomposés. L'expérience que je vous ai montrée consistait dans l'action exercée par l'acide salicylique sur le phosphate disodique. La métamorphose subie par ce dernier sel était révélée par trois ordres de réactions données par le mélange : 1° en présence de l'azotate d'argent; 2° en présence du chlorure de baryum; 3° en présence de la matière colorante appelée rouge-congo.

Voici dans l'un de ces tubes une solution de phosphate sodique seule; dans le second cette solution est mélangée avec de l'acide salicylique; dans le troisième, elle est mélangée avec de l'acide benzoïque. J'ajoute dans chacun d'eux une solution diluée d'azotate d'argent et vous constatez que, tandis que le tube contenant l'acide salicylique a fourni un précipité blanc, les deux autres ont fourni un précipité jaune : l'acide benzoïque n'a donc pas métamorphosé le phosphate disodique.

Voici maintenant trois autres tubes contenant, comme les précédents, le premier du phosphate disodique seul, le second un mélange de phosphate disodique et d'acide salicylique, le troisième un mélange de phosphate disodique et d'acide benzoïque. A chacune de ces dissolutions, j'ajoute une solution aqueuse diluée de chlorure de baryum. Vous voyez apparaître un précipité blanc dans la solution de phosphate disodique et dans son mélange avec l'acide benzoïque, tandis que son mélange avec l'acide salicylique ne précipite pas.

Voici enfin trois derniers tubes contenant encore le premier du phosphate disodique seul, le second un mélange de phosphate disodique et d'acide salicylique, le troisième un mélange de phosphate disodique et d'acide benzoïque. On ajoute à chacune de ces solutions quelques gouttes de rouge-congo et vous voyez que la coloration change seulement dans le tube contenant le mélange de phosphate disodique et d'acide salicylique. Elle devient violacée, ce qui indique que l'acide salicylique a seul transformé le phosphate ordinaire en phosphate diacide. Ces trois séries de réactions concordent parfaitement pour démontrer ce même fait.

Nous pouvons donc interpréter à l'aide de ces réactions la façon dont le benzoate de soude se conduit dans l'organisme, et la manière dont il est utilisé à titre de solubilisant des substances incomplètement oxydées. L'acide benzoïque est un antiseptique beaucoup plus efficace et énergique que l'acide salicylique, c'est aussi un acide plus stable, mais simplement acide, sans autre fonction chimique.

Au point de vue de l'action médicamenteuse, on peut établir une intéressante comparaison entre le benzoate de soude, le salicylate de soude et l'*Asaprol* ou *abrastol* (sel de calcium de l'acide β naphtol sulfonique). Ce dernier produit, dont l'action thérapeutique est très voisine de celle du salicylate de soude, est beaucoup moins toxique et son emploi a rendu de très grands services chez les individus susceptibles à l'acide salicylique, ainsi que chez les sujets dont l'état de l'appareil rénal ne permettrait pas d'avoir recours aux salicylates.

Un fait, en lui-même fort remarquable, avait, dès le début, frappé les observateurs : l'équivalent antiseptique de l'asaprol est le même que celui du salicylate de soude. Ainsi, d'après les recherches de M. Charrin, l'équivalent antiseptique du salicylate de soude et celui de l'asaprol sont tous deux égaux à 16 vis-à-vis du bacille pyocyanique, c'est-à-dire que, pour empêcher le développement du bacille pyocyanique dans un litre de bouillon, il faut y ajouter 16 grammes de salicylate de soude ou 16 grammes d'asaprol. L'action analgésique incontestable que l'abrastol exerce chez les individus affectés de rhumatisme, action telle qu'il peut, à ce point de vue, être envisagé comme un succédané du salicylate de soude, tient sans doute non pas exclusivement à son pouvoir antiseptique banal, mais surtout à l'influence modératrice de l'activité vitale que l'asaprol manifeste plus énergiquement que d'autres substances encore plus antiseptiques que lui.

Ces propriétés, jointes à ces faits que l'asaprol s'élimine bien et rapidement par le rein, même chez les sujets atteints de néphrite et dont l'urine contient d'assez fortes quantites d'albumine; que l'on peut l'administrer à haute dose — jusqu'à 10 et 12 grammes par vingt-quatre heures — sans provoquer de phénomènes d'intolérance; qu'enfin il est bien supporté, en solution diluée, par des individus ne tolérant ni le salicylate de soude, ni les sels de quinine, ni l'antipyrine; qu'il s'est montré supérieur à l'antipyrine et à la quinine chez les rhumatisants; toutes ces considérations donnent à ce médicament un intérêt tel que j'ai cru nécessaire de vous en dire quelques mots et de le comparer au salicylate de soude dont il est regardé, à juste titre, comme un succédané parfois fort avantageux.

Le benzoate de soude ne peut être comparé ni à l'asaprol ni au salicylate de soude au point de vue de la valeur analgésique, mais il leur reste très supérieur au point de vue de l'action solubilisante et éliminatrice qu'il est si important de mettre en œuvre dans certains cas. C'est, jusqu'ici tout au moins, le meilleur éliminateur des déchets que puisse offrir la matière médicale, et il est tout particuliè-rement important à cet égard. Mais ni les unes ni les autres de ces substances médicamenteuses, benzoate de soude, salicylate de soude, asaprol, ne sont antithermiques ou antipyrétiques au sens rigoureu-sement physiologique des termes. S'il est vrai que l'on puisse faire valoir le fait d'une moindre production de chaleur par suite de l'en-traînement hors de l'organisme de produits de régression incomplète-ment oxydés, nous savons que le dégagement de chaleur ne saurait être bien considérable dans ces conditions; et, quand un abaissement sensible de la température se produit sous l'influence des médica-ments précités, nous avons appris que ça n'est que grâce à l'entrée en scène de l'action toxique.

Ceci établi, vous voyez, Messieurs, que je pourrais répéter pour le benzoate de soude et l'acide benzoïque ce que je disais dernièrement à propos de l'acide salicylique et du salicylate de soude : voici que nous sommes conduits, par la force des choses en quelque sorte, à étudier dans le groupe des antithermiques-analgésiques des substances qui ne sont ni antithermiques ni analgésiques, cette dernière propriété étant envisagée dans un sens général. Car ici, il faut encore faire cette différence, au profit du salicylate de soude, c'est que le salicylate de soude détermine la sédation des attaques de rhumatisme articulaire aigu ou de goutte aiguë, parce qu'il détermine la sédation des phénomènes produisant la douleur, tandis qu'il n'en est pas de même pour le benzoate de soude : le benzoate de soude est absolument incapable de déterminer non seulement l'abais-sement de la température, mais de permettre la sédation de la dou-leur chez les individus affectés de rhumatisme articulaire aigu ou

de goutte. Les détails dans lesquels je suis entré à propos des
propriétés physiologiques de l'acide benzoïque et du benzoate de
soude permettent précisément d'expliquer ces phénomènes.

— Quelques mots, maintenant, pour résumer l'étude que nous
venons de terminer, avec le benzoate de soude, des antithermiques-
analgésiques et des antipyrétiques. Si vous vous rappelez ce que j'ai
été amené à vous dire au sujet de chacun d'eux en particulier, vous
voyez, en définitive, que l'action de ces différentes substances, depuis
la quinine jusqu'au benzoate de soude, en passant par la nombreuse
série des substances intermédiaires dont nous avons étudié quelques-
unes, prises parmi celles qui méritaient de fixer notre attention,
vous voyez que leur action est extrêmement variable suivant les
conditions dans lesquelles on les emploie, suivant la réceptivité et
suivant la susceptibilité des individus.

Pour quelques-unes, nous avons pu reconnaître une véritable
spécificité, une action spécifique qui paraît s'expliquer par des raisons,
des conditions particulières dans lesquelles ces substances médicamenteuses peuvent agir : je fais allusion ici à la quinine qui est un
véritable spécifique du paludisme parce qu'elle tue l'hématozoaire
du paludisme, je fais allusion également à l'acide salicylique qui est
en quelque sorte spécifique du rhumatisme articulaire aigu, non pas
parce qu'il tue la bactérie ou l'agent du rhumatisme articulaire aigu,
mais parce qu'il empêche l'évolution des phénomènes inflammatoires
et la détermination des phénomènes douloureux qui sont corrélatifs
de l'évolution du rhumatisme articulaire aigu, quelle que soit la
cause de cette affection.

De plus, nous avons reconnu à la grande majorité de ces substances une action antiseptique que j'ai qualifiée de banale; et en
effet, toutes ces substances agissent plus ou moins, dans certaines
circonstances, comme des antiseptiques qui, quelquefois, ne sont pas
à dédaigner, comme l'acide benzoïque par exemple, qui est le plus
manifestement antiseptique de cette série, tout en étant le moins
antithermique et le moins analgésique.

Mais, à côté de cette action antiseptique, il y en a une autre qui est
beaucoup plus importante à considérer, c'est l'action qu'on pourrait
qualifier d'*antitoxinique*, c'est-à-dire cette action en vertu de laquelle
les produits de transformation incomplète des matériaux de l'organisme, ces produits qui, lorsqu'ils séjournent dans l'économie,
donnent incontestablement lieu à des phénomènes d'intoxication, ces
produits sont transformés ou, tout au moins, leur action toxique est
neutralisée par la plupart de ces substances antithermiques-analgésiques. A cet égard, quelques-unes, mais de préférence les deux que

je viens de signaler tout à l'heure, la quinine et l'acide salicylique, jouent un rôle particulièrement remarquable.

De plus, il faut tenir compte de l'action éliminatrice sur laquelle je viens de m'étendre suffisamment : à cet égard, le salicylate de soude et le benzoate de soude surtout, sont les substances les plus remarquables. Cette action éliminatrice doit être prise en considération pour une autre raison encore : c'est quelle s'accomplit malgré une diminution dans les processus intimes de la nutrition, car toutes les substances antithermiques-analgésiques que nous avons étudiées, — et j'en ai donné des preuves surabondantes pour la quinine, — restreignent, dans une mesure plus ou moins marquée, les processus intimes de la nutrition.

C'est là un point d'autant plus important à retenir que, ainsi que nous l'avons vu, l'hyperthermie est, tout à la fois, une conséquence directe des oxydations cellulaires augmentées et une conséquence indirecte de l'excitation plus ou moins intense exercée sur les centres régulateurs de la thermogenèse. Par conséquent, nous sommes presque conduits à faire une division dans ces antithermiques-analgésiques, en mettant d'un côté ceux qui ont une action particulièrement remarquable sur les centres de la thermogenèse, comme la quinine et l'antipyrine, par exemple, qui seraient les types de cette catégorie, et d'un autre côté ceux qui exercent une action éliminatrice tout à fait particulière, comme l'acide benzoïque et l'acide salicylique, qui seraient les types de ce second groupe.

D'autre part, nous avons été conduits, par cette considération des circonstances dans lesquelles se produisait l'hyperthermie, à établir une différenciation entre les expressions antithermique et antipyrétique : *antithermique* s'entend surtout des substances agissant par suite d'une influence perturbatrice, c'est-à-dire en soustrayant de la chaleur, en déterminant, par exemple, l'abaissement de la température chez un sujet normal; *antipyrétique* s'applique aux substances agissant surtout par une influence régulatrice, c'est-à-dire en amenant un empêchement à la production exagérée de chaleur, en déterminant un abaissement de la température lorsque cette température est supérieure à la normale.

Toutes ces substances médicamenteuses que nous avons eu l'occasion d'étudier sont des agents nervins, agissant, pour une part plus ou moins considérable, à la façon de l'hydrothérapie, et je vais revenir sur ce point dans un moment. Nous les avons vu exercer toutes une action élective sur le système nerveux central, et cette action se traduit, pour certaines, par des phénomènes immédiats pouvant aller jusqu'aux manifestations toxiques plus ou moins graves; pour les autres, au contraire, par des phénomènes qui ne deviennent nocifs qu'à la condition d'employer des doses véritablement exagérées de ces substances médicamenteuses. Nous avons reconnu que la quinine, l'antipyrine, l'acétanilide, l'exalgine, etc., possèdent une action manifeste sur cet ensemble des centres thermiques, sensitifs et trophiques dont la dissociation est à peu près impossible, sauf peut-être pour le pyramidon. Ensuite, nous avons reconnu dans la plupart de ces substances une action sur les centres vaso-moteurs ainsi que sur les centres de la circulation et de la respiration. J'ai mis ces faits suffisamment en évidence par les tracés que je vous ai montrés à propos de chacune de ces substances médicamenteuses.

D'une façon générale, on peut dire que tous ces antithermiques-analgésiques exercent une atteinte plus ou moins profonde sur les manifestations de l'activité vitale, et l'emploi méthodique de quelques-uns d'entre eux permet de graduer, en quelque sorte, cette action. Cette atteinte portée à la vitalité du protoplasma est manifeste pour la quinine, pour l'antipyrine, pour l'acide salicylique : je me suis suffisamment étendu sur ce point, surtout en ce qui concerne la dernière de ces substances.

D'un autre côté, l'action offensive exercée par certaines de ces substances médicamenteuses est particulièrement remarquable, d'une part, sur les hématies, d'autre part, sur les matières colorantes du sang. Nous avons vu que cette action offensive intense pouvait se traduire par l'apparition de la méthémoglobinurie, par la cyanose, et par une action répercussive sur la circulation, le système nerveux, etc. A ce sujet, on observe une différence aussi importante que remarquable entre les dérivés de la quinoléine et les anilides. La plupart des dérivés quinoléiques exercent une action offensive intense non pas seulement sur la matière colorante du sang, mais encore sur le stroma globulaire des hématies qui se trouvent ainsi frappées de mort et constituent, pour l'organisme, des éléments étrangers nuisibles dont il lui importe de se débarrasser. Les anilides, au contraire, et c'est l'avantage des médicaments de ce groupe, ne s'attaquent absolument qu'à la matière colorante du sang; il y a réduction ou transformation de l'hémoglobine sans que le stroma globulaire soit atteint, et, par conséquent, cela permet la réparation ultérieure de l'hématie : l'atteinte portée au milieu sanguin est infiniment moins grave que celle qui lui est portée par les dérivés de la série quinoléique.

Enfin, toutes ces substances médicamenteuses exercent sur l'épithélium rénal une action extrêmement importante, et il faut toujours y songer lors de leur emploi. Cette action peut se traduire par deux manifestations différentes, et c'est précisément encore un point à retenir, relativement aux circonstances dans lesquelles vous devrez choisir tel ou tel de ces antithermiques-analgésiques : ils peuvent, en effet, provoquer, soit une action inhibitrice, soit une action irritante sur l'épithélium rénal. Quelle que puisse être cette action, il faut toujours compter avec elle, l'avoir toujours présente à l'esprit, et songer aux conséquences secondaires, pour ainsi dire, que l'administration de la substance médicamenteuse en question va exercer sur le rein. Par exemple, une action opposée sur le rein, au point de vue du mécanisme physiologique, s'accompagne de modifications vaso-motrices différentes : ainsi, tandis que sous l'influence de l'antipyrine, on constate la vaso-constriction et l'anurie, avec le salicylate de soude, au contraire, c'est la vaso-dilatation et la diurèse qu'on observe; et cependant, ces deux substances médicamenteuses, antipyrine et salicylate de soude, augmentent légèrement toutes les deux, d'une façon plus ou moins marquée, la tension générale. D'ailleurs, j'ai eu l'occasion d'appeler votre attention, en ce qui concerne le salicylate de soude et l'antipyrine, sur ce phénomène, déjà mis en évidence il y a longtemps par les expériences de CLAUDE BERNARD, VULPIAN et d'autres physiologistes, de la possibilité de la vaso-dilatation périphérique de certains territoires de l'organisme, alors qu'il y avait, au contraire, une vaso-constriction de quelques autres territoires profonds. Ce n'est pas là, d'ailleurs, un fait exclusif aux antithermiques-analgésiques, un certain nombre d'autres substances médicamenteuses sont également capables de déterminer une vaso-dilatation périphérique en même temps que la vaso-constriction de certains organes internes. C'est ainsi que peuvent s'expliquer certains accidents de congestion du système nerveux central. Il faut toujours, je crois devoir y insister, avoir présentes à l'esprit les modifications qui peuvent se passer du côté du rein, sous l'influence des antithermiques-analgésiques, parce que vous pouvez alors, suivant les résultats thérapeutiques que vous vous proposez, employer de préférence telle ou telle de ces substances médicamenteuses dans une circonstance déterminée.

Enfin, un certain nombre de ces antithermiques-analgésiques sont capables de provoquer le collapsus et, à cet égard, je vous ai signalé la lactophénine dont on a fait ces dernières années des éloges qui paraissent dépasser, de beaucoup, ce que mérite cette substance médicamenteuse.

Dans toutes les circonstances où tous ces médicaments sont employés, l'action antipyrétique qu'on peut déterminer à leur aide est d'autant plus marquée que la température est plus élevée au-dessus de la normale. L'état pathologique semble créer des conditions favorables à l'exercice de l'action pharmacodynamique de ces substances médicamenteuses. D'ailleurs, une action efficace exercée sur une fonction troublée ou modifiée laisse supposer une action primitive sur la même fonction à l'état normal, et cette dernière peut, souvent, arriver à être plus ou moins nettement démontrée. Par exemple, avec la plupart des antithermiques-analgésiques que nous avons étudiés, tout au moins avec les plus énergiques d'entre eux, la quinine, l'antipyrine, l'acétanilide, l'exalgine, pour ne citer que les principaux, on peut, en les administrant, dans certaines conditions déterminées, à des individus ou à des animaux aussi normaux que possible, voir diminuer les oscillations normales de la température, c'est-à-dire ces écarts que l'on observe à l'état normal entre la température matutinale et la température vespérale — on voit dans ce cas le tracé de la température tendre à revêtir le type de la ligne droite, — et, ce qu'il y a de plus important, et ce sur quoi j'ai suffisamment insisté quand nous avons parlé de la quinine, on peut voir les efforts et le travail musculaire ne plus déterminer, sous l'influence de ces agents médicamenteux, l'élévation de la température qu'ils provoquent habituellement chez un individu normal. Ainsi que je vous l'ai déjà dit bien des fois, on n'observe franchement d'abaissement de température que sous l'influence des doses toxiques.

Il y a d'ailleurs, à ce sujet, une très intéressante expérience qui a été faite par M. HENRIJEAN, de Liège; cette expérience est la suivante : M. HENRIJEAN a opéré sur un animal sain, rendu artificiellement fébricitant par injection d'eau distillée dans laquelle on avait fait macérer de la viande pendant quarante-huit heures. Il a opéré comparativement avec les antithermiques suivants : kairine, quinine, antipyrine, et salicylate de soude. Voici les résultats très intéressants qu'il a obtenus et qui sont absolument confirmatifs des phénomènes que j'ai énumérés.

Chez les animaux à l'état sain, jamais on n'observe de diminution dans la quantité d'oxygène absorbé avant ou sous l'influence des différentes substances médicamenteuses; la kairine seule a déterminé un abaissement de température de 1°, les autres substances médicamenteuses n'ont absolument rien produit de semblable. Cela permet précisément d'admettre qu'il y a eu augmentation de la perte de chaleur sous l'influence de la kairine, qu'il y a eu altération de l'appareil régulateur.

Chez les animaux fébricitants, au contraire, on a observé, dans toutes les circonstances, un abaissement plus ou moins considérable de la température suivant la nature de la substance antithermique employée, mais, en même temps, une diminution considérable de la quantité d'oxygène absorbé et, par conséquent, la diminution des combustions organiques. Dans ces circonstances, l'action de la kairine s'est montrée beaucoup plus rapide, mais aussi moins durable que l'action des autres substances médicamenteuses.

Eh bien, Messieurs, l'expérience apprend que le bain froid abaisse la température en même temps qu'il augmente la quantité d'oxygène absorbé, et, partant de cette considération, M. HENRIJEAN aboutit à

cette conclusion, absolument logique, que les antipyrétiques sont
sans influence sur les combustions physiologiques, c'est-à-dire celles
qui s'accomplissent dans l'organisme normal, tandis qu'ils modèrent
les processus d'oxydation qui s'accomplissent chez les fébricitants.
Par conséquent, comme je le disais précédemment, il faut faire deux
parts dans le mécanisme par lequel les agents antipyrétiques et
antithermiques peuvent déterminer l'abaissement de la température : une part due à la diminution des processus d'oxydation, et une
part due à l'action exercée sur les centres régulateurs de la thermogenèse.

Bien plus, dans ces expériences, M. HENRIJEAN, poussant la
comparaison aussi loin que le permettent les connaissances actuelles,
dit que les résultats obtenus dans ces circonstances sont comparables
à ceux qu'on obtient avec des antiseptiques lorsqu'on cherche à
réaliser l'antisepsie d'un milieu de culture, c'est-à-dire que les
résultats obtenus dans ces expériences avec l'antipyrine, la kairine,
la quinine et le salicylate de soude sont comparables à ceux que l'on
obtient avec les antiseptiques qui ne peuvent être introduits dans
l'organisme en quantité suffisante pour tuer les germes, mais qui
cependant peuvent être introduits dans cet organisme en quantité
suffisante pour anesthésier ces germes, diminuer leur activité vitale
et les empêcher, momentanément, d'exercer leur action délétère.
Cette comparaison est d'autant plus logique et vraie, que, de même
que dans les cultures les antiseptiques diminuent l'énergie des
bactéries et permettent ensuite leur repullulation avec une nouvelle
vigueur, de même l'administration de l'antipyrine, de l'exalgine, de
la quinine, etc., permet l'élévation subséquente de la température
momentanément maintenue ou abaissée.

L'action sur la température fébrile varie avec de nombreuses conditions : avec les sujets, bien entendu, avec les caractères de la
fièvre, avec la nature et la dose de la substance médicamenteuse
employée, cela va de soi, avec la nature de la maladie fébrile. Il faut
toujours tenir compte, dans toutes les circonstances où on emploie
ces substances médicamenteuses, de l'état des voies digestives, et
cela précisément en raison des métamorphoses que ces substances
peuvent éprouver dans les organes digestifs, métamorphoses qui
peuvent faciliter leur solubilisation ou, au contraire, l'entraver dans
une plus ou moins grande mesure. Leur solubilité est, en effet, fort
différente suivant qu'elles se trouvent dans un milieu acide, neutre
ou alcalin.

De plus, le maximum de pouvoir d'abaissement thermique s'observe, pour toutes ces substances médicamenteuses, au moment
même où la température montre une tendance naturelle à s'abaisser;
et c'est précisément à ces périodes de défervescence naturelle, si l'on

peut ainsi dire, dans les phases critiques, en ce qui concerne les maladies infectieuses, où la température tend à s'abaisser, qu'on a pu observer des accidents d'hypothermie et de collapsus, coïncidant avec l'administration, malencontreuse dans cette occurrence, des antithermiques-analgésiques quels qu'ils fussent.

Il n'y a pas de proportionnalité entre les doses et l'action médicamenteuse; au delà d'une certaine dose, variable avec chaque sujet, bien entendu, l'effet utile n'est pas dépassé et l'on voit, au contraire, se produire ou augmenter, sinon les effets toxiques, au moins les effets désavantageux de la substance médicamenteuse. Ainsi que j'ai eu l'occasion de le dire à propos du salicylate de soude, il n'y a pas et il ne peut pas y avoir d'équivalences entre les différents antipyrétiques. J'ai déjà attiré votre attention sur ce sujet : on a voulu établir des équivalences de doses, on a dit que 1 gramme de quinine était équivalent à 2 grammes d'antipyrine, à 50 centigrammes d'exalgine, à 2 gr. 50 d'acide salicylique, etc.; c'est absolument faux. Chacune de ces substances médicamenteuses agit dans des conditions particulières, dans des circonstances qui lui sont spéciales, et il ne peut pas y avoir d'équivalence d'action ou de condition entre des substances qui ne sont pas elles-mêmes semblables. Chacune de ces substances médicamenteuses exerce une électivité particulière, mais elles possèdent toutes quelques actions communes, telles que les actions antiseptique, éliminatrice, modificatrice des différentes toxines. Dans toutes les circonstances, on peut observer une réascension thermique plus ou moins marquée après leur administration; et, presque toujours, on voit se produire ce que nos ancêtres appelaient les *Crises* venant juger les affections, crises qui, dans la plupart des cas, se traduisent, sous l'influence des antithermiques-analgésiques, soit par des sueurs, soit par de la diurèse.

Je vous signalais, tout à l'heure, les différences existant, au point de vue de l'action exercée par ces substances, entre celles dérivant du groupe de la quinoléine et celles dérivant de l'aniline : il faut se souvenir que le sang des fébricitants est plus vulnérable que le sang normal, et qu'il possède une capacité moindre pour l'absorption de l'oxygène. Il ne faut pas exagérer encore cette capacité moindre pour l'oxygène par l'administration malencontreuse de certaines substances capables de déterminer une stabilisation particulièrement remarquable de l'oxyhémoglobine, surtout en présence de doses trop élevées; et je vous rappelle qu'avec beaucoup de ces agents médicamenteux, et avec la quinine plus encore peut-être qu'avec tous les autres, on observe cette stabilisation particulièrement remarquable de l'oxyhémoglobine. On l'observe d'ailleurs également avec l'antipyrine et avec la plupart des dérivés de l'amidophénol.

L'influence exercée par la dépuration organique joue, cela va sans dire, un rôle primordial dans les actions multiples provoquées par les antithermiques-analgésiques. A ce point de vue, le maximum d'activité revient à l'acide benzoïque qui est, cependant, le moins actif sur la température. L'avantage réside surtout ici dans l'empêchement, pour les substances éliminées ainsi de l'organisme, d'y exercer leur action toxique.

Je vous citais tout à l'heure dans l'expérience de HENRIJEAN la comparaison qui avait été faite entre les antithermiques-analgésiques et l'eau froide : quel que soit le procédé usité, qu'il s'agisse de bains froids, de bains tièdes graduellement refroidis, de lotions froides, de l'application du drap mouillé, etc., l'eau froide augmente la déperdition du calorique, stimule et relève le tonus vasculaire, combat l'adynamie, favorise et excite les oxydations dans l'intimité des tissus en activant ainsi la nutrition cellulaire, elle excite également les fonctions sécrétoires et dépuratrices, et, dans une foule de circonstances, l'application de l'eau froide par un des moyens que je viens d'indiquer donne des résultats infiniment supérieurs à l'antipyrèse médicamenteuse. L'action propulsive en vertu de laquelle se produisent les phénomènes que je viens de rappeler, n'entraîne pas, en effet, l'intervention de phénomènes physico-chimiques, l'intervention d'un contact entre les éléments cellulaires et la substance médicamenteuse, conflit toujours susceptible de provoquer des conséquences parfois gênantes ou des répercussions fâcheuses.

Je termine, Messieurs, en vous rappelant que M. JACCOUD et M. RENAUT, de Lyon, ont insisté, à plusieurs reprises, sur les inconvénients de l'abaissement artificiel de la température susceptible d'être obtenu à l'aide des antipyrétiques. M. RENAUT a dit : c'est souvent un masque d'apyrexie sans aucune valeur; et M. JACCOUD l'a appelé un trompe-l'œil. Eh bien, c'est vrai dans une foule de circonstances, et il ne faut pas utiliser inconsidérément ces substances qui peuvent rendre de grands services dans des conditions déterminées, mais qui, souvent, ont le désavantage de mettre les éléments sur lesquels elles agissent en état d'infériorité dans la lutte qu'ils doivent soutenir. Le seul avantage qui soit incontestable dans l'emploi des antithermiques-analgésiques, c'est l'action éliminatrice sur les déchets et la neutralisation, c'est-à-dire l'anéantissement des toxines : encore s'agit-il ici de bien choisir l'antipyrétique auquel on veut s'adresser.

Mais, par exemple, l'avantage réel de ces substances médicamenteuses, c'est dans beaucoup de circonstances l'union de l'analgésie à l'antipyrèse, j'irai même plus loin et je dirai : la prédominance de l'analgésie sur l'antipyrèse. Et en effet, dans beaucoup de cas, la sédation de la douleur, la disparition de céphalalgies extrêmement violentes, du délire, de la courbature, de ces sensations articulaires erratiques si pénibles dans certaines formes de fièvre, sont les avantages inestimables qu'on peut retirer de l'emploi bien conduit de ces substances médicamenteuses. Cela réalise réellement l'*euphorie*, comme on l'a dit, qu'on peut déterminer sous l'influence de ces médicaments bien administrés.

Dans beaucoup de cas, l'action que nous avons vu exercer par certains de ces médicaments sur les centres de réception et de perception de la sensibilité, est à considérer, avec cette restriction toutefois, que ce n'est pas une action localisée, et qu'elle se fait sentir sur la totalité de l'axe cérébro-spinal. Les mécanismes de l'antipyrèse et de l'analgésie semblent solidaires et dépendre d'une même influence modératrice du système nerveux exercée, de préférence, sur la fonction ou les centres thermiques, ainsi que sur la fonction ou les centres de sensibilité consciente. Cette action sédative est d'autant plus marquée, dans toutes les circonstances, comme cela s'observe aussi sur la température, d'ailleurs, que le système nerveux est lui-même en état d'éréthisme plus accentué. Il y a encore un point remarquable que je veux vous faire observer avant de terminer cette étude, c'est que les cellules des centres supérieurs paraissent, dans beaucoup de cas, plus directement et plus facilement impressionnables, sous l'influence de certains antithermiques-analgésiques tout au moins, que les cellules de la moelle : comme exemple, je ne vous citerai que ce fait clinique, parfaitement certain, parfaitement déterminé, et observé à plusieurs reprises, relatif à la coexistence d'une névralgie du trijumeau et d'une sciatique, et pour lequel 1 gramme d'antipyrine suffisait à faire cesser la douleur des nerfs crâniens, tandis qu'il fallait arriver à des doses de 3 et 4 grammes pour faire cesser les douleurs du nerf sciatique.

De plus, il y a réellement une action élective particulière exercée par chacune de ces substances médicamenteuses capables de réaliser l'analgésie ; le mot élective est peut-être exagéré, mais je n'en vois pas d'autre. Par exemple, l'exalgine exerce cette électivité sur la région bulbaire, et l'aconitine, que nous allons étudier maintenant, sur les noyaux d'origine du trijumeau. Mais il existe aussi une différence dans l'activité analgésique de ces diverses substances médicamenteuses ; et l'on peut dire, par exemple, de l'antipyrine, qu'elle constitue un analgésique banal.

Nous allons commencer l'étude de l'aconit et de l'aconitine ; eh bien, cette substance constitue un terme de transition des plus parfaits entre les antithermiques-analgésiques dont nous finissons l'étude, c'est-à-dire des substances caractérisées par leur action sur le système nerveux central, et les médicaments caractérisés par leur action sur le système nerveux périphérique. En effet, l'action que je pourrais dire primitive, c'est-à-dire médicamenteuse de l'aconit, est une action d'origine centrale, elle est différenciée cependant, comme nous le verrons, de celle des antithermiques-analgésiques, mais c'est une action surtout centrale, tandis que son action secondaire, c'est-à-dire l'action toxique, s'exerce, par voie réflexe, par l'intermédiaire des extrémités périphériques.

En définitive, vous voyez que nous en revenons constamment à cette conclusion : c'est toujours une question d'espèce qui doit déterminer le choix d'une substance médicamenteuse en thérapeutique, et l'application de cette substance est, elle-même, déterminée par des considérations relatives à des conditions variées et diverses; c'est pourquoi j'ai cru qu'il n'était pas sans intérêt de faire cette sorte de résumé relativement aux antithermiques-analgésiques dont nous venons de terminer aujourd'hui l'étude.

XIXe LEÇON

FAMILLE DES RENONCULACÉES. — HISTOIRE NATURELLE
MÉDICALE. — ACONITS. — PRINCIPES ACTIFS. — VARIA-
BILITÉ D'ACTION DE L'ACONITINE AVEC L'ESPÈCE
BOTANIQUE DONT ELLE PROVIENT. — PRÉPARATIONS
GALÉNIQUES. — POSOLOGIE.

L'aconit, dont nous allons commencer aujourd'hui l'étude, est, au
point de vue thérapeutique, sinon le plus important, au moins l'un
des plus importants représentants de la famille des Renonculacées,
aussi est-ce à cette substance que nous consacrerons la plus grande
partie de l'étude des principes actifs de cette famille des Renonculacées. Mais il existe cependant, parmi les représentants de cette
famille très importante au point de vue végétal, un certain nombre
d'autres substances qui ne sont pas dénuées de propriétés thérapeutiques et dont je vous dirai quelques mots, ne serait-ce que pour vous
donner une idée des applications qui en ont été proposées.

La famille des Renonculacées a été divisée par BAILLON en quatre
tribus principales : la tribu des *Aquilégiées*, qui comprend parmi les
plantes nous intéressant, soit au point de vue médicamenteux, soit
au point de vue toxique, les Hellébores, les Staphysaigres et les
Aconits ; la tribu des *Renonculées*, dans laquelle on remarque
l'Hydrastis canadensis, dont l'alcaloïde, l'hydrastine, a reçu des
applications thérapeutiques, l'Anemone pulsatilla, qui fournit l'ané-
monine, l'Adonis vernalis, qui donne l'adonidine proposée comme
succédané de la digitaline ; la tribu des *Clématidées*, dans laquelle
nous trouvons la thalictrine retirée du Thalictrum macrocarpum,
à propos de laquelle il y a quelques mots à dire ; enfin, la tribu des
Pæoniées, dont le principal représentant, Pæonia, renferme la pæo-
nine, substance que l'on considère comme un alcaloïde, mais qui est
dépourvue de propriétés toxiques.

A l'exemple de BAILLON, nous adopterons la division du genre Delphinium en cinq sections, parmi lesquelles la plus importante est

celle des Aconitum, qui est elle-même subdivisée en trois sous-sections : napellus, anthora, cammarum.

Famille des Renonculacées [1].

I. Aquilégiées.
- Trollius.
- Helleborus.
- Delphinium (caractérisé par des fleurs irrégulières).
  - Eudelphinium.
  - Consolida.
  - Staphysagria.
  - Lycoctonum.
  - Aconitum.
    - Napellus.
    - Anthora.
    - Cammarum.

II. Renonculées.
- Ranunculus.
- Anemone.
- Hydrastis.

III. Clématidées.
- Clematis.
- Thalictrum.
- Actœa.

IV. Pæoniées.   Pæonia.

Les aconits sont représentés dans la flore française par une plante ornementale que vous connaissez probablement tous : ces plantes sont caractérisées par un port et une tournure spéciale; leurs fleurs sont assez caractéristiques. Les aconits se font tous remarquer par une toxicité assez considérable, au moins ceux de nos climats. Dans certaines régions cependant, il existe des représentants du groupe aconitum qui sont à peu près complètement dénués de toute propriété toxique, j'appellerai à l'occasion votre attention sur ce fait, mais il importe de retenir que tous les aconits de nos régions sont doués de propriétés toxiques autant et même plus énergiques que leurs propriétés médicamenteuses.

Ce qui caractérise l'aconit, c'est la forme de sa fleur qui est irrégulière et dont les sépales du calice sont colorés. Les feuilles sont alternes, étroitement segmentées, palmatiséquées, et munies de stipules; le calice est formé de cinq sépales inégaux dont le supérieur ou postérieur est remarquable par sa forme en capuchon. Lorsqu'on vient à rabattre ce sépale supérieur, on voit en dessous deux filets, qui sont des rudiments de la corolle, et qui présentent un aspect particulier à leur extrémité supérieure où se montre une sorte de renflement figurant un bonnet phrygien (Fig. 20). On a encore comparé la fleur d'aconit avec son sépale postérieur renversé à un char et on l'a appelé le *Char de Vénus*; le sépale renversé figurant le char et les appendices renflés, des colombes reliées au char par les

---

1. Je n'ai fait figurer dans ce tableau que les genres principaux offrant un intérêt au point de vue de la matière médicale ou de la toxicologie.

filets. La racine constitue l'organe le plus important à cause de sa richesse en principe actif.

Les caractères différentiels des fleurs sont assez importants, parce qu'ils distinguent des espèces d'aconits dont la toxicité est des plus dissemblable. La variété *Napellus* se fait remarquer par des fleurs bleues, quelquefois, mais rarement, blanches, disposées en grappes très serrées; des feuilles présentant des segments allongés et découpés en lanières linéaires; la racine est charnue. C'est le représentant le plus commun en France et dans la plupart des pays d'Europe.

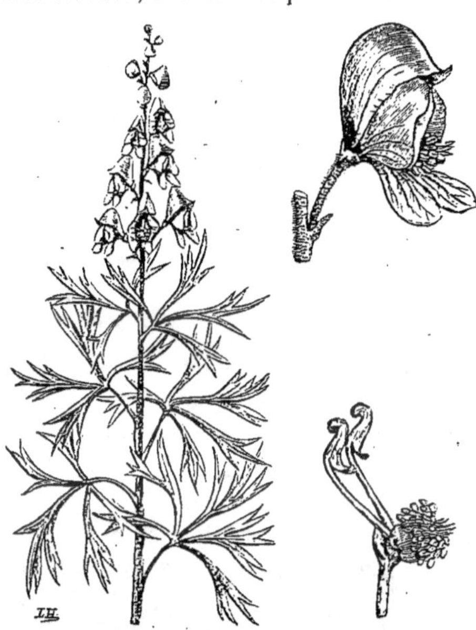

Fig. 20. — *Aconitum Napellus*. Sommité fleurie. Fleur entière et fleur dont le calice a été enlevé.

La variété *Anthora* est caractérisée par des fleurs jaunes, quelquefois tachetées de bleu, un sépale supérieur ou postérieur formant un casque presque aussi large que long; les segments des feuilles sont découpés en lanières linéaires; le fruit est velu; la racine est charnue et présente des caractères tout à fait particuliers qui la distinguent de l'aconit napel. L'A. anthora se trouve dans les Pyrénées, la Provence et la Suisse; ses propriétés toxiques sont moins accusées que celles de l'aconit napel.

La variété *Cammarum* est caractérisée par des fleurs bleues, quelquefois panachées, disposées en grappes paniculées; les segments des feuilles sont larges, cunéiformes; la racine est charnue. C'est le représentant le plus répandu en Allemagne et en Suisse. Sa toxicité est très considérable, et il renferme une assez forte proportion du principe actif que nous étudierons sous le nom d'aconitine.

Une espèce assez commune également en France c'est le delphinium *Lycoctonum*, dont l'apparence des fleurs, comme vous le voyez sur cette figure (Fig. 21), est très différente de celle des fleurs d'aconit : en effet, le casque est bien plus long que large et déprimé dans le sens antéro-postérieur, parfois même le sépale postérieur prend la forme d'un véritable éperon, étroit, allongé, obtus seulement au sommet; les fleurs sont jaunes, quelquefois de couleur violacée ou rougeâtre; les segments des feuilles sont linéaires, incisés, dentés; la racine est fibreuse. Cette espèce se trouve en Alsace, en Auvergne, dans le Dauphiné, dans le midi de l'Europe et en Suisse.

Dans les différentes régions de l'Europe, et en France notamment, les aconits se trouvent principalement dans les contrées montagneuses et de préférence dans les régions boisées : on les trouve dans la montagne jusqu'aux dernières limites auxquelles la végétation peut s'observer. Quelques-unes de ces variétés sont même assez caractéristiques des régions géographiques dans lesquelles on peut les rencontrer : c'est ainsi que l'*A. napellus* est à peu près exclusivement caractéristique de la région française, que l'*A. paniculatum* se trouve dans l'Allemagne, et que l'*A. cernuum* est surtout répandu en Italie.

Enfin il existe dans les régions boréales d'autres espèces qui présentent cette particularité de ne pas être toxiques : ce fait a été relevé depuis de longues années par LINNÉ qui rapporte avoir observé, au cours de ses voyages, que les habitants des pays du Nord, en Suède, en Norvège, et surtout en Islande, faisaient usage des jeunes pousses d'aconit à titre de substance alimentaire.

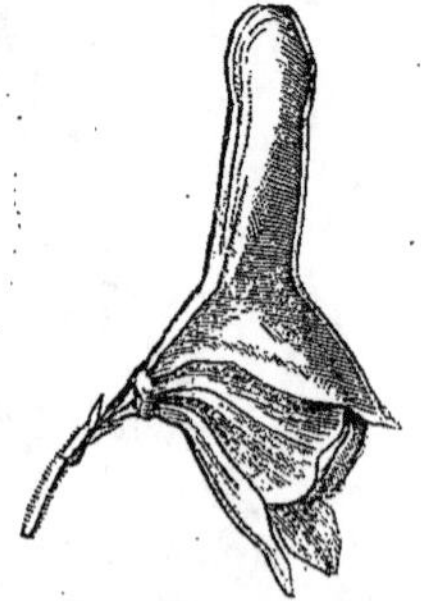

Fig. 21. — *Aconitum Lycoctonum.* Fleur entière.

Outre sa forme, la feuille de l'aconit est caractérisée par sa couleur qui est vert-noirâtre à la face supérieure, vert-pâle sur la face inférieure. Elle présente des dimensions variant de 3 à 15 centimètres, quelquefois plus, y compris le pétiole creusé en gouttière; le limbe est circulaire et divisé en trois segments principaux. Les segments se subdivisent en segments latéraux, eux-mêmes subdivisés en deux ou trois segments secondaires encore découpés en lanières étroites et pointues, au nombre de deux à cinq.

Mais la partie la plus importante de la plante est constituée par la racine : c'est, en effet, la racine qui permet d'isoler les principes actifs et c'est encore la racine qui permet d'obtenir, en ce qui concerne les applications thérapeutiques, les préparations les plus efficaces et aussi les plus sûres au point de vue de la constance de leur action ainsi que de leur richesse en principes actifs; je veux parler ici surtout de l'aconitine. La figure 22 vous montre l'aspect général de la racine. Cette racine se compose en réalité de deux tubercules, parce qu'il s'agit ici d'une plante prélevée quelque temps avant la floraison. L'une de ces deux racines sert tout simplement à la nutrition et au développement de la plante adulte : en effet, la plus ancienne racine disparaît pendant l'hiver et, au printemps, au moment où la jeune plante commence à végéter, il apparaît sur le collet, un bourgeon,

quelquefois même plusieurs, dans lequel s'amasseront les sucs destinés à fournir très rapidement au développement du rameau aérien
de l'année suivante et qui lui sert de réserve de matériaux nutritifs.
Certaines variétés, notamment *A. paniculatum* et *A. Stœrkeanum*,

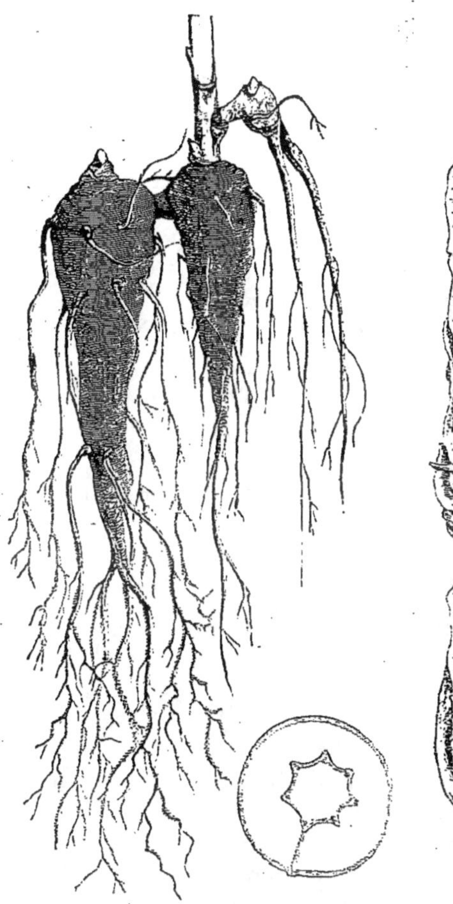

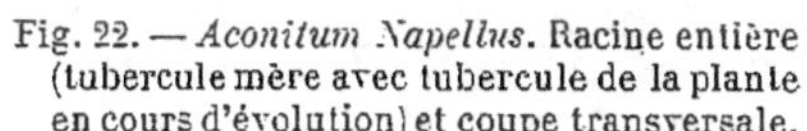

Fig. 22. — *Aconitum Napellus*. Racine entière
(tubercule mère avec tubercule de la plante
en cours d'évolution) et coupe transversale.

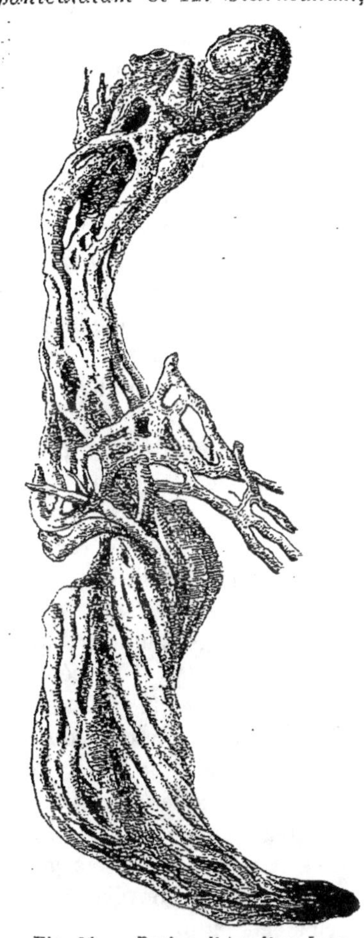

Fig. 23. — Racine d'*Aconitum Lycoctonum* (D'après M. Goris).

présentent plusieurs bourgeons et autant de tubercules napiformes.
Ces racines sont de celles que les botanistes nomment adventives;
elles sont reliées à la racine mère par un pédicelle grêle. A l'automne,
la tige se flétrit et meurt, tandis que les racines latérales se gorgent de
sucs et de principes actifs et arrivent à leur plus grand développement aux dépens de la racine mère, qui se vide et se dessèche peu à
peu complètement pendant l'hiver.

Cette succession de phénomènes nous permet d'expliquer l'extrême inégalité d'action des racines d'aconit que l'on trouve dans le commerce, suivant que les racines ont été récoltées à telle ou telle époque de la végétation et que les racines mères ont été séparées des racines filles ou latérales. La racine mère est surtout riche alors qu'elle est autant que possible gorgée d'aliments, c'est-à-dire avant l'époque du développement de la tige qui portera les feuilles et les fleurs. A partir du développement de l'axe foliaire et floral, les matériaux accumulés dans le tubercule s'épuisent, en général rapidement, et l'on constate un appauvrissement des plus accentués de la racine en cprinipes actifs, ce développement de la tige ne pouvant s'effectuer qu'aux dépens la racinde e qui lui correspond. Il en est ainsi, d'ailleurs, pour tous les végétaux dont l'accroissement s'opère d'une façon rapide grâce à la dépense des réserves accumulées dans leurs organes souterrains.

Ces racines d'aconit présentent un aspect assez différent suivant les espèces qui les fournissent. La forme que vous venez de voir projeter représente la racine fraîche de l'aconit avant la période de végétation ou tout à fait à son début, et en voici un autre échantillon immergé dans un liquide conservateur. Cette racine doit être récoltée à ce moment pour fournir le maximum de principe actif.

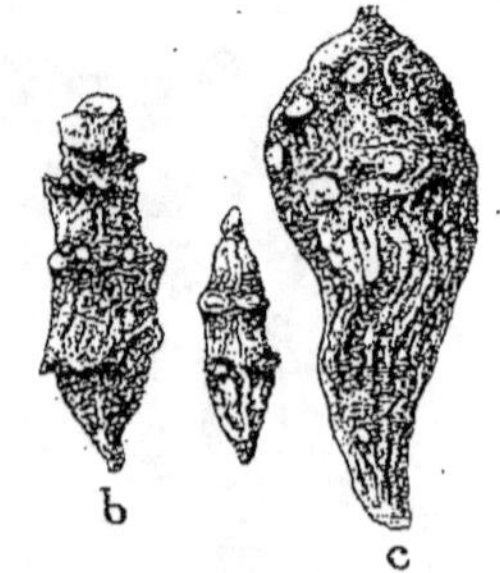

Fig. 24. — Racines d'*Aconitum heterophyllum* fournissant la drogue appelée **Atees** dans l'Inde : *b*, tubercule mère; *c*, tubercule à structure anatomique anormale décrite par C. MEYER (D'après M. Goris).

Elle se présente alors sous la forme d'un cône charnu, de couleur brun-noirâtre à la surface et blanche à l'intérieur, garni de nombreuses radicelles, présentant en moyenne 5 à 12 centimètres de longueur et quelquefois même plus, sur 2 à 3 centimètres de diamètre dans sa partie la plus large. Elle porte, dans une écaille à sa partie supérieure, un bourgeon et quelquefois même plusieurs, s'allongeant peu à peu en un petit rameau blanchâtre produisant, à la partie inférieure, une petite racine pour l'année suivante. Les racines mères se reconnaissent facilement par suite de la présence de la portion basilaire de la tige. La racine fille est terminée, à la partie supérieure, par un bourgeon.

Pendant la dessiccation on voit se dessiner sur la racine de longs sillons longitudinaux, souvent contournés en forme de pas de vis, et de petites rides très fines. Les radicelles prennent une striation longitudinale, deviennent fragiles, cassantes et abandonnent le rhizome sur lequel on ne voit plus que des cicatrices arrondies marquant leur place. Une fois sèches, les racines sont dures et très résistantes : on les brise difficilement. Leur cassure est compacte, d'aspect à la fois corné et farineux, de couleur blanc-grisâtre; sur une section transversale, on remarque une ligne cambiale foncée dessinant une étoile à cinq, rarement sept rayons, bien marqués. La zone médullaire est compacte et plus blanche dans les racines de bonne qualité, tandis que le tissu est plus ou moins raréfié dans les vieux rhizomes. Des faisceaux fibro-vasculaires se distinguent à l'extrémité de chacun des rayons de l'étoile, ainsi que des faisceaux libériens disséminés dans le parenchyme situé en dehors de cette zone d'accroissement. Une ligne de démarcation, dite zone protectrice des faisceaux, et de couleur plus sombre, sépare également ce parenchyme

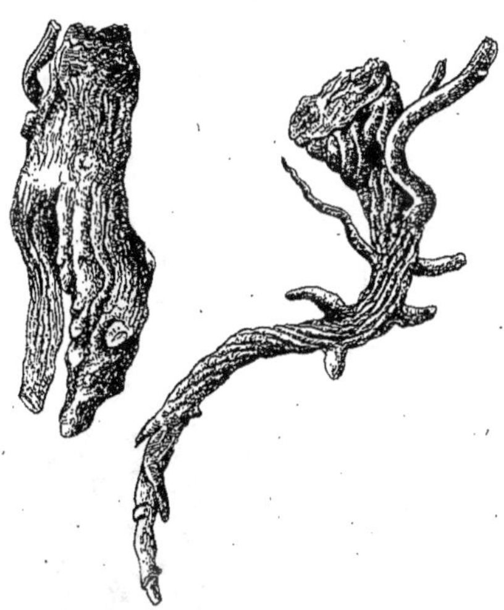

Fig. 25. — Racines d'*Aconitum palmatum* fournissant la drogue appelée **Bikmah** ou **Bishma** dans l'Hindoustan et **Wakmah** dans le dialecte de Bombay (D'après M. Goris.)

moyen du parenchyme cortical qui est lui-même limité, en dehors, par une couche brune jouant le rôle d'épiderme. Dans sa partie inférieure, le rhizome présente la structure des véritables racines, avec les faisceaux placés au centre, tandis que, dans la partie supérieure, la prolifération des cellules du parenchyme riche en amidon écarte les faisceaux et les localise dans la zone cambiale. Cette zone cambiale est formée de plusieurs assises de petites cellules minces et plates. L'endoderme, séparant l'écorce primaire de l'écorce secondaire, est formé de cellules minces, aplaties, tangentielles, à contenu brunâtre; il est accompagné, en dedans et en dehors, par des cellules pierreuses, éparses, à parois plus épaisses, également aplaties. En dehors de cette zone, l'écorce primaire forme une couche constituée par plusieurs rangs de vieilles cellules irrégulières, aplaties,

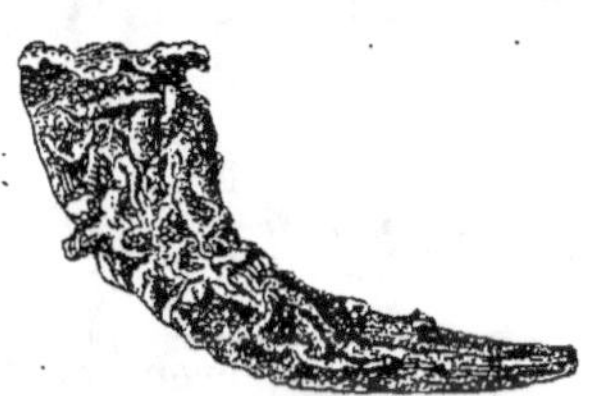

Fig. 26. — Racine d'*Aconitum Napellus*, var. *hians*, fournissant la drogue appelée **Mohri** dans l'Inde et provenant des montagnes de l'Himalaya (D'après M. Goris).

tangentielles, de couleur brune, s'exfoliant vers le dehors et formant le périderme. Les cellules du parenchyme cortical, aussi bien que celles de la zone médullaire, sont volumineuses, gorgées de fécule et affectent la plupart du temps une direction rayonnée.

M. Goris a fait, l'an dernier, une étude très documentée relativement à la structure des racines des diverses espèces et variétés
d'Aconit. De ce travail, auquel j'emprunte quelques-unes des figures
représentant les racines d'aconit, il résulte, après examen attentif
d'un nombre considérable de racines, que la structure anatomique
des tubercules d'aconit est celle d'une racine parenchymateuse,
qu'elle est toujours semblable si l'on s'adresse
à la région basilaire du tubercule, que le phénomène de tuberculisation de la partie ren-
flée entraîne un fonctionnement particulier
du cambium suivant les différentes espèces,
qu'enfin les structures différentes des tubercules peuvent être, au point de vue anatomique, ramenées à cinq types : le premier,
Napellus, caractérisé par un cambium sinueux, étoilé, mais toujours continu ; le second, *Lycoctonum*, caractérisé par un cambium disjoint par production de deux assises
subéreuses interne et externe, qui isolent, en
se rejoignant par places, des cordons vasculaires complètement séparés dans la région
moyenne du tubercule ; le troisième, *Anthora*,
caractérisé par un cambium se fragmentant et
donnant quatre amas libéro-ligneux qui continuent à s'accroître isolément, d'où résulte
l'aspect d'une structure de Monocotylédone ;
le quatrième, *Uncinatum*, caractérisé par un
cambium extrêmement sinueux dont les proé-
minences s'étranglent et donnent naissance à
des amas libéro-ligneux qui s'écartent du
cylindre central normal et forment ainsi un
cercle de faisceaux libéro-ligneux extérieurs ;

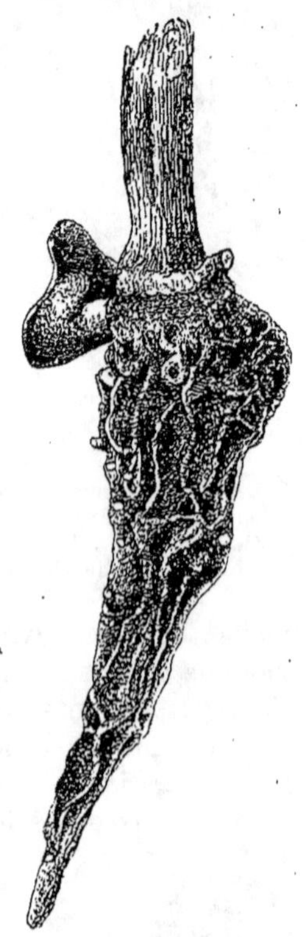

Fig. 27. — Racine d'Aco-
nitum ferox, var. *atrox*
(D'après M. Goris).

le cinquième, *Atrox*, caractérisé par un cylin-
dre central normal à l'intérieur duquel, dans la moelle, prend naissance un anneau libéro-ligneux à orientation inverse.

A chacun de ces cinq types de structure anatomique auxquels on
peut rapporter les différents Aconits, paraît correspondre un alcaloïde
spécial. Il convient de faire observer, toutefois, qu'en dehors de
l'aconitine dont les recherches de MM. Laborde et Duquesnel ont nettement établi les propriétés, les autres alcaloïdes extraits des diverses
variétés d'aconits sont peu connus et très insuffisamment étudiés. Je
reviendrai tout à l'heure sur ce point. En ce qui concerne les aconits
de l'Inde, dont certaines variétés présentent une toxicité presque
fantastique, on peut actuellement rapporter certaines drogues à des

variétés bien déterminées : **Atees** serait fourni par *A. heterophyllum* (WALL.); **Bishma** par *A. palmatum* (DON.); **Bish commercial** par *A. ferox* (WALL.), variété *spicatum* (P. BR.), mélangé aux espèces *laciniatum* et *crassicaule* qui possèdent une structure du type Napellus; **Kalahut, Black bachnag** par *A. ferox* (WALL.), variété *atrox* (P. BR.). Quant au **Nirbishi**, il paraît être fourni par *A. palmatum* (DON.), mais il est nécessaire de vérifier les produits envoyés sous ce nom : ce point est d'autant plus important que les *A. heterophyllum* et *palmatum* fourniraient un alcaloïde non toxique, l'*Atisine*, ce qui devrait

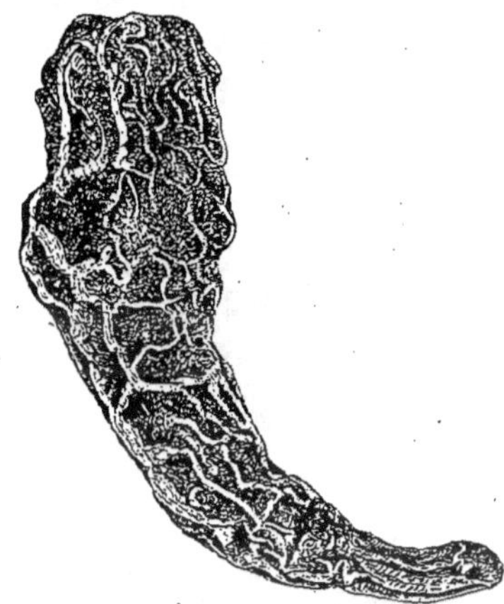

Fig. 28. — Racine d'*Aconitum ferox*, var. *laciniatum* fournissant la drogue appelée **Kalo-Bikoma** dans l'Inde (D'après M. Goris).

faire considérer comme presque inoffensives les drogues portant les noms de **Atees** et **Nirbishi**.

On trouve dans le commerce un très grand nombre de variétés de racines d'aconit qui, en général, se caractérisent par des richesses fort différentes en principes actifs, notamment en aconitine; et, de plus, il règne au sujet de la différenciation de ces espèces d'aconits une incertitude assez grande, malgré de très nombreux travaux dus à différents botanistes ou pharmacologues, qui se sont évertués à classer ces racines et à leur assigner des caractères capables de déceler une activité et une richesse moyennes permettant de les employer de préférence en pharmacie. On trouve dans le commerce plusieurs espèces de racines que l'on peut rattacher à trois groupes principaux. Le premier est constitué par des échantillons affectant la forme de racines irrégulières, à surface sillonnée, présentant une cassure cornée et une couleur jaunâtre : c'est une racine très riche en principe actif et peu commune. Le second groupe comprend des racines offrant à peu près le même aspect extérieur, mais dont la cassure n'est pas franchement cornée comme celle du groupe précédent; cette cassure cornée ne s'observe que sur quelques points constitués par un tissu fibreux grisâtre ou noirâtre : c'est la plus commune dans le commerce et elle est presque aussi riche que la première. Le troisième groupe est constitué par les racines nouvelles, les racines jeunes qui sont roses, gorgées de sucs et de grains amylacés non encore élaborés pour l'accroissement de la tige : c'est là une racine pauvre en principes actifs, puisque ce sont de jeunes racines qui n'ont pas eu le temps d'accumuler les produits de synthèse de la plante. L'aspect des racines permet de différencier, dans une certaine mesure, certaines espèces d'aconits les unes des autres : c'est ainsi que les racines des *Aconitum lycoctonum* et *pyrenaïcum* sont plus longues, fibreuses et beaucoup moins tuberculeuses que celles de l'*A. napellus*.

Une espèce particulièrement remarquable par sa très grande toxicité est la racine d'une variété provenant de l'Inde, qui porte le nom d'*A. ferox*, et qui fournit le produit toxique connu dans l'Inde sous le nom de **Bish** ou **Bikh**. Cette racine renferme une espèce particulière d'aconitine, la *Pseudo-aconitine*, ainsi que nous le verrons tout à l'heure, dont les propriétés toxiques sont encore plus nettement accentuées et plus intenses que celles de l'aconitine que l'on peut retirer des racines d'*A. napellus* de France et d'Europe, quoique cette toxicité soit déjà véritablement effrayante.

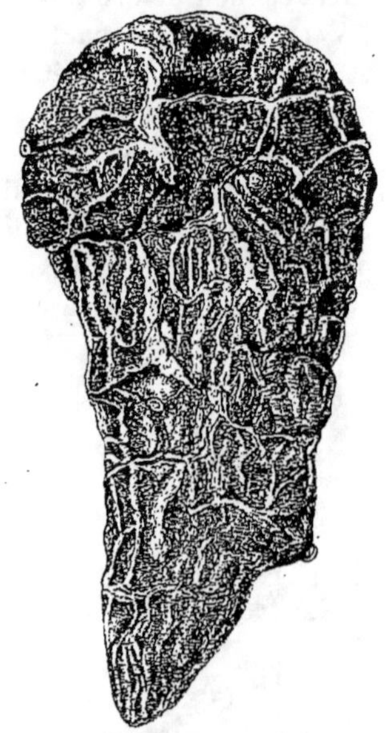

Fig. 29. — Racine d'*Aconitum ferox*, var. *spicatum* fournissant la drogue connue sous les noms de **Bish, Bikh, Lal bachnag** dans l'Inde (D'après M. Goris).

Une autre variété, l'*A. japonicum*, fournissant la drogue portant dans le pays d'origine l'appellation de **Kusa-uzu**, renfermerait un autre alcaloïde, la *Japaconitine*, dont la toxicité serait au moins égale à celle de l'aconitine et plutôt même supérieure : au point de vue de sa toxicité, cet alcaloïde serait en quelque sorte intermédiaire entre l'Aconitine et la Pseudo-aconitine.

Dans d'autres espèces, notamment dans l'*A. heterophyllum*, et dans l'*A. palmatum*, l'*A. cordatum*, l'*A. Atees*, plantes qui fournissent les produits connus sous les dénominations de **Atees** ou **Wakhma**, on a pu isoler un alcaloïde particulier qui a reçu le nom d'*Atisine* et qui est dépourvu de propriétés toxiques. Il en serait de même d'une racine d'aconit qu'on trouve en Annam, et qui serait utilisée, d'après un renseignement qui m'a été fourni autrefois par BAILLON, comme contre-poison de l'arsenic : je n'ai pas pu, malgré mes recherches, trouver d'autres renseignements bien précis à ce sujet, mais je considère ce fait

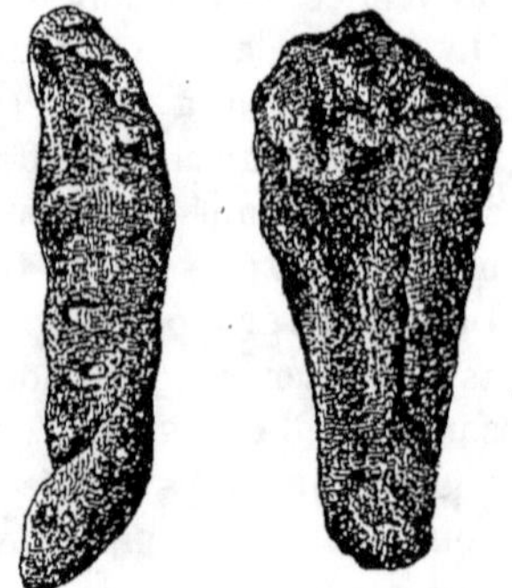

Fig. 30. — Racines d'*Aconitum ferox*, var. *atrox* fournissant la drogue connue sous les noms de **Bish, Kalabut, Black bachnag** dans l'Inde (D'après M. Goris).

comme suffisamment établi par l'autorité de BAILLON. Cette racine porterait dans son pays d'origine le nom de **Toula**.

En adoptant la division en cinq espèces types, basée sur les caractères tirés de la structure anatomique, suivant ce qu'a proposé M. GORIS, voici quelle serait la répartition des principales variétés avec la nature de l'alcaloïde contenu dans chacun de ces types.

I. — *Napellus*, comprenant les variétés *Stœrkeanum*, *pyrenaicum*, contient l'**Aconitine**.

II. — *Lycoctonum*, comprenant la variété *septentrionale*, contient la **Lycoctonine**.

III. — *Anthora*, comprenant les variétés *heterophyllum*, *palmatum*, *Atees*, *cordatum*, contient l'**Atisine**.

IV. — *Uncinatum*, comprenant la variété *japonicum*, contient la **Japaconitine**.

V. — *Atrox*, comprenant la variété *ferox*, contient la **Pseudo-aconitine**.

Mais je ne saurais trop insister sur ce point qu'en dehors de l'*Aconitine*, nos connaissances relatives aux divers alcaloïdes des Aconits sont des plus rudimentaires et gagneraient beaucoup à être précisées. On a décrit, sous les noms de : *Lappaconitine*, *Septentrionaline*, *Cynoctonine*, *Acolyctine*, *Picro-aconitine*, *Iso-aconitine*, des composés bien loin d'être nettement définis et qui paraissent devoir être envisagés comme des mélanges dans lesquels se trouverait une quantité variable d'Aconitine.

On a prétendu qu'il était possible de confondre, avec une plus ou moins grande facilité, ces racines d'aconit avec les racines d'autres substances, notamment avec les racines de raifort et avec les racines de Jalap. Je crois qu'il faudrait vraiment une bien grande bonne volonté pour opérer cette confusion. D'abord, la racine de raifort est cylindrique ou très légèrement conique, beaucoup plus longue et plus forte que la racine d'aconit, sa moelle est toujours circulaire, la coloration de l'épiderme est très différente ; elle est d'un gris-brun rosé dans l'aconit et d'un gris-blanchâtre ou jaunâtre dans le raifort dont la racine, même desséchée, est beaucoup plus claire ; et enfin, l'odeur et la saveur de la racine de raifort sont tout à fait particulières et ne permettent vraiment pas, même à quelqu'un de peu exercé, de ne pas distinguer ces deux racines l'une de l'autre. On a prétendu que cette confusion était surtout possible en hiver, entre les racines fraîches d'aconit napel et de raifort ; je persiste à croire cette confusion sinon impossible, tout au moins bien rare et difficile.

Quant à la confusion possible entre la racine d'une espèce particulière de jalap, le jalap digité (*Ipomœa stimulans*), avec la racine d'*A. ferox*, c'est une confusion qui me paraît encore d'autant plus difficile que, toujours d'après un renseignement fourni par BAILLON, l'espèce de jalap dont la racine pourrait être confondue avec celle de l'aconit est une espèce extrêmement rare. Néanmoins, comme caractères distinctifs, le jalap se reconnaîtrait aux cicatrices laissées par la chute de l'ancien tubercule et des radicelles. La cicatrice laissée par la chute du tubercule a la forme d'une ellipse à courts foyers et n'est pas entourée d'écailles. Enfin, la forme de la moelle et de l'étui médullaire fournit encore d'importants caractères différentiels.

Mais ce qui distingue particulièrement les aconits, aussi bien en leur racine que dans toutes les autres parties de la plante, c'est l'extrême altérabilité du principe actif qui est précisément cause que les diverses préparations galéniques d'aconit, ainsi que nous le verrons tout à l'heure, sont des préparations des plus infidèles, surtout suivant les circonstances dans lesquelles elles ont été obtenues. J'y reviendrai. Je vous signalerai, à présent, un autre fait qui explique, peut-être au moins autant que cette altérabilité du principe actif lui-même, les différences qu'on peut observer avec les diverses préparations galéniques : je veux parler de la variabilité des aconitines avec l'espèce botanique elle-même. Et en effet, cette variabilité des aconitines avec l'espèce botanique est telle, qu'on a pu décrire une sorte d'aconitine particulière, presque pour chaque variété d'aconit soigneusement recueillie dans des conditions déterminées; de sorte que la question des aconits et des aconitines est au moins aussi embrouillée que l'est celle des digitalines et des digitales. Je tâcherai précisément de débrouiller ce chaos et d'apporter dans la description de ces principes actifs une sorte de schématisation comme j'ai pu arriver à le faire pour la digitaline.

La variabilité des produits obtenus dépend d'un certain nombre de circonstances et, naturellement, tout d'abord, des procédés d'extraction ainsi que des réactifs employés pour obtenir l'aconitine. Aussi verrons-nous pour l'aconitine, comme nous le verrons plus tard pour la digitaline, des alcaloïdes portant les noms de leurs différents préparateurs : aconitine de Geiger et Hesse, de Hottot, de Morson, de Merck, de Wright et Luff, de Petit, de Duquesnel, etc., et il semblerait que chacune de ces aconitines constitue un principe immédiat différent.

Eh bien, de même que nous verrons pour la digitaline chacune des différentes espèces être, en réalité, le mélange d'un seul et même principe avec d'autres plus ou moins bien déterminés, c'est exactement la même chose en ce qui concerne l'aconitine, et ces différentes aconitines, ainsi que les différentes digitalines. ne représentent pas autre chose qu'un mélange de l'aconitine pure avec des produits plus ou moins inertes, plus ou moins toxiques, qui l'accompagnent, et dont la présence vient, naturellement suivant leur quantité, modifier dans une mesure très facilement appréciable le pouvoir toxique de ces aconitines. Pour vous en donner une idée, dans un récent travail de KELLER, concernant les aconitines qu'on peut trouver, d'une façon courante, en Allemagne et en Suisse, voici les résultats auxquels cet observateur est arrivé.

On a retiré de ces aconits que nous avons vu constituer les espèces *Napellus*, des proportions d'alcaloïdes bruts variant entre 8,70 et 12,30 p. 1000 dans les racines et entre 1,00 et 2,10 p. 1000 dans les feuilles. Si l'on réfléchit un moment à l'extrême toxicité de l'aconitine, toxicité telle qu'on a dû renoncer à l'employer au quart de milligramme parce qu'à cette dose on a eu des accidents d'intoxication, parfois assez graves, chez des individus auxquels on administrait pour la première fois une seule dose d'un quart de milligramme d'aconitine, on peut juger que cet écart de 8 à 12 p. 1000 dans les racines est un écart énorme et capable, par conséquent, d'imprimer aux préparations galéniques réalisées avec ces racines de richesse différente, des propriétés, un pouvoir toxique extrêmement différent aussi. Mais, en ce qui concerne les feuilles, la différence est encore plus considérable en réalité, quoique leur richesse en aconitine soit moindre, puisque dans ces recherches de KELLER, la feuille des espèces dont la racine donnait une proportion variant de 8 à 12 p. 1000, n'a donné qu'une proportion d'alcaloïdes variant de 1 à 2,10 p. 1000.

Ce qui fait surtout l'extrême différence de ces produits, c'est qu'il s'agit, dans les chiffres que je viens de donner, d'alcaloïdes bruts, et ces alcaloïdes bruts sont constitués, comme je le faisais remarquer précédemment, par un mélange d'aconitine avec une proportion variable d'un certain nombre de produits, les uns actifs, les autres inactifs. Pour ce qui concerne les alcaloïdes bruts retirés des racines d'aconits par KELLER, il a pu en isoler 80 à 85 p. 100 d'aconitine parfaitement pure et cristallisée; par conséquent, il y avait dans ce mélange 15 à 20 p. 100 de substances ou inertes ou à peu près inoffensives, à moins, cependant, qu'elles ne soient constituées, en plus ou moins forte proportion, par ces albuminoïdes extrêmement actifs, tels que ceux que j'ai signalés, il y a déjà quelques années, dans la fausse-oronge, et que des recherches poursuivies depuis cette époque m'ont montré être assez répandus et posséder, au point de vue de la toxicologie des substances fraîches, une importance considérable[1]. En ce qui concerne les feuilles, les 1 ou 2 p. 1000 qu'elles donnent d'alcaloïdes bruts étaient relativement beaucoup moins riches en aconitine pure et, dans ces alcaloïdes bruts, la quantité d'aconi-

____

1. Voir *Leçons de pharmacodynamie et de matière médicale*, 2ᵉ série, p. 18.

tine pure ne s'élevait pas au delà de 50 p. 100 pour les plus riches. Cela explique mieux encore que ne le fait la différence de richesse des racines, la différence énorme d'activité dans les préparations galéniques, alcoolatures, teintures, extraits, etc., qu'on peut obtenir avec les diverses parties de la plante, avec la racine, d'une part, les feuilles, d'autre part, voire avec la plante entière.

D'autre part, si, tenant compte du très beau travail de DUQUESNEL, fait en collaboration avec LABORDE, et un des meilleurs travaux relativement aux aconits et à leur principe actif, nous remarquons que l'aconitine possède une toxicité variable suivant les régions, que la même espèce d'*A. napellus* n'a pas la même toxicité suivant qu'elle provient des Vosges, des Pyrénées, du Dauphiné, du Jura, ou enfin de la Suisse, nous pourrons concevoir combien il est vraiment extraordinaire qu'on n'ait pas observé un plus grand nombre d'accidents par l'emploi, quelquefois très inconsidéré, qu'on a pu faire des préparations galéniques d'aconit obtenues avec des plantes au sujet de l'origine desquelles on n'avait absolument aucune donnée.

D'ailleurs, la variabilité botanique entraîne presque nécessairement la variabilité dans l'intensité de l'action physiologique et toxique, et ce fait est démontré par l'accord des propriétés physiques, d'une part, et par la physiologie expérimentale, d'autre part. Dans ses investigations relatives à l'isolement et à la préparation de l'aconitine, M. DUQUESNEL a trouvé qu'il existait des différences physiques très nettes et très précises entre des aconitines d'égale pureté préparées avec des *A. napellus* provenant des différentes régions que je viens d'indiquer. Il a montré que les aconitines correspondantes différaient par leur pouvoir rotatoire, leur solubilité, leur manière de cristalliser; et tous ces faits se trouvent corroborés par des différences dans l'intensité de l'action physiologique. Ils paraissent aussi en rapport avec ces phénomènes sur lesquels j'insistais tout à l'heure, à propos des différences qu'on pouvait observer entre les racines, mais qui sont bien plus nets encore quand on a égard simplement à la couleur des fleurs ainsi qu'à leur forme dans les espèces que j'ai analysées succinctement.

Les variétés à fleurs bleues, telles que *Napellus* et *Neomontanum*, sont beaucoup plus toxiques que les variétés à fleurs jaunes, telles que *Pyrenaïcum* et *Anthora*. A ce sujet, je vous ferai déjà remarquer que l'opinion émise par M. GORIS, et que je vous ai exposée précédemment, n'est pas ici confirmée par les faits : l'*A. anthora*, en raison de sa structure anatomique, faisant partie du groupe des aconits non toxiques ne devrait pas renfermer d'aconitine; or, cette variété est incontestablement très toxique.

En moyenne, lorsqu'il s'agit des aconits récoltés dans notre pays, la différence de richesse en principes actifs est, en somme, assez minime et, pour ce qui concerne les aconits récoltés dans les régions montagneuses de la France, l'analyse montre que la quantité d'ACO-NITINE CRISTALLISÉE qu'on peut obtenir par kilogramme de racine d'*A. napellus* varie de 50 centigrammes à 4 grammes. Quand je dis que cette différence est peu considérable, vous voyez que je ne fais pas du tout allusion à l'activité toxique du produit, car je ne pourrais certainement pas alors me servir de cette expression, je parle simplement de la différence en poids.

A côté de cette aconitine cristallisée, il existe une certaine proportion, environ 2 à 5 grammes, d'une autre variété d'ACONITINE AMORPHE, qui ne peut pas cristalliser, qui est douée cependant de propriétés toxiques, mais dont l'activité est un peu moindre que celle de l'aconitine cristallisée. Puis, à côté de ces aconitines, on trouve une certaine quantité d'une autre substance qui a reçu le nom de NAPELLINE et qui existe en proportion plus considérable : on en trouve 10 à 15 grammes par kilogramme dans la racine des aconits français, et nous verrons que cette napelline est douée de propriétés thérapeutiques, mais que ses propriétés toxiques sont fort peu énergiques. En résumé, l'analyse immédiate de la racine d'aconit français fournit surtout : de l'*aconitine cristallisée*, de l'*aconitine amorphe* et de la *napelline*. Après les racines, ce sont les fleurs qui constituent la partie de la plante la plus riche en principes actifs, puis viennent les graines, les fruits, et enfin les feuilles.

Comment peut-on préparer cette aconitine cristallisée? Ce point est absolument indispensable à fixer, attendu que, du mode de préparation qui sera adopté, résultent nécessairement la pureté et la qualité de la préparation.

Dans le supplément du *Codex*, on a adopté le procédé de préparation donné par DUQUESNEL dans son *Étude sur les aconits et les aconitines*, et qui consiste à prendre des racines convenablement choisies, — nous avons vu qu'il ne fallait pas prendre les racines jeunes, mais celles que nous avons appelées les racines-mères, et en les récoltant avant la végétation de la plante. Ces racines sont traitées par l'alcool fort additionné de 1 p. 100 de son poids d'acide tartrique : cette macération s'effectue à froid, en raison de l'extrême altérabilité de l'aconitine. On sépare la majeure partie de l'alcool par distillation à température aussi basse que possible, ou même dans le vide. Le résidu est ensuite additionné d'eau jusqu'à cessation de précipité; on épuise, après filtration, par l'éther, dans le but de séparer les matières grasses et résineuses, puis, on ajoute du bicarbonate de potasse et on épuise de nouveau par l'éther; l'aconitine mise en liberté se dissout. On évapore cette solution et l'on recommence, au besoin, les traitements successifs par l'acide tartrique, l'éther, le bicarbonate de potasse, de façon à purifier l'alcaloïde des produits qui auraient pu l'altérer. Enfin, pour séparer l'aconitine à l'état de pureté, on peut utiliser l'un ou l'autre des deux procédés suivants. La saturation exacte, par l'acide nitrique, de la solution éthérée fournit de l'azotate d'Aconitine, cristallisé et presque insoluble dans l'éther, qu'il est facile de purifier encore, si cela est nécessaire, par cristallisations dans l'eau, et dont on sépare facilement l'aconitine par addition d'un alcali dilué. On peut encore, pour obtenir la totalité des principes actifs, épuiser l'éther par de l'eau acidulée à 10 p. 100 d'acide chlorhydrique, saturer l'excès d'acide par addition de carbonate de chaux, évaporer à consistance sirupeuse et ajouter quantité suffisante d'une solution de 2 parties d'azotate de soude dans 3 parties d'eau : par refroidissement, l'azotate d'aconitine cristallise.

La séparation de l'aconitine peut s'effectuer par décomposition du nitrate d'aconitine au moyen des alcalis dilués et en épuisant le mélange soit avec l'éther, soit avec d'autres dissolvants appropriés.

L'addition d'ammoniaque à la liqueur d'où l'on a séparé précédemment l'azotate d'aconitine cristallisé donne un précipité amorphe, insoluble, de saveur piquante, et toxique comme l'aconitine, c'est l'*aconitine amorphe*. Si l'on évapore, après saturation de l'excès d'ammoniaque par l'acide tartrique, et que l'on additionne de nouveau d'ammoniaque, au moment où l'azotate de soude commence à cristalliser dans la liqueur concentrée, on obtient un précipité amorphe, soluble, de saveur amère, c'est la *napelline*. La proportion d'aconitine amorphe est toujours très variable; et il semble que, sous des influences encore indéterminées, les deux variétés d'aconitine, amorphe et cristallisée, se transforment l'une dans l'autre. Leur toxicité est un peu différente, plus considérable pour la variété cristallisée.

L'*aconitine cristallisée* s'obtient le mieux de la façon suivante. La solution aqueuse du nitrate est décomposée par le bicarbonate de soude et on épuise le mélange par du chloroforme qui, abandonné à l'évaporation spontanée, laisse un liquide sirupeux dans lequel l'aconitine cristallise peu à peu, surtout lorsqu'on l'a additionné de son volume d'alcool. La préparation, à l'aide de l'aconitine amorphe, d'azotate que l'on parvient à faire cristalliser, permet d'obtenir ainsi de l'aconitine cristallisée et parfaitement pure.

Ces méthodes, tout à la fois de traitement et d'analyse immédiate, ont été appliquées par M. DUQUESNEL à un grand nombre de variétés d'aconit récoltées dans des conditions rigoureuses de pureté et de déterminisme. C'est la comparaison des résultats obtenus dans des conditions toujours les mêmes qui lui a permis de fixer certains points, jusque là fort discutés et indécis, de la pharmacologie des aconits et des aconitines.

Un fait d'observation qui résulte de ces recherches est encore celui-ci : certaines espèces d'aconits, l'*A. napellus*, l'*A. neomon-tanum* et l'*A. pyrenaïcum*, donnent un nitrate facilement cristalli-sable, alors que les *A. anthora* et *ferox* donnent un produit qui ne cristallise pas facilement bien que sa toxicité soit aussi considérable.

Une autre propriété physique, le dimorphisme, permet d'entrevoir une relation possible entre l'état moléculaire et la variation de l'activité physiologique et toxique. Les aconits de France donnent une aconitine cristallisant sous forme de tables rhombiques, souvent modifiées sur les angles et prenant l'aspect d'hexagones. La racine d'aconit de Suisse donne une aconitine constituée par de petits prismes courts, à quatre faces terminées par des sommets dièdres.

L'action sur la lumière polarisée conduit également à des constatations fort différentes. Ainsi, avec le nitrate d'aconitine en solution au cinquantième, provenant de l'*A. napellus* du Dauphiné, la déviation de la lumière polarisée est de 3°4 à gauche; avec l'aconitine prove-nant de l'*A. napellus* de Suisse, cette déviation est de 4°8; et ces différences dans l'activité sur le plan de polarisation sont en concor-dance avec les différences de solubilité, de forme cristalline et d'acti-vité toxique.

L'aconitine, lorsqu'elle a été isolée du nitrate, qui permet de l'obtenir à un très grand état de pureté et à l'état anhydre, est inso-luble dans l'eau, dans la glycérine et les pétroles; soluble, au con-traire, dans l'alcool, l'éther, la benzine, le chloroforme, dans les alcools méthylique et amylique, et cela dans des proportions extrê-mement différentes. Ces proportions sont les suivantes, — ce sont des chiffres importants à considérer au point de vue de la recherche toxicologique de l'aconitine; — une partie d'aconitine se dissout dans : 63 p. 9 d'éther; 36 p. d'alcool absolu; 23 p. 78 d'alcool à 90°; 2006 p. d'éther de pétrole de densité 0,67; 726 p. 4 d'eau dis-tillée; et enfin 5 p. 5 de benzine. Par conséquent, la benzine constitue le dissolvant de choix, et cette propriété n'est dépassée que par le chloroforme qui dissout un peu plus du tiers de son poids de cet alcaloïde. L'aconitine est également un peu plus soluble dans les alcools méthylique et amylique que dans l'alcool éthylique.

Lorsqu'on le chauffe, cet alcaloïde commence à se colorer à la température de 140°, il fond à 179° et subit très rapidement une décomposition intense en dégageant des vapeurs acides, ce qui n'a rien d'étonnant, étant donné ce que je vous ai dit de sa très facile altérabilité.

Les solutions d'aconitine devient à gauche le plan de la lumière polarisée. Elles présentent une réaction faiblement alcaline. Les sels sont cristallisables, mais l'alcaloïde se décompose facilement en pré-sence d'un excès d'acide et surtout s'il vient s'y ajouter l'action adju-vante d'une élévation, même faible, de température.

Précipitée par un alcali minéral de la solution d'un de ses sels, l'aconitine se présente sous la modification hydratée. Elle constitue alors une masse volumineuse, légère, fournissant, après dessiccation, une substance légère et pulvérulente, dangereuse à manier en raison même de sa légèreté et de la facilité avec laquelle on peut en absorber les particules en suspension dans l'atmosphère. Sous cette forme, elle est un peu plus soluble dans l'eau.

La formule de l'aconitine est $C^{33}H^{45}AzO^{12}$.

Cette aconitine est celle qui existe dans les espèces européennes, et notamment dans l'*A. napellus* de France. Lorsqu'on la soumet à une influence hydrolysante, par exemple lorsqu'on la chauffe en présence de l'eau seule ou en présence de solutions acides et, encore plus, alcalines, elle se dédouble en donnant naissance à de l'acide acétique et à la *Benzoylaconine*, dont la formule est $C^{31}H^{43}AzO^{11}$, qui représente une base que l'on a désignée autrefois sous le nom d'*Iso-aconitine* et que l'on a prétendu se trouver dans certaines variétés d'aconits, alors qu'elle est simplement le premier terme de la décomposition de l'aconitine. Lorsque l'on continue la réaction hydratante, l'iso-aconitine se dédouble, en présence d'une nouvelle molécule d'eau, en acide benzoïque ($C^7H^6O^2$), puis en une substance assez complexe appelée ACONINE, répondant à la formule $C^{24}H^{39}AzO^{10}$, et qui semble être le point de départ de la synthèse des alcaloïdes des aconits.

L'aconitine qu'on tire de l'*A. napellus* est, d'après cela, la *Benzoyl-acétyl-aconine*, c'est-à-dire cette substance qui résulte de la condensation d'une molécule d'aconine avec une molécule d'acide benzoïque et une molécule d'acide acétique, et avec élimination de deux molécules d'eau.

Ce fait est d'autant plus intéressant que la PSEUDO-ACONITINE, c'est-à-dire celle qui provient de l'*A. ferox*, c'est-à-dire des variétés exotiques d'aconits, notamment ceux du Japon et des Indes anglaises, donne bien comme premier terme de décomposition de l'acide acétique, mais, au lieu de fournir ensuite de la benzoylaconine, ou de l'iso-aconitine, elle donne de la *Vératroylaconine*, c'est-à-dire que, dans la deuxième phase de décomposition, avec une deuxième molécule d'eau, au lieu d'obtenir de l'acide benzoïque, on obtient de l'acide vératrique ou diméthylprotocatéchique : ce mode différent de décomposition permet de se rendre compte des différences de toxicité.

L'équation du dédoublement est représentée par les formules suivantes :

$$C^{33}H^{45}AzO^{12} + 2H^2O = C^{24}H^{39}AzO^{10} + \quad C^7H^6O^2 \quad + \quad C^2H^4O^2$$

Aconitine.   Aconine.   Acide benzoïque.   Acide acétique.

$$C^{35}H^{49}AzO^{14} + 2H^2O = C^{24}H^{39}AzO^{10} + C^9H^{10}O^4 + C^2H^4O^2$$

| Pseudo-aconitine. | Aconine. | Acide vératrique. | Acide acétique. |

Mais j'ouvre ici une parenthèse pour vous faire remarquer que l'introduction du groupe benzoyle, que la combinaison du radical de l'acide benzoïque avec l'alcaloïde aconine, suffit pour imprimer à cette aconine, qui est à peu près dépourvue de propriétés physiologiques, des propriétés importantes et que ces propriétés sont encore exaltées par l'intervention du groupe acétyle. Vous vous rappelez sans doute ce que je vous ai dit à propos de la combinaison du radical benzoyle avec l'ecgonine, au sujet de la cocaïne : l'ecgonine est le noyau de la cocaïne, comme l'aconine est le noyau de l'aconitine; cette combinaison de l'ecgonine avec le radical benzoyle possède des caractères particuliers, remarquables surtout par l'analgésie que détermine la cocaïne. Eh bien, l'aconitine est aussi une substance analgésique : c'est un analgésique dangereux, il est vrai, mais c'est un analgésique indéniable et non sans mérite. Rapprochez cette propriété de l'introduction, dans la molécule, de l'acide benzoïque et, d'autre part, constatez le caractère de toxicité bien plus considérable de l'iso-aconitine ou benzoylaconine après l'introduction de l'acide acétique dans sa molécule. Je passerai sur un certain nombre de points qui ont pourtant leur intérêt, mais sur lesquels je n'ai pas le temps de m'étendre, et je vous entretiendrai seulement de ce fait très important : la différence des propriétés pharmacodynamiques des différentes préparations d'aconit.

Cette aconitine est susceptible d'éprouver, de la part d'un certain nombre de réactifs, des modifications plus ou moins accentuées : toutes les fois qu'elle se trouve, en solution, en présence d'un acide, d'un alcali, elle subit très rapidement une décomposition plus ou moins profonde, et, par conséquent, une atténuation correspondante de son activité toxique; c'est là un point fort important à considérer, parce que, dans une foule de préparations anciennes d'aconitine, on peut relever une absence de toxicité qui paraît, au premier abord, des plus extraordinaire et paradoxale, tandis qu'elle s'explique très facilement par ce fait que l'aconitine qui existait dans la solution a disparu plus ou moins complètement. Mais c'est principalement en présence des alcalis que l'aconitine subit les modifications qui la transforment et que sa toxicité disparaît dans la même mesure.

L'action des acides peut donner lieu à des produits différents. S'ils sont dilués et agissent à froid, ils dissolvent simplement l'aconitine et fournissent, par évaporation spontanée, des sels cristallisés. Lorsque leur concentration est plus considérable et qu'on les fait agir concurremment avec la chaleur, ils provoquent, dans une première phase de leur action, la séparation d'une molécule d'eau et donnent ainsi naissance à l'*Apo-aconitine* $C^{33} H^{42} Az O^{11}$; puis, à une période plus avancée, l'influence hydrolysante entre en jeu, et il se détache successivement une molécule d'acide acétique, puis une molécule d'acide benzoïque ou d'acide vératrique, suivant qu'il s'agit d'aconitine ou de pseudo-aconitine, et l'on obtient, comme dernier terme constant, la base aconine dont les dédoublements ne sont pas encore précisés. L'action exercée par une solution diluée d'acide tartrique permet d'obtenir facilement l'apo-aconitine. Pour terminer ce qui a trait à cette action des acides sur l'aconitine, je vous répéterai encore que cet alcaloïde est éminemment altérable, et que ces phases des réactions que je viens de vous indiquer sont subintrantes et très difficiles à scinder pratiquement comme je viens de l'exposer.

Quant aux alcalis, leur influence est encore bien plus accentuée, puisque, déjà à froid, ils transforment l'alcaloïde. Seule, l'ammoniaque est moins active ; elle le dissout partiellement et le laisse cristalliser.

Les sels d'aconitine précipitent avec : le tannin, l'acide picrique, les chlorures d'or et de platine, les réactifs généraux des alcaloïdes.

Au point de vue de ses réactions chimiques, je ne saurais trop appeler votre attention sur ce fait, en raison de son importance en médecine légale : *Il n'existe aucune réaction chimique caractéristique de l'aconitine*. On s'est évertué à donner comme caractéristiques, des réactions colorées qui ne se produisent, comme on l'a reconnu ensuite, qu'avec les alcaloïdes impurs ; mais ces colorations étant dues à la présence des impuretés qui accompagnent l'aconitine, il serait extraordinaire de les prendre comme des témoins de la présence de l'aconitine dans une solution. Cela s'applique aussi bien aux réactifs servant à produire des colorations, comme : l'acide sulfurique, les réactifs de Fröhde, de Mandelin, d'Erdmann, de Lafon, etc., qu'aux réactifs par précipitation qui ne peuvent donner qu'une indication générale, à savoir qu'il s'agit bien de la présence d'un alcaloïde. A ce point de vue, l'aconitine ne se distingue en aucune façon des autres alcaloïdes ; et les solutions de ses sels traitées par l'iodure double de potassium et de mercure, d'autres iodures métalliques doubles, l'acide phospho-antimonique, l'acide phospho-molybdique, etc., donnent des précipités qui permettent d'affirmer l'existence d'un alcaloïde dans la solution, mais cela ne permet en aucune façon de caractériser cet alcaloïde.

Il en est de même d'une réaction proposée dans ces dernières années, et consistant dans ce fait qu'une solution, même diluée, de nitrate d'aconitine serait capable de donner, en présence d'une solution de permanganate de potasse, un précipité cristallin de coloration violette, qui serait particulier à l'aconitine. Une goutte de solution d'aconitine à 0,05 p. 100 donnerait de la sorte un précipité difficilemment soluble avec une solution à 1,5 p. 100 de permanganate potassique. La cocaïne, l'hydrastinine, le papavérine précipiteraient aussi, mais en donnant une coloration différente. J'ai vainement essayé de reproduire cette réaction avec de l'azotate d'aconitine parfaitement pur, et je crois qu'elle ne peut être attribuable qu'à l'existence de quelque impureté mélangée aux solutions qui ont été employées.

Il en résulte qu'au point de vue toxicologique, on ne peut en aucune façon, je ne dirai pas seulement compter sur une réaction pour supposer l'existence de l'aconitine, mais il n'y a même aucune réaction qui puisse induire la pensée vers l'aconitine. Je m'explique. Lorsque, dans une recherche médico-légale, vous obtenez une réaction colorée telle que celle que donne la strychnine avec l'acide sulfurique et le chromate de potasse, cette coloration si particulière qui évolue suivant des conditions invariables, cela suggère immédiatement l'idée de la strychnine, et l'on cherche à la vérifier par les caractères physiologiques, si particuliers et si sensibles, de cet alcaloïde. Eh bien, il n'est rien, aucune réaction chimique, si banale que vous puissiez la supposer, qui soit capable d'orienter votre attention du côté de l'aconitine; et cela réserve précisément aux recherches physiologiques une importance de premier ordre en ce qui concerne cet alcaloïde. En d'autres termes, il est absolument impossible d'arriver à démontrer la présence de l'aconitine par d'autres procédés que ceux qui consistent dans l'expérimentation physiologique et dans les modifications que cet alcaloïde imprime au cœur de la grenouille, et que je vous indiquerai en leur temps.

Je vous ai dit que les variétés d'aconitines étaient extrêmement nombreuses. En réalité, il ne faut tenir compte, au point de vue de l'action médicamenteuse, que de la seule aconitine préparée par le procédé que je vous ai indiqué pour obtenir l'aconitine soit cristallisée, soit amorphe, dont les réactions physiologiques, puisque les réactions chimiques manquent, sont absolument constantes et remarquables. Par conséquent, toutes ces aconitines qui portent dans le commerce de la droguerie des appellations diverses, telles que les aconitines de HOTTOT, MORSON, GROVES, HUBSCHMANN, ALDER-WRIGHT, LUDWIG, MERCK, etc., toutes ces aconitines sont constituées par des mélanges, en proportions variables, de l'aconitine dont nous venons de voir le mode de préparation, et de substances différentes : soit l'iso-aconitine qui l'accompagne, soit l'atisine qu'on retire de certaines espèces d'*A. napellus* cultivées en France, soit la picro-aconitine, une substance qu'on a prétendu exister à côté de l'aconitine dans certains représentants de l'espèce *A. napellus* et dont la formule serait $C^{31}H^{45}AzO^{10}$. Certains extraits commerciaux, donnés comme aconitines dans quelques drogueries, ne renferment que 30 à 50 p. 100

d'aconitine vraie, c'est-à-dire du mélange d'aconitine amorphe et d'aconitine cristallisable.

D'autre part, ainsi que je vous l'ai déjà indiqué, les appellations de lycoctonine, staphysagrine, myoctonine, acolyctine, cynoctonine, acro-aconitine, lappaconitine, septentrionaline, etc., doivent être abandonnées, attendu qu'elles ne représentent, absolument pour aucune d'entre elles, un principe nettement défini, et que, seuls, les produits sur lesquels je viens de vous fournir quelques détails, possèdent une formule bien établie. Leurs métamorphoses me semblent expliquer fort bien la nature variable de l'aconitine existant, non seulement dans l'*A. napellus* qui est véritablement le type de cette aconitine, mais dans d'autres espèces d'aconits qu'on rencontre en Europe. L'aconitine anglaise, ou l'aconitine indienne, pour parler plus exactement, serait la vératroylaconine, c'est-à-dire la pseudo-aconitine, dont la différence principale consiste dans la substitution, dans la molécule, du radical de l'acide vératrique à celui de l'acide benzoïque.

En résumé, les seuls alcaloïdes dont la composition chimique paraisse bien déterminée à l'heure actuelle sont les suivants : *Aconitine* $C^{33} H^{45} Az O^{12}$, *Pseudoaconitine* $C^{35} H^{49} Az O^{14}$, *Aconine* $C^{24} H^{39} Az O^{10}$, *Benzoylaconine* $C^{34} H^{43} Az O^{11}$, *Vératroylaconine* $C^{33} H^{47} Az O^{13}$.

Dans une très intéressante étude que MM. Théodore Cash et Wyndham Dunstan viennent de publier dans les *Philosophical Transactions* au sujet de la pharmacodynamie de la Pseudoaconitine et de la Japaconitine comparée avec celle de l'aconitine, ces savants adoptent la manière de voir émise déjà antérieurement par MM. Dunstan et Read qui pensent qu'il y a quelque raison de douter de l'identité de la Japaconitine avec l'aconitine, identité qui avait été admise par Lübbe, puis par Freund et Beck, contrairement à l'opinion de Wright qui envisageait la Japaconitine comme un produit de condensation, avec déshydratation, de deux molécules d'un alcaloïde inconnu du type de l'aconitine. Les essais chimiques de MM. Dunstan et Read ne paraissent pourtant pas apporter de preuves irréfutables à l'hypothèse d'une différence entre la Japaconitine et l'aconitine. Toutes deux, en effet, fournissent, par hydrolyse, de l'acide acétique, de l'acide benzoïque et de l'aconine, et ces expérimentateurs sont obligés de faire intervenir une différence dans la constitution chimique du noyau central aconine. L'expérimentation physiologique elle-même ne peut faire reconnaître que des différences de degré dans l'action. Je suis donc peu tenté d'admettre cette différence et d'adopter pour la prétendue Japaconitine la formule $C^{34} H^{49} Az O^{11}$ donnée par MM. Dunstan et Read.

En ce qui concerne la pharmacologie, les variations dans l'activité des différentes préparations galéniques sont extrêmement importantes à considérer, parce que, suivant la provenance des aconits, ces variations peuvent être énormes. Il y a même des différences non seulement en raison de la provenance, mais encore pour la même espèce d'aconit, suivant les circonstances dans lesquelles la préparation galénique a été réalisée. Je n'en veux pour preuve que le tableau suivant, qui représente en partie, d'après les travaux de Duquesnel et de Laborde, les différences que l'on peut obtenir avec la même espèce d'aconit, l'aconit des Vosges, et suivant les différentes portions de la plante.

Préparations galéniques d'Aconit.

Production des accidents caractéristiques (mais non mortels) sur le cœur et la respiration par l'administration en une seule fois de :

Extrait de suc de feuilles fraîches. . . .	8 à 10 grammes.
Extrait alcoolique de racines fraîches . .	3 à 5 —
Extrait alcoolique de racines sèches. . .	25 à 30 centigrammes.
Alcoolature de feuilles fraîches	30 à 50 grammes.
Alcoolature de racines fraîches	5 à 8 —
Teinture de feuilles sèches	6 à 10 —
Teinture de racines sèches	3 à 5 —

Vous voyez par ces chiffres que la quantité nécessaire pour déterminer chez un animal, non pas une intoxication mortelle, mais ce que nous apprendrons bientôt à reconnaître comme les premiers signes certains de l'intoxication par l'aconitine, — c'est-à-dire les premiers signes traduisant la façon dont l'organisme de l'animal est influencé, lorsque l'animal manifeste ces premiers phénomènes : de la salivation et un certain nombre de troubles qui, chez l'homme, se traduisent par des phénomènes subjectifs plus nets et plus intenses, — cette quantité est extrêmement variable. Dans ces conditions, l'animal est touché par l'aconitine et traduit nettement l'influence exercée sur lui par la substance toxique, mais il n'est pas intoxiqué irrémédiablement et il se rétablit dans un espace de temps assez court. Il s'agit, pour toutes ces préparations, d'aconit des Vosges, de plantes choisies et de préparations très soignées. Les teintures et alcoolatures donnaient exactement LIII gouttes au gramme. Je vous ferai remarquer encore ici, qu'étant donné ce que l'on sait actuellement de la toxicité des différentes variétés d'aconit, une dose de 5 grammes de teinture de racines sèches constituerait une dose mortelle en moins d'un quart d'heure pour l'aconit de Suisse. En outre, de toutes les préparations galéniques d'aconit, l'alcoolature est la plus infidèle : parfois assez énergique, elle est d'autres fois presque inactive.

Il est impossible d'établir mieux qu'avec un semblable tableau l'extrême variabilité, au point de vue de l'action médicamenteuse, des préparations galéniques obtenues avec une seule et même espèce. Mais les phénomènes sont encore bien plus remarquables lorsqu'on examine les variations que peuvent présenter des préparations galéniques effectuées à l'aide de produits de différentes provenances. Ces faits avaient été déjà établis par un certain nombre d'auteurs, et ils ont été, tout dernièrement, remis en lumière par M. ECALLE dans une thèse de l'École de pharmacie. Les résultats auxquels cet observateur est arrivé et qui concordent avec les résultats antérieurs, sont des plus intéressants, et je tiens à vous les citer.

Tout d'abord, en ce qui concerne la récolte, celle de la plante entière : feuilles, fleurs, tiges et racines, doit être effectuée au mois d'août au moment de la première période de déclin de la floraison, lorsque les fleurs primordiales de la base de l'inflorescence commencent à se faner et que les fleurs supérieures sont encore à l'état de bouton. La racine peut être récoltée à deux époques différentes, soit au mois de mai, lorsque la tige sort à peine de terre et que la plante présente son maximum de richesse en aconitine parce qu'elle possède la réserve de l'année précédente, ou bien au mois d'août lorsque la floraison est finie, la nutrition de la tige terminée, et que les produits contenus dans la racine ne sont pas épuisés continuellement par la vie de la plante. Quant aux feuilles, il faut les récolter au commencement de juin, lorsque la tige est haute de vingt à vingt-cinq centimètres, avant la floraison, ou bien à la fin de juillet ou au commencement d'août.

Les préparations : alcoolatures, teintures, extraits, obtenues avec les produits recueillis dans ces différentes conditions, donnent naissance à des médicaments présentant des différences d'activité extrêmement accentuées, dues à des différences considérables de richesse en aconitine. Ainsi les alcoolatures et les teintures préparées avec la plante entière, récoltée au mois d'août, ont présenté des différences de teneur en aconitine dont le maximum a atteint 11 p. 100. Avec des modes différents de préparation de ces mêmes alcoolatures et teintures, en utilisant, par exemple, soit le suc dépuré ou bien la macération de la plante, la différence des teneurs en aconitine a atteint 13 p. 100. S'il s'agit de racines recueillies à différentes époques de la végétation, la différence est, comme on doit s'y attendre, encore plus considérable ; ainsi on peut observer, en ce qui concerne les alcoolatures, une différence de 31 p. 100 dans la proportion d'aconitine et, en ce qui concerne les teintures, une différence de 39 p. 100. Voilà des chiffres qui, en raison de la toxicité de l'aconitine, ne sont certes pas à négliger. En ce qui concerne les feuilles à différentes époques de la végétation, les alcoolatures ont présenté des différences de 25 p. 100, les teintures des différences de 55 p. 100 ; et quant aux préparations faites avec les plantes entières de provenance différente,

M. Écalle a pu arriver à déterminer des quantités d'aconitine variant de 669 à 691, et 712 milligrammes pour 1000 d'alcoolature.

Dans les alcoolatures du commerce, alcoolatures recueillies dans des pharmacies et drogueries différentes, la quantité d'aconitine varie de 294 à 1105 milligrammes pour 1000 d'alcoolature de feuilles et de 921 à 1665 milligrammes pour 1000 d'acoolature de racines. Pour les extraits que l'on trouve communément dans le commerce de la droguerie, les extraits de feuilles ont donné une teneur de 428 milligr., 570 milligr., 333 milligr. pour cent grammes d'extrait, et les extraits de racines : 951 milligr., 1 gr. 562 et 3 gr. 902, toujours p. 100 d'extrait. On a pu observer, dans certains extraits, des variations de 1 à 11 dans la teneur en aconitine. Dans les granules du commerce, ces préparations que je voudrais voir absolument et définitivement rejetées en raison tant de leur variabilité que de leur inégale facilité à se dissoudre, il s'est révélé des différences de 28 à 73 p. 100 dans la quantité réelle d'aconitine qu'ils étaient censés contenir; et ceci explique ce phénomène, observé quelquefois, d'un malade prenant graduellement vingt granules sans rien éprouver de fâcheux, tandis qu'un autre individu qui n'en prend que trois à six manifeste des accidents toxiques.

Enfin, les expériences de M. Écalle ont montré, dans les chiffres représentant la richesse en aconitine des alcoolatures de feuilles, des différences de 79 p. 100, tandis que ces différences s'élevaient seulement à 54 p. 100 avec les alcoolatures de racines.

Si je vous répète maintenant ce que je vous ai dit précédemment, qu'une quantité de *un quart de milligramme* d'aconitine parfaitement pure est suffisante pour déterminer quelquefois des accidents graves, ainsi que j'en ai observé pour ma part, vous voyez que les écarts formidables existant entre ces différentes préparations galéniques peuvent parfaitement rendre compte des accidents susceptibles de survenir avec leur emploi, pour peu qu'il soit inconsidéré.

M. Écalle a tiré de son très consciencieux travail des conclusions que, pour ma part, je ne saurais partager. Il a montré que les aconits perdaient environ 50 p. 100 de leur aconitine par dessiccation, et il a donné comme preuve des chiffres très suggestifs; il a prouvé, par exemple, qu'un aconit déterminé fournissant 1 gr. 015 d'aconitine par kilo lorsque la plante était fraîche, n'en donnait plus que 0 gr. 515 après dessiccation. Par conséquent la perte est sensiblement de 50 p. 100. Il a montré également que la glycérine était incapable de conserver l'aconitine, même en employant la glycérine à 90 p. 100. Avec de la glycérine à 35 p. 100, la perte atteint jusqu'à 30 et 40 p. 100 de la quantité totale d'aconitine. Les solutions alcooliques même d'aconitine subissent avec le temps une altération et la quantité d'aconitine y diminue dans la proportion de 17 à 20 p. 100. Avec

un mélange d'alcool et de glycérine — 350 glycérine et 650 alcool
à 90°, donnant L à LV gouttes au gramme — l'alcaloïde se conserve
beaucoup mieux. Comme conséquence de ces observations, M. Ecalle
pense qu'il faudrait arriver à uniformiser les préparations galéniques
d'aconit, à les réaliser exclusivement à l'aide de la plante entière, et
à les rendre telles que les teintures, les alcoolatures ne renfermassent pas plus de 0 gr. 50 p. 1000 d'aconitine en dissolution, et les
extraits plus de 1 p. 100 de leur poids d'aconitine.

Eh bien, si l'on vient à songer à cette très facile altérabilité sur
laquelle j'ai attiré précédemment votre attention, altérabilité qui est
encore aidée par les conditions dans lesquelles ces préparations
galéniques sont conservées; si l'on songe, d'autre part, à l'extrême
toxicité de l'aconitine, je crois qu'il est beaucoup plus simple de
proscrire absolument les préparations galéniques de l'aconit, et cela
parce que, en ce qui concerne l'aconit, nous ne trouvons pas les
mêmes raisons pour conserver ces préparations galéniques que celles
que j'ai invoquées tant de fois lorsqu'il s'est agi, par exemple, de
l'opium ou du quinquina. Avec l'opium et le quinquina, nous avons
des raisons péremptoires pour conserver certaines préparations galéniques; et, à bien des reprises, j'ai eu l'occasion d'appeler votre
attention sur ce fait que ni la quinine, d'une part, ni la morphine,
de l'autre, ne pouvaient réaliser l'action médicamenteuse qu'on peut
réaliser avec l'opium et avec les préparations galéniques du quinquina. Mais ici il en est tout autrement, toutes les préparations galéniques d'aconit n'agissent que par l'aconitine qu'elles renferment, et
en raison de cette quantité d'aconitine. Cette aconitine étant infiniment altérable, les préparations galéniques sujettes à caution, comme
vous venez de le voir, il me paraît plus simple de remplacer ces
préparations galéniques par les solutions qu'on a appelées les solutions normales d'aconitine, c'est-à-dire renfermant 1 p. 1000 d'alcaloïde, solutions dont je n'ai pas besoin de faire ressortir l'immense
supériorité sur les granules.

D'ailleurs, ainsi que je vous l'ai indiqué déjà à plusieurs reprises,
il est extrêmement facile d'obtenir des solutions de la pureté et de la
richesse desquelles on soit absolument sûr, et c'est précisément à ces
solutions-là que vont se rapporter les deux formules que je vais indiquer maintenant, les granules étant jugés d'après ce que j'ai dit tout
à l'heure. Pour ma part tout au moins, je n'admets absolument que
les solutions d'aconitine formulées de l'une des deux façons suivantes :

    Azotate d'aconitine cristallisée . . . . Dix milligrammes.
    Alcool à 90°. . . . .
    Eau distillée. . . . .   āā 75 grammes.

Le mélange donne exactement 160 centimètres cubes une fois sa contraction effectuée, et chaque cuillerée à soupe, équivalant à 16 grammes d'eau, renfermera 1 milligramme d'azotate d'aconitine, c'est-à-dire que chaque cuillerée à café représentera donc un quart de milligramme d'aconitine. Par conséquent, d'après ce que je disais tout à l'heure, il ne faudra pas, la première fois qu'on se servira de ce soluté, employer une cuillerée à café entière, *parce qu'on a vu des accidents succéder à l'administration,* EN UNE SEULE FOIS, *à un individu non accoutumé et dont on ne connaissait pas la susceptibilité, d'un quart de milligramme d'aconitine.*

Je préfère encore la formule suivante qui permet d'administrer cette solution à l'aide du compte-gouttes normal, celui fournissant XX gouttes d'eau distillée ou LIII à LV gouttes de teinture alcoolique au gramme.

Nitrate d'aconitine cristallisée . . .	Dix milligrammes.
Glycérine (D. 1250 ou 28° B)	3 cent. cubes 5
Eau distillée	1 cent. cube 5
Alcool à 95 p. 100	Q. S. pour 10 cent. cubes.

Cette solution est au millième et telle que LIII gouttes correspondent exactement à un milligramme de la solution. Voilà les deux seules formes sous lesquelles il me paraît préférable maintenant d'employer l'aconitine.

XXe LEÇON

HISTORIQUE DE L'EMPLOI DE L'ACONIT. — VARIABILITÉ
D'ACTION DES ACONITINES AUTRES QUE L'ACONITINE
CRISTALLISÉE. — POUVOIR TOXIQUE. — CONDITIONS
QUI LE FONT VARIER. — ACTION PHYSIOLOGIQUE. —
TABLEAU DES DOSES TOXIQUES. — SYMPTOMATOLOGIE
CHEZ LE CHIEN, LE LAPIN, LE COBAYE, LA GRENOUILLE.

Il n'y a guère plus de trois ou quatre cents ans qu'on est en possession de données quelque peu précises relativement à la matière
médicale et à la toxicologie des aconits; toutefois, il n'est pas sans
intérêt de jeter un très rapide coup d'œil sur l'état des connaissances
à ce sujet dans le passé, parce que, comme vous pourrez le voir par
la suite, cette question de la toxicité des aconits et de l'aconitine
peut être posée quelquefois au médecin expert et qu'elle constitue,
au point de vue médico-légal, un des chapitres les plus ardus, les plus
complexes et les plus difficiles de la pratique médicale.

Ainsi que je vous l'ai déjà dit, *il n'existe absolument aucune réaction
chimique capable de déceler l'aconitine*; c'est par l'expérimentation
physiologique seule qu'on peut arriver à fournir la preuve de l'existence de cette substance toxique; et c'est en raison de l'importance
capitale que ces recherches prennent dans une expertise médico-
légale que je me crois obligé de vous donner tous les détails dans
lesquels je vais entrer aujourd'hui relativement à l'action toxique
générale des aconits et de l'aconitine, détails qui seront circonstanciés plus tard lorsque nous étudierons successivement l'action de
l'aconitine sur les principaux appareils de l'organisme.

On peut dire que les propriétés toxiques des plantes qui portaient
autrefois le nom d'*Aconits* ont été connues de tous temps; et, en
remontant aux époques mythologiques de l'histoire, on voit les propriétés violemment toxiques de cette plante citées par les différents
auteurs qui se sont occupés des poisons. Ainsi Ovide mentionne
l'aconit parmi les poisons de Médée, et plusieurs auteurs anciens
citent l'aconit et la ciguë comme faisant partie des préparations

toxiques élaborées par Locusté. Dans les plus anciennes civilisations indiennes, on retrouve des données très précises, mises au jour par les médecins de l'Inde, sur la toxicité des aconits de ce pays, cet *Aconitum ferox* qui contient une aconitine d'une toxicité encore plus violente que celle de l'alcaloïde extrait des plantes de nos régions. Les médecins hindous l'appelaient *Stivisha*, c'est-à-dire le poison par excellence; c'est de là qu'est venue l'appellation de *Bish* sous laquelle est connue la racine de cette espèce qui contient la vératroylaconine dont la toxicité est considérable. Tous les anciens : MACROBE, PLINE, DIOSCORIDE, GALIEN citent ce fait que les Scythes et les Gaulois utilisaient le suc de la racine d'aconit pour empoisonner leurs flèches. THÉOPHRASTE assure que la plante tire son nom d'une ville de Bithynie aux environs de laquelle elle croissait en quantité considérable. On fait dériver aussi cette appellation du mot grec ακονη, caillou, en raison de la nature du sol affectionné par la plante sauvage.

Mais les origines des connaisances sur la toxicité des aconits ne sont pas moins intéressantes à connaître. Sans nous arrêter à la fable, intéressante dans une certaine mesure, qui veut que l'aconit ait pris naissance de l'écume de Cerbère étranglé par Hercule près d'Héraclée, ville du Pont où régnait Mithridate et où se trouvait la caverne par laquelle Hercule était descendu aux enfers,

> Né du venin subtil que le chien des enfers
> Vomit de son gosier écumant dans les fers,

comme le rappellent les vers du poète DE SAINTONGE, il n'en est pas moins certain que les anciens avaient, à l'égard des propriétés de l'aconit, des idées aussi curieuses qu'exagérées. On trouve dans Matthiole ce fait, relaté par PLINE L'ANCIEN, qu'au moment de la guerre punique, le consul romain Metellus Cecilius accusait Calpurnius Bestia d'avoir déterminé la mort d'un certain nombre de femmes par le simple attouchement de leurs organes génitaux avec de l'aconit; et, chez les Romains, l'aconit était réputé tellement toxique, que l'on redoutait, non seulement de cultiver cette plante, mais même de la manier d'une façon un peu prolongée. Elle était considérée, uniquement et exclusivement, comme un poison.

Les anciens donnaient d'ailleurs le nom d'*Aconit* aux poisons en général, comme cela résulte de plusieurs passages de VIRGILE, d'OVIDE et de JUVÉNAL. Ce dernier, notamment, dit dans sa 1re satire « Quoi! cet empoisonneur qui fit périr trois de ses oncles sera, dans sa litière, mollement assis sur le duvet, d'où il laissera tomber sur nous ses regards méprisants? »

> *Qui dedit ergo tribus patruis aconita, vehetur*
> *Pensilibus plumis, atque illinc despiciet nos?*

Jusqu'à Avicenne, et même plus tard, on a confondu sous le nom d'aconit un certain nombre de racines toxiques, parmi lesquelles se trouvait certainement l'aconit napel, mais aussi d'autres plantes telles que l'hellébore et différentes espèces de renoncules qui, si elles n'ont pas la toxicité de l'aconit, possèdent du moins la propriété particulière d'irriter suffisamment les tissus pour déterminer des érosions facilitant, dans une très large mesure, l'absorption de la substance toxique. Il est incontestable que, dans ces conditions, un mélange de l'aconit avec ces principes irritants doit leur emprunter une plus grande facilité à pénétrer dans la circulation. D'ailleurs, il y a, dans les croyances des anciens à cet égard, un fait qui n'est pas dépourvu d'intérêt, surtout aujourd'hui que ces opinions tendent à reprendre droit de cité dans la science. C'est ainsi qu'autrefois on croyait à un antidotisme particulier exercé par l'aconit vis-à-vis de certaines maladies qui étaient considérées comme des entités morbides. Cette opinion a eu cours dans la science jusqu'au milieu du xvie siècle ; comme en témoigne cette citation de Matthiole.

« S'il y a un venin dans le corps, il se combat contre lui, ayant rencontré son pareil. Et se donne seulement ce combat quand il trouve le venin dans les parties nobles intérieures. C'est miracle, deux venins mortels estans dans un corps, l'un amortir l'autre, tellement que l'homme demeure sauve. » Il ajoute : « Si quelqu'un attribue l'invention de ces choses aux hommes, il se montre ingrat envers les Dieux qui nous les ont données. »

C'est très intéressant de voir ces idées d'un venin venant combattre un principe morbifique dans l'économie, lorsqu'on songe à la théorie actuelle relative aux *Alexines* et aux *Anticorps*, qui ne sont autre chose que la réédition de ces anciennes théories.

D'ailleurs, les Latins qui ont beaucoup parlé de ces poisons étaient assez avancés, sinon au point de vue de la matière médicale, au moins au point de vue pratique. On trouve dans les auteurs anciens des faits très curieux relativement à ces intoxications. C'est ainsi que, dans la vie des grands hommes, Plutarque, à propos de la biographie de Marcus Crassus, rapporte qu'Hyrodès étant affecté d'hydropisie, son fils Phraate, voulant se défaire de lui, lui administra du suc d'aconit qui, au lieu de le tuer, remplit un rôle antidotique et guérit le malade, ce qui obligea son fils à l'étrangler. Ces opinions et ces constatations de faits sont particulièrement intéressantes, je le répète, en raison des idées nouvelles qui commencent à s'introduire pour l'interprétation de l'action de certaines substances toxiques et médicamenteuses.

Il faut arriver jusque vers le milieu du xvie siècle pour trouver des données un peu précises relativement à la matière médicale des aconits. Le napellus, entre autres, ainsi qu'il l'a désigné dans ses ouvrages, est parfaitement bien décrit par Matthiole. Dans ses *Commentaires sur Dioscoride*, il dit que la racine de cette plante est plus « cruelle » que toutes ses autres parties, et il répète ce fait, déjà cité par les auteurs latins de l'antiquité, qu'il suffit de tenir dans la main une racine d'aconit jusqu'à ce qu'elle soit échauffée par le contact de cette main, pour que l'individu périsse empoisonné.

Mais une expérience, véritablement intéressante celle-là, si elle n'est pas absolument morale en elle-même, c'est celle qui fut faite au Capitole, en 1524, par Matthiole et d'après l'ordre du pape Clément VII, sur des individus condamnés à la peine capitale, à l'effet d'éprouver les vertus d'une huile préparée par Grégoire Caravita, chirurgien de Bologne, et présentée comme merveilleux antidote contre tous les poisons, ainsi que contre les morsures des bêtes venimeuses. Sur l'ordre du pape, deux larrons condamnés à la mort furent soumis à l'ingestion de 4 grammes de pulpe de racine d'aconit mis en suspension dans du miel rosat et de ces deux individus, l'un survécut : c'est celui auquel la fameuse huile du chirurgien de Bologne avait été administrée. Je vous citerai plus tard, à propos de la symptomatologie de l'empoisonnement (Voir p. 414), la relation de Matthiole qui peut être regardée comme un chef-d'œuvre, en raison de l'époque à laquelle cette observation a été faite.

Dans une autre expérience, exécutée à Prague en 1561 et pour laquelle Matthiole avait été également convoqué, il raconte l'histoire d'un individu condamné à mort, auquel on administra la racine d'aconit, toujours à la dose de 4 grammes, à propos de l'essai qu'on voulait faire du bézoard comme contrepoison. Le sujet ne mourut pas, et Matthiole ne manque pas d'attribuer la guérison au bézoard.

C'est à peu près à la même époque, en 1577, que Conrad Gesner publia, à Zurich, son ouvrage « *De Aconito liber* » dans lequel il étudia la matière médicale des aconits. Puis, cette plante fut très longtemps délaissée en raison de sa réputation toxique. Dans tous les ouvrages de ce temps, chaque fois que l'aconit est en question, on le voit presque toujours accompagné inévitablement de cette formule : *Napellus, venenum perniciosum*. Et son emploi est rejeté. On le mentionne à peine; bien que, déjà dans le courant du xiiie siècle, un recueil de recettes, *The physician of Midway*, recommande à tous les médecins de récolter la *plante salutaire* d'aconit. Au xviie siècle, l'aconit ne figure pas dans les formulaires, et il n'est pas signalé non plus dans la Pharmacopée de Moyse Charras datant de 1717.

Il faut arriver jusqu'en 1778 pour voir l'aconit figurer pour la première fois dans la pharmacopée de Vitet, de Lyon; mais son histoire vraiment médicale date, en réalité, de 1762, époque à laquelle Antoine de Stœrck, de Vienne, fit paraître le travail dans lequel il fit remarquer que le datura stramonium, la jusquiame et l'aconit n'étaient pas, comme on le croyait jusqu'alors, de ces substances constituant exclusivement des substances toxiques, et qu'elles pouvaient fort bien être employées dans un but thérapeutique et amener des guérisons. Le titre de son ouvrage est très net à cet égard, le voici : *Libellus quo demonstratur Stramonium, Hyosciamum, Aconitum, non solùm tutò posse exhiberi usu interno hominibus, verùm et ea esse remedia in multis morbis maximè salutifera.* Il avait, par conséquent, une opinion très nette à cet égard.

Mais, au début, les résultats de l'emploi de l'aconit furent d'autant plus variables qu'on n'était pas absolument fixé sur la toxicité des différentes espèces d'aconit; et, comme je vous l'ai déjà dit, cette toxicité est non seulement variable d'une espèce à une autre, mais encore pour la même espèce, suivant la région dans laquelle elle croît. A ce sujet, je vous rappellerai le fait relevé il y a quelques années par M. FLORENCE, de Lyon, qui est extrêmement suggestif au point de vue des différences énormes qu'on peut observer dans la façon dont les préparations galéniques d'aconit peuvent influencer l'individu auquel elles sont administrées. Les collecteurs de plantes apportèrent du Mont-Pilat, aux environs de Lyon, région très riche en aconits, et où s'approvisionnent la plupart des chercheurs de plantes, une espèce de séneçon tellement semblable à l'aconit que même les herborisateurs très au courant peuvent s'y tromper, et qu'une année, entre autres, il y eut une grande quantité de ces plantes dont un bon tiers au moins était constitué par les racines et les feuilles de ce *Senecio* qui fut apportée à Lyon pour de l'aconit et à l'aide duquel on fit des alcoolatures ainsi que des teintures. On eut la preuve de ce mélange parce qu'on retrouva des fragments parfaitement nets de racines et de tiges de séneçon, et surtout par ce fait que les préparations étaient extraordinairement inactives. Cet exemple peut fort bien expliquer l'inertie de certaines alcoolatures, inertie sur laquelle j'ai appelé votre attention récemment.

Ces faits sont d'autant plus intéressants que nous devons nous rappeler que certaines variétés d'aconits sont, au dire de LINNÉ, comestibles dans certaines régions du Nord. En Laponie, par exemple, une variété est utilisée par les habitants à titre comestible, pour remplacer le chou; d'autre part, en Suède et en Norvège, les jeunes pousses sont utilisées comme substances alimentaires; et de plus, d'après CHARLES MARTINS, dans la région du Mont-Blanc les racines de l'*Aconitum napellus* sont consommées pendant l'hiver par le Campagnol des neiges, *Arvicola nivalis*, qui ne trouve pas autre chose comme aliment pendant une partie de l'année.

Je vous rappelle que la toxicité va en décroissant suivant qu'il s'agit d'aconit de Suisse, du Jura, du Dauphiné, des Pyrénées, ou des Vosges, et cet ensemble de faits explique parfaitement cette assertion de GUBLER que l'aconit constitue l'agent le plus capricieux et le plus infidèle de toute la matière médicale, que tantôt son effroyable énergie fait hésiter les moins timides, tandis que d'autres fois, au contraire, son inertie dérisoire le rend le plus remarquable agent de la médecine expectante. Ces assertions sont exactes, et les propriétés chimiques de l'aconitine nous expliquent, au moins autant que les variations de richesse dues aux conditions climatériques, les différences si remarquables que je vous ai signalées; et c'est ce qui m'a fait vous dire qu'il fallait renoncer aux préparations galéniques d'aconit, pour en venir à l'emploi de l'aconitine dans des conditions nettement déterminées, en commençant par des doses d'un dixième de milligramme. On trouve, en effet, dans l'emploi de l'alcaloïde, une unité d'action et un caractère de certitude que ne peuvent jamais présenter les meilleures préparations galéniques.

Encore cette unité et cette constance d'action ne s'observeront-elles qu'à la condition d'employer l'aconitine parfaitement pure et non pas un de ces mélanges d'alcaloïde actif et de produits inertes tels que ceux que l'on a exclusivement trouvés pendant longtemps dans le commerce de la droguerie. Dans ce cas, les différences sont encore considérables et je ne puis mieux faire, pour vous en donner une idée, que de vous citer les résultats suivants. En injectant à des moineaux de même poids et aussi identiques que possible une même dose de *un demi-milligramme,* on a obtenu les résultats que voici : mort au bout d'une demi-minute avec l'aconitine cristallisée pure (Aconitine de Duquesnel); mort au bout de quatre minutes avec l'aconitine amorphe de Hottot préparée suivant les prescriptions du Codex de 1866; mort au bout de trois quarts d'heure avec l'aconitine allemande de Merck; mort au bout de une heure et quinze minutes avec une aconitine amorphe du commerce français; accidents légers et survie avec l'aconitine amorphe de Friedlænder. J'insiste sur ce point que les accidents toxiques sont purement et exclusivement fonction de la quantité d'aconitine pure.

Cette unité d'action de l'aconitine est à retenir, mais toujours à la condition qu'il s'agisse d'aconitine constamment comparable à elle-même, c'est-à-dire d'aconitine cristallisée; c'est la seule qui doive être retenue actuellement pour les usages thérapeutiques. On a dit, et je ne partage pas du tout cette opinion, que, en raison de l'extrême toxicité de l'aconitine, c'était un médicament qui devrait être banni de la matière médicale. Ce qui devrait plutôt être banni, ce sont les préparations galéniques dont la variabilité est extrême et à propos desquelles il est presque impossible d'avoir quelque certitude relativement à leur dosage. Mais, au contraire, l'aconitine cristallisée, l'aconitine pure, est toujours semblable à elle-même; et la seule recommandation qu'on puisse faire, c'est de l'employer avec prudence, à des doses extrêmement faibles d'abord, pour arriver graduellement et petit à petit aux résultats qu'on veut obtenir.

Vous voyez combien il est important, aussi bien au point de vue toxique qu'au point de vue thérapeutique, d'avoir égard à la nature de l'aconitine employée; aussi, dorénavant, soit pour la symptomatologie générale de l'aconitine, soit pour interpréter l'action de cette substance sur les différents territoires de l'organisme, il sera uniquement question de l'aconitine cristallisée, dite de Duquesnel.

Voici deux animaux auxquels on vient d'injecter une solution de nitrate d'aconitine pure, et les phénomènes que vous allez voir se développer chez eux représenteront la symptomatologie des accidents d'intoxication. J'y insiste d'autant plus, que c'est seulement la symptomatologie très particulière présentée par deux animaux surtout, le cobaye et la grenouille, qui vont nous fournir la caractérisation médico-légale de l'aconitine, nous mettre en possession de données que rien autre ne peut nous fournir. Il n'y a pas, je le répète, de réaction chimique possible avec l'aconitine, il n'y a absolument que l'expérimentation physiologique qui, opérée dans certaines conditions et contrôlée par l'action exercée sur le cœur de la grenouille, puisse permettre de conclure, avec une certitude suffisante, à la présence de l'aconitine; aussi j'appelle instamment votre attention sur la série des phénomènes que vont présenter ces animaux.

Voici un cobaye à qui on a injecté sous la peau *un dixième de milligramme* de nitrate d'aconitine il y a dix minutes, et vous voyez l'animal manifester déjà les symptômes de la première période d'intoxication grave par l'aconitine. Il montre une salivation profuse, et va présenter ces mouvements de salutation, ces haut-le-corps qui constituent la première série des phénomènes subjectifs. Vous allez voir cet animal avoir comme une tendance au vomissement, simuler complètement les différentes phases de cet acte; et la grenouille présentera les mêmes phénomènes. Comme vous le savez, ces animaux, grenouille et cobaye, sont incapables de vomir et, par conséquent, cette mimique du vomissement est absolument caractéristique. Jusqu'alors tout au moins, il n'y a aucune autre substance médicamenteuse ou toxique, qui, administrée à dose aussi faible, détermine, chez ces animaux, une symptomatologie aussi nette et aussi précise que celle que je vais avoir à vous décrire.

Les premières observations faites à l'aide de ce qu'on a appelé l'aconitine, au début de son emploi, datent d'un mémoire publié en 1860 par HOTTOT et LIÉGEOIS qui expérimentaient avec l'Aconitine anglaise de Morson. A cette époque, les aconitines qu'on pouvait préparer étaient constituées par un mélange d'aconitine cristallisée avec l'aconitine amorphe et des produits autres que l'aconitine, aussi ces produits différaient nécessairement suivant le mode de préparation, et suivant la plante qui avait servi à les obtenir. Cela va nous expliquer précisément les observations très diverses qui ont été faites, et même les faits absolument contradictoires qui ont été relevés relativement à l'action physiologique de cette aconitine. C'est ainsi que dans leur premier mémoire, Hottot et Liégeois caractérisent l'aconitine comme un poison narcotico-âcre, dont les propriétés irritantes se manifesteraient surtout sur les muqueuses; ils disent que l'absorption par le tube digestif est plus rapide que celle du curare et de la strychnine; que l'action se traduit successivement sur le cerveau, puis sur les centres, par l'abolition de la respiration, de la sensibilité générale, de la sensibilité réflexe, et enfin des mouvements volontaires. Les effets sur les nerfs périphériques succèdent aux effets sur les centres; puis l'excitabilité des filets nerveux moteurs ou sensitifs disparaît d'abord à la périphérie, ce qui rapproche l'action analgésique de l'aconitine de l'action analgésique exercée par les hypno-anesthésiques généraux.

On observe, au début, la contraction pupillaire; puis, à un moment assez proche de celui où des phénomènes d'intoxication commencent à se montrer avec une intensité suffisante, elle fait place à une dilatation brusque (réflexe) persistante et considérable, qui s'explique très bien en raison des graves accidents gastro-intestinaux auxquels l'aconitine donne lieu.

Quelques années après, en étudiant l'aconitine qui porte son nom et dont le procédé de préparation figure dans l'édition du Codex de 1866, Hottot constate, aussi bien chez l'homme que chez les animaux, les phénomènes suivants : irritation des muqueuses, salivation, nausées, affaiblissement musculaire, fourmillements, pesanteur de tête, douleurs sur le trajet des nerfs de la face, diminution de la sensibilité, enfin abaissement de température et paraplégie qui accompagne toujours l'action toxique de l'aconitine.

Les opinions émises au sujet de l'action physiologique exercée par l'aconitine se sont trouvées faussées, d'une part, à cause de l'impureté des produits sur lesquels on expérimentait, d'autre part, en raison de ce fait, commun à toutes les substances médicamenteuses, que les influences les plus marquées, les plus tapageuses, comme je le dis volontiers, ont sollicité de préférence, sinon exclusivement, l'attention des observateurs.

Les phénomènes s'embrouillent au fur et à mesure qu'on essaye d'expliquer la symptomatologie déterminée par l'aconitine : c'est ainsi que certains auteurs, comme Achscharumow, Gréhant, veulent faire de l'aconitine un poison analogue au curare, d'autres comme Rosenthal, Lewin, une substance à action élective sur le cœur, d'autres comme Laborde, sur la respiration, d'autres comme Leven, lui reconnaissent la propriété de paralyser les centres en même temps que de détruire la contractilité musculaire.

Des expériences plaidant, jusqu'à un certain point, en faveur de la comparaison entre l'aconitine et le curare sont les suivantes. Si l'on prend une grenouille chez laquelle on détruit la partie inférieure de la moelle épinière, et qu'on lui injecte ensuite de l'aconitine, on voit que les propriétés fonctionnelles des muscles et des nerfs ne sont pas anéanties dans les membres postérieurs. Si l'on prend une autre grenouille, qu'on pratique la section des nerfs lombaires, puis une injection d'aconitine dans les membres antérieurs, on s'aperçoit que la motricité est détruite seulement dans la partie antérieure restée en relation avec les centres médullaires. Ce sont bien là des expériences qui se rapprochent de celles qu'on peut réaliser avec le curare; mais si on pousse les choses plus loin, on ne tarde pas à voir que, s'il y a certaines ressemblances en quelques points de l'action physiologique, il y a des différences considérables sur un bien plus grand nombre d'autres points.

Gréhant, reprenant en 1871 l'étude de l'action physiologique de l'aconitine cristallisée que Duquesnel venait de préparer, a montré que cette substance déterminait un phénomène qui la rapprocherait encore plus de l'action du curare. Après avoir isolé les muscles gastro-cnémiens de la grenouille en laissant adhérent à chacun d'eux le nerf qui l'innerve, il plaçait le muscle dans une solution de nitrate d'aconitine, le nerf étant maintenu en dehors et sans aucun contact avec la solution, il a alors constaté que le muscle devenait inexcitable par l'intermédiaire du nerf. Faisant l'expérience inverse, consistant à protéger le tissu du muscle contre l'action de la solution et à placer, au contraire, le nerf dans la solution d'aconitine, Gréhant constata que le muscle conservait son excitabilité, le poison n'ayant pas pu pénétrer, par imbibition, jusqu'à la substance unissante mettant en relation les extrémités nerveuses terminales avec les éléments musculaires. C'était la copie de la mémorable expérience réalisée par Claude Bernard à l'aide du curare.

En poussant les choses plus loin, on ne tarde pas à constater des différences très notables. A dose faible, l'aconitine agit encore sur le cœur comme le curare, mais, à haute dose, elle provoque son arrêt; les oreillettes se contractent et le ventricule reste paralysé. S'il est vrai que l'action des doses faibles d'aconitine rappelle, dans une certaine mesure, les phénomènes qui se passent avec le curare, avec les doses fortes, la mort serait produite par arrêt du cœur, ce qu'est absolument incapable de produire l'action physiologique du curare. De plus, si l'on pratique chez les animaux auxquels on injecte cette aconitine, une injection préalable de curare, on voit que le cœur est quand même arrêté par l'aconitine, mais que le curare empêche les contractions fibrillaires des muscles, qui se produisent au cours de l'intoxication par l'aconitine.

Déjà, en 1866, Achscharumow avait fait de l'aconitine un poison du cœur ; il lui attribuait une influence cardiaque prépondérante et regardait l'arrêt en diastole comme une conséquence de l'action directe de l'alcaloïde sur les centres moteurs ganglionnaires. Il avait également signalé la paralysie des nerfs moteurs des muscles volontaires qui deviennent inexcitables, tandis que les éléments musculaires conservent leur excitabilité, et il avait cru trouver dans ces phénomènes, joints à la conservation des mouvements réflexes et de la sensibilité, des preuves suffisantes pour permettre de comparer l'action physiologique de l'aconitine à celle du curare. Il avait cependant aussi constaté que la respiration artificielle est insuffisante pour empêcher la mort sous l'influence des fortes doses, la paralysie du cœur survenant alors rapidement.

Il est donc nécessaire d'établir une distinction entre les doses différentes qui sont injectées aux animaux, et c'est précisément parce que dans la plupart des cas, sinon dans tous, les observateurs n'ont pas suffisamment fait cette distinction, qu'on a pu arriver, dans des conditions d'expérimentation en apparence semblables, à des résultats absolument contradictoires. Il serait aussi long que fastidieux d'énumérer les opinions émises par les nombreux physiologistes qui ont cherché à élucider l'action physiologique de l'aconitine. Je me contenterai de vous parler de celles présentant un intérêt ou dont nous aurons à utiliser les éléments.

Gubler, reprenant en 1874 l'étude des aconitines, montra qu'il fallait tenir compte d'un ensemble de manifestations fort différentes ; et, sans douter de l'influence exercée par l'alcaloïde sur les nerfs moteurs d'origine cérébro-spinale, soit à leur origine centrale, soit à leurs extrémités périphériques, ainsi que sur la portion cervicale du grand sympathique et sur la moelle, il établit qu'il y avait toujours, quelles que fussent les circonstances dans lesquelles on opérât, quelles que fussent les doses, une action élective tout à fait particulière et remarquable sur les nerfs de la sensibilité.

Harley insista sur ce fait que l'aconitine agit principalement sur la moelle allongée et dans une zone comprenant les racines des neuvièmes, dizièmes, onzièmes et douzièmes paires de nerfs crâniens — glosso-pharyngien, pneumogastrique, spinal, grand hypoglosse, — ce qui permettait d'interpréter les troubles si accentués de la respiration et de la vue, les effets produits du côté de la langue et de la face, la cure des névralgies faciales.

Les études faites en dernier lieu par Laborde et Duquesnel montrèrent en réalité que la mort arrivait sous l'influence de l'aconitine par suite de l'action que cette substance toxique exerce sur la respiration. La mort se produit, en définitive, par arrêt respiratoire; c'est une mort par asphyxie, et il est très facile, en maintenant la respiration artificielle chez un animal, de le faire résister à des doses d'aconitine certainement mortelles dans des conditions différentes de celles où l'on emploie la respiration artificielle.

Mais, avant d'arriver à la symptomatologie, un mot sur les phénomènes de tolérance et d'intolérance qui sont vraiment très remarquables et ont été signalés dans la plupart des observations. Cette variation de la tolérance a été attribuée, pour une large part, à la mue intestinale physiologique sous l'influence du travail de la digestion stomacale. En raison de ce fait, GUBLER a prescrit d'administrer les substances médicamenteuses renfermant de l'aconitine aussi loin que possible des repas, pour éviter la congestion de l'estomac qui se produit au cours des phénomènes de la digestion et pendant laquelle la muqueuse gastrique est plus ou moins profondément dépouillée de son épithélium protecteur, plus irritable et moins défendue contre les substances toxiques et énergiquement irritantes comme l'aconitine.

Il existe, au sujet de cette tolérance exagérée, des faits extrêmement remarquables, entre autres celui de DAVEZAC, de Bordeaux, qui cite une malade à laquelle on administra dans l'espace d'une journée : 10 milligrammes d'aconitine en granules, 120 grammes de sirop de chloral et, successivement, 12 centigrammes de chlorhydrate de morphine en injections sous-cutanées, sans pouvoir arriver à déterminer chez elle une sédation des phénomènes douloureux pour lesquels on employait successivement ces médicaments. Cette observation suscite quelques réflexions critiques. D'abord, j'incriminerai les granules. Je n'ai pas besoin de m'étendre sur les faits que je vous ai si souvent signalés. Il peut très bien se faire que des granules échappent absolument à la solubilisation dans le tube digestif, et ce fait de l'administration inoffensive de 10 granules à 1 milligramme d'aconitine pourrait très bien relever d'une insolubilisation au moins partielle. Ensuite, il faut tenir compte du rôle de la morphine, qui, dans une certaine mesure, a pu empêcher l'absorption; de même le chloral.

Mais, à côté de ce fait, il y en a d'autres qui sont non moins remarquables, relativement à l'intolérance qui peut caractériser l'administration de l'aconitine dans certaines conditions déterminées. C'est ainsi qu'il existe des exemples dans lesquels l'absorption de l'aconitine par la peau, lorsqu'on avait préalablement irrité, — je ne dis pas décapé, — l'épiderme, a été suffisante pour amener des accidents d'intoxication grave, comme le montre le fait suivant, dû à GUÉNEAU DE MUSSY. Il avait prescrit des frictions sur le trajet d'une névralgie douloureuse avec une pommade constituée par 15 grammes d'axonge et 5 centigrammes d'aconitine de Hottot, aconitine du Codex de 1866, et il avait recommandé d'utiliser seulement gros comme un pois environ de cette pommade. Trois heures après, la malade fut prise de perte de connaissance et eut des accidents assez graves d'intoxication. En recherchant l'origine de ces accidents, on s'aperçut que la malade avait peut-être un peu abusé de la friction qui avait déterminé des phénomènes d'irritation et favorisé l'absorption de l'aconitine; mais un fait à retenir, parce que dans la pratique il peut avoir son importance, c'est celui-ci : les pommades dans lesquelles figure l'aconitine avec des véhicules tels que le chloroforme et l'alcool, peuvent amener une absorption très facile et des phénomènes d'intoxication avec des doses faibles qui, dans d'autres conditions, restent inoffensives.

En définitive, les phénomènes déterminés par l'aconitine sont variables suivant l'espèce animale, comme nous allons le voir, suivant la dose et suivant le mode d'administration. Et en effet, l'aconitine n'est pas une substance à action nette et relativement limitée, comme le sont par exemple le curare ou la strychnine, son action est extrêmement complexe. Elle intéresse le système nerveux tout entier et rend très difficile l'analyse des phénomènes, d'autant plus que le système nerveux, bien que touché dans sa totalité, manifeste, comme je vous l'ai déjà laissé soupçonner, un certain nombre d'électivités que nous allons retrouver dans la symptomatologie des phénomènes d'intoxication. Avec le curare, avec la strychnine, avec un certain nombre d'autres substances toxiques, au contraire, on est habitué à voir des effets constants et ne variant guère que comme intensité avec les doses. Avec l'aconit ou l'aconitine, aux doses faibles, on n'observe guère que des modifications dans l'innervation sensitive; à dose moyenne, ce que l'on pourrait appeler une *dose toxique modérée*, on voit des phénomènes qui intéressent principalement le système musculaire, — et c'est dans ces conditions qu'on peut comparer l'aconit au curare; — avec une dose massive, on peut voir apparaître une paralysie du cœur avant même la production d'autres symptômes et alors, dans ce cas, l'animal ou l'individu peut mourir en réalité par le cœur, bien que, dans l'évolution normale des phénomènes toxiques, ce soit par l'asphyxie que la mort se produise. De plus, à ces manifestations se joignent des phénomènes généraux constants, variant d'intensité avec les doses.

Eh bien, suivant précisément que les différents observateurs se sont attachés à reconnaître tel ou tel symptôme, les uns, avec Gréhant, Rabuteau, Achscharumow, ont pu faire de l'aconitine un paralyso-moteur; les autres, comme Hottot et Liégeois, Bœhm et Wartmann, Hirtz, Gubler, ont pu en faire un poison à électivité cérébrale; d'autres, comme Leven, un poison surtout musculaire; Harley

et Fothergill en ont fait un convulsivant analogue à la strychnine —
vous avez vu ce cobaye montrer des secousses tétaniques rappelant
le tétanos strychnique; — Lewin, Rosenthal, ont pu s'attacher à
l'action primitive sur le cœur et la circulation, déjà mise en évidence
par Achscharumow; et enfin Laborde a pu montrer, en jetant un peu de
clarté dans cet ensemble de phénomènes, que l'action prédominante
de l'aconitine s'exerçait sur la portion bulbo-spinale du myélencéphale, consécutivement sur le grand sympathique et, par leur intermédiaire, exerçait une influence plus ou moins profonde sur les
principales fonctions de l'économie. Telle est la caractéristique définitive de l'action de l'aconitine.

De là, la nécessité de réformer les données fournies par l'expérimentation sur les animaux au moyen de celles fournies par l'observation clinique; et si cette dernière source de renseignements est
relativement pauvre, car il y a peu de morts dues à l'aconitine, il
n'en est pas moins quelques circonstances dans lesquelles on a
constaté des phénomènes tellement nets et précis, tellement superposables à l'expérimentation physiologique, qu'on peut trouver dans
ces faits la confirmation des résultats expérimentaux que j'ai tenu
à reproduire devant vous, à cause de leur importance au point de
vue médico-légal.

Voyons donc comment vont réagir quelques animaux sous
l'influence de l'aconitine. Nous choisirons le chien parce que c'est
l'animal qui se rapproche le plus de l'homme en ce qui concerne la
symptomatologie de l'aconit, puis ensuite le cobaye et la grenouille,
parce que, je le répète et ne saurais trop y insister, au point de vue
de la preuve toxicologique de la présence de l'aconitine, c'est le
cobaye et la grenouille qui doivent vous servir de sujets d'expérience; c'est seulement par l'expérimentation sur ces animaux et
grâce à ce seul ordre de preuves que vous pourrez arriver à
démontrer l'existence d'une intoxication par l'aconitine.

J'appelle auparavant votre attention sur un tableau, au sujet de
certains chiffres duquel je tiens à faire quelques restrictions. Ce
tableau est extrait de la thèse de M. Paul Wagner, travaillant à
Dorpat sous la direction de Dragendorff et Jurgens. J'y ai ajouté les
chiffres concernant le cobaye et l'homme.

Aconitine cristallisée.

Dose mortelle par kilogramme.

	En milligrammes.
Homme.	0,02 à 0,05
Cheval	0,06
Chien.	0,10
Cobaye	0,11
Pigeon	0,12

En milligrammes.

Poulet   0,12
Taupe   0,20
Chat . . . , ...   0,25
Lapin   0,35
Grenouille . . . .   0,33 à 0,40
Corneille   0,50
Rat   0,80
Chauve-souris   1,00
Tortue   2,00

Dose mortelle d'aconitine par kilo d'animal.

(En milligrammes). D'après MM. Théodore Cash et Wyndham Dunstan.

| | LAPIN | COBAYE | PIGEON | GRENOUILLE | | |
| | | | | RANA TEMPORARIA | | RANA ESCULENTA |
				Été.	Hiver.	Été.
Aconitine	0,085 à 0,11	0,11	0,115	1,15	0,75	0,105
Japaconitine [1] . .	0,065 à 0,105	0,1	0,09	0,6 à 1	0,7	0,55 à 0,9
Pseudo-aconitine .	0,038 à 0,0465	0,045	0,045	0,8 à 1,2	0,8	0,11

Comme vous le voyez, l'action toxique de l'aconitine est d'autant
plus intense que l'animal occupe une place plus élevée dans l'ordre
zoologique. Il y a toutefois des exceptions, car la corneille montre
une tolérance remarquable par rapport au pigeon et au poulet.
L'homme est, de beaucoup, le plus sensible à l'aconitine. En effet,
dans ce tableau, où les doses toxiques sont rapportées au kilogramme, la dose mortelle pour l'homme oscille entre 2 et 5 centièmes
de milligramme par kilo, c'est-à-dire que pour un homme du poids
moyen de 65 kilos, une dose de 3 milligrammes d'aconitine est,
incontestablement, une dose mortelle; et je possède des faits concernant l'injection sous-cutanée de doses notablement plus faibles, de
1 milligramme seulement, qui ont amené la mort. Le cheval, qui est
un animal très élevé, relativement, dans l'échelle zoologique, est tué
par la dose de 6 centièmes de milligramme par kilo, et vous voyez
combien encore est grande sa sensibilité, puisqu'il faut 2 milligrammes par kilo pour déterminer la mort chez la tortue.

Mais le fait sur lequel j'attire votre attention et qui me paraît
inconciliable avec les phénomènes que je viens de rappeler, c'est le
chiffre relatif au lapin : d'après ce tableau, le lapin serait tué

1. L'existence de la Japaconitine comme alcaloïde spécial et différent des deux
autres ne me paraît pas suffisamment hors de doute; tandis que les faits, aussi bien
d'ordre chimique que d'ordre physiologique, montrent une différence évidente et certaine entre l'aconitine et la pseudo-aconitine.   G. P.

par 35 centièmes de milligramme par kilo; or, pour ma part, je suis absolument certain qu'un lapin de 2 kilos 500 est tué par un quart de milligramme d'aconitine — à moins qu'il ne s'agisse ici d'une race spéciale de lapin allemand.

Ce qui rend particulièrement intéressantes les expériences comparatives de M. WAGNER, c'est qu'elles ont été effectuées sur des mammifères, des oiseaux, des batraciens, des animaux très inférieurs tels que des tænias, et même sur des organismes unicellulaires tels que ceux habitant l'intestin de la grenouille. Des tænias immergés dans une solution physiologique très faiblement alcalinisée de sel marin ont supporté pendant plus d'un quart d'heure la dissolution dans ce liquide de 2 et 5 milligrammes d'azotate d'aconitine sans paraître en éprouver le moindre inconvénient; on ne remarque aucune différence dans leurs allures, tous sont vivants et se meuvent aussitôt sous l'influence d'une légère élévation de la température du liquide. Les organismes unicellulaires — *opalines* et *flagellates* — retirés de l'intestin de la grenouille se sont montrés encore plus réfractaires à l'influence nocive de l'aconitine; ils ont pu supporter pendant plus d'une heure l'action des solutions toxiques.

Le protoplasma cellulaire ne paraît pas sensiblement affecté par l'aconitine. Ainsi l'épithélium à cils vibratiles de la muqueuse buccale de la grenouille a pu supporter d'être plongé dans du sérum artificiel contenant jusqu'à 4 p. 100 d'azotate d'aconitine. Les mouvements des cils s'arrêtent d'abord, mais en enlevant la solution toxique et en la remplaçant par du sérum, on les voit réapparaître, tandis qu'ils sont complètement supprimés après une immersion d'égale durée dans le sublimé, le phénol, la strychnine, l'eau distillée même. Il semblerait donc que l'aconitine n'est pas un poison du protoplasma.

Étudions maintenant la symptomatologie générale de l'intoxication par l'aconitine. Prenons un chien du poids moyen de 10 à 12 kilos et pratiquons-lui une injection hypodermique de 1 milligramme d'azotate d'aconitine cristallisée. C'est une dose relativement formidable, puisque nous savons que, chez l'homme, la dose de *un quart de milligramme* a pu donner naissance à des accidents parfois assez graves, mais nous donnons volontairement une dose très toxique et fatalement mortelle. Avant même que l'injection ne soit entièrement terminée, on observe des phénomènes de douleur locale. Ces phénomènes qui sont si nets chez l'homme, se manifestent également chez les animaux par des signes que ceux qui sont familiers avec l'expérimentation savent interpréter. L'animal lèche l'endroit de la piqûre, le frotte, semble vouloir se débarrasser de quelque chose qui le blesse et montre très bien qu'il souffre au point où la piqûre a été faite. Dix à vingt minutes après, on peut voir l'animal en proie à une inquiétude particulière; il est agité, change continuellement de place, recherche les coins obscurs et est pour ainsi dire affligé d'un mouvement incessant qui lui fait chercher, dans toutes les positions possibles, le calme et la tranquillité qu'il ne peut rencontrer nulle part. Si on l'observe à ce moment, pendant ses déplacements, on s'aperçoit que la station et la marche sont chancelantes et incoordonnées; l'animal commence à avoir sinon de la paralysie, — cette paralysie et cette rigidité des membres qui deviendront si remarquables dans un moment, — au moins de la paraplégie; elle débute par les membres postérieurs, puis envahit peu à peu les membres antérieurs et l'animal est pris de titubation, il est comme en état d'ivresse, subit des chutes alternativement d'un côté et de l'autre, et on s'aperçoit, en le regardant attentivement, que pendant qu'il est agité de mouvements particuliers, de tremblements des pattes, il cherche à se cramponner avec ses griffes; en un mot, il a la sensation que le sol lui manque, il cherche un état d'équilibre et un point d'appui qui lui échappent.

On voit en même temps survenir des phénomènes correspondant au début des vomissements : l'animal, anxieux, passe sa langue sur les côtés de sa gueule, et ce signe traduit chez lui les prodromes du malaise nauséeux qui va se manifester par des vomissements plus ou moins profus. Ces vomissements éclatent tout d'un coup, entrecoupés par une salivation abondante plus ou moins verdâtre, et accompagnés quelquefois de défécations diarrhéiques. A partir de ce moment, on observe, d'une façon presque continue, le vomissement d'un liquide blanchâtre, spumeux, filant, rendu avec des efforts de plus en plus violents et douloureux. Ces efforts revêtent une physionomie tout à fait particulière; ils consistent en une contraction subite, énergique, de tous les muscles abdominaux, contraction soutenue comme on l'observe dans le tétanos et déterminant comme une sorte de construction circulaire dans la région sous-diaphragmatique, tandis que le muscle diaphragme, violemment contracté aussi, dilate la portion inférieure de la cage thoracique. C'est le même phénomène qu'on observe chez le cobaye sous l'influence de ces efforts de vomissements dont je parlais tout à l'heure.

A cette période de l'intoxication, la respiration est plus ou moins complètement suspendue, la gueule béante, les paupières largement ouvertes, et les pupilles dilatées. L'animal pousse des cris étouffés, rauques et saccadés; il est en proie à une angoisse qui se traduit par son habitus extérieur. Il tente de soulever son train antérieur, porte violemment ses pattes au fond de sa gueule et se livre à d'énergiques efforts pour en arracher un corps étranger, quelque chose qui l'étoufferait. La plupart du temps, on voit se produire une détente bientôt suivie d'une reprise des manifestations toxiques. La respiration redevient anhélante, anxieuse, irrégulière, accompagnée de hurlements plaintifs, continus, saccadés, et la voix de l'animal, comme on l'observe chez l'homme en pareil cas, est de plus en plus rauque et brisée.

Puis la crise recommence, les accès se succèdent en se rapprochant de plus en plus; enfin l'ataxie et l'incoordination motrice deviennent absolument complètes. Les tentatives que fait l'animal pour se soulever augmentent son impuissance par l'épuisement des forces; il est couché sur le flanc, faisant de vains efforts pour se débarrasser de l'oppression du corps étranger qui semble l'étouffer, la gueule grandement ouverte, inondée de mucosités filantes, la langue bleuâtre et pendante, et poussant d'une façon presque continue des gémissements étouffés. Puis tout à coup, dans un effort suprême, il se redresse, les pattes se raidissent, la tête se renverse en opisthotonos, les yeux se révulsent, une certaine quantité d'urine s'échappe de la vessie, la respiration s'arrête, le cœur cesse de battre, et l'animal meurt dans un espace de temps qui ne dépasse guère une heure ou une heure et demie, tout au plus, après l'absorption de cette quantité de 1 milligramme d'aconitine.

Si l'on résume ce qui s'est passé pendant cette scène vraiment dramatique de l'intoxication par l'aconitine, on remarque d'abord que, pendant toute la durée de ces phénomènes, il y a eu intégrité complète des fonctions proprement cérébrales. L'intelligence et la conscience du monde extérieur ont persisté, l'animal reste capable de répondre s'il est un peu habitué à ceux qui l'approchent, il a conscience de ce qu'on cherche à faire pour le soulager; en un mot, les phénomènes intellectuels ne sont absolument pas touchés, comme chez l'homme d'ailleurs. En second lieu, dès que la parésie motrice commence à se montrer, on peut constater que la sensibilité douloureuse périphérique est fortement émoussée, puis progressivement et complètement abolie pendant la période active de l'influence de la substance toxique, c'est-à-dire à partir de ce moment où l'animal devient incapable de se relever et de se livrer à des mouvements calculés. En troisième lieu, l'observation permet de constater un abaissement considérable de température. Et enfin, malgré toutes les variations éprouvées dans son fonctionnement — et nous verrons plus tard qu'elles sont nombreuses — aux diverses périodes de la scène toxique, le cœur se contracte énergiquement jusqu'à la mort; et bien plus, même après la mort, la faradisation est encore capable de déterminer des contractions du myocarde.

Chez d'autres animaux, le lapin, le cobaye, la grenouille, la scène toxique est très sensiblement celle que je viens de décrire.

Ainsi que je vous l'ai dit précédemment, un quart de milligramme d'azotate d'aconitine est plus que suffisant pour provoquer la mort d'un lapin de 2 kilos 500. Au moment de l'injection hypodermique, l'animal éprouve une vive sensation douloureuse. Environ cinq minutes après, il manifeste de l'agitation, cherche, comme le chien, à retirer quelque chose qui le gênerait dans sa gueule, est pris de salivation et d'efforts, rappelant le vomissement, qui se traduisent par une sorte de hoquet sur lequel j'insisterai tout à l'heure en vous le montrant chez le cobaye. Le train postérieur est parésié, la respiration accélérée et irrégulière, la salivation continue et entrecoupée de ronchus. Les pupilles sont dilatées. Après une ou quelquefois plusieurs périodes d'accalmie passagère, la paralysie s'accentue, la respiration devient de plus en plus anhélante, des convulsions généralisées apparaissent, puis l'animal entre en résolution et meurt. Comme chez le chien, l'intoxication évolue très rapidement.

Chez le cobaye, la symptomatologie de l'intoxication emprunte anx circonstances que je signalais tout à l'heure, c'est-à-dire à la preuve médico-légale d'une intoxication par l'aconitine, une importance tellement considérable que j'ai tenu à vous rendre témoins des phénomènes toxiques que l'aconitine peut déterminer chez cet animal.

Voici un premier cobaye auquel on a injecté un quart de milligramme d'aconitine anglaise et qui est mort dans un espace de temps d'un quart d'heure. En voici un second auquel on a injecté une dose beaucoup moindre pour vous rendre témoins des phénomènes qui vont se développer, et je désirerais que vous observiez attentivement ces phénomènes. Ils sont tellement nets, tellement démonstratifs, tellement précis, surtout lorsqu'ils sont appuyés par le tracé du cœur de grenouille, comme je vous en montrerai plus tard, qu'il est absolument impossible de nier une intoxication par l'aconitine lorsque cette expérimentation physiologique a été faite dans les conditions où je me propose de vous la montrer.

Le cobaye est, précisément, extrêmement sensible à l'aconitine, et un cobaye du poids de 300 à 400 grammes réagit très bien avec une dose d'aconitine d'un vingtième de milligramme. J'insiste encore sur ce point pour vous montrer l'avantage résultant de l'emploi de cet animal au point de vue médico-légal. Vous savez que lorsqu'on arrive, par les recherches chimiques, à isoler une certaine quantité d'alcaloïde dans un cas d'intoxication, cette quantité est toujours extrêmement faible et, par conséquent, il est fort heureux d'avoir à sa disposition un organisme qui, comme la grenouille, dans le cas de la strychnine, comme le cobaye et le cœur de grenouille dans le cas de l'aconitine, réagissent avec des doses tellement faibles qu'on soit à peu près sûr de trouver, dans les produits isolés par les experts-chimistes, une quantité suffisante d'alcaloïde pour pouvoir reproduire cette symptomatologie si remarquable.

Examinons ce cobaye de 480 grammes auquel on vient d'injecter dans le péritoine un vingtième de milligramme d'azotate d'aconitine en dissolution dans un centimètre cube d'eau. C'est tout d'abord de la douleur locale, qui se manifeste par ce fait que l'animal va frotter la piqûre, se lécher, se secouer et se gratter énergiquement, tous phénomènes par lesquels ces animaux traduisent d'habitude la douleur locale déterminée par l'injection; puis, presque immédiatement après, vont se montrer des phénomènes d'excitation que vous avez pu voir plus accentués tout à l'heure, au moment où le premier cobaye qui avait reçu en injection un dixième de milligramme s'est mis à s'agiter; ce deuxième est moins agité parce que la dose a été plus faible. A un moment donné, l'animal se pelotonne sur lui-même, son train postérieur ramassé sous lui, le poil hérissé, le museau relevé, il est pris de mâchonnements qui sont les préliminaires de la salivation et de ces phénomènes spasmodiques que j'ai signalés au cours du vomissement. Quelquefois, en même temps que ce mâchonnement, se montrent une émission plus ou moins abondante d'urine et une ou plusieurs défécations.

Après cinq à dix minutes à peine, les pattes postérieures, qui commencent à se raidir, présentent un phénomène tout à fait remarquable consistant en un léger tremblement fibrillaire, non visible, mais facilement et distinctement perceptible par la main de l'expérimentateur, puis l'animal est pris d'incoordination motrice; il piétine sur place, ses pattes postérieures glissent sans pouvoir adhérer au sol et sans permettre à l'animal de progresser suivant le sens dans lequel il voudrait avancer.

C'est alors que se montre le phénomène vraiment caractéristique déterminé chez ces animaux par l'aconitine. Ce phénomène consiste en une sorte de hoquet tout à fait caractéristique, un haut-le-corps survenant à des intervalles plus ou moins rapprochés et comme par accès, simulant le vomissement, ou bien une pantomime de salut comme celle exécutée par un pantin saluant mécaniquement. L'animal est projeté en avant et la tête s'abaisse vers le sol, faisant le simulacre d'un hoquet ou d'un salut. C'est là une manifestation très remarquable dans la symptomatologie de l'intoxication par l'aconitine. Ces phénomènes s'accompagnent de contractions violentes des muscles du ventre et du thorax qui concourent à la brusque flexion de la tête, coïncidant avec le rejet d'un liquide filant et visqueux, parfois teinté en vert. Ce hoquet, je le répète, est absolument caractéristique de l'intoxication par l'aconitine; il ne cesse plus jusqu'à la mort et il est accompagné d'un cri étouffé qui achève de caractériser cette scène toxique.

A partir de ce moment, on voit la respiration s'accélérer et s'embarrasser, les battements du cœur devenir rapides et désordonnés, la parésie des membres postérieurs aboutir à la paralysie complète, avec perte de la sensibilité. Les pattes postérieures sont allongées, traînantes, avec la face plantaire en l'air, elles sont animées d'un tressautement convulsif. Puis, à leur tour, les pattes antérieures sont allongées convulsivement en avant, tout le corps est secoué de tremblements fibrillaires, et c'est à ce moment que s'observe le maximum d'intensité dans les mouvements de hoquet et de projection de la tête en avant. L'asphyxie augmente, la bouche, béante, est inondée d'un liquide verdâtre et filant; puis l'animal exécute un bâillement terminal et la mort se produit dans un espace de temps variant de trois quarts d'heure à une heure.

Le hoquet est absolument caractéristique, de même que les phénomènes à peu près semblables que présente la grenouille, car la grenouille se fait remarquer également sous l'influence de l'aconitine par un simulacre de même genre. Vous savez que les grenouilles sont incapables de vomir, eh bien, sous l'influence de l'injection d'une dose très faible d'azotate d'aconitine — un vingtième de milligramme est parfaitement suffisant, — on voit la grenouille affectée de mouvements de propulsion de la tête en avant, rappelant, dans une très étroite mesure, les mouvements que je viens d'indiquer pour le cobaye. Quelquefois, ces mouvements de propulsion en avant s'accompagnent de l'émission d'un liquide visqueux qui pourrait donner l'illusion d'un vomissement. Au moment de l'injection, la grenouille traduit les manifestations douloureuses par un cri, des mouvements désordonnés, une agitation extrême. Puis, après cinq à dix minutes, à l'excitation précédente fait place une démarche lente et traînante comme celle du crapaud; les pattes postérieures simulent, sur place, les mouvements de natation. Au début, on remarque de fréquents mouvements de déglutition, auxquels succède bientôt un mouvement brusque et comme convulsif de flexion de la tête et du thorax à angle plus ou moins aigu sur le reste du tronc, rappelant le hoquet chez le cobaye et les efforts de vomissement chez les animaux supérieurs. Le sommet de l'angle que forme à ces moments la grenouille se trouve vers la moitié de l'épine dorsale. Bientôt survient du collapsus; les mouvements respiratoires du thorax cessent de très bonne heure, la mécanique cardiaque est profondément modifiée — nous allons bientôt voir combien l'étude des modifications subies par cette fonction est importante et utile au point de vue du diagnostic de l'intoxication, — et l'on constate, après la mort, la survivance de certaines propriétés physiologiques des tissus.

XXIᴱ LEÇON

ACTION EXERCÉE SUR L'HOMME PAR LES ACONITS ET
L'ACONITINE. — ACTION LOCALE ET ACTION DIFFUSÉE.
— SYMPTOMATOLOGIE. — INTOXICATIONS PAR LES ACO-
NITS ET LES ACONITINES. — RÉSUMÉ DES PHÉNOMÈNES.
— QUESTIONS DE DOSES.

Nous allons consacrer notre réunion d'aujourd'hui à l'étude de
l'action toxique exercée sur l'homme par les aconits et l'aconitine. Cette
étude est extrêmement importante et principalement pour deux raisons : au point de vue médico-légal d'abord, puisque, ainsi que je vous
l'ai fait entrevoir, la symptomatologie de ces accidents présente une
importance considérable dans les cas d'empoisonnements par cette
substance, et, d'autre part, vous allez voir que nous trouverons dans
l'étude de ces faits, qu'on pourrait qualifier d'expérimentation involontaire, auxquels a donné lieu l'administration des préparations d'aconit
et d'aconitine, des éléments d'appréciation qui nous serviront à nous
guider dans l'administration de ces médicaments.

Je ne parlerai désormais que du principe actif le plus intéressant
de l'aconit. Chez l'homme, l'aconitine exerce une action topique
extrêmement particulière, qui a été très bien mise en évidence dans
une thèse soutenue à Berlin, en 1888, par M. A. Cohn, qui, expérimentant sur lui-même, se pratiqua sous la peau de la face dorsale de
la main gauche une injection de 5 centièmes de milligramme
(0 gr. 00005) d'aconitine : j'attire votre attention sur cette dose qui
est extrêmement faible, en raison des résultats très précis qu'il a pu
observer. Presque immédiatement, cet expérimentateur éprouva une
très forte cuisson dans un territoire d'environ deux centimètres
autour du point où la piqûre avait été pratiquée ; cette sensation alla en
croissant, puis, au bout d'environ dix minutes, il nota un engourdissement très net de la sensibilité ; quinze minutes après l'injection,
la sensibilité au contact et à la douleur étaient diminuées d'une façon
notable, le contact d'objets mousses n'était pas perçu dans une zone

de trois centimètres autour de la piqûre, la sensibilité au froid et à la
pression avaient disparu, une épingle pouvait être enfoncée profondément dans la région où persistait cette violente cuisson sans que la
douleur fût ressentie; après vingt-cinq minutes, l'anesthésie de toute
la région était absolument complète; pendant sept à huit heures, la
cuisson du début persista d'une façon remarquable, tandis que l'anesthésie s'atténuait; la face dorsale de la main était très douloureuse,
et le lendemain encore la région où la piqûre avait été pratiquée était
très sensible à la pression. En raison de la faible dose d'aconitine
injectée, il n'y eut que cette sensation subjective, et aucun symptôme
général relevant de l'absorption de l'aconitine, c'est-à-dire traduisant
l'action exercée par l'aconitine en circulation dans l'organisme.

L'action locale exercée par l'aconitine consiste d'abord en un phénomène d'irritation se traduisant par une rougeur circonscrite, au
début, au point d'application de l'aconitine, quel que soit le mode
d'application, puis cette rougeur s'étale et persiste pendant une
durée assez considérable; c'est une sensation locale de brûlure plus
ou moins vive et plus ou moins prolongée, de chaleur, de fourmillements, d'élancements, d'engourdissement que nous allons retrouver
dans d'autres conditions où elle est très nette et très précise, et ces
phénomènes sont en rapport d'intensité avec la dose d'aconitine
injectée.

Les phénomènes généraux ne commencent à apparaître qu'avec
des doses sensiblement plus considérables que celle que je viens
d'indiquer. Ils sont en rapport avec la proportion d'aconitine et le
degré d'irritabilité du système nerveux. Il y a lieu de distinguer deux
périodes : 1° une période d'excitation. — qui ne manque jamais,
même quand l'aconitine étant absorbée à dose plus que mortelle, les
phénomènes d'intoxication évoluent avec une rapidité telle que la
mort s'ensuive quelquefois dans un espace de temps très restreint;
2° une période de détente, d'apaisement, d'insensibilité plus ou moins
généralisée. Dans tous les cas d'intoxication, la limite qui sépare ces
deux périodes est absolument indécise.

Quelle que soit la voie d'introduction de la substance toxique,
— réserve faite, bien entendu, pour la rapidité avec laquelle se
développent les accidents, — environ de un à trois quarts d'heure
après, apparaît autour de la langue une sensation de chaleur âcre
comparée par ceux qui l'ont éprouvée à celle que produirait le poivre
ou la racine de pyrèthre. Cette sensation s'accompagne d'un fourmillement particulier dans les lèvres, qui gagne peu à peu les joues, le
cou, les membres supérieurs, et peut même, dans les cas où la dose
est suffisante, s'étendre de proche en proche, mais cela s'observe
principalement chez les individus fort susceptibles à l'action de
l'aconitine. Cette sensation particulière et tout à fait caractéristique

de chaleur et de fourmillement fait bientôt place à de l'engourdissement auquel succède, très rapidement, une sensation de gonflement
extraordinaire et remarquable des lèvres, de la face, de la tête; il
semble que les membres deviennent plus volumineux qu'à l'état
normal et d'une lourdeur excessive; la langue se trouve paralysée,
et en quelque sorte attachée au voile du palais; les sensations gustatives sont considérablement émoussées, surtout sur la partie antérieure de la langue, et cette abolition de la sensation gustative est
beaucoup plus prononcée pendant la période de détente ou d'insensibilisation générale. Il y a également perversion des sensations gustatives; la saveur sucrée est pas ou mal perçue, tandis que la saveur
amère garde son acuité normale.

Ainsi que nous le verrons bientôt, c'est en raison de l'action
élective exercée par l'aconitine sur les noyaux d'origine et, secondairement, sur les extrémités terminales des nerfs de la cinquième
paire (trijumeau) ainsi que des neuvième, dixième, onzième et
douzième paires (glosso-pharyngien, pneumogastrique, spinal et
grand hypoglosse) que ces phénomènes peuvent être expliqués. La
sphère d'action du trijumeau est tout particulièrement intéressée.

Les différents genres de sensibilité sont atteints de façon plus ou
moins exclusive : c'est ainsi que la sensibilité au contact, à la
douleur, à la température sont d'abord surexcitées — c'est précisément ce qui caractérise la période d'excitation, — puis ensuite
atténuées et émoussées progressivement jusqu'à aboutir même à
l'insensibilité complète. En même temps, l'individu qui se trouve dans
cette phase de l'action toxique de l'aconitine éprouve une céphalalgie
gravative assez intense, une sensation de constriction des tempes, des
troubles de la vue pouvant consister en obnubilation, en scintillements, parfois même en diplopie, avec mydriase concomitante; et
on note également des bourdonnements d'oreilles et de la surdité. On
remarque encore, parmi les manifestations de cette période, une
sécheresse et une ardeur toute particulière de la gorge, une soif vive,
une angoisse respiratoire plus ou moins intense, un refroidissement
très marqué et extrêmement pénible, et une instabilité dans la
démarche en relation avec la parésie, et tout à l'heure avec la paralysie de tous les membres. Bientôt le sujet éprouve une sensation
qu'il compare à des secousses électriques dans les membres, il
ressent des crampes dans les mollets, une sorte d'état d'engourdissement qui lui enlève toute notion de la sensation de mouvement
et l'empêche d'effectuer des mouvements volontaires. Une sensation
de chaleur à l'épigastre, des nausées, un état lipothymique incessant
avec hoquets et vomissements, quelquefois même de la diarrhée, sont
encore des symptômes appartenant à cette période et marquant la
période de transition au cours de laquelle se produit cette confusion

de la phase toxique avec la phase qu'on pourrait appeler physiologique.

Les phénomènes évoluent avec une assez grande rapidité et ils
s'amendent promptement quand la guérison doit se produire, ou bien
la mort arrive dans un espace de temps assez court. Mais, au point
de vue de la distinction qui peut être faite, relativement aux applications thérapeutiques de l'aconitine, il est bon de citer ici les
quatre périodes qui ont été caractérisées par FLEMING : cette
distinction est plutôt utile, je le répète, au point de vue des
applications thérapeutiques qu'au point de vue toxicologique, où elle
n'a pour ainsi dire pas de raison d'être. Ces observations de FLEMING
ont été faites avec une teinture dont j'aurai à reparler dans un
moment, la *Teinture de Fleming*, dont la richesse en principe actif
est environ quatre à cinq fois plus considérable que celle de notre
teinture de racine d'aconit du Codex.

Au premier degré, environ vingt à trente minutes après l'ingestion
de 50 centigrammes de cette teinture de Fleming, on éprouve une
impression de chaleur dans la région stomacale, parfois une légère
nausée et une gêne respiratoire plus ou moins accentuée. Cette
impression de chaleur se répand dans l'économie tout entière, puis
elle fait place à une sensation d'engourdissement, de picotement, de
distension des lèvres et de la langue d'abord et qui s'étend bientôt
après à la face, puis aux extrémités des doigts. Ces phénomènes
persistent pendant une à trois heures environ et laissent à leur suite
une légère faiblesse musculaire, avec inaptitude à l'exercice de toutes
les facultés soit physiques, soit mentales. On observe également une
très légère diminution du pouls et de la respiration. Par exemple, le
pouls et la respiration étant normalement à 72 et à 18 tombent
à 64 et à 15.

Dans le deuxième degré qui se réalise lorsqu'on ingère, en une
seule fois, 1 gramme de cette teinture, ou bien deux fois 50 centigrammes à une heure ou même à deux heures d'intervalle, les
symptômes que j'ai indiqués tout à l'heure surviennent plus rapidement et montrent un degré de puissance plus considérable. Les picotements sont beaucoup plus intenses, ils s'étendent à toute la partie
supérieure du tronc et cheminent le long des bras; ils sont même
parfois tellement intenses qu'ils deviennent, de la part de celui
qui les éprouve, la cause d'un grattage arrivant à produire des
excoriations de la peau. Puis la sensibilité cutanée est plus ou moins
nettement atténuée; le pouls subit une diminution beaucoup plus
notable que tout à l'heure, il peut même tomber dans quelques cas
à 50, il est plus petit et plus faible, mais sa régularité reste parfaite.
La respiration est également un peu plus diminuée que dans la phase
précédente, elle est lente et laborieuse, et persiste ainsi pendant une

durée assez considérable. Ce qui caractérise surtout cette phase, c'est une grande débilité musculaire accompagnée de vertiges et de troubles de la vue qui se font remarquer surtout dans la station verticale. En même temps, l'individu est plongé dans une sorte d'état léthargique, très rarement de sommeil véritable; il éprouve une sensation de froid particulièrement sensible aux extrémités. Cette phase dure environ trois à cinq heures et laisse après elle un sentiment persistant de langueur. C'est véritablement, dit FLEMING, le point au delà duquel il convient de ne pas pousser l'action physiologique, c'est-à-dire que c'est le maximum d'action thérapeutique qu'on puisse exercer.

Dans un troisième degré, qui serait obtenu par l'administration d'une nouvelle dose de 50 centigrammes de cette teinture, dans les deux heures suivant l'administration de la première dose, ce qui ferait, en somme, 1 gr. 50 en trois fois, alors les phénomènes de .chaleur, d'engourdissement, de picotement, atteignent une intensité considérable et ils sont rapidement étendus à toute la surface du corps. La sensibilité périphérique se trouve extrêmement diminuée; le sujet éprouve parfois des douleurs lancinantes dans les articulations; il apparaît alors également de la céphalalgie, des vertiges, de l'obtusion visuelle; le facies est anxieux, d'une pâleur livide; on note une faiblesse musculaire très considérable, la voix est éteinte et l'individu éprouve le sentiment de la mort prochaine. Le pouls est encore régulier, mais petit et extrêmement faible; il peut tomber à 40 et même à 30 pulsations. Plus fréquemment, au contraire, on observe à cette période une accélération qui peut le porter à 70, 80, 90 même, et surtout des irrégularités. La respiration est encore plus affectée; elle est courte, irrégulière, précipitée, ou bien, au contraire, profonde et suspirieuse. La peau est froide, moite, couverte de sueur visqueuse. Il existe des nausées et même des vomissements. Cet état dure au moins un à deux jours; et on peut dire que cette troisième période caractérise le début de l'intoxication par l'aconit.

Le quatrième degré représente alors la période d'intoxication confirmée. A cette période, la face est pâle, profondément altérée; on voit de l'écume à la bouche. On observe un état de prostration considérable. Le sujet est dans un état semblable à celui qui résulte d'une perte de sang excessive. La connaissance persiste pendant toute la durée des phénomènes d'intoxication, quelquefois on observe un état de subdelirium comme celui qu'on peut remarquer après les grandes hémorrhagies; l'aphonie est plus ou moins complète. Le pouls se déprime de plus en plus, devient petit, faible, irrégulier; la respiration est embarrassée et la peau couverte de sueur visqueuse. Au delà de cette phase, l'empoisonnement est presque fatalement mortel, et, comme nous allons le voir, dans certaines circonstances, il est mortel quelles que soient les conditions auxquelles on soumette l'individu empoisonné. La vue, l'ouïe, la parole sont absolument abolies; les pupilles sont dilatées au maximum; on observe du tremblement musculaire ou de légères convulsions; le pouls est devenu absolument imperceptible ainsi que le choc du cœur; la peau donne une sensation glaciale au toucher, et la mort arrive par syncope asphyxique après quelques efforts précipités de respiration.

En définitive, après des effets d'irritation locale médiocrement intenses sur les premières voies, l'aconitine porte son action sur tous les grands systèmes de l'économie dont l'activité est plus ou moins déprimée. Le système nerveux cérébro-spinal traduit son intervention par des phénomènes portant sur les sensibilités générale et spéciale ainsi que sur la myotilité : cette influence est particulièrement accentuée sur les cinquième, neuvième, dixième, onzième et douzième paires nerveuses. Quant au système circulatoire, son énergie fonctionnelle est de plus en plus abaissée; il survient des irrégularités, et nous étudierons bientôt les mécanismes qui permettent d'interpréter ces actions. Le système respiratoire est celui qui paraît, de beaucoup, le plus intéressé dans ces phénomènes. L'énergie de la respiration est profondément modifiée, et cela secondairement à des modifications qui portent d'abord sur les centres nerveux et sur le cœur. Quant aux phénomènes de la nutrition, ils traduisent leur offense par une action dépressive générale, qu'accompagnent un abaissement de température très notable et une exagération de certaines sécrétions.

En d'autres termes, on peut caractériser l'aconitine en disant qu'elle constitue un poison bulbo-spinal amenant la mort par asphyxie, et cela après des troubles très accentués portant sur la circulation, mais surtout sur la respiration, troubles qui sont dus : 1° à une action directe sur les centres; 2° à une action réflexe prenant son origine aux extrémités terminales des nerfs, et notamment les extrémités terminales des pneumogastriques qui intéressent particulièrement les poumons et le cœur.

De leurs expériences sur l'aconitine, Sydney Ringer et Murrell avaient cru pouvoir conclure qu'elle constituait un poison protoplasmique paralysant les nerfs sensitifs, les nerfs moteurs et les muscles beaucoup plus rapidement que ne le fait la suppression de la circulation. Ces conclusions se trouvent en contradiction absolue avec les faits expérimentaux signalés par M. Wagner et que je vous ai exposés précédemment (voir p. 397), ainsi qu'avec les résultats de l'expérimentation physiologique effectuée d'une façon si délicate et si précise par Laborde, et dans les détails de laquelle j'entrerai incessamment.

Comment et sous quelle forme s'élimine l'aconitine? Eh bien, Messieurs, les hypersécrétions que détermine avec une si grande intensité l'aconitine peuvent déjà nous permettre de supposer, sans grande chance de nous tromper, que ces hypersécrétions constitueront une voie d'élimination des plus importantes. Et en effet, on a pu déceler la présence de petites quantités d'aconitine en nature dans toutes ces sécrétions. Les produits de métamorphose de l'aconitine dans l'organisme nous étant, jusqu'alors, absolument inconnus, on a dû se borner à rechercher, dans ces sécrétions, l'alcaloïde lui-même, qui peut être caractérisé, comme je vous l'ai déjà dit, par la symptomatologie réalisée chez le cobaye, et l'influence exercée sur le rythme et l'énergie du cœur de la grenouille. C'est la sécrétion salivaire qui est la plus influencée par l'aconitine, la sécrétion biliaire vient ensuite, les sécrétions des muqueuses gastro-intestinales et bronchique sont elles-mêmes très fortement augmentées, et il n'est pas jusqu'à la sécrétion urinaire qui, sous cette influence, ne prenne une importance plus remarquable. Ces hypersécrétions entraînent nécessairement une élimination plus ou moins considérable de substance toxique, et, parmi elles, celle de la voie biliaire est de beaucoup la plus importante en ce qui concerne l'élimination de l'aconitine. Nous verrons tout à l'heure que cette substance toxique s'accumule dans le foie en proportion assez notable et que cette hypersécrétion biliaire est certainement en relation très étroite avec l'accumulation de l'aconitine dans le foie.

J'arrive maintenant à l'exposé des phénomènes d'intoxication déterminés par l'aconitine et l'aconit, et je crois devoir insister sur ces phénomènes, en raison de leur importance capitale au point de vue médico-légal, ou, comme je le disais tout à l'heure, en raison de ce que dans le tableau de quelques-unes de ces intoxications, nous allons trouver les règles qui pourront nous guider par la suite dans l'administration de l'aconitine.

Lorsqu'on cherche à dresser le bilan des accidents qui ont été déterminés par l'aconit ou l'aconitine, on voit qu'ils sont, en somme, extrêmement nombreux, surtout dans les régions autres que la nôtre, en Angleterre, notamment, où l'emploi des préparations d'aconit est plus généralisé qu'en France. Dans tous les cas, ces accidents, fort nombreux, je le répète, sont dus à un certain nombre de causes, et principalement à des méprises. A titre d'exemples, et pour vous édifier sur l'activité toxique de l'aconit, je vous citerai un certain nombre de faits.

On a rapporté la mort d'un homme très vigoureux, âgé d'une trentaine d'années, trois heures après l'absorption d'une soupe préparée avec de la farine et des racines d'aconit qui avaient été prises pour du raifort. J'ai déjà appelé votre attention sur cette confusion possible, mais qui demande cependant une certaine bonne volonté pour être réalisée; mais, en somme, il n'y a rien d'extraordinaire à ce que des gens ignorants puissent commettre cette erreur. Une famille tout entière fut encore empoisonnée avec des racines d'aconit prises pour des racines de raifort : mais ici, on arriva à obtenir la guérison. Cinq personnes tombent malades après avoir mangé une salade dans laquelle, en guise de céleri, on avait mis des rondelles de racine d'aconit; il y eut deux morts, trois heures et demie après l'absorption de cet aliment. A Constantinople, il y a quelques années, on a signalé également de nombreux cas d'empoisonnements déterminés par des racines apportées de Calcutta comme étant du Jalap et utilisées pour obtenir des préparations apéritives. Il devait s'agir de racines d'*A. ferox*.

Un autre cas d'intoxication concerne un enfant de deux ans et demi qui mourut très rapidement, avec des phénomènes de gastro-entérite violente, après avoir mangé seulement quelques feuilles d'aconit. Douze personnes ayant absorbé du suc d'aconit au lieu de suc de cochléaria, éprouvèrent des accidents très graves : trois moururent en l'espace de deux heures et neuf guérirent, après avoir présenté des accidents graves.

Je trouve encore, dans ces dernières années, la mention de deux individus qui moururent après avoir absorbé de la poudre de racine d'aconit au lieu de racine d'ipéca prescrite pour déterminer une action émétique.

Mais ce sont les suicides, ou les accidents résultant d'une erreur de quantité ou bien encore de l'inégalité de richesse des préparations en aconitine qui ont déterminé, et de beaucoup, le plus grand nombre d'accidents. C'est ainsi que je signalais tout à l'heure cette teinture de Fleming, très utilisée en Angleterre, recommandée pour l'usage interne dans la pharmacopée anglaise, et qui est environ quatre à six fois même, dans certaines circonstances, plus riche que la teinture de racine d'aconit du Codex français. Mais là où la différence de richesse des produits donne lieu au plus grand nombre des accidents, c'est relativement aux différentes espèces d'aconitines, telles que celles de Morson, de Friedlander, de Duquesnel, etc., ou, d'une façon plus juste, entre les aconitines allemandes et les aconitines françaises. En effet, alors que l'aconitine cristallisée, préparée pour la première fois par Duquesnel, est douée d'une activité vraiment effrayante, on trouve au contraire, dans le commerce de la droguerie, des aconitines allemandes qui sont presque absolument inactives par rapport à l'aconitine française. J'ai déjà attiré votre attention sur ce point (v. p. 376). Je citerai un exemple, aujourd'hui classique, des accidents que la confusion de ces aconitines peut déterminer.

On a signalé la mort survenant deux heures après l'absorption d'une tasse à thé d'alcoolature d'aconit : une tasse à thé peut contenir, au minimum, 160 à 180 grammes de liquide, et il était inévitable que si cette alcoolature avait été préparée dans de bonnes conditions et avec une plante suffisamment riche en principe actif, cette quantité produisît la mort. La mort survenue après absorption d'alcoolature d'aconit a été relevée à plusieurs reprises ; de même qu'à la suite de l'ingestion de teinture d'aconit. On a même signalé une observation de mort foudroyante, survenue après l'ingestion de 60 grammes de teinture. On a signalé également un cas de mort presque instantanée après l'ingestion, par erreur, d'un liniment composé de chloroforme et de teinture d'aconit.

D'autre part, on a rapporté un cas, tout à fait remarquable, de guérison après l'ingestion de 85 grammes de teinture de racine d'aconit. Il y a modérément lieu de s'étonner de cette guérison d'individus ayant absorbé des doses ultra-toxiques de substances actives ; j'ai attiré bien des fois votre attention sur ce fait que, dans la plupart des cas, lorsque la dose efficace pour déterminer un empoisonnement mortel est largement dépassée, il se produit une véritable inhibition des phénomènes d'absorption et, grâce à cela, on peut voir les individus résister à des doses en apparence absolument mortelles du principe actif, comme dans le cas précédent.

En ce qui concerne l'extrait d'aconit, on a observé la mort après l'ingestion de 35 centigrammes d'extrait.

Dans de nombreux cas de suicide, la teinture de Fleming, utilisée surtout en Angleterre, a déterminé des morts ; je vous citerai les suivants : un cas de mort après absorption de 8 grammes seulement ; une autre fois, la mort en trois heures après absorption de 30 grammes.

Bien que je me propose d'y revenir avec plus de détails lorsque nous aurons étudié le mécanisme de l'action physiologique de l'aconitine et que nous chercherons à appliquer les résultats de cette étude à la recherche de l'aconitine au point de vue toxicologique, j'attirerai dès à présent votre attention sur ce point que, dans la plupart de ces cas mortels, notamment en Angleterre où l'autopsie a pu être pratiquée plus souvent qu'en France, on a toujours signalé un phénomène fort intéressant, c'est celui d'une dilatation pupillaire persistant après la mort pendant une période qui atteignait quelquefois quatorze et même vingt heures. C'est là un phénomène qui, s'il n'est pas absolument caractéristique de l'intoxication par l'aconitine, est au moins intéressant à relever.

Je vais maintenant, pour vous édifier complètement au sujet de l'action toxique, choisir dans les très nombreux cas, mortels et non mortels, dont j'ai pu recueillir les observations relativement à l'intoxication par l'aconit ou l'aconitine, un certain nombre, les uns dans lesquels la mort a été la conséquence de l'intoxication, les autres, au contraire, dans lesquels on a pu sauver les individus, et, comme je vous l'ai déjà dit, nous trouverons dans cette étude la règle à adopter à l'avenir pour l'administration de l'aconitine.

Voici tout d'abord un cas d'intoxication très grave succédant à l'emploi de 5 grammes de teinture d'aconit à la suite d'une ingestion par erreur. Après quelques heures, le malade éprouva tout à coup un sentiment d'anxiété intense accompagné de nausées, d'angoisse précordiale. Il ressentait cette sensation de brûlure de la bouche et des lèvres qui constitue un phénomène constant et caractéristique de l'intoxication par l'aconitine. Il tomba bientôt dans un état d'anéantissement général avec tendance continuelle à la syncope ; le pouls était petit, la circulation notablement déprimée. Ces phénomènes allèrent en augmentant durant les six heures qui suivirent l'ingestion de ces 5 grammes de teinture d'aconit. Le médecin appelé auprès du malade le trouva avec les extrémités froides, il était couvert d'une sueur visqueuse, les membres en résolution complète, les contractions cardiaques très faibles, irrégulières, intermittentes, la sensibilité obtuse ou même abolie dans certains territoires de l'organisme, et le pouls radial avait complètement disparu. On fit usage de tous les excitants diffusibles : lavements alcoolisés, injections sous-cutanées d'éther, boules d'eau chaude, frictions stimulantes, etc., et, au bout de quelque temps, ces manœuvres amenèrent la réapparition du pouls. En même temps, les pupilles qui étaient extrêmement dilatées commencèrent à se contracter, et, à partir de ce moment, on vit cesser l'état de somnolence et les mouvements de carphologie qui étaient auparavant extrêmement remarquables. Après huit heures, on put obtenir le retour de la vie et de la sensibilité, puis la guérison complète. Il se montra seulement quelques accidents ultérieurs qui consistèrent en un état d'insomnie durant quelques jours, accompagné de rêves assez pénibles et une entérocolite que l'on attribua, au moins pour une part et non sans raison, à l'usage des lavements alcooliques qui avaient été administrés à titre d'excitants.

Voici maintenant un autre fait, concernant l'aconitine, celui-ci, mais une aconitine impure, comme celle qui existait seule à cette époque, sans quoi le sujet eût infailliblement succombé. Cette observation a été rapportée, en 1848, par GOLDING BIRD. Elle concerne un homme qui ingéra, dans un but de suicide, 15 centigrammes d'aconitine en une seule fois. Il se produisit une syncope presque immédiate. Le sujet tomba et se blessa dans sa chute. Cette blessure provoqua une hémorrhagie qui a joué peut-être un certain rôle dans le retour à la vie de l'individu. Il resta seul pendant environ huit heures, au bout desquelles on le trouva en plein collapsus, nageant sur le parquet, au milieu des matières vomies et de salive visqueuse qui s'était écoulée pendant tout ce temps. Les contractions cardiaques étaient à peine perceptibles, l'intelligence intacte, et il n'existait pas de paralysie soit motrice, soit sensitive. Le malade était en butte à des vomissements continuels, avec contractions intenses du diaphragme et des muscles abdominaux. Lorsque Golding Bird voulut lui faire absorber un liquide, il fut pris d'un spasme de la déglutition absolument identique à ceux qu'on observe chez les hydrophobes.

Le patient fut placé dans un bain chaud, puis on le mit au lit, la région précordiale recouverte d'un large sinapisme, et on lui administra un lavement térébenthiné. Les effets du poison s'affaiblirent graduellement; et, le soir, le pouls devenait perceptible, mais les spasmes pseudo-rabiques se reproduisaient chaque fois que le sujet essayait de déglutir. On administra des lavements de bouillon de bœuf additionné d'un jaune d'œuf et de X gouttes de laudanum. Pendant les périodes de retour qui entrecoupaient l'état de collapsus, on pouvait constater une intégrité parfaite de l'intelligence. La convalescence fut confirmée après trente-six heures. L'heureuse issue de cette intoxication fut évidemment favorisée par les vomissements copieux qui éliminèrent la majeure partie de la substance toxique, et sans doute aussi par l'hémorrhagie occasionnée par la chute qui avait accompagné le début des symptômes d'intoxication.

D'autre part, voici un fait concernant l'aconitine de Merck, c'est-à-dire une aconitine relativement plus toxique, qui avait été ingérée à la dose de 40 centigrammes après le repas, par un pharmacien qui voulait se suicider. Après trente minutes, le patient éprouva une ardeur de la bouche et du pharynx en même temps que des douleurs atroces dans l'estomac. Ces douleurs stomacales doivent être très probablement attribuées, ainsi que je le faisais remarquer précédemment, à cette hypothèse, faite par Gubler, que pendant l'évolution des phénomènes de digestion la muqueuse de l'estomac est en partie dépouillée de son épithélium et plus apte à subir les offenses des médicaments et des substances irritantes. La déglutition était devenue impossible; le malade était affecté d'une toux spasmodique, de nausées, de vomissements. Le visage et la poitrine étaient le siège d'un prurit absolument insupportable. La parole était complètement abolie trois heures après le début des accidents, et le sujet tombait en état de collapsus avec coma, abaissement considérable de la température; puis la mort survint après douze heures. On put faire l'autopsie et rechercher l'aconitine dans les viscères. Le cœur était flasque, tacheté de pigment sanguin, ses cavités étaient presque vides. Le foie, la rate et les reins étaient le siège d'une hyperémie extrêmement intense. De même, on observait une congestion consi-

dérable de la muqueuse gastrique, surtout dans sa région pylorique
et dans la première portion du duodénum. L'aconitine fut décelée,
par ce que j'appellerai plus tard la *Réaction de sapidité*, dans l'estomac, et on ne put pas arriver à en retrouver de traces dans l'urine.
Il est bon de noter ici que l'aconitine de Merck est environ dix fois
moins toxique que l'aconitine cristallisée de Duquesnel : je dis
environ, car vous savez qu'il est absolument impossible de fixer des
échelles de toxicité avec ces substances qui ne sont, en réalité, rien
autre chose que des mélanges d'aconitine avec des produits plus ou
moins actifs ou inactifs.

En fouillant dans les auteurs anciens, on peut arriver à retrouver
le récit d'intoxications par l'aconit qui présentent un intérêt vraiment considérable, non seulement au point de vue historique, qui
n'est ici que secondaire, mais au point de vue des phénomènes
observés et au point de vue surtout des symptômes relevés au cours
des phénomènes d'intoxication. J'ai déjà parlé de ces faits, de ces
expériences qui avaient été ordonnées par le pape Clément VII sur
des condamnés à mort chez lesquels il voulait essayer la vertu de
certaines substances anti-toxiques; et je ne saurais vraiment mieux
faire que de citer l'observation qui a été relevée par Matthiole au
sujet de l'un de ces condamnés. Elle concerne l'essai de la *pierre
Bezoar* qui passait, en ce temps-là, pour un contrepoison extrêmement remarquable, et vous allez voir que les résultats de cette expérience n'étaient pas faits pour lutter contre cette erreur.

Une drachme, c'est-à-dire 4 grammes environ, de racine d'aconit
avait été administrée à cet individu avec du miel rosat.

« Ce larron estait environ l'âge de vingt-sept ans, lequel ayant bu ce
poison disait qu'il avait du tout la saveur du poivre. Une heure après, il
commença de vomir, lors on lui bailla 7 grains de cette pierre (Bezoar)
avec du vin blanc pur. Après avoir avallé ce contrepoison, il fut tourmenté de divers et très griefs accidents. Car il vomit souvent des matières
bilieuses de couleur de porreau. Il se disait sentir comme quelque boule
alentour du nombril, qui de là montant en haut, épandait un vent froid
au plus haut et au derrière de la teste. Peu après survint comme une
paralysie au bras gauche et à la cuisse tellement qu'à peine il pouvait
remuer la main, le mouvement des autres parties du tout perdu. Tost
après ce mal laissa le costé gauche et sauta au costé droit, et le saisit de
même sorte. C'estait un accident qui courait çà et là : car quand il pouvait lever le bras droit il ne pouvait pas lever le gauche, et au contraire.
Enfin, il leva bien les deux. Il disait aussi toutes les veines de son corps
estre froides. Il eut des tournoiements de teste, après lesquels viendrent
des émotions de cerveau si chaudes, qu'il les disait estre comme l'eau
qui boult dans le chauderon. Il endura aussi des convulsions de la
bouche et des yeux, et une très aiguë douleur des machouères, souvent
les serrant fort avec les mains, craignant qu'elles ne tombassent. Les

yeux lui sortaient hors de la teste, on lui voyait la face ternie, les lèvres noires, le ventre enflé comme d'un home hydropic. Il avait un divers batement d'artères, diverse perturbation d'esprit, selon la cruauté des accidents qui survenaient. Car aucunes fois il desperait de sa vie, quelquefois il reprenait cœur : maintenant il avait bon sens, maintenant il rêvait, tantost il pleurait, tantost il chantait. Il désirait fort qu'on lui donnast de l'eau fraîche à boire, espérant que soudain il en serait guéri. Durant tout ce temps, il afferma qu'il avait trois fois perdu la vue; et que trois fois il avait esté en l'agonie de la mort. Toutefois la langue a toujours tenu bon, sans aucun inconvénient, jamais elle n'enfla, et jamais il ne begueïa. Au demeurant, sept heures après avoir bu du napellus, la force de son venin vaincue par le contrepoison, tous accidents ont cessé, les artères ont reprins leur battement naturel, la couleur naturelle est revenue, et en brief la force est retournée. Ainsi ce misérable a évité le dangier de la mort combatant fort contre icelle. Ce qui témoigne évidemment AVICENNE n'avoir écrit des fables de la cruauté du napellus. » (MATTHIOLE. *Commentaires sur le IVe livre de Dioscoride*, Édition de Lyon, 1579).

Comme vous le voyez, Messieurs, cette observation pourrait être absolument calquée sur les phénomènes que j'indiquais tout à l'heure, relativement aux accidents graves d'intoxication qui résultent de l'ingestion de l'aconitine, et c'est précisément pour cela que je tenais à vous la rappeler.

Quelques faits encore, relativement à l'empoisonnement que peut causer l'aconitine. En voici un extrêmement curieux, parce qu'il montre que, dans certains cas, l'intervention bien dirigée peut certainement amener la guérison dans des circonstances où le malade aurait incontestablement succombé s'il avait été abandonné à lui-même : c'est une observation citée dans la thèse de FRANCESCHINI et qui concerne une injection sous-cutanée de 2 milligrammes d'azotate d'aconitine cristallisée de Duquesnel, faite par erreur au lieu d'une injection de chlorhydrate de morphine. Il s'agit d'une femme de vingt-neuf ans, affectée de névralgie ilio-lombaire, sur laquelle on pratiqua cette injection à six heures du soir : je vous ferai remarquer que cette injection devait être presque fatalement mortelle, parce qu'elle réalisait la dose en quelque sorte optima, la dose qui n'est ni trop forte ni trop faible. Presque immédiatement, fourmillements, sensation de brûlure, de cuisson douloureuse au lieu de la piqûre; puis, un quart d'heure après, la langue et les lèvres sont le siège de l'engourdissement et des fourmillements si particuliers qui caractérisent l'aconitine, et qui s'étendent au menton, au cou, puis à tout le corps. Il survint alors une période d'excitation générale caractérisée par le désordre de toutes les fonctions: la malade éprouvait des tremblements, des bouffées de chaleur, des étourdissements, une douleur en ceinture autour du front et de l'occiput; la sensation d'un volume énorme de la face, des lèvres, du nez; des nausées, des crampes violentes; les mouvements respiratoires étaient accélérés et pénibles, les battements du cœur précipités; la malade se plaignait d'étouffements, éprouvait un sentiment d'angoisse, une sensation de chaleur à la gorge et à l'épigastre, elle présentait des troubles visuels et auditifs et manifestait une grande crainte de mourir. Elle était comme en état complet d'ivresse et dans l'impossibilité absolue de se servir de ses membres inférieurs.

A neuf heures, c'est-à-dire trois heures après l'injection, le collapsus succède à l'agitation; la malade est en proie à des sueurs froides visqueuses; la respiration est devenue saccadée, suspirieuse, la vue est entièrement voilée, il y a du hoquet, des efforts répétés de vomissements et elle tombe dans un état de prostration, accompagné de pâleur et de refroidissement de toute la surface cutanée. On la couvre de sinapismes, et on pratique une médication excitante et révulsive. A dix heures, de nouvelles envies de vomir se manifestent, la malade est agitée de mouvements cloniques, de tremblement musculaire généralisé; elle éprouve de la sécheresse de la gorge, une soif ardente, des alternatives de frissons et de chaleur, une sensation de fourmillements et d'engourdissement général; les battements du cœur sont désordonnés; elle étouffe, veut aller à la fenêtre pour « chercher de l'air », suivant son expression, et tombe en se levant; on est obligé de la soulever pour la mener respirer à la fenêtre; elle est pâle, froide, et couverte d'une sueur généralisée. On continue les frictions excitantes, on l'entoure de linges chauds, on lui fait des injections sous-cutanées d'éther.

De onze heures à minuit, le danger de mort est imminent et on considère la malade comme à peu près perdue; elle peut à peine prononcer quelques mots d'une voix éteinte, elle a des étouffements, est dans un état d'anéantissement complet, ressentant dans la gorge et dans la poitrine une chaleur ardente; il semblait à tout moment que le cœur allait s'arrêter et elle avait une sensation d'asphyxie imminente. A une heure et demie du matin, la vision se dégagea un peu; l'angoisse précordiale diminua, et une chaleur douce succéda à cette sensation de refroidissement si pénible que la malade éprouvait auparavant; la respiration devint moins irrégulière, plus facile, et on observa une détente générale. Sa face, son nez, ses lèvres lui semblèrent diminuer de volume; et malgré des fourmillements comparables à ceux produits par un courant faradique, une sensation de pesanteur dans l'estomac et de chaleur ardente à l'épigastre, la malade sort de son état d'engourdissement et se reprend à espérer. On continua les frictions sèches, les boissons stimulantes, et enfin à cinq heures du matin, il se produisit une sorte de crise terminale, caractérisée par des coliques violentes et une abondante diarrhée à laquelle succéda le repos; et il ne resta plus de cette scène toxique qu'une dépression profonde des forces persistant pendant plusieurs jours : la phase aiguë avait duré douze heures environ.

Durant toute cette scène d'intoxication, l'intelligence était restée complètement intacte; la malade avait été consciente de son état et de ce qui se passait autour d'elle. Pendant quelques jours seulement, elle fut dans un état de faiblesse et de dépression assez considérable, éprouvant des sensations de fourmillements et de tressautements des muscles, seules traces de la persistance de l'intoxication.

Voici maintenant un autre fait où la mort fut la conséquence de l'ingestion d'une dose moindre d'aconitine; mais, pour cet alcaloïde comme d'ailleurs pour la plupart des substances toxiques, lorsque les doses sont exactement suffisantes pour déterminer la mort, il est rare et fort difficile que l'individu résiste à l'intoxication, surtout si, comme dans ce cas particulier, il s'agit d'un individu présentant une réceptivité, une sensibilité particulière pour le poison en cause.

Ce fait concerne la relation d'une affaire médico-légale ayant donné lieu, il y a quelques années, à un procès assez retentissant. Une potion renfermant de l'aconitine avait été prescrite à une femme atteinte de névralgie faciale extrêmement violente (crampe des couturières) ayant résisté à l'antipyrine et à la morphine.

Le médecin traitant avait fait la recommandation verbale de prendre de quatre à six cuillerées à café de la potion ci-après, de quatre en quatre heures, avec autorisation d'abréger au besoin les intervalles des prises, mais à la condition expresse de s'arrêter au premier accident qui se manifesterait.

J'ouvre ici une parenthèse pour vous faire remarquer, en passant, combien est non seulement imprudente, mais encore contraire aux usages et aux prescriptions de l'ordonnance de 1846, la conduite du médecin qui ordonne un médicament aussi violemment toxique que l'aconitine et qui se contente de *recommandations verbales* au sujet de la façon dont ce médicament doit être employé. J'estime même qu'il y a eu un manquement aux obligations professionnelles de la part du pharmacien qui a délivré une solution, telle que la suivante, non accompagnée d'une explication formelle relative à son mode d'emploi[1]. Voici quelle était la formule de la solution d'aconitine :

Nitrate d'aconitine	15 milligrammes.
Eau distillée.	120 grammes.

1. L'ordonnance du 29 octobre 1846 prescrit dans son titre II, article 5 : *La vente des substances vénéneuses ne peut être faite, pour l'usage de la médecine, que par les pharmaciens et sur la prescription d'un médecin, chirurgien, officier de santé ou d'un vétérinaire breveté. Cette prescription doit être signée, datée et* énoncer en toutes lettres la dose des dites substances, ainsi que le mode d'administration du médicament.

de sorte que chaque cuillerée à café contenait 0 milligr. 5 d'azotate
d'aconitine, et je vous rappelle qu'il s'est produit des accidents, j'en
ai vu, pour ma part, avec un quart de milligramme, c'est-à-dire une
dose moitié moindre, administrée en une seule fois.

Le médecin avait bien prévenu l'entourage que la substance médicamenteuse était fort active, qu'il fallait faire grande attention, mais
il eut les très graves torts de rédiger une ordonnance incorrecte,
d'administrer une dose beaucoup trop forte pour le début et de ne
pas surveiller suffisamment sa malade. A neuf heures quinze eut lieu
l'administration d'une première cuillerée à café de la potion, accompagnée d'une pilule de cynoglosse. Une sensation de brûlure dans
la gorge accompagna la déglutition. Après quelques instants, cette
malade qui, je le répète, fait l'effet d'avoir été particulièrement sensible à l'action thérapeutique et toxique de l'aconitine, éprouva une
sensation de constriction et cette agitation caractérisant la première
période de l'intoxication par l'aconitine. Néanmoins, l'entourage crut
bien faire en suivant à la lettre les prescriptions verbales du médecin
traitant et à neuf heures quarante-cinq, exactement une demi-heure
après la première, on administra une deuxième cuillerée, avec une
seconde pilule de cynoglosse. Ce furent alors une sensation intense
de brûlure, une sensation de constriction et de rétraction de la peau
particulièrement sensible au ventre, à la main, à la figure et aux
pieds. La malade se plaignait que sa peau lui semblait rétractée et
comme serrée dans une enveloppe la comprimant; elle souffrait de
picotements aigus généralisés et montrait même une faible gêne
respiratoire. Malheureusement, loin de suspendre l'administration
de la substance médicamenteuse, à dix heures quinze, invariablement
une demi-heure après, une troisième cuillerée et une troisième pilule
furent administrées. L'ingestion de cette troisième cuillerée, qui portait à 1 milligr. 5 la quantité totale d'azotate d'aconitine ingérée dans
l'espace d'une heure, fut caractérisée par un cri de douleur prolongé
échappé à la malade en raison de l'action irritante intense que l'aconitine exerçait à nouveau sur les muqueuses buccale, œsophagienne
et gastrique; puis la malade fut prise de coliques, de vomissements
glaireux et alimentaires; il lui semblait qu'elle *perdait ses jambes*;
en même temps apparaissait une salivation abondante, glaireuse.

A onze heures, la malade présente plusieurs crises convulsives de
courte durée, la respiration commence à se ralentir et s'arrête même
complètement par instants; il se produit des mictions et des défécations abondantes; et la paralysie des membres inférieurs est de plus
en plus accentuée. A onze heures et demie, les extrémités commencent à se refroidir, les lèvres sont cyanosées et la malade expirait à
minuit vingt, trois heures après l'ingestion de la première cuillerée,
ayant eu jusqu'au bout conscience de son état et de ce qui se passait

autour d'elle. Au moment de la mort, la tête était fléchie en arrière en opisthotonos, la face convulsée, la bouche largement ouverte, la langue retirée au fond de la gorge, et il persistait une salivation profuse qui n'avait pas cessé.

S'il est vrai de dire qu'aucune tentative n'est intervenue pour lutter contre les phénomènes d'intoxication, il est bon d'observer que les trois cuillerées de cette potion représentaient tout au plus un milligramme et demi d'azotate d'aconitine réparti en trois prises, ce qui permet de se ranger à l'opinion que cette malade, tout en ayant absorbé une dose à coup sûr presque fatalement mortelle, présentait cependant un terrain très favorable pour la production et l'évolution de ces phénomènes toxiques.

Un dernier exemple est relatif à la confusion qui peut se faire entre la richesse, et par conséquent l'activité, des diverses espèces d'aconitine. Il est relatif à une confusion faite entre l'aconitine allemande et l'aconitine française. Un médecin, le Dr MEYER, avait prescrit à un de ses malades de prendre toutes les heures de XX à LX gouttes d'une solution hydro-alcoolique contenant 20 centigr. d'aconitine pour 100 gr. d'eau ; il fallait XXX gouttes de cette solution pour représenter 1 gr., c'est-à-dire 2 milligr. d'aconitine. La prescription portait que le malade, un homme de soixante et un ans, devait prendre de XX à LX gouttes de cette solution d'heure en heure, en commençant par une dose très faible. Le pharmacien, qui n'avait pas dans son officine d'aconitine allemande de Merck, crut pouvoir, sans prévenir, la remplacer par du nitrate d'aconitine de Duquesnel. En tenant compte de ce que je disais précédemment, relativement au calcul approximatif qu'on peut faire au sujet de l'intensité de ces aconitines, il s'ensuit que ce n'était plus à 20 centigr. d'aconitine de Merck que correspondait la solution, mais bien à 2 grammes, car l'aconitine de Duquesnel est environ dix fois plus toxique.

A la suite d'une première absorption de V gouttes, le malade éprouva une sensation de constriction et de brûlure dans la bouche et dans l'estomac, qui fut bientôt suivie d'une sensation de froid intense. Deux heures plus tard, la femme de ce malade lui administra XX gouttes, pensant que la première dose n'avait pas fait d'effet et qu'il fallait arriver aux quantités maxima prescrites. Les mêmes phénomènes se reproduisirent avec, en plus, la sensation d'une angoisse mortelle, d'une anxiété précordiale intense ; la respiration était gênée et bruyante ; le malade était plongé dans une lassitude extrême, couvert de sueurs froides et visqueuses ; il fut pris de vertiges, perdit la vue, l'ouïe et le goût ; en même temps on observa de l'anurie et quelques convulsions. Des vomissements, qui se produisirent spontanément, amenèrent la rémission de tous ces symptômes. Dans l'espace de quarante-huit heures, à six reprises, de nouveaux accidents eurent lieu, chaque fois à la suite de l'administration d'une nouvelle dose avec atténuation à la suite de vomissements; et ce fait est encore intéressant en lui-même, car en faisant le calcul de la quantité totale du nitrate d'aconitine absorbé par le malade, on arrive à voir que dans l'espace de quarante-huit heures il n'avait pas absorbé moins de 9 milligrammes d'aconitine cristallisée, à doses réfractées.

A ce moment la femme du malade, effrayée de ce qui se passait, vint trouver le Dr Meyer qui, croyant que sa prescription avait été correctement exécutée et persuadé de son innocuité, en absorbe en une seule fois L à LX gouttes au moment où il venait de finir de dîner. Un quart d'heure après, il pâlit brusquement, son pouls est petit, irrégulier mais non accéléré; la peau est froide; les pupilles rétrécies. La sensation caractéristique de brûlure dans la bouche et le pharynx ainsi que le resserrement de la gorge se montrent alors, en même temps que l'anxiété précordiale, la lourdeur et la faiblesse musculaire; il ne peut plus se tenir debout et est obligé de s'étendre sur un canapé. Une heure après, apparaît brusquement la dilatation des pupilles et la vision s'abolit passagèrement. On détermine, par titillation du larynx, des vomissements qui produisent une amélioration. Deux heures après l'absorption, on observa tout d'un coup une congestion céphalique intense, un début de convulsions, une respiration ronflante des bourdonnements d'oreilles et de la surdité. On lui fait une injection sous-cutanée d'éther, des enveloppements chauds, des frictions stimulantes, qui paraissent le ranimer un peu.

Cette période de retour à l'état normal fut caractérisée par une légère contraction des pupilles; puis, tout d'un coup, nouvelle dilatation pupillaire, abolition de la vue, vomissements, convulsions violentes et prolongées; les pupilles deviennent absolument insensibles à la lumière: la respiration se ralentit, devient laborieuse, et malgré toutes les tentatives : injection d'éther, faradisation, respiration artificielle, le cœur s'affaiblit graduellement; enfin, le malheureux meurt par asphyxie, cinq heures après l'ingestion.

A l'autopsie, on trouva de la gastro-entérite, des congestions : hépatique, splénique, rénale, généralisées, comme d'ailleurs dans le cas précédent.

La quantité d'azotate d'aconitine ingérée en une seule fois par Meyer fut de 4 milligrammes au plus, puisqu'il s'agissait d'une solution hydro-alcoolique dont XXX gouttes représentaient 1 gramme; et l'absorption a été probablement, d'une part, retardée par la plénitude de l'estomac, d'autre part, augmentée en intensité par suite de la dénudation épithéliale de la muqueuse. Les vomissements furent peu abondants, au moins au début, et la majeure partie de la substance toxique put être absorbée et exercer son action nocive.

J'ai tenu à vous rapporter en détail un certain nombre d'accidents, tant mortels que non mortels, causés par l'aconitine, parce que j'estime que cette étude clinique de la substance médicamenteuse est des plus importantes et s'impose même avant d'entrer dans les détails de l'action physiologique. Elle présente, d'autre part, un intérêt considérable au point de vue médico-légal pour la diagnose du poison, surtout ici où les caractères fournis par les réactions chimiques sont absolument nuls.

Eh bien, voyons maintenant, en résumant ces phénomènes, quelles conclusions nous allons pouvoir tirer de cette étude toxicologique de l'aconitine. Comme vous le voyez, ce sont toujours des erreurs, soit du médecin, soit du pharmacien, soit des individus qui absorbent les substances médicamenteuses, ou bien des imprudences, ou bien une méprise relativement à l'activité de la substance médicamenteuse employée, qui déterminent les accidents d'intoxication; assez souvent encore un suicide, quelquefois un empoisonnement criminel. Tel est le cas de Lamson, ce médecin américain qui empoisonna un de ses parents avec des pilules contenant un mélange de quinine et d'aconitine. Dans tous les cas, le plus grand nombre des empoisonnements est dû à des erreurs ou à des méprises. Les phénomènes qui caractérisent ces empoisonnements montrent une constance remarquable et qui dénote précisément l'électivité d'action exercée par l'aconitine sur certains territoires nerveux, notamment sur les territoires du trijumeau, du glosso-pharyngien, du pneumogastrique, du spinal et du grand hypoglosse.

La symptomatologie est la suivante. La première manifestation consiste en une sensation de chaleur âcre, de brûlure dans les régions buccale et pharyngée, notamment autour de la langue. Cette sensation détermine, comme phénomènes sympathiques du côté du tube digestif, de la salivation, des nausées, des vomissements. Bientôt, de l'obnubilation visuelle, de l'amblyopie, une mydriase persistante, des vertiges, des tendances à la syncope, des coliques avec diarrhée, des contractions fibrillaires des muscles témoignent des progrès de l'intoxication. Les lèvres sont le siège et le point de départ d'un fourmillement qui gagne peu à peu le pourtour du nez, les joues, le cou, les membres supérieurs, les membres inférieurs, et parfois toute la surface du tégument. Ce fourmillement est comparable à celui déterminé par le passage d'un courant faradique; il fait bientôt place à une sensation d'engourdissement, de lourdeur avec augmentation de volume. La perception de la saveur sucrée est abolie à la pointe de la langue, tandis que celle de la saveur amère persiste. On a fréquemment observé des troubles de la parole et un spasme pharyngien rappelant celui que l'on observe dans la rage.

Des modifications de la sensibilité générale apparaissent en même temps ; les sensibilités : au contact, à la température, à la douleur, augmentées d'abord, sont progressivement atténuées, puis abolies. De la céphalalgie avec sensation de constriction temporale, des bourdonnements d'oreilles, de la surdité, une sensation de chaleur plus ou moins intense à l'épigastre, une impressionnabilité excessive à l'air et au froid, la sécheresse de la gorge, une soif ardente, une augmentation de la diurèse, la diminution du pouls et de la respiration, de l'apathie, de la somnolence constituent encore des manifestations des atteintes portées à la sensibilité générale.

Si la dose est suffisante pour provoquer des accidents mortels, on voit se produire des irrégularités, le ralentissement et l'affaiblissement des contractions cardiaques ; la respiration se ralentit, devient courte et laborieuse ; la prostration devient extrême, l'anesthésie et les troubles de sensibilité spéciale atteignent leur paroxysme, les pupilles se dilatent énormément, la voix s'éteint, la température s'abaisse ; le tégument, surtout celui de la face, présente une teinte d'une lividité cadavérique ; puis la dyspnée va croissant, la cyanose et les phénomènes asphyxiques deviennent de plus en plus marqués, la paralysie musculaire s'accentue et la mort arrive, le plus souvent précédée de mouvements convulsifs dus à l'accumulation de l'acide carbonique dans le sang. L'intelligence reste absolument intacte jusqu'à la fin.

La question de dose revêt une importance de premier ordre dans la détermination et la gravité des accidents toxiques. L'aconitine cristallisée est toujours sensiblement identique et possède une activité très considérable, mais sensiblement constante : c'est le seul produit sur la fidélité duquel on puisse compter. Des accidents nombreux et graves ont été relevés à la suite de l'emploi de doses trop fortes ou même trop rapprochées ; et il importe de se rappeler que les doses insuffisamment espacées possèdent une action subintrante et finissent par s'additionner pour réaliser une dose toxique. Aussi insisterai-je sur cette question de dose et de mode d'administration des préparations d'aconit ou d'aconitine. Je vous ai déjà dit ce que je pensais de la variabilité d'action des préparations galéniques. Voici un tableau indiquant en même temps que quelques formules particulières les noms d'un certain nombre de spécialités renfermant soit de l'aconit, soit de l'aconitine et dont l'emploi en quantité exagérée pourrait précisément donner lieu à des intoxications ; quelques-unes ont même donné lieu à des accidents.

Spécialités à base d'Aconit ou d'Aconitine.

PILULES : de Moussette, dialytiques de Bonjean, de Double, de Saint-Cloud, de Bertrant (granules des Vosges), de Duquesnel.

MIXTURES : de Guéneau de Mussy, antiarthritique de Roll, antigastralgique de Fleming.

Teinture anticholérique de Franceschi.

Gouttes odontalgiques de Magitot.

Liniment dialytique de Bonjean.

Pâte pectorale de Lanoix.

Saccharure d'aconit de Béral.

Pastilles d'aconitine de Petit-Albouy.

SIROPS : de Lanoix, benzoïque de Bosq, de Napel, de Corrèze.

Pilules de Laborde.

{ Sulfate de quinine. . . 2 grammes.
Azotate d'aconitine. . *Deux millig.*
Extrait de quinquina.   Q. S.
F. S. A. Diviser en 10 pilules.

Pilules de Moussette.

{ Azotate d'aconitine. . . *Un millig.*
Arséniate de soude. . . *Un centig.*
Quinium . . . .   1 gr.
F. S. A. Diviser en 10 pilules.

Pilules dialytiques de Bonjean.

{ Silicate de soude. . . . . 2 gr. 50
Extrait alcool. de colchique. 1 » 50
—   —   d'aconit. . . 3 » 00
Benzoate de soude. . }
Savon médicinal. . . } ãã 5 » 00
Diviser en 100 pilules dragéifiées.

Pilules de Double.

{ Extrait d'aconit . *Cinquante centig.*
Sublimé . . . . *Cinq centig.*
F. S. A. Diviser en 10 pilules.

Liqueur de Turnbull.

{ Aconitine amorphe. . *Un gramme.*
Alcool rectifié. . . .   8   —
USAGE EXTERNE. En frictions derrière l'oreille.

Mixture de Guéneau de Mussy.

{ Alcoolat de mélisse. . 4 grammes.
Teinture d'aconit. . .   2   —
Chloroforme.   1   —
USAGE EXTERNE. En frictions sur les gencives.

Gouttes anticholériques de Franceschi.

{ Teinture d'aconit . . 12 grammes.
—   d'opium . .   6   —
—   d'aloès. . .   4   —

Saccharure d'Aconit de Béral.

{ Feuilles fraîches d'aconit } 1 partie.
mondées de leur pétiole. }
Sucre blanc concassé. . . 3   —

Mais j'insiste plus particulièrement sur la variabilité du pouvoir toxique de l'aconitine même et non pas seulement des préparations d'aconitine. Nous avons vu que cette variabilité du pouvoir toxique était en rapport avec quelques différences de propriétés physiques et chimiques, avec l'action sur le plan de polarisation de la lumière, ou même avec des conditions permettant à l'alcaloïde de cristalliser ou de ne pas cristalliser. Cette variation semble donc en rapport avec quelques différences de propriétés physico-chimiques, mais elle n'exclut pas la possibilité de l'intervention de ces produits mal connus que nous appelons jusqu'à présent des *Toxines*, substances plus ou moins analogues à l'ouabaïne ou à la tanghinine par exemple, quant à leur activité toxique, ou même de *Toxalbumines* comme celles que l'on a isolées des graines de ricin et de jéquirity, ou celles que j'ai signalées, il y a quelques années, dans certaines espèces de champignons vénéneux. Ce qui tendrait, jusqu'à un certain point, à faire admettre l'intervention de semblables substances toxiques, c'est que, quel que soit le soin avec lequel on isole l'aconitine des différentes espèces d'aconits, il est incontestable que l'aconitine, préparée en employant toujours le même procédé et avec le même aconit, récolté sous la même latitude et dans les mêmes conditions non de culture, car il faut que la plante soit à l'état sauvage pour avoir son maximum d'action, mais de climat, ces modes de préparation donnent très souvent des aconitines de toxicité différente.

Mais ce sur quoi il importe surtout d'insister, c'est sur ce fait que les accidents se montrent presque exclusivement avec l'emploi de doses d'aconitine trop fortes ou trop rapprochées. Et, en effet, je vous l'ai déjà dit, l'action physiologique exercée par des doses trop rapprochées d'aconitine finit par devenir subintrante : ces doses s'ajoutent et arrivent à déterminer, très sensiblement, les mêmes accidents que la somme de ces doses administrée en une seule fois.

Cependant, il est nécessaire d'administrer une dose suffisante pour impressionner l'organisme et obtenir un résultat efficace au point de vue de l'action médicamenteuse. A mon avis, cet exemple des actions thérapeutique et toxique de l'aconitine est des plus typiques pour démontrer l'inanité et l'erreur des doses préalablement déterminées; je veux dire de ces doses que l'on voit figurer dans tous les formulaires et qui ne tendraient à rien moins qu'à faire admettre comme un aphorisme que telle substance médicamenteuse s'administre invariablement à tel nombre de gouttes ou telle quantité de grammes ou de milligrammes. C'est le sujet, ainsi que les modifications provoquées chez lui par l'état anormal dans lequel il se trouve, qui doivent régler ces questions de doses et faire déterminer la dose efficace. En définitive, on ne sait jamais, quand on aborde un malade, quelle va être la dose efficace; et lorsqu'on utilise une substance médicamenteuse, surtout lorsqu'elle possède l'intensité d'action de l'aconitine, il faut absolument se tenir en garde et bien se persuader que cette dose efficace, cette dose utile pour un individu déterminé, est essentiellement variable et diffère, non seulement d'un individu à un autre, mais encore avec le même individu dans des conditions différentes.

Et alors je crois qu'il résulte de cette étude que nous venons de faire, que le véritable moyen d'arriver à une action médicamenteuse efficace à l'aide de l'aconit, c'est de proscrire les préparations galéniques avec lesquelles on ne sait vraiment pas ce qu'on fait et de n'utiliser que l'aconitine cristallisée, en commençant par la dose d'un dixième de milligramme. Je vous ai dit qu'un certain nombre de faits d'intoxication assez graves avaient été signalés à la suite de l'ingestion, en une seule fois, de granules de Duquesnel au quart de milligramme; j'ai vu, dans le service de Vulpian à la Charité, voilà déjà vingt-cinq ans, un cas d'accidents très graves déterminés, chez un sujet évidemment tout particulièrement susceptible, par l'ingestion d'un seul granule au quart de milligramme. Donc la dose d'un dixième de milligramme pour débuter, d'abord à intervalles assez rapprochés, puis de plus en plus espacés, car il faut tenir compte de l'action cumulative.

Mais, surtout, la surveillance étroitement rigoureuse du malade paraît indispensable, lorsqu'on se sert d'une substance aussi énergique que l'aconitine; et cette surveillance ne doit pas être déléguée à des gens, même très soigneux, chargés d'arrêter l'administration de la substance médicamenteuse à tel ou tel moment, ce doit être le médecin lui-même qui, surveillant son malade, guettant l'apparition de ces premiers phénomènes que nous avons vus se produire toujours de manière constante dans tous les cas d'intoxication soit violente, soit faible, — c'est-à-dire ces phénomènes de fourmillement, d'engourdissement, de sensation d'augmentation de volume des membres, de la face, du cou, des lèvres, — ce doit être le médecin traitant qui, surveillant très attentivement la production de ces phénomènes, suspende à un moment donné l'administration de la substance médicamenteuse. Et en effet, je crois, par le nombre restreint quoique cependant assez considérable d'observations que j'ai rapportées, vous avoir démontré avec une grande évidence ce fait que, lorsque ces premiers phénomènes se produisent, on est parfaitement maître d'arrêter l'intoxication, pourvu, bien entendu, qu'on ne prolonge pas l'administration de la substance médicamenteuse.

En définitive, je crois qu'il ne faut pas, comme on l'a dit, proscrire l'aconitine parce que c'est une substance d'une toxicité considérable; il faut s'en servir avec beaucoup de circonspection, et surtout surveiller continuellement son malade de façon à ne pas laisser passer inaperçus, ou bien mal interpréter, ces premiers symptômes qui, je le répète, commandent absolument la suspension du médicament.

XXIIe LEÇON

ANALYSE EXPÉRIMENTALE DES PHÉNOMÈNES FONC-
TIONNELS DÉTERMINÉS PAR L'ACTION PHYSIOLOGIQUE
DE L'ACONITINE. — MODIFICATIONS FONCTIONNELLES
DU SYSTÈME NERVEUX : MOTRICITÉ, CONTRACTILITÉ
MUSCULAIRE, SENSIBILITÉ.

L'expérimentation sur les animaux, mais surtout la relation des
accidents d'intoxication déterminés chez l'homme, nous montrent
que, dans l'étude de l'action exercée par l'aconitine sur l'organisme
animal, on peut, pour simplifier et étudier fructueusement la succession des phénomènes, distinguer au moins deux stades dans leur
évolution. Le premier, celui qu'on pourrait appeler en quelque sorte
le stade prodromique, serait caractérisé par ces symptômes localisés
sur certains tissus, à certaines régions, et de préférence dans la
région faciale, en ce qui concerne les points d'émergence des nerfs
de la cinquième paire. Le deuxième stade, beaucoup plus compliqué,
devrait être divisé en trois périodes. Une première période, caractérisée par l'excitation, l'exaltation temporaire d'un certain nombre de
fonctions ou des propriétés fonctionnelles de certains tissus, c'est la
période d'excitation fonctionnelle et d'agitation générale. Une deuxième
période, caractérisée par la perturbation, la perversion plus ou moins
profonde des propriétés et des actes fonctionnels précédents, cette
perversion étant, à plus ou moins brève échéance, suivie d'une atténuation progressive aboutissant à la perte temporaire ou définitive
des propriétés fonctionnelles : c'est la *période d'état*. Enfin, une troisième période, consistant dans la suspension plus ou moins rapide
d'une ou de plusieurs des grandes fonctions nécessaires à la vie :
c'est la *période d'épuisement, de collapsus*, qui peut se terminer par la
mort.

Dans tous les exemples d'intoxication que j'ai cités, survenus
chez l'homme, aussi bien que dans les expériences effectuées sur les
animaux, vous avez pu voir la part extrêmement prédominante
afférente au système nerveux. Cette part est tellement importante

qu'il me paraît nécessaire de commencer l'étude détaillée des actions
exercées par l'aconitine sur les grandes fonctions de l'organisme par
la part qui incombe, dans ces modifications, au système nerveux.
Cela revient donc à étudier les modifications fonctionnelles du système nerveux sous l'influence de l'aconitine, et, en raison même des
divergences d'opinions des auteurs qui ont cherché à élucider cette
question, il me paraît nécessaire de prendre comme guide l'étude
très soigneuse et très détaillée faite dans ces dernières années, par
Laborde et Duquesnel, et de suivre exactement la marche qu'ils ont
indiquée et qui me semble certainement de nature à élucider, aussi
nettement que possible, l'action physiologique de l'aconitine. Pour
cela, il est nécessaire de faire un examen séparé du fonctionnement
du système nerveux central, puis du système nerveux périphérique,
du système nerveux de la vie de relation, puis du système nerveux
de la vie végétative ou animale, soit du grand sympathique. Voyons
donc successivement comment ces différentes fonctions vont être
influencées par l'aconitine.

Tout d'abord, nous pourrons mettre immédiatement de côté l'influence exercée sur la zone cérébrale. Vous savez en effet que, aussi
bien dans l'expérimentation sur les animaux supérieurs que dans les
cas d'intoxications relevées chez l'homme, on a toujours pu constater
la persistance complète de l'intelligence et de la conscience du
monde extérieur. C'est ainsi que l'on voit les individus malades
répondant d'une façon précise jusqu'au moment de la mort aux
questions qui leur étaient posées, relatant tous les incidents de leur
intoxication de manière à ce qu'on ne pût conserver le moindre
doute sur la parfaite intégrité de l'intelligence de l'individu soumis
à l'intoxication, même au moment de la mort. D'autre part, sur les
animaux inférieurs, nous avons reconnu que la spontanéité motrice
persistait jusqu'à la mort. D'ailleurs, tous les observateurs, même
ceux dont l'opinion diffère sur d'autres points, sont unanimes pour
reconnaître une conservation à peu près complète et intégrale des
attributs fonctionnels de la portion cérébrale des centres nerveux.

Il nous reste alors, pour compléter cette étude, à étendre nos
investigations aux autres portions des centres nerveux, et à rechercher les modifications éprouvées par l'isthme de l'encéphale, puis
par la moelle. Cela nous conduit, nécessairement, à étudier l'état de
la motricité et celui de la sensibilité, dans leurs divers modes, sous
l'influence de l'aconitine. Commençons par l'étude relative à l'état
de la motricité, et cherchons de quelle façon l'aconitine va influencer
les phénomènes de la motricité chez les animaux.

Cet état de la motricité peut être très facilement interrogé chez
un animal sur lequel l'expérimentation est facilement réalisable,
comme la grenouille par exemple, en étudiant l'état de la motricité

d'un nerf mixte. Dans la réalisation de la plupart de ces expériences, il y a certaines difficultés expérimentales avec lesquelles il faut toujours compter, et, parmi elles, la principale consiste à essayer d'obtenir toujours des conditions identiques, c'est-à-dire un déterminisme égal dans les phénomènes expérimentaux. Vous savez que, comme l'a magistralement montré CLAUDE BERNARD, c'est là le point le plus important dans l'expérimentation physiologique, mais il y a aussi une question sur laquelle j'ai bien des fois attiré votre attention et qui va se présenter ici, comme toujours avec les substances énergiquement actives sur l'organisme : je veux parler des questions de doses.

Nous allons commencer par expérimenter avec des doses très faibles sur une grenouille. Voici une grenouille sur laquelle on a mis à nu l'un des nerfs sciatiques, ce nerf a été sectionné et isolé en deux tronçons séparés chacun sur un petit fragment de verre, de façon à être à la portée de l'expérimentateur; sous la peau de l'autre cuisse de la grenouille on a injecté une solution contenant exactement un dixième de milligramme d'azotate d'aconitine. Vous vous rappelez sans doute que cette dose est celle que l'expérimentation nous a montrée comme capable de donner de bons résultats chez la grenouille. Au bout d'un temps très court, c'est-à-dire environ cinq à dix minutes, l'excitation du bout périphérique du nerf par un courant très faible détermine chez la grenouille un mouvement du membre innervé par ce nerf : les contractions des muscles de la jambe sont très vives et réitérées; et cependant il est incontestable que l'animal doit être déjà maintenant sous l'influence de l'action toxique de l'aconitine.

Mais cette action va être encore plus nette au bout d'un certain temps. En effet, au bout d'une période de vingt minutes après le moment où a été pratiquée l'injection, lorsque le cœur présentera un ventricule rétracté circulairement et restant noir au lieu de pâlir, ce qui montre qu'il ne se vide plus — nous verrons que c'est là un des phénomènes les plus sensibles de l'action de l'aconitine chez les animaux à sang froid, notamment chez la grenouille, — à cette période que j'ai appelée la période d'état de l'intoxication, nous verrons que l'excitation de l'extrémité périphérique de ce sciatique est encore parfaitement positive et donne des résultats aussi nets, aussi précis quant à la motilité du membre, que ceux qui étaient obtenus au début de l'expérience. Si, au contraire, on excite le bout central, la partie antérieure du corps de la grenouille n'éprouve aucun mouvement : je reviendrai sur ce point. Même à la période où l'intoxication se présente avec son summum d'intensité, alors que les mouvements respiratoires sont suspendus, que la circulation est même complètement arrêtée chez la grenouille, on peut voir encore

que l'excitation du bout périphérique du sciatique est constamment
positive et qu'un courant très faible mais suffisant pour déterminer
un mouvement du membre postérieur au début de l'expérience, ou
avant l'injection d'azotate d'aconitine, est encore suffisant pour déterminer, à cette même période, une action motrice, très évidente.

Si l'on vient à ce moment à mettre à nu le sciatique du côté où
l'injection a été pratiquée, c'est-à-dire le nerf qui a pu être en contact avec la solution aqueuse d'aconitine, alors on constate ce fait très
intéressant et qu'il faut retenir, car il va entrer en ligne de compte
dans l'interprétation que nous aurons à donner de l'action de l'aconitine, ce sciatique qui a été en contact avec la solution d'alcaloïde va
être presque inexcitable sous l'action de ce même courant qui faisait
mouvoir l'autre membre : cela tient à l'action locale exercée par
l'aconitine, action locale au sujet de laquelle nous verrons tout à
l'heure des phénomènes plus intéressants.

On peut constater encore que, même un certain temps après l'arrêt
du cœur, l'excitation du bout périphérique du sciatique détermine
encore des mouvements dans le membre, alors que l'excitation du
bout central est complètement incapable de déterminer des réflexes.

Mais ces phénomènes peuvent encore être mis plus facilement en
évidence, et on peut constater après la mort non seulement une
atténuation, mais même une perte complète de la sensibilité alors
que la motilité est conservée; le phénomène sur lequel je vais appeler
à ce moment votre attention en est une excellente preuve. Voici une
autre grenouille sur laquelle on a mis à nu, en enlevant le sacrum,
les nerfs lombaires droits, puis on a sectionné et isolé les bouts
périphérique et central, comme on avait fait tout à l'heure pour le
sciatique. L'excitation du bout périphérique, mais surtout du bout
central, provoque chez l'animal des réactions extrêmement vives,
qui montrent bien que les deux courants, le courant centrifuge,
c'est-à-dire moteur, et le courant sensitif ou centripète, sont parfaitement mis en jeu sous l'influence de cette excitation électrique faible.
Si l'on vient alors à injecter sous la peau du dos une solution contenant un dixième de milligramme d'azotate d'aconitine, on voit que,
quelque temps après, l'excitation du bout périphérique provoque
encore des contractions à très peu près identiques comme intensité à
ce qu'elles étaient au début, avant l'introduction de l'aconitine, mais
l'excitation du bout central, au contraire, va montrer très nettement
d'abord la diminution, puis peu à peu une abolition complète de
la sensibilité chez l'animal; les réactions motrices qui en témoignent
vont, en effet, en s'affaiblissant et finissent par s'éteindre complètement. La motilité persiste pendant une durée assez considérable,
puisque plus de trois heures après l'injection, et plus d'une heure
même après la mort de l'animal, une excitation énergique du bout

central ne donne absolument aucune réponse motrice, c'est-à-dire montre que le courant sensitif est complètement aboli, tandis qu'un courant, même faible, appliqué sur le bout périphérique est encore capable de provoquer des secousses des muscles de la jambe.

Ces observations peuvent être faites, d'une façon encore beaucoup plus suggestive pour ainsi dire, chez les mammifères. Chez un chien par exemple, si l'on met à nu et si l'on sectionne la petite branche du sciatique, puis qu'on recherche expérimentalement quel est le courant faradique le plus faible suffisant pour mettre en jeu l'excitabilité motrice du bout périphérique, on peut voir qu'après l'injection sous-cutanée dans la région de l'aisselle d'une dose de 1 milligramme d'azotate d'aconitine, — un quart d'heure environ après que l'injection a été pratiquée, alors que les symptômes d'intoxication sont parfaitement confirmés, que l'irrégularité respiratoire, les efforts de vomissements, les cris plaintifs qu'il pousse montrent que l'animal est en pleine période d'intoxication, — on peut voir que l'excitation du bout périphérique avec ce courant minimum qui était capable de déterminer des contractions à l'état normal, est encore capable, à cette période d'intoxication confirmée, de déterminer de vives contractions. Bien plus, quarante minutes après la mort, on peut encore constater que le même courant détermine toujours des contractions, et, tandis que l'excitabilité du bout périphérique est un peu affaiblie mais persiste encore une heure après la mort, au contraire, l'excitabilité du bout central, même avec un courant énergique, est absolument incapable d'amener une réaction chez l'animal.

Voici donc une série d'expériences qui démontrent avec une certitude complète que la motricité n'est en aucune façon influencée de la part de l'aconitine. Mais il y a un point particulièrement intéressant, qui ressort de ces observations, c'est l'atténuation relative et progressive de la propriété sensitive. On peut d'ailleurs en donner une démonstration d'autant plus frappante qu'on peut la réaliser chez un même animal de façon à faire contraster les phénomènes qu'on peut obtenir en excitant le bout périphérique d'un même nerf et ceux qu'on provoque en excitant son bout central. Cette expérience gagne à être réalisée chez un mammifère, le chien par exemple.

L'expérience, faite par LABORDE, consiste à mettre à nu chez un chien les deux nerfs cruraux, droit et gauche, et le nerf médian d'une des pattes antérieures, à pratiquer le plus haut possible la ligature de l'artère crurale d'un côté, le droit par exemple, en ayant soin d'isoler le nerf; on pratique ensuite la section du nerf crural gauche et du médian, puis on détermine le courant minimum suffisant pour provoquer l'excitabilité du bout central du côté où la section du nerf crural a été pratiquée. On fait ensuite, dans l'aisselle, une injection sous-cutanée d'un milligramme d'azotate d'aconitine. Après un quart d'heure, qui constitue la période nécessaire pour que l'animal présente des phénomènes certains d'intoxication, on constate que le courant initial ne suffit plus pour déterminer l'excitation du bout central du nerf crural gauche, mais que ce courant détermine l'excitation du bout périphérique non seulement du nerf crural gauche, mais encore du nerf médian, c'est-à-dire des muscles innervés par le brachial.

Après une demi-heure, alors que les phénomènes d'intoxication sont en pleine évolution, que les manifestations du côté du cœur et de la respiration montrent très nettement l'action intense exercée par l'aconitine, on peut observer, *d'une façon passagère*, une période d'augmentation très nettement accentuée de l'excitabilité du bout central : c'est cette période que nous avons caractérisée tout à l'heure du nom de *période d'excitation*, période qui est extrêmement fugace, lorsque, comme dans cette expérience, on a été obligé d'injecter une dose d'aconitine un peu considérable pour faire évoluer avec une certaine rapidité les phénomènes d'intoxication. A ce moment, on peut constater que la patte gauche, dans laquelle la section du nerf crural a été faite, est raide, tandis que la patte droite est souple. Après une heure, on constate une diminution très sensible du courant centripète ; la sensibilité à la douleur est absolument éteinte : on peut pratiquer le pincement de la peau, dilacérer les tissus, traverser la peau des orteils et de la plante de la patte, sans amener aucun signe de douleur ni aucune manifestation motrice. L'état de raideur de la patte gauche a cessé. L'excitabilité du bout périphérique est toujours aussi nette, énergique et réalisée avec le même courant minimum qui la déterminait au début de l'expérience.

La mort se produit au bout d'une heure et demie. Immédiatement après, on ne provoque pas la moindre réaction réflexe par excitation du bout central, tandis que l'excitation du bout périphérique détermine toujours facilement des contractions musculaires. Plus de deux heures après la mort de l'animal, on peut voir qu'il n'y a pas la moindre réaction réflexe par l'excitation du bout central, même avec un courant d'intensité considérable, tandis que le bout périphérique est encore facilement excitable ; et c'est à peine si, au bout de ce temps, il est nécessaire d'augmenter un peu l'intensité du courant pour déterminer des phénomènes moteurs.

Ces expériences montrent avec évidence que l'assimilation que certains physiologistes avaient voulu faire des phénomènes déterminés par l'aconitine avec ceux que détermine le curare est absolument inexacte. Vous savez, en effet, que le curare amène la disparition des phénomènes moteurs sous l'influence de l'excitation des nerfs ; ici, au contraire, on voit, jusqu'à la dernière période de l'intoxication

et même après la mort, les phénomènes de motricité conservés, très
sensiblement, et même, autant qu'il est possible de le dire, exactement avec la même intensité qu'ils présentent pendant la vie de
l'animal.

Il y a, vous disais-je tout à l'heure, des conditions capables d'amener, dans les expérimentations de ce genre, des phénomènes assez
différents. En effet, il importe ici, comme l'expérience qui vient
d'être répétée tout à l'heure vous l'a montré déjà, de distinguer
l'action locale de l'action générale exercée par les solutions d'aconitine. L'intensité de l'action locale ne peut pas être mise en doute ;
nous avons vu tout à l'heure, sur la grenouille, que la patte dans
laquelle l'injection avait été pratiquée et où les éléments anatomiques s'étaient trouvés un certain temps au contact de la solution
d'aconitine, nous avons vu que l'excitabilité périphérique du nerf
sciatique était complètement éteinte, alors qu'elle était, au contraire,
parfaitement conservée dans la patte de l'autre côté. Cette imbibition peut réaliser une rapidité et une intensité d'influence toxique
sur des organes essentiels à la vie ou à la manifestation des phénomènes vitaux : c'est, dans tous les cas, une action extrêmement
différente de celle exercée par l'absorption et au moyen du sang
transportant le poison dans les différents territoires de l'organisme.
J'ajouterai même assez volontiers que nous ne sommes pas absolument sûrs que, dans l'un et l'autre cas, la substance toxique se présente, aux éléments anatomiques sur lesquels elle est capable
d'exercer une action, dans les mêmes conditions physiologiques et
même physico-chimiques.

D'autre part, la question des doses, ici comme toujours, joue un
rôle extrêmement considérable. Et en effet, les doses peuvent être
ou trop fortes, ou trop faibles. Lorsqu'elles sont trop fortes, on
remarque alors une disproportion considérable avec ce qu'on pourrait appeler la capacité de résistance vitale de l'animal ou des éléments anatomiques en question : il y a une telle intensité et une
telle rapidité dans l'influence exercée par la substance toxique sur
des organes essentiels, qu'il est impossible de suivre et de saisir,
dans leur succession et dans leur subordination, les modifications
fonctionnelles sur les tissus et les organes dont l'état de la nutrition
et du fonctionnement dépend de conditions essentielles qui se trouvent alors empêchées ou troublées. La vie n'est plus compatible avec
un pareil trouble des conditions habituelles, il y a une véritable
sidération fonctionnelle, pour ainsi dire, une véritable mort d'emblée
succédant à l'action de ces doses considérables. Si la dose est trop
faible, les modifications dont je viens de parler se produisent alors
avec une extrême lenteur, les différences et les contrastes avec l'état
normal n'existent plus ou deviennent absolument insaisissables.

C'est ce qui fait que, dans tous les cas d'expérimentation physiologique, il est nécessaire de rechercher, par une épreuve plusieurs fois répétée, par tâtonnements, quelle est la dose efficace, c'est-à-dire celle qu'il faut employer pour provoquer, avec une parfaite netteté, les phénomènes physiologiques que la substance en question est capable de déterminer et qui la caractérisent.

D'ailleurs, Messieurs, l'aconitine n'est pas la seule substance à propos de laquelle on puisse faire cette observation, et j'ai eu bien des fois l'occasion de vous signaler les phénomènes déterminés par la strychnine, phénomènes qui sont absolument opposés, inverses les uns des autres, suivant la dose injectée. Alors que la dose efficace, la dose suffisante pour déterminer chez la grenouille les phénomènes si remarquables du tétanos strychnique, est une dose extrêmement faible; lorsqu'on vient à lui injecter une dose beaucoup trop considérable, cette dose sidérante dont je parlais tout à l'heure, on voit se produire des phénomènes précisément inverses de ceux que déterminait la dose efficace, c'est-à-dire la paralysie.

Il est important, pour l'étude qui nous occupe en ce moment, de déterminer aussi exactement que possible l'état de la contractilité musculaire. Cette question est déjà implicitement résolue par les expériences qui précèdent. En effet, nous avons vu que, pendant toute la durée des phénomènes d'intoxication, les propriétés fonctionnelles du muscle ne subissaient aucune atteinte et persistaient, alors que certains autres phénomènes, sous la dépendance des nerfs mixtes, étaient, au contraire, plus ou moins complètement abolis. Ces propriétés fonctionnelles du muscle persistent même un temps assez considérable après la mort de l'animal. Mais on peut rechercher comment changent, comment se modifient ces phénomènes au contact direct de la substance toxique. Nous venons de voir tout à l'heure que ce contact était suffisant pour déterminer l'abolition des propriétés fonctionnelles du nerf mixte; il est intéressant de rechercher lequel, du nerf ou du muscle, perd le plus rapidement ces propriétés fonctionnelles. Une expérience, facile à réaliser, montre que la résistance du muscle est, de beaucoup, supérieure à celle du nerf, en d'autres termes, que la contractilité musculaire est plus persistante que l'excito-motricité.

Voici un nerf de grenouille avec son muscle qu'on vient de placer dans une solution d'azotate d'aconitine au millième, et vous pouvez voir que l'excitation du muscle, avec un faible courant, détermine encore une contraction musculaire très visible, tandis que l'excitation du nerf qui a été en contact avec la même solution est absolument incapable de déterminer un mouvement dans la masse musculaire. Ce courant, remarquez-le, est le même que celui qui, tout à l'heure, déterminait chez une autre grenouille, de même force et de même réactivité que celle-ci, des phénomènes de contraction parfaitement évidents.

Mais il y a un moyen de déterminer encore avec plus de netteté, plus de certitude, les phénomènes qui peuvent se produire sous l'influence de l'aconitine. Ce moyen consiste à injecter sous la peau de la cuisse droite d'une grenouille une solution de curare, et sous la peau de la cuisse gauche, une solution d'aconitine. Sous l'influence d'une faible excitation électrique, exercée directement sur les muscles à l'aide de la pince de Pulvermacher, on verra la contraction se produire, aussi bien du côté baigné par la solution de curare que du côté baigné par la solution d'aconitine; et la contractilité persiste pendant un temps assez notable après l'arrêt du cœur. On constate seulement un affaiblissement de l'excitabilité dû à l'imprégnation des éléments musculaires par les solutions toxiques, et cet affaiblissement est plus accentué du côté baigné par la solution de curare que du côté baigné par la solution d'aconitine. Le curare va abolir complètement la motricité chez cet animal, tandis que la sensibilité subsistera; et c'est même là un des phénomènes qui permettent de dissocier, au point de vue physiologique, le courant moteur du courant sensitif. Sous l'influence du curare, on verra donc survenir la perte de la motricité nerveuse, mais la sensibilité subsistera encore et ne sera éteinte que plus tard sous l'influence de l'aconitine. C'est une expérience que je reproduirai tout à l'heure sous une autre forme qui me paraît plus nette et plus précise.

J'appellerai encore votre attention sur une série de manifestations qu'on peut observer sous l'influence de l'aconitine, en ce qui regarde les modifications éprouvées par les phénomènes de contraction musculaire. L'étude du tracé myographique obtenu chez les animaux, sous l'influence de l'aconitine, aussi bien chez la grenouille que chez les animaux à sang chaud, montre une série de modifications qu'il est extrêmement important de prendre en considération dans l'étude qui nous occupe actuellement. Ces modifications consistent d'abord dans des variations d'intensité, modifications en plus ou en moins; en deuxième lieu, il se passe, du côté des muscles, des phénomènes rappelant, dans une certaine mesure, ceux que j'ai signalés à propos des manifestations nerveuses du début de l'intoxication : ces phénomènes consistent en perversion, irrégularité, désordre dans les manifestations fonctionnelles, et ils sont représentés d'ailleurs, chez l'homme ou les animaux, par l'incoordination et l'ataxie motrices qui sont si nettes au cours de l'intoxication aconitique.

Mais les phénomènes révélés par les tracés myographiques peuvent être différenciés suivant qu'il s'agit de l'action d'une dose physiologique moyenne, faible ou forte. Sous l'influence d'une dose physiologique moyenne, on voit les propriétés du nerf moteur persister

jusqu'à la dernière phase de l'intoxication, et ses propriétés fonctionnelles s'épuisent, très sensiblement, comme dans la mort naturelle.
Sous l'influence d'une dose physiologique faible, on peut constater
que, lorsque l'excito-motricité du nerf est sur le point de s'éteindre,
une augmentation d'intensité du courant est suffisante pour la
réveiller, pendant un temps très court, et déterminer des mouvements, des contractions musculaires, malgré la marche progressive
de l'intoxication; en même temps, sous l'influence de ces doses
faibles, on constate, à la période d'excitation fonctionnelle, une
augmentation d'amplitude des contractions musculaires et, simultanément, des irrégularités et des intermittences que nous retrouverons,
avec une netteté et une intensité encore plus considérables, en nous
occupant de l'action exercée sur le myocarde, chez lequel ces irrégularités et ces intermittences se montrent d'une façon tout à fait
remarquable et caractéristique sous l'influence de l'aconitine.

Quand il s'agit de doses élevées, c'est-à-dire de doses correspondant, chez la grenouille, à un quart, un demi, trois quarts de milligramme et même un milligramme, ces doses qui sont rapidement
mortelles par sidération générale, on peut voir la motricité plus ou
moins rapidement anéantie, en même temps que les autres propriétés
fonctionnelles des différents tissus en contact avec la solution d'aconitine. De plus, en ce qui concerne ces phénomènes relatifs à la
motricité, la comparaison avec le curare montre alors que, tandis
que la contractilité musculaire persiste sans modification appréciable
avec le curare, elle disparaît, sous l'influence de l'aconitine, presque
en même temps que l'excitabilité du nerf moteur; en d'autres termes,
sous l'influence des fortes doses d'aconitine, la perte de la contractilité musculaire suit de très près celle de la motricité nerveuse. Quant
aux phénomènes de sensibilité, ils ont disparu avant que les phénomènes de motricité soient touchés.

En raison de ce fait, il est intéressant d'étudier la façon dont la
sensibilité est modifiée dans ses différents modes sous l'influence de
l'aconitine. Nous avons déjà vu que, tandis que le courant centrifuge
persiste, le courant centripète, au contraire, s'éteint peu à peu; mais,
pour arriver à démontrer ce phénomène, il est nécessaire d'expérimenter sur un animal chez lequel la sensibilité soit suffisamment
facile à impressionner pour que les manifestations de cette sensibilité
puissent être absolument nettes et précises, et chez lequel les impressions et les perceptions douloureuses se manifestent par des plaintes
caractéristiques ou par des réactions motrices accentuées d'ordre
réflexe. Le cobaye, le lapin, le chien répondent bien à ce desideratum.

L'expérience que je vous ai montrée tout à l'heure sur le cobaye
répond précisément au point que je veux développer en ce moment.
En soumettant d'abord à des excitants artificiels divers et d'intensité

différente et progressive, la surface cutanée dans certaines régions les plus sensibles, puis ensuite la profondeur des tissus, et enfin, en interrogeant le filet nerveux mis à nu, on arrive ainsi à pouvoir déterminer non seulement l'influence réelle, mais encore à pouvoir saisir et fixer le moment où, dans la succession des phénomènes physiologiques, cette influence toxique de l'aconitine se révèle; en d'autres termes, on arrive à dissocier les différentes espèces de sensibilité, et notamment les phénomènes de sensibilité à la douleur et de sensibilité réflexe.

Chez le cobaye, par exemple, il est facile d'arriver à déterminer les phénomènes dont il s'agit. On met à nu le tronc du nerf sciatique que l'on soulève, sans le serrer, dans une anse de fil. Avant l'injection d'aconitine, la plus légère traction exercée sur le fil provoque des manifestations douloureuses intenses, et le pincement des extrémités digitales suffit même à déterminer des réactions plus ou moins violentes. Sous l'influence d'une injection hypodermique de un quart de milligramme d'azotate d'aconitine, on constate que la réaction douloureuse provoquée par la traction légère du fil est encore presque aussi intense qu'avant l'injection, alors que les réflexes provoqués par le pincement des extrémités digitales sont déjà nettement affaiblis. Bientôt, l'intoxication progressant, la traction sur le fil détermine encore un réflexe, mais ne provoque plus de cris de douleur; enfin, à la période asphyxique, toute manifestation de sensibilité est abolie, et les tractions violentes sur le fil enveloppant le nerf ne produisent même plus de mouvements réflexes. Sous l'influence de fortes doses, il y a perte d'emblée et comme sidération des phénomènes de sensibilité; ainsi, avec une injection hypodermique de un demi-milligramme d'azotate d'aconitine, la sensibilité douloureuse est fortement émoussée dès le début des accidents d'intoxication, tandis que la motricité nerveuse persiste presque absolument intacte.

On peut observer que, chez l'animal soumis à l'influence d'une dose toxique d'aconitine, les phénomènes de sensibilité s'éteignent peu à peu et en commençant d'abord par les phénomènes de sensibilité consciente pour arriver ensuite, d'une façon progressive, aux phénomènes de sensibilité réflexe. L'interrogation directe de la sensibilité sous l'influence des tractions exercées sur les cordons nerveux est, en effet, un procédé de démonstration extrêmement délicat, on ne peut plus sensible; et il est nécessaire d'arriver à une modification bien réelle et profonde de la sensibilité, pour que les tractions ainsi exercées de façon brutale sur le nerf d'un animal ne puissent déterminer chez lui aucune réaction de défense, puisque, normalement, l'excitabilité se montre d'une façon exquise et avec son maximum d'acuité dans le tronc nerveux lui-même.

Mais c'est en observant comparativement ce qui se produit sous l'influence du curare et ce que détermine l'aconitine, qu'on peut arriver, beaucoup mieux encore, à mettre en évidence la façon dont ces phénomènes de sensibilité évoluent. L'aconitine permet, en effet, de réaliser l'abolition du courant sensitif respecté par le curare. Prenons une grenouille chez laquelle nous allons mettre le sciatique à nu d'un côté, puis toute la cuisse, moins le nerf, bien entendu, sera comprise dans une ligature très serrée qui permettra d'éviter l'intoxication du membre par l'intermédiaire de la circulation sanguine. On va injecter à cet animal 1 centigramme de curare, puis on va mettre à nu le nerf sciatique du côté opposé à la ligature, et on va le sectionner de façon à pouvoir explorer soit le bout central, soit le bout périphérique. Vous savez que, sous l'influence du curare, nous aurons une abolition complète du courant centrifuge, mais le courant centripète sera conservé : c'est l'expérience inverse de celle que montrait tout à l'heure l'aconitine. Lorsque l'imprégnation de l'animal par le curare sera suffisante pour avoir déterminé complètement l'abolition de la motricité, on lui injectera alors une solution d'un quart de milligramme d'azotate d'aconitine et nous verrons s'abolir le courant centripète qui avait été conservé jusque-là malgré l'influence du curare. Il est absolument incontestable que, dans de semblables conditions expérimentales, cette abolition du courant sensitif ne doit être attribuée à rien autre chose qu'à l'action de l'aconitine.

Il reste à chercher de quelle façon on peut interpréter cette abolition de la sensibilité, c'est-à-dire à savoir si la propriété sensitive du nerf mixte est modifiée par l'intermédiaire d'une action exercée sur les extrémités centrales ou sur les extrémités périphériques. Une expérience facile à réaliser montre que c'est dans les centres qu'il faut aller rechercher l'origine de cette action exercée par l'aconitine.

Entendons-nous tout d'abord sur ce point, sur cette appellation de : extrémités centrales. La portion cérébrale du centre encéphalo-rachidien doit être nécessairement mise hors de cause, je vous en ai donné précédemment les raisons et les preuves. Il reste seulement à déterminer les modifications subies par l'axe myélitique et bulbaire. Or, le nerf n'est pas atteint par son extrémité périphérique, comme le montre très bien une expérience qu'on peut réaliser aussi bien chez les animaux à sang froid que chez les animaux à sang chaud. On peut, par exemple, répéter sur une grenouille dont un des membres postérieurs n'est plus relié au tronc que par les nerfs lombaires, l'expérience si élégante faite par Claude Bernard au sujet du curare. On choisit une grenouille d'assez forte taille dont on met à nu les deux paires de nerfs lombaires après enlèvement de l'os coxal. On jette une ligature fortement serrée à la racine de l'un des membres postérieurs, le plus haut possible, ou bien on sectionne complètement en respectant seulement le nerf, de façon à intercepter absolument la circulation dans le membre isolé. Du côté opposé, le nerf lombaire est sectionné et on isole soigneusement le bout central et le bout périphérique dont on explore les réactions sous l'influence d'une excitation électrique. Dans ces conditions, on peut constater que l'abolition de la sensibilité se produit tout aussi bien sous l'influence de l'aconitine que si le membre n'avait pas été protégé par une ligature. Le courant centrifuge (moteur) persiste, tandis que le courant centripète (sensitif) est aboli. La section et l'exploration du nerf lombaire du côté du membre séparé du tronc donnent exactement les mêmes résultats qui persistent assez longtemps après la mort. Par conséquent, l'excitation centripète ne se transmettant pas de la périphérie à l'axe cérébro-spinal, tandis que le courant centrifuge, périphérique ou moteur, reste intact, il est évident que l'abolition de la sensibilité doit être, dans ce cas, d'origine centrale.

L'expérience est encore peut-être plus probante, lorsqu'elle est réalisée sur les mammifères. Pour cela, on choisit un chien et on met à nu une artère, la veine et le paquet de nerfs qui l'accompagnent, dans une des pattes antérieures; on jette une ligature sur la veine, le plus haut possible, dans la région axillaire, puis on pratique, à l'aide du tourniquet, une autre ligature générale comprenant le membre entier à sa racine, sauf l'artère nourricière et les nerfs, de façon à empêcher la circulation veineuse de retour. On pratique, par la voie de l'artère et dans le sens périphérique, une injection d'une quantité suffisante d'azotate d'aconitine pour déterminer des phénomènes toxiques, 1 milligramme par exemple. On a eu soin d'isoler au préalable les trois branches du plexus brachial, et de rechercher le courant faradique minimum auquel ces branches répondent par des réactions locales et générales. La branche médiane est sectionnée et les deux bouts, central et périphérique, soigneusement isolés. On peut constater que le bout périphérique perd peu à peu son excitabilité apparente, et cela est dû à ce fait que la circulation étant arrêtée dans cette région de l'organisme et les tissus ne recevant plus que du sang veineux, les muscles perdent graduellement leur excitabilité; et on peut vérifier, par comparaison sur le membre de l'autre côté, que cette excitabilité se perd exactement de la même façon que par simple empêchement de la circulation.

On peut encore, en pratiquant l'excitation électrique directement et comparativement sur les muscles des deux côtés de la ligature, constater que les muscles situés en dehors se contractent énergiquement, tandis que ceux placés en dedans répondent à peine à une faradisation intense. Du côté du bout central, au contraire, les réactions sont vives et plus ou moins généralisées et accompagnées de cris plaintifs témoignant de la douleur ressentie.

Si l'expérience a été bien faite, c'est-à-dire si la ligature a été établie de telle manière qu'elle isole parfaitement de l'organisme le membre dans lequel on a pratiqué l'injection d'aconitine, on peut voir qu'il n'y a pas de manifestations symptomatiques démontrant que l'organisme a été impressionné par l'aconitine, c'est-à dire qu'il n'y a pas de passage de l'alcaloïde dans la circulation générale et que les centres nerveux, la moelle ainsi que l'isthme de l'encéphale sont restés indemnes de l'influence exercée par l'aconitine. En d'autres termes, la substance toxique n'a pas franchi la limite du dispositif expérimental, et toutes les fois que, par un artifice quelconque d'expérimentation, on arrive à préserver la moelle, on peut constater que l'aconitine n'exerce en aucune façon sur la sensibilité l'action que nous venons de lui reconnaître dans la série des expériences précédentes.

La contre-épreuve est très facile à faire. Il suffit de pratiquer sur le même animal une injection veineuse ou hypodermique d'aconitine dans la partie du corps jusque-là préservée de l'intoxication. On voit, au bout d'un temps très court, les symptômes caractéristiques se manifester et les phénomènes de sensibilité, si nets tout à l'heure, s'éteindre peu à peu sous l'influence des progrès de l'intoxication aconitique. Voici donc une preuve expérimentale bien évidente que l'action de l'aconitine s'exerce sur les extrémités nerveuses centrales, au moins l'action primitive.

Mais il ne suffit pas de rechercher le rôle de la moelle comme conducteur des impressions sensitives, il faut encore envisager sa fonction comme centre autonome ou excito-moteur et, à ce point de vue, l'étude des modifications subies par les réflexes va nous fournir des renseignements précieux. Les réflexes éprouvent, sous l'influence de l'aconitine, des modifications sensiblement parallèles à celles éprouvées par la sensibilité; toutefois, il est une distinction fort importante à établir ici et dont j'ai déjà parlé tout à l'heure, c'est la distinction entre les manifestations provoquées par la sensibilité consciente et celles provoquées par la sensibilité inconsciente.

Les manifestations de la sensibilité consciente, c'est-à-dire de la sensibilité douloureuse, s'atténuent progressivement et disparaissent alors que les phénomènes réflexes sont encore très nettement appréciables chez les animaux. Pour interpréter la façon dont ces phénomènes se produisent, il faut tenir compte de la manière dont le système nerveux est impressionné par les excitations qui viennent le mettre en jeu. Dans le premier cas, c'est-à-dire lorsque les phénomènes de la sensibilité consciente sont encore perceptibles, l'excitation centripète peut parvenir jusqu'aux centres fonctionnels de

perception dans l'encéphale, et alors se montrent les phénomènes de
sensibilité consciente, ceux qui se traduisent chez l'animal par des
mouvements de défense et des cris attestant qu'il a ressenti la
douleur. Dans le deuxième cas, au contraire, l'excitation est insuffisante, soit comme qualité, soit comme quantité; elle se borne à
arriver jusqu'aux centres médullaires, et c'est un réflexe seul qui
répond à cette excitation, la conscience n'entrant plus en jeu cette
fois.

Au début de l'empoisonnement par l'aconitine, comme les observations relatées antérieurement le prouvent surabondamment et
comme le confirme l'expérience sur les animaux, les manifestations
douloureuses ou conscientes priment de beaucoup les manifestations
réflexes ou inconscientes; les réactions conscientes sont très vives.
Chez l'homme, ces manifestations consistent principalement en
phénomènes douloureux (fourmillements, brûlure, sensation de
gonflement avec constriction); chez les animaux, ce sont surtout des
phénomènes de défense qui constituent cette manifestation de la
sensibilité consciente.

Cette période d'exaltation de la sensibilité consciente coïncide avec
la période d'excitation et d'exaltation des actes fonctionnels ou des
propriétés des tissus et des organes qui sont plus particulièrement et
plus vivement impressionnés. Peut-être faut-il aussi faire intervenir
l'action irritante locale exercée par l'aconitine sur tous les éléments
anatomiques avec lesquels elle se trouve en contact. Mais, au bout
d'un temps plus ou moins court, suivant les individus, suivant les
doses, suivant la susceptibilité, surtout, on voit les phénomènes
réflexes l'emporter sur les phénomènes de sensibilité consciente,
ces derniers étant plus ou moins complètement éteints. Dans tous
les cas, la sensibilité, dans ses divers modes, est d'abord exaltée,
comme nous l'avons vu constamment dans le cours de ces phénomènes d'intoxication, puis elle diminue progressivement et arrive à
être complètement abolie, alors que les réflexes persistent encore
quoique diminués d'intensité. A la période d'état de l'intoxication,
alors que les phénomènes symptomatiques de l'intoxication sont à
leur maximum d'intensité, la réaction excito-motrice est encore
conservée.

C'est, d'ailleurs, une véritable loi physiologique observée à l'égard
de toutes les substances médicamenteuses ou toxiques que ces
substances excitent d'abord les éléments anatomiques constituant le
substratum des actes fonctionnels pour finir par les paralyser à plus
ou moins brève échéance. Cette loi physiologique d'excitation primitive suivie de dépression s'observe constamment et dans des
circonstances aussi multiples que variées.

La disparition complète et totale des réflexes ne survient que dans la phase extrême, dans la phase asphyxique de l'intoxication, et on peut même voir les réflexes conservés pendant une période de quelques minutes après la mort, lorsqu'on s'adresse pour cela à des animaux qui présentent, d'une façon tout à fait remarquable, la persistance et l'énergie de la manifestation de ces réflexes. Chez les animaux nouveau-nés, par exemple, on peut réaliser très facilement les expériences de ce genre et, après intoxication avec une solution d'aconitine, on peut voir persister ces réflexes pendant dix et même quinze minutes après la mort.

En d'autres termes, la sensibilité consciente se trouve atteinte de façon prédominante, et disparaît plus tôt que la sensibilité réflexe.

L'explication proposée par Laborde pour interpréter ces phénomènes me paraît extrêmement probable. Il pense que l'impression sensitive ne peut plus parvenir jusqu'au siège fonctionnel de la perception capable de la transformer en sensation douloureuse, c'est-à-dire de franchir l'isthme encéphalique et de pénétrer jusqu'aux régions supérieures de l'encéphale, en raison des modifications éprouvées par le myélencéphale, autrement dit par la moelle et le bulbe, qui ne permettraient pas aux excitations périphériques de franchir un aussi long trajet. Il y aurait diminution graduelle de conductibilité, au fur et à mesure des progrès de l'intoxication, ce qui expliquerait la conservation primitive des réflexes, les centres excito-moteurs de la moelle pouvant encore être atteints par les excitations exercées à la périphérie alors que les centres encéphaliques ne reçoivent plus ces excitations.

Nous allons bientôt voir, au sujet de l'influence exercée par l'aconitine sur les appareils circulatoire et respiratoire, que les fonctions propres, aussi bien que la conductibilité de la portion bulbaire de l'axe médullaire sont fortement intéressées; et cela vient à l'appui de cette interprétation, que nous avons d'ailleurs déjà rencontrée à propos d'autres substances médicamenteuses.

Quant aux modifications des sensibilités spéciales, elles ne peuvent être étudiées que chez l'homme, parce que c'est chez l'homme seulement qu'on peut avoir des renseignements précis sur la façon dont ces phénomènes sont touchés sous l'influence de l'aconitine. Nous avons vu que l'on observe d'abord la perversion, puis l'affaiblissement tendant peu à peu à l'abolition complète de ces phénomènes de sensibilité spéciale. Je vous ai signalé d'une façon particulière et en y insistant comme leur importance le méritait : les picotements, les fourmillements, les crampes, les sensations d'engourdissement, ainsi que ces modifications particulières et si remarquables des sensations de contact et de température, les illusions sensorielles caractérisées par cette sensation de gonflement et de pesanteur de certaines régions telles que la face, le cuir chevelu, la muqueuse buccale, les lèvres, le nez principalement; je vous ai signalé également les modifications du goût, de l'ouïe et de la vue. Ce sont là autant de phénomènes qui démontrent, d'une façon évidente, l'influence exercée par l'aconitine sur les noyaux d'origine des nerfs crânio-bulbaires et sur la région du myélencéphale. Ces phénomènes si délicats, déterminés par l'aconitine dans la sphère de la sensibilité, sont prouvés par les modifications de la sensibilité dans tous ses modes fonctionnels, aussi bien de la sensibilité générale que des sensibilités spéciales.

Il ne sera pas inutile de résumer les phénomènes dont je viens de vous donner le détail, parce qu'il me paraît assez facile de s'égarer dans ces relations de phénomènes expérimentaux et de perdre ainsi de vue des phénomènes d'une importance capitale. Je résumerai cette action de l'aconitine sur le système nerveux de la façon suivante. En ce qui concerne l'évolution des phénomènes, nous avons à considérer deux stades : un premier stade, qui n'est en quelque sorte que le stade prodromique, et un deuxième stade, consécutif à l'absorption, dans lequel il faut considérer trois périodes : une période d'excitation fonctionnelle et d'agitation générale, une période d'état, une période d'épuisement et de collapsus.

La part dominante du système nerveux est absolument évidente; elle est surtout mise en évidence par la série des phénomènes traduisant les modifications fonctionnelles. C'est le système nerveux sensitif qui est plus particulièrement intéressé. Voici une grenouille curarisée et préparée d'après les indications de CLAUDE BÉRNARD. Vous voyez que l'excitation, au moyen d'un courant électrique, du nerf sciatique du côté non protégé par la ligature ne détermine pas le moindre mouvement dans le membre qui n'est pas soustrait à l'action du curare. Au contraire, de l'autre côté, nous obtenons un réflexe moteur prouvant que la sensibilité n'est pas abolie, nous avons une réaction en ce qui concerne l'excitation sensitive, le bout central du nerf est encore excitable sous l'influence du courant et malgré le curare. Eh bien, cette grenouille qui est actuellement privée de mouvement, mais n'est pas privée de sensibilité, on peut la priver de sensibilité en la mettant sous l'influence de l'aconitine, et nous en aurons la preuve parce que ce même courant qui, actuellement, détermine encore des phénomènes de motricité dans la région non curarisée du corps, sera devenu incapable tout à l'heure de déterminer une modification du même genre.

Les modifications du système nerveux doivent être étudiées, d'une part, sur le système nerveux central, puis sur le système nerveux périphérique, enfin sur le système nerveux de la vie organique.

Nous avons vu que les fonctions cérébrales restaient absolument intactes. De cela, les preuves surabondent, aussi bien en ce qui con-

cerne l'expérimentation sur les animaux qu'en ce qui concerne les
phénomènes qu'on a pu observer chez l'homme. Il reste, par conséquent, l'isthme de l'encéphale et la moelle dont il s'agit de rechercher la
participation en ce qui concerne les phénomènes toxiques. C'est dans
l'étude de l'état des propriétés fonctionnelles des conducteurs nerveux
reliant ces régions du système nerveux aux organes et aux parties
périphériques, c'est-à-dire en étudiant la motricité et la sensibilité
dans ses divers modes, qu'on peut arriver à déterminer la part prise
par chacune de ces régions du système nerveux dans l'intoxication
aconitique.

Relativement aux modifications fonctionnelles du système nerveux
périphérique de la vie de relation, l'examen de l'état de la motricité
nous a démontré qu'il y avait une persistance des propriétés motrices
du nerf mixte, non seulement pendant toute la durée de l'intoxication,
mais même pendant un temps très appréciable après la mort. Il y a,
au contraire, une atténuation progressive de la sensibilité, qui va
jusqu'à une abolition complète. Ces phénomènes sont fonction non
seulement du temps, mais encore de la dose et de la réceptivité de
l'animal ou de l'individu. L'état de la contractilité musculaire montre
qu'au contact direct, la résistance du muscle est énormément supérieure à la résistance du nerf. L'étude des tracés graphiques montre
des variations d'intensité, variations qui s'accompagnent de perversion, d'irrégularité, de désordre dans la manifestation fonctionnelle.

L'étude des modifications de la sensibilité dans ses divers modes
montre que la propriété sensitive du nerf mixte est modifiée par suite
de l'action exercée par l'aconitine dans la région centrale. Il n'y a
pas d'action exercée sur la sensibilité lorsque la moelle est préservée
de l'action toxique, au moyen d'un artifice d'expérimentation.
Quant à ce qui est de la moelle envisagée comme centre autonome
ou comme centre excito-moteur, l'influence de l'aconitine sur les
phénomènes réflexes et les phénomènes d'excito-motricité ne peut
être différenciée, en ce sens que les manifestations conscientes, très
vives au début et l'emportant très nettement sur les manifestations
réflexes, sont les premières atteintes, tandis que les manifestations
réflexes persistent pendant toute l'évolution de l'intoxication et ne
disparaissent que quelques instants avant la mort, lorsque les phénomènes asphyxiques annoncent une issue fatale imminente : elles
persistent même après la mort pendant un temps appréciable lorsqu'on expérimente sur des animaux nouveau-nés chez lesquels ces
manifestations excito-motrices sont très énergiques et très tenaces.
En d'autres termes, la sensibilité consciente est touchée de façon
prédominante, et elle disparaît d'une façon très notable avant la
sensibilité réflexe.

Quant aux modifications de la sensibilité spéciale, qu'on peut seulement étudier chez l'homme parce que seul il se prête à ces recherches, ce sont des phénomènes de perversion, d'affaiblissement et même d'abolition de ces sensibilités qu'on peut observer sous l'influence des doses suffisantes d'aconitine. Dans la sphère du goût, on note des sensations analogues à celles produites par le contact du poivre ou de la racine de pyrèthre; en même temps, la perception des saveurs sucrées est abolie. Du côté de l'ouïe, on observe une excitation douloureuse, des tintouins, des bourdonnements, de la surdité. Du côté de la vue, on constate des éblouissements, des étincelles, des cercles lumineux; puis de l'obnubilation et de l'anesthésie rétinienne.

XXIIIe LEÇON

ACONITINE. — MODIFICATIONS FONCTIONNELLES DE LA CIRCULATION. — CONTRACTIONS CARDIAQUES. — POULS. — TENSION. — PHÉNOMÈNES VASO-MOTEURS. — MODIFICATIONS FONCTIONNELLES DE LA RESPIRATION. — PRÉDOMINANCE DES PHÉNOMÈNES D'ASPHYXIE. — MÉCANISME DE L'ACTION EXERCÉE PAR L'ACONITINE SUR LE CŒUR ET LA RESPIRATION. — INFLUENCE DU CENTRE BULBO-MÉDULLAIRE.

L'étude que nous avons faite de l'action exercée par l'aconitine sur le système nerveux a consisté, principalement, dans l'influence produite par cette substance médicamenteuse sur le système nerveux central. Il s'agit, en effet, d'une influence prépondérante, sinon même unique, dans tous les cas absolument suffisante pour expliquer les actions exercées par l'aconitine dans la sphère de la sensibilité. A côté de cette influence d'origine exclusivement centrale, il en existe d'autres, d'origine exclusivement périphérique, qui interviennent non plus dans l'action médicamenteuse exercée par l'aconitine, mais dans son action toxique où leur part est alors prépondérante. C'est ainsi que l'influence afférente au cœur et à la respiration va nous montrer, en plus d'une action primitive exercée sur le système nerveux central, une influence secondaire, d'ordre toxique, beaucoup plus importante, au point de vue toxique tout au moins, exercée sur les extrémités périphériques du système nerveux. Et en effet, vous allez voir que lorsque les manifestations toxiques apparaîtront et se traduiront par les effets si particuliers et caractéristiques sur le cœur et la circulation aussi bien que sur la respiration, l'influence centrale sera, pour ainsi dire, épuisée tandis que l'influence périphérique commencera à entrer en jeu, et cette influence périphérique sera suscitée grâce à l'action irritante exercée localement par l'aconitine au cours de son élimination par les divers émonctoires de l'organisme. Il y a d'ailleurs, ainsi que je vous l'ai déjà fait remarquer à propos du tableau de l'intoxication, un passage insensible, une véritable subintrance entre ces deux périodes, période d'action sur le système nerveux central et période d'action exercée sur le système nerveux périphérique. J'ai à peine besoin d'ajouter que les phénomènes de réceptivité et de susceptibilité individuelles jouent là un rôle prépondérant; et c'est en grande partie à cause des différences suscitées par ces questions de susceptibilité individuelle et de réceptivité qu'on peut voir survenir plus ou moins rapidement, aussi bien chez l'homme que chez les animaux, la période toxique succédant à la période qu'on peut appeler thérapeutique.

L'étude de l'action exercée par l'aconitine sur l'appareil circulatoire peut se diviser en trois parties : 1° étude de l'action exercée par cette substance sur l'organe central de la circulation, c'est-à-dire sur les contractions cardiaques et le pouls; 2° étude des modifications éprouvées par la tension sanguine; 3° étude des modifications vasomotrices. C'est ainsi que nous allons diviser cette étude pour pouvoir en tirer le plus de fruit possible.

Action de l'aconitine sur le cœur. — Voyons d'abord ce qui concerne la contractilité cardiaque. Ce que nous avons appris relativement à l'action exercée par l'aconitine sur le système musculaire nous permet déjà de prévoir, dans une certaine mesure, quelle va être l'action exercée par l'aconitine sur le myocarde. Nous savons, aussi bien par l'expérimentation sur les animaux que par les faits d'intoxication relevés chez l'homme, que non seulement l'aconitine n'arrête pas d'emblée le fonctionnement du cœur, comme l'avaient cru certains observateurs, mais même que le cœur continue à battre jusqu'à la phase extrême et dernière de l'intoxication, et qu'il est touché seulement d'une façon secondaire, par suite d'une influence nerveuse dont nous allons chercher tout à l'heure à élucider le mécanisme. La très étroite solidarité qui existe entre le système circulatoire et le système respiratoire fait qu'il est bien difficile de dissocier l'étude de ces deux fonctions; elles sont tellement solidaires que nous pouvons nous attendre, *à priori*, ici comme dans toutes les autres questions de même genre, à constater du côté de l'appareil respiratoire des modifications de même ordre et de même sens que celles que nous aurons trouvées du côté de l'appareil circulatoire.

Si l'on prend un chien et qu'on le soumette préalablement à la curarisation, puis à la respiration artificielle, on peut constater qu'il est possible d'introduire dans son organisme, par voie d'injection veineuse, des quantités considérables d'aconitine sans qu'à aucun moment le cœur soit touché primitivement, c'est-à-dire sans que le cœur s'arrête. On observe des variations très remarquables du rythme des contractions cardiaques et de la pression sanguine; au moment de la mort, on peut constater une grande difficulté dans la production de ces contractions cardiaques, mais ces contractions persistent quoique inefficaces, comme on peut s'en assurer en ouvrant le thorax de l'animal au moment où il est sur le point de mourir, et on peut voir persévérer un frémissement, insensible pour les appareils enregistreurs, qui est l'indice de la persistance des propriétés fonctionnelles du myocarde. Si même, en désespoir de cause, on arrive à pousser une injection dans une veine proche du cœur, on peut voir que cette injection elle-même, ce contact presque instantané de la solution d'aconitine avec le myocarde est encore, à lui seul, incapable de déterminer un arrêt des contractions cardiaques. Bien mieux, lorsque le cœur s'est arrêté complètement, les ventricules en diastole, on peut observer que les oreillettes se contractent encore, et que, des deux oreillettes, l'une, l'oreillette gauche, persiste encore dans ses mouvements de contractilité alors que l'oreillette droite est complètement arrêtée. Nous en arrivons donc à conclure, comme nous l'avons déjà fait en ce qui concerne l'action exercée par l'aconitine sur le tissu musculaire proprement dit, que la contractilité du myocarde est conservée pendant toute la durée de l'action de l'aconitine.

Cherchons maintenant quelles sont les modifications fonctionnelles dont je viens de vous laisser soupçonner l'existence. Pour étudier ces modifications, nous nous adresserons successivement, d'abord à des animaux à sang froid, en raison de la facilité avec laquelle se fait l'étude de la fonction cardiaque chez ces animaux, puis nous chercherons ensuite à voir si les modifications retrouvées dans le cœur des animaux à sang froid se retrouveront également et de la même manière chez les animaux à sang chaud.

Si l'on vient à mettre directement en contact avec le cœur mis à nu d'une grenouille une solution très diluée d'aconitine, on peut voir les contractions cardiaques présenter des modifications tout à fait particulières, si particulières même que leur importance devient considérable en ce qui concerne la diagnose, au point de vue médico-légal, de l'existence de l'aconitine. C'est ce que montre la succession des graphiques représentés dans les figures 31, 32 et 33.

Dans une première période, on voit les pulsations acquérir immédiatement, sous l'influence de ce contact de la substance toxique, une rapidité et un caractère d'arythmie tout à fait particulier. On a même été jusqu'à caractériser cette période par l'appellation de *clonisme* qui dépeint très bien l'irrégularité et la rapidité des contractions se produisant sous cette première influence. Je sais bien qu'ici il y a lieu de tenir compte de l'action exercée par la solution, serait-ce seulement une solution d'eau pure, mise au contact du myocarde de la grenouille. On peut voir, lorsqu'on fait l'expérience comparativement, d'une part avec de l'eau distillée, et d'autre part

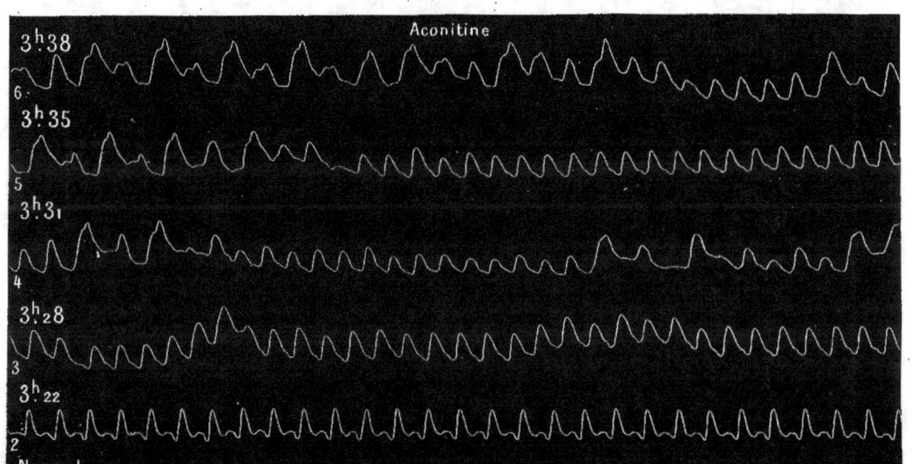

Fig. 31. — Action locale de l'aconitine sur le cœur de la grenouille.

1 — Tracé normal; 50 pulsations à la minute. — Contact direct, sur le myocarde mis à nu, de I goutte d'une solution d'azotate d'aconitine, représentant 0 milligramme 05 (cinq centièmes de milligramme) à 3 h. 20. Le contact immédiat s'accompagne seulement d'une légère diminution d'amplitude des contractions cardiaques avec augmentation de leur nombre qui atteint 63. — **2**. - Deux minutes après l'instillation : 65 pulsations; tendance au dédoublement de la diastole. — **3**. - Huit minutes après l'instillation : 73 pulsations; apparition des irrégularités. — **4**. - Onze minutes après l'instillation : 59 pulsations; l'arythmie devient plus accusée, systoles avortées, clonisme. — **5**. - Quinze minutes après l'instillation : 60 pulsations; par moments, le ventricule reste contracté et vide, tandis que les oreillettes effectuent des systoles rapides et arythmiques avec, de temps à autre, une diastole partielle du ventricule; puis, tendance au retour à la régularisation. — **6**. - Dix-huit minutes après l'instillation : 45 pulsations; nouvelle période d'arythmie encore plus accentuée

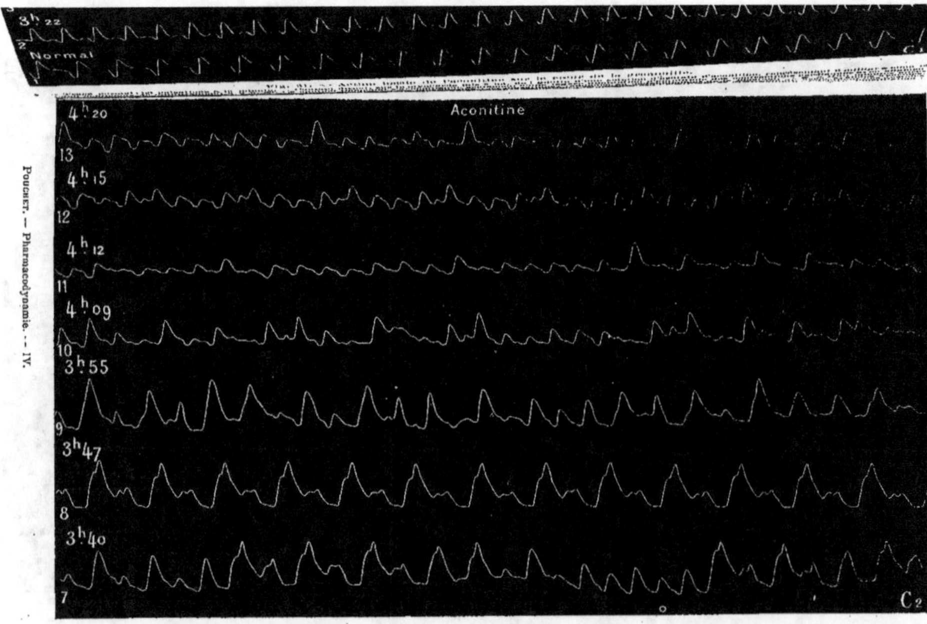

Fig. 32. — Action locale de l'aconitine sur le cœur de la grenouille. [Suite de l'expérience de la figure 31.]

7. — Vingt minutes après l'instillation : 52 pulsations; continuation de l'arythmie, nombreuses systoles avortées. — **8.** - Vingt-sept minutes après l'instillation : 31 pulsations; la décontraction du ventricule s'effectue brusquement et incomplètement, alternativement à la pointe et à la base, tendance à la contracture systolique. — **9.** - Trente-cinq minutes après l'instillation : 47 pulsations; le ventricule est comme divisé par une constriction circulaire en deux segments qui se contractent et se relâchent alternativement et d'une façon indépendante mais irrégulière. — **10.** - Quarante-neuf minutes après l'instillation : 65 pulsations; très irrégulières, tantôt de la pointe, tantôt de la base, rarement systole du ventricule entier. — **11.** - Cinquante-deux minutes après l'instillation : 67 pulsations; mêmes phénomènes que dans la phase précédente, mais encore plus accentués. — **12.** - Cinquante-cinq minutes après l'instillation : 80 pulsations; accélérées et arythmiques. — **13.** - Une heure après l'instillation : 70 pulsations. Contractions fréquentes de la pointe, rares de la base; ventricule plissé et montrant des contractions superficielles d'apparence vermiculaire.

Pendant toute la durée de ces phénomènes, le ventricule a présenté une coloration foncée démontrant qu'il ne se vidait que très incomplètement de son contenu.

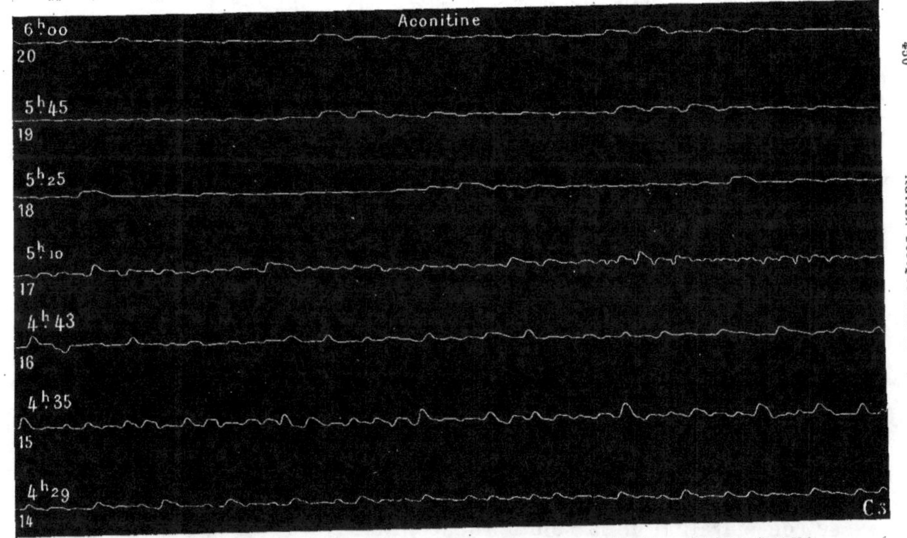

Fig. 33. — Action locale de l'aconitine sur le cœur de la grenouille. [Suite et fin de l'expérience des figures 31 et 32.]

14. — Une heure dix minutes après l'instillation. A partir de ce moment, le nombre des pulsations devient incomptable, tant à cause de leur faible énergie que de leur fréquence et de leur ressemblance avec une trémulation fibrillaire. On observe une tendance à l'arrêt diastolique. Le ventricule ne se vide plus et l'on ne voit que des contractions cloniques et arythmiques de la pointe avec de rares contractions de la base. La mort est arrivée environ trois heures après l'instillation. Ventricule en diastole, et présentant une coloration très foncée.

Ces trois figures ne reproduisent que les points les plus intéressants et les plus caractéristiques d'un tracé effectué au mois de juin, dans les conditions les meilleures de sensibilité pour l'animal en expérience.

avec une solution d'azotate d'aconitine, que les modifications sont très différentes, en ce qui concerne la rapidité et l'arythmie des contractions cardiaques, et que, si l'on peut admettre que le contact d'eau distillée froide avec le myocarde trouble, dans une certaine mesure, son rythme habituel, il le trouble dans tous les cas d'une façon très différente de celle suivant laquelle il est affecté sous l'influence de la solution d'aconitine.

Cette phase d'augmentation très notable du nombre des contractions cardiaques et d'arythmie — car les deux phénomènes se montrent en même temps — dure quelques secondes, puis le ventricule reste énergiquement contracté et vide pendant un certain temps durant lequel les oreillettes sont, au contraire, affectées de mouvements extrêmement rapides, tellement rapides même que le nombre de leurs pulsations devient impossible à compter. De temps à autre, on voit seulement une diastole partielle du ventricule qui reste contracturé et comme tétanisé : je dis *comme tétanisé*, et non pas simplement tétanisé. Il éprouve une très grande difficulté à évacuer son contenu.

Au bout de quelque temps, on observe une deuxième période caractérisée par ce fait que le ventricule semble toujours tendre à un arrêt systolique; les battements sont tout à fait irréguliers, les diastoles ventriculaires extrêmement rapides, et elles présentent ce caractère tout à fait particulier de se produire alternativement vers la pointe du ventricule puis vers sa base, rarement on observe une diastole totale, c'est-à-dire une diastole se produisant normalement et intéressant la totalité de la masse ventriculaire. Cette phase dure, en général, un temps beaucoup plus considérable que la première, mais ce temps est nécessairement variable avec une foule de conditions qu'il est impossible de déterminer d'avance, telles que le degré de concentration de la solution d'aconitine, le degré de la température au moment où se fait l'expérience — vous savez, en effet, combien les grenouilles sont sensibles à ces conditions de température, et combien diffère la réaction qu'on peut observer sur ces animaux suivant qu'on fait agir sur eux un même toxique à des moments différents de l'année, au printemps, en été ou en hiver. Puis survient une troisième période caractérisée par des contractions péristaltiques de la paroi ventriculaire : le ventricule paraît alors comme segmenté, et on voit une sorte de mouvement vermiculaire, ondulatoire, auquel succède un arrêt diastolique qui peut devenir définitif lorsque la dose est suffisante.

A ce moment, le ventricule présente une coloration foncée tout à fait remarquable, il est gorgé de sang peu artérialisé; les contractions du myocarde sont tout à fait superficielles et absolument incapables de vider, même partiellement, le ventricule. Cet aspect du

cœur, sous l'influence de l'action exercée par l'aconitine, est particulièrement remarquable, comme vous le voyez, et d'autant plus
remarquable que, en laissant tomber sur le ventricule ainsi impressionné par la solution d'azotate d'aconitine une certaine quantité de
solution au centième de sulfate d'atropine, on ne modifie d'aucune
manière les phénomènes dont je viens de faire la description. C'est
là, au dire de certains expérimentateurs, notamment de M. ALBANESE,
un ensemble tout à fait caractéristique et constant de l'action exercée
par l'aconitine; et c'est, dans tous les cas, un très important élément
d'appréciation en ce qui concerne la caractérisation de l'aconitine au
point de vue médico-légal.

Eh bien, Messieurs, ces phénomènes que je viens de vous
dépeindre aussi rapidement que possible en ce qui concerne l'action
exercée localement sur le myocarde par les solutions d'aconitine, ces
phénomènes se retrouvent, à peu de chose près, avec quelques
modifications cependant, lorsque l'aconitine est introduite par voie
d'injection hypodermique chez la grenouille, au lieu d'être mise
simplement en contact direct avec son myocarde. Mais lorsque cette
aconitine est ainsi introduite sous la peau, en plus de l'action
exercée localement et qui se traduit par les phénomènes que je viens
de décrire, il existe d'autres modifications dépendant de l'action
excitante déterminée, à la période de début, par l'aconitine. Et en
effet, sous l'influence de cette période d'excitation du début, on
observe d'abord une accélération plus ou moins grande des contractions rythmiques, le nombre des pulsations cardiaques peut arriver,
par exemple, à être doublé; parfois même on peut voir se produire,
sous l'influence de l'excitation douloureuse déterminée par cette
injection sous-cutanée d'aconitine, une stimulation assez intense
pour provoquer un réflexe suspensif arrêtant complètement les
contractions cardiaques pendant un temps plus ou moins court. A
cette période, très bien caractérisée parfois chez la grenouille,
correspond cet état syncopal que j'ai indiqué chez les mammifères, et
auquel on doit rattacher également l'état lipothymique qu'on observe
chez l'homme et qui est si fréquent au début de l'intoxication par
l'aconitine.

Puis, au bout d'un temps en général assez court, on observe un
ralentissement et un affaiblissement, lents mais progressifs, du
nombre et de l'énergie des contractions cardiaques, en même temps
que se montrent des irrégularités plus ou moins profondes de
rythme. Ces phénomènes sont très nettement représentés sur les
tracés que je fais passer sous vos yeux. (Voir Fig. 34 à 41.)

Sur ces tracés (Fig. 34 et 35), vous allez pouvoir nettement apprécier ce phénomène de la production d'une arythmie intense et
débutant brusquement, interrompue par des périodes de retour à la

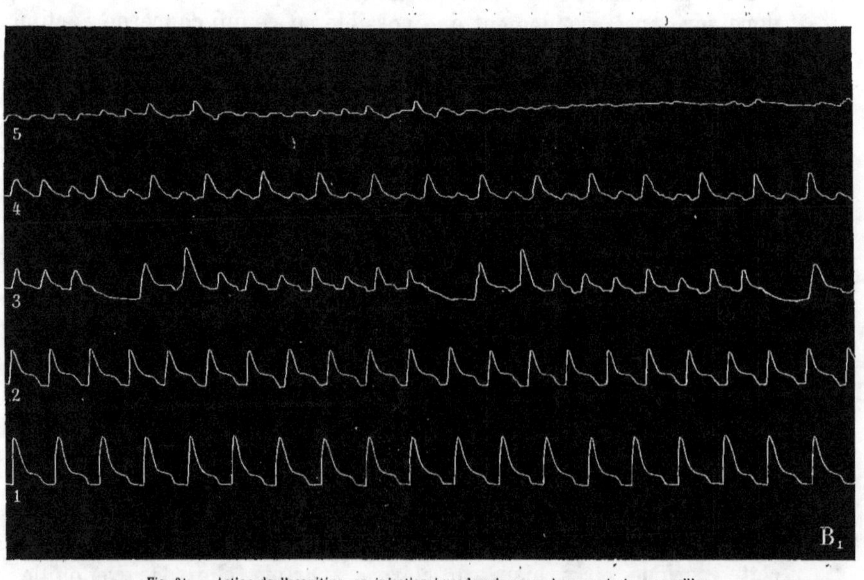

Fig. 34. — Action de l'aconitine, en injection hypodermique sur le cœur de la grenouille.

Injection sous la peau d'une des cuisses de un demi-centi-cube d'une solution aqueuse contenant 0 milligr. 05 (cinq centièmes de milligramme) d'azotate d'aconitine. Immédiatement après, mouvements de défense et convulsions. — **1**. - Tracé normal avant l'injection; 45 pulsations. — **2**. - Tracé prélevé trois minutes après l'injection. Légère diminution d'amplitude et très légère augmentation de fréquence; 50 pulsations. — **3**. - Tracé prélevé douze minutes après l'injection et au début des phénomènes d'arythmie, augmentation de fréquence; 62 pulsations. — **4**. - Suite du tracé précédent. La diastole se fait en deux temps et semble s'effectuer avec une certaine difficulté. — **5**. - Tracé prélevé dix-huit minutes après l'injection. Arythmie, tendance à l'état diastolique.

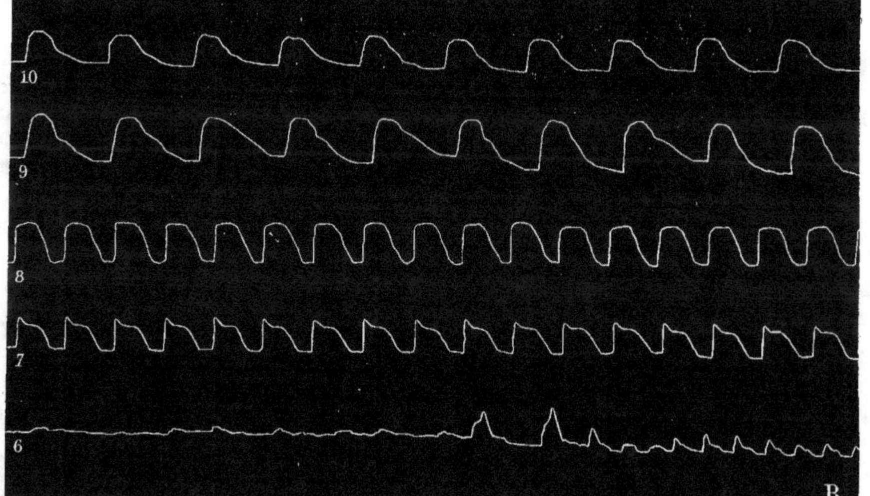

Fig. 35. — Action de l'aconitine, en injection hypodermique sur le cœur de la grenouille. (Suite et fin du tracé de la figure 34.)

6. - Fin de la période arythmique (elle a duré plus de quatre minutes) et début du retour à la régularisation. — **7.** - Tracé prélevé vingt-six minutes après l'injection. Augmentation d'amplitude et retour à la régularisation; 40 pulsations. — **8.** - Tracé prélevé trente-trois minutes après l'injection. Conservation de l'amplitude et de la régularisation, mais changement de forme des contractions ventriculaires; 40 pulsations. — **9.** - Tracé prélevé 2 h. 50 après l'injection. Après avoir passé par une période durant laquelle l'amplitude des contractions cardiaques a été extrêmement faible sans que la fréquence fût sensiblement accrue (47 pulsations), il se produit tout à coup une période d'augmentation considérable d'amplitude avec diminution de fréquence et tendance à l'état arythmique; 23 pulsations. — **10.** - Tracé prélevé 3 h. après l'injection et quelques minutes avant la mort. Diminution d'amplitude et de fréquence, modifications du rythme; 23 pulsations. — [Expérience effectuée au mois d'avril. L'injection a été pratiquée à 1 h. 55, l'arrêt du cœur s'est produit à 5 h. 04, en diastole. Les oreillettes continuent à battre pendant quelque temps; la gauche s'arrête la dernière. Ventricule excitable par un courant faradique faible.]

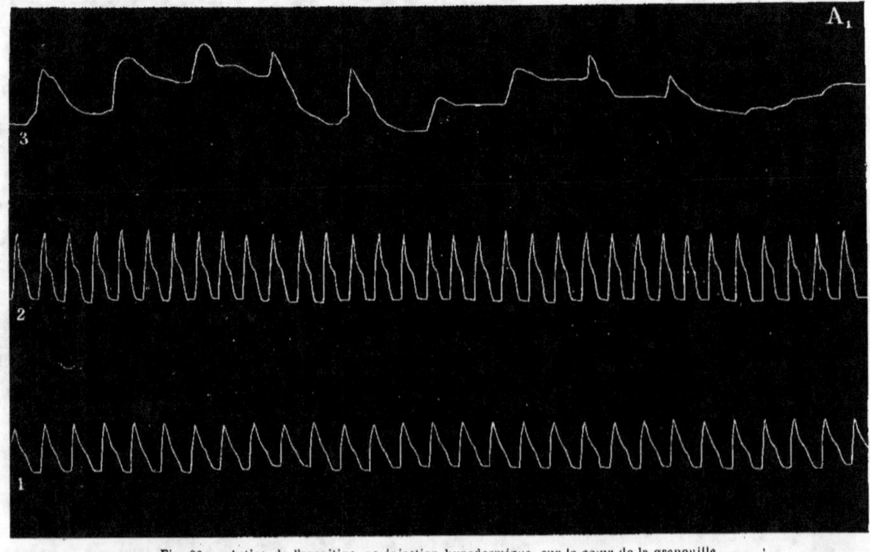

Fig. 36. — Action de l'aconitine, en injection hypodermique, sur le cœur de la grenouille.

Injection sous la peau d'une des cuisses de un quart de centi-cube d'une solution aqueuse contenant 0 milligr. 05 (cinq centièmes de milligramme) d'azotate d'aconitine. Immédiatement après, mouvements de défense et convulsions.

1. — Tracé normal avant l'injection ; 68 pulsations.

2. — Tracé prélevé vingt minutes après l'injection et alors que l'agitation suivant immédiatement l'injection s'est calmée : notable augmentation d'amplitude ; 77 pulsations.

3. — Tracé prélevé trente minutes après l'injection : l'arythmie a débuté brusquement, diastoles incomplètes et s'effectuant en plusieurs temps.

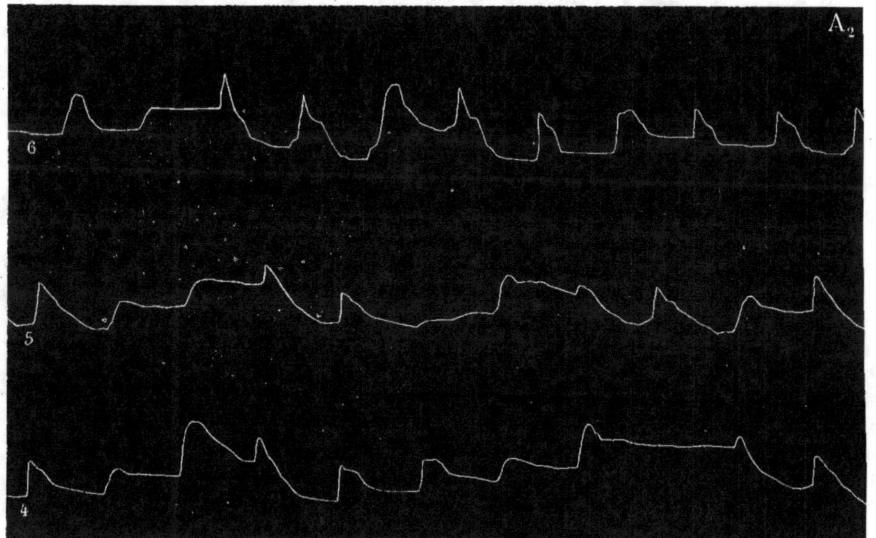

Fig. 37. — Action de l'aconitine, en injection hypodermique, sur le cœur de la grenouille. (Suite du tracé de la figure 36.)

4 et 5. — Suite ininterrompue du tracé 3. Modifications dans le rythme, le nombre et la forme des contractions; ataxie.

6. — Tracé prélevé trente-sept minutes après l'injection. Tendance au retour à la régularité.

[Cette période d'arythmie est celle que LANCERE a si justement caractérisée par l'appellation d'*ataxie cardiaque*.]

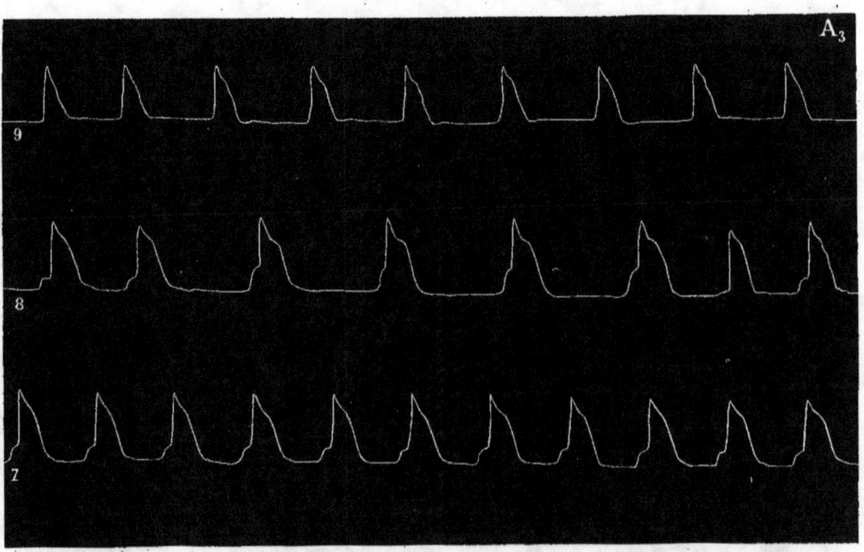

Fig. 38. — Action de l'aconitine, en injection hypodermique, sur le cœur de la grenouille. (Suite des tracés des figures 36 et 37.)

7. — Tracé prélevé cinquante-cinq minutes après l'injection. Retour à la régularité rythmique, augmentation de l'amplitude, diminution du nombre des contractions; 25 pulsations.

8. — Tracé prélevé 1 h. 10 après l'injection. Nouvelle période d'irrégularités moins accentuées que dans la période précédente, la diastole s'effectue en deux temps; 20 pulsations.

9. — Tracé prélevé 1 h. 35 après l'injection. Retour marqué au rythme primitif; 22 pulsations.

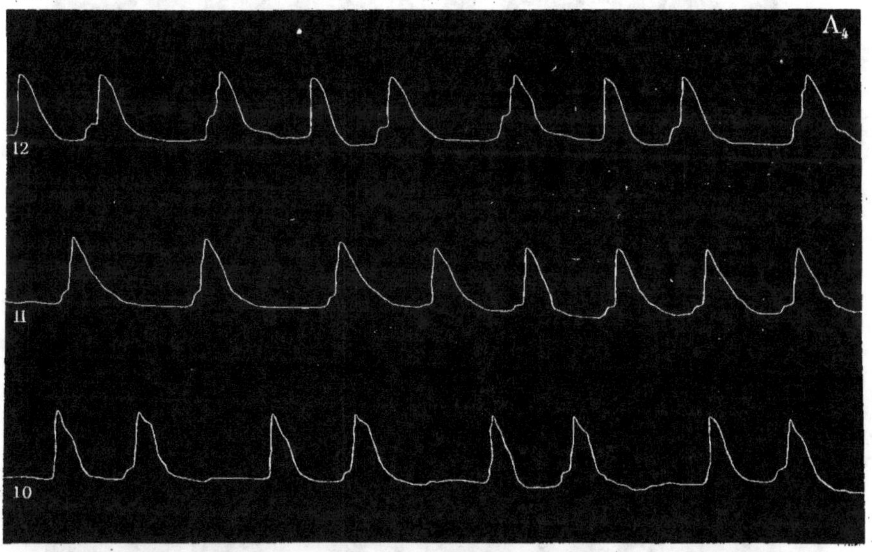

Fig. 39 — Action de l'aconitine, en injection hypodermique, sur le cœur de la grenouille. (Suite et fin des tracés des figures 36, 37 et 38.)
10. — Tracé prélevé 1 h. 40 après l'injection. Nouvelle période d'irrégularités avec légère augmentation d'amplitude, rythme couplé; 20 pulsations.
11. — Tracé prélevé 2 h. 10 après l'injection. Nouveau retour à la régularisation; 21 pulsations.
12. — Tracé prélevé 2 h. 55 après l'injection. Nouvelles phases d'irrégularités avec diastoles s'accomplissant en plusieurs temps; 21 pulsations.
Expérience effectuée au mois de décembre. L'injection a été pratiquée à 3 h. 45. L'animal est mort dans la nuit. Le tracé 12 a été pris à 7 h. du soir.]

régularisation. A un moment donné, ces phases d'arythmie, au cours de laquelle on remarque des diastoles s'accomplissant en plusieurs temps, acquièrent une intensité telle que la mort du cœur ne tarde pas à suivre ces derniers accidents : le fait de la persistance

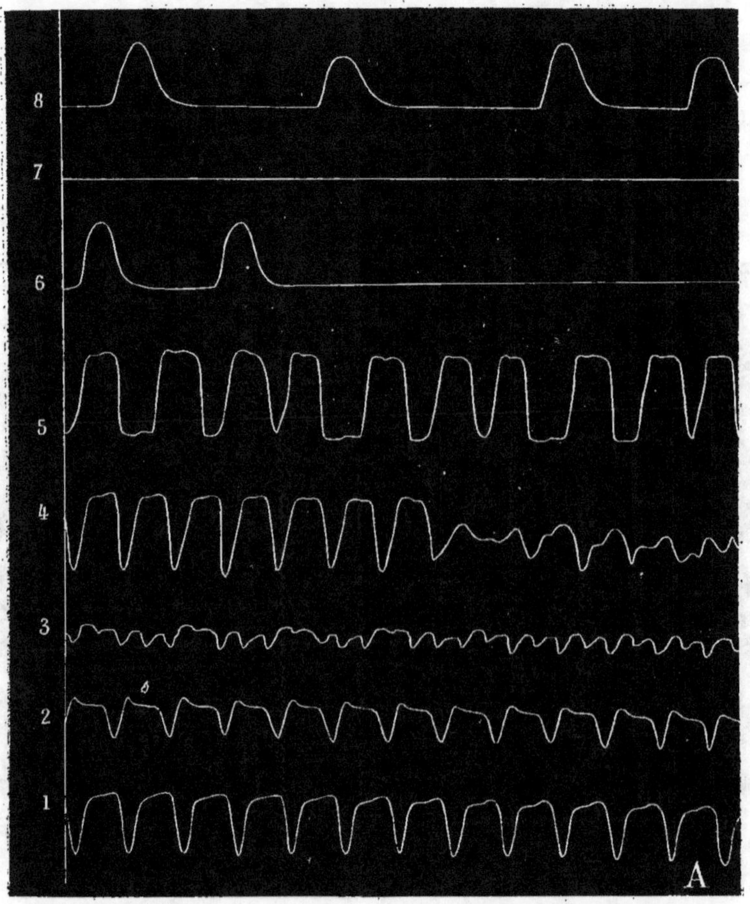

Fig. 40. — Action de l'aconitine en injection hypodermique sur le cœur de la grenouille. [Dose relativement forte. Résumé schématique.]

1. — Tracé normal.
2. — Accélération.
3. — Accélération et irrégularités.
4 et 5. — Retour au rythme normal avec augmentation très notable de l'amplitude.
6 et 7. — Période d'intermittences et arrêt.
8. — Réapparition des contractions sous l'influence de l'excitation électrique. [D'après Laborde.]

de la contractilité du myocarde est ici prouvé d'une façon évidente, parce que, sous l'influence de l'électrisation du myocarde, comme vous le verrez sur une de ces figures, les contractions reprennent, et par conséquent les propriétés fonctionnelles du tissu myocardique ne sont en aucune façon altérées par l'aconitine.

Ces autres tracés (Fig. 36, 37, 38 et 39), représentent une manière d'être un peu différente des phénomènes ; manière d'être qui se

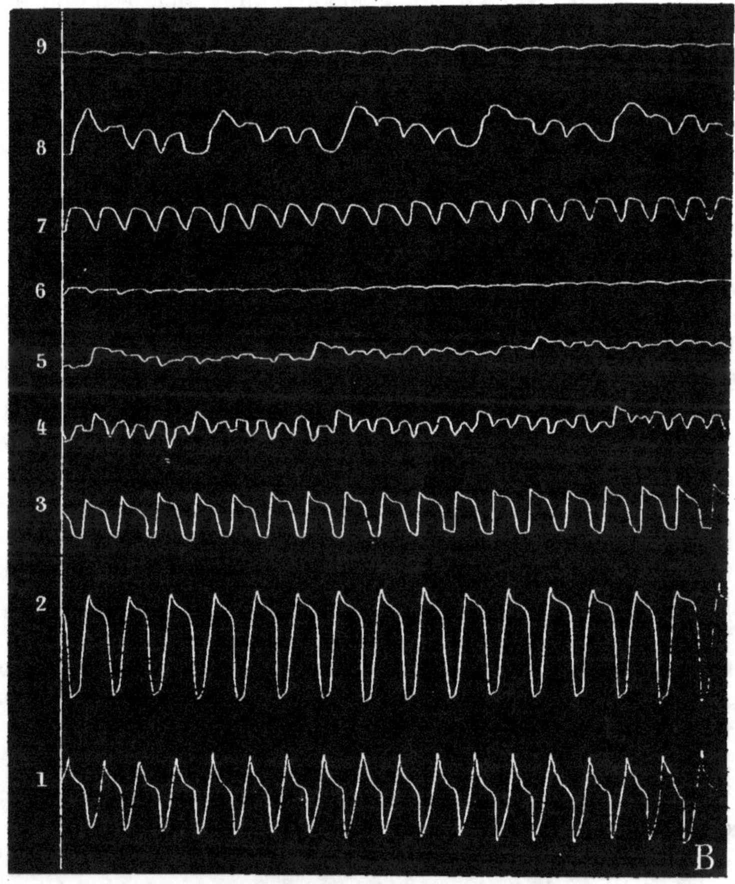

Fig. 41. — Action de l'aconitine en injection hypodermique sur le cœur de la grenouille. [Dose faible. Résumé schématique.]

1. — Tracé normal.
2. — Augmentation d'amplitude.
3 et 4. — Accélération, irrégularités.
5 et 6. — Période d'ataxie ; état tétanique.
7. — Retour passager au rythme normal avec diminution d'amplitude et accélération.
8 et 9. — Nouvelle période d'irrégularités, suivie de tétanisation. [D'après Laborde.]

caractérise ici par ce fait que l'augmentation d'amplitude et de nombre des contractions cardiaques se montre d'emblée, sans qu'on passe au préalable par une phase arythmique et ataxique plus ou

moins semblable au tétanos ; de sorte qu'en réalité lēs deux phénomènes peuvent aussi bien s'observer quand on opère sur la grenouille, et cela dépend des conditions dont je parlais tout à l'heure,
conditions de température et de réceptivité individuelle, chez ces
animaux surtout. On peut constater, ou bien d'abord une augmentation assez nette de l'amplitude et du nombre des contractions
cardiaques, presque immédiatement suivie d'une phase d'ataxie et
d'arythmie, puis une reprise de la régularité avec augmentation de
l'amplitude et du nombre des contractions à laquelle fait bientôt suite
une nouvelle phase d'ataxie et d'arythmie ; ou bien cette première
phase d'ataxie et d'arythmie ne se montre pas, et l'on passe d'emblée
à une énorme augmentation de l'amplitude et du nombre des contractions, la phase arythmique et ataxique étant à assez bref délai
suivie de la mort du cœur.

Dans tous les cas, ce qui caractérise cette période d'arythmie et
d'ataxie, c'est que les battements cardiaques sont absolument irréguliers et tumultueux ; le ventricule est comme coupé en deux par une
sorte de rétraction circulaire, il reste noir au lieu de pâlir comme il
le fait à l'état normal à la suite des contractions, alors que cette
contraction l'a vidé du sang qu'il contenait, et cette coloration noire
est due à ce que le ventricule n'arrive pas à se vider complètement
du sang qu'il renferme. A cette phase succède peu à peu du ralentissement, puis des irrégularités caractérisées surtout par des intermittences ; le myocarde arrive à se contracter à peine ; les oreillettes
continuent au contraire à battre régulièrement, mais en manifestant
un ralentissement très notable et un état de faiblesse qui croît progressivement. Enfin le ventricule s'arrête complètement, mais il est
encore excitable par un courant électrique, comme le montre le tracé
de la fig. 40. L'oreillette gauche s'arrête en dernier lieu.

C'est principalement la succession suivant laquelle se produisent
ces modifications qui est à remarquer dans l'action de l'aconitine,
parce que, jusqu'ici tout au moins, on ne connaît pas de substance
toxique capable, dans les conditions rigoureuses de déterminisme
expérimental que j'ai indiquées et à aussi faible dose, c'est-à-dire à
la dose d'un dixième de milligramme ou même moins chez la grenouille, de déterminer des modifications des contractions cardiaques
présentant ce caractère et cet ordre de succession. C'est cet ensemble
de phénomènes qui rend l'action de l'aconitine sur le cœur de grenouille tellement importante au point de vue du diagnostic médico-
légal.

De plus, si l'on recherche la façon dont le cœur des animaux à
sang froid, aussi bien d'ailleurs que le cœur des animaux à sang
chaud, réagit sous l'influence de l'aconitine, après que ces animaux
ont été mis préalablement sous l'influence du curare ou de l'atropine,

on voit que les modifications que je viens de vous indiquer ne se produisent plus, ce qui, dès maintenant, nous autorise à penser que les pneumogastriques jouent, dans la production de ces phénomènes, un rôle extrêmement important.

En définitive, augmentation passagère de l'amplitude, puis précipitation presque subite des contractions cardiaques avec chute de l'amplitude et irrégularités ; ataxie avec tremblement pouvant aller jusqu'à la tétanisation du myocarde, telles sont les manifestations qui caractérisent la première phase de l'action exercée par l'aconitine sur le cœur des animaux à sang froid, lorsque cette aconitine est introduite par voie d'injection sous-cutanée. Cette phase dure, en moyenne, de trois à dix minutes ; puis, peu à peu, on voit l'accélération cesser, les contractions se régularisent, le rythme redevient à peu près normal ; seule l'augmentation d'amplitude des contractions persiste et leur nombre est lui-même un peu plus élevé qu'à l'état normal.

Dans une deuxième phase, l'énergie et l'amplitude des contractions cardiaques normales peuvent être parfois plus que doublées par rapport au rythme primitif. Cette phase dure assez longtemps, et un temps d'autant plus considérable que la dose d'aconitine injectée a été plus faible. Je possède des tracés dans lesquels la mort de la grenouille n'est survenue qu'au bout de quatre, six, huit et même dix heures après l'injection hypodermique de 0 milligr. 05 (5 centièmes de milligramme), et ces modifications peuvent s'observer pendant un temps très considérable en conservant le rythme régulier et ralenti dont les tracés que je mets en ce moment sous vos yeux fournissent d'excellents exemples (Fig. 38 et 39). A la suite de cette augmentation d'énergie et d'amplitude, il se produit un affaiblissement lent et progressif, avec intermittences de plus en plus espacées jusqu'à l'arrêt complet du ventricule d'abord, ensuite de l'oreillette droite et enfin de l'oreillette gauche. Cet arrêt n'est pas dû à l'abolition des propriétés fonctionnelles de la fibre musculaire myocardique, car la contractilité du myocarde est conservée, même un certain temps après la mort de l'animal, comme dans le cas de mort naturelle, ainsi que le montre la reprise des contractions sous l'influence de la faradisation.

Enfin, l'action exercée par l'aconitine est exercée par l'intermédiaire du système nerveux central, parce que ces modifications ne se montrent plus lorsqu'on essaie de faire agir l'aconitine sur un cœur d'animal à sang froid isolé de l'animal lui-même.

Chez les animaux à sang chaud, les modifications objectives subies par le cœur dans son fonctionnement propre sont extrêmement intenses, et en rapport, comme cela est tout naturel, avec la susceptibilité nerveuse de l'animal. Il en résulte que ces modifications sont plus difficiles à saisir dans leurs modalités plus promptes et plus variées que celles qu'on peut observer sur le cœur des animaux à sang froid. Cependant, comme chez ces animaux à sang froid, chez les animaux à sang chaud l'action qui caractérise le début de l'influence de l'aconitine est représentée par une accélération coïncidant avec la période d'excitation, par des alternatives de ralentissement avec intermittences rappelant, dans une certaine mesure, les phénomènes que je vous ai décrits et qui sont représentés par les tracés obtenus avec la grenouille. Mais ce sont surtout des modifications dans le rythme et l'énergie qui affectent le cœur des animaux à sang chaud, et ces modifications, si elles ne sont pas aussi faciles à mettre en évidence que sur le cœur de grenouille, se traduisent très bien lorsque, au lieu de chercher à enregistrer les modifications fonctionnelles du myocarde, on cherche à évaluer les modifications de la tension sanguine qui sont, dans une étroite mesure, sous la dépendance des modifications du myocarde lui-même.

L'arrêt syncopal, qu'on peut observer si souvent chez les animaux à sang chaud et chez l'homme, est une caractéristique de l'intoxication par l'aconitine. Cet arrêt syncopal coïncide généralement avec le début de l'action exercée par l'aconitine sur les fonctions gastrointestinales; il accompagne presque toujours les sensations nauséeuses qui se traduisent chez l'homme par des nausées et des vomissements quelquefois, toujours chez les animaux par des vomissements ou par ce simulacre de vomissement que je vous ai fait remarquer chez le cobaye et qui, chez cet animal comme chez la grenouille, est si caractéristique de l'intoxication par l'aconitine. Du reste, l'arrêt syncopal qui se produit dans ces conditions est extrêmement court, et on observe bientôt la reprise des contractions cardiaques accompagnée toujours d'une accélération progressive de ces contractions; on peut voir doubler, dans un espace de temps assez court, le nombre primitif des pulsations.

Après des alternatives plus ou moins variables d'accélération et de ralentissement, liées à des modifications parallèles de la fonction respiratoire que nous allons étudier tout à l'heure et qui sont d'ailleurs influencées par les troubles violents et profonds exercés par l'aconitine sur les fonctions gastro-intestinales et sur le diaphragme, si la dose a été suffisamment considérable et que la mort soit inévitable, on peut voir le cœur persister à battre, malgré ces modifications rythmiques, et cela jusqu'au moment où la mort est confirmée. A ce moment encore, le cœur reste facilement excitable non seulement par les moyens physiques, comme le courant électrique, mais même par une excitation mécanique beaucoup moins intense, comme, par exemple, le frottement du myocarde avec une pointe mousse.

D'ailleurs, chez les animaux à sang chaud, les injections veineuses permettent d'apprécier très exactement l'influence immédiate et rapide exercée par l'aconitine sur les contractions cardiaques; et, pour arriver à évaluer la façon dont ces modifications se produisent, on peut se placer dans des conditions un peu particulières, dans lesquelles l'état initial des contractions cardiaques et de la tension sanguine soient modifiés de telle manière que les moindres changements imprimés à cet état par l'aconitine, se traduisent avec une très grande sensibilité. On peut ainsi déterminer chez un chien une diminution des pulsations et une augmentation de la tension sanguine en lui injectant dans la veine fémorale une certaine quantité d'eau distillée, 500 centimètres cubes par exemple. On sait que cette injection veineuse détermine chez l'animal une albuminurie passagère, une diminution des pulsations cardiaques qui peuvent tomber à 45 - 40, et en même temps une augmentation très notable de la tension.

Si, sur un animal ainsi préparé, on implante une aiguille à drapeau dans le myocarde, on arrive à pouvoir suivre, par les oscillations du drapeau, la façon dont les contractions cardiaques se conduisent, et si, à ce moment, on pratique à l'animal une injection de 1 milligramme d'azotate d'aconitine, au bout d'un temps qui n'excède pas deux minutes, on peut voir les phénomènes d'accélération se montrer, alors que la première période de l'intoxication se caractérise par des cris, de l'excitation, puis de la dilatation pupillaire, les mouvements de déglutition et la salivation que nous savons si caractéristiques de la période d'état.

L'accélération des contractions cardiaques va ensuite en augmentant; la diminution de la pression sanguine arrive à être telle à un moment donné, sous l'influence de l'aconitine et malgré l'augmentation artificielle de la tension du début, que le pouls de l'artère fémorale est à peine senti. Après cinq minutes, le nombre des contractions cardiaques peut être tellement considérable qu'il devienne très difficile de les compter, — dans une expérience de ce genre, reproduite avec détails par LABORDE, dans son étude sur l'aconitine, il a compté jusqu'à 200 contractions cardiaques par minute chez le chien. C'est à cette période que se montrent les accidents toxiques caractérisant la phase prémortelle de l'intoxication, accidents qui consistent, comme vous le savez, en convulsions tétaniformes généralisées et arrêt respiratoire. Dans cette expérience, la mort de l'animal survint dix minutes après l'injection.

Dans les accidents d'intoxication qui ont pu être étudiés chez l'homme, on remarque que le pouls, après avoir passé par une phase d'augmentation très notable — 10 à 30 pulsations par minute, — arrive à être à peine perceptible. Lorsque l'aconitine est administrée à dose thérapeutique, on peut également observer une légère augmentation du nombre des pulsations cardiaques, mais cette augmentation ne tarde pas à être suivie d'une diminution notable ainsi que d'un abaissement de la tension sanguine, et cette dépression ne tarde jamais à se produire pour peu que l'influence de l'aconitine soit maintenue par le renouvellement et le fractionnement des doses. La diminution du nombre des contractions cardiaques est alors persistante, elle est assez importante encore pour atteindre jusqu'à 12 ou 15 pulsations au moins par minute; et c'est précisément sur cette diminution du nombre des contractions cardiaques qu'il faut se baser pour régler l'administration du médicament relativement au fractionnement des doses. Cette diminution du nombre des contractions cardiaques est un excellent indice pour la façon suivant laquelle doit être conduite l'administration de l'aconitine.

Si, au lieu de considérer simplement l'administration thérapeutique, nous considérons ce qui se passe lorsque la dose administrée a été suivie d'accidents toxiques, même si ces accidents ne sont pas mortels, on peut voir que le pouls, chez les animaux à sang chaud, prend le caractère fuyant, filiforme, et en même temps se fait remarquer par des irrégularités surtout caractérisées par des intermittences : ce sont là des signes d'une action toxique, des signes montrant que l'action médicamenteuse est largement dépassée et que la phase toxique commence à entrer en jeu.

Tension sanguine. — Les modifications qu'on peut observer, sous l'influence de l'aconitine, du côté de la tension sanguine, sont très nettement démontrées par la lecture des tracés qu'on peut obtenir dans l'expérimentation sur les animaux. Au début, sous l'influence d'une dose très faible d'aconitine, on peut constater une augmentation plus ou moins passagère de la pression artérielle, et la rapidité avec laquelle se montre cette augmentation de tension dépend évidemment du degré de concentration de la solution d'aconitine, mais surtout de la dose qui est injectée à l'animal; puis, à cette augmentation primitive fait suite une dépression plus ou moins rapide, au milieu d'un certain nombre d'oscillations. Cette phase de dépression coïncide avec la diminution de l'amplitude, les irrégularités, l'accélération avec tendance à l'arrêt et à la tétanisation. En même temps, les pulsations cardiaques se modifient et deviennent accélérées, irrégulières, désordonnées, et ces modifications aboutissent à une chute progressive et complète comme celle de la pression sanguine. A cette période, les contractions cardiaques sont surtout remarquables par la diminution de leur amplitude, de leur énergie. Cette chute des contractions cardiaques est précédée par une accélération que montrent très bien les tracés qu'on peut suivre sur le cœur de grenouille, et qu'on retrouve aussi dans les graphiques qu'on peut obtenir avec les animaux à sang chaud (Fig. 42 et 43).

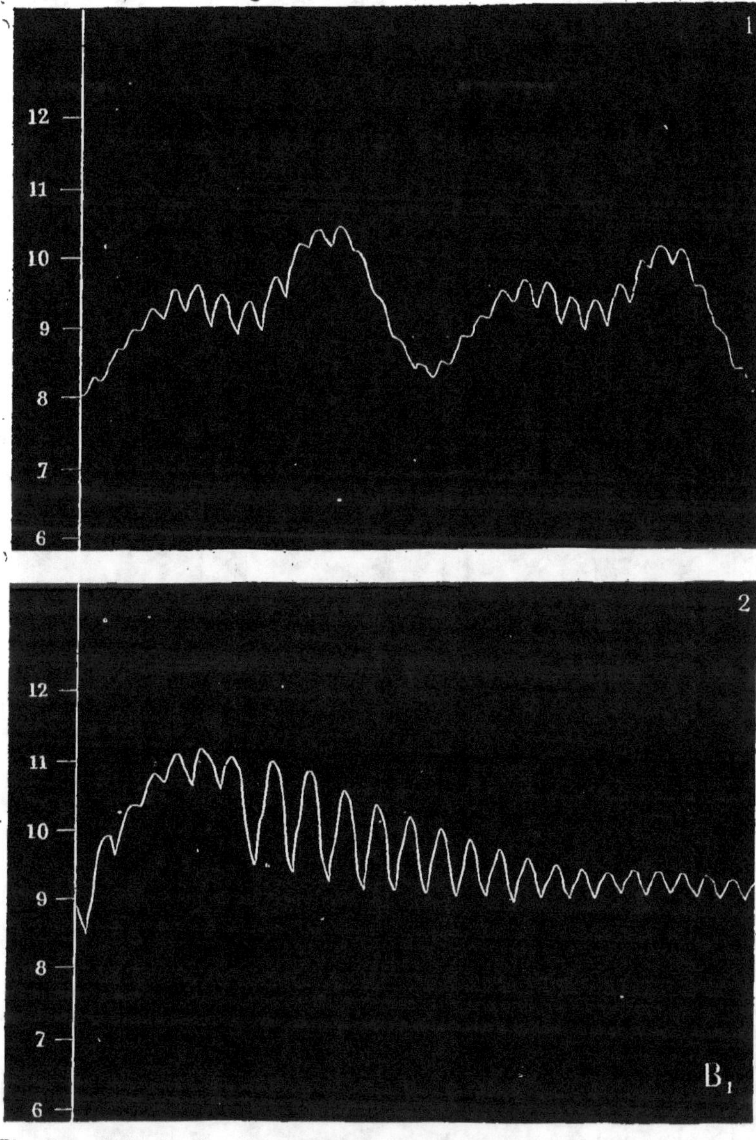

Fig. 42. — **Action de l'aconitine, en injection hypodermique, sur la tension sanguine chez le chien.**

Chien de 15 kilos. traité par le chloralose. Injection hypodermique d'une solution aqueuse du volume de 4 cc. contenant en dissolution 1 milligramme d'azotate d'aconitine.

1. — Tracé normal avant l'injection ; tension oscillant de 16 à 21,2.

2. — Tracé prélevé cinq minutes après l'injection. Brusque élévation de la tension qui oscille de 17 à 22,4 ; la moyenne restant, après quelques grandes oscillations, à 18,2 supérieure à la normale.

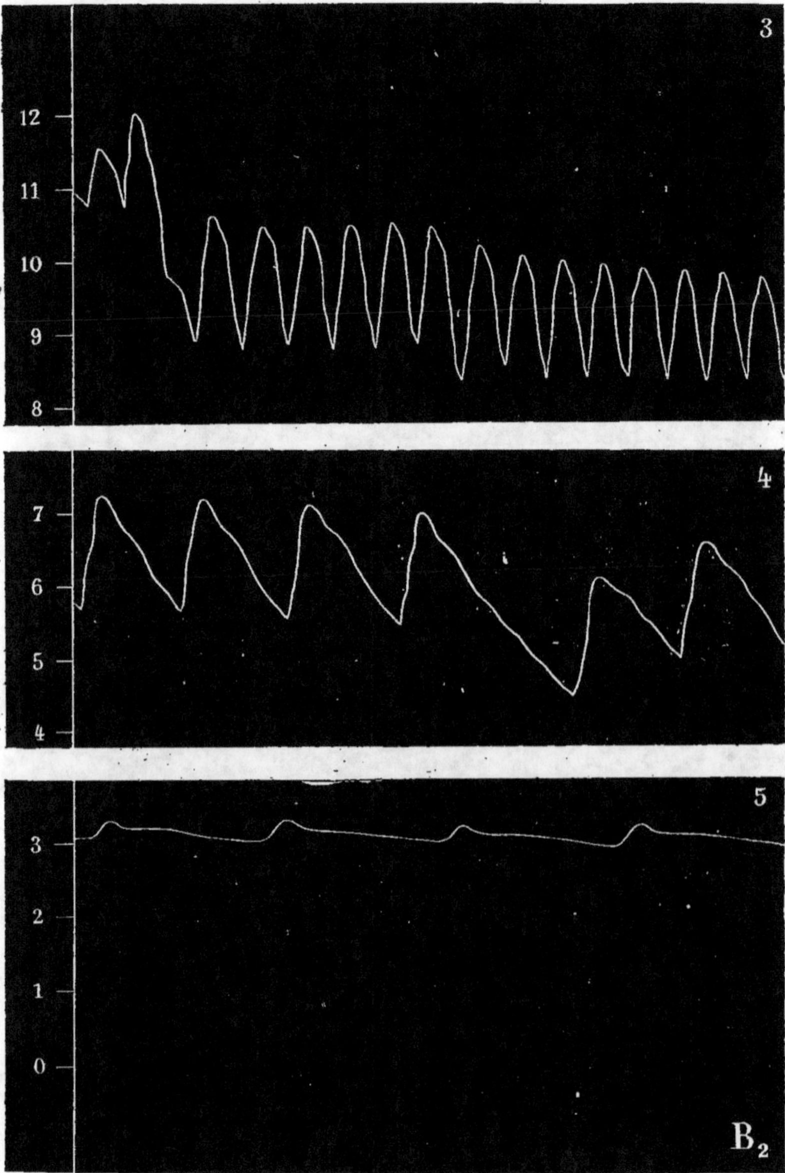

Fig. 43. — Action de l'aconitine, en injection hypodermique, sur la tension sanguine
chez le chien. (Suite et fin du tracé de la figure 42.)

3. — Tracé prélevé quinze minutes après l'injection. Brusque élévation de la tension jusqu'à 24,
grandes oscillations et tension moyenne supérieure à la normale.

4. — Tracé prélevé seize minutes après l'injection. Chute brusque de la tension qui oscille entre
9 et 14,5 pour baisser ensuite progressivement.

5. — Tracé prélevé quarante minutes après l'injection. La tension moyenne, actuellement à 6,4
baisse graduellement en même temps que s'affaiblit l'énergie des contractions cardiaques.

Arrêt du cœur et mort au bout de cinquante-deux minutes. Cœur en diastole, excitable par courant
faradique faible.

Respiration. — Avant de chercher à déterminer le mécanisme intime des modifications du cœur et de la tension sanguine, ainsi que le rôle joué dans la mise en jeu de ce mécanisme par le système nerveux, tant central que périphérique, il est nécessaire d'étudier les modifications respiratoires que détermine également l'aconitine, à cause de l'étroite solidarité de ces fonctions et de leur communauté d'impressions sous l'influence nerveuse. Voyons donc quelles sont les modifications fonctionnelles déterminées par l'aconitine sur les actes de la respiration.

Nous avons reconnu, par l'expérimentation sur les animaux, que, chez les mammifères, les troubles respiratoires sont, avec les troubles gastriques, les phénomènes prépondérants qu'on peut observer dans l'évolution de la symptomatologie déterminée par l'aconitine. D'ailleurs, chez les animaux à sang froid eux-mêmes, comme la grenouille, par exemple, on voit très rapidement disparaître la respiration thoracique, bien qu'il ne faille pas ajouter ici, à la suspension de cette fonction, une importance bien considérable, en raison précisément de la suppléance de la fonction respiratoire qui s'opère par la peau, chez la grenouille. Chez les animaux à sang chaud, ce qu'on peut observer, surtout du côté des phénomènes de la respiration, c'est une irrégularité remarquable dans le nombre et dans le rythme des mouvements respiratoires, et cela, non seulement par suite des modifications progressives des fonctions de l'hématose, mais surtout à cause d'un état spasmodique, tout à fait particulier, des puissances musculaires de la cage thoracique, spécialement du diaphragme, ainsi que des puissances musculaires de la glotte vocale et de la glotte respiratoire.

En effet, à la période d'excitation, à la première période de l'intoxication par l'aconitine, on constate, du côté de l'appareil respiratoire, une accélération très notable des mouvements respiratoires de soufflet, puis de grandes inspirations suspirieuses, semblables à celles qui se produisent quand l'air fait défaut. Je vous ai signalé précisément, dans cette phase de l'intoxication aconitique chez l'homme, le besoin qu'éprouvait l'individu empoisonné d'aller respirer de l'air frais ; cette sensation est comparable à celle éprouvée par un individu qui est en train de suffoquer. On observe ensuite des intermittences, du ralentissement, des phénomènes apnéiques, de l'angoisse respiratoire et des alternatives d'anhélation avec accélération respiratoire, puis dépression, remarquables surtout après les secousses provoquées par les violents efforts de vomissements qui se produisent à cette période d'action de l'aconitine.

A la période d'état, c'est-à-dire lorsque l'intoxication est confirmée, la respiration s'accomplit très sensiblement comme on la voit s'accomplir chez les animaux après qu'on a pratiqué la section des pneumogastriques, c'est-à-dire que la mécanique respiratoire est alors caractérisée par des irrégularités, une lenteur tout à fait remarquable, et des efforts considérables. Il semblerait en quelque sorte que l'animal, ou le sujet en cours d'intoxication, craigne ou oublie de respirer. Après un silence plus ou moins long en expiration, on voit survenir une inspiration extrêmement pénible, difficile, saccadée, convulsive, et que LABORDE a très bien caractérisée en disant que c'était un effort infructueux plutôt qu'un acte fonctionnel régulier et efficace. A cette période de l'intoxication, il y a une certaine ressemblance entre le rythme respiratoire qu'on peut observer sous l'influence de l'aconitine et celui que nous avons appris à connaître sous l'influence de la morphine : vous savez que, sous l'influence de la morphine, lorsqu'elle est administrée à dose toxique, les modifications imprimées au mécanisme respiratoire sont caractérisées surtout par ce fait que la respiration se produit sans la participation, en quelque sorte, de la partie cérébrale du système nerveux. Eh bien, c'est très sensiblement la même chose qui se produit sous l'influence de l'aconitine, et c'est précisément ce que je voulais vous rappeler tout à l'heure en disant qu'il semble que le sujet craigne ou oublie de respirer ; ce sont les mêmes termes dont je me suis servi en parlant de l'action de la morphine sur l'appareil respiratoire.

Nous allons voir, dans un moment, quel est le rôle important joué par les pneumogastriques dans ce cas, relativement à l'influence bulbaire, soit comme émissaires, soit comme régulateurs de cette influence ; mais, avant d'arriver à ce point, je veux attirer votre attention sur l'influence considérable du diaphragme dans la production de ces phénomènes. On observe, en effet, à cette période de l'intoxication par l'aconitine, une sorte d'astriction circulaire de la région thoracique et une contracture du diaphragme qui détermine une forte dilatation de la partie inférieure de la cage thoracique. De plus, à cette période également, les efforts de vomissement qui sont extrêmement nombreux et très violents, viennent encore augmenter cette perversion des puissances musculaires et ajouter aux difficultés qu'éprouvent les mouvements respiratoires à s'effectuer dans des conditions aussi anormales.

Du côté de l'appareil respiratoire hyoïdien, on observe un état spasmodique, d'abord intermittent, des muscles de la glotte vocale et respiratoire ; — nous avons une preuve très nette de cette influence dans les modifications du timbre de la voix chez les individus aussi bien que chez les animaux, et même dans l'aphonie qui caractérise très souvent cette période de l'intoxication ; de là, des symptômes de suffocation, absolument analogues à ceux qui traduisent et qui caractérisent la strangulation ; — c'est à ce phénomène qu'il faut rapporter cette sensation de corps étranger au fond de la gorge si bien décrite par les individus qui ont été intoxiqués par l'aconitine, et cette sensation de gêne, bien évidente chez les animaux qui cherchent, avec leurs pattes, à s'arracher quelque chose de la bouche ou du fond du gosier : on ne peut douter qu'ils font des efforts pour se débarrasser de quelque chose qui les étouffe, les étrangle.

D'ailleurs, dans l'empoisonnement par des doses un peu élevées d'aconitine, lorsque l'intoxication mortelle évolue d'une façon violente et rapide, on constate, du côté du larynx et des poumons, des altérations caractéristiques de la mort par strangulation, suffocation ou pendaison; ce sont des congestions plus ou moins intenses de la muqueuse laryngée, de l'œdème sus-glottique ou sous-glottique, et, surtout, des *ecchymoses ponctiformes sous-pleurales*. De sorte que, en définitive, ce processus asphyxique, qui joue un si grand rôle dans l'intoxication par l'aconitine, est prouvé à la fois par la symptomatologie objective et par les constatations anatomo-pathologiques qu'on peut effectuer chez les individus ou les animaux qui ont succombé à l'intoxication aconitique. Relèvent de la symptomatologie objective : les irrégularités et les efforts respiratoires, l'état cyanotique de la langue et de la muqueuse buccale, la dilatation des pupilles, la non-artérialisation du sang, la formation et l'accumulation d'écume bronchique, qui est tout à la fois un effet et une cause dans cet ensemble de phénomènes. Relèvent de l'anatomie pathologique : les caillots passifs dans le cœur droit lorsque la mort est survenue d'une façon relativement tardive, les stases dans les gros troncs veineux qui se trouvent énormément distendus par l'accumulation exagérée du liquide sanguin, les congestions, les infiltrations sanguines sous forme de plaques étendues ou d'ecchymoses ponctiformes de l'appareil respiratoire.

En d'autres termes, il s'agit, non pas d'une asphyxie lente déterminée par un défaut progressif de l'hématose, mais d'une véritable suffocation due à une brusque impuissance du fonctionnement de l'appareil respiratoire. Aussi, faudra-t-il être peu surpris de voir, parmi ces lésions anatomiques, qui sont loin d'être caractéristiques de l'intoxication par l'aconitine, mais qui doivent accompagner cette intoxication, de retrouver des lésions qui sont, de leur côté, très caractéristiques, dans certaines conditions tout au moins, de la mort par suffocation, par pendaison ou par strangulation.

En définitive, dans le mécanisme de la mort déterminée par l'aconitine, vous voyez que la part prépondérante revient aux phénomènes fonctionnels de la respiration. C'est un mécanisme essentiellement asphyxique qui détermine la mort, et, jusqu'au dernier moment, le cœur continue à battre. La meilleure preuve qu'on puisse donner que la mort arrive exclusivement par la respiration, c'est qu'on peut très facilement déterminer la survie des animaux à sang chaud en pratiquant chez eux la respiration artificielle. Sous l'influence de cette pratique, on peut faire tolérer à l'animal, en mettant en évidence toute la série des phénomènes que je viens de décrire du côté du cœur et de l'appareil circulatoire, des doses d'aconitine plus que suffisantes pour le tuer à courte échéance. La respiration artificielle suffit pour permettre l'élimination de l'aconitine hors de l'organisme; il faut seulement, bien entendu, que cette respiration artificielle soit pratiquée pendant un temps suffisant pour assurer l'élimination de la substance toxique.

Mécanismes. — Cherchons maintenant quel est le mécanisme de l'action exercée par l'aconitine sur le cœur et la respiration. Tout d'abord, l'étroite solidarité que nous savons exister entre les phénomènes de la respiration et les phénomènes circulatoires, démontre avec évidence qu'il doit y avoir une influence primitive exerçant une action commune sur ces deux grands appareils; cependant, malgré cette solidarité étroite, le problème du mécanisme par l'intermédiaire duquel s'exerce cet effet de l'aconitine sur la circulation, est certainement plus difficile à résoudre que celui relatif au mécanisme des effets exercés par la même substance sur l'appareil respiratoire. Dans tous les cas, il est incontestable qu'il intervient une perturbation des centres fonctionnels : il s'agit d'abord d'une sollicitation centrale, sollicitation directe; puis, ensuite, d'une sollicitation périphérique, d'ordre réflexe celle-là, de ces mêmes centres.

Au début, en effet, à la phase initiale d'excitation, tout se passe, du côté de l'appareil respiratoire, comme si une excitation directe mais faible était exercée sur le centre respiratoire bulbaire, ou bien sur ses émissaires principaux, les pneumogastriques. Cette excitation peut même aller jusqu'à une action suspensive momentanée, d'où précisément la syncope cardiaque et respiratoire qu'on peut voir survenir si facilement chez les animaux et qu'on a observée à plusieurs reprises chez l'homme à la suite de l'ingestion de doses suffisamment élevées d'aconitine. Ensuite, à la période d'état, l'influence perturbatrice domine et on constate la perversion des phénomènes respiratoires et circulatoires : le ralentissement fait place à l'accélération, les intermittences succèdent à la régularité primitive; les modifications de rythme, les inégalités d'énergie et d'amplitude apparaissent, et c'est à ce moment que ce qui se passe est assimilable, sur beaucoup de points sinon sur tous, avec ce qui se produit chez les animaux, sous l'influence de la section des deux pneumogastriques. A cette période, à l'influence initiale et directe exercée au début sur les centres fonctionnels, vient s'ajouter une influence secondaire, d'ordre réflexe, exercée par l'intermédiaire des extrémités périphériques avec lesquelles l'aconitine entre alors en contact. Et en effet, c'est la période à laquelle l'augmentation considérable des sécrétions bronchiques et salivaires détermine une tentative d'émonction de la substance toxique hors de l'organisme, et cette saturation, si l'on peut employer cette expression, des sécrétions bronchiques et salivaires par une quantité relativemeut considérable d'aconitine, détermine précisément l'action excitante que cette substance peut exercer et qui se traduit par les phénomènes secondaires, les phénomènes réflexes qui caractérisent cette phase de l'intoxication.

L'excitation des phréniques est prouvée avec évidence par la contracture du diaphragme; elle est prouvée encore par une expérience qui consiste à sectionner les nerfs phréniques chez un chien avant leur pénétration dans le thorax, puis à le soumettre à l'action de l'aconitine. On observe un renversement du rythme respiratoire lorsque la section des deux phréniques a été convenablement exécutée. D'autre part, à cette période également, lorsque l'augmentation des sécrétions bronchiques, salivaires et laryngées provoque leur action excitante sur les extrémités périphériques des nerfs laryngés supérieurs, on voit un réflexe excito-moteur se produire sur les muscles vocaux et sur les muscles respiratoires de la glotte : c'est à cette période que se produit le passage, la transition insensible des phénomènes que j'appelais tout à l'heure d'ordre direct, c'est-à-dire ceux déterminés par l'influence centrale de l'aconitine, aux phénomènes d'ordre indirect, ceux déterminés par action réflexe.

Au point de vue des phénomènes déterminés du côté de l'appareil circulatoire, et encore plus au point de vue de ceux déterminés sur l'appareil respiratoire, il est incontestable que le mécanisme réflexe exercé par l'aconitine paraît surtout constituer le mode d'action à invoquer pour expliquer les modifications que l'on observe; les modifications fonctionnelles de la circulation et de la respiration sont surtout d'ordre toxique, d'origine réflexe ou périphérique, tandis que les modifications fonctionnelles éprouvées par la sensibilité sont, au contraire, des phénomènes d'ordre thérapeutique, d'origine centrale. Il est évident qu'il ne faut pas prendre au pied de la lettre l'interprétation que je viens de présenter ainsi; je ne la présente sous cette forme schématique que pour mieux vous aider à retenir les phénomènes; car, en réalité, cette division est bien loin d'être aussi nette que je viens de le faire ressortir en ce moment.

Dans l'action exercée par l'aconitine sur le cœur et la circulation, il faut examiner quatre points particuliers pour arriver à élucider le mécanisme de cette action : 1° l'action de l'aconitine s'exerce-t-elle par l'intermédiaire des centres bulbo-médullaires? 2° les pneumogastriques y prennent-ils part? et, dans l'affirmative, dans quelle mesure ils peuvent y prendre part, par quel mécanisme ils interviennent; 3° le grand sympathique et les centres ganglionnaires intra-cardiaques, à pouvoir fonctionnel autonome, interviennent-ils également dans cette action et dans quelle mesure interviennent-ils? Faut-il leur accorder une action importante, prédominante, ou bien, au contraire, ne sont-ils touchés qu'à une période assez avancée des phénomènes d'intoxication; 4° la tension sanguine est-elle perturbée par suite de l'influence directe exercée par l'aconitine sur les centres vaso-moteurs, ou bien par suite d'une influence indirecte reconnaissant pour origine une action excito-motrice qu'exercerait sur la membrane endocardiaque le sang chargé d'aconitine?

Envisageons chacune de ces questions, et voyons d'abord l'influence exercée sur les centres bulbo-médullaires. Cette influence directe est absolument indéniable, d'une part, parce que nous avons reconnu qu'à la première période de l'action de l'aconitine, à cette période que je caractérisais tout à l'heure par l'épithète de thérapeutique ou centrale, il y avait une excitation de tous les centres nerveux bulbo-médullaires et du myélencéphale. A cette période d'excitation, absolument évidente et qui ne fait jamais défaut — nous en avons des preuves surabondantes du côté des phénomènes de la sensibilité, — correspondent précisément les phénomènes d'accélération initiale du cœur et de la respiration, de syncope et même d'affaiblisment extrême qu'on peut observer chez l'homme et qui succèdent si rapidement à l'ingestion de doses un peu considérables d'aconitine.

Mais à cette influence centrale incontestable vient bientôt s'ajouter une influence indirecte, cette influence que j'appelais tout à l'heure toxique ou réflexe, s'exerçant par l'intermédiaire des expansions nerveuses périphériques intra-cardiaques. De cela, nous avons une série de preuves dans les phénomènes qu'on peut observer en expérimentant sur le chien. Par exemple, en pratiquant chez cet animal des injections intra-veineuses fractionnées d'aconitine, on les voit produire instantanément, c'est-à-dire presque en même temps qu'on pratique l'injection, des modifications dans le fonctionnement cardiaque et la tension sanguine, qui montrent avec évidence que, s'il faut compter avec une influence excitante initiale, il faut compter encore plus, en ce qui concerne les phénomènes toxiques, avec cette influence périphérique.

On a voulu, par une expérience qui semble au premier abord très démonstrative, prouver la prédominance de cette influence périphérique sur l'influence centrale, et on a montré qu'en détruisant, au moyen d'un stylet, le myélencéphale chez la grenouille, il ne se produisait pas de modifications dans la façon dont cet animal réagissait sous l'influence de l'aconitine. Il semblerait donc en résulter que le myélencéphale ne prend aucune part à la production de ces changements. Mais on ne peut s'empêcher de remarquer que le choix de la grenouille est des plus critiquables pour une expérience de ce genre.

Nous savons, en effet, que le cœur des animaux à sang froid est capable, grâce à son appareil automoteur, de vivre un certain temps sans modifications bien sensibles de son rythme normal, et complètement privé, par conséquent, de toute relation avec le myélencéphale, de toute influence de la part de ce myélencéphale dont la destruction ne prouve pas, avec une rigueur suffisante, l'indépendance de cette région de l'axe encéphalo-spinal par rapport aux modifications produites.

Il en est autrement de ce qu'on peut observer chez les mammifères, et, chez eux, l'ascension passagère de la pression intracarotidienne, répétée à chaque injection, l'excitation momentanée qui suit immédiatement cette injection fractionnée, l'amplitude des contractions cardiaques à chaque nouvelle introduction de la substance toxique, sont des preuves évidentes de la prédominance qu'il faut attribuer, au moins dans l'évolution des phénomènes toxiques, à cette influence périphérique.

Enfin, on a signalé dans l'endocarde des animaux la présence de petites ecchymoses à la surface de cette séreuse dans le ventricule droit, non loin de la zone membraneuse de la valvule tricuspide; et ce fait est parfaitement suffisant à lui seul pour faire attribuer une part prépondérante à l'action irritante de l'aconitine exercée par cette voie réflexe.

XXIVe LEÇON

MÉCANISME DE L'ACTION EXERCÉE PAR L'ACONITINE SUR LE CŒUR ET LA CIRCULATION. — INFLUENCE DES PNEUMOGASTRIQUES, DES CENTRES GANGLIONNAIRES INTRA-CARDIAQUES, DU CENTRE VASO-MOTEUR PRINCIPAL. — ACTION DE L'ACONITINE SUR L'APPAREIL DIGESTIF, LES SÉCRÉTIONS, LA TEMPÉRATURE. — MODIFICATIONS DE LA PUPILLE. — VARIATIONS DE TOXICITÉ DES ACONITS ET DES ACONITINES DE PROVENANCES DIVERSES. — SYNERGIQUES ET ANTAGONISTES. — NAPELLINE.

Pour terminer l'étude du mécanisme par lequel l'aconitine influence les grandes fonctions, notamment celles de la respiration et de la circulation, il nous reste à voir de quelle façon peuvent intervenir : d'abord les pneumogastriques, ensuite le grand sympathique et les centres ganglionnaires intra-cardiaques, enfin les centres vaso-moteurs.

Nous avons acquis la certitude, en ce qui concerne les phénomènes du côté de la respiration aussi bien que du côté de la circulation, que l'influence centrale bulbo-médullaire est extrêmement importante, que c'est elle qui entre en jeu dès le début de l'action de l'aconitine, et que ce n'est que d'une façon secondaire que l'influence périphérique s'exerce à un moment donné, moment qui caractérise la phase toxique de l'action de l'aconitine, et qu'à cette époque l'influence centrale est, pour ainsi dire, plus ou moins inhibée.

Or, cette influence centrale, dans tous les cas primitive, ne peut être transmise que par l'intermédiaire des pneumogastriques. Ceux-ci jouent donc ici différents rôles : d'abord celui d'émissaires de l'influence centrale primitive; puis un rôle beaucoup plus important, au moins en ce qui concerne la genèse des manifestations toxiques, ils interviennent comme porteurs centripètes de l'excitation périphérique qui est surtout marquée au moment où la phase que j'ai appelée thérapeutique se transforme en la phase toxique de l'action de l'aconitine.

En définitive, lorsqu'il s'agit d'une dose thérapeutique, c'est surtout, sinon exclusivement, l'influence centrifuge qui entre en jeu; lorsqu'il s'agit au contraire de dose toxique, à cette influence centrifuge fait bientôt place l'influence centripète, qui domine alors toute la scène. A ce moment, la substance toxique qui se trouve disséminée dans toutes les parties de l'économie par la circulation, se présente continuellement aux organes et s'accumule dans ceux plus particulièrement chargés de son élimination; sa présence incessante au contact des éléments anatomiques détermine une influence irritative permanente qui provoque et entretient les phénomènes fonctionnels dont l'exagération finit par amener d'abord l'épuisement de l'organe et finalement la perte de la fonction. En ce qui concerne les points de départ de ces excitations réflexes, nous savons que le poumon et, surtout, la muqueuse bronchique, les appareils glandulaires, la muqueuse gastro-intestinale, le foie, les reins, les glandes salivaires jouent un rôle extrêmement important; et que c'est par suite de l'hypersécrétion imposée à ces différents tissus que l'aconitine peut arriver à exercer son action irritante qui se traduit par les phénomènes caractérisant l'intoxication.

Le cœur n'est certainement pas pour sa part un organe d'élimination de l'aconitine, mais la présence continuelle de la substance toxique dans le sang amène une réaction perturbatrice de l'état fonctionnel du myocarde, et nous en avons une preuve dans ce fait qu'on a pu, dans les expériences sur les animaux, constater, sur la surface de l'endocarde, des ecchymoses dues incontestablement à l'action irritante exercée *in situ* par l'aconitine.

Les agents essentiels de ce mécanisme réflexe ne peuvent être dans ce cas que les pneumogastriques, pour la plus large part, ainsi que, dans une certaine mesure, les splanchniques, dont nous allons voir l'importance considérable en ce qui concerne les phénomènes de la respiration, et dont l'influence réflexe est provoquée comme conséquence de l'action irritante exercée par l'aconitine sur la muqueuse gastro-intestinale.

Du reste, on s'explique fort bien par cette action centripète des pneumogastriques et des splanchniques l'action antidotique que peuvent exercer, dans certaines circonstances, soit le curare, et encore plus l'atropine relativement à l'évolution des phénomènes toxiques déterminés par l'aconitine. Je vous ai déjà indiqué ce résultat expérimental que l'injection préalable de curare ou d'atropine, chez un animal, le mettait dans des conditions telles que les manifestations si caractéristiques de l'intoxication aconitique ne se développaient plus, ou du moins changeaient absolument de modalité et que les tracés si révélateurs de l'action exercée par l'aconitine sur le cœur pouvaient être tout à fait perturbés ou entravés dans leur forme caractéristique. Dans les expériences relatives à ces questions d'antagonisme, on doit surtout tenir compte des résultats fournis par les animaux à sang chaud. Pour ce qui concerne les animaux à sang froid, l'influence des pneumogastriques est, en effet, passible des mêmes remarques que je faisais précédemment au sujet des expériences pratiquées sur la grenouille dont le myélencéphale avait été détruit; et puisque le fonctionnement du myocarde peut, jusqu'à un certain point, se passer de l'influence exercée par le myélencéphale, à plus forte raison peut-il se passer de l'influence exercée par les pneumogastriques.

Quelle peut être l'influence des centres ganglionnaires intracardiaques? Cette influence est d'une importance considérable, exclusivement en ce qui concerne les phénomènes toxiques déterminés par l'aconitine; elle ne touche que d'une façon secondaire les animaux à sang chaud, les mammifères. Il en est tout autrement pour les animaux à sang froid. Cependant, cette influence vient se surajouter à celle exercée par le centre bulbo-spinal d'une part, ainsi que par les pneumogastriques d'autre part, l'une étant primitive, directe, et l'autre secondaire, réflexe; et s'il y a intervention des centres ganglionnaires cardiaques, cela ne peut se produire qu'à la phase extrême et ultime de l'intoxication, lorsque les tissus se trouvent profondément imprégnés par la substance toxique. C'est pour cela que cette intervention n'a lieu d'être considérée qu'en ce qui concerne les phénomènes accentués d'intoxication.

Chez les animaux à sang froid, la persistance des contractions cardiaques, lorsque le cœur de l'animal est soustrait au système nerveux central, permet d'apprécier l'influence que ce système ganglionnaire automoteur du cœur peut subir de la part de l'aconitine et, en raison de leur indépendance et de leur autonomie, ces ganglions sont plus facilement accessibles à l'action de la substance toxique. Je vous ai déjà montré que les troubles de rythme déterminés par simple contact de l'aconitine sur le cœur de grenouille mis à nu suffisent, dans une certaine mesure, pour la caractérisation de l'aconitine dans les recherches médico-légales. (Voir Fig. 31, 32 et 33.) Il est incontestable que, dans ces circonstances, cela ne peut être que par suite de l'action locale exercée par la solution d'aconitine sur les ganglions automoteurs du cœur que surviennent ces modifications du rythme si caractéristiques.

L'influence de l'aconitine sur les centres vaso-moteurs n'est pas moins importante à considérer, en ce qui concerne les phénomènes soit de l'intoxication, soit même de l'action thérapeutique. Et en effet, il est très facile de reconnaître, de la part de l'aconitine, une action vaso-constrictive qu'on peut mettre en évidence avec la plus grande facilité sur certains animaux, le lapin par exemple, en se servant de préférence du lapin albinos dont les veines et artères de l'oreille montrent ce phénomène avec la plus grande évidence. Sous l'influence d'une injection sous-cutanée d'aconitine à dose suffisante pour amener la mort, on observe, sur les vaisseaux auriculaires de l'animal, une constriction absolument nette, facilement perceptible, et, en même temps, on voit la température s'abaisser dans une mesure parallèle. Mais il est un artifice expérimental qui permet de rendre encore plus évidents les phénomènes de vaso-constriction déterminés par l'aconitine. On peut réaliser l'expérience qui a été faite à ce sujet par Laborde et qui est très instructive; elle consiste à pratiquer, sur un lapin, la section du filet cervical du sympathique d'un seul côté. Vous savez qu'après cette section on observe une dilatation anormale des vaisseaux et que la vaso-constriction n'est plus possible puisque le filet nerveux par l'intermédiaire duquel le resserrement peut s'effectuer est coupé. Or, si, chez un animal ainsi préparé, on vient à pratiquer, lorsque la vaso-dilatation est bien prononcée, une injection sous-cutanée d'aconitine à dose suffisante pour déterminer des accidents toxiques mais non mortels, un quart de milligramme par exemple, on s'aperçoit que les vaisseaux du côté où la section a été pratiquée ne se resserrent plus, que la pupille ne se dilate plus sous l'influence de l'aconitine, et néanmoins on peut voir les vaisseaux se vider, puis présenter un aspect presque complètement exsangue au moment de la période d'état des phénomènes d'intoxication. Au fur et à mesure que s'accentue la symptomatologie des phénomènes toxiques on peut voir les oreilles pâlir simultanément des deux côtés et se refroidir très sensiblement, la température rectale s'abaisser dans des proportions considérables. Dans cette expérience instituée par Laborde, on a constaté qu'avant la section du sympathique le cœur battait 160 pulsations et la température rectale était à 40°5; dix minutes après la section, on fait l'injection de nitrate d'aconitine, alors que la vaso-dilatation produite sous l'influence de la section du filet cervical du sympathique était très nette et précise du côté où elle avait été pratiquée. Cinq minutes après cette injection, on vit les oreilles pâlir, se refroidir très sensiblement et présenter le même aspect des deux côtés. La température rectale tomba à 39°2. La dilatation pupillaire ne se produisait que du côté où le sympathique avait été respecté; les vaisseaux du côté de la section, bien qu'anormalement dilatés, se vidaient du sang qu'ils contenaient, et il était devenu tout à fait impossible, par la simple inspection de l'oreille, de distinguer le côté sur lequel avait porté la section du sympathique. Par le palper thoracique, on perçoit à peine les battements du cœur dont on peut compter 100 à la minute. Peu de temps après, la température rectale s'était encore abaissée à 38° 2, et les battements du cœur étaient devenus très faibles, précipités, la respiration anhélante, l'animal était en proie à une salivation intense, il présentait une abolition presque complète de la sensibilité, en un mot, tous les phénomènes caractérisant la période d'état de l'intoxication par l'aconitine.

Dans ces circonstances, il n'est qu'une manière d'interpréter cette déplétion vasculaire dans l'oreille énervée, c'est d'admettre une diminution de forcé de l'impulsion centrale du cœur, diminution prouvée d'ailleurs par les divers tracés que je vous ai montrés à propos de l'action exercée par l'aconitine sur le cœur et la circulation. (Voir page 453.) De plus, une preuve que l'aconitine n'exerce pas cette action vaso-constrictive par suite d'une action locale, d'une action directe, par exemple, sur les fibres musculaires lisses de la tunique vasculaire, est contenue dans l'expérience que je viens d'indiquer. En effet, les vaisseaux de l'oreille du côté où la section du sympathique a été faite ne se contractent pas. Comme ces mêmes vaisseaux ne se remplissent plus, une fois qu'ils se sont vidés sous l'impulsion de la *vis a tergo*, il faut bien admettre que c'est en vertu d'une diminution de l'énergie contractile du cœur. Du côté resté indemne, on peut constater l'existence d'une action vaso-constrictive dont témoigne le resserrement visible des vaisseaux.

On peut encore, par une autre expérience, mettre en évidence cette action vaso-motrice tout à fait remarquable exercée par l'aconitine, en se servant de la membrane interdigitale de la grenouille, dont on examine la circulation sous le microscope. Si, après avoir fait l'examen à l'état normal, on met la membrane en contact avec une solution diluée d'un sel d'aconitine, on peut constater, presque immé. diatement, l'arrêt sanguin plus ou moins complet dans les vaisseaux du plus gros calibre, et cela sans constriction apparente. C'est seulement après que l'absorption a pu se faire, c'est-à-dire au bout de quelque temps, alors que les symptômes généraux de l'intoxication se manifestent et se traduisent par l'influence si marquée et si caractéristique sur le cœur, que l'on peut voir se produire des modifications accentuées dans la circulation locale de la membrane interdigitale ainsi que dans le calibre de ses vaisseaux. Ces modifications ne s'observent absolument que lorsque les vaisseaux sont en relation parfaitement intacte avec le système nerveux central.

D'ailleurs, l'intervention du centre bulbo-spinal dont nous avons acquis précédemment la preuve devait, *à priori*, faire penser que ce centre était intéressé et devait, dans une certaine mesure, participer aux modifications vaso-motrices, puisqu'il comprend le centre vaso-moteur le plus important, à actions généralisées. Et en effet, tous les phénomènes que nous avons pu relever soit du côté de la respiration, soit en ce qui concerne la circulation, montrent une action élective centrale exercée par l'aconitine, et il serait absolument extraordinaire que les centres vaso-moteurs, placés précisément dans ces régions où l'aconitine va exercer son action élective, échappassent à cette influence qui atteint les autres centres placés dans la même région. De plus, on sait, par les recherches de M. Mathias Duval notamment, qu'il existe une portion centrale déterminée et parfaitement limitée, faisant suite aux noyaux d'origine des racines sensitives de la cinquième paire, qui exercent sur les phénomènes vaso-moteurs une influence très sensiblement analogue, sinon même identique, à celle exercée par le grand sympathique cervical. Cette région étant certainement impressionnée par l'aconitine, il aurait été extraordinaire qu'il n'en fût pas de même des propriétés vaso-motrices qu'elle gouverne en partie. Le centre bulbo-spinal est, en effet, le lieu d'origine des courants centrifuges intéressant les neuvième, dixième, onzième et douzième paires nerveuses ainsi que les actions vaso-motrices, et nous avons appris par expérience combien ces régions étaient influencées par les plus faibles traces d'aconitine.

En définitive, tous les faits, aussi bien les faits d'intoxication observés chez l'homme que les faits d'expérimentation physiologique en ce qui concerne les expériences effectuées sur les animaux, et en relevant avec le plus grand soin possible les modifications que l'aconitine déterminait du côté de l'appareil respiratoire et de l'appareil circulatoire, nous démontrent une influence exercée par un double mécanisme : d'abord d'une façon primitive, directe, par les centres, ensuite d'une façon secondaire, réflexe, par impression excito-motrice, laquelle se traduit surtout, en ce qui concerne le cœur, par l'action exercée sur la membrane endocardiaque.

Appareil digestif. — Nous avons vu que ce qui caractérise principalement l'action exercée par l'aconitine sur les fonctions digestives, ce sont des troubles gastro-intestinaux se manifestant principalement par des vomissements. Ces vomissements dominent la scène toxique à la période d'état et ils amènent, par les spasmes qu'ils déterminent, en même temps que se produisent des spasmes des muscles respiratoires, des muscles du thorax, des muscles de l'abdomen et des muscles du larynx, un épuisement rapide, un anéantissement complet des forces, aboutissant à cet état lipothymique qui est si caractéristique de la première phase de l'intoxication aconitique. En effet, les efforts mécaniques que cette excitation détermine épuisent très rapidement l'homme ou l'animal, et, à cette période, entre déjà en scène l'action réflexe qui se produit par l'intermédiaire de la muqueuse gastro-intestinale. Cette muqueuse est en effet une des principales voies, sinon même la principale, en ce qui concerne l'élimination de la substance toxique.

Quelle que soit la voie de pénétration de l'aconitine dans l'organisme, lorsqu'on en a introduit une quantité suffisante, on la retrouve toujours dans les liquides sécrétés à la surface du tube digestif, aussi bien dans l'estomac que dans l'intestin, et on observe toujours ces violentes manifestations gastro-intestinales qui se traduisent par des vomissements intenses, répétés et prolongés. Bien mieux, lorsque cette introduction est faite par voie d'injection sous-cutanée, on observe des vomissements non seulement aussi violents, mais encore plus durables et plus tenaces que ceux qu'on observe lorsque l'aconitine a été introduite par la voie buccale, parce que lorsque l'aconitine est introduite par voie d'ingestion, les premiers vomissements qui ne tardent pas à succéder à l'action irritante locale exercée sur la muqueuse gastrique, débarrassent l'économie de la majeure partie de la substance toxique, tandis que lorsqu'elle est introduite par voie hypodermique, elle va se présenter aux divers émonctoires et a le temps, pour ainsi dire, d'épuiser son action irritante sur les différentes voies par lesquelles se produit son élimination. Nous verrons — nous y reviendrons, parce que cela est très intéressant — qu'il y a d'ailleurs, en ce qui concerne ces phénomènes exercés sur le tube digestif, une variation notable avec les variétés d'aconitines, d'abord, mais surtout avec les préparations galéniques, c'est-à-dire avec les parties de la plante qui ont servi à faire ces préparations. Je veux dire que les phénomènes gastro-intestinaux sont assez différents suivant que les manifestations toxiques sont provoquées par l'alcoolaturé de feuilles, la teinture de racines ou l'extrait d'aconit.

Au début, les vomissements ne servent guère qu'à vider l'estomac, puis, peu à peu, on voit les vomissements alimentaires, si l'estomac renfermait une certaine quantité d'aliments, faire place à un liquide plus ou moins filant, mousseux, de couleur blanchâtre, passant ensuite au jaune-verdâtre en raison de la présence de la bile dont la sécrétion et l'excrétion se montrent singulièrement actives et abondantes, ainsi que celles de la salive et de la spume bronchique sous l'influence de l'aconitine. Ces vomissements deviennent répétés et extrêmement abondants; vous avez vu, chez les animaux que j'ai eu, à plusieurs reprises, l'occasion de vous montrer, qu'à un moment donné de l'intoxication, il y avait un véritable écoulement incessant de liquide salivaire, de liquide spumeux par la bouche.

Quant à l'intestin, la muqueuse intestinale est, en général, moins énergiquement intéressée que la muqueuse gastrique; quelquefois même, lorsque les doses d'aconitine sont insuffisantes pour déterminer toute la série des phénomènes d'intoxication que cet alcaloïde est susceptible de provoquer, on peut voir les phénomènes du côté de l'intestin consister exclusivement en deux ou trois évacuations diarrhéiques qui se produisent à la période prodromique de l'intoxication, quelquefois on voit une crise diarrhéique terminale au moment de la mort des animaux; parfois même on observe aussi des alternatives de diarrhée et de vomissements.

Il est évident qu'il faut voir là un résultat de la susceptibilité particulière, plus ou moins intense, de la muqueuse gastrique ou intestinale de l'animal ou de l'individu; mais l'élimination constante de la substance toxique par la surface de la muqueuse gastro-intestinale détermine une action irritative continue sur les extrémités périphériques des pneumogastriques et des splanchniques, d'où résulte précisément un réflexe ininterrompu, et nous avons vu précédemment combien il était important de tenir compte de ces phénomènes réflexes produisant des mouvements péristaltiques de l'intestin avec une hypersécrétion plus ou moins considérable de mucus constituant le liquide diarrhéique quelquefois si abondant chez certains animaux. En même temps, les mouvements spasmodiques et antipéristaltiques de l'estomac, d'où résultent les vomissements, encore facilités par le spasme concomitant des muscles abdominaux et par l'épanchement du fluide biliaire abondamment sécrété, sont parfois si intenses qu'on a pu voir les matières fécales rendues par la bouche dans des cas d'intoxication assez intense.

La bile est un des principaux émonctoires de l'aconitine : de là, précisément, une nouvelle source d'irritation constante par ce fait de la bile venant se déverser en abondance dans l'intestin. Une expérience très probante fournit, à la fois, une preuve de cette élimination, de l'action irritante locale et de l'influence nerveuse. On pratique chez un chien la section des deux pneumogastriques avant de faire une injection sous-cutanée d'aconitine, et l'on constate que cet animal n'a presque plus de vomissements, plus de ces mouvements péristaltiques violents que je signalais tout à l'heure, mais la mort est beaucoup plus rapide aussi, parce que le poison n'est pas éliminé partiellement comme il l'est sous l'influence des vomissements et des défécations diarrhéiques : c'est ainsi que, chez des animaux aussi semblables entre eux que possible et chez qui l'injection de la même dose d'aconitine a été faite, la mort est déterminée par cette même dose d'aconitine, dans l'espace d'une heure et demie chez les uns, tandis que chez les seconds elle arrive au bout de vingt-cinq minutes.

Sécrétions. — Quelques mots de l'action de l'aconitine sur les différentes sécrétions. Les sécrétions, comme je vous l'ai dit tout à l'heure, sont des voies essentielles de l'élimination de la substance toxique; ce sont surtout les sécrétions salivaire et biliaire qui sont remarquables à ce point de vue, puis viendraient, par ordre d'importance, la muqueuse gastro-intestinale, la muqueuse bronchique, et enfin la sécrétion urinaire.

En ce qui concerne la sécrétion et l'élimination par la salive, vous savez que, chez les animaux notamment, la salivation est extrêmement abondante sous l'influence de l'aconitine et peut certainement être comparée, sans exagération, à celle que détermine chez les mêmes animaux l'injection sous-cutanée de pilocarpine. Dans un assez grand nombre de circonstances, les phénomènes physiologiques déterminés par l'aconitine sont très sensiblement analogues à ceux que détermine la pilocarpine; et d'ailleurs, dans la majorité de ses effets physiologiques, la pilocarpine est une substance synergique de l'aconitine. Chez l'homme, la sécrétion salivaire est certainement beaucoup moins excitée qu'elle ne l'est chez les animaux; cependant, il y a incontestablement hypersécrétion salivaire, sinon ce flux de salive qu'on observe chez certains animaux comme le cobaye, et cela malgré la sensation toute particulière de sécheresse que l'aconitine fait éprouver dans la bouche et dans la gorge. D'ailleurs, la présence de l'aconitine a été révélée dans la salive soit de l'homme, soit des animaux, après absorption d'une dose d'aconitine assez considérable pour déterminer des symptômes d'intoxication.

Quant à la sécrétion et à l'élimination biliaires, elles constituent la voie d'élimination essentielle de l'aconitine. On observe en effet, chez les animaux et chez l'homme, lorsqu'ils ont succombé à l'intoxication par l'aconitine, une distension anormale et excessive de la vésicule et des canaux biliaires ainsi qu'un épanchement très abondant de bile dans l'intestin; et, très souvent même, les matières des vomissements sont colorées par la présence d'une quantité assez considérable de bile. Si l'on pratique chez un animal une fistule biliaire extemporanée, on peut voir, au cours de l'intoxication par l'aconitine, se produire un écoulement abondant de bile qui s'élimine même par petits flots saccadés à la suite des grands efforts de vomissements. La localisation et l'accumulation de l'aconitine dans le foie, qui présente un état de congestion tout à fait particulier, rend précisément compte de la richesse de la bile en aconitine; et cette congestion explique et caractérise en même temps l'excitation fonctionnelle du foie ainsi que les phénomènes secondaires qui se produisent, par voie réflexe, sous l'influence irritante de cette bile chargée d'une certaine quantité d'aconitine.

L'urine est certainement, de toutes les sécrétions, celle qui est le moins énergiquement influencée par l'aconitine. Quelquefois on observe une ou deux mictions à la période d'excitation du début, puis l'aconitine n'exerce plus ensuite d'action sensible sur la sécrétion urinaire. Bien mieux, lorsque la dose injectée à un animal est suffisamment élevée, on peut voir, dès le début, une sorte de sidération de la sécrétion urinaire. La sécrétion se trouve augmentée seulement lorsque la dose n'est pas mortelle ou bien lorsqu'on pratique la respiration artificielle et qu'on met l'organisme dans la possibilité d'éliminer, par ses divers émonctoires, l'excès de la substance toxique. On peut avoir une idée très nette de la façon dont la sécrétion est influencée, en plaçant une canule dans les uretères d'un animal et en comptant le nombre de gouttes d'urine qui s'en écoule. De même, on peut mesurer la salive en plaçant une canule dans le canal de Warthon et une autre dans le canal de Sténon.

L'aconitine passe en certaine proportion dans l'urine, mais cette proportion est incontestablement inférieure à celle dans laquelle l'aconitine se retrouve dans la bile, surtout, et même dans la sécrétion salivaire et le mucus bronchique. Cependant, il est possible, en cas d'intoxication aiguë provoquée, chez un animal, par une injection sous-cutanée ou veineuse d'aconitine, de déceler la présence de cet alcaloïde dans l'urine; et on peut le faire de façon absolument nette et indiscutable. En injectant, par exemple, une dose certainement mortelle en une seule fois, d'aconitine, et en recueillant l'urine qui s'écoule de la vessie de l'animal ou en le sondant, on peut constater que cette urine injectée à un autre animal très sensible à l'aconitine, comme le cobaye ou la grenouille, détermine chez ce dernier toute la série des phénomènes fonctionnels caractéristiques de l'intoxication aconitique.

En définitive, dans toutes les circonstances où l'aconitine exerce une série d'actions successives sur les grands appareils de l'économie, ces actions se produisent en vertu d'un mécanisme commun qui se réduit toujours à ces deux phénomènes : d'abord, une influence primitive directe exercée sur le système nerveux central, — c'est celle que j'ai caractérisée par l'épithète de thérapeutique, celle au delà de laquelle il ne faut pas aller lorsqu'on veut bénéficier seulement des avantages que peut présenter l'aconitine; — ensuite, une influence secondaire, par voie réflexe, une influence locale excitatrice sur les éléments glandulaires, influence due à la présence et au passage incessant de la substance toxique, influence qui va en croissant précisément avec l'apport renouvelé de cette substance toxique, au fur et à mesure qu'elle est présentée à ces éléments glandulaires par le liquide sanguin.

Température. — Ce que nous savons maintenant de l'action exercée par l'aconitine nous permet de nous rendre très facilement compte de l'influence exercée par cet alcaloïde sur la température. Il est évident que les modifications respiratoires et circulatoires que nous avons étudiées en détail, l'influence exercée de façon secondaire sur les phénomènes de nutrition, doivent amener nécessairement, et l'expérience confirme ce fait, à penser que l'aconitine exerce sur la température une action modificatrice qui va se traduire par un abaissement assez notable. Les modifications subies par la température sont, en effet, parallèles et proportionnelles à celles de la tension sanguine et de la respiration. Mais cet abaissement thermique plus ou moins considérable, et qui parfois même est très considérable dans les cas d'intoxication, n'est pas une chose à rechercher au point de vue thérapeutique, en raison des manifestations fâcheuses qui accompagnent un abaissement thermique assez notable provoqué par l'influence de l'aconitine.

Action sur la pupille. — Un dernier mot, relativement aux modifications que présente la pupille sous l'influence de cette substance toxique. Nous avons vu que, sous l'influence de l'aconit, la dilatation pupillaire ne fait jamais défaut. Cette dilatation se produit par suite d'une irritation plus ou moins énergique et durable des muqueuses gastro-intestinales, ou bien encore, comme conséquence réflexe des phénomènes asphyxiques. C'est précisément ce qui fait que cette dilatation pupillaire est un phénomène banal, dans une certaine mesure, et auquel il ne faut pas accorder une importance trop considérable au point de vue du diagnostic d'une substance toxique quelconque, aconitine ou atropine, par exemple.

Sous l'influence de l'aconitine, on observe une série de phénomènes qui peuvent paraître, au premier abord, assez contradictoires et même paradoxaux. Au début, c'est une certaine mobilité de la pupille qui est tour à tour contractée et dilatée, parfois affectée d'une sorte de tremblement. Cela s'explique très bien par les influences successives d'abord centrales, puis périphériques, qui viennent s'ajouter aux premières, et qui déterminent : les influences centrales, une action myosique prédominante, les influences périphériques, une dilatation par voie réflexe, au fur et à mesure que prédominent les manifestations gastriques et respiratoires. Parfois même on observe très bien, chez l'homme sous l'influence des doses médicamenteuses d'aconitine, ou chez l'animal sous l'influence d'une dose faiblement toxique, une sorte de tremblotement de la pupille. Dans tous les cas, sous l'influence des doses faibles, c'est le myosis qui prédomine d'abord; puis ensuite la mydriase apparaît, au fur et à mesure que les manifestations gastriques et respiratoires se montrent elles-mêmes, c'est-à-dire, comme je viens de l'indiquer à l'instant, au fur et à mesure que les phénomènes d'origine réflexe ou périphérique, prennent le pas sur les phénomènes d'origne centrale. Cette modification des pupilles participe à tous les désordres fonctionnels du système nerveux moteur.

Par la voie d'instillation directe dans l'œil, on peut observer d'abord du myosis, puis une dilatation faible et passagère. Dans tous les cas, cette dilatation est bien loin d'être comparable à celle que détermine l'action secondaire réflexe due, évidemment, à une irritation qui se propage par la voie des splanchniques. La dilatation n'est durable et accentuée que si la dose instillée dans l'œil est suffisante pour déterminer des accidents d'intoxication après qu'elle a été absorbée, comme cela s'est vu également à propos de l'atropine dans quelques cas où l'instillation dans l'œil, d'une quantité cependant très faible d'atropine, avait permis l'introduction de cette substance toxique par la voie du canal lacrymal dans l'arrière-cavité du pharynx. Le malade n'ayant pas eu soin de cracher et de rejeter ainsi la substance toxique, l'avait ingérée, et on a pu voir arriver sous cette influence des accidents d'intoxication assez nettement déterminés.

En réalité, le mécanisme de cette dilatation pupillaire est double. L'intervention adjuvante des phénomènes qui se produisent du côté de l'appareil respiratoire et des fonctions gastro-intestinales est extrêmement importante; mais il y a d'adord une influence directe et primitive sur le système d'innervation du muscle de l'iris, soit par les filets périphériques, soit par le centre cilio-spinal. L'influence sur le centre cilio-spinal paraît absolument indéniable, étant donné ce que nous avons appris à connaître de l'influence exercée sur le centre bulbo-spinal à la période initiale de l'action de l'aconitine. D'autre part, l'action de l'aconitine sur le sphincter irien est manifestement prouvée par l'expérience sur le lapin que je vous ai exposée précédemment. Après la section du filet cervical du sympathique d'un seul côté, on n'observe plus la dilatation avec certitude que du côté où l'appareil nerveux est resté intact; du côté où la section a été pratiquée, la dilatation ne s'observe plus, et on constate même, au contraire, un léger degré de myosis par rapport à l'état où se trouvait la pupille au commencement de l'expérience.

Variations de toxicité de l'aconitine et des aconits. — Je vous disais tout à l'heure, Messieurs, qu'il fallait prendre en considération un fait fort important et qui permet précisément, aussi bien au point de vue thérapeutique qu'au point de vue médico-légal, d'interpréter certaines formes particulières, certaines modifications qu'on a observées à maintes reprises dans la façon dont l'individu réagit sous l'influence de l'aconitine. J'ai déjà, dans une certaine mesure, attiré votre attention sur ces phénomènes en vous faisant remarquer que l'on avait observé une action physiologique assez différente au point de vue sinon de la qualité, tout au moins de l'intensité des phénomènes, entre les diverses aconitines, suivant leur provenance, et entre les divers aconits, suivant la région où ils avaient été récoltés.

Des expériences, aussi remarquables que probantes à cet égard, ont été faites par Laborde et Duquesnel dans leur intéressante étude sur l'aconitine et les aconits; et elles ont d'autant plus d'importance qu'elles ont été réalisées avec des produits préparés à l'aide du même manuel opératoire, ainsi que par les mêmes procédés d'expérimentation sur des animaux aussi semblables et dans des conditions aussi identiques que possible. Ces auteurs ont isolé d'abord l'aconitine des aconits de différentes provenances, par un procédé d'extraction qui, je le répète, a été constamment le même : ils ont pris les aconits de Suisse, du Dauphiné, du Jura, des Pyrénées, et enfin des Vosges. Après avoir purifié aussi parfaitement que possible les alcaloïdes extraits de ces différentes plantes, ils en ont préparé des azotates et ont injecté ces sels à la dose de 1 milligramme à des chiens provenant d'une même portée, de même race, de même poids, et placés dans des conditions aussi semblables que possible.

Avec l'aconitine retirée de l'aconit de Suisse, la mort arriva dans l'espace de quarante-deux minutes; les accidents toxiques avaient présenté le maximum de leurs manifestations; on avait observé la dilatation pupillaire après douze minutes.

Avec l'aconitine provenant de l'aconit du Dauphiné, la mort arriva au bout de une heure trente-cinq; les accidents toxiques, quoique d'intensité moindre, furent encore très graves; la dilatation pupillaire se montra au bout de dix-huit minutes.

Avec l'aconitine extraite de l'aconit des Pyrénées, la mort arriva au bout de une heure cinquante-cinq minutes; elle se produisit au milieu d'accidents toxiques encore un peu moins accentués que dans le cas précédent; la dilatation pupillaire s'est montrée seulement au bout de vingt-sept minutes.

Avec l'aconitine extraite de l'aconit des Vosges, on a, au contraire, observé la survie de l'animal; les manifestations toxiques ont été très nettes, très caractéristiques d'ailleurs, au point de vue de leur symptomatologie, et elles ont permis de reconnaître toute la série de manifestations que je vous ai décrites, mais elles n'ont pas dépassé les manifestations compatibles avec le maintien de la vie.

Quant à l'aconitine retirée de l'aconit du Jura, elle a donné sensiblement les mêmes résultats que ceux fournis par l'aconitine provenant des aconits du Dauphiné.

Ces résultats sont extrêmement importants, en ce qui concerne leur valeur et leur interprétation, en raison de ce fait que le déterminisme a été, autant que possible, identique dans toute cette série d'expériences; et, ainsi que je vous l'ai déjà dit, c'est certainement à l'existence de modifications allotropiques des diverses aconitines qu'il faut rapporter cette différence dans l'intensité, dans la gravité et même, on peut aller jusqu'à dire, dans la modalité des phénomènes. Je vous ai indiqué déjà ce fait d'observation, résultant des recherches de Duquesnel, qu'il existait, entre l'aconitine provenant des divers aconits que je viens d'énumérer, des différences dans leur mode d'action sur la lumière polarisée. Ces différences d'action physique impliquent, presque nécessairement, des différences plus ou moins accentuées dans leurs propriétés physiologiques. Nous sommes maintenant en possession d'un certain nombre de faits prouvant qu'il existe une étroite relation entre l'intensité et la modalité des phénomènes physiologiques déterminés par des substances isomériques, c'est-à-dire possédant des propriétés physico-chimiques différentes. D'autre part, je vous ai également signalé ce fait que, fréquemment, l'aconitine qu'on s'était donné la peine de préparer avec tout le soin possible, et d'obtenir à l'état de cristallisation parfaite, subissait, sous l'influence du temps, des modifications telles qu'elle devenait amorphe et qu'on ne pouvait plus obtenir sa cristallisation. J'ai fait aussi remarquer à ce moment qu'elle possède très sensiblement les mêmes propriétés que l'aconitine cristallisée, sauf peut-être une légère diminution de son activité. Inversement, de l'aconitine primitivement amorphe peut, sous l'influence de conditions encore impossibles à préciser, acquérir la propriété de cristalliser, en même temps que son activité toxique devient plus considérable.

Or, rappelez-vous la corrélation qui existe entre l'action dynamique et la structure moléculaire; c'est un fait sur lequel j'ai attiré maintes fois votre attention. Je vous ai cité, par exemple, les dérivés sulfonés des phénols, dont un seul, le dérivé ortho, est actif, alors que les dérivés para et méta sont presque absolument dépourvus d'activité. Nous connaissons l'acide salicylique qui est encore un très bon exemple. Enfin, un exemple encore plus important, et qui me paraît mieux servir ici de terme de comparaison, c'est la différence de toxicité qu'on sait depuis longtemps exister entre les deux modifications allotropiques du phosphore, le phosphore blanc et le phosphore rouge, qui constituent un seul et même corps, différant seulement par des propriétés physiques : tandis que le phosphore blanc est une substance extrêmement toxique, le phosphore rouge est, au contraire, absolument dénué de toxicité.

Eh bien, nous savons, depuis un certain nombre d'années, que l'influence thérapeutique est, très certainement, sous la dépendance de modifications dans la modalité des mouvements vibratoires que les éléments organisés subissent lorsque les substances capables d'exercer sur eux une action se trouvent en conflit avec ces éléments organisés. La différence de structure moléculaire des variétés allotropiques d'une même substance, comme les diverses variétés d'aconitines, comme le phosphore blanc et le phosphore rouge, par exemple, détermine incontestablement des vibrations moléculaires différentes et, par conséquent, des réactions différentes dans les modifications de mouvements vibratoires qui se produisent au contact de ces substances. Or, nous savons que les différences de modalités dans les vibrations moléculaires entraînent certainement des manifestations d'ordre varié, comme le prouve avec la plus entière évidence l'exemple du phospore rouge et du phosphore blanc.

C'est là bien plutôt un pressentiment qu'une certitude, en ce qui concerne, tout au moins, les substances pour lesquelles les faits sont moins précis, moins nettement caractérisés que pour les deux variétés allotropiques du phosphore; mais il y a une chose évidente, c'est que les observations autorisent fort bien, en général, une pareille interprétation des phénomènes, et je suis absolument convaincu qu'il viendra un moment où cette question sera en quelque sorte illuminée par des faits qui permettront de la classer définitivement et d'interpréter avec une lucidité parfaite ces phénomènes qui paraissent actuellement difficiles à interpréter sans faire d'hypothèses. Mais ce qui permet, relativement à l'aconitine, de regarder ces considérations comme justes et susceptibles de conduire à une quasi-certitude, c'est qu'il existe dans l'activité des diverses parties de la plante fournissant des principes immédiats, et notamment dans les racines, des différences d'intensité, selon les variétés spécifiques et la provenance, correspondant aux différences d'activité et aux modalités toxiques des diverses aconitines.

Un autre fait qui vient encore confirmer cette interprétation et lui donner même comme un commencement de preuve d'ordre expérimental, c'est que l'aconitine qu'on peut retirer de l'aconit des Indes, — cet *Aconitum ferox* qui fournit le *Bish* dont la toxicité est si intense, — est un composé de l'acide vératrique avec l'aconine, la *Vératroyl-aconine*; alors que l'aconitine provenant des différents aconits européens résulte de l'union de l'acide benzoïque avec l'aconine, c'est la *Benzoyl-aconine*.

En outre, l'activité toxique de certaines parties des différents aconits peut varier suivant les conditions dans lesquelles ces portions de plantes ont été traitées. On a reconnu que, de tous les liquides de macérations préparés avec les diverses parties de la plante : fruits, feuilles, graines, fleurs, racines, tiges, c'était celui préparé avec les racines qui avait, de beaucoup, le pouvoir toxique le plus intense. Cela peut s'interpréter de deux façons. On peut supposer que l'alcaloïde existe, dans la racine, à l'état de combinaison avec une substance que dissocierait ou détruirait la macération en présence de l'eau. Ou bien, il s'agirait d'un mélange de l'alcaloïde avec une de ces albumoses dont la présence revêt, au moins dans les plantes fraîches, une importance que des recherches poursuivies depuis plusieurs années me montrent sans cesse croissante, en raison surtout de la facilité et de la perfection qu'elles procurent à l'absorption du principe actif. Ce qui prouve bien qu'il s'agit de quelque chose de ce genre, c'est que cette action de la macération aqueuse d'aconit se caractérise par une influence particulièrement nocive sur la muqueuse gastro-intestinale : il semble qu'il existe dans les racines d'aconit, à côté de l'aconitine, une substance exerçant sur la muqueuse gastro-intestinale une action irritante dont l'influence vient s'ajouter à celle de l'aconitine, et qui facilite même la plus rapide et complète absorption de cet alcaloïde.

Je ne puis m'empêcher de rapprocher ce fait de l'explication à l'aide de laquelle GUBLER voulait interpréter la suractivité de la même préparation d'aconitine ou d'aconit lorsqu'elle était indroduite dans l'estomac à jeun ou pendant la période active de la digestion. GUBLER pensait que la chute de l'épithélium de revêtement de la muqueuse, se produisant sous l'influence des phénomènes normaux de la digestion, jouait dans ce cas un rôle assez considérable, en ce sens qu'elle rendait la muqueuse plus facilement vulnérable à l'action offensive de l'aconitine en même temps qu'elle facilitait l'absorption et la diffusion de la substance toxique. Eh bien, je crois que ce même phénomène peut être invoqué en ce qui concerne la macération aqueuse d'aconit, et, non seulement il peut exister dans cette macération quelque chose aidant à l'action toxique ou à la rapidité d'assimilation de l'aconitine, mais je ne serais pas surpris qu'il se rencontrât dans l'aconit quelqu'une de ces albumoses dont nous connaissons des représentants dans certains champignons par exemple, ou dans les plantes à saponine, albumoses capables d'irriter la muqueuse de l'estomac et de permettre l'absorption, et par suite l'action toxique, de substances qui auraient pu, sans cet intermédiaire, rester plus ou moins inoffensives.

Ces considérations sont surtout intéressantes lorsqu'on envisage les résultats suivants des expériences faites par MORSON avec une même espèce d'aconitine, celle retirée de l'*Aconitum ferox* des Indes. Vous verrez dans ce tableau des faits en apparence tout à fait paradoxaux en ce qui concerne les résultats obtenus avec l'aconitine insérée sous la peau, ou bien introduite par le rectum ou par la bouche, ou par injection sous-cutanée.

Tous les phénomènes relevés par MORSON, LABORDE et d'autres expérimentateurs nous montrent, en définitive, qu'il y a non-seulement des variations d'activité de l'aconitine suivant sa provenance, mais encore des variations suivant la partie de la plante utilisée, — ainsi les coliques gastro-intestinales semblent dominer la scène symptomatologique avec les racines d'aconit, — et même des différences dans l'activité des diverses variétés d'aconits provenant des mêmes régions. C'est ainsi, par exemple, que, en ce qui concerne l'*A. napellus*, LABORDE et DUQUESNEL ont trouvé de ces différences d'activité dans les variétés *Neomontanum*, *Pyrenaïcum* et *Anthora*, toutes trois très toxiques, mais énumérées ainsi par ordre de toxicité décroissante.

Action de l'aconitine Morson sur le lapin.

DOSE EN MILLIGRAMMES	ÉPOQUE DU DÉBUT	RÉSULTAT	DURÉES	POIDS EN GRAMMES	CONDITIONS DE L'EXPÉRIMENTATION
0,130	Immédiat.	Guérison.	5 heures.		
0,130	»	»	»		
0,200	»	»	»		
0,245	»	Mort.	4 h. 30 m.		Insérée sous la peau.
0,266	20 minutes.	»	2 heures.		
0,266	Immédiat.	»	25 minutes.		
0,320	11 minutes.	»	53 minutes.		
0,266	Pas d'effets.	Pas d'effets.	—		
0,400	»	»	—		
0,710	12 minutes.	Guérison.	2 heures.		Introduite par le rectum.
1,066	Immédiat.	»	1 h. 30		
1,280	»	Mort.	53 minutes.		
0,533	Immédiat.	Guérison.	2 heures.		Introduite par la bouche.
1,066	»	Mort.	1 h. 30		
0,266	Immédiat.	Mort.	30 minutes.	1 617	
0,160	»	»	1 h. 16	1 306	Injections hypodermiques.
0,142	»	Guérison.	3 heures.	1 493	
0,142	»	Mort [1].	5 heures.	1 493	

. Il est encore une circonstance dont il faut tenir grand compte, en raison de la facile altérabilité de l'aconitine, c'est l'influence de l'état de conservation ou d'altération des plantes qui servent soit à obtenir une préparation galénique, soit à l'extraction de l'aconitine. J'ajouterai qu'en s'inspirant des résultats obtenus au cours de recherches toxicologiques sur cette altérabilité de l'aconitine, il est facile de concevoir que cette altérabilité est la cause de la toxicité plus ou moins grande des différentes parties de la plante, suivant que la cueillette en aura été faite dans de bonnes ou de mauvaises conditions.

Synergiques et antagonistes. — Deux mots seulement sur les antagonistes et les synergiques de l'aconitine : il n'existe pas d'antagonistes et d'antidotiques de l'aconitine. Cela n'a rien qui doive vous surprendre, surtout en raison de l'opinion que je professe à propos de l'antagonisme et l'antidotisme. On a voulu voir dans la strychnine, en raison de son action excitante alors que l'aconitine détermine une action paralysante, on a voulu voir également dans la morphine ou même dans la digitaline, en raison de leur action car-

---

1. Même lapin que le précédent et après vingt-quatre heures.

diaque particulière, des antagonistes et des antidotiques particuliers
de l'aconitine. On a cité un certain nombre d'intoxications aconi-
tiques qui auraient rétrocédé sous l'influence de l'injection de strychnine ou de l'ingestion de préparations de noix vomique, ou
d'injections de morphine ou bien de l'ingestion de digitaline. Je suis
loin de nier tous ces faits; mais ce que je nie formellement, c'est la
conclusion qu'on en tire. Et en effet, comme je vous l'ai montré tant
de fois, lorsqu'une substance toxique a pris possession de l'animal
ou de l'individu, il est — passez-moi la vulgarité de cette expression
— presque impossible de la déloger, à moins de faire intervenir
une dose tellement formidable de la substance antagonistique, que
l'on s'expose à tous les accidents d'une dose hypertoxique de cette
substance. Je crois vous en avoir donné des preuves nettes et con-
cluantes lorsque je vous ai parlé de l'antagonisme qu'on avait cru
voir entre l'opium et la belladone, ou entre l'atropine et la morphine,
et je vous en donnerai encore de plus probantes, au sujet de
l'atropine et de la muscarine ainsi que de la pilocarpine [1].

Ce sont des faits du même genre qu'on peut observer avec la
strychnine, la morphine ou la digitaline. Certainement, dans l'évolution des phénomènes d'intoxication sous l'influence de l'aconitine,
il y a un certain moment où l'intervention de la strychnine, ou bien
de la morphine, ou de la digitaline pourrait procurer un effet utile,
mais ce moment est extrêmement court, tout à fait passager, et, je
le répète, il faudrait alors se servir, pour réaliser une action antagonistique certaine, d'une dose telle de ces différentes substances, que,
véritablement, le risque à courir surpasserait de beaucoup les avantages qu'on en pourrait retirer.

Il en est peut-être autrement en ce qui concerne l'action antagonistique ou antidotique que le curare ou l'atropine peuvent exercer
en présence de l'aconitine; encore faut-il bien s'entendre ici. J'ai cité
l'expérience qu'on peut réaliser chez les animaux chez lesquels,
lorsqu'on injecte d'abord le curare ou l'atropine, en empêche les
manifestations, par la voie des pneumogastriques et des splanchniques, qui caractérisent l'action réflexe de l'aconitine : mais cela va
précisément me servir de preuve, car ainsi que je viens de le faire
ressortir tout à l'heure, l'aconitine n'exerce plus son action sur
l'animal précisément parce qu'il est en puissance du curare ou de
l'atropine. Si vous arrivez à vaincre cette puissance exercée par le
curare ou l'atropine, vous pouvez être certain d'empoisonner l'animal
ou l'individu, et la réciproque est absolument vraie; si vous voulez
intervenir chez l'animal en cours d'intoxication aconitique, et alors
qu'elle se manifeste par voie réflexe grâce à l'intermédiaire des

---

1. Voir : *Leçons de Pharmacodynamie et de Matière médicale*, 2ᵉ série, p. 638.

pneumogastriques et des splanchniques, si vous voulez éteindre cette action toxique par le curare ou l'atropine, vous n'arriverez qu'à tuer votre sujet avec le curare ou l'atropine.

Il n'y a absolument qu'une circonstance dans laquelle on puisse exercer une action qui ne sera pas antagonistique, mais qui sera, dans une certaine mesure, antidotique de l'aconitine : c'est la respiration artificielle. J'ai déjà indiqué ce fait qu'il était possible, en continuant cette respiration artificielle, de permettre l'élimination du poison par les divers émonctoires : la sécrétion bronchique, la salive, la bile, l'urine, etc. Pour peu qu'on prolonge suffisamment cette respiration artificielle, on peut arriver, si la dose n'est pas par trop considérable, à sauver les animaux, et je crois qu'on pourrait réussir à sauver de la même façon un individu. Nous savons, en effet, que tout le danger résulte de l'arrêt du fonctionnement de l'appareil respiratoire.

Quant aux synergiques de l'aconitine, ils sont assez nombreux, et, parmi les premiers que j'aurai à vous citer, il y a des produits, retirés des *Renonculacées vireuses*, plantes de la même famille que l'aconit, au sujet desquels j'aurai à entrer dans certains détails en raison de leur intérêt pratique. En premier lieu, vient la staphisaigre : nous verrons que l'alcaloïde qu'on peut retirer de la staphisaigre se rapproche très étroitement de l'aconitine. D'autres renonculacées vireuses possèdent également le pouvoir d'exercer une action manifestement synergique de celle de l'aconit; et je citerai entre autres la renoncule scélérate et la renoncule bulbeuse, dont les produits manifestent vis-à-vis de l'organisme animal des propriétés se rapprochant, dans une étroite mesure, de celles exercées par les aconits.

Enfin, je dois vous dire quelques mots d'une substance, la *Napelline*, qu'on peut isoler des différentes variétés d'aconits, et qui possède une intensité considérablement moindre, mais des propriétés assez analogues à celles de l'aconitine.

La vératrine et la colchicine constituent, dans une certaine mesure, des synergiques de l'aconitine; nous verrons en effet que leur action sur le tube digestif, le cœur et la respiration, détermine des phénomènes très comparables à ceux que nous venons de remarquer avec l'aconitine. Je vous ai déjà signalé l'action de la pilocarpine comme synergique, dans certaines circonstances, de l'aconitine. J'ajouterai, pour ma part, aux synergiques de l'aconitine, la muscarine dont beaucoup de ses manifestations la rapprochent.

En ce qui concerne la quinine et le bromure de potassium, on peut dire que ce sont des synergiques occasionnels de l'aconitine, en ce sens que ces substances peuvent déterminer une sédation du système nerveux central, qui vient en aide, dans une certaine mesure, à l'action de même genre exercée par l'aconitine.

NAPELLINE. — Quelques mots, pour terminer, sur la NAPELLINE. Cet alcaloïde a été retiré de diverses variétés d'aconits; c'est un produit amorphe, soluble dans l'eau, qui se distingue très nettement de l'aconitine tant par ses propriétés chimiques et sa composition, que par ses propriétés physiologiques. Il possède assez sensiblement la même action physiologique que l'aconitine cristallisée, mais dans des proportions énormément moindres : ainsi, tandis qu'un jeune cobaye du poids de 360 grammes réagit d'une façon extrêmement remarquable et nette et meurt rapidement après l'injection hypodermique d'un dixième de milligramme d'azotate d'aconitine, il faut arriver jusqu'à 1 centigramme de napelline, c'est-à-dire cent fois plus, pour arriver à déterminer la mort dans un espace de cinq heures. Chez un chien, on peut injecter jusqu'à 8 et 10 centigrammes de napelline, sans voir survenir d'accidents véritablement toxiques, ces accidents du côté du cœur et de la respiration qui caractérisent l'action de l'aconitine. Mais certains faits de détail différencient encore mieux l'action de la napelline de celle de l'aconitine : sous l'influence de la napelline, on n'observe pas les vomissements si intenses et si caractéristiques de l'action exercée par l'aconitine, et on remarque un état tout particulier de somnolence, de sédation du système nerveux central, sédation qui peut même aller, lorsque la dose est suffisante, jusqu'aux phénomènes de paraplégie, voire de paralysie. Ces phénomènes ont précisément incité les thérapeutes à utiliser la napelline pour lutter contre les phénomènes de morphinisme confirmé. Dans ces dernières années, on aurait obtenu de bons résultats de l'emploi de la napelline pour le traitement des phénomènes de morphinisme grave; et on a eu beaucoup à se louer de la substitution des injections sous-cutanées de napelline aux injections de morphine : d'abord on a obtenu la sédation des phénomènes si graves, et si douloureux surtout, de la privation de morphine, et ensuite je crois que ce fait de la pratique des injections sous-cutanées a permis de satisfaire, dans une très large mesure, cette manie de l'injection qui existe à un si haut point chez les morphinomanes.

Je ne veux pas terminer cette étude très sommaire de l'action physiologique exercée par la napelline sans vous indiquer que, pour ma part, je crois qu'il ne faut attribuer à cet alcaloïde une action toxique analogue, à l'intensité près, à celle de l'aconitine qu'en raison de ce que la napelline contient toujours des proportions plus ou moins faibles d'aconitine.

Je finis en vous faisant observer que cet alcaloïde amorphe soluble, la napelline, constitue, pour une plus ou moins large part, les produits qu'on trouve dans le commerce sous le nom d'aconitine amorphe, cette aconitine amorphe contre laquelle je vous ai, précisément, recommandé de vous mettre en garde en raison de son infi-

délité. Cette aconitine amorphe n'est, le plus souvent, infidèle que
parce qu'elle renferme une proportion parfois très élevée de napelline; elle en renferme quelquefois le tiers, et jusqu'à la moitié de
son poids. Ainsi, il existe des aconitines du commerce avec lesquelles
on peut faire, chez des chiens, des injections sous-cutanées de 3 à
5 milligrammes sans arrvier à déterminer le moindre accident
toxique; eh bien, il est incontestable que si ces prétendues aconitines
renfermaient seulement un quart de milligramme d'aconitine vraie,
on verrait arriver chez les animaux les accidents plus ou moins
graves mais si caractéristiques de l'intoxication aconitique.

J'ai terminé l'étude de l'action physiologique de l'aconitine, le seul
alcaloïde important qui existe dans les différentes espèces d'aconits
de nos régions. Il me restera à décrire les lésions anatomiques
qu'on peut observer à la suite de la mort par l'aconitine, mais surtout, ce qui sera beaucoup plus important, les méthodes d'expérimentation physiologique permettant de rechercher et de reconnaître
l'aconitine dans un cas d'intoxication. J'ai déjà appelé votre attention
sur ce fait, en faisant ressortir combien cette recherche médico-légale
était importante en ce qui concerne surtout l'aconitine, puisque nous
sommes complètement dépourvus de réaction chimique capable de
faire présumer la présence de cette substance toxique.

XXVᴱ LEÇON

LÉSIONS ANATOMIQUES PROVOQUÉES PAR L'ACONITINE. — RECHERCHE TOXICOLOGIQUE. — RÉSUMÉ DE L'ÉTUDE DES ACONITS ET DE L'ACONITINE. — DELPHININE. — RENONCULACÉES VIREUSES. — HYDRASTINE ET HYDRASTININE.

Il nous reste, pour terminer l'étude de l'aconitine et des aconits, à envisager les lésions anatomiques qu'on peut oberver à la suite de l'empoisonnement par cette substance médicamenteuse, et enfin les procédés à l'aide desquels on peut caractériser l'existence de l'aconitine dans les viscères, car, ainsi que je vous l'ai déjà fait remarquer, c'est à la recherche physiologique qu'incombe, dans ce cas, la plus grande part de responsabilité : c'est la raison pour laquelle je m'étendrai un peu sur les procédés qu'il faut mettre en usage pour arriver à cette caractérisation.

Lésions anatomiques. — L'autopsie révèle toujours, chez les individus ou les animaux qui ont succombé à l'intoxication par l'aconitine, de la congestion généralisée et à des degrés divers, depuis la simple hyperémie jusqu'aux raptus apoplectiformes et aux infiltrations sanguines se présentant sous forme d'ecchymoses, de plaques, de noyaux hémorrhagiques plus ou moins développés.

Les altérations des organes digestifs prédominent, et les effets irritants qu'on peut observer sont d'autant plus intenses que l'aconitine ou les préparations d'aconit ont été ingérées par la voie buccale, surtout lorsque le contact avec la muqueuse de l'estomac a été suffisamment prolongé. Ces lésions présentent leur maximum d'intensité lorsqu'elles ont succédé à l'introduction de doses relativement faibles, renouvelées et successives, quelle que soit d'ailleurs leur voie d'introduction, de façon à provoquer incessamment et à entretenir des effets d'irritation locale, en raison de l'élimination de la substance toxique par l'intermédiaire des sécrétions des glandes de la muqueuse gastro-intestinale. L'hyperémie de la muqueuse est plus

ou moins considérable et caractérisée par toutes les formes possibles,
notamment, de nombreux îlots de vascularisation. Dans ces cas, on
observe toujours à la surface de la muqueuse un liquide plus ou
moins filant, plus ou moins muqueux, en général coloré en jaune
ou en vert par la bile : c'est surtout au niveau du grand cul-de-sac
de l'estomac que cette accumulation de liquide et les phénomènes
d'hyperémie s'observent avec le plus d'intensité. Des lésions
catarrhales s'observent également à tous les degrés d'intensité dans
le duodénum et la première portion de l'intestin grêle; dans le duodénum, notamment, on peut constater une vive injection en stries
longitudinales sous l'enduit catarrhal qui recouvre la muqueuse;
quelquefois, on peut même observer au niveau des plaques glandulaires de petites ulcérations qui semblent faites à l'emporte-pièce.
L'examen micrographique de la surface intestinale révèle une
dénudation épithéliale, une leucocytose abondante et l'existence de
globules sanguins épanchés au niveau des ulcérations.

Le foie est, incontestablement, de tous les organes, celui qui présente les altérations les plus remarquables et les plus constantes.
L'hypersécrétion biliaire, à laquelle donne toujours lieu l'aconitine,
la réplétion de la vésicule et des canaux excréteurs, qui s'observe
dans toutes les circonstances où la mort a succédé à l'absorption de
la substance toxique, l'épanchement de la bile à la surface de l'intestin sont autant de témoins de l'action violemment excitante que
l'aconitine exerce sur la sécrétion biliaire. Ces phénomènes se caractérisent par une couleur acajou très foncée et par une infiltration
apoplectiforme du tissu; on observe des plaques ou des noyaux plus
ou moins larges, colorés par le sang qui présente quelquefois une
apparence presque complètement noire; les hématies sont presque
toujours altérées; les cellules hépatiques ont un aspect trouble, gra-
nuleux, et sont colorées par l'hématine.

La rate est également congestionnée, chagrinée à la surface; son
tissu est friable.

Quant aux reins, ils présentent les signes d'une congestion intense,
apoplectiforme; la substance corticale est particulièrement injectée
et, souvent, l'intensité de cette congestion est telle qu'il est presque
impossible de différencier les zones corticales des zones médullaires
lorsqu'on pratique une coupe.

Les poumons présentent toutes les lésions d'asphyxie, et ces lésions
sont d'autant plus développées, d'autant plus nettement asphyxiques,
que la mort est survenue dans un espace de temps moins considérable. Tantôt on observe des plaques ecchymotiques larges et assez
étendues, tantôt des ecchymoses ponctuées. On constate l'hyperémie
des muqueuses bronchique, trachéale, laryngée qui sont également
le siège d'une hypersécrétion muqueuse. Des îlots d'emphysème se

montrent vers les bords tranchants des lobes ; et il existe un œdème, variable mais toujours assez accentué, des régions sus et sous-glottiques.

Lorsque l'autopsie est pratiquée un temps suffisamment court après que la mort est survenue, on peut constater que le cœur s'est arrêté en diastole : cela s'observe, dans tous les cas, de façon constante, chez les animaux sur lesquels on expérimente. Le cœur est plus ou moins distendu, ses parois sont flasques ; le sang est liquide lorsque la mort est survenue rapidement, il renferme quelques caillots mous lorsque la mort est survenue dans l'espace de une à trois heures, des caillots fibrineux dans le cas où la mort est plus tardive, et ces caillots, comme dans tous les genres d'asphyxies, sont remarquables par leur prolongement vers les gros vaisseaux, surtout ceux des cavités droites. Le sang paraît subir des modifications physiques qui le rapprochent de l'état dans lequel on peut le trouver à la suite des fièvres graves : sa coloration est foncée, sa consistance poisseuse, il présente tous les caractères du sang renfermant des toxines et il se pourrait qu'il contînt, en effet, une certaine proportion de toxines capables de donner ainsi naissance, de façon secondaire, à une toxémie dont les effets viendraient s'ajouter à ceux de l'aconitine. On n'observe pas de modifications histologiques des hématies durant la vie.

Le sang paraît se débarrasser assez rapidement du poison, par localisation dans les divers tissus où elle peut se produire, ou bien grâce à son élimination par les différents émonctoires. Dans tous les cas, un fait fort intéressant, c'est qu'on n'observe pas d'accidents toxiques par la transfusion à des animaux indemnes du sang d'un animal intoxiqué avec l'aconitine, soit qu'on établisse cette transfusion par voie de communication directe d'artère à artère, soit qu'on fasse ce qu'on appelle la circulation conjuguée, c'est-à-dire qu'on abouche l'extrémité périphérique d'une artère de l'animal empoisonné avec l'extrémité d'une veine de l'animal indemne. Dans tous les cas, cela montre que l'aconitine séjourne pendant un temps très court dans le sang et qu'elle est presque immédiatement fixée dans les tissus capables de la localiser. L'influence qu'elle peut exercer par suite de sa présence dans l'appareil circulatoire est seulement éphémère.

Quant au système nerveux, il ne présente rien de particulier, au moins macroscopiquement.

En définitive, vous voyez que toutes ces lésions, que je viens de décrire très rapidement, ne présentent rien d'absolument caractéristique, mais possèdent une valeur relative assez grande et constituent, au point de vue de la recherche médico-légale, un élément de preuve présentant une importance assez considérable, parce que si cet élément de preuve n'existait pas, on pourrait mettre en doute l'intoxication par l'aconitine. Il est incontestable qu'une substance aussi énergiquement toxique que celle dont nous achevons l'étude en ce moment, lorsqu'elle a déterminé la mort d'un individu, ne peut la déterminer qu'à une échéance relativement brève, et cette mort est absolument incompatible avec la non-existence de lésions plus ou moins identiques à celles que nous venons de passer en revue.

Intoxication chronique. — Existe-t-il et peut-il exister une intoxication chronique par l'aconitine? Cette intoxication doit pouvoir exister, mais elle est encore absolument inconnue chez l'homme. On a tenté de reproduire chez les animaux cette intoxication chronique; et, chez le chien par exemple, on a remarqué que l'administration longtemps prolongée de petites doses de préparations d'aconit, ou de doses infinitésimales d'aconitine répétées pendant un certain temps, était capable de déterminer des troubles digestifs. Chez un animal ainsi traité et sacrifié après trois semaines, on a remarqué un état catarrhal de la muqueuse de l'estomac et de la première portion de l'intestin grêle, de petites ulcérations disséminées à la surface de la muqueuse du duodénum. Dans tous les cas, il paraît s'établir très facilement une accoutumance à l'action de la substance toxique et une atténuation très remarquable des phénomènes toxiques; mais néanmoins, il subsiste une action particulièrement intense sur la muqueuse gastro-intestinale, car, même dans les cas où l'animal ne présente pas de symptômes extérieurs caractéristiques de l'intoxication par l'aconitine et où il ne succombe pas, ce qui arrive le plus fréquemment, on observe toujours, lorsqu'on sacrifie cet animal, une trace plus ou moins accentuée de l'action irritante déterminée par l'aconitine sur la muqueuse gastro-intestinale.

Procédés de recherche. — Ceci dit, quelle va être la conduite de l'expert appelé à faire la preuve d'un empoisonnement par l'aconitine? Eh bien, comme toujours, les bases, les conclusions du rapport médico-légal doivent être établies sur un certain nombre de faits qui, tous, doivent concorder pour fournir quelque élément de certitude. D'abord, les phénomènes observés pendant la vie : je vous les ai exposés avec suffisamment de détails pour qu'il soit inutile d'y revenir ici. En second lieu, les lésions anatomiques; ce sont celles que je viens de décrire. Enfin les recherches toxicologiques, qui constituent ici l'élément de preuve le plus important, le plus délicat et celui dont l'exécution est toujours la plus difficile.

Cette recherche toxicologique comporte, en réalité, trois périodes, trois phases distinctes. La première est celle dont la mise en œuvre ne vous regarde pas personnellement, elle concerne l'expert-chimiste chargé de cette opération, mais vous devez avoir au moins des notions sur la manière dont elle doit être exécutée : cette première phase constitue l'isolement de la substance toxique. Pour pouvoir permettre de faire la preuve de l'intoxication, cet isolement doit être pratiqué dans des conditions telles que l'aconitine qui, ainsi que je l'ai déjà souvent dit, est si facilement altérable, puisse ne pas souffrir de ces procédés d'extraction et être transformée au point d'être complètement détruite. Dans une foule de circonstances, les procédés brutaux auxquels on soumet les portions de viscères servant à la recherche de la substance toxique, permettent en effet la complète destruction de l'aconitine, par conséquent, mettent dans l'impossibilité de démontrer la présence de cette substance toxique.

C'est au moyen du traitement par l'acide tartrique à 1 p. 100 et l'alcool à 60°, effectué avec macération prolongée et à température relativement basse des viscères dans lesquels il s'agit de rechercher l'aconitine, que cet isolement doit être pratiqué. Cette masse des viscères, de l'alcool et de l'acide tartrique ne doit pas être portée à une température dépassant 40°, précisément à cause de la facile altérabilité de l'aconitine. Au bout d'un temps de macération suffisant, c'est-à-dire en moyenne vingt-quatre à trente-six heures, il faut filtrer la liqueur alcoolique et l'additionner d'alcool très fort, presque absolu, à 98°, jusqu'à cessation de précipité, de façon à séparer les matières albuminoïdes qui viendraient entraver la recherche ultérieure de la substance toxique. On filtre de nouveau et on distille le filtrat, à une température aussi basse que possible, dans le vide, et, dans tous les cas, en ayant soin de ne pas dépasser la température de 35° à 40°. Cette distillation est poussée jusqu'à ce qu'il reste un résidu un peu sirupeux tout en étant parfaitement fluide. Ce résidu est épuisé par l'éther de pétrole, ensuite par l'éther ordinaire, de façon à séparer les matières grasses et les substances qui pourraient se dissoudre dans l'éther : l'aconitine ne peut pas s'y dissoudre parce qu'elle est retenue par l'acide tartrique ajouté en excès. Il importe, en effet, qu'à ce moment, la solution présente une réaction faiblement mais nettement acide. Il faut employer pour cet épuisement, en plusieurs fois, cinq à six volumes d'éther pour un volume de solution aqueuse acide.

Lorsque le liquide aqueux acide a été complètement épuisé par l'éther, on l'additionne de bicarbonate de soude et on agite de nouveau avec l'éther à 65°. Dans ces conditions, l'aconitine mise en liberté se dissout, et il s'agit maintenant de l'extraire de l'éther sans déterminer son altération. On y arrive très facilement en épuisant la solution éthérée à l'aide d'une solution diluée d'acide chlorhydrique dans l'eau distillée. Cette solution aqueuse contenant l'aconitine qu'avait dissout l'éther est traitée de nouveau par le bicarbonate de soude, épuisée par l'éther, et cette dernière solution éthérée, abandonnée à l'évaporation spontanée, fournit un produit suffisamment pur, sur lequel on va essayer successivement un certain nombre de réactions capables de démontrer : 1° qu'il existe bien dans ce produit retiré des viscères soumis à l'expertise une substance présentant les caractères généraux des alcaloïdes; 2° et c'est ici que vous intervenez personnellement, pour ce qui est de votre compétence médicale, que cet alcaloïde est bien constitué par de l'aconitine.

Eh bien, tout d'abord, les premières réactions qu'il convient de faire sont celles démontrant la présence d'un alcaloïde, c'est-à-dire prouvant que la substance abandonnée en dernier lieu par l'évaporation de la solution éthérée est bien constituée par un alcaloïde. Ce résultat est obtenu très facilement par les réactifs généraux et ordinaires des alcaloïdes, tels que les réactifs de Mayer, de Sonnenschein, de Bouchardat, etc., donnant des précipités caractéristiques dans les solutions d'alcaloïdes.

Il reste à faire la preuve que cet alcaloïde est de l'aconitine. Ici, comme je vous l'ai déjà dit, aucune réaction chimique ne peut intervenir, parce que toutes les réactions chimiques, plus ou moins nettement précisées, qui ont été données comme caractéristiques de la présence de l'aconitine sont absolument inexactes, ces réactions colorées ne se produisant que lorsque l'aconitine est impure, c'est-à-dire mélangée de quelques-uns des produits qui l'accompagnent dans les diverses variétés d'aconits. Lorsqu'on se sera évertué, par les procédés un peu compliqués que je viens de décrire, à retirer du cadavre une aconitine parfaitement pure, cette aconitine ne donnera absolument aucune réaction colorée avec tous les réactifs actuellement connus, capables de donner des réactions colorées avec les différents alcaloïdes, et ce sont, je ne saurais trop le répéter, les caractères organoleptiques et la recherche de l'action sur le cœur de grenouille qui peuvent, seuls, permettre d'arriver à une conclusion et à prouver que la substance en question est constituée par de l'aconitine.

La première de toutes les réactions à effectuer est celle que j'appellerai la *réaction de sapidité*; c'est une réaction d'ordre organoleptique, basée sur la production d'une sensation tout à fait particulière, déterminée par l'aconitine lorsqu'elle est placée sur la muqueuse linguale. Une goutte de solution d'aconitine, représentant seulement 5 centièmes de milligramme (0 milligr. 05), est capable de déterminer une sensation d'amertume passagère, à peine sensible au premier moment où cette goutte liquide vient toucher la muqueuse linguale. Après trois minutes environ, à la condition que le liquide n'ait pas été craché, cette première sensation se transforme en une vive brûlure accompagnée d'engourdissement douloureux pouvant gagner le voisinage, et, chez quelques individus particulièrement susceptibles, pouvant envahir la totalité de la bouche et du pharynx. En même temps, on observe une salivation modérée, avec une sensation consécutive de sécheresse et de constriction de la gorge.

Avec cette dose de 5 centièmes de milligramme, les troubles persistent environ deux ou trois heures; ils durent de cinq à huit heures avec une dose de 7 à 10 centièmes de milligramme, c'est-à-dire un dixième de milligramme. Lorsque la dose est plus élevée, il devient vraiment imprudent de rechercher cette réaction de sapidité, parce que, dans certaines circonstances, comme M. STEVENSON l'a observé sur lui-même, il peut arriver quelques accidents sinon graves, au moins fort désagréables. Ainsi, avec une solution contenant par goutte 2 dixièmes de milligrammes seulement (0 milligr. 2), les phénomènes locaux sont presque intolérables, et, chez STEVENSON qui rapporte son auto-observation, ces phénomènes n'avaient pas disparu huit heures après le contact de la solution d'aconitine. En même temps, STEVENSON constata des irrégularités et des faux-pas du cœur montrant qu'il y avait eu absorption d'une quantité très sensible d'aconitine et qu'il se trouvait à la limite de l'action toxique.

Cette action, que détermine le contact des solutions d'aconitine sur les muqueuses de la bouche, de la langue, du pharynx, est extrêmement nette; aucune autre substance toxique, au moins jusqu'à présent, ne détermine de sensation du même genre, et c'est déjà un élément fort important que d'avoir cette réaction de sapidité. Mais il est évident que cette réaction doit être contrôlée par d'autres constatations, et ces autres preuves, nous allons précisément les trouver dans la réalisation des modifications si nettes et si accentuées que l'aconitine peut déterminer sur la circulation de la grenouille, ainsi que dans la symptomatologie présentée par certains animaux très sensibles à ce poison.

Les essais physiologiques qui vont intervenir maintenant consistent, premièrement, en essais pratiqués sur le cobaye et sur la grenouille. Sur le cobaye, l'essai se bornera à la reproduction du tableau de la symptomatologie générale que je vous ai décrit et montré. Vous savez combien le cobaye est un animal sensible, puisqu'un dixième de milligramme suffit pour déterminer sa mort avec tout le cortège de symptômes absolument caractéristique de l'aconitine. Ces symptômes consistent, je vous le rappelle, pour les plus essentiels du moins, dans la salivation extrêmement intense, le simulacre de vomissement, chez cet animal de même que chez la grenouille, et en même temps que ce simulacre, cette projection du corps et de la tête en avant qui donne à la manifestation du phénomène chez l'animal ainsi empoisonné un caractère tout à fait spécial et particulier (voir page 401). Cette symptomatologie générale sera donc recherchée chez le cobaye et la grenouille, et la grenouille vous servira également à vérifier les phénomènes d'intoxication par les modifications que cette solution d'aconitine déterminera dans le rythme du cœur.

Je vous rappelle que ces phénomènes doivent être de deux ordres, c'est-à-dire que les expériences que vous avez encore à faire sur la grenouille sont de deux ordres : d'abord des expériences de contact direct de la solution d'aconitine sur le cœur de la grenouille. Je vous ai décrit, à ce sujet, trois périodes parfaitement distinctes qu'on peut observer : la première période est caractérisée par des pulsations rapides et arythmiques, ce que j'ai appelé le clonisme des mouvements du cœur, elle est très courte, dure à peine quelques secondes, puis le ventricule reste énergiquement contracté et vide, tandis que les oreillettes battent avec une précipitation telle que le nombre de leurs contractions est impossible à compter; de temps à autre, on observe une diastole partielle du ventricule. La deuxième période est caractérisée par ce fait que le ventricule de la grenouille tend toujours à s'arrêter en état systolique : ses battements deviennent irréguliers, les diastoles ventriculaires se montrent très rapides et se présentent alternativement à la pointe et à la base; rarement on observe une diastole totale. Enfin, à la troisième période, on observe des contractions péristaltiques de la paroi; le myocarde est comme segmenté et animé de mouvements vermiculaires auxquels succède l'arrêt diastolique. Le ventricule présente une coloration foncée; et il se produit des contractions superficielles de la fibre myocardique, qui sont incapables de vider le ventricule. L'instillation d'une goutte de solution de sulfate d'atropine sur le cœur de grenouille, impressionné par la solution d'aconitine, ne modifie en aucune façon la série des phénomènes que je viens d'indiquer.

C'est là un ensemble désignatif et constant qui aurait permis à ALBANESE de caractériser dans 100 grammes de foie la présence de 5 millièmes de milligramme d'aconitine. Je vous ai montré des tracés reproduisant les modifications provoquées sur le rythme du cœur de la grenouille par le contact d'une goutte d'eau tenant en dissolution 0 milligr. 05 (5 centièmes de milligramme) d'azotate d'aconitine. (Voir page 447.) Mais cette recherche, qui est relativement facile à effectuer et pour laquelle on peut se borner à l'examen visuel du cœur de grenouille, doit être complétée par l'inscription des modifications cardiaques qui se produisent lorsque l'aconitine est introduite chez la grenouille par la voie de la circulation. Je vous ai montré également des tracés reproduisant les modifications si caractéristiques qui prennent naissance dans ces conditions (Voir pages 453 à 458).

Eh bien, Messieurs, lorsque, dans une recherche de ce genre, vous aurez pu faire concorder la série des phénomènes représentés d'abord

par la symptomatologie observée chez l'individu au moment de sa
mort, ensuite par les lésions anatomiques constatées lors de son
autopsie, enfin par la recherche physiologique telle que je viens de
l'indiquer, cette recherche étant appuyée par des graphiques de la
circulation de la grenouille aussi nets que ceux que je vous ai
montrés, il est incontestable que vous pourrez affirmer une intoxication par l'aconitine; et, je le répète, si je me suis beaucoup étendu
sur cette recherche physiologique, c'est qu'elle constitue le seul
procédé qu'on possède actuellement pour démontrer l'existence d'un
empoisonnement par l'aconitine.

— Je crois, maintenant, qu'il ne sera pas inutile de résumer, aussi
rapidement que possible, ce que nous avons appris au sujet de l'action
de l'aconitine et des aconits. Tout d'abord, nous avons reconnu qu'il
existe dans les diverses variétés d'aconits, de l'aconitine cristallisée,
de l'aconitine amorphe, et une troisième base, la napelline. L'aconitine cristallisée se trouve, généralement, dans la proportion de 0,5
à 4 pour mille dans les racines de l'aconit napel; l'aconitine amorphe
dans la proportion de 2 à 5 pour mille environ; quant à la napelline,
c'est dans la proportion de 10 à 15 pour mille, environ, qu'on peut
la trouver.

Nous avons reconnu également que les différentes parties de la
plante présentaient une richesse par ordre décroissant en allant des
racines, qui constituent la partie la plus riche, aux fleurs, aux graines,
aux fruits et aux feuilles. Ces différents organes de la plante perdent
en grande partie leur activité par la dessiccation, et nous avons
reconnu que toutes les préparations galéniques d'aconit étaient des
préparations fort sujettes à caution; que parmi elles, en admettant
qu'il y en eût qui pussent être conservées, c'était l'alcoolature
de racines qui constituait le produit le plus constant, et que cette
alcoolature de racines ne devait jamais être administrée à dose
supérieure à trois grammes et par doses réfractées.

Relativement à l'action physiologique, nous avons reconnu que
cette action s'exerçait d'abord sur le système nerveux, mais que les
fonctions cérébrales restaient absolument intactes. Quant aux autres
propriétés fonctionnelles, il existe une différence fondamentale dans
la façon dont la motricité et la sensibilité sont intéressées. Le système
nerveux moteur n'est en aucune façon intéressé à dose physiologique; et la motricité du nerf est éteinte, en même temps que la
contractilité musculaire, seulement à dose toxique très élevée, à dose
toxique sidérante. Le système nerveux sensitif est, de beaucoup, le
plus intéressé par l'aconitine. Nous avons reconnu que cette substance
médicamenteuse abolissait d'abord la sensibilité consciente ou douloureuse, puis finalement la sensibilité inconsciente ou réflexe. Nous

avons également reconnu qu'il se produisait des modifications des sensibilités spéciales, notamment dans les régions innervées par les cinquième, neuvième, dixième, onzième et douzième paires de nerfs crâniens; il s'agit d'abord d'une excitation de ces sensibilités, puis d'une atténuation progressive, arrivant peu à peu jusqu'à l'abolition. Nous avons encore reconnu par expérience qu'il s'agissait là d'une action centrale, et exclusivement d'une action centrale, puisque toutes les fois qu'on arrivait, par un artifice expérimental, à protéger la moelle contre l'influence toxique, celle-ci ne se manifestait plus.

Du côté du système musculaire, nous avons reconnu que la contractilité propre de la fibre musculaire, soit lisse, soit striée, persistait jusqu'au dernier moment dans l'ordre de subordination des modifications fonctionnelles.

Du côté du système circulatoire, nous avons constaté des modifications de l'amplitude et du rythme des contractions cardiaques, et reconnu que ces modifications se produisaient, d'abord, par l'intermédiaire du système nerveux central, puis, d'une façon secondaire, par la mise en jeu d'une action réflexe d'origine périphérique. La tension sanguine est influencée de la même façon. L'aconit ralentit et dérègle le cœur; son action est plus énergique et plus rapide sur le ventricule que sur l'oreillette, et l'influence par l'intermédiaire de laquelle elle s'exerce porte plutôt sur les centres cérébro-spinaux que sur les éléments nerveux propres du myocarde. Le curare et, surtout, l'atropine sont antagonistes de l'action exercée par l'aconitine, principalement en ce qui concerne les appareils musculaire et nerveux. La muscarine et la pilocarpine sont, au contraire, des synergiques et des auxiliaires, notamment en ce qui concerne l'action exercée sur le cœur.

Quant au système respiratoire, on observe des troubles profonds consistant surtout en irrégularités de l'amplitude et du rythme. Il s'agit là, à la fois, d'un mécanisme central et, surtout, périphérique, attendu que ces modifications, tant du côté de l'appareil respiratoire que du côté de l'appareil circulatoire, ne s'observent que sous l'influence des doses toxiques d'aconitine, alors que l'influence irritante sur les extrémités nerveuses périphériques, due à l'action locale du poison, peut entrer en jeu.

Le système digestif subit une influence considérable : il s'agit alors d'un mécanisme exclusivement périphérique et de l'irritation causée par l'élimination de la substance toxique agissant au niveau des terminaisons nerveuses du pneumogastrique.

Quant aux sécrétions et aux excrétions, elles sont activées à des degrés et avec une prédominance très différente. Le mécanisme en est encore, surtout, périphérique.

La température est affectée par l'aconitine et ses modifications suivent celles qu'on peut observer du côté de la circulation et de la respiration. Nous savons, en effet, que la température est dans une dépendance très étroite avec les modifications qu'on peut observer du côté de ces grandes fonctions.

En ce qui regarde la nutrition, l'évolution des phénomènes développés sous l'influence de l'aconitine à dose toxique est beaucoup trop rapide pour que les actes intimes de la nutrition puissent être affectés d'une façon marquée.

Dans tous les cas, la modalité ataxique des troubles fonctionnels de la plupart des organes et systèmes influencés par l'aconitine, est, certainement, un des phénomènes les plus remarquables que présente l'action de cette substance toxique. La dépression générale produite par les doses toxiques est bien plutôt due à une action directe sur les centres nerveux qu'à l'affaiblissement de la circulation.

La mort se produit par le mécanisme presque exclusif de l'asphyxie, et nous en avons trouvé une preuve, d'ordre expérimental, absolument certaine dans ce fait que la respiration artificielle prolongée suffisait à empêcher la mort des animaux injectés avec des doses plus que mortelles d'aconitine.

— Il me reste à dire quelques mots d'un certain nombre de substances toxiques qu'on peut trouver à côté des Aconits dans la famille des Renonculacées et qui empruntent, dans une certaine mesure, à la symptomatologie de l'aconitine une partie de leur physionomie. De ces substances, la plus importante comme substance toxique est certainement l'alcaloïde qu'on peut retirer des plantes appartenant au genre *Delphinium*, et surtout du *Delphinium Staphisagria*, substance à laquelle on a donné le nom de Delphinine. Ces Delphinium étaient très usités autrefois, et dans des conditions telles que leur abandon témoigne certainement d'un progrès dans les conditions d'hygiène des individus. C'est qu'en effet le nom vulgaire que portait autrefois la staphisaigre désigne très suffisamment l'usage auquel elle était employée : elle portait le nom d'*Herbe aux poux*, et ses graines s'appelaient *Graines de capucin*. C'était à la destruction des parasites que ces graines, ainsi que les différentes parties de la plante, étaient utilisées. La delphinine est un alcaloïde qui présente une très grande analogie avec l'aconitine, on pourrait même presque dire une identité complète quant à certaines de ses réactions physiologiques, à cela près que son action est moins intense que ne l'est celle de l'aconitine.

On a signalé en même temps dans la staphisaigre un autre alcaloïde auquel on a donné le nom de *Staphisagrine*, et qui serait caractérisé par ce fait que son action physiologique le classerait dans le groupe des paralyso-moteurs et le rapprocherait plus du curare que ne s'en rapproche l'aconitine. En d'autres termes, les propriétés paralyso-motrices de la staphisagrine dépasseraient de beaucoup les propriétés correspondantes de la Delphinine et de l'aconitine. Deux autres alcaloïdes, la *Delphinoïdine* et la *Delphisine*, ont encore été décrits comme existant dans les Delphinium, mais leur existence me semble tout au moins des plus problématiques.

Le contact des graines de staphisaigre en nature provoque une violente cuisson dans la bouche et la gorge. Lorsqu'elles sont ingérées, il survient ensuite une constriction intense de l'estomac, bientôt accompagnée de vomissements et de diarrhée. Des troubles du système nerveux, analogues à ceux déterminés par l'aconitine pour les uns — je vous montrerai que cette opinion est sanctionnée par l'expérience, — analogues à ceux déterminés par la Vératrine pour d'autres, caractérisent l'action des doses toxiques et la mort se produit par asphyxie. On a signalé un certain nombre de cas d'empoisonnement mortel provoqué par de la poudre de staphisaigre prise par erreur pour de la poudre de quinquina ou de la poudre de réglisse composée. Cette poudre a été employée autrefois à la dose de 50 centigrammes à 1 gramme, à titre d'éméto-cathartique ou d'anthelminthique. Son emploi fut ensuite réservé pour l'usage externe, dans les cas de gale, de pityriasis, par exemple, et il est actuellement tout à fait abandonné. C'est exclusivement à titre de substance toxique qu'il faut connaître la staphisaigre.

L'action irritante locale de la delphinine parait être encore plus intense que celle de l'aconitine. Son action diffusée paraît presque absolument identique à celle de l'aconitine. Vous pourrez vous en convaincre en regardant attentivement les tracés ci-après, reproduisant l'influence exercée par la Delphinine sur le cœur de la grenouille, et au sujet desquels on pourrait presque faire une confusion avec l'aconitine. (Fig. 44, 45 et 46). La Delphinine détermine le prolongement de la durée de décontraction de la fibre musculaire striée, et, sur ce point, elle se rapprocherait, en effet, de la vératrine ; mais ses analogies avec l'aconitine sont beaucoup plus nombreuses et plus étroites.

Ce n'est pas seulement les plantes du groupe Delphinium qui renferment des substances toxiques fort intéressantes ; on peut dire que toutes les racines de la tribu des Aquilégiées, notamment les *Hellébores*, les *Ancolies*, les *Populages*, renferment des principes actifs sur le cœur, sur la respiration, et sur l'appareil digestif ; et ce qui est remarquable, c'est que ces principes actifs s'observent au maximum dans les plantes fraîches et avant la floraison.

Les plantes de la tribu des *Renonculées*, les espèces : *Ranunculus, Anemone, Hydrastis, Adonis*, renferment toutes des produits surtout drastiques et qui se caractérisent en outre par une action cardiaque,

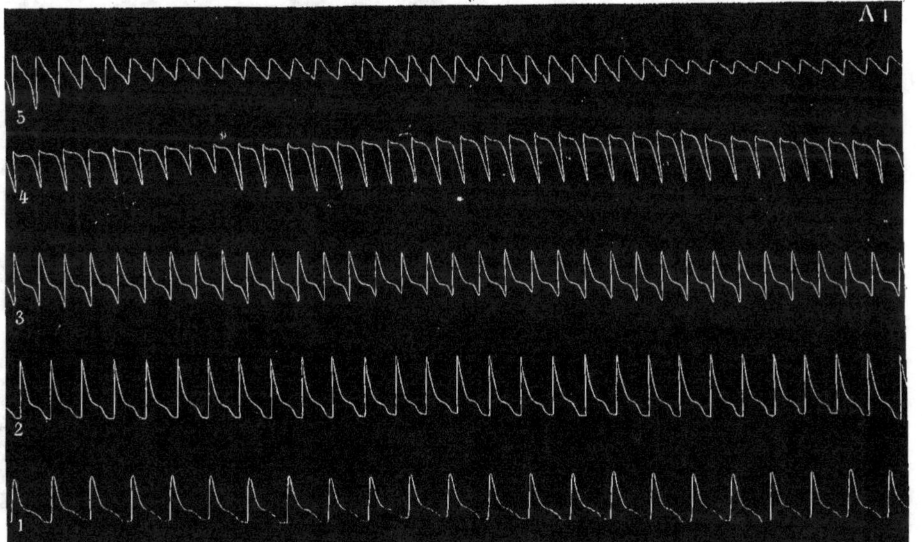

Fig. 44. — Action de la delphinine sur le cœur de la grenouille.

Injection hypodermique de 0 milligr. 5 de chlorhydrate de delphinine en solution aqueuse (1 cc.).
1. — Tracé normal avant l'injection; 40 pulsations à la minute. — **2.** - Tracé pris 5 minutes après l'injection; 61 pulsations, augmentation d'amplitude. — **3.** - Tracé pris 10 minutes après l'injection; 74 pulsations, diminution d'amplitude par rapport au tracé précédent. — **4.** - Tracé pris 18 minutes après l'injection; 78 pulsations, l'amplitude reste sensiblement la même, mais le ventricule se vide moins facilement, comme l'indique le plateau existant entre la ligne de montée et celle de descente : la tendance à la formation de ce plateau était déjà marquée dans le tracé précédent. — **5.** - Tracé pris 10 minutes après l'injection; 84 pulsations, variations marquées d'amplitude.

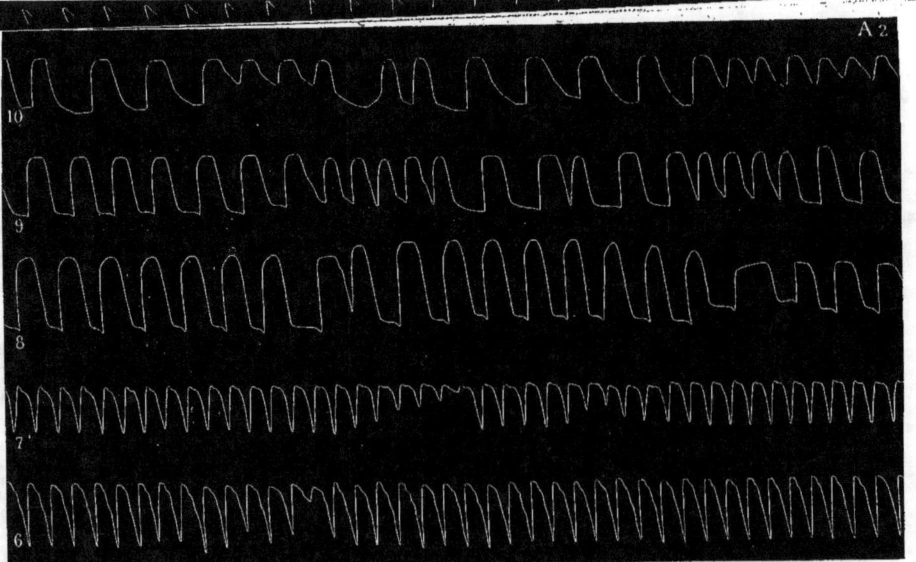

Fig. 45. — Action de la delphinine sur le cœur de la grenouille. (Suite de l'expérience de la figure 44.)

6. - Tracé pris après 20 minutes; 89 pulsations, retour à la régularisation et à l'amplitude primitives, mais début des intermittences. — **7.** - Tracé pris après 24 minutes; 93 pulsations, l'amplitude subit une diminution notable, les intermittences sont plus nombreuses et plus accentuées. — **8.** - Tracé pris après 26 minutes; 46 pulsations, début de la période d'arythmie avec variations considérables dans l'amplitude. — **9.** - Tracé pris après 32 minutes; 53 pulsations, diminution de l'amplitude et accentuation de l'arythmie. — **10.** - Tracé pris après 40 minutes; 51 pulsations, arythmie avec prédominance de pulsations de faible amplitude. Ataxie.

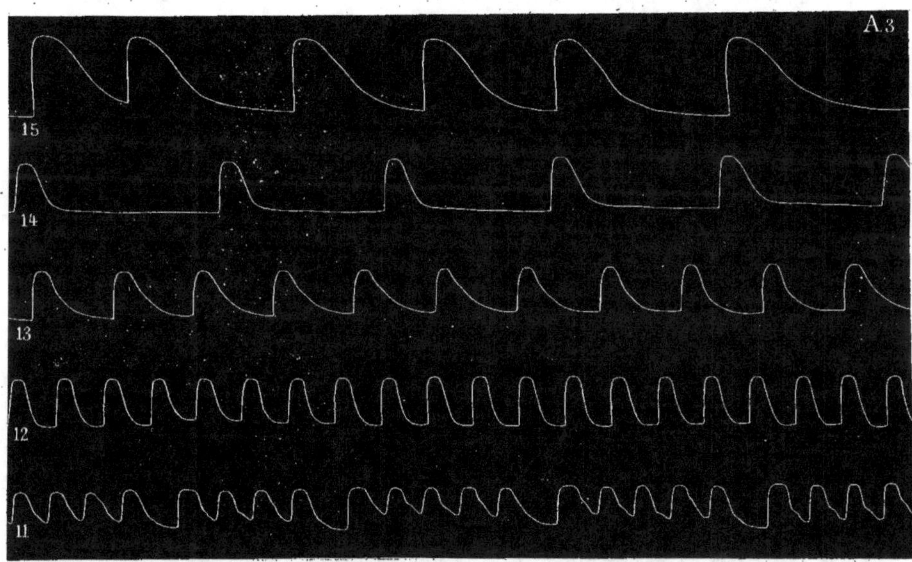

Fig. 46. — Action de la delphinine sur le cœur de la grenouille. (Suite et fin de l'expérience des figures 44 et 45.)

11. - Tracé pris après 45 minutes; 48 pulsations, diminution de l'amplitude et tendance à la régularisation. — **12**. - Tracé pris après 52 minutes; 42 pulsations; ralentissement et régularisation. — **13**. - Tracé pris après 1 h. 10; 24 pulsations, ralentissement, lenteur et prolongation de la systole. — **14**. - Tracé pris après 1 h. 20; 9 pulsations, ralentissement considérable, longues intermittences avec irrégularités. — **15**. - Tracé pris après 1 h. 22 et deux minutes avant l'arrêt définitif du cœur; 13 pulsations, lenteur marquée de la décontraction diastolique. Avant l'inscription de ce tracé, il y a eu une intermittence, avec suspension complète des contractions cardiaques, de plus d'une minute de durée. Prosqu'immédiatement après ce tracé, il se produit une nouvelle intermittence et le cœur s'arrête en état de contraction, puis se relâche très lentement et reste en diastole.

action telle sur les éléments musculaires que nous les retrouverons plus tard à côté de la digitale et de la caféine, lorsque nous étudierons les substances qui agissent de façon élective sur la fibre musculaire et dont l'action cardiaque s'emprunte précisément à cette action élective particulière.

Ainsi les renoncules des champs, au moment où elles apparaissent, constituent des substances dont l'activité toxique est extrême, et qui ont souvent donné lieu à des accidents d'intoxication parfois fort difficiles à dépister.

Dans la tribu des *Clématidées*, les Clématites sont caractérisées surtout par des produits violemment irritants, presque caustiques, qui permettent à ces plantes, dont le nom d'*Herbe aux Gueux* indique suffisamment les propriétés, de déterminer, à la surface des téguments, des ulcérations plus ou moins profondes à l'aide desquelles les mendiants de profession excitent la pitié des passants. En outre, certains de ces principes irritants contenus dans les représentants de la tribu des clématidées possèdent, sur le système nerveux, une action permettant de les rapprocher, dans une plus ou moins étroite mesure, de l'aconitine.

La tribu des *Pæoniées* n'est, elle-même, pas exempte de principes actifs, et les racines fraîches de pivoine renferment, elles aussi, des substances irritant la muqueuse gastro-intestinale et dont l'action disparaît au fur et à mesure des progrès de la dessiccation. Cette dessiccation, même dans les conditions les plus favorables, fait perdre, d'ailleurs, plus ou moins complètement, aux diverses plantes de la famille des Renonculacées leur principe actif. Ainsi, un fait bien connu des éleveurs de bestiaux et des agriculteurs, c'est que les fourrages renfermant des plantes de la famille des Renonculacées sont très énergiquement toxiques à l'état vert, mais perdent absolument cette toxicité par le simple fait de la dessiccation, ou par la cuisson, sauf cependant pour des représentants du groupe des *Helléborées*, les Hellébores, dont l'action toxique ne se perd pas, entièrement tout au moins, par le fait de la dessiccation. Cet Hellébore, nous le retrouverons, comme je le disais tout à l'heure, en faisant l'étude des médicaments cardiaques. D'ailleurs, la plupart des plantes de la famille des Renonculacées sont remarquables par l'existence de principes volatils ne se formant que pendant la floraison et qui disparaissent avec elle, ou bien encore sous l'influence de la dessiccation, de la chaleur ou du contact de l'eau. Ces produits instables sont toujours énergiquement toxiques et violemment irritants.

Je vous dirai encore quelques mots de l'*Hydrastine* et de l'*Hydrastinine*, deux alcaloïdes dont l'emploi a été proposé dans ces dernières années et qui me paraissent peu intéressants au point de vue thérapeutique, mais dont il faut avoir au moins entendu parler. Les représentants du genre *Hydrastis*, sont des plantes exotiques, de l'Amérique du Nord, où on les rencontre dans les bois du Canada, sur les pentes des monts Alleghanys, de la Géorgie et de la Caroline. La plante porte dans ces régions les noms de *Yellow-Puccoon*, *Golden Seal*, *Orange-Root*, *Yellow-Root*.

Les Hydrastis ont le port et la fleur des Actées. La fleur est d'un bleu-verdâtre pâle; le fruit, de couleur rouge, rappelle une framboise ou une mûre. Les baies sont surmontées d'un style persistant. On utilise le rhizome qui se présente sous la forme de tubercules épais, charnus, de couleur jaune-foncé en dedans, recouverts d'une pellicule brune et produisant une grande quantité de radicules. Ce rhizome est fortement odorant et sa saveur fortement amère. On y a signalé, comme principes actifs, l'*Hydrastine*, la *Berbérine* et la *Canadine* ou méthylberbérine.

L'Hydrastine a pour formule $C^{21}H^{21}AzO^6$. Elle se rapproche étroitement de la narcotine par sa constitution chimique. Pour l'isoler, on épuise par six parties d'alcool à 90° les rhizomes d'*Hydrastis canadensis*. On acidifie légèrement au moyen de l'acide sulfurique et, au bout de quelques heures, du sulfate de canadine et de berbérine se sépare à l'état cristallin. On filtre, neutralise par l'ammoniaque et distille pour chasser la majeure partie de l'alcool. Le résidu de la distillation, dilué dans dix parties d'eau froide pour séparer les matières grasses et résineuses, est filtré de nouveau et traité par un léger excès d'ammoniaque qui précipite de l'hydrastine impure que l'on redissout dans l'acide sulfurique dilué et que l'on purifie par nouvelle précipitation et cristallisations répétées dans l'alcool bouillant. On obtient, finalement, des prismes orthorhombiques incolores, brillants, anhydres, de saveur amère, fondant à 132° et dont la solution chloroformique saturée dévie à gauche le plan de la lumière polarisée [$\alpha_D = -67°8$]. L'addition d'un acide change le sens de la déviation qui devient dextrogyre et d'un pouvoir plus considérable. La narcotine présente le même phénomène. L'Hydrastine est presque complètement insoluble dans l'eau; soluble dans 120 p. d'alcool, 83 p. d'éther, 15 p. de benzine et 2 p. de chloroforme. Sa réaction est faiblement alcaline au papier de tournesol.

Une oxydation ménagée la dédouble en acide opianique et hydrastinine :

$$C^{21}H^{21}AzO^6 + O + H^2O = C^{11}H^{13}AzO^3 + C^{10}H^{10}O^5$$

Hydrastine.   Hydrastinine.   Acide opianique.

Lorsque nous avons étudié les alcaloïdes de l'opium, je vous ai déjà signalé, à propos de la narcotine, les relations qui existent entre cet alcaloïde, l'hydrastine et l'hydrastinine. Je n'y reviendrai pas ici. (Voir *Leçons de Pharmacodynamie*, 2ᵉ série, p. 504 et suiv.)

Une oxydation ménagée, en solution alcaline, fournit les acides hémipinique et nicotinique.

On prescrit l'hydrastine ou ses sels aux doses de 5 à 30 centigrammes par vingt-quatre heures, en plusieurs prises.

L'*Hydrastis canadensis* (racine) s'emploie sous forme de décoction, de teinture ou d'extrait fluide. La décoction se fait dans la proportion de 60 grammes de plante pour 1 000 d'eau bouillante. On l'a vantée comme tonique, antipériodique et diurétique. La teinture se prescrit aux doses de 50 centigrammes à 1 gramme, soit XXV à LV gouttes, renouvelées cinq à six fois dans les vingt-quatre heures. L'extrait fluide (*Extrait fluide américain*) se prescrit à la dose de 4 à 10 grammes par vingt-quatre heures, en quatre ou cinq prises dans une potion appropriée. On peut aussi utiliser les prescriptions suivantes :

Extrait fluide d'hydrastis	
Vin de Malaga	āā 10 grammes.
Sirop de cannelle.	

dont on administre une cuillerée à café toutes les deux heures;

Extrait fluide d'hydrastis	6 grammes.
Extrait aqueux de seigle ergoté	3 —
Fer réduit par l'hydrogène.	3 —

F. S. A. pour 120 pilules, dont on administre de 2 à 5 toutes les quatre heures.

On a préconisé l'emploi de l'hydrastis ou de l'hydrastine dans les métrorrhagies. Son action est analogue à celle du seigle ergoté, mais elle ne provoque pas de coliques utérines parce que cette action ne porte pas sur le tissu musculaire.

La racine de l'hydrastis présente une saveur très amère et détermine, comme celle de l'aconit, une salivation plus ou moins intense; elle augmente les sécrétions intestinales et détermine un flux biliaire rappelant également ce que l'on observe avec les aconits. On constate une injection de la muqueuse intestinale pendant la période d'abaissement de la pression sanguine et une anémie consécutive lorsque la pression se relève. Elle a été introduite en gynécologie par SCHATZ, de Rostock, qui a montré qu'elle décongestionnait l'utérus par vasoconstriction des vaisseaux, tandis que l'ergotine produit le même phénomène et, en plus, des contractions des parois musculaires de l'utérus, ce qui constitue l'origine d'indications particulières. Sous l'influence de l'hydrastine, on observe, en effet, une très remarquable modification de la tension vasculaire ainsi que des muqueuses et un ralentissement des contractions cardiaques avec diminution de la tension artérielle. Il se produit, en même temps, une augmentation de la diurèse et une diminution très sensible des congestions passives.

Cette substance médicamenteuse détermine des oscillations rapides et accentuées de la tension sanguine, variables avec les doses, et sans changements bien appréciables de l'activité cardiaque, comme en témoigne la constance du pouls. A dose thérapeutique, on note une diminution, puis une augmentation avec régularisation de la tension vasculaire, tandis qu'à dose toxique, après une augmentation passagère, on voit survenir un abaissement marqué au-dessous de la normale. Les irrégularités des contractions cardiaques, de l'arythmie et finalement l'arrêt, un abaissement progressif de la tension vasculaire, sont autant de phénomènes qui caractérisent l'influence toxique.

Un fait expérimental paraît démontrer que l'élévation de tension sanguine consécutive à l'emploi des doses médicamenteuses est due à la constriction des territoires vasculaires innervés par les splanchniques. En effet, après la section des splanchniques, les fortes doses produisent un abaissement considérable de la pression, sans retour vers la normale; et les petites doses déterminent des oscillations énormes, identiques à celles provoquées par les doses extrêmes chez le chien normal.

Mais cette substance possède, naturellement, certains inconvénients à côté de ses avantages. L'action excitante marquée qu'elle exerce sur les centres vaso-moteurs peut arriver à constituer un inconvénient de son emploi; et on l'a même accusée de déterminer parfois des spasmes tétaniques qu'on n'observerait pas avec l'emploi de l'hydrastinine, ce produit dérivé de l'hydrastine. L'action exercée sur les centres vaso-moteurs par l'hydrastine est telle que l'influence subséquente de la dyspnée asphyxique, ou celle de la strychnine, est devenue incapable de relever la pression une fois qu'elle est notablement abaissée. D'autre part, je vous ai déjà signalé ce fait, relevant de la même origine, que l'intestin grêle s'injecte pendant la période d'abaissement de la pression sanguine et devient exsangue lorsque la pression se relève. Pendant la période d'abaissement de tension, on observe le ralentissement du pouls, quelquefois même l'arrêt passager des contractions cardiaques provoqué par excitation des extrémités centrales des vagues : la section des pneumogastriques empêche, en effet, la production de ce phénomène.

L'*Hydrastinine*, au contraire, paralyse d'emblée le pouvoir excito-médullaire; elle détermine une augmentation de l'énergie des systoles cardiaques, tandis que l'hydrastine détermine assez facilement, surtout à dose un peu considérable, leur paralysie. L'hydrastinine n'exerce pas d'action locale sur les muscles, tandis que l'hydrastine les irrite. Avec l'hydrastinine, on observe la vaso-constriction, l'augmentation de la pression sanguine et la persistance de cette augmentation, tandis que les mêmes phénomènes sont passagers avec l'hydrastine.

L'hydrastinine amène la mort, comme l'aconitine et la delphinine, par paralysie du centre respiratoire, ainsi que le prouve la survie obtenue à l'aide de la respiration artificielle ; tandis que l'hydrastine amène la mort par paralysie des ganglions cardiaques et des centres vaso-moteurs, comme l'atteste le relâchement continu des vaisseaux, et le myocarde perd son excitabilité. L'action excitante de l'hydrastinine sur le cœur et son action vaso-constrictive sont persistantes.

Je ne vous donne pas comme définitives et indiscutables ces indications concernant l'hydrastis et ses principes actifs. La facile altérabilité de l'hydrastine, son mélange possible avec des produits de métamorphose, tels que l'*hydrastinine*, l'*hydrohydrastinine*, les *méthylhydrastamide* et *hydrastimide*, les acides *opianique*, *hémipinique* et *nicotinique*, ou avec des substances existant simultanément dans la plante, comme la *berbérine* et la *canadine*, principes dont certains possèdent des influences médicamenteuses et toxiques opposées à celles de l'hydrastine, rendant nécessaire une étude plus minutieuse et plus approfondie de l'action physiologique de l'hydrastis et de l'hydrastine, médicaments déjà déchus et ayant, en grande partie tout au moins, trompé les espérances que leurs promoteurs avaient fait concevoir.

Nous retrouverons plus tard, en étudiant les médicaments cardiaques, d'autres représentants de la famille des Renonculacées — Hellébores, Anémones, Adonis, — au sujet desquels j'aurai à vous fournir quelques renseignements qui seront beaucoup plus profitables après que nous aurons envisagé le mode d'action des principaux et plus importants poisons du cœur.

*
* *

Cette réunion est la dernière de ce semestre, et je ne veux pas terminer sans vous remercier de votre assiduité et surtout de la persévérance avec laquelle vous avez bien voulu suivre ces leçons, parfois fort difficiles, fort arides ; mais je désire aussi appeler votre attention sur les compensations que l'on peut trouver à l'aridité et à la difficulté de l'étude de l'action physiologique des médicaments. Il est certain que cette étude est, dans bien des cas, très pénible, extrêmement difficile, qu'elle sollicite une attention extrême, et que l'on n'en voit pas immédiatement les avantages. Ce sont précisément ces avantages que je voudrais faire ressortir devant vous en quelques mots, pour vous montrer combien il est indispensable d'attacher à cette étude l'importance qu'elle mérite.

Tout d'abord, au point de vue de la thérapeutique, — c'est le premier qui doive nous occuper, — l'étude de l'action physiologique des substances médicamenteuses a permis de régulariser leur administration et de fixer les indications qui leur conviennent. Il est, en effet, tout à fait insuffisant de savoir que la digitale, par exemple, exerce une action énergique sur le cœur et ralentit ses contractions; c'est seulement la connaissance du mécanisme par lequel se produit ce phénomène qui permet de préciser les circonstances imposant ou proscrivant son emploi. C'est également le mécanisme précis par l'intermédiaire duquel les purgatifs et les vomitifs déterminent leur action, qui peut conduire à rejeter, dans telles circonstances déterminées, une substance à laquelle on s'adresse immédiatement en une autre circonstance. L'emploi du chloral dans le tétanos, l'éclampsie, la chorée, n'a pas été autre chose qu'une conséquence de l'étude du mécanisme de l'action, d'abord hypnotique, puis, plus profondément, sédative que cette substance médicamenteuse détermine sur l'excitabilité réflexe. Rappelons-nous encore que c'est, exclusivement, l'expérimentation et l'étude de l'action physiologique qui ont introduit dans la thérapeutique l'emploi de la strychnine, du chloroforme, de l'apomorphine.

Au point de vue des applications médico-légales, le diagnostic des poisons pour lesquels les investigations d'ordre micrographique, d'ordre physique, d'ordre chimique, sont insuffisantes, trouve dans l'étude de l'action physiologique un contrôle et une certitude que l'on ne trouve quelquefois pas dans les réactions chimiques les plus délicates : l'exemple de l'aconitine que nous venons d'étudier est certainement le meilleur que l'on pourrait fournir à ce point de vue.

Enfin, Messieurs, il n'y a pas seulement que les applications à la thérapeutique où à la médecine légale, mais encore ce que j'appellerai les applications immédiates non tangibles de l'étude physiologique des substances médicamenteuses, qui sont elles-mêmes extrêmement intéressantes. En effet, la connaissance de certains mécanismes peut permettre d'interpréter l'action d'autres substances médicamenteuses, plus ou moins analogues aux premières; cela conduit, dans tous les cas, à instituer des médications rationnelles et à s'habituer, au point de vue de l'emploi des médicaments, à savoir ce que l'on veut faire, pourquoi on veut le faire, et comment on doit le faire.

De plus, certaines questions de pathologie ont été absolument éclairées par cette étude de l'action physiologique des substances médicamenteuses. C'est ainsi que la physiologie du tétanos a reçu une lumière tout à fait remarquable de l'étude de la strychnine et du chloral. La pathologie de la paralysie agitante a certainement fait un pas en avant le jour où Vulpian a fait ses très remarquables études sur la nicotine et montré, par une série d'expériences rigoureuses, que les tremblements déterminés chez les animaux par la nicotine ne se produisaient que lorsque les relations entre la moelle et le cerveau existaient, absolument intactes, par l'intermédiaire de l'isthme de l'encéphale, ce qui correspond chez les mammifères à la protubérance et au bulbe : c'est à partir de ce moment seulement qu'il a été possible de localiser sur cette région du système nerveux les lésions pathologiques ayant comme conséquence la paralysie agitante. De même, l'étude de l'action physiologique de l'atropine a conduit à la connaissance des nerfs modérateurs et à celle des nerfs sécréteurs. L'étude du curare a permis de fixer le mode de relation entre les fibres nerveuses motrices et les faisceaux primitifs des muscles à fibres striées. Et, incontestablement, il n'est pas exagéré de dire que l'extension de ces études a conduit à ces notions de toxines qui sont si répandues aujourd'hui, et relativement auxquelles on a déjà un commencement de démonstration par l'isolement de substances comme l'abrine, la ricine, et comme l'albumose que j'ai extraite il y a quelque temps des champignons vénéneux.

Mais, Messieurs, c'est au prix d'efforts ininterrompus que ces résultats ont pu être obtenus. Que de travail latent, que d'efforts accumulés pour aboutir à un résultat paraissant aujourd'hui simple et presque indiscutable! Que d'erreurs, que d'inexactitudes, que de fausses interprétations depuis le moment où l'éclair de pensée lucide de quelques observateurs plus patients et plus attentifs a pu permettre de soupçonner la vérité cachée, jusqu'au jour où elle a été comme subitement mise en lumière par le génie d'un BACON, d'un GALVANI, d'un LAVOISIER, d'un CLAUDE BERNARD ou d'un PASTEUR!

C'est seulement en défrichant patiemment et avec persévérance ces régions arides et d'une application, en apparence, non immédiate que l'on peut trouver la possibilité d'acquérir des connaissances permettant la synthèse et l'application de ces faits d'abord purement spéculatifs.

C'est ce que montre l'étude du développement et du perfectionnement des connaissances humaines, ce qu'a si bien exprimé RENAN dans cette phrase :

« Quelques personnes superficielles voient les résultats pratiques de la science et croient pouvoir les atteindre directement sans les théories physiques et chimiques, sans les mathématiques qui ont donné naissance à ces prodiges. Pour ces personnes, il n'y a que les applications qui comptent. Elles voudraient les fruits sans l'arbre, les conséquences sans le principe. »

L'expérience journalière nous apprend qu'il faut toujours se donner beaucoup de peine si l'on veut obtenir quelques fruits.

(25 février 1902).

PREMIÈRE LEÇON

MODIFICATEURS DU SYSTÈME NERVEUX PÉRIPHÉRIQUE.
— HYPOCINÉTIQUES GÉNÉRAUX. — DES CHAMPIGNONS.
— GÉNÉRALITÉS. — VALEUR ALIMENTAIRE. — PRINCIPES
IMMÉDIATS. — PHALLINE.

A considérer seulement l'énumération des sujets qui doivent faire
l'objet de nos études pendant ce semestre, vous devez concevoir un
certain étonnement; et vous êtes en droit de vous demander pourquoi
les Champignons figurent avec un tel luxe de développements parmi
les *Hypocinétiques généraux*, c'est-à-dire les *Modificateurs du système
nerveux périphérique*; mais vous allez voir que cette étude, très utile
en soi d'ailleurs, répond à ma préoccupation constante de considérer
la matière médicale dans ce qu'elle présente d'intéressant au point
de vue de ses applications, aussi bien à l'hygiène qu'à la médecine
légale, dans ce qu'elle comporte d'instructif pour un médecin sou-
cieux de la pratique de son art.

Il n'est peut-être pas inutile de vous rappeler le chemin parcouru
depuis que nous avons commencé l'étude des substances médicamenteuses constituant la classe des *Modificateurs du Système nerveux* que nous allons continuer actuellement en nous occupant des
Modificateurs du système nerveux périphérique. Nous avons d'abord
divisé cette classe, si importante, en trois groupes principaux :
1° *Modificateurs du Système nerveux central;* 2° *Modificateurs du
Système nerveux Périphérique;* 3° *Sédatifs et stimulants de l'action
nerveuse.* Le premier groupe, celui des modificateurs du système
nerveux central, a été lui-même subdivisé en trois sections : 1° *Modificateurs de la Sensibilité et du Sommeil,* renfermant les *Hypno-
anesthésiques,* les *Analgésiques* et les *Hypnotiques;* 2° *Modificateurs*

de la Thermogenèse, comprenant les *Antithermiques*, les *Antither-miques-analgésiques*; enfin les *Hyperthermiques* qui n'ont pas lieu de nous arrêter puisque leur étude relève de la pathologie générale et n'a reçu encore aucune application au point de vue de la pratique médicale; 3° enfin, nous avons étudié, en quelque sorte, à titre de groupe de transition, ces *Modificateurs à action primitive*, c'est-à-dire à action médicamenteuse, *d'origine centrale*, et à *action secondaire* c'est-à-dire toxique, *d'origine périphérique*, par voie réflexe.

Nous allons aborder maintenant l'étude du deuxième de ces groupes, constituant les *Modificateurs du Système nerveux Périphé-rique* que je subdivise en deux sections : 1° *Hypocinétiques généraux;* 2° *Modificateurs névro-musculaires*. Dans ce groupe des *Hypociné-tiques généraux* rentre précisément l'étude des Champignons qui va nous occuper aujourd'hui. Et en effet, ces hypocinétiques généraux, dont le type est représenté par le curare, comprennent, en plus de l'étude des *Ciguës* ainsi que de certaines *Bases pyridiques*, et par conséquent de la *Conicine*, en même temps et accessoirement l'étude du *Colchique* et celle des *Champignons vénéneux* ainsi que de la *Muscarine*. Dans le programme que je retrace en ce moment, l'étude de la muscarine et des champignons vénéneux vient en dernier lieu; mais, en raison de l'intérêt multiple que présente cette étude des Champignons, j'ai cru devoir en faire le sujet d'inauguration du cours de cette année. D'ailleurs, les Champignons nous intéressent à plusieurs points de vue : ils intéressent d'abord l'*Hygiène*, au point de vue alimentaire; ils intéressent en second lieu la *Toxicologie*, en raison des accidents parfois fort graves, souvent mortels, qu'ils peuvent déterminer.

Il faut au moins classer les objets pour pouvoir en parler, et je vais être obligé de vous rappeler les règles qu'on a adoptées pour la classification des Champignons. On a réparti les Champignons en neuf subdivisions principales, chacune d'elles étant caractérisée par la façon dont les spores sont disposées.

La première est celle des *Hyménomycètes* : elle est caractérisée par ce fait que les cellules reproductrices, appelées basides par les botanistes, renferment une ou plusieurs spores qui se développent aux dépens de l'hyménium, à la surface d'un réceptacle fructifère; elle comprend six familles : les *Agaricinées*, les *Polyporées*, les *Hydna-cées*, les *Auriculariées*, les *Clavariées*, les *Trémellinées*. Chacune de ces familles comprend des espèces qui ne doivent pas être utilisées au point de vue de l'alimentation, et quelques-unes, notamment la famille des Agaricinées, renferment les Champignons les plus toxiques qu'on puisse rencontrer.

La deuxième subdivision est celle des *Gastéromycètes*. Elle est caractérisée par des spores très nombreuses, disposées sur des couches hyméniales situées à l'intérieur d'un réceptacle globuleux. Elle comprend quatre familles : les *Phalloïdées*, les *Tubéracées*, les *Nidulariacées* et les *Lycoperdacées*. Cette dernière famille est précisément celle qui représente, le plus nettement, la caractéristique du groupe; c'est en effet dans cette famille qu'on trouve ce champignon, le *Lycoperdon*, vulgairement appelé *Vesse de Loup*, qui est complètement mou et, lorsqu'on l'écrase, laisse échapper ses spores sous forme d'une poussière de couleur noirâtre ou verdâtre.

Vient ensuite la subdivision des *Discomycètes*; celle-ci est caractérisée par des spores renfermées dans des organes appelés thèques ou asques, et qui sont situés à la surface d'un réceptacle ou dans une cavité communiquant librement avec l'extérieur. Cette subdivision comprend trois familles : les *Helvellacées*, les *Pézizacées*, et enfin celle des *Phacidiacées*. De ces trois familles, deux, celles des Helvellacées et des Pézizacées, donnent à l'alimentation des espèces de champignons assez estimables.

La quatrième subdivision, celle des *Pyrénomycètes*, caractérisée par des spores renfermées dans des conceptacles ou périthèces placés dans l'épaisseur des tissus sous la couche externe, comprend quatre familles : les *Sphæriacées*, les *Nectriacées*, les *Périsporiacées*, les *Laboulbéniacées*. Parmi ces familles, l'une, celle des Nectriacées, tend à devenir extrêmement intéressante, en raison de ce fait que, depuis quelques années, l'attention ayant été dirigée dans ce sens et la question étudiée à plusieurs reprises, certains observateurs sont disposés à attribuer la genèse du cancer aux spores d'une nectria particulière, la *Nectria ditissima*. Les autres familles ne renferment pas d'espèces intéressantes.

Pour les autres subdivisions, *Coniomycètes*, *Hyphomycètes*, *Myxomycètes*, *Saccharomycètes* et *Schizomycètes*, la production et la situation des spores dans chaque plante est tellement complexe qu'il est impossible d'entrer ici dans des détails à la fois trop longs et d'intérêt secondaire. La subdivision des *Coniomycètes* comprend deux familles : les *Urédinées* et les *Ustilaginées*, qui renferment des espèces causant des maladies particulières en se développant sur certaines graines alimentaires. Les *Hyphomycètes* forment également deux familles, les *Mucédinées* et les *Mucorinées* : je n'ai pas besoin d'insister ici sur les propriétés de ces plantes qui sont le type des moisissures vulgaires et dont la présence dans certaines substances peut occasionner des accidents assez graves. Vient ensuite la subdivision des *Myxomycètes*, caractérisée par l'aspect flagellé des spores qui ont reçu le nom de *Myxoamibes*. Ces spores possèdent en effet la propriété d'émettre un ou plusieurs flagellums qui leur donnent l'apparence d'infusoires ou d'amibes. Aussi, vous verrez souvent cette subdivision appelée subdivision des *Mycétozoaires*, nom qui rappelle cette particularité. La subdivision des Saccharomycètes, dont les *Levures* représentent le type, ne comprend pas d'autres familles. Enfin la dernière subdivision est celle des *Schizomycètes* ou *Vibrioniens*, qui comprend la totalité des champignons désignés sous le vocable de *Bactéries*.

Comme vous le voyez, par ce très rapide exposé de la classification adoptée maintenant pour répartir les différentes espèces de Champignons, un grand nombre des familles dont je viens de vous rappeler les noms, intéresse la pratique médicale soit au titre de l'hygiène, soit à celui de la toxicologie. Par leur organisation et surtout par leur biologie, ou leur physiologie, si vous aimez mieux, les Champignons constituent, en effet, une classe intermédiaire entre les animaux et les végétaux. Ce sont des corps dépourvus de chlorophylle, respirant à la manière des animaux, c'est-à-dire rejetant de l'acide carbonique et dégageant même d'autres gaz, parmi lesquels on a signalé plus particulièrement l'hydrogène, ce qui rapproche encore ces champignons de certaines espèces animales. Ils sont obligés, comme les animaux, d'ailleurs, d'emprunter leur carbone, le carbone des substances qu'ils sont capables de fabriquer, à des matières organiques déjà existantes; et, à ce titre, ils constituent très souvent des parasites d'autres espèces plus élevées en organisation, soit végétales, soit animales. En raison de leur manière de vivre, ils sont capables de réaliser la synthèse de substances parfois fort complexes, des albuminoïdes par exemple, avec des matériaux organiques absolument inutilisables pour les organismes animaux.

Comme les bactéries, ce sont de très puissants agents de transformation des matières organiques en décomposition, ils sont capables de hâter leur retour à des combinaisons simples, susceptibles d'être utilisées ensuite par des organismes plus ou moins compliqués, qu'il s'agisse d'animaux ou de plantes, et de ramener ainsi dans le circulus vital des substances qui, sans cela, resteraient à l'état inerte dans la nature. Ils transforment de cette façon des matériaux organiques, des débris, des résidus de toute espèce, absolument inacceptables pour les organes digestifs de l'homme, en substances très alibiles en beaucoup de cas, le plus souvent savoureuses, parfois même parfumées, et jouissant de propriétés alimentaires remarquables.

A ce point de vue, il y aurait une digression à faire au sujet de la digestibilité des Champignons, mais j'y reviendrai tout à l'heure à propos de la composition de ces substances et de leur comparaison avec d'autres substances alimentaires, telles que la viande et les légumes. Cette digestibilité est accrue, lorsque les Champignons passent un certain temps au contact de l'air après leur récolte, et, dans ce cas, la digestibilité plus considérable acquise par la substance végétale, est tout à fait comparable à ce qui se passe dans le faisandage des viandes; et ceci est vrai, non seulement au point de vue de la digestibilité, mais encore au point de vue des risques de production de certaines substances toxiques qui sont absolument comparables aux substances du groupe des albuminoïdes ou des alcaloïdes qui se produisent lorsque la viande subit librement la décomposition putride à l'air.

La consommation de ces Champignons peut donc permettre de réaliser l'utilisation, pour l'alimentation, de substances très alibiles dans beaucoup de cas, comme je vous le montrerai tout à l'heure, et à la portée de tous. C'est là précisément ce qui a fait envisager plus particulièrement cette étude des Champignons au point de vue de l'alimentation des classes pauvres, et ce qui a fait reconnaître que l'emploi judicieux de certaines espèces pouvait, dans beaucoup de cas, être substitué, comme substance nutritive, à l'emploi d'un aliment ayant une valeur vénale qui empêche beaucoup d'individus de se le procurer : la viande. BERTILLON père, parlant de l'utilisation des Champignons, au point de vue de l'alimentation des classes pauvres, faisait ressortir ce fait que, là où une nourriture abondante et riche remplace une nourriture insuffisante et pauvre, des hommes intelligents, forts et productifs, remplacent de pauvres hères maladifs et inféconds; c'est peut-être aller un peu loin, et donner à l'utilisation des Champignons, comme substances alimentaires, une valeur plus considérable que celle qu'elle a en réalité. Nous allons voir dans un moment ce qu'il y a d'exagéré et de vrai dans cette opinion.

Laissez-moi, pour le moment, attirer votre attention sur ce fait, absolument certain celui-là, c'est que la consommation des Champignons, à titre de substance alimentaire, détermine une stimulation générale de l'organisme. Ces aliments rentrent, en effet, dans le groupe de ces substances, alimentaires et médicamenteuses, tout à la fois, auxquelles on accolait autrefois l'épithète de *cordiaux* ou de *corroborants*, voire d'*aphrodisiaques*; et, dans l'étude de ces substances, ces qualités ne sont pas à dédaigner. BRILLAT-SAVARIN, dans sa *Physiologie du goût*, fait remarquer que la qualité aphrodisiaque constitue une vertu ayant beaucoup de défenseurs et fort peu de contempteurs. Il faut remarquer, d'ailleurs, que l'aphrodisie produite dans ces circonstances est éminemment différente et distincte de celle produite par d'autres substances médicamenteuses, telles que les Cantharides, — je choisis à dessein l'un des aphrodisiaques les plus énergiques, — parce que l'aphrodisie déterminée par les cantharides est maladive, pour ainsi dire, dans tous les cas, d'ordre toxique, alors que l'aphrodisie produite par une substance condimentaire et nutritive, comme un champignon savoureux, est, au contraire, une aphrodisie de bon aloi et en quelque sorte naturelle.

Recherchons donc quelle est exactement la valeur alimentaire des champignons. Cette valeur alimentaire a été exagérée par les uns, beaucoup trop dépréciée par les autres; la vérité réside, comme bien souvent, dans un juste milieu. La composition immédiate des champignons, que je vous ai rétracée sur ces différents tableaux, va d'ailleurs nous permettre de nous faire une opinion sur leur valeur comme substances alimentaires.

Composition chimique immédiate des champignons.

Cellulose : différents isomères.

Sucres et amylacés : amidon, glycogène, glucose, mannite, tréhalose, volémite.

Alcools : agaricol, ergostérine.

Acides : acétique, butyrique, propionique, fumarique, malique, citrique, tartrique, succinique, oxalique, hellvellique, sphacélinique, luridique, cambogique.

Graisses : glycérides (acides stéarique et oléique).

Astringents : tannins. Matières chromogènes, colorantes (quinonés).

Huiles essentielles : indéterminées.

Résines : agaricine. Principes drastiques.

Alcaloïdes : lécithines, choline, amanitine, bétaïnes, muscarine, ammoniaques composées.

Albuminoïdes : albumoses, diastases.

Les substances que l'on rencontre dans la composition des champignons appartiennent à différents groupes : voici tout d'abord celui de la cellulose. J'attire votre attention sur ce fait que la cellulose des champignons est assez différente de celle représentée dans le tissu du bois, par exemple; c'est une cellulose qui a été étudiée à différents points de vue et qui comporte différents isomères de la même espèce chimique. Elle se fait remarquer dans plusieurs espèces de champignons par une propriété qui la rend fort intéressante, celle de se transformer beaucoup plus facilement que la cellulose du bois, du coton, etc., en substances capables de donner, par hydrolyse, des matériaux susceptibles d'être utilisés par l'organisme à titre d'aliments.

Vient ensuite le groupe des substances sucrées et amylacées. On a trouvé dans les champignons : de l'amidon, du glycogène, du glucose, une assez forte proportion de mannite et de tréhalose — la mannite résultant de la transformation spontanée de cette dernière dans le tissu du champignon après qu'il a été cueilli; — enfin on a trouvé dans une espèce de champignon la Volémite, isomère de la mannite.

Ces différents représentants du groupe des hydrates de carbone : celluloses, sucres et matières amylacées, constituent, comme vous le voyez, des substances éminemment utiles pour l'organisme, à titre de substances alimentaires.

Il existe également dans les champignons une petite quantité de substances du groupe des alcools. On a signalé, entre autres, une substance qu'on a appelée *agaricol*, pour rappeler sa parenté avec l'alcool; puis l'*ergostérine*, principalement étudiée dans l'ergot de seigle et qui est une substance analogue, identique même pour quelques-uns, à la cholestérine. La valeur alimentaire de ces substances est, évidemment, beaucoup moindre que celle des hydrates de carbone, mais, dans tous les cas, je crois qu'elle n'est pas à négliger; vous la verrez intervenir plutôt à titre de stimulant des phénomènes de nutrition et, par conséquent, son utilité apparaît sous ce jour.

Le groupe des acides est largement représenté dans les différents champignons. On a signalé : l'acide acétique, l'acide butyrique, l'acide propionique, l'acide fumarique, l'acide malique, l'acide citrique, l'acide tartrique et l'acide succinique. Ces substances peuvent être utilisées pour l'alimentation; on les a appelées acides utilisables. Il s'en trouve d'autres qui sont ou bien inutilisables, ou bien, au contraire, doués de propriétés toxiques. Voici, par exemple, l'acide oxalique, dont l'action est au moins contestable en raison de sa faible proportion. Il en est tout autrement de l'*acide helvellique* qui possède des propriétés toxiques très actives, mais qui, étant fort heureusement volatil, s'évapore par la dessiccation du champignon; c'est ce qui explique ce fait qu'on observe des accidents d'intoxication souvent fort graves à la suite de la consommation de la plante fraîche alors qu'au contraire étant desséchée et ayant perdu son acide helvellique, elle est absolument inoffensive. Il y a également l'*acide sphacélinique*, que nous étudierons avec l'ergot de seigle dont il est un des principes actifs. Dans le *Boletus luridus*, existe l'*acide luridique* ou *luridusique*, d'une toxicité moindre que les précédents, mais absolument certaine. Enfin on a signalé dans certaines espèces de champignons la présence de l'*acide cambogique*, principe actif de la gomme-gutte, et ceci rend précisément compte des accidents gastro-intestinaux que peüvent déterminer quelques champignons.

Le groupe des graisses est représenté par un certain nombre de glycérides, mélangés, en proportion plus ou moins faible, avec des acides gras libres : l'acide stéarique et l'acide oléique.

Le groupe des astringents est représenté par le tannin, d'une part, et ensuite par des matières chromogènes et colorantes particulières faisant partie, pour la plupart, du groupe de la quinone.

On constate également la présence d'une huile essentielle indéterminée dont l'action doit venir s'ajouter à l'action stimulante des produits du groupe alcool.

Il existe encore dans les champignons des résines, les unes inoffensives, les autres dont il faut tenir grand compte au point de vue de l'action toxique. Nous y reviendrons lorsque nous étudierons les accidents d'intoxication pouvant résulter de l'ingestion des différentes espèces de champignons. J'ai fait figurer ici des principes drastiques qui ne sont pas connus à l'état de pureté, mais dont l'action drastique et la nature résinoïde sont absolument certaines aujourd'hui.

Puis, vient, pour la plupart des champignons vénéneux tout au moins, le groupe des alcaloïdes qui est le plus important, en ce qui concerne la toxicologie. Parmi ces alcaloïdes, il existe des lécithines : ce ne sont pas des substances toxiques, elles sont, au contraire, éminemment alibiles et stimulantes. La choline constitue un terme de transition avec les substances toxiques telles que l'amanitine, substance analogue à la choline, et des substances du groupe de la bétaïne, probablement plus ou moins analogues à ces bétaïnes que j'ai isolées de l'urine normale, il y a déjà vingt-cinq ans. La muscarine est le représentant des alcaloïdes éminemment toxiques; et enfin, nous trouvons des ammoniaques composées dont l'importance peut être plus ou moins considérable suivant leur proportion, ces ammoniaques composées pouvant agir soit comme substances stimulantes, lorsqu'elles sont en très faible quantité, soit comme substances toxiques si leur quantité est plus considérable.

Enfin, un dernier groupe extrêmement important et sur lequel j'attirerai votre attention plus en détail dans un instant, c'est le groupe des substances albuminoïdes et des diastases. Les diastases n'ont guère pour nous qu'un intérêt théorique, aussi ne m'étendrai-je pas sur ce sujet; je vous signale simplement qu'on a remarqué, parmi ces diastases, des substances ayant la propriété de déterminer la coloration des champignons lorsqu'ils sont exposés à l'air. Ainsi le *Boletus cyanescens* doit son nom à cette propriété qu'il possède de bleuir lentement lorsqu'on en casse la chair et qu'on l'expose à l'air; et on a démontré que ce phénomène était dû à la présence d'une oxydase particulière. La plus importante des substances albuminoïdes a été découverte, en 1890, par KOBERT et désignée par lui sous le nom de *Phalline*; nous verrons tout à l'heure les propriétés particulières que possède cette substance au point de vue toxique. Je me borne en ce moment à vous la signaler. Je fais aussi rentrer dans ce groupe d'autres matières albuminoïdes différentes de la phalline, possédant comme cette dernière une action toxique, quoique beaucoup moindre, telles que celle que j'ai isolée de la Fausse-Oronge il y a quelques années.

Voici un autre tableau qui représente, groupées par principes immédiats, les principales substances que renferment le champignon de couches, *Agaricus campestris*, et le cèpe, *Boletus edulis*.

Composition immédiate de deux champignons alimentaires.

AGARICUS CAMPESTRIS	PAYEN (Frais).	KOENIG (Frais).	PETERMANN	
			(Frais).	(Sec).
Eau	91,01	92,52	89,38	9,25
Matières albuminoïdes	4,68	3,63	5,31	45,58
Matières grasses	0,40	0,18	0,44	3,80
Hydrates de carbone	1,17	1,17	3,02	25,81
Matières minérales.	0,46	0,61	1,14	9,78
Cellulose.	2,28	1,99	0,71	5,78

BOLETUS EDULIS		KOENIG (Frais).	POUCHET (Frais).	WOLFF (Sec).
Eau		94,21	90,61	0,43
Matières azotées		3,85	4,89	22,82
Matières grasses		0,18	0,65	1,98
Hydrates de carbone		0,48	0,58	62,00
Cellulose.		0,67	2,44	6,22
Sels minéraux		0,61	0,83	6,55

Les substances capables d'être utilisées pour la nutrition n'y existent qu'en proportion assez minime. Chaque espèce renferme une quantité d'eau qui n'est pas moindre de 90 p. 100; de sorte que si l'on ingère 100 grammes d'un de ces champignons à titre alimentaire, on ingère 90 grammes d'eau et 10 grammes de matériaux plus ou moins efficacement nutritifs contenant environ : 4 grammes de substances albuminoïdes, 1 gramme de substances sucrées et amylacées, et un demi-gramme de matières grasses. Ceci semble donner raison à ceux qui ont émis l'opinion que la valeur alimentaire des champignons est très faible. Je vais revenir sur ce point.

La proportion d'azote total contenue dans les champignons varie entre 3,5 et 7,5 p. 100 du champignon sec. C'est là une proportion relativement considérable, car elle correspond à des chiffres de 22,75 et 48,75 en matières albuminoïdes — la moyenne des substances albuminoïdes varie de 25 à 30 p. 100 du poids des champignons secs; — mais il ne faut pas se laisser leurrer par ce chiffre. La totalité des substances albuminoïdes est loin d'être utilisée et de pouvoir servir à l'alimentation et à la nutrition; un tiers environ n'est pas assimilable, ce qui réduit la proportion des matériaux albuminoïdes à 16 ou 20 p. 100 en réalité.

Je vous signalerai encore un fait que je considère comme très important : c'est celui de la présence du potassium et du phosphore, en proportion assez notable, dans les cendres des champignons utilisés pour l'alimentation. Cette proportion de phosphore et de potassium est telle, à peu près, qu'on la retrouve dans les cendres de la viande et dans les cendres du sang. Ce fait est intéressant à considérer au point de vue de la valeur alimentaire des Champignons.

Une autre particularité intéressante encore est celle relative à la richesse de l'*Amanita Phalloïdes* en chlorure de potassium. Le chlorure de potassium agit, dans certaines conditions, à titre de substance toxique, et il n'est pas sans intérêt de rapprocher la présence de la proportion relativement considérable de chlorure de potassium qu'on trouve dans cette espèce éminemment toxique, de celle de la phalline dont je vous ai signalé tout à l'heure les propriétés violemment délétères.

Cette valeur alimentaire des champignons a exercé la sagacité et fait l'objet des recherches d'un certain nombre d'observateurs et, comme je le disais tout à l'heure, tandis que les uns voulaient absolument comparer les champignons à de la viande et en faire un succédané de l'alimentation carnée, les autres, au contraire, tablant principalement sur l'énorme proportion d'eau que je viens de signaler, faisaient ressortir le peu de valeur alimentaire des champignons en raison de la quantité considérable qu'il faudrait en ingérer pour représenter la proportion voulue de substance normalement alimentaire. C'est ainsi que, dans un travail qui est certainement le plus complet fait à ce sujet, Mörner, d'Upsal, dans ses expériences sur le pouvoir nutritif des champignons, était arrivé aux chiffres suivants. Pour équivaloir à la quantité d'albuminoïdes contenue dans un œuf ordinaire, ses recherches lui ont montré qu'il fallait de 250 à 2500 grammes de champignons, suivant les différentes espèces, car ils sont loin d'être tous également riches en substances nutritives, tant azotées que hydrocarbonées, c'est-à-dire en substances susceptibles de servir à l'alimentation. D'autre part, relativement aux différentes espèces sur lesquelles Mörner a opéré, il est arrivé à cette conclusion que, pour représenter 1 kilogramme de viande de boucherie, par exemple de la viande de bœuf ordinaire, il ne fallait pas moins de 9 kilos d'Agaric, 24 kilos de Lactaire, 41 kilos de Chanterelle, et 67 kilos de Polypore. Ces chiffres sont, évidemment, peu encourageants et surtout bien peu d'accord avec une très remarquable expérience de Letellier, un des mycologues les plus distingués auquel l'étude des champignons est redevable d'une foule d'observations intéressantes, qui, pour montrer quel était le pouvoir alimentaire des champignons, s'était soumis, pendant une durée de deux jours à une alimentation exclusivement constituée par 300 grammes chaque jour d'un mélange d'Agaric des prés et de ce champignon connu vulgairement sous la dénomination de langue ou foie de bœuf [*Fistulina hepatica* (Fr.), *F. buglossoïdes* (Bull.)] additionné d'un peu de sel et d'eau. Il a pu supporter ce régime anachorétique qui ne serait pas à recommander pour une durée quelque peu plus considérable, et assure qu'au bout de ce temps, son appétit n'avait rien d'extraordinaire et qu'il avait la main assez sûre pour dessiner facilement et sans effort particulier les espèces dont il s'était nourri. Dans tous les cas, la valeur alimentaire des champignons a été l'objet de la part de Mörner de recherches fort intéressantes, dont les principaux résultats sont consignés dans le tableau suivant :

Tableaux tirés des expériences de Mörner.

| | MATIÈRE ALBUMINOÏDE | | |
	Totale.	Non digestible.	Digestible.
Psalliota campestris { chapeau . .	29,7	7,4	22,3
Psalliota campestris { pied	24,8	6,8	18,0
Lactarius deliciosus.	15,2	6,5	8,7
Boletus edulis { chapeau . .	17,2	4,0	13,2
Boletus edulis { pied	15,5	4,3	11,2
Hydnum repandum.	17,0	9,6	7,4

Moyenne des principes immédiats contenus dans cent parties de champignons secs.

Matières albuminoïdes	20 à 35
Cellulose	7 à 20
Mannite (ou isomères)	5 à 10
Matières sucrées.	1 à 7
— grasses	1,5 à 3
— extractives	17 à 45
Sels minéraux.	5 à 9

En définitive, la proportion des substances albuminoïdes digestibles contenue dans les champignons s'élève, en moyenne, de 62 à 70 p. 100 de la totalité des substances protéiques. Il résulte de ces faits, de ces observations, que les champignons peuvent être considérés comme des substances alimentaires accessoires, capables, par leurs substances albuminoïdes et par leurs éléments hydrocarbonés, d'intervenir très utilement dans la ration alimentaire d'un individu adulte; mais c'est surtout leur sapidité et leur rôle condimentaire qui doit entrer en ligne de compte, en même temps que leur digestibilité. Les champignons constituent un aliment excellent pour un estomac sain, dont le suc gastrique serait normal; mais c'est au contraire un aliment indigeste, en raison surtout de sa forte proportion de cellulose, pour un estomac fatigué ou pour un suc gastrique à réaction hypochlorhydrique et dont la réaction serait, comme on dit maintenant, retardataire. On a été jusqu'à dire que les champignons n'étaient réellement innocents qu'à la condition d'être ingérés seulement en petite quantité. C'est là un fait vrai pour un estomac incapable de digérer les substances alimentaires un peu grossières; mais, néanmoins, la valeur alimentaire des champignons est absolument incontestable, et ces produits peuvent figurer pour une très bonne part dans l'alimentation d'un individu normal.

Comment allons-nous classer les différentes espèces de champignons, ou plutôt comment les a-t-on classées? On a considéré des espèces malfaisantes, des espèces suspectes et des espèces toxiques. Je m'explique sur ces trois appellations qui, au premier abord, sauf la dernière, ne disent rien de bien net. Qu'est-ce qu'on peut entendre par *Espèce malfaisante*? Il faut englober sous cette dénomination les champignons renfermant des substances du groupe des résines ou des acides qui sont, quel que soit le procédé de préparation auquel on les soumet, toujours suivis d'accidents plus ou moins légers, mais constants. Parmi les *Espèces suspectes*, il faut ranger celles capables de déterminer des accidents plus ou moins graves dans des conditions déterminées. Quant aux *Espèces toxiques*, leur identification s'impose : ce sont celles qui déterminent toujours des accidents graves.

Mais, à ce sujet, les conditions auxquelles les champignons sont soumis lorsqu'on veut les faire servir à l'alimentation, interviennent et permettent précisément d'utiliser, dans certaines circonstances, des espèces qui, en dehors de ces conditions particulières, pourraient donner lieu à des accidents plus ou moins graves. Vous savez que les principes immédiats contenus dans les représentants de certaines familles, comme celles des Aroïdées et des Euphorbiacées par exemple, peuvent être purifiés et privés des substances toxiques qui les accompagnent et rendus utilisables pour l'alimentation au moyen de quelques pratiques fort simples. C'est ainsi que l'arrow-root et le tapioca sont préparés avec des substances amylacées qui donneraient lieu à des accidents toxiques si on les ingérait en nature, et qu'il suffit d'un simple lavage ou du chauffage à une certaine température et dans des conditions déterminées, pour entraîner ou détruire les substances capables de déterminer des accidents et laisser seulement des substances alimentaires au premier chef. Il y a quelque chose d'analogue ici, dans ce qui se passe pour les champignons, avec cette restriction toutefois, qu'il ne faudrait pas comparer les champignons à l'arrow-root et au tapioca pour donner une idée des opérations capables de leur enlever leur toxicité en conservant toute leur valeur nutritive, attendu que, dans l'arrow-root et le tapioca, les substances conservées sont des hydrates de carbone éminemment transformables dans l'économie et par suite assimilables; au contraire, lorsqu'il s'agit des champignons, les substances qui sont conservées, lorsque, par exemple, on les a ébouillantés ou soumis à un lavage à l'eau chaude ou froide, ou bien à l'action d'un liquide acidulé tel que l'eau vinaigrée, c'est une substance constituée principalement par de la cellulose; et, bien que la cellulose des champignons jouisse de la propriété de se transformer beaucoup plus facilement que la cellulose des autres espèces végétales, il n'y a évidemment pas de comparaison à établir entre les hydrates de carbone qui constituent l'arrow-root et le tapioca, et la cellulose qui reste comme résidu d'une opération de lixiviation des champignons, telle que je viens de l'indiquer.

On s'est évertué, d'autre part, à établir une division des champignons en fonction des accidents qu'ils peuvent déterminer. Kobert divise les champignons en quatre classes, suivant qu'ils renferment de la muscarine, un suc laiteux composé par un mélange de substances toxiques, de l'acide helvellique — sur lequel j'ai attiré tout à l'heure votre attention, — ou enfin cette substance albuminoïde particulière qu'il a appelée Phalline. Pour ma part, je crois que cette division est trop compliquée et qu'on peut réduire à trois les subdivisions à établir parmi les champignons vénéneux, c'est-à-dire tous ceux susceptibles de déterminer des accidents. Il y a quelques années, m'occupant des substances actives renfermées dans la Fausse-Oronge, j'ai été amené déjà à faire cette comparaison entre les champignons et des bouillons de culture de bactéries. J'ai fait ressortir l'analogie qu'on pouvait établir, à certains points de vue de leur composition, entre les sucs végétaux toxiques de certaines plantes, les bouillons de culture de bactéries, et les champignons. En effet, en plus des principes actifs que l'on peut isoler de chacun de ces produits, que ces principes actifs soient constitués par des alcaloïdes ou des glucosides bien déterminés, il existe encore dans ces sucs végétaux, dans ces bouillons de culture de bactéries, ou dans les champignons, deux autres groupes de substances capables de provoquer des accidents toxiques.

L'étude des manifestations toxiques provoquées sur les animaux par les divers extraits : éthérés, alcooliques, aqueux, salins, etc., de plusieurs variétés de champignons, tant vénéneux qu'alimentaires, m'avait amené à envisager ces végétaux comme une sorte de culture bactérienne et à attribuer, en conséquence, dans les accidents toxiques, une part prépondérante à ces produits englobés sous la dénomination de *Toxines*, produits mal définis quant à leur composition et à leur constitution chimiques, mais bien spécifiés par l'appellation précédente quant à leur origine et à leur action nocive.

J'ai mis en évidence, par une série d'essais sur les animaux, le rôle important joué par certains composés albuminoïdes.

D'après mes recherches, on peut reconnaître actuellement dans les sucs végétaux, comme d'ailleurs dans les bouillons de culture de bactéries, en plus des principes actifs représentés dans certains cas par des alcaloïdes ou des glucosides à action physiologique spéciale, deux groupes de substances dont la considération est des plus importantes au point de vue de l'interprétation des phénomènes de toxicité. L'un de ces groupes se rapproche, se confond même plus ou moins avec les albuminoïdes (*toxalbumines*, *albumoses*, etc.), le second se rapproche des résines. Les actions nocives exercées par ces substances peuvent être rapportées à deux ordres de phénomènes principaux : les unes déterminent simplement une action irritante, phlogogène, dépouillant les muqueuses de leur épithélium et favorisant l'absorption en exagérant sa rapidité et son intensité; les autres déterminent la dissolution des hématies, d'où résulte une polycholie avec toutes ses suites. La *Phalline*, isolée et étudiée par KOBERT en 1890, est le représentant le mieux qualifié de ce dernier groupe en ce qui concerne les champignons.

La discussion sur le point de savoir si la phalline est ou n'est pas une toxalbumine parce qu'elle résiste à l'action de la chaleur, n'a que fort peu d'importance et même d'intérêt. Les propriétés physiologiques de cette substance toxique ont été très nettement déterminées par l'auteur de sa découverte et elles revêtent une importance considérable dans l'étude de l'intoxication par les champignons vénéneux.

Ces deux groupes de substances, les *Albuminoïdes* et les *Résinoïdes*, sont donc capables de déterminer deux ordres de phénomènes principaux : d'une part, ils peuvent exercer une action irritante, phlogogène, dépouillant la muqueuse de son épithélium, activant par conséquent dans une très large mesure l'absorption des substances qui peuvent être toxiques, et enlevant à la muqueuse sa défense naturelle. A ce point de vue, je vous rappelle la remarquable proportion de chlorure de potassium qu'on trouve dans l'*Amanita phalloïdes*, à côté de la *Phalline* cet albuminoïde toxique; et j'ai la conviction que cette proportion de chlorure de potassium, grâce au dépouillement de la muqueuse par la phalline, doit jouer uu rôle dans l'action toxique de cette espèce. En second lieu, les substances soit du groupe des albuminoïdes, soit du groupe des résinoïdes, peuvent exercer une action hémolytique et, par conséquent, provoquer la polycholie avec toutes ses suites. En dehors de la Phalline, sur laquelle je m'étendrai plus longuement tout à l'heure, j'ai signalé, dans le suc de la Fausse-Oronge, dans lequel la Phalline n'a pas été rencontrée, une substance toxique albuminoïde capable de tuer à assez longue échéance, à doses assez fortes et par voie

d'injection péritonéale, des cobayes du poids de 500 à 600 grammes.
Les manifestations toxiques que l'on observe sont, à la fois, distinctes
de celles caractérisant la muscarine et de celles caractérisant la
Phalline.

Le suc obtenu directement par expression de la Fausse-Oronge tue
un cobaye de 500 à 600 grammes en une heure et demie, à la dose
de 8 à 10 centi-cubes, au milieu de manifestations intenses qui consistent en une salivation profuse, de la bronchorrhée, de l'embarras
respiratoire, du tirage, de l'incoordination motrice, une abolition
progressive de la motilité, enfin la mort en état d'hypothermie. A
l'autopsie des animaux ayant succombé à cette intoxication, on
trouve une congestion intense du cerveau, une congestion marquée
de l'intestin et très souvent, presque toujours même, des ecchymoses
sur la muqueuse gastrique et dans la partie supérieure du duodénum.
Si l'on vient à séparer les albuminoïdes contenus dans ce suc, et à
les redissoudre dans du sérum artificiel, on voit qu'il en faut une
forte dose pour déterminer, très tardivement, comme le fait la
Phalline, la mort des animaux en expérience. Les symptômes sont
alors différents de ceux que j'énumérais tout à l'heure; ce sont
surtout de la diarrhée, de la polyurie et l'abaissement de la température; puis à l'autopsie, la congestion est bien plus intense, des
ulcérations se montrent sur toute la longueur du tube digestif et on
trouve même presque toujours du sphacèle. L'injection simultanée
de doses respectivement non mortelles, d'une part, de cette matière
albuminoïde redissoute dans du sérum artificiel, et, d'autre part, de
suc privé de cette matière albuminoïde, détermine très rapidement
des accidents mortels identiques à ceux provoqués par le suc total,
ce qui montre le rôle joué par cette substance en raison de l'action
effractive qu'elle exerce sur la muqueuse intestinale.

J'ajouterai que le suc de la Fausse-Oronge n'est pas la seule
substance végétale dans laquelle je me sois efforcé de montrer l'existence et l'association de ces matières albuminoïdes et résinoïdes; je les
ai retrouvées aussi dans l'*Euphorbe* et dans la *Grande Chélidoine*;
mais c'est surtout la substance contenue dans l'*Amanita phalloïdes* et
étudiée par Kobert sous le nom de Phalline qui a bien mis en relief
le rôle de ces substances.

La phalline est, en effet, une substance albuminoïde possédant un
pouvoir hémolytique des plus élevés. Kobert a démontré qu'une
dissolution de Phalline au 125 000ᵉ était capable de déterminer
encore l'hémolyse avec la polycholie et toutes ses conséquences. Il
est facile de comprendre que lorsqu'une substance de ce genre a
déterminé la fonte des hématies, leur dissolution; le passage par le
rein de l'hémoglobine, d'une part, et de ses produits de métamorphoses, d'autre part, parmi lesquels il faut surtout citer les acides

et les pigments biliaires qui se forment comme produits de métamorphose de la matière colorante du sang, ce passage exerce sur l'appareil rénal une action extrêmement importante, sans préjudice de l'action topique que peuvent exercer, pour leur propre compte, la Phalline et les autres principes actifs des champignons vénéneux. C'est ce qu'on observe dans ces conditions, et il suffit, d'après les expériences de KOBERT, d'un demi-milligramme de Phalline en injection intra-veineuse, par kilo d'animal, soit chez le chien, soit chez le chat, soit chez le lapin, pour que, après trente minutes, on puisse voir le sérum d'une saignée coloré en rouge par suite de la diffusion de l'hémoglobine; et si l'on sonde l'animal ou s'il urine à ce moment, on s'aperçoit que l'urine présente une coloration vineuse, due précisément au passage de l'hémoglobine ou de ses produits de métamorphose par la voie rénale.

D'autre part, cette dissolution des hématies s'accompagne de la coagulation du sang par suite de la mise en liberté du ferment de la fibrine. Vous savez que les études de CHARLES SCHMIDT et de ses élèves ont démontré que toutes les fois que les hématies se trouvent soumises à une cause d'hémolyse, la fibrine-ferment détermine la production de petites coagulations, et que cette coagulation est d'autant plus forte et plus grave que le système circulatoire, c'est-à-dire la taille de l'animal en expérience, est plus considérable. Et en effet, dans toutes les expériences faites par KOBERT à l'aide de la Phalline, il n'a pas pu observer de thrombose marquée chez les petits animaux, tandis que chez les animaux de taille plus considérable, comme les gros chiens, on observe des embolies, de même que chez l'homme, à la suite de l'intoxication mortelle causée par *Amanita phalloïdes*.

Cette substance albuminoïde joue donc, comme vous le voyez, un rôle considérable dans l'intoxication par les Champignons, et ce rôle est au moins égal à celui que jouent, dans ces mêmes intoxications, d'une part la Muscarine, d'autre part les différents alcaloïdes, choline ou amanitine, que je vous ai signalés précédemment. C'est l'étude de ces alcaloïdes et des accidents déterminés par l'ingestion des champignons vénéneux qui nous occupera maintenant. La question peut passionner à bon droit les toxicologues et les hygiénistes, mais son côté social, si je puis m'exprimer ainsi, n'est pas le moins intéressant. C'est qu'en effet, les champignons pourraient jouer un rôle important dans l'alimentation du pauvre; et, si leurs propriétés alibiles ne sont pas plus souvent utilisées, je dois avouer que ce résultat est dû, en grande partie, à l'ignorance de beaucoup. En grande partie seulement, parce que la toxicité des champignons soulève des problèmes d'un autre ordre.

Pourquoi cette source d'alimentation est-elle délaissée par les classes pauvres? Cela tient à un ensemble de faits parmi lesquels je vous citerai la difficulté, bien qu'en aient dit bon nombre d'auteurs, que présente la différenciation des espèces bonnes d'avec les mauvaises et à l'ignorance des classes éclairées sur les propriétés de certaines espèces qui ne sont jamais toxiques. J'insiste à dessein sur cette propriété de certains champignons, je vous l'expliquerai dans la suite. Il existe également un autre écueil : c'est que la chair des champignons est plus ou moins rapidement assimilable à une viande faisandée. On sait, en effet, que le faisandage du gibier peut rendre la viande plus digestible, mais qu'en même temps que cette qualité lui est donnée, cette viande peut acquérir des propriétés nocives dues à la présence de toxines dans les mailles de son tissu. Or, nous pouvons constater l'éclosion de phénomènes du même ordre avec les champignons : s'il leur est possible, avec des déchets, d'élaborer des substances alimentaires, ils peuvent également, avec ces mêmes déchets, faire la synthèse de substances toxiques.

L'importance sociale de cette étude mycologique trouve sa justification dans ce fait d'observation constaté par tous ceux qui se sont occupés d'hygiène alimentaire, que là où une nourriture abondante et riche remplace une alimentation insuffisante et pauvre, des hommes intelligents, forts et productifs remplacent de pauvres hères maladifs et inféconds.

IIᵉ LEÇON

PHALLINE. — ACIDE HELVELLIQUE. — SYNDROMES PHAL-
LINIEN ET MUSCARINIEN. — GROUPE DES RÉSINOÏDES. —
GROUPE DES ALCALOÏDES. — VARIATIONS DE TOXICITÉ.
— INFLUENCE DU MILIEU. — MUSCARINE. — ACTION
PHYSIOLOGIQUE. — ANTAGONISME ENTRE ATROPINE ET
MUSCARINE.

Nous nous sommes occupé surtout, au cours de notre dernière réunion, de l'étude des Champignons au point de vue de leur valeur alimentaire ; il nous reste à étudier ce que j'appellerai, certainement sans contredit, la partie la plus importante de notre sujet, c'est-à-dire la valeur toxique et la symptomatologie de l'intoxication causée par certaines espèces de champignons. Nous avons déjà effleuré cette question en parlant de la phalline, cette substance albuminoïde qui semble donner à l'intoxication par certains champignons un caractère tout à fait particulier. Plus on étudie attentivement la symptomatologie de l'intoxication par les champignons, surtout lorsque les investigations permettent de rapporter l'empoisonnement à une espèce nettement déterminée, et plus on est obligé de reconaître l'importance capitale du rôle joué par des principes encore peu connus, fort incomplètement étudiés, et dont la *Phalline* peut être choisie comme type.

En effet, les troubles gastro-intestinaux, l'ictère, la polycholie, l'anurie avec manifestations urémiques, les hémorrhagies interstitielles, caractérisent de façon toute particulière l'intoxication expérimentale qu'on peut réaliser chez les animaux par la phalline, et cette symptomatologie concorde avec les effets produits chez l'homme par certaines espèces de champignons, lorsque l'intoxication évolue avec des formes se rattachant très étroitement à celles qu'on peut observer chez les individus affectés d'ictère grave ou bien soumis à l'intoxication par le phosphore. Lorsque je traiterai plus tard de cette intoxication, j'aurai à insister sur les points de ressemblance, parfois très intime, qui s'observent dans ces trois cas, tant en ce qui regarde les symptômes qu'en ce qui regarde les lésions anatomiques.

J'ai appelé également votre attention sur ce fait que, à l'influence hémolytique de la phalline venait s'ajouter l'influence nocive exercée par les produits de métamorphose des hématies dissoutes par cette substance, produits qui vont exercer, de leur côté, une action nocive sur les autres hématies non encore touchées par la phalline. Je vous rappelle que le pigment sanguin se transforme, lorsque les hématies viennent à être dissoutes sous une influence quelconque, en pigments biliaires capables de produire des effets nocifs, et que des acides biliaires prennent naissance pendant ces métamorphoses des hématies, aussi bien comme produits de transformation de la matière colorante que comme produits dérivés du stroma globulaire.

Ces produits secondaires qui se forment sous l'influence de la dissolution exercée primitivement par la phalline, ces produits nocifs viennent ajouter leur action à celle de cette dernière substance; ils contribuent pour leur part à la dissolution des autres hématies et à la dégénérescence des capillaires, favorisant ainsi les hémorrhagies multiples que nous verrons en effet être un des résultats les plus certains de l'action exercée sur l'organisme par certaines espèces de champignons.

Quelques détails, relatifs aux conditions dans lesquelles les expériences ont été exécutées, sont nécessaires ici, autant pour bien fixer vos idées sur ce point que sur un autre dont nous aborderons plus tard l'étude, quand nous nous occuperons de certaines sapotoxines dont l'influence nocive est extrêmement intense et comparable, sur beaucoup de points, à celle de la substance albuminoïde constituant la phalline que nous étudions en ce moment. Voici les conditions expérimentales dans lesquelles il faut se placer. Kobert a pris du sang de bœuf défibriné et l'a mélangé avec du sérum artificiel, c'est-à-dire une dissolution à 7 gr. 5 de chlorure de sodium pour un litre d'eau, dans la proportion de 1 partie de sang défibriné pour 99 parties de sérum. D'autre part, la substance dont il s'agit d'étudier le pouvoir hémolytique est dissoute également dans les mêmes proportions de 1 gramme de substance pour 99 grammes de sérum artificiel. On détermine expérimentalement le degré de dilution maximum auquel se produit la dissolution complète des hématies de 100 centimètres cubes de la liqueur d'épreuve, ce que l'on apprécie par le dépôt des hématies et la coloration du sérum.

Vous savez que lorsqu'on abandonne au repos du sang dilué dans du sérum artificiel, au bout d'un temps plus ou moins court les hématies gagnent le fond du récipient et sont surnargées par un sérum parfaitement limpide, d'une coloration plus ou moins ambrée, mais jamais rouge. Dès que l'action hémolysante commence à se manifester, la matière colorante de l'hématie va se dissoudre dans le sérum et lui donne une coloration rouge plus ou moins accentuée, en raison du nombre plus ou moins grand d'hématies détruites. La technique consiste à chercher quel est le degré maximum de dilution permettant la dissolution complète de toutes les hématies contenues dans 100 centimètres cubes de la liqueur d'épreuve, c'est-à-dire la solution au centième de sang défibriné.

Les chiffres sont les plus considérables en ce qui concerne la *Phalline* et une autre substance albuminoïde toxique, une sapotoxine particulière, extraite par Schutz de *Paris quadrifolia* et à laquelle il a donné le nom de *Parilline*; puis viennent d'autres glucosides faisant partie du groupe des sapotoxines, telles que la *Cyclamine*, tirée du *Cyclamen europæum*, qui détermine la dissolution des hématies à la dilution du 100 millième, de même que la *Digitonine*, sapotoxine extraite de *Digitalis purpurea*. Le tableau suivant reproduit les résultats de ces expériences.

Tableau des expériences de Kobert relatives au pouvoir hémolysant.

Phalline	125 000	
Parilline	125 000	
Cyclamine	100 000	
Digitonine	100 000	
Smilacine	50 000	
Saponaria	40 000	(Sapotoxines de)
Agrostemma	15 000	
Sapindus	14 000	
Quillaya	10 000	

Solanine	8 300
Solvine	5 000
Taurocholate de soude	600
Cholate de soude	200
Carbonate de soude	70
Hydrate de chloral	20
Éther	13

Ce pouvoir de dissolution des hématies va en décroissant depuis la digitonine qui dissout les hématies à la dilution du 100 millième, jusqu'à la *Saponine* contenue dans le bois de Panama (*Quillaya saponaria*) qui ne les dissout qu'à la dilution du 10 millième. Puis viennent certaines autres substances capables de déterminer cette dissolution du sang, mais dans des proportions beaucoup moindres et qui ne nous intéressent ici que d'une façon secondaire; l'éther est la substance qui possède le plus faible pouvoir hémolysant.

Dans les expériences de Kobert, 1 partie de Phalline dissoute dans 125 000 parties de sérum était capable de déterminer l'hémolyse complète de 100 centimètres cubes de la liqueur d'épreuve; mais une solution de 1 partie de phalline dans 500 000 parties de sérum suffisait déjà pour déterminer un indice d'hémolyse, c'est-à-dire l'apparition, dans le sérum surnageant les hématies non détruites, d'une certaine proportion de matière colorante du sang indiquant qu'à ce degré de dilution extrêmement considérable il y avait déjà une action exercée par la phalline sur les hématies. Ceci, Messieurs, montre l'importance particulière qu'il faut attribuer au degré de dilution d'une part, sur l'action hémolytique, et, d'autre part, sur la rapidité avec laquelle les centres nerveux peuvent être impressionnés, soit primitivement par la phalline, soit de façon secondaire par suite de la dissolution des hématies. Ce degré de dilution possède une importance considérable et qui nous a déjà été révélée, dans un certain nombre de circonstances, par l'étude de ces substances assez mal définies quant à leur composition tout au moins, sinon quant à leur existence dans certains liquides, et qu'on a englobées sous l'appellation de *Toxines*. Mais ces toxines ne sont pas les seules substances qui soient capables de déterminer des phénomènes de ce genre, et, lorsque nous avons étudié la cocaïne, j'ai eu déjà l'occasion d'appeler votre attention sur ce fait que le degré de dilution auquel la cocaïne était introduite dans l'économie exerçait une influence considérable sur les phénomènes d'intoxication susceptibles d'éclater plus tard; et un certain nombre d'autres exemples de ce genre impose l'obligation de tenir compte, à l'avenir, de ce facteur nouveau dans les études et les recherches de toxicologie[1]. A ce sujet, vous savez que M. Reclus recommande tout spécialement de ne pas se servir de solutions de cocaïne trop concentrées.

Cette influence du degré de dilution est telle pour la phalline que l'injection veineuse d'une solution au millième, chez un animal, détermine la mort brusque, dès la première minute, par suite de la paralysie du cœur et de l'appareil respiratoire. A la dilution du 5 millième, la mort se produit de même au bout de trois minutes; et la mort tardive ne peut être observée, avec tout le cortège des symptômes qu'elle détermine, secondairement, que sous l'influence de solutions à titre infiniment moindre : il faut employer, en effet, des solutions au 20 millième, au 30 millième, voire au 50 millième, pour pouvoir étudier ces phénomènes tardifs résultant de l'action de la phalline et qui sont alors caractérisés principalement par une néphrite parenchymateuse qu'on voit se développer petit à petit. Les lésions rénales que l'on observe dans ces cas sont les conséquences de l'élimination par cette voie des produits de métamorphose des hématies notamment, et de l'inflammation parenchymateuse qui a succédé à cette influence nocive.

Un point encore fort important consiste dans la remarquable stabilité de la phalline. Loin de présenter, sous l'influence d'une élévation de température, comme beaucoup de substances albuminoïdes, une facile altérabilité d'où résulte l'abolition de son pouvoir toxique, la phalline peut être bouillie pendant une demi-heure en présence de l'eau sans subir d'altération sensible et en restant capable de déter-

---

1. Voir *Leçons de pharmacodynamie*, 1re série, p. 454.

miner les accidents que je vais décrire. De plus, le suc des champignons qui contiennent de la phalline, entre autres le suc de l'*Amanita phalloïdes* d'où elle a été retirée par Kobert, peut être desséché, soumis à l'ébullition, abandonné un temps considérable à l'air libre, sans perdre de façon notable ses propriétés nocives, ses propriétés toxiques. Un auteur italien, Pellegrini, a même signalé récemment ce fait que le suc desséché de l'*Amanita phalloïdes* conserve ses propriétés nocives pendant au moins onze mois. Cela explique précisément, d'une part, la toxicité que présentent certaines espèces de champignons renfermant de la phalline, et, d'autre part, ce fait que les accidents d'intoxication s'observent, quelles que soient la façon suivant laquelle ces champignons ont été employés ou les préparations culinaires auxquelles ils ont été soumis, c'est-à-dire les conditions auxquelles ils se sont trouvés exposés, du moment que le liquide d'expression ou de macération est ingéré.

Il n'est pas sans intérêt de remarquer ici que, dans sa très remarquable thèse sur les *Propriétés alimentaires, médicales et vénéneuses des champignons qui croissent aux environs de Paris*, présentée à notre Faculté en 1826, Letellier avait signalé ce fait que le principe délétère des *Amanita bulbosa, muscaria, verna* n'était pas détruit soit par la dessication, soit par l'ébullition, et qu'il n'était ni décomposé ni précipité par les acides et les alcalis dilués, l'acétate de plomb, l'infusion de noix de galles. Il avait désigné par l'appellation d'*Amanitine* cette substance toxique, dans laquelle il confondait les albuminoïdes et les alcaloïdes, à laquelle il attribuait la propriété d'être incristallisable, insoluble dans l'éther, soluble dans l'eau et les solutions aqueuses. Les connaissances fort imparfaites que l'on possédait alors, relativement aux substances albuminoïdes et alcaloïdiques, ne permettaient pas d'opérer cette séparation ni même de prévoir la toxicité particulière et considérable des albuminoïdes seuls.

A côté de la phalline, et parallèlement à elle, pour ainsi dire, je vous rappellerai en quelques mots ce que j'ai dit à propos de l'*Acide helvellique*, qui constitue, comme la phalline, un poison produisant l'hémolyse et la dégénérescence graisseuse du foie; seulement, ainsi que je l'ai déjà signalé, ce poison est soit volatil, soit altérable, la chaleur le dégage ou le détruit, de même que la dessiccation; et une expérience déjà bien longue a appris que les *Helvelles* étaient complètement inoffensives après cuisson et, surtout, après dessiccation.

En résumé, le pouvoir hémolytique de la phalline est un des plus élevés que l'on connaisse. Une dilution au 125 000ᵉ produit encore l'hémolyse avec toutes ses conséquences, c'est-à-dire : mise en liberté de l'hémoglobine qui va circuler dans l'organisme en même temps que ses produits de métamorphose, et coagulations multiples du sang par suite de la mise en liberté de l'agent producteur de

fibrine. Une injection veineuse de 0 milligr. 5 par kilo d'animal provoque chez le chien, le chat, le lapin, une dissolution des hématies
telle que le sang retiré par saignée, trente minutes après l'injection,
a son sérum fortement coloré en rouge et que l'urine présente une
teinte vineuse. On comprend sans peine que le passage par le rein
de l'hémoglobine et de ses produits de métamorphose, des acides et
des pigments biliaires, sans préjudice de l'action topique que peuvent
exercer pour leur propre compte la phalline et les autres principes
actifs des champignons vénéneux, détermine une altération de l'épithélium expliquant l'anurie et même les symptômes d'urémie
observés parfois comme accidents tardifs, alors qu'une néphrite
parenchymateuse est devenue la conséquence de ces processus.

La présence soit de la phalline, soit de l'acide helvellique, soit de
certains autres albuminoïdes comparables, dans une plus ou moins
étroite mesure, à ces substances, imprime à la symptomatologie que
présentent les individus empoisonnés par les champignons vénéneux
un caractère particulier, tellement spécial même que, dans une très
bonne étude qui a fait l'objet d'une thèse soutenue par M. GILLOT à
Lyon en 1900, cet auteur a cru pouvoir en faire un syndrome particulier et répartir en deux tableaux syndromatiques les phénomènes
d'intoxication qui peuvent se présenter sous l'influence des champignons vénéneux. M. GILLOT a essayé de grouper et de classer toute
cette symptomatologie en deux grands syndromes, le *Syndrome muscarinien* et le *Syndrome phallinien*. Comme toutes les représentations
schématiques, cette dissociation a l'inconvénient d'exagérer la part
faite à chacun des symptômes rentrant dans les deux cadres ci-dessus,
mais elle présente, d'un autre côté, l'avantage de faciliter l'étude,
ainsi que de mieux grouper et faire ressortir les différents ordres de
manifestations.

Le *Syndrome muscarinien* est constitué par l'ensemble des manifestations suivantes : incubation — c'est-à-dire période de temps
s'écoulant entre l'ingestion des champignons et les premières manifestations de l'empoisonnement — de courte durée, elle dépasse rarement quatre heures; début rapide et bruyant; symptômes consistant
essentiellement en troubles gastro-intestinaux précoces, ne présentant pas ces rémissions marquées que l'on observe dans le syndrome
phallinien, anurie, excitation cérébro-spinale, incoordination motrice,
délire — *folie muscarinienne*, — troubles de l'intelligence et de la
mémoire. La guérison est la règle, et la durée moyenne de l'affection
est de un à deux jours.

Le *Syndrome phallinien* est caractérisé par : incubation de longue
durée — variable de dix à trente heures et même plus; — début
tardif, insidieux; symptômes plus complexes et plus graves que les
précédents, troubles gastro-intestinaux tardifs avec rémissions fré

quentes et suivis de violentes douleurs épigastriques. En même temps, et comme indice de l'action hémolytique exercée par la phalline, on constate des symptômes assez graves du côté de grands appareils comme le foie et le rein : le foie augmente notablement de volume; souvent on voit intervenir l'ictère, des hémorrhagies; les urines sont fortement colorées, le plus souvent diminuées, parfois même supprimées complètement; on observe non plus l'excitation, comme tout à l'heure, mais la dépression nerveuse, de l'ataxo-adynamie, de la stupeur, l'intelligence et la mémoire restant au contraire absolument intactes. Ici, la guérison est l'exception et l'issue se montre presque toujours mortelle. La durée de ces phénomènes varie entre deux, trois ou un plus grand nombre de jours.

Il y a certainement beaucoup de vrai dans cette division, mais son insuffisance éclate surtout lorsqu'on veut tenir compte de ce groupe de corps que j'ai précédemment désignés par l'appellation de *Substances résinoïdes*. Il y a, en effet, un très grand nombre de champignons ne renfermant ni albuminoïdes — phalline, albumoses, — ni alcaloïdes — muscarine, choline, bétaïnes, etc., — et qui contiennent cependant soit de l'acide cambogique, soit de l'acide agaricinique, soit d'autres substances du groupe des résinoïdes, déterminant des accidents gastro-intestinaux plus ou moins violents, plus ou moins intenses, mais très rarement mortels. Il est très facile, et c'est, je crois, ce qu'a fait M. GILLOT, de se débarrasser du groupe des substances résinoïdes, en ne tenant pas compte des accidents déterminés dans ces conditions, et sous le prétexte un peu spécieux que ces accidents sont, en somme, peu graves, qu'ils consistent surtout en purgations et superpurgations, plus ou moins accompagnées de vomissements. M. GILLOT en débarrasse sa symptomatologie pour se renfermer dans ces cadres étroits du syndrome muscarinien et du syndrome phallinien; je crois que c'est un tort.

Il est beaucoup plus logique de rapporter, comme je le fais pour ma part, la symptomatologie à trois groupes : le syndrome muscarinien, le syndrome phallinien, dont l'exactitude est absolument certaine, et un troisième groupe dans lequel rentreraient précisément tous ces champignons dont l'action toxique est plus ou moins intense, plus ou moins légère, suivant les circonstances, mais qui sont capables cependant, grâce aux principes résinoïdes dont je viens de parler tout à l'heure, de déterminer des accidents gastro-intestinaux qui font quelquefois craindre pour la vie des malades. D'ailleurs, à mon sens, ce groupe des résinoïdes est en quelque sorte intermédiaire, au moins quant à son action hémolytique, entre le groupe des albuminoïdes déterminant les accidents si graves que j'ai énumérés à propos de la phalline, et le groupe des alcaloïdes dont nous allons nous occuper dans un moment en étudiant la muscarine. Ces substances résinoïdes sont toutes des substances irritantes, éméto-cathartiques ; dépourvues d'influence, au moins primitive, sur le système nerveux central, cette influence n'apparaissant qu'à la suite d'accidents d'irritation gastro-intestinale plus ou moins intenses, et comme une conséquence, en quelque sorte, de cette irritation gastro-intestinale. Les accidents provoqués par certains *Bolets* pourraient servir de type pour l'établissement de ce troisième groupe qu'il me paraît indispensable de représenter.

En réalité, les choses ne sont pas tranchées, dans la pratique, comme je viens de le décrire pour vous donner une idée des phénomènes symptomatologiques qu'on peut observer ; et, le plus souvent, pour ne pas dire toujours ou presque toujours, les champignons ingérés et qui donnent lieu à des accidents d'intoxication renferment, en proportions variables, des représentants de chacun de ces trois groupes : *albuminoïdes,* soit de la phalline, soit des albumoses comme celle que j'ai isolée de la fausse Oronge et dont je vous ai entretenu dans notre dernière réunion ; *alcaloïdes,* qu'ils soient constitués par la muscarine seule, ou par la choline, ou par des bétaïnes, ou par un mélange de ces alcaloïdes ; enfin *résinoïdes,* tels que les acides cambogique, agaricinique, etc.

Chacun de ces groupes détermine, isolément, un syndrome plus ou moins nettement différencié, mais il est évident que les manifestations résultant de leur amalgamation vont être essentiellement variables avec un certain nombre de circonstances, notamment avec la quantité suivant laquelle chacun de ces groupes sera représenté dans les champignons ayant déterminé les accidents d'intoxication, et, d'autre part, avec l'intensité des manifestations que ce groupe de substances toxiques est capable de produire. Leur mélange, dans les différentes espèces et variétés de champignons, arrivera donc à provoquer des manifestations très diverses parmi lesquelles pourront prédominer celles caractérisant tel ou tel de ces trois groupes de principes immédiats, suivant que la proportion en sera plus considérable ou que l'intensité, la bruyance de ses manifestations le mettra plus en évidence. Cette gravité, cette bruyance des manifestations, la *Phalline* les possède au plus haut degré, aussi est-il juste de lui attribuer la prééminence dans l'évolution des phénomènes toxiques. Mais cela ne doit pas faire perdre de vue les autres principes immédiats dont l'association à la phalline revêt alors une importance d'autant plus considérable, l'action irritante, nécrosante même de certains résinoïdes ouvrant la voie à l'absorption rapide et complète de substances qui, sans leur intervention, auraient pu traverser l'organisme sans lui causer grand dommage [1].

---

1. Voir : *Leçons de Pharmacodynamie et de matière médicale,* 2ᵉ série, p. 18.

J'aurai également à appeler votre attention, plus tard, sur les propriétés du même genre que possèdent certains principes actifs du groupe des saponines, dont l'importance devient de jour en jour plus considérable, aussi bien au point de vue toxicologique qu'au point de vue de la biologie végétale. Quand nous étudierons les différentes sapotoxines, j'aurai occasion d'insister encore sur ces faits et de vous montrer que les sapotoxines contenues dans certaines graines susceptibles de se mélanger à des graines alimentaires sont capables de provoquer des accidents d'intoxication par le fait seul de l'effraction qu'elles produisent sur la muqueuse intestinale, effraction qui leur permet de pénétrer dans le torrent circulatoire et d'y exercer alors leur action délétère. Cette atteinte portée à l'intégrité de l'épithélium de revêtement de la muqueuse gastro-intestinale rend particulièrement important le rôle joué par les albuminoïdes comme ceux dont j'ai reconnu l'existence dans les sucs de Fausse Oronge et de quelques autres champignons, ainsi que dans les sucs d'euphorbe et de grande chélidoine.

Je ne saurais employer de meilleure comparaison pour fixer vos idées à cet égard que celle du curare qui détermine des accidents graves lorsqu'on l'introduit dans l'organisme par voie d'injection hypodermique ou veineuse, et traverse au contraire très facilement et inoffensivement l'économie lorsqu'on l'introduit dans un tube digestif absolument intact. Mais l'intégrité de la muqueuse digestive vient-elle à être altérée de façon aussi légère que possible, l'absorption du curare se fait alors absolument dans les mêmes conditions qu'elle se fait sous l'influence des injections hypodermiques, et l'on voit apparaître les accidents qui ne se montrent pas lorsque la muqueuse est intacte.

Il y a quelques années, l'étude des manifestations toxiques provoquées, chez les animaux, par des extraits éthérés, alcooliques, aqueux, ou dans certaines dissolutions salines — sérum artificiel par exemple — de plusieurs variétés de champignons vénéneux ou alimentaires, m'avait amené à comparer les champignons à une véritable culture bactérienne. Cette comparaison n'a en somme rien d'exagéré, puisque, d'après la classification que je vous ai exposée, les champignons ne sont autre chose que des représentants très élevés d'un groupe dont les termes les plus simples sont constitués précisément par les bactéries. Je crois qu'on peut appliquer aux champignons ce que l'expérience nous a appris au sujet des bactéries, et cette comparaison me paraît permettre d'interpréter l'influence du milieu sur la nature des produits de synthèse. L'observation d'un certain nombre de faits expérimentaux très précis nous permet d'affirmer que la variation du milieu entraîne une variation, parfois facile à prévoir, dans la virulence d'une bactérie; nous savons

d'autre part, notamment en ce qui concerne l'*Aspergillus niger*,
étudié par Raulin, que l'absence ou la présence de certains éléments,
en quantité même presque infinitésimale, est suffisante pour déterminer une culture extrêmement intense, ou, au contraire, une
pénurie de cette même culture; nous savons également que, dans
certaines circonstances, nous pouvons faire varier la virulence d'une
bactérie en faisant varier la composition du milieu dans lequel elle
végète; et, disais-je à l'époque où cette comparaison s'imposa en
quelque sorte à mon esprit, de même qu'il y a des bactéries toujours
ou jamais virulentes, d'autres à virulence variable, de même il y a
des champignons toujours ou jamais vénéneux, et d'autres également à vénénosité variable. C'est seulement ainsi que l'on peut comprendre comment telle espèce, réputée vénéneuse ou suspecte dans
une région déterminée, est considérée et utilisée ailleurs comme
comestible. Une observation séculaire nous a appris combien est
variable en principes actifs de toutes sortes (alcaloïdes, glucosides,
acides, etc.), la richesse d'une même plante cultivée ou sauvage,
soumise à des conditions climatériques différentes, en présence ou
en l'absence de tel ou tel principe élémentaire ou immédiat qui
intervient, d'une façon que nous ne pouvons encore déterminer, mais
dont nous pouvons vérifier la nécessité, dans la synthèse de certaines
substances toxiques que cette plante est capable de réaliser.

A mon avis, c'est seulement ainsi qu'on peut comprendre les
divergences d'opinions émises par des observateurs également auto-
risés et incapables de commettre une erreur de diagnostic en ce qui
concerne certaines espèces de champignons dont la détermination
est véritablement des plus faciles. Je ne veux citer comme exemple
qu'un fait, celui relatif à la Fausse Oronge, *Amanita muscaria*, qui
a été donnée par certains mycologues comme une variété suspecte,
par d'autres comme une variété jamais ou très rarement toxique,
par d'autres comme une variété absolument et toujours toxique.
Et, en réalité, on a relaté de nombreux accidents graves et même
mortels, par suite de la confusion de cette espèce avec l'Oronge
vraie (*Amanita Cæsarea*), tandis qu'il existe, d'autre part, de
nombreux exemples de l'emploi alimentaire de la Fausse Oronge
(*Amanita muscaria*) sans qu'il en soit résulté le moindre événe-
ment fâcheux. Bulliard, qui, certainement, ne peut pas être suspect
de commettre une erreur dans la détermination de ce champignon, rapporte, dans son étude relative aux plantes vénéneuses
de la France, qu'il a consommé lui-même deux onces, c'est-à-dire
64 grammes, d'*Amanita muscaria* à l'état cru, sans en avoir
éprouvé le moindre inconvénient. D'autre part, Desmartis rapporte
que, dans le Bordelais, il est fréquent de voir employer pour l'alimentation cette même Fausse Oronge en la faisant simplement griller sur

des charbons ardents et qu'il n'a jamais vu en résulter d'accidents de quelque nature qu'ils soient. LECLERC, de Tours, a rapporté autrefois, dans la *Gazette des hôpitaux*, qu'alors qu'il était médecin de l'armée de Crimée, il suppléait à l'absence de tout légume frais pour lui et les hommes dont il était chargé de surveiller l'alimentation, par l'emploi de salades de champignons, dans lesquelles entrait, pour une très large part, l'*Agaricus muscarius*. Il est, je le répète, impossible que les trois observateurs dont je viens de citer les noms aient pu commettre une erreur au sujet de la détermination de cette Fausse Oronge, si facile à reconnaître même par des personnes peu au courant des choses de la mycologie.

D'un autre côté, un grand nombre de mycologues, et ils ont absolument raison parce que des faits non moins probants que les précédents viennent à l'appui de leur opinion, estiment que cette variété est presque constamment toxique; et, pour ma part, je me range à leur opinion, au moins en ce qui concerne l'*Agaricus muscarius* de nos régions. Car, à ce sujet, il est encore un point dont il faut tenir compte, c'est que la vénénosité, la toxicité des champignons varie suivant les régions dans lesquelles ils sont récoltés, comme nous savons que varie également l'énergie toxique de certaines plantes, les Aconits par exemple, pour ne rappeler que des substances dont nous avons fait l'étude l'année dernière. Beaucoup d'auteurs assurent, d'ailleurs, que l'*Amanita muscaria* est comestible en Russie, et je sais encore de source absolument certaine, que, dans les Vosges, on utilise également l'*Agaricus muscarius* après l'avoir fait macérer dans l'eau vinaigrée et sans rejeter l'eau de macération, ce qui expliquerait alors très facilement, par la dissolution et l'enlèvement de la muscarine et des alcaloïdes, la non-toxicité du champignon ainsi employé. Quoi qu'il en soit, je crois qu'il est prudent de s'abstenir de cette espèce et je ne vous cite ces faits que pour vous montrer combien cette question est délicate. Pour ma part, je partage l'opinion de BULLIARD et de quantité de mycologues, et je pense qu'il est fort dangereux de chercher à utiliser cette espèce comme aliment.

J'arrive maintenant à l'étude du groupe des alcaloïdes qui peuvent se trouver dans les champignons, et, naturellement, c'est la muscarine qui va ouvrir cette étude. La *Muscarine* est de l'oxynévrine, d'après les travaux de SCHMIEDEBERG. C'est KOPPE qui, en 1869, l'a retirée pour la première fois de l'*Agaricus muscarius*. Elle proviendrait de l'oxydation, dans le tissu de ce champignon, d'un autre alcaloïde qu'on a nommé *Amanitine*, qui serait isomère de la Choline. Outre la muscarine naturelle, on connaît un certain nombre d'isomères artificiels. Ces muscarines font partie du groupe des *Bétaïnes*, qui offrent des représentants très toxiques à côté d'autres absolument dénués de toute propriété nocive.

La préparation de la muscarine ne peut s'effectuer que dans des conditions très délicates, que je m'abstiendrai de rapporter pour ne pas employer inutilement notre temps. Je veux insister seulement sur les propriétés physiologiques de cet alcaloïde, ce sont celles qu'il vous importe de connaître. La muscarine est déliquescente, comme tous ses sels d'ailleurs, insoluble dans l'éther, fort peu soluble dans le chloroforme, et très soluble dans l'eau, ce qui explique précisément la facilité avec laquelle tous les champignons qui en renferment peuvent déterminer des accidents d'intoxication. Son pouvoir toxique est très considérable, puisque cinq milligrammes seulement de muscarine sont capables de déterminer chez l'homme des accidents graves. Elle est très facilement absorbable et s'élimine, en majeure partie, par la voie de l'urine.

Sous l'influence de la muscarine, on peut observer, principalement chez les animaux, car ces phénomènes ont été rarement constatés chez l'homme, une hypersécrétion intéressant surtout la salive, la bile, les sucs gastrique et intestinal, les larmes et le mucus bronchique et pharyngien. A l'opposé de ces hypercrinies, on observe, au contraire, un tarissement remarquable de la sécrétion urinaire. La muscarine provoque des secousses musculaires et des contractions tétaniques. Sous son influence, on voit les muscles lisses de la vessie, de l'intestin, de l'estomac affectés de contractions spasmodiques intenses de leurs fibres musculaires.

L'action de la muscarine a été étudiée par SCHMIEDEBERG et KOPPE ainsi que par PRÉVOST et MONNIER, de Genève. Cette action est intense, et il suffit d'un vingtième de milligramme (0 gr. 00005) pour déterminer, chez la grenouille, des phénomènes très remarquables du côté de l'appareil circulatoire. En effet, si l'on vient à pratiquer sur une grenouille une injection hypodermique d'un vingtième de milligramme de muscarine, on voit le cœur, après avoir manifesté un ralentissement considérable, s'arrêter en diastole; les ventricules et les oreillettes sont distendus au maximum, et, à l'inverse de ce qui se passe pour les autres substances intéressant principalement le cœur, notamment pour la digitaline, ce sont les oreillettes qui s'arrêtent primitivement, les ventricules continuant, au contraire, à battre quelque temps.

D'après les expériences de PRÉVOST, le cœur de grenouille, sous l'influence de la muscarine, présente l'aspect du cœur soumis à une excitation faradique pratiquée sur le sinus veineux. Bien que le cœur soit arrêté, il reste cependant excitable; la muscarine n'exerce en effet, *primitivement*, aucune action sur le muscle lui-même, et si l'on vient, après cet arrêt, à faradiser le cœur ou à l'exciter mécaniquement, on voit ses contractions reprendre pendant un temps plus ou moins court, suivant l'intensité de cette excitation. La section des pneumogastriques, la destruction des centres nerveux, la curarisation préalable n'empêchent pas cet arrêt du cœur. Il s'ensuit donc que cet arrêt ne se produit pas par suite d'une excitation exercée sur le tronc ou les origines centrales des pneumogastriques, mais qu'il s'agit d'une excitation produite sur les extrémités terminales du pneumogastrique dans le cœur. Une influence dépressive sur la contractilité du myocarde doit également intervenir, car l'expérience permet de constater une action paralysante sur le ventricule séparé des oreillettes. Les centres nerveux intrinsèques du cœur doivent aussi être impressionnés par la substance toxique et, comme le système nerveux sympathique, subir un abaissement de leur activité. On observe, en effet, du côté du système nerveux central, une diminution de l'activité fonctionnelle et une paralysie rapide. Le système nerveux périphérique, plus manifestement impressionné encore, montre un abaissement de son excitabilité et une action paralysante exercée sur les vaso-moteurs, ce qui se traduit par une vaso-dilatation périphérique provoquant l'apparition d'ecchymoses ou de pétéchies.

La tension sanguine subit une diminution notable, suivie d'un relèvement passager.

D'autre part, un certain nombre de substances, l'atropine, — et j'y reviendrai car cela mérite une attention particulière, — la digitaline et, chose curieuse, la calabarine sont capables de ranimer les contractions du cœur arrêté par la muscarine. Je dis : *chose curieuse*, en parlant de la fève de Calabar, parce que, en effet, nous allons avoir à étudier bientôt le principe actif de cette substance, c'est-à-dire l'ésérine ou calabarine, et je ne saurai mieux faire que de la comparer, dans la grande majorité des cas, à la muscarine. J'attire votre attention sur ces faits, parce que tout à l'heure je vais insister sur les phénomènes antagonistiques qu'on peut observer entre l'atropine et la muscarine et essayer de vous montrer combien ces phénomènes d'antagonisme, tout évidents qu'ils soient dans certaines et même dans la plupart des circonstances, sont pourtant sujets à caution, puisque voici une substance, le principe actif de la fève de Calabar ou ésérine, qui est capable de défaire ce qu'a fait la muscarine qui lui ressemble cependant d'une façon extrêmement remarquable au point de vue de son action physiologique. D'autre part, un certain nombre d'autres substances, telles que la strychnine, la morphine, l'apomorphine, le curare, sont absolument incapables de ramener les contractions du cœur arrêtées sous l'influence de la muscarine.

Chez la grenouille, la respiration continue, presque sans modifications, pendant cet arrêt du cœur; mais il en est tout autrement chez les animaux à sang chaud. Chez ces derniers, si l'on voit, en effet, un ralentissement, et même un arrêt définitif du cœur, lorsque la dose est suffisante, en même temps qu'une variation dans la tension sanguine, caractérisée surtout par sa diminution, au moins au début de l'action toxique; on voit, consécutivement pour ainsi diré à cette action sur le cœur, une dyspnée intense, dépendant de modifications circulatoires, et qui s'accompagne même de convulsions asphyxiques lorsque l'issue de l'intoxication est mortelle. Ces convulsions sont bien d'origine asphyxique, car on peut les empêcher en pratiquant la respiration artificielle; et, d'autre part, on n'observe pas sous l'influence de la muscarine les contractions fibrillaires qu'on remarque sous l'influence de la fève de Calabar et de l'ésérine, contractions fibrillaires qui témoignent de l'action convulsivanté exercée par l'ésérine.

Parmi les animaux à sang chaud, les chats sont particulièrement sensibles à l'intoxication par la muscarine, et l'injection hypoder mique de 3 à 4 milligrammes de sulfaté de muscarine détermine de la salivation, un écoulement profus de larmes, des vomissements, des coliques accompagnées de diarrhée, et des syncopes alternant avec une violente dyspnée. Chez ces animaux, la paralysie s'établit assez rapidement et la mort arrive par arrêt respiratoire avec les convulsions asphyxiques que je signalais tout à l'heure; on voit les contractions cardiaques faiblir et apparaître une brusque dilatation pupillaire. Les symptômes toxiques se manifestent avec 0 milligr. 5 et 1 milligramme.

La muscarine exerce également une action très remarquable en ce qui concerne la sécrétion de la salive et des larmes; et ce phénomène s'observe principalement lorsque, chez un animal, on introduit une canule dans le canal de Warthon ou dans le canal de Sténon : on peut voir, sous l'influence de l'injection d'une très faible quantité d'une préparation de muscarine, l'écoulement d'un filet continu de salive. La section du lingual ou de la corde du tympan, même lorsqu'elle est accompagnée de la dégénérescence qui suit cette section, ou même l'arrachement du ganglion cervical supérieur, ne modifient pas cette influence exercée sur la sécrétion par la muscarine. Il faut donc en conclure, comme nous l'avons fait tout à l'heure relativement à l'action exercée sur les pneumogastriques, qu'il s'agit d'une action périphérique, que cette action s'exerce soit sur les centres nerveux intra-glandulaires qui ont été signalés et décrits par RANVIER et HEIDENHAIN, soit directement sur les éléments glandulaires, ou plutôt sur la substance unissante.

Presque d'une façon aussi intense que la sécrétion salivaire et les larmes, il faut noter la sécrétion de mucus, dont la présence est surtout remarquable dans la trachée des animaux.

On n'observe pas de modifications dans la circulation de la langue comme on en observe dans d'autres circonstances, et on remarque en même temps une contraction pupillaire extrêmement intense, contraction qui se produit également par une influence périphérique due à l'excitation des terminaisons du nerf moteur oculaire commun, puisque chez le chat, où cette contraction est particulièrement remarquable, l'excitation électrique du sympathique provoque la dilatation de la pupille, ce qui n'arriverait pas s'il ne s'agissait pas d'une action exercée sur les extrémités nerveuses terminales. Ici, l'action exercée par le principe actif de la fève de Calabar est absolument identique et superposable à l'action exercée par la muscarine; il n'y a qu'une modification de détail dans le phénomène, c'est celle-ci : sous l'influence de la fève de Calabar, on observe d'abord du myosis, suivi de troubles de l'accommodation; sous l'influence de la muscarine, au contraire, ce sont les troubles de l'accommodation qui ouvrent la scène, tandis que le myosis ne se produit que plus tardivement. Il en résulte que l'on voit des troubles de l'accommodation sans qu'il y ait le moindre changement dans la dilatation ou la contraction pupillaire, et c'est un phénomène dont on est souvent témoin dans les cas d'intoxication par les champignons.

La muscarine provoque d'abord le spasme de l'accommodation, puis, plus tard, la contraction pupillaire. Elle diminue l'amplitude de l'accommodation, rapproche le *punctum remotum* par suite de spasme du muscle ciliaire et, plus tard, si la dose est suffisante, le *punctum proximum*. L'ésérine, au contraire, augmente l'amplitude de l'accommodation, sans spasme, et rapproche primitivement le *punctum proximum*.

L'action exercée par la muscarine sur les organes digestifs est également remarquable. Elle excite les contractions vermiculaires de l'intestin et provoque de la diarrhée, souvent même des vomissements. Son influence sur le plan musculaire de l'intestin détermine du tétanos que l'on peut faire cesser par la compression de l'aorte abdominale, ce qui prouve que l'action s'exerce par une influence directe de la muscarine sur les extrémités nerveuses terminales de l'intestin. L'antagonisme de l'atropine, sur ce point comme sur un certain nombre d'autres, est particulièrement remarquable. L'influence exercée sur les sécrétions pancréatique et biliaire peut se vérifier en incisant longitudinalement le duodénum et mettant à nu l'ouverture des canaux; on voit la bile s'écouler à flots et la sécrétion pancréatique augmenter notablement.

Relativement aux autres organes, je vous citerai une expérience fort intéressante de Prévost et Monnier, relative à l'influence exercée par la muscarine sur la sécrétion urinaire. Cette sécrétion, vous ai-je déjà dit, est amoindrie, suspendue même, à l'inverse de ce qui arrive pour la plupart des autres sécrétions. Prévost et Monnier ont fait l'expérience suivante. Ils ont pratiqué chez un lapin une incision longitudinale au-dessus du pubis sur la ligne médiane et ont déterminé l'exstrophie artificielle de la vessie qui fut ouverte ensuite et fixée aux bords de la plaie par des points de suture. Dans les conditions normales, on observe que l'urine s'écoule alternativement par chacun des uretères à intervalles de plusieurs secondes — il se produit ainsi, chez le lapin, 7 à 10 émissions par minute — et sous forme de petites éjaculations coïncidant avec une contraction vermiculaire de l'uretère et s'effectuant alternativement ou, parfois, simultanément. Sous l'influence de la muscarine, on voit cet écoulement cesser, chose curieuse, car la muscarine détermine en général la contraction tétaniforme des muscles à fibres lisses; on voit cesser cette contraction des muscles des uretères, alors au contraire que les autres éléments à fibres lisses, comme la rate, manifestent des contractions tétaniques; il en est également ainsi, par exemple, pour les muscles lisses des organes digestifs.

L'atropine, vous ai-je déjà dit, exerce vis-à-vis de la muscarine une action antagonistique extrêmement remarquable. Cette action antagonistique est en effet très caractérisée, mais elle n'est pas aussi absolue qu'on se plaît quelquefois à le dire; et en effet, lorsqu'on examine les choses de très près, on voit que si, dans un très grand nombre de circonstances, l'action antagonistique est entière et absolument indéniable, il y a, au contraire, lorsqu'on serre les phénomènes physiologiques de près, un certain nombre de points où cette action antagonistique ne se manifeste plus que d'une façon au moins bien précaire, sinon même tout à fait nulle, comme vous allez le voir.

**Tableau des principaux effets physiologiques provoqués
par la muscarine et l'atropine.**

Muscarine.	Atropine.
Ralentit la respiration.	Accélère la respiration.
Ralentit le cœur.	Accélère le cœur.
Diminue la tension artérielle.	Augmente la tension artérielle.
Abaisse la température.	Elève la température.
Excite les terminaisons des pneumogastriques.	Paralyse les terminaisons des pneumogastriques.
Contractions tétaniques de tous les organes à muscles lisses y compris la rate.	Paralyse les organes à muscles lisses, notamment : intestin, vessie, utérus.
Augmente les sécrétions (larmes, salive, foie, pancréas, sauf l'urine, qui est diminuée).	Inhibe les sécrétions, notamment les larmes et la salive.
Contracte la pupille.	Dilate la pupille.

J'ai fait retracer sur ce tableau la série des principaux phénomènes qu'on peut observer, d'une part, sous l'influence de la muscarine, et, d'autre part, sous l'influence de l'atropine. Comme nous le verrons plus tard, l'atropine a été appelée, en raison de son action physiologique, le *poison des nerfs modérateurs*; et elle agit en portant précisément son action sur les extrémités terminales des pneumogastriques dans le cœur, ainsi que sur les ganglions d'arrêt intracardiaques. Elle détermine la paralysie de ces extrémités et de ces ganglions, tandis que la muscarine détermine, au contraire, leur excitation.

En effet, lorsqu'on observe, *grosso modo*, les phénomènes qui se passent, d'une part, sous l'influence de la muscarine, et d'autre part sous l'influence de l'atropine, il est impossible de ne pas être frappé d'un antagonisme qui éclate à propos des manifestations les plus saillantes. Par exemple, en ce qui concerne la respiration, la muscarine la ralentit, l'atropine l'accélère; en ce qui concerne le rythme du cœur, la muscarine le ralentit, l'atropine l'accélère; la tension artérielle diminue sous l'influence de la muscarine, elle augmente sous l'influence de l'atropine; la muscarine abaisse la température, l'atropine l'élève; les extrémités terminales des pneumogastriques sont excitées sous l'influence de la muscarine, on les voit paralysées sous l'influence de l'atropine. D'autre part, lorsqu'on examine ce qui se passe du côté des muscles à fibres lisses, on observe des contractions tétaniques de tous les organes à muscles lisses, y compris la rate, sous l'influence de la muscarine; au contraire, sous l'influence de l'atropine, on voit la paralysie de ces mêmes organes et cette paralysie est surtout remarquable en ce qui concerne l'intestin, la vessie et l'utérus. L'augmentation des sécrétions sous l'influence de la muscarine est remplacée par une diminution sous l'influence de l'atropine, diminution surtout remarquable en ce qui concerne la salive et les larmes. Enfin la muscarine contracte la pupille et l'atropine la dilate.

A ne s'en tenir qu'à cette énumération de symptômes, on serait tenté de dire qu'il y a un antagonisme absolu et parfait entre l'atropine et la muscarine; mais, comme je le disais tout à l'heure, en serrant les choses de plus près, on ne tarde pas à s'apercevoir que cet antagonisme est réel dans un certain nombre de circonstances, mais qu'il y en a d'autres dans lesquelles il n'est pas absolument exact. Si je retiens un moment votre attention sur ce point, c'est précisément pour vous mettre en garde contre un conseil qui a été donné, il n'y a pas encore très longtemps, et qui consiste à essayer de lutter au moyen de l'atropine contre les accidents déterminés par les champignons. A mon avis, c'est un moyen extrêmement dangereux dans beaucoup de circonstances; je vais vous le démontrer.

Si, comme l'ont fait Prévost et Monnier, on pratique à un chat chloralisé une injection veineuse de 1 à 5 milligrammes d'atropine suivant le poids de l'animal, de manière à le mettre sous l'influence de l'atropine, sous l'imprégnation de l'atropine, on voit que, dans ces conditions, la dose de muscarine nécessaire pour déterminer les phénomènes si nets, si probants d'hypersécrétion dont je vous entretenais tout à l'heure, doit atteindre des proportions considérables : c'est ainsi qu'il ne faut pas moins de *10 à 20 centigrammes* de muscarine, et encore faut-il injecter cette dose dans les artères de la glande sous-maxillaire, pour arriver à triompher de l'atropine et déterminer l'excrétion de salive que l'atropine avait suspendue. Si l'on s'attaque à un autre point de l'organisme, si l'on veut, par exemple, reproduire les contractions vermiculaires tétaniformes de la tunique intestinale, il faut faire cette injection, à la dose que je viens d'indiquer, dans le bout périphérique d'une des branches des artères mésentériques, pour voir alors les contractions tétaniformes se produire seulement dans l'anse correspondante. Mais, bien mieux, Prévost et Monnier ont fait cette expérience qui me paraît absolument sans réplique. Sur un chat, ils pratiquent d'abord une injection veineuse de 2 milligrammes d'atropine; cet animal est soumis à l'action de la muscarine presque immédiatement au moment où l'atropine a pris possession de son système nerveux, — cette expression me paraît dépeindre très bien les phénomènes physiologiques, — c'est-à-dire lorsque l'animal manifeste les phénomènes caractérisant l'intoxication par l'atropine. La dose de muscarine nécessaire pour faire apparaître chez lui la symptomatologie caractéristique de l'empoisonnement muscarinien n'est pas moindre que 76 milligrammes, alors que, chez ce même animal, une injection souscutanée de 2 milligrammes de muscarine, à l'état normal, était capable de déterminer les accidents que l'on cherche à faire apparaître. En continuant cette expérience et en cherchant, sur l'animal ainsi placé secondairement sous l'influence de la muscarine, quelle va être la dose d'atropine nécessaire pour arrêter ces phénomènes d'intoxication correspondant à la muscarine, on constate qu'il va falloir, chez cet animal qui a déjà reçu 2 milligrammes d'atropine, pratiquer une nouvelle injection veineuse de 5 milligrammes d'atropine. Puis, cette fois, si l'on veut faire réapparaître de nouveau les phénomènes correspondant à la muscarine, alors ce sont véritablement des doses folles qu'il faut employer; il ne faudra, en effet, pas moins de *2 grammes 20* de muscarine, c'est-à-dire une dose plus de mille fois mortelle, pour arriver à déterminer ces hypersécrétions caractérisant l'action de la muscarine.

Bien mieux, en transportant les expériences sur les animaux à sang froid, on constate qu'il est impossible d'arrêter le cœur de la grenouille préalablement atropinisée, c'est-à-dire qu'il est impossible de déterminer l'arrêt du cœur chez la grenouille lorsqu'on a mis son système nerveux sous l'influence préalable de l'atropine; de même que, chez les animaux à sang chaud préalablement atropinisés, il est impossible de produire l'hypersécrétion salivaire par la muscarine, à moins d'employer des doses sûrement mortelles et auxquelles l'animal succomberait à bref délai. Il s'agit évidemment, dans ces cas, d'une différence dans l'intensité de l'imprégnation des cellules nerveuses; mais, cette différence dans l'intensité de l'imprégnation, on n'est jamais certain de sa valeur, et il me paraît extrêmement grave, imprudent même, de tabler sur ces phénomènes d'antagonisme — je me suis déjà expliqué autrefois sur ce point — pour tâcher de lutter de façon certaine, de façon efficace, contre des phénomènes d'intoxication en cours d'évolution [1].

Comme j'aime à le dire, lorsqu'une substance toxique *a pris possession du système nerveux* d'un organisme, il ne faut à peu près jamais compter sur une action antagonistique, si évidente et certaine qu'elle soit, pour arrêter chez cet organisme les phénomènes d'intoxication qui ont commencé leur évolution. Les poisons ne se neutralisent pas; chacun tend à produire son effet propre et ces effets se superposent. Il peut seulement résulter de cette superposition des conditions nouvelles pour l'organisme, lui permettant d'éliminer le poison et, par suite, de survivre à l'intoxication, à moins que la modification cellulaire résultant de l'imprégnation par la première substance toxique ne soit trop profonde. La production de ces conditions nouvelles, dont je suis bien loin de méconnaître l'importance et l'utilité, est le seul avantage que l'on puisse espérer de la mise en œuvre de ces phénomènes d'antagonisme.

A ce sujet, un très intéressant rapprochement est à faire entre trois alcaloïdes possédant des propriétés physiologiques voisines les unes des autres : l'ésérine, la muscarine et la pilocarpine. Ces trois alcaloïdes constituent évidemment des antagonistes de l'atropine, mais tous les trois à un degré différent : on peut établir une série dont l'efficacité va croissant de l'ésérine à la pilocarpine en passant par la muscarine, et, dans cette série, les phénomènes d'antagonisme sont d'autant plus accentués qu'on s'élève de l'ésérine à la muscarine, puis à la pilocarpine. Ces considérations sont extrêmement importantes, comme vous le voyez, et j'espère vous avoir mis en garde contre le danger possible d'une intervention, parfois fâcheuse, consistant à ajouter des phénomènes toxiques nouveaux à d'autres phénomènes déjà en cours d'évolution.

1. Voir : *Leçons de pharmacodynamie et de matière médicale*, 2e série, p. 639.

IIIe LEÇON

L'étude que nous avons commencée de la muscarine et la comparaison que nous en avons faite avec l'atropine, ou plutôt l'étude que je vous ai exposée de l'antagonisme existant entre l'atropine et la muscarine, nous a amené à cette conclusion, qu'une petite dose d'atropine suffit pour équivaloir à une forte dose de muscarine. Si je reviens sur ce sujet, c'est pour vous signaler, tout à la fois, l'importance de ces questions d'antagonisme et d'antidotisme au point de vue physiologique, et, d'autre part, la délicatesse de ces réactions.

Il est incontestable qu'on aurait tort, au point de vue du traitement d'un empoisonnement par les champignons, empoisonnement causé, dans ce cas particulier, par la muscarine, de se priver des services que peut rendre l'atropine. Et, en effet, on peut voir, en expérimentant sur certains animaux, — je dis certains, vous allez voir pourquoi, — que le cœur, en quelque sorte tué par la muscarine à dose suffisante, est capable de reprendre ses contractions, de renaître, de ressusciter, — le mot n'est pas exagéré, — sous l'influence de l'atropine. Lorsque l'action antagonistique se réalise, on voit, sous l'influence d'une faible dose d'atropine, succédant à une forte dose de muscarine, les contractions cardiaques se ranimer, la tension sanguine remonter, le nombre et l'amplitude des mouvements respiratoires augmenter, la température se relever, les hypersécrétions se modérer et la sécrétion urinaire se rétablir par les uretères. Mais les conditions sont très différentes lorsqu'il s'agit de l'expérimentation sur l'homme, et il n'y a pas identité entre ce qu'on voit alors chez les animaux et les phénomènes d'intoxication qui peuvent se produire chez l'homme.

Ainsi que j'ai eu l'intention de vous le démontrer au moyen des exemples mis en lumière par les recherches de Prévost et Monnier, il est absolument incontestable que compter sur l'antagonisme de l'atropine avec la muscarine, pour le traitement d'un empoisonnement, est aller plus loin qu'on ne doit, et que les doses qu'il faudrait alors employer, sont des doses tellement toxiques, tellement redoutables, qu'on est absolument obligé d'y renoncer. D'autre part, je viens de dire : *certains animaux*, et j'insiste sur le mot *certains*, voici à quel point de vue. Les recherches de Prévost ont montré en effet que, tandis que le cœur sanguin de la grenouille était fortement touché par la muscarine, à doses extrêmement faibles, ralenti d'abord, puis arrêté définitivement, les cœurs lymphatiques de cet animal n'étaient pas influencés. Il en résulte que, lorsqu'on essaie, chez les grenouilles, l'antidotisme qu'on peut réaliser entre l'atropine et la muscarine, ce fonctionnement des cœurs lymphatiques permet à l'atropine de circuler dans l'organisme, de pénétrer dans tous les territoires de cet organisme, et d'aller exercer *in situ* l'action antagonistique sur laquelle on peut compter. Les conditions sont ici, comme vous le voyez, certainement différentes de celles qu'on peut observer et chez les mammifères et chez l'homme. Aussi, ces expériences d'antagonisme, qui donnent de si beaux résultats quand on opère chez les animaux à sang froid, produisent un résultat déjà moins net et précis lorsqu'on opère sur les animaux à sang chaud.

Ces phénomènes d'antagonisme sont assez bizarres et inconstants dans l'espèce, puisque — j'ai déjà eu occasion de vous le citer à propos de l'action de la muscarine sur le cœur des animaux — certaines autres substances actives, et en particulier l'ésérine ou l'extrait de Fève de Calabar, sont capables de ramener les contractions du cœur arrêté par la muscarine. Il est cependant impossible de faire une comparaison plus exacte que celle qu'on peut établir entre l'action physiologique de l'ésérine ou de la Fève de Calabar et celle de la Muscarine. Voici donc deux substances absolument analogues, on pourrait presque dire identiques quant à leurs réactions physiologiques, qui sont capables, dans certaines conditions déterminées, et sur un organisme spécial, le cœur de grenouille, de donner lieu à un phénomène d'antagonisme auquel on serait bien loin, certainement, de s'attendre. J'insiste sur tout cela pour vous montrer combien est délicate cette question d'antagonisme et d'antidotisme, et combien, en somme, il faut peu compter sur cette action dans le traitement d'un empoisonnement. Je répète ce que je disais tout à l'heure. Il ne faut pas se priver des secours que peut donner ce traitement par les antagonistes, notamment par l'atropine, mais il ne faut pas compter sur lui et ne pas borner à cela seul le traitement d'un empoisonnement par les champignons.

Donc, il est évident, au moins chez les animaux à sang froid, que l'action de l'atropine, succédant à l'action de la muscarine, est capable de ranimer les contractions cardiaques, de remonter la tension sanguine, d'augmenter le nombre des mouvements respiratoires, de relever la température, de modérer les sécrétions, de rétablir la sécrétion urinaire chez les animaux à sang chaud; en d'autres termes, de lutter dans une assez large mesure contre les accidents d'intoxication causés par la muscarine; mais, Messieurs, ainsi que je vous l'ai déjà dit, la muscarine n'est pas la seule substance active, le seul alcaloïde qui existe dans les champignons. A côté de cette muscarine, on a signalé un certain nombre d'autres substances alcaloïdiques, pour l'étude desquelles je vais être obligé de faire appel à quelques-uns de vos souvenirs de chimie biologique, en vous montrant les rapports qui existent entre un certain nombre de bases se trouvant normalement dans l'organisme animal, la choline et la névrine, et ces hydrates d'ammonium quaternaires dont on peut faire artificiellement la synthèse, dont la synthèse se réalise par le fait des phénomènes de putréfaction qui se développent dans les viandes ou dans les champignons, et qui font précisément que les symptômes d'intoxication, soit par les viandes altérées, soit par les champignons avariés présentent, dans beaucoup de circonstances, une fort étroite analogie avec les symptômes d'intoxication qu'on peut observer sous l'influence de certaines espèces de champignons frais.

La névrine, la choline ou amanitine, la muscarine, sont des produits habituels de sécrétion d'un assez grand nombre de bactéries. D'autres alcaloïdes, du groupe des ptomaïnes et des leucomaïnes, prennent également naissance, en même temps que des ammoniaques composées, au cours des processus de putréfaction, aussi bien que comme produits normaux de la désassimilation cellulaire. Il est donc intéressant de jeter un coup d'œil sur ces substances et de nous enquérir de leur action physiologique.

Tout d'abord, le premier des alcaloïdes qui doit nous arrêter ici est la *Névrine*. La névrine a été retrouvée dans les champignons, les produits de la putréfaction de la viande, ainsi que dans l'organisme des animaux : c'est l'hydrate d'un ammonium quaternaire, l'hydrate de triméthylvinylammonium, dont la formule de constitution est la suivante :

$$CH^2 = CH - Az \begin{matrix} CH^3 \\ \diagdown CH^3 \\ \diagup CH^3 \\ OH \end{matrix}$$

ou plus simplement :

$$(CH^3)^3 \equiv Az \diagdown \begin{matrix} CH = CH^2 \\ OH \end{matrix}$$

Sa formule brute est : $C^5H^{13}AzO$.

A côté de cette névrine, on a retiré également des champignons, des faînes, d'un grand nombre de semences, du seigle ergoté, des tissus nerveux et glandulaires, ainsi que de certains autres produits, tant normaux que pathologiques, de l'organisme, notamment de la bile, un autre alcaloïde qui est également un hydrate d'ammonium quaternaire : c'est la *Choline*, l'hydrate de triméthyloxéthylammonium, dont la formule de constitution est la suivante :

$$CH^2.OH - CH^2 - \overset{\overset{CH^3}{|}}{\underset{\underset{OH}{|}}{Az}} \begin{matrix} \diagup CH^3 \\ \diagdown CH^3 \end{matrix}$$

ou plus simplement :

$$(CH^3)^3 \equiv Az \begin{matrix} \diagup CH^2 - CH^2.OH \\ \diagdown OH \end{matrix}$$

et dont la formule brute est : $C^5H^{15}AzO^2$.

La muscarine qu'on trouve, dans certains champignons, à côté des deux alcaloïdes précédents, peut s'obtenir artificiellement, par l'oxydation de la choline. En effet, en oxydant avec précaution la choline, on a obtenu un composé dont la formule brute est $C^5H^{15}AzO^3$, qui ne diffère que par un atome d'oxygène de la formule de la choline, qui est par conséquent une oxycholine, et dont la formule développée est :

$$(CH^3)^3 \equiv Az \begin{matrix} \diagup CH.OH - CH^2.OH \\ \diagdown OH \end{matrix}$$

c'est l'*Isomuscarine* ou muscarine artificielle.

A côté de cette muscarine artificielle, existe dans les champignons une muscarine naturelle pour laquelle le professeur LEWIN, de Berlin, a proposé le nom de *Mycêtomuscarine*, appellation qui me paraît très justifiée, parce qu'elle rappelle la provenance de cet alcaloïde. Elle possède une formule de constitution différente de la précédente, bien que la formule brute soit la même. Cette formule de constitution est la suivante :

$$(CH^3)^3 \equiv Az \begin{matrix} \diagup CH^2 - CH \begin{matrix} \diagup OH \\ \diagdown OH \end{matrix} \\ \diagdown OH \end{matrix}$$

Enfin, on a retrouvé également dans certaines espèces de champignons une base qui a été préparée artificiellement pour la première fois par BERLINERBLAU, c'est l'*Anhydro-muscarine*. Sa formule $C^5H^{13}AzO^2$ diffère de celle de la muscarine par les éléments de l'eau en moins :

$$(CH^3)^3 \equiv Az \begin{matrix} \diagup CH^2 - CH\ O \\ \diagdown OH \end{matrix}$$

C'est une base à caractère alcaloïdique, une oxynévrine, tandis

que les muscarines sont des oxycholines. Cette base devrait donc
être identique avec l'un des produits d'oxydation obtenus à l'aide
de la névrine, mais, en réalité, l'oxydation de la névrine conduit
à un alcool vinylique très instable, qui est immédiatement transformé
en aldéhyde.

Enfin, on trouve également dans les champignons, différentes
Bétaïnes, parmi lesquelles se trouve la bétaïne isolée pour la première fois par SCHEIBLER dans la Betterave, et dont la formule de
constitution se rapproche aussi très étroitement de celles que je viens
d'écrire ici. C'est une dioxynévrine ou oxycholine $C^5H^{13}AzO^3$, résultant de la substitution de O à H^2 dans la chaîne $CH^2.OH$ de la choline.
Cette base fournit très facilement un anhydride $C^5H^{11}AzO^2$, aux
dépens des deux oxhydryles du groupe ammonium quaternaire et du
groupe carboxylique qui s'unissent comme le font un oxhydryle
basique et un oxhydryle acide.

$$(CH^3)^3 \equiv Az\!\!<^{\textstyle CH^2 - CO.OH}_{\textstyle OH} \qquad\qquad (CH^3)^3 \equiv Az\!\!<^{\textstyle CH^2}_{\textstyle O}\!\!>CO$$

$$\underbrace{}_{\textstyle C^5H^{13}AzO^3} \qquad\qquad \underbrace{}_{\textstyle C^5H^{11}AzO^2}$$

Bétaïne.   Bétaïne.

La bétaïne $C^5H^{13}AzO^3$ peut être considérée comme une *dioxynévrine*, tandis que la base de BERLINERBLAU, $C^5H^{13}AzO^2$, serait la
monoxynévrine. Ce qui est important dans cette série de formules,
c'est qu'on peut les déduire les unes des autres, et cette dernière
formule de la bétaïne représente précisément une dioxynévrine, de
même que la muscarine ordinaire, la mycétomuscarine, ainsi que la
muscarine qu'on peut obtenir artificiellement par l'oxydation de la
choline sont des oxycholines. Il est rationnel que l'activité toxique
de ces différents produits d'oxydation et de métamorphose soit
variable, suivant que cette oxydation s'effectuera par addition d'oxygène, ou par substitution de O à H^2, ou bien encore par substitution
de groupes OH à H. Si l'on songe, de plus, aux isoméries possibles
avec ces divers composés, vous concevez combien est difficile l'étude
de ces différentes substances, d'autant que, à côté de substances
réellement peu toxiques, comme la choline normale par exemple, on
trouve des isomères dont la toxicité est plus ou moins considérable.
C'est précisément l'étude de ces différentes substances toxiques qui
va nous occuper pendant quelques moments; je vais citer simplement les faits actuellement connus, leur étude étant, en somme,
assez peu avancée.

La névrine est l'hydrate de triméthylvinylammonium; elle existe
normalement dans l'organisme, et constitue un produit constant de la
putréfaction des albuminoïdes de la viande aussi bien que des champignons. J'ai déjà appelé votre attention sur ce fait que les champi-

gnons, en raison précisément de leur composition chimique, subissaient assez facilement, sous l'influence des processus de putréfaction, des modifications comparables à celles que subit la viande ; il n'est pas étonnant, par conséquent, de trouver la névrine parmi ces produits de transformation.

La toxicité de cette névrine est assez intense. Lorsqu'on expérimente chez la grenouille, on voit qu'à la dose de 1 à 5 milligrammes elle détermine des paralysies, de la mydriase, un arrêt du cœur en diastole par excitation des extrémités terminales de l'appareil inhibitoire, en un mot, elle se comporte très sensiblement comme la muscarine chez ces mêmes animaux. De même que pour la muscarine, certaines espèces animales, le chat par exemple, sont très sensibles à l'action de la névrine. Chez les mammifères, les symptômes qu'on peut voir se développer sous l'influence de cette substance toxique sont très sensiblement les mêmes que ceux que j'ai indiqués relativement à la muscarine ; ils consistent en un ptyalisme plus ou moins accentué, un écoulement profus de mucus nasal, des sueurs, de la diarrhée, un certain état d'incoordination motrice, de la paralysie des extrémités, du ptosis, de l'affaiblissement et de l'irrégularité des mouvements respiratoires ; puis enfin, de la dyspnée, un abaissement notable de la tension sanguine et l'arrêt de la respiration, puis du cœur. Tous ces symptômes, comme vous le voyez, ressemblent de fort près à ceux que détermine la muscarine ; aussi n'est-il pas étonnant de voir certaines substances, telles que des champignons ayant subi un commencement de décomposition, ou de la viande en voie de putréfaction, et qui renferme alors une certaine quantité de névrine, déterminer des accidents d'intoxication se rapprochant naturellement de fort près de ceux que je viens d'énumérer et de ceux que présente l'intoxication par la muscarine et par les champignons à muscarine.

La choline est l'hydrate de triméthyloxéthylammonium. Wurtz en a fait le premier la synthèse, il y a une trentaine d'années, en combinant la triméthylamine avec la chlorhydrine du glycol : on obtient de cette façon le chlorhydrate de choline, dont il est ensuite facile de séparer l'hydrate. Cette base existe de façon constante dans l'organisme animal ; c'est un produit normal de constitution de la bile où elle a été découverte, en 1849, par Strecker ; elle existe également dans les tissus nerveux et glandulaires, on la trouve, en proportion plus ou moins considérable, dans tous les champignons ainsi que dans une très grande quantité de semences : lupin, vesce, fenugrec, moutarde blanche, cotonnier ; on la rencontre également, avec la bétaïne, dans le suc de betteraves.

A ce point de vue, les *Faînes* sont particulièrement remarquables par leur richesse en choline ; et c'est probablement à cette richesse qu'on doit attribuer les accidents qui ont été signalés quelquefois à la suite de l'ingestion de ces graines. On la trouve encore en quantité assez considérable dans le seigle ergoté, ainsi que dans les milieux de culture ayant servi à la prolifération du *Bacillus Proteus* et du *Bacterium coli commune*. Elle existe également dans la substance nerveuse, sous forme de lécithine; et on a pu l'isoler du foie, des poumons, du cœur, de la rate, de l'intestin et des muscles, vingt-quatre heures après la mort.

Sous l'influence des phénomènes de putréfaction, cette choline subit un certain nombre de modifications, et, parmi les produits de transformation auxquels elle donne naissance, on remarque, d'une part, la triméthylamine et, d'autre part, la névrine dont je viens de signaler précédemment les propriétés toxiques. La choline, au moins celle qu'on a retirée de l'organisme animal, est environ quatre à cinq fois moins toxique que la névrine. Elle a été signalée dans la presque totalité des champignons, mais principalement dans une espèce de Bolet, le Bolet bleuissant, *Boletus luridus*, et certains auteurs lui attribuent les accidents d'intoxication qu'on peut voir se développer sous l'influence de cet hyménomycète.

On a signalé dans les champignons vénéneux, à côté de la choline et de la muscarine, l'existence de l'*Amanitine*, que certains auteurs envisagent comme identique avec la choline, d'autres comme un isomère ou comme une variété allotropique de la choline. D'après l'opinion de Schmiedeberg et Koppe, qui ont fait les premières recherches sur cette substance, la muscarine proviendrait de l'oxydation de l'amanitine dans le tissu du champignon : nous avons vu, tout à l'heure, que l'oxydation de la choline pouvait donner naissance à une muscarine.

Les bases dont je viens de parler, *Choline*, *Névrine*, ainsi que les *Bétaïnes*, sont des substances qui apparaissent pendant la putréfaction des matières animales et pendant l'évolution, pendant la vie d'un assez grand nombre de bactéries : la plupart des bactéries, soit pathogènes, soit indifférentes, sont capables de déterminer la synthèse des bases de ce genre, et, parmi ces bactéries, le *Bacillus Proteus* est remarquable par l'abondance de ses cultures en bases de ce groupe, lorsqu'on le fait proliférer dans un milieu riche en matériaux albuminoïdes.

Je vous ai signalé également tout à l'heure, dans l'énumération des bases, la *Mycétomuscarine*, provenant des champignons, et l'*Anhydromuscarine*, la base obtenue synthétiquement par Berlinerblau. Les propriétés toxiques de ces alcaloïdes ont fait l'objet d'études assez suivies, qui ont fourni des résultats fort intéressants au point de vue de l'interprétation des accidents déterminés par les champignons vénéneux. Lorsqu'on instille dans l'œil des oiseaux la mycétomuscarine, c'est-à-dire la variété de muscarine la plus toxique, celle qui existe normalement dans certaines espèces de champignons vénéneux, elle ne détermine pas de mydriase comme celle qu'on obtient avec la muscarine artificielle, la muscarine synthétique.

Il en est de même avec l'anhydromuscarine. La mycétomuscarine provoque, après son absorption, du myosis et du spasme de l'accommodation; parfois, ces manifestations se produisent indépendamment l'une de l'autre. La sécrétion des larmes, des sueurs, de la salive, de la bile, du sperme et du suc pancréatique est augmentée par suite de l'excitation des nerfs sécrétoires. L'excitation des ganglions inhibitoires du cœur détermine le ralentissement ou même l'arrêt diastolique; à doses élevées, on observe la paralysie du myocarde et l'abaissement de la température. Après une accélération passagère, la respiration devient dyspnéique et lente, par suite de l'influence exercée sur le centre respiratoire. Les mouvements péristaltiques de l'intestin sont exagérés au point de donner lieu à du tétanos, l'utérus et la vessie sont contracturés. Chez les animaux à sang chaud, on constate un œdème du poumon, par stase, déterminé soit par le spasme du myocarde, soit par le fait des systoles cardiaques insuffisantes et du ralentissement du pouls.

L'anhydromuscarine n'agit ni sur le cœur ni sur l'œil des chats, mais elle augmente les sécrétions des glandes et tue par arrêt primitif de la respiration.

L'atropine agit comme antagoniste vis-à-vis de presque tous les phénomènes déterminés par la mycétomuscarine. D'autres principes actifs, notamment la *Digitaline* et l'*Helléboréine*, sont capables de s'opposer à l'arrêt du cœur; toutefois la mycétomuscarine exerce encore son influence après des doses élevées d'helléboréine et immédiatement avant l'arrêt du cœur en systole. Ces observations, dues à KAISER, ne sont pas faites pour atténuer les opinions que je vous ai précédemment exposées, relativement à l'antagonisme de l'atropine et de la muscarine. En définitive, la mycétomuscarine paraît jouir, chez les mammifères et surtout chez l'homme, d'un pouvoir toxique plus grand que celui de la muscarine de synthèse.

La muscarine synthétique présente également avec la muscarine naturelle certaines différences d'action physiologique qui peuvent être mises en évidence par l'expérimentation sur certains animaux, la grenouille par exemple. La muscarine de synthèse paralyse, chez la grenouille, les terminaisons intra-musculaires des nerfs, ou tout au moins la substance qui unit ces terminaisons nerveuses avec l'élément musculaire, et détermine des phénomènes de curarisation tout à fait remarquables et qu'on n'observe jamais avec la muscarine naturelle. Chez les animaux à sang chaud, la mycétomuscarine produit, d'autre part, des phénomènes qu'on n'observe pas avec la muscarine de synthèse, entre autres l'œdème du poumon, en général assez accentué, qui provient probablement de la stase déterminée par le spasme du myocarde, ou bien qui succède aux systoles cardiaques insuffisantes et au ralentissement du pouls.

Comme vous le voyez, Messieurs, les substances toxiques qui existent ou qui peuvent exister dans les différentes espèces de champignons, sont assez variées, mais, en somme, leur action physiologique est sensiblement assez constante, et c'est toujours à des accidents du côté de l'appareil respiratoire, mais surtout à des accidents du côté de l'appareil circulatoire, qu'il faut ramener les différents phénomènes qu'on peut observer sous l'influence de l'ingestion de ces substances toxiques.

Revenons maintenant aux champignons vénéneux, et occupons-nous, d'abord, de distinguer certaines espèces qu'il est absolument indispensable de connaître, puis, d'autre part, approfondissons la symptomatologie générale que peut présenter l'intoxication par les champignons : ce sera, en quelque sorte, la sanction de l'étude que nous avons faite jusqu'à présent.

Parmi les champignons vénéneux et capables de déterminer des accidents, il faut connaître un certain nombre d'espèces qui sont des espèces extrêmement répandues, croissant à peu près dans toutes les contrées du globe à température moyenne, et qui, le plus généralement, causent, on peut dire certainement, 90 p. 100 au moins des accidents d'intoxication déterminés par l'ingestion des champignons. A ce point de vue, j'aurai à vous signaler deux familles seulement : celle des agaricinées et celle des polyporées.

Parmi les agaricinés, il existe des espèces tout à fait alibiles, parfaitement savoureuses et très recherchées, et d'autres espèces dont la toxicité est extrême. Parmi les espèces alibiles, je vous signalerai l'*Oronge vraie*.

Comme caractères généraux, ces champignons présentent un chapeau charnu, un stipe fibro-charnu et, au-dessous du chapeau, des lames assez molles, larges, membraneuses, dédoublables : leur régularité, l'élégance de leur port font ressortir une taille au-dessus de la moyenne.

Comme caractères particuliers, ils offrent un volva, au sein duquel se développe l'amanite; sa rupture s'effectue différemment, suivant la solidité de la texture de ce volva et aussi suivant la forme et la viscosité du chapeau. Au moment de la rupture du volva, l'oronge vraie prend l'apparence d'un œuf sorti de sa coque, tandis que le chapeau de la fausse oronge montre des débris disséminés de son volva, qui lui donnent l'aspect lardacé. Le stipe de ces champignons peut être involvé, engaîné ou muni d'une collerette, parfois entouré d'un sac, ou présentant à sa base une bordure, simple ou à plusieurs rangs, entière ou laciniée, écailleuse ou squameuse.

Les principaux représentants de ce groupe sont l'oronge vraie (*Amanita Cæsarea, Cibus Deorum*), la fausse oronge (*Amanita muscaria*) à vénénosité variable; l'*Amanita phalloïdes*, l'*A. virosa*, l'*A. pantherina*, l'*A. Mappa*, toutes très vénéneuses.

Les espèces non toxiques sont particulièrement savoureuses et alibiles; les espèces toxiques amènent l'éclosion de symptômes assez analogues, mais différents de ceux produits par les espèces toxiques d'autres familles; ce qui les différencie surtout, ce sont leurs effets stupéfiants, qui viennent s'ajouter au cortège banal des symptômes produits par tous les champignons vénéneux.

On a donné précisément comme caractère de reconnaissance des espèces toxiques et des espèces alibiles, la façon dont les débris du volva se présentaient à la surface du champignon; mais c'est là un caractère absolument incertain, au moins pour quelques espèces. En effet, en ce qui concerne l'*Amanita Cæsarea*, qui portait autrefois le nom de *Cibus Deorum* précisément en raison de ses qualités d'aliment savoureux, le volva ne laisse en général absolument aucun débris à la surface du champignon. Il en est tout autrement dans l'Amanita muscaria, et ces phénomènes sont en relation très étroite avec le degré de viscosité plus ou moins considérable de la cuticule supérieure du champignon. Lorsque, comme dans l'*Amanita Gæsarea*, cette cuticule est très sèche, les débris du volva n'y adhèrent pas; aussi est-il très rare de trouver une oronge vraie à laquelle adhèrent encore des fragments de son volva.

Au contraire, la pellicule qui recouvre le chapeau étant plus ou moins visqueuse dans les espèces toxiques, il y adhère des débris du volva lui donnant un aspect lardacé particulier, qui attire déjà l'attention. Mais un caractère auquel il est absolument impossible de se tromper, est le suivant : le stipe et les lames de l'*Amanita Cæsarea* ont une couleur jaune clair rappelant celle du jaune d'œuf; au contraire, le stipe et les lames de l'*Amanita muscaria* sont absolument blancs. Il y a là une différence de coloration telle, qu'il est absolument impossible, même à un examen très superficiel, de se tromper à ces caractères. Je vous ai signalé les opinions contradictoires émises au sujet de la toxicité de l'*Amanita muscaria*, en faisant ressortir que, dans nos régions tout au moins, l'*Amanita muscaria* devait être envisagé comme un champignon toxique très dangereux.

De tous les représentants de la famille des Agaricinées, celui qui présente la toxicité la plus redoutable est l'*Amanita phalloïdes*. La plupart du temps, les individus de cette espèce ne présentent pas le moindre débris de volva à leur surface supérieure; d'autres fois, surtout quand le champignon est très jeune et sort à peine de son enveloppe, on peut voir encore quelques débris de volva, mais comme la cuticule supérieure est sèche, ces débris ne persistent pas, et, en général, le champignon adulte se présente sans la moindre apparence de volva à sa partie supérieure. Ce champignon renferme la phalline, cette substance albuminoïde extrêmement toxique dont je vous ai entretenus et dont la présence rend précisément cette amanite particulièrement toxique et toujours extrêmement dangereuse. La couleur de son chapeau permet de la reconnaître, en général, assez facilement : cette couleur est verdâtre, d'un vert-bronze. C'est assez souvent cette espèce qui donne naissance à des confusions et à des accidents d'intoxication presque toujours fort graves, puisque je vous ai signalé ce fait qu'à la suite de l'intoxication par la phalline la mort est presque toujours la règle.

D'autres variétés, telles que *A. Mappa* et *A. citrina* qui doit sa qualification de citrina à sa couleur jaune-verdâtre très claire, sont également des espèces fort toxiques, non pas parce qu'elles renferment de la muscarine comme l'*Amanita muscaria*, mais de la phalline, comme l'*Amanita phalloïdes*, ainsi que d'autres substances du groupe des albuminoïdes dont l'action vient s'ajouter à celle de la phalline. Il en est de même d'une autre espèce, l'*Amanita verna* ou printanière, qui renferme également une grande quantité de substance albuminoïde.

A côté des amanites, il faut signaler *Agaricus* ou *Psalliota campestris*, agaric des champs, qui est un champignon excellent, absolument alibile, et qui ne peut devenir vénéneux qu'à la condition de subir des phénomènes de putréfaction dont la conséquence détermine la synthèse, dans le tissu du champignon, soit de la choline, soit de la névrine, soit de l'une des bétaïnes dont j'ai parlé précédemment. En même temps, il ne faut pas négliger de songer qu'à côté de ces bétaïnes, de la choline et de la névrine, alcaloïdes oxygénés de ces processus de putréfaction, on voit apparaître, aussi bien dans les champignons que dans la viande, des alcaloïdes non oxygénés comme les collidines, la neuridine et un certain nombre d'autres alcaloïdes de même espèce, dont l'action toxique est également très considérable et vient s'ajouter à l'action toxique des bétaïnes et des alcaloïdes du groupe de la muscarine.

D'autres espèces se montrent assez souvent causes d'accidents, en général bénins; telles sont les *Cortinaires*. Les *Lactaires* renferment, à côté d'espèces alimentaires, comme le *Lactarius deliciosus*, des espèces fortement toxiques comme les *Lactarius piperatus* et *rufus*, et d'autres, comme le *Lactarius torminosus*, ou *Agaric émétique*, provoquant des accidents passagers parfois fort graves.

Dans la famille des Polyporées, je vous citerai le Bolet comestible, *Boletus edulis*, et une espèce assez toxique, le *Boletus Satanas*. Le bolet comestible, appelé vulgairement *Cèpe*, constitue une des meilleures espèces alimentaires de champignons; c'est une de ces espèces qui ne sont jamais toxiques et qu'il est très facile de reconnaître, d'une part, à son port, d'autre part, à la couleur de son chapeau, la disposition de ses tubes et l'aspect général du champignon. Le *Boletus Satanas* se distingue du précédent par la couleur d'un gris-bronzé de son chapeau, et ensuite par la forme trapue du pied différant de la forme du pied élancé du cèpe, en même temps que par la couleur rouge très accentuée du pied et des lames. Une autre espèce, le *Boletus luridus*, ainsi que le *B. cyanescens*, dont la chair possède la propriété de bleuir lorsqu'on l'a rompue et exposée à l'action de l'air et de la lumière, sont des espèces qui renferment des substances du groupe des résinoïdes et dont on a isolé, entre autres, un acide auquel on a donné le nom d'*Acide luridique*, ou *luridusique*, qui constitue un des principaux représentants de ce groupe de substances que j'ai englobées sous la domination de *groupe des Résinoïdes*.

Cette famille des polyporées renferme encore l'espèce *Boletus laricis* ou *purgans*, *Bolet du mélèze*, improprement appelé *Agaric blanc* ou *Agaric des pharmacies*, qui renferme l'*Acide agaricinique*, autre représentant du groupe des résinoïdes. Je vous donnerai plus tard quelques renseignements plus détaillés sur ce produit médicamenteux utilisé depuis fort longtemps.

Parmi les *Agarics* et les *Bolets*, les espèces non toxiques sont particulièrement remarquables par leurs propriétes savoureuses et alibiles, et les espèces toxiques peuvent l'être de trois façons différentes, intervenant chacune pour une part variable dans les accidents provoqués par le champignon. L'*Amanita phalloïdes* est le type de la toxicité due aux albuminoïdes ; l'*Amanita muscaria*, celui de la toxicité due aux alcaloïdes ; le *Boletus laricis*, celui de la toxicité due aux résinoïdes. Enfin, les substances toxiques se localisent, chez certaines espèces, dans la cuticule épidermique ; c'est ainsi que l'*Amanita pantherina*, qui est regardée, en France tout au moins, comme une espèce tout à fait vénéneuse, est consommée dans certaines régions de l'Europe, dans l'Erzgebirge ainsi que dans le cercle saxon de Voigtland, après l'avoir simplement dépouillée de son épiphlose ou cuticule extérieure. Un certain nombre d'autres champignons de ce groupe qui constituent presque toujours dans nos régions des champignons très toxiques, peuvent être ainsi consommés lorsque leur enveloppe extérieure a été enlevée, comme c'est le cas pour l'*Amanita rubescens* dans la Silésie et la Saxe. Des questions relatives au climat et à la nature du sol, c'est-à-dire au milieu de culture, doivent probablement intervenir aussi dans ces cas.

De toutes les parties des champignons, les lames paraissent être, en général, pour les champignons vénéneux, les parties les plus actives au point de vue toxique, et cela explique précisément ce fait que, pour certaines espèces de champignons comme l'*Amanita pantherina*, que je viens de citer, lorsqu'on a enlevé la cuticule extérieure et les lames, la chair qui reste peut être utilisée comme substance alimentaire; cela, bien entendu, dans des conditions de région tout à fait particulières, et il faut tenir compte ici de ce fait sur lequel j'ai déjà appelé votre attention, que la synthèse des substances toxiques capables de se former dans les champignons varie suivant des conditions de température, de latitude, de climat, analogues à celles qu'on peut relever en ce qui concerne la richesse de certaines plantes en principes actifs, ou même en ce qui concerne la toxicité de certains principes actifs. J'appellerai en même temps votre attention sur la persistance des spores des champignons; nous verrons tout à l'heure que cette persistance des spores en présence d'une foule de conditions extérieures est très utile à connaître au point de vue médico-légal, parce que, la plupart du temps, c'est la seule considération de ces spores qui permet d'être fixé sur la nature des champignons ayant pu déterminer l'intoxication.

Les tentatives d'analyse immédiate des champignons ne remontent pas bien loin. C'est LETELLIER qui, en 1826, et en étudiant l'*Amanita muscaria*, signala le premier l'existence d'une substance très soluble dans l'eau, peu soluble dans l'alcool absolu, insoluble dans l'éther, les huiles, à laquelle il donna le nom d'*Amanitine*; mais cette substance n'était pas un produit pur, et ne ressemblait en quoi que ce soit à l'amanitine qui fut reconnue et isolée ensuite par SCHMIEDEBERG et KOPPE. Cependant, LETELLIER aboutit à ce résultat que l'extrait aqueux auquel il avait donné le nom d'Amanitine possédait des propriétés toxiques très énergiques, et, entre autres, était capable d'abolir la sensibilité et la motilité. Ainsi que vous pouvez vous en rendre compte, il confondait les propriétés du groupe des alcaloïdes et celles du groupe des albuminoïdes.

Plus tard, BOUDIER regarda comme principe actif de l'amanite une substance précipitant, par le tannin et l'iodure de potassium ioduré.

Les recherches de CORDIER et de RÉVEIL ne confirmèrent pas les découvertes de BOUDIER, en ce qui concerne l'action du tannin. RÉVEIL isola, pour sa part, trois substances :

1° Une substance volatile, odorante, à laquelle le champignon doit son fumet, très fugace, soluble dans l'éther, assez toxique. Expérimentée chez la grenouille, elle détermine des vertiges, des tremblements, une excitation intense suivie de dépression profonde. Sous son influence, on constate l'abolition de la sensibilité, tandis que la motricité nerveuse et musculaire restent intactes. Les cobayes et les lapins succombent rapidement dans un état comateux.

2° Un produit soluble dans l'eau, actif sur le cœur, substance à action stupéfiante qui, par sa quantité, son activité, sa toxicité, rend les amanites redoutables et se rapproche de l'amanitine de LETELLIER.

3° Un principe résineux, soluble dans l'alcool, insoluble dans l'eau, maintenu en solution dans le suc du champignon par les matières extractives, principe irritant, phlogogène.

Les premières expériences un peu suivies sont dues à RÉVEIL. J'ai fait retracer ici ses expériences avec les diverses espèces de champignons sur le moineau : ce tableau a ceci d'intéressant, c'est qu'il démontre la richesse plus ou moins considérable en principes toxiques des différentes portions du champignon. Il montre, en effet, par exemple, que dans les différentes espèces, ce sont les lames qui ont le pouvoir toxique le plus considérable, et que ces différentes espèces varient entre elles quant à leur toxicité.

Tableau des expériences de Réveil.

Moineaux ayant absorbé 2 grammes de champignons.	Mort après minutes.		
	I	II	III
Amanite panthère (*pantherina*)	19	21	16
— ciguë (*citrina*)	24	23	19
— bulbeuse blanche (*virosa*)	32	29	24
— bulbeuse jaune (*mappa*)	27	32	26
— tue-mouches (*muscaria*)	41	62	39

	Chapeau.	Stipe.	Lames.
Amanita muscaria, adulte	47	23	39
— — vieille	33	62	31
— — très jeune	79	91	57

C'est, comme je l'ai déjà dit, à SCHMIEDEBERG et KOPPE qu'on est redevable de l'étude véritablement scientifique et de l'isolement des principes actifs des champignons; c'est à leurs études qu'on doit la découverte de la muscarine naturelle que j'ai appelée, avec M. LEWIN, *Mycétomuscarine*, et ils ont signalé, en même temps, l'existence de l'*Amanitine*. Ces deux substances se différencient facilement, parce que le chlorhydrate d'amanitine est solide, non déliquescent, alors que le chlorhydrate de muscarine est, au contraire, très déliquescent.

Symptomatologie. — Maintenant que nous connaissons les différents principes immédiats des champignons, nous allons pouvoir étudier plus fructueusement la symptomatologie de l'intoxication par les différentes espèces. Cette symptomatologie peut être répartie en trois périodes différentes : la période d'incubation, la période d'état, enfin la période de terminaison. Je vous rappelle que nous appelons période d'incubation l'espace de temps qui s'écoule depuis le moment où le champignon vénéneux est ingéré jusqu'à l'apparition des premiers symptômes d'intoxication.

A. Période d'incubation. — Sa durée est extrêmement variable, suivant l'abondance relative des principes albuminoïdes, résinoïdes, ou alcaloïdiques. Elle varie, en effet, dans des proportions considérables : on peut voir les accidents éclater moins d'une heure après l'ingestion des champignons; on peut les voir tarder quelquefois jusqu'à trente et quarante-huit heures; on a même signalé dernièrement, en Amérique, des accidents qui furent attribués à une intoxication provoquée par l'ingestion de champignons vénéneux, et qui n'auraient éclaté que sept à huit jours après l'ingestion des champignons. Pour ma part, étant donné tout ce que nous savons actuellement de la symptomatologie présentée par chacun de ces trois grands groupes : albuminoïdes, alcaloïdes, résinoïdes, ce fait me paraît absolument inadmissible, et je ne pense pas qu'on puisse admettre une durée d'incubation s'élevant notablement au delà de quarante-huit heures. Dans le fait que je viens de citer, il me semble que l'on a établi une confusion entre des phénomènes d'empoisonnement et des phénomènes d'infection dus au développement et à la prolifération d'agents pathogènes.

En ce qui concerne les différentes espèces de champignons, voici ce que l'observation des malades a pu apprendre dans les cas où l'empoisonnement a été déterminé par des espèces nettement reconnues, ce qui n'est pas toujours très fréquent. Pour l'*Amanita muscaria*, l'intoxication, qui est due surtout à la muscarine, est relativement rapide; les phénomènes débutent, en général, entre une heure et deux heures après l'ingestion des champignons. Pour l'*Amanita pantherina*, il s'agit d'un mélange d'albuminoïdes, notamment de phalline, et de muscarine, les phénomènes sont déjà plus tardifs; ils débutent trois heures, rarement quatre heures, après l'ingestion des champignons. Quant aux espèces pour lesquelles les accidents sont déterminés par ce que j'ai appelé le groupe des résinoïdes, les Bolets, comme le *Boletus luridus*, le *Boletus cyanescens*, le *Boletus Satanas*, les *Russules*, les *Lactaires*, les *Helvelles*, la période est encore plus longue et s'élève à trois ou sept heures. C'est à peu près la moyenne de la durée d'incubation pour les espèces douées de propriétés éméto-cathartiques, âcres et irritantes.

En ce qui concerne les champignons pour lesquels l'intoxication est plus ou moins exclusivement déterminée par le groupe des albuminoïdes et plus particulièrement de la phalline, par exemple, les Amanites, comme *Amanita phalloïdes*, (*A. bulbosa*), *A. Mappa*, *A. verna*, *A. excelsa*, ou bien les Volvaires comme *Volvaria gloïocephala*, *V. speciosa*, *V. viperina*, les Lépiotes comme *Lepiota helveola*, la période d'incubation est beaucoup plus longue, on la voit se prolonger jusqu'à dix, quinze, vingt, trente et même quarante-huit heures ou davantage.

Un certain nombre de causes accessoires influent, dans une large mesure, sur la durée de cette période d'incubation. Les plus importantes sont : d'abord et tout naturellement, la quantité des champignons ingérée, mais il y a aussi les modes de préparation dont il faut tenir grand compte. Leur richesse en substances toxiques varie, en effet, suivant que les champignons ont été ingérés à l'état cru, ou bien après avoir été grillés, ou ébouillantés, ou encore lavés ou macérés dans une solution aqueuse simple ou alcoolisée ou acidulée avec du vinaigre, par exemple, ou bien dans une solution saline et que l'eau de macération a été ou n'a pas été rejetée. Il est évident que la durée d'incubation peut alors être très différente, en raison précisément de la quantité de substance toxique qui aura pu échapper à l'ingestion, par suite de ces manipulations. D'autre part, le mélange de diverses espèces de champignons, la prédominance de champignons renfermant ces substances douées de propriétés qu'on a qualifiées : âcres, purgatives, émétiques, hémolytiques, etc., c'est-à-dire, en d'autres termes, la prédominance du groupe des albuminoïdes, des alcaloïdes ou des résinoïdes, va déterminer également une durée d'incubation extrêmement différente. Il est encore un fait bien intéressant à retenir, celui-ci : le sommeil a une importance considérable, en ce sens qu'il allonge toujours dans une très large mesure la durée de cette période d'incubation, et il est très fréquent de voir ce phénomène : des individus ayant ingéré à leur repas du soir des champignons vénéneux et qui auraient dû déterminer des accidents d'intoxication au bout de deux ou trois heures s'ils étaient restés éveillés, se coucher, s'endormir et ne présenter ces accidents d'intoxication que le lendemain après leur réveil. C'est là un phénomène qui a été observé un trop grand nombre de fois pour ne pas être absolument certain et ne pas retenir l'attention. L'âge joue encore un rôle également assez considérable; et il n'est pas rare, dans un empoisonnement familial par exemple, de voir des enfants ayant déjà succombé aux suites de l'empoisonnement, alors que des adultes n'ont pas encore présenté le premier signe de l'intoxication qui doit révéler l'existence des champignons toxiques.

Lorsque ces phénomènes d'intoxication se produisent, leur manifestation est progressivement croissante. C'est, au début, comme un vertige, un sentiment de faiblesse générale, de la somnolence, de l'anxiété épigastrique plus ou moins marquée; puis une sorte d'agitation, d'inquiétude, de malaise indéfinissable presque toujours accompagné de légers troubles sensoriels consistant, le plus souvent, en bourdonnements d'oreilles et éblouissements. Ce sont là les prodromes de l'intoxication, sa mise en train en quelque sorte, les signes d'avertissement que l'intoxication va évoluer, ou éclater, pour mieux dire.

B. Période d'état. — Nous arrivons ainsi à la période d'état ou période d'intoxication confirmée. Cette période est caractérisée, de façon générale, par deux grands syndromes, les troubles digestifs et les troubles nerveux. Les troubles nerveux peuvent être sinon nuls, au moins extrêmement faibles, lorsque l'intoxication est déterminée par les substances du groupe des résinoïdes; et en effet, les troubles nerveux ne sont alors qu'une conséquence secondaire et plus ou moins éloignée de l'action irritante exercée sur l'appareil gastro-intestinal par ces substances résinoïdes.

Les *Troubles digestifs* apparaissent les premiers. Dans tous les cas, ils consistent en : nausées, douleurs abdominales et stomacales plus ou moins aiguës, accompagnées toujours de vomissements et de diarrhée. A cette période, la soif est vive, l'épigastre est le siège d'une sensation de chaleur ardente et douloureuse, la gorge est sèche, le malade y éprouve une sensation de constriction extrême-ment pénible, la déglutition devient difficile et l'on constate même parfois de l'aphonie. Puis surviennent alors, plus ou moins rapide-ment, de la difficulté dans la respiration, des suffocations, des sueurs froides, une pâleur cadavérique et un état lipothymique persistant, en général, pendant toute la durée de cette période d'état. Lorsque les vomissements apparaissent, le plus souvent ils constituent une phase de répit dans la succession de ces acci-dents, mais ils s'accompagnent toujours de douleurs épigastriques très aiguës, pongitives, constrictives, s'irradiant dans les hypo-chondres et vers les lombes, et qui sont exaspérées, rendues presque intolérables par la palpation, la toux, la respiration, le moindre effort.

Lorsqu'il s'agit de champignons riches en substances toxiques du groupe des albuminoïdes, par exemple l'*Amanita phalloïdes*, on voit souvent les vomissements devenir excessivement fréquents et même absolument incoercibles, en même temps qu'ils sont accompagnés de spasmes douloureux et violents, tellement intenses même, qu'il en résulte assez souvent des hématémèses. Puis des coliques vio-lentes suivies de déjections diarrhéiques apparaissent, caractérisant l'action de la substance toxique sur le tube intestinal; les douleurs sont presque toujours tellement intenses que l'abdomen est rétracté, les membres inférieurs fortement fléchis sur le ventre. La diarrhée revêt un aspect cholériforme ou dysentériforme, s'accompagne de soif et de crampes mettant le malade dans un état très voisin de celui qu'on peut observer dans un certain nombre d'intoxications cholériformes, comme l'intoxication arsenicale ou antimoniale, par exemple. Les déjections alvines possèdent toujours une extrême fétidité et il est à remarquer que, dans tous les cas d'intoxication qui ont été bien étudiés, leur apparition tardive a toujours été un signe d'extrême gravité, annonçant, dans la plupart des cas, une issue mortelle.

Des troubles hépatiques peuvent apparaître à cette époque et sont presque exclusivement justiciables des champignons renfermant de la phalline. Ces troubles hépatiques, — j'ai déjà eu l'occasion, à propos de la division établie par M. GILLOT, de vous les signaler parmi le syndrome phallinien — consistent en une augmentation de volume du foie, une coloration foncée de l'urine, ou même de l'ictère, et, lorsqu'on fait l'autopsie des individus qui ont succombé à cette intoxication par la phalline, comme c'est malheureusement le plus souvent le cas, on peut voir qu'après la mort survenue rapidement, le foie est dur et très congestionné; au contraire, après la mort tardive, il est volumineux, ramolli, jaunâtre, en voie de dégénérescence graisseuse.

Les *Troubles nerveux* diffèrent suivant qu'il s'agit de champignons à principes alcaloïdiques ou de champignons à principes albuminoïdes ou bien d'un mélange de ces deux groupes de corps. Ce qui caractérise les troubles nerveux déterminés par les alcaloïdes, c'est l'excitation, et on a fait de la manifestation appelée *Folie muscarinienne* un des symptômes très caractéristiques de l'intoxication par la muscarine. Cette excitation peut revêtir différentes formes, et aller depuis la gaîté exagérée ou l'ivresse passagère, jusqu'au délire furieux.

A ce point de vue, il y a un certain nombre de faits, connus depuis fort longtemps, et qu'on sait pertinemment maintenant pouvoir mettre sur le compte des alcaloïdes et notamment de la muscarine. PALLAS, dans le récit de son voyage en Russie, en 1768, avait rapporté ce fait que, dans certaines régions du Kamtchatka et de la Sibérie, chez les Ostiaks et d'autres habitants de la Russie d'Asie, on faisait usage de liqueurs fermentées préparées à l'aide de l'*Agaricus muscarius* pour obtenir une sorte d'ivresse passagère ressemblant, dans une plus ou moins étroite mesure, aux phénomènes qu'on peut observer sous l'influence de certaines substances excitant particulièrement le système nerveux : la morphine, la cocaïne, l'alcool, l'éther, etc. Les récits de PALLAS sont très curieux à ce sujet, au point de vue de l'hygiène et de la médecine légale. Il rapporte que les individus de ces pays qui voulaient se procurer cet état d'excitation nerveuse préparaient des macérations d'*Amanita muscaria* dans différents véhicules, notamment des décoctions d'*Epilobium* ou de *Vaccinium*, et que, ce champignon étant probablement fort rare dans ces régions, ils entretenaient l'état d'ébriété déterminé par cette boisson en ingérant leurs urines, parce qu'ils avaient remarqué que l'urine possédait la propriété de déterminer la même excitation. PALLAS rapporte même à ce sujet ce curieux fait de mœurs que les gens des classes pauvres, incapables de se procurer cet *Agaricus muscarius* qui paraît rare et doit vraisemblablement coûter assez cher, obtenaient cette ivresse particulière en ingérant les urines des gens riches pouvant s'offrir ce champignon et plongés dans la période d'excitation. Déjà, en 1560, Jean Bauhin dans son *Historia plantarum universalis*, rapporte qu'en Allemagne, on appelait la Fausse Oronge le *Champignon des fous*, précisément en raison des phénomènes d'excitation nerveuse déterminés par son ingestion.

Le groupe des substances albuminoïdes est remarquable, au contraire, par les phénomènes de dépression, d'ataxo-adynamie et de stupeur qu'il peut déterminer. Des troubles psychiques, moteurs, sensitifs, sensoriels, des alternatives d'exaltation et de dépression constituent les phénomènes le plus fréquemment observés.

Les troubles intellectuels déterminés par la muscarine consistent principalement en délire avec hallucinations, perte de la connaissance et de la mémoire. Les troubles moteurs consistent en titubation, incoordination motrice, même ataxie, dans certains cas des tremblements, des convulsions partielles ou générales, cloniques ou toniques, souvent même ces différents genres d'accidents convulsifs alternant, du hoquet, du spasme pharyngien remarquable surtout au début de l'intoxication, du spasme intestinal, du trismus, des contractures donnant aux manifestations une apparence tétaniforme, ou des crampes donnant une apparence cholériforme, et une rétraction des membres inférieurs due probablement à la douleur intense résultant de cette tétanisation de la tunique musculaire de l'intestin. L'état de rigidité musculaire qui accompagne la phase d'exaltation disparaît pendant la période de dépression. On a souvent constaté que les phénomènes ataxo-adynamiques constituaient les seuls symptômes nerveux qu'il fût possible de relever chez les malades; on voit alors les individus dans un état de prostration plus ou moins profonde, de collapsus accompagné de vertiges avec délire, hallucinations, abolition de la motilité, secousses fibrillaires, tendance très marquée à la parésie et même à la paralysie — la paraplégie est très fréquente. Les malades sont dans un état d'algidité, cyanosés, les mictions et les évacuations alvines sont involontaires, l'analgésie est plus ou moins généralisée.

Un fait très frappant et qui imprime à l'intoxication par certaines espèces de champignons (notamment *Amanita pantherina*) un caractère particulier consiste dans un état de somnolence, un état spécial de narcose allant même jusqu'à reproduire le sommeil de l'anesthésie générale. Ce phénomène est remarquable, surtout, chez certains sujets affaiblis et chez les enfants. La stupeur, qui caractérise surtout les substances toxiques du groupe des albuminoïdes, se traduit par : résolution complète, réflexes lents et paresseux, parfois même retard de la sensibilité. On peut observer toutes les nuances depuis la simple indifférence jusqu'à l'imbécillité consciente. L'hébétude, la fixité du regard alternent quelquefois avec de l'excitation, des tremblements, des mouvements spasmodiques. Cet état, sinon de stupeur, au moins d'indolence, peut persister pendant la convalescence, parfois assez longue.

Les troubles sensoriels sont variables et fugaces, ils consistent principalement en sifflements ou bourdonnements d'oreilles, éblouissements, diplopie, amaurose passagère, convulsions des globes oculaires, chromatopsie. Lorsque l'issue de l'empoisonnement doit être mortelle, le sujet tombe peu à peu dans un état d'insensibilité complète, de coma; le cœur est affaibli et irrégulier, la température, considérablement abaissée — l'algidité est un phènomène constant, — le tégument se recouvre de marbrures livides, la respiration s'embarrasse, se ralentit, devient stertoreuse, irrégulière et le malade s'éteint.

Au cours de l'évolution des phénomènes toxiques, les hémorrhagies sont fréquentes — épistaxis, hématémèse, hémoptysie, hémorrhagie intestinale, pétéchies — et le sang est très liquide et difficilement coagulable. Cette particularité paraissant, au premier abord, en contradiction avec la mise en liberté du fibrinogène par suite de la dissolution des hématies, s'interprète cependant facilement, grâce à cette observation d'ALEXANDRE SCHMIDT, que lorsque le sang a subi antérieurement un processus de coagulation, sa tendance à se coaguler se trouve ensuite diminuée. Les recherches de ce même expérimentateur et de ses élèves ont démontré que les coagulations capables de se produire dans l'organisme à la suite d'une influence hémolytique étaient d'autant plus considérables et plus graves, que le système circulatoire, et par conséquent l'animal en expérience, était de plus grande taille. Cela explique comment KOBERT n'a pas réussi à trouver de thromboses nettement accusées chez les petits animaux soumis à l'influence de la phalline, tandis que, chez l'homme sous l'influence des champignons phallinifères, on a pu constater de nombreuses hémorrhagies que ce savant attribue à l'embarras circulatoire résultant des thromboses des petites artères dues à des caillots fibrineux. Malgré cette atteinte profonde portée au sang, les troubles de l'appareil circulatoire ne se manifestent comme importants que lorsqu'intervient l'influence des alcaloïdes. Ces troubles sont d'ailleurs fort variables.

La pollakiurie, et, plus fréquemment, l'anurie plus ou moins prolongée, sont encore des manifestations assez constantes au cours de l'intoxication. Parmi les troubles sécrétoires, il convient encore de mentionner les hypersécrétions salivaires, nasales, lacrymales, intestinales, sudorales. Ces dernières sont souvent particulièrement intenses au moment où se réalise le summum de l'intoxication, et elles constituent alors ce que nos ancêtres appelaient un *Phénomène critique judicateur* marquant le début certain de la période de retour à l'état normal. Quant à l'hypersécrétion salivaire, elle est surtout observée dans l'expérimentation sur les animaux.

Au point de vue des troubles sécrétoires, il y a lieu de mentionner une particularité relative à l'action exercée par le *Bolet du mélèze*, improprement appelé agaric des pharmacies. Au lieu des hypersécrétions généralisées, l'acide agaricinique détermine, au contraire, une remarquable diminution de certaines sécrétions et, surtout, de la sécrétion sudorale. Quand on expérimente sur la grenouille, on constate un aspect vernissé tout particulier de la peau dans les régions riches en glandes, par suite de la suspension des sécrétions. Cette influence s'exerce exclusivement sur la sueur et, dans une moindre mesure, sur la sécrétion mucipare. Il semble qu'on soit autorisé à attribuer à cette action un mécanisme d'origine centrale, car la pilocarpine, qui agit par un mécanisme d'origine incontestablement périphérique, est capable de rétablir la sécrétion suspendue par l'acide agaricinique. Nous verrons bientôt que les accidents d'intoxication provoqués par ce bolet sont dus principalement à une résine de couleur rouge qui forme de 30 à 40 p. 100 du produit connu sous le nom d'*Agaricine* dans le commerce de la droguerie.

IVᵉ LEÇON

CHAMPIGNONS VÉNÉNEUX. — SYMPTOMATOLOGIE. DES ACCIDENTS D'INTOXICATION. — PÉRIODE DE TERMINAISON. — LÉSIONS ANATOMIQUES. — PRÉJUGÉS RELATIFS AUX CARACTÈRES DIFFÉRENTIELS DES BONNES ET DES MAUVAISES ESPÈCES. — CONSERVES. — POLYPORE DU MÉLÈZE. — ACIDE AGARICINIQUE. — FÈVE DE CALABAR ET ÉSÉRINE.

C. Période de terminaison. — Nous avons vu quels étaient les phénomènes caractérisant, dans l'empoisonnement par les champignons, la période d'incubation et la période d'état; il nous reste, pour terminer cette étude, à voir quels sont les différents modes de terminaison de ces intoxications. Il ne peut y en avoir que deux : l'intoxication mortelle, ou bien la guérison. J'ai eu déjà l'occasion de vous faire observer que, en ce qui concerne les champignons dont la substance toxique était constituée par le groupe des albuminoïdes, et notamment par cet albuminoïde que nous avons étudié un peu plus en détail sous le nom de *Phalline*, la mort était presque toujours la conséquence de l'intoxication. Et en effet, lorsqu'on peut avoir des renseignements très exacts sur la nature des champignons ayant déterminé les accidents d'intoxication, ce qui n'est pas toujours facile, on arrive à ce résultat que, en ce qui concerne les champignons à phalline, c'est-à-dire l'*Amanita phalloïdes* et les diverses amanites vénéneuses, *A. citrina*, *verna*, *Mappa*, etc., la mort s'élève à 70 ou 80 p. 100 des cas d'intoxication; c'est donc une intoxication extrêmement grave. Cette mort se produit, en général, du troisième au huitième jour; on a cependant signalé, quelquefois, des cas où la mort s'est produite après une durée beaucoup plus considérable : on a cité, par exemple, certains faits dans lesquels la mort est survenue seulement entre le douzième et le quinzième jour. Je crois qu'il faut faire quelques réserves à ce sujet, et que l'on ne peut, sans restriction, considérer une mort aussi tardive comme exclusivement provoquée par la phalline.

Lorsque la mort est la conséquence de l'intoxication, aux symptômes que je vous ai énumérés et qui caractérisent la période d'état, succède peu à peu une insensibilité complète de l'individu qui tombe dans le coma : le cœur est affaibli et irrégulier, la température très fortement abaissée et les malades sont toujours en état d'algidité profonde, le tégument se recouvre de marbrures livides, la respiration s'embarrasse, se ralentit peu à peu, devient stertoreuse, irrégulière, et enfin le cœur s'arrête. Au cours de cette intoxication, surtout quand les accidents doivent se terminer par la mort, les hémorrhagies sont extrêmement fréquentes ; et cela se comprend, en raison de la propriété de la phalline, de déterminer la liquéfaction des hématies et de faciliter, par conséquent, toutes sortes d'hémorrhagies. Aussi voit-on des épistaxis, des hématémèses, des hémoptysies, des hémorrhagies interstitielles, des pétéchies, survenir au cours de ces accidents d'intoxication et témoigner précisément de leur gravité. Le sang est liquide et difficilement coagulable. J'ai déjà appelé votre attention sur ce fait, en apparence paradoxal, puisque nous avons vu que la dissolution des hématies provoquée par la phalline et les autres substances albuminoïdes hémolytiques devait mettre en liberté la substance fibrinogène. Mais nous savons aussi, par les travaux d'ALEXANDRE SCHMIDT et de ses élèves, que, lorsque le sang a subi une première fois des phénomènes tendant à le coaguler, il devient par la suite beaucoup plus difficilement coagulable. Les troubles importants de l'appareil circulatoire s'observent seulement avec les poisons du groupe des alcaloïdes.

En même temps que ces phénomènes, on observe une anurie qui est presque la règle, et, très rarement, de la pollakiurie. Les hypersécrétions : nasale, salivaire, lacrymale, intestinale, sudorale même sont la règle. A ce propos, il y a lieu de faire une remarque très intéressante et qui résulte d'observations déjà anciennes, d'ailleurs, c'est que l'hypercrinie sudorale constitue, parmi ces manifestations réactionelles, un phénomène critique, ce que nos ancêtres appelaient un *phénomène judicateur*, dont l'apparition signalait, en général, l'évolution de l'empoisonnement vers la guérison. Lorsque celle-ci doit se produire, c'est-à-dire quand l'intoxication n'est pas suivie de mort, la marche de la guérison est très différente suivant que les accidents d'intoxication ont été déterminés par les champignons à phalline ou autres albuminoïdes, ou bien par les champignons à alcaloïdes ou à substances toxiques du groupe des résinoïdes.

Lorsque l'intoxication a été provoquée soit par les alcaloïdes, soit par les substances du groupe des résinoïdes, on est très frappé de la rapidité, de l'instantanéité, pour ainsi dire, de la guérison, et on voit, par exemple, des individus qui, à une heure déterminée de la journée ou de la nuit, paraissaient en danger de mort, en état d'intoxication extrêmement grave tout au moins, guérir en quelques heures, au plus du jour au lendemain, se lever, vaquer à leurs occupations presque comme s'il ne leur était rien arrivé.

Tout au contraire, dans les cas d'intoxication par les champignons à matières albuminoïdes, et surtout à phalline, la guérison est lente et entrecoupée par des rechutes. Un certain nombre des phénomènes que j'ai décrits comme caractérisant la symptomatologie de cette intoxication : les troubles digestifs, l'inappétence, l'embarras gastrique, la céphalalgie, la sensation de brisement des membres, des évacuations sanguines fréquentes se produisant souvent par la voie rectale, de la parésie et des crampes dans les membres inférieurs, peuvent persister non seulement pendant des jours, mais encore pendant des semaines. C'est ce qu'on observe, dans tous les cas, avec certaines espèces de champignons, telles que, principalement, l'*Amanita phalloïdes*. Cela se comprend du reste, puisque sa substance toxique est exclusivement constituée par la phalline ; mais cela s'observe également avec d'autres espèces, comme la *Volvaria speciosa*, le *Pleurotus olearius*, etc. La façon dont l'intoxication évolue peut même permettre, dans une certaine mesure, lorsqu'il y a lieu d'intervenir au point de vue médico-légal, sinon de décider, de soupçonner tout au moins, quelle est l'espèce de champignons qui a pu déterminer les accidents : quand je dis quelle est l'espèce, je veux seulement dire, bien entendu, à quel groupe appartient le champignon.

Lésions anatomiques. — Les lésions découvertes à l'autopsie des individus ayant succombé à ce genre d'intoxication portent principalement sur l'appareil digestif. On trouve une phlogose plus ou moins intense de l'intestin, une congestion plus ou moins accentuée de la région pylorique et parfois même des plaques de sphacèle sur la muqueuse intestinale, notamment sur les premières portions du duodénum. La muqueuse intestinale présente une couleur violacée uniforme, s'affaiblissant vers le cæcum et disparaissant vers le gros intestin qui est, en général, vide et pâle : la couleur de sa muqueuse contraste, par conséquent, avec la couleur de la muqueuse des régions supérieures. De plus, la décomposition cadavérique est très hâtive. Ce phénomène se produit, d'ailleurs, d'une façon banale avec toutes les substances déterminant de l'hémolyse. Des gaz fétides distendent les cavités digestives. Enfin, des lividités cadavériques, des ecchymoses de couleur ictéroïde sont disséminées à la surface des téguments. La rigidité cadavérique est tardive et peu prononcée. Le sang est noir, fluide, parfois légèrement poisseux. Le cœur présente une flaccidité remarquable et ses cavités ainsi que les gros vaisseaux y aboutissant sont remplis de caillots diffluents. On observe également des hémorrhagies viscérales multiples. Les poumons sont engoués et se montrent le siège d'infiltrations sanguines. Les reins sont normaux, sauf lorsque la mort s'est produite tardivement; je vous ai signalé, en effet, comme phénomène tardif de l'intoxication par la phalline, des manifestations de néphrite parenchymateuse plus ou moins accentuée, et qui sont capables, par conséquent, de laisser des traces visibles à l'autopsie. Quant au foie, il est volumineux, dur, parsemé d'ecchymoses lui donnant, à première vue, l'aspect du foie vulgairement appelé *foie muscade*, ou bien ces ecchymoses forment de larges plaques à sa surface; dans d'autres cas, le foie a été trouvé en état de dégénérescence graisseuse, ramolli et pâle, décoloré. La rate est également très congestionnée.

Toutes ces lésions sont, en somme, des lésions banales, parce qu'elles s'appliquent, d'une façon générale, à toutes les substances, quelles qu'elles soient, capables de produire la liquéfaction du sang, je veux dire à toutes les substances hémolytiques possibles, on pourrait presque dire à toutes les *toxines*, en donnant à ce mot l'acception générale qu'on lui accorde actuellement. Dans la production de ces lésions, ce sont les matières albuminoïdes qui jouent le principal rôle, les résinoïdes et les alcaloïdes ne déterminant pas, en général, de lésions bien caractérisées. D'ailleurs, comme je crois avoir eu déjà l'occasion de vous le dire, ces substances albuminoïdes, et notamment la phalline, sont éliminées par la muqueuse gastro-intestinale, qui supporte en quelque sorte tout l'effort de l'action toxique. Nous connaissons déjà un certain nombre de substances : albumoses, saponines, toxines microbiennes, alcaloïdes et même poisons minéraux, qui, introduites dans l'organisme par une voie quelconque, la voie d'injection sous-cutanée ou la voie veineuse, par exemple, choisissent, d'une façon en quelque sorte élective, ce mode d'évacuation hors de l'organisme, s'éliminent par la surface de la muqueuse gastro-intestinale, et dont l'élimination s'accompagne des accidents dont je viens de vous signaler quelques-uns en ce qui concerne la phalline. Le fait est tellement exact que, lorsqu'on expérimente sur les animaux avec la phalline isolée par les procédés de KOBERT, et qu'on injecte à l'animal une solution suffisamment diluée et à assez faible dose de phalline, on peut voir l'intestin revêtir une coloration rouge intense depuis le pylore jusqu'à l'anus et sa muqueuse présenter une surface veloutée complètement homogène sur laquelle il devient impossible de distinguer les petits îlots blanchâtres visibles à l'état normal. La muqueuse est excessivement injectée. Le contenu de l'intestin est constitué d'abord par de la sérosité sanguinolente, et plus tard par une sorte de bouillie, de magma sanguinolent, formé de cellules épithéliales et de débris de la muqueuse : c'est là, d'ailleurs, la forme de gastro-entérite qui caractérise l'action de toutes les substances hémolytiques et d'un grand nombre de ces substances, pour la plupart indéterminées, qu'on englobe sous la dénomination de *toxines*.

Un point fort intéressant, en ce qui concerne l'histologie de la muqueuse gastro-intestinale, c'est que les glandes de l'intestin et de l'estomac sont entièrement détruites dans les expériences d'intoxication avec la phalline, et que la muqueuse se présente sous la forme d'une membrane mince et lisse, tout à fait comparable à l'état dans lequel on la trouve après une intoxication par le phosphore. En effet, l'intoxication par le phosphore peut, dans une certaine mesure, se rapprocher des phénomènes que je viens de décrire, en ce sens que, comme la phalline, le phosphore détermine une action hémolytique assez intense. Il semble qu'il existe d'assez étroites analogies entre les phénomènes accompagnant les accidents d'intoxication, en ce qui concerne l'hémolyse produite par le phosphore ou par la phalline. On trouve encore dans l'intoxication expérimentale avec la phalline des suffusions sanguines dans tous les organes, et notamment sous l'endocarde du ventricule gauche, ainsi que des transsudats sanguinolents dans les cavités séreuses.

Au point de vue général des recherches médico-légales, il importe donc d'établir le plus nettement possible la symptomatologie de l'intoxication, car il ne faut, en aucune façon, compter sur les recherches chimiques. En ce qui concerne les alcaloïdes, si nettes que puissent être les réactions physiologiques de la muscarine, lorsqu'une intoxication par les champignons a amené des accidents mortels, provoqués par l'intermédiaire de la muscarine, la quantité de cet alcaloïde qu'il serait possible d'isoler des viscères de l'individu empoisonné serait, certainement, absolument insuffisante pour pouvoir réaliser d'une manière suffisamment précise et certaine les réactions physiologiques capables de caractériser cette muscarine. Il en est à plus forte raison de même lorsqu'il s'agit d'une intoxication déterminée par la phalline. Je vous ai montré que les doses auxquelles la phalline peut donner naissance à son action hémolytique sont véritablement infinitésimales; et, quelle que soit l'habileté de l'expérimentateur, il ne pourrait jamais songer à mettre en évidence, de façon certaine, l'existence de la phalline dans les organes d'un individu qui aurait succombé à une intoxication de ce genre.

Il semble donc qu'on soit complètement désarmé au point de vue de la reconnaissance et de la preuve de l'action toxique déterminée par les champignons; mais heureusement qu'un très remarquable travail, dû à un des plus éminents mycologues de notre pays, M. Boudier, dont j'ai eu déjà l'occasion de signaler les recherches, a éclairci cette question. Les recherches de M. Boudier ont démontré qu'on pouvait trouver, dans la persistance des spores des champi-

gnons dans l'organisme, le moyen de faire le diagnostic médico-
légal de ces intoxications. Il est évident que, dans ces conditions, il
faut appeler à son aide quelqu'un à qui cette étude des champignons
soit familière. Je vais néanmoins vous indiquer, en vous expliquant
cette figure, les résultats des expériences de M. BOUDIER.

Lorsque j'ai parlé des spores des champignons, j'ai déjà attiré
votre attention sur le fait de cette persistance des spores qui résistent non seulement à tous les phénomènes auxquels elles peuvent
se trouver en butte dans leur passage à travers le tube gastro-intestinal, mais qui, même en dehors du tube digestif, résistent aux
liquides acides ou alcalins, à l'élévation de température, etc. Il en
résulte que c'est surtout le contenu gastro-intestinal ou les produits
de déjection, vomissements ou déjections alvines, dans lesquels
on peut avoir l'espérance de rencontrer soit des débris du tissu
du champignon, soit encore mieux des spores, capables de fixer sur
la nature de l'espèce qui a déterminé l'intoxication.

Voici, reproduites d'après les planches dessinées par M. BOUDIER à
ce sujet, des figures représentant des portions d'hyménium du champignon de couches, *Agaricus* ou *Psalliota campestris*, et de l'*Amanita
bulbosa*. Il est évident qu'*à priori* il est impossible de faire une différenciation sous le microscope entre ces deux sortes de tissus. Voici
d'autre part le tissu du chapeau et du stipe. Vous voyez que, en
ce qui concerne le tissu même du champignon, de ceux les plus
toxiques, comme l'*Amanita bulbosa*, à ceux les plus inoffensifs,
comme le vulgaire champignon de couche, il n'y a pas de caractères
capables de déterminer une différenciation. Il en est autrement en
ce qui concerne les spores. Voici les spores de l'*Amanita bulbosa*;
leur forme apiculée est particulièrement intéressante, et ce qui l'est
surtout, c'est que cette forme des spores n'est pas sensiblement
altérée par les conditions variées auxquelles les champignons ont
pu se trouver exposés. Voici les spores de l'*Amanita bulbosa*, variété
Mappa; ici, les spores de *Russula emetica*, espèce toxique; voici les
spores de *Agaricus campestris*, et vous voyez combien elles diffèrent.
Enfin voici les spores de l'*Amanita muscaria*, et ici les spores du
Lactarius deliciosus, un champignon comestible (fig. 47).

Par conséquent, la forme de ces spores peut, dans certaines circonstances, être suffisamment précise et nette pour fournir, au point
de vue médico-légal, des documents d'une importance considérable,
les seuls même, il faut bien le dire, sur lesquels on puisse baser une
opinion suffisamment précise, la symptomatologie de l'intoxication
n'étant pas encore suffisamment nette pour permettre d'établir une
différenciation entre les accidents mortels causés par certaines espèces
de champignons, même ceux ne renfermant qu'une substance toxique
comme la phalline; d'autant qu'il faut bien tenir compte de ce fait

que, dans la plupart des circonstances, c'est à un mélange des matières albuminoïdes soit avec des alcaloïdes, soit avec des résinoïdes, soit avec ces deux groupes que sont dus les accidents.

Je ne veux pas terminer sans attirer votre attention sur l'analogie très grande des symptômes que nous venons de passer en revue et déterminés par quelques espèces de champignons, avec les accidents causés par les viandes altérées ou certaines conserves alimentaires. La ressemblance dans la symptomatologie paraît toute naturelle, lorsqu'on songe que c'est très probablement, certainement même dans beaucoup de circonstances, les mêmes substances toxiques qui donnent naissance à ces accidents. Je vous ai signalé, en effet, l'existence naturelle, normale, dans certaines espèces de champignons, ou bien l'existence que, par opposition, je qualifierai d'artificielle, dans les champignons ayant subi les phénomènes de putréfaction, de substances alcaloïdiques : choline, névrine, certaines bétaïnes, qu'on retrouve également comme produits de synthèse dans les composés fort complexes prenant naissance lorsque certaines matières, comme la chair musculaire, sont abandonnées aux processus de putréfaction. D'ailleurs, comme les viandes, les champignons, en raison même de leur composition chimique, sont éminemment propres au développement de ces processus de putréfaction capables de donner naissance à des alcaloïdes toxiques. Il est donc absolument naturel de voir une grande analogie, presque une identité, dans la symptomatologie que l'on observe entre les accidents pouvant résulter de l'ingestion de viandes altérées, de conserves ayant subi des phénomènes de putréfaction, et les manifestations toxiques qu'on peut voir résulter de l'usage de certains champignons vénéneux ou même de champignons comestibles simplement altérés.

D'ailleurs, il faut remarquer ce fait que, pour certaines espèces de champignons, je ne veux pas dire la toxicité, le mot serait trop fort et dépasserait ma pensée, mais la nocuité est surtout fonction de l'âge de ces champignons et du temps écoulé depuis le moment où on les recueille jusqu'à celui où on les consomme. On voit, en effet, certaines espèces à peu près inoffensives, c'est-à-dire incapables de déterminer autre chose que quelques accidents d'indigestion, lorsqu'elles sont récoltées à l'état frais et à l'état jeune, déterminer, au contraire, lorsqu'on les recueille un peu trop complètement développées et quand elles ne sont pas consommées immédiatement, déterminer, dis-je, des accidents d'intoxication parfois très graves et se rapprochant, dans une large mesure, des accidents d'intoxication que je viens de décrire. Ce qui doit nécessairement faire penser que le tissu du champignon est devenu le siège de métamorphoses ayant donné lieu à la formation de ces alcaloïdes dont je parlais à l'instant.

Quelques mots seulement, pour terminer, sur un certain nombre de caractères généraux que la crédulité populaire avait mis en

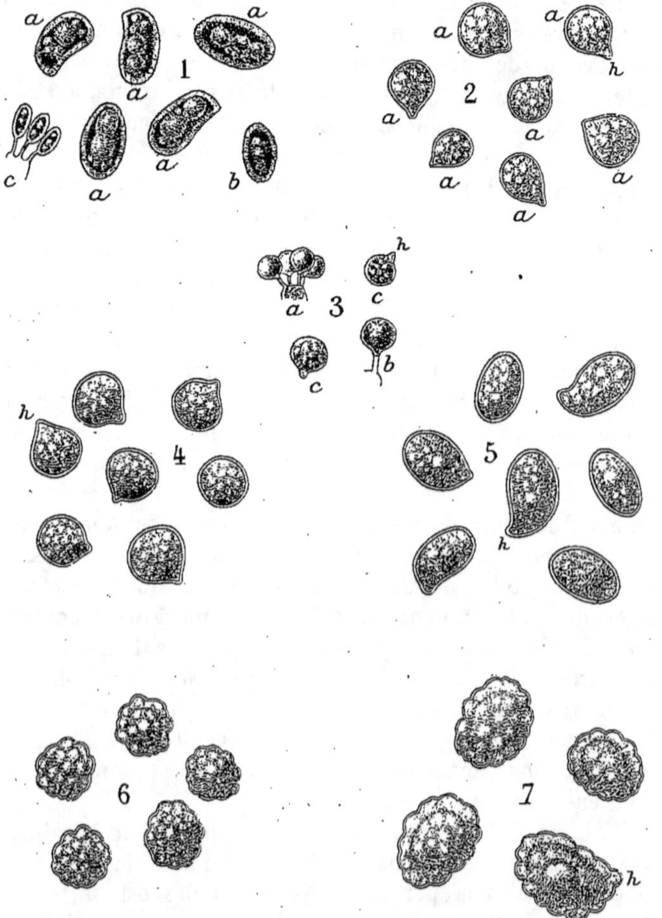

Fig. 47. — Spores de quelques variétés de champignons.

1. — Spores de l'*Agaricus campestris* (Champignon de couche); — *a*, spores mûres détachées spontanément; — *b*, spore ayant subi la cuisson; — *c*, extrémité de baside fertile portant des stérigmates et des spores.

2. — Spores d'*Amanita bulbosa*, var. *citrina*; — *a*, spores mûres détachées spontanément; — *h*, apicule (hile).

3. — Spores d'*Amanita bulbosa*, var. *citrina*, ayant subi la cuisson; — *a*, groupe de spores adhérentes par les stérigmates à un baside fertile; — *b*, spore isolée, adhérente au stérigmate et à un fragment de baside; — *c*, spores isolées; — *h*, apicule (hile).

4. — Spores d'*Amanita bulbosa*, var. *alba*; — *h*, apicule (hile).

5. — Spores de l'*Amanita muscaria*; — *h*, apicule (hile).

6. — Spores de la *Russula emetica*.

7. — Spores du *Lactarius deliciosus*; — *h*, apicule (hile).

[D'après M. Boudier.]

avant pour discerner les mauvaises espèces de champignons des espèces alibiles. Ceux d'entre vous qui exerceront à la campagne verront très souvent ces préjugés enracinés avec une force extraordinaire parmi tout le monde. On raconte et on dit, non seulement dans les classes inférieures de la société, mais même dans les classes supérieures, que les champignons non vénéneux sont incapables de noircir une cuiller d'argent mise en contact avec eux, de noircir un oignon avec lequel on les fait cuire, de cailler le lait, alors que les champignons vénéneux produisent ces phénomènes; de même, on a dit que les champignons vénéneux croissaient à l'ombre des bois épais, tandis que les champignons comestibles croissaient au soleil; on a prétendu que les champignons vénéneux n'étaient pas mangés par les animaux. Ce sont là autant de préjugés malheureusement trop accrédités et on leur doit un assez grand nombre de phénomènes d'intoxication. Ce sont des faits absolument inexacts, qui n'ont aucune valeur, aucune raison d'être; et on ne voit pas du tout pourquoi un champignon normalement recueilli, alors qu'il est encore jeune et extrêmement toxique, déterminerait soit la coagulation du lait, soit le noircissement d'un oignon, etc. Remarquez, d'autre part, que les espèces les plus toxiques, comme l'*Amanita muscaria*, ou même l'*Amanita bulbosa*, sont très souvent mangées par des animaux tels que les limaces ou les colimaçons qui en font un aliment de prédilection et n'en souffrent pas le moins du monde, mais que cependant ces animaux sont tués par le suc de ces mêmes champignons lorsqu'au lieu de le leur laisser absorber par la voie digestive, on l'introduit dans leurs tissus par voie d'injection hypodermique.

Les différentes familles, les différents genres comprennent tous des espèces alimentaires à côté d'espèces vénéneuses. Dans la série des amanites, l'oronge vraie végète aux côtés de la fausse oronge et des différentes amanites bulbeuses. Dans la classe des bolets, le cèpe ou *Boletus edulis* se trouve aux côtés du *B. satanas*, éminemment toxique. Aux côtés du *Lactarius deliciosus* croît le *Lactarius piperatus*.

S'il est possible à un œil exercé et à une intelligence sagace de pouvoir saisir les différences que présentent les bonnes ou les mauvaises espèces, telles que les tableaux mis sous vos yeux vous les montrent, je ne crois pas qu'il soit facile au premier venu de saisir les caractères extérieurs de ces champignons et d'en faire un choix judicieux. Je répète qu'il y a des espèces alimentaires et des espèces toxiques dans toutes les variétés possibles de champignons, les unes étant plutôt constituées en majorité par des espèces toxiques, d'autres, au contraire, par des espèces alimentaires.

J'appellerai encore votre attention sur un fait qui vous montrera précisément combien il est important de suivre avec attention les phénomènes en apparence les plus étrangers à ceux auxquels se rapporte l'observation en cours. Il y a quelques mois, un fait particulier avait attiré l'attention d'une personne très versée dans l'étude des

champignons et dont j'ai eu occasion de parler, c'est M. Gillot. Un
certain nombre d'individus se présentaient à la consultation externe
d'un service hospitalier avec des accidents d'eczéma localisés aux
mains et récidivant dans des circonstances qui paraissaient bizarres.
Renseignements pris, on s'aperçut que les individus en question
exerçaient, dans des maisons organisées sur un grand pied pour se
livrer à ce travail, la revivification des champignons de couche saisis
à la Halle et rejetés comme n'étant plus suffisamment frais. Vous
devez savoir, en effet, car cela intéresse l'hygiène, qu'à la Halle de
Paris et dans certaines grandes villes où cette surveillance est exercée
comme à Paris, il y a des inspecteurs chargés de constater la qualité des champignons mis en vente et de saisir les champignons qui
sont suspects, qui ne sont pas suffisamment frais, comme aux
abattoirs on saisit les viandes non fraîches ou provenant d'animaux
atteints de maladies contagieuses. Or, l'industrie consiste à ne rien
perdre, même aux dépens de la santé des gens. Il s'est donc trouvé
un industriel qui a eu l'idée, fort ingénieuse du reste, de rajeunir ces
champignons et de les faire servir à la préparation des conserves.
Cette opération se faisait par l'intermédiaire des ouvriers et ouvrières
dont je vous parlais tout à l'heure, et elle consistait à enlever délica-
tement les taches recouvrant la surface parfaitement blanche des
champignons avariés, puis, pour leur donner plus belle apparence,
on les trempait dans une solution d'acide sulfurique dilué, de façon à
leur restituer autant que possible la couleur des champignons frais.

Ceci intéresse l'hygiène à deux points de vue. D'abord, il est
évident que ces champignons en voie d'altération ne pouvaient faire
que des conserves à bon droit suspectes; mais je veux bien admettre
que le lavage ait, dans une certaine mesure, enlevé les substances
vénéneuses susceptibles de prendre naissance au début des phénomènes de putréfaction; il n'en est pas moins vrai que les conserves
fabriquées avec ces champignons, d'une part, étaient suspectes de
renfermer des substances toxiques, et, d'autre part, si elles n'en
renfermaient pas, elles étaient tout au moins constituées par un tissu
complètement lavé des substances alimentaires entrant dans la composition du champignon normal. Cela revenait à manger quelque
chose d'analogue à de la paille ou même de la filasse. Le fait intéressant est celui des accidents eczémateux déterminés chez les ouvriers
par suite du contact prolongé de leurs mains avec les solutions acides,
accidents qui ont attiré l'attention et ont amené M. Gillot, que ses
études antécédentes préparaient à ce genre d'observations, à découvrir cette industrie ou pour mieux dire cette falsification consistant
dans la revivification des champignons avariés. On n'aurait pas cru
que les champignons pussent être l'objet de falsification; s'ils ne
sont pas falsifiés dans le sens absolu du mot, ils sont l'objet d'une

falsification indirecte, car les champignons qui ont subi cette sorte de rajeunissement sont susceptibles de causer des accidents et ont, d'autre part, complètement perdu leur valeur alimentaire.

Pour terminer ce qui a trait à l'étude des champignons, quelques mots d'une variété qui est utilisée au point de vue médical, je veux parler de celui qui porte d'une façon inexacte le nom d'*Agaric blanc*. Ce champignon n'est pas un agaric, mais un bolet : c'est le *Bolet du Mélèze* ou *Polypore officinal*, qui a été appliqué à la thérapeutique par DE HAËN, en 1768. Cet agaric blanc est employé à titre d'anhydrotique, aux doses de 20 centigr. à 2 gr., en fractionnant les doses. Ce fait d'un champignon employé à titre d'anhydrotique est assez curieux, puisque nous venons de voir, en étudiant la symptomatologie de l'intoxication par les champignons, que, presque continuellement, au moins dans l'expérimentation chez les animaux, il y avait une hypercrinie considérable, et très souvent même une hypercrinie sudorale et salivaire. Eh bien, dans ce champignon, dans ce polypore qui porte vulgairement le nom d'agaric, la substance active est constituée par l'*acide agaricinique*, qui rentre dans le groupe de ces substances que j'ai qualifiées de *Résinoïdes*. Il se comporte, en effet, comme un purgatif drastique; et, à la dose de 3 grammes, la poudre de polypore du Mélèze possède des propriétés drastiques assez violentes et a même déterminé quelquefois des accidents.

Cet acide agaricinique est un homologue de l'acide malique, et cela n'est pas d'un minime intérêt au point de vue de la composition chimique de cette substance. On a proposé de l'administrer en nature aux doses de 5 milligrammes à 1 centigramme sous forme de pilules. C'est une substance toxique jouissant de la plupart des propriétés des albuminoïdes dont je vous ai parlé précédemment. Il excite les centres, bulbe et moelle allongée, puis détermine ensuite la paralysie. Lorsqu'on expérimente chez les animaux, on voit que la mort se produit, comme nous l'avons vu dans la symptomatologie générale, par l'intermédiaire de la respiration d'abord et ensuite du cœur qui est toujours fortement affecté. C'est donc à la présence de ces principes drastiques du groupe des *Résinoïdes* qu'il faut surtout attribuer les accidents qu'on peut observer avec la poudre d'agaric. Les albuminoïdes et la résine que ce champignon renferme ont été peu étudiés; ils paraissent assez actifs, mais on ne les a étudiés réellement qu'à l'état sec, c'est-à-dire ayant très probablement perdu la plus grande partie de leurs qualités toxiques.

FÈVE DE CALABAR. — Nous allons étudier, maintenant, un certain nombre de substances, ou toxiques, ou médicamenteuses, qui doivent prendre place à côté des principes toxiques dont je viens de vous parler, notamment de la muscarine, en raison précisément de leur action physiologique. Le premier de ces médicaments est la *Fève* *de Calabar*. La Fève de Calabar est produite par une plante légumineuse papilionacée de la tribu des Phaséolées, le *Physostigma venenosum*. Cette plante renferme un certain nombre de substances actives : la *Physostigmine* ou *Ésérine*, le principe le mieux connu ; puis un autre alcaloïde auquel on a donné le nom de *Calabarine*, et un produit qui paraît être une modification de l'ésérine, appelé l'*Éséridine*. L'Ésérine ou Physostigmine est une substance susceptible de cristalliser. Elle se présente sous la forme de prismes aplatis, transparents, fondant à 105°, peu solubles dans l'eau, solubles dans l'alcool, l'éther, la benzine, le chloroforme, l'alcool amylique, et en général dans tous les dissolvants hydrocarbonés, solubles également dans les acides et les alcalis. Au contact des alcalis, la solution rougit peu à peu ; cette coloration rouge est due à la formation d'un produit d'oxydation, de dédoublement de l'ésérine.

Quant à la calabarine, elle se distingue de l'ésérine parce qu'elle est insoluble dans l'éther et, surtout, ce qui est beaucoup plus intéressant, au point de vue physiologique, parce que c'est une substance convulsivante qui se rapprocherait de la strychnine.

L'ésérine est caractérisée, au point de vue physiologique, par un certain nombre de phénomènes qui ont dicté en quelque sorte son emploi en thérapeutique. Le phénomène le plus saillant produit par l'ésérine consiste dans une contraction considérable de la pupille, contraction qui se produit surtout, et même pour ainsi dire exclusivement, lorsqu'on établit un contact direct entre les milieux de l'œil et une solution bien neutre d'un sel d'ésérine. En même temps que ce myosis, on remarque une contraction du muscle ciliaire et un changement dans la courbure du cristallin. Ces phénomènes sont accompagnés d'une sensation particulière de fourmillement, de tension, de gêne même, dans le globe oculaire, sensation qui augmente d'une façon très remarquable sous l'influence des efforts d'accommodation faits par le sujet dans l'œil duquel on a instillé cette petite quantité d'ésérine. En même temps, on constate un défaut de vision distincte aux distances moyennes, et même, chez certains individus plus sensibles que d'autres, une véritable myopie passagère, qui constitue un des désagréments de l'emploi de l'ésérine chez quelques sujets.

Si la contraction pupillaire est la règle, comme je viens de le dire, et une règle qui ne souffre pas d'exception lorsqu'il s'agit du contact direct, de l'instillation dans l'œil d'une solution d'ésérine, tout au contraire, on observe très souvent la mydriase lorsqu'il s'agit de l'ingestion de poudre de Fève de Calabar ou d'un sel d'ésérine ; et on observe toujours cette mydriase comme résultat de l'introduction de l'ésérine dans l'organisme, chez les animaux, soit par la voie d'injection veineuse, soit par la voie d'injection hypodermique. Dans ce dernier cas, il est très probable que cette mydriase est due à un réflexe intestinal. Nous allons voir, en effet, dans un moment, que l'ésérine intéresse violemment le système nerveux propre de l'intestin, et vous savez que toutes les fois qu'une excitation est portée sur les extrémités du splanchnique, il est de règle que cette excitation traduise son retentissement par un réflexe dilatateur de la pupille : c'est ce qui expliquerait le fait, en apparence paradoxal, de la dilatation pupillaire lorsque l'ésérine est introduite brutalement dans l'organisme par voie de diffusion générale, alors au contraire qu'il se produit une contraction pupillaire lorsque l'ésérine agit localement.

La Fève de Calabar et son alcaloïde principal l'ésérine ont été proposés, dans quelques circonstances, pour le traitement de certaines maladies. Il en est résulté, bien entendu, quelques abus, qui ont permis précisément de nous fixer sur la valeur toxique de l'ésérine. D'autre part, l'intoxication par l'ésérine, si elle n'est pas très courante, a été observée à titre de phénomène passager dans quelques circonstances; entre autres, on a relevé, il y a quelques années, à Liverpool, l'existence d'une soixantaine d'empoisonnements survenus chez les enfants, à la suite de la rupture d'un ballot de Fèves de Calabar dont le contenu avait été répandu sur un quai de la ville. Des enfants ayant aperçu ces graines dont la forme rappelle une fève et dont l'aspect est plutôt engageant, ils en mangèrent et eurent des accidents d'intoxication assez graves, mais qui ont permis d'arriver à cette conclusion que cette intoxication est rarement mortelle, puisque sur soixante enfants intoxiqués et dont quelques-uns présentèrent des phénomènes graves, un seul a succombé.

Les manifestations qu'on peut observer à la suite de l'introduction de l'ésérine dans l'organisme, quelle que soit la voie d'introduction, consistent principalement en spasmes musculaires, tremblements fibrillaires particuliers, et contraction spasmodique du diaphragme qui est extrêmement douloureuse et qui donne en même temps un habitus particulier à l'individu, toute la masse intestinale étant refoulée dans le bas-ventre par suite de cette contraction. En même temps, on voit survenir de l'agitation, de la faiblesse musculaire, de la titubation, des nausées, des vomissements, quelquefois de la diarrhée, des douleurs épigastriques, très rarement du myosis, ainsi que j'y insistais tout à l'heure, mais presque toujours la vision est troublée : on a signalé assez souvent la diplopie, qui a été, entre autres, un phénomène constamment observé chez les soixante enfants dont je viens de parler. On a signalé également le collapsus, la perte de connaissance, des sueurs profuses, un facies livide, une diminution très notable de l'énergie cardiaque, de la dyspnée, et enfin quelquefois des convulsions.

Tous ces symptômes, comme vous le voyez, sont extrêmement
voisins de ceux que j'ai eus à décrire à propos de la muscarine.
C'est qu'en effet, l'action physiologique de l'ésérine peut, en quelque
sorte, être superposée à l'action physiologique de la muscarine;
le mécanisme est absolument le même. Il sera le même également
pour l'alcaloïde que nous aurons à étudier après celui-ci, je veux
parler de la *Pilocarpine*, et, en raison précisément des détails assez
circonstanciés que j'ai cru devoir vous donner à propos de la muscarine, à cause de son importance dans l'intoxication accidentelle
par les champignons, je serai dispensé de revenir sur ce sujet en ce
qui concerne l'ésérine et la pilocarpine.

Dans tous ces cas donc, qu'il s'agisse de l'ésérine, de la muscarine
ou de la pilocarpine, le mécanisme est toujours le même; il consiste
dans une paralysie, survenant après une augmentation passagère,
d'abord de l'irritabilité ou de l'excitabilité musculaire, et ensuite du
pouvoir excito-moteur des centres nerveux. Avec chacun de ces trois
alcaloïdes, le point de départ, le début de l'action toxique coïncide
avec une augmentation notable de la conductibilité de la substance
unissante des terminaisons nerveuses, aboutissant au même résultat
qu'une excitation d'origine centrale; et nous avons vu, en effet, que
cela permet d'interpréter l'action antagonistique si nettement accentuée qui existe entre l'atropine, d'une part, et, d'autre part, l'ésérine,
la pilocarpine et la muscarine. On a noté, assez fréquemment, une
glycosurie passagère, comme celle que l'on voit se produire sous
l'influence du curare.

La Fève de Calabar est employée comme poison d'épreuve dans
certaines régions de l'Inde, et c'est encore aux manifestations qu'elle
provoque dans ces circonstances qu'on est redevable de la connaissance de plusieurs phénomènes d'intoxication qu'elle peut déterminer.
Chez les nègres, par exemple, où elle est employée comme poison
d'épreuve dans ce qu'ils appellent les *Jugements de Dieu*, lorsque
l'individu a ingéré une quantité suffisante de poudre de Fèves de
Calabar, on le voit se plaindre très rapidement d'une soif intense; la
déglutition est souvent rendue impossible; il se produit une salivation
profuse en jet presque continu, très analogue à celle qu'on peut
observer sous l'influence de la pilocarpine, et ces phénomènes sont
accompagnés de secousses convulsives dans les muscles du rachis.
L'intelligence est conservée et la mort survient, généralement, dans
l'espace de trente à quarante minutes, à moins que, comme l'a si
bien signalé Fraser, dans la très remarquable étude qu'il a faite de
cette substance toxique, à moins que des vomissements, spontanés
ou provoqués, ne viennent débarrasser l'organisme de l'individu qui
a absorbé cette substance toxique et lui permettre d'arriver à la
guérison.

Je vous disais tout à l'heure, Messieurs, que la Fève de Calabar, ou bien son alcaloïde l'ésérine, avaient été employés à titre de substances médicamenteuses dans un certain nombre de circonstances. Les propriétés de cette substance vis-à-vis du système nerveux justifient certainement son emploi dans un assez grand nombre de cas, mais il est bon de connaître, précisément si l'on est tenté de faire usage de cette substance active, les conditions dans lesquelles on a pu observer, sinon des accidents d'intoxication, au moins des incidents. On a signalé à ce propos les faits suivants. Il y a environ vingt-cinq ans, au début de l'emploi de l'ésérine en thérapeutique, on a beaucoup vanté son efficacité chez les épileptiques; à présent cet emploi est tout à fait délaissé, mais, à cette époque, l'emploi du *Salicylate d'ésérine* a permis de constater les faits suivants. A la dose quotidienne d'un demi-milligramme en injection hypodermique, chez un épileptique, on a pu observer, au bout de trois jours, non pas une sédation, mais au contraire une augmentation des accès avec perte des forces et une confusion mentale particulière qui a forcé à suspendre immédiatement l'emploi de cette substance médicamenteuse. Ce sont là des faits qu'il est bon de connaître, parce qu'il peut se présenter, dans la pratique, des cas analogues où on serait tenté d'utiliser l'ésérine.

D'autre part, le *Sulfate d'ésérine* employé en potion à la dose de 3 à 5 milligrammes, a déterminé du ptyalisme, de la gastralgie, de la diarrhée, un affaiblissement notable des contractions cardiaques, de l'anurie, de la dyspnée, de la rigidité musculaire spasmodique, et cependant, malgré ces accidents déterminés par des doses assez faibles, on a vu la guérison survenir même après l'absorption, dans un but de suicide, de 50 centigrammes de sel d'ésérine. Lorsque la mort se produit, elle survient par asphyxie et après que se sont montrés des phénomènes de paralysie cérébrale et médullaire.

Chose curieuse, l'extrait de Fèves de Calabar est capable de déterminer, par contact direct, l'abolition de la contractilité musculaire. Ce fait est d'autant plus intéressant que je signalais précisément tout à l'heure, comme mécanisme de l'action exercée par l'ésérine, l'augmentation de l'excitabilité musculaire, mais sous l'influence de très faibles doses d'ésérine circulant dans l'organisme. Eh bien, par contact direct sur les éléments anatomiques des muscles, il se produit quelque chose d'analogue à ce qui se produit par le contact direct de l'ésérine avec les milieux de l'œil, c'est-à-dire un phénomène précisément inverse de celui que produit le même alcaloïde introduit par la voie de la circulation générale.

D'autre part, l'expérimentation a montré que la paralysie motrice qu'on peut observer parmi les phénomènes d'intoxication ne résulte pas de l'action exercée sur le cerveau, ni sur les muscles ou sur les nerfs moteurs, mais bien de troubles médullaires déterminés par l'influence directe de l'ésérine sur la moelle. Et en effet, on en a la preuve dans ce fait que, la moelle étant préservée par la ligature des vaisseaux afférents, la paralysie est absolument empêchée, alors qu'on la voit apparaître lorsqu'on lève les ligatures de manière à permettre à la moelle de subir l'impression de l'ésérine.

C'est surtout en oculistique que l'ésérine est utilisée actuellement. On l'a employée précisément pour combattre, par des instillations locales, une mydriase exagérée, quelle qu'en soit la cause; on l'a employée également, et avec succès, pour rompre des adhérences contractées par l'iris, soit avec la face postérieure de la cornée, soit avec la face antérieure du cristallin; on dit l'avoir employée également avec de bons résultats, dans la presbyopie douloureuse, l'héméralopie, les abcès de la cornée. Autrefois, on avait tenté de l'employer dans le traitement d'un certain nombre d'affections nerveuses, la chorée, l'épilepsie, le tétanos traumatique, et, à propos de ce dernier exemple, on se basait sur l'idée, absolument inexacte, qu'on s'était faite de l'antagonisme qui devait exister entre l'ésérine et la strychnine : il y a bien un antagonisme sur certains points de détail, mais loin que cet antagonisme soit général, c'est, au contraire, bien plus souvent une synergie qu'on peut observer. Dans le tic douloureux de la face, dans l'ataxie locomotrice et la constipation habituelle, on avait également espéré que certaines des propriétés physiologiques de l'ésérine que je viens de retracer tout à l'heure auraient donné de bons résultats; mais les faits ne semblent pas avoir prouvé le bien fondé de ces conceptions, et, actuellement, ce n'est plus guère qu'au point de vue de l'oculistique que l'ésérine est utilisée en thérapeutique. On l'emploie le plus généralement sous forme de collyres au sulfate d'ésérine, que l'on prépare à la dose de 1 gramme de sel d'ésérine pour 500 ou pour 1000 d'eau distillée.

Quant aux prescriptions qu'on faisait autrefois, la poudre de Fèves de Calabar qui s'administrait à la dose de 10, 15 ou 20 centigrammes; l'extrait alcoolique, à la dose de 3 à 5 centigrammes, par fraction de 1 centigramme; ou l'ésérine en nature, aux doses de 1 à 5 et jusqu'à 20 milligrammes, ces modes d'administration sont à peu près complètement abandonnés. Seule, l'action locale, comme je le signalais tout à l'heure, est encore fréquemment utilisée en thérapeutique.

Ve LEÇON

JABORANDI ET PILOCARPINE. — ACTION PHYSIOLOGIQUE. — MÉCANISME DE L'INFLUENCE SIALAGOGUE ET SUDO-RALE.

Le type des *Hypocinétiques généraux*, dont nous faisons en ce moment l'étude, serait, logiquement, le curare. Je ne m'en occuperai cependant pas pour deux raisons : d'abord parce que c'est un produit n'intéressant en aucune façon la thérapeutique, et, en second lieu, parce qu'en étudiant la strychnine nous aurons occasion de la comparer au curare et d'insister sur les points de contact ainsi que sur les dissemblances de ces substances toxiques. Je renverrai donc ceux d'entre vous que cette question intéresserait, au point de vue purement physiologique, aux belles *Leçons sur les substances toxiques et médicamenteuses* de mon regretté Maître VULPIAN. J'avais d'abord pensé à glisser très rapidement sur l'histoire de l'action physiologique du *Jaborandi* et de la *Pilocarpine* en raison du peu d'importance de ces substances au point de vue thérapeutique; mais, à la réflexion, je suis revenu sur cette décision première, et je trouve qu'il est nécessaire d'étudier avec une certaine ampleur le Jaborandi et la Pilocarpine, en raison, d'abord, de la certitude, de l'exactitude des données physiologiques permettant d'interpréter l'action de ces substances; en second lieu, parce que l'étude pharmacodynamique de la pilocarpine va nous permettre d'éclaircir certains points de l'action physiologique de la muscarine, avec laquelle la pilocarpine possède de très étroites analogies, et enfin parce que cette étude nous donnera l'occasion d'élucider quelques questions dont il me faudra nécessairement vous entretenir lorsque nous étudierons un peu plus tard l'atropine, et à propos desquelles je n'aurai plus, par conséquent, qu'à faire appel à vos souvenirs.

Au Brésil, on donne le nom de *Jaborandis* à un certain nombre de substances d'origine végétale, assez variables d'ailleurs, appartenant à des familles différentes : la famille des Pipéracées, celle des Rutacées, et même quelques espèces de la famille des Scrofulariacées, fournissent les représentants de ces substances qu'on a désignées sous l'appellation générique de *Jaborandi*, et qui sont reconnaissables par leurs propriétés sialagogues, sudorifiques, excitantes, ce qu'on aurait qualifié autrefois par la désignation d'*Alexipharmaque*. Mais, en réalité, la dénomination de Jaborandi est restée presque exclusivement attachée aujourd'hui à une plante de la famille des Rutacées, de la tribu des Zanthoxylées, — ou, pour quelques botanistes, de la famille des Zanthoxylées ; — c'est le *Pilocarpus pinnatifolius*, une plante originaire du Nord du Brésil.

C'est un arbuste de huit à dix pieds de hauteur, offrant un feuillage assez remarquable par la forme de ses feuilles, au travers desquelles on peut apercevoir, par transparence, des glandes renfermant une huile essentielle particulière. Je vous présente ici un échantillon d'une espèce différente, le *Pilocarpus Selovii*, que je dois à l'obligeance de mon collègue le professeur ALTAMIRANO, de Mexico. Toutes ces plantes sont remarquables par la présence, sur leurs folioles, de ponctuations pellucides, renfermant les glandes à huile essentielle. Elles présentent leur maximum d'activité au printemps. A cette époque, les feuilles renferment environ 1 p. 1000 d'un alcaloïde dont nous allons faire l'étude. L'huile essentielle qu'on a pu retirer des feuilles de cette plante est analogue à l'huile volatile de citron, par ses caractères extérieurs, et présente la même odeur. Elle renferme des principes que l'on peut rapporter à trois groupes : 1° Une substance constituée par une essence homologue de l'essence de térébenthine et qui a reçu le nom de *Pilocarpène*. C'est un liquide incolore, transparent, mobile, d'odeur agréable, déviant à droite le plan de la lumière polarisée, de densité 0,852; il bout à 178° et, comme l'essence de térébenthine, est susceptible de se combiner avec l'acide chlorhydrique pour donner naissance à un camphre artificiel de formule $C^{10}H^{16}.2HCl$. Cette substance n'a nul intérêt ou, en tout cas, un intérêt beaucoup moindre que l'alcaloïde dont nous allons nous occuper. 2° Un second produit est constitué par un hydrocarbure bouillant à 250°. 3° Un troisième hydrocarbure est solide. On avait pensé tout d'abord à attribuer l'activité du Jaborandi à cette huile essentielle mixte, mais elle ne possède en réalité d'autre propriété thérapeutique ou pharmacodynamique que celle pouvant résulter de la présence de l'homologue de l'essence de térébenthine, le Pilocarpène.

Quant à l'alcaloïde, on peut l'obtenir en épuisant les feuilles ou l'écorce de la plante par l'alcool à 80 centièmes qu'on additionne d'acide chlorhydrique; on distille pour évaporer à consistance d'extrait fluide, on reprend par l'eau, on ajoute de l'ammoniaque et on épuise par le chloroforme qui s'empare de la pilocarpine. Cette solution chloroformique est évaporée, et le résidu qu'elle abandonne est saturé, très exactement, par la quantité strictement suffisante d'acide nitrique dilué, de façon à donner naissance, par évaporation, à un sel solide, le nitrate de pilocarpine, — c'est le sel qui est le plus souvent employé en raison de la facilité avec laquelle on peut le purifier, — et ce nitrate de pilocarpine, épuré par des cristallisations suffisantes dans l'alcool à 90 centièmes, est ensuite traité par un alcali, l'ammoniaque par exemple, de façon à déplacer la pilocarpine, qui est dissoute finalement dans un liquide approprié : chloroforme, benzine ou éther. On obtient de cette façon un alcaloïde de la formule $C^{11}H^{16}Az^2O^2$, qui constitue la pilocarpine.

C'est un corps de consistance semi-liquide, visqueux, ayant presque la consistance du miel, soluble dans l'eau, l'alcool, les différents dissolvants hydrocarbonés : benzine, éther, chloroforme, alcool amylique, etc. Il dévie à droite le plan de la lumière polarisée. Son oxydation, au moyen de l'acide nitrique fumant, donne naissance à un autre alcaloïde, la *Jaborandine*, qui n'a d'intérêt pour nous que parce que cet alcaloïde se retrouve à l'état naturel dans une plante qui constitue un de ces Jaborandis du Brésil, le *Piper jaborandi villosa*. Cet alcaloïde possède, probablement, les mêmes propriétés physiologiques que la pilocarpine ; dans tous les cas, je me borne à vous citer son nom et sa formule : $C^{10}H^{12}Az^2O^3$.

Par hydratation et en présence des acides, la pilocarpine donne naissance à un produit de transformation, la *Pilocarpidine*, et il se sépare une molécule d'alcool méthylique :

$$\underbrace{C^{11}H^{16}Az^2O^2}_{\text{Pilocarpine.}} + H^2O = \underbrace{C^{10}H^{14}Az^2O^2}_{\text{Pilocarpidine.}} + CH^3.OH$$

Je vous signalerai enfin, comme produits de décomposition, deux substances : la *Jaborine* et la *Jaboridine*, qui sont assez peu étudiées, mais paraissent présenter un certain intérêt parce qu'on a prétendu que ces substances, loin de posséder les propriétés physiologiques de la pilocarpine, jouissaient au contraire de propriétés physiologiques les rapprochant de l'atropine, qui est un remarquable antagoniste de la pilocarpine, au point de vue de son action physiologique.

J'arrive maintenant à l'étude de l'action physiologique de cet alcaloïde. C'est seulement en 1873 que MAGALHAÈS COUTINHO, de Pernambuco, attira l'attention sur le Jaborandi et ses curieuses propriétés physiologiques. Un assez grand nombre de physiologistes se sont occupés de cette étude, et je citerai, parmi ceux auxquels on doit des travaux particulièrement intéressants : GUBLER, RABUTEAU, ALBERT ROBIN, et surtout VULPIAN, BOCHEFONTAINE, CARVILLE, GALIPPE, parmi les Français; Sydney-Ringer, Gould, Martindale, Tweedy, parmi les Américains et les Anglais.

C'est en France que la séparation très nette des principes actifs a été faite et que l'isolement de la pilocarpine a été réalisé pour la première fois, d'un côté, par Hardy, et, de l'autre, par Byasson. Déjà à cette époque, on avait acquis la certitude que le principe actif de la plante ne résidait pas dans son huile essentielle. Une expérience de Laborde était très instructive à cet égard : il avait montré que l'huile essentielle du Jaborandi était absolument dénuée des propriétés sialagogues et sudorifiques si remarquables de l'alcaloïde lui-même. Au contraire, l'infusion de la plante, même quand on en séparait l'huile essentielle, détermine très rapidement une augmentation considérable des sécrétions salivaire, pancréatique, biliaire. L'alcaloïde possède les mêmes propriétés et exerce presque la même action sur le cœur que l'infusion de feuilles. Cet alcaloïde existerait, d'après certains observateurs, en plus forte proportion dans l'écorce des tiges, dont l'infusion est également plus active sur l'organisme des animaux. Les extraits aqueux et alcoolique de Jaborandi possèdent très sensiblement les mêmes propriétés que l'alcaloïde; mais il y a cependant à faire à ce sujet quelques remarques sur lesquelles j'aurai occasion d'insister, lorsque nous étudierons l'action physiologique du Jaborandi sur les grands appareils.

Chez l'homme, l'infusion de 3 à 4 grammes de feuilles dans une quantité de 150 grammes d'eau, et après vingt-quatre heures de macération, détermine, au bout de quelques minutes, un ensemble de phénomènes très caractéristiques et que l'on peut provoquer, au même degré, à l'aide de 1 à 2 centigrammes de chlorhydrate ou d'azotate de pilocarpine. On observe au bout de quelques minutes une rubéfaction très notable de la peau de la face, une sensation particulière de tension dans la tête, quelquefois même des battements dans les artères cérébrales. Rarement, on constate des vertiges et des bourdonnements d'oreilles, et, très exceptionnellement, des troubles passagers de la vue. Le tégument cutané est congestionné sur toute son étendue, et, environ après dix à vingt-cinq minutes, apparaît une sécrétion sudorale profuse : on voit la sueur perler sous forme de gouttelettes qui ne tardent pas à se réunir et à former une véritable nappe liquide à la surface du tégument. Puis, peu de temps après, parfois même contemporanément, une salivation intense s'établit dans les mêmes conditions, et on observe en même temps une hypercrinie d'un certain nombre de glandes, notamment des glandes lacrymales, ainsi que des glandes muqueuses des fosses nasales, du pharynx, de la trachée et des bronches.

La quantité de sueur qui peut ainsi être éliminée sous l'influence de la pilocarpine est assez considérable, puisque, dans les conditions dont je viens de parler, c'est-à-dire sous l'influence de 3 ou 4 grammes de feuilles seulement, cette quantité de sueur varie suivant les individus entre 300 et 1 500 centimètres cubes; elle est en moyenne de 600 cc. Cette sueur est rendue opaline par la présence d'une certaine quantité de matière sébacée entraînée pendant la sécrétion. Elle est remarquable par la différence de composition chimique qu'elle présente avec la sueur normale; et les observations ont montré que la quantité d'urée et de chlorure de sodium qu'elle renfermait était notablement plus considérable que celle qu'on peut observer dans la sueur normale. Ainsi, tandis que la proportion d'urée contenue dans la sueur normale est de 0 gr. 5 pour 1000, sous l'influence de la pilocarpine cette quantité atteint 2 gr. 5; elle est donc cinq fois plus considérable. Quant à la proportion de chlorure de sodium, si elle n'est pas relativement aussi considérable que celle de l'urée, elle augmente cependant dans une sensible proportion, puisque de 2 gr. 5, chiffre moyen à l'état normal, on voit cette quantité s'élever, dans la sueur sécrétée sous l'influence de la pilocarpine, à 3 gr. 5 et jusqu'à 4 grammes.

On a remarqué également que les enfants et les vieillards sont moins influencés que ne le sont les adultes par cette action sialagogue et sudorifique de la pilocarpine. Chez le vieillard, ce fait peut s'expliquer dans une certaine mesure, puisque nous savons que la sudation est beaucoup plus difficile à obtenir que chez l'adulte. Il n'en est pas de même chez l'enfant et il y a encore là un fait dont l'explication reste en suspens.

Dans certaines circonstances, la salivation apparaît plus vite que la sueur; quelquefois même, c'est exclusivement la salivation qu'on voit révéler l'action de la pilocarpine. Quant à la durée, soit de la salivation, soit de la sudation, elle est d'environ deux heures, et la quantité de salive éliminée varie de 100 à 1 200 cc.; elle est en moyenne d'un demi-litre.

La sueur et la salive sécrétées dans ces conditions possèdent tous les caractères physiologiques normaux. On a observé seulement, dans certaines circonstances, une sorte de difficulté à l'évacuation de la salive, difficulté qui se traduit chez certains individus par une tuméfaction, une rénitence particulière des glandes salivaires qui n'est pas sans causer chez eux une certaine gêne. Parfois, au début de l'action de la pilocarpine, il se produit un besoin impérieux de miction et de défécation. Plusieurs observateurs, notamment M. ALBERT ROBIN, ont attiré l'attention sur des manifestations caractérisées par de la strangurie et même de l'uréthrorrhée. Pendant la durée des effets sudoraux, on observe la soif, l'inappétence, rarement des nausées et des vomissements; à la suite, on observe une sensation de fatigue, de la sécheresse de la peau et de la gorge, et un abaissement de température qui s'explique facilement à la suite de cette sudation forcée.

L'action sur la circulation est assez intéressante; elle se rapproche, dans une étroite mesure, de celle qu'on peut observer sous l'influence de la muscarine. C'est d'abord, au début, une légère diminution de la pression artérielle, avec une accélération cardiaque bientôt suivie d'un ralentissement assez notable vers la fin de la période hypercrinique, puis un retour à l'état normal. Mais, chez les individus atteints d'affection cardiaque, ou dont le cœur est particulièrement sensible aux médicaments cardiaques, il peut se faire qu'on observe certains accidents, consistant principalement en arythmie, variations assez considérables de la pression, et sensations subjectives assez désagréables. Sous l'influence de doses un peu élevées, le ralentissement et les irrégularités cardiaques deviennent considérables, la température est abaissée; et il est fort probable, je crois même qu'on peut dire certain, qu'il faut faire intervenir ici l'influence de produits accessoires dont l'importance va devenir encore plus évidente lorsque nous nous occuperons tout à l'heure de l'expérimentation sur les animaux.

L'action exercée par le Jaborandi sur la pupille est assez inconstante lorsqu'on emploie l'extrait ou l'infusion de feuilles. Lorsqu'au contraire on se sert de l'alcaloïde, on observe une action constante consistant en un myosis très accentué, par l'application directe, en instillation, d'une solution de nitrate de pilocarpine dans le cul-desac conjonctival. D'ailleurs, l'influence spoliatrice que nous verrons exercer par la pilocarpine, et qui se traduit déjà par la salivation et la sudation, est précisément la raison pour laquelle cet alcaloïde est utilisé dans certaines affections oculaires. On a également noté quelquefois, du côté de l'accommodation, certains accidents passagers, très analogues à ceux que nous avons reconnus se produire, dans les mêmes conditions, sous l'influence de la muscarine.

Au point de vue de son emploi thérapeutique, l'action du Jaborandi et de la Pilocarpine est très intéressante, parce que, en définitive, on peut dire qu'avant l'introduction du Jaborandi et de son alcaloïde, on ne connaissait pas de médicament agissant par suite d'une action propre sur les glandes salivaires et sur les glandes sudoripares. En fait de sudorifiques, on ne connaissait absolument que l'emploi des tisanes très chaudes agissant par la température à laquelle elles étaient ingérées, et par l'excès de liquide introduit dans le tube digestif dans ces conditions. Quant aux sialagogues, on connaissait bien des substances capables d'exciter la salivation, mais il s'agissait en réalité d'une excitation indirecte, d'ordre réflexe, comme par exemple celle provoquée par la mastication de racine de pyrèthre qui, excitant les extrémités terminales des nerfs du goût, produisait par action réflexe une suractivité de la circulation dans les glandes salivaires et une salivation consécutive.

Comme nous allons le voir tout à l'heure, le mécanisme par lequel le Jaborandi provoque une excrétion salivaire et sudorale est très différent du mécanisme précédent. Il y a d'ailleurs intérêt, comme je l'ai déjà fait entendre, à dégager l'action de l'alcaloïde de celle des produits qui l'accompagnent; cela est important, surtout, au point de vue de l'action exercée par ces produits sur le cœur et l'appareil digestif. Et en effet, alors que l'action exercée par la pilocarpine sur le cœur et l'appareil digestif est, sinon nulle, au moins très peu sensible lorsqu'on reste dans certaines limites que nous allons apprendre à connaître tout à l'heure, au contraire, l'action de ces produits accessoires, encore très mal et insuffisamment étudiés, il faut le reconnaître, se porte avec une certaine intensité sur le cœur, ce qui peut quelquefois constituer un danger, et sur l'appareil digestif qui traduit la nocivité de ces substances par une irritation plus ou moins intense.

L'infusion de Jaborandi perd spontanément, au bout de quelques jours, la propriété d'agir sur le cœur de la grenouille par absorption hypodermique. Elle conserve cependant ses propriétés sialagogues et sudorifiques. On constate une différence moins accentuée dans l'action exercée sur le cœur des mammifères; et il convient de noter, à ce sujet, que l'action excitante exercée par la pilocarpine sur les terminaisons intracardiaques des nerfs vagues est beaucoup moins énergique que celle exercée par la muscarine.

L'injection sous-cutanée de chlorhydrate ou de nitrate de pilocarpine — ce dernier sel est plus employé en raison de sa facile purification — à la dose de 1 à 2 centigrammes, donne lieu aux mêmes effets que l'ingestion de l'infusion de feuilles; mais l'évolution des phénomènes est plus rapide et, en même temps, on n'observe pas ces phénomènes accessoires sur lesquels je viens d'appeler votre attention, et qui constituent en somme des phénomènes plutôt nocifs. Cette injection sous-cutanée détermine la salivation et la sudation dans un espace de temps extrêmement court; il s'écoule, en effet, à peine deux ou trois minutes, après l'injection de 1 centigramme de pilocarpine, sans que la sudation et la sialorrhée apparaissent. En même temps, les phénomènes atteignent plus promptement leur summum, et disparaissent rapidement, sans laisser parfois, comme le fait l'infusion de feuilles, les suites désagréables que j'ai indiquées.

En raison de l'activité de la pilocarpine, on a cherché à déterminer quelle était la dose maxima qu'on pouvait employer chez l'homme; cette dose est assez difficile à préciser; j'en rapporterai comme preuve les faits suivants. On a observé des accidents sans gravité à la suite de l'injection hypodermique d'une dose de 3 centigrammes; on a même démontré, comme cela résulte des observations faites par Pitois, qui a opéré sur lui-même, la possibilité d'injecter une solution de 5 centigrammes par la voie hypodermique en üne seule fois : il est vrai que cette quantité est le maximum que Pitois ait pu supporter sans qu'il en résultât pour lui d'incidents ou même d'accidents assez notables. D'autre part, on a pu constater, chez certains individus, des accidents qui, heureusement, ne furent pas graves, par l'injection d'un seul centigramme de pilocarpine. Il est vrai que, dans cette circonstance particulière, il s'agissait d'un individu dont l'appareil respiratoire était en mauvais état, d'un bronchitique, et je vous ai signalé tout à l'heure l'hypersécrétion abondante de mucus bronchique provoquée par la pilocarpine, sécrétion qui, dans l'espèce, était évidemment fort fâcheuse, et qui a dû favoriser la production des accidents. Dans tous les cas, la dose habituelle pour provoquer soit la sialorrhée, soit une sudation abondante, ne doit pas dépasser 1 centigramme par voie d'injection sous-cutanée.

Les accidents auxquels je faisais allusion tout à l'heure, et qu'on peut observer sous l'influence d'une dose un peu considérable, ou même seulement d'une dose de 1 centigramme lorsque l'on a affaire à un individu particulièrement sensible à l'action physiologique de la pilocarpine, consistent en un état de malaise extrêmement accentué, sensation de distension cérébrale toute particulière, en même temps qu'un état nauséeux parfois accompagné de vomissements; la faiblesse est considérable, la respiration parfois suspirieuse et entrecoupée; le pouls devient très fréquent et presque imperceptible, après avoir passé par une phase initiale d'augmentation de force et d'amplitude; la vue se trouve obscurcie; le sujet est en proie à des frissonnements continuels, puis tombe dans un état d'hébétude auquel vient bientôt succéder un sommeil lourd, suivi de paresse physique et intellectuelle qui peut durer pendant plusieurs jours. Tels sont les symptômes observés par Pitois dans les expériences systématiques qu'il a pu réaliser non seulement sur lui, mais encore sur d'autres personnes qui se sont prêtées à ses recherches et chez lesquelles les symptômes se sont produits à une dose sensiblement moindre que 5 centigrammes. Comme perception particulièrement désagréable, on a noté une sensation de refroidissement intense, accompagnée de frissons et de claquements de dents; souvent même des coliques fort douloureuses, et des épreintes rectales, parfois intolérables, accompagnées de diarrhée.

L'infusion de feuilles, lorsqu'elle est introduite par la voie buccale à une dose un peu trop considérable, détermine, en plus des phénomènes précédents, des vomissements et un état lipothymique qu'il faut certainement attribuer à l'action des substances qui accompagnent la pilocarpine.

Chez les animaux, on observe très sensiblement les mêmes effets que chez l'homme. Ces effets peuvent être produits de façon presque instantanée sous l'influence d'une injection veineuse. Si, par exemple, on prend un chien, auquel on introduit une canule dans le canal de Warthon, et que, par l'intermédiaire de la veine crurale, on pratique une injection de 2 grammes de feuilles de Jaborandi macérées dans 30 grammes d'eau, ou de 1 centigramme de nitrate de pilocarpine dissous dans 1 centimètre cube d'eau distillée, au bout de quelques secondes on voit apparaître une salive épaisse, qui devient peu à peu opaline, limpide et plus fluide, et dont la quantité émise est dix à quinze fois plus considérable que celle qu'on peut voir s'écouler normalement par le canal de Warthon. Un fait intéressant, dont nous aurons à chercher l'explication tout à l'heure, c'est que les mêmes résultats, au point de vue de l'émission de la salive, sont observés après que l'animal a été soumis à la curarisation préalable, ou à l'éthérisation ou à l'action du chloral ou du chloroforme.

Comme ordre d'apparition des différentes espèces de salives, on a noté que la salive sous-maxillaire apparaissait d'abord, puis la salive parotidienne, enfin la salive sécrétée par la glande sublinguale. Cet ordre d'apparition s'observe lorsqu'on pratique l'injection par la voie de l'artère faciale. Ces différentes salives apparaissent en jet et presque instantanément, même avant la fin de l'injection, lorsque celle-ci est pratiquée dans une veine, dans la direction du cœur. En même temps qu'augmente la quantité de salive, on voit augmenter la quantité de sang qui sort par la veine principale de la glande sous-maxillaire; mais, dans tous les cas, ces deux effets sont moins intenses que ceux qu'on peut observer sous l'influence de la faradisation de la corde du tympan.

Les caractères et la composition chimique présentés par chacune des trois salives sont ceux des salives normales. La salive sous-maxillaire est un liquide filant, légèrement opalescent; la salive parotidienne est plus fluide et transparente; et les deux autres salives, la sublinguale et celle des glandes de Nück, sont constituées par un liquide extrêmement filant. A ce sujet, il y a lieu de faire une remarque à propos d'une discussion relative aux caractères présentés par ces différentes salives, discussion qui a montré, en définitive qu'il s'agissait d'une erreur d'interprétation. Au début des expériences faites avec la pilocarpine relativement à son action sialagogue, on avait dit que la salive sous-maxillaire ne possédait pas les caractères de la salive normale, parce qu'elle n'était pas capable de transformer l'amidon en glucose. Or, on s'est aperçu qu'il y avait erreur d'interprétation, parce que les expériences dans lesquelles on avait obtenu, avec la salive sous-maxillaire normale, la transformation de l'amidon en glucose avaient été faites sur des animaux préalablement chloralisés, et comme le chloral passe par la salive de même que par l'urine, c'était lui qui déterminait la réduction de la liqueur de Fehling avec laquelle on recherchait la présence du sucre. Je cite ce fait pour montrer combien, dans l'expérimentation physiologique, il faut être attentif à la façon dont les phénomènes peuvent être interprétés.

Quant aux expériences relatives à l'action de la pilocarpine sur les glandes sudoripares, elles ont été faites sur les animaux se prêtant mieux que d'autres à cette recherche, notamment les chevaux et les chats. Cette action est tout à fait analogue, chez le chat, à celle qu'on peut déterminer par la faradisation du bout périphérique du sciatique après sa section. Cette expérience se réalise en étudiant la sécrétion de la sueur sur les pulpes digitales du chat; et on a pu précisément, grâce à cette action de la pilocarpine, faire de la sécrétion sudorale une étude physiologique très complète, qu'on n'avait pas pu réaliser avant l'intervention de cette substance. On a pu démontrer ainsi que la sueur, normalement alcaline, devait son acidité à la présence du sebum.

Chez tous les animaux, on observe une hypercrinie de la salive, de la bile, du suc pancréatique, de la sueur et du lait; on a même été jusqu'à recommander l'usage thérapeutique de la pilocarpine comme cholagogue et pancréatogénique, et préconiser l'emploi soit des feuilles de Joborandi, soit encore mieux de la pilocarpine, dans la colique hépatique et la dyspepsie pour les aliments gras et féculents. On a observé, chez les animaux, que le suc pancréatique, comme la salive et la sueur recueillies sous l'influence de la pilocarpine, possédait exactement les caractères du suc pancréatique normal.

Quant à l'action exercée sur les sécrétions gastrique et intestinale, elle est assez incertaine. On a observé, chez le chien, sous l'influence de doses très fortes, que la pilocarpine déterminait souvent une diarrhée sanguinolente, action se rapprochant beaucoup, dans ce cas, de celle que j'ai eue à vous signaler relativement à la muscarine.

Du côté de la sécrétion urinaire, l'influence de la pilocarpine est absolument nulle, comme nous l'avons constaté aussi pour la muscarine.

La circulation est très notablement ralentie avec les doses un peu élevées de pilocarpine; quelquefois on observe une accélération progressive subséquente, mais, dans tous les cas, le pouls est affaibli, filiforme, difficilement perceptible, et l'on constate une arythmie toujours assez marquée.

La section des pneumogastriques ne modifie en rien cette action de la pilocarpine sur le cœur et la circulation, mais il en est tout autrement de l'atropine, et j'aurais à vous répéter ici ce que j'ai déjà dit à propos de la muscarine, que, sous l'influence de l'atropine, le cœur, préalablement soumis à l'action de la pilocarpine et arrêté en diastole, reprend immédiatement ses mouvements normaux, qu'on peut même voir devenir plus rapides et plus réguliers qu'avant l'expérience. Vous voyez qu'on observe exactement les mêmes phénomènes qu'avec la muscarine : une fois le cœur arrêté en diastole, turgide, gorgé de sang coloré en noir dilatant sa cavité ventriculaire, et après avoir attendu quelques minutes après son arrêt complet, on peut observer que l'instillation à la surface du ventricule d'une ou deux gouttes seulement de la solution de sulfate d'atropine au centième détermine presque instantanément la reprise des contractions cardiaques, qui sont même beaucoup plus nettes et plus accentuées qu'au début de l'expérience.

Les doses faibles augmentent, généralement, au début, le nombre des contractions cardiaques; et, ainsi que je vous l'ai déjà dit, l'infusion agit plus énergiquement sur le cœur que l'alcaloïde, mais, en revanche, elle agit aussi de façon plutôt fâcheuse et, par conséquent, il y a intérêt à dissocier l'action de l'alcaloïde de celle des produits qui l'accompagnent. La pression artérielle diminue chez les animaux comme chez l'homme, et cette diminution ne s'observe pas lorsqu'on a pratiqué préalablement la curarisation de l'animal.

Quant aux pupilles, on observe deux phénomènes en apparence contradictoires, mais qui s'expliquent fort bien, et d'une façon identique à celle que je vous ai indiquée à propos de la muscarine. Chez les animaux, à la suite de l'injection veineuse et souvent même à la suite de l'injection sous-cutanée, à la condition que la dose soit suffisante, — nous allons voir pourquoi, — on peut observer une dilatation notable de la pupille, due précisément à l'excitation provoquée sur les extrémités terminales du grand sympathique. Ce fait est confirmé par cette observation que l'on ne voit plus se produire la mydriase quand on a, préalablement, sectionné les vagues au cou. Je vous ai signalé ce phénomène, en faisant ressortir que la muscarine possède sur la muqueuse intestinale une action irritante, retentissant, par la voie du grand sympathique, sur la pupille en déterminant un réflexe dilatateur de celle-ci, réflexe que nous sommes, d'ailleurs, habitués à rencontrer avec toutes les substances provoquant une irritation du tractus intestinal. Mais si, au contraire, on vient à mettre directement la pilocarpine en contact avec les milieux de l'œil, si l'on instille, par exemple, une goutte de solution de nitrate de pilocarpine dans le cul-de-sac conjonctival, on voit un myosis considérable succéder à l'action de la pilocarpine et, souvent, s'accompagner d'un spasme de l'accommodation lorsque la quantité de pilocarpine est suffisante. Nous retombons ici sur les mêmes phénomènes que ceux dont j'ai eu à vous entretenir au sujet de la muscarine.

Quant à la température, elle est abaissée, d'une part, à cause de l'excrétion sudorale et, d'autre part, à cause de la perte de chaleur, assez considérable, par rayonnement, en raison de la suractivité circulatoire, de la vaso-dilatation périphérique, perte qui vient s'ajouter à la déperdition calorifique provenant de la sudation exagérée.

En ce qui concerne le sang, on a noté l'augmentation de nombre des hématies, ce qui s'explique facilement en raison de la perte d'eau déterminée par l'action sudorifique intense qu'exerce la pilocarpine.

J'arrive maintenant à l'étude des mécanismes permettant d'interpréter cette hypersécrétion de la sueur et de la salive. Deux théories ont été proposées; il y en a certainement une d'inexacte. La première en date est celle qu'avait formulée GUBLER, qui admettait que la pilocarpine exerçait une action directe sur les cellules propres glandulaires. Pour lui, l'excitation de la cellule glandulaire était déterminée par l'alcaloïde éliminé, comme on a pu le constater dans la salive; cette élimination provoquait un réflexe déterminant la dilatation des vaisseaux, un afflux plus considérable du sang, par conséquent de matériaux capables de donner naissance à la sécrétion, d'où l'augmentation du travail sécrétoire.

Mais l'analyse expérimentale des phénomènes montre que cette interprétation est absolument inexacte et que le rôle prépondérant doit être attribué à une action indirecte s'exerçant par l'intermédiaire du système nerveux. En raison de l'importance que ce fait présente pour l'interprétation de l'action pharmacodynamique d'un certain nombre de substances médicamenteuses, et notamment de l'atropine, je crois nécessaire d'entrer ici dans quelques détails qu'il me suffira de vous rappeler plus tard quand nous étudierons l'atropine.

Il faut que je vous rappelle d'abord quelques points relatifs à l'innervation des glandes salivaires, détails qui sont absolument indispensables pour bien saisir le mécanisme de cette action. Les glandes salivaires reçoivent leurs filets nerveux de deux sources différentes : d'une part, de filets issus du bulbe et de la protubérance par l'intermédiaire de la corde du tympan. Cette corde du tympan s'accole à une branche du trijumeau, le lingual, puis fournit ensuite un filet récurrent à la glande. La corde du tympan émane du noyau d'origine du trijumeau. D'autre part, l'innervation sympathique est fournie à la glande par des filets provenant du ganglion cervical supérieur, la plupart, pour ne pas dire presque tous, amenés par le cordon sympathique cervical. Il en résulte qu'au point de vue physiologique on peut étudier, en pratiquant des sections en des points différents, l'influence exercée par la corde du tympan toute seule, par les filets émanés du lingual, et enfin par le filet récurrent qui vient se rendre à la glande sous-maxillaire, après cette anastomose de la corde du tympan avec le lingual. On peut, comme l'a fait CLAUDE BERNARD, pratiquer la section de la corde du tympan dans la caisse, ou bien la section du lingual, entre l'anastomose de la corde et le filet récurrent, ou bien la section du filet récurrent même. Quant à la section des fibres sympathiques, elle se réalise facilement, soit par la section du cordon cervical au milieu du cou, ou, mieux encore, par l'excision du ganglion cervical supérieur. Il en est de même pour les essais d'excitation localisée qu'on peut faire dans les différentes régions dont je viens de parler à propos des sections.

Un certain nombre d'observateurs ont fixé très nettement les conditions dans lesquelles la section, ou la faradisation de ce système innervant la glande sous-maxillaire donne naissance à des phénomènes parfaitement connus. Ludwig le premier constata l'augmentation remarquable de sécrétion de la salive sous-maxillaire déterminée par l'excitation du lingual au-dessus du filet récurrent. Claude Bernard montra que cette augmentation était due à l'excitation de la corde du tympan, et que l'excitation de la corde du tympan suffisait, à elle seule, pour produire le même effet. Schiff confirma cette observation, et montra qu'il n'y avait plus d'effet produit après destruction de la corde du tympan, par exemple lorsqu'on l'avait sectionnée et laissé dégénérer. Enfin, Czermak montra que la faradisation des rameaux du grand sympathique était capable d'arrêter la sécrétion provoquée par l'excitation de la corde du tympan. Éckhard et Adrian montrèrent que cet arrêt se produisait seulement après une très courte période d'exagération sécrétoire; et Langley montra, sur le chat, que la salive obtenue par la faradisation du cordon cervical était moins visqueuse que celle obtenue par faradisation de la corde du tympan, ce qu'il attribua, d'après les constatations expérimentales, à une constriction des vaisseaux de la glande. Keuchel constata que l'atropine avait la propriété d'abolir l'action exercée par la corde du tympan, et que la faradisation de celle-ci, chez l'animal préalablement soumis à une injection sous-cutanée d'une certaine quantité d'atropine, était incapable de déterminer la sécrétion salivaire.

Heidenhain perfectionna, si l'on peut ainsi dire, la découverte de ses prédécesseurs en montrant que la faradisation exercée après l'atropinisation ne produisait plus la sialorrhée, mais déterminait cependant une vaso-dilatation et une suractivité circulatoire, ce qui l'amenait à cette conclusion que l'atropine était capable de paralyser le pouvoir excito-sécrétoire de la corde du tympan, tout en respectant son pouvoir vaso-dilatateur. Le même observateur montra que la faradisation du bout supérieur du cordon cervical du grand sympathique était capable de déterminer encore l'écoulement de salive, après l'action de l'atropine et, par conséquent, que l'atropine laissait intact le pouvoir excito-sécrétoire des filets du grand sympathique, mais cela, à condition que la quantité d'atropine injectée ne soit pas trop considérable, qu'elle soit juste suffisante pour déterminer son action inhibitrice sur la corde du tympan, parce que, si cette quantité est suffisamment considérable, les filets sécrétoires du grand sympathique sont eux-mêmes paralysés. Le chat constitue un animal extrêmement sensible, et réagissant à doses faibles, pour les expériences de cette nature. L'expérience montre que la pilocarpine, agissant après l'atropine, est absolument incapable de produire la salivation, à moins d'en venir à ces doses fantastiques que j'ai signalées à propos des recherches de PREVOST et MONNIER relatives à l'antagonisme de l'atropine et de la muscarine. On peut donc conclure que la pilocarpine n'exerce pas d'action directe sur les cellules glandulaires, puisque leur aptitude fonctionnelle est respectée par l'atropine et que, malgré cela, l'influence subséquente de la pilocarpine est incapable de les faire sécréter. Bien plus, on observe le même résultat sur un animal curarisé de façon assez profonde pour que la réactivité du grand sympathique soit atteinte, donc il faut nécessairement faire intervenir une action exercée par la pilocarpine sur les extrémités nerveuses terminales.

Si l'on tient compte de ce que les effets du jaborandi ou de la pilocarpine sur la salive, — et nous verrons tout à l'heure qu'il en est de même pour leur effet sur la sueur, — sont constants dans les différentes conditions que voici : 1° lorsque les nerfs de la glande sous-maxillaire sont laissés intacts; 2° ou bien losqu'on a pratiqué la section du lingual uni à la corde du tympan; 3° ou bien lorsqu'on a sectionné les vagues au milieu du cou; 4° ou bien lorsqu'on a sectionné les filets glandulaires du sympathique ou après excision du ganglion cervical supérieur, on est obligé de reconnaître qu'il n'y a pas d'intervention du centre salivaire intrabulbaire de CLAUDE BERNARD, et par conséquent, ici encore, on est obligé d'en venir à cette intreprétation que l'action de la pilocarpine s'exerce par les extrémités terminales nerveuses. Il faut donc que ce soit une modification des extrémités périphériques des fibres glandulaires des ramifications nerveuses; car il ne s'agit pas d'une action sur la puissance sécrétoire des cellules tapissant les culs-de-sac glandulaires. Il y a lieu de faire intervenir ici l'hypothèse, émise par VULPIAN, de cette *substance unissante* mettant en relation les extrémités périphériques des filets nerveux avec les cellules propres de la glande. Ses expériences ont en effet prouvé de façon péremptoire, en ce qui concerne le curare, que l'interprétation émise autrefois sous cette forme : que le curare agissait sur les extrémités nerveuses périphériques, n'était pas absolument exacte, que les extrémités nerveuses possédaient encore, malgré l'intervention du curare, toute leur neurilité, c'est-à-dire les propriétés fonctionnelles nécessaires et caractéristiques du tissu nerveux, et qu'il fallait nécessairement admettre qu'il existait une autre substance subissant l'action du poison, substance intermédiaire entre le filet nerveux, d'une part, et, d'autre part, l'élément glandulaire, en ce qui concerne la pilocarpine, ou les éléments musculaires, en ce qui concerne le curare. Soit que l'on adopte ici l'hypothèse de cette *substance unissante* de VULPIAN, soit que l'on accepte celle de la *substance interstitielle diffuse* de His, ou bien encore que l'on s'en tienne à cette sorte de *bouton terminal* signalé par les histologistes qui met l'extrémité du nerf en relation avec l'élément contractile, dans tous les cas, la nécessité d'une substance intermédiaire impressionnée s'impose pour pouvoir interpréter les phénomènes; à moins qu'on ne veuille adopter cette autre hypothése, également plausible, d'une contiguïté, d'un contact imparfaits entre les extrémités terminales nerveuses et les éléments musculaires ou glandulaires, mais je vais vous montrer qu'elle est insuffisante.

Si l'action s'exerçait sur les fibres nerveuses elles-mêmes, elle devrait se produire sous l'influence de la pilocarpine agissant après l'atropine, et l'on devrait obtenir la provocation du ptyalisme, puisque le pouvoir excito-sécrétoire des fibres du sympathique est intact, or, nous avons vu qu'il n'en est rien. En définitive, on est amené à cette conclusion, à laquelle nous a conduits également l'étude de la muscarine et de l'ésérine, — et c'est pourquoi ces trois alcaloïdes sont si voisins par leurs propriétés physiologiques, — que ces substances agissent par une action élective exercée au niveau des extrémités terminales des nerfs.

L'hypothèse de la *Substance unissante* de Vulpian permet seule d'interpréter légitimement les différents phénomènes que l'on observe dans ces circonstances. On ne peut admettre, en effet, un mode de terminaison des fibres du système sympathique différent de celui des fibres de la corde du tympan ou de celui des fibres provenant d'une autre branche nerveuse se rendant à un même organe. Comme l'avait fait remarquer Vulpian, toutes les fibres nerveuses sympathiques de la glande sous-maxillaire ne sont pas des fibres de Remak, un assez grand nombre est constitué par des fibres à gaine de myéline, comme la presque totalité des fibres de la corde du tympan. Comment admettre alors que des éléments présentant la même constitution histologique ne possèdent pas la même disposition moléculaire, la même composition chimique et ne soient pas impressionnées de la même manière, voire au même degré, par une même substance et que leur fonctionnement n'en éprouve pas des modifications identiques?

Cette impossibilité s'accentue encore si l'on vient à remarquer la façon différente dont les fibres sécrétoires et les fibres vaso-dilatatrices d'un même tronc nerveux, la corde du tympan, sont affectées par une seule et même substance, l'atropine. On en viendrait à se trouver obligé d'admettre que, dans un même tronc nerveux, les différentes fibres présidant à des actes fonctionnels différents sont dissemblables dans leur nature, puisque les unes sont impressionnées par un poison qui n'exerce pas d'action sur les autres. Cette dernière considération fait également ressortir l'insuffisance de l'hypothèse d'une contiguïté ou d'un contact imparfaits entre les éléments glandulaires propres et les fibres nerveuses terminales, car une pareille dissociation des propriétés fonctionnelles des fibres contenues dans un même tronc nerveux ne pourrait alors s'expliquer.

Nous avons vu, en ce qui concerne l'atropine, que les effets sur les phénomènes de sécrétion étaient indépendants de la dilatation vasculaire (V. page 604) et se trouvaient sous l'influence directe et exclusive des fibres nerveuses, ce qui oblige à écarter toute hypothèse de différence de nature comme celle dont il vient d'être question. D'autre part, puisque la pilocarpine, agissant après que l'animal a été placé sous l'influence de l'atropine, ne produit plus de sialorrhée, on est donc obligé d'admettre que l'exagération de la sécrétion est produite seulement par l'intermédiaire de l'appareil d'innervation de la glande. Des expériences de LANGLEY, confirmées par VULPIAN, il résulte que l'excitation électrique de la corde du tympan, chez un animal placé sous l'influence de la pilocarpine, produit une augmentation de l'abondance de l'écoulement salivaire, mais sans que cet effet s'ajoute à celui de l'alcaloïde, l'accroissement de la sécrétion ne dépassant jamais le degré auquel la faradisation seule peut le faire atteindre. Quant à la faradisation du grand sympathique, elle diminue l'abondance de l'écoulement, sans l'arrêter jamais complètement. Enfin, la période de sécrétion latente, c'est-à-dire l'intervalle de temps qui s'écoule entre l'injection du sel de pilocarpine et l'issue de la salive par le canal excréteur, varie en raison de la quantité d'alcaloïde injecté, de même qu'elle varie, dans le cas de faradisation de la corde du tympan, en raison de l'intensité de l'excitation. De même qu'il existe une limite d'action pour la faradisation d'intensité croissante, de même il existe une limite d'action pour les doses croissantes de pilocarpine, et la fatigue se produit assez rapidement pour les excitations répétées, aussi bien que pour les injections de faibles doses répétées à de courts intervalles. Dans ces deux cas, c'est-à-dire quand la fatigue a commencé à se manifester, la substitution de l'un de ces modes d'excitation à l'autre ne produit plus de suractivité bien manifeste de la sécrétion.

Il faut donc bien admettre l'intervention d'un intermédiaire, cette *Substance unissante*, établissant la connexion entre les fibres nerveuses et les éléments anatomiques sur lesquels elles réagissent, puisque l'expérience démontre, d'autre part, que ni les éléments anatomiques auxquels se rendent ces nerfs, ni les centres nerveux, ni les troncs nerveux, dans leur trajet, ne sont impressionnés par la substance toxique. Et il est alors plus facile de comprendre que cette substance unissante soit différente à des degrés divers, dans sa structure histo-chimique, par conséquent dans ses modes de réaction, suivant les éléments innervés par ces fibres nerveuses ou suivant la structure même de ces fibres. C'est seulement ainsi qu'on peut s'expliquer, par exemple, comment le curare peut impressionner la substance unissante qui met en communication les fibres nerveuses motrices de la vie animale et les faisceaux musculaires, tandis qu'il respecte, au moins à faible dose, la substance unissante qui existe entre les fibres nerveuses sympathiques et les éléments musculaires de la vie organique; et comment l'atropine peut influencer la substance unissante qui met en relation les fibres nerveuses glandulaires de la corde du tympan avec les cellules sécrétantes de la glande sous-maxillaire, tandis qu'elle ne modifie pas sensiblement la substance intermédiaire entre ces mêmes cellules et les fibres sympathiques.

Malgré la démonstration, qui me paraît faite actuellement de façon incontestable par les expériences de M. Druault relatives à l'action exercée par la quinine sur les cellules de la couche ganglionnaire de là rétine et le nerf optique[1], malgré cette démonstration de la possibilité d'une intoxication déterminée localisée sur une partie d'un groupe de cellules de même espèce, je ne pense pas que l'on puisse interpréter l'action exercée sur les diverses sécrétions, notamment sur les sécrétions salivaires, autrement que par l'intervention de cette *Substance unissante* dont l'impressionnabilité serait différente suivant qu'elle servirait d'intermédiaire entre les éléments glandulaires et les fibres nerveuses de la vie animale ou celles de la vie organique.

Vulpian admettait, comme conclusion, que le jaborandi ou la pilocarpine agissent en excitant la substance unissante par l'intermédiaire de laquelle s'établit la connexion anatomo-physiologique entre les fibres de la corde du tympan et les cellules propres de la glande sous-maxillaire.

Ce que je viens de dire relativement à la glande sous-maxillaire pourrait être répété exactement en ce qui concerne la glande sublinguale dont les nerfs émanent aussi de la corde du tympan et du ganglion cervical supérieur. Quant à la glande parotide, ses filets excito-sécréteurs lui sont fournis par le nerf auriculo-temporal, anastomose du facial et du trijumeau. M. Heidenhain a montré que l'excitation du rameau de Jacobson, branche collatérale du glossopharyngien, provoquait un abondant écoulement de salive parotidienne. A ces modifications près dans le mode d'innervation, tous les détails que je viens de vous fournir, relativement aux autres glandes salivaires, sont applicables ici.

L'action de la pilocarpine sur les glandes sudoripares est tellement semblable à son action sur les glandes salivaires qu'il est impossible de les séparer. Langerhans a décrit des fibrilles nerveuses, dépourvues de myéline, pénétrant dans les glandes sudoripares et jusque

---

1. Voir : *Leçons de Pharmacodynamie et de matière médicale*, 3ᵉ série, pp. 215 et 218.

dans les intervalles des cellules glandulaires, et les recherches de M. Coyne ont mis en évidence la richesse du réseau nerveux chez le chat, dont les pulpes digitales présentent de nombreuses glandes sudoripares recevant un grand nombre de filets nerveux qui se dépouillent de leur gaine de myéline avant d'y pénétrer et se réduisent au filament axile. Des cellules nerveuses se montrent sur le trajet de ces fibres, près des points où elles pénètrent dans les glandes, mais leur mode de relation avec les cellules propres de la glande est encore indéterminé. On sait actuellement que la sécrétion sudorale est provoquée par une excitation centrifuge, la plupart du temps d'origine réflexe, ce que démontre bien, entre autres faits expérimentaux provoqués sur différents animaux, l'absence de sueur sur les pulpes digitales chez le chat, après section du sciatique et son apparition abondante par faradisation du bout périphérique. On a pu déterminer, chez les chevaux et chez les chats, le mécanisme et la voie par lesquels se produisent ces excitations réflexes. On sait que chez les chevaux, la section du cordon cervical au cou, ou l'extirpation du ganglion cervical supérieur, provoque une abondante hypercrinie sudorale qui cesse, ou tout au moins diminue manifestement, par faradisation du bout supérieur du cordon cervical coupé, en même temps que se produisent des effets vaso-constricteurs sur la membrane clignotante, la conjonctive, la muqueuse des narines et des lèvres qui deviennent presque exsangues et que la température de la région de ce côté s'abaisse sensiblement. Chez les chats, le ganglion thoracique supérieur ou les filets nerveux unissant ce ganglion sympathique au plexus brachial, pour le membre antérieur, le cordon sympathique abdominal pour le membre inférieur, commandent les actions réflexes sudorales, leur section ou leur excision abolissant toute sorte d'actions sudorales réflexes. Les fibres nerveuses destinées aux glandes sudoripares des pulpes digitales naissent de l'axe cérébrospinal, elles passent toutes ou presque toutes par le grand sympathique et vont se joindre au plexus brachial pour le membre antérieur, au nerf sciatique pour le membre postérieur.

La pilocarpine n'impressionne ni le centre bulbaire provoquant les sueurs généralisées, ni les centres sudoraux régissant les diverses régions du corps et échelonnés dans toute la longueur de l'axe bulbo-spinal, ni les fibres nerveuses excito-sudorales dans leur continuité, ni les cellules propres des glandes sudoripares; l'expérimentation prouve, comme nous venons de le voir pour les sécrétions salivaires, que l'influence porte sur la *Substance unissante* servant à la connexion des extrémités nerveuses terminales avec les cellules propres des glandes. La section transversale des filets nerveux contenant les fibres excito-sudorales n'empêche ni l'hypercrinie provoquée par la pilocarpine, ni l'action précisément contraire

provoquée par l'atropine. La faradisation du bout périphérique du
sciatique préalablement sectionné chez le chat, provoquant, en même
temps que l'apparition de gouttelettes de sueur sur les pulpes
digitales, une vaso-constriction notable, montre l'indépendance
existant entre la sécrétion et l'abondance de l'irrigation glandulaire;
l'afflux sanguin ne peut être qu'une condition adjuvante. La diminution progressive et, finalement, l'abolition des effets excito-sudoraux
provoqués par la pilocarpine à partir du lendemain du jour où l'on a
sectionné le sciatique et à mesure que la dégénérescence nerveuse
s'accentue, prouve que l'influence ne s'exerce pas sur les cellules
sudoripares elles-mêmes.

On est conduit, par analogie, à admettre que le mécanisme de
l'action du jaborandi et de la pilocarpine est le même pour toutes les
glandes dont ces substances activent la sécrétion : glandes mam-
maires, pancréas, foie. Bien que l'on ne soit pas encore parvenu
à démontrer nettement l'existence de fibres nerveuses excitant spécialement la sécrétion de ces glandes, les conditions dans lesquelles
se produisent l'hypercrinie sous l'influence de la pilocarpine, ou le
tarissement des sécrétions sous l'influence de l'atropine, sont tellement semblables à ce que nous venons d'étudier relativement aux
sécrétions salivaire et sudorale, que l'obligation s'impose, en quelque
sorte, d'admettre un mécanisme analogue sinon même identique.

Comme applications de l'action de la pilocarpine, je veux, en
terminant, vous signaler un certain nombre de faits, d'ordre aussi
bien physiologique que pathologique, montrant combien une substance comme la pilocarpine, même lorsqu'elle ne possède pas de
propriétés thérapeutiques très nettement définies et caractérisées,
peut cependant être intéressante à observer pour l'étude d'un certain
nombre d'autres phénomènes. En effet, au point de vue de son application thérapeutique, la pilocarpine n'est absolument qu'un médicament de symptômes, capable, tout au plus, de rendre des services
lorsque, pour une raison quelconque, il y aura intérêt à déterminer
très rapidement une sudation ou une sialorrhée abondantes. Il est
incontestable que, dans cette circonstance, nulle autre substance ne
pourrait rendre aussi rapidement, aussi certainement, les mêmes
services que la pilocarpine; mais son étude physiologique a permis
de reprendre et de confirmer les études faites autrefois sur l'existence
des nerfs sécrétoires; elle a permis également de fixer d'une façon
plus précise le déterminisme expérimental, et surtout les conditions
dans lesquelles ces hypersécrétions pouvaient s'effectuer; elle a
permis de compléter nos études sur la sueur et la salive, qu'il était
autrefois très difficile de se procurer en quantité un peu considérable, et elle a permis, notamment, à ce sujet, en ce qui concerne
l'élimination de certaines substances médicamenteuses et toxiques,

de fixer nos connaissances sur certains points que je veux vous rappeler très rapidement.

On a pu démontrer, par exemple, que l'injection d'iodure de potassium dans le tissu cellulaire sous-cutané permettait de découvrir dans la salive, au bout de quelques minutes, la présence de l'iode, alors au contraire qu'on ne trouvait rien dans le suc pancréatique au bout de quarante-cinq minutes. De même, une solution de glucose introduite chez le chien par la veine saphène passe dans les salives sous-maxillaire et parotidienne, et ce fait est d'autant plus intéressant que l'observation conduit à conclure que, chez les diabétiques, la salive ne renferme jamais de sucre. D'autre part, l'injection veineuse, chez le chien, des pigments biliaires ou de la bile de bœuf diluée dans une certaine quantité d'eau, a conduit aux mêmes résultats, alors que dans les cas pathologiques, chez les individus atteints d'ictère, la salive ne renferme jamais soit de pigments biliaires, soit de sels biliaires.

Enfin l'emploi de la pilocarpine a encore permis de constater dans la salive la présence de l'albumine chez les albuminuriques, du plomb chez les saturnins, du mercure chez les hydrargyriques.

Je voudrais, enfin, attirer votre attention sur l'antagonisme existant entre l'atropine et la pilocarpine, antagonisme qui est encore beaucoup plus intense, plus complet, que celui que je vous ai déjà signalé entre la muscarine et l'atropine. Il existe, d'ailleurs, de grandes analogies d'action physiologique entre la pilocarpine, la muscarine et l'ésérine dont les déterminations principales, les plus frappantes, sont semblables, à l'intensité près. Ces trois alcaloïdes sont tous plus ou moins énergiquement antagonistes de l'atropine. Il s'agit, dans tous ces cas, d'un antagonisme vrai, c'est-à-dire que les substances en question entrent en lutte sur le même terrain; elles exercent des actions précisément contraires et qui, dans certaines circonstances, peuvent être utilisées. La démonstration expérimentale est absolue et certaine en ce qui concerne les glandes salivaires et sudoripares, et je crois qu'elle peut être étendue au pancréas et au cœur. Elle peut d'autant mieux être appliquée au cœur, que l'expérience que je viens de vous faire voir ici vous a démontré l'influence remarquable exercée par l'atropine après que la pilocarpine a déterminé son action toxique; et cette action de l'atropine ne peut s'exercer que par les extrémités terminales des pneumogastriques dans les ganglions et le tissu du myocarde.

Il s'agit dans ces circonstances d'un antagonisme très différent de celui qu'on peut observer, par exemple, entre la strychnine et le curare ou entre la strychnine et le chloral. En effet, dans ces derniers cas, lorsqu'il s'agit de la strychnine et du curare, la paralysie déterminée par le curare empêche simplement les mouvements des mus-

cles de la vie animale, mais c'est un antagonisme indirect, si même
le résultat mérite cette qualification d'antagonisme. Avec la strychnine
et le chloral, l'abolition temporaire de la réflectivité de la moelle et
des parties excito-motrices de l'encéphale empêche les convulsions
strychniques; mais il ne s'agit pas non plus d'un antagonisme vrai
comme entre l'atropine et la pilocarpine. En effet, en ce qui concerne
l'atropine et la pilocarpine, il s'agit d'une modification exercée sur la
substance reliant les extrémités nerveuses terminales aux éléments
anatomiques propres de certains organes, modification touchant l'aptitude de cette substance à transmettre l'excitation nerveuse aux éléments anatomiques, qui est précisément inverse et qui se fait remarquer par ce fait, que je vous ai déjà signalé à propos de la muscarine,
que l'atropine exerce une action beaucoup plus énergique et intense
que la pilocarpine ou la muscarine.

Je ne puis m'empêcher de rapprocher cette action particulièrement
intense, cette prodigieuse puissance dans l'action d'arrêt, de la prédominance de l'effet modérateur qu'on peut toujours constater dans les
expériences réalisées au point de vue de l'étude physiologique des
substances médicamenteuses, prédominance des effets modérateurs
que nous aurons à étudier avec plus de détails dans quelque temps,
lorsque nous nous occuperons de la digitale et de la digitaline. Ce
phénomène, je l'ai caractérisé, je crois, de façon très nette, par cette
appellation de *Prise de possession* des cellules, appellation absolument
précise et mettant en vedette la nécessité de l'état d'intégrité des cellules
sur lesquelles une substance déterminée exerce son action élective,
pour lui voir produire des effets gradués et réguliers.

Ainsi, pour vous en donner un exemple, chez un chien curarisé,
après avoir placé des canules dans les canaux de Warthon et de
Sténon, l'injection, par la veine fémorale, de l'infusion de 2 gr.
de feuilles de jaborandi dans 30 gr. d'eau provoque au bout de
quelques minutes une salivation abondante dont on peut déterminer
l'arrêt presque immédiat par une injection veineuse de 2 centigr.
de sulfate d'atropine. Si l'on effectue d'abord une injection veineuse
de 5 à 10 milligr. de sulfate d'atropine, l'injection subséquente de
pilocarpine est incapable de provoquer la salivation et la sueur. La
salivation est même devenue impossible, quelle que soit la dose de
pilocarpine injectée, pour peu que la quantité d'atropine injectée au
préalable ait été un peu forte. Je vous ai déjà fait remarquer la
nécessité d'employer des doses hypertoxiques pour arriver à déterminer, chez un organisme en puissance d'un poison, les effets caractéristiques d'un autre poison antagoniste du premier. Si la pilocarpine est incapable de triompher de l'atropine, il ne faut pas moins
de 2 centigr. de cette dernière pour annihiler les effets d'une injection préalable de pilocarpine.

D'autres faits expérimentaux démontrent encore la nécessité de mettre en présence l'une de l'autre, pour annuler leurs effets, et dans les points mêmes où s'exerce l'antagonisme, une faible proportion d'atropine et une forte proportion de pilocarpine ou de muscarine. Ainsi la pilocarpine injectée dans le tissu même ou dans l'artère de la glande arrive à triompher de l'influence tarissante de l'atropine. Dans ses expériences, M. LANGLEY a pu, de cette façon, faire sécréter une seule des glandes sous-maxillaires.

D'un autre côté, il faut songer que la quantité de substance antagoniste amenée par la circulation aux points où cet antagonisme doit s'exercer, c'est-à-dire aux cellules primitivement impressionnées par le poison, est relativement très faible en raison de ce fait que la circulation est toujours anormale, ralentie, à la période d'acmé d'une intoxication, et que l'on ne peut, sans danger, pratiquer une injection de quantités massives de l'antagoniste, la circulation pouvant revenir assez brusquement à la normale, ce qui, ainsi que j'ai eu déjà bien des fois l'occasion de vous le faire remarquer, ne ferait que substituer un empoisonnement à un autre. Les expériences que l'on peut réaliser par instillations successives sur le cœur de la grenouille, celles de M. LUCHSINGER sur les pulpes digitales du chat sont absolument probantes à cet égard.

En terminant, je tiens à appeler encore votre attention sur un fait que j'ai eu assez souvent à vous signaler et que je ne manquerai pas, chaque fois qu'il se présentera, de mettre sous vos yeux. Il s'agit des réactions chimiques dites *caractéristiques* des alcaloïdes. Vous savez que l'identification des substances alcaloïdiques se fait, en général, au moyen d'un certain nombre de réactions qui consistent, la plupart du temps, dans des colorations particulières obtenues à l'aide de réactifs déterminés. A maintes reprises, j'ai déjà appelé l'attention sur ce fait que ces réactions, dites caractéristiques, sont sujettes à caution. En voici encore une preuve. On a donné comme caractéristique de l'apomorphine, d'une part, et, d'autre part, de la pilocarpine, une réaction qui est absolument la même : cette réaction consiste dans une coloration violette qui se produit lorsqu'on ajoute à une solution d'apomorphine ou de pilocarpine quelques gouttes de solution diluée de bichromate de potasse et un peu d'eau oxygénée et de benzine. Il se fait alors une réaction due probablement à l'existence d'une fonction phénolique de ces alcaloïdes. Dans tous les cas, la coloration violette est très intense dans les deux circonstances. Par conséquent, cette prétendue réaction caractéristique est inexacte, aussi bien pour l'apomorphine que pour la pilocarpine. C'est une preuve de plus de la nécessité de confirmer les réactions chimiques, dites caractéristiques, par l'expérimentation physiologique.

VIe LEÇON

GROUPE DES CIGUËS. — MATIÈRE MÉDICALE. — PRINCIPES ACTIFS. — POSOLOGIE. — EMPOISONNEMENT.

Les même raisons qui m'ont fait accorder une certaine importance à l'étude des champignons, vont me guider aujourd'hui dans l'étude que nous allons faire des ciguës. Si, en effet, l'emploi des préparations de ciguë est à peu près complètement abandonné en thérapeutique, ce qui me semble un grand tort, ces plantes toxiques n'en intéressent pas moins l'hygiène et la médecine légale, à cause des accidents d'intoxication auxquels elles donnent souvent naissance. Il me semble d'autant plus nécessaire de fixer vos connaissances à ce sujet, que la plupart des traités sont à peu près muets sur les propriétés thérapeutiques des ciguës, et, quant à leurs propriétés toxiques, l'histoire des accidents déterminés par ces plantes est le plus souvent rapportée avec de telles inexactitudes, que je crois indispensable de rétablir la vérité sur ce point en m'appuyant sur l'analyse d'un grand nombre d'observations soit personnelles, soit éparses dans les recueils scientifiques.

Les *Ciguës* font exception par leurs propriétés vénéneuses dans la grande famille des *Ombellifères*, dont la plupart des espèces, chargées d'essences, de résines ou de gommes-résines, servent à la thérapeutique sans manifester de toxicité. Nous retrouverons en effet bientôt, au sujet des antispasmodiques, quelques variétés d'Ombellifères qui sont encore employées en médecine. Ce fait de la toxicité des ciguës au milieu d'une famille si considérable, dont la plupart des représentants sont dénués de toute propriété toxique, est une des meilleures preuves qu'on puisse fournir de la diversité des produits actifs pouvant être contenus dans une même famille de plantes. Au point de vue de la matière médicale, il y a lieu de répartir les ciguës en deux grandes divisions, comme l'a fait le professeur BAILLON : les genres *Cicuta* et *Conium* qui appartiennent aux *Ombellifères-Carées*, et les genres *Æthusa* et *OEnanthe*, qui appartiennent aux *Ombellifères-Peucédanées*.

Parmi les premières, la plus importante, au moins au point de vue toxicologique — encore faudrait-il faire quelques réserves, nous verrons pourquoi — est le *Conium maculatum* ou *Ciguë officinale*, *Grande Ciguë*, que l'on rencontre dans tout l'hémisphère boréal et jusqu'en Afrique. A côté de cette Grande Ciguë, se rangent diverses variétés : *Cicuta virosa*, *Ciguë vireuse*, *Ciguë d'eau*, *Cicutaire aquatique*, originaire du nord et de l'Amérique du nord, et, dans cette dernière région, la *Cicuta virosa* paraît posséder des propriétés toxiques particulièrement remarquables. Il existe, également dans l'Amérique du nord, une variété, appelée *Cicuta maculata*, dont l'activité toxique est encore notablement plus considérable. L'*Æthusa Cynapium* constitue la *Petite Ciguë*, *Faux-persil*, *Ache des chiens*, très commune dans les jardins et les lieux cultivés; et, à côté de cette plante, il faut faire, parallèlement, l'étude du *Persil*, à cause de la confusion qui a été faite fréquemment entre ces deux plantes et qui a amené des accidents dont quelques-uns ont été mortels. Parmi les variétés d'*OEnanthes* ou *Phellandries*, les unes, comme *OE. crocata*, *phellandrium*, *fistulosa*, sont violemment toxiques, et l'on en rencontre d'autres, comme *OE. peucedanifolia* et *pimpinelloïdes*, qui sont dénuées de propriétés toxiques et même regardées comme comestibles, mais constituant cependant des espèces suspectes pour certains botanistes, et à propos desquelles je pourrais répéter ce que j'ai dit pour les champignons suspects. D'ailleurs, une observation du même genre pourrait être faite au sujet de la Petite Ciguë, *Æthusa Cynapium*, que les recherches de JOHN HARLEY tendraient à faire regarder comme inerte. J'ai eu, pour ma part, l'occasion d'examiner divers échantillons de cette plante dont la toxicité s'est montrée des plus variables, mais jamais nulle.

La *Grande Ciguë* [*Ciguë de Socrate*, *d'Athènes*, *des anciens*; *Crambrion*; *Grande Cocuë*; *Fenouil sauvage*] ou *Conium maculatum* (L.) [*Cicuta major* (LAMK.), *C. maculata* (LAMK.); *Coriandrum maculatum* (ROTH)] est l'espèce que l'on rencontre ou que l'on utilise le plus habituellement; elle est représentée ici par cet échantillon conservé dans du formol et par ce rameau frais. Comme vous le voyez, les feuilles ont une apparence spéciale, elles sont alternes, ou les supérieures parfois sub-opposées, molles, glabres et luisantes, les inférieures pétiolées, à limbe de forme générale triangulaire, décomposé en segments ovales-oblongs, aigus, inégalement incisés-dentés. Les fleurs sont blanches et disposées en grandes ombelles composées, terminales. Le fruit des différentes variétés de ciguës possède des caractères particuliers qui sont très importants, comme nous le verrons plus tard, puisque c'est surtout par les débris de plantes qu'on peut retrouver dans le cadavre des individus ayant succombé à l'intoxication qu'il est possible d'établir l'empoisonnement, la caractéristique chimique et même physiologique de la conicine étant, en effet, assez sujette à caution.

Les fruits du *Conium maculatum* ont la forme d'un ovoïde comprimé; ils sont dicarpellés, à côtes primaires peu comprimées, saillantes. (Voir Fig. 48). C'est une plante bisannuelle haute de 1 à 2 mètres, à tige dressée, glabre, lisse, luisante ou glauque, fistuleuse, ramifiée supérieurement, parsemée, surtout dans sa portion inférieure, de taches irrégulières, souvent arrondies, d'une couleur pourpre-vineux. Elle possède une odeur particulière, assez désagréable, que l'on qualifie d'odeur vireuse et qui est due à la présence d'un hydrocarbure, le conylène, qui a pour formule $C^8 H^{14}$. Elle renferme un alcaloïde, dont l'étude a été faite en ces dernières années avec beaucoup de soin, la *Conicine, Conine, Coniine* ou *Cicutine*, qui a pour formule $C^8 H^{17} Az$. Je reviendrai sur l'étude chimique de cette substance, parce que c'est un des rares alcaloïdes dont on ait pu faire la synthèse de toutes pièces. A côté de lui existe, dans les fleurs surtout, une substance qui possède une activité incomparablement moindre que la conicine, et à laquelle on a donné le nom de *Conhydrine*, ayant pour formule $C^8 H^{17} AzO$. Puis on trouve des dérivés éthylés et méthylés de la conicine, dont la considération est particulièrement intéressante, en raison de ce fait que la *Méthyle* et l'*Ethyle conicines* jouissent de propriétés convulsivantes extrêmement intenses, alors que la conicine est douée, au contraire, de propriétés curarisantes.

La *Cicuta virosa* (L.) [*Cicutaria aquatica* (Lamk.), *Coriandrum Cicuta* (Roth), *Sium Cicuta* (Vest.)] ou *Cicutaire aquatique* [*Persil des fous, de chat, des marais; Ciguë d'eau, Ciguë vireuse*] se distingue, d'une façon générale, de la précédente variété par son port, et par ce fait qu'elle possède une odeur particulière, plus désagréable encore que celle de la Grande Ciguë, et qu'on a qualifiée d'odeur cadavéreuse. Lorsqu'on froisse une de ses tiges vertes, elle laisse exsuder un suc jaunâtre, doué d'une extrême âcreté, et qui possède des propriétés toxiques extrêmement intenses, à la condition que ce suc soit récolté sur la plante fraîche et n'ait pas subi l'action de l'air et la dessiccation. On trouve, dans les fruits de cette variété, une huile essentielle. La partie la plus toxique est représentée par les racines, qui constituent des tubercules napiformes, laissant exsuder, lorsqu'on les rompt, des gouttelettes brillantes, jaunes, renfermées dans la couche corticale et contenant une substance particulière, la *Cicutoxine*, rentrant dans le groupe de ces substances que j'ai caractérisées, à propos des champignons, par l'épithète de *Résinoïdes* : nous retrouverons en effet dans cette substance résinoïde quelques-unes des propriétés que j'ai eues à signaler à propos des champignons. Cette cicutoxine possède des propriétés convulsivantes et hémolytiques, ce qui la rapproche des principes de même ordre existant dans les champignons.

C. virosa est une plante herbacée de grande taille, variant de 50 à 150 centimètres, à rhizome tubéreux et tronqué s'enfonçant dans la vase des marais et chargé de racines adventives au niveau des nœuds. Les rameaux aériens sont fistuleux; les feuilles bi ou tripinnées. Cette variété de Ciguë croît dans l'Europe du nord et du centre, en Sibérie, au Kamtchatka et dans l'Amérique du nord. La variété *C. maculata* de l'Amérique du nord est très voisine de la précédente; elle s'en distingue par ses larges rhizomes tubéreux, ses tiges tachetées, ses folioles plus larges. Elle est encore plus vénéneuse et produit des effets presque foudroyants qui ont été comparés à ceux de l'acide cyanhydrique.

L'*Æthusa Cynapium* [*Cicuta Cynapium* (Targ.), *Coriandrum Cynapium* (Cu.)] ou *Petite Ciguë* [*Faux-Persil*; *Persil bâtard, de chien, de chat*; *Ciguë flotte* ou *des jardins*] est une variété de ciguë que l'on confond le plus souvent avec le persil, voire avec le cerfeuil. La tige est presque lisse, glabre, rougeâtre ou violette à la base; elle possède des feuilles trois à quatre fois divisées en folioles très nombreuses, étroites, aiguës, de coloration vert foncé. Son odeur est vireuse; les fleurs sont blanches, les involucelles garnissant les ombelles sont unilatérales et pendantes. Le persil se distingue par sa tige verte et cannelée; par ses feuilles seulement deux fois divisées et à plus grandes folioles, par son odeur aromatique et agréable. Ses fleurs sont de couleur blanche, fortement nuancée de jaune. Ces caractères permettent de distinguer facilement le persil de la ciguë; mais cependant, il n'y a, à vrai dire, qu'un seul caractère qui ne trompe pas, c'est l'odeur : il est en effet absolument impossible, quand on y apporte un peu d'attention, de confondre l'odeur vireuse de l'*Æthusa Cynapium* avec l'odeur aromatique et agréable exhalée par le persil.

Quant aux diverses espèces d'*Œnanthes*, elles sont caractérisées par des racines pivotantes, des tiges hautes, creuses et rameuses à leur partie supérieure. Les principales de nos espèces indigènes, qu'il est utile de connaître en raison de leurs propriétés violemment toxiques, sont : 1° La *Phellandrie* [*Fenouil d'eau, Ciguë d'eau, Millefeuille à feuilles de Coriandre*], *Œnanthe Phellandrium* (L.) [(*Œnanthe aquatica* (Lamk.), *Phellandrium aquaticum* (L.)], herbe vivace, à rhizome fistuleux plongeant dans la vase et chargé, au niveau de chacun de ses nœuds, d'une couronne de racines adventives. Le fruit est oblong, comprimé, atténué au sommet et non aromatique. Cette plante a fréquemment provoqué des accidents mortels chez les bestiaux qui la consommaient à l'état frais. 2° L'*Œnanthe safranée*

[*Pensacre, Persil laiteux, Pimpin, Porsacre*], *Œnanthe crocata* (L.)
[*Œnanthe lusitanica* (BROT.)] est une variété que l'on rencontre fréquemment dans les marais, les fossés pleins d'eau. Elle doit son nom à la couleur de son suc qui constitue un poison violent, déterminant, en plus de phlegmasies intenses du tube digestif, du délire et des convulsions. Son suc, dont la couleur varie du jaune d'or à celle du safran, renferme l'*Œnanthotoxine*, substance du groupe des *Résinoïdes*. Ses grosses racines fasciculées, fusiformes et blanches, appelées communément *Navettes*, possèdent, au premier abord, une saveur douceâtre et aromatique et peuvent paraître comestibles; aussi ont-elles très fréquemment donné lieu, chez l'homme, à des accidents dont un certain nombre se sont terminés par la mort. La confusion a été d'autant plus fréquente et facile que, dans quelques départements de l'Ouest où les Œnanthes se rencontrent en abondance, on utilise, sous les dénominations de *Jouannettes*, d'*Abernotes*, de *Méchous*, etc., les racines des *Œ. peucedanifolia* et *pimpinelloïdes*, dont les tubercules allongés ou de forme ovoïde, remarquables par leur blancheur intérieure, croissent presque à la superficie du sol, dans les régions tourbeuses, et sont parfois extrêmement difficiles à différencier des racines de *Œ. fistulosa* et, surtout, *Œ. apiifolia*. Cela explique comment, dans le groupe des Ciguës, les empoisonnements causés par les Œnanthes sont, de beaucoup, les plus fréquents; 3° L'*Œnanthe fistuleuse* [*Persil des marais, Gousse, Jonc odorant, Chervi des marais*], *Œnanthe fistulosa* (L.) est également très vénéneuse, surtout par le suc *frais* de ses tiges et de ses racines (Fig. 49).

Ainsi que je vous l'ai déjà dit, la forme des fruits constitue certainement le meilleur caractère pour différencier ces variétés de plantes toxiques; et c'est dans le but de vous faire apprécier ces différences que j'ai groupé sous forme de tableau des figures représentant les fruits entiers et leurs coupes transversales. Il est bon de se rappeler que les fruits, avant leur complète maturité, sont les parties les plus riches en principes toxiques; sauf pour les Œnanthes chez lesquelles le suc de la racine constitue, à peu près exclusivement, la substance vénéneuse. Le groupement de ces figures ne présente donc pas seulement un intérêt théorique (Fig. 48 et 49).

La conicine est le principe actif de ces différentes espèces de ciguës; mais on ne trouve pas cet alcaloïde dans toutes les espèces de ciguës, ou du moins on ne l'y trouve pas d'une façon constante. C'est, évidemment, la raison pour laquelle les différents auteurs qui ont traité de l'intoxication par les ciguës en ont donné une symptomatologie absolument différente les uns des autres, à tel point qu'en certains cas, si l'on n'avait pas le témoignage de personnes dignes de foi, il serait impossible de croire, en lisant ces observations, qu'elles se rapportent toutes à l'intoxication par la ciguë.

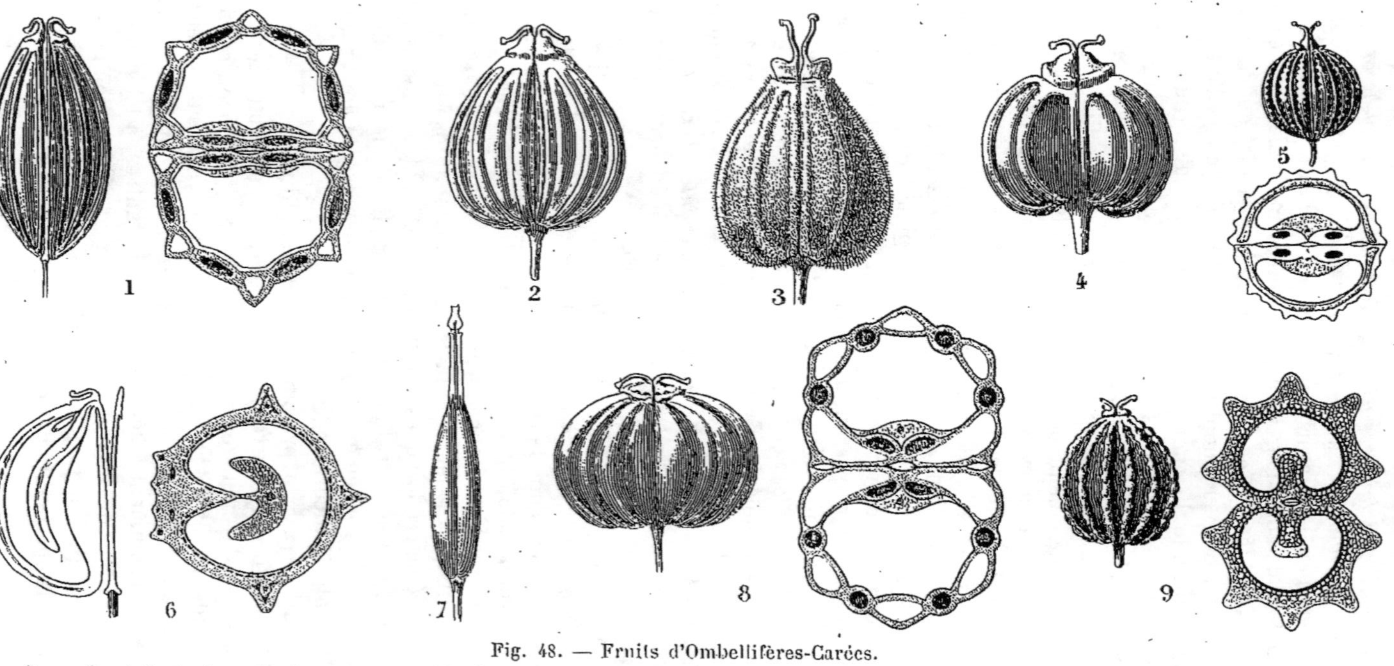

Fig. 48. — Fruits d'Ombellifères-Carées.

1. - *Carum Carvi*. Cumin des prés, de montagne. — **2.** - *Carum (Apium) Petroselinum*. Persil. — **3.** - *Carum (Pimpinella) Anisum*. Anis d'Europe. — **4.** - *Apium graveolens*. Ache des marais. — **5.** - *Coriandrum sativum*. Coriandre, Punaise mâle. — **6.** - *Smyrnium Olusatrum*. Maceron. (Méricarpe, coupe longitudinale et transversale). — **7.** - *Chærophyllum (Scandix) cerefolium*. Cerfouil. — **8.** - *Cicuta virosa*. Ciguë vireuse. — **9.** - *Conium maculatum*. Grande ciguë. [D'après Baillon].

La *Conicine* est un alcaloïde liquide très facile à préparer : il suffit de predre, soit le fruit, partie la plus riche de la plante en principe toxique lorsqu'on fait la récolte au cours de la seconde année, soit même des tiges ou des feuilles, de les mélanger avec une solution

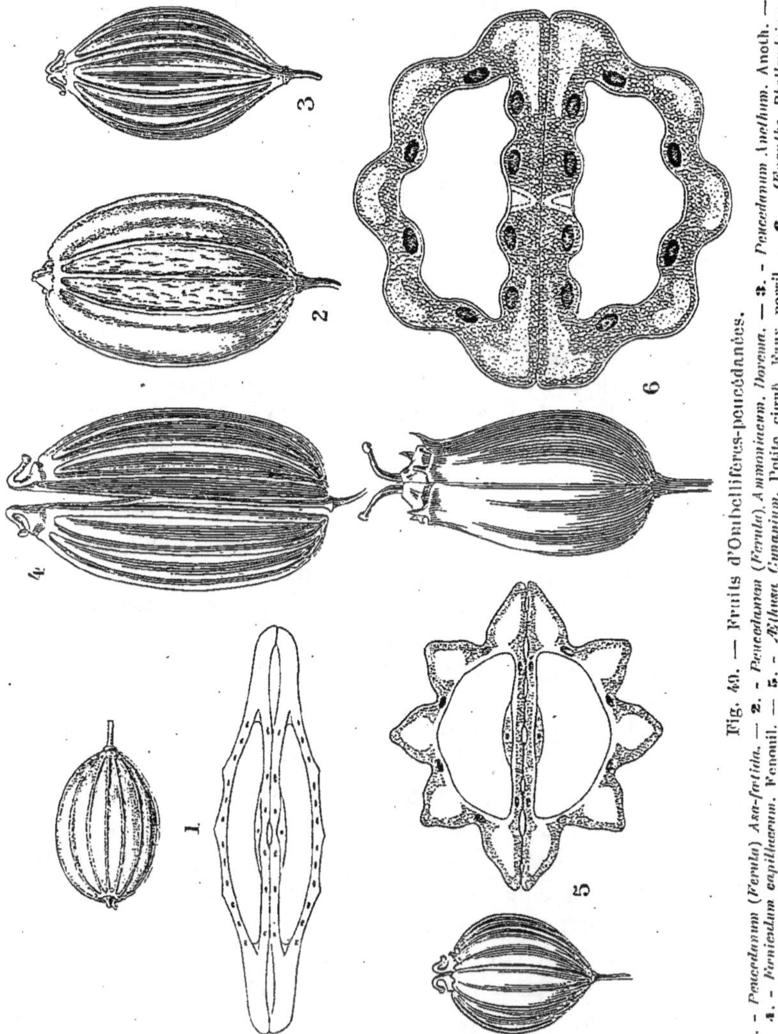

Fig. 49. — Fruits d'Ombellifères-peucédanées.
1. - *Peucedanum (Ferula) Asa-fœtida.* — **2.** - *Peucedanum (Ferula) Ammiacum, Doronu.* — **3.** - *Peucedanum Anethum.* Anoth. — **4.** - *Fœniculum capillaceum.* Fenouil. — **5.** - *Æthusa Cynapium.* Petite ciguë, Faux persil. — **6.** - *Œnanthe Phellandrium.* Fenouil d'eau, ciguë d'eau. [D'après Baillon].

de potasse et d'épuiser la masse par l'éther, ou même de distiller, la vapeur d'eau entraînant la conicine qui est volatile.

C'est un liquide incolore, oléagineux, dont la densité est égale à 0,873 ; il est plus léger que l'eau par conséquent. Il bout à 167°-

168°, s'altère assez facilement au contact de l'air, en subissant une sorte de résinification, il prend alors une coloration brune et perd une grande partie de son activité toxique. Il dévie à droite le plan de la lumière polarisée, la valeur de cette déviation étant pour le rayon D égale à 10°53'. Ce liquide est très soluble dans l'alcool, l'éther, les huiles fixes et essentielles ; il est également soluble dans l'eau et présente ce caractère particulier et curieux d'être plus soluble à froid qu'à chaud ; aussi une solution de conicine parfaitement limpide dans l'eau à la température ordinaire devient-elle absolument trouble lorsqu'on la chauffe, par suite de la mise en liberté d'une certaine proportion de l'alcaloïde. La conicine possède des propriétés fortement alcalines et précipite les oxydes métalliques de leurs combinaisons avec les acides, agissant ainsi comme la soude, la potasse et l'ammoniaque. Son oxydation au moyen de l'acide chromique donne de l'acide butyrique. Ses sels sont odorants, difficilement cristallisables, très solubles dans l'eau et l'alcool. A ce point de vue, je vous ferai remarquer que, parmi les différents sels de conicine, l'un d'entre eux, le chlorhydrate, est particulièrement intéressant, parce qu'il est susceptible de cristalliser et que ses cristaux agissent sur la lumière polarisée, ce qui en fait, au point de vue médico-légal, un des éléments de la reconnaissance de la conicine.

Je vous ai dit précédemment que la conicine avait été l'objet d'une synthèse totale. Je désire entrer à ce sujet dans quelques détails qui ne sont pas dépourvus d'intérêt, en raison des isoméries qui peuvent se présenter et des conditions dans lesquelles ces recherches ont été faites.

La formule de la conicine est $C^8H^{17}Az$; cette formule a donné l'impression que la conicine était une hydrocollidine et qu'en hydrogénant une collidine possédant la formule $C^8H^{11}Az$, on pourrait arriver, par la simple fixation de trois molécules d'hydrogène, à former le composé $C^8H^{17}Az$, qui serait, par conséquent, la conicine. Cette synthèse a été réalisée par M. Œchsner de Conynck, mais elle donne naissance à une *Iso-conicine* qui se distingue de la conicine de la ciguë parce qu'elle est beaucoup moins toxique et ne possède pas les mêmes propriétés physiologiques.

D'autre part, en faisant réagir sur l'aldéhyde caprylique $C^8H^{16}O$, une molécule d'ammoniaque, on obtient bien, avec élimination d'une molécule d'eau, un composé dont la formule est $C^8H^{17}Az$, seulement le composé obtenu ainsi est une ammoniaque composée ne possédant nullement les propriétés physiques et chimiques, encore moins les propriétés physiologiques de la conicine. Par conséquent, c'est seulement un produit à signaler comme isomère de la conicine.

Enfin, le composé $C^8H^{17}AzO$, dont la formule brute est applicable à trois isomères : l'amide caprylique, la dibutyraldine et la conhydrine dont je vous ai signalé la présence dans les fleurs de ciguë, est susceptible de se décomposer de cette façon :

$$C^8H^{17}AzO = C^8H^{15}Az + H^2O.$$

A son tour, la formule $C^8H^{15}Az$ est applicable à trois isomères : le nitrile caprylique, la cyanure d'heptyle et une substance que SCHIFF avait appelée *Conicine de synthèse* ou *Paraconicine* à une époque où la formule de la conicine n'était pas encore définitivement établie et où beaucoup de traités la représentaient par $C^8H^{15}Az$. Cette Paraconicine de SCHIFF présente cet intérêt, au point de vue toxicologique, que ses propriétés physiologiques se rapprochent beaucoup plus de celles de la conicine séparée des ciguës que des propriétés physiologiques de l'isoconicine de M. ŒCHSNER DE CONYNCK.

La synthèse complète de la conicine a été effectuée dans ces dernières années par M. LADENBURG qui a remarqué que, lorsqu'on chauffait le chlorhydrate de conicine avec de la poudre de zinc, on obtenait une base de formule $C^5H^{11}Az$, la *Conyrine*, fournissant par oxydation un acide picolique ortho, ce qui prouverait la substitution d'une seule chaîne latérale dans la molécule. En tenant compte de ces résultats et en comparant leurs formules, on voit que la conicine est à la conyrine ce que la pipéridine est à la pyridine.

$$\underbrace{C^5H^5Az}_{\text{Pyridine.}} + 3H^2 = \underbrace{C^5H^{11}Az}_{\text{Pypéridine.}} \qquad \underbrace{C^8H^{11}Az}_{\text{Conyrine.}} + 3H^2 = \underbrace{C^8H^{17}Az.}_{\text{Conicine.}}$$

Il restait à obtenir synthétiquement le composé $C^8H^{11}Az$, ou un composé très voisin. M. LADENBURG y est parvenu de la façon suivante. La picoline est susceptible de s'unir à l'aldéhyde avec élimination d'eau ; en chauffant l'α picoline avec de la paraldéhyde, on obtient la séparation d'une molécule d'eau et la formation d'une base qui a pour formule C^8H^9Az, c'est la *Base de Ladenburg*, qui n'est autre chose que de l'*Allylpyridine*. Lorsqu'on vient à faire agir l'hydrogène naissant sur cette base, on obtient la fixation de quatre molécules d'hydrogène, et la formule devient alors celle de la conicine :

$$C^8H^9Az + 4H^2 = C^8H^{17}Az$$

qui constitue ainsi une α *isopropylpipéridine*. Cette digression est intéressante, parce qu'elle concerne un des rares exemples d'une synthèse totale d'un alcaloïde [1].

---

1. En raison de l'intérêt et de l'importance de cette question, je crois devoir reproduire ici les quelques détails suivants relatifs à l'explication de cette synthèse.

On combine la pyridine à l'iodure de méthyle et on chauffe à 300° l'iodure d'ammonium quaternaire qui a pris naissance. Dans ces conditions, il y a transformation moléculaire et migration du groupement méthylique qui, primitivement fixé sur l'azote, passe sur le carbone en position 2.

En même temps que cette conicine, on peut trouver encore dans les Cigües la paraconicine de Schiff, et la conhydrine, qu'on a rencontrée surtout dans les fleurs ; mais, ce qui est plus particulièrement important, c'est l'existence des dérivés éthylés et méthylés de la conicine, en raison de leur action convulsivante qui les distingue si nettement de l'action plutôt narcotique exercée par la conicine elle-même.

De plus, il existe, au moins dans les racines de certaines variétés de ciguë, notamment celles de l'*OEnanthe crocata* et de différentes espèces d'OEnanthes qui sont cependant moins riches que la variété crocata, ainsi que dans les racines de la *Cicuta virosa*, des substances du groupe des *Résinoïdes* exerçant une action particulièrement intense sur l'organisme et susceptible d'être distinguée en deux actions différentes, l'une ressortissant aux propriétés physiologiques de cette substance toxique, et l'autre, que je rapprocherais volontiers de cette action exercée par les saponines, qui constitue tout simplement une effraction de la muqueuse déterminant, par suite, une absorption plus

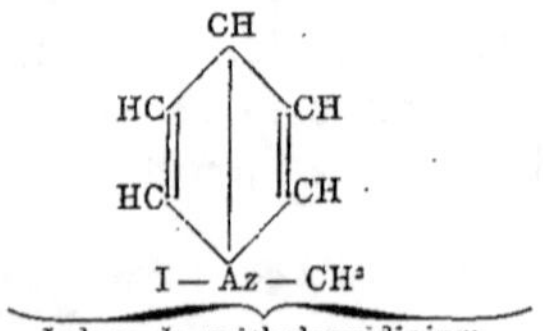

Iodure de méthylpyridinium.

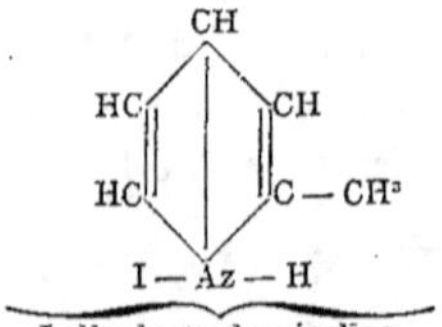

Iodhydrate de picoline.

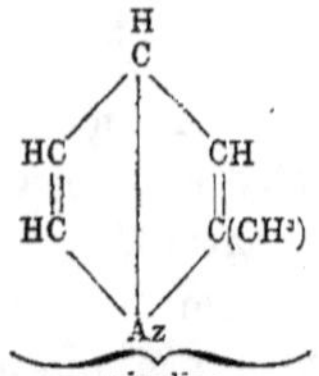

α picoline.
Propénylpyridine 2.

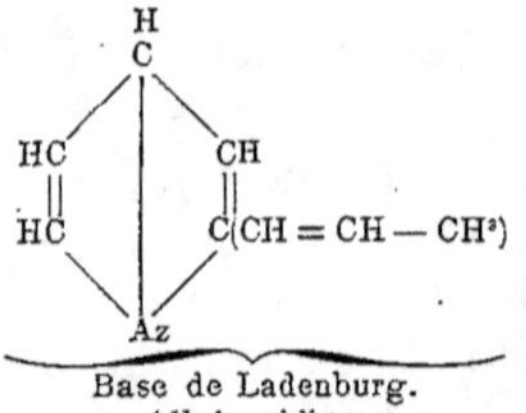

Base de Ladenburg.
Allylpyridine.

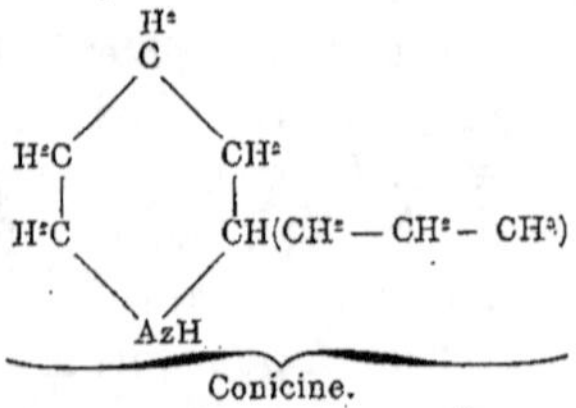

Conicine.

La picoline, mise en liberté, est condensée avec la paraldéhyde et fournit ainsi l'allylpyridine :

$$C^6H^7Az + C^2H^4O = H^2O + C^8H^9Az$$

Picoline.   Paraldéhyde.   Allylpyridine.

La base de Ladenburg, soumise à l'hydrogénation sous l'influence d'un mélange de sodium et d'alcool absolu, fixe quatre molécules d'hydrogène et donne la conicine :

$$C^8H^9Az + 4H^2 = C^8H^{17}Az$$

Allylpyridine.   Conicine.

On obtient ainsi un composé racémique, mélange de conicines droite et gauche. La conicine déviant à droite le plan de la lumière polarisée est celle qui se rencontre à l'état naturel dans les cigües, celle qui dévie à gauche est un produit artificiel. On peut les séparer par le procédé suivant. Le mélange d'alcaloïdes est saturé par l'acide tartrique et la solution concentrée est abandonnée au repos. Le tartrate droit cristallise, tandis que le tartrate gauche reste à l'état sirupeux. La décomposition de chacun de ces tartrates par un alcali caustique fournit l'alcaloïde correspondant.

facile des substances toxiques. A ce point de vue, la coexistence, dans les racines de certaines variétés de ciguës, de ces substances résinoïdes, peut-être même de substances albuminoïdes non encore étudiées, à côté de la conicine elle-même, permet, à mon avis, d'expliquer l'action toxique qu'on pourrait qualifier d'exagérée, exercée par ces racines après leur ingestion. Nous verrons, en effet, tout à l'heure, que les accidents graves d'intoxication ont toujours été produits par l'ingestion soit des racines d'*OEnanthe crocata*, soit des racines d'autres variétés d'Œnanthes, soit par les racines de cicutaire aquatique, *Cicuta virosa*; néanmoins, le suc de cette dernière espèce est capable de donner naissance à des accidents dont les conditions sont encore, en général, assez mal déterminées, il est vrai, mais qui le sont avec une absolue certitude dans quelques cas que nous essayerons de préciser tout à l'heure.

Lorsque la ciguë était employée autrefois en thérapeutique, — et il est regrettable qu'elle ne le soit plus autant aujourd'hui, — on se servait surtout des feuilles recueillies lorsque la tige a acquis son entier développement et que les fleurs commencent à s'épanouir. Une fois séchées, ces feuilles doivent donner un résidu fixe de 200 grammes par kilogramme, posséder une couleur verte et une odeur de souris. Elles doivent être soustraites à l'action de la lumière et de la chaleur. La poudre de feuilles représente les trois quarts du poids des feuilles sèches; elle doit être de couleur verte et odorante. Il faut la renouveler fréquemment. On l'administrait aux doses de 10 centigrammes à 2 grammes et plus, en élevant progressivement les doses. Les fruits verts constituent la partie de la plante la plus riche en principes actifs. On les utilise après les avoir fait sécher. On a également employé, pour l'usage externe, la pulpe de ciguë ou encore le suc obtenu par expression de la plante entière.

On préparait également un extrait aqueux avec le suc des feuilles, un extrait alcoolique au moyen des fruits, une alcoolature, une teinture alcoolique et une teinture éthérée. Toutes ces préparations sont à peu près délaissées aujourd'hui, peut-être à tort, car la ciguë, après avoir passé, au moment des études de Stœrk, en 1760, pour un véritable spécifique de certaines affections, notamment du cancer, est beaucoup déchue de cette ancienne splendeur.

C'est peut-être à tort, dis-je, parce que, incontestablement, dans une foule de circonstances, lorsqu'on se borne à demander à la ciguë ce qu'elle est capable de faire, c'est-à-dire non pas de guérir une affection qui paraît jusqu'ici incurable, mais seulement de soulager et d'atténuer les douleurs, elle peut rendre de très grands services et, bien maniée, permettre de soulager dans une très large mesure, mieux que par beaucoup d'autres médicaments, les douleurs extrêmement intenses du cancer. A cet égard, les pommades ou les

emplâtres de ciguë sont encore assez fréquemment employés et on
en retire, je ne saurais trop y insister, d'excellents résultats. La
conicine possède, en effet, par simple application locale, des propriétés analgésiques très importantes à considérer; et ces propriétés
ne manquent jamais de se manifester lorsque des préparations de
ciguë convenablement faites sont utilisées dans le simple but de
remédier à la douleur intense qui accompagne les ulcérations du
cancer.

Ces pommades peuvent être préparées : avec les feuilles fraîches
— autrefois on utilisait une préparation contenant une partie de
feuilles fraîches pour 4 parties d'un excipient quelconque; — avec
l'extrait, — 10 parties pour 40 d'excipient; — avec la poudre, — 20
parties pour 50 d'excipient. — On a beaucoup vanté la préparation
qui porte le nom de *Baume cicuté*; on l'obtient de la façon suivante :
10 grammes d'extrait de fruits de ciguë sont délayés dans une solution étendue de potasse caustique, on épuise ce mélange par 100 centimètres cubes d'éther, on laisse évaporer et, quand des gouttelettes
d'apparence huileuse commencent à se montrer dans le liquide, on
mélange le résidu avec 200 grammes d'axonge ou d'un excipient
quelconque, vaseline ou lanoline par exemple. On obtient ainsi une
préparation analgésique très active dont l'emploi doit même être
surveillé. Quant à l'emplâtre de ciguë, encore mentionné au Codex,
il est composé de : 9 parties d'extrait de fruits, 2 parties d'emplâtre
diachylon et 1 partie de résine élémi. On utilise encore l'huile de ciguë
obtenue par la macération de 1 partie de feuilles fraîches dans 2 parties d'huile d'olives, préparation à laquelle on a proposé de substituer une huile dans laquelle on a fait dissoudre de la conicine d'après
la formule suivante :

(Conicine pure et anhydre . . . .   *Dix centigrammes.*
{ Acide oléique . . . . ,   90   —
(Huile d'amandes douces stérilisée. . .   99 grammes.

La conicine était employée soit en nature, sous forme de solution
hydro-alcoolique, soit à l'état de bromhydrate. Voici des formules
correspondant à chacune de ces formes.

(Bromhydrate de   │ (Conicine pure . . .   *V gouttes.*
  conicine. . . *Cinquante centigr.* │ { Alcool à 90. . . . .   1 gramme.
{ Alcool à 90. . .   1 gr. 50   │ (Eau distillée   20   —
/ Eau dist. laurier
(cerise. . . . 23 grammes.

On administrait, dans un véhicule approprié, de X à XX gouttes
de la solution de conicine, et, en injection hypodermique, de 1 demi
à 2 centigrammes de la solution de bromhydrate de conicine qui
correspond à 2 centigrammes par centimètre cube. Le bromhydrate

de conicine a joui, à un moment donné, d'une grande réputation dans le traitement des manifestations convulsives et spasmodiques.

Je crois qu'il faut réserver l'usage de la ciguë pour les préparations externes, ces pommades calmantes dont, je le répète, l'action analgésiante est indéniable et très active.

La richesse en principes actifs des différentes parties de la plante est assez variable. Par exemple, en ce qui concerne le *Conium macu-latum*, la grande ciguë, les feuilles et les tiges peuvent renfermer, pendant la saison d'hiver, de 0,2 à 0,5 pour 1000 de conicine. Les fruits sont, de beaucoup, la partie la plus riche, puisque à l'état vert et non desséchés — j'insiste sur ce point — ils permettent d'isoler jusqu'à 7 p. 1000 de conicine. Le maximum se trouve dans les fruits convenablement recueillis sur la plante de deuxième année, à l'état vert et peu de temps après la floraison, puis séchés par simple exposition à l'air. Dans ces conditions, ils renferment jusqu'à 40 p. 1000 de conicine; et, par conséquent, vous concevez que les préparations ayant pour base la poudre de fruits de ciguë sont très actives lorsque ces fruits ont été récoltés dans les conditions que je viens d'indiquer.

Au point de vue de la toxicologie, j'aurai à appeler votre attention sur une série de phénomènes très remarquables donnant à l'empoisonnement par la ciguë un cachet tout particulier. En effet, tandis que l'action caractéristique de la conicine absolument pure est une action curarisante, sédative, presque narcotique, le sujet succombant à l'intoxication sans présenter autre chose qu'un état de dépression progressive, de calme absolu très particulier, au contraire, l'empoisonnement réalisé par les diverses variétés de ciguës, soit au moyen du suc frais de la plante, soit par l'ingestion des tiges et des feuilles, mieux encore des racines, présente des caractères essentiellement différents, consistant surtout en crises de convulsions tétaniformes qui sembleraient, de prime abord, devoir faire éloigner l'intervention de la conicine. Je vous ai dit qu'à côté de la conicine existent, dans les différentes variétés de ciguës, d'autres substances toxiques dont l'activité est, certainement, au moins aussi intense que celle de la conicine; je vous ai cité, à propos de la racine et du suc de cicutaire aquatique, la *Cicutoxine*; on a isolé également des racines de différentes variétés d'Œnanthes, mais surtout de la variété *crocata*, une substance toxique qui a reçu le nom d'*Œnanthotoxine*, qui fait encore partie du groupe des *Résinoïdes* et dont les propriétés toxiques sont au moins aussi intenses que celles de la conicine, tout en étant absolument différentes au point de vue de ses manifestations symptomatologiques.

Au point de vue de l'emploi de la plante en nature, il est intéressant de remarquer ce fait, qui explique précisément des résultats en apparence contradictoires, à savoir que, en ce qui concerne *Conium maculatum*, la grande ciguë, la racine renferme très peu de poison pendant la période qui s'étend du mois de mai au mois de juin; les feuilles, la tige et les semences sont, au contraire, extrêmement riches au printemps, notamment au mois de mai; et quand la plante est annuelle, il est remarquable qu'elle est plus vénéneuse au mois de septembre que la plante bisannuelle lorsqu'elle est à la fin de sa croissance et à la période à laquelle il convient de recueillir les fruits.

Quant à *Cicuta virosa*, vous trouverez dans les différentes observations qui ont été publiées au sujet de la valeur toxique de cette plante des indications absolument contradictoires. En effet, tandis que, comme l'a dit SPRENGEL, qui a étudié avec beaucoup d'attention l'action toxique de cette plante, le suc des tiges et des feuilles serait à peu près dépourvu de toxicité, — et il base cette opinion sur ce fait qu'il a pu en faire absorber à des chiens jusqu'à 200 grammes sans déterminer le moindre accident, — à côté de ces faits négatifs, vous verrez des faits, rapportés dans une étude très consciencieuse de WEPFER sur l'action toxique de la ciguë vireuse, retraçant la mort de chiens et de loups par ingestion de quelques grammes seulement de ce même suc de tiges et de feuilles. Il faut remarquer d'ailleurs que l'action toxique du suc obtenu par contusion de la tige et des feuilles — je ne parle pas des racines en ce moment — présente des propriétés toxiques extrêmement variables suivant les époques auxquelles il a été récolté, — ce suc est, par exemple, fort peu toxique en automne, — suivant les régions dans lesquelles croissent les plantes, et aussi suivant d'autres conditions encore indéterminées. WEPFER rapporte, d'ailleurs, à cet égard, des observations tellement nettes, que rien ne vaut la lecture de l'une d'entre elles.

Voici une observation relative à plusieurs enfants qui furent empoisonnés par cette plante. Vers la fin de mars, huit enfants mangèrent des racines de *Cicuta virosa* qu'ils prirent pour des panais. L'un d'eux, Jacob Mœder, revint à la maison gai comme de coutume. Bientôt après, il se plaignit d'une vive cardialgie, perdit l'usage de ses sens et tomba à la renverse. Ses urines jaillissaient avec force. Il fut ensuite saisi de violentes convulsions avec resserrement tétanique des mâchoires et grincement des dents. Ses yeux roulaient dans leurs orbites d'une manière effrayante; il rendait du sang par les oreilles, poussait des sanglots et était tourmenté par de vains efforts de vomissement. Il s'agitait et se tordait les membres, sa tête était renversée en arrière, son dos recourbé comme un arc. Les convulsions ayant cessé un instant, pour revenir ensuite avec la même violence, les forces lui manquèrent et il expira. La face et l'abdomen étaient tuméfiés, le contour des paupières livide; et une grande quantité d'écume verdâtre s'écoulait par la bouche.

Catherine Mœder, sa sœur aînée, se plaignit de malaises après la mort de son frère, vomit une poignée de racines et fut agitée de convulsions épileptiformes. On lui administra une dose de thériaque délayée dans du vinaigre, ce qui lui fit rendre encore une certaine quantité de poison, après quoi elle resta étendue sur son lit, sans paroles et presque sans vie, pendant quarante-huit heures. Son visage était cadavéreux et sa respiration insensible. Elle reprit enfin connaissance, mais conserva durant plusieurs jours une grande faiblesse ainsi que des douleurs dans la région épigastrique. Une autre sœur, âgée de deux ans et demi, éprouva une violente palpitation suivie de hoquets, cris, rougeurs à la face, mouvements convulsifs, trismus et syncope. On entr'ouvrit sa bouche de force, on lui fit ingérer de la thériaque avec du vinaigre et elle rejeta une demi-poignée de racines. Le lendemain, elle était entièrement rétablie.

Un autre enfant, Mathias Graff, âgé de huit ans, éprouva plus tard l'influence du poison. Il eut d'abord des vertiges, chancela comme une personne ivre, tomba à terre, se releva pour tomber encore, et fut enfin saisi de trismus, d'opisthotonos et de violentes palpitations. Peu de temps après, il expira. Tout son corps était horriblement enflé. Une écume verte et abondante coulait continuellement de sa bouche.

Les autres enfants qui avaient mangé beaucoup moins de ces racines furent aussi moins violemment affectés. Ils furent guéris grâce à des vomissements provoqués par la thériaque délayée dans du vinaigre. Une petite fille fut promptement soulagée après avoir pris une infusion de feuilles de tabac qui lui fit rejeter le poison (WEPFER, *Cicutæ aquaticæ Historia et Noxæ*). Je traduis, en la résumant et en respectant sa forme, cette intéressante observation; mais je ne vous recommande pas le mode de traitement par le mélange de thériaque et de vinaigre, ou l'infusion de feuilles de tabac, au sujet duquel il y aurait de sérieuses objections à élever. D'autres accidents mortels sont rapportés dans l'*Histoire de l'Académie des sciences de Paris* (année 1715) et dans les *Prælectiones academicæ* de BOERHAAVE.

Pour expliquer les symptômes et lésions qu'on peut observer sous l'influence de l'ingestion de racines de ciguë vireuse, il faut tenir compte, je crois, de l'existence indéniable, dans ces racines, d'albumoses toxiques qui n'ont pas encore été étudiées, mais dont l'étude s'impose en quelque sorte, en raison de ce qu'on commence à savoir relativement à l'intervention de ces substances toxiques. C'est tellement vrai, que, lorsque nous allons étudier l'action physiologique de la conicine, vous allez voir, j'y insiste à dessein, l'extrême différence qu'il y a entre la symptomatologie que je viens de retracer et celle qu'on peut relever par l'expérimentation sur les animaux et même par quelques cas d'expérimentation accidentelle ou volontaire réalisée chez l'homme : je fais surtout allusion ici à ce suicide réalisé, il y a quelques années, avec le bromhydrate de conicine parfaitement pur, dont je vais vous rapporter l'observation, qui a pu permettre de suivre tous les phénomènes de l'intoxication et de constater que ces phénomènes sont identiquement les mêmes chez l'homme et chez les animaux.

En ce qui concerne les accidents provoqués par l'ingestion des racines de ciguë vireuse, on retrouve, très accentués, les symptômes et les lésions des albumoses toxiques et des poisons hémolytiques; et ces manifestations doivent être attribuées à la *Cicutoxine*, cette substance que je classe dans le groupe des *Résinoïdes*, dont l'activité toxique est considérable, puisqu'elle est mortelle, à la dose de 2 à 3 milligrammes, pour les grenouilles, et à la dose de 5 centigrammes par kilo pour le chat.

L'*Æthusa Cynapium*, cette variété de ciguë qui croît dans les jardins et que l'on confond si souvent avec le céleri ou le cerfeuil, peut se montrer inoffensive lorsque l'herbage est consommé par certains animaux, notamment par les chèvres; seulement il importe alors de tenir compte de ce fait, qu'on voit survenir assez souvent lorsque ces animaux, particulièrement résistants, ingèrent des plantes capables de déterminer des accidents chez l'homme : leur lait devient toxique, et les accidents dus à l'ingestion de ce lait de chèvres ayant mangé de l'*Æthusa Cynapium* ont été assez fréquents pour être certains aujourd'hui. D'ailleurs, pour *Æthusa Cynapium* comme pour *Cicuta virosa*, la toxicité est variable, et on a pu relever ce fait qu'il n'y avait pas eu d'accidents déterminés après ingestion d'une forte proportion par les animaux. D'autre part, on a noté l'absence d'accidents chez l'homme après absorption de 120 grammes de suc frais de la tige et des feuilles, ou de 60 centigrammes de résine. D'un autre côté, il existe des faits incontestables d'intoxication, même mortelle, chez l'homme, à la suite de la confusion entre cette plante et le cerfeuil ou le persil.

Quant aux diverses variétés d'Œnanthes, de *Phellandries*, comme on les appelle vulgairement, elles sont toutes ou presque toutes extrêmement toxiques; peut-être faut-il faire une exception en faveur de quelques rares variétés : *Œnanthe peucedanifolia, pimpinelloïdes, Lachenalii, incrassans*; encore sont-elles suspectes, au moins en ce qui regarde la toxicité de leurs racines à certaines époques de l'année.

Et même, pour ce qui est de la variété nommée *Œnanthe apiifolia*, certains auteurs, comme BROTERO, MÉRAT, regardent le suc incolore provenant de toutes les parties de la plante comme aussi toxique que le suc d'*Œnanthe crocata*; et les racines seraient utilisées dans certaines régions, en Portugal natamment, pour empoisonner le poisson et le plonger dans un état de stupeur qui favorise sa capture.

Quant à *Œnanthe fistulosa* et, surtout, *crocata*, ce sont des plantes dont les racines possèdent une toxicité considérable, tandis que leurs tiges et leurs feuilles sont à peu près dénuées d'activité. Certains observateurs prétendent même, ce en quoi ils me semblent aller un peu loin, qu'en ce qui concerne le représentant le plus dangereux, l'*Œnanthe crocata*, les tiges, les feuilles et les fleurs sont absolument dépourvues de toxicité. Cette qualification de *crocata* lui vient précisément de la couleur du suc qui s'écoule de la racine lorsqu'on la brise. La couleur de ce suc varie du jaune gomme-gutte à la couleur du safran. La substance toxique est constituée par l'*Œnanthotoxine*, substance que je classe également dans le groupe des *Résinoïdes*, qui détermine la mort, chez les grenouilles, à la dose de quelques milligrammes, et à la dose de 15 milligrammes par kilo, chez le lapin. On observe des accidents convulsifs analogues de tous points, on pourrait dire identiques, à ceux déterminés par la *Cicutoxine*.

Symptomatologie. — Quels sont, d'une façon générale, les symptômes qu'on peut observer après l'ingestion de ces différentes variétés de ciguës? Presque toujours, ces symptômes sont assez concordants, assez analogues, et, j'insiste à dessein sur ce point, cela tient, à mon avis tout au moins, à la présence de ces substances du groupe des *Résinoïdes*, *Cicutoxine* et *Œnanthotoxine*, peut-être même, je serais tenté de le croire, à la présence d'albuminoïdes qui interviendraient, dans une très large mesure, dans l'évolution des phénomènes d'intoxication.

Dans tous les cas, comme vous allez le voir, la symptomatologie est très différente lorsqu'il s'agit de l'ingestion des différentes variétés de ciguës ou de l'introduction de conicine parfaitement pure dans l'économie. Une heure au plus après l'ingestion des différentes variétés de ciguës, on observe des éblouissements, des vertiges, de l'obnubilation des sens, accompagnée de céphalalgie très aiguë. L'individu titube, ses jambes se dérobent sous lui; quelquefois, il est en butte à de l'anxiété précordiale, à une cardialgie très violente. La gorge est sèche, le sujet éprouve une soif vive; la déglutition est difficile, souvent même impossible. Les vomissements ne s'observent guère qu'avec la ciguë vireuse ou avec les racines d'Œnanthe.

Il semblerait, par conséquent, que cette action émétique soit, dans une certaine mesure, attribuable à la cicutoxine ou à l'œnanthotoxine. La face est pâle, la physionomie profondément altérée, mais l'intelligence reste parfaitement nette. On observe le plus souvent une aphasie plus ou moins marquée; le regard est fixe, les pupilles dilatées, la vue trouble, parfois même plus ou moins complètement abolie.

A cette époque de l'intoxication, apparaissent alors des mouvements spasmodiques et des contractions tétaniformes alternant avec des accès de lipothymie. L'individu tombe dans un état de stupeur plus ou moins profonde ; la respiration est stertoreuse ; le malade se refroidit, tombe même en état d'algidité ; et, très souvent, — toujours lorsqu'il s'agit d'intoxication avec les racines de cicuta virosa ou d'œnanthe crocata, — on observe l'enflure de la face et quelquefois de tout le corps. Les yeux sont saillants, la peau livide et parsemée de taches ecchymotiques.

Dans un grand nombre de circonstances, surtout chez les enfants, on a signalé du délire, quelquefois même un délire furieux, et des convulsions épileptiformes qu'on doit surtout rapporter à la cicutoxine et à l'œnanthotoxine.

Dans tous les cas, lorsque l'ingestion de la plante a été faite à dose suffisante pour amener la mort, celle-ci se produit, en général, d'une façon très rapide, dans un espace de trois, quatre, six heures ; il est rare que la mort se produise au delà de dix-huit ou vingt-quatre heures.

Il existe quelques particularités spéciales à chaque espèce de ciguë, et cela se comprend du reste si l'on songe, d'une part, aux accidents toxiques qui relèvent de la conicine, d'autre part, à ceux qui dépendent soit de la cicutoxine, soit de l'œnanthotoxine, soit de ces substances encore indéterminées qui coexistent certainement avec la conicine dans les différentes variétés de ciguës. L'absorption est plus lente et les manifestations toxiques plus tardives, lorsque l'empoisonnement a eu lieu avec les racines de *Cicuta virosa* ou d'*OEnanthe crocata*. Dans ces circonstances, à l'action de la conicine vient s'ajouter, sinon même prédominer, une action corrosive et irritante locale qui favorise l'absorption de la substance toxique et provoque des réactions réflexes violentes dénaturant, si l'on peut ainsi dire, la symptomatologie de l'alcaloïde.

Lorsque les accidents sont déterminés par la grande ciguë, c'est plutôt la conicine qu'il faut incriminer, et ce sont surtout alors des accidents comateux, accompagnés d'hallucinations calmes, que l'on voit se dérouler. Cependant, MATTHIOLE a rapporté une observation caractérisée par une démence persistante avec délire furieux. Peutêtre s'agissait-il, dans ce cas, de l'ingestion d'un mélange de plantes. Au contraire, lorsque les accidents sont déterminés par les différentes variétés d'Œnanthes ou même par l'*Æthusa Cynapium*, on peut voir se développer, plus ou moins nettement, des accidents convulsiformes. Ceci est dû précisément à ce fait, dont nous aurons bientôt la preuve, que la conicine exerce une action élective sur le système nerveux périphérique, qu'elle paralyse les nerfs moteurs à la façon du curare et laisse absolument intact le système nerveux central, qui, au contraire, est plus ou moins énergiquement intéressé par les autres substances accompagnant la conicine dans les diverses variétés de ciguës.

A l'autopsie, les lésions qu'on peut observer sont des lésions absolument banales; et cependant, il y a un phénomène qu'on a toujours noté et sur lequel les observateurs ont insisté à plusieurs reprises : c'est celui d'une putréfaction extrêmement hâtive des cadavres. En effet, dans un grand nombre des observations suivies de mort qui ont été rapportées, on note toujours que la putréfaction s'établit dans un espace de temps extrêmement court, que cette putréfaction évolue avec une rapidité particulièrement remarquable et que, deux ou trois heures à peine après la mort, on peut voir s'échapper des ouvertures naturelles : nez, bouche, plus particulièrement, yeux même, des bulles produites par l'expansion des gaz de la putréfaction et leur mélange avec les liquides.

A la surface du corps, on a noté l'existence de plaques livides, d'extravasations sanguines, de pétéchies, montrant que, dans ces circonstances, il faut faire intervenir une action particulière exercée sur le sang et que cette action ne doit pas être imputée, au moins exclusivement, à la conicine, car s'il est vrai que la conicine exerce sur le sang une influence que nous apprendrons à connaître plus tard, cette action paraît être beaucoup plutôt imputable à une influence hémolytique exercée par les substances du groupe des résinoïdes ou même des albuminoïdes qui accompagnent la conicine.

On a noté la congestion passive des méninges, du cerveau, des poumons, de la rate. Le sang est noir, fluide et renfermant à peine quelques grumeaux diffluents. On observe également des suffusions sanguines disséminées à la surface du cœur, dans les poumons et les intestins; quelquefois même, on a noté dans les intestins l'existence d'ecchymoses disséminées rappelant des taches de gangrène. Ces ecchymoses s'observent de façon presque constante, lorsque l'intoxication a été déterminée par les racines d'Œnanthes ou celles de *Cicuta virosa*. Il est évident que ces lésions anatomiques doivent encore être imputées à la présence ou de la cicutoxine ou de l'œnanthotoxine.

L'action physiologique est assez difficile à étudier en fonction des différentes variétés de ciguës, à cause précisément de la variabilité des principes toxiques que ces différentes ciguës renferment. Autant, comme vous le verrez, l'action physiologique de la conicine paraît nette, précise, assez bien établie actuellement, autant l'action physiologique des substances qui l'accompagnent, qu'il s'agisse de celles un peu connues comme la cicutoxine et l'œnanthotoxine, ou de celles pas connues du tout comme les substances albuminoïdes, autant cette action physiologique est incertaine et, en somme, il y a seulement deux faits qui paraissent absolument démontrés actuellement, c'est, d'une part, l'action convulsivante toute particulière exercée par ces substances albuminoïdes ou résinoïdes, et, d'autre part, une action hémolytique extrêmement intense qui me faisait leur attribuer tout à l'heure les lésions sanguines qu'on peut observer à l'autopsie des individus ayant succombé à la suite de l'ingestion des plantes entières, mais surtout des racines.

.Voici, d'autre part, quelques observations relatant des particularités intéressantes. La première a été publiée, en 1845, par HUGUES BEN-NETT, d'Edimbourg. Un tailleur, âgé de quarante-trois ans, était réduit à une misère si grande qu'un, jour, n'ayant rien pu se procurer pour dîner, il mangea quelques herbes que ses enfants avaient apportées chez lui vers trois ou quatre heures de l'après-midi. En finissant son repas, il se leva, disant qu'il allait se procurer de l'argent pour acheter du pain à ses enfants ; il était alors bien portant. Il parcourut environ un mille à pied pour arriver chez une de ses connaissances dans le but de lui vendre quelques objets. Cette personne en le voyant entrer chez elle crut d'abord qu'il était ivre, car il chancelait en marchant et parlait seul. Il s'assit brusquement, et en dix minutes il a fini son marché et obtenu quatre pence des objets qu'il a vendus. Il ne s'est plaint ni de douleur, ni de malaises ; pas d'excitation dans la parole ni dans les gestes ; la face était pâle et défaite. En se levant de sa chaise, il tomba en arrière sur son séant ; cependant, il réussit à se lever, mais il vacille en marchant et en descendant l'escalier. Il était quatre heures. On l'a vu alors s'appuyer le dos à l'angle de la rue, marcher quelques pas en vacillant encore, s'appuyer de nouveau, parcourir en zig-zag un autre petit espace, puis s'asseoir sous une porte cochère. Tout le monde le croyait ivre, et même deux femmes ont dit à un employé de la police de l'emmener. Le tailleur a prié celui-ci de le conduire chez lui, disant qu'il n'y voyait plus. Il s'est levé, aidé du bras de son conducteur ; mais, après avoir parcouru l'espace de quatre à cinq boutiques, ses jambes ont fléchi et il est tombé sur ses genoux. On lui a donné à boire un peu d'eau qu'il n'a pu avaler. On lui a versé de l'eau sur la tête et sur le front pour le faire revenir. Placé sur un brancard pour le transporter au poste de police, ses jambes traînaient sous lui. Pendant le trajet, il conservait sa connaissance, voulait parler, mais ne le pouvait pas. A son arrivée, ses jambes étaient paralysées. Cependant son intelligence restait intacte, puisqu'il a indiqué son adresse au guichetier. Le chirurgien du poste a vu le malade à six heures et demie et l'a trouvé couché sur le dos, la tête élevée ; il entendait, essayait de tourner la tête du côté d'où on lui parlait, levait légèrement les paupières, mais il paraissait dans l'impossibilité de parler. Prostra-

tion complète; abolition de la motilité; les bras soulevés retomben
aussitôt; cependant ils paraissent un peu sensibles; par intervalles
mouvements de la jambe gauche, plutôt spasmodiques que volontaires; plusieurs efforts pour vomir sans résultats; pouls, respiration, chaleur normaux. A sept heures moins dix minutes, action du
cœur très faible; pupilles dilatées et fixes. La physionomie offre un
aspect cadavérique. Mort à sept heures, environ trois heures après
l'ingestion du poison.

L'autopsie a été faite soixante-trois heures après la mort. Une
quantité inaccoutumée de sang fluide s'écoula du cuir chevelu et
du sinus longitudinal; léger épanchement séreux sur les membranes
du cerveau; poumons fortement gorgés de sang noir, liquide, et présentant à peine quelques petits grumeaux; foie sain; rate ramollie;
reins congestionnés, sains. L'estomac contenait une masse pultacée
de matière végétale verte, crue, ressemblant à du persil, environ
300 grammes, et offrant une odeur acide légèrement spiritueuse. La
muqueuse était très congestionnée surtout à la région cardiaque. Sur
ce point, elle offrait de nombreuses extravasations de sang noir, au-
dessous de l'épithélium, dans l'étendue de la largeur de la main.
Intestins sains, leur muqueuse était légèrement congestionnée par
obstruction veineuse. La matière contenue dans l'estomac était principalement composée de feuilles vertes et de côtes de feuilles. Quoiqu'elles fussent réduites en pulpe, une quantité considérable des unes
et des autres avait résisté à l'action des dents. Le docteur Bennett
en les examinant a déclaré qu'elles ne pouvaient être que des mor-
ceaux de *Conium maculatum* ou ciguë commune. Traitées par la
potasse, elles exhalaient l'odeur de ciguë.

Ayant pu se procurer la plante elle-même, à l'état frais, dans le lieu
où les enfants de la victime l'avaient récoltée, et l'ayant confrontée
avec les débris trouvés dans l'estomac, il les a trouvés identiques.

Voici une autre observation, due à Skinner. Quatre enfants avaient
mangé quelques feuilles de *Conium*. Soit que les jeunes pousses de
printemps, regardées comme non vénéneuses, eussent modifié sinon
l'action des principes que renferme la ciguë, du moins la nature
même de ces principes, les symptômes observés furent de nature
narcotique. Deux enfants, qui en avaient ingéré une petite quantité,
présentèrent comme phénomènes d'intoxication, de la pâleur et de la
lividité du visage, de la dilatation des pupilles; le pouls était faible,
ralenti, à peine perceptible, ces deux enfants se plaignaient d'une
extrême lassitude et de somnolence; tous leurs mouvements ressemblaient à ceux d'une personne très fatiguée; il n'y avait pas de paralysie. L'action d'une dose plus forte se traduisit sur les deux autres
enfants par les symptômes suivants : aspect cadavérique, face pâle
et livide, pupilles dilatées et immobiles, mâchoire inférieure pen-

dante, ainsi que la langue; la respiration seule, très ralentie d'ailleurs, indiquait que la vie n'était pas éteinte; le pouls radial ne se faisait plus sentir; l'impulsion du cœur et ses bruits étaient même si faibles que Skinner resta dans le doute sur leur existence. Dans tous les cas, il n'y eut ni délire, ni convulsions, ni vomissements, ni diarrhée. Chez les deux premiers enfants un vomitif et des boissons stimulantes firent bientôt cesser les accidents; chez les deux autres il fallut vider l'estomac à l'aide d'une pompe, et, malgré l'emploi de l'électricité et des moyens excitants et révulsifs les plus puissants, on eut beaucoup de peine à réveiller la vie prête à s'éteindre.

Bianchi rapporte les faits suivants. Deux enfants de sept à huit ans avaient mangé des feuilles de *Conium maculatum*; ils eurent un délire violent, interrompu de temps en temps par des cris plaintifs; les pupilles étaient fortement dilatées et la vue diminuée. On constata des hallucinations de la vue, des convulsions fréquentes des muscles de la face donnant à celle-ci une expression terrible; d'autres muscles étaient également contractés, surtout les extenseurs de la colonne vertébrale et les fléchisseurs des extrémités; des mouvements particuliers se montraient dans les muscles du pouce et de l'index, les malades semblaient chercher à nouer ces deux doigts; la langue était rouge, le ventre mou et les urines abondantes. Après des vomissements et quelques selles, la santé revint le lendemain.

Orfila institua des expériences à l'aide d'une conicine préparée au moyen d'un procédé qui devait permettre de l'obtenir dans un assez grand état de pureté. Il distillait de l'eau maintenue en présence des semences de ciguë et de potasse caustique, saturait le produit distillé par l'acide sulfurique, évaporait en consistance d'extrait mou et traitait ce résidu par un mélange d'alcool et d'éther qui ne dissolvait que le sulfate d'alcaloïde. Ce dernier, redissous dans l'eau, était décomposé par la potasse; la conicine, mise en liberté, surnageait la liqueur aqueuse. On la séparait, puis, avant de rectifier par distillation, on la déshydratait par un contact suffisamment prolongé avec du chlorure de calcium fondu. Le produit ainsi obtenu fut administré à un chien de taille moyenne à la dose de XII gouttes, c'est-à-dire 48 centigrammes. Aussitôt après, l'animal parcourut le laboratoire en plusieurs sens et ne paraissait pas incommodé. Au bout d'une minute il éprouva de légers vertiges et de l'affaiblissement dans les pattes postérieures, tout en continuant à marcher. Trois minutes après l'ingestion de la cicutine, il tomba sur le côté droit comme anéanti; bientôt après, il eut quelques légers mouvements convulsifs dans les extrémités, sans opistothonos; cet état continua pendant une minute environ; puis, les convulsions ayant cessé, l'animal resta couché, immobile et très affaissé. Il mourut cinq minutes après l'intoxication. La nécropsie a été pratiquée immédiatement. Le canal digestif, le foie, la rate, les reins, les poumons et le cœur n'offraient aucune altération digne d'être notée. Le sang était en partie coagulé. La langue était pâle dans toute son étendue; l'épithélium se détachait aisément dans les parties qui avaient été touchées par la conicine. L'arrière-bouche, les fosses nasales et la trachée-artère renfermaient une quantité notable de mucus sanguinolent.

Orfila fit une seconde expérience, mais il donna cette fois une quantité double de la même conicine; il en fit donc prendre 1 gramme. L'animal succomba au bout de deux minutes après avoir éprouvé les mêmes symptômes que le chien précédent, avec cette différence que les vertiges durèrent une demi-minute et que les mouvements convulsifs, assez légers, se manifestèrent immédiatement après la cessation des vertiges. En outre, il n'y eut ni vomissements, ni selles, et l'animal n'a poussé aucun cri. La nécropsie a montré les mêmes lésions que celles du premier chien.

Ces observations d'Orfila furent contrôlées par Christison, d'Edimbourg, dont les résultats ont été un peu différents. Ce dernier, en effet, reconnut que la cicutine agit énergiquement partout où l'absorption peut avoir lieu facilement, qu'elle produit une irritation locale qui est bientôt remplacée par une paralysie des muscles volontaires d'abord, puis des muscles de la respiration, ce qui causerait ainsi la mort par asphyxie. Pendant l'état paralytique, quelques mouvements convulsifs agitent les membres et le tronc; mais, ajoute-t-il, ce phénomène n'est pas constant. De plus, les sens externes et la volonté se conservent aussi longtemps que la respiration dure; de telle sorte que l'influence du poison s'exercerait principalement sur la moelle épinière.

Christison reconnaît, de plus, que l'action de la cicutine est tout à fait opposée à celle de la noix vomique et de son alcaloïde, la strychnine. La strychnine irrite la moelle épinière, produit des spasmes musculaires violents et permanents et cause l'asphyxie, tandis que la cicutine, au contraire, épuise l'énergie nerveuse de la moelle épinière, produit une paralysie musculaire générale et, par cet épuisement, cause aussi l'asphyxie. Peu de poisons, dit-il, sont d'une énergie aussi grande que la cicutine, puisqu'une seule goutte instillée dans l'œil d'un lapin l'a tué en neuf minutes; et que trois gouttes tuent de la même manière un chat en une minute et demie. En introduisant cinq gouttes dans le gosier d'un jeune chien, l'action se fit sentir au bout de trente secondes, et le mouvement, ainsi que la respiration, avaient cessé au bout d'une minute. Christison relate une observation qui lui permet de comparer la rapidité et l'énergie d'action toxique de la cicutine à celle de l'acide prussique; car, avec 2 grains, ou 10 centigrammes, de chlorhydrate de conine cristallisé, injecté dans la veine fémorale d'un chien, cet animal tombe mort au bout de deux à trois secondes.

De cette dernière expérience, il semblerait résulter que l'action de la cicutine serait plutôt augmentée qu'atténuée par sa combinaison avec un acide, surtout avec l'acide chlorhydrique.

Du reste, ORFILA avait obtenu aussi une conicine plus active en la traitant par de l'acide sulfurique affaibli; car avec X gouttes de l'alcali ainsi traité, il avait tué en deux minutes un chien de forte taille, et il avait observé sur ce chien les mêmes phénomènes que chez ceux ayant servi à ses premières expériences.

Comme conclusion de ses expériences, CHRISTISON admit que la conicine exerce une action élective sur la moelle, comme la strychnine, mais en sens inverse, le pouvoir excito-moteur se trouvant détruit. Il avait observé, en effet, la paralysie successive, d'abord des muscles volontaires, puis des muscles respirateurs, enfin du diaphragme, et constaté que la mort se produit par asphyxie. Cette opinion fut admise par GUBLER et BOUCHARDAT, ainsi que par la plupart des médecins allemands.

En 1845, EARLE et WIGHT expérimentèrent sur eux-mêmes et constatèrent, d'abord, la production d'une sensation de fatigue dans les jambes, puis, une courbature générale, un alanguissement avec impotence motrice presque absolue; la tête semblait lourde et serrée, il existait des vertiges, des lipothymies accompagnées de sueurs froides, le tégument cutané était le siège de fourmillements et parfois d'éruptions érythémateuses; les urines étaient abondantes. La vue fut obscurcie, l'ouïe perdit son acuité et WIGHT resta quelque temps aphone à la suite de l'expérience qu'il exécuta sur lui.

HOSEA FOUNTAIN, en 1846, reprit sur lui-même les expériences de EARLE. Il conclut que la ciguë est un médicament important qui améliore et même guérit les affections du foie, la jaunisse et la constipation. Pour juger de l'énergie du conium sur l'économie, FOUNTAIN en prépara un extrait avec des semences et en avala 12 grains (60 centigrammes). Il resta une demi-heure sans rien ressentir; pensant alors que cet extrait n'aurait pas d'action, il sortit à cheval. A peine dans la rue, il eut des éblouissements, des points brillants scintillaient devant ses yeux et étaient animés de mouvements rapides, ce qui le forçait de tourner la tête de côté afin de les suivre. Il vacillait sur sa selle; il n'avait pas de vertige et n'éprouvait pas de sensation désagréable à la tête, si ce n'est une faible impression de légèreté. Bientôt, il eut dans les doigts des engourdissements, qui, s'étendant jusqu'aux coudes, occasionnaient de la raideur musculaire et empêchaient les mouvements de flexion de l'avant-bras sur le bras. Après quelques minutes, il éprouva aux pieds la même sensation d'engourdissement gagnant graduellement et lentement l'articulation coxo-fémorale. Ses yeux s'alourdirent alors et Fountain les essuyait sans cesse comme pour chasser un voile qu'il aurait eu sur les paupières. Le pouls était petit et faible, mais pas plus fréquent que d'ordinaire. Il descendit alors de cheval, mais il eut tant de peine à marcher qu'il implora l'aide d'un passant et se fit reconduire chez lui. Les extrémités inférieures étaient presque paralysées; mais il ressentait si peu de douleur qu'il se mit même à rire de la position dans laquelle il s'était volontairement placé.

Poussé par les personnes qui l'entouraient et désireux lui-même de se débarrasser de ce malaise qui ne le quittait pas, il se mit à fumer. Soit que le tabac dont il avait l'habitude, le réconfortât, ou que la nicotine agît comme antidote de la cicutine, dit Fountain, il se trouva bientôt guéri, la vue s'éclaircit, les membres devinrent mobiles et, tant qu'il fut assis, il n'éprouva plus rien, mais ayant essayé de se lever, il sentit que ses jambes fléchissaient encore sous lui. Toute la journée, il resta incommodé. Son intelligence était nette; il ne nota aucune sécrétion du côté des reins et des intestins. Il éprouvait une sorte de vide dans la poitrine; la circulation y paraissait ralentie. Avec quelques grains de plus, ajoute Fountain, la paralysie eût pu devenir complète, et des convulsions eussent succédé, sans doute, aussi bien à la fatigue musculaire qu'à des troubles de la circulation.

Les recherches d'un grand nombre d'autres observateurs fournirent des résultats divers, tantôt concordants, tantôt discordants. Je citerai seulement parmi les principaux : Julius von Nega, 1850; Wertheim, 1851; Schroff, 1852; Albers, 1853; Murawjew, 1854; Kœlliker, 1856; Leonidès von Praag, 1856; Funke, 1859; Guttmann, 1866; Ollivier et Bergeron, 1867; Gubler, 1868; Jolyet et Pélissard, 1868; Martin-Damourette et Pelvet, 1869. Grâce à chacun de ces travaux, l'action élective de la conicine sur le système nerveux moteur et son analogie avec le curare furent nettement mises en évidence, ainsi que l'influence exercée par le contact direct sur les terminaisons des nerfs sensitifs. Mais les interprétations donnèrent lieu à des opinions fort différentes dont quelques-unes seulement furent sanctionnées par les recherches ultérieures. L'action convulsivante fut, principalement, très discutée; et c'est seulement à une époque assez récente que l'on put acquérir la certitude que cette action convulsivante était due soit à des dérivés méthylés de la conicine, soit à des substances l'accompagnant dans les plantes et dont il est fort difficile de la débarrasser entièrement. Voici quelles étaient les conclusions du travail de Martin-Damourette et Pelvet qui contestaient l'influence de la conicine sur la moelle épinière.

I. *Action locale.* — 1° La conicine, insérée dans une plaie, produit d'abord une excitation des éléments neuro-musculaires révélée par de la douleur et des contractions musculaires, suivie bientôt de la perte de la sensibilité et du mouvement;

2° La conicine altère ou désorganise complètement les éléments anatomiques suivant son degré de concentration, en modifiant à peine le tissu conjonctif;

3° Les organismes inférieurs sont attaqués et détruits par la conicine, surtout lorsqu'ils sont à l'état embryonnaire. De là, l'action antiseptique et parasiticide de la conicine.

II. *Action générale.* — 1° L'excitabilité des centres nerveux est peu influencée par de faibles doses;

2° A haute dose, la conicine produit d'abord des convulsions toniques et cloniques, masquées bientôt par la paralysie des extrémités motrices des nerfs;

3° Les nerfs sensitivo-moteurs, après une excitation douteuse, sont pris d'une paralysie qui est le symptôme le plus constant de l'intoxication par la conicine;

4° La pupille, d'abord contractée, est finalement dilatée;

5° Les mouvements respiratoires subissent la même alternative; ils sont accélérés pendant la période de spasmes et ralentis dans la période de paralysie;

6° Les battements du cœur augmentent de force d'abord, puis de fréquence;

7° Tous les plans musculaires de la vie organique passent par les deux mêmes phases de spasmes et de paralysie;

8° Le caractère peut-être le plus important de cet empoisonnement est la destruction des globules rouges du sang.

Ainsi, ces auteurs constatent que la conicine n'est convulsivante que lorsque la dose toxique est très forte; qu'insérée dans une plaie, elle produit d'abord une excitation des éléments neuro-musculaires, suivie bientôt de la perte de la sensibilité et du mouvement : que, suivant son degré de concentration, elle altère ou détruit les éléments anatomiques. Ils placent la conicine à côté du curare et lui refusent toute action sur la moelle épinière.

Depuis, ces appréciations ont dû être modifiées. Au cours de recherches effectuées, en 1878, dans le laboratoire de Vulpian, BOCHEFONTAINE et MOURRUT, s'efforcèrent de démontrer que l'action curarisante était due à une substance autre que la conicine, de nature résinoïde, et agissant comme le curare sur la substance unissante des plaques motrices terminales; mais les recherches ultérieures de PREVOST ont démontré l'inexactitude de ce point. La sensibilité et la motilité ne seraient intéressées qu'en raison de l'action exercée par la conicine pure sur les centres nerveux encéphalo-médullaires. A un certain moment de son action, la conicine exalte l'excitabilité de la moelle et du bulbe, puis l'atténue ensuite et enfin l'abolit définitivement si la dose est suffisante. Ainsi que l'avait fait remarquer Christison, l'alcaloïde déprime d'abord, puis anéantit l'excito-motricité des centres nerveux bulbo-médullaires. Cette électivité sur le système nerveux se traduit encore par les troubles visuels résultant de l'action exercée sur les ganglions optiques ou les tubercules quadrijumeaux. Les manifestations qui se révèlent du côté des appareils circulatoire et respiratoire sont également des preuves d'électivité d'action bulbo-médullaire.

La préparation du bromhydrate de conicine, qu'il est très facile d'obtenir dans un grand état de pureté, montre l'exactitude de cette dernière interprétation et fournit la preuve de l'identité d'action de la conicine pure et du bromhydrate de conicine. On peut distinguer trois phases dans l'évolution des phénomènes toxiques. La première est caractérisée par un peu d'abattement, de tristesse; puis surviennent bientôt des frémissements généralisés coïncidant avec les mouvements inspiratoires. Presque en même temps, les membres deviennent impotents; il se produit une paralysie motrice très accentuée. Dans la seconde phase, les frémissements généraux deviennent de plus en plus intenses; la respiration est considérablement gênée, incomplète, précipitée, accompagnée parfois de trismus et de claquement des mâchoires; le pouls est accéléré, l'excitabilité réflexe est accrue. La durée de cette période varie de une demi-heure à une heure. La troisième phase est caractérisée par l'affaiblissement graduel de l'agitation à forme convulsive, la diminution, puis l'abolition de l'excitabilité réflexe, le ralentissement du pouls et de la respiration, les troubles visuels, et enfin par un collapsus profond qui peut être suivi de la mort. Lorsque le retour à l'état normal est la suite de l'intoxication, le sujet parcourt les mêmes phases en sens inverse; la sensibilité reparaît la première, les frémissements généralisés redeviennent intenses, les mouvements cardiaques et respiratoires recouvrent peu à peu leur ampleur, les mouvements spontanés réapparaissent, la locomotion devient possible; il persiste seulement durant quelques heures une sorte d'état d'ivresse. Les deux premières phases peuvent passer plus ou moins inaperçues avec les doses fortes d'emblée.

A l'époque où cette étude de la conicine était en cours au laboraratoire de Vulpian, M. Tuloup, qui en fit l'objet de sa thèse inaugurale, fut témoin d'une intoxication aiguë et mortelle déterminée à l'aide du bromhydrate de conicine pur préparé par Mourrut. En raison de l'intérêt que présente cette observation, surtout par sa comparaison avec les précédentes, je crois utile de vous la citer.

« Un jeune homme de vingt-quatre ans, sobre et robuste, était depuis quelque temps en proie à des idées de suicide qui absorbaient complètement son esprit. Étant parvenu un jour à se procurer du bromhydrate de conine, il n'attendait que l'instant où ses idées sombres l'accableraient pour mettre son projet à exécution. Un soir, après être resté une bonne partie de la journée chez lui, calme en apparence, et n'ayant nullement manifesté son intention soit par ses gestes, soit par ses paroles, après s'être promené jusqu'à neuf heures et demie du soir, avoir mangé beaucoup de pâtisseries, il rentra chez lui accompagné d'un de ses amis. S'étant trouvé seul à dix heures moins le quart, il fut pris tout à coup d'un accès de folie. Ayant fait alors dissoudre le bromhydrate de conine dans l'eau (il paraît en avoir eu 2 grammes environ en sa possession), il se déshabilla, se coucha et avala ce breuvage. Comme je viens de le dire, il devait être dix heures moins le quart.

« Dix heures sonnaient à l'horloge d'un édifice public quand je montais pour aller le voir. Le voyant couché, j'avais jugé à propos de le laisser dormir sans le regarder, car rien ne montrait qu'il s'était empoisonné. Le lit n'était pas défait, les couvertures et les draps étaient tels qu'ils sont quand on a un sommeil tranquille; pas de mouvements; en un mot rien qui pût annoncer que ce jeune homme s'était empoisonné. La lampe brûlait sur la table de nuit sur laquelle se trouvaient encore une plume, de l'encre, et du papier à lettre sur lequel il avait écrit quelques lignes. Je me mis alors à lire, lorsqu'au bout de deux minutes environ, j'entendis comme quelqu'un qui pleurait. Ne jugeant pas à propos de l'interroger (car il lui arrivait très souvent de pleurer, et alors il se fâchait quand on lui en demandait la cause ou qu'on essayait de le consoler), je n'y fis pas attention. Mais, dix minutes après mon arrivée, il m'appela. L'accent de sa voix me parut extraordinaire. Je m'approchai de son lit. Les yeux étaient ouverts, fixes; les pupilles dilatées, les lèvres cyanosées; les battements du cœur étaient faibles, le pouls était à peine perceptible, la peau était encore chaude. La respiration, difficile, produisait un bruit glottique à chaque inspiration, je n'ai pas remarqué de frémissement du corps, ni aucun mouvement convulsif; au contraire, les jambes, les bras et la tête étaient immobiles, paralysés; le malade se laissait tomber comme une masse inerte quand j'essayais de le soulever.

« L'ayant interrogé sur ce qu'il avait pris, il me répondit d'une manière très compréhensible : « Je me suis empoisonné avec cette poudre blanche. » Il me demanda à boire et essaya de le faire sans pouvoir y arriver; puis un instant après : « Je meurs parce que..... » Ne sachant pas ce qu'il voulait désigner par cette poudre blanche, j'ai essayé de le faire vomir en lui introduisant mon doigt dans la bouche et en titillant la luette; il eut quelques nausées, mais pas de vomissement. Me voyant seul, je montai un étage chercher du secours; quand je descendis, il n'y avait plus de respiration; quelques battements de cœur pouvaient encore être perçus, ils cessèrent bientôt.

Il n'y eut pas d'évacuation d'urine ni de matières fécales, pas de convulsions ni de contractures, pas de délire. La mort a été aussi paisible qu'on puisse le concevoir, avec conservation de l'intelligence jusqu'au dernier soupir. J'estime que la durée de cette scène a été environ de trente à quarante minutes. Le médecin attaché au commissariat de police du quartier, appelé en toute hâte, ne put constater que le décès.

« Il est à noter que la putréfaction s'est produite très rapidement, car, trente-six heures après l'accident, le ventre était ballonné, des gaz fétides s'échappaient de temps en temps par les orifices naturels; par les narines et la bouche, il s'écoulait un liquide légèrement teinté en rouge, puis on voyait des bulles crever à l'orifice du nez et de la bouche. L'écoulement du liquide était continu. Douze heures environ après la mort, on pouvait voir à la surface du corps de nombreuses plaques livides, et, vingt-quatre heures après, il était couvert de marbrures violacées et d'extravasations sanguines. La nécropsie n'a pas eu lieu.

« Quand je vins, l'empoisonnement était probablement à sa troisième phase. Cependant, à voir la disposition des objets qui l'entouraient, le lit qui n'était pas défait, les couvertures et les draps placés comme sur quelqu'un qui dort paisiblement, tout, en un mot, permet de présumer qu'il y a eu absence de phénomènes convulsifs, de douleur, abolition de l'excitabilité et de l'irritabilité. Le patient a, en quelque sorte, été sidéré, foudroyé.

« La dose de poison étant très élevée, on comprend que son action a été assez rapide pour annihiler ou rendre très peu manifestes les phénomènes que l'on observe habituellement chez les animaux intoxiqués à l'aide de doses plus faibles, qui mettent par conséquent plus de temps à agir. Ne voyons-nous pas en effet qu'il a succombé dans l'espace de quarante minutes? C'est la limite la plus reculée que je puisse fixer pour établir la durée de cet empoisonnement, car, renseignements pris, le malade n'est resté seul que pendant un quart d'heure, et c'est au bout de ce temps que je l'ai vu et que je me suis aperçu de son état. »

Cette observation, unique, jusqu'ici, peut donc servir de complément à celles dans lesquelles les sujets intoxiqués n'ont pas eu une fin tragique. Elle montre, en outre, qu'il existe chez l'homme une grande analogie entre les phénomènes observés dans l'empoisonnement par la grande ciguë et ceux que l'on note dans l'empoisonnement par la conicine, et plus particulièrement par le bromhydrate de conicine. On voit combien est parfaite l'analogie qui existe entre la conicine et le bromhydrate de conicine. Les effets toxiques sont les mêmes de part et d'autre. C'est toujours la difficulté des mouvements qui ouvre la scène; bientôt paraît l'agitation convulsive; la parésie va peu à peu en augmentant pour se changer en une paralysie complète. La tolérance de l'économie humaine est aussi grande pour la conicine que pour le bromhydrate de conicine; l'élimination est également rapide pour les deux substances; la durée de l'empoisonnement est à peu près la même et les lésions cadavériques sont presque identiques. Seule, la puissance d'action paraît différente. En effet, MM. Bochefontaine, Mourrut et Tyriakian ont démontré par leurs nombreuses expériences que, tandis que 50 centigrammes de conicine injectée sous la peau ne déterminent que des effets peu graves sur un chien pesant 6 kgr. 500, la même dose de bromhydrate de conicine, au contraire, détermine la mort chez un chien du poids de 6 kgr. 800. Ces auteurs ont encore constaté que si la substance est donnée par la voie stomacale la même différence d'action existe. On peut donc tirer cette conclusion que les sels de conicine sont doués d'une énergie plus grande que la conicine elle-même, ce qui confirme les observations déjà faites en 1850 par Orfila.

VIIe LEÇON

ACTION PHYSIOLOGIQUE DES CIGUËS. — ACTION PHYSIO-
LOGIQUE DE LA CONICINE, ACTION LOCALE, ACTION
DIFFUSÉE. — SYMPTOMATOLOGIE DE L'EMPOISONNE-
MENT PAR LA CONICINE. — DIFFÉRENCES AVEC L'EMPOI-
SONNEMENT PAR LES CIGUËS ET SURTOUT LEURS
RACINES. — ANALOGIES ET CARACTÈRES DIFFÉRENTIELS
ENTRE LE CURARE ET LA CONICINE. — ACTION DE LA
CONICINE SUR : SYSTÈME NERVEUX, CIRCULATION,
RESPIRATION, TEMPÉRATURE, SÉCRÉTIONS, NUTRITION.
— ACTION SPÉCIALE SUR CERTAINES FONCTIONS ET
APPAREILS. — AUTRES OMBELLIFÈRES TOXIQUES. —
BASES PYRIDIQUES. — TABLEAU DES BASES RETROUVÉES
AU COURS DES PROCESSUS DE PUTRÉFACTION. — ANA-
LOGIES AVEC LES ALCALOÏDES ET PRINCIPES ACTIFS DES
CHAMPIGNONS ET DES CIGUËS. — PYRIDINE. — PRO-
PRIÉTÉS PHYSIOLOGIQUES ET APPLICATIONS THÉRA-
PEUTIQUES.

Un rapide coup d'œil sur les qualités attribuées autrefois aux
ciguës va déjà nous permettre de nous faire une opinion, relativement à l'action physiologique de la conicine. Vous savez que la ciguë
constituait le poison judiciaire des anciens et qu'il s'est élevé des
discussions sur le point de savoir si la ciguë était employée exclusivement ou bien si elle était mélangée avec certaines autres substances toxiques. On a pensé que l'opium était utilisé pour atténuer
certains des effets convulsivants et tétanisants que nous avons
reconnu appartenir à la ciguë en nature. Mais je ne crois pas qu'il
soit nécessaire, pour expliquer la mort calme qu'on peut voir survenir dans certaines circonstances, sous l'influence de la ciguë, de
supposer l'association d'une autre substance toxique; les faits que
j'aurai à vous exposer relativement à l'action de la conicine pure me
paraissent très nets à cet égard.

La ciguë était employée còmme un topique calmant, résolutif et réfrigérant; et tous les auteurs de la matière médicale ancienne, HIPPOCRATE, GALIEN, DIOSCORIDE, PLINE, etc., citent à l'envi des faits justifiant cet emploi. On attribuait également à la ciguë des propriétés anaphrodisiaques très intenses, et SAINT JÉROME dit que les prêtres des Mystères d'Eleusis onctionnaient leurs organes génitaux avec des pommades à base de ciguë, pour parvenir à observer la continence qui leur était imposée par le rite. D'autre part, la ciguë a joui pendant très longtemps d'une réputation justifiée à titre de fondant et de résolutif; et AVICENNE avait, le premier, donné la formule d'un emplâtre de ciguë contre les engorgements laiteux du sein, les tumeurs de la mamelle et des testicules. Ces propriétés de la ciguë sont, en effet, encore assez fréquemment utilisées, mais je crois que c'est surtout l'action analgésiante exercée localement par les préparations de ciguë qui est utile dans ces circonstances.

Je vous ai cité ce fait qu'à un moment donné, à l'époque des études de A. DE STŒRK, en 1760, la ciguë avait été considérée par cet auteur comme un véritable spécifique de certaines affections, telles que la tuberculose et, surtout, le cancer. Dans tous les cas, les pommades et emplâtres de ciguë se sont constamment montrés de très heureux modificateurs de certaines formes de tumeurs d'origine cancéreuse, scrofuleuse, tuberculeuse ou syphilitique. Les préparations de ciguë étaient, du reste, pour les anciens thérapeutes, un des moyens les plus usités de ce qu'ils appelaient la *Médication altérante*.

Il y a deux sortes d'actions à envisager de la part de la conicine et des préparations de ciguë : une action locale et une action générale. L'action locale est éminemment anesthésiante, mais peut aussi, avec certaines espèces de ciguë, devenir irritante et corrosive, par suite de l'intervention de substances autres que la conicine. Cela s'observe surtout lorsqu'on emploie les racines qui renferment de ces principes irritants et corrosifs. Quant à l'action générale, elle est anesthésiante et légèrement hypnagogue. Ce qui caractérise l'action de la conicine, ce sont les troubles du système nerveux et principalement des nerfs moteurs ainsi que quelques modifications du sang, mais ces modifications du sang s'observent surtout par contact, c'est-à-dire dans des conditions qui ne se réalisent que rarement d'une façon artificielle, et jamais dans la pratique.

Au point de vue de son action locale, la conicine pure se révèle comme une substance violemment irritante, déterminant de la douleur, des spasmes, de la fluxion sanguine, de l'inflammation et même de la nécrose des régions avec lesquelles elle est mise en contact. On observe, sous son influence, la fragmentation et même la liquéfaction des éléments cellulaires, et cette observation est vraie non seulement chez les animaux supérieurs, mais même chez les animaux inférieurs, comme on peut le vérifier, par exemple, chez les paramécies et les vorticelles plongées dans une solution renfermant seulement 1 gramme de conicine pour 150 grammes d'eau. En même temps que cette action irritante, on peut observer le gonflement des capillaires, de la stase sanguine, et une dissolution des hématies, résultant précisément de l'action *in situ* exercée par l'alcaloïde sur le stroma globulaire. Dans tous les cas, toutes les fois que la conicine pure vient au contact du derme, on observe une douleur intense, — douleur qui est au contraire remplacée par de l'analgésie lorsque l'on injecte un sel de cicutine, comme le bromhydrate ou le chlorhydrate, — puis, presque toujours, lorsque l'on expérimente sur les animaux, il survient des ulcérations gangréneuses.

En ce qui concerne l'action générale, elle est variable suivant les doses. Aux faibles doses, on observe, de trente à quarante-cinq minutes après l'injection d'une dose efficace, — qu'il est d'ailleurs assez difficile de préciser, — une sensation de langueur, d'amollissement, d'alourdissement, avec affaiblissement considérable du pouvoir musculaire. L'individu sous l'influence de la conicine éprouve une sorte d'éloignement, de répulsion pour tout exercice musculaire, il arrive difficilement et avec de grands efforts à exécuter un mouvement, puis il se trouve bientôt dans l'impossibilité de réaliser le moindre déplacement; la démarche est incertaine, vacillante, les genoux fléchissent, les jambes se dérobent. En même temps, il éprouve une certaine lourdeur du côté des yeux, la vision est comme voilée et nuageuse, souvent on observe des mouches volantes, des scintillements, et les mouvements d'accommodation provoquent une sorte d'étourdissement qui oblige encore le malade à garder la situation assise ou couchée. A cette époque de l'intoxication, on observe la dilatation pupillaire; plus tard, et nous verrons l'explication de ce fait, on observe du myosis qui est lui-même suivi, lorsque l'action toxique continue, d'une nouvelle dilatation pupillaire. Les yeux se ferment par suite de l'impotence fonctionnelle musculaire. On observe également, à cette première période, une accélération instantanée et fugace du pouls, accélération que HARLEY attribue, non sans raison, à l'émotion produite chez les individus supportant ces premiers accidents.

Puis, bientôt, lorsque les doses sont plus considérables, ou bien lorsque l'évolution des accidents continue, on passe à la seconde période de l'intoxication. On voit survenir des vertiges, de l'anxiété précordiale, des palpitations, de la dyspnée, de la pâleur, un léger accroissement de la pression vasculaire; il se produit à ce moment une vaso-constriction assez intense à la périphérie. Puis le myosis succède à la dilatation primitive de la pupille. A cette période, la sensibilité *paraît* exaltée, et en effet, on peut observer que les réflexes sont plus vifs et plus rapides qu'à l'état normal ; mais bientôt la réaction musculaire est moindre. En général, on voit s'établir, durant cette phase, une diurèse assez abondante.

Survient alors la troisième période de l'intoxication, caractérisée par l'ataxie médullaire. On observe un accroissement exagéré des réflexes, des tremblements, des contractions toniques et cloniques dont nous allons voir le mécanisme tout à l'heure, et bientôt le sujet tombe dans un état de collapsus plus ou moins profond. On note alors l'abaissement de la température, qui est accompagné, pour le patient, d'une sensation de froid glacial constatée par tous les observateurs. Ce refroidissement détermine progressivement un état d'algidité complète qui n'est pas une des sensations les moins pénibles éprouvées au cours de cette intoxication. Pendant toute la durée de ces phénomènes, on n'observe aucun trouble cérébral ou psychique, et lorsqu'il se produit des troubles de ce genre dans l'évolution d'une intoxication, on peut, sans hésiter, mettre ces manifestations sur le compte de substances différentes de la conicine ou de causes étrangères à l'empoisonnement. Je vous ai déjà cité, à ce sujet, le rôle important des dérivés éthylés et méthylés de la conicine, qui joignent à leur action convulsivante, remarquable surtout pour la *Méthylconicine*, la propriété de provoquer aussi des manifestations psychiques assez intenses. A cette période également, réapparaît la mydriase du début, et c'est en général le signe d'une évolution fâcheuse de l'empoisonnement ; elle précède de fort peu les accidents mortels. Ces accidents se produisent au milieu de la cyanose et par asphyxie, ainsi que nous l'avons déjà constaté avec la ciguë en nature.

Les doses mortelles de Conicine, d'ailleurs très voisines de celles indiquées par Prevost comme suffisantes pour abolir l'excitabilité des nerfs moteurs, sont les suivantes pour les animaux ci-après : grenouille 2 à 3 centigrammes ; lapin 30 à 40 centigrammes ; pigeon 20 centigrammes ; coq 35 centigrammes ; chat 40 centigrammes ; chien 50 à 80 centigrammes. En ce qui concerne la conicine pure, on peut regarder, par kilo de poids vif, comme *doses faibles* : 25 à 30 milligrammes pour le chien, 50 à 60 milligrammes pour le lapin ; et comme *doses fortes* : 35 à 40 milligrammes pour le chien, 80 à 90 milligrammes pour le lapin.

Les chevaux supportent facilement de 750 à 1 000 grammes de plante fraîche. Les bœufs et les vaches, tout en exigeant pour amener la mort une dose plus considérable que celle nécessaire pour tuer les chevaux, sont cependant plus facilement intoxiqués que les solipèdes. On a observé l'empoisonnement suivi de mort : chez le cheval, après l'ingestion de 2 kilos à 2 k. 5 de ciguë fraîche ; chez le bœuf, après l'ingestion de 4 à 5 kilos. La racine fraîche d'*OEnanthe crocata* provoque la mort aux doses de : 1 gramme chez le cheval, 1 gr. 25 chez le bœuf, 1 gr. 50 chez le porc, 2 grammes chez le mouton, 4 grammes chez le chien, 20 grammes chez le lapin, par kilo de poids vif.

Cette symptomatologie générale peut se résumer de la façon suivante : affaiblissement général, les membres se dérobant, l'individu étant incapable de se maintenir debout; la respiration, dyspnéique, s'affaiblit et devient de plus en plus difficile; il survient des mouvements fibrillaires et de petites secousses musculaires dans les muscles de la périphérie; convulsions, dues à la mort par asphyxie. Tous ces phénomènes peuvent être plus ou moins amendés et même supprimés par l'emploi de la respiration artificielle, à la condition qu'elle soit suffisamment entretenue. On observe, quand on opère chez les animaux, qu'on peut empêcher complètement chez eux l'apparition des convulsions par la mise en pratique de la respiration artificielle, à la condition qu'elle soit pratiquée dès le début de l'intoxication et qu'on ne laisse pas à l'accumulation de l'acide carbonique dans le sang la possibilité de pouvoir provoquer ces convulsions. On constate seulement, dans ce cas, de petites secousses musculaires et des mouvements fibrillaires des muscles peauciers, trémulations qui sont surtout accusées à la face et aux extrémités. Ces mouvements fibrillaires cessent lorsque, l'intoxication étant suffisamment intense, les progrès de l'intoxication amènent à la phase de paralysie complète des nerfs moteurs.

Toutefois, malgré la respiration artificielle, on remarque, chez les mammifères, une diminution graduelle de l'excitabilité nerveuse, et même son abolition complète si la dose de conicine injectée est suffisante. La paralysie que peut déterminer la conicine est précédée de tremblements spasmodiques, comme cela s'observe aussi avec le curare, mais avec des secousses convulsives plus accentuées. Il se produit, au début, une excitation légère des centres nerveux, bientôt suivie d'un léger degré d'hypno-anesthésie. Cela, joint à l'abolition de la motricité, rend bien compte de l'apparence de calme profond au milieu duquel succombent les animaux ou les individus intoxiqués par une dose strictement suffisante de conicine.

A ce point de vue, les phénomènes qu'on peut observer sont, en tous points, mais à la rapidité près, comparables à ceux que présente le curare; et l'on peut même, comme l'a montré PREVOST en préparant une grenouille suivant la méthode de CLAUDE BERNARD, arriver à reproduire, textuellement pour ainsi dire, avec la conicine, les phénomènes qu'on peut observer avec le curare. Ainsi que cela se produit avec le curare, le contact de la conicine avec les extrémités nerveuses terminales est nécessaire pour que ses effets paralysants se manifestent, et on peut constater que la paralysie ne se produit pas dans les membres dont l'artère principale est liée, en même temps que l'excitabilité nerveuse est conservée dans les parties où la circulation est suspendue. On peut même y provoquer le tétanos strychnique, en utilisant le dispositif expérimental préconisé par VULPIAN.

En préparant une grenouille de telle façon que la circulation de son train postérieur soit complètement interrompue, au moyen d'une ligature en masse, au niveau du sacrum, respectant les nerfs des membres postérieurs, puis en pratiquant dans la portion antérieure de l'animal et en une seule fois l'injection d'une quantité de 15 à 20 milligrammes de bromhydrate de conicine, on peut voir que, tandis que la partie antérieure du corps, dans laquelle l'injection a été pratiquée, est complètement paralysée et incapable de réagir par le moindre mouvement réflexe, au contraire, les nerfs des membres postérieurs restent excitables et même une excitation pratiquée dans une région située au-dessus de la ligature, sur les membres antérieurs par exemple, ou sur toute autre partie antérieure du corps soumise à l'influence de la conicine, provoque une réaction qui se traduit par des mouvements réflexes dans la partie postérieure où la conicine n'a pas pu pénétrer, grâce à la ligature des vaisseaux. Bien mieux, on peut, en injectant à ce moment une certaine quantité de strychnine dans la région antérieure du corps de l'animal, montrer qu'une grenouille conicinée dans sa partie antérieure, se trouvant en état de résolution musculaire complète, peut encore être tétanisée dans sa partie postérieure, puisque vous savez que la strychnine a pour propriété d'augmenter, dans une très notable mesure, l'excita- bilité réflexe de la substance grise de la moelle et que ces manifes- tations peuvent se produire en raison de la façon suivant laquelle la grenouille a été préparée.

Le tracé suivant, reproduisant les principaux résultats d'une expé- rience exécutée sur la grenouille, montre très nettement l'abolition de l'action excito-motrice par l'intermédiaire du nerf, tandis que l'excitabilité directe du muscle persiste avec toute son intensité nor- male (Fig. 50).

La contractilité musculaire et les propriétés fonctionnelles des nerfs sensitifs ne sont pas affectées par la conicine circulant à faible dose dans l'organisme. Il en est tout autrement lorsqu'une propor- tion un peu considérable de l'alcaloïde vient à exercer une action locale.

Ceci m'amène à vous parler d'un prétendu antagonisme qu'on a signalé entre la strychnine et la conicine. On a voulu, parce que la conicine se conduisait chez les animaux comme le curare, en faire un antagoniste de la strychnine; on pourrait répéter à ce propos les faits sur lesquels j'ai déjà attiré votre attention relativement à l'action antagonistique entre l'atropine et la pilocarpine ou la musca-rine (V. p. 551 et 611). Ça n'est pas un antagonisme vrai dont il s'agit ici, c'est tout simplement un empêchement apporté par la conicine aux manifestations qui peuvent être provoquées par la strychnine; en réalité il n'y a pas plus d'antagonisme entre la

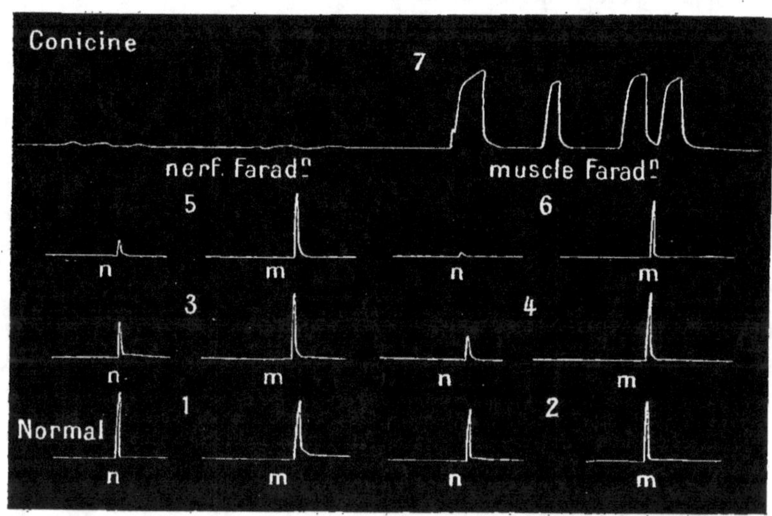

Fig. 50. — Démonstration de l'action curarisante exercée par le bromhydrate de conicine chez la grenouille.

Injection, sous la peau de la cuisse, de un quart de centi-cube, renfermant 4 milligrammes de sel en dissolution. Excitation faradique, avec intervalles de soixante-cinq secondes entre l'excitation de fermeture et l'excitation de rupture du courant, pratiquée à l'aide de l'interrupteur Pouchet, permettant d'isoler chacune des excitations de fermeture et de rupture. Excitations alternatives du nerf sciatique et du muscle gastrocnémien, avec le même courant et le même dispositif. Excitations de rupture seules indiquées. **n**, tracé fourni par l'excitation du nerf; **m**, tracé fourni par l'excitation directe du muscle.

1. — Tracé normal.
2. — Sept minutes après l'injection ; la courbe de l'excitation par l'intermédiaire du nerf présente déjà une moindre amplitude, et ce phénomène s'accentue dans les tracés suivants, tandis que la courbe de l'excitation directe du muscle reste très sensiblement invariable.
3. — Dix-neuf minutes après l'injection. — Après vingt-deux minutes, myosis très accentué.
4. — Cinquante-sept minutes après l'injection. — A ce moment, diminution très marquée du réflexe palpébral qui a complètement disparu une heure douze minutes après l'injection ; on ne constate plus qu'un réflexe affaibli à la suite du pincement énergique des orteils.
5. — Une heure vingt-sept après l'injection. — Au bout de deux heures, tous les réflexes ont complètement disparu.
6. — Deux heures vingt-sept après l'injection. L'excitation par l'intermédiaire du nerf ne donne plus qu'une courbe à peine indiquée.
7. — Deux heures quarante-quatre après l'injection. Faradisation durant trois quarts de seconde et sans l'intermédiaire de l'interrupteur. L'excito-motricité du nerf est complètement abolie.

conicine et la strychnine qu'il n'y en a entre la strychnine et le curare, et les expériences de VULPIAN au sujet de ces deux derniers poisons sont rigoureusement applicables ici.

Il existe un certain nombre de caractères différentiels entre l'action exercée par le curare et la conicine; je veux dire que, si les manifesta-tions physiologiques semblent très facilement superposables dans la plupart des cas, il y a cependant un certain nombre de points qui permettent d'établir une différence entre les résultats de l'action exercée par ces substances. Ces caractères différentiels éclatent surtout en ce qui concerne la façon dont se conduit le pneumogastrique sous l'influence du curare et de la conicine. En effet, la conicine paralyse complètement les pneumogastriques, tandis que ces nerfs résistent au curare, chez certains mammifères, dans les filets se terminant dans le cœur et les muscles lisses, alors que les filets se rendant aux muscles striés sont paralysés, ainsi que l'ont montré les recherches de M. JOLYET sur le lapin. Vous savez que le curare détermine la paralysie du pneumogastrique chez les animaux à sang froid à une période tout à fait ultime de l'intoxication et que, chez les mammifères, il est très difficile, souvent même impossible d'arriver à obtenir cette paralysie sous l'influence de doses très élevées de curare, après que les animaux ont été soumis à la respiration artificielle pendant un temps plus ou moins long.

Chez les mammifères, de même que chez les grenouilles, le bromhydrate de conicine, ainsi que l'ont montré les recherches de J. L. PREVOST, paralyse les fibres cardiaques des nerfs accessoires, contenues dans les nerfs vagues, avant même d'agir sur le fonctionnement des nerfs moteurs de la vie animale; et il les paralyse à des doses encore incapables d'agir sur ces mêmes nerfs moteurs. Il en est ainsi pour les fibres des nerfs vagues se rendant aux tuniques musculaires de la partie inférieure de l'œsophage et à l'estomac. Chez certains animaux, le lapin par exemple, dont l'œsophage offre à la fois des muscles lisses et des muscles striés innervés par les pneumogastriques, on peut voir, pendant la curarisation, les muscles lisses répondre seuls à l'excitation faradique, et, sous l'influence de la conicine, ces mêmes muscles ne plus répondre à cette excitation, ce qui montre bien la différence à établir à cet égard entre l'action du curare et celle de la conicine.

En d'autres termes, la *Neurilité* du pneumogastrique est affectée dès le début, et avant même que la conicine ait agi sur le fonctionnement des nerfs moteurs de la vie animale, ou même à des doses encore incapables d'agir sur ces nerfs moteurs. Cette paralysie des pneumogastriques sous l'influence de la conicine est beaucoup plus précoce que celle des autres nerfs moteurs, et cela non seulement chez les animaux à sang froid, mais même chez les animaux à sang chaud, comme PREVOST a pu le vérifier chez la grenouille, le chat, le lapin, le pigeon et le poulet. L'action paralysante exercée sur le nerf grand sympathique cervical est également plus tardive que ne l'est l'action produite sur le pneumogastrique et même plus tardive encore que celle exercée sur les nerfs moteurs; la galvanisation du bout céphalique du sympathique coupé au cou ne produit souvent plus de mydriase. Il est vrai qu'à ce moment, sous l'influence de l'action toxique exercée par la conicine, on observe un état de demi-dilatation après la section du sympathique au cou, cependant la mydriase ne peut plus se produire nettement et sans hésitation possible sous l'influence de la faradisation, mais on peut constater, d'autre part, que cette faradisation détermine la sécrétion des glandes sous-maxillaires et même des glandes sudoripares, comme on a pu l'observer sur la patte du chat.

L'augmentation des sécrétions est d'ailleurs très remarquable sous l'influence de la conicine, et cette augmentation s'observe non seulement pour la salive, mais aussi pour les sécrétions lacrymale et, surtout, urinaire. Comme le curare, la conicine en paralysant les nerfs moteurs n'atteint pas les filets nerveux sécrétoires et laisse intactes les propriétés fonctionnelles de la substance unissante des extrémités nerveuses périphériques des glandes, comme on peut le constater par l'expérience qui consiste dans la provocation de la sécrétion sudorale sur les pulpes digitales de la patte d'un chat, par excitation du sciatique et alors qu'il ne se produit plus de contractions musculaires.

La conicine s'élimine également par un certain nombre de sécrétions, entre autres la sueur, les larmes, la salive et, en forte proportion, par l'urine.

Les accidents convulsifs que nous avons reconnu se produire dans les empoisonnements provoqués par les diverses variétés de ciguës en nature sont donc dus, pour une part, aux dérivés éthylés et méthylés de la conicine et, pour une part non moins importante, à ces substances résinoïdes comme la *Cicutoxine* ou l'*Œnanthotoxine* dont j'ai signalé l'existence dans les racines de *Cicuta virosa* et d'*Œnanthe crocata*. Il en est de même des troubles de l'intelligence qui sont à peu près nuls avec la conicine seule.

Quant à la sensibilité générale, elle est fort peu atteinte par la conicine, et on ne peut la voir affaiblie que longtemps après le début de l'empoisonnement et d'une façon secondaire. La paralysie des nerfs moteurs ganglionnaires est un phénomène tout à fait tardif de l'intoxication et on peut observer, chez les animaux, que les muscles viscéraux et vasculaires ne se relâchent que plus ou moins longtemps après ceux de la vie animale.

La pupille subit une série de modifications différentes : dilatée au début, elle se contracte dans la phase moyenne, puis se dilate de nouveau à une phase assez avancée de l'intoxication. On constate, à ce moment, de la fixité du regard et des troubles de l'accommodation. Cette variation des phénomènes peut s'expliquer au moyen des expériences faites dans ces dernières années par PREVOST qui a montré qu'au début de son action, la conicine déterminait une certaine excitation centrale de la moelle et du cerveau. Sous l'influence de cette excitation primitive, on observe la contraction de la pupille, en raison de l'excitation du nerf moteur oculaire commun, puis, à cette excitation, succède bientôt la paralysie, les fibres rayonnées de l'iris l'emportent alors sur les fibres innervées par le moteur oculaire commun, d'où la mydriase qu'on peut observer à cette époque de l'intoxication; secondairement, l'action excitante se produit alors à son tour sur le sympathique.

Ainsi que je vous l'ai déjà dit, il est absolument nécessaire, pour que l'action de la conicine se produise, qu'il y ait contact entre les extrémités périphériques des nerfs et la substance toxique; ce fait est déjà mis en évidence par l'expérience, que je signalais tout à l'heure, relative à cette grenouille préparée suivant là méthode de Claude Bernard et chez laquelle on voit l'action de la conicine ne se produire que dans les régions de l'organisme où le sang peut amener la conicine au contact de ces extrémités nerveuses périphériques. Mais on a, dans le fait très souvent noté de l'insensibilisation déterminée par *application locale* des préparations de conicine ou de ciguë, une preuve évidente de cette action analgésiante s'exerçant par l'intermédiaire des terminaisons nerveuses. On a noté bien des fois une insensibilisation de l'extrémité des doigts chez les individus ayant pratiqué une onction avec une pommade à base de ciguë.

Quant à l'action exercée par la conicine sur les éléments musculaires, elle consiste en une abolition de la contractilité, mais pour que celle-ci puisse se réaliser, il faut qu'il y ait contact immédiat entre la conicine et l'élément musculaire.

La sécrétion salivaire est augmentée au début, et la faradisation des nerfs sécréteurs augmente l'écoulement.

En définitive, l'empoisonnement par la conicine pure se caractérise par trois stades différents : parésie, convulsions et paralysie. Et, au point de vue de l'action physiologique, ce qui imprime à l'influence exercée par la conicine un caractère particulier, c'est la coïncidence du maintien — et même une légère exagération — du pouvoir excito-moteur de la moelle avec l'abolition de son action sur les nerfs moteurs.

Je vous ai montré tout à l'heure que les convulsions qu'on observe étaient dues, surtout, aux progrès croissants de l'asphyxie. Il y a cependant une période de l'intoxication pendant laquelle les mouvements fibrillaires que j'ai signalés principalement dans la face et les extrémités des membres peuvent être interprétés d'une autre façon. On peut voir intervenir cette action centrale dont j'ai parlé et qui a été mise en évidence par les recherches de PREVOST : il se produit d'abord une excitation centrale d'origine bulbaire, et, sous l'influence des doses élevées injectées en une seule fois, cette excitation peut même s'exercer directement sur la moelle et on voit alors survenir des convulsions tétaniques. La preuve que ces manifestations convulsives, d'abord cloniques, puis tonico-cloniques, sont bien d'origine centrale est facile à obtenir. En expérimentant chez les grenouilles, à l'aide de doses suffisamment élevées, on peut constater, à une période où le cœur et la respiration ne sont pas encore intéressés, que ces convulsions se produisent dans un membre soustrait par une ligature à l'influence immédiate de la substance toxique, tandis qu'elles ne se produisent plus après la section du tronc nerveux, ni dans les membres et la région postérieure après section de la moelle au-dessus du renflement lombaire.

La mort a lieu par asphyxie; et la meilleure preuve qu'on en puisse donner est ce fait de la survie chez les animaux, après injection d'une dose certainement mortelle, au moyen de la respiration artificielle.

L'action sur la circulation est une action surtout dépressive. Au début, on observe une accélération des contractions cardiaques, avec augmentation de tension et d'amplitude, qui ne tarde pas à être suivie d'un abaissement régulier et continu jusqu'au moment de la mort. La diminution porte plus, notamment au début, sur le nombre que sur l'énergie des contractions (Fig. 51 et 52). La régularité du rythme est conservée, tandis qu'avec les ciguës on constate des irrégularités et des intermittences.

Chez les mammifères et aux doses toxiques, la dépression est précédée par une période d'excitation qui se traduit par des palpitations et l'accélération du pouls. Ces phénomènes coïncident avec un abaissement notable et progressif de la tension. On constate en même temps une plénitude veineuse, cause déterminante de congestions et d'ecchymoses, due probablement à la paralysie des fibres musculaires des vaisseaux et aux progrès de l'asphyxie.

On a pu vérifier une diminution du pouvoir oxydant des hématies. Je vous ai déjà parlé de l'altération des hématies (vacuolisation) au contact direct de la conicine. C'est là un fait facile à reproduire *in vitro*, mais qui ne doit pas nous arrêter, car de semblables conditions ne peuvent se réaliser dans un empoisonnement.

Dans toutes les expériences qu'on peut réaliser chez les animaux ou dans les faits qu'on a pu observer chez l'homme, le cœur s'est toujours montré comme l'*ultimum moriens*; et on peut, chez les mammifères, constater expérimentalement la persistance de la contractilité du myocarde pendant toute la durée de l'intoxication (Fig. 53, 54 et 55). Bien mieux, on observe même chez les animaux soumis à l'influence de doses toxiques de conicine une résistance toute particulière du myocarde aux causes habituelles de mort. Ainsi le myocarde séparé du corps chez les animaux résiste beaucoup plus, survit plus longtemps, après intoxication par la conicine qu'à l'état

normal ; et, d'autre part, la faradisation, qui est capable d'arrêter
instantanément le cœur chez les mammifères, ne produit cet arrêt

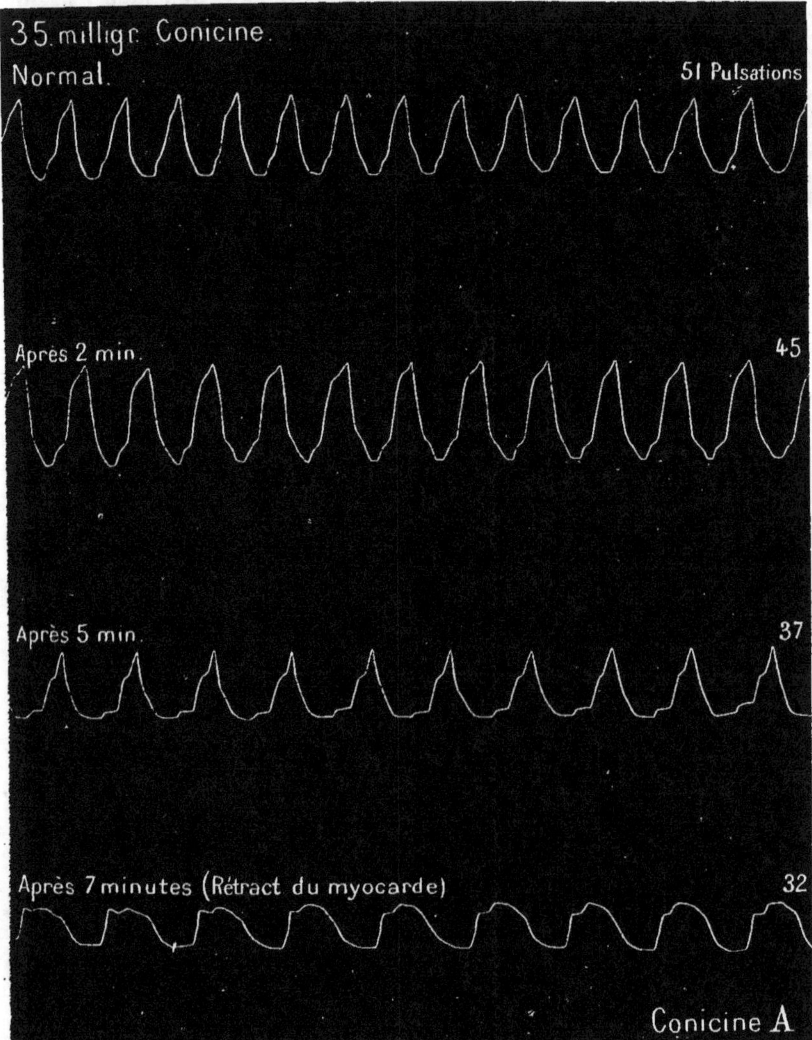

Fig. 51. — Action de la conicine sur le cœur de la grenouille.

Solution aqueuse de conicine neutralisée par addition d'acide chlorhydrique dilué. Injection, sous
la peau de la cuisse, de trois quarts de centi-cube, représentant 35 milligrammes de conicine.
Après une phase d'augmentation marquée d'amplitude des contractions cardiaques avec très légère
diminution de leur nombre, l'énergie de la contraction s'affaiblit en même temps que le nombre
des pulsations s'abaisse ; et le myocarde subit une rétraction qui imprime à la courbe de la
systole un caractère de lenteur et de difficulté tout particuliers. A ce moment, le nombre des
contractions cardiaques est tombé de 51 à 32.

que difficilement et au bout de quelque temps chez les animaux
soumis à l'influence de la conicine. On peut voir que cette excitation

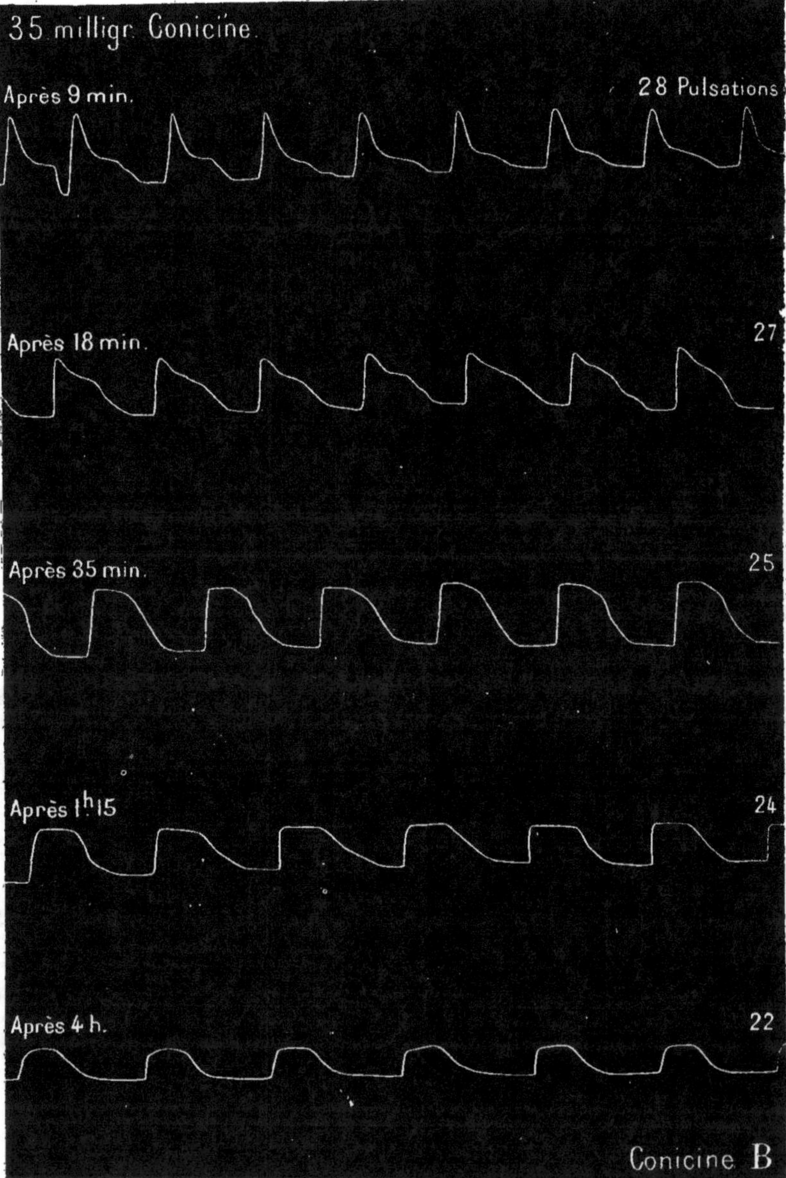

Fig. 52. — Action de la conicine sur le cœur de la grenouille. [Suite et fin de l'expérience de la figure 51].

Le nombre des contractions cardiaques diminue lentement mais progressivement de façon à ne plus être que 22 quatre heures après l'injection. L'amplitude de ces contractions passe par des phases variables; et à un moment, le ventricule se vide assez difficilement comme le montre le plateau qui s'intercale entre la ligne de montée et la ligne de descente. L'énergie et la brusquerie de la systole sont d'autant plus remarquables qu'elles contrastent avec les phases correspondantes du tracé précédent. Le cœur battait encore cinq heures et demie après l'injection.

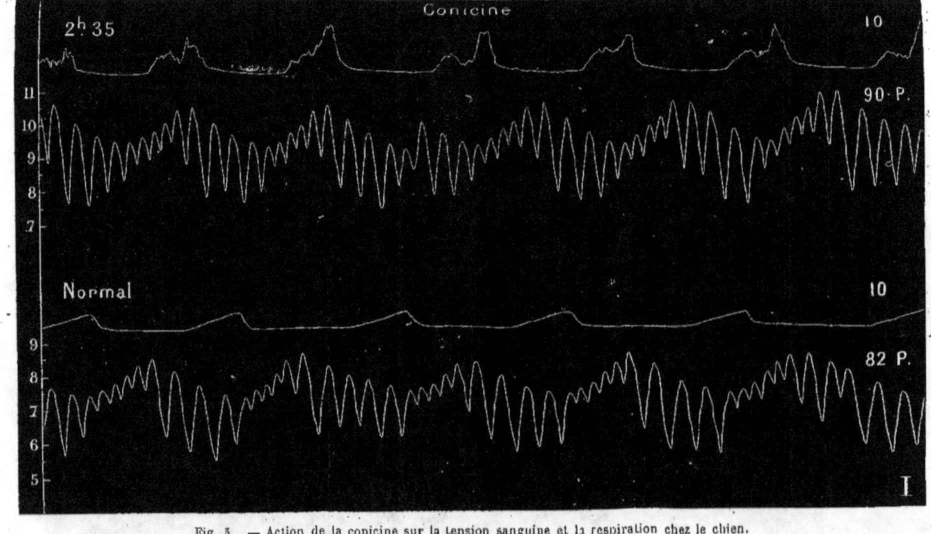

Fig. 5 — Action de la conicine sur la tension sanguine et la respiration chez le chien.

Chien de 14 kilos, chloralosé. Injection par la veine saphène de 4 milligrammes par kilo de bromhydrate de conicine, réfractés et dilués de la façon suivante : 60 milligrammes de bromhydrate de conicine ont été dissous dans 100 centi-cubes de sérum artificiel et cette quantité a été injectée eu quatre fois, par fractions de 25 centi-cubes, à 2 h. 05, 2 h. 37, 3 h. 45 et 4 h. 17, chaque injection correspondant à 1 milligramme par kilo. Respiration avec le pneumographe de Paul Bert. En raison du dispositif expérimental, les courbes respiratoires sont retournées; et l'inspiration, au lieu de correspondre, comme dans les tracés habituels, à une courbe descendante, se traduit par une courbe ascendante. Pression mesurée dans l'artère fémorale avec l'hémodynamomètre de Ludwig.

Avant l'injection, 78 pulsations cardiaques et 9 respirations par minute. En raison de ce que l'animal est fortement imprégné par le chloralose, la respiration est faible et un peu superficielle, mais régulière.

Ligue 2 h. 35. — Trente minutes après la première injection, 90 pulsations cardiaques et 10 respirations beaucoup plus amples et profondes, saccadées et tendant au rythme convulsif. La tension sanguine augmente d'environ 4 centimètres de mercure (la tension apparente doit être doublée parce qu'on s'est servi, pour la mesure, de l'hémodynamomètre de Ludwig). La seconde injection coïncide avec la fin du tracé [*Réduction de un tiers*].

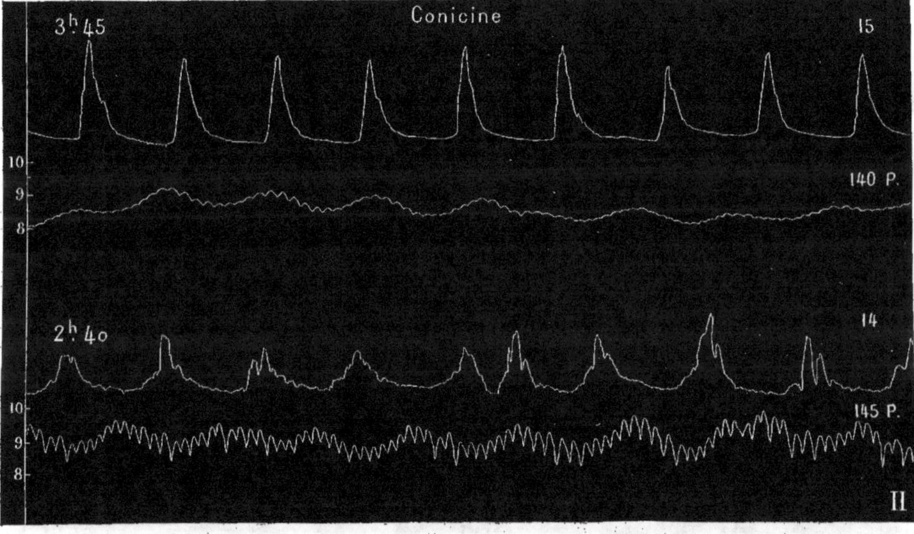

Fig. 54. — Action de la conicine sur la tension sanguine et la respiration chez le chien. [Suite de l'expérience de la figure 53].

Ligne 2 h. 40. — Trente-cinq minutes après la première injection et trois minutes après la deuxième. Les respirations sont encore plus amples, surtout plus convulsives, et tendent à l'accélération. Le nombre des contractions cardiaques augmente notablement, mais leur amplitude diminue. La tension est toujours plus considérable qu'avant les injections. Cris, tremblements.

Ligne 3 h. 45. — Immédiatement après la troisième injection, une heure dix après la seconde et une heure quarante après la première. Les respirations sont devenues très amples et ont perdu leur caractère convulsif. Le nombre des contractions cardiaques est sensiblement le même que dans le tracé précédent, mais leur amplitude est encore diminuée. La tension sanguine, abaissée par rapport à la période précédente, est encore un peu supérieure aux maximums du tracé précédant la première injection. [Réduction de un tiers].

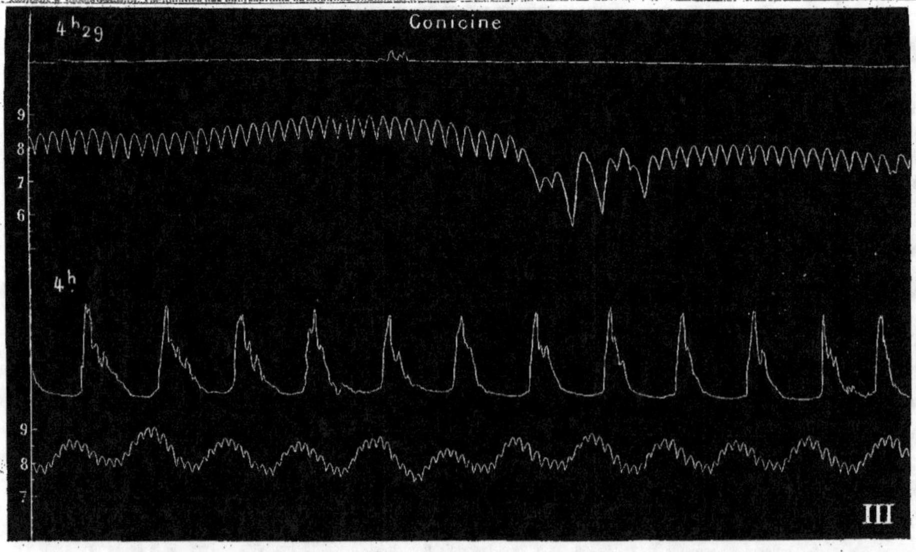

Fig. 55. — Action de la conicine sur la tension sanguine et la respiration chez le chien. [Suite et fin de l'expérience des figures 53 et 54.]

Ligne 4 h. — Quinze minutes après la troisième injection, une heure vingt-trois après la seconde et une heure cinquante-cinq après la première. La respiration est toujours ample et brusque ; elle présente une légère accélération par rapport au tracé précédent, 19 au lieu de 14. Le nombre des contractions cardiaques a encore augmenté, il est de 180 ; l'amplitude est plus accentuée (relèvement de l'énergie) ; la tension est toujours légèrement supérieure à celle enregistrée avant la première injection.

Ligne 4 h. 29. — Douze minutes après la quatrième injection, quarante-quatre minutes après la troisième, une heure cinquante-deux après la seconde et deux heures vingt-quatre après la première. La respiration s'est arrêtée brusquement à 4 h. 25 ; elle ne se traduit plus que par quelques faibles inspirations spasmodiques. A cette même période, on constate une série de contractions cardiaques lentes et énergiques auxquelles succèdent des contractions beaucoup plus faibles, mais plus fréquentes. Quand on prend le tracé à 4 h. 29, il y a 102 contractions régulières, entrecoupées de chutes brusques de pression provoquées par des intermittences du myocarde, indice d'un arrêt subit et définitif se produisant presque immédiatement après ce tracé. [*Réduction de un tiers*].

faradique intense, exercée chez un animal soumis à l'influence de la conicine, va bien déterminer une sorte d'état fluxionnaire du myocarde, mais au bout de quelque temps les contractions se rétablissent et le cœur reprend son rythme habituel, ayant résisté à l'action de la faradisation grâce à l'intervention de la conicine. C'est évidemment par la paralysie des nerfs moteurs et notamment des pneumogastriques qu'il est permis d'interpréter ces phénomènes. De plus, dans la période de retour, on constate que l'excitabilité des pneumogastriques est celle qui reparaît la première.

En ce qui concerne l'action de la conicine sur les centres nerveux, on n'observe pas d'abolition des fonctions encéphaliques, pourvu que le sang soit suffisamment oxygéné. Les manifestations cérébrales volontaires sont d'ailleurs impossibles, en raison de la paralysie des nerfs moteurs; on peut les mettre en évidence, chez les animaux, dans des régions de l'organisme préservées par ligature, par exemple, en préparant une grenouille suivant la méthode de Claude Bernard et en préservant de l'action de la conicine la moitié postérieure du corps. Mais ce sont surtout les réflexes qu'on peut voir persister, et presque jamais les actes spontanés volontaires ne sont perceptibles; leur conservation est d'ailleurs encore beaucoup plus douteuse qu'elle ne l'est avec le curare. Cependant, on a pu observer des manifestations de spontanéité volontaire dans les cas d'empoisonnement incomplet.

Quant à la moelle, elle n'est pas intéressée directement, et les convulsions doivent être surtout attribuées à l'asphyxie. Les secousses fibrillaires constituent des manifestations motrices avortées, les nerfs moteurs étant devenus incapables de transmettre, comme à l'état normal, les ordres de la volonté centrale.

La respiration est influencée dans une assez large mesure par la conicine, et cela se comprend facilement quand on songe que la voie respiratoire est une voie d'élimination des plus importantes pour cet alcaloïde, en raison précisément de sa volatilité. Aussi observe-t-on des modifications du mucus bronchique qui devient plus fluide, qui s'élimine plus facilement, et c'est probablement cette particularité qui avait fait employer très souvent autrefois les préparations de ciguë pour le traitement de la tuberculose. D'autre part, sous l'influence de cette élimination, en nature, de la conicine par l'appareil respiratoire, on observe une atténuation de la sensibilité de la muqueuse, et un effet hypocinétique marqué sur les fibres musculaires des bronches.

Du reste, des intoxications intenses peuvent être réalisées par le fait de l'inhalation de vapeurs de conicine, et les doses toxiques sont très rapidement atteintes de cette façon. Nous savons, en effet, par nombre d'expériences, que la voie pulmonaire constitue une voie d'absorption extrêmement rapide et efficace. On peut arriver très

promptement de cette façon aux phénomènes généraux du cicutisme,
et leur influence sur la respiration est caractérisée par une accélération, bientôt suivie d'un ralentissement, puis d'un arrêt total au
moment de l'asphyxie (Fig. 53, 54 et 55).

Étant donné ce que nous venons de voir relativement à l'action
exercée par la conicine sur le système nerveux, d'une part, sur la
circulation, d'autre part, il est assez facile de prévoir la façon dont la
température va être influencée par cette substance toxique. C'est, en
effet, un abaissement considérable de la température qu'on peut
observer sous l'influence de doses un peu élevées de conicine. Il
débute par les extrémités. Le ralentissement de la circulation et de
la respiration, d'une part, et, d'autre part, la diminution du pouvoir
oxydant des hématies, l'affaiblissement de l'influence exercée par les
centres nerveux sur les actes de la nutrition intime, sont autant de
circonstances permettant d'interpréter très facilement l'abaissement
considérable de température qu'on observe toujours parmi les phénomènes d'intoxication.

Quant à l'action exercée par la conicine sur la nutrition, elle n'a
été que fort peu étudiée jusqu'à présent. On a seulement observé ce
fait que, sous l'influence de la médication cicutée, on constate la
présence d'urines mordicantes, d'une odeur nauséabonde et présentant
un dépôt épais et glaireux. Il n'a pas été fait, que je sache, d'études
suivies relativement aux modifications que les différents éléments
normaux de l'urine peuvent éprouver de la part de la conicine. L'élimination de la conicine s'effectue, dans une large mesure, par l'urine
et on a démontré expérimentalement que cette élimination était suffisante pour permettre d'empoisonner d'autres animaux avec l'urine
des animaux soumis à l'influence de la conicine.

En ce qui concerne certaines actions particulières, on a observé
l'atrophie des mamelles, l'atrophie des testicules à la suite de
l'emploi des préparations de conicine ou de ciguë. Je vous ai parlé
précédemment de l'action anaphrodisiaque exercée par la conicine;
certains phénomènes, observés surtout par les vétérinaires, sont tout
à fait concordants avec ces observations. Chez les bovidés, on a
remarqué le tarissement de la sécrétion lactée; on a noté également
le retard ou l'absence du flux menstruel; enfin, à plusieurs reprises,
on a observé l'avortement, sous l'influence de l'ingestion de fourrages renfermant une certaine quantité de ciguë.

Quant à l'action de la conicine sur les organismes inférieurs, elle
est surtout antiseptique, et la conicine pourrait être employée à titre
de parasiticide ou d'antiseptique; mais il est évident que ce n'est pas
un antiseptique ni un parasiticide recommandable, en raison de son
action énergiquement toxique.

Comme vous le voyez, et ainsi que je vous l'avais fait pressentir, l'action de la coniciné est essentiellement différente, aux points de vue physiologique et toxicologique, de l'action exercée par les diverses variétés de ciguës. Je crois qu'il est facile d'interpréter ce fait et de se rendre compte des différences symptomatologiques relatées par les auteurs. Je vous ai rapporté des observations relatives à des intoxications déterminées par les diverses variétés de ciguës, voici maintenant des observations d'empoisonnement par l'Œnanthe.

Au mois de juin 1758, trente-six soldats du régiment de Berry cueillirent des racines d'Œnanthe, dans les prairies de Belle-Isle-en-Mer. Trompés par leur ressemblance avec la carotte, ils en mangèrent tous et furent bientôt en proie aux symptômes qui accompagnent les plus violents poisons, à l'exception d'un seul qui continua longtemps après la promenade et fut très gai, mais sur les huit heures et demie du soir, il se sentit fort incommodé. On le transporta aussitôt à l'hôpital dans l'état le plus alarmant, il faisait des efforts incroyables pour vomir, et il était agité d'horribles convulsions avec resserrement tétanique des mâchoires, en sorte qu'il fut impossible de lui faire avaler le moindre remède. Il mourut au bout de trois quarts d'heure dans une véritable attaque d'épilepsie. Les autres furent sauvés par l'émétique donné en lavage, par des clystères émollients, des potions. Néanmoins, ils furent encore tourmentés par des vertiges, des nausées, des vomissements fréquents, des syncopes. Ce ne fut qu'après l'attaque qu'ils purent rendre compte de leurs souffrances. Ils avaient tous éprouvé des douleurs inouïes dans la région du cœur et à l'orifice supérieur de l'estomac. On ouvrit le corps du premier soldat qui avait succombé. L'estomac était vide, sans apparence d'érosion; mais les intestins étaient d'un rouge-pourpre, parsemés, de distance en distance, de taches livides, gangréneuses, et enduits d'une liqueur jaune, semblable à celle qui coule de la racine d'œnanthe quand on l'incise. [Observation rapportée par ROCHARD dans le *Journal de médecine de Vandermonde*.]

Le même recueil (*Journal de médecine, année 1763*) rapporte une observation analogue concernant dix-sept soldats du régiment de Flandre qui s'empoisonnèrent à Ajaccio avec un potage préparé au moyen de feuilles et de racines qui furent reconnues après pour de l'*Œnanthe crocata*. Une heure après, un de ces soldats était déjà mort, un second mourant, et un troisième donnait pour tout signe de vie des tremblements et des convulsions. Deux autres qui, dans la plus grande sécurité pour eux-mêmes, s'empressaient de secourir leurs camarades, tombèrent subitement en défaillance. Tous présentèrent des accidents identiques, à l'intensité près : renversement des globes oculaires, contraction spasmodique de la mâchoire inférieure, faiblesse du pouls, privation du mouvement et du sentiment, froid glacial.

Dans le *Journal de médecine d'Angers*, on trouve, en 1810, la relation d'un cas de mort survenu chez un fermier de quarante ans, jouissant d'une parfaite santé, après l'ingestion de la valeur du doigt d'une racine d'œnanthe safranée confondue avec une *Jouanette*. Une demi-heure après, le sujet perdit la parole, tomba sans connaissance et fut pris de convulsions terribles qui durèrent environ trois quarts d'heure et se terminèrent par la mort, sans qu'il fût possible de lui administrer aucun secours, les dents ayant toujours été fortement serrées. Un domestique eut deux ampoules à la bouche, pour avoir goûté de cette racine. On nota une putréfaction hâtive du cadavre et la coloration violacée des organes génitaux.

Les *Philosophical Transactions*, le *Bulletin de l'Académie de médecine* renferment également des faits de ce genre dans lesquels on remarque l'éclosion brusque et violente des accidents, les douleurs intenses dans le tube digestif, les convulsions, le trismus et, dans un assez grand nombre de cas, une mort précoce. De toutes les variétés de ciguës, l'*Œnanthe crocata* est incontestablement la plus violemment toxique, surtout par sa racine à l'état frais.

Ce n'est pas sans quelque étonnement qu'on peut voir, dans les observations rapportées par quelques auteurs, une importance considérable attribuée aux phénomènes convulsifs, tétaniques même, susceptibles de se produire sous l'influence de certaines ciguës, alors que d'autres observateurs apportent, au contraire, des observations dans lesquelles les phénomènes dominants sont un état de calme, de narcose, d'anesthésie pour ainsi dire.

Je crois que ces phénomènes différents sont facilement explicables, et qu'ils tiennent précisément aux conditions dans lesquelles l'intoxication s'est produite et a été observée : je m'explique. Nous venons de voir que la *Conicine* était surtout caractérisée par des phénomènes de narcose, de paralysie, et que les substances qui l'accompagnent dans les ciguës, que ce soit la *Cicutoxine* ou l'*Œnanthotoxine* ou bien des substances albuminoïdes du genre de celle que j'ai signalée dans la Fausse-oronge et qui déterminent si facilement une action hémolytique intense, se caractérisent, au point de vue toxicologique, par des actions convulsivantes, des actions tétanisantes même.

Or, ces substances n'existent qu'à une certaine époque dans le suc des diverses variétés de ciguës; comme toutes les substances de même genre, elles sont éminemment altérables sous l'influence de l'air et de la dessiccation, de sorte que, lorsqu'une intoxication se produit avec des fruits desséchés de ciguë ou bien avec des tiges ou des feuilles également desséchées, il y a de grandes chances pour que la symptomatologie de l'intoxication soit presque exclusivement celle de la conicine, c'est-à-dire celle dans laquelle on voit prédominer les manifestations d'ordre narcotique, d'ordre paralysant dont il vient d'être question. Lorsque cette intoxication a été produite avec des substances fraîches, à plus forte raison si elle a été déterminée avec des racines fraîchement cueillies, on voit prédominer, au contraire, les manifestations convulsives signalant la présence des substances du groupe des *Résinoïdes* ou des *Albuminoïdes*.

Mais il faut encore songer à une chose qui vient compliquer cette symptomatologie de la conicine, et ce fait pourrait s'étendre à la plupart, sinon à toutes les plantes vénéneuses : il est rare qu'une seule substance toxique se rencontre dans une plante, et, en ce qui concerne les ciguës, on peut dire que si la conicine est la substance qui y existe en plus forte proportion, il se trouve à côté d'elle un certain nombre d'autres substances parmi lesquelles j'ai déjà cité l'*Éthyl* et la *Méthyl-conicines*; il y existe encore la *Conhydrine*, la *Paraconicine* de SCHIFF, l'*Isoconicine* et enfin la γ *Conicéine*, toutes substances exerçant, chacune de leur côté, une action toxique particulière, qui vient doubler, et troubler dans une certaine mesure, celle exercée par la conicine pure. De sorte que, suivant la période de croissance à laquelle la plante aura été récoltée, vous pourrez observer soit des accidents convulsifs ou tétaniformes, soit, au contraire, des accidents de narcose pure, ou bien de paralysie, comme ceux que je vous signalais tout à l'heure.

Je ne saurais fournir de meilleure preuve de ce fait que cette observation rapportée dans le *Journal de médecine de Leroux*, en 1812. Étant en garnison à Torrequemada, en Espagne, M. HAAF, chirurgien aide-major, fut appelé à sept heures du soir auprès d'un grenadier qu'on disait mourant. Il le trouva profondément assoupi, sans connaissance, respirant avec une difficulté extrême, et couché par terre dans une petite chambre étroite, basse, bien fermée, remplie de monde et de fumée. Son pouls était petit, dur et ralenti jusqu'à 30 pulsations par minute; les extrémités étaient froides, la face bleuâtre, regorgeant de sang comme chez les individus étranglés. Le malade fut placé à l'air frais. M. HAAF apprit qu'il avait mangé, avec plusieurs camarades, une soupe dans laquelle on avait mis de la ciguë, que depuis le souper tous étaient comme ivres et ressentaient des maux de tête et de gorge, que ce grenadier en avait mangé une plus grande quantité que les autres; qu'immédiatement après avoir soupé, il s'était couché et endormi et qu'une heure et demie après on avait remarqué qu'il gémissait et respirait péniblement.

On lui administra dix centigrammes de tartre émétique dissous dans l'eau chaude, et on lui fit respirer du vinaigre. Application sur la tête de fomentations froides, frictions sèches et chaudes sur les extrémités pour y rappeler la circulation et diminuer la congestion cérébrale.

Le malade commença à faire de vains efforts pour vomir et bientôt son état, qui avait donné quelques espérances, s'empira visiblement. Néanmoins, il parlait encore et se plaignait d'avoir très froid ; mais il perdit de nouveau l'usage de la parole et de la connaissance et ne manifesta plus que par des palpitations continuelles de la poitrine et de la région épigastrique l'extrême angoisse dont il était tourmenté. On lui fit avaler du vinaigre chaud, on le frotta sans cesser ; il expira trois heures après le souper fatal. A l'autopsie, on trouva l'estomac à moitié rempli d'une bouillie crue, avec quelques points rouges autour du pylore. Le foie était très volumineux ; il n'y avait aucune altération dans les intestins ; la veine cave et le cœur étaient vides de sang. Le lobe gauche des poumons était sain, mais le lobe droit était entièrement détruit par une suppuration précédente. A l'ouverture du crâne, il s'écoula une quantité considérable de sang ; les vaisseaux du cerveau en étaient gorgés.

En opposition avec ce fait qui met bien en évidence la forme narcotique de l'empoisonnement par la ciguë, je vous citerai des observations, rapportées par Matthiole dans ses *Commentaires*, dans lesquelles la forme convulsive est particulièrement remarquable. Un vigneron italien ayant récolté des racines de grande ciguë qu'il prit pour des panais, les fit cuire et les mangea à souper avec sa femme. Tous deux s'étant couchés aussitôt après leur repas se réveillèrent vers le milieu de la nuit dans un état complet de démence, agités de secousses convulsives, courant çà et là dans la maison en se heurtant violemment contre tous les objets faisant obstacle, de sorte que le lendemain matin leurs voisins les trouvèrent couverts de sang et d'horribles contusions. Le même auteur cite également le cas d'un moine franciscain qui avait mangé un ragoût dans lequel on avait mis des feuilles de ciguë pour du persil et qui présenta de la démence durant plusieurs mois.

Dans ces observations, il s'agit de grande ciguë à l'état frais ; et cela vient à l'appui de ce que je disais tout à l'heure : suivant la période à laquelle cette ciguë est récoltée, suivant la saison, le climat, la nature du sol, elle peut ou non renfermer des substances capables de donner à l'intoxication ces caractères particuliers. Ses propriétés nocives s'exaltent pendant les chaleurs de l'été, dans les lieux exposés au soleil, dans les contrées méridionales. Comme on le disait autrefois, elle est moins âcre, mais plus narcotique que les autres variétés de ciguës.

J'appelle votre attention sur ce point, parce qu'il m'a paru nécessaire de faire, dans cette intoxication, une différenciation entre les phénomènes attribuables à la conicine, d'une part, et, d'autre part, aux substances qui l'accompagnent.

L'observation de Haaf est absolument comparable à cette obser-

vation d'intoxication par le bromhydrate de conicine parfaitement
pur dont je vous ai rapporté précédemment les détails. (V. p. 640).
C'était le moment où l'on étudiait les propriétés du bromhydrate
pur préparé par Mourrut. Un jeune étudiant s'était procuré une certaine quantité de ce produit, et, à la suite de chagrins, avait absorbé
d'un seul coup 1 gr. 50 à 2 grammes de cette préparation. Il présenta identiquement les mêmes symptômes que ceux dont vous
venez d'entendre la description.

Administrée à l'intérieur, la conicine pure a provoqué : dysphagie,
vertiges, illusions auditives, ptyalisme, engourdissement, somnolence, troubles visuels et auditifs, faiblesse des membres.

En terminant cette étude de l'action toxique des différentes espèces
de ciguës, j'appelle encore tout particulièrement votre attention sur
ce fait que la presque totalité des accidents a été déterminée par suite
de la confusion des diverses variétés de ciguës avec des plantes
alimentaires ou condimentaires : persil, cerfeuil, panais, céleri,
acore, rave, etc.

Je crois devoir vous signaler aussi une réaction chimique que l'on
a voulu donner comme caractéristique de la conicine, mais au
sujet de laquelle on peut faire des réserves plus expresses encore
que celles que j'ai l'habitude de faire à propos de ces réactions
colorées. Lorsqu'on ajoute quelques gouttes d'une solution sulfurique de permanganate de potasse — 1 gr. de MnO^4K dissous dans
200 centi-cubes de SO^4H^2 — à une petite quantité d'un sel de conicine ou mieux d'alcaloïde, la couleur passe du vert au violet. Un
grand nombre de bases de la série pyridique sont capables de fournir
cette série de colorations : rouge, plus ou moins nuancé de lilas,
passant au lilas, puis au violet franc, dont l'apparence se rapproche,
plus ou moins étroitement, de celle fournie par la conicine. Cette
réaction colorée me paraît due à la présence du noyau pyridique,
car on l'observe, avec une intensité et une série de colorations identiques, lorsqu'on met la solution sulfurique de permanganate de
potasse en présence des alcaloïdes suivants : *pyridine, picoline, lépi-
dine, spartéine, pilocarpine, nicotine*. Les ammoniaques composées
donnent une coloration bleue, intense mais fugace. C'est donc encore
là une preuve des plus irréfutables, à ajouter à toutes celles que je
vous ai déjà fournies relativement à l'incertitude de ces réactions
colorées.

Les ciguës ne sont pas les seules ombellifères toxiques et je dois
vous donner encore quelques indications relativement aux observations qui ont été faites sur la toxicité d'autres espèces. Les ombellifères sont des plantes extrêmement répandues dans nos climats, et
on rencontre pour ainsi dire à chaque pas, durant la saison d'été,
des ombellifères capables de déterminer quelques accidents d'intoxi-

cation : il est donc bon de vous les faire connaître au moins par une simple énumération.

L'*Hydrocotyle vulgaris*, ou Écuelle d'eau, a déterminé, dans certains cas, des inflammations des voies digestives supérieures, et même de l'hématurie. Lorsqu'on la mâche, elle excite la salivation, en même temps qu'elle provoque une sensation de chaleur vive sur la langue et dans la cavité buccale. On ressent bientôt après une douleur pongitive dans la gorge, dans l'œsophage et jusque dans l'estomac. On a noté aussi des vertiges avec un peu d'assoupissement. Quant à l'*Hydrocotyle umbellata*, on l'a accusée d'être émétique.

Mais bien mieux, des ombellifères d'apparence inoffensive, comme l'anis, *Pimpinella anisum*, renferment une huile volatile, composée pour la majeure partie d'*Anéthol* ou paraméthoxypropénylbenzol, qui détermine des accidents narcotiques et la nécrose des tissus avec lesquels on la met en contact.

Le cumin des prés, *Carum carvi*, renferme également une huile essentielle, constituée par du *Limonène* et du *Carvol*, qui détermine une excitation suivie de parésie. Sous son influence, on observe du délire, des vertiges, comme du reste avec toutes les huiles essentielles d'autres substances qui n'en sont pas moins utilisées pour la fabrication des liqueurs d'absinthe, et autres.

Le *Chœrophyllum bulbosum* ou *Cerfeuil bulbeux* détermine, lorsqu'il est ingéré à l'état frais, de la céphalée et des vertiges, qui sont évidemment dus à l'existence d'un principe volatil, puisque la cuisson de la plante suffit pour lui enlever ces propriétés fâcheuses. La racine et les fruits sont les parties de la plante les plus riches en principes actifs. Cette espèce de cerfeuil est souvent, volontairement ou non, substituée à la ciguë; et cette confusion est d'autant plus facile que les deux plantes se ressemblent beaucoup, notamment par leurs tiges également tachetées. Ce qui les distingue, c'est que l'ombelle des cerfeuils n'a pas de collerette, tandis que celle des ciguës en est pourvue. Les fruits n'ont pas non plus le même aspect extérieur : globuleux et relevés de côtes tuberculeuses dans la ciguë, ils sont lisses et allongés dans le cerfeuil (V. Fig. 48, p. 619). La substitution du *Chœrophyllum bulbosum* au *Conium maculatum*, ou son mélange, permet encore d'expliquer et d'interpréter des faits, en apparence paradoxaux, rapportés relativement à la toxicité faible ou même parfois nulle (?!) de la grande ciguë, ainsi qu'à l'inégale activité des anciennes préparations galéniques, notamment extrait et suc dépuré.

Une autre variété, le *Chœrophyllum temulum* ou *Cerfeuil enivrant* détermine de la dépression cérébrale et des phénomènes d'inflammation locale sur les parties avec lesquelles elle entre en contact. Pallas assure qu'elle est vénéneuse en Russie. Le *Chœrophyllum syl-*

vestre ou *Cerfeuil sauvage* détermine des phénomènes d'excitation psychique. Par son port et son feuillage, il ressemble beaucoup à la ciguë. On le rencontre dans les vergers, dans les prés couverts où il fleurit vers le mois de mai, principalement dans les endroits où coulent des eaux vives. Sa racine est épaisse, allongée, blanchâtre, d'une saveur âcre, un peu aromatique. La tige et les feuilles ont une odeur nauséeuse et fétide. Les fruits sont lisses, luisants, d'une couleur brune au moment de leur maturité. Cette plante est toxique pour les bestiaux.

Il existe un certain nombre d'ombellifères portant le nom de *Sium*. Le *Sium latifolium* ou *Berle à larges feuilles* a une racine qui n'est pas nuisible au printemps, tandis qu'elle se montre énergiquement vénéneuse en été et durant l'automne. Elle provoque de l'anxiété, des vertiges, quelquefois un délire furieux. On a rapporté, dans les *Actes de l'Académie Royale de Suède*, des observations d'empoisonnement mortel survenu chez des enfants et chez des bestiaux. Les feuilles ne sont jamais dangereuses, mais seulement âcres; elles étaient regardées autrefois comme douées de propriétés antiscorbutiques. Cela vient à l'appui de l'observation que je faisais relativement à l'importance de la considération de l'âge de la plante au point de vue de son pouvoir toxique.

Enfin, je vous citerai encore comme ombellifère toxique le *Fœniculum capillaceum* ou *Fenouil vulgaire* qui renferme une huile composée de : *Anéthol, Carvacrol, Phellandrène, Pinène* et *Dipentène*, produisant de l'affaiblissement de l'énergie cardiaque, de la parésie musculaire, et un effet narcotique assez prononcé.

La ciguë n'est donc pas le seul représentant des ombellifères capable d'amener, sinon des accidents graves, au moins des accidents qui peuvent causer une certaine émotion et contre lesquels il faut être prévenu.

— A côté des alcaloïdes dont nous venons de parler, j'étudierai, en quelque sorte accessoirement, quelques substances analogues par leur action pharmacodynamique à celles que nous avons rencontrées dans les champignons et les ciguës toxiques. Ce sont des bases qui peuvent prendre naissance sous l'influence des phénomènes de putréfaction subie par les matières albuminoïdes. En vous reportant au tableau ci-après qui énumère les principales substances qu'on a pu rencontrer parmi les produits de putréfaction des matières albuminoïdes, vous retrouverez un certain nombre de bases des séries pyridique et hydropyridique analogues aux conicines.

A. — Acycliques.

1. — *Ammoniaques composées ou amines.*

Méthylamine. . .	$CH^3 — AzH^2$	Diméthylamine .	$(CH^3)^2 — AzH$
Ethylamine . . .	$C^2H^5 — AzH^2$	Diéthylamine . .	$(C^2H^5)^2 — AzH$
Propylamine. . .	$C^3H^7 — AzH^2$	Triméthylamine .	$(CH^3)^3 — Az$
Butylamine . . .	$C^4H^9 — AzH^2$	Triéthylamine . .	$(C^2H^5)^3 — Az$
Amylamine . . .	$C^5H^{11} — AzH^2$		

2. — *Hydrates d'ammonium.*

Névrines.	$C^5H^{13}AzO$	Mydatoxine . . .	$C^6H^{13}AzO^2$
Cholines.	$C^5H^{15}AzO^2$	Mitylotoxine. . .	$C^6H^{15}AzO^2$
Muscarines . . .	$C^5H^{15}AzO^3$	Gadinine	$C^7H^{17}AzO^2$

3. — *Bétaïnes.*

Bétaïnes.	$C^5H^{11}AzO^2$	Oxybétaïnes . .	$C^5H^{13}AzO^4$

4. — *Diamines.*

Ethylidène diamine	$[CH^3 — CH(AzH^2)^2]$ ou $C^2H^8Az^2$
Tétraméthylène diamine (putrescine). . . .	$C^4H^{12}Az^2$
Pentaméthylène — (cadavérine). . . .	$C^5H^{14}Az^2$

5. — *Guanidines.*

Méthylguanidine.	$C^2H^7Az^3$

B. — Cycliques.

1. — *Série de la pyridine.*

Pyridine.	C^5H^5Az		
Picolines.	C^6H^7Az	— Aniline	
Lutidines	C^7H^9Az	— Toluidine	*Ammoniaques*
Collidines	$C^8H^{11}Az$	— Xylidine	*composées*
Parvolines.	$C^9H^{13}Az$	— Cumidine	*isomériques*
Corindines.	$C^{10}H^{15}Az$	— Cymidine	
Rubidines.	$C^{11}H^{17}Az$	»	
Viridines	$C^{12}H^{19}Az$	»	

2. — *Série de la quinoléine.*

Quinoléine.	C^9H^7Az	Pentahirolines. . . .	$C^{13}H^{15}Az$
Lépidines	$C^{10}H^9Az$	Isolines	$C^{14}H^{17}Az$
Cryptidines	$C^{11}H^{11}Az$	Ettidines.	$C^{15}H^{19}Az$
Tétrahirolines	$C^{12}H^{13}Az$	Validines	$C^{16}H^{21}Az$

3. — *Hydropyridines.*

Hydrocollidine. . . .	$C^8H^{13}Az$	γ conicéine	$C^8H^{13}Az$

Terme de transition entre la pyridine et la pipéridine.

Paraconicine	$C^8H^{15}Az$	Base Guareschi et Mosso.	$C^{10}H^{15}Az$

C. — Non classées.

Tétanotoxine.	$C^5H^{11}Az$	Saprine.	$C^5H^{14}Az^2$
Sepsine.	$C^{10}H^{15}Az$	Mydine	$C^8H^{11}AzO$
Neuridine.	$C^5H^{14}Az^2$		

Si nos connaissances relatives à la métamorphose des albuminoïdes sous l'influence des processus de putréfaction sont encore indécises et bien incomplètes, cette indigence semble masquée par la richesse des divers produits figurant sur ce tableau. Parmi ces substances, quelques-unes se rapprochent très étroitement de celles que nous avons étudiées : la muscarine, en ce qui concerne les champignons, la conicine et ses homologues en tant que substances dérivées de la pyridine, en ce qui concerne les ciguës. Quelques-unes ont même été signalées dans les différentes espèces de ciguës, par exemple : la dihydrocollidine, la paraconicine de SCHIFF, la γ conicéine. Il y a donc un certain lien entre l'étude chimique et toxicologique des substances contenues dans quelques aliments putréfiés, les champignons et les ciguës, et relativement aux accidents très graves, parfois mortels, qu'elles peuvent déterminer.

Parmi ces substances, une tout au moins peut être détachée de ce groupe, en raison de ses propriétés thérapeutiques : la *Pyridine*. La pyridine, en effet, détermine la diminution du pouvoir excito-réflexe de la moelle et du centre respiratoire bulbaire, et, à ce point de vue, elle a été utilisée, il y a déjà plusieurs années, par GERMAIN SÉE, en inhalations contre l'asthme. Dans certains cas d'asthme, où les accidents sont déterminés par suite de l'excitation du pouvoir réflexe du centre respiratoire, on peut arriver à lutter efficacement contre ces accidents à l'aide d'inhalations de pyridine, qui déterminent l'analgésie et même l'anesthésie du centre respiratoire.

La pyridine est produite dans une foule de circonstances quand les matières organiques sont soumises à l'action de la chaleur. Elle prend naissance, par exemple, dans la combustion du papier nitré, dans la combustion des cigarettes de belladone, de datura, etc., et c'est très probablement à elle, en grande partie tout au moins, sinon exclusivement, qu'on doit attribuer la sédation très remarquable qu'on observe sous l'influence de ces pratiques dans certains cas d'asthme.

Lorsqu'elle est prolongée pendant un certain temps, l'inhalation de pyridine détermine de l'engourdissement cérébral avec tendance à la somnolence. On voit, sous cette influence, les inspirations devenir plus larges et plus profondes en même temps que se produit une vaso-dilatation périphérique et centrale avec abaissement de la pression sanguine et une augmentation notable de l'amplitude des mouvements respiratoires.

Un fait remarquable, décelé par l'expérimentation physiologique, est celui-ci : l'excitation du pneumogastrique, chez un animal soumis à l'influence de la pyridine, — que cette influence ait été déterminée par injection sous-cutanée ou bien par des inhalations de vapeur, — ne modifie en rien le cœur et la respiration. Il s'agit donc bien d'une action centrale, et c'est ce qui a permis son emploi thérapeutique pour lutter contre l'exagération du pouvoir réflexe du centre respiratoire. L'inspiration des vapeurs de pyridine atténue tout à la fois l'excitabilité bulbaire et l'excitabilité médullaire.

L'action de la pyridine est extrêmement rapide, et l'élimination en est très facile; elle s'effectue par l'urine, les poumons et les diverses sécrétions, notamment les sécrétions gastro-intestinales. On note même une augmentation de l'appétit, due sans doute à ce que l'alcaloïde agit à la façon des amers. Dans toutes les circonstances, on peut constater qu'une action sédative est exercée par les vapeurs de pyridine. En même temps, on observe une augmentation des sécrétions bronchiques et une facilité plus grande dans leur expulsion.

L'action efficace de la pyridine est absolument incontestable dans les cas d'asthme dû à une névrose bulbaire; et ce médicament se montre toujours comme un excellent sédatif de l'oppression continue ou paroxystique et comme un agent efficace dans toute dyspnée d'ordre nerveux. On a même assuré qu'il pouvait être utilisé sans inconvénients dans l'asthme urémique.

L'action exercée sur la circulation par la pyridine est fort intéressante, et cette action est surtout importante en ce sens que l'influence toxique est sinon nulle, au moins extrêmement faible. Les expériences qu'on a pu réaliser sur les animaux montrent, en effet, qu'on peut, chez la grenouille, injecter sous la peau 11 centigrammes de pyridine avant de déterminer la mort, et encore, la mort se produit-elle seulement après un assez long espace de temps, huit à dix heures environ. De même, chez le cobaye, on peut injecter sous la peau 1 centimètre cube de pyridine mélangé à 1 centimètre cube d'eau et ne déterminer la mort qu'au bout de douze à dix-huit heures. La collidine possède une action très sensiblement analogue à celle de la pyridine. Sous l'influence des fortes doses, l'animal est inerte, la contractilité musculaire est conservée, la respiration et le cœur très ralentis. C'est seulement à la période terminale que l'excito-motricité disparaît, le cœur s'arrêtant en dernier lieu.

On a proposé d'utiliser l'action vaso-dilatatrice de la pyridine dans l'angine de poitrine, lorsque celle-ci est sous la dépendance d'un trouble circulatoire des artères coronaires. Dans cette circonstance, l'action vaso-dilatatrice est obtenue très facilement, et sans craindre d'accidents ultérieurs comme on peut en avoir avec d'autres substances déterminant plus ou moins nettement l'action vaso-dilatatrice; je fais allusion ici au nitrite d'amyle.

Cette action de la pyridine peut être mise à profit en vaporisant 1 gramme de pyridine par cinq mètres cubes d'air. L'inhalation est prolongée pendant vingt à trente minutes.

Une expérience fort intéressante et qui fixe bien sur les avantages que peut présenter l'emploi de la pyridine est celle-ci. Chez un chien, on constate que, au moment de la mise en expérience, la pression dans l'une des artères fémorales est de 14 centimètres de mercure et que, sous l'influence de la faradisation des vagues sectionnés au cou, cette pression monte à 32 centimètres. On pratique une injection sous-cutanée de 1 gramme de pyridine, et on voit que la pression tombe graduellement et régulièrement, sans que la faradisation du bout central des pneumogastriques au cou puisse arriver à la faire remonter. La substance grise a, en effet, complètement perdu son pouvoir réflexe, comme je le disais tout à l'heure, et à cette période cependant, la faradisation des nerfs cardiaques, et notamment du nerf de Cyon, abaisse, avant comme après l'intervention de la pyridine, la pression artérielle jusqu'à 2 centimètres de mercure.

Il en résulte donc que l'emploi de la pyridine peut, dans une foule de circonstances, donner lieu à des résultats thérapeutiques très remarquables, et c'est précisément ce qui m'a fait détacher, en quelque sorte, la pyridine du groupe de ces substances toxiques que je viens d'énumérer tout à l'heure, et qui ne sont pas sans présenter un assez grand intérêt, en raison des accidents qu'on peut observer à la suite de l'ingestion des substances alimentaires avariées.

Vous voyez, en effet, figurer sur ce tableau un certain nombre de substances, comme la mitylotoxine, la mydatoxine, la gadinine, qui ont été retrouvées par différents observateurs dans la viande, exposée à la putréfaction, des poissons ou des mammifères; et c'est, en réalité, à la présence de quelques-uns des représentants de ce groupe que sont dus les accidents très graves, parfois mortels, qu'on a pu observer sous l'influence de ces aliments avariés. Aussi ai-je cru nécessaire d'appeler votre attention sur ces substances, à l'occasion précisément de l'étude que nous avons été amené à faire des bases analogues, comme la muscarine ou la conicine, qui existent dans les champignons toxiques et dans les ciguës. Vous trouverez d'ailleurs, dans la traduction annotée par moi du *Traité de toxicologie* de LEWIN, au chapitre des *Poisons métaboliques*, des détails, que le temps ne me permet pas de vous donner ici, sur l'état actuel de nos connaissances à ce sujet[1].

---

1. Voir *Traité de toxicologie*, par L. LEWIN, traduit et annoté par G. POUCHET, p. 995.

VIIIᵉ LEÇON

COLCHIQUE ET COLCHICINE. — MATIÈRE MÉDICALE. — FORMES PHARMACEUTIQUES. — USAGES. — PRINCIPES ACTIFS. — ACTION PHYSIOLOGIQUE : TUBE DIGESTIF, SYSTÈME NERVEUX, CŒUR ET CIRCULATION, RESPIRATION.

Le colchique, qui va faire aujourd'hui l'objet de notre étude, est une plante extrêmement répandue dans nos climats. En automne, on voit apparaître ses fleurs, qui sont absolument caractéristiques, et qui portent les noms de *Narcisse d'automne*, *Safran bâtard*, *Belle toute nue*, *Tue-chien*, *Veilleuse*, *Vieillotte*. Le nom de colchique lui vient d'une ville de Grèce, Colchos, aux environs de laquelle cette plante était extrêmement abondante. Le colchique est très commun dans les prairies et les pâturages humides de l'Europe méridionale et moyenne. La partie la plus employée, en général, est celle qu'on appelle le bulbe; c'est en réalité un renflement de la tige, un faux tubercule, profondément enfoncé dans la terre, et qui donne naissance, en automne, à plusieurs fleurs de couleur mauve ou lilas tendre, portées sur un tube très long et caractérisées par un périanthe à six divisions. Les feuilles, bien que précédant les fleurs, sont restées stationnaires et n'apparaissent qu'au printemps suivant; elles sont grandes, droites, plissées, lancéolées, d'une belle couleur verte, radicales, et, au milieu de ce bouquet de feuilles, on voit apparaître le fruit sous forme d'une capsule fragile qui se divise plus ou moins profondément à sa maturité en trois valves laissant échapper les graines. La partie appelée bulbe consiste en un tubercule charnu, de la grosseur d'un marron, formé par un épaississement considérable de la tige, offrant une forme ovoïde, ridé à sa surface, convexe d'un côté, à peu près plan de l'autre, mais creusé d'un sillon longitudinal qui sert de passage à la tige aérienne. Il est enveloppé par une membrane scarieuse, sèche, de couleur brun-foncé. L'intérieur du tubercule est blanc, farineux, il renferme une assez forte proportion d'amidon, et possède, à l'état frais, une saveur âcre et amère, mordicante, tout à fait particulière. Quant aux graines, elles se présentent sous forme de petits corps globuleux de trois à quatre millimètres de diamètre, de couleur brun-noirâtre; leur tégument est brun, épais, rugueux; elles sont constituées par un albumen charnu, dur, corné, blanc. C'est, de toute la plante, la partie la plus riche en principes actifs et celle dont l'activité est constante quand les graines ont été recueillies complètement mûres.

L'apparition des fleurs avant les feuilles sur le bulbe de nouvelle formation a fait donner à cette plante des noms assez bizarres, plus ou moins poétiques pour certains d'entre eux; c'est ainsi qu'on l'a appelée : *Filius ante patrem, Vierge sans voiles, Belle toute nue*. Le bulbe présente son maximum de grosseur et de richesse aux mois d'avril et de mai, lorsque les feuilles vont apparaître, puis il se résout peu à peu et finit par disparaître en laissant place à un nouveau bulbe qui doit lui succéder et fournir les fleurs de la plante suivante. Les fleurs, avant leur épanouissement, présentent une richesse notable et assez constante en principes actifs, principalement en cet alcaloïde que nous allons étudier sous le nom de *Colchicine*; et le fait d'avoir mis dans la bouche ou ingéré quelques-unes de ces fleurs a assez souvent déterminé des accidents d'une certaine gravité, on en cite même de mortels survenus chez des enfants.

Quant au bulbe, sa richesse en principes actifs est fort variable suivant l'époque de la récolte. Au moins d'août, avant l'apparition des fleurs qui a lieu au milieu ou à la fin de septembre, le bulbe est particulièrement riche en principes actifs et ce serait le moment le plus favorable pour sa récolte; malheureusement, rien à cette époque de l'année ne peut faire prévoir la place où il se trouve, puisque les feuilles n'apparaissent qu'au printemps et les fleurs en automne. Le bulbe, est donc récolté, en général, au moment de l'apparition des fleurs, c'est-à-dire à une époque où il a déjà perdu une partie de son activité. A l'époque de la floraison et au printemps, le bulbe est plus aqueux. Il perd environ 65 p. 100 de son poids par la dessiccation. Dans tous les cas, ces bulbes doivent être renouvelés annuellement. Dans le commerce de la droguerie, on a l'habitude, pour faciliter leur dessiccation et leur conservation, de découper les bulbes en petits fragments ou en tranches minces.

Les feuilles constituent la partie la moins active de la plante, ce qui ne veut pas dire qu'elles soient tout à fait inactives, car des vétérinaires ont rapporté un certain nombre d'accidents survenus chez les bestiaux dont le fourrage contenait des feuilles de colchique mélangées, par mégarde, aux herbes servant à leur alimentation. Cependant, comme nous l'avons vu pour un assez grand nombre de plantes, ces feuilles perdent leurs propriétés toxiques par la dessiccation et peuvent alors être consommées sans inconvénient par les animaux qui seraient empoisonnés par les feuilles fraîches. L'apparition des feuilles, au printemps, signale la fin de la vie du bulbe.

Malgré un grand nombre de travaux, l'étude des principes actifs contenus dans le colchique est bien loin encore d'être complètement élucidée. Ce qui me fait émettre cette assertion, c'est la variabilité d'action observée dans un assez grand nombre de circonstances, relativement aux différentes substances qu'on a pu isoler soit du bulbe, soit des graines, ou même des fleurs et des feuilles de la plante. Depuis les premières recherches faites, en 1820, par PELLETIER et CAVENTOU qui avaient isolé du bulbe de colchique une substance alcaloïdique qu'ils avaient envisagée comme identique à leur vératrine, — isolée par eux du Veratrum, plante de la même famille que le colchique et que nous verrons posséder des propriétés physiologiques très différentes, — GEIGER et HESSE, en 1833, prétendaient avoir obtenu un produit cristallisé, auquel ils avaient donné le nom de *Colchicine* et dont ils avaient démontré les propriétés différentes de celles de la la vératrine obtenue précédemment par PELLETIER et CAVENTOU. Mais c'est surtout en 1857, qu'un très intéressant travail, dû à OBERLIN, est venu montrer que le principe actif du colchique consistait dans une substance amorphe, à laquelle resta le nom de *Colchicine*, dédoublable en une substance cristallisable qu'on a appelée la *Colchicéine* et, disent certains observateurs, en glucose.

Les travaux de ZEISEL vinrent confirmer, dans une certaine mesure, les recherches d'OBERLIN ; plus récemment, les recherches de HOUDÉ, en 1887, sont venues confirmer au point de vue pharmaceutique les premières recherches de ZEISEL et, en somme, c'est à lui qu'on doit la préparation d'une colchine sinon absolument pure, car j'ai la conviction qu'elle ne l'est pas encore, au moins d'un principe mieux défini que tous ceux qu'on avait obtenus jusqu'alors.

De tous les procédés qui peuvent fournir la colchicine, le meilleur est celui de HOUDÉ, qui consiste à épuiser le bulbe ou les semences, — qui sont, je vous le rappelle, les parties les plus riches, — par l'alcool à 96° jusqu'à ce que le résidu d'évaporation de cet alcool, repris par l'eau acidulée d'acide tartrique, ne donne plus de précipitation par le réactif de Bouchardat (*Iodure de potassium ioduré*), ce qui montre que l'extrait alcoolique ne renferme plus d'acaloïde. On distille à basse température, dans le vide, puis on épuise le résidu par une solution aqueuse diluée à 5 p. 100 d'acide tartrique, et on continue cet épuisement, comme tout à l'heure, jusqu'à ce que la solution acide ne précipite plus par le réactif de Mayer. Cette solution est alors épuisée par l'éther pur qui entraîne les graisses et les matières colorantes et, sans qu'il soit nécessaire d'ajouter un alcalin pour déplacer la colchicine dont la combinaison saline est peu stable, en épuisant ensuite par le chloroforme, ce dissolvant s'empare de la colchicine qu'il abandonne à un état déjà assez grand de pureté. On achève sa purification en évaporant ce chloroforme et en reprenant le résidu de l'évaporation par un mélange, à parties égales, de chloroforme et d'éther de pétrole qui abandonne peu à peu, par évaporation spontanée, des cristaux constitués par une *combinaison de colchicine et de chloroforme*, dans la proportion d'une molécule de colchicine pour deux molécules de chloroforme; de sorte qu'en réalité, là soi-disant colchicine cristallisée de Houdé doit son apparence cristalline à la combinaison de colchicine amorphe avec le chloroforme. Cela présente de grands avantages, car cela permet de séparer un produit relativement pur à cause de son état cristallin. En opérant de la sorte, on peut trouver que les graines de colchique renferment environ 3 p. 1000 de colchicine; les fleurs 1,5 à 2 p. 1000; les bulbes 0,5 p. 1000.

La colchicine ainsi obtenue est une substance que les uns disent nettement alcaloïque, d'autres glucosidique. Houdé, entre autres, dit avoir obtenu du glucose par dédoublement de la colchicine, ce qui semblerait indiquer qu'il s'agit là d'une substance du groupe des glucosides; et en effet, certaines des propriétés physiologiques de la colchicine la rapprochent, dans une très étroite mesure, de quelques autres glucosides. Je reviendrai sur ce point. Cette colchicine dévie à gauche le plan de la lumière polarisée; elle est soluble dans l'eau, l'alcool et le chloroforme; insoluble dans l'éther, la benzine et le pétrole; très altérable, soit en présence des acides, soit en présence des alcalis, et surtout lorsqu'on fait intervenir une certaine élévation de température. D'autre part, il semble résulter des recherches encore insuffisantes qui ont été faites à son égard, qu'elle se rapprocherait beaucoup plus, par sa constitution chimique, des bases de la série xanthique que des alcaloïdes proprement dits, c'est-à-dire de ces composés dont le noyau de constitution appartient à la série pyridique. C'est encore là un fait qui reçoit une certaine sanction de quelques-unes des propriétés physiologiques de la colchicine.

Il existe une réaction colorée, dite caractéristique de la colchicine, qui consiste dans la coloration violette intense que détermine le contact d'acide nitrique pur de densité 1,4 avec la colchicine. Cette réaction a lieu avec la colchicine cristallisée ou à l'état amorphe; la couleur est assez particulière et, jusqu'ici, n'a pas été obtenue, dans les mêmes conditions de technique expérimentale, avec d'autres alcaloïdes, ce qui lui donne un certain caractère de spécificité. Mais cependant j'estime qu'il faut toujours faire cette restriction que je vous signale toutes les fois qu'il s'agit d'une réaction de ce genre obtenue avec une matière organique, à savoir, qu'il peut se trouver demain une substance qui donnera la même réaction colorée.

Cette coloration est d'autant plus importante, dans l'espèce, que, au point de vue des recherches médico-légales de la colchicine, il n'existe pas, comme nous le verrons tout à l'heure, de réaction physiologique suffisamment nette, suffisamment précise, suffisamment pathognomonique, pour permettre d'affirmer la présence de la colchicine. Il en résulte que cette réaction chimique prend, par cela même, une importance considérable ; et c'est pourquoi je vous l'ai signalée et montrée.

Relativement aux formes pharmaceutiques sous lesquelles le colchique est employé, je vous parlerai seulement de quelques-unes d'entre elles, les plus importantes, celles qui sont le plus souvent usitées. Il existe une alcoolature de bulbes qui répond à peu près, comme richesse en colchicine, à la teinture de bulbes, cette équivalence de richesse en principe actif étant due à ce que l'alcoolature est préparée par macération de parties égales d'alcool et de bulbes frais, tandis que la teinture est préparée avec une partie de bulbes desséchés pour cinq parties d'alcool. Le tableau ci-après vous montrera la richesse en colchicine d'un certain nombre de préparations galéniques de colchique ; la richesse de la teinture et de l'alcoolature de bulbes est sensiblement la même, ainsi que la richesse de la teinture de semences et de l'alcoolature de fleurs.

Richesse en colchicine des préparations de colchique.

Préparations.	Colchicine pour mille.
Extrait de semences.	35,00
— fleurs	28,00
— bulbes	7,00
Alcoolature de fleurs	0,65
— bulbes.	0,34
— feuilles	0,18
Teinture de semences.	0,70
— bulbes secs.	0,28
Vin de bulbes.	Indosable.
— semences	—

Cette alcoolature est la base d'un certain nombre de médicaments qui ont été proposés depuis longtemps pour guérir la goutte, appelés : *Eau médicinale de Husson*, *Liqueur de Laville*, *Teinture de Cocheux Pilules de Lartigue*, *Antigoutteux de Frosini*, qui est une solution d'iodure de lithium mélangée avec un sel de colchicine.

Il existe également des extraits alcooliques de colchique dont la richesse en colchicine est extrêmement variable. Tandis que l'extrait de semences renferme une quantité relativement énorme de colchicine, puisqu'elle correspond à 35 p. 1 000, l'extrait alcoolique de bulbes est très pauvre et n'en renferme que 7 p. 1 000. On employait aussi autrefois un extrait acétique. En général, ces extraits sont de mauvaises préparations dont l'emploi est à rejeter dans la pratique médicale. Parmi les teintures, celle de semences et l'alcoolature de fleurs constituent deux produits assez constants quant à leur richesse et peuvent s'administrer à la dose de 2 à 10 gr. dans une période de vingt-quatre heures, dans un véhicule approprié, tel que eau sucrée, tisane amère, infusion de café très faible.

Les vins de colchique sont des produits médicamenteux assez souvent utilisés. Ils peuvent être préparés à l'aide des bulbes frais ou des semences. On fait macérer 100 gr. de bulbes frais dans 1 litre de vin de Grenache, et on administre 10 à 50 gr. de ce vin; ou bien on fait macérer 60 gr. de semences dans 1 000 gr. de vin de Grenache, et on en administre 5 à 20 gr. On peut encore utiliser les bulbes secs dans la proportion de 12 parties pour 6 parties de vin de Malaga mélangé à 1 partie d'alcool; ce dernier vin s'administre *sous forme de gouttes*, à la dose de X à XXX gouttes, et avec certaines restrictions que j'exposerai tout à l'heure plus en détail.

On a préconisé — surtout autrefois, aujourd'hui ces préparations sont abandonnées — les préparations de colchique dans le vinaigre et même un oxymel colchicique, comparable à l'oxymel scillitique par son mode de préparation. A un moment donné, sous l'influence des recherches de STŒRK, le colchique était réputé posséder des propriétés diurétiques comparables à celles de la scille. Ces propriétés sont tout à fait discutables; et il est très probable que dans la préparation de STŒRK c'était surtout l'oxymel, c'est-à-dire le mélange de miel et d'acide acétique qui déterminait les propriétés diurétiques bien plus que le colchique.

D'autre part, d'après les recherches de HOUDÉ relativement à la façon dont la colchicine se conserve dans les différentes préparations galéniques, il semblerait résulter que l'action des acides, — même des acides étendus, des acides organiques comme le vinaigre, ou des acides existant dans le vin, — lorsqu'elle s'exerce sur la colchicine pendant un temps assez considérable, est suffisante pour dédoubler et transformer cette substance, et pour enlever par conséquent aux préparations acides, qu'il s'agisse de vinaigre ou de vin, à peu près toutes leurs propriétés médicamenteuses. Ce n'est donc qu'à la condition d'être employé très récemment après sa préparation que le *Vinaigre* préparé avec : bulbes frais 200 gr., vinaigre blanc 980 gr., acide acétique cristallisable 20 gr., pourrait être utilisé. Ce vinaigre de colchique s'administrait à la dose de 5 à 20 gr.; et le mélange de 1 partie de vinaigre de colchique avec 2 parties de miel donnait l'oxymel de colchique que l'on administrait à la dose de 15 à 30 gr., dilués dans un litre de tisane, pour une période de vingt-quatre heures.

La poudre de colchique est utilisée quelquefois, par exemple dans la formule des *Pilules de Becquerel* composées de :

{ Poudre de semences de colchique. . . .   1 gramme.
} Sulfate de quinine.   3   —
(Extrait de digitale. . . . . 40 centigrammes.
   A diviser en 20 pilules.

La poudre de semences de colchique peut être administrée en nature à la dose de 10 à 30 centigrammes par jour, sous forme de pilules également.

Quant à la colchicine, il est rationnel de l'employer sous forme de pilules, en raison précisément de la facile altérabilité que je signalais tout à l'heure. On adoptera la formule préconisée par Houdé pour l'emploi de la colchicine cristallisée.

(Colchicine cristallisée . . . . *Soixante milligrammes.*
) Lactose. . . . . 4 grammes.
) Gomme arabique. 1   —
(Sucre pulvérisé 1   —
   A diviser en 60 pilules argentées.

On peut également préparer un vin à l'aide de la colchicine, toutes restrictions faites à propos de cette propriété des acides organiques que je signalais tout à l'heure. On fait dissoudre 40 milligrammes de colchicine cristallisée dans 200 grammes de vin de Grenache. Cette préparation renferme 1 milligramme de colchicine par 5 grammes ou par cuillerée à café ; et l'on en administre 15 à 25 grammes dans les vingt-quatre heures.

Nous verrons tout à l'heure, et comme sanction en quelque sorte de l'étude physiologique que nous allons faire de la colchicine, qu'il existe deux modes d'administration des préparations de colchique, répondant à deux conceptions différentes de l'action médicamenteuse du colchique et de la colchicine ; et je crois qu'il sera plus utile et plus logique de faire cette différenciation après l'étude physiologique de la colchicine.

L'usage du colchique remonte à l'époque où Stœrk en fit les premières études, en 1763. Ce n'est pas que la plante ait été méconnue de ses prédécesseurs, car, dans les écrits des thérapeutes anciens, notamment Galien, Dioscoride, Pline, on trouve le colchique signalé comme un très violent poison ; Aëtius d'Amide, Alexandre de Tralles, Paul d'Egine, prônent l'emploi médicamenteux de l'*Hermodactulos* (doigt d'Hermès) que l'on a cru être la même substance que le *Surengian* d'Avicenne, Sérapion, Mesuë. Ainsi s'exprime à ce sujet Paul d'Égine : il est des médecins qui, dans les attaques de toutes les maladies articulaires, ont recours à l'*Hermodacte* à titre d'agent purgatif. Cette substance fait en effet disparaître très rapidement, dans l'espace de deux à trois jours au plus, la fluxion articulaire, si bien que les malades se trouvent bientôt à même de reprendre leurs occupations. L'*Hermodacte* a été rapporté par Samuel Dale, Richard et Planchon au *Colchicum variegatum*. Le *Surengian* constitue probablement une autre variété. Prosper Alpin rapporte que les Égyptiennes mangeaient, avant de se coucher, jusqu'à dix bulbes grillés, dans le but de se procurer de l'embonpoint. Fernel, Ambroise Paré, Sylvius de le Boë, Sennert employèrent l'*Hermodacte* des anciens. Au xviiie siècle, la croyance dans les vertus de cette plante était encore telle que l'usage était assez répandu de porter, comme amulettes, des pendeloques formées de bulbes de colchique. Le bulbe d'*Hermodacte* diffère notablement des bulbes de colchique de nos climats, mais ses propriétés sont très sensiblement les mêmes, à l'intensité près, que celles des bulbes du *Colchicum automnale*.

C'est seulement à partir du milieu du xviiie siècle que l'on chercha à introduire les préparations de colchique dans la thérapeutique. Stœrk étudie le premier, en 1763, son action thérapeutique; il signale ses propriétés « fondantes, incisives » et le propose comme un succédané de la scille dans le catarrhe des voies respiratoires. Il établit nettement ses propriétés hydragogues.

L'étude de ces préparations fut reprise au xixe siècle, et c'est à partir de cette époque que les médecins anglais cherchèrent à faire du colchique un spécifique de la goutte et du rhumatisme, ce fait étant basé sur un grand nombre d'observations de guérison d'accès de goutte et de rhumatisme avec les différentes préparations dont j'ai rappelé les noms tout à l'heure, et notamment l'*Eau médicinale de Husson*. D'ailleurs, ces observations sont absolument nettes et précises; et à l'heure actuelle, il est incontestable que l'action thérapeutique du colchique dans la goutte n'est pas plus discutable que celle de la digitale dans certaines affections du cœur.

Action physiologique. — Au point de vue de son action physiologique, la colchicine, car c'est cette substance dont nous allons faire maintenant l'étude, exerce une action drastique sur le tube intestinal et une action analgésiante sur le système nerveux. Lorsque nous aurons passé en revue les propriétés physiologiques de cette substance, je vous ferai part de quelques restrictions qui semblent devoir être apportées dès maintenant à l'action de la plante en nature et de ses préparations galéniques, parce que, ainsi que je le faisais remarquer tout à l'heure, le principe actif qu'on a extrait du colchique, la colchicine, ne me paraît certainement pas être la seule substance active à laquelle le colchique doive ses propriétés médicamenteuses. Ce serait encore ici un excellent exemple de la différence considérable qu'il peut y avoir, au point de vue de l'action thérapeutique,

entre les préparations galéniques d'une plante entière et les propriétés
du principe actif qu'on en peut extraire. Je veux dire par là qu'il
n'y a aucune comparaison à établir, tant au point de vue pharmacologique qu'au point de vue toxicologique, entre les résultats obtenus
par les préparations obtenues avec la plante entière : bulbes, fleurs,
semences, et la colchicine qu'on peut extraire de ces différentes
parties de la plante.

Dans tous les cas, qu'il s'agisse de la plante en nature ou de la
colchicine, un fait très intéressant, très particulier, domine tout à la
fois l'action physiologique et l'action toxicologique de la colchicine
et du colchique, c'est celui de la lenteur très remarquable de l'action
des préparations de colchique, lenteur aussi accentuée lorsqu'il s'agit
simplement d'une action thérapeutique, que lorsqu'il s'agit d'une
action toxique, à la suite de l'ingestion d'une quantité considérable
d'une préparation susceptible de déterminer des accidents. C'est ainsi
que lorsque ces préparations, soit de la plante entière, soit de colchicine, sont introduites par la voie gastro-intestinale, ce n'est que plusieurs heures après l'ingestion d'une forte dose, ou bien plusieurs
jours après l'ingestion de doses faibles mais répétées, qu'on peut
voir apparaître les premiers symptômes caractérisant l'action de la
colchicine sur l'économie.

Un fait encore très remarquable est celui-ci : tout en n'étant pas
caustique, la colchicine qui n'exerce *in situ* aucune action irritante
particulière, est cependant puissamment phlogogène et détermine
des ulcérations sur la muqueuse intestinale des animaux, même dans
les conditions où la colchicine a été administrée par voie d'injection
sous-cutanée. Il y a là un fait d'autant plus intéressant qu'il est
nécessaire, pour que cette action phlogogène de la colchicine se produise, qu'il y ait absorption, circulation de la substance active dans
l'organisme, et, comme le contact seul de la colchicine avec la
muqueuse intestinale ou gastrique ne suffit pas pour déterminer cette
action phlogogène qui peut se caractériser par des ulcérations, il
faut que cette substance, en circulant dans l'économie, éprouve des
modifications capables d'influencer les éléments anatomiques ; c'est
donc corrélativement à cette circulation, aux métamorphoses qui
l'accompagnent et à l'élimination qui se fait à la surface de la muqueuse, que cette action phlogogène se produit.

Autre fait intéressant, et qui, dans une certaine mesure, semblerait rapprocher l'action de la colchicine de celle de certaines
de ces substances qu'on englobe sous la dénomination de *Toxines*,
la marche plus ou moins rapide de l'empoisonnement mortel n'est
pas en rapport avec la dose. Une fois la dose mortelle réalisée, que
cette dose soit énormément dépassée ou maintenue rigoureusement
telle qu'elle est nécessaire et suffisante pour déterminer des acci-

dents mortels, la symptomatologie qui se déroule est toujours la même; et on ne peut, pour ainsi dire, pas exagérer l'action toxique de la colchicine lorsqu'on a introduit la dose toxique suffisante chez l'homme ou l'animal.

Le tableau de l'empoisonnement par la colchicine réalise par excellence celui qu'on a attribué autrefois à ces substances qu'on englobait sous la dénomination de *Narcotico-âcres*. Ce sont des coliques, de la diarrhée, le ballonnement du ventre, langue saburrale, du collapsus, de la stupeur, des troubles respiratoires, de l'apnée, des convulsions — qui sont très probablement dues à l'asphyxie, ou bien d'origine réflexe à point de départ abdominal, — de la cyanose, la fixité du regard, des alternatives de chaleur et de froid, des sueurs visqueuses, un pouls petit, rapide, déprimé; et la mort survenant enfin par asphyxie.

Les lésions gastro-intestinales lorsqu'elles existent, et nous verrons qu'elles sont très inconstantes, sont très graves et extrêmement profondes. Chose remarquable, elles sont beaucoup moins marquées avec la colchicine pure qu'elles ne le sont avec les différentes préparations de colchique; j'insisterai en son temps sur ce point, parce que, à mon avis, cela doit être en relation avec l'existence, dans le colchique, de substances du groupe des *Sapotoxines*, ou des *Albumoses*, ou des *Résinoïdes*, substances non encore étudiées et qui mériteraient qu'on reprît, à ce point de vue, l'étude des colchiques.

D'autre part, des recherches, dues à Jacobi, ont démontré que la colchicine était susceptible, sous l'influence des tissus vivants, de se transformer en un produit d'oxydation auquel on a donné le nom d'*Oxycolchicine*, qui serait beaucoup plus toxique que la colchicine elle-même, et dont l'action se rapprocherait, dans une étroite mesure, de celle de la vératrine. Ce fait est assez intéressant en lui-même parce que, en effet, il est très concordant avec cette constatation expérimentale que la colchicine est beaucoup plus active sur les animaux à température chaude, les thermothères, que sur les animaux à température froide, les psychrothères.

Voyons quelle est la symptomatologie qu'on peut observer sur un animal soumis à l'action de la colchicine. Nous prendrons comme exemple l'injection de colchicine cristallisée, préparée par la méthode de Houdé, c'est-à-dire la combinaison de colchicine et de chloroforme. C'est en effet, comme je l'ai déjà dit, celle qui présente le plus grand caractère de pureté; quoique cependant, je ne saurais trop le répéter, à mon avis, elle ne constitue pas une substance absolument et parfaitement définie.

Sous l'influence d'une injection sous-cutanée de 5 centigrammes de colchicine pratiquée chez un jeune cobaye de 300 grammes environ, on voit, au début, de l'agitation, bientôt suivie de mictions et de défécations, qui présentent, en général, un caractère de profusion et de multiplicité tout à fait remarquable. En même temps, on observe la parésie et même la paralysie motrice du côté injecté ; quelquefois, certains haut-le-corps rappelant les vomissements qu'on observe chez d'autres espèces, comme le chien et le chat, par exemple. Puis, au bout d'un certain temps, car les symptômes sont lents à se produire, lorsque la période d'état est établie, c'est-à-dire quelques heures au moins après cette injection d'une dose relativement considérable cependant, on voit l'animal présenter une apparence de tristesse et de dépression ; il est blotti dans un coin, ramassé sur lui-même, avec le poil hérissé, en proie à de l'anhélation qui se manifeste par des inspirations saccadées et bruyantes et sujet à des tressaillements fibrillaires ; la motricité s'abolit peu à peu et, même sous l'influence d'excitations réitérées, on n'arrive pas à provoquer de réflexes ; enfin le sujet tombe dans le collapsus, en état de flaccidité complète, et meurt par asphyxie lente et progressive, au bout d'environ quatre à six heures.

Un fait qui rapproche encore la colchicine de certaines toxines, c'est que l'action de ce poison est prédominante sur les appareils circulatoire et respiratoire chez les herbivores, tandis que chez les carnivores l'action est prédominante sur le tube digestif. Chez ces derniers, en effet, et quel que soit le mode d'introduction dans l'organisme, les manifestations consistent principalement en des selles diarrhéiques précipitées, nombreuses, fétides ; à la fin, ces selles deviennent sanguinolentes et s'accompagnent de ténesme avec des coliques violentes. En même temps, se produisent des vomissements réitérés, constitués par des produits glaireux on bilieux, puis, l'animal tombe dans la stupeur et le collapsus. Mais ce qu'il y a de particulièrement remarquable, surtout chez les animaux carnivores, c'est, ainsi que je vous l'ai déjà indiqué, la lenteur de ces manifestations, car l'introduction par injection sous-cutanée d'une dose de 50 centigrammes de colchicine, dose énorme, ne fait apparaître les accidents qu'au bout d'une heure au plus tôt ; et, lorsque la colchicine est introduite par voie gastrique et à doses modérées, il faut plusieurs jours pour qu'on voie éclater cet ensemble de phénomènes.

Comme action sur le tube digestif, la colchicine est remarquable par la sensation d'amertume et d'âcreté qu'elle provoque dans la bouche ; puis, au bout d'un temps variable, l'individu ayant ingéré cette colchicine éprouve des douleurs gastriques intenses, bientôt suivies de vomissements, de coliques avec diarrhée, d'abord séreuse, puis séro-sanguinolente. L'action phlogogène se produit dans toute la longueur du canal intestinal, mais elle est particulièrement remarquable dans la première partie de l'intestin grêle. On observe, en effet, assez souvent, des ulcérations ainsi que des hémorrhagies capillaires à la surface de l'intestin; ces ulcérations sont petites, arrondies, faites comme à l'aide d'une gouge. Je crois que ces ulcérations doivent être surtout attribuées à des substances accompagnant la colchicine. Je me base, pour émettre cette opinion, sur ce fait que ces ulcérations ne s'observent que d'une façon très inconstante lorsqu'on opère avec la colchicine parfaitement pure; et il y a quelques années, dans une affaire d'intoxication présumée à l'aide de la colchicine, dans laquelle je fus nommé expert avec MM. BROUARDEL, OGIER, SCHUTZENBERGER et VULPIAN, nous n'avons jamais pu arriver à réaliser ces ulcérations sur les animaux, après un très grand nombre d'expériences, avec de la colchicine aussi pure que possible, tandis qu'en utilisant des colchicines de différentes provenances, c'est-à-dire moins pures, et mieux encore, en utilisant des préparations de colchique, cette action sur le tube digestif est extrêmement intense et capable, à elle seule, d'amener la mort[1].

C'est ainsi que, dans un cas relevé dans le service de GUÉNEAU DE MUSSY, un individu auquel on administrait par jour 2 grammes de teinture de semences de colchique ayant été pris au bout d'un certain nombre de jours de cette diarrhée qu'on peut appeler prémonitoire des accidents graves d'intoxication par le colchique, et l'administration de la teinture n'ayant pas été suspendue, malgré les recommandations faites à ce sujet, l'individu mourut très rapidement, après avoir présenté tout le cortège de symptômes que je viens de rappeler, et l'on put constater, dans le tube digestif, une éruption psorentériforme tout à fait comparable à celle qu'on observe dans le choléra.

Je vous ai déjà exposé ma manière de voir à ce sujet, relativement à l'intervention d'une substance telle qu'une *Sapotoxine*, ou bien un représentant soit du groupe des *Albuminoïdes*, soit du groupe des *Résinoïdes*.

Le système nerveux est assez peu intéressé par la colchicine, au moins en ce qui concerne le système nerveux central. La motricité est à peu près complètement respectée, ainsi que le montre son état d'intégrité dans les extrémités, les troncs et les centres nerveux, ainsi que dans les fibres musculaires même, et l'atteinte apportée à cette motricité n'intervient qu'à la période ultime de l'intoxication, alors qu'il serait véritablement exagéré d'attribuer cette atteinte à l'action exclusive de la colchicine. C'est surtout sur le système nerveux sensitif que l'action de la colchicine est intéressante; et en effet, sur ce système nerveux sensitif la colchicine se montre comme un produit anesthésiant et analgésiant. C'est précisément sur ce point que son

---

1. Voir *Annales d'hygiène publique et de médecine légale*, 3ᵉ série, t. XV, p. 230, 1886.

emploi en thérapeutique pour le traitement de la goutte est fort
intéressant, car cette action analgésiante se produit, d'une façon
presque certaine, sur les manifestations douloureuses de la goutte et
du rhumatisme lorsqu'on sait employer les préparations de colchique.
Il y a une véritable spécificité d'action dans ce cas, et cette spécificité
d'action parait due à une paralysie des terminaisons périphériques des
nerfs sensibles, paralysie qu'on peut très bien mettre en évidence
dans l'expérimentation sur les animaux; mais il est nécessaire pour
cela de pousser l'expérimentation jusqu'aux doses toxiques, et, par
conséquent, presque mortelles.

Un fait encore remarquable est celui-ci : les animaux à sang froid
et les herbivores sont beaucoup moins sensibles à cette action particulière sur le système nerveux sensitif que les animaux à sang chaud,
et surtout que les carnivores. On a voulu rapprocher ces propriétés
de ce fait que les herbivores constitueraient un organisme dont le
milieu présenterait une réaction sensiblement alcaline, tandis que les
carnivores constitueraient un organisme dont le milieu présenterait
une réaction sensiblement acide, et on a voulu trouver dans cette
différence une indication thérapeutique sur laquelle je vous dirai
quelques mots tout à l'heure.

Dans tous les cas le système nerveux central n'est aucunement
touché par la colchicine; et en effet, on constate, aussi bien dans
l'expérimentation que dans les faits d'intoxication observés chez
l'homme, l'absence de toute trace de paralysie motrice, ou même
sensitive, par suite d'influence centrale. Les fonctions cérébrales ne
sont influencées en quoi que ce soit par la colchicine. Ici, comme pour
les autres substances dont nous avons commencé maintenant l'étude,
la réaction sur le système nerveux sensitif se fait par les extrémités
périphériques et non par les extrémités centrales. L'action sur les
éléments bulbaires intervient à un moment donné de l'intoxication,
mais seulement lorsque cette intoxication est très intense et presque
mortelle; et c'est sous cette influence qu'on peut observer des modifications fonctionnelles de la respiration aboutissant finalement au
processus d'asphyxie auquel l'animal succombe.

Il est cependant, parmi les phénomènes qu'on a pu observer chez
l'homme, une manifestation qui est très intéressante et justiciable,
dans une certaine mesure, de l'intervention du système nerveux
central, mais je crois qu'on doit interpréter cela comme une influence
d'ordre réflexe. Je veux parler de cette céphalalgie tout à fait particulière, céphalalgie gravative extrêmement violente et apparaissant
au moment où vont se produire, après une plus ou moins longue
période d'incubation, les premiers effets de la substance active, qu'on
peut observer chez l'homme lorsque les doses de colchicine ou
de préparations de colchique ingérées ont été suffisantes pour pro-

voquer des accidents graves qui se terminent le plus souvent par la mort.

Cette céphalalgie est évidemment d'origine réflexe, car elle est liée aux manifestations gastro-intestinales. On pourrait même envisager comme phénomènes correspondants, et à cette même période de l'intoxication : chez les carnivores, les cris plaintifs et constants; chez les herbivores, l'état de stupeur et de tristesse. Aussi bien pour la colchicine que pour la digitaline, cette céphalalgie n'apparaît qu'au moment où éclatent ces accidents gastro-intestinaux si graves auxquels, en ce qui concerne la colchicine tout au moins, succombe le malade.

L'intervention du centre bulbaire est toujours tardive, comme le montrent les modifications cardiaques et respiratoires. Le centre myélitique conserve également son intégrité. L'excitabilité médullaire est passagèrement accrue chez les animaux à sang froid et sous l'influence des fortes doses, comme tendraient à le prouver les tracés myographiques de grenouille produits par LABORDE; mais je dois ajouter que les conditions dans lesquelles il faut se placer pour obtenir des modifications appréciables sont assez inconstantes, difficiles à réaliser, et rendent absolument inapplicable à la recherche toxicologique la production de ces phénomènes d'ailleurs peu caractéristiques. A propos de l'expertise dont je vous ai précédemment parlé, nous avions cherché, inutilement, à reproduire des tracés analogues à ceux publiés par LABORDE dans le cours de son travail sur la colchicine. Comme le démontrent les courbes de la figure 56, j'ai pu y arriver depuis, mais à la condition d'employer des doses qui ne permettront jamais de pouvoir réaliser ces phénomènes avec les produits toxiques que l'on peut isoler au cours d'une recherche médico-légale. De plus, ces tracés montrent combien la modification imprimée au tracé myographique est éphémère. Je ne saurais m'exprimer d'une façon plus exacte qu'en disant : il faut véritablement *surprendre* le moment où l'excitation électrique du nerf va pouvoir provoquer la modification de la courbe tracée par le muscle. Le résultat est tellement incertain, fugitif, qu'il me paraît impossible de l'utiliser dans ces conditions où la preuve à obtenir doit être évidente et indiscutable.

Je ne puis m'empêcher d'établir en ce moment un certain rapprochement entre l'action de la colchicine qui semble s'accumuler dans l'organisme et les réactions de même genre, que nous verrons être beaucoup plus graves, qui se produisent avec la digitaline; et en effet, dans certains livres, on a voulu établir entre la colchicine et la digitaline une analogie d'action que, véritablement, rien d'autre que ce fait particulier ne pourrait justifier. Comme nous le verrons, l'action physiologique de ces deux substances est aussi essentiellement diffé-

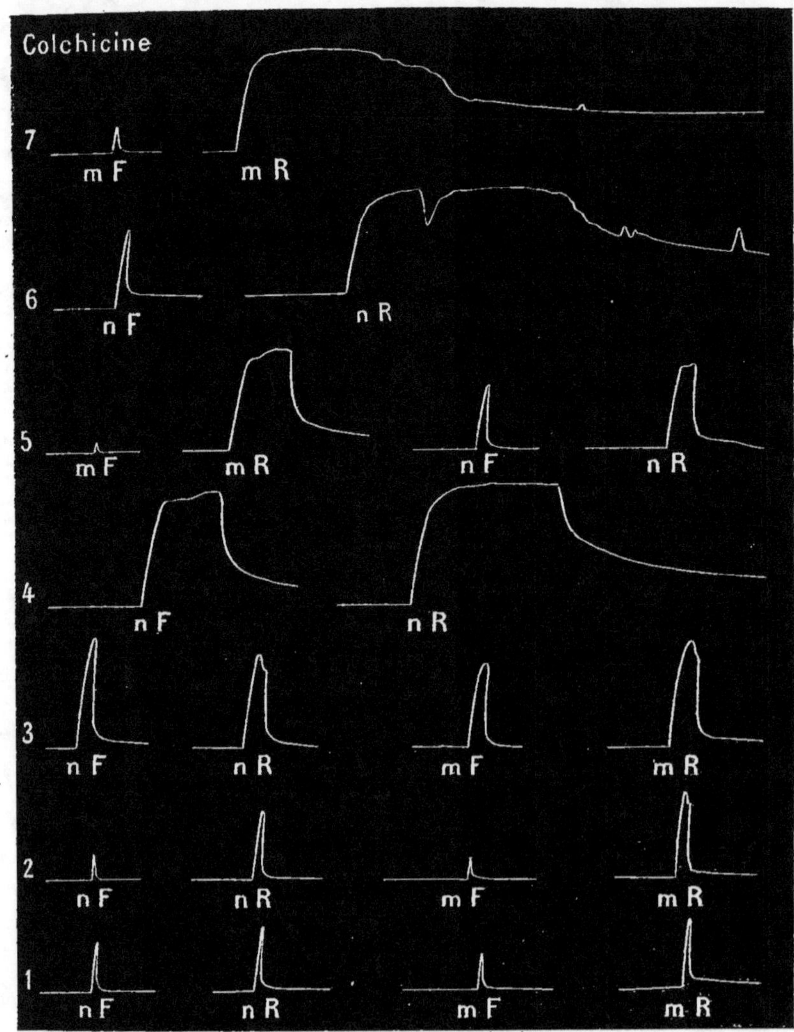

Fig. 56. — Modifications de la courbe myographique chez la grenouille, sous l'influence de la colchicine.

Grenouille de 12 grammes. Injection sous la peau de la cuisse de *42 milligrammes* de colchicine dissous dans un quart de centimètre cube d'eau. Excitations alternatives du nerf sciatique et du muscle gastrocnémien. Bobine gros fil à la division 38 pour le muscle et 44 pour le nerf (excitation plus intense pour le nerf). Excitation faradique, avec intervalles de 65 secondes entre l'excitation de fermeture et l'excitation de rupture du courant, pratiquée à l'aide de l'interrupteur Pouchet, permettant d'isoler chacune des excitations de fermeture et de rupture.

n F, Excitation de fermeture exercée sur le nerf.
n R, Excitation de rupture exercée sur le nerf.
m F, Excitation de fermeture exercée sur le muscle.
m R, Excitation de rupture exercée sur le muscle.

1. Tracés normaux, avant l'injection. — Vingt-deux minutes après l'injection, plus de réflexe palpébral, myosis ; réflexe lent et paresseux après pincement énergique des orteils. — **2**. Vingt-sept minutes après l'injection. — **3**. Quarante minutes après l'injection. Notable augmentation d'amplitude. — **4**. Cinquante-deux minutes après l'injection. Contracture accentuée et

(Voir la suite de la légende p. 688).

lenteur dans la décontraction. — **5.** Une heure trois minutes après l'injection. Phénomènes moins marqués. — **6.** Une heure seize après l'injection. Tendance accentuée au tétanos; décontraction lente, s'effectuant en plusieurs temps. — Une heure vingt-deux après l'injection, plus de réflexes au broiement des orteils, rétraction du muscle, augmentation de l'excito-motricité, tendance au tétanos. Phénomène passager; il y a, par moments, comme accumulation des excitations électriques aboutissant à du tétanos. — **7.** Une heure trente-cinq après l'injection. — Comme le montre ce dernier tracé, l'influence paraît porter surtout sur l'élément musculaire, l'excitation directe du muscle conduisant sensiblement aux mêmes modifications de la courbe. [Expérience faite au mois d'août]. — (*Comparer avec la lenteur de décontraction sous l'influence de la vératrine, fig. 62 et 63*).

rente qu'il est possible de l'imaginer; et on ne pourrait vraiment établir de parallélisme entre elles que dans ce fait, sur lequel j'insiste, de l'accumulation des doses administrées provoquant subitement, lorsqu'une certaine limite est atteinte, une véritable explosion d'accidents qui se produisent dans des circonstances très semblables les unes aux autres. Ce point est à rapprocher de celui relatif aux produits de métamorphose dans l'organisme, produits malheureusement à peu près aussi inconnus pour la digitaline que pour la colchicine, et dont l'action physiologique paraît devoir être en rapport avec les manifestations qui résultent de l'intervention de ces substances. Je veux dire par là qu'il doit y avoir analogie de mécanisme et d'influence là où il y a analogie dans les manifestations et leur mode de production, car dans les deux cas il est nécessaire que la colchicine et la digitaline circulent et prennent possession de l'organisme pendant un certain temps, qu'elles y subissent des métamorphoses, peut-être analogues, complètement inconnues en ce qui concerne la digitaline, presque inconnues en ce qui concerne la colchicine, mais que c'est corrélativement à ces modifications inconnues, et sous l'influence exercée par ces produits de métamorphose, que se produisent ces accidents toxiques qui éclatent au moment où rien ne permettait de les prévoir.

Quant au système nerveux périphérique, il faut distinguer celui de la vie de relation et celui de la vie végétative. Au point de vue du système nerveux de la vie de relation, l'action paralysante topique de la colchine s'observe seulement *in situ*; toutes les fois qu'on fait une injection à un animal, on peut constater un effet anesthésique et paralysant local. A un certain moment, il y a incontestablement, chez les animaux à sang froid (grenouilles), comme le montre l'expérimentation, une augmentation très nette de l'excitabilité du centre myélitique, et on peut observer, en effet, chez cet animal une sorte d'état tétanique suivi de convulsions cloniques à un moment donné de l'expérimentation (V. fig. 56), mais cette phase tout à fait passagère fait bientôt place à des phénomènes de parésie et à la période de collapsus qui signale la fin de l'intoxication.

En ce qui concerne la vie végétative, on a pu constater la prédominance très marquée de l'action de la colchicine sur le système nerveux ganglionnaire; et en effet, toutes les fonctions innervées par le

système ganglionnaire, notamment les fonctions de sécrétion et
d'excrétion, sont excitées ou troublées dans tous les cas. Il en est de
même pour les éléments musculaires lisses. Je vous ai signalé tout à
l'heure cet effet éliminatoire particulier qu'on a pu constater du côté
de la muqueuse gastro-intestinale, phénomène qui est régi par un
mécanisme à la fois excito-moteur et réflexe dans la sphère du sympathique, mais, dans tous les cas, il ne s'agit certainement pas d'un effet
local, car pour que ces phénomènes se produisent, il est absolument
indispensable qu'il y ait eu absorption et que la colchicine circule dans
l'organisme. Ce sont des manifestations en rapport avec l'élimination,
et, je crois pouvoir le dire sans en avoir de preuve expérimentale,
mais cela me semble absolument évident, en rapport avec la ou les
métamorphoses que la colchicine subit dans l'organisme au moment
où elle s'élimine.

D'ailleurs, cette action sur le système sympathique est prouvée par
un certain nombre de manifestations accompagnant l'action toxique
de la colchicine et qu'il est très facile d'interpréter. On observe, en
effet, des manifestations vasculaires, impliquant des effets vaso-
moteurs; et ces manifestations vasculaires sont particulièrement
remarquables sur la muqueuse gastro-intestinale des animaux où l'on
observe toujours des raptus hémorrhagiques plus ou moins intenses,
coïncidant avec l'hypersécrétion qui s'établit à ce moment. D'autre
part, les phénomènes vasculaires qu'on peut observer du côté de la
circulation auriculaire ainsi que les modifications de la pupille du
lapin ou d'autres animaux à sang chaud comme le chien sont encore
des preuves de cette intervention du sympathique.

On observe, en effet, chez le lapin, sous l'influence de l'injection
de colchicine, une anémiation très remarquable des vaisseaux de
l'oreille, coïncidant avec un refroidissement assez intense. Si l'on
pratique la section du sympathique cervical d'un seul côté et qu'on
laisse les phénomènes consécutifs à cette section s'établir bien franchement, bien nettement, c'est-à-dire si l'on attend que la congestion
auriculaire succédant à cette section devienne absolument évidente
et tranche sur l'apparence présentée par l'oreille du côté opposé, de
même que l'élévation de température; et si, à ce moment, lorsque
les deux oreilles sont très différentes, l'une très rouge et chaude,
l'autre de température et couleur normales, on pratique une injection
hypodermique de colchicine, on ne voit se produire l'anémiation et le
refroidissement de l'oreille, ainsi que la mydriase, que du côté où
l'on n'a pas pratiqué la section du sympathique. Il est donc évident
qu'il y a excitation, lorsque cette excitation peut se produire, c'est-
à-dire lorsque le sympathique n'est pas coupé. D'autre part, alors que
le myosis est constant, chez les herbivores, dès le début de l'action de
la colchicine, chez les animaux à sang chaud, c'est, au contraire, la

mydriase. Mais si l'on tient compte de ce fait que, chez les animaux à sang chaud, l'action de la colchicine se produit surtout sur l'appareil gastro-intestinal, on arrive à conclure que cette mydriase peut et doit être certainement rapportée à une action secondaire réflexe, car l'expérience apprend que toute influence irritante sur la muqueuse intestinale provoque de la mydriase réflexe par la voie du sympathique abdominal, et il est alors très explicable que lorsqu'on sectionne le pneumogastrique au cou chez un chien, on voie immédiatement le myosis succéder à une dilatation pupillaire intense, ce qui fournit encore une preuve expérimentale du fait que la mydriase est d'origine réflexe intestinale.

Cœur et circulation. — Sur le cœur et la circulation, la colchicine n'exerce qu'une influence absolument secondaire. On observe, au début, un très faible ralentissement des contractions cardiaques, avec augmentation de la force et de l'amplitude de ces contractions, ainsi qu'une élévation marquée et persistante de la tension sanguine. Il s'agit probablement encore d'une action réflexe d'origine intestinale et d'une action vaso-motrice d'origine périphérique, puisque, après section du cordon sympathique, on ne constate pas de modification de ces phénomènes, tandis que, du côté non sectionné, on voit se produire de l'anémie et du refroidissement. Ce qui prouve encore l'influence importante des actions vaso-motrices périphériques, c'est le maintien de la pression à un taux élevé malgré la diminution de l'amplitude et l'accélération des contractions cardiaques qui se produisent à un moment donné (Fig. 57 à 61).

On peut distinguer trois phases dans les manifestations que la colchicine est capable de déterminer du côté de la circulation. Dans la première phase, on note de l'accélération avec irrégularités ; dans la deuxième phase, du ralentissement avec augmentation de l'amplitude ; et, enfin, dans la troisième phase, chute de pression, ralentissement tendant à l'arrêt. Cette dernière phase coïncide avec les phénomènes d'asphyxie, d'abaissement de la température et d'algidité qui viennent terminer la scène toxique.

Respiration. — La respiration subit à peu près les mêmes modifications que la circulation ; et je vous ai indiqué précédemment que, chez les herbivores, c'est le cœur et la respiration qui supportent l'effort toxique, alors qu'au contraire chez les carnivores c'est surtout l'appareil gastro-intestinal (Fig. 58 à 61).

Sécrétions. — Quant aux sécrétions, elles sont augmentées d'une façon très remarquable sous l'influence de la colchicine et des préparations de colchique. Cette augmentation des sécrétions porte principalement sur un certain nombre d'entre elles, notamment la bile. Certains éléments de l'urine, tels que l'urée et l'acide urique, augmentent. A titre d'agent destructeur des hématies, la colchicine

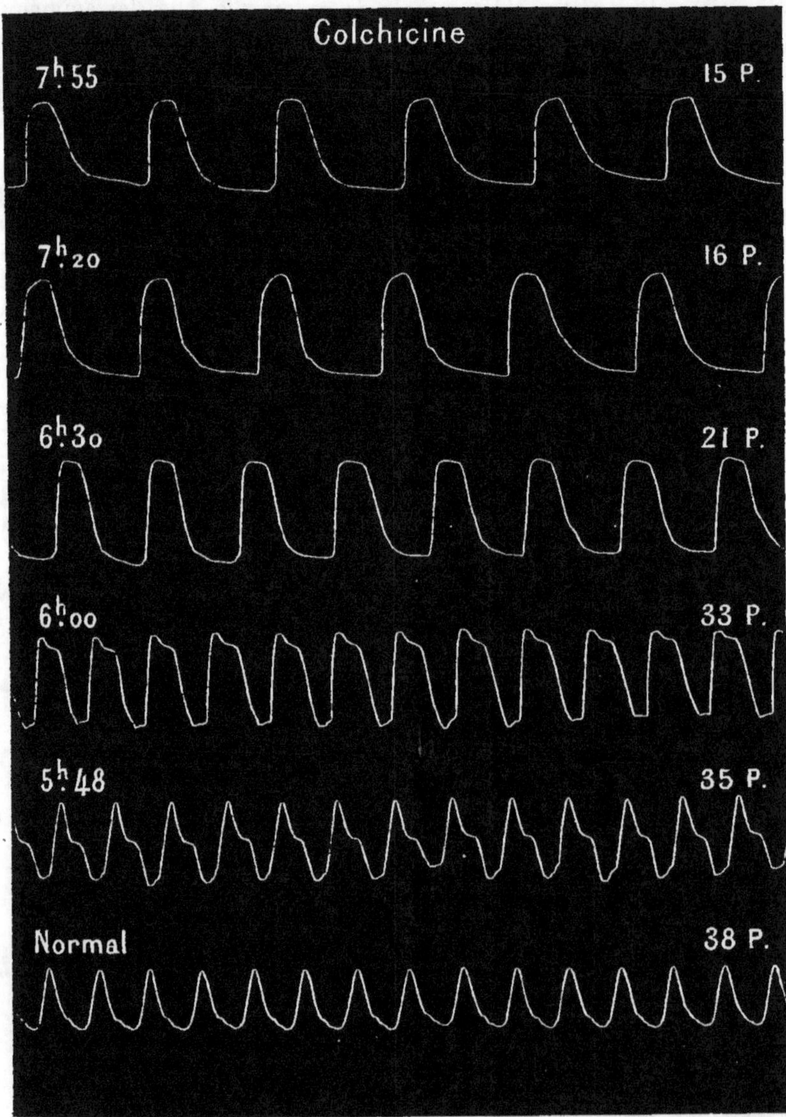

Fig. 57. — Action de la colchicine sur le cœur de la grenouille.

Injection sous la peau de la cuisse de 1 centimètre cube d'une solution aqueuse représentant *6 cen-*
tigrammes de colchicine.

Normal. — 38 pulsations avant l'injection.

5 h. 48. — Treize minutes après l'injection, 35 pulsations, augmentation d'amplitude. — **6 h.**
Vingt-cinq minutes après l'injection, 33 pulsations, augmentation plus marquée d'amplitude et
diastole retardée comme le montre la tendance à la formation d'un plateau. — **6 h. 30.** Cinquante-cinq minutes après l'injection, diminution accentuée du nombre des pulsations qui n'est
plus que de 21. — **7 h. 20.** Une heure quarante-cinq après l'injection, 16 pulsations, ralentissement encore plus accentué, l'amplitude restant sensiblement la même. — **7 h. 55.** Deux heures
vingt après l'injection, 15 pulsations. A partir de ce moment, persistance du ralentissement avec
diminution progressive de l'amplitude. L'animal est mort dans la nuit. [Expérience faite au mois
de décembre.] (*Réduction de un tiers*).

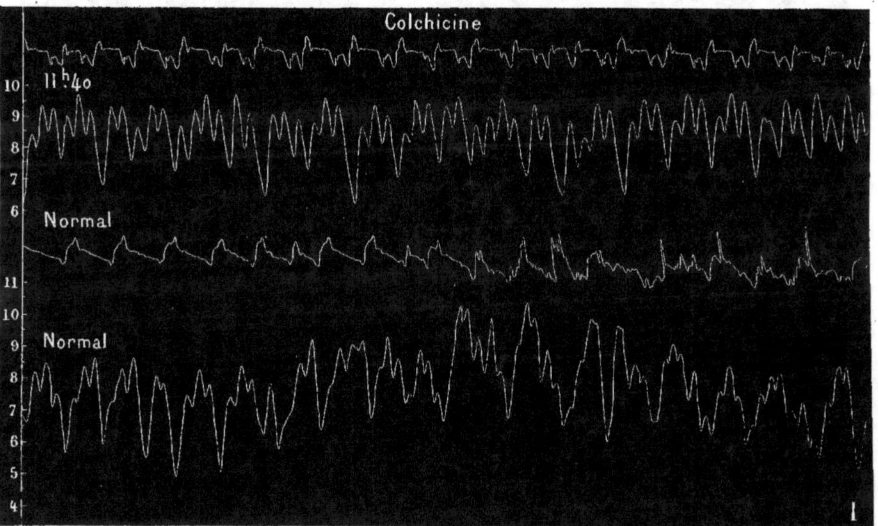

Fig. 58. — Action de la colchicine sur la tension sanguine et la respiration chez le chien.

Chien boule-dogue de 21 kilos, faiblement chloralosé. Injection, en une seule fois, par la veine saphène, de *42 milligrammes* de colchicine dissous dans 50 centimètres cubes de sérum. Pression dans la fémorale avec l'hémodynamomètre de Ludwig. Respiration avec le pneumographe de Paul Bert. En raison du dispositif expérimental, les courbes respiratoires sont retournées et l'inspiration, au lieu de correspondre, comme dans les tracés habituels, à une courbe descendante, se traduit par une courbe ascendante. **Normal.** — Avant l'injection, 106 pulsations et 28 respirations. L'animal est très excitable et pousse des cris qui se traduisent par les irrégularités du tracé dans la portion de droite. — **11 h. 40.** Dix minutes après l'injection, ralentissement; 90 pulsations, et légère augmentation d'amplitude; augmentation de pression artérielle (environ 2 centimètres); 32 respirations. (*Réduction de un tiers.*)

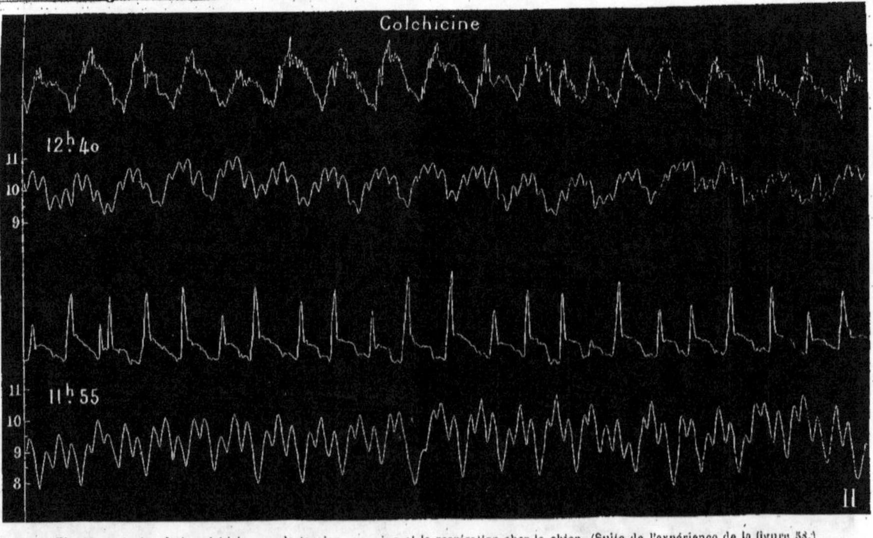

Fig. 59. — Action de la colchicine sur la tension sanguine et la respiration chez le chien. (Suite de l'expérience de la figure 58.)

11 h. 55. Vingt-cinq minutes après l'injection, légère augmentation du nombre des pulsations, 108; la tension artérielle est encore augmentée d'environ 1 centimètre; 31 respirations entrecoupées de cris représentés par les ascensions brusques du style. En raison de la vaso-dilatation abdominale intense qui se produit à cette période de l'intoxication, la tension artérielle n'est plus que faiblement influencée par les mouvements respiratoires. — 12 h. 40. Une heure dix après l'injection, diminution d'amplitude, correspondant à une accélération. 132 pulsations: la tension artérielle a encore augmenté d'un centimètre; 28 respirations dyspnéiques; en même temps se montrent des tremblements et des convulsions toniques. (*Réduction de un tiers.*)

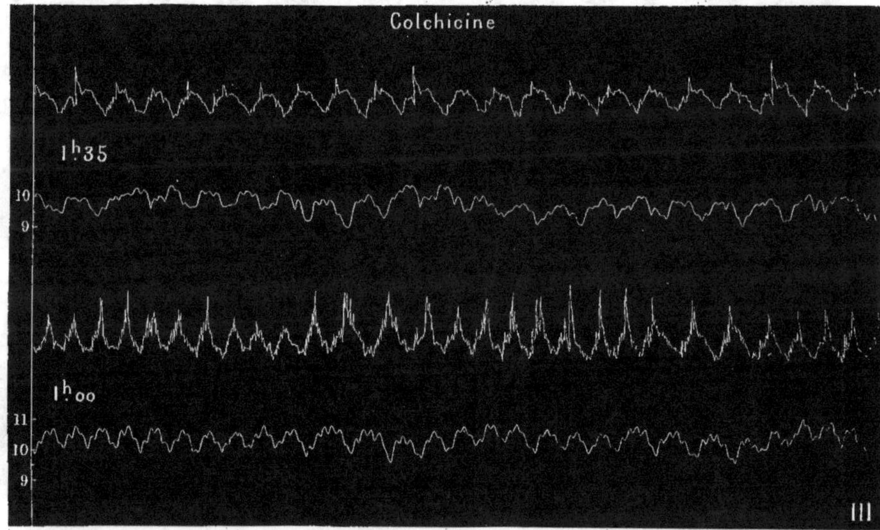

Fig. 60. — Action de la colchicine sur la tension sanguine et la respiration chez le chien. (Suite de l'expérience des figures 58 et 59.)

1 h. 00. Une heure et demie après l'injection. Diminution d'amplitude et augmentation du nombre des pulsations. (188); la tension a encore légèrement augmenté; 40 respirations de plus en plus dyspnéiques. Cris et tremblements. — **1 h. 35**. Deux heures cinq après l'injection, 170 pulsations; légère tendance à l'abaissement de la tension artérielle; 33 respirations plus régulières. (*Réduction de un tiers.*)

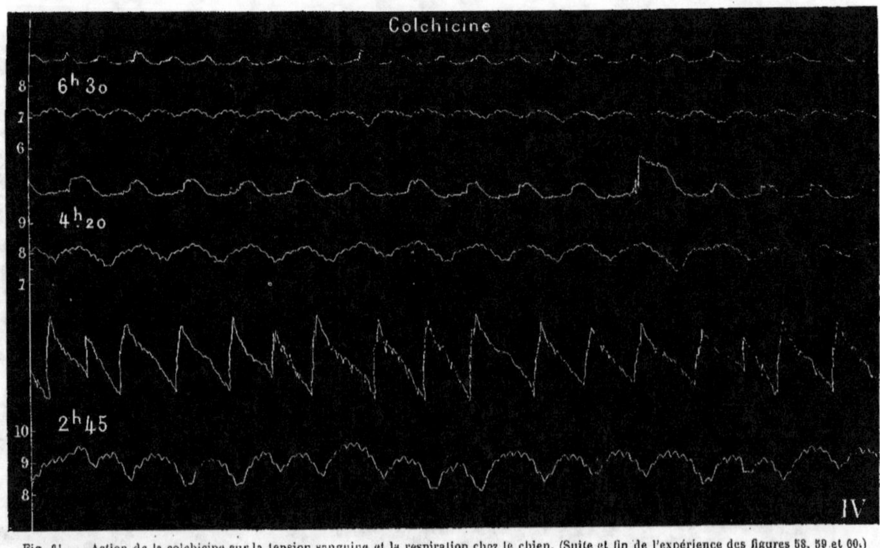

Fig. 61. — Action de la colchicine sur la tension sanguine et la respiration chez le chien. (Suite et fin de l'expérience des figures 58, 59 et 60.)

2 h. 45. Trois heures quinze après l'injection. Quelque temps avant le prélèvement de ce tracé, l'animal a été pris de vomissements et de diarrhée. 162 pulsations; légère baisse de la tension; 25 respirations, légèrement spasmodiques. — **4 h. 20.** Quatre heures cinquante après l'injection. 188 pulsations, plus faibles; la tension artérielle continue à baisser; 23 respirations, faibles mais assez régulières. — **6 h. 30.** Sept heures après l'injection, 198 pulsations, de plus en plus faibles; la tension artérielle continue à baisser; 33 respirations accélérées et de plus en plus superficielles; l'animal meurt brusquement à 8 heures; huit heures et demie après l'injection. (*Réduction de un tiers.*)

stimule le foie pour la production de l'urée et des éléments de la bile. D'autre part, quelques observateurs lui attribuent la propriété de favoriser la production de l'acide urique. Nous essaierons, en étudiant l'action de la colchicine sur les phénomènes de la nutrition, de démêler ce qu'il y a de certain dans ces assertions et d'élucider le mécanisme de son action heureuse dans la goutte et le rhumatisme.

IXᵉ LEÇON

ACTION DU COLCHIQUE ET DE LA COLCHICINE SUR LA NUTRITION. — ACTION THÉRAPEUTIQUE. — INTERPRÉTATIONS. — VÉRATRUMS ET VÉRATRINE. — MATIÈRE MÉDICALE. — ACTION PHYSIOLOGIQUE.

Nous avons étudié l'action physiologique de la colchicine, et nous en sommes resté à l'interprétation de son action médicamenteuse en fonction de ce que nous avait appris l'étude de son action toxicologique. Ici nous allons nous heurter, comme presque toujours dans les études de ce genre, à des résultats contradictoires en apparence et par leur base même, résultats qu'il est cependant très utile de prendre en considération et qui peuvent certainement être interprétés de manière à comprendre, dans une certaine mesure, l'action exercée par le colchique dans certaines affections, la goutte et le rhumatisme entre autres.

Nous avons vu que le colchique agissait surtout comme paralysant des terminaisons périphériques des nerfs sensitifs, et ce fait seul permet déjà d'interpréter une bonne part de son action médicamenteuse, en ce qui concerne la sédation de la douleur, sédation qui est quelquefois instantanée chez les goutteux et les rhumatisants, mais surtout chez les goutteux, lorsque le colchique est administré dans certaines conditions particulières sur lesquelles je vais revenir. Je vous ai signalé l'action sur le foie; l'action cholagogue de la colchicine est, en effet, extrêmement intense, et cette substance médicamenteuse, de même que toutes les préparations de colchique, peuvent être très justement mises au premier rang des substances véritablement cholagogues que nous possédions en thérapeutique.

Les résultats paradoxaux dont je viens de parler à l'instant interviennent dans l'explication des phénomènes, surtout en ce qui concerne la façon dont les phénomènes de nutrition se comportent sous l'influence du colchique et de la colchicine. En effet, tandis que certains observateurs disent avoir constaté la disparition de l'urée et de l'acide urique dans le sang et, en même temps, une augmentation de ces mêmes éléments dans l'urine, d'autres n'ont pas infirmé la constatation du fait de la disparition de l'acide urique et de l'urée dans le sang, mais ont contesté absolument les résultats de l'augmentation de l'urée et de l'acide urique dans l'urine, et ont même signalé une diminution de ces mêmes éléments éliminés par l'urine, sous l'influence du traitement par le colchique.

D'autre part, un fait sur lequel les observateurs sont à peu près tous d'accord, c'est celui-ci, et il a bien son importance : il consiste dans la diminution de l'acidité totale de l'urine, ainsi que de l'élimination du calcium et du magnésium. En ayant égard au rôle caractérisant l'action physiologique du calcium et du magnésium dans l'organisme, cette diminution dans leur élimination a bien son importance, et doit, à mon avis, entrer en ligne de compte dans l'explication des phénomènes thérapeutiques déterminés par le colchique et la colchicine. Cela est d'autant plus vrai que, corrélativement à cette diminution de l'acidité, du calcium et du magnésium, on a signalé dans l'urine l'augmentation de l'élimination du sodium et, surtout, du potassium. A ce sujet, je ne saurais mieux faire que de vous rappeler quelques chiffres résultant des expériences de Taylor : chez un malade, goutteux bien entendu, il dose dans le sang 0,507 d'urée et 0,865 d'acide urique au début de la crise, et dans l'urine de ce même malade, il dose une quantité de 10 gr. 49 d'urée et 0 gr. 267 d'acide urique; puis le malade est soumis au traitement par le colchique et, après douze jours de médication, il n'y a plus dans le sang ni urée ni acide urique, tandis que, d'autre part, on dose dans l'urine 17 gr. 63 d'urée et 1 gr. 034 d'acide urique.

Voilà bien, semble-t-il, une démonstration évidente d'une sorte de coup de fouet imprimé à l'élimination de l'urée et de l'acide urique sous l'influence du traitement par le colchique; mais d'autres expérimentateurs sont arrivés à des résultats très différents et, en définitive, ces faits ont été non pas contestés, mais discutés et critiqués, parce que des faits rapportés par un savant de la valeur de Taylor sont certainement exacts. Il est évident qu'on ne peut pas se tromper d'une façon grossière en ce qui concerne le dosage de l'urée et de l'acide urique, tous ces faits sont absolument certains, et, comme il m'arrive souvent de le dire, tous les observateurs ont eu raison, chacun pour leur part et dans les conditions étroites de leur déterminisme expérimental, parce qu'ils ne se sont pas placés tous dans les mêmes conditions. Or, vous savez combien il est difficile, au fond, d'interpréter une action thérapeutique; un même individu n'est jamais, au point de vue de sa réactivité médicamenteuse, dans des conditions identiques; et le même individu qui, sous l'influence du traitement par le colchique, verra augmenter tout d'un coup son élimination d'urée et d'acide urique, pourra fort bien voir cette élimination diminuer lorsqu'il sera dans d'autres conditions. Dans tous les cas, je crois qu'il faut retenir ce fait des différences signalées par les observateurs, c'est que le colchique possède une influence très importante sur les phénomènes de nutrition, qu'il semble bien avéré qu'il empêche, dans une certaine mesure, l'accumulation de l'urée et de l'acide urique dans le sang, et c'est même sur ce point qu'ont tablé certains thérapeutes, les uns pour louer, peut-être de façon hyperbolique, le traitement de la goutte par le colchique et la colchicine, les autres, au contraire, pour proscrire absolument cette médication du traitement de la goutte.

Je vous rappelle, à ce propos, ce fait, sur lequel j'ai déjà attiré votre attention, que les animaux à sang froid sont beaucoup moins susceptibles à l'action de la colchicine que les animaux à sang chaud, et que, parmi les animaux à sang chaud, les herbivores sont beaucoup moins sensibles que les animaux carnivores. En rapprochant de ces constatations expérimentales ce fait indéniable de l'efficacité du traitement par le colchique dans les névralgies de la diathèse acide, on s'explique très bien cette constatation qui n'a pas échappé à M. Soulier, de Lyon, et dans laquelle il rapproche l'action exercée sur les carnivores par le colchique de cette diminution, signalée par Taylor, de l'urée et de l'acide urique dans le sang ; et alors il se pose la question de savoir si le colchique n'entrave pas l'accès goutteux, c'est-à-dire n'intervient pas au point de vue thérapeutique, en empêchant la formation d'urée et d'acide urique dans le sang, comme l'admet Graves, et non pas, comme d'autres auteurs le prétendent, entre autres Garrod par exemple, en favorisant l'élimination de l'acide urique de l'organisme.

Dans tous les cas, l'action du colchique se montre comme celle d'un spécifique exerçant une merveilleuse action sédative sur l'accès goutteux, à la condition qu'il soit employé dans certaines conditions sur lesquelles je reviendrai. Il fait tomber la fièvre et les phénomènes locaux d'inflammation ; mais, d'après cette interprétation que je viens de vous soumettre, il n'empêcherait pas, il favoriserait plutôt, dit même M. Soulier, la précipitation intra-articulaire des urates par un mécanisme absolument inconnu jusqu'ici.

Ce qui ressort encore de ces données relatives à l'action du colchique sur les phénomènes de nutrition, c'est que ce médicament est, certainement, plutôt un modérateur des processus nutritifs. Il exerce une action dépressive sur l'organisme, par conséquent, sur les phénomènes d'oxydation, rend l'organisme moins propre à réaliser la fièvre, les tissus moins aptes à se phlogoser ; l'acidité relative du sang serait moins abaissée qu'après un accès de goutte fébrile, de sorte que tout cela semblerait donner raison à ceux qui pensent que l'administration du colchique dans la période intercalaire de la goutte

serait plutôt pernicieuse; et si la goutte est une maladie par ralentissement de la nutrition, comme le veulent certains auteurs, le
colchique agirait plutôt défavorablement, puisqu'il serait, lui-même,
un ralentissant de la nutrition. J'ai eu déjà l'année dernière, en
étudiant l'antipyrine et quelques médicaments dérivés de l'antipyrine,
à vous signaler ce fait que tous les thérapeutes n'admettent pas que
la goutte et le rhumatisme soient des maladies par ralentissement de
la nutrition; certains, au contraire, admettent l'opinion précisément
opposée, en vertu de laquelle ces affections seraient dues à une
exagération des phénomènes de nutrition, et dans cette interprétation,
dans cette hypothèse, l'action du colchique s'expliquerait beaucoup
mieux.

Dans tous les cas, ce qui juge absolument la question, c'est la
clinique, c'est ce qui se passe au lit du malade. Toutes les fois qu'on
administre des préparations de colchique à un goutteux au cours d'un
accès, on voit immédiatement les phénomènes céder avec une très
grande rapidité, mais à la condition que cette administration soit
pratiquée d'une certaine façon, de laquelle dépend le succès thérapeutique. Quelle est cette façon? Elle consiste tout simplement à
administrer le colchique à dose d'abord faible, puis graduellement et
lentement croissante, en continuant pendant un certain temps,
mais s'arrêtant, quelle que soit la période de l'administration, au
moment où commencent à apparaître les premiers phénomènes
signalant l'action de la colchicine sur le tube digestif. Lorsque l'individu auquel on administre le colchique commence à éprouver quelques
symptômes gastro-intestinaux, surtout lorsqu'il manifeste de la
diarrhée, il est indispensable de cesser *immédiatement* l'administration
du colchique, sans quoi vous irez infailliblement au-devant des accidents et vous pourrez voir se répéter ce fait, relevé sur un malade de
Guéneau de Mussy, à l'Hôtel-Dieu, chez lequel l'administration du
colchique, continuée malgré la prescription qui avait été faite de
cesser cette administration dès que les symptômes gastro-intestinaux
apparaîtraient, a amené la mort du malade, bien que cependant la dose
administrée fût très faible : 2 gr. de teinture de semences en vingt-
quatre heures, par fractions. L'attention a encore été récemment
attirée sur un phénomène du même genre, attribuable, cette fois, à
la colchicine.

Il y a donc un signe indiquant le moment précis où il est indispensable d'arrêter l'administration du médicament, et où vous risqueriez
de provoquer des phénomènes graves, si vous persistiez dans cette
administration. Il faut savoir que le résultat thérapeutique n'est
souvent obtenu qu'à la condition d'arriver jusqu'à cette limite,
mais de ne pas la dépasser; par conséquent, il ne s'agit pas d'administrer 1 gramme, ou 10 gr., ou 30 gr., ou plus, ou moins, de ten-

ture de colchique, il s'agit d'administrer la préparation de colchique jusqu'à effet utile; au plus, jusqu'à ce que *commence* à se révéler l'action élective spéciale du colchique sur le tube intestinal.

Le summum d'activité de la substance médicamenteuse est suivi, à très bref délai, des manifestations intenses exercées par la colchicine sur les voies digestives. Parfois même l'effet thérapeutique est contemporain du début de ces manifestations. Je ne saurais donc trop insister sur la nécessité de surveiller très attentivement la production des premiers phénomènes signalant leur imminence, et il faut bien se garder d'arriver jusqu'au vomissement, pour arrêter l'intervention thérapeutique du colchique; une diurèse abondante, le moindre phénomène de colique et de diarrhée doit immédiatement faire suspendre l'administration du médicament, sans quoi on arrive à ces diarrhées incoercibles dont j'ai parlé, à ces vomissements sanglants, à cette diarrhée sanguinolente, puis à cette action secondaire du côté des reins qui se traduit par de l'hématurie. Les accidents semblent même d'autant plus intenses et graves qu'ils ont été provoqués par l'accumulation de doses relativement faibles mais longtemps continuées.

Ces manifestations toxiques se produisent, chez les animaux, sous l'influence d'une dose de 0 milligramme 5 de colchicine par kilo de poids des animaux, lorsque la colchicine est introduite par voie d'injection sous-cutanée, et sous l'influence d'un milligramme environ par kilo lorsqu'elle est introduite par la voie stomacale.

Je vous rappelle encore que l'élimination du colchique est extrêmement lente et que les phénomènes d'intoxication grave que nous avons passés en revue se montrent très bien sous l'influence de l'administration prolongée de doses faibles. On peut, par exemple, amener la mort, au bout de quelques jours, d'animaux auxquels on injecte seulement 0 milligr. 2 de colchicine par kilo.

Pour terminer l'étude du colchique et vous fournir quelques documents au point de vue médico-légal, en même temps que pour vous mettre en garde contre l'activité toxique de ses préparations, je vous citerai quelques faits bien établis et confirmant tout ce que je viens de vous dire.

Un homme de soixante-cinq ans, dans un état de santé précaire, absorbe, en une seule fois, 48 gr. de teinture vineuse de colchique. Au bout de trente minutes, il ressent de violentes douleurs stomacales, des coliques, et il est pris de nausées, de vomissements, de diarrhée qui durèrent pendant vingt heures. Le malade était en proie à une soif ardente; il avait le délire et son pouls était imperceptible. Il mourut dans la matinée du troisième jour. On trouva seulement sa muqueuse stomacale enflammée.

L'ingestion d'une quantité indéterminée, mais cependant assez considérable, de poudre de bulbes produisit également la mort, au bout de trois jours, chez un autre sujet qui se plaignit d'une sensation de brûlures intestinales et d'une soif ardente. Il eut des vomissements abondants et présenta de la paraplégie. Après la mort, le ventre était ballonné et le visage d'une couleur noire-livide.

La teinture de fleurs, ingérée à la dose de 8 à 10 gr. par heure, de telle façon qu'il en avait été absorbé plus de 50 gr. en quelques heures, produisit un malaise indéfinissable, de la céphalalgie, des nausées, des coliques, une agitation intense et des envies fréquentes d'uriner. Au bout de dix heures, il survint des selles copieuses qui amenèrent aussitôt un grand soulagement. Des douleurs gastro-intestinales persistèrent pendant plusieurs jours, ainsi qu'un grand état de faiblesse.

Deux employés d'une pharmacie absorbèrent de la teinture de semences de colchique qu'ils avaient prise pour de la teinture d'oranges. L'un d'eux en but fort peu; il eut des vomissements, de la diarrhée, des douleurs abdominales et un état de prostration qui dura plusieurs jours. L'autre en but plus de 30 gr.; il éprouva environ trois heures après l'ingestion une sensation de constriction épigastrique, de serrement de la poitrine, de gêne respiratoire s'accompagnant de chaleur brûlante dans la bouche, de gêne dans la déglutition, de douleur dans l'œsophage. Il souffrait d'une soif ardente et montrait une appétence marquée pour les boissons froides. Un état particulier d'anxiété, des alternatives de frisson et de chaleur, de la rachialgie, des vomissements fréquents, et fort douloureux, des selles abondantes, muqueuses, fétides, presque continuelles, de l'algidité caractérisèrent la période d'état de l'intoxication. La pupille était dilatée, le pouls déprimé, petit, irrégulier, l'intelligence entièrement conservée. La mort survint après quarante heures.

Dans un but de suicide, une jeune fille de vingt-cinq ans absorba, deux heures après son repas, environ 150 grammes d'une teinture vineuse obtenue par macération de deux bulbes dans un litre d'un mélange à parties égales de vin blanc et d'eau de vie. Cette ingestion provoqua immédiatement des douleurs épigastriques intenses. Une demi-heure après, on lui fit absorber un litre de lait, puis 10 centigr. d'émétique, ce qui détermina des vomissements abondants et prolongés. Six heures après l'ingestion, le sujet présentait du refroidissement général, de la pâleur, de la douleur épigastrique, une sensation de constriction de la poitrine, de la gêne respiratoire; les lèvres étaient violettes, les paupières fermées, les pupilles normales, la langue décolorée et froide; il n'y avait pas d'anurie ni de déjections alvines, mais des vomissements presque continuels. La soif était ardente; le pouls, filiforme et très lent; la malade était plongée dans un état de prostration profonde; des crampes très douloureuses affectaient la région plantaire. L'intelligence était entièrement conservée. La mort se produisit le lendemain, vingt-deux heures après l'ingestion. A l'autopsie : poumons sains, cœur volumineux et flasque dont les cavités contenaient du sang noir et liquide, peu d'urine dans la vessie, reins normaux, coloration rouge-vineux de la muqueuse gastro-intestinale qui était très friable et se déchirait facilement.

Un an après, la sœur de la même jeune fille se suicida exactement dans les mêmes conditions. La mort survint au bout de vingt-huit heures. A l'autopsie, on trouva la muqueuse intestinale de couleur violacée, ramollie et friable.

Un homme de cinquante-deux ans, sanguin, ingère par mégarde, dans la soirée, une quantité indéterminée d'une décoction de une cuillerée de semences (environ 12 gr.) de colchique dans un litre et demi d'eau. Il eut des vomissements et plus de quinze selles dans la nuit. Le lendemain il présentait un grand état de faiblesse, le ventre se contractait spasmodiquement au toucher, le pouls était petit et fréquent, les selles très fétides et renfermant des débris membraneux blanchâtres. Le surlendemain, l'habitus du malade était le suivant : face pâle, respiration précipitée, gémissements, voix enrouée; yeux enfoncés, pupilles très dilatées, langue saburrale, douleurs dans la région stomacale, face et extrémités froides, pouls très fréquent et à peine sensible; selles plus fréquentes depuis la veille, facultés intellectuelles embrouillées. Mort à dix heures du matin, trente-huit heures après l'ingestion. A l'autopsie, lésions banales d'asphyxie; les intestins présentent seulement quelques taches rouges et brunes.

A un homme de cinquante ans, affecté de rhumatisme chronique, on avait fait la prescription suivante : XX gouttes de vin de semences toutes les deux heures dans une tisane. Après plusieurs prises dans ces conditions, au cours de la journée, le malade absorbe le soir, en une seule fois, 12 gr. de cette préparation. A deux heures du matin il fut réveillé par un besoin pressant et eut une évacuation alvine abondante. Puis il fut pris d'oppression et d'anxiété précordiale, accompagnées de vomissements fréquents, devenant de plus en plus forts et continus dans la journée. La soif était inextinguible ; tout liquide introduit dans l'estomac était presque immédiatement rejeté. Les vomissements se produisirent sans interruption pendant vingt-quatre heures. La faiblesse était considérable, le sujet plongé dans un état d'abattement tranquille et en algidité. La face était pâle et grippée, les yeux caves et cernés, le pouls petit, les urines diminuées, les facultés intellectuelles intactes. A partir de minuit, le sommeil succéda à ces manifestations. Le lendemain au réveil, la faiblesse était excessive ; le malade avait un hoquet fort intense qui persista une partie de cette journée.

A une demoiselle de cinquante-sept ans, nerveuse, souffrant de douleurs épigastriques et abdominales, on avait fait la prescription suivante : matin et soir, une cuillerée à café de teinture de colchique dans une tasse de décoction de chiendent et queues de cerise miellée. Elle ingéra, par erreur, 30 grammes de teinture de colchique avec 15 grammes de sulfate de soude. Après cinq minutes, des douleurs atroces apparurent dans l'estomac et les intestins. La patiente était dans un état d'anxiété excessive. On administra de l'eau iodée. Il se produisit un vomissement, suivi de plusieurs selles accompagnées de coliques violentes, avec sensations d'étouffement, de strangulation. Les extrémités étaient froides; on notait, à la radiale, 50 pulsations faibles. L'intelligence était intacte; il n'y avait pas de troubles de la vue, ni céphalalgie, ni vertiges, ni soif, ni sécheresse de la langue. On administra 5 centigrammes de tartre stibié, ce qui produisit d'abondants vomissements. A neuf heures du matin, les vomissements étaient continuels, il existait des crampes dans les jambes et les bras, les extrémités étaient froides, les mains de couleur violacée. A huit heures du soir, on constate des soubresauts des tendons, un état d'agitation extrême, des douleurs abdominales, de l'anurie, le pouls est à 65. Le lendemain, les mêmes symptômes persistent, mais il y a accélération du pouls qui est à 90, élévation de la température, langue aride, soif vive, anurie. Les phénomènes spasmodiques ont disparu. Dans l'après-midi, survint une miction assez abondante qui fut comme le signal d'une amélioration progressive, la fièvre disparut, mais la diarrhée persista encore pendant soixante heures, laissant à sa suite un état de dépression considérable.

A midi, un homme de soixante-cinq ans, robuste, boit, par erreur, 200 à 250 centimètres cubes de teinture alcoolique de semences. A partir de quatre heures, selles et vomissements continuels, ventre dur, grande agitation, langue rouge, bouche sèche, soif vive, pouls petit et accéléré, température normale. Le lendemain, les selles sont plus rares, mais sanguinolentes et, de temps en temps, apparaissent des nausées, des vomissements, parfois du hoquet. La peau est froide, couverte d'une sueur visqueuse, le pouls presque imperceptible. La mort se produisit après vingt-six heures. A l'autopsie : muqueuse de l'estomac de couleur noirâtre ou livide, friable; quelques plaques ecchymotiques disséminées à la surface du côlon; épanchement de liquide citrin dans le péritoine qui présente, çà et là, quelques plaques de couleur ardoisée.

Enfin, sans entrer dans leurs détails, je vous citerai encore un certain nombre d'exemples d'intoxication dont la plupart furent suivis de mort. — A l'hôpital maritime de Toulon, cinq individus périrent au bout de dix-huit, dix-neuf, vingt, vingt-six et trente et une heures après l'ingestion de 60 grammes de teinture de colchique administrée par

erreur au lieu de 60 grammes de vin de quinquina. — Deux individus
moururent, l'un au bout de quarante-huit, l'autre au bout de soixante
heures après l'ingestion de trois cuillerées, soit 12 grammes chaque
fois, de teinture de colchique, à deux heures d'intervalle. La diarrhée
et les vomissements se produisirent dès la seconde cuillerée. —
Deux autres cas de mort furent constatés après ingestion de trois
cuillerées à soupe d'une potion contenant 2 *grammes d'extrait de colchique* dans 150 grammes de véhicule. Comme 1 gramme d'extrait
correspond sensiblement à 100 grammes de teinture, il y avait donc
l'équivalent d'environ 20 grammes de teinture par chaque cuillerée
à soupe de cette potion. — L'eau médicinale de Husson, à la dose
de LX gouttes, a provoqué des manifestations violentes sur l'appareil
digestif durant dix heures, avec chute du pouls et de la température.
— Les diverses préparations de colchique ainsi que les granules ou
les solutions de colchicine ont provoqué aussi de nombreux empoisonnements accidentels dus, soit à des erreurs d'administration ou
de dosage, soit à l'insuffisance de surveillance des malades qui ont
pu continuer à ingérer les médicaments alors que les phénomènes
indiquant l'urgence de leur suppression s'étaient déjà manifestés.

VÉRATRÉES. — Nous allons passer maintenant à l'étude de substances médicamenteuses qui forment un terme de transition entre
celles dont nous venons de nous occuper et le groupe des digitaliques
qui représente le plus important, de beaucoup, des modificateurs
névro-musculaires. Au point de vue de leur emploi en thérapeutique,
les modificateurs du système nerveux périphérique ne présentent pas
un grand intérêt, mais leur étude est nécessaire, non seulement pour
montrer les relations que ces substances présentent, au point de vue
de leur action physiologique, avec les précédentes et les suivantes,
mais encore parce que toutes constituent des poisons fort actifs
nécessitant l'intervention du médecin soit comme praticien, soit
comme médecin expert.

Dans la famille des *Liliacées*, la tribu des *Vératrées* constitue un
groupement particulier servant de transition entre les substances
dont nous venons de faire l'étude et qui agissent par une action particulière exercée sur les extrémités terminales des nerfs, — qu'il s'agisse
des extrémités motrices, comme c'est le cas pour le curare, la conicine, la muscarine, ou bien des extrémités sensitives, comme cela
semble être le cas pour la colchicine, — et d'autres substances, dont
la digitale représente une des espèces les plus importantes, agissant
tout à la fois par une action centrale et par une action périphérique.

Le groupe pharmacologique des *Veratrum* comprend trois représentants du genre *Veratrum*, le *Veratrum album*, le *Veratrum nigrum*
et le *Veratrum viride*, — dont deux : *V. album* et *V. nigrum* sont des
plantes de nos régions, — et un représentant du genre *Schœnocaulon*,

la Cévadille ou *Schœnocaulon officinale*, rapporté parfois à tort au
genre *Veratrum*. Toutes ces plantes forment une tribu de la famille
des Liliacées dont le colchique est lui-même le type de la tribu des
Colchicées. Les *Vératrées* et les *Colchicées* sont extrêmement voisines
l'une de l'autre, et forment, au point de vue de la matière médicale,
deux des plus importantes subdivisions de la famille des *Liliacées*.

Ces différentes plantes ont été assez souvent confondues, et on a
désigné sous le nom de *Cévadille* aussi bien le *Schœnocaulon officinale*
d'Amérique que les espèces de vératrums croissant dans nos pays.
Cela n'a pas une bien grande importance, au point de vue toxicologique, puisque toutes ces plantes renferment une plus ou moins forte
proportion d'un même alcaloïde ou plutôt de plusieurs alcaloïdes,
parmi lesquels prédomine la *Vératrine*, mais cela possédait une
importance assez considérable au temps où les vératrums étaient
utilisés au point de vue de leur application thérapeutique.

Le *Veratrum album* [*Veratrum album* (L.), *V. Lobelianum* (BERNH.),
V. californicum (DUR.); *Varaire*, *Vératre blanc*] constitue probablement l'*Hellébore blanc* des anciens, tel que le décrit DIOSCORIDE. Dans
sa *Toxicologia Veterum*, SCHULZE estime que l'on ne peut affirmer
leur identité que la plupart des auteurs regarde néanmoins comme
un fait avéré. Le suc de cette plante servait autrefois à intoxiquer les
flèches pour la chasse. La plante se trouve dans les parties montagneuses du centre de l'Europe, notamment les prairies sous-alpines,
les Pyrénées, les montagnes du Piémont; elle est fréquente dans les
prairies humides de la région méditerranéenne et de l'Europe
moyenne. En Russie, c'est la variété *Lobelianum* qui est abondante;
en Californie et dans l'ouest des Etats-Unis, c'est la variété *californicum* qui représente l'espèce.

Le *Veratrum album* est remarquable par sa racine qui constitue
un rhizome cylindrique ou conique brun-noirâtre, rugueux, possédant
une odeur alliacée à l'état frais et une saveur douceâtre et un peu
amère qui se change bientôt en une saveur extrêmement cuisante,
procurant même, dans certains cas, la sensation particulière que
produit l'aconitine, c'est-à-dire une sorte de fourmillement bientôt
accompagné d'une anesthésie plus ou moins profonde de toute la
muqueuse linguale et buccale. La plante constitue une grande herbe
vivace dont la tige mesure de 60 à 150 centimètres; les feuilles sont
rapprochées, étalées, largement ovales-lancéolées, d'autant plus
étroites qu'on s'élève davantage sur la tige et passant graduellement
aux bractées, aiguës aux deux extrémités, portant de dix à vingt plis
longitudinaux profonds et de très nombreuses lignes alternativement
claires et foncées. Les fleurs sont polygames, très nombreuses sur
l'inflorescence peu ramifiée; le périanthe montre six divisions étalées,
ovales-aiguës ou obtuses, de couleur blanche, verdâtre ou pourprée,

souvent veinées de vert à la base. Le fruit est capsulaire, allongé, triloculaire; il renferme des graines sessiles, ailées. La partie la plus employée et la plus active est le rhizome horizontal, de la grosseur du doigt.

Ce Vératrum renferme un alcaloïde qu'on a désigné sous le nom de *Jervine*, dont la formule serait $C^{25} H^{37} Az O^{3}$, mais nous sommes bien loin d'être parfaitement édifiés sur la composition, au point de vue des principes actifs, non seulement de la cévadille, mais même des Vératrums de nos climats. Et en effet, on a signalé dans ces substances la présence d'un très grand nombre d'alcaloïdes dont beaucoup ne sont certainement constitués que par des mélanges de différents alcaloïdes entre eux, ou, je croirais plus volontiers, par des mélanges de quelques alcaloïdes bien déterminés, la *Jervine*, la *Cévadine* et l'*Asagréine* ainsi que la *Cévine*, terme constant de la métamorphose des deux dernières, avec d'autres substances mal étudiées jusqu'ici et dont l'étude sera certainement très intéressante à reprendre au point de vue toxicologique.

L'action physiologique de ce veratrum album a été étudiée par un certain nombre d'observateurs : Orfila chez l'homme, Gohier, Schabel chez les animaux. Il était autrefois utilisé en thérapeutique, et on l'employait surtout dans les affections psoriques ou comme sternutatoire. En médecine vétérinaire, il était et est encore assez employé. Son action topique fortement irritante d'abord, puis engourdissante, peut, en effet, être mise à profit dans un assez grand nombre de circonstances.

Pécholier et Rédier, qui ont repris plus récemment son étude, regardent le *Veratrum album* comme un éméto-cathartique congestionnant la dernière portion de l'intestin et excitant fortement les sécrétions, non seulement des annexes de l'appareil digestif : salive et bile, mais encore celle de l'urine. Après une période d'accélération circulatoire, beaucoup moins marquée qu'avec les plantes plus riches en vératrine, on observe un ralentissement du rythme des contractions cardiaques pouvant atteindre jusqu'à 15 et 20 pulsations; à dose toxique, les contractions se montrent irrégulières jusqu'à l'arrêt en diastole. La respiration est ralentie, l'expiration laborieuse et saccadée; et on constate la rupture du rapport normal entre les rythmes cardiaque et respiratoire. La température s'abaisse énormément; on peut la voir descendre de 10° à 12°. On observe un affaiblissement paralytique du système musculaire et des convulsions à la période ultime. La sensibilité ainsi que l'intelligence resteraient inaltérées.

Le *Veratrum nigrum*, qui se distingue du précédent par la couleur pourprée de ses fleurs, possède un rhizome plus petit; ses propriétés toxiques sont un peu moins considérables, mais il possède, surtout lorsque le rhizome est frais, des propriétés plus-énergiquement rubéfiantes et vésicantes que le *Veratrum album*. De plus, il possède une action émétique beaucoup plus intense et qu'il faut, très certainement, attribuer à des substances autres que le ou les alcaloïdes que cette plante renferme, mais il est moins constamment drastique que le varaire blanc. En même temps, on observe une action hypercrinique moindre; ce qui s'explique par ce fait que ce *Veratrum nigrum* est moins riche en vératrine et en jervine que le *Veratrum album*.

Il détermine de l'accélération des contractions cardiaques en même temps que des irrégularités; le cœur s'arrêterait en systole. L'hypothermie qu'il détermine toujours serait précédée d'hyperthermie. Après la mort, la rigidité cadavérique apparaît très rapidement. En résumé, le *Veratrum album* serait surtout un paralysant et le *Veratrum nigrum* plutôt un convulsivant. Les effets insidieux de ce dernier, les accidents subits qu'il provoque, me portent à croire que l'action de la substance alcaloïdique est favorisée ou même exaltée par la présence concomitante, mais variable, de représentants du groupe des *Albuminoïdes* ou des *Résinoïdes*.

Une autre variété très employée en Amérique est représentée par le *Veratrum viride* [*Veratrum viride* (Sol.), *V. parviflorum* (Bong.), *V. Eschscholtzii* (Gr.), *Helonias viride* (Ker)]. Cette espèce qu'on appelle aussi *Hellébore blanc d'Amérique*, ou quelquefois *Hellébore vert*, quoiqu'elle n'ait rien de commun avec l'Helleborus viridis de la famille des Renonculacées, est l'*Indian Poke* des États-Unis. C'est une plante très commune dans les plaines humides des États-Unis, qu'on trouve en abondance depuis le Canada jusqu'en Géorgie; elle possède un rhizome très analogue à celui du *Veratrum album* et qui est assez riche en jervine. Son appellation de *viride* tient à ce que ses fleurs ont une couleur blanc-verdâtre et sont parfois même complètement vertes. Ses propriétés sont très analogues à celles du *Veratrum album*; cependant ses effets sont moindres sur le tube digestif, j'entends ses effets nocifs. L'action dépressive exercée par son rhizome sur les phénomènes respiratoires, sur les phénomènes circulatoires et sur la température est très utilisée en Amérique. Elle a été fréquemment utilisée ici autrefois, elle est beaucoup plus délaissée actuellement. Oulmont a fait une étude physiologique très intéressante du *Veratrum viride*. Il y a dans cette plante, à côté des alcaloïdes dont nous allons étudier le principal, la vératrine, un certain nombre de substances, et, entre autres, une résine qui est douée de propriétés assez actives, et dont on a proposé l'emploi à l'exclusion de la vératrine elle-même.

Le *V. album* se montre deux fois plus toxique pour les animaux que le *V. viride*. Chez le lapin, la résine du *V. viride*, privée d'alcaloïdes par lavages répétés avec de l'eau acidulée, a déterminé un abaissement du nombre des pulsations cardiaques de 230 à 120, une diminution du nombre des mouvements respiratoires de 92 à 36, et un abaissement de température de 13°. On observe le ralentissement du pouls avec augmentation de la pression artérielle comme sous l'influence de la digitale : mais les effets seraient plus rapides, passagers et sans danger d'accumulation.

De toutes les plantes que nous sommes en train d'étudier, la plus riche en vératrine, c'est l'espèce appelée *Cévadille*, [*Schœnocaulon officinale* (**A. Gr.**), *Asagrœa officinalis* (**Lindl.**), *Sabadilla officinarum* (**Brandt**)], improprement appelée quelquefois *Veratrum sabadilla* [*Veratrum officinale* (**Schlecht.**), *V. sabadilla* (**Retz.**)] puisque *Veratrum* et *Schœnocaulon* forment deux genres différents, surtout abondante à Caracas, à la Vera-Cruz, au Mexique, au Venezuela et au Guatemala.

La portion souterraine de la plante forme un bulbe étroitement pyriforme, long de huit à dix centimètres. La tige aérienne atteint environ deux mètres de hauteur; la hampe supportant les fleurs est inférieurement nue, indivise. Les fleurs sont disposées en grappe grêle, mâles en haut, hermaphrodites à la partie inférieure, disent quelques botanistes, tandis que **Baillon** semble croire qu'il s'agit de fleurs toutes hermaphrodites, dont les supérieures n'ont pas encore eu le temps d'arriver à leur complet développement, alors que les inférieures sont déjà remplacées par des fruits à complète maturité. Les feuilles sont radicales, étroites, ensiformes, aiguës, peu épaisses, graminiformes, rectinerves. Le fruit est tricapsulaire, chaque loge contient de une à six graines, irrégulièrement fusiformes, subclaviformes, légèrement arquées, inégalement prolongées en pointe aliforme à leurs extrémités, glabres, brun-noirâtres, de saveur amère puis brûlante. Leur forme rappelle celle des grains d'orge d'où est venue à la plante l'appellation espagnole de *Cebada* ou *Cebadilla* qui signifie : petite orge. Elle fut introduite en thérapeutique à la fin du xviiᵉ siècle.

On vend, sous le nom de *Cévadille*, tantôt les fruits contenant les graines, tantôt les graines mondées. En raison de son activité extrême, son usage est dangereux, et ce produit sert uniquement à l'extraction de la plus grande partie de la *Vératrine*, ainsi que d'un certain nombre d'alcaloïdes qui ont reçu des dénominations différentes, mais ces appellations ne répondent certainement pas à des corps parfaitement définis. La vératrine brute des drogueries est assez constante comme action et constitue un produit dans lequel prédomine la vératrine.

Il existe, sur beaucoup de points, une très étroite ressemblance entre l'action physiologique de cette vératrine brute et celle de la digitaline brute, comme d'ailleurs entre l'action des varaires et celle des digitales. Dans l'un comme dans l'autre cas, la toxicité des principes actifs, à l'état brut, est notablement plus considérable que celle des principes purifiés et mieux définis chimiquement. Il existe certainement dans ces plantes des substances facilement altérables et encore inconnues, qui sont éliminées au cours des manipulations effectuées pour séparer et purifier les principes actifs mieux connus. Il existe même des différences d'action toxique, de degré, pourrait-on dire, entre les diverses espèces de *Veratrum*. Le *V. album* est plutôt paralysant, le *V. nigrum* plutôt convulsivant, émétique, déterminant une moindre hypercrinie et moins constamment drastique. Le *V. viride* (*Indian-Poke* aux États-Unis) se rapproche plus du *V. album*; ses effets sur le tube digestif sont moindres ainsi que sa toxicité, tandis que son action dépressive sur la respiration, la circulation et la température est très accentuée : c'est l'espèce la plus riche en *Jervine*. La Cévadille manifeste la plus énergique toxicité, ce qui est en rapport avec sa richesse plus considérable en *Vératrine*. L'action éméto-cathartique et l'excitation sécrétoire sont beaucoup moins marquées avec les alcaloïdes — et cela d'autant moins que leur *pureté* est plus grande — qu'avec les plantes qui les renferment.

Les manifestations gastro-intestinales, qui dominent la scène toxique lorsque les plantes sont absorbées en nature, sont assez atténuées lorsqu'il s'agit de l'absorption des alcaloïdes. Une quantité de 3 à 5 milligrammes d'acétate de vératrine détermine : vertiges, obnubilation visuelle, sentiment de faiblesse générale et d'affaiblissement, accélération cardiaque bientôt suivie de ralentissement, faiblesse et irrégularités du pouls, nausées, vomissements, coliques, diarrhée, pâleur, refroidissement, et hoquet spasmodique durant parfois pendant plusieurs jours. Lorsque l'intoxication doit avoir une issue fatale, les mouvements respiratoires deviennent rares et pénibles, le pouls lent et extrêmement irrégulier, la température s'abaisse énormément, l'individu est en proie à une céphalée violente avec dilatation pupillaire, on observe des spasmes musculaires erratiques, des lipothymies, le pouls devient imperceptible, le sujet tombe dans le collapsus et la mort arrive précédée de syncopes. Pendant tout ce temps, l'intelligence est conservée.

De tout temps, les propriétés toxiques des Veratrums ont été connues et signalées. Lucrèce dans son poème *De rerum naturâ* signale à la fois cette action toxique et l'immunité dont jouissent à son égard la chèvre et la caille. Matthiole rapporte que les animaux blessés avec des flèches imprégnées du suc de ces plantes périssent rapidement. Vicat, dans son *Histoire des plantes vénéneuses de la Suisse*, cite l'observation suivante qui montre l'énergie toxique du *V. album*. Un tailleur, sa femme, ses enfants et ses ouvriers mangèrent de la soupe dans laquelle on avait mis par mégarde de la poudre d'hellébore blanc au lieu de poivre. Peu de temps après, ils furent atteints d'accidents sérieux caractérisés par un état lipothymique durant lequel leur tégument se couvrait d'une sueur glaciale, leur faiblesse était extrême, leur pouls insensible, ils semblaient complètement privés de sentiment. Les enfants commencèrent, après de violents efforts, à vomir copieusement; puis ce même phénomène se montra chez les autres malades. Ces vomissements furent favorisés par l'administration d'un mélange d'eau tiède et d'huile, suivie de l'ingestion de thé de mauve avec du miel. Quelques heures après, tous les malades se trouvaient assez bien, ne ressentant plus qu'une grande faiblesse accompagnée de parésie et de tremblements des membres inférieurs.

On a rapporté également un certain nombre de cas d'intoxication causés par la *Cévadille* employée inconsidérément comme anthelminthique, et l'on a même relaté des exemples d'intoxication mortelle chez des brebis galeuses dont on avait frotté la peau avec une pommade composée de beurre et de suc d'hellébore. MURRAY cite l'exemple d'un jeune homme qui perdit la raison pendant quelques jours après avoir saupoudré sa tête avec une grande quantité de cévadille. On a noté aussi des vomissements violents provoqués par l'emploi de poudre de racine d'hellébore ou de poudre de graines de cévadille employées topiquement pour la destruction de la vermine. L'action irritante exercée par la plante en nature sur le tégument cutané détermine l'absorption du principe actif qui s'élimine ensuite par la muqueuse gastro-intestinale en provoquant ses manifestations habituelles, c'est-à-dire les vomissements et la diarrhée. J'ai déjà fait remarquer que l'action éméto-cathartique de la plante entière était notablement plus énergique que celle des principes actifs.

La *Vératrine* ou *Cévadine* a pour formule $C^{32}H^{49}AzO^{9}$. Je ne crois pas que cette substance constitue encore un composé parfaitement défini et très pur, et voici les faits sur lesquels je me base pour émettre cette opinion. On a signalé cette particularité que, sous l'influence d'un certain nombre de réactifs, on pouvait obtenir trois variétés de vératrine différentes : l'une la vératrine cristallisée, l'autre une vératrine amorphe soluble, une troisième variété constituée par une vératrine amorphe insoluble. Si vous rapprochez ce fait de celui qui a été mis en évidence par les recherches de certains auteurs qui ont pu obtenir, des différentes espèces de veratrums et surtout de la cévadille, des alcaloïdes différents par leur solubilité dans les divers véhicules capables de dissoudre en général les alcaloïdes, vous arriverez, je crois, à cette conclusion que, si on peut admettre qu'il existe un alcaloïde portant le nom de vératrine et répondant, à très peu de chose près, à une formule constante, dans la plupart des cas cet alcaloïde est mélangé à un certain nombre d'autres substances parmi lesquelles les résines, dont je signalais la présence dans le *veratrum viride*, doivent évidemment jouer un rôle fort important. Dans tous les cas, la graine du *Schœnocaulon officinale* est extrêmement riche en principe actif, puisqu'on peut en extraire 20 p. 100 de vératrine brute, c'est-à-dire d'un principe extrêmement actif et que, dans la plante entière, on peut trouver encore 10 p. 100 d'alcaloïdes.

La première mention de l'existence d'un alcaloïde dans la Cévadille est due à MEISSNER, en 1818. Après lui, PELLETIER et CAVENTOU, COUERBE, DELONDRE, MERCK, SCHMITT et KÖPPEN, WEIGELIN, DRAGENDORFF, BOSETTI, WRIGHT et LUFF, MEILLÈRE, pour ne citer que les travaux les plus importants, reprirent et perfectionnèrent l'étude des Vératrines. La séparation des alcaloïdes bruts est aisée, mais leur facile altérabilité dans des circonstances diverses explique les divergences des résultats obtenus par les différents expérimentateurs. Le procédé d'extraction qui donne les meilleurs résultats est le suivant. On épuise la poudre des semences de cévadille par l'alcool à 60 acidulé de 1 p. 100 d'acide tartrique, on concentre par distillation dans le vide et à basse température, on étend d'eau et on épuise par l'éther. La solution acide ainsi séparée des matières grasses, colorantes et résineuses est additionnée de bicarbonate de soude en très léger excès, en évitant l'échauffement du mélange, et épuisée de nouveau par l'éther. La solution éthérée est reprise par de l'eau acidulée d'acide tartrique qui s'empare des alcaloïdes, on décante la liqueur aqueuse, on l'additionne de nouveau, en la refroidissant, de bicarbonate de soude, et on épuise par un mélange d'éther et de ligroïne que l'on décante ensuite pour l'abandonner à l'évaporation spontanée. On obtient ainsi un produit brut, d'aspect confusément cristallin, fondant vers 200-215° en se sublimant partiellement, de saveur amère et brûlante, rappelant celle de l'Aconitine. C'est une poudre extrêmement légère et irritante, presque insoluble dans l'eau froide qui en dissout à peine 1 p. 100, un peu plus soluble dans l'eau bouillante, mais subissant alors des modifications profondes. Les dissolutions dans l'éther, le pétrole léger, la benzine, le chloroforme, l'alcool amylique abandonnent une sorte de vernis par évaporation spontanée.

En employant, pour le traitement de la vératrine brute, les dissolvants neutres dans des conditions qui ont été bien étudiées dans les recherches de M. MEILLÈRE, on arrive à isoler de ce produit que l'on appelait autrefois *Veratria* dans le commerce de la droguerie trois substances alcaloïdiques : la *Cévadine*, l'*Asagréine* et la *Cévine*, cette dernière constituant un terme constant de la décomposition des deux autres.

La *Cévadine* [SYNONYMIE : *Vératrine* α, Vératrine de MERCK, Vératrine de Weigelin (?), Vératrin de Schmidt et Köppen, de Bosetti, cévadine de Wright et Luff] est cristallisable dans l'alcool absolu et plus facilement soluble dans les dissolvants neutres. Les cristaux obtenus à l'aide de l'alcool dilué fondent à 205°. Les solutions dans les dissolvants neutres dévient à gauche le plan de la lumière polarisée, tandis que les solutions aqueuses acidulées sont dextrogyres. L'alcaloïde est nettement soluble dans l'eau distillée au moment où il vient d'être précipité par l'ammoniaque ou un carbonate alcalin, employés en quantité rigoureusement suffisante. La chaleur ou l'addition d'un excès d'alcali détermine la précipitation. La potasse et la soude décomposent, *même à froid*, la cévadine en *Cévine* et acide angélique. Le chauffage en tubes scellés à 180-200° en présence de l'eau, donne naissance à une modification isomérique, *Vératrine δ*, *Cévadilline* de Wright et Luff, dans laquelle l'acide angélique est remplacé par son isomère l'acide méthylcrotonique ou tiglique, ainsi que le démontre la saponification complète qui fournit, comme produits de dédoublement, la Cévine et l'acide méthylcrotonique. Cet isomère se distingue encore de la cévadine par ses constantes physiques, notamment son action sur la lumière polarisée qui est toujours lévogyre, même en solutions aqueuses acides. L'alcool éthylique forme une combinaison moléculaire définie avec la Cévadine; il en est de même pour l'alcool méthylique. Les agents d'oxydation fournissent des acides carbopyridiques. La cévadine bleuit le papier de tournesol rouge et exige exactement une molécule d'un acide monobasique pour se saturer. Elle fournit des sels définis, ainsi que des sels doubles cristallisés avec la plupart des chlorures, bromures, iodures et cyanures métalliques. Sa formule est $C^{32}H^{49}AzO^9$. Lorsque l'extraction est effectuée avec tous les soins voulus, c'est le produit qui forme la plus grande quantité des principes actifs extraits de la Cévadille et celui qui est désigné le plus communément par l'appellation de *Vératrine*. C'est également celui qui doit constituer la majeure partie des vératrines brutes convenablement préparées.

L'*Asagréine* [Synonymie : *Vératrine β*, Vératrine de Couerbe, Vératrine proprement dite de Wright et Luff, Vératridine de Bosetti, Vératrine soluble de Schmidt et Köppen] est incristallisable dans l'alcool; son sulfate se sépare, sous forme de choux-fleurs, des eaux-mères de cévadine, acidulées par l'acide sulfurique. Le traitement de la Vératrine brute par l'alcool absolu permet d'abord la cristallisation de la Cévadine, puis la saturation des eaux-mères à l'aide de l'acide sulfurique dilué, après évaporation de l'alcool dans le vide, donne des touffes cristallisées de sulfate d'asagréine, puis, plus tard, il se sépare des eaux-mères sirupeuses des cristaux grenus de sulfate de Cévine. Il est important de remarquer ici qu'une quantité d'alcool même très petite empêche la séparation du sulfate d'asagréine, tandis qu'un léger excès d'acide sulfurique favorise la précipitation complète du sulfate de Cévine. L'asagréine est moins soluble dans l'éther que la Cévadine, elle est encore plus facilement décomposable que cette dernière et fournit de la Cévine et de l'acide vératrique.

$$C^{32}H^{49}AzO^9 + H^2O = C^5H^8O^2 + C^{27}H^{43}AzO^8$$

Cévadine.   Acide angélique.   Cévine.

$$C^{36}H^{51}AzO^{11} + H^2O = C^9H^{10}O^4 + C^{27}H^{43}AzO^8$$

Asagréine.   Acide vératrique.   Cévine.

Sauf sa plus facile décomposition sous toutes les influences capables de la provoquer, mais surtout en présence des alcalis, les propriétés de l'asagréine sont très voisines, presque identiques même à celles de la cévadine. Ses sels paraissent cristalliser plus facilement, de même que les sels doubles que l'on peut obtenir avec les chlorures, bromures, iodures et cyanures métalliques. L'asagréine fond à 180°.

La *Cévadine* et l'*Asagréine* peuvent être considérées comme des éthers de la *Cévine*.

La *Cévine* [SYNONYMIE : *Vératrine* γ, Cévine et Vérine de WRIGHT et LUFF, Hélonin de LIEBIG (?), Cévidine et Veratroïne de BOSETTI] dissoute dans l'éther à 56 et abandonnée à l'évaporation spontanée forme une masse confusément cristalline dans laquelle on peut isoler quelques représentants du système orthorhombique. Les sels, sauf le sulfate, cristallisent difficilement.

L'asagréine et la Cévine font partie de ces mélanges désignés par les appellations de Sabadilline, Sabatrine, Cévadilline et Vératrine soluble. En définitive, les *Vératrines* du commerce sont constituées par un mélange, en proportions variables, de *Cévadine*, d'*Asagréine* et de *Cévine*, auxquelles peut venir se joindre la *Jervine* lorsqu'il s'agit de principes actifs extraits des racines des Veratrums, sans préjudice de la présence d'autres substances actives du groupe des albuminoïdes ou, plus probablement, des résinoïdes. Les produits désignés par les noms de : *Protovératrine*, *Vératramarine*, *Rubijervine*, *Pseudojervine*, *Vératralbine*, *Vérine*, *Vératroïne*, *Vératroïdine*, ne sont, comme ceux appelés : *Sabadilline*, *Sabatrine*, *Cévadilline*, *Vératrine soluble*, *Sabadine*, *Sabadinine*, que des mélanges plus ou moins complexes dans lesquels prédomine toujours la Vératrine ou Cévadine quand l'extraction a été effectuée avec les soins nécessaires pour éviter la décomposition et la formation d'une forte proportion de Cévine.

Le tableau ci-après résume les données actuellement fixées relatives à la composition du produit appelé *Vératrine*.

$$\left\{ \begin{array}{l} \text{Vératrine } \alpha \text{ ou cévadine.} \dots \dots \dots \quad C^{32}H^{49}AzO^9 \\ \quad\;\; - \quad\; \beta \text{ ou asagréine} \dots \dots \dots \quad C^{36}H^{51}AzO^{11} \\ \quad\;\; - \quad\; \gamma \text{ ou cévine.} \dots \dots \dots \quad C^{27}H^{43}AzO^8 \\ \quad\;\; - \quad\; \delta \text{ (isomère de cévadine).} \dots \dots \quad C^{32}H^{49}AzO^9 \\ \text{Jervine} \dots \dots \dots \dots \dots \dots \dots \quad C^{25}H^{37}AzO^3 \end{array} \right.$$

Il me reste à vous indiquer, sans y attacher, d'ailleurs, plus d'importance qu'elles n'en méritent, quelques réactions prétendues caractéristiques de la Vératrine. Sa dissolution dans l'acide chlorhydrique concentré portée à l'ébullition prend une coloration variant du rose au rouge-groseille, suivant la proportion d'alcaloïde. L'acide sulfurique concentré donne au contact d'une petite quantité de vératrine une coloration rouge dont l'apparition est facilitée par l'addition d'une goutte d'eau de brome. Le réactif de Fröhde donne une coloration jaune gomme-gutte passant, peu à peu, au rouge-cerise. On obtient la série de colorations : jaune, vert-foncé, bleu, violet, en présence de l'acide sulfurique et d'une parcelle de sucre. Le réactif de Mandelin donne des colorations successivement jaune, vert, orangé, carmin, puis pourpre après vingt-quatre heures.

Actuellement, la Vératrine ne possède plus guère d'intérêt qu'au point de vue toxicologique, son emploi en thérapeutique étant à peu près complètement abandonné. Elle présente encore de l'intérêt, au point de vue de son action physiologique, en raison de son influence sur la courbe musculaire; et, à ce dernier point de vue, on ne peut que regretter l'étude, absolument inconnue jusqu'ici, de l'influence particulière exercée par chacun des alcaloïdes : cévadine, asagréine, cévine et jervine dont je viens de vous entretenir. Tout ce que je vous dirai maintenant, au sujet de l'action physiologique, se rapporte à ce produit que l'on désigne communément sous le nom de *Vératrine* et dans lequel prédomine la Cévadine, parmi les alcaloïdes que nous venons d'étudier succinctement au point de vue de leurs propriétés chimiques.

Je ne vous dirai donc rien de la posologie des vératrums, puisqu'actuellement ces substances sont à peu près complètement abandonnées; je vous indiquerai seulement les conditions dans lesquelles on peut être appelé à rencontrer des intoxications par la Vératrine, parce que c'est là, actuellement, le seul côté pratique de l'étude que nous sommes en train de faire.

Depuis son introduction en Europe, les graines de la cévadille ont joui d'une très grande réputation comme parasiticide, et nombreuses sont les pommades ayant pour base la cévadille ou la vératrine qui sont employées pour la destruction de parasites tels que les poux de corps, les poux du pubis ou les acares. Un assez grand nombre de cas d'intoxications ont été signalés par différents auteurs à la suite de l'emploi inconsidéré de ces pommades renfermant soit de la poudre de cévadille en nature, soit de la vératrine des drogueries et, s'il est incontestable que l'action parasiticide de cette substance est extrêmement intense et peut rendre parfois de très grands services, il est non moins incontestable, d'autre part, qu'on s'expose, par un emploi inconsidéré, à des accidents d'intoxication qui peuvent être très graves, puisque l'action de la vératrine sur l'appareil gastro-intestinal est au moins aussi intense et plus intense même que n'est celle de la colchicine.

L'action topique exercée par la vératrine ou par la poudre de cévadille est tellement irritante qu'on pourrait aller jusqu'à dire qu'elle est caustique et comparable à celle exercée par les acides ou les alcalis. Sous son influence, il se produit une irritation violente de la muqueuse gastro-intestinale qui se traduit naturellement par des vomissements, des superpurgations et la présence du sang dans les déjections. Sous l'influence des petites doses répétées, on observe des sensations de chaleur et de fourmillements qui sont très intéressantes, parce qu'elles démontrent l'action particulièrement intense exercée sur la périphérie du système nerveux sensitif par la circulation dans l'organisme du principe actif, de la vératrine. Ces manifestations s'accompagnent d'une notable excitation nerveuse.

Autrefois, on n'hésitait pas à se servir de la poudre de cévadille à titre d'anthelminthique et de tœnicide, et dans certaines observations, datant seulement de soixante ou quatre-vingts ans, vous pourrez voir citer la poudre de cévadille comme un véritable spécifique des ascarides lombricoïdes à la dose de 2 grammes de poudre de Vératrum, *pro die*! C'est une pratique fort dangereuse, il est inutile d'insister sur ce point, capable d'amener des accidents extrêmement graves, puisque, dans ce cas, la poudre de vératrum est mise directement en contact avec la muqueuse gastro-intestinale.

Sous le nom de poudre des capucins, on comprenait autrefois un mélange de poudre de graines de cévadille, de persil et de staphisaigre. L'année dernière, en parlant de l'aconit et de l'aconitine, je vous ai dit quelques mots de l'emploi de la poudre de staphisaigre à titre d'insecticide en vous signalant, comme je le fais encore ici pour la poudre de vératrum, sa puissance comme insecticide et ses dangers, surtout lorsque l'épiderme sur lequel on l'applique n'est pas parfaitement intact. Je n'ai pas besoin d'insister sur ce fait que l'absorption du principe actif est facilitée par l'action irritante exercée *in situ*.

Quant à l'action de la vératrine, elle est fort intéressante, car c'est un véritable type de certains phénomènes particuliers qu'aucune autre substance ne reproduit, au point de vue physiologique, avec une pareille électivité et une pareille intensité d'action. Cette influence énergique se traduit surtout sur le système musculaire, sur le système nerveux et sur les muqueuses. Tous les animaux sont sensibles à cette action qui se produit sous l'influence de doses relativement faibles, puisque des doses de 5 à 10 milligrammes seulement constituent une dose toxique pour la plupart des mammifères supérieurs et même pour l'homme; une dose de 5 milligr. est mortelle pour le chat ou le chien. Il faut 1 gr. de racine fraîche de *V. album* ou *nigrum* par kilo d'animal pour tuer un cheval et 2 gr. par kilo pour tuer les ruminants. Le quart environ est suffisant lorsqu'il s'agit de racine sèche, et la toxicité ne diminue en aucune façon par la dessiccation; on prétend même que la plante fraîche peut contaminer du foin avec lequel elle reste mélangée pendant la dessiccation.

L'absorption se fait très rapidement, et d'autant plus rapidement qu'elle est aidée, dans une très large mesure, par l'action irritante dont je vous parlais tout à l'heure; aussi n'est-il pas rare de voir, ainsi que je vous l'ai dit, l'application de pommades à la vératrine ou à la poudre de cévadille déterminer, après quelque temps d'emploi, une absorption telle que des accidents graves peuvent traduire l'introduction et la circulation de la vératrine dans l'organisme. Cette action sur la peau se traduit par des sensations de chaleur, de picotement, de brûlure, bientôt suivies d'une éruption vésiculeuse. Au début, la sensibilité est d'abord exaltée, puis très rapidement émoussée, au point même d'aboutir à une analgésie parfois fort remarquable.

Sur les muqueuses, l'action irritante se produit avec une violence considérable. Lorsque, par exemple, une trace seulement de poudre de vératrine arrive au contact de la bouche ou du pharynx, son influence se traduit par des éternuements violents et prolongés, une saveur âcre, de la salivation; la soif peut devenir inextinguible, et la déglutition impossible au bout de très peu de temps.

Du côté de l'appareil digestif, c'est une sensation de brûlure, des nausées, des vomissements, des coliques et une diarrhée séro-sanguinolente qui traduisent l'action violemment irritante exercée sur la muqueuse gastro-intestinale. De plus, cette action se manifeste, quelle que soit la voie d'introduction, ainsi que nous l'avons déjà vu pour la colchicine; et précédemment, en vous montrant les lésions de la muqueuse duodénale de chiens intoxiqués par la colchicine et la vératrine, j'appelais votre attention sur ce fait que cette lésion de la muqueuse se produit, dans les deux cas, au moment de l'élimination de la substance toxique par cette muqueuse. Lorsque la circulation a pu disséminer la vératrine dans tout l'organisme, la sensation de picotement et de brûlure s'étend à toute la surface du corps. A ce moment les mouvements respiratoires deviennent rares et pénibles, le pouls lent et irrégulier, la température s'abaisse énormément, on note une céphalalgie violente accompagnée de dilatation pupillaire, puis il apparaît des spasmes musculaires erratiques, des lipothymies, et le sujet tombe dans le collapsus. L'intelligence est conservée. Le pouls devient imperceptible; et la mort est précédée de syncopes prolongées.

C'est surtout l'action sur les muscles striés qui caractérise la vératrine d'une façon particulièrement remarquable, à tel point que cette action est si nette, si constante et précise, si invariable et élective même, qu'elle suffit certainement, au point de vue toxicologique, à distinguer l'action de la vératrine.

Sous l'influence d'une dose très faible, un vingtième de milligramme environ, les grenouilles sont tellement sensibles à l'action de la vératrine, même pendant la période d'hiver, qu'on peut constater chez elles une modification des mouvements se traduisant par des phénomènes de reptation, des mouvements lents et pénibles, alors qu'à l'état normal les mouvements de ces animaux sont d'une remarquable agilité. Ce n'est pas que la puissance musculaire soit abolie sous l'influence de la vératrine, mais il y a dans la détente musculaire, dans le fait du retour à l'état normal du muscle qui s'est contracté, une lenteur extrêmement remarquable, et telle que les muscles antagonistes étant contractés en même temps que les muscles chargés d'exécuter un mouvement, cette contracture persiste un temps suffisant pour que l'animal soit dans l'impossibilité d'effectuer un mouvement opposé à celui de la contracture de ces muscles antagonistes. Il existe une lenteur des ondes musculaires retardant, d'une façon plus ou moins considérable, le passage de l'état d'activité à l'état de repos. Sous l'influence des fortes doses, ce phénomène est beaucoup moins net, parce qu'alors intervient la paralysie du myocarde, et le cœur se trouve frappé avant que les muscles périphériques aient pu être nettement influencés par l'action de la vératrine (Fig. 62 et 63).

Chez les animaux à sang chaud, le même phénomène s'observe, bien qu'avec un degré de netteté beaucoup moindre; et on peut voir les muscles prendre rapidement chez eux un état de rigidité très remarquable, se trouver dans un état spasmodique qui fait ensuite place à une résolution musculaire complète.

Si l'on cherche à obtenir le graphique du muscle de grenouille placée sous l'influence de la vératrine, on s'aperçoit que le début de l'excitation n'est pas influencé par cet alcaloïde; la période d'excitation latente reste très sensiblement la même qu'à l'état normal et la courbe ascendante ne subit aucune modification. Seule, la période de retour est considérablement augmentée, et on la voit s'effectuer lentement, dans un espace de temps au moins quarante à soixante fois plus considérable que celui dans lequel le muscle revient normalement à son état de repos, à son état d'équilibre. Bien plus, si l'on fait subir à ce muscle des excitations très rapprochées, on arrive alors à un état de tétanos permanent, une contraction nouvelle

étant suscitée avant la fin de la contraction précédente, et le muscle
se trouvant alors absolument dans le même état que celui dans lequel
il se trouve sous l'influence de certaines substances toxiques, comme

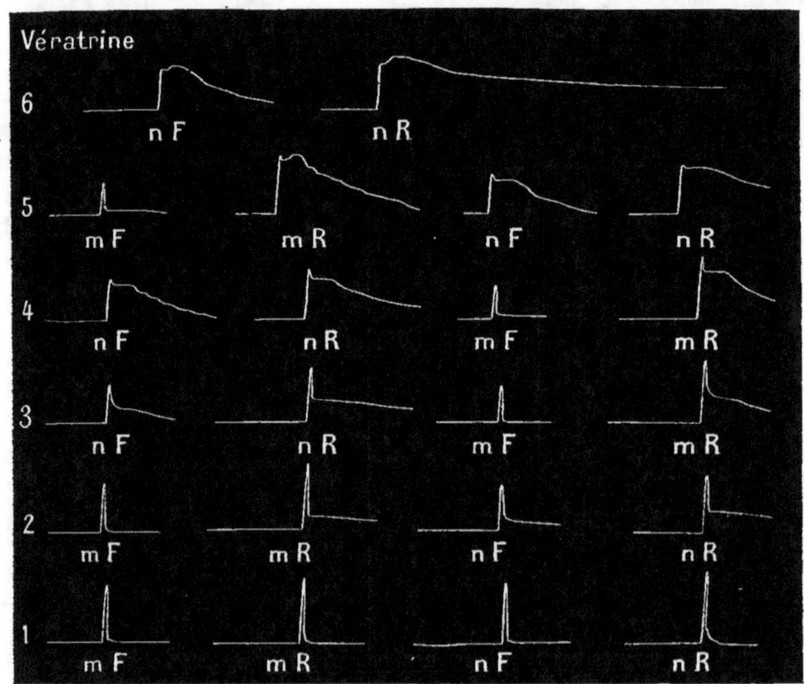

Fig. 62. — Action de la vératrine sur le muscle de la grenouille.

Grenouille verte de 12 grammes. Injection sous la peau de la cuisse de un demi centimètre cube
d'une solution aqueuse contenant 0 milligr. 05 de vératrine. Excitations alternatives du nerf
sciatique et du muscle gastrocnémien. Bobine gros fil à la division 38 pour le muscle et 41 pour
le nerf (excitation plus forte pour le nerf). Excitation faradique, avec intervalles de 65 secondes
entre l'excitation de fermeture et l'excitation de rupture du courant, pratiquée à l'aide de l'interrupteur Pouchet, permettant d'isoler chacune des excitations de fermeture et de rupture.
n F, excitation de fermeture exercée sur le nerf.
n R, excitation de rupture exercée sur le nerf.
m F, excitation de fermeture exercée sur le muscle.
m R, excitation de rupture exercée sur le muscle.
1. — Tracés normaux, avant l'injection. — **2.** Trente minutes après l'injection; la lenteur de la
décontraction commence à se manifester, surtout sous l'influence des excitations de rupture. —
3. Quarante et une minutes après l'injection; le phénomène est encore plus accentué. — **4.** Cin-
quante-quatre minutes après l'injection; apparition, au début de la courbe de décontraction, du
crochet caractéristique de la modification imprimée à la courbe de descente par la vératrine. —
5. Une heure huit minutes après l'injection; phénomènes encore plus accentués. — **6.** Une heure
vingt après l'injection; la modification de la courbe a atteint ce que l'on pourrait appeler sa
forme parfaite. — Il est très remarquable que, jusqu'à une période très avancée de l'évolution
des phénomènes, l'excitation de fermeture exercée sur le muscle ne produit pas la modification
caractéristique; elle ne se produit que tardivement, et avec une moindre intensité, comme il est
facile de s'en assurer en comparant les courbes de la figure 63 [Expérience faite au mois d'août].

la strychnine, entre autres. Sous l'influence des excitations trop rapprochées, la courbe perd ses caractères, les secousses se rapprochent
de la normale, mais le muscle est capable de reprendre ses caractères
primitifs par le repos.

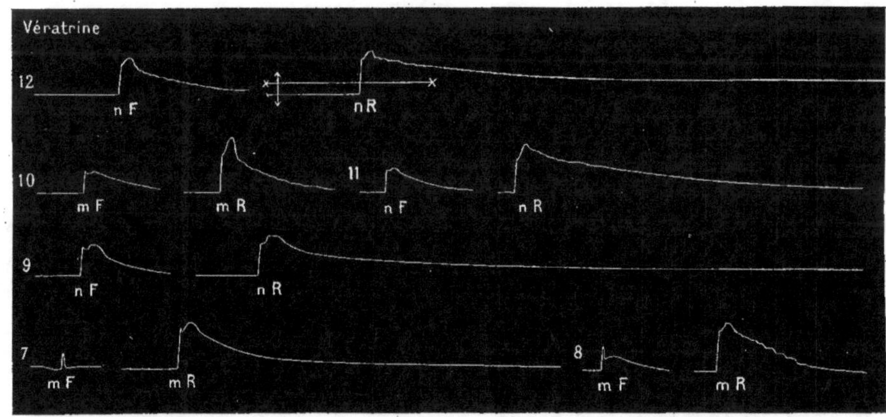

Fig. 63. — Action de la vératrine sur le muscle de la grenouille. (Suite et fin de l'expérience de la figure 62.)

7. Une heure vingt-deux après l'injection. — **8.** Après une heure trente et une. — **9.** Après une heure trente-six. — **10.** Après une heure quarante-sept. — **11.** Après une heure cinquante. — **12.** Après deux heures vingt. Le signe X ——†—— X indique un tour complet du cylindre, soit 65 secondes, avant la décontraction parfaite qui met plus d'une minute et demie à s'effectuer. A partir de ce moment les excitations du nerf sont accompagnées de secousses convulsives, et la décontraction ne s'effectue d'une façon complète, c'est-à-dire que le style ne revient au niveau où il se trouvait avant l'excitation du nerf, qu'après une excitation du muscle (Expérience faite au mois d'août).

Un fait remarquable au point de vue de la physiologie du muscle modifié par la vératrine, c'est que les contractions, sous l'influence de cet alcaloïde, sont notablement plus énergiques qu'à l'état normal; et, bien mieux, un muscle épuisé par des excitations successives très rapprochées, se rétablit sous l'influence de la vératrine et se contracte beaucoup plus énergiquement qu'auparavant. On a même prétendu que la contraction musculaire se produisant sous l'influence de la vératrine déterminerait dans le muscle une quantité de chaleur beaucoup plus considérable que la contraction normale.

D'autre part, dans le phénomène de la décontraction musculaire que je vous signalais tout à l'heure, il s'agit bien d'une véritable lenteur dans la décontraction et non pas, ainsi qu'on serait tenté de le croire au premier abord, de tétanos musculaire; et en effet, la preuve qu'il ne s'agit pas de tétanos est fournie par un certain nombre d'expériences fort simples, entre autres : on n'observe pas de contraction induite de la patte galvanoscopique de grenouille, cette contracture se produit malgré la section de tous les nerfs moteurs, malgré la section de la moelle, et enfin, ce qui rend le phénomène encore plus net, s'il est possible, malgré la curarisation préalable, c'est-à-dire malgré ce fait que la substance unissante des plaques terminales motrices est mise hors d'état de transmettre l'action nerveuse aux éléments musculaires. D'autre part, on peut constater qu'en préparant une grenouille par la méthode de Claude Bernard, c'est-à-dire en isolant tout son train postérieur par une ligature en masse de toutes les parties molles et respectant seulement les nerfs des membres postérieurs, il ne se produit plus aucun effet. Il est donc absolument indispensable que la vératrine arrive, par la voie sanguine, au contact des éléments musculaires pour que ces modifications se produisent. Dans les portions de l'organisme qui sont préservées par la ligature, on n'observe pas cette courbe d'excitation musculaire, si particulièrement caractéristique, que détermine la vératrine.

Il s'agit donc là d'une action sur les fibres musculaires et non pas d'une influence d'origine nerveuse, et cette action va nous permettre d'interpréter certains phénomènes que la vératrine détermine du côté du cœur et de la circulation. Après destruction de la moelle, on peut observer des spasmes isolés et localisés au point même de l'excitation, mais non ces spasmes généralisés comme lorsque la moelle est intacte.

Le cerveau, la moelle et les nerfs moteurs ne sont pas affectés par la vératrine. La substance unissante des plaques motrices terminales intramusculaires est paralysée seulement sous l'influence de doses considérables, et à une période très avancée de l'intoxication, à la fin des phénomènes d'intoxication. Aux doses élevées, le muscle n'est plus directement excitable, la paralysie succède à la contracture.

Le cœur, chez les animaux à sang froid, subit très sensiblement les mêmes modifications que les muscles striés, et c'est un fait que je vais pouvoir vous faire constater tout à l'heure, en vous montrant des

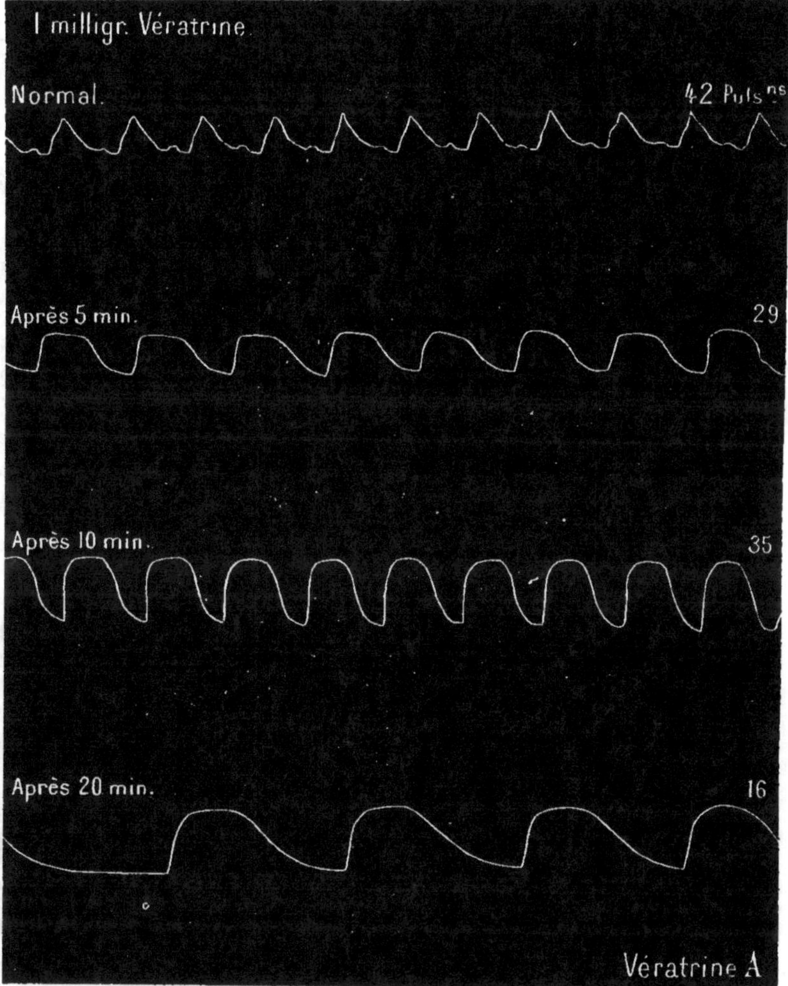

Fig. 64. — Action de la vératrine sur le cœur de la grenouille.

Injection hypodermique de 1 milligramme de vératrine. Augmentation d'amplitude et diminution très marquée du nombre des pulsations qui passe de 42 à 16 [Expérience faite au mois de décembre].

tracés de cœur de grenouille obtenus sous l'influence de la vératrine (Fig. 64 et 65). Le nombre des battements diminue ; les contractions systoliques durent un temps de plus en plus long, il y a même des interruptions systoliques ; et on constate une lenteur de plus en plus accentuée, jusqu'à l'arrêt. Lorsque vous aurez vu d'abord les phénomènes qui caractérisent le graphique traduisant la contraction du muscle strié du mollet de la grenouille, vous allez retrouver nettement les mêmes modifications se reproduisant sur le

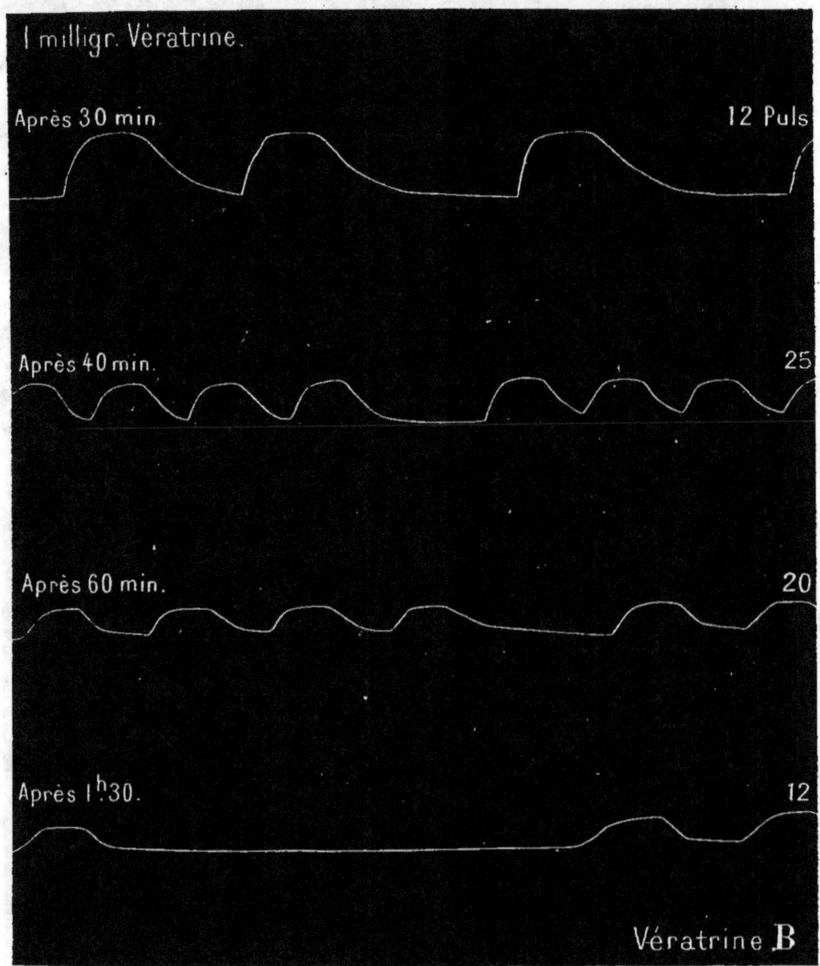

Fig. 65. — Action de la vératrine sur le cœur de la grenouille [suite et fin de l'expérience de la figure 64].

Intermittences, diminution d'amplitude et tendance à l'arrêt. La mort est survenue peu de temps après la prise du dernier tracé [Expérience faite au mois de décembre].

myocarde sous l'influence de la vératrine. Seulement, on observe ici un fait intéressant, au point de vue physiologique tout au moins, c'est que le cœur meurt très longtemps après le reste de l'organisme, et, chez la grenouille, on peut voir persister l'activité cardiaque deux ou trois heures après la mort du reste de l'organisme. A la période ultime, des excitations, même très intenses, ne réveillent pas les battements, alors que le myocarde donne encore, spontanément, quelques contractions. Les réflexes ont complètement disparu; et on peut constater l'arrêt des cœurs lymphatiques avant l'arrêt du cœur sanguin.

L'irritation des sinus veineux, l'excitation des pneumogastriques, l'injection de muscarine n'exercent aucune influence sur la marche de l'empoisonnement. La vératrine fait cesser immédiatement, ainsi que je vous l'ai déjà dit, l'arrêt du cœur déterminé par la muscarine, tandis que l'ésérine, l'atropine et le curare ne modifient en aucune façon l'action de la vératrine sur le cœur. Deux substances seulement sont capables de prendre possession, suivant l'expression dont j'aime à me servir, du système nerveux de l'animal et d'empêcher l'action de la vératrine sur l'organisme : c'est, d'une part, le potassium et, d'autre part, le baryum. Ce fait n'est pas sans quelque intérêt au point de vue de la physiologie de ces métaux, et au point de vue de la physiologie de quelques autres substances médicamenteuses, et notamment de la digitale; car nous allons avoir l'occasion, à propos de l'étude de ce dernier produit, de faire, à un certain moment de cette étude, un parallèle entre l'action exercée sur le système musculaire par la digitale et l'action déterminée sur le même système musculaire par le potassium. Du reste, ce rapprochement entre le vératrum et la digitale se précise encore lorsqu'on expérimente sur les mammifères. Sous l'influence de très petites doses, on note, en effet, l'accélération des contractions cardiaques, l'élévation de la pression artérielle, de l'irrégularité des contractions, enfin la paralysie du myocarde. Chez les fébricitants, on observe un ralentissement notable du pouls, et l'action défervescente de la vératrine était autrefois très fréquemment mise à contribution. L'analogie avec l'action de la digitale se poursuit encore en ce que les contractions auriculaires ne sont pas influencées, tandis que le volume des ventricules peut diminuer de moitié, en même temps que leurs contractions deviennent irrégulières, péristaltiques.

Le système nerveux est intéressé par la vératrine, mais influencé d'une façon particulière. La vératrine exerce une excitation intense sur les extrémités périphériques des nerfs sensitifs, et cette excitation se traduit nettement par un ensemble de phénomènes qui sont exactement les mêmes, quelle que soit la façon dont la vératrine est introduite et circule dans l'organisme : ce sont des éternuements, de la toux, des picotements, des démangeaisons, des brûlures, tous indices d'action réflexe due précisément à l'influence locale exercée par la vératrine une fois qu'elle s'est disséminée dans l'organisme et qu'elle arrive au contact des extrémités nerveuses. A cette excitation, succède une analgésie plus ou moins accentuée. Il ne se produit pas d'action centrale, sauf peut-être à la fin de l'intoxication, et encore les phénomènes qu'on peut observer à ce moment peuvent-ils être, dans une certaine mesure tout au moins, interprétés par suite d'un affaiblissement de la circulation.

La respiration varie dans le même sens que le cœur, et je vais vous montrer tout à l'heure des graphiques de respiration prouvant que les éléments musculaires intervenant dans l'acte de la respiration

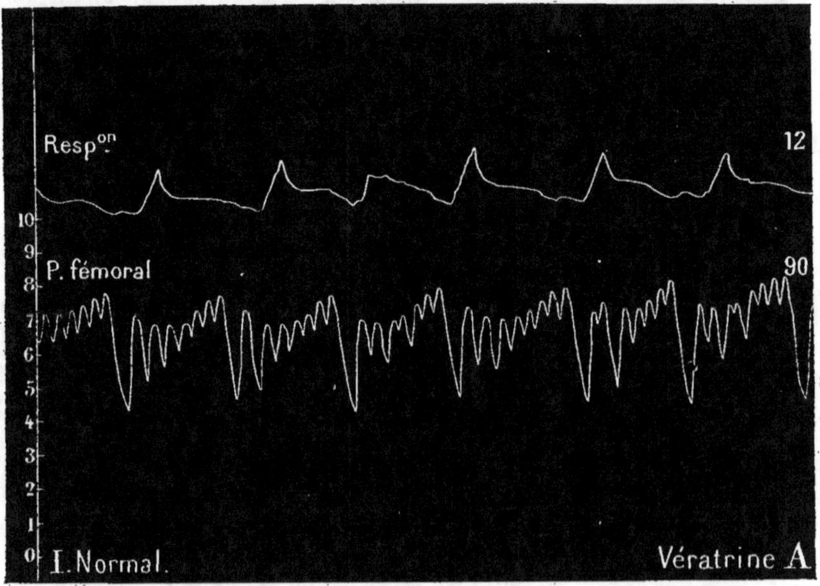

Fig. 66. — Action de la vératrine sur la tension sanguine et la respiration chez le chien.

Chien de 14 kilos, chloralosé. Injection veineuse, par la saphène, de 8 milligrammes de vératrine, dissous dans 200 centimètres cubes de sérum, en quatre portions de 2 milligrammes chaque, à 2 h. 10, 2 h. 40, 3 h. 10 et 3 h. 40. — Grâce à la dilution de la solution injectée, l'action irritante locale peut être considérée comme nulle. — Pression dans la fémorale avec l'hémodynamomètre de Ludwig. Respiration avec le pneumographe de Paul Bert. En raison du dispositif expérimental, les courbes respiratoires sont retournées; et l'inspiration, au lieu de correspondre, comme dans les tracés habituels, à une courbe descendante, se traduit par une courbe ascendante.
A. — Tracé normal, avant l'injection. Pulsations 90, respirations 12 [*Réduction de moitié.*]

sont influencés par la vératrine et ont de l'importance dans les manifestations que la vératrine produit à cet égard. D'autre part, il faut également tenir compte de l'excitation des extrémités périphériques des nerfs vagues dans les poumons pour interpréter l'accélération respiratoire du début. Ce qui le prouve, c'est que la section des pneumogastriques empêche cette accélération.

Sous l'influence des doses élevées, on observe immédiatement du ralentissement et de l'arrêt par suite de la paralysie des pneumogastriques dans leur portion centrale, dans le bulbe, et à leur périphérie, dans les poumons; et, sous l'influence des doses faibles,

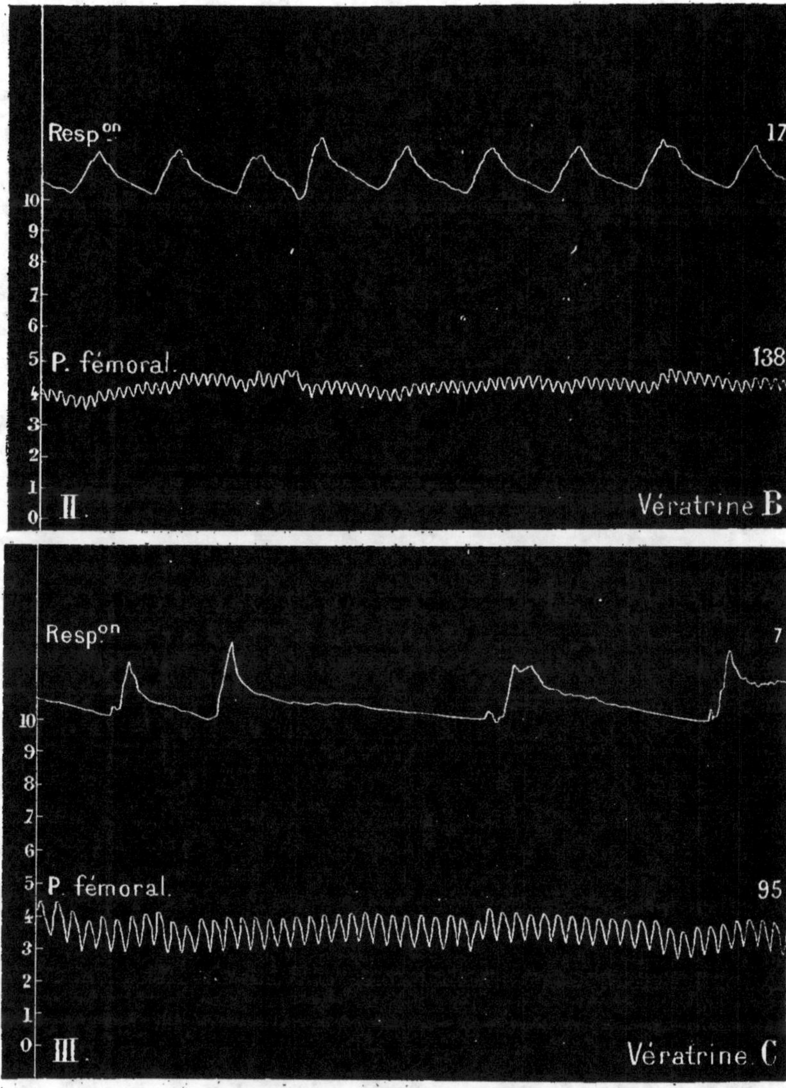

Fig. 67. — Action de la vératrine sur la tension sanguine et la respiration chez le chien
[suite de l'expérience de la figure 66].

B. — Dix minutes après la première injection. Augmentation considérable du nombre des contractions cardiaques (138) qui diminuent d'amplitude et ne sont plus que faiblement influencées par les mouvements respiratoires. Abaissement notable de la tension sanguine. Respiration régulière et accélérée (17).

C. — Cinq minutes après la seconde injection et trente-cinq minutes après la première. Le nombre des contractions cardiaques a diminué (95) et tend à se rapprocher de la normale. Leur amplitude a augmenté et la tension sanguine a encore légèrement baissé. Respiration ralentie (7), pénible, brusque, irrégulière [*Réduction de moitié*].

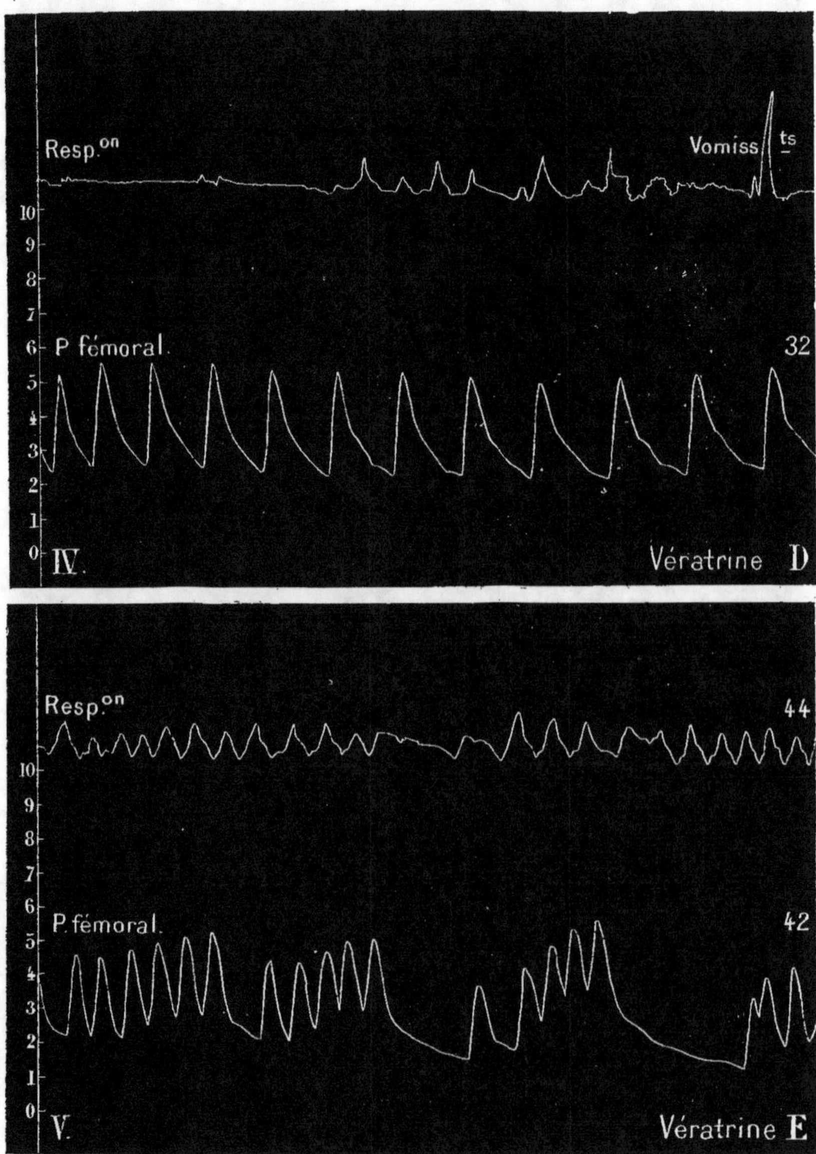

Fig. 68. — Action de la vératrine sur la tension sanguine et la respiration chez le chien [suite de l'expérience des figures 66 et 67].

D. — Quinze minutes après la seconde injection et quarante-cinq minutes après la première. Les contractions cardiaques se ralentissent de plus en plus (32) tandis que leur amplitude devient considérable. La tension artérielle moyenne reste à peu près stationnaire. La respiration est presque suspendue, convulsive, et il se produit des vomissements.

E. — Dix minutes après la troisième injection, quarante minutes après la seconde, une heure dix après la première. Légère augmentation du nombre des contractions cardiaques (42) avec quelques intermittences. La tension artérielle a baissé légèrement. Respiration dyspnéique, courte, précipitée (44) [*Réduction de moitié*].

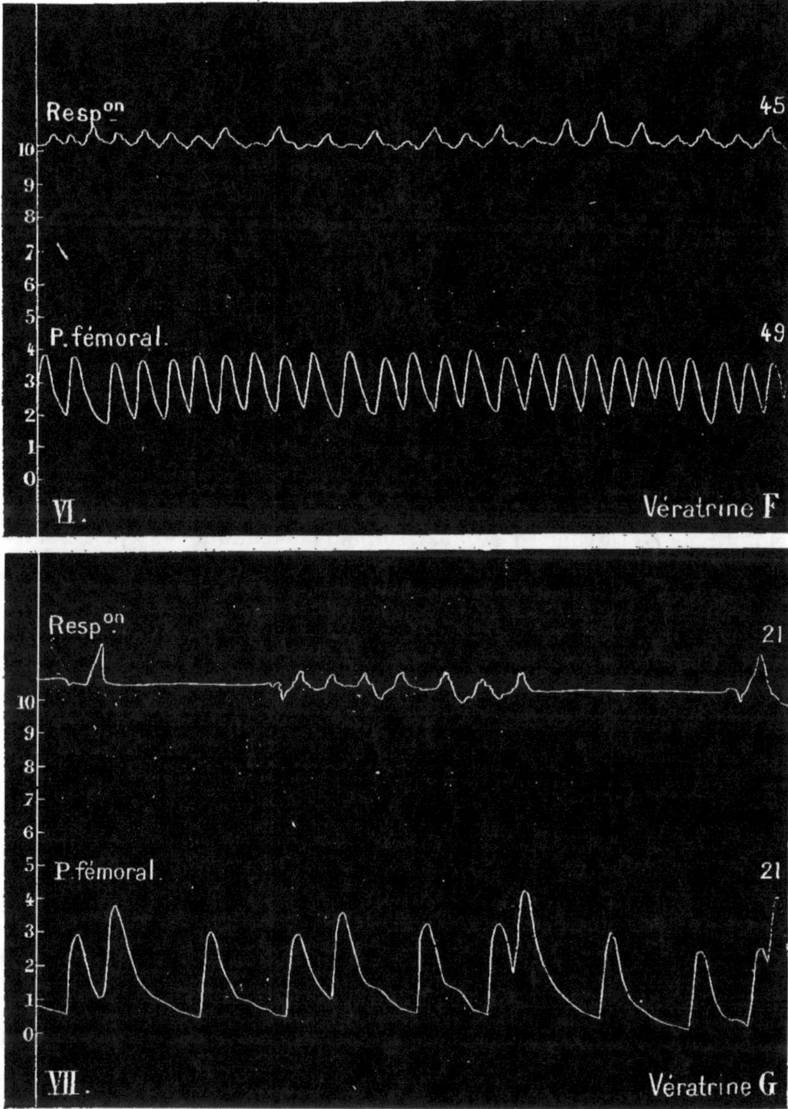

Fig 69. — Action de la vératrine sur la tension sanguine et la respiration chez le chien [suite et fin de l'expérience des figures 66, 67 et 68].

F. — Vingt-cinq minutes après la troisième injection, cinquante-cinq minutes après la seconde, une heure vingt-cinq après la première. Légère augmentation du nombre (49) mais surtout régularisation des contractions cardiaques. La tension artérielle a encore légèrement baissé. La respiration est toujours dyspnéique (45) et devient plus superficielle.

G. — Cinq minutes après la quatrième injection, trente-cinq minutes après la troisième, une heure cinq après la seconde, une heure trente-cinq après la première. Ralentissement des contractions cardiaques (21) avec intermittences de plus en plus nombreuses. La tension artérielle tombe presque à zéro par instants. La respiration est superficielle et intermittente. Cet état se maintient assez longtemps avec alternatives de régularisation, puis il se produit un brusque arrêt du cœur; à ce moment la respiration est déjà suspendue [*Réduction de moitié*].

on voit se produire les manifestations progressives dénotant l'action
de la vératrine sur les éléments musculaires, c'est-à-dire qu'après
avoir passé par une période d'accélération, on voit survenir, peu à
peu, une période de ralentissement très considérable. Les mouvements respiratoires sont profonds et spasmodiques, entrecoupés de
pauses très prolongées, par suite du lent retour au repos des fonctions
musculaires inspiratrices. La manière dont la respiration s'accomplit
présente une étroite ressemblance avec la façon dont s'effectuent les
mouvements respiratoires après section des nerfs vagues. Dans ces
conditions, la ventilation pulmonaire devient de moins en moins
complète, et l'asphyxie vient bientôt compliquer les phénomènes
(Fig. 66 à 69).

Tous ces phénomènes sont en accord, en corrélation avec l'abaissement thermique très remarquable que la vératrine peut déterminer.
On peut aisément réaliser, au point de vue thérapeutique, un abaissement de 3° à 5° au moyen de l'administration de la vératrine ou de
teinture de vératrum. Cet abaissement thermique est justiciable,
d'une part, de la lenteur et de la paresse des contractions musculaires, du ralentissement et de l'affaiblissement respiratoire et circulatoire qui est une conséquence même de ces phénomènes musculaires,
et, d'autre part, de la déperdition considérable par les diverses
sécrétions et excrétions qui sont très fortement accrues sous
l'influence de la vératrine. On observe, en effet, une hypercrinie
salivaire et intestinale extrêmement intense, comparable, dans une
très étroite mesure, aux hypercrinies de même genre déterminées
par la colchicine. On observe également de la diurèse et des sueurs
qui sont très souvent accompagnées de sudamina. Aussi cette action
défervescente de la vératrine était-elle autrefois assez généralement
utilisée; et dans l'étude faite par OULMONT, que je vous ai signalée,
ce fait de l'action hypothermisante, énergique et efficace, de la vératrine a été très bien mis en lumière.

Xᵉ LEÇON

GÉNÉRALITÉS SUR LES MÉDICAMENTS CARDIACO-VASCU-LAIRES. — MODES D'ACTION. — INFLUENCE DE LA CONCENTRATION MOLÉCULAIRE. — INNERVATION DU CŒUR. — IMPORTANCE DE LA DÉTERMINATION EXACTE DES MÉCANISMES DE L'ACTION DES SUBSTANCES MÉDI-CAMENTEUSES.

Les Vératrums, dont je viens de terminer l'étude, m'amènent à parler aujourd'hui d'un groupe de substances dont l'importance est considérable au point de vue thérapeutique. En effet, dans les précédentes leçons de cette année, nous avons eu surtout à nous occuper de substances intéressant la toxicologie beaucoup plus que la thérapeutique; et si j'ai fait une étude un peu étendue des vératrums, plus étendue certainement que ne le comporte leur emploi en thérapeutique, cela m'a paru absolument nécessaire pour servir en quelque sorte de préface à l'étude de ces substances appelées névro-musculaires, parmi lesquelles se trouvent des médicaments de première importance. Ce groupe est, en effet, constitué, d'une part, par les vératrums dont l'action sur le système nerveux prédomine très sensiblement l'action sur le système musculaire; mais, au fur et à mesure que nous allons avancer dans l'étude de ce groupe, nous allons voir le phénomène inverse se produire, c'est-à-dire l'action sur le système musculaire primer de beaucoup l'action sur le système nerveux.

Les plus importants médicaments de ce groupe sont constitués par la digitale et les digitaliques; c'est vous dire, par conséquent, l'importance considérable au point de vue thérapeutique, au point de vue de la matière médicale et au point de vue toxicologique, que présente l'étude des substances dont nous allons nous occuper actuellement. A côté de la digitale, nous étudierons le strophantus qui s'en rapproche par un très grand nombre de points, dont on pourrait faire une étude superposable en quelque sorte à celle de la digitale; puis nous étudierons ensuite, sous le nom de groupe des digitaliques, un certain nombre de substances qui ont reçu des applications plus ou moins importantes en thérapeutique : je veux parler du muguet, du genêt, de la coronille et de quelques autres substances que l'on peut avoir à faire intervenir dans la pratique médicale.

Puis cette étude nous amènera, en quelque sorte tout naturellement, à celle de produits qui ont été proposés comme succédanés de la digitale et des digitaliques : je veux parler du groupe des caféiques, dont l'importance thérapeutique ressort suffisamment. Nous serons ainsi conduits à l'étude du seigle ergoté et enfin à celle de ces substances particulièrement intéressantes, quoique peu connues jusqu'ici, englobées sous la dénomination de *Saponines* et de *Sapotoxines*, substances qui, si elles n'ont pas encore, pour la plupart, d'application en thérapeutique, revêtent une importance considérable, non seulement au point de vue toxicologique, mais même au point de vue de l'hygiène, en raison des accidents que détermine parfois leur mélange fortuit à des substances alimentaires.

Les principes actifs de ces différentes substances sont constitués, pour quelques-unes, par des alcaloïdes ou par des pseudo-alcaloïdes, pour ainsi dire des alcaloïdes hybrides, c'est-à-dire par des composés azotés. Mais la majeure partie des principes actifs des substances dont nous allons nous occuper est constituée surtout par des principes neutres non azotés, le plus souvent des glucosides, dont le type pourrait être choisi parmi les principes actifs existant dans la digitale.

L'action particulièrement intéressante, au point de vue physiologique, de ces principes actifs, tant sur le système musculaire que sur le système nerveux, en fait des modificateurs cardiaques, ou, pour parler plus exactement, des modificateurs cardiaco-vasculaires dont l'importance est considérable au point de vue de leur utilisation en thérapeutique, mais dont l'étude ne saurait être entreprise sans que je vous rappelle, au préalable, quelques points généraux de la physiologie du cœur et de la circulation ; et c'est précisément à cette étude que nous allons consacrer notre réunion d'aujourd'hui.

Il serait, en effet, absolument impossible d'interpréter la plupart des résultats expérimentaux que j'aurai à vous montrer relativement à la digitale, résultats expérimentaux dont la certitude est maintenant bien établie grâce aux belles recherches de François-Franck, si je ne vous présentais pas, auparavant, une vue très nette et très résumée de la façon dont le système circulatoire peut être intéressé par des modifications provoquées au moyen d'agents d'ordre physique aussi bien que par l'intervention d'influences médicamenteuses.

Les médicaments peuvent agir sur le cœur par quatre mécanismes différents. En premier lieu, le cœur peut subir l'impression d'un sang médicamenteux, c'est-à-dire chargé d'une substance active, laquelle modifie plus ou moins la sensibilité de l'endocarde, d'où résultent, nécessairement, des changements corrélatifs dans le rythme des contractions du myocarde.

En second lieu, le cœur est influencé encore par les qualités du sang modifié qui lui est apporté par les artères coronaires, et ces qualités dépendent précisément, pour certaines des substances dont nous aurons à faire l'étude, surtout les saponines et les sapotoxines, de modifications parfois profondes apportées par ces substances dans la composition chimique du sang. D'un autre côté, ce sang ainsi modifié détermine aussi une réaction particulière de la part de chacun des tissus et des grands appareils, et, tout naturellement, le système nerveux, en raison de sa grande susceptibilité à cet égard, supporte l'un des premiers l'effort de ces modifications de la composition chimique du sang; il en résulte parfois une exagération des modifications éprouvées par l'appareil circulatoire.

En troisième lieu, le cœur peut être affecté par une action réflexe des rameaux gastriques du nerf vague, retentissant sur les rameaux cardiaques à la suite de l'introduction de substances médicamenteuses ou de substances irritantes quelconques dans l'estomac. Il s'agit alors d'une action absolument primitive, antérieure à l'absorption, une action propulsive, mais dont il faut cependant tenir compte et qui, dans un certain nombre de circonstances, se manifeste par des modifications très nettes de la mécanique cardiaque.

Enfin, en dernier lieu, le cœur peut éprouver le retentissement de l'impression médicamenteuse perçue par un autre appareil, et ce retentissement se fait nécessairement par la voie du système nerveux.

Les résultats de ces influences consistent en modifications que l'on peut prévoir d'avance : il ne peut s'agir que d'accélération, de ralentissement, de modifications de rythme et d'énergie. Tous les stimulants augmentent l'activité et l'énergie du myocarde, et on en a une preuve très simple dans ce fait, facile à vérifier, que, chez un individu impressionnable, par exemple, un peu d'alcool introduit dans l'estomac suffit pour accélérer le pouls, et cela bien avant que cette accélération puisse être mise sur le compte d'une absorption. L'impression réflexe est complétée par l'absorption qui vient très rapidement continuer et renforcer l'influence première déterminée par cette action de contact avec les extrémités périphériques du pneumogastrique dans l'estomac, en raison de la vitesse avec laquelle s'effectue la circulation qui réalise un circuit complet dans l'espace de vingt-cinq secondes. Tous ces phénomènes sont, naturellement, sous la dépendance fort étroite de questions en apparence secondaires, ou, pour mieux dire, personnelles; je veux parler de la susceptibilité individuelle, qui modifie, dans des proportions considérables, la vitesse et la modalité réactive avec lesquelles se fait cette impression.

Mais je veux attirer surtout votre attention sur un point dont l'importance commence à peine à être envisagée et qui, cependant, permet déjà de prévoir des résultats d'une importance capitale. Je fais allusion en ce moment à la *Concentration moléculaire*, c'est-à-dire le nombre des molécules en dissolution dans un litre d'eau, et aux relations qui peuvent exister entre cette concentration moléculaire d'une substance minérale ou organique et sa réaction physiologique.

L'expérience démontre qu'au point de vue des propriétés des solutions, au point de vue physique, le nombre de molécules en dissolution par litre de liquide détermine l'intensité de la pression osmotique, la valeur de la conductibilité électrique, ainsi qu'un certain nombre d'autres phénomènes physiques qui sont — le fait est absolumeut démontré maintenant — en relation nécessaire avec ce titre de la solution, c'est-à-dire cette valeur de la concentration -moléculaire ou du nombre de molécules existant dans la solution. Il était logique de penser que l'action physiologique déterminée sur l'organisme par une substance active pouvait, dans une certaine mesure, dépendre du même facteur; le fait a été constaté, au moins pour certains composés minéraux, et il n'est certainement pas extraordinaire d'étendre cette interprétation à des composés organiques. Ces faits ont été vérifiés, en ce qui concerne le bromure de potassium, par mon regretté collègue le Prof. STOKVIS, d'Amsterdam. Il a démontré, en utilisant le cœur de grenouille dans lequel il pratiquait la circulation artificielle avec un sang de bœuf défibriné additionné, dans la proportion de un quart, d'une solution de chlorure de sodium à 7 p. 1000, et en ayant soin de maintenir ce cœur à une température constante pour éviter les variations résultant des différences thermiques, et, d'autre part, en observant rigoureusement l'isotonie des liquides, il a démontré que le titre de la solution en bromure de potassium possédait une importance de premier ordre dans la production des phénomènes par lesquels le myocarde répondait à l'influence de la solution. Il est ainsi arrivé à cette conclusion que l'intensité de l'action sur le cœur dépend exclusivement, uniquement du nombre de molécules en solution, c'est-à-dire du titre de la solution, le titre étant entendu ici, comme je le disais tout à l'heure, relativement à la concentration moléculaire. Il a démontré, par une série d'expériences très bien conduites et très délicates, que 100 grammes de cœur vivant de grenouille étaient infailliblement arrêtés sous l'influence de 2 à 3 milligrammes de bromure de potassium, à la condition que ce poids de substance active fût contenu dans un volume rigoureusement déterminé — dans l'espèce, 1 centi-cube — de sang défibriné circulant, et que, toutes les fois qu'on dépassait ce titre, qu'on pourrait appeler le *titre critique*, lorsque la quantité de sel en dissolution était plus considérable, mais que la solution était plus diluée, le cœur ne répondait plus du tout de même façon, qu'il était bien affecté dans une évidente mesure par le passage du bromure de potassium, et probablement par le potassium en particulier, mais qu'il ne s'arrêtait pas comme il le fait infailliblement et presque immédiatement lorsque le titre de la solution est de 2 à 3 grammes de bromure de potassium par litre de sang circulant.

Ce fait nécessite quelques explications. En ce qui concerne le bromure de potassium, la *Solution normale*, par rapport à la concentration moléculaire, serait de 119 grammes par litre d'eau, le chiffre 119 représentant le poids moléculaire KBr. En utilisant comme dissolvant le sang défibriné et chloruré dans les conditions précitées, l'expérience démontre que toutes les fois que ce liquide circulant dans le cœur de grenouille renferme 2 milligrammes et au-dessus, par centi-cube, le cœur s'arrête irrévocablement et presque immédiatement. Cette solution à 2 p. 1000 représente le cinq-cent-quatre-vingt-quinzième de la solution normale, soit $\frac{N}{595}$. De sorte que l'on peut qualifier de *léthales* les solutions de bromure de potassium mises en contact avec le myocarde, à partir d'une dilution sensiblement égale au six-centième de la solution normale. Ce qui montre bien l'existence d'un véritable *Point critique*, comme je m'exprimais tout à l'heure, c'est qu'une solution à 1 gr. 81 p. 1000, chiffre aussi voisin que possible du chiffre mortel 2 p. 1000, peut être maintenue en contact avec le cœur pendant plus de quatre heures sans provoquer son arrêt définitif, l'influence du bromure se traduisant seulement par une extrême faiblesse. L'action exercée par le bromure de potassium se manifeste dès que le sang chargé de sel vient au contact de la paroi interne du myocarde. Aux doses mortelles, l'énergie des contractions, et par conséquent le débit du cœur, est affecté d'emblée et, dans l'espace de dix à vingt secondes, le travail utile du myocarde est anéanti. La fréquence des contractions devient, au contraire, plus considérable.

De même que nous sommes habitué à l'observer sous l'influence des doses fortes et faibles, l'action déterminée par le bromure de potassium peut aboutir à deux phénomènes opposés : l'influence exercée par les solutions aux titres de $\frac{N}{657}$ (1 gr. 81 p. 1000) à $\frac{N}{838}$ (1 gr. 42 p. 1000) est franchement paralysante, tandis que les solutions aux titres de $\frac{N}{1190}$ (1 gr. p. 1000) et au-dessous se montrent plutôt excitantes, au moins au début de leur action, car, après quarante à cinquante minutes de circulation, l'exagération de fréquence fait place à des irrégularités de rythme, tandis que l'énergie musculaire va s'affaiblissant graduellement du début à la fin de l'expérience.

Les solutions paralysantes donnent une chute rapide et instantanée du débit, mais le myocarde conserve son mouvement rythmique pendant deux à trois heures, avec des contractions extrêmement faibles et superficielles.

J'ajoute que la cryoscopie démontre que l'addition de petites quantités de bromure de potassium comme celles que je viens d'indiquer, à du sang défibriné et additionné de sérum chloruré à 7 p. 1000, ne produit aucun changement appréciable de la concentration moléculaire. D'autre part, le sang défibriné et dilué de sérum chloruré, avec ou sans addition de bromure de potassium, présente une isotonie identique et parfaite.

Stokvis avait fait, entre les solutions salines telles que celles dont il se servait et les éléments anatomiques, une comparaison extrêmement ingénieuse et juste. Pour lui, l'élément anatomique ne serait autre chose qu'une solution extrêmement complexe et dont la composition change constamment. Cette solution est constituée surtout par des éléments colloïdes à poids moléculaire énorme à côté de molécules d'un poids moléculaire relativement minime, et vous savez que l'isotonie de ces éléments colloïdes est fortement influencée par la présence d'un élément salin en dissolution qu'on fait intervenir. La composition de cette solution change constamment, ses molécules ne sont jamais en repos, mais le tout présente néanmoins un système d'équilibre qui constitue les propriétés vitales spécifiques. Ce système d'équilibre instable est capable de subir, plus ou moins facilement, des modifications souvent intenses par l'intervention de causes physico-chimiques, au nombre desquelles le mouvement vibratoire moléculaire causé par l'introduction d'un corps étranger dans la solution possède une importance prépondérante.

Il est très difficile de déterminer les titres de ces concentrations pour des solutions de composés organiques; et cela pour deux raisons : d'une part, parce que lorsqu'il s'agit de composés tels que la Strophantine, avec laquelle Stokvis avait commencé ses premiers essais, le poids moléculaire est considérable et capable d'affecter l'isotonie des solutions; d'autre part, il est absolument indispensable, pour que ces réactions physiologiques se produisent, que le corps soit en dissolution. Or, nous allons apprendre bientôt, en ce qui concerne la digitaline, que l'insolubilité de cette substance est particulièrement remarquable, qu'elle peut même être comparée à l'insolubilité du sulfate de baryte, qui passe cependant pour le type des corps insolubles. Et en effet, nous verrons que l'insolubilité de la digitaline est telle que, même en la faisant bouillir en présence d'une très grande quantité d'eau distillée, cette eau ne détermine même pas la plus légère saveur d'amertume, qui est cependant si sensible pour peu qu'une trace de digitaline existe dans la dissolution.

Il faut donc qu'il y ait une solubilisation des corps pour que l'action physiologique se produise, et ce fait me fait revenir à cette considération que j'ai développée devant vous, à propos de l'action de la colchicine et de certains principes des vératrums, que c'est précisément au cours des modifications subies dans l'organisme par un certain nombre de ces substances actives, mais peu solubles ou insolubles, que se produisent les phénomènes physiologiques qui sont la démonstration de la circulation de ces substances dans l'organisme.

D'ailleurs, j'ajoute tout de suite, et j'aurai à rappeler votre attention sur ce sujet, qu'en ce qui concerne la digitaline, on n'a jamais pu prouver l'issue de ce corps en nature par les différents émonctoires de l'organisme. Il est donc absolument certain que cette substance, qui agit avec une intensité considérable, comme nous le verrons, subit dans l'organisme des modifications qui nous sont encore inconnues, et que c'est effectivement au cours de ces modifications que se produisent les manifestations physiologiques qui impriment à l'action de la digitaline un caractère tout à fait particulier.

Cette prise en considération de la concentration moléculaire des solutions, relativement à leur action physiologique, permet précisément, à mon avis, d'expliquer certains phénomènes qui paraissaient contradictoires. Autrefois, Poiseuille dans ses essais de détermination de l'action des substances médicamenteuses en fonction de leurs propriétés physico-chimiques, ou plutôt physico-mécaniques, était arrivé à ce résultat, en apparence paradoxal, que les solutions d'azotate de potasse activaient la circulation, alors que les solutions d'alcool la retardaient. Ce sont là des résultats absolument contradictoires avec les faits observés et les expériences; et il est fort probable que ces phénomènes tiennent précisément à ce que l'état de concentration moléculaire des solutions n'avait pas été respecté. Si l'on reprenait ces recherches en tenant compte des données dont je viens d'essayer de vous fournir une idée, il est fort probable que ces faits, en apparence paradoxaux, s'expliqueraient tout naturellement.

Parmi les médicaments cardiaques que nous allons avoir à étudier, un certain nombre possèdent la dénomination de *Toniques du cœur*. Ce sont les cardiaques proprement dits, en tête desquels se place la digitale, mais, en réalité, il n'existe pas d'excitants ni de sédatifs spéciaux du cœur; tous les phénomènes qu'on peut observer, en ce qui concerne l'action des substances médicamenteuses sur cet appareil, ne sont que des cas particuliers des médications excitantes ou des médications sédatives. L'excitation, d'ailleurs, suppose la dépense et non la réparation, et nous aurons à nous expliquer sur ce point, plus tard, en ce qui concerne l'action de la caféine. Relativement à ces excitants, l'action sur le cœur est toujours efficace, que le cœur soit arrêté subitement ou non. Quant aux sédatifs du cœur, ils devraient plutôt porter le nom de dépresseurs de l'activité cardiaque. Nous en avons déjà rencontré un certain nombre au cours de nos études; je vous citerai l'aconit, le vératrum, et parmi les corps que nous n'avons pas encore étudiés, l'antimoine, le bromure de potassium, — dont l'action est très probablement afférente au potassium bien plus qu'au bromure lui-même, — le plomb, le baryum et différentes variétés de saponines.

Parmi les substances agissant à titre d'excitants de la mécanique cardiaque, on peut citer les alcools, les huiles essentielles, l'opium, les ammoniaques composées, les bases de la série xanthique, — et cela présente un intérêt d'autant plus considérable, en ce qui concerne certaines de ces bases, que leur action physiologique pourrait, en quelque sorte, être superposée à celle des caféiques. Ces bases de la série xanthique, telles que la créatine et la créatinine, qui existent normalement dans l'organisme, jouent, au point de vue de l'entretien du bon fonctionnement de la mécanique cardiaque, un rôle extrêmement important et sans lequel le cœur faillirait certainement à ses fonctions habituelles. Je vous citerai encore parmi ces excitants cardiaques : la quinine, le chloral, la quassine, la plupart des antithermiques lorsqu'on les emploie à doses faibles, enfin les caféiques et les digitaliques qui sont les types les plus constants et les plus accentués de ces médicaments.

La circulation peut être modifiée de deux façons différentes : d'abord, par action sur le système nerveux central ou sur le système nerveux intracardiaque; et en second lieu, par une action spéciale exercée sur la tunique musculaire. A ce dernier point de vue, l'exemple du seigle ergoté s'impose en quelque sorte, et fait mieux ressortir les différences qui peuvent exister entre l'action vasculaire exercée sous l'influence du système nerveux et celle exercée sous l'influence à peu près exclusive de la tunique musculaire. Mais les toniques du cœur agissent, tout à la fois, sur les systèmes nerveux et musculaire; et nous verrons, en effet, que, pour la plupart de ces substances médicamenteuses, on peut faire une dissociation et évaluer, d'un côté, l'action exercée sur le système nerveux et, d'autre part, l'action exercée sur le système musculaire. La digitale, les caféiques, le seigle ergoté constituent de remarquables exemples de la dissociation expérimentale de ces phénomènes. Cette étude est parfois très difficile, l'action cardiaque d'un médicament se confondant avec toutes les modifications morbides ou accidentelles que le cœur, cet organe si impressionnable, est susceptible de présenter.

Avant d'entrer dans l'étude détaillée de l'action physiologique de ces substances médicamenteuses, il est nécessaire que je vous rappelle, en quelques mots, les faits absolument établis maintenant, au point de vue physiologique, relativement à l'innervation du cœur.

Cette innervation, dont les origines sont différentes, répond à deux influences opposées; on distingue : l'innervation accélératrice et l'innervation modératrice. L'innervation accélératrice est fournie par le sympathique : par l'intermédiaire du cordon cervical au cou, du ganglion cervical supérieur, du ganglion cervical inférieur et des deux premiers ganglions dorsaux. De plus, il existe aussi dans le tronc même du pneumogastrique, ce modérateur par excellence du cœur, des fibres accélératrices, ainsi que l'ont démontré un certain nombre de faits expérimentaux. En effet, lorsque sous l'influence de substances toxiques particulières, telles que la niconitine, le curare, mais surtout l'atropine, on est arrivé à déterminer la paralysie des fibres d'arrêt du pneumogastrique, on peut constater alors que la faradisation de ce nerf ainsi en puissance de la substance toxique ne détermine plus l'arrêt ou la modération de la mécanique cardiaque, mais au contraire une accélération d'une nature particulière qui se traduit précisément par un raccourcissement particulier de la diastole et une secousse systolique plus brusque.

A côté de ces faits, lorsque le pneumogastrique est soumis, en totalité, à une action excitante, telle que la faradisation, par exemple, on détermine, au contraire, un arrêt du cœur; mais cet arrêt du cœur présente quelques particularités fort intéressantes, et, entre autres, ce phénomène que l'expansion diastolique est notablement plus considérable qu'elle ne l'est à l'état normal, et que, en même temps que cette action d'arrêt, il se produit une action antitonique déterminée par cette excitation du vague. C'est ce que démontrent avec la plus entière évidence les tracés ci-après (Fig. 70, 71 et 72).

Mais un phénomène montrant encore beaucoup mieux l'atonie ventriculaire qui se produit dans ce cas, réside dans la provocation d'insuffisances tricuspidiennes sous l'influence de l'excitation centrifuge du nerf vague. Le tracé suivant montre que chaque systole du ventricule droit ralenti, distendu et mis en état de résistance insuffisante, projette une ondée en retour dans l'oreillette droite.

L'innervation sensitive ou modératrice du cœur ne dépend pas seulement des pneumogastriques; elle a pour principal agent le nerf dépresseur ou nerf de Cyon, qui est un des rameaux cardiaques supérieurs du pneumogastrique qui prend son origine réelle dans les ganglions jugulaire et plexiforme, tandis que ses fibres motrices prennent leur origine dans la profondeur même de la moelle allongée. Il paraît soit naître directement du vague, soit formé par la réunion d'une branche du laryngé supérieur avec une autre branche du vague. Ce nerf de Cyon possède, au point de vue de l'action dépressive, une influence très importante; l'excitation du bout central provoque le ralentissement réflexe par la voie des pneumo-

gastriques et la chute de pression artérielle par suite de la vaso-dilatation périphérique intense qui se produit dans ces conditions, en
même temps qu'une augmentation d'amplitude de la respiration et
des phénomènes douloureux qui se traduisent par des cris lorsqu'on
expérimente chez les animaux. Mais, d'après les recherches de

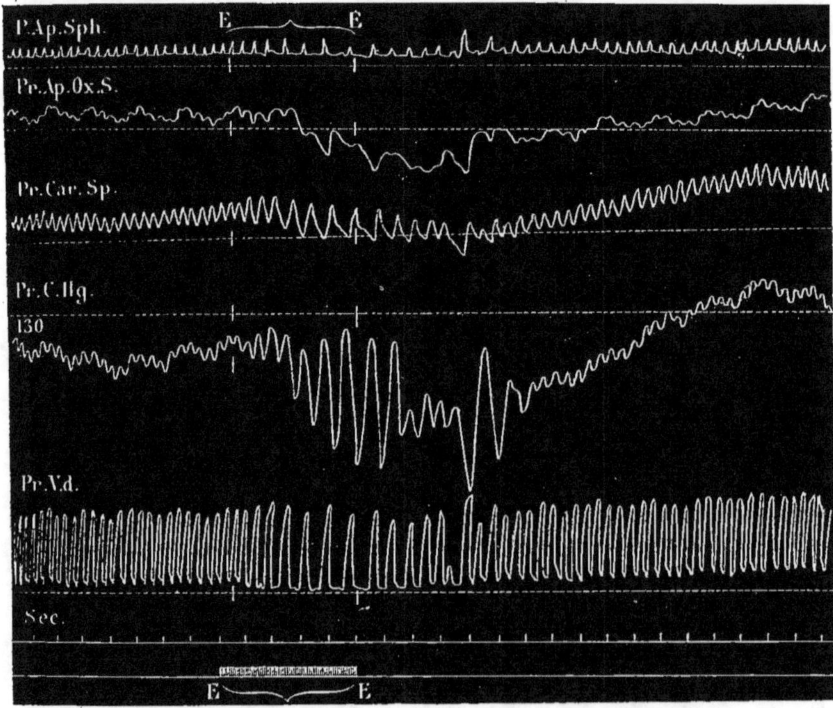

Fig. 70. — Action atonique du nerf vague sur le myocarde démontrée
par la dépression diastolique ventriculaire droite.

Pr. V. d., pression intra-ventriculaire droite. — *Pr. C. Hg.*, pression artérielle dans la carotide au
manomètre à mercure. — *Pr. Car. Sp.*, pression artérielle dans la carotide au sphygmoscope. —
Pr. Ap. Ox. S., pression artérielle dans l'artère pulmonaire au manomètre à oxalate de soude. —
P. Ap. Sph., pression artérielle dans l'artère pulmonaire au sphygmoscope. — *EE*, excitation
du bout périphérique du vague gauche. — Dépression diastolique associée à la diminution d'activité systolique et au ralentissement (combinaison des effets ralentissant et atonique). Les
minima diastoliques de la courbe de pression intra-ventriculaire (*Pr. V. d.*) s'abaissent notablement, jusqu'à devenir tangents à une abscisse dont ils étaient assez écartés auparavant et dont.
ils s'éloignent ensuite graduellement après que l'action cardio-atonique, provoquée par l'excitation du vague, a cessé. [D'après M. François-Franck.]

M. François-Franck, le nerf dépresseur ne serait pas le seul nerf
sensitif du cœur. Il base cette opinion sur ce qu'après la section des
deux nerfs dépresseurs, l'irritation de l'endocarde par des substances
telles que la solution d'hydrate de chloral, par exemple, produit
encore l'arrêt de la respiration; et cet arrêt ne se produit plus,
lorsqu'on sectionne préalablement les pneumogastriques à la base du

crâne. Il s'ensuit donc qu'il y a encore des filets sensitifs contenus dans le tronc même du pneumogastrique, comme nous venons de voir tout à l'heure qu'il y avait des filets accélérateurs contenus dans ce même tronc.

Bien plus, il y a encore dans le cœur des filets sensitifs dont l'action est précisément inverse de celle du nerf de Cyon. Ainsi,

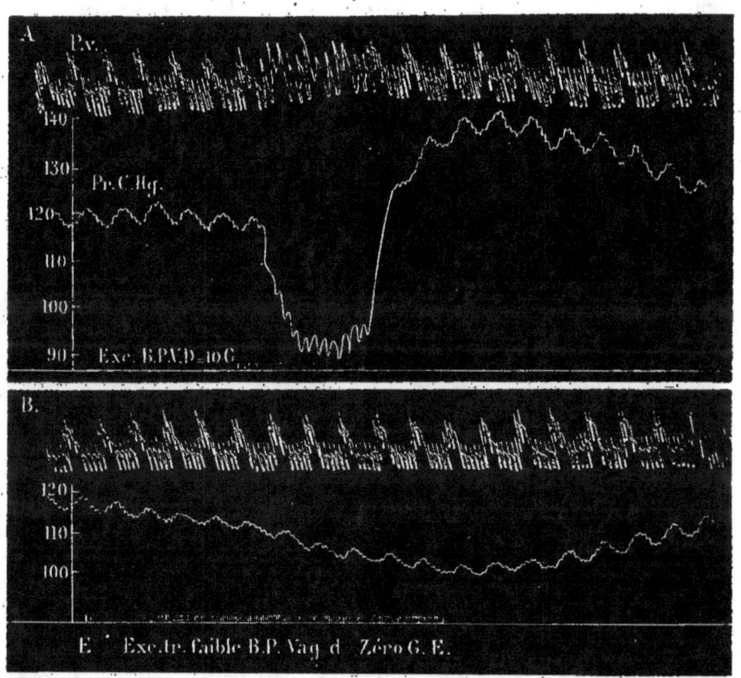

Fig. 71. — Action atonique du nerf vague démontrée par la chute de pression aortique sans ralentissement du cœur. Dissociation des effets ralentissant et atonique.

Chat éthérisé. — En **A**, demi-éthérisation; en **B**, éthérisation profonde. — En **A**, une première excitation, courte et assez intense (chariot à la division 10 de la bobine de Gaiffe), du bout périphérique du vague droit produit un faible ralentissement et une chute de la pression aortique de 120 à 90 millimètres de mercure (*Pr. C. Hg.*). — En **B**, une seconde excitation du bout périphérique du même vague droit, beaucoup plus faible, mais aussi beaucoup plus prolongée (chariot à la division 0 de la bobine de Gaiffe), ne ralentit pas le cœur, mais produit une chute notable de la pression carotidienne, de 118 à 105 millimètres de mercure. — Le ventricule gauche est devenu incapable de soutenir la pression aortique à sa valeur normale sans subir de diminution de fréquence. [D'après M. François-Franck.]

lorsque l'on vient à exciter mécaniquement l'endocarde et l'aorte, on provoque une accélération du cœur et une élévation de pression artérielle; et ce phénomène se produit encore après section des pneumogastriques, à la condition que les filets sympathiques soient restés absolument intacts.

Dans certaines circonstances, on peut dissocier, comme je le disais tout à l'heure, quelques-uns de ces phénomènes physiologiques; et, à cet égard, je ne connais rien de plus instructif, de plus probant, qu'une très jolie expérience de PAWLOW, réalisée avec le *Convallaria maialis*, c'est-à-dire avec la *Convallamarine*, principe actif du Muguet. Chez un chien intoxiqué avec cette substance, l'excitation du pneumogastrique provoque une baisse de pression sans déterminer le ralentissement auquel nous sommes habitués dans ces conditions. PAWLOW en a conclu très judicieusement que les fibres d'arrêt étaient paralysées par la convallamarine, tandis que les fibres dépressives ne subissaient aucune action particulière de la part de

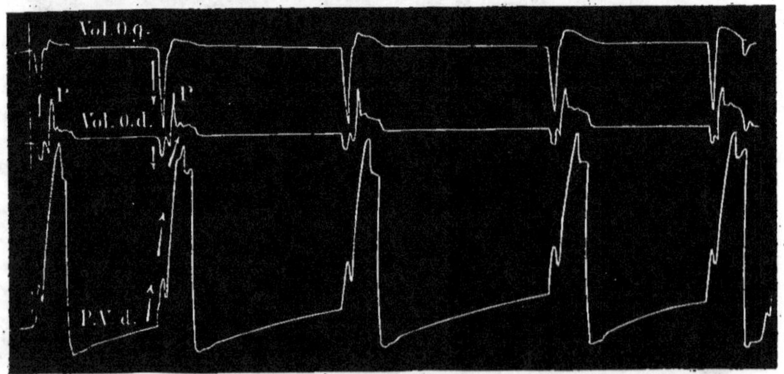

Fig. 72. — Action atonique du nerf vague démontrée par la provocation d'insuffisances tricuspidiennes.

P. V. d., pression intra-ventriculaire droite. — *Vol., O. d.* et *Vol. O. g.*, changements de volume des oreillettes droite et gauche. *r.*, reflux tricuspidiens. — Flèche ascendante, ligne des pulsations ventriculaires. — Flèche descendante, ligne des systoles auriculaires. — Pendant une phase de grand ralentissement provoqué par une forte excitation centrifuge du vague, chaque systole du ventricule droit ralenti, distendu et en état de résistance insuffisante, projette une ondée rétrograde *r* dans l'oreillette droite. Ces reflux tricuspidiens sont synchrones avec les systoles ventriculaires et immédiatement consécutifs aux systoles auriculaires. Il ne se produit pas de reflux dans l'oreillette gauche, et l'on aperçoit seulement la trace de la tension du plancher valvulaire mitral. — La digitale, au contraire, fait disparaître les dilatations cardio-atoniques et supprime les insuffisances tricuspidiennes, en raison de son action cardio-tonique. [D'après M. François-Franck.]

cette substance toxique. Cette considération lui a permis de diviser ces nerfs actionnant le cœur en deux groupes : nerfs rythmiques et nerfs dynamiques, se subdivisant : les nerfs rythmiques, en nerfs accélérateurs et modérateurs; les nerfs dynamiques, en nerfs dépresseurs et nerfs presseurs.

D'autre part, et j'ai, à plusieurs reprises, eu déjà l'occasion d'attirer votre attention sur ces phénomènes, en étudiant l'action physiologique d'un certain nombre de substances médicamenteuses, entre autres le chloral, la cocaïne, le chloroforme, dans toutes les circonstances où on sollicite simultanément un système accélérateur et un système modérateur, on observe constamment une prédominance des effets modérateurs.

Les circonstances dans lesquelles on peut observer l'arrêt sont très nombreuses : toutes les causes intéressant vivement la sensibilité, l'acide carbonique, en provoquant l'excitation des nerfs sensitifs, qu'il s'agisse des nerfs de la sensibilité générale ou des nerfs de la sensibilité organique, les émotions, sont autant de phénomènes qui déterminent, par un effet nerveux réflexe, un arrêt plus ou moins marqué et prolongé de la mécanique cardiaque.

D'autre part, l'accélération peut être produite dans des conditions en apparence fort proches de celles que je viens de rappeler; ainsi une excitation des nerfs sensitifs, à la condition qu'elle soit très faible ou de certaine nature, une excitation gustative ou olfactive, par exemple, est capable de déterminer une accélération cardiaque; il en est de même d'une excitation modérée du bout central des nerfs musculaires.

Tous ces phénomènes, la synergie, l'antagonisme ou la compensation de ces trois causes principales — excitation, modération, influences vaso-motrices — de modifications de la mécanique cardiaque et circulatoire, toutes ces circonstances, sinon identiques au moins très analogues, dans lesquelles on peut obtenir des modifications, de même nature ou de nature différente, de la mécanique cardiaque, montrent quels sont les inconvénients et les dangers des généralisations trop hâtives et des systématisations; et en effet, s'il est nécessaire d'activer, de multiplier les recherches expérimentales, d'autre part, il faut apporter une très grande sagesse et une très grande réserve dans les conclusions pratiques qu'on peut en tirer.

Nous allons voir, en effet, quand nous aborderons l'étude physiologique de l'action de la digitaline, combien il a fallu de temps, de recherches persévérantes, de modifications de toutes sortes, pour arriver à établir des phénomènes qui sont maintenant bien certains pour quelques-uns d'entre eux, mais qui laissent cependant le champ ouvert à un grand nombre d'hypothèses et d'expériences.

Ce dont je viens de vous parler constitue le système d'innervation extra-cardiaque; mais il y a encore dans le cœur lui-même un système nerveux intra-cardiaque, dont l'influence se fait sentir dans un très grand nombre de circonstances, et même, on peut le dire, prime dans la plupart des cas celle exercée par le système extra-cardiaque. Je veux parler des centres ganglionnaires, ganglion de Ludwig et ganglions de Remak et de Bidder. Ces centres ganglionnaires se comportent, les uns, excitateurs, ganglions de Remak et de Bidder, comme des foyers de force motrice; les autres, modérateurs, ganglion de Ludwig, comme des freins empêchant cette force motrice de se dépenser d'une manière exagérée et déréglée.

Les ganglions de Remak et de Bidder, placés superficiellement à la base du cœur — à l'orifice veineux et dans le sillon auriculo-ventriculaire, chez la grenouille, — sont reliés au système nerveux central par des filets leur amenant l'innervation du cerveau et de la moelle et qui se détachent de la moelle en même temps que le troisième rameau du ganglion cervical inférieur, mais il est à peu près certain que leur origine réelle doit remonter jusqu'au bulbe. Le ganglion de Ludwig, situé dans le sillon inter-auriculaire, chez la grenouille, est en rapport avec le pneumogastrique, et c'est à ce ganglion qu'aboutissent les filets modérateurs des pneumogastriques.

Chez l'homme, le plexus cardiaque est constitué par les trois nerfs cardiaques venant de chaque côté de la chaîne ganglionnaire du sympathique cervical et par de nombreux filets nerveux appartenant aux deux nerfs vagues. Les nerfs cardiaques gauches passent au-devant de la crosse de l'aorte, tandis que les nerfs cardiaques droits passent derrière. Ce plexus est situé en partie sur la face antérieure et en partie sur la face postérieure de la crosse. Sur la face concave de cette crosse, se montre un ganglion nerveux assez volumineux, le *ganglion de Wrisberg*, d'où partent des filets qui suivent les vaisseaux et se rendent à de petits groupes de cellules nerveuses placées : à l'embouchure de la veine cave (*ganglion du sinus de la veine cave* ou *de Remak*), dans la paroi de l'oreillette droite (*ganglion auriculaire* ou *de Ludwig*), au point d'adhérence de la valvule auriculo-ventriculaire gauche (*ganglion ventriculaire* ou *de Bidder*). Je dois ajouter, toutefois, que la topographie de ces ganglions est loin d'être aussi nettement établie que le ferait croire cette description.

Malgré la complexité des phénomènes, on peut représenter schématiquement les résultats obtenus sous certaines influences et admettre que la stimulation des appareils excitateurs ou la diminution d'activité des appareils modérateurs tendront sensiblement au même résultat, en ce qui concerne les modifications, et aboutiront à une action cardiaque exagérée dans son rythme, mais atténuée dans ses effets; tandis que, au contraire, l'hyposthénie modérée des appareils excitateurs ou la stimulation des appareils modérateurs, aboutiront à un ralentissement du rythme, mais avec un accroissement d'énergie. Nous verrons, en ce qui concerne les corps pour lesquels l'action physiologique est, sur certains points tout au moins, bien élucidée, comme la digitaline, par exemple, que les modifications physiologiques qui se produisent sous son influence sont, à certaines périodes, absolument comparables aux modifications que je viens de signaler et qui caractérisent les modifications produites par l'excitation faradique modérée des appareils d'innervation du cœur.

Mais il y a encore une source de modifications extrêmement importantes dont il faut tenir compte dans un grand nombre de cas et dont l'influence vient s'ajouter aux causes de perturbation, que j'ai déjà signalées, de phénomènes en apparence si simples, causes de pertur-

bation résidant en ce que chacun des appareils n'est pas strictement
et exclusivement modérateur ou excitateur. Ce sont les modifications
vaso-motrices qui retentissent, dans une certaine mesure, sur la
mécanique circulatoire entraînant, comme conséquences plus ou
moins prochaines, de l'accélération ou du ralentissement de l'organe
central de la circulation, et qui, elles, sont indépendantes, dans
une certaine mesure tout au moins, des actions qui peuvent s'exercer
sur l'appareil d'innervation soit extra-cardiaque, soit intra-cardiaque.

Si nous réfléchissons qu'il peut y avoir entre toutes ces causes de
modifications des combinaisons par addition, par soustraction, par
compensation, vous voyez combien il est difficile, dans une foule de
circonstances, de trouver sa voie au milieu de la complication des
phénomènes qui peuvent se produire; et cependant, il est absolument nécessaire de pénétrer aussi avant que possible dans la mise en
jeu de ces mécanismes, pour arriver à une interprétation exacte
des actions médicamenteuses. Malgré cette innervation compliquée,
qu'il faut toujours avoir présente à l'esprit au cours de l'étude d'un
médicament cardiaque, certains faits se dégagent nettement des
résultats expérimentaux, et les points, actuellement bien fixés, de
physiologie expérimentale, permettent d'en interpréter clairement et
exactement un assez grand nombre. Je veux vous en donner comme
exemple celui de la digitale.

Traube admettait que l'action physiologique de la digitale était due
surtout, exclusivement même pour lui, au ralentissement provoqué
par le fait de l'excitation des pneumogastriques. Plus tard, Dybkowski
et Pelikan attribuèrent cette action à l'influence exercée sur le
ganglion de Ludwig; c'était l'opinion de Traube peu modifiée. Pour
Lauder-Brunton, le ralentissement serait dû, tout à la fois, à l'action
vaso-constrictive en même temps qu'à la stimulation des pneumogastriques. De tous les physiologistes qui se sont occupés de l'étude
de la digitale jusqu'à ces dernières années, jusqu'au moment
des travaux de François-Franck, Vulpian paraît avoir été le seul
qui ait en quelque sorte pressenti le mécanisme de l'action intime
de la digitale; c'est lui, dans tous les cas, qui a le premier insisté sur
leur complexité, en faisant entrer en ligne de compte cette triple
action exercée par la digitale, d'une part sur le système nerveux
extra-cardiaque, d'autre part sur le système nerveux intra-cardiaque,
et, fait qui n'avait été soupçonné ou du moins avancé nettement par
personne jusqu'alors, l'action sur le myocarde lui-même.

Au point de vue des applications thérapeutiques, il n'est certainement pas indifférent de solliciter tel ou tel mécanisme pour obtenir
une action médicamenteuse. A maintes reprises déjà, j'ai eu l'occasion d'appeler votre attention sur des faits de ce genre, et c'est, en
effet, suivant la nature de la sollicitation, suivant le mécanisme

qu'on met en jeu par cette sollicitation, qu'on peut déterminer des actions synergiques ou antagonistiques, qui, dans certaines circonstances, réalisent l'action médicamenteuse cherchée ou au contraire vont à l'encontre du but que l'on se propose. Ainsi, par exemple, parfois la stimulation est suivie de la paralysie à plus ou moins brève échéance d'un appareil; et l'action sur les appareils accélérateurs, après que l'action sur les appareils modérateurs a épuisé sa réactivité, se montre alors que l'on aurait intérêt à éviter cette influence secondaire.

Il y a là, je le sais bien, des questions de doses et de susceptibilités individuelles, au sujet desquelles nous sommes absolument incapables actuellement d'avoir des idées bien arrêtées; mais néanmoins il est certain que, dans la plupart des circonstances, lorsqu'on peut prévoir, en vertu d'une action physiologique parfaitement nette, parfaitement déterminée, établie sur des faits expérimentaux certains, lorsqu'on peut même arriver à savoir par quel mécanisme s'obtient l'action médicamenteuse, on peut s'avancer à coup sûr, on est maître de la situation, et il me semble que c'est là un point extrêmement important et qui justifie pleinement les considérations d'ordre physiologique sur lesquelles je me suis étendu aujourd'hui.

D'autre part, les troubles apportés dans ces réactions fonctionnelles spécialisées grâce à la réflectivité cérébrale et médullaire provoquée par un sang dont les qualités sont modifiées, doivent être pris en considération, surtout en ce qui concerne certaines substances, mal ou pas connues, existant à côté d'autres dont l'action est bien déterminée. Je veux parler surtout dans ce moment des saponines qui accompagnent, dans presque toutes les plantes que nous aurons à étudier, le principe actif plus nettement défini, qu'il s'agisse de la digitaline ou de la convallamarine ou de la strophantine, etc. Toutes ces substances sont caractérisées par une action particulièrement intense sur le sang et les hématies; et il est évident, sans qu'il soit utile d'y insister, que l'altération de la composition chimique du sang doit retentir, nécessairement, de façon plus ou moins intense, sur la modalité suivant laquelle ce sang va influencer le système nerveux.

En outre, les modifications de la circulation sont à considérer à deux points de vue : d'une part, au point de vue de la circulation artérielle, et d'autre part, au point de vue de la circulation capillaire. Il faut, en effet, se rappeler que toutes les deux reçoivent moins passivement l'influence du cœur; et qu'en ce qui concerne principalement la circulation capillaire, la contraction et la dilatation propre des parois des vaisseaux jouent un rôle de premier ordre, ce qui va, par suite, donner une importance encore plus considérable à l'action que certaines des substances que nous allons étudier exercent sur les éléments musculaires.

Quant à l'action sur le sang, elle est telle qu'il est absolument inutile d'insister sur ce fait. J'ai eu déjà l'occasion, à propos de certaines substances retirées des champignons vénéneux, de vous indiquer l'intensité avec laquelle la composition du liquide sanguin, aussi bien au point de vue histologique que chimique, était influencée par toutes ces substances qui ont reçu le nom de *Toxalbumines*, ainsi que par celles que j'ai englobées sous la dénomination de *Résinoïdes*. De plus les *Sapotoxines*, dont nous aurons à faire bientôt l'étude, exercent également une influencé considérable sur la composition histologique et chimique du sang; et nous avons, dans les phénomènes d'hémolyse produits sous l'influence de la phalline et de certains corps résinoïdes existant dans les champignons (V. p. 536), ainsi que dans les phénomènes que je vous ai décrits relativement à l'action exercée par la quinine sur les leucocytes[1], des exemples de l'intensité avec laquelle le sang réagit sous l'influence de ces différentes substances médicamenteuses.

Tels sont les principaux sujets sur lesquels je désirais attirer votre attention avant de commencer l'étude détaillée de la digitale; je crois qu'il était absolument indispensable de vous rappeler ces points de physiologie générale, parce qu'il serait tout à fait impossible, sans les avoir préalablement bien établis, d'interpréter les résultats expérimentaux si nets, si précis et si importants que j'aurai à vous exposer au sujet de la digitale et de son action physiologique.

1. Voir : *Leçons de pharmacodynamie et de matière médicale*, 3ᵉ série, p. 247.

XIe LEÇON

DIGITALE. — HISTOIRE NATURELLE MÉDICALE. — COMPOSITION IMMÉDIATE. — DIGITALINES. — POSOLOGIE.

Les digitales sont des plantes appartenant à la famille des Scrofulariacées; il en existe vingt-six espèces, mais une seule intéresse le médecin ou le physiologiste, c'est l'espèce utilisée en thérapeutique, la *Digitalis purpurea* vulgaire. Ces digitales constituent des plantes bisannuelles ou vivaces, herbacées, dont la tige est simple, dressée, d'une couleur vert-bronzé; les feuilles sont alternes, décurrentes, les inférieures rassemblées en rosette et les supérieures, ovales-allongées ou ovales-oblongues, se distinguant de plus en plus des inférieures au fur et à mesure qu'elles s'élèvent sur la tige, constituent une hampe florale de petites feuilles. Il existe une assez grande différence dans leur apparence, suivant qu'il s'agit des feuilles radicales ou des feuilles supérieures. Dans la variété *Digitalis purpurea* qui est la seule officinale, les feuilles inférieures, radicales, peuvent atteindre jusqu'à trente et quarante centimètres de longueur sur douze à quinze de largeur; le limbe s'atténue et semble former comme un long pétiole qui se raccourcit au fur et à mesure que la feuille est plus élevée sur la tige, et finit même par disparaître complètement sur les feuilles qui avoisinent la grappe florale. Ces feuilles présentent des bords crénelés dont chaque dent de la crénelure est garnie d'une glande : leur face supérieure est de couleur vert-foncé, presque glabre; tandis que la face inférieure est couverte de poils simples, tomenteuse, de couleur blanchâtre, douce au toucher, parcourue par des nervures formant un relief accentué pour les nervures primaires et un reticulum assez serré et apparent par l'anastomose des nervures secondaires; l'abondance des poils donne à cette face inférieure un aspect argenté.

Les fleurs se présentent sous forme d'une grappe terminale s'épanouissant du mois de juin au mois d'août; elles sont portées par un pédicelle penché; le calice est court, poilu, persistant, formé de cinq

sépales attachés entre eux, égaux ; la corolle, gamopétale, irrégulièrement tubuleuse, cylindrique à la base et dilatée à l'ouverture où elle
est assez distinctement bilabiée, possède une forme comparable à une
gueule ; cette corolle est très grande, de couleur pourprée, rarement
blanc-rosé, et striée de veines et de taches rouge-foncé. Les fleurs
sont pendantes, portées sur des pédicelles penchés, pubescents. Les
jruits forment une capsule biloculaire, de forme ovale, à déhiscence
septicide, à calice marcescent, et renferment un grand nombre de
graines très petites, d'environ un millimètre de longueur, de teinte
brun pâle. Les racines sont fibreuses, peu riches en principes actifs.
La digitale pourprée croît dans les terrains secs, incultes, siliceux ;
on la rencontre abondamment dans les bois et sur les collines de toute
l'Europe, sauf dans le Jura et les Alpes suisses. Elle manque dans
les terrains calcaires. Les feuilles, lorsqu'elles sont destinées à
l'usage médicinal, doivent être récoltées au cours de la deuxième
année, avant la maturité des graines et lorsque deux à trois fleurs
seulement sont épanouies. Les feuilles, les fleurs, les graines, présentent une richesse croissante, mais cette activité n'est pas due exclusivement à la digitaline ; aussi les feuilles (le limbe seul), dont la
composition et la richesse en principes actifs sont plus constantes,
sont-elles seules utilisées pour la thérapeutique. Les nervures des
feuilles, les tiges, les racines sont, au contraire, fort pauvres et les
proportions des principes actifs très inconstantes ; on peut observer
une différence de plus de 50 p. 100 entre la richesse de ces parties de
la plante et celle des graines, des fleurs ou des feuilles.

La plante sauvage est, en général, beaucoup plus active que la plante
cultivée, mais il faut cependant entendre ceci de certaine façon ; et
en effet, se basant précisément sur ce fait de la plus grande activité
de la plante sauvage il y a eu, tout récemment encore, un accident
d'intoxication dû à l'emploi d'une quantité exagérée de feuilles de
digitale cultivée qu'on avait utilisée à défaut d'autre digitale. Il est
évident que c'est la plante qui choisit le terrain pour ainsi dire, et le
fait de la croissance spontanée de la digitale à la surface de certains
sols montre tout simplement qu'elle trouve, dans les éléments minéraux et organiques de ce terrain, les principes nécessaires pour
réaliser la synthèse des substances toxiques qu'elle est susceptible de
former, et cette synthèse, elle la réalisera tout aussi bien lorsqu'elle
est cultivée, à la condition que les principes de même nature se
trouvent dans le terrain de culture.

C'est donc, d'une façon contingente et relative que l'on peut dire
que la plante sauvage est plus active que la plante cultivée, les
exemples d'empoisonnement provoqué par la digitale cultivée
montrent que cette restriction est nécessaire. D'autre part, le terrain,
le climat, c'est-à-dire l'humidité, la température, l'exposition à la

lumière, les variations atmosphériques et, probablement, d'autres circonstances encore inconnues exercent une action prépondérante sur la synthèse des principes toxiques. Ces considérations sont des plus importantes au point de vue des applications à la thérapeutique. Ainsi, comme le fait remarquer Huchard, à Edimbourg, la dose usuelle de 15 grammes de feuilles en infusion est bien tolérée, tandis qu'à Londres, on observe des troubles gastriques avec des quantités beaucoup moindres, quoique très élevées encore, de 4 à 8 grammes.

La variabilité de composition de la digitale est extrème : l'infusion ou la macération de poudre de feuilles peut donner des effets médicamenteux depuis la dose de 25 à 30 centigrammes; et on a pu employer, en Roumanie notamment, jusqu'à 12 et 15 grammes de poudre de feuilles sans avoir d'effets toxiques. La digitale des Vosges, récoltée dans certaines conditions déterminées, est celle qui paraît la plus constante dans son action.

Quelques feuilles peuvent prêter à confusion avec celles de la digitale, notamment les feuilles de Bouillon blanc, les feuilles d'Aunée conyze, les feuilles de Grande Consoude. Il est, en somme, assez facile d'arriver à les distinguer; c'est très facile lorsqu'elles sont fraîches, plus difficile lorsqu'elles sont sèches, et la différenciation porte surtout sur la façon dont les nervures primitives et secondaires sont disposées dans les unes et les autres. Dans les feuilles de digitale, en effet, les nervures secondaires sont parfaitement déterminées à la partie supérieure de la feuille, on les retrouve saillantes à la partie inférieure et formant une sorte de damier très caractérisé, qu'on ne trouve pas sur les feuilles des plantes précédentes.

Il est impossible de savoir si la toxicité de la digitale était connue des Anciens; dans tous les cas, cette plante n'était d'aucun emploi, et c'est Léonard Fuchs, de Tubingue, qui lui donna, vers 1542, le nom de digitale, en raison de la forme en doigt de gant de ses fleurs, et en fit la première description botanique précise dans son ouvrage *De historiâ stirpium commentarii insignes*. Elle ne fut admise qu'en 1721 dans la pharmacopée de Londres, d'après Murray, et inscrite seulement à partir de 1788 dans les traités concernant les drogues simples.

Il faut, en effet, arriver jusqu'à Withering, en 1775, pour voir attirer l'attention des thérapeutes sur ses propriétés hydragogues; dix ans plus tard, en 1785, Withering et Cullen, frappés de l'action sédative qu'elle exerce sur le cœur, la dénomment *opium du cœur*; l'année suivante, en 1786, Schieman constate, par l'expérimentation sur les animaux, le ralentissement du cœur; en 1801, Beddoes note l'augmentation de la pression sanguine et, cette même année, Kinglake constate qu'elle exerce son action tonique à la fois sur le cœur et sur les vaisseaux. Enfin, Beau, en 1839, montre que la comparaison faite par Withering et Cullen n'est pas rigoureusement exacte, que les qualités toniques de la digitale l'emportent de beaucoup sur ses qualités sédatives; et il appelle, en conséquence, la digitale le *quinquina du cœur*; mais ces deux appellations, si elles ont certaines raisons d'être, lorsqu'on considère quelques propriétés particulières de la digitale, sont, en somme, des figures de rhétorique, et il n'est pas plus exact d'appeler la digitale l'opium que le quinquina du cœur. Comme nous le verrons quand nous ferons l'étude physiologique de la digitaline, principe actif de la digitale, les propriétés caractéristiques de la digitaline sur le cœur et son système nerveux, sont, à la fois, des propriétés toniques qui prédominent dans certaines circonstances et des propriétés sédatives dans d'autres; mais ces propriétés fondamentales, si l'on peut ainsi dire, sont mitigées en quelque sorte par un certain nombre d'autres propriétés que nous aurons à étudier. C'est à une époque très récente que l'action physiologique des principes actifs de la digitale a été élucidée, au moins en partie, grâce aux travaux de Stannius, de Traube, de Vulpian, de Lauder-Brunton, de Mégevand, de Gourvat, mais surtout de François-Franck.

Composition immédiate. — Je tiens à schématiser la question de la composition immédiate de la digitale et à vous la présenter sous la forme que je crois la plus propre à la rendre aussi claire et aussi simple que possible, et à mettre un peu d'ordre dans le chaos des observations qui ont été publiées dans ces dernières années, observations qui sont si nombreuses et si diverses qu'on a véritablement grand'peine à se retrouver au milieu de la multiplicité des assertions contradictoires émises relativement à la composition de la digitale.

Les premiers essais d'analyse immédiate sont ceux de Paucquy, d'Amiens, en 1820. Leroyer, de Genève, isola, en 1824, un principe actif auquel il donna le nom de *digitaline* et qu'il décrivit comme cristallisant très difficilement sous forme de cristaux microscopiques formés par des prismes droits à base rhombe. En 1834, Lancelot publie un travail très documenté d'analyse immédiate inséré dans l'*Observateur de l'Indre* et il signale, comme principe actif de la digitale, une substance *presque incolore, comme cristalline,* verdissant le sirop de violette et ramenant au bleu le papier de tournesol rougi, soluble dans les acides et précipitant par addition d'eau en excès : c'est avec ce produit que Bretonneau fit ses essais d'application à la thérapeutique. Henry, de Phalsbourg, reprit ces expériences, en 1837, sans arriver à des résultats plus précis.

C'est en réalité du travail de Homolle et Quévenne, en 1844, que datent nos premières connaissances précises relativement aux principes actifs de la digitale. Leur digitaline était une substance amorphe, mélange en proportions variables des différents principes actifs; et il était réservé à NATIVELLE d'isoler, en 1868, de la digitale un principe défini, bien cristallisé, possédant une activité constante et dont le mélange aux autres principes, plus ou moins actifs, leur imprimait une énergie variable. Depuis cette époque, un grand nombre de travaux sont venus compliquer et embrouiller, comme à plaisir, cette question déjà fort obscure : les travaux de SCHMIEDEBERG, de KILIANI, notamment, ont tenté de faire considérer la digitaline cristallisée de NATIVELLE comme un produit non défini; et, d'autre part, des appellations différentes appliquées à une même substance extraite de la digitale sont encore venues contribuer à augmenter le chaos dans lequel il est aujourd'hui difficile de se reconnaître. L'insolubilité de la digitaline dans la plüpart des dissolvants est un gros écueil relativement à sa préparation et à sa purification; et les méthodes d'extraction jouent évidemment un rôle considérable dans la nature et la composition des produits obtenus.

Les faits sur lesquels je veux attirer votre attention sont d'autant plus importants, que, au fur et à mesure que nous avançons dans l'étude des substances dont l'application à la thérapeutique est important- tante comme la digitale, on s'aperçoit que, à côté de certains principes bien définis comme la digitaline, il en existe d'autres dont la défini- tion est beaucoup moins nette, dont la composition est beaucoup moins certaine, beaucoup moins connue, et qui possèdent cependant des propriétés thérapeutiques, des propriétés toxiques même, qui l'emportent de beaucoup, dans certaines circonstances, sur les propriétés toxiques de ce que l'on avait regardé jusque-là comme le seul principe actif.

A plusieurs reprises, cette année, j'ai eu occasion déjà de vous faire remarquer ce fait que, à côté de certains principes de nature alcaloïdique et de nature glucosidique existant dans quelques plantes, ou dans des produits organiques toxiques, il existait d'autres principes encore mal connus, peu étudiés, mais donc l'activité toxique ne le cédait en rien à celle des alcaloïdes ou des glucosides en question. Bien mieux, cette activité toxique était, souvent, beaucoup plus considérable que celle des principes dits actifs, et ce fait, transporté dans l'histoire de la digitale, permet d'expliquer précisément comment il se fait que la poudre de feuilles de digitale et les préparations galéniques faites avec ces feuilles, récoltées dans de bonnes condi- tions, constituent des produits dont l'activité thérapeutique, et par conséquent l'activité toxique, est notablement supérieure à celle de.la quantité de digitaline, de principe actif pur, que ces substances renfer- ment. Ainsi, des recherches très remarquables de M. FRANÇOIS-FRANCK, dont j'aurai à vous faire plus tard l'exposé au point de vue de l'action physiologique de la digitaline sur le cœur des animaux à sang chaud, il résulte actuellement avec une entière certitude que la poudre de feuilles de digitale de bonne qualité, c'est-à-dire récoltée dans les conditions que je vous disais tout à l'heure, lorsque la plante est dans son maximum d'activité relativement à sa richesse en principe actif, ainsi que les préparations galéniques de digitale faites avec cette poudre, possèdent une toxicité de neuf à douze fois plus considérable que celle de la somme des quantités de digitaline et de digitaléine qu'elle renferme. .

Dans ces dernières années, on s'est évertué, surtout en Allemagne, à démontrer que la digitaline préparée par Nativelle n'était pas une substance parfaitement pure, et certains expérimentateurs, notamment Schmiedeberg et Kiliani, ont voulu désigner par le nom de *Digitoxine* le principe actif contenu dans la digitale. Pour eux, cette digitoxine était d'une toxicité beaucoup plus considérable que la digitaline, et c'est pour cette raison qu'ils lui avaient donné cette dénomination rappelant, par sa désinence, les sapotoxines, ces substances si énergiquement toxiques dont je parlais tout à l'heure.

Mais lorsqu'on a étudié très attentivement les différents procédés de préparation qui ont été proposés d'abord par Homolle et Quévenne, puis par Nativelle, Schmiedeberg, Kiliani, on s'aperçoit qu'en réalité les faits peuvent être schématiquement représentés en rapportant à trois groupes de substances principales bien définies les principes actifs qu'on peut extraire de la digitale. Je ne vous ferai pas ici l'exposé de ces procédés de préparation; je les ai reproduits intégralement et discutés aux points de vue chimique et pharmacodynamique dans l'article **Digitale** du *Dictionnaire de physiologie* de Charles Richet, écrit il y a déjà quatre ans; et, de cette discussion, ressort pour moi, avec une absolue évidence, ce fait qui commence à être accepté actuellement, que la digitoxine ne serait autre chose que la digitaline cristallisée de Nativelle.

En résumé, il y a dans la digitale trois groupes de substances actives qu'on peut ainsi définir. D'abord, une substance du groupe des saponines, c'est la *Digitonine*. Cette digitonine, lorsqu'elle est isolée, lorsqu'on a employé pour son isolement des réactions chimiques qui, nécessairement, altèrent ses propriétés actives, ses propriétés toxiques, se présente sous forme d'une substance à peu près dépourvue d'action thérapeutique, et par conséquent d'action toxique. Cependant, il ne faut pas compter sur cette inactivité de la digitonine préparée à l'état pur, parce que, pour cette digitonine comme pour toutes les saponines, les réactions chimiques relativement brutales auxquelles on est obligé de recourir pour l'obtenir et l'isoler des substances avec lesquelles elle est mélangée, pour la préparer à l'état de pureté, font qu'on obtient en définitive une substance à peu près complètement dépourvue de propriétés toxiques, mais il en est

certainement tout autrement de la digitonine se présentant sous l'état
dans lequel elle doit exister dans les tissus de la digitale elle-même;
et, pour en donner une preuve, je vous rappellerai seulement ce
tableau que je vous ai montré à propos de la phalline, ce tableau
des substances capables de déterminer l'hémolyse et dans lequel une
digitonine extraite du suc frais de digitale par Kobert possédait la
propriété de provoquer l'hémolyse à la dose d'un cent millième, dont
l'activité par conséquent est extrêmement considérable. Je crois que
cette digitonine, telle qu'elle se trouve dans les tissus de la plante,
est une *Saponine* extrêmement active, dont l'intervention doit jouer
un rôle très efficace dans les préparations galéniques, et notamment
dans l'emploi de la poudre de digitale à l'état d'infusion et surtout de
macération.

En second lieu, on trouve dans la digitale une substance qui forme
la majeure partie de ce qu'on appelait autrefois la Digitaline
d'Homolle et Quévenne. Si j'emploie ce terme, cela n'est pas pour que
vous le reteniez, je voudrais au contraire que vous oubliiez cette
appellation ainsi que celle de Digitoxine de Schmiedeberg, de Digitaline cristallisée ou de Nativelle, etc. Elles ne sont bonnes qu'à
mettre de la confusion dans les esprits. Mais, lors du travail
d'Homolle et Quévenne, en 1844, lorsqu'ils présentèrent la digitaline
qui porte leur nom, cette substance possédait des propriétés
physiques et chimiques tellement différentes de celles de la digitaline
vraie, qu'on ne peut pas faire autrement que de se servir de ces
appellations, ne serait-ce que pour bien établir la différence essentielle
qu'il y a, aussi bien au point de vue thérapeutique qu'au point de
vue toxique, entre ce produit et les produits purs. Cette digitaline
d'Homolle et Quévenne est donc constituée, pour la majeure partie,
par une substance soluble dans l'eau, ce qui la distingue de la digitaline vraie dont l'insolubilité est une des plus remarquables que l'on
connaisse actuellement. Cette digitaline est celle à laquelle il faut
réserver l'appellation de *Digitaléine*. Cette digitaléine est beaucoup
moins active, aux points de vue thérapeutique et toxique, mais
possède une propriété extrêmement importante dans l'espèce, comme
la digitonine, d'ailleurs, c'est celle de déterminer la solubilisation
dans l'eau d'une certaine proportion de la digitaline.

Voici donc deux substances définies, dans la digitale : d'abord la
Digitonine, qui est une saponine et qui sert à peu près exclusivement,
je crois, sauf lorsqu'il s'agit de la digitonine de la plante fraîche, à la
dissolution dans l'eau de la digitaline, puis à côté de cette digitonine,
la *Digitaléine*, qui est une substance fort active, quoique beaucoup
moins active sur le cœur et le système nerveux que ne l'est la
suivante, et qui possède, comme la digitonine, la propriété d'entraîner,
dans une certaine mesure, la dissolution de la digitaline.

Enfin, comme substance du troisième groupe, la *Digitaline*, qui n'est rien autre chose que la digitoxine allemande et qui doit être caractérisée, car, avec des substances d'une telle activité, il faut se méfier des synonymies et des appellations pouvant prêter à confusion. Son nom devrait toujours être suivi de la qualification de *chloroformique*. Lorsque vous avez dit *Digitaline chloroformique*, qu'il s'agisse de digitaline cristallisable ou de digitaline amorphe, du moment que cette digitaline est soluble dans le chloroforme, cela suffit pour lui imprimer un caractère de stabilité, de netteté et de précision tel que vous pouvez compter, d'une façon absolue, sur l'activité et la constance de ses effets.

Je m'explique. Il y a, en effet, deux variétés de digitaline, l'une qui est susceptible de cristalliser et l'autre qui conserve l'état amorphe. A mon avis, cette différence ne réside pas dans une différence de structure moléculaire ; je croirais bien plutôt qu'elle est due au mélange, à la digitaline cristallisable, d'une substance indéterminée, peut-être une albumose, peut-être une saponine, on ne sait pas encore, actuellement, qui entrave la cristallisation de cette digitaline. Ce qui paraît venir à l'appui de cette interprétation, c'est ce fait que, par des procédés chimiques particuliers, on peut arriver à retirer de cette digitaline amorphe 90 à 95 p. 100 de digitaline cristallisée, c'est-à-dire qu'on perd environ 5 à 10 p. 100 de digitaline amorphe lorsqu'on veut la faire cristalliser. Il me semble qu'il y a dans ce fait une indication répondant à ce que j'avance, qu'il ne s'agit pas d'une variété allotropique de digitaline.

Mais, dans tous les cas, le fait qu'une digitaline est soluble dans le chloroforme montre que cette digitaline est relativement pure et très active au point de vue thérapeutique ; et, par conséquent, l'appellation de *Digitaline chloroformique*, qu'elle s'applique à la digitaline susceptible de cristalliser ou à celle qui ne cristallise pas immédiatement, répond toujours à une digitaline sur l'efficacité de laquelle vous pouvez compter et qui se conduira toujours de la même façon dans les mêmes conditions d'emploi.

Digitonine, *Digitaléine* et *Digitaline*, tels sont donc les trois chefs de file auxquels je pense que l'on peut rapporter les principes actifs, actuellement bien définis, contenus dans les digitales.

A côté de ces substances, le tableau ci-dessous vous représente la composition immédiate de la digitale, et vous voyez qu'on a retiré, en somme, de cette plante, un assez grand nombre de substances différentes, dont trois seulement, celles dont je viens de parler, possèdent une réelle importance. L'accolade du premier tableau est destinée à faire ressortir ce fait que la *Digitaline* et la *Digitoxine* ne sont qu'un même corps ; — et je répète qu'actuellement on arrive à cette conclusion qui s'impose par les faits d'expérimentation et d'observation; — à côté d'elles, la *Digitaléine*, qui exerce une action moins intense, mais qui n'est pas négligeable cependant, et la *Digitonine*. Puis, la digitine, qui paraît absolument dépourvue de toute propriété thérapeutique, et un certain nombre de substances, digitalose, digitalide, également dépourvues de toxicité; des acides : digitalique, antirrhinique, qui ne présentent aucune particularité, de l'acide digitoléique, qui est un acide gras, et un tannin particulier, qui ne prêtent à aucune considération spéciale au point de vue de leur emploi thérapeutique ou de leurs propriétés toxiques, puisqu'elles en sont à peu près totalement dépourvues.

A ces substances, il faut ajouter l'inosite, l'amidon, le sucre, la pectine, etc.

Composition de la digitale.

{ Digitaline } { Digitoxine }	Acide tannique.
Digitaléine.	Inosite.
Digitonine.	Amidon.
	Sucre.
Digitine.	
	Pectine.
Digitalose.	Matières mucilagineuses (graines).
Digitalin.	— albuminoïdes.
Digitalide.	— colorantes.
	Chlorophylle.
Acide digitalique.	Huiles volatiles.
— antirrhinique.	Ligneux.
— digitoléique.	Sels minéraux (potassium).

Composition des digitalines amorphes (sauf digitaline chloroformique).

Mélanges en proportions variables de :
- digitaline.
- digitaléine.
- digitonine.
- digitine.
- digitalose, etc.

Digitoxine allemande égale *Digitaline française*.
Digitaline allemande égale *Digitaléine française*.

Sur l'autre tableau, j'ai fait figurer la composition des digitalines amorphes, quelles qu'elles soient, celle d'Hommolle et Quévenne ou toute autre, peu importe. Cela justifie le titre de ce tableau « Composition des digitalines amorphes : *sauf la digitaline chloroformique* ». Elles sont toutes constituées par des mélanges, en proportions variables, ce qui est un danger au point de vue de leur emploi thérapeutique, de digitaline, de digitaléine, de digitonine, de digitine, de digitalose, etc. Quant à la synonymie, dont l'exactitude n'est pas toujours absolument rigoureuse : Digitoxine allemande égale Digitaline française, et Digitaline allemande égale Digitaléine française, elle est fâcheuse parce qu'il peut résulter, et on en a des exemples, des intoxications mortelles par suite d'une confusion.

Quelques mots au sujet de deux des principes immédiats de la digitale dont la prise en considération présente quelque intérêt : l'*acide digitalique* qui joue probablement aussi un rôle efficace dans la dissolution par l'eau des glucosides actifs, et l'*acide antirrhinique* auquel est due probablement l'odeur de la digitale fraîche.

L'*acide digitalique* étudié par PYRAME est soluble dans l'eau et l'alcool, moins soluble dans l'éther; il est solide et peut cristalliser en aiguilles, de la solution alcoolique. Cet acide est altérable à l'air, surtout en présence des alcalis; il chasse l'acide carbonique des carbonates et donne des sels bien cristallisés. Les glucosides actifs, digitaline et digitaléine, étant plus facilement solubles dans des solutions aqueuses d'acides organiques que dans l'eau pure, même en présence de la digitonine et des matières albuminoïdes, il est fort probable que l'acide digitalique joue un rôle efficace à cet égard dans le traitement de la digitale par l'eau.

L'*acide antirrhinique* constitue un liquide huileux, volatil, incolore, soluble dans l'eau et l'alcool, doué d'une saveur désagréable et d'une odeur rappelant celle qui se dégage lorsqu'on froisse les feuilles et les tiges de la plante fraîche.

Résumons donc ce qu'il est intéressant de retenir au sujet des propriétés et des caractères chimiques de chacun des trois groupes que je viens de m'efforcer à définir.

A. Digitonine. — Analogue aux saponines. Elle est inactive, comme la plupart des saponines lorsqu'elles sont extraites de plantes desséchées, d'une part, et qu'elles ont subi, d'autre part, l'action altérante des réactifs nécessaires pour leur extraction; mais il est fort probable que si l'on pouvait l'isoler directement de la digitale fraîche, sans l'intermédiaire d'aucun réactif, son action sur l'organisme animal serait bien loin d'être négligeable. Elle est soluble dans l'eau, susceptible de cristalliser dans des conditions particulières; et c'est en grande partie à sa présence qu'il faut attribuer la solubilité, dans les infusions aqueuses, des autres substances actives, insolubles ou fort peu solubles dans l'eau. Aussi, voyons-nous les diverses variétés de digitalines amorphes être d'autant plus solubles dans l'eau qu'elles renferment une proportion plus considérable de digitonine. Cette digitonine elle-même est d'autant plus soluble dans l'eau qu'elle est moins pure, c'est-à-dire accompagnée de produits amorphes, notamment des albuminoïdes qui se dissolvent en même temps qu'elle pendant l'action exercée par l'eau sur la digitale.

B. Digitaléine (Synonymie : *digitalinum verum* de KILIANI; se trouve en proportions plus ou moins considérables dans les diverses variétés de *digitaline amorphe* auxquelles elle donne une activité physiologique variable avec cette proportion). — Je crois bon de conserver pour cette substance l'appellation de digitaléine qui lui a été donnée autrefois par Nativelle : s'il est juste de reconnaître que ce produit a été nettement défini et préparé à l'état plus parfaitement pur par Kiliani, cela ne me semble pas une raison suffisante pour lui enlever l'appellation qui lui fut donnée par celui qui le découvrit et reconnut le premier ses principaux caractères, tant chimiques que physiologiques.

C. Digitaline (Synonymie : *digitoxine* de Schmiedeberg et de Kiliani; *digitaline cristallisée chloroformique*). — La même raison qui me faisait préférer précédemment le nom de digitaléine me fait préférer ici celui de digitaline. Nativelle a, le premier, c'est absolument incontestable, donné ce nom au produit cristallisé et presque chimiquement pur qu'il a retiré de la digitale. Schmiedeberg d'abord et surtout Kiliani, plus récemment, ont mieux défini ce produit, l'ont obtenu dans un plus parfait état de pureté. Kiliani a donné une méthode de préparation certainement plus simple et plus efficace que celle de Nativelle, mais tout cela ne me paraît pas une raison pour changer une dénomination que son auteur seul aurait eu le droit de changer.

C'est vouloir, comme à plaisir, porter la confusion dans une question déjà fort obscure et difficile, que de changer, sans raisons valables, des dénominations attribuées aux substances par ceux qui les ont obtenues et décrites en premier lieu. Autant il est équitable de reconnaître l'utilité et la portée des travaux de ceux qui ont perfectionné l'étude d'une substance, autant il est injuste de vouloir, par un changement inutile d'appellation, enlever tout mérite à l'auteur de la découverte qui s'est trouvé aux prises avec les difficultés d'une question encore inexplorée et a ouvert, en définitive, la voie à ceux qui s'y sont engagés après lui.

L'identité existant entre les digitoxines allemandes et les digitalines cristallisées chloroformiques françaises, ne peut plus actuellement faire de doute; et c'est, non seulement rendre justice aux travaux, remarquables pour leur époque, de Homolle et Quévenne et de Nativelle, mais encore simplifier autant que possible la question de l'étude des principes actifs des digitales que d'adopter la classification et les dénominations que je viens d'exposer.

Maintenant, à côté de ces trois groupes de substances : digitonine, digitaléine, digitaline, existerait-il, dans les digitales, une autre substance, plus ou moins analogue à ces toxines d'une activité presque prodigieuse, telles que l'ouabaïne et la tanghinine? C'est là l'opinion de Houdas, opinion que je partagerais assez volontiers, pour ma part, bien qu'elle ne paraisse pas fondée jusqu'ici sur des preuves expérimentales inattaquables. Dans tous les cas, l'impression que me produirait cette substance, c'est qu'elle doit être éminemment altérable, à un degré encore plus accentué que les saponines, par les différents réactifs ou dissolvants neutres auxquels on est obligé d'avoir recours pour isoler les divers principes immédiats.

Je me demande même s'il ne s'agirait pas d'une substance albuminoïde, d'une albumose, comme celle que j'ai isolée il y a quelques années des oronges vénéneuses, albuminoïde dont il serait difficile de séparer complètement les produits cristallisables, et dont l'action toxique viendrait s'ajouter à celle du glucoside ou même l'exalter. Ce que je vous ai exposé récemment, relativement à l'action que les albuminoïdes des *Amanita muscaria* et *A. bulbosa* exercent lorsqu'ils sont unis à la muscarine, me paraît permettre d'accorder quelque créance à cette hypothèse. Dans tous les cas, ces matières albuminoïdes me paraissent jouer un rôle assez important, bien que cependant inférieur à celui de la digitonine, dans la dissolution des principes actifs insolubles dans l'eau à l'état isolés et purs. On peut trouver encore dans ce fait une explication des difficultés que l'on éprouve à isoler les différents glucosides à l'état de pureté parfaite.

Cela expliquerait précisément pourquoi les diverses variétés de digitalines amorphes que l'on peut se procurer dans le commerce de la droguerie et qui sont, évidemment, moins pures que les variétés de digitalines cristallisées, possèdent une activité physiologique beaucoup plus considérable que celle correspondant à la somme des proportions de digitaline pure et de digitaléine qu'elles renferment. Cela expliquerait encore cette observation, confirmée par les essais d'expérimentation physiologique de François-Franck, que certaines préparations officinales de digitale manifestent une toxicité de neuf à douze fois plus forte que ne le laisserait supposer la quantité de digitaline et de digitaléine que l'on peut extraire du poids des feuilles qui leur correspondent. La macération aqueuse de 1 gramme de poudre de feuilles de digitales bien préparée, équivaut, au point de vue toxique, à 12 ou 15 milligrammes de digitaline et digitaléine; et elle en renferme, tout au plus, de 4 à 6 milligrammes. Peut-être faut-il aussi compter, dans ce cas, avec la digitonine dont l'activité propre se manifesterait tout en entraînant la solubilisation d'autres produits actifs.

Peu importe à présent, je pense, la présence dans la digitale de produits autres que ceux que je viens d'étudier, au point de vue chimique, avec les détails justifiés par leur importance. L'action physiologique, au moins douteuse sinon tout à fait nulle, de la plupart de ces substances, comme la digitine qui ne paraît pas être un principe immédiat bien défini, ne présente aucun intérêt pour le physiologiste ou le thérapeute.

Je crois devoir étendre cette remarque à la *digitoflavone* ($C^{15}H^{10}O^6.H^2O$, dérivée de la phénopyrone), composé phénolique que M. Franz Fleischer vient d'isoler récemment de la digitale, en traitant par une solution diluée de soude l'éther ayant servi à épuiser le macératum de poudre de feuilles de digitale dans l'alcool à 50 p. 100, distillant l'éther et épuisant le résidu par le chloroforme qui laisse la digitoflavone à l'état insoluble. Cette substance serait insoluble dans l'eau et le chloroforme, soluble dans l'alcool et l'éther; très difficile à séparer complètement de la digitaline.

Toutes ces substances me paraissent ne présenter qu'un intérêt bien restreint, inférieur de beaucoup à celui que peut présenter le ou les albumoses dont je viens de parler; et il ne me reste plus qu'à vous indiquer les caractères généraux des glucosides et à signaler quelques réactions qui ont été données comme plus ou moins caractéristiques de ces diverses substances.

Réactions caractéristiques. — Au point de vue toxicologique, on peut trouver, dans l'expérimentation physiologique, des éléments de diagnostic infiniment supérieurs, comme toujours lorsqu'il s'agit d'alcaloïdes ou de glucosides, aux notions qu'on peut acquérir par la recherche chimique, en ce qui concerne au moins les réactions dites caractéristiques; mais, cependant, ces résultats donnés par l'expérimentation physiologique ne sont pas encore tellement évidents, tellement précis, tellement nets, que l'on ne doive recourir nécessairement aux caractères chimiques.

Tout d'abord, la digitaline se dissout dans le chloral anhydre qui prend alors une coloration rose passant peu à peu au rouge-vineux pour devenir finalement bleu-verdâtre.

On avait observé depuis longtemps que les divers glucosides de la digitale donnent lieu à des colorations particulières lorsqu'on fait réagir sur eux l'acide sulfurique concentré en présence d'un oxydant, tel que le brome, le perchlorure de fer, l'acide azotique : Kiliani a donné, en 1896, les procédés d'essai suivants. Le réactif qu'il préfère est composé de 100 centimètres cubes d'acide sulfurique concentré pur, additionnés de 1 centimètre cube d'une solution aqueuse de sulfate ferrique pur à 5 p. 100. On verse dans un tube à essais de 4 à 5 centimètres cubes de ce réactif, et on y fait dissoudre une parcelle du glucoside à essayer en mélangeant au besoin avec un agitateur pour favoriser la dissolution de la substance.

La *digitaléine* se colore, au début, en jaune d'or et fournit ensuite une solution rouge qui passe au rouge-violet persistant pendant une journée : si l'on a ajouté le glucoside en trop forte proportion, la solution reste rouge et la couche superficielle se colore seule en violet par agitation. Le produit de l'hydrolyse de ce glucoside, la *digitaléigénine*, donne lieu aux mêmes colorations et se montre même plus sensible à l'action du réactif; c'est-à-dire qu'il en faut une quantité moindre pour donner une réaction colorée aussi intense.

La *digitaline* brunit au premier moment comme si elle était carbonisée, puis fournit une solution de couleur rouge-brun sale. Le produit de l'hydrolyse de ce glucoside, la *digitaligénine*, ne noircit pas comme la digitaline, mais fournit une coloration rouge spéciale, en même temps que le liquide devient fortement fluorescent.

La *digitonine* et son produit d'hydrolyse, la *digitogénine*, ne donnent pas de coloration lorsqu'on opère sur de très petites quantités, cependant suffisantes pour donner les réactions ci-dessus avec les composés qui précèdent; à doses trois ou quatre fois plus fortes, elles donnent seulement lieu à une coloration jaune peu accentuée.

La réaction fournie par la digitaline est banale, un grand nombre de substances organiques ayant la propriété de se colorer en brun, puis en rouge plus ou moins brunâtre, sous l'influence de l'acide sulfurique. Une autre réaction, due à KELLER, est plus caractéristique : elle consiste à dissoudre la digitaline dans l'acide acétique, à ajouter une goutte de perchlorure de fer, puis à verser avec précaution dans le mélange de l'acide sulfurique concentré pur, de façon à superposer les couches liquides; à la surface de séparation, il se produit une zone foncée et, au-dessus, dans la solution acétique par conséquent, un anneau de couleur bleu-foncé.

KILIANI a montré qu'on pouvait reconnaître simultanément la présence de la digitaléine et celle de la digitaline en modifiant ce procédé de la façon suivante. L'acide acétique et l'acide sulfurique utilisés pour cette réaction sont additionnés, chacun de leur côté, de 1 centimètre cube pour 100 de la solution aqueuse à 5 p. 100 de sulfate ferrique; on dissout quelques dixièmes de milligramme du mélange de glucosides dans 3 ou 4 centimètres cubes de l'acide acétique, puis on ajoute, avec précaution et en ayant soin d'éviter le mélange intime des liquides, un égal volume de l'acide sulfurique. Il se produit alors au niveau de la surface de séparation des deux liquides une zone de couleur très foncée; au bout de quelques minutes, se montre au-dessus une bande colorée en bleu par la digitaline et cette coloration gagne peu à peu la totalité du liquide acétique : ce phénomène s'est produit au bout d'une demi-heure environ, et quelques heures plus tard, cette coloration passe au bleu-verdâtre. Quant à l'acide sulfurique de la couche inférieure, il est coloré en rouge-violacé par la digitaléine.

La réaction de LAFON est également fort sensible : elle consiste à humecter la digitaline avec une très petite quantité d'un mélange à parties égales d'acide sulfurique et d'alcool, à chauffer très légèrement sur un bain-marie jusqu'à apparition d'une teinte jaunâtre, puis à additionner le mélange d'une goutte de perchlorure de fer très dilué (solution à 1 p. 100 de perchlorure de fer sublimé); on obtient une magnifique coloration bleu-verdâtre, dans laquelle la couleur bleue prédomine d'autant plus que la digitaline est plus pure.

La réaction indiquée par DRAGENDORFF est également assez nette, mais s'applique à des glucosides non rigoureusement purifiés, ce qui est sans doute le cas se présentant le plus fréquemment. L'acide sulfurique concentré pur fournit, au contact de la digitaléine, une coloration vert-jaunâtre sale, devenant successivement jaune-brun, brun-rougeâtre, puis rose-cerise : des traces de brome, de perchlorure de fer, d'acide nitrique, ainsi que les réactifs d'Erdmann et de Fröhde font passer la coloration au rouge-pourpre. La meilleure manière d'effectuer cette réaction consiste à ajouter un tout petit cristal de bromure de potassium à la solution sulfurique des glucosides.

L'acide chlorhydrique concentré fournit, à froid, une coloration vert-jaunâtre avec la digitaline, et avec la digitaléine; cette coloration est peut-être un peu plus intense avec la digitaline. La coloration, d'abord jaune, puis devenant peu à peu verdâtre, tarde d'autant plus à apparaître que la digitaline est plus pure : la digitaline cristallisée donne une solution qui reste un moment incolore avant de devenir jaune, puis verte. A l'ébullition, la coloration jaune-verdâtre est d'autant plus altérée que la digitaline et la digitaléine sont moins pures. La digitonine donne avec l'acide chlorhydrique une coloration jaune devenant rouge-grenat à l'ébullition; en même temps la solution mousse abondamment : avec l'acide sulfurique dilué (1 de SO^4H^2 pour 2 à 3 de H^2O), et à l'ébullition, la coloration est aussi d'un rouge-violacé, ou violet-rose si la quantité de digitonine est très petite.

Dans tous les cas, ces réactions ont une importance relative; comme je le disais, ce sont des éléments d'information, qui doivent être plus tard confirmés par l'expérimentation physiologique lorsqu'il s'agit d'une recherche médico-légale.

Toutes ces colorations sont d'ailleurs assez variables, suivant la pureté du produit sur lequel on les essaie. On les voit se modifier successivement à mesure que, partant des glucosides mélangés provenant d'un premier traitement de la digitale, on applique ces réactions à des produits de plus en plus purifiés et différenciés. Pour ne prendre que deux exemples, l'acide chlorhydrique donne à froid une coloration verte d'autant plus accentuée que les glucosides sont plus purs; et, au contraire, la coloration rouge-violacé à l'ébullition est d'autant plus nette que les produits sur lesquels on l'exécute sont moins purs. Cela se comprend facilement puisque cette réaction est due à la digitonine qui se trouve surtout dans les glucosides de premier jet. Avec l'acide sulfurique concentré, la coloration du début est variable ; la digitonine donne une coloration jaune-brun, la digitaléine donne une coloration brun-rouge, et la digitaline semble se carboniser : l'addition d'un cristal de bromure de potassium provoque une coloration qui peut varier du brun-verdâtre avec la digitaline absolument pure au rouge-violacé (on l'a comparée, non sans raison, à celles des fleurs de la digitale) au rouge-pourpre vif et même au violet-bleuâtre.

Au reste, comme toutes les réactions colorées, ces réactions ne peuvent être considérées comme absolument caractéristiques, même lorsqu'elles sont réalisées sur des produits rigoureusement purs. Une réaction colorée déterminée par des matières organiques en présence de réactifs déshydratants et oxydants est d'un déterminisme éminemment variable et ne saurait offrir la certitude des réactions colorées produites par des composés minéraux, par exemple la coloration bleu d'azur des composés de cuivre dissous dans l'ammoniaque. Aussi, en toxicologie, est-il absolument indispensable de contrôler ces réactions colorées, qui doivent être considérées seulement comme des indications, par la constatation de propriétés plus exclusives, plus particulières à chaque substance toxique, l'action physiologique notamment.

Les réactions colorées prétendues caractéristiques des glucosides de la digitale sont précisément l'un des meilleurs exemples que l'on puisse fournir de l'infidélité de ces colorations. Les réactions de KILIANI, si nettes en présence de glucosides parfaitement purifiés, peuvent être reproduites avec la plus étroite analogie à l'aide des extraits d'écorces de *Quinquina* et de *Quina cuprea*, comme l'a signalé récemment A. BEITTER. D'après ce dernier observateur, cette coloration serait due à la présence de l'acide quinotannique, et le tannin de guarana la fournirait également. Je vais faire reproduire comparativement devant vous ces réactions colorées et vous allez pouvoir constater leur parfaite identité avec : la digitaline, la digitaléine, un extrait de quinquina, un extrait de cuprea et le tannin de guarana. Cela démontre combien il faut être circonspect en matière de réactions colorées, dites caractéristiques, des alcaloïdes et des glucosides.

Voici maintenant les caractères des glucosides purs.

Digitonine. — Masse amorphe quand elle provient de l'évaporation d'une solution aqueuse ou d'une solution dans l'alcool fort ; cristaux aiguillés lorsqu'elle provient de l'évaporation d'une solution dans l'alcool à 85 p. 100 : ces cristaux renferment cinq molécules d'eau et sont beaucoup plus difficilement solubles dans l'eau que la variété amorphe. Elle fond vers 225°. Ses solutions aqueuses précipitent par le tannin, l'hydrate de baryte, et les acétates de plomb : le tannate est soluble dans l'alcool fort et décomposable par les hydrates de zinc et de plomb. Elle présente de très étroites analogies avec les diverses variétés de saponines, notamment avec celle que l'on peut extraire du bois de Panama.

Digitaléine. — Poudre composée de sphérules cristalloïdes, mais non cristallisées, de couleur presque complètement blanche. Insoluble dans le chloroforme, dans le benzol et dans l'éther, se gonflant dans l'eau et s'y dissolvant même dans la proportion d'un millième environ : cette solubilité est fortement accrue par la présence de la digitonine et il semble même que, de son côté, la digitaléine facilite aussi la dissolution dans l'eau de la digitonine. La digitaléine est soluble dans 100 parties environ d'alcool à 50 p. 100 et beaucoup plus soluble dans l'alcool absolu.

Quelques parcelles de digitaléine introduites dans un tube à essai avec 2 centimètres cubes de solution aqueuse de potasse à 10 p. 100 doivent fournir une solution incolore, au moins pendant quelques minutes : la présence d'impuretés (oléorésines, autres glucosides amorphes, etc.) serait révélée par une coloration jaune immédiate.

On fait une pâte fine avec la digitaléine et de l'eau et on y ajoute, en agitant, 22 parties d'alcool amylique pour 100 parties d'eau employée, puis on abandonne le tout dans un flacon bouché; s'il y a de la digitonine, elle se sépare, après vingt-quatre heures, en petites masses cristallines agglomérées.

Quand elle est pure, sa solution aqueuse ne précipite pas en présence de l'acétate ou du sous-acétate de plomb. Elle empêche même la précipitation de la digitonine par ces réactifs. Elle n'est pas précipitée non plus par l'hydrate de baryte en solution. Ses solutions aqueuses, ou dans l'alcool très dilué, précipitent par le tannin : le tannate est soluble dans l'alcool fort et décomposable par les hydrates de zinc et de plomb.

Digitaline. — Prismes d'aspect nacré, chatoyants, complètement insolubles dans l'eau qui ne contracte aucune amertume, même après ébullition. Comme pour la digitaléine, la présence de la digitonine — peut-être même aussi celle de la digitaléine — facilite sa dissolution dans l'eau. La digitaline est insoluble dans le benzol, peu soluble à froid dans l'alcool et l'éther, presque complètement insoluble dans l'éther exempt d'alcool, beaucoup plus soluble dans l'alcool chaud, très soluble dans le chloroforme qui en dissout lentement de grandes quantités. Les cristaux abandonnés par le chloroforme sont anhydres; ils fondent à 245-250° : les cristaux abandonnés par l'alcool (à 85-95 p. 100) contiennent une molécule d'eau et fondent à 145-150°.

Les solutions dans l'alcool ne précipitent ni par la baryte, ni par les acétates de plomb, ni par le tannin, le tannate étant soluble dans l'alcool. Ce tannate ne se précipite que par dilution dans une grande quantité d'eau; il est décomposé par les hydrates de zinc et de plomb.

Les remarquables et persévérantes recherches de KILIANI ont montré nettement le caractère glucosidique de chacun de ces composés. La digitonine possède la formule brute $C^{27}H^{46}O^{14}$; sous l'influence des actions hydrolysantes, elle se dédouble en fournissant une molécule de dextrose $C^6H^{12}O^6$, une molécule de galactose $C^6H^{12}O^6$ et une molécule de *Digitogénine* qui a pour formule $C^{15}H^{24}O^3$.

La digitaléine, que KILIANI appelle dans son travail digitaline, a pour formule $C^{35}H^{54}O^{18}$; sous l'influence des agents hydrolisants, elle se dédouble en : dextrose, $C^6H^{12}O^6$, un sucre particulier que l'auteur a appelé *Digitalose* $C^7H^{14}O^5$, et en *Digitaligénine*, dont la formule est $C^{22}H^{30}O^3$.

Enfin, la digitaline, c'est-à-dire ce que KILIANI appelle dans son travail la digitoxine, a pour formule $C^{34}H^{54}O^{11}$; elle se dédouble également, sous l'influence des agents hydrolysants, en deux molécules d'un sucre particulier appelé par l'auteur *Digitoxose* $C^6H^{12}O^4$ et en *Digitoxigénine*, ayant pour formule $C^{22}H^{32}O^4$.

Digitonine $C^{27}H^{46}O^{14}$	Dextrose	$C^6H^{12}O^6$
	Galactose	$C^6H^{12}O^6$
	Digitogénine.	$C^{15}H^{24}O^3$
Digitaléine ($C^{35}H^{54}O^{18}$)	Dextrose	$C^6H^{12}O^6$
	Digitalose.	$C^7H^{14}O^5$
	Digitaligénine	$C^{22}H^{30}O^3$
Digitaline ($C^{34}H^{54}O^{11}$)	Digitoxose.	$C^6H^{12}O^4$
	Digitoxose.	$C^6H^{12}O^4$
	Digitoxigénine.	$C^{22}H^{32}O^4$

Comme le montre ce tableau de transformation, ces corps sont évidemment extrêmement voisins les uns des autres; et une dernière preuve, c'est que la digitaline et la digitaléine lorsqu'on les soumet à un agent d'oxydation brutale, comme l'acide chromique par exemple, donnent une cétone, que KILIANI a appelée *Toxigénone*, ayant pour formule $C^{19}H^{24}O^3$. Ce sont donc deux composés extrêmement voisins au point de vue de leur constitution; et cela explique leurs similitudes de réactions chimiques et physiologiques. Voilà, il me semble, un concours de preuves suffisant pour démontrer que toutes ces substances sont très voisines les unes des autres, mais qu'il y a cependant lieu de conserver le groupement que je viens d'indiquer en trois divisions : digitonine, digitaléine, et digitaline. Ce groupement possède en effet l'avantage de simplifier les choses, ce qui n'est pas peu dans une question aussi compliquée et embrouillée.

En raison de son insolubilité dans l'eau, la digitaline ne peut se séparer des tissus de la digitale que sous l'influence d'un certain nombre de produits qui amènent sa solubilisation; et, sous ce rapport, les préparations galéniques qu'on obtient à l'aide de la poudre de digitale avec l'eau, le vinaigre, l'alcool faible, sont surtout caractérisées par ce fait qu'elles renferment principalement de la digitaléine et de la digitonine : la macération, l'infusion dans le vinaigre, l'extrait aqueux, par exemple, sont particulièrement riches en ces principes que je viens d'indiquer. Au contraire, les préparations réalisées avec l'alcool assez concentré renferment une plus forte proportion de digitaline, parce que la digitaline est assez soluble dans l'alcool fort, et que, à cette plus grande solubilité, vient s'ajouter l'influence solubilisante de la digitonine et de la digitaléine, en même temps qu'elle est favorisée également par certaines albumoses, peut-être même par les sels de calcium et de potassium qui existent toujours en assez forte proportion dans la digitale.

Mais ce qui est surtout remarquable au point de vue de la richesse en principe actif des différentes variétés de digitales, ce sont les conditions dans lesquelles les plantes ont été récoltées, les climats sous lesquels les plantes ont été récoltées. Ainsi, tandis que, comme l'a fait remarquer HUCHARD, à Edimbourg, une dose de 15 grammes de feuilles de digitale est une dose absolument normale, tout à fait rationnelle, en France, on observe quelquefois des accidents avec la macération de 1 gramme de poudre de digitale. A Londres, la dose usuelle de poudre de digitale en infusion ou en macération est de 4 à 8 grammes. En Roumanie, on a été jusqu'à donner en infusion 8 à 12 grammes de digitale pendant plusieurs jours dans le traitement de la pneumonie. Cela prouve tout simplement que la richesse en principes actifs, notamment en digitaline, est extrêmement variable dans les plantes de différentes provenances, et cela montre qu'il est nécessaire de choisir, pour les préparations galéniques, une digitale qui soit toujours sensiblement d'une richesse constante. Aussi est-ce à la digitale des Vosges qu'on a constamment recours, cette digitale des Vosges ayant une richesse très sensiblement constante et correspondant, environ, à celle que je vous citais précédemment de 5 à 8 grammes de principes actifs par kilo de plante sèche, sur lesquels 5 à 8 grammes il y a environ 1,5 à 2 grammes de digitaline cristallisable.

On a voulu établir une sorte d'équivalence entre les préparations digitaliques, d'une part, et les diverses digitalines. Je ne saurais trop m'élever pour ma part contre ces équivalences de l'action physiologique ou toxique, en ce qui concerne tout au moins les digitalines, parce que, comme je le faisais remarquer tout à l'heure, ce qui fait surtout la différence d'activité de ces diverses digitalines commerciales, c'est la proportion de digitaline vraie qu'elles renferment, mélangée à des proportions *essentiellement variables* de digitaléine, de digitonine et d'autres substances complètement inactives; de sorte que, vouloir faire un tableau d'équivalences, c'est courir au-devant d'un danger, d'un accident certain. Il est, en effet, absolument impossible de savoir à l'avance quelle sera, en raison du procédé employé pour la préparation, la richesse en principe actif, c'est-à-dire en digitaline chloroformique, d'une digitaline quelconque, et de dire, à l'exemple de certains formulaires, que 1 milligramme de digitaline cristallisée correspond à 6 milligrammes de digitaline chloroformique du Codex, à 16 milligrammes de digitaline amorphe d'Homolle, etc. Ce sont là autant d'assertions complètement fausses; et il n'y a absolument qu'une chose à retenir, c'est que, si l'on veut faire un tableau d'équivalence de l'action physiologique, il faut toujours employer la même substance, c'est-à-dire la digitaline chloroformique, vous pouvez alors compter sur une énergie constante.

Mais il y a cependant une équivalence assez intéressante, c'est celle qu'on peut établir entre un certain poids de poudre de feuilles de digitale, d'extrait alcoolique de digitale, de teinture de digitale et de digitaline chloroformique d'autre part. J'insiste sur le point que ce tableau d'équivalence est extrêmement sujet à caution; mais on peut néanmoins tabler à peu près sur les chiffres suivants : 10 centigr. de poudre de feuilles de digitale des Vosges, récoltée dans de bonnes conditions, correspondent très sensiblement à 5 centigrammes d'extrait alcoolique, à XXX gouttes de teinture de digitale et à 0 milligr. 25 (un quart de milligr.) de digitaline chloroformique.

Ceci peut avoir son intérêt dans certaines circonstances, puisque le pouvoir diurétique de la digitale, pouvoir diurétique qui est loin d'être absolu, mais qui est absolument occasionnel, absolument relatif, comme nous l'apprendrons plus tard, est certainement beaucoup plus actif lorsqu'il est exercé par des préparations galéniques de digitale, quoi qu'on ait dit, que lorsqu'il est exercé par la digitaline elle-même, sauf les circonstances particulières d'un individu infiltré qui créent alors véritablement pour la digitaline un terrain d'action particulièrement favorable représentant le summum de cette activité diurétique; mais lorsqu'il ne s'agit pas de ces conditions particulières, l'action diurétique des préparations galéniques de digitale est certainement supérieure à l'action diurétique de la digitaline en nature.

Posologie. — Nous allons nous occuper maintenant de la posologie, qui est aussi importante pour la digitaline pure que pour les préparations galéniques de digitale. Les préparations de digitaline doivent être exclusivement constituées par la solution officinale qui figure actuellement au supplément du Codex. En effet, c'est surtout avec des substances douées d'une activité thérapeutique pareille, douées surtout de cette remarquable propriété d'accumulation, qu'il faut se garantir de l'emploi des granules, ces préparations capricieusement solubles, qui se dissolvent quand il ne faut pas et ne se dissolvent pas quand il le faudrait. Pour moi, je crois qu'il faut absolument bannir de la thérapeutique l'emploi des granules et il est infiniment plus facile, d'ailleurs, de se servir des solutions de digitaline.

Ces solutions peuvent être réalisées soit à l'aide de la formule qui a été adoptée pour la solution officinale du Codex, soit à l'aide d'une formule analogue. La formule du supplément du Codex est la suivante :

> Digitaline chloroformique cristallisable. . . .   *Un gramme.*
> Glycérine purifiée (densité 1 250, soit 29° Baumé).   333 cent. cubes.
> Eau distillée   146   —
> Alcool à 95° . . . . Q. S. pour   1 000   —

Ceci n'est pas une formule à prescrire, parce que j'aime à croire qu'il n'est pas un pharmacien qui exécuterait une formule dans laquelle on prescrirait un gramme de digitaline; mais si vous voulez formuler une solution équivalente à celle-ci, vous pourrez utiliser l'une des deux formules suivantes dont je vous ai maintes fois signalé l'utilité et l'importance pour l'emploi des alcaloïdes, des glucosides, ou principes actifs analogues.

> Digitaline chloroformique . . . .   *Dix milligrammes.*
> Glycérine à 29° B. . . . .   3 cc. 5
> Eau distillée . . . .   1 — 5
> Alcool à 95° . . . .   Q. S. pour 10 cc.

Dans ces conditions, on a, comme avec la solution du Codex, une solution telle que L gouttes mesurées au compte-gouttes normal, c'est-à-dire donnant XX gouttes ou 1 gramme d'eau distillée au centimètre cube à la température ambiante, contiennent exactement un milligramme de digitaline.

Vous pouvez remplacer cette solution par une autre qui réalise une solution également très facile à employer, c'est celle-ci :

> Digitaline chloroformique . . . .   *Dix milligrammes.*
> Alcool à 90° . . . . } āā 75 grammes.
> Eau distillée . . . . }

Ce mélange donne exactement 160 centimètres cubes de solution, et il est tel qu'une cuillerée à soupe renferme très sensiblement 1 milligramme de digitaline; par conséquent, chaque cuillerée à café correspondra à un quart de milligramme de principe actif.

A cela se bornent les préparations à prescrire pour la digitaline, puisque, ainsi que je viens de le dire tout à l'heure, il me paraît inadmissible qu'on conserve la formule des granules, puisqu'il est si facile d'avoir des solutions de digitaline à titre parfaitement défini, qui sont très aisément maniables et susceptibles de se conserver pendant un temps assez long.

La posologie des diverses préparations de digitale est assez complexe. Je vous rappelle que la digitale en nature entre dans un certain nombre de préparations, et entre autres dans celle de deux vins médicamenteux, dont la formule est très différente.

D'abord, le *Vin de Trousseau* :

Poudre de feuilles de digitale.	60	grammes.
Squames de scille.	50	—
Baies de genièvre	300	—
Acétate de potasse desséché	200	—
Vin blanc à 10 p. 100 d'alcool.	4 000	—
Alcool à 90°.	500	—

Cette formule répond au Vin de Trousseau et Regnauld, ou *Vin diurétique de l'Hôtel-Dieu*; la composition de ce liquide est telle que 20 grammes, ou un verre à liqueur, correspondent, très sensiblement, à 30 centigrammes de poudre de feuilles de digitale, à 25 centigrammes de scille et 1 gramme d'acétate de potasse. La richesse de ce vin en digitale est telle qu'on a très justement trouvé qu'il était excessif d'administrer avec une quantité aussi faible que 20 grammes de ce liquide, une préparation équivalant à 30 centigrammes de poudre de feuilles de digitale, et, dans la dernière édition du *Codex*, on a modifié cette formule de la façon suivante :

Poudre de digitale	5	grammes.
Squames de scille.	7	gr. 50
Baies de genièvre.	75	grammes.
Acétate de potasse desséché.	50	—
Vin blanc à 10 p. 100 d'alcool	900	—
Alcool à 90°.	100	—

On obtient ainsi le *Vin de digitale composé de l'Hôtel-Dieu* du Codex; et c'est pourquoi il est nécessaire, lorsque vous prescrirez le Vin de l'Hôtel-Dieu, de spécifier Vin de Trousseau, ou Vin du Codex; il est vrai qu'à défaut d'indication le pharmacien doit délivrer le médicament préparé suivant la formule du Codex. Ce vin correspond à 10 centigrammes au lieu de 30 centigrammes de poudre de feuilles de digitale, 15 centigrammes de scille au lieu de 25, et 1 gramme d'acétate de potasse. Dans ces conditions, le médicament est infiniment plus maniable, et il est bien préférable de recourir à cette formule du vin de l'Hôtel-Dieu.

La poudre de digitale entre dans la préparation d'un très grand nombre de formules parmi lesquelles je vous citerai seulement quelques-unes. Les *Pilules de Dupuy* sont composées de :

Poudre de digitale.	
Poudre de scille.	āā 5 grammes.
Poudre d'asa fœtida	
Extrait de ményanthe	

A diviser en 100 pilules, dont on administre de 2 à 6 par période de vingt-quatre heures, en les espaçant.

Les *Pilules de Heim* ont la composition suivante :

$$\left\{\begin{array}{l}\text{Poudre de digitale} \dots \dots \dots \quad \textit{Soixante centigrammes.}\\ \text{— \quad d'opium} \dots \dots \dots\\ \text{— \quad d'ipéca} \dots \dots \dots\\ \text{Miel ou sirop des cinq racines} \dots \quad \text{Q. s.}\end{array}\right.$$

āā 25   —

A diviser en 20 pilules, dont on administre également 2 à 6 par jour, à intervalles espacés. Dans certaines circonstances, on ajoute à cette formule 1 gramme d'un sel de quinine, sulfate ou bromhydrate.

Sous le nom de *Poudre tempérante*, *Poudre des Voyageurs* on désigne un mélange constitué par :

$$\left\{\begin{array}{l}\text{Poudre de digitale} \dots \dots \dots \dots \quad 2 \text{ grammes.}\\ \text{Nitrate de potasse} \dots \dots \dots \dots \quad 5 \quad —\\ \text{Sucre de lait} \dots \dots \dots \dots \dots \quad 20 \quad —\end{array}\right.$$

On mélange exactement la masse qu'on divise en 10 paquets.

Voici encore quelques formules dans lesquelles entre la digitale :
Pilules diurétiques purgatives :

$$\left\{\begin{array}{l}\text{Poudre de digitale} \dots \dots \dots \dots\\ \text{— \quad scille} \dots \dots \dots \dots\\ \text{— \quad scammonée} \dots \dots \dots\end{array}\right.$$

āā 1 gramme.

A diviser en 20 pilules, dont on donne de 4 à 6 par jour. Ces pilules sont cardio-toniques, diurétiques et purgatives.

On réalise également une *Poudre diurétique* qu'on administre sous forme de cachets, au nombre de 4 à 6 par jour, et qui possède une composition analogue.

$$\left\{\begin{array}{l}\text{Poudre de digitale} \dots \dots \dots \dots\\ \text{— \quad de scille} \dots \dots \dots \dots\\ \text{Nitrate de potasse} \dots \dots \dots \dots \quad 10 \quad —\end{array}\right.$$

āā 1 gramme.

A diviser en 20 cachets.

Sous le nom de *Pilules cardio-hépatiques*, on a proposé une association de la poudre de digitale avec le calomel dans les proportions suivantes :

$$\left\{\begin{array}{l}\text{Poudre de digitale} \dots \dots \dots \dots \quad 1 \text{ gramme.}\\ \text{Calomel} \dots \dots \dots \dots \dots \quad 2 \quad —\\ \text{Poudre de scille} \dots \dots \dots \dots \quad 3 \quad —\\ \text{Extrait aqueux de seigle ergoté} \dots \quad 4 \quad —\end{array}\right.$$

A diviser en 40 pilules, dont on administre de 4 à 6 par jour, en ayant soin, en raison du calomel, de surveiller la bouche du malade et les accidents de stomatite qui pourraient résulter de l'administration un peu trop prolongée.

XIIᵉ LEÇON

PRÉPARATIONS GALÉNIQUES DE DIGITALE. — MODES D'ADMINISTRATION. — ACCUMULATION. — SIGNES PRÉMONITOIRES DES ACCIDENTS D'INTOXICATION. — ESPÈCES RÉFRACTAIRES. — TENTATIVES DE SÉROTHÉRAPIE. — ACTION THÉRAPEUTIQUE. — INDICATIONS ET CONTRE-INDICATIONS. — ACTION TOXIQUE. — DIGITALE ET DIGITALINE. — SYMPTOMATOLOGIE GÉNÉRALE.

Avant d'aborder l'étude de l'action thérapeutique et la symptomatologie générale de l'intoxication par la digitale et la digitaline, il me reste à compléter certains renseignements relatifs à la posologie et à l'emploi des préparations galéniques de digitale.

Le choix de ces préparations n'est pas indifférent, pas plus que la connaissance approfondie des manifestations décelant soit l'action thérapeutique, soit l'action toxique de ces médicaments. La digitale est une des substances de l'arsenal thérapeutique les plus délicates à manier. Hirtz écrivait à son sujet, en 1869 : « Le premier soin d'un chirurgien se préparant à une opération, c'est de s'assurer du parfait état de ses instruments ; le premier soin du médecin devrait être de s'enquérir de la bonne qualité du médicament dont il va se servir. Faute de ce soin, non seulement il échouera là où d'autres ont réussi, mais il risquera, par des résultats illusoires, d'entraîner les autres dans l'erreur ou l'incrédulité qui est la pire des erreurs en thérapeutique. Ces réflexions s'appliquent plus particulièrement à la digitale, médicament héroïque s'il est bien préparé, nul ou insuffisant dans le cas contraire ».

Murri, de Bologne, s'exprime ainsi : « Ce remède est si efficace que, se trouver en présence d'un médecin qui sache s'en servir, c'est pour une personne atteinte d'une affection organique du cœur, gagner quelques années de vie et faire l'économie de beaucoup de souffrances ».

Je ne saurais mieux exprimer toute l'importance du médicament

dont l'étude nous. occupe maintenant; et l'obligation de nous
éclairer autant que possible sur les qualités de la digitale ainsi
que sur les dangers que peut faire courir son emploi inconsidéré
justifiera, je pense, les détails, parfois un peu arides, dans lequels je
crois nécessaire d'entrer pour apprendre à connaître aussi bien que
possible ce merveilleux médicament.

Tout d'abord, une des substances les plus fréquemment employées
est la *Poudre de digitale*, qui résulte de l'obtention des trois quarts
environ du tissu de la feuille séchée d'abord à l'air, puis à la température de 40°. Ces feuilles doivent avoir été récoltées, avec toutes les
précautions que j'ai indiquées, sur une plante de deuxième année et
au moment qui précède immédiatement la floraison; il faut, de plus,
se servir de la digitale des Vosges, que l'expérience a appris être la
seule présentant une composition très sensiblement constante.

Cette poudre de digitale doit présenter les caractères suivants :
elle doit offrir une belle couleur gris-verdâtre, plus verte que grise,
posséder une odeur agréable de thé, ce qui permet précisément de
la caractériser assez facilement. Elle détermine, au bout de quelque
temps, une saveur très amère lorsque, par suite de la dissolution des
principes actifs, la digitaline a pu entrer en dissolution dans la salive
grâce à la présence de la digitonine et de la digitaléine. Cette saveur
amère est bientôt suivie d'une sensation nauséeuse très caractéristique : de plus, cette poudre donne naissance *in situ* à une action
nettement irritante. Elle subit très facilement des altérations et doit
être renouvelée avec soin tous les ans pour qu'on puisse compter sur
son activité thérapeutique. Je vous ai déjà signalé les falsifications
par le mélange de feuilles de certaines plantes telles que : l'aunée
conyze, le bouillon blanc et la grande consoude. en vous faisant
remarquer que cette falsification est beaucoup plus facile en ce qui
concerne la poudre que les feuilles en nature; mais la digitale étant
très répandue et presque sans valeur commerciale, ce mélange
d'autres feuilles n'est presque toujours que le résultat d'une méprise.

La dose à laquelle cette poudre de digitale doit être administrée,
après avoir passé par des quantités très variables, est actuellement
fixée à environ 10 ou 30, au maximum, 50 centigrammes. Deux procédés peuvent être utilisés pour l'employer : l'infusion, la macération. Ils sont, de beaucoup, supérieurs à tout autre mode d'administration, tel que pilules ou cachets, formes sous lesquelles on peut
encore, à la rigueur, administrer la poudre de digitale par prises de
5 à 10 centigrammes. Ces formes médicamenteuses de pilules ou de
cachets ne conviennent que lorsqu'on veut associer la poudre de digitale à d'autres substances médicamenteuses, comme dans les formules
que je vous ai exposées précédemment.

Autrefois, lors des premières recherches de WITHERING et des applications faites par ce clinicien de la digitale à la thérapeutique, on faisait macérer la poudre de digitale dans de l'eau bouillante à laquelle on ajoutait une certaine proportion d'alcool : c'est ainsi que WITHERING recommandait de faire infuser 4 grammes de poudre de feuilles de digitale pendant quatre heures et demie dans un demi-litre d'eau bouillante, puis d'ajouter à ce mélange environ 30 cc. d'eau-de-vie. Cette préparation s'administrait à la dose de 2 à 4 cuillerées à soupe dans les vingt-quatre heures, et cela représentait très sensiblement l'infusion et la macération des 10 à 20 centigrammes de poudre qui sont employés aujourd'hui. C'est après un très grand nombre d'essais que WITHERING était arrivé à modifier sa pratique qui consistait, au début, à faire des macérations de quantités beaucoup plus considérables de poudre de digitale; il n'avait pas tardé à reconnaître les inconvénients que présentaient ces macérations par trop concentrées et administrées d'une façon trop prolongée, et il en était arrivé à réduire la proportion de poudre à ce chiffre, qui est celui en usage actuellement.

D'ailleurs, les recherches d'HOMOLLE et QUÉVENNE, relativement à la quantité de principe actif que l'infusion ou la macération étaient capables d'extraire de la poudre de digitale, vont nous donner à ce sujet des résultats fort intéressants. Des expériences faites par ces deux observateurs, il résulte en effet qu'une quantité de 2 grammes de poudre de feuilles de digitale infusée pendant une demi-heure, en agitant à quatre reprises à intervalles égaux, donnait comme extrait une quantité de 0 gr. 94, ce qui correspond à une solubilisation de 47 p. 100.

La même quantité de 2 grammes de poudre de feuilles de digitale macérée pendant quatre heures et agitée à intervalles égaux huit fois de suite, laissait comme résidu une quantité de 0 gr. 92, c'est-à-dire de 46 p. 100. Par conséquent, il semble que l'infusion solubilise une proportion un peu plus considérable que la macération des substances actives de la plante, exactement 1 p. 100.

Pour faire l'infusion, on prend en général de 20 à 50 centigrammes de poudre de feuilles de digitale qu'on arrose avec 250 grammes d'eau bouillante, et on maintient la macération à environ 70° pendant une demi-heure; on filtre, on édulcore et on administre cette quantité en six ou huit fois dans les vingt-quatre heures. Pour ce qui concerne la macération, les doses peuvent être les mêmes, ou bien on peut les élever légèrement, par exemple les porter à 30 ou 80 centigrammes de poudre qu'on fait macérer pendant douze heures dans une quantité de 250 gr. d'eau froide; comme tout à l'heure, on filtre, on édulcore et on administre en six ou huit fois dans les vingt-quatre heures.

Il faut se rappeler que toutes les fois qu'on administre, soit la poudre de feuilles de digitale en nature, soit l'infusion ou la macération de cette poudre, on détermine assez facilement des nausées, des vomissements, de la diarrhée ; nous verrons d'ailleurs tout à l'heure que les accidents gastro-intestinaux sont des accidents assez importants, en ce qui concerne l'administration de la digitaline et de la digitale, et qu'ils doivent immédiatement faire suspendre l'emploi de cette médication.

Je passerai très rapidement sur les autres préparations galéniques de la digitale dont l'emploi est encore moins fréquent que celui de la poudre de feuilles. Je dois cependant vous les signaler. Un sirop de digitale figure au *Codex* ; il est préparé en ajoutant 25 gr. de teinture de digitale à 975 gr. de sirop de sucre préparé à froid. Un autre sirop est celui dont la formule a été donnée par Soubeiran ; il paraît fournir, au point de vue de son action thérapeutique, des résultats supérieurs à ceux du sirop du Codex. On le prépare en faisant une infusion de 5 gr. de poudre de feuilles de digitale dans un litre d'eau, puis faisant dissoudre 180 à 190 gr. de sucre dans cent parties de cette infusion une fois qu'elle a été filtrée ; une cuillerée à soupe représente, très sensiblement, les principes dissous de 10 centigrammes de poudre de digitale. C'est là une excellente préparation, mais, comme tous les sirops possibles, à condition qu'elle soit récemment faite.

La teinture de digitale est une excellente préparation ; cette teinture de digitale se prépare, comme un grand nombre des teintures, par macération de 1 partie de poudre de feuilles dans 5 parties d'alcool à 60 ; six parties de cette teinture représentent, très sensiblement, une partie de feuilles sèches ; on l'administre à des doses variables, qui peuvent aller de 50 centigrammes à 2 grammes, toutes réserves faites pour ces questions de doses qui, ici plus peut-être que pour d'autres médicaments, sont éminemment variables. Il existe également une alcoolature de feuilles fraîches préparée par macération de parties égales de feuilles et d'alcool à 90 ; neuf parties de cette alcoolature représentent très sensiblement une partie de feuilles sèches.

L'extrait aqueux de digitale constitue, au contraire, une très mauvaise préparation, essentiellement altérable, et qu'il est absolument nécessaire, je crois, de ne pas employer si l'on veut avoir quelque certitude de l'action thérapeutique à laquelle on désire arriver. L'extrait alcoolique est encore une préparation qu'il n'est guère bon d'employer en raison de la variabilité de sa richesse en principes actifs.

Il figure également dans le *Codex* un emplâtre de digitale qui est préparé avec 90 gr. d'extrait alcoolique pour 10 grammes de résine élémi et 20 grammes d'emplâtre diachylon.

Enfin il existe dans certaines pharmacopées, surtout étrangères, deux autres préparations qui sont encore utilisées : d'abord, une *teinture éthérée*, préparation assez infidèle, en raison de la différence de solubilité des principes actifs contenus dans la poudre de feuilles de digitale suivant que l'éther employé pour faire cette teinture est plus ou moins riche ou pauvre en alcool; puis un *acétolé* qui figure seulement dans certaines pharmacopées étrangères.

D'une façon absolue, la digitaline, quel que soit son degré de pureté, ne doit jamais être employée en injections sous-cutanées, pas plus d'ailleurs que les préparations galéniques de digitale. En effet, aussi bien la digitaline que les autres substances qui l'accompagnent, la digitaléine et la digitonine, exercent une action irritante extrêmement intense; et, toutes les fois que, dans le but de faire une expérimentation physiologique sur les animaux, on a recours à des injections sous-cutanées de digitaline ou de préparations de digitale, ces injections sont toujours suivies de la formation d'abcès, quelquefois même de phlegmons. Il faut cependant peut-être faire une exception en faveur des solutions huileuses de digitaline qui paraissent bien et facilement tolérées; mais cette pratique est encore dans la période d'essais, et il me paraît prudent d'attendre à son égard la sanction du temps et de l'expérience.

Quelle que soit d'ailleurs la préparation, il est absolument indispensable de l'administrer avec une extrême prudence; et en effet, la digitale, plus encore qu'une foule d'autres substances médicamenteuses, semble se conduire d'une manière tout à fait particulière non seulement suivant les individus, mais encore chez le même individu suivant des circonstances absolument imprécisées jusqu'ici. On peut dire que les petites doses sont presque toujours suffisantes, et qu'elles ne doivent être renouvelées que le moins souvent possible. La prolongation de l'administration de la digitale, quelle que soit la nature de la préparation : préparations galéniques ou digitaline, est absolument inutile et même dangereuse; et l'on peut affirmer, en raison du grand nombre des circonstances dans lesquelles on a pu voir se développer des accidents, qu'il est absolument inutile, dangereux, incorrect par conséquent, d'administrer des préparations de digitale ou de digitaline pendant une durée supérieure à cinq ou six jours, au grand maximum.

On a recherché quels pouvaient être les signes indiquant que l'on devait suspendre l'action du médicament, et, tour à tour, suivant que les observateurs ont attaché une plus ou moins grande importance à chacune de ces manifestations, on a indiqué des signes extrêmement variables, les uns donnant l'établissement de la diurèse comme le signe de la suspension de la digitale, les autres donnant au contraire l'action sur le tube digestif manifestée par les vomissements et la diarrhée, d'autres donnant l'action sur le pouls, comme devant constituer le critérium de cette indication. En réalité, on observe fréquemment des modifications très notables du pouls chez certains individus chez lesquels aucun autre signe n'est venu indiquer que l'économie se soit trouvée en quelque sorte saturée de digitale, et il est assez souvent arrivé de constater un abaissement alarmant du pouls sans qu'il ait été précédé du moindre signe prémonitoire. Or, les modifications persistantes et accentuées du pouls sont, comme nous le verrons bientôt, des signes d'une importance considérable, attendu que lorsqu'elles se manifestent, au moins avec une certaine intensité, elles dénotent déjà une action profonde exercée par la digitaline sur le système nerveux central, et souvent même une intoxication irrémédiable et définitive de ce système nerveux.

D'ailleurs, d'autres organes que le pouls, que le système circulatoire, sont également très facilement impressionnés ou influencés par la digitale ou la digitaline; il en est ainsi pour le rein, pour l'estomac, pour les intestins, suivant la susceptibilité des individus; de sorte qu'en réalité on peut dire que, lorsque l'administration de la digitale est prolongée pendant un certain temps, n'importe quel signe se produisant soit du côté du rein, soit du côté de l'appareil digestif, soit du côté de l'appareil circulatoire, est un indice qu'il y a nécessité de suspendre immédiatement l'action de la digitaline.

D'ailleurs, la digitale est une substance qui s'accumule dans l'économie d'une façon tout à fait particulière et tout à fait remarquable; non seulement elle s'accumule, mais les doses s'ajoutent, et, à un moment donné, on peut voir apparaître tout d'un coup des accidents graves d'intoxication alors que rien ne pouvait auparavant les faire prévoir.

Une expérience due à VAN DER HEIDE, d'Amsterdam, est très instructive à cet égard. Il administre par voie d'injection hypodermique à un chien de 20 kilos très vigoureux et bien portant une dose quotidienne de 5 milligrammes de digitaline. Du septième au huitième jour, apparaissent des symptômes d'intoxication aussi violents que ceux résultant de l'absorption, en une seule fois, de 35 à 40 milligrammes, absolument comme si les doses administrées chaque jour avaient été mises en réserve et s'étaient rigoureusement ajoutées pour aboutir à la dose toxique.

A plusieurs reprises, on a signalé certains phénomènes : des vertiges, des battements douloureux dans la tête, notamment dans la région des sinus frontaux, des tempes, du fond des orbites, l'amblyopie, la photophobie, les nausées, un sentiment de détresse, les vomissements incoercibles, l'irrégularité et la lenteur du pouls avec accélération au moindre mouvement, la langueur, la débilité, la tendance à la syncope comme étant des signes d'intoxication prochaine par la digitaline. Je crois qu'on doit aller beaucoup plus loin et dire que ce sont des signes d'intoxication actuelle et non prochaine. Parfois, ces signes d'une intoxication au début se manifestent par de la défaillance, de l'angoisse dans la région stomacale et la perte de l'appétit. La lenteur de l'élimination de la digitaline est extrêmement remarquable, et bien qu'on ne connaisse pas les produits de transformation que cette substance est susceptible de donner dans l'économie, il n'en est pas moins vrai que les faits cliniques démontrent avec la plus entière évidence qu'il n'y a pas accoutumance de la part de l'organisme à la digitaline et que l'élimination est d'une extrême lenteur, les phénomènes thérapeutiques ou toxiques de la digitale ou de la digitaline persistant pendant une durée assez considérable après l'administration de cette substance, même à titre médicamenteux. Pour vous en donner un exemple, les phénomènes qu'on peut relever du côté du pouls et de l'appareil circulatoire se font quelquefois sentir avec une intensité beaucoup plus considérable quinze, vingt, trente jours même après la cessation de la dose médicamenteuse. On a vu parfois la digitale bien supportée à doses relativement fortes, et les accidents n'apparaître qu'avec des doses minimes.

On a beaucoup discuté sur le meilleur mode d'administration des préparations digitaliques : les uns veulent qu'on administre une dose massive en une seule fois et pendant un seul jour; d'autres veulent, au contraire, qu'on administre des doses relativement massives, mais décroissantes, pendant une durée de trois à quatre jours. C'est là, je crois, un fait étroitement dépendant des indications thérapeutiques en présence desquelles on se trouve; mais un point qu'il est absolument indispensable de retenir, c'est que l'élimination est très lente, et qu'elle met au moins dix, quinze et même vingt jours à s'effectuer. Comme conséquence, il y a donc nécessité à ne pas renouveler, sauf indication impérieuse, l'administration des préparations digitaliques avant une période de douze ou quinze jours après une première administration.

Du reste, pour revenir sur un point sur lequel j'ai déjà appelé votre attention, celui des modifications subies par le pouls et la circulation, on voit très souvent, après une période passagère de régularisation du pouls, des irrégularités succéder à cette régularisation passagère, et il faut même considérer comme des irrégularités ces formes, en apparence régulières, du pouls géminé, consistant en une pulsation forte d'abord suivie d'une pulsation faible, puis d'un arrêt plus ou moins prolongé; cette apparente régularité doit être considérée, au contraire, comme une irrégularité déterminée par la digitaline, irrégularité qui impose absolument la suspension du médicament. Bien plus, on voit fort souvent les malades s'accommoder beaucoup mieux d'un pouls irrégulier, inégal, mais, comme on a dit, libre de digitale, que de pulsations fortes, égales, régulières, imposées par suite d'une action médicamenteuse qui, dans ce cas-là, doit être appelée bien plutôt une action subtoxique qu'une action médicamenteuse.

De même, on voit très souvent la digitaline ou les préparations digitaliques, après avoir déterminé une période de diurèse plus ou moins accentuée, provoquer une période d'anurie parfois très dange-reuse, parce que l'épithélium rénal est touché et fatigué, — intéressé non par la digitaline elle-même, puisqu'on n'a jamais pu la retrouver en nature dans l'urine, mais par les produits de transformation encore inconnus auxquels cette substance donne naissance dans l'or-ganisme, produits qui, nécessairement, s'éliminent par l'intermédiaire de cet épithélium rénal qui arrive à être surmené et même intoxiqué, et traduit cette intoxication par une période d'anurie parfois extrê-mement persistante, extrêmement difficile à vaincre et qui succède à la période précédente de diurèse. Il est bien rare que cette intolé-rance n'ait pas été déjà dénoncée en quelque sorte par des manifesta-tions gastro-intestinales qui constituent toujours un signe fâcheux et d'un pronostic menaçant.

A cet égard, je ne pourrais vous fournir de meilleur exemple que l'observation d'un malade, jeune cependant, un cardiaque âgé de vingt-six ans, auquel on avait administré la digitale dans le but d'amener une diurèse indiquée précisément par l'œdème des jambes et l'ascite auxquels ce malade était en proie. Un premier jour, on lui administre 40 centigrammes de poudre de feuilles de digitale en macération. A ce moment, la quantité d'urine était un peu moindre de un litre et la diurèse s'effectuait sans difficulté quoique la quantité fût un peu faible. Le lendemain, le malade rendait 2 litres d'urine, mais était pris d'anorexie et même de vomissements. Malgré cela, on persista dans l'administration de la digitale, et on donnait de nouveau 40 centigrammes de poudre de digitale en macération. Le lendemain de cette deuxième administration, le pouls était à 76, régulier, mais le malade présentait de la céphalalgie, des troubles de la vue, il se plaignait d'une sensation continuelle de chute, — il lui semblait, disait-il, qu'il était en ribote, qu'il avait de la peine à garder l'équilibre; — il éprouvait une sensation de brûlure dans le ventre et la partie inférieure du tube intestinal, des vomissements et de la diarrhée. La quantité d'urine ne fut plus que d'un litre et demi. En dépit de ces manifestations menaçantes, on administra encore ce même jour 50 centigrammes de digitale en macération. Le lendemain, la quantité d'urine avait encore diminué, elle n'était plus que d'un litre et la continuation, l'exagération même des symptômes fâcheux imposa absolument la suspension de la digitale.

Sous l'influence de cette suspension, on vit revenir une période passagère de diurèse extrêmement accentuée, puisque le lendemain la quantité d'urine s'éleva à plus de 3 litres. Des vomissements se montrèrent encore comme conséquence de l'action éloignée de la digitale, dont on cessa complètement l'administration. Le lendemain le malade paraissait en bon état, mais la quantité d'urine n'était plus que de 1 litre et demi et elle alla diminuant de jour en jour, à tel point que quatre jours après cette suppression il n'y avait plus que 800 gr. d'urine; le malade était affecté d'une cystite intense, il ressentait de très fortes douleurs pour uriner, avec envies fréquentes; l'œdème et l'ascite avaient reparu. Il est incontestable que la persistance de l'administration de la poudre de digitale malgré l'apparition des manifestations gastro-intestinales a dû certainement contribuer, pour une large part, à l'éclosion des accidents, plutôt bénins, en somme, que je viens de relater.

Mais les accidents déterminés par l'administration prolongée de la digitale sont particulièrement remarquables par leur caractère insidieux; ils sont toujours extrêmement graves, souvent même irrémédiables, et, comme vous le comprendrez sans peine lorsque vous réfléchirez que ces accidents démontrent une paralysie toxique, à la fois, des pneumogastriques et des accélérateurs de la mécanique cardiaque, on peut voir des formes extrêmement variables de ces accidents. Peut-être est-il encore plus difficile de dépister ces accidents lorsqu'il s'agit de l'administration de la digitaline en nature que lorsqu'il s'agit de l'administration des préparations galéniques de digitale. A cet égard, M. Huchard a rapporté une observation extrêmement intéressante.

Elle concerne un malade auquel on administra de faibles doses, répétées journalièrement pendant un mois et demi, de la solution de digitaline du Codex dont je vous ai donné la formule. Pendant cet espace de temps, le malade avait absorbé plus de CCCC gouttes de cette solution de digitaline au millième, soit environ 9 milligrammes. Au bout de quelques jours, on observa une accélération du cœur déjà malade; le pouls radial devint rapidement incomptable et, en même temps, on constata des faux pas et des irrégularités du cœur. Pensant que ces manifestations céderaient à l'administration d'une quantité plus considérable de digitaline, non seulement on maintint l'administration de la substance médicamenteuse, mais on en éleva la dose, et, sous cette influence, on vit le malade devenir d'une pâleur terreuse, être pris d'un refroidissement général, de nausées violentes sans vomissements, de coliques, de lipothymies, de syncope; il présenta un délire nocturne qui est particulièrement intéressant et que je signale à votre attention parce que c'est une des formes les plus caractéristiques de l'intoxication par les doses faibles de digitale; en même temps on put constater des troubles visuels; l'anurie était presque complète et le malade était en proie à un hoquet continuel.

Il me semble assez facile de s'expliquer la genèse de ces accidents. La pâleur du visage, le refroidissement, la cyanose dénotaient avec évidence l'intoxication du sympathique et la vaso-constriction qui en était la conséquence; la tachycardie, les troubles arythmiques, le pouls bi-géminé étaient des symptômes de l'intoxication des vagues, et l'ensemble de ces symptômes formait ce qu'on a si bien appelé l'*asystolie digitalinique*.

Il n'y a donc pas d'accoutumance, et il faut se rappeler, en outre, qu'il n'existe pas d'antidote réel de la digitale ou de la digitaline, dont l'action élective sur le myocarde peut parfois déterminer la mort par une tétanisation irrémédiable, avant que l'action de cette digitaline ne se soit manifestée d'une façon évidente sur les autres appareils. De sorte que, lorsque par suite d'une administration intempestive et trop longtemps continuée de digitale on voit se produire des troubles, des accidents qui, je le répète, peuvent être fort graves et même mortels, il est trop tard à ce moment-là pour se repentir et pour essayer de revenir en arrière, de neutraliser l'action exercée par la digitaline. Les doses qui se sont accumulées dans l'organisme font, en quelque sorte, explosion à ce moment, comme dans les expériences de van der Heide dont je vous ai parlé tout à l'heure. Il semblerait que les doses se mettent en réserve dans l'organisme, s'accumulent, attendant pour démasquer leur action que la dose toxique soit atteinte, et laisser alors éclater tout d'un coup et brutalement ces accidents d'intoxication si graves, qui sont presque toujours irrémédiables.

J'ai un mot à vous dire encore relativement à certaines espèces animales qui sont réfractaires à l'action de la digitale et de la digitaline. Ce fait est d'autant plus curieux et intéressant qu'il a donné naissance à des travaux très remarquables de Binet, de Genève, et de Scofone relativement à des essais de sérothérapie antitoxique en ce qui concerne la digitale. Depuis les travaux de Vulpian, en 1854, on savait que le crapaud présentait, vis-à-vis de la digitale, une résistance tout à fait particulière et qu'il fallait arriver, pour empoisonner cet animal, à employer des doses considérables de digitaline. Cette observation était d'autant plus intéressante que le même expérimentateur avait démontré l'action du venin du crapaud sur le cœur de la grenouille dont il arrête les mouvements avant d'abolir la motricité des nerfs de la vie animale ou la contractilité des muscles des membres. Depuis, des recherches nouvelles ont permis d'envisager le rat, sinon comme absolument réfractaire, au moins comme tout particulièrement résistant. On a pensé que le sang de cet animal exercerait peut-être une action antitoxique sur la digitaline; et cette hypothèse a inspiré à Binet la pensée de pratiquer quelques essais de sérothérapie qui n'ont pas confirmé ces prévisions. Ses recherches ont, en effet, abouti aux résultats suivants : le sérum du sang de rat, injecté à un cobaye, n'atténue en aucune façon l'action exercée sur cet animal par la digitaline. D'autre part, le sérum de rat intoxiqué par la digitaline ne s'est pas montré toxique pour le cobaye, mais il n'a pas non plus atténué l'action toxique d'une injection subséquente de digitaline.

Dans une thèse reproduisant les recherches et les essais de Binet, L. Scofone énonce les conclusions ci-après. La digitaline ne perd pas son pouvoir toxique après macération à l'étuve avec divers tissus organiques appartenant à une espèce insensible à ce toxique (rat, couleuvre, crapaud). Le sang et le sérum des animaux insensibles à l'action de la digitaline n'exercent pas de pouvoir antitoxique vis-à-vis de cette substance. Les animaux sensibles à l'action de la digitaline ne sont pas rendus réfractaires à ce toxique par l'injection de sérum appartenant à un animal insensible à cette substance.

Il serait néanmoins intéressant de reprendre ces essais avec du sang de crapaud, ou de salamandre aquatique, dont le venin exerce sur le cœur de la grenouille une action analogue à celle du venin de crapaud.

Action thérapeutique. — L'action thérapeutique de la digitale consiste essentiellement dans le ralentissement, la régularisation, l'uniformisation et le renforcement des pulsations du cœur. Elle peut, dans des conditions étroites que nous allons fixer, déterminer une diurèse abondante, dissiper les œdèmes et amender considérablement les symptômes d'asystolie. Mais aussi, suivant les cas, et, surtout, suivant les modes d'administration, on peut voir survenir l'accélération du pouls, une anurie plus ou moins complète, une exagération de l'ataxie cardiaque, l'apparition d'un pouls misérable, des vomissements, de la diarrhée, du délire; en un mot, cette digitale est capable de provoquer, même à dose médicamenteuse et non exagérée, une véritable intoxication.

Il faut du reste, Messieurs, comme l'ont fait ressortir les cliniciens, notamment Potain et Huchard, tenir compte de trois conditions dans lesquelles peuvent se trouver les cardiaques lorsqu'il y a indication d'administrer la digitale. Suivant que ces sujets seront en état d'*hypersystolie*, ou bien d'*hyposystolie*, ou d'*eusystolie*, les actions médicamenteuses provoquées par la digitale pourront être extrêmement différentes et même aller précisément à l'encontre du but thérapeutique qu'on se propose. Lorsqu'il y a hypersystolie, cela constitue une contre-indication formelle et absolue à l'emploi de la digitale; et en effet, puisqu'à ce moment déjà la contraction du cœur est trop forte, que la vaso-constriction est à son maximum, cela n'est certainement pas le cas d'aller y ajouter encore au moyen d'une substance qui exerce, comme nous le verrons, sur le myocarde, une action élective extrêmement intense et qui, en même temps, détermine une vaso-constriction, quelquefois très énergique également, qui viendrait s'ajouter à celle existant déjà. Chez les malades dont l'état systolique est normal, c'est-à-dire que que Huchard caractérise par cette appellation. d'eusystoliques, il n'y a guère indication non plus à l'administration de la digitale, cette indication n'existant réellement que pour les malades en état d'hyposystolie, chez lesquels alors l'augmentation d'activité du myocarde et l'augmentation de tension provoquées par la digitale peuvent amener de bons effets au point de vue théra-peutique.

D'ailleurs, comme nous le verrons quand nous ferons l'analyse physiologique de l'action exercée par la digitale sur le cœur, cette action est extrêmement complexe; elle intéresse tout à la fois, comme je vous l'ai déjà indiqué : le myocarde, le système nerveux intra-cardiaque et le système nerveux central. J'insiste seulement sur l'action diurétique de la digitale qui a été fort souvent bien mal inter-prétée. La digitale a été considérée par beaucoup comme le diurétique le plus puissant; eh bien, cela est vrai seulement dans des circons-tances tout à fait spéciales et assez nettement déterminées; et, en réalité, on peut dire que la digitale n'est pas un diurétique ou bien est le plus merveilleux des diurétiques, suivant les conditions dans lesquelles se trouve le malade chez lequel on veut solliciter cette action diurétique.

Chez certains individus, en effet, on peut voir la digitale localiser son action élective soit sur le cœur, soit sur le rein. Lorsque l'individu est en état de répondre à la sollicitation diurétique que peut exercer la digitale, c'est sur le rein que cette action élective va se localiser; si, au contraire, l'individu — nous verrons dans quelles circons-tances — n'est pas en état de répondre à cette sollicitation à la diurèse, c'est sur le cœur que la digitale va localiser son action médi-camenteuse; or, il n'est pas indifférent d'inciter cette action médica-menteuse localisée, tantôt sur le cœur et tantôt sur le rein.

On a invoqué, comme permettant d'expliquer l'action diurétique de la digitale, l'action vaso-constrictive intense que détermine cette substance médicamenteuse; c'est là un bien mauvais argument et même une erreur au point de vue physiologique. Des expériences très nettes ont montré que cette augmentation de la tension sanguine constitue bien plutôt un obstacle à la diurèse qu'elle n'est capable de la favoriser; et on comprend facilement, d'ailleurs, que, sous l'influence d'une augmentation de la tension sanguine et de l'efface-ment du calibre des artères rénales, il passe beaucoup moins de sang, dans un espace de temps donné, à travers les capillaires du rein que lorsque cette artère rénale possède son diamètre habituel ou même un diamètre exagéré. Les expériences sont à cet égard parfaitement nettes et précises, et elles concordent absolument avec nombre de faits, notamment cette expérience sur l'homme que je citais précédemment et dans laquelle nous avons vu la persistance dans l'administration de la macération de digitale déterminer, au lieu de la diurèse qu'on recherchait, une diminution très notable de la quantité des urines et la réapparition des accidents que l'administration de doses faibles avait d'abord semblé conjurer.

Les expériences effectuées, il y a déjà longtemps, par LAUDER-BRUNTON et POWER n'étaient cependant guère favorables à cette interprétation. Ces observateurs avaient montré que, sous l'influence d'une injection de digitale dans la circulation d'un chien, on notait une élévation de la pression sanguine, mais en même temps, une diminution, voire un arrêt, de la sécrétion urinaire. Les artères rénales, fort contractées, mettent obstacle à la circulation du sang dans le rein ; et l'on peut voir apparaître un faible degré d'albuminurie, comme après la ligature ou la compression de l'artère rénale. Lorsque la diurèse s'établissait, cela coïncidait avec l'abaissement de la pression artérielle ; de sorte que la quantité d'urine émise est minima alors que la pression sanguine est maxima. Ces expériences ont été vérifiées à maintes reprises ; et l'on savait d'ailleurs, par les observations cliniques, que l'action diurétique de la digitale se manifeste chez des sujets présentant une tension vasculaire tantôt élevée, tantôt abaissée, d'autres fois absolument normale.

D'un autre côté, la digitaline n'exerce, très probablement, aucune action sur l'épithélium rénal ; elle ne s'élimine pas en nature, et jamais il n'a été possible de la déceler dans l'urine. Il est vrai que cela ne préjuge rien de l'action que ses produits de transformation pourraient exercer sur cet épithélium.

L'action diurétique de la digitale est donc déterminée par des conditions bien différentes de cette augmentation de tension ; et d'ailleurs, en thèse générale, cette augmentation de tension — il faut bien retenir cela, c'est extrêmement important au point de vue physiologique et surtout au point de vue du mécanisme par lequel on peut réaliser la diurèse, quel que soit le médicament auquel on s'adresse, — cette augmentation de tension irait plutôt s'opposant à la diurèse qu'elle ne la favoriserait ; mais il en est autrement d'une autre condition beaucoup plus importante relativement à cette détermination thérapeutique : je veux parler de l'augmentation considérable de vitesse du courant sanguin déterminée par la digitale. En raison de l'action exercée par la digitale sur le myocarde lui-même, le cœur est vidé plus complètement pendant la systole, il est plus distendu pendant la diastole ; il passe, par conséquent, une quantité plus considérable de sang, dans un temps donné, à travers les cavités du cœur, et la vitesse du courant sanguin se trouve accélérée dans une très notable mesure, malgré l'augmentation de tension artérielle, et après une diminution passagère.

Dans ces conditions, les expériences de Dutrochet et de Graham ont appris que l'endosmose était extrêmement facilitée, tandis qu'au contraire c'est l'exosmose qui est favorisée lorsque les conditions contraires sont réalisées. Eh bien, cette augmentation de la vitesse du courant sanguin, — ou plutôt ces variations de vitesse, car, pour ma part, je suis beaucoup plus disposé à attribuer à des variations de vitesse, d'ailleurs corrélatives des variations de tension du courant sanguin, une importance considérable dans la provocation de la diurèse, — ces variations de vitesse sont les véritables causes pour lesquelles la diurèse s'établit si facilement dans certaines circonstances sous l'influence de la digitale, comme aussi de la plupart des diurétiques; mais il faut encore pour cela que l'osmose puisse s'exercer, et elle est particulièrement intense dans le cas où le malade, chez lequel on veut déterminer la diurèse sous l'influence de la digitale, est plus ou moins infiltré, c'est-à-dire présente de l'œdème ou de l'ascite à un degré plus ou moins considérable.

En définitive, on peut dire que la diurèse digitalique est absolument liée à la résolution de l'œdème, qu'elle n'existe pas sans lui et qu'elle est la conséquence de l'existence d'un œdème et non pas de l'action particulière exercée par la digitale. L'œdème entraîne la diurèse qui cesse avec lui; au delà, l'influence exercée sur l'appareil rénal ne détermine plus que de l'anurie ou de l'hématurie. La résorption de l'œdème est une cause et non une conséquence de l'action diurétique de la digitale; ce qui le prouve bien, ce sont les expériences faites il y a quelques années relativement au dosage du chlorure de sodium dans l'urine des individus dont on déterminait la diurèse sous l'influence de la digitaline. Vous savez que la quantité de chlorure de sodium existant normalement dans l'urine de l'homme est d'environ 10 à 12 grammes par litre; or, lorsqu'on soumet des cardiaques infiltrés à l'action de la digitale ou de la digitaline et que cette substance arrive à déterminer chez eux ces diurèses parfois énormes qui sont la conséquence de l'action médicamenteuse, on peut voir, dans les urines éliminées sous l'influence de cette intervention, la proportion de chlorure de sodium s'élever à 20, 25, 30 grammes; on a même signalé 50 grammes par litre de chlorure de sodium. D'où peut venir ce chlorure de sodium? Il est évident qu'il ne peut provenir que du sérum dont l'individu est infiltré et des phénomènes d'endosmose qui se produisent sous l'influence de la suractivité du courant sanguin dont je parlais tout à l'heure. S'il est donc exact de dire que la digitale est un diurétique, il faut ajouter que c'est un diurétique indirect en raison des modifications apportées à la circulation périphérique, et dont l'action consiste surtout à déverser vers le rein les matériaux puisés par une circulation plus active dans les tissus qui sont le siège d'une infiltration. C'est une sorte de drainage. Cette action était, d'ailleurs, bien connue des cliniciens et, en 1870, LORAIN disait : « On pourrait croire que les litres d'urine que la digitale a fait rendre en vingt-quatre heures sont empruntés aux tissus, tandis qu'ils appartiennent à la résorption du liquide épanché (anasarque et ascite), d'où il suit que la diurèse est plus facile chez les hydropiques qui ont du liquide en réserve. Ainsi, la digitale serait d'un effet réellement efficace et rapide dans les maladies du cœur avec anasarque et ascite ». Il ne faisait, par cette phrase, que donner plus de précision aux assertions de WITHERING qui avait fait la même observation près de cent années auparavant, et à celle de VASSAL qui, déjà en 1809, affirmait la nécessité d'un état d'infiltration pour que l'action diurétique de la digitale puisse se manifester.

Je pense donc qu'il faut conclure en disant que la digitaline est un *diurétique occasionnel* qui ne déterminera cette action que lorsque les conditions physico-chimiques favorisant l'endosmose dans le liquide sanguin se trouveront réalisées. Que cette action diurétique soit facilitée, non par une augmentation, mais bien par des *variations* de la tension sanguine, cela me paraît certain et concordant avec ce mécanisme. Je crois, en effet, qu'il y a, dans les variations de pression sanguine déterminées par le spasme artériel suivi du relâchement des artérioles favorisant la diurèse — et cela quelle que soit la substance sollicitant cette diurèse — un *point critique*, analogue à celui que l'on observe dans la liquéfaction des gaz, au-dessus ou au-dessous duquel l'action diurétique est plutôt entravée.

Il ne m'appartient pas de vous poser les indications de la digitale, c'est le rôle de mon collègue le professeur de thérapeutique; je me bornerai à vous dire simplement que la fréquence, l'inégalité, l'irrégularité et l'insuffisance des pulsations cardiaques sont, en général, des indications de son utilisation; l'indication devient même impérieuse lorsqu'aux phénomènes précédents viennent se joindre des hydropisies du tissu cellulaire et des séreuses. Mais il faut bien songer que la médication digitalique est loin d'être une médication indifférente, qu'elle demande à être surveillée avec une attention éclairée, et qu'il faut être continuellement à la piste des manifestations indiquant une action toxique à brève échéance.

Quant aux contre-indications, elles sont assez nombreuses : l'état des voies digestives, d'abord, l'existence d'un pouls rare et même très rare malgré l'arythmie et l'œdème, sauf lorsque les pulsations sont trop faibles pour retentir dans la radiale, les altérations du myocarde sont autant de circonstances qui doivent faire absolument rejeter l'emploi de la digitale.

Relativement aux préparations qu'il est convenable d'employer, on a démontré cliniquement la possibilité d'obtenir à peu près les mêmes effets de toutes les préparations. Le choix doit être réglé par les doses à atteindre, le degré de tolérance nécessaire, la sécurité ou la commodité de l'administration. Lorsqu'on veut obtenir un effet énergique, prompt et sûr, c'est à la solution de digitaline qu'il faut donner la préférence. Il existe également un certain nombre de conditions qu'on pourrait appeler accessoires, mais qui sont cependant d'une importance considérable dans le traitement digitalique : je veux parler de l'hygiène, de l'alimentation, du régime auquel le malade doit être soumis.

On a caractérisé les modifications que le pouls subit sous l'influence de la digitale par les qualifications de mobile et instable données au pouls digitalique ; et le maximum d'action de la digitale a toujours été obtenu lorsqu'on faisait observer au malade un repos complet et une alimentation peu considérable, le régime lacté principalement.

Empoisonnement. — J'arrive maintenant à la symptomatologie générale de l'intoxication par la digitale. Cette symptomatologie est fort importante à considérer non seulement au point de vue des accidents qu'on peut relever sous l'influence de doses toxiques de digitale, mais surtout relativement aux accidents qu'on peut voir survenir lorsque la digitale est administrée d'une façon intempestive, à dose beaucoup trop longtemps prolongée.

La digitale faisait partie autrefois du groupe des substances toxiques qu'on avait qualifiées par l'appellation d'hyposthénisantes. On observe, en effet, une très grande analogie entre les symptômes que présente l'intoxication aiguë avec la digitale et ceux que présente l'intoxication aiguë par l'arsenic et l'antimoine. La digitale pourrait constituer, en quelque sorte, un terme de transition entre les Hyposthénisants et les Stupéfiants.

Les accidents d'intoxication qu'on peut voir survenir sont des phénomènes d'origine accidentelle, et ils résultent presque toujours de l'emploi abusif ou imprudent des préparations pharmaceutiques. Assez souvent, on a signalé des accidents graves, et quelquefois même la mort, à la suite de l'emploi du suc frais de digitale utilisé comme abortif ; il y a, en effet, certaines régions de l'Europe où le suc frais de digitale passe pour posséder des propriétés abortives, et cette réputation est assez fréquemment la cause des accidents.

Il y a, d'ailleurs, au point de vue de la symptomatologie, une différenciation à faire entre l'intoxication par la digitale et l'intoxication par la digitaline, sauf la lenteur, au moins relative, du début des accidents.

Ainsi, après ingestion de 8 grammes de poudre de feuilles de digitale, on a vu les accidents toxiques ne débuter qu'après vingt-quatre heures; après ingestion de 30 grammes de teinture, on a vu les accidents débuter seulement après trois heures pendant lesquelles le malade ne présentait aucun signe d'intoxication.

La symptomatologie consiste alors dans un sentiment de malaise particulier plus ou moins prolongé; puis, tout d'un coup, surviennent des vomissements violents et répétés, accompagnés de nausées, vomituritions, rejet de glaires en général de couleur verdâtre. L'individu intoxiqué éprouve une sensation de chaleur intense à la tête, des vertiges, des éblouissements, des troubles visuels très marqués et très constants et qui consistent, la plupart du temps, en des phénomènes de coloration particulière faisant voir les lumières ou le feu comme colorés en bleu. On observe également de l'amblyopie. A ces phénomènes du côté des appareils des sens viennent se joindre des bourdonnements d'oreilles. L'état d'abattement est extrêmement remarquable. Le pouls, d'abord fort et précipité, se ralentit peu à peu et tombe à un nombre de pulsations qui atteint très souvent 50, 40, quelquefois même un nombre moins considérable. La face est pâle, il y a de l'anxiété précordiale; les yeux sont injectés et on remarque une exophthalmie qui s'est trouvée constante dans tous les cas d'intoxication qui ont été relevés soit par la digitale, soit par la digitaline.

Les vomissements répétés, l'exophthalmie, les troubles visuels, sont, d'ailleurs, les symptômes les plus constants et les plus remarquables de l'intoxication par la digitale en nature. Les pupilles sont dilatées, — et ce fait n'a rien de surprenant, en raison de l'intensité avec laquelle les troubles gastro-intestinaux se montrent, cette dilatation pupillaire n'est rien autre chose qu'un réflexe déterminé par l'action irritante exercée sur l'intestin; — l'iris est inerte; les nausées sont persistantes et on observe de la douleur épigastrique. La respiration est affectée également, elle est suspirieuse, inégale et profonde. L'impulsion du cœur est énergique, les bruits des valvules sont éclatants et non altérés dans leur tonalité; le pouls est ralenti, irrégulier et intermittent. Le plus souvent, on observe de la diarrhée, mais parfois aussi la suppression complète des évacuations alvines et des urines. L'intelligence reste nette, mais un phénomène qui constitue à lui seul un des signes les plus importants, en même temps que des plus graves, de l'intoxication par la digitaline, c'est un délire nocturne, qui peut atteindre une intensité très considérable; ce délire nocturne doit être recherché avec soin, car lorsqu'on voit le malade durant la journée, rien ne peut le faire soupçonner et il faut éveiller l'attention de l'entourage du malade pour acquérir la certitude de l'existence de ce délire.

Après une période d'abattement profond, lorsque la mort doit survenir, elle surprend l'individu dans ces conditions, parfois après deux ou trois jours seulement, mais le plus souvent après une période, de cinq, huit, dix jours, quelquefois même plus tard encore.

Dans un cas d'empoisonnement causé par l'ingestion de 30 grammes de teinture de digitale, on a observé la mort après trois quarts d'heure à la suite de vomissements copieux, d'un état de malaise général avec douleur très vive dans la région épigastrique. Il s'agissait, dans ce cas particulier, d'un malade atteint d'anasarque auquel on avait prescrit l'absorption d'une certaine quantité de gouttes de teinture de digitale; par suite d'une erreur, il avait absorbé en une seule fois les 30 grammes de teinture.

Mais la forme lente, la forme d'intoxication provoquée par l'accumulation de la digitale est certainement la plus importante à considérer. Elle débute, en général, brusquement; et les phénomènes du début sont constitués par une syncope ou une douleur frontale extrêmement vive avec obscurcissement de la vue. Puis, presque immédiatement, apparaissent des vomissements, de la diarrhée, des convulsions, du délire, du ralentissement du pouls, de l'insensibilité générale, un état comateux, et la mort succède à cette explosion de symptômes toxiques qui viennent révéler tout d'un coup l'accumulation de doses toxiques de digitaline dans l'organisme.

Lorsque la guérison doit survenir, — et j'insiste sur ce fait que lorsque ces phénomènes d'accumulation se produisent la guérison est plutôt rare, — on voit cesser les vomissements après quelques jours; le délire s'apaise, la sécrétion urinaire qui avait été jusque-là plus ou moins complètement suspendue se rétablit, — et c'est même un des meilleurs signes indiquant le retour du malade à l'état de santé; — puis la respiration se régularise, la peau redevient chaude et moite au lieu de présenter cette sensation de froideur visqueuse qu'on éprouvait dans la période toxique précédente, et le pouls reprend peu à peu ses caractères normaux. Cependant, à la suite de ces phénomènes d'intoxication, pendant plusieurs semaines encore, on peut voir l'estomac rester douloureux, la tête présenter une sensation de lourdeur, l'individu être en proie à des vertiges et conserver une vision troublée avec des forces extrêmement diminuées. De plus, on observe toujours un souffle chloro-anémique à la base du cœur et des gros vaisseaux, en même temps que des inégalités du pouls et une diminution très considérable et très persistante du nombre des contractions cardiaques. C'est ainsi qu'on a pu voir le nombre des pulsations rester aux environs de 40 ou 50 chez les individus en état de repos complet, pendant une période de dix, quinze, vingt jours même après la cessation des accidents.

Les phénomènes qui caractérisent l'intoxication par la digitaline se différencient des précédents par un début et une évolution plus rapides; en même temps, on observe, en plus des accidents que je viens d'énumérer, des alternatives de chaleur et de froid plus marquées, une anurie plus complète, parfois même absolue, ainsi que des hallucinations et des douleurs aiguës dans les membres et dans le rachis. Quand l'issue de l'intoxication n'est pas mortelle, ces troubles persistent pendant plusieurs jours ; les nuits sont agitées, l'insomnie est à peu près complète, et la guérison s'observe dans un temps variant de dix à vingt et un jours.

Chose particulièrement remarquable, lorsque les accidents dus à l'accumulation débutent après l'administration trop prolongée de la digitaline, ils sont beaucoup moins graves que ceux qui débutent après l'administration prolongée des préparations galéniques de digitale. Pour ma part, je vois dans ce fait l'intervention de certaines des substances autres que la digitaline et qui l'accompagnent ; j'y verrais très volontiers l'intervention de la digitonine à titre de saponine. Nous apprendrons, en effet, combien ces substances exercent une action intense sur l'organisme et combien leur intervention toxique est insidieuse.

Un cas particulièrement remarquable est celui qui a été observé il y a une quarantaine d'années, celui de l'intoxication criminelle qui a amené la condamnation de Couty de La Pommerais. La victime, intoxiquée à l'aide de la digitaline, avait présenté, au moment de la mort, des symptômes extrêmement remarquables, rapportés avec beaucoup de soin par Blachez qui avait donné des soins à la mourante. Au moment de sa mort, la malade était pâle, extrêmement agitée, couverte de sueurs froides, se plaignant d'une céphalalgie insupportable, avec un pouls très irrégulier, intermittent, faible ; les battements du cœur étaient tumultueux, irréguliers, cessant par instants, la respiration haute, précipitée et inégale, et le cœur s'arrêta peu à peu. Blachez faisait ressortir ce fait que, chez ce sujet, les symptômes avaient été, en tous points, comparables à ceux qu'on peut voir survenir chez les individus succombant à une hémorrhagie intense, brusque et abondante. La mort avait été observée, sans la moindre agonie, dix-huit heures après le moment de l'administration de la dernière dose de substance toxique.

Un fait intéressant, au point de vue médico-légal, c'est que lorsque la digitale est administrée en quantité telle que mort s'ensuive, l'élimination du poison se fait, en majeure partie, par la muqueuse gastro-intestinale ; ce fait est en rapport avec la gravité et la persistance des manifestations qu'on peut voir survenir aussi bien du côté de l'estomac que de l'intestin, et cela impose en même temps l'examen, aux points de vue physiologique et chimique, des déjections stomacales et alvines, dans le but de déceler la présence de la digitaline.

XIIIe LEÇON

EMPOISONNEMENTS PAR LA DIGITALE ET LA DIGITALINE.
— LÉSIONS ANATOMIQUES. — PARTICULARITÉS DE
L'ABSORPTION. — TRANSFORMATION ET LOCALISATION
DE LA DIGITALINE. — RECHERCHE TOXICOLOGIQUE. —
ACTION PHYSIOLOGIQUE. — NÉCESSITÉ D'EXPÉRIMENTER
SUR LES ANIMAUX A SANG CHAUD. — RECHERCHES DE
FRANÇOIS-FRANCK. — DISPOSITIFS EXPÉRIMENTAUX.
— VALEUR DES RÉSULTATS OBTENUS A L'AIDE DE CES
PROCÉDÉS.

En terminant aujourd'hui l'histoire toxicologique de la digitale, je
crois devoir vous rappeler un fait que j'ai déjà signalé, mais sur
lequel je ne crois pas inutile de revenir en raison de son importance,
de son apparence paradoxale et, surtout, en raison de ce qu'il faut
avoir constamment ceci présent à l'esprit lorsqu'on administre des
préparations de digitale ou de digitaline. Les préparations officinales
de digitale, et surtout la poudre de feuilles de digitale, présentent
une toxicité neuf à douze fois plus considérable que ne le laisserait
supposer la somme des quantités de *Digitaline* et de *Digitaléine*
qu'on peut retirer d'un même poids de ces diverses substances;
d'autre part, la digitoxine de Merck, qui n'est autre chose qu'une
variété de digitaline cristallisée chloroformique, manifeste assez
souvent une toxicité plus considérable que la toxicité d'une même
quantité de digitaline française cristallisée chloroformique. Ces faits
ont été mis en lumière, d'une façon absolument précise, par des expériences de FRANÇOIS-FRANCK; et cet habile expérimentateur a signalé
particulièrement que cette digitoxine supprimait les phases de
ralentissement initial qu'on observe toujours sous l'influence de la
digitaline chloroformique française.

La digitoxine dont il s'est servi au cours de ses belles recherches
sur l' « *Analyse expérimentale de l'action de la Digitaline sur la
fréquence, le rythme et l'énergie du cœur* », était au moins trois fois
plus toxique que la digitaline cristallisée avec laquelle il opérait

comparativement. Depuis cette époque (1890), l'écart ci-dessus me paraît avoir diminué, et l'effet toxique du produit délivré par la maison Merck, sous l'étiquette de *Digitoxine*, est sensiblement égal à celui de la digitaline cristallisée chloroformique.

En définitive, 50 centigrammes de poudre de feuilles de digitale équivalent, au point de vue toxique, à 3 ou 4 milligrammes de digitaline cristallisée, tandis que, au point de vue chimique, c'est à peine si l'on peut extraire 0 milligramme 7 de digitaline et digitaléine de cette quantité de feuilles.

J'ai déjà attiré votre attention sur ces faits; je vous les rappelle en raison de leur importance, et je répète qu'ils sont parfaitement explicables en tenant compte de ceci que, à côté de la digitaline, il existe d'autres substances, digitaléine et digitonine, et peut-être une sapotoxine ou, plus probablement, des matières albuminoïdes ou résinoïdes qui n'ont pas encore été nettement isolées, mais qui exercent, de leur côté, une action toxique absolument évidente.

Je vous rapporterai quelques-uns des accidents péremptoirement déterminés par la digitale ou la digitaline, pour deux raisons : d'abord, parce qu'ils serviront à fixer vos idées relativement à la toxicité de ces substances, et, d'autre part, parce qu'on ne peut choisir de meilleurs exemples, à mon avis, de l'inconstance avec laquelle les préparations sous forme de granules se dissolvent dans l'estomac, et déterminent, suivant les circonstances, soit une action médicamenteuse nulle, soit une action toxique.

En ce qui concerne les accidents mortels, on a constaté des cas de mort à la suite de l'ingestion : de 2 gr. 50 de poudre de feuilles récentes en infusion; de 50 centigr. d'extrait alcoolique récent; de 10 gr. de teinture; et de quantités indéterminées de suc frais. Ainsi que je vous l'ai dit, ce suc frais jouit, dans certains pays, de la réputation de posséder des propriétés abortives particulièrement énergiques et, à ce titre, il a déterminé très souvent des accidents graves d'intoxication, parfois même la mort. On a également signalé des accidents mortels survenant à la suite de l'administration trop longtemps prolongée de quantités modérées de préparations de digitale : ainsi, chez une cardiaque affectée d'hydropisie, la teinture administrée d'une façon continue, à la dose de X gouttes le premier jour, avec augmentation graduelle mais pendant une durée beaucoup trop prolongée. La prescription ordonnait d'augmenter de X gouttes chacun des trois premiers jours, puis de XV gouttes chacun des jours suivants. De cette façon, huit jours après, la quantité de teinture ingérée n'était pas moindre que CV gouttes. Elle a provoqué à ce moment une explosion des accidents que j'ai décrits dans notre réunion précédente; et la mort survint trois heures après le début de ces accidents. Comme cette teinture est préparée de telle façon que LIII gouttes correspondent à 1 gramme, il se trouvait qu'au moment où les accidents se produisirent, la malade avait absorbé au total CCCCXXXV gouttes, c'est-à-dire 8 gr. 20 de teinture dans l'espace de huit jours.

D'autre part, on a relevé un certain nombre d'accidents graves, mais non mortels, par l'emploi du suc frais tout d'abord; par l'emploi de 5 centigr. de poudre de feuilles de digitale chez un enfant; par l'emploi de 1 gramme de poudre; par l'emploi de 5 grammes de teinture administrés en une seule fois, — les accidents graves éclatèrent brusquement au bout de cinq heures; — à la suite de l'emploi de 10 à 60 milligrammes de digitaline amorphe d'HOMOLLE et QUÉVENNE. J'insiste sur ces chiffres, très différents, puisque l'un est six fois plus considérable que l'autre, montrant précisément combien j'avais raison de faire ressortir l'incertitude dans laquelle on se trouvait lorsque l'on administrait ces digitalines autres que la digitaline chloroformique et avec lesquelles on n'est jamais sûr de la quantité de substance vraiment active qui existe dans le produit qu'on emploie.

J'appelle également votre attention sur ce point très remarquable : toutes les fois qu'il y a eu des accidents mortels, ils ont presque toujours été la conséquence de l'emploi de poudre de feuilles ou de préparations galéniques de digitale. Au contraire, des accidents fort graves, extrêmement inquiétants même, se sont parfois montrés à la suite de l'administration de la digitaline, et, dans presque toutes ces circonstances, on a vu survenir la guérison dans un laps de temps plus ou moins éloigné. LEROUX a rapporté dans l'*Union médicale*, en 1852, un cas d'intoxication par la digitaline, suivie de guérison. Cette intoxication s'était produite dans les circonstances suivantes. Un homme de soixante-douze ans, fondeur, de constitution vigoureuse absorbe en deux fois, à six heures et à dix heures du matin, une trentaine au moins de granules de digitaline d'Homolle et Quévenne. Ce fut seulement vers cinq heures de l'après-midi qu'il commença à éprouver des phénomènes sérieux d'intoxication consistant principalement en troubles de la vue que le malade caractérisait par l'appellation de « bouffées de sang dans les yeux » et anxiété précordiale extrême avec douleurs intenses à la région épigastrique. Nausées fréquentes, pénibles. Urines rares, de couleur roux-brun, avec dépôt briqueté abondant. Pouls plein, vibrant, régulier, à 48. Bruits du cœur profonds; la force d'impulsion est telle qu'elle détermine un soulèvement visible de la paroi thoracique. Céphalalgie lancinante et préoccupant beaucoup le malade. Étourdissements et vertiges. Affaissement général avec assoupissement. On prescrivit des vomitifs et des lavements purgatifs qui amenèrent une amélioration après d'abondantes évacuations. Ce fut seulement au bout de neuf jours que les accidents furent entièrement conjurés. Comme vous le voyez, il y a toujours un espace de temps relativement considérable qui s'écoule entre l'ingestion de la substance toxique et le début des accidents ; ce temps considérable doit être évidemment attribué aux modifications que la digitaline doit subir dans l'économie, modifications qui sont lentes, en raison précisément de l'insolubilité toute particulière de cette substance.

Un autre cas, rapporté par CHÉREAU dans l'*Union médicale*, en 1854, concerne une femme de trente-deux ans, robuste, qui, à six heures du soir, absorbait 40 granules de digitaline d'Homolle et Quévenne : un vomitif est administré presque immédiatement et la malade fut largement abreuvée d'un mélange de café et d'eau-de-vie, jusqu'à déterminer un état accentué d'ébriété. Les accidents débutèrent à neuf heures du soir et la guérison fut complète après deux jours.

Dans le même recueil encore, HEER a rapporté, en 1857, un cas d'intoxication particulièrement intéressant en raison des circonstances dans lesquelles il s'est produit. Une femme âgée de vingt-trois ans absorbe un matin dans le but de se suicider 16 granules de digitaline Homolle et Quévenne. Au bout de deux heures, elle éprouve un violent frisson, du tremblement ; elle se trouve dans l'impossibilité de se lever et de se tenir debout ; elle est ensuite prise de vertiges, de lipothymies, d'hallucinations qui durent pendant la plus grande partie de la journée. Le soir, elle dissimule vis-à-vis des siens l'état de malaise dans lequel elle se trouvait, prend quelques aliments, et, quelques instants après, elle est saisie de frissons, de trismus, de sueurs froides avec dyspnée. Au bout de quelque temps, la chaleur reparaît, car sa température s'était fortement abaissée, et elle est prise d'une agitation vive avec insomnie complète, dyspnée persistante ; la malade se traîne à une fenêtre ouverte où elle reste depuis une heure jusqu'à trois heures du matin. A ce moment, elle éprouve un peu de calme et succombe au sommeil qui dure jusqu'à sept heures du matin, époque à laquelle elle se réveille à peu près dans son état normal. Elle absorbe alors à nouveau 40 granules de la même digitaline Homolle et Quévenne. Cette fois, une heure après, elle est prise violemment, subitement, d'hallucinations, de vertiges, de frissons fréquents et extrêmement intenses, de sueurs froides, de nausées, de coliques et de vomissements qui durèrent toute la journée ; il n'y eut ni urines, ni évacuations alvines. Son état de faiblesse était extrême, elle se trouvait dans l'impossibilité de se tenir debout, de parler, et l'on remarquait chez elle cette exophthalmie que j'ai signalée comme un des accidents presque constants de l'intoxication par la digitaline. Cet état persista toute la nuit et la journée du lendemain ; puis, la nuit suivante, la faiblesse augmenta; elle fut reprise de frissons et des autres manifestations éprouvées précédemment; le surlendemain, sa peau était froide, son pouls petit, faible, intermittent, par moments inappréciable, la soif intense, et la malade se plaignait d'une violente douleur épigastrique. Grâce à une intervention extrêmement active, ces accidents purent être conjurés et la guérison survint au bout de cinq jours.

Une autre malade dont l'histoire fut rapportée par Trèves à la *Socité médico-pratique*, en 1856, avait absorbé 50 granules de digitaline et 6 têtes de pavots; le début des accidents se montra en moins de deux heures et la guérison fut observée, comme chez la précédente, dans l'espace de cinq jours.

Un autre cas d'intoxication, rapporté par Béringier dans la *Gazette des hôpitaux*, en 1878, concerne une jeune femme de vingt-huit ans, qui absorba d'abord 14 granules de digitaline Homolle et Quévenne, et le lendemain 60 granules. A la suite de cette dernière ingestion, elle perdait connaissance de façon subite, et fut amenée à l'hôpital environ une heure après. Elle avait les traits profondément altérés, la face pâle, couverte de sueur, la vision complètement abolie; ses forces étaient dans un état d'anéantissement profond; elle se plaignait de céphalalgie et de douleurs stomacales atroces. Elle fut prise de vomissements abondants, qui persistèrent pendant soixante-douze heures en même temps qu'elle éprouvait des vertiges, des bourdonnements d'oreilles. On observa une dilatation considérable de la pupille due évidemment aux accidents gastro-intestinaux qui se produisirent à cette période. Son pouls était très faible, quoique conservant un caractère régulier; il battait 40. On lui fit absorber un vomitif et une assez grande quantité d'infusion de café. Elle passa toute la nuit dans un état d'insomnie profond avec engourdissement des membres, fourmillements surtout dans les extrémités et anurie complète. Le lendemain, la dépression était encore plus considérable; la malade se plaignait de douleurs le long du rachis; son pouls, toujours à 40, était régulier; la température buccale était de 36°8, la température vaginale de 37°, et la température axillaire de 37° également. On sonda la malade qui n'urinait pas, et on retira 200 gr. d'une urine chargée d'urates mais ne renfermant ni sucre, ni albumine. Le pouls remonta un peu, 44 pulsations, ainsi que la température qui s'éleva d'un demi-degré à la fin de la journée. Le lendemain, c'est-à-dire le surlendemain de l'ingestion des granules toxiques, la prostration diminua un peu; on fit absorber à la malade une assez grande quantité d'infusion de café et on lui fit des injections sous-cutanées de morphine. Ce n'est que le jour suivant, c'est-à-dire trois jours après l'ingestion, qu'on vit diminuer d'une façon assez notable les accidents. Les règles, qui avaient été suspendues au moment de l'absorption de la digitaline, reparurent; le pouls remonta à 50. Jusqu'au septième jour on observa une anurie à peu près complète; ce n'est que le neuvième jour qui suivit l'absorption de ces 60 granules de digitaline qu'on put considérer la malade comme guérie. Huit jours encore après cette absorption son pouls était resté particulièrement lent, il ne battait que 44 pulsations par minute, et la malade se trouvait dans un état de prostration remarquable.

Enfin, on a signalé un accident non mortel à la suite de l'administration de 1 milligramme 5 de *digitaline Nativelle* divisé en trois prises dans l'espace de vingt-quatre heures; les accidents qui se montrèrent consistèrent principalement en phénomènes vertigineux; ils persistèrent pendant une semaine. C'est plutôt ici, à proprement parler, un fait d'intolérance qu'un accident d'intoxication.

Il est remarquable que, dans tous ces accidents, l'intensité de l'impression subie par l'organisme est en rapport avec l'intensité des phénomènes de nutrition intime et l'activité des processus de nutrition, sous la dépendance desquels se trouvent les modifications que la digitaline peut subir dans l'économie. Aussi voit-on ces manifestations être essentiellement variables avec les individus.

Lésions anatomiques. — Au point de vue des lésions anatomiques, il est vraiment paradoxal, en apparence, après avoir constaté des accidents aussi graves que ceux que j'ai relatés, de voir les lésions anatomiques être sinon absolument nulles, au moins extrêmement peu nettes. Quelquefois, on a signalé des rougeurs, des plaques violacées dans l'estomac; l'épanchement d'une certaine quantité de sérosité dans le péricarde, de la congestion et de l'infiltration séro-sanguine des méninges, et ce sont là tous les phénomènes auxquels se sont bornées les lésions qu'on a pu constater, aussi bien dans l'intoxication expérimentale que dans les faits d'intoxication suivis de mort et à la suite desquels l'autopsie put être pratiquée. La plupart du temps même, on n'observe aucune lésion, car, en vérité, les suffusions sanguines qu'on peut remarquer à la surface de la muqueuse gastro-intestinale sont parfaitement explicables par les vomissements et les évacuations alvines intenses qui accompagnent toujours l'intoxication par la digitaline.

On a signalé, — mais il ne faut évidemment attacher à ce fait qu'une importance extrêmement relative, — un état particulier de conservation des cadavres à la suite de l'intoxication digitalinique. On a signalé également un état remarquable de rigidité de la paroi des ventricules du cœur. Lorsque le cœur est mis à nu immédiatement après la mort, chez un animal, on constate un état de contracture et de dureté notables des parois ventriculaires qui paraissent solidifiées.

Mais c'est là un fait qui ne peut être d'aucune utilité en médecine légale, l'époque tardive à laquelle est faite l'autopsie ne permettant pas de tirer de ce caractère toutes les conséquences qu'on en pourrait tirer si l'autopsie était pratiquée immédiatement après la mort. S'il est logique de rechercher ce caractère chez les animaux qui viennent de succomber à l'intoxication digitalinique, il a complètement disparu au moment où l'autopsie peut être faite, après les délais voulus, au point de vue médico-légal.

Absorption. Transformations. Localisation. — Quelques mots sur la façon dont la digitale et la digitaline peuvent s'absorber. Je vous ai déjà signalé l'action irritante locale exercée particulièrement par les préparations de digitale telles que la poudre; cette action irritante s'observe également, quoique à un moindre degré, sous l'influence de la digitaline. Cette action irritante peut même se montrer sur la peau intacte, et elle est assez violente lorsqu'elle s'exerce sur les muqueuses. La digitaline en nature manifeste cette action de façon tout à fait particulière lorsqu'on injecte, dans le tissu cellulaire sous-cutané, une certaine quantité de digitaline en dissolution dans un liquide alcoolique et glycériné, comme celui qui peut servir à dissoudre ce glucoside; mais je vous ai déjà indiqué qu'au point de vue thérapeutique, l'emploi de la digitaline en injections sous-cutanées devait être absolument rejeté, et que c'était simplement un procédé d'expérimentation chez les animaux. Chez ces derniers, d'ailleurs, toutes les fois qu'on est amené à injecter la digitaline par la voie hypodermique, on constate des abcès et même des phlegmons suppurés, à pus stérile, comme conséquence de ces injections.

On a signalé une absorption quelquefois assez intense des principes actifs de la digitale par l'intermédiaire de la peau intacte; et il est évident que, dans ce cas, il faut faire jouer aux substances qui accompagnent la digitaline, aux saponines probablement, un rôle très important parce que ces substances, déterminant une action irritante accentuée du tégument cutané, permettent précisément, de façon secondaire, l'absorption de la substance toxique. Trousseau a signalé, par exemple, des accidents d'intoxication déterminés chez un individu après l'application d'un emplâtre dans lequel entrait une certaine quantité d'extrait de digitale. Wood a également signalé des accidents d'intoxication déterminés par l'application de flanelle imbibée de teinture de digitale. Enfin on a encore observé des accidents, beaucoup plus graves cette fois, et cela s'explique facilement, par suite de l'application de cataplasmes faits avec des feuilles fraîches de digitale. Quelques cas d'intoxication ont été signalés à la suite de l'application prolongée de feuilles sèches. Fannel a cité un cas de collapsus profond déterminé à la suite de l'usage externe de 30 gr. de teinture de digitale chez un brightique.

Quant à l'absorption par la muqueuse stomacale, elle est toujours fort lente, au moins relativement, puisque, dans tous les accidents d'intoxication qui ont été relevés, on a vu les effets se produire au plus tôt trois à dix heures après l'ingestion de la substance médicamenteuse ou toxique. Il est évident que, dans toutes ces circonstances, il faut faire intervenir, pour une très large part, les produits de transformation de la digitaline, bien que ces produits nous soient inconnus.

L'accumulation est tout à fait hors de doute : je vous l'ai signalée déjà à maintes reprises, et les faits cliniques sont absolument démonstratifs à cet égard. Cette accumulation n'a pas pu être vérifiée jusqu'ici par les recherches chimiques, on n'a pu démontrer la présence de la digitaline que dans les substances vomies ou dans le contenu des évacuations alvines. Il est bon d'ajouter que ces investigations ont été effectuées seulement à la suite de l'emploi de doses faibles et exclusivement par des procédés chimiques dont la délicatesse est bien loin d'atteindre celle des procédés physiologiques. Lorsqu'on injecte à un animal une quantité de digitaline plus considérable que celle capable de déterminer la mort, on peut retrouver dans les évacuations, vomissements et matières alvines, une certaine proportion de digitaline ayant échappé aux métamorphoses qu'elle doit subir dans l'organisme ; la digitaline paraît donc se transformer, se transforme même certainement dans l'économie en une substance inconnue jusqu'ici. Lorsque, plus tard, on sera arrivé à déterminer d'une façon plus complète les modifications subies par la digitaline dans l'organisme, c'est-à-dire quand l'étude des propriétés chimiques et de la fonction chimique de la digitaline aura été mieux déterminée, peut-être sera-t-on plus éclairé relativement à la nature de ces métamorphoses. Pour le moment, on ne peut dire qu'une chose : la digitaline se transforme complètement dans l'économie, mais nous ignorons encore quels sont les produits de ces transformations et dans quelles régions de l'économie ces modifications s'opèrent. Ce qu'on sait certainement, c'est que la résistance de la digitaline à l'action d'un certain nombre de conditions extérieures qui sembleraient devoir modifier sa composition est assez considérable ; on a vu, par exemple, qu'elle résistait bien à l'action des diverses diastases, de la pepsine, du suc pancréatique, de la bile, des acides, des alcalis, de la levure de bière, même des diastases de la putréfaction. On a pu retrouver la digitaline dans des cadavres d'animaux inhumés depuis un certain temps. Quant à la retrouver en nature dans les urines, on s'y est évertué en vain ; on l'y a recherchée à maintes reprises et cela toujours avec des résultats complètement négatifs.

La digitaline est intéressante encore parce qu'elle se rattache aux

premiers essais d'expérimentation physiologique appliquée aux inves-
gations médico-légales; c'est, en effet, dans la fameuse affaire de
Couty de Lapommerais que Tardieu a imaginé d'appliquer aux
recherches médico-légales l'expérimentation physiologique, les
recherches chimiques ne donnant pas, comme je l'ai indiqué déjà,
de renseignements suffisants pour la diagnose de la digitaline et ne
pouvant même, dans la plupart des cas, lorsqu'il s'agit d'alcaloïdes
et de glucosides, que servir d'indications.

Actuellement, il y aurait évidemment beaucoup à dire et une
critique assez intéressante à faire au sujet de la façon dont cette
première expérimentation physiologique a été instituée, mais je crois
que ce serait un peu sortir du programme que je me suis tracé à
l'égard des substances dont nous faisons l'étude; je veux seulement
vous indiquer que c'est depuis cette époque que l'emploi de l'expérimentation physiologique dans les recherches médico-légales est
devenu une règle, à l'égard des alcaloïdes ou des glucosides, pour
contrôler les réactions chimiques qui sont toujours plus ou moins
incertaines, l'expérimentation physiologique donnant, dans la plupart des cas, des résultats infiniment supérieurs comme exactitude,
et comme finesse surtout, à ceux des réactions chimiques même les
plus délicates.

Action physiologique. — D'après ce que nous venons de voir
relativement à la symptomatologie de l'action exercée par la digitaline, on serait tenté de conclure que l'action principale, si ce n'est
même exclusive, de la digitale s'épuise plus particulièrement sur le
système nerveux, et l'on pourrait presque dire, avec Fonssagrives,
que les troubles accusés par les divers appareils ne sont sans doute
que le résultat de l'impression primitive éprouvée par ce système
nerveux. Ce qui donnerait à cette appréciation une apparence de
raison, c'est que, dans des recherches faites tout récemment, relativement à la façon dont le système nerveux était affecté par la digitaline, on a pu démontrer d'une manière absolument évidente, avec les
procédés de recherche utilisés maintenant pour l'histologie du système nerveux, la chromatolyse des cellules nerveuses.

J'insiste sur ce point parce que je le considère comme extrêmement important : les accidents causés par l'accumulation de la digitaline dans l'économie sont fort notables; ils déterminent, du côté
de la circulation et du cœur, un ensemble de symptômes qui peuvent
révéler à un examen attentif le début de l'intoxication. Lorsque les
phénomènes graves d'intoxication menacent, à beaucoup de reprises,
pour ne pas dire toujours, on a signalé une modification particulière
de la mécanique cardiaque consistant surtout en ce que l'impulsion
cardiaque est accrue et que le choc de la pointe du cœur présente une
particularité remarquable : il a quelque chose de dur et ressemble à

un coup de marteau. Si l'on ausculte un individu en cet état, on entend au premier abord une sorte de thrill vibrant, puis un souffle doux au premier temps, souffle qui s'explique très bien, comme nous allons le voir, par suite de l'existence de reflux tricuspidiens qui ont été parfaitement mis en évidence par François-Franck dans ses belles recherches de physiologie expérimentale relatives à l'action de la digitaline.

Nous allons aborder maintenant l'étude de l'action physiologique de la digitaline. Cette étude, comme je vous l'ai déjà dit, a été remarquablement fixée, sinon complètement terminée, actuellement, par les recherches de M. François-Franck. Cette action physiologique, très discutée autrefois, au moins quant à son mécanisme, est certainement presque complètement élucidée maintenant, sauf pour quelques points de détail, et les recherches de François-Franck ont démontré avec la plus parfaite évidence que l'action de la digitaline s'exerçait, à différents degrés, sur l'appareil nerveux intra et extra-cardiaque, sur le myocarde et sur les vaisseaux. L'action sur le myocarde est directe, elle n'affecte pas plus spécialement un des ventricules que l'autre ; et les vaisseaux pulmonaires seuls paraissent échapper à l'influence primitive et directe de la digitaline.

Quant aux appareils autres que l'appareil cardiaque, je vous ai déjà dit, à propos de la diurèse, ce qu'il y avait à dire de la digitaline ; et les manifestations qu'on peut observer du côté de l'appareil gastro-intestinal sont plutôt des manifestations toxiques dont nous n'aurons plus à nous occuper maintenant que nous allons commencer l'étude de l'action physiologique, c'est-à-dire thérapeutique de la digitale. Nous savons, en effet, que c'est par des manifestations violentes intéressant l'estomac et les intestins que se dévoilent les premiers symptômes de l'intoxication, qu'elle soit primitive ou qu'elle succède à une administration inconsidérément prolongée de substance médicamenteuse.

La digitaline et la digitaléine possèdent à l'intensité près une action identique sur le cœur et la circulation. L'action de la digitaline n'est certainement pas identique à celle de la digitale ; les deux actions ne sont pas superposables, quoique cependant extrêmement voisines l'une de l'autre. De ce fait, nous avons une explication qui me paraît très plausible, dans les détails que je vous ai donnés relativement à la présence, à côté de la digitaline, d'autres substances plus ou moins nettement déterminées dont l'intervention se montre précisément lorsqu'on agit soit avec la poudre de digitale, soit avec les préparations galéniques de digitale. Mais le fait est absolument incontestable, il y a des différences, minimes si vous voulez, et plutôt de détails, dans l'action physiologique. Ces différences se montrent principalement dans la façon dont la substance médicamenteuse ou toxique est absorbée; et cette absorption est plus ou moins facilitée précisément par les substances accompagnant la digitaline, que ces substances soient constituées par des saponines telles que la digitonine, ou par des albuminoïdes ou des résinoïdes encore indéterminés. Ici comme toujours, la découverte du principe actif, c'est-à-dire de la digitaline, a permis de faire une étude physiologique très précise de la substance médicamenteuse, et elle a éclairé et permis d'interpréter, aussi bien qu'il est possible actuellement, l'action thérapeutique.

La digitaline constitue, en effet, le *Poison-médicament* cardiaque type, et c'est en faisant une étude aussi complète et aussi détaillée que possible de ce médicament, que nous pourrons trouver, pour l'étude des autres substances cardiaques, un guide et des renseignements absolument certains.

Je vous ai déjà signalé ce fait que les diverses espèces animales sont inégalement sensibles à l'action de la digitaline. A côté du rat, qui présente relativement à l'action de cette substance toxique une susceptibilité très amoindrie, d'autres animaux, comme le crapaud et la salamandre terrestre, entre autres, présentent une résistance tout à fait remarquable. C'est là un fait particulièrement intéressant en raison de ce que, ainsi que l'a démontré l'observation d'un assez grand nombre d'expérimentateurs, les venins du crapaud et de la salamandre exercent également sur le cœur des mammifères une action comparable à celle de la digitaline. Il semblerait précisément qu'en raison de ce fait on ait été autorisé à faire les essais de sérothérapie dont je vous ai parlé; mais ainsi que je vous l'ai dit, ces essais de sérothérapie ont conduit à des résultats absolument négatifs, et l'introduction, dans l'économie des animaux sensibles à la digitale, de sérum d'animaux peu sensibles ou insensibles à cette substance toxique, n'a pas permis de diminuer la susceptibilité des premiers.

Pour le chien, la dose toxique est de 1 milligramme par kilo; ceci est intéressant, parce que c'est sur le chien qu'ont été pratiquées la plupart des expériences de FRANÇOIS-FRANCK.

Chez les animaux à sang froid, l'action de la digitaline est lente, irrégulière dans la succession et la durée de ses manifestations. Malgré cela elle est identique, dans ses grandes lignes, à celle que ce poison exerce sur le cœur des mammifères. Le plus souvent, lorsque la dose injectée est efficace, on observe la mort brusque, avec le cœur en tétanos : le ventricule est inexcitable par les courants faradiques. La lenteur dans la façon dont les phénomènes toxiques se développent, la brusque apparition des accidents mortels, lorsque la dose est suffisante, font des animaux à sang froid de mauvais sujets d'expérimentation et rendent absolument indispensable la nécessité d'expérimenter sur des mammifères chez lesquels les phénomènes toxiques se déroulent plus lentement et de façon à permettre de les étudier. Mais on se heurte alors à des difficultés considérables de technique qui n'ont été résolues, au moins en grande partie, que dans ces dernières années, grâce aux travaux de KAUFMANN (d'Alfort) et de FRANÇOIS-FRANCK.

Les expériences de FRANÇOIS-FRANCK ont été faites chez le chien. Après une période de jeûne, les animaux étaient d'abord soumis à une injection de curare dans le but de déterminer leur immobilité complète. Cette injection était faite à la dose de 5 à 7 milligrammes de curare par kilo d'animal et pratiquée par la veine dorsale du pied lorsqu'on voulait obtenir une action curarisante très rapide, ou au contraire, en injection hypodermique, ou bien dans l'épaisseur des muscles de la cuisse lorsqu'on voulait obtenir une curarisation plus lente.

Lorsque la chute de l'animal dénonce l'action paralysante exercée par le curare, on le fixe sur la gouttière, on pratique rapidement la trachéotomie, on introduit une canule spéciale à clapet imaginée par FRANÇOIS-FRANCK, et on institue immédiatement la respiration artificielle. On procède ensuite sans tarder à l'ouverture du thorax, en suivant les prescriptions minutieusement détaillées dans les *Notes de technique opératoire et graphique pour l'étude du cœur mis à nu chez les mammifères*, publiées par FRANÇOIS-FRANCK, en 1891 et 1892, dans les *Archives de physiologie*. Le bout central de la veine jugulaire est armé d'une canule par l'intermédiaire de laquelle on pourra faire une injection soit des solutions de digitaline, soit des préparations galéniques de digitale; puis on place l'animal dans l'appareil figuré ci-après et appelé baignoire-étuve où on attend qu'il se soit réchauffé avant de placer sur lui les appareils d'exploration. En effet, le choc nerveux provoqué par l'ouverture du thorax, la préparation des nerfs et des artères, en un mot les mutilations importantes auxquelles on est obligé d'avoir recours déterminent une diminution considérable de l'excitabilité des nerfs cardio-accélérateurs, par suite du refroidissement auquel l'animal se trouve exposé; cette excitabilité peut même disparaître complètement, comme l'a montré FRANÇOIS-FRANCK, et il est nécessaire de placer cet animal dans des conditions telles que la température soit artificiellement conservée à un chiffre voisin de la température normale, et cela est obtenu précisément grâce à ce dispositif. La température, abaissée souvent à 35° au moment où l'animal est prêt pour l'expérimentation, remonte après un quart d'heure à 38° et 38°5; on l'apprécie à l'aide d'un thermomètre placé dans le rectum ou dans une des veines caves de l'animal.

Voici le dispositif général employé par FRANÇOIS-FRANCK pour cette expérimentation physiologique [1].

1. Je ne saurais trop remercier, encore une fois, mon collègue le professeur François-Franck de l'extrême obligeance avec laquelle il a bien voulu mettre à ma disposition

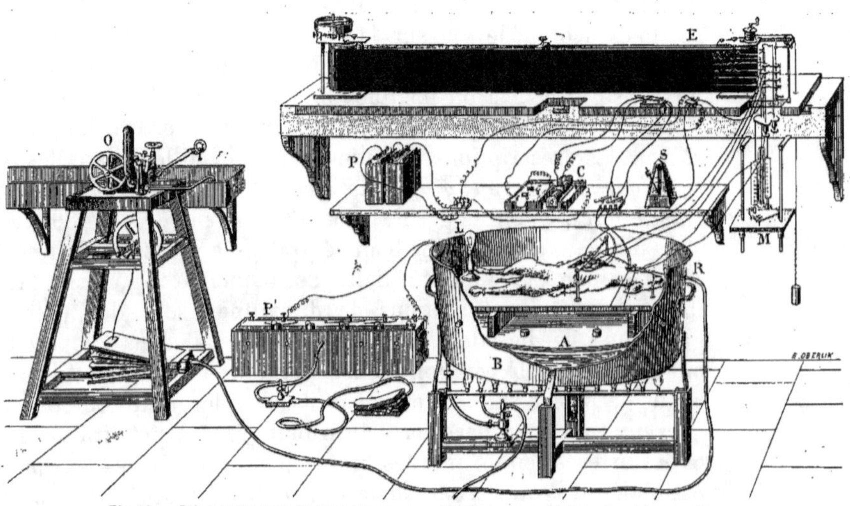

Fig. 73. — Baignoire-étuve de FRANÇOIS-FRANCK pour l'étude du cœur mis à nu chez les mammifères.

(Voir la suite de la légende p. 802.)

B, baignoire à double fond contenant la planchette sur laquelle repose l'animal en expérience. Les appareils de transmission, sondes à ampoules élastiques, tambours explorateurs, sphygmoscopes, manomètres, etc., sont reliés par des tubes de caoutchouc à des tambours inscripteurs fixés sur un support à réglage disposé verticalement et dont les leviers, aussi courts que possible pour éviter les grands arcs de cercle, l'abandon du papier, l'enchevêtrement des styles, viennent tracer leurs excursions sur la bande de papier enfumé de l'appareil enregistreur **E**. La sensibilité des leviers est réalisée, non pas au moyen de leur longueur ou de la proximité du point d'action et du centre de rotation, mais par la souplesse des membranes, la faible capacité des tambours, la brièveté des tubes de transmission, la friction réduite des styles sur un papier glacé. — **S**, métronome électrique à demi-seconde pour l'inscription des temps : il agit par le talon de son pendule sur la membrane d'un tambour à air mis en communication avec un tambour inscripteur ; celui-ci trace une ligne dentée qui sert d'abscisse et qui est interrompue par la compression du tube de transmission, au moment des excitations. — **M**, hémodynamomètre à mercure relié à la carotide. — **C**, appareil faradique à chariot actionné par la pile **P**. — **R**, tube à insufflation pulmonaire, amenant l'air du soufflet actionné par le moteur hydraulique **O**. — **L**, lampe électrique reliée à une pile **P'** que l'on fait fonctionner à volonté en y introduisant le liquide excitateur par la pression exercée sur une soufflerie à pédale placée par terre au-devant de la pile **P'**. Cette lampe est munie d'un manche conducteur avec contact à ressort servant à la fixer ; elle permet un éclairage très intense, mobile, et n'échauffant pas les tissus. — La pression dans l'artère pulmonaire est évaluée à l'aide d'un hémodynamomètre dont le mercure est remplacé par une solution à 3,5 p. 100 d'oxalate neutre de soude, ou par un sphygmoscope qui ne sont pas représentés sur ce dessin. Le rapport des densités du mercure et de la solution d'oxalate de soude est, dans ces conditions, sensiblement de 1 à 13 ; et cette solution offre encore l'avantage de retarder la coagulation du sang.

La baignoire **B** est à double fond, son compartiment inférieur contient environ 50 litres d'eau qu'on chauffe avec un brûleur à gaz et dont la température est maintenue aux environs de 60° avec un régulateur indirect de d'Arsonval. Le compartiment supérieur a pour fond la paroi supérieure **A** du réservoir à eau qui est muni de deux orifices avec tubulure saillante pour que la vapeur puisse se dégager et ne pas être mise sous pression. On verse sur le fond de ce compartiment supérieur un ou deux litres d'eau qui dégagent une assez grande masse de vapeur, établissant ainsi, autour de l'animal, une atmosphère humide et chaude. Le chien, après avoir été opéré comme il vient d'être dit sur la table à expérience ordinaire, est déposé sur une couverture de laine tendue sur une tablette pouvant se loger dans l'étuve ; le tube **R** du soufflet destiné à la respiration artificielle pénétrant par un orifice latéral dans l'étuve, il est facile de fermer celle-ci avec son couvercle, pendant un temps suffisant au réchauffement de l'animal : un thermomètre plongeant dans une veine cave ou introduit dans le rectum montre que la température qui s'était souvent abaissée à 35° se relève, en moins d'un quart d'heure, à 38° et 38° 5. A ce moment, on peut commencer l'expérience proprement dite, avec l'assurance que les centres auront repris leur excitabilité, comme François-Franck s'en est souvent assuré en interrogeant les nerfs accélérateurs, vaso-moteurs, en même temps que les centres cérébraux ou médullaires.

C'est alors qu'on dispose les appareils explorateurs du cœur et des gros vaisseaux. Au cours de l'expérience, pour éviter une trop grande élévation de température, on remplace le couvercle de la bai-

les documents de ses belles recherches. Toutes les figures concernant la digitale sont tirées de ses travaux.

gnoire par une simple couverture de laine, et on consulte de temps
en temps le thermomètre rectal ou veineux. Cette baignoire-étuve
peut rendre encore de grands services en devenant un appareil de
surchauffage, et en permettant de réchauffer et de refroidir alternativement un animal au cours d'une même expérience, sans autre complication que son déplacement et sa réinstallation dans la baignoire-
étuve.

Les pressions dans l'aorte et dans l'artère pulmonaire sont évaluées
en mettant ces vaisseaux en relation, par un tube trifurqué, d'une
part avec un hémodynanomètre, d'autre part avec un sphygmoscope :
les sphygmoscopes doivent être placés horizontalement, de manière
à ne pas exercer de pression sur les liquides. Les changements si
faibles qu'on observe dans la moyenne de la pression artérielle pulmonaire sous l'influence de la digitaline rendaient difficile, et même
sujet à erreur, l'emploi du manomètre à mercure; d'autre part, les
manomètres élastiques ne pouvaient suffisamment renseigner, le
niveau général de la courbe ne subissant que des variations négligeables. François-Franck eut l'idée de substituer au mercure de
l'hémodynamomètre une solution à 3,5 p. 100 d'oxalate neutre de
soude dont la densité (1.025) est sensiblement égale au treizième
de celle du mercure et qui offre, en outre, l'avantage de retarder la
coagulation du sang : on obtient ainsi des courbes exactement comparatives des pressions aortiques et pulmonaires. Les oscillations des
manomètres et des sphygmoscopes sont transmises à des tambours
inscripteurs de capacité appropriée. La longueur des tubes de communication est aussi réduite que possible. La membrane des sphygmoscopes est d'une élasticité proportionnée aux variations de pression
qu'elle doit subir. Les sphygmoscopes inscrivent très exactement les
pulsations; quant aux *pressions*, elles sont appréciées par les déplacements de la colonne d'air surmontant le liquide des manomètres.
Pour comparer les pressions moyennes, il y a tout intérêt à supprimer
le brusque déplacement des liquides dans les manomètres; on y
arrive en rétrécissant le tube rempli de liquide en un point voisin
de la prise de pression et situé au delà du sphygmoscope; on réalise
ainsi des manomètres compensateurs présentant les avantages autrefois signalés par Marey.

Mais les sphygmoscopes, tout comme les manomètres à mercure,
ont des inconvénients : la nécessité de les remplir avec un liquide
alcalin expose aux accidents de la rentrée de ce liquide dans le cœur
et de sa projection dans les vaisseaux. François-Franck leur a substitué, dans certains cas, des sondes manométriques construites sur
le modèle des sondes de Chauveau et Marey, mais ayant subi certaines modifications. L'enregistrement de la pression intra-ventriculaire gauche, par exemple, peut être réalisé au moyen d'une sonde, de

courbure appropriée, introduite par la veine pulmonaire supérieure gauche, chez un chien de taille suffisante. Cette sonde, en métal ou en caoutchouc durci, permet d'obtenir, avec un petit diamètre, un calibre intérieur très suffisant pour ne point gêner les transmissions et le va-et-vient d'air; on la termine pas une petite carcasse métallique, en ressort d'acier fin, sur laquelle est modérément tendu un doigtier de caoutchouc soufflé qui supportera ainsi les pressions extérieures sans que ses parois opposées s'accolent. Deux sondes de ce genre, emboîtées concentriquement et à frottement doux, permettent un écartement variable, suivant la longueur du cœur des animaux, de façon que l'une fonctionne comme manomètre ventriculaire et l'autre comme manomètre auriculaire, chaque explorateur étant exactement installé dans la cavité correspondante. Pour le ventricule droit, la sonde est introduite par un tronc brachio-céphalique veineux.

La pression intra-auriculaire se mesure aussi très exactement par ce procédé; et on peut lui combiner l'enregistrement des pulsations ou celui des changements de volume des oreillettes à l'aide d'un dispositif identique à celui représenté dans la figure 74.

La courbe des pulsations ventriculaires donne, à la fois, l'indication des changements de consistance de la paroi et des changements de volume du ventricule; elle ne renseigne que d'une manière imparfaite sur les valeurs variables de la pression intra-ventriculaire. L'association de l'exploration manométrique à celle des pulsations extérieures fournit des notions très précises sur le fonctionnement des ventricules. On peut, tout aussi facilement, combiner l'exploration manométrique intra-ventriculaire et intra-auriculaire à l'une quelconque ou à plusieurs des autres explorations cardiaques localisées; et c'est par la comparaison de ces divers graphiques, obtenus simultanément au cours d'une même expérience, que l'on peut préciser très exactement l'action d'une substance toxique sur les différentes propriétés fonctionnelles.

Les explorateurs ventriculaires, donnant à la fois les changements de consistance de la paroi et de volume du ventricule, indiquent les pulsations. Les explorateurs auriculaires indiquent les changements de volume des oreillettes; la systole fournit une courbe descendante, et la diastole une courbe ascendante. Quatre tambours inscripteurs communiquent avec les explorateurs et un signal électrique marque les excitations appliquées soit au nerf vague, soit au myocarde. Ce dispositif permet d'apprécier les changements d'état qui surviennent, aux mêmes instants, dans les deux oreillettes et les deux ventricules.

Après l'ouverture du thorax sur un chien curarisé et soumis à la respiration artificielle dans la baignoire-étuve de la fig. 73, le péricarde est excisé, le bord libre des poumons, rejeté en dehors et fixé aux côtes par quelques pinces à pression continue, pour éviter leur contact avec les appareils explorateurs. Ces appareils explorateurs sont au nombre de quatre : ils se composent des deux explorateurs des pulsations ventriculaires et de deux explorateurs de changements de volume des oreillettes.

Les explorateurs ventriculaires sont de simples tambours manipulateurs du modèle de Marey dont le levier se termine par une petite

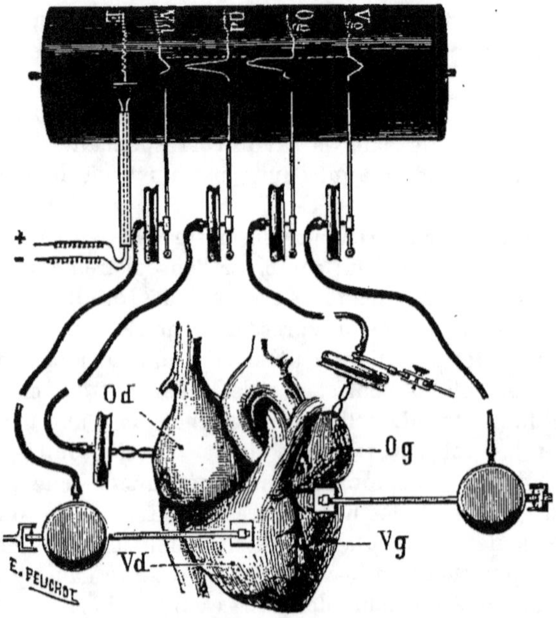

Fig. 74. — Schéma du dispositif employé pour l'étude des variations de la fréquence, du rythme et de l'énergie des oreillettes et des ventricules.

plaque à coulisse recueillant la pulsation ventriculaire en des points variables, et sur une surface d'environ un centimètre carré.

Les explorateurs auriculaires sont de petits tambours fermés par une membrane indifférente et très souple, reliée à l'oreillette par une serre-fine qui la rend absolument solidaire de la paroi. On exerce une légère traction sur la paroi de l'oreillette, de manière que celle-ci, à chaque contraction, attire à elle la serre-fine et la membrane, rappelant ainsi l'air extérieur dans le tambour explorateur et déterminant, par suite, une descente du style du tambour enregistreur : l'importance de la courbe descendante sera nécessairement en rapport avec l'importance de la systole auriculaire, et, en comparant le niveau atteint par ces tracés de *diminution de volume*, on pourra se faire une idée assez exacte de la valeur comparative des systoles auriculaires. Inversement, quand l'oreillette se relâche et se remplit de sang, sa paroi refoule la membrane indifférente du tambour explorateur, et la courbe s'élève d'autant plus haut que l'augmentation de volume de l'oreillette est, elle-même, plus considérable.

François-Franck ayant constaté que les indications des diastoles auriculaires étaient beaucoup moins satisfaisantes que celles des systoles, a perfectionné cette disposition en cherchant à concentrer sur le centre de la membrane la poussée d'une surface aussi grande que possible de l'oreillette; et il y est parvenu en coiffant la majeure partie de l'oreillette d'une sorte de cône creux, dont l'axe était représenté par la tige rigide formée par la serre-fine et dont la base s'appuyait sur la paroi auriculaire : les déplacements de toute la surface explorée se centralisaient ainsi en un point circonscrit de la membrane.

L'exploration des changements de la pression intra-ventriculaire associée à l'inscription des pulsations des ventricules permet de vérifier l'indépendance de l'énergie des impulsions ventriculaires par l'excitation des nerfs accélérateurs : l'action *cardio-tonique* se dégage ainsi de l'action *cardio-accélératrice*, et l'on voit augmenter d'une façon très notable la puissance des systoles, en même temps que l'on observe de brusques et énergiques variations de pression, sans que la fréquence et l'amplitude des pulsations aient varié proportionnellement (Voir Fig. 70, 71 et 72, p. 739). Ces changements de pression intra-ventriculaire sont appréciés au moyen de sondes manométriques à ampoule élastique.

XIVᵉ LEÇON

ACTION PHYSIOLOGIQUE DE LA DIGITALE ET DE LA DIGI-
TALINE. — CONSIDÉRATIONS GÉNÉRALES. — EFFETS
SUR LA FRÉQUENCE ET LE RYTHME DU CŒUR. — RALEN-
TISSEMENT. — RÉGULARISATION. — ACCÉLÉRATION. —
ARYTHMIE. — SYNCHRONISME PARFAIT.

Le plus grand nombre des travaux, tant cliniques qu'expérimentaux et visant tous plus particulièrement certains points de l'action thérapeutique ou toxique de la digitale, n'ont pas fourni de résultats indiscutables. Les méthodes d'appréciation expérimentale étaient jusqu'alors insuffisantes et avaient permis d'arriver à des conceptions erronées, en opposition absolue les unes avec les autres, de l'action physiologique de la digitaline. Les interprétations admises par les divers physiologistes peuvent se rapporter à trois théories principales.

La première, celle de STANNIUS, rapportait les effets de la substance active à l'action qu'elle exerce sur le tissu musculaire du cœur ; l'excitabilité du myocarde serait complètement abolie. La théorie de TRAUBE attribue à l'action exercée sur le fonctionnement de l'appareil nerveux cardiaque une prépondérance qui relègue au second plan l'influence exercée sur le myocarde : en admettant même, comme l'ont fait certains partisans de la théorie de TRAUBE, une action plus puissante sur les ganglions intra-cardiaques, cela ne suffit pas à interpréter complètement et exactement les phénomènes.

Enfin, la théorie de VULPIAN envisage cette action comme complexe et portant, à la fois, sur le système nerveux central, sur le système nerveux intra-cardiaque et sur le myocarde.

Il est facile, à l'aide de quelques considérations fort simples d'ordre physiologique, d'acquérir immédiatement la certitude que ces différentes interprétations, sauf celle de VULPIAN, relativement au mécanisme par lequel on peut expliquer l'action de la digitaline sur le cœur, sont absolument insuffisantes. En ce qui concerne, par exemple, l'hypothèse de STANNIUS, qui admettait que l'action particulière de la digitaline s'exerçait sur le tissu musculaire du cœur, ou bien celle de TRAUBE, on peut voir, par quelques expériences, très faciles à réaliser, leur insuffisance complète.

L'ablation de la totalité du myélencéphale de la grenouille n'empêche pas la digitaline, ou d'autres poisons encore plus actifs, comme l'extrait d'inée introduit sous la peau, d'arrêter le cœur; seulement cet arrêt est retardé, par suite de l'affaiblissement extrême de la circulation périphérique qui entraîne une lenteur exagérée dans l'absorption de la substance toxique. POLAILLON et CARVILLE avaient, par cette constatation, démontré que l'expérience ayant servi de point de départ à l'hypothèse de TRAUBE est inexacte; et il fut reconnu, en effet, que la section des nerfs vagues est presque toujours, sauf circonstances accidentelles spéciales, incapable d'empêcher l'action de la digitaline sur le cœur. D'autres procédés expérimentaux sont encore capables de démontrer que si l'influence exercée par la digitaline sur le bulbe rachidien et sur les nerfs vagues est insuffisante pour interpréter complètement le mécanisme par l'intermédiaire duquel se produit cette action, il en est de même du rôle que l'on peut attribuer aux extrémités cardiaques des nerfs vagues, c'est-à-dire aux extrémités des fibres nerveuses cardiaques fournies aux pneumogastriques par les nerfs accessoires de Willis. VULPIAN a montré que la digitaline, injectée dans une des veines crurales chez un chien curarisé soumis à la respiration artificielle, déterminait l'arrêt du cœur; cet arrêt se produit même après section préalable des deux nerfs pneumogastriques. GOURVAT a répété ces expériences, rapportées en détail dans sa thèse inaugurale. De même POLAILLON et CARVILLE ont vu l'extrait d'inée déterminer l'arrêt du cœur sur des chiens chez lesquels la curarisation avait été poussée assez loin pour abolir l'action des nerfs vagues. Il faut, toutefois, reconnaître que cet arrêt déterminé par la digitaline est plus lent et plus inconstant que sur un animal non curarisé. Ainsi, il est difficile d'obtenir l'arrêt du cœur chez une grenouille complètement curarisée, et l'expérience nous a appris que le curare abolit, chez ces animaux, l'action des nerfs pneumogastriques sur le cœur; mais il y a lieu, également, de compter avec la lenteur de l'absorption et la diminution d'activité de la circulation périphérique chez les animaux curarisés.

L'amoindrissement du volume des ondées sanguines lancées par le cœur, chez un animal soumis à l'influence d'une dose un peu considérable de curare, amoindrissement dû autant à l'action du curare sur le cœur qu'à la vaso-dilatation des vaisseaux munis d'une tunique musculaire, peut empêcher la digitaline de se trouver en quantité suffisante dans le sang pour que son action propre sur le myocarde puisse se produire. En expérimentant avec des poisons du cœur notablement plus énergiques, upas-antiar, inée ou son principe actif strophantine, ouabaïne, tanghinine, l'arrêt du cœur est déterminé d'une façon constante et plus facilement ; il n'y a plus qu'un simple retard, comme dans les expériences de POLAILLON et CARVILLE, dans la production du phénomène.

On est donc autorisé à dire avec VULPIAN que si la digitaline agit sur le cœur par l'intermédiaire du système nerveux, son influence ne se produit pas *exclusivement* par une excitation des nerfs vagues, soit au niveau de leurs extrémités centrales, soit au niveau de leurs extrémités périphériques, ni même par une influence irritante exercée sur les ganglions avec lesquels ces nerfs entrent en relation dans l'épaisseur du myocarde.

L'action exercée directement par la digitaline sur le myocarde est démontrée nettement par l'état cacactéristique du ventricule chez la grenouille. La contractilité est diminuée d'abord ; et quelques instants après l'arrêt, le myocarde est devenu complètement inexcitable. C'est d'ailleurs là un effet commun à tous les muscles à fibres striées dont la contractilité est abolie plus rapidement, sous l'influence de la digitaline, que si la circulation avait été purement et simplement arrêtée par ligature ou excision du cœur.

L'influence sur le système nerveux central se trouve prouvée par l'expérience de TRAUBE qui consiste à pratiquer la section transversale de la moelle dans la région cervicale. On observe alors que la digitaline produit encore le ralentissement du pouls, mais sans augmentation de la tension artérielle, les vaisseaux se trouvant soustraits à l'action du myélencéphale — partie supérieure du bulbe rachidien et partie inférieure, contiguë, de la protubérance, — centre principal des actions vaso-motrices ; la vaso-constriction se produit si l'on vient à faradiser le segment inférieur de la moelle. On est ainsi conduit à considérer l'action produite par la digitaline sur les vaisseaux comme indépendante et distincte de celle exercée sur le cœur. Cette conception de l'action indépendante sur le cœur et les vaisseaux ne peut, bien entendu, être absolument rigoureuse, car il est impossible de faire abstraction des influences réciproques qu'exercent les modifications éprouvées par le myocarde sur les vaisseaux, d'une part et, d'autre part, le retentissement sur le rythme et l'énergie des contractions cardiaques des variations du calibre des vaisseaux : le cœur et les vaisseaux sont, en effet, dans des relations tellement étroites, soit directement, soit par l'intermédiaire du système nerveux, qu'on ne peut prendre au sens étroit du mot la qualification « d'action indépendante » exercée par une substance toxique sur l'un ou l'autre de ces appareils.

D'un autre côté, l'action sur les extrémités terminales intra-cardiaques se trouve prouvée par le ralentissement, empêché ou tout au moins notablement retardé par l'atropine, et par ce fait que la pression, abaissée au bout d'un certain temps, remonte et dépasse même la valeur normale si l'on vient, comme l'ont fait CARVILLE et GOURVAT, à sectionnner les deux nerfs dépresseurs au milieu de la hauteur du cou. Sous l'influence de cette excitation des extrémités intra-cardiaques des nerfs dépresseurs, les vaisseaux des diverses régions, mais surtout ceux de la cavité abdominale se dilatent, et il en résulte une diminution de la quantité de sang lancé par chaque ondée ventriculaire dans l'aorte et toutes ses branches : la pression artérielle doit donc s'abaisser, comme lorsqu'on excite les nerfs dépresseurs par un courant faradique.

Pour ces diverses raisons, VULPIAN estimait que l'on est en droit d'affirmer que les effets produits sur le cœur, tant par la digitaline que par les autres poisons du cœur, ne sont pas dus à des modifications primitives des vaisseaux; c'est-à-dire que les changements dans la force, la fréquence et le rythme des mouvements du cœur ne sont pas sous la dépendance des modifications subies par la circulation périphérique. Les autres modifications fonctionnelles, telles que les troubles gastro-intestinaux, l'algidité, la diurèse, sont encore moins facilement explicables par des altérations fonctionnelles de l'appareil vaso-moteur.

Tout cela a été rigoureusement confirmé par les expériences de FRANÇOIS-FRANCK; mais, avant d'entrer dans leur détail, en raison de leur importance capitale, je crois devoir vous dire quelques mots de certaines interprétations qui ont eu cours à un moment. GERMAIN SÉE pensait que la digitaline exerçait une action élective sur le cœur droit, tandis que OPENCHOWSKY localisait cette action élective dans le cœur gauche. Ces deux opinions sont absolument erronées; et les recherches de FRANÇOIS-FRANCK ont démontré d'une façon péremptoire que si les apparences semblent confirmer l'opinion de GERMAIN SÉE, l'étude approfondie du déterminisme expérimental doit la faire rejeter.

On voit, relativement à la façon dont se produit la mort du cœur, une divergence apparente absolue suivant que l'on expérimente sur les animaux à sang chaud ou sur les animaux à sang froid. On a dit que le cœur mourait en systole chez les animaux à sang froid, en diastole chez les animaux à sang chaud, sans s'arrêter à ce qu'avait de vraiment anti-physiologique l'énonciation de deux résultats, aussi précisément opposés, inconciliables, appliqués à l'influence exercée par une même substance toxique. Les recherches de FRANÇOIS-FRANCK ont encore élucidé ce point et montré qu'il ne saurait y avoir pareille divergence dans la manière dont les propriétés fonctionnelles d'un même organe sont affectées par une même substance.

La détermination précise de l'état du cœur au moment de la mort a une importance d'autant plus considérable, comme le fait justement remarquer FRANÇOIS-FRANCK, que l'idée que l'on se fait du genre de mort du cœur influe nécessairement sur la conception du mode d'action physiologique d'un poison cardiaque. Si l'on envisage la mort du cœur comme l'expression maxima de l'action physiologique, on conçoit d'une façon très différente la succession des phénomènes qui l'ont précédée, suivant que l'on a vu ce cœur mourir en diastole ou en systole. La mort en diastole fait supposer soit une élongation plus complète de la fibre musculaire cardiaque, soit une élasticité plus marquée du myocarde pendant sa diastole; on est tout naturellement entraîné à attribuer l'augmentation de travail du cœur à une réplétion diastolique plus abondante, et c'est ainsi qu'a pu s'établir la théorie de l'action diastolique de la digitale, par effet passif ou actif, suivant l'opinion qu'on s'est fait de la nature du phénomène. La mort en systole évoque une série de renforcements d'action du myocarde, survenant à chacune des phases de l'action du poison, pour interpréter l'exagération évidente d'énergie du myocarde soumis à l'influence de la digitaline. Les conclusions se ressentent naturellement de ces interprétations; et tandis que l'on fait de la digitaline un poison toni-cardiaque si l'on a vu le cœur mourir en systole, on en fait, au contraire, un poison diastolique si l'on a vu ou cru voir le cœur mourir en diastole.

Les expériences, aussi nombreuses que variées et ingénieusement conduites, de FRANÇOIS-FRANCK ont démontré que, *chez tous les animaux*, le cœur meurt en état de tétanos ; tétanos dissocié et passager, suivi de relâchement continu et plus ou moins rapide, chez les mammifères, les animaux à sang chaud; au contraire, tétanos parfait, indéfiniment prolongé, chez les animaux à sang froid. Ainsi s'explique l'apparente contradiction que je signalais tout à l'heure.

Or, Messieurs, la digitaline, je vous l'ai déjà dit, est le type des poisons toni-cardiaques. Quelles que soient les circonstances dans lesquelles on se place, qu'il s'agisse d'animaux à sang chaud ou à sang froid, les phénomènes sont constamment les mêmes. Les éléments anatomiques ne peuvent pas être affectés d'une façon différente chez les uns et chez les autres; la mort du cœur se produit toujours en systole, avec les substances dont la digitaline est le type, et le fait qu'on a cru voir le cœur mourir en diastole est dû tout simplement à ce que, chez les animaux à sang froid, en vertu d'une propriété particulière inhérente à leurs éléments anatomiques, cette tétanisation qui précède la mort du cœur et que je vais vous montrer dans quelques instants, est durable et persiste dans cet état, sans modifications, tandis que, chez les animaux à sang chaud, cette tétanisation est très rapidement, presque immédiatement suivie d'un relâchement diastolique qui permet alors de croire que le cœur meurt en diastole.

Donc, chez tous les animaux, on observe un tétanos plus ou moins complet du myocarde sous l'influence de la digitaline administrée à dose toxique; ce tétanos est dissocié et passager, lorsque les doses de digitaline sont suffisamment faibles; c'est au contraire un tétanos soutenu, absolument net, sous l'influence de doses assez considérables. Il persiste indéfiniment chez les animaux à sang froid, ce qui a fait dire que chez eux le cœur meurt en systole; il dure au contraire un espace de temps extrêmement court chez les animaux à sang chaud et fait très rapidement place à une dilatation passive qui a fait croire que, chez ces derniers, le cœur mourait en diastole.

Avant d'entrer dans les détails de l'action physiologique de la digitaline, je vais vous montrer, sur une figure d'ensemble, la succession des phénomènes qui se produisent sous l'influence de doses successivement croissantes de digitaline. Pour pouvoir arriver à élucider complètement ce point de l'action de la digitaline, il était nécessaire d'employer des doses suffisamment faibles ou, pour employer une figure, une digitaline suffisamment atténuée, afin de mettre en évidence la succession des phénomènes. FRANÇOIS-FRANCK y est arrivé en se servant de la digitaline amorphe, dite *Digitaline d'Homolle et Quévenne*, qui, comme je vous l'ai déjà expliqué, est un mélange de digitaline cristallisée avec des proportions variables de digitaléine, de digitonine et des produits accompagnant la digitaline pure dans la digitale.

La première action de la digitaline sur laquelle l'attention se trouve attirée consiste dans le ralentissement du cœur. Ce ralentissement est synchrone dans les deux ventricules et rappelle celui déterminé par de faibles excitations des nerfs vagues. Comme conséquence, il se produit une augmentation de puissance des ventricules ralentis et qui doivent agir sur une masse de sang plus considérable, accumulée pendant leur diastole prolongée. Le cœur préalablement arythmique, quelle que soit la cause de cette arythmie, est régularisé; et cette régularisation porte également sur les deux ventricules.

A cette action, que l'on pourrait dire bienfaisante, de la digitaline, succède, lorsque la dose est assez élevée ou que l'absorption continue, une accélération toxique survenant simultanément dans les deux ventricules; et les systoles accélérées restent synchrones de part et d'autre. Des phases d'accélération et de ralentissement alternent dans l'empoisonnement avancé.

Puis, apparaît la phase d'arythmie digitalinique pendant laquelle on observe un asynchronisme ventriculaire apparent : une seule pulsation artérielle correspond à deux pulsations cardiaques, d'où l'hypothèse de l'hémisystole du ventricule droit. C'est là une inter-

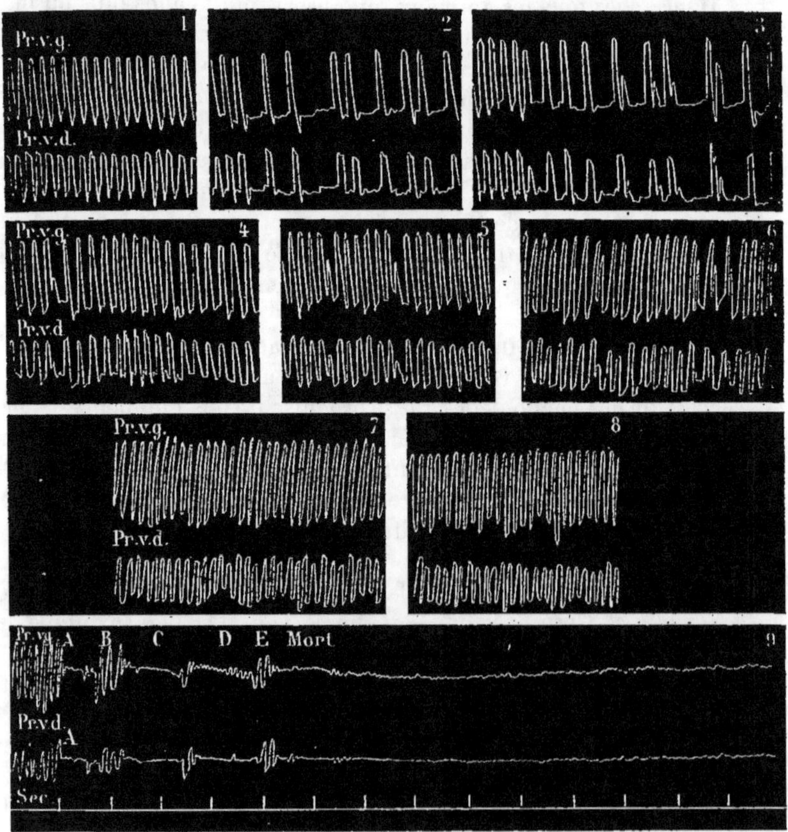

Fig. 75. — Effets successifs des doses croissantes de digitaline (Homolle et Quévenne) sur la fonction des deux ventricules, jusqu'à la mort.

Pr. v. g., pression dans le ventricule gauche. — *Pr. v. d.*, pression dans le ventricule droit. — **1**. Tracé normal, avant la digitaline. — **2**, Dix minutes après injection veineuse de 3 milligrammes de digitaline : phases d'arythmie; ralentissement prédominant. — **3**, Dix minutes après nouvelle injection de 3 milligrammes : ralentissement; systoles redoublées, avortées, dans les deux ventricules. — **4**. Deux minutes après nouvelle injection de 1 milligramme : début de l'accélération toxique; accès de palpitation dans les deux ventricules. — **5**, Cinq minutes après nouvelle injection de 3 milligrammes; renforcement de l'accélération arythmique. — **6**, Cinq minutes après nouvelle injection de 3 milligrammes; exagération de la tachycardie; systoles redoublées plus nombreuses. — **7**, Cinq minutes après nouvelle injection de 3 milligrammes (total : 16 milligrammes, dose mortelle) : régularisation avec plus grande fréquence. — **8**, Dix minutes après la dernière injection et une demi-minute avant la mort : conservation de la régularité, de l'énergie et de la fréquence. — **9**, Mort subite des deux ventricules, **A**, **C**, **D**, Accès demi-tétaniques synchrones dans les deux ventricules. — **B**, **E**, Reprise de quelques systoles; et enfin, trémulation fibrillaire durant vingt à vingt-cinq secondes et aboutissant à la mort définitive en diastole, l'immobilité se produisant un peu plus tôt dans le ventricule gauche. — Synchronisme parfait et constant.

prétation inexacte, le synchronisme est toujours absolu et les deux ventricules ne se dissocient jamais, ainsi qu'on peut le vérifier en inscrivant les pressions intra-ventriculaires au moyen de sondes appropriées à la résistance de chaque ventricule. Ce qui a donné lieu à cette hypothèse inexacte de l'hémisystole, c'est qu'une systole faible du ventricule gauche ne se trouve pas répercutée dans la carotide, tandis qu'une systole faible du ventricule droit l'est encore dans l'artère pulmonaire.

Un point sur lequel je veux attirer particulièrement votre attention, c'est le synchronisme absolu dans toutes les phases de cette expérimentation. Chaque fois que l'on constate une augmentation dans le nombre des pulsations du ventricule droit, on observe la même augmentation dans le ventricule gauche ; chaque fois que la pression, représentée par la hauteur de la ligne ascensionnelle, augmente dans le ventricule droit, on note une augmentation correspondante — je ne dis pas de même valeur — dans l'autre ventricule ; chaque fois qu'il se produit un faux-pas dans le ventricule droit, il s'en produit un aussi dans le ventricule gauche. Enfin, le synchronisme est absolu à chaque phase de l'expérimentation ; ce qui démontre l'inanité des hypothèses émises par Germain Sée et par Openchowsky relativement à l'action élective de la digitaline sur le cœur droit ou le cœur gauche.

Cette vue d'ensemble des accidents qui se produisent sous l'influence de doses successivement croissantes de digitaline va nous permettre d'entrer dans l'étude détaillée des phénomènes qui se passent au cours de cette intoxication. Tout d'abord, le phénomène le plus frappant est celui du ralentissement que le cœur éprouve sous l'influence de la digitaline. D'autre part, la digitaline régularise le cœur arythmique, et cette action porte également sur les deux ventricules. Les artères reçoivent des ondées inégales, dont un grand nombre sont trop faibles pour se manifester sous forme de pulsations ; mais la régularisation porte dans tous les cas, comme l'arythmie, sur les deux ventricules. L'accélération toxique du cœur produite par les fortes doses de digitaline survient simultanément et en même temps dans les deux ventricules, et les systoles accélérées ou retardées restent parfaitement isochrones. Les phases de ralentissement et d'accélération alternent souvent dans les phases avancées de l'intoxication, comme nous l'allons voir dans des intoxications menées d'une façon moins rapide, moins brutale, pourrait-on dire, que celle dont je viens de faire passer le tableau sous vos yeux.

Voici un tracé montrant le ralentissement déduit de l'exploration simultanée de la pression dans une branche de l'aorte et dans une branche de l'artère pulmonaire. Ces tracés sont obtenus à l'aide de sphygmoscopes. La démonstration du synchronisme est aussi parfaite que possible (Fig. 76).

Le synchronisme absolu, même pendant les périodes d'accélération toxique, résulte encore très nettement de l'examen de la figure ci-après qui reproduit les résultats d'une expérience effectuée sur un chien de 15 kilos, soumis à l'influence d'une injection de 5 milligrammes de digitaline cristallisée (Fig. 77). Comme dans la figure

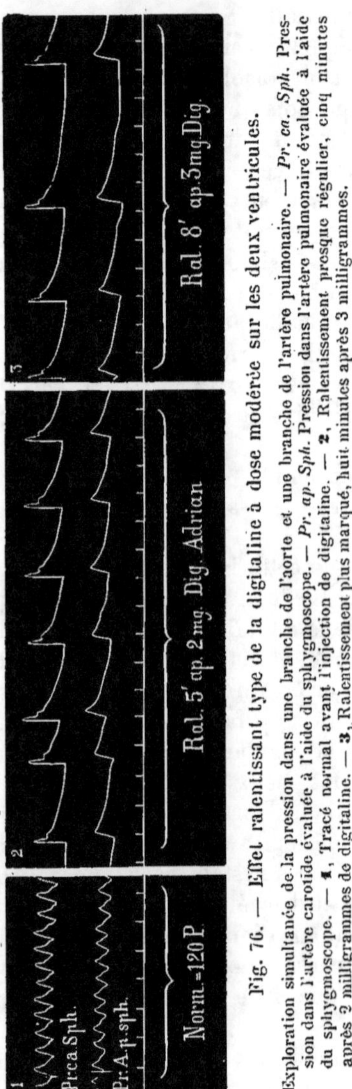

Fig. 76. — Effet ralentissant type de la digitaline à dose modérée sur les deux ventricules.

Exploration simultanée de la pression dans une branche de l'aorte et une branche de l'artère pulmonaire. — *Pr. ca. Sph.* Pression dans l'artère carotide évaluée à l'aide du sphygmoscope. — *Pr. ap. Sph.* Pression dans l'artère pulmonaire évaluée à l'aide du sphygmoscope. — **1**, Tracé normal avant l'injection de digitaline. — **2**, Ralentissement presque régulier, cinq minutes après 2 milligrammes de digitaline. — **3**, Ralentissement plus marqué, huit minutes après 3 milligrammes.

précédente, on peut constater un synchronisme parfait dans les deux ventricules, et ce synchronisme est encore plus évident ici où l'on a inscrit à la fois la pression obtenue à l'aide de sondes à ampoules élastiques dans les ventricules droit et gauche et les pulsations ventriculaires enregistrées à l'aide des tambours à leviers, suivant le

dispositif de la figure 74. En deux points marqués **Arr., Resp.**, on a
suspendu la respiration artificielle chez ce chien préalablement curarisé, et cet arrêt passager permet de montrer non seulement le syn-

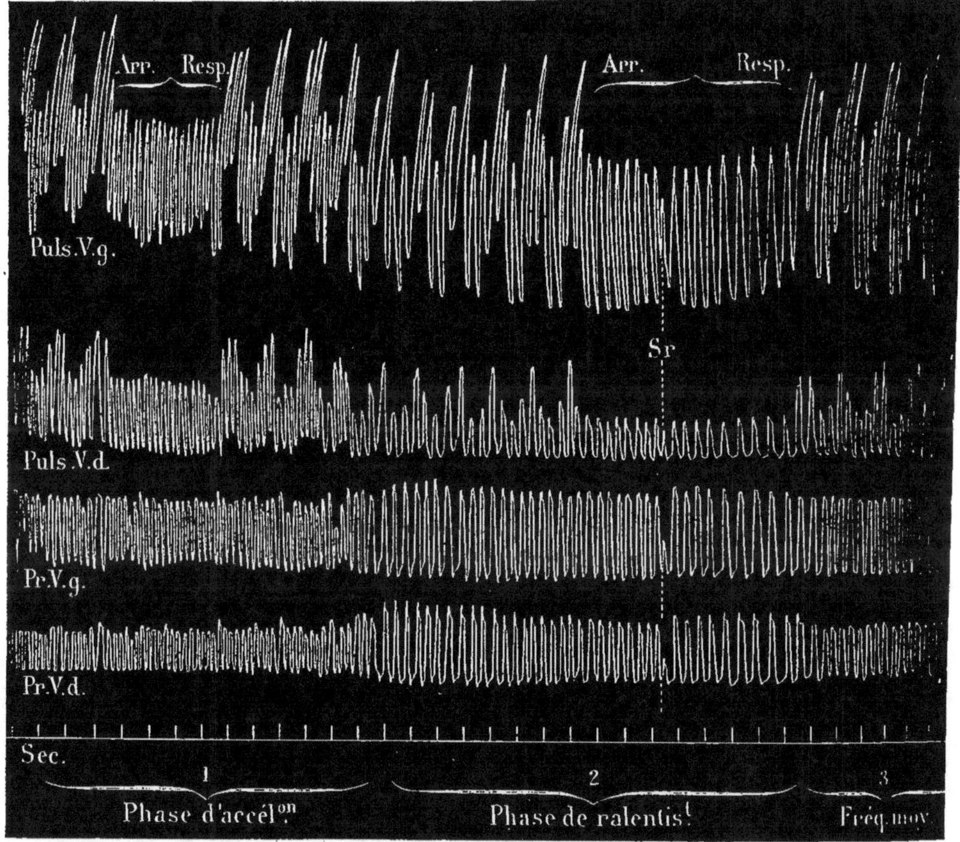

Fig. 77. — Accélération des deux ventricules produite par des doses toxiques de digitaline, alternant avec des phases de ralentissement, et synchrone dans les deux
ventricules.

Chien de 15 kilos : injection veineuse de 5 milligrammes de digitaline cristallisée (ADRIAN). —
Puls. V. g. et *Puls. V. d.*, pulsations ventriculaires gauche et droite (pulsations extérieures),
enregistrées simultanément à l'aide d'explorateurs indépendants (tels que ceux représentés dans
la figure 74). — *Pr. V. g.* et *Pr. V. d.*, pressions ventriculaires gauche et droite (pressions intérieures), enregistrées au moyen de sondes à ampoules conjuguées. — *Arr. Resp.*, courte pause de
la respiration artificielle afin de mieux juger les détails des modifications produites. — *Sr.*, systoles redoublées, avortées, dans les deux ventricules. — Succession de trois périodes différentes : **1**, accélération; **2**, ralentissement relatif; **3**, fréquence moyenne, montrant chacune
le synchronisme parfait des pulsations et des variations de la pression dans les deux ventricules.

chronisme absolu des oscillations, mais en même temps ce fait que
les pulsations ventriculaires sont indépendantes de la pression intérieure des ventricules. Dans une autre phase de l'expérience dont

j'aurai à vous entretenir plus tard, nous verrons ce même phénomène avec encore plus d'évidence si c'est possible. Dans tous les cas,

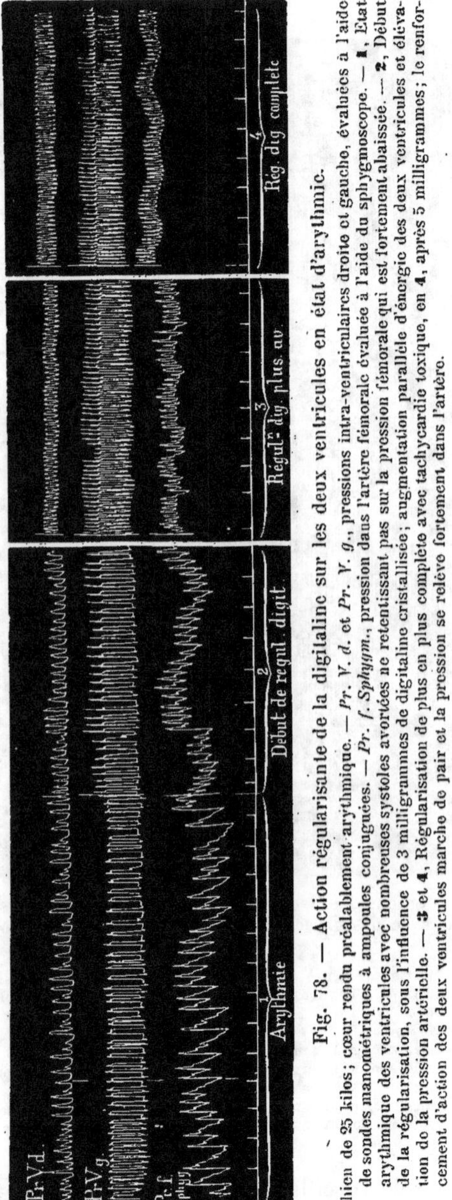

Fig. 78. — Action régularisante de la digitaline sur les deux ventricules en état d'arythmie.

Chien de 25 kilos; cœur rendu préalablement arythmique. — *Pr. V. d.* et *Pr. V. g.*, pressions intra-ventriculaires droite et gauche, évaluées à l'aide de sondes manométriques à ampoules conjuguées. — *Pr. f. Sphygm.*, pression dans l'artère fémorale évaluée à l'aide du sphygmoscope. — **1**, État arythmique des ventricules avec nombreuses systoles avortées ne retentissant pas sur la pression fémorale qui est fortement abaissée. — **2**, Début de la régularisation, sous l'influence de 3 milligrammes de digitaline cristallisée; augmentation parallèle d'énergie des deux ventricules et élévation de la pression artérielle. — **3** et **4**, Régularisation de plus en plus complète avec tachycardie toxique, en **4**, après 5 milligrammes; le renforcement d'action des deux ventricules marche de pair et la pression se relève fortement dans l'artère.

vous voyez que, constamment, il y a un synchronisme absolu, d'une part, entre les pressions, et, d'autre part, entre les pulsations. Il est évident qu'entre les pulsations et les pressions il peut et il doit y avoir des différences. Lorsqu'il y a redoublement et avortement des systoles, ce phénomène se produit également, dans les deux ventricules. La production de cette systole avortée retentit aussi bien sur la pression intra-ventriculaire que sur la pulsation extérieure des ventricules.

Enfin, voici une expérience démontrant que le cœur est régularisé sous l'influence de la digitaline, quel que soit, au préalable, l'état d'arythmie du ventricule. Dans une phase préliminaire de l'expérience, les ventricules ont été rendus artificiellement arythmiques et, sous l'influence de 3 milligrammes de digitaline cristallisée, on assiste au début de la régularisation qui se produit également dans les deux ventricules, mais avec plus d'intensité — nous verrons tout à l'heure pourquoi — dans le gauche que dans le droit. Mais, dans tous les cas, il y a constamment synchronisme, chacune des oscillations du ventricule gauche étant représentée par une oscillation de valeur comparable du ventricule droit; puis la régularisation devient plus apparente à mesure que la quantité de digitaline injectée devient plus considérable. Dans la dernière partie de l'expérience, on voit intervenir l'action toxique de la digitaline, qui se traduit par de la tachycardie pendant laquelle persiste la régularisation qui était déjà si nettement accentuée au début de la période en question (Fig. 78).

La digitaline est susceptible, dans certains cas, de déterminer une arythmie assez nettement caractérisée; c'est précisément dans cette période d'arythmie qu'on peut observer un asynchronisme ventriculaire apparent, et c'est à propos de cette phase arythmique qu'on a imaginé l'hypothèse de l'hémi-systole ventriculaire droite, c'est-à-dire cette hypothèse que le ventricule droit exécutait, pour sa part, deux systoles alors que le ventricule gauche n'en exécutait qu'une. C'est là un fait qui semble vrai lorsque l'on enregistre simplement les pulsations artérielles et les contractions cardiaques, ou bien encore lorsqu'on inscrit simultanément les variations de pression dans une branche de l'aorte et de l'artère pulmonaire; mais lorsqu'on compare les pressions intra-ventriculaires au moyen de sondes appropriées à la résistance de chaque ventricule, car elle est très différente, on s'aperçoit alors qu'on a été abusé par une illusion, et qu'en réalité il y a un synchronisme toujours absolu; seulement des systoles du ventricule droit qui se transmettent encore à l'artère pulmonaire ont pour homologues, dans le ventricule gauche, des systoles trop faibles pour pouvoir se transmettre à une artère même assez proche de ce ventricule.

Dans tous les cas, les troubles arythmiques que la digitaline est capable de déterminer sont extrêmement variés, et peuvent revêtir les types les plus différents, comme va vous le montrer la série des figures que je vais vous soumettre dans un moment. On peut, en effet, voir des systoles rapprochées par groupes de deux, trois, quatre ou davantage; c'est ce qui a donné naissance à l'appellation de pouls géminé, bigéminé, trigéminé. Il est fréquent au cours de l'intoxication digitalinique. On voit, d'autre part, des systoles redoublées plus ou moins complètement avortées au point de vue artériel; on peut voir des systoles redoublées se produisant à intervalles plus ou moins prolongés, et cela à une phase avancée de l'intoxication, et formant des groupes de systoles demi-tétaniques. Enfin on peut voir des intermittences plus ou moins durables, ainsi que des groupes d'intermittences réguliers ou bien associés à des systoles avortées et s'intercalant entre deux périodes de tachycardie.

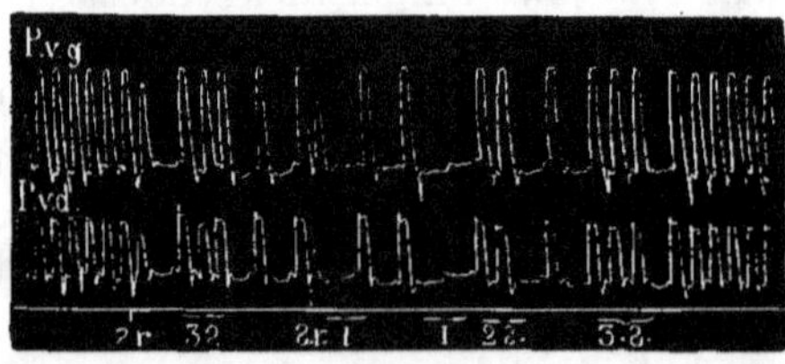

Fig. 79. — Arythmie digitalinique caractérisée par des groupes de systoles rapprochées et combinées à des intermittences du cœur. Synchronisme des deux ventricules.

Pr. V. d. et *Pr. V. g.*, pressions intra-ventriculaires droite et gauche, évaluées à l'aide de sondes manométriques à ampoules conjuguées. — Systoles rapprochées : isolément *Sr*, par groupes de deux *2 Sr*, par groupes de trois *3 Sr*, séparées par des intermittences *I*, insuffisamment anticipées pour devenir des systoles complètement avortées, exactement synchrones. — 4 milligrammes de digitaline cristallisée.

Mais tous ces troubles de rythme sont toujours synchrones dans les deux ventricules. Une systole faible, à gauche, peut ne pas être répercutée dans la carotide, mais son existence est parfaitement démontrée à l'aide des sondes intra-ventriculaires, et la sonde placée dans le ventricule droit prouve qu'il existe, contemporanément, une systole faible encore capable de se transmettre à l'artère pulmonaire et d'influencer un sphygmoscope.

Voici un résultat obtenu après l'injection de 4 milligrammes de digitaline cristallisable; vous voyez que sous l'influence de cette dose qu'on peut dire toxique d'emblée il se produit des systoles redoublées qui sont synchrones dans les deux ventricules (Fig. 79).

Voici une figure d'une autre expérience concernant un chien de 17 kilos auquel on a injecté, en une seule fois, 9 milligrammes de digitaline. Sous l'influence de cette injection, on voit nettement la manifestation du pouls géminé, aortique et pulmonaire, ainsi que le synchronisme parfait des deux contractions ventriculaires (Fig. 80).

Le point sur lequel je veux attirer votre attention est cette sorte de tentative de systoles demi-tétaniques, rappelant ces systoles de reprises caractérisant la mort du cœur, représentée dans la figure 81.

Voici, dans une autre expérience, une série de dix systoles avortées, d'une part, dans le ventricule droit et, d'autre part, dans le ventricule gauche ; et, à une période plus avancée de l'intoxication, il y a toute une série de systoles avortées, au nombre de quarante-cinq, qui se

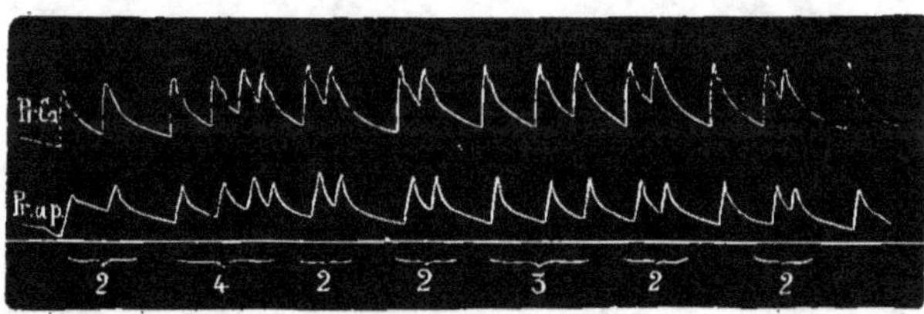

Fig. 80. — Pouls géminé, aortique et pulmonaire, produit par la digitaline.

reproduisent exactement de la même façon aussi bien dans le ventricule droit que dans le ventricule gauche. Les maxima de ces systoles redoublées n'atteignent pas le niveau des sommets systoliques normaux, surtout dans le ventricule droit à cause de sa musculature plus faible.. Le tétanos myocardique est incomplet, chaque ventricule ne donnant pas le maximum d'effort dont il est capable. Comme conséquence, il se produit une chute de la pression artérielle par défaut

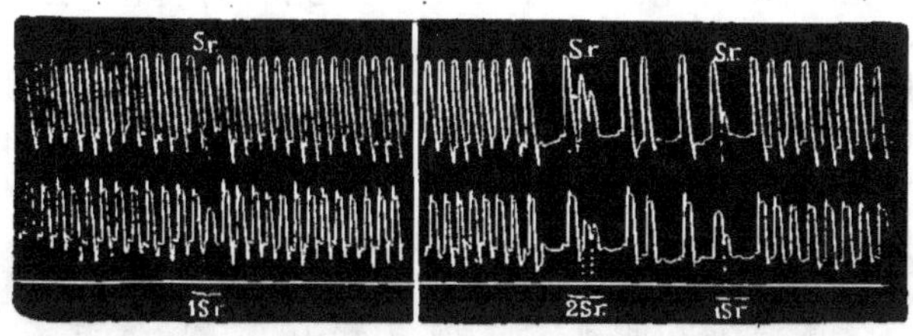

Fig. 81. — Arythmie digitalinique caractérisée par des systoles redoublées, plus ou moins complètement avortées et simples ou doubles, toujours synchrones dans les deux ventricules.

d'alimentation, absolument comme si le cœur était arrêté en diastole (Fig. 82).

Voilà une autre expérience (Fig. 83) relative à un chien intoxiqué avec 5 milligrammes de digitaline cristallisée, et ce qu'il y a de remarquable ici, c'est une série de petites oscillations produites par de légers soulèvements diastoliques se manifestant pendant la pause prolongée qui constitue l'intermittence et faisant songer à des tentatives inefficaces de systoles ventriculaires. Ce sont simplement des retentissements de systoles auriculaires dans les ventricules, d'une

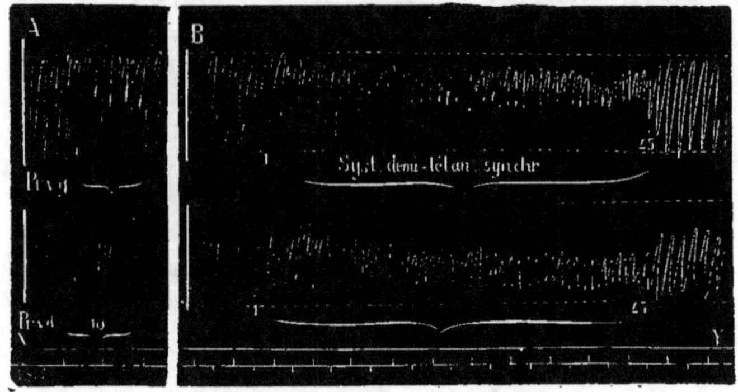

Fig. 82. — Arythmie digitalinique caractérisée par des accès demi-tétaniques synchrones dans les deux ventricules.

Chien intoxiqué avec 6 milligrammes de *Digitoxine de Merck*. — *Pr. v. d.* et *Pr. v. g.*, pressions ventriculaires droite et gauche. — Systoles anticipées répétées en séries, au nombre de 10 dans la partie **A**, et au nombre de 45 dans la partie **B**.

part dans le ventricule droit et d'autre part dans le ventricule gauche. Il se produit, en effet, à une certaine période de l'intoxication par la digitaline de véritables chocs diastoliques qui occasionnent le retentissement de ces systoles auriculaires sur le contenu des ventricules. Dans la figure suivante, (Fig. 84) ces chocs diastoliques sont beaucoup plus nettement mis en évidence par l'inscription simultanée des variations de volume des oreillettes indiquées par les tambours

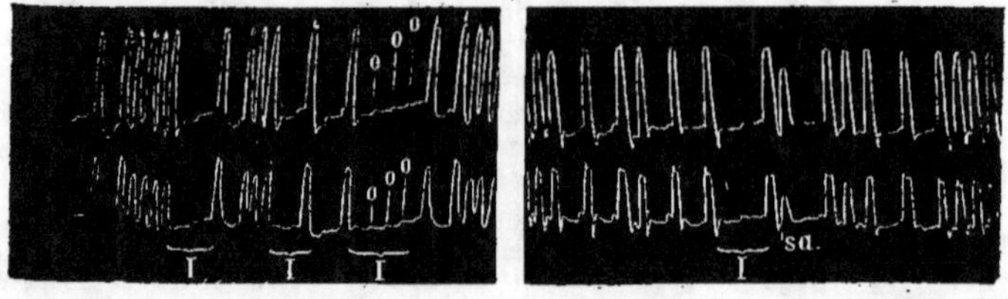

Fig. 83. — Arythmie digitalinique caractérisée par des intermittences complètes du cœur synchrones dans les deux ventricules.

Ligne supérieure : pression ventriculaire droite. — **Ligne inférieure** : pression ventriculaire gauche. — *I*, intermittences complètes, faisant souvent suite aux systoles redoublées comme dans les cas d'excitation directe du myocarde, revenant irrégulièrement après avoir été ou non précédées de systoles rapprochées. — *O*, chocs diastoliques dus au retentissement des systoles auriculaires et non à des avortements de systoles ventriculaires. — *S.a.*, systole auriculaire, plus efficace à droite.

récepteurs. Pendant les périodes d'intermittence ventriculaire, vous pouvez voir se dessiner de petits crochets qui sont l'indice des chocs diastoliques coïncidant exactement avec la poussée systolique auriculaire représentée par la portion descendante de la courbe, en raison du dispositif expérimental. J'attire votre attention sur ce point; il y a synchronisme absolu des deux côtés.

Voici une autre série de tracés empruntés à la même expérience que celle de la figure 83, sur lesquels vous pouvez suivre des irrégularités de toute espèce. D'abord, une phase de fréquence avec régularité, puis une série d'intermittences, sans autre irrégularité de rythme, sans systoles redoublées, ensuite une ou deux systoles avortées ou simplement anticipées viennent s'intercaler dans des périodes

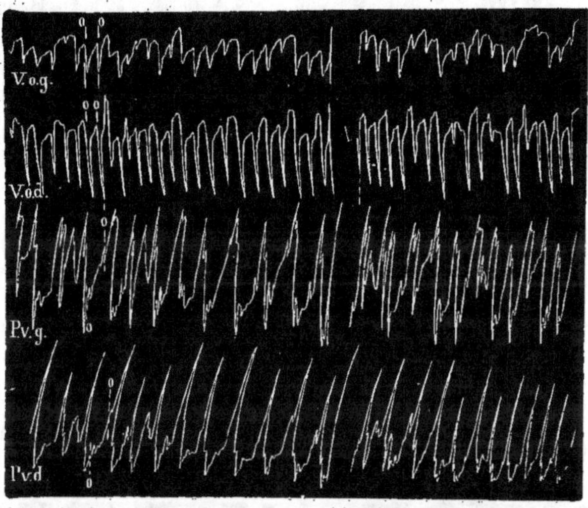

Fig. 84. — Démonstration de la production des chocs diastoliques dus au retentissement des systoles auriculaires.

Tracé prélevé pendant une période d'arythmie. Ataxie bi-ventriculaire avec chocs diastoliques synchrones pendant les intermittences. — *P. V. d.* et *P. V. g.*, pressions ventriculaires droite et gauche. — *V. o. d.* et *V. o. g.*, changements de volume des oreillettes droite et gauche. — *O*, sursauts diastoliques se produisant pendant les intermittences ventriculaires et dus au retentissement des systoles auriculaires. Les oreillettes donnent une ou deux systoles pendant chaque intermittence ventriculaire, et on constate leur concordance avec les chocs diastoliques.

de ralentissement alternant avec les périodes de fréquence avec régularisation. On voit survenir tout à coup, sans cause apparente, des systoles séparées par des intermittences plus ou moins considérables, une systole seule, un groupe de deux systoles, un groupe de systoles dans lequel la fréquence et la régularisation primitives tendent à revenir, puis encore des irrégularités de toute espèce, des systoles redoublées, qui se produisent dans les deux ventricules, des groupes de systoles rapprochées, puis une régularisation apparente avec augmentation de fréquence et encore suivie de ralentissement régulier. Cette expérience est fort intéressante en ce qu'elle montre que, lorsque l'animal est soumis à une dose toxique de digitaline, on peut observer des modifications très variables dans la façon dont l'arythmie se manifeste (Fig. 85).

S'il pouvait rester quelque doute relativement au synchronisme parfait de ces accidents, il serait levé par l'examen du tracé de la

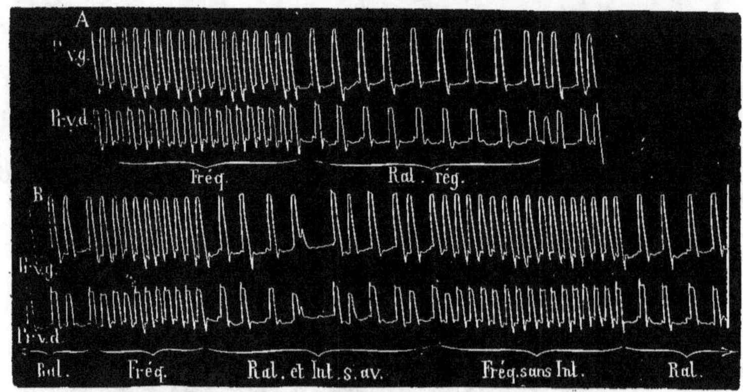

Fig. 85. — Arythmie digitalinique caractérisée par des séries de systoles retardées (intermittences synchrones) intercalées entre deux séries de systoles fréquentes.

Chien intoxiqué avec 5 milligrammes de digitaline cristallisée. Même expérience que celle dont une partie du tracé constitue la figure 88. — *Pr. v d.* et *Pr. v. g.*, pressions ventriculaires droite et gauche. — **Partie A**, série de systoles retardées régulièrement espacées, constituant des intermittences. — **Partie B**, plusieurs séries d'intermittences complètes associées à des systoles rapprochées et à des systoles redoublées.

fig. 86 dans lequel on voit une série d'intermittences du pouls aortique et pulmonaire coïncider avec des variations correspondantes dans les pulsations du ventricule droit.

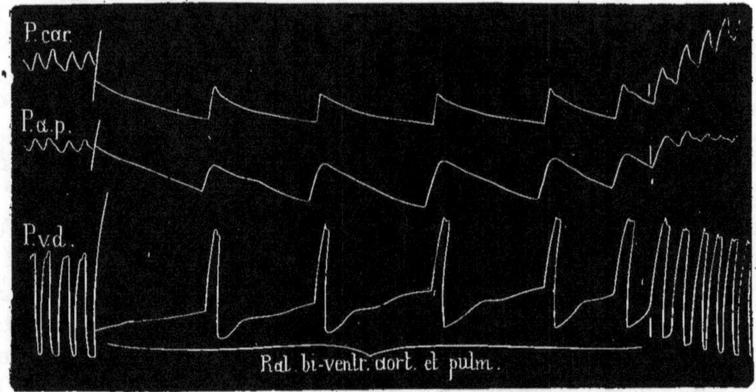

Fig. 86. — Arythmie digitalinique caractérisée par des intermittences du pouls aortique et pulmonaire rigoureusement synchrones.

Chien intoxiqué par 10 milligrammes de *Digitoxine de Merck*. — *P. car.* et *P. a. p.*, pouls carotidien et pouls de l'artère pulmonaire évalués à l'aide de sphygmoscopes. — *P. v. d.*, pulsations extérieures ventriculaires droites évaluées à l'aide de l'explorateur à tambour. — Pulsations carotidiennes et pulmonaires ralenties au même degré; pas de systole supplémentaire du ventricule droit.

Les faits sur lesquels j'ai retenu votre attention aujourd'hui concernent les premières phases de l'action exercée par la digitaline, c'est-à-dire ses effets sur la fréquence et le rythme des contractions cardiaques, qui consistent dans une période de ralentissement, d'abord, puis de régularisation, à laquelle succède bientôt une période d'accélération qu'il faut déjà considérer comme une manifestation toxique de l'action de la digitaline; puis, à cette période d'accélération succède une période d'arythmie durant laquelle on observe un asynchronisme apparent; mais, dans toutes ces circonstances, quelles que soient les conditions expérimentales dans lesquelles on se place, le synchronisme est absolu, aussi parfait que possible, et, par conséquent, ne peut laisser place aux interprétations utilisant cette hypothèse de l'hémi-systole dont FRANÇOIS-FRANCK a démontré irréfutablement l'inexactitude.

XVᴱ LEÇON

ACTION DE LA DIGITALINE SUR L'ÉNERGIE DU CŒUR. — RENFORCEMENT D'ÉNERGIE. — COMPARAISON DANS LES DEUX VENTRICULES. — SYNCHRONISME MAIS DÉFAUT DE SYNERGIE. — PRÉTENDUE ACTION DIASTOLIQUE DE LA DIGITALE. — EXPÉRIENCES DE CONTRE-PRESSION.

Quelques-uns de ceux qui me font l'honneur d'assister à ce cours m'ont envoyé, tout récemment, en me demandant de l'apprécier et de la critiquer, une observation relative à un malade qui avait été traité par la digitale et chez lequel s'étaient produits quelques accidents pouvant, dans une certaine mesure, être imputables à ce traitement. Il me semble, en effet, qu'il s'agit là d'un point de pratique très intéressant pour le médecin, et je crois utile de vous faire part de cette observation en la commentant par les remarques qu'elle m'a suggérées. Comme il s'agit d'une observation déjà résumée, je ne puis mieux faire que de la lire; elle est relative à un malade soigné dans le service de M. Rendu, à l'hôpital Necker (*Gazette des hôpitaux*, 1889, n° 63) :

« Le vieux cardiaque, si curieux par sa respiration alternante, est un malade entré dans mes salles, il y a six semaines, mais qui a déjà fait antérieurement plusieurs séjours ici. Cet homme, âgé de soixante-trois ans, s'était toujours bien porté jusqu'en 1886, si ce n'est qu'il avait sur ses deux jambes des ulcères variqueux, indices d'une mauvaise circulation. Mais, il y a deux ans, il fut en proie à des troubles circulatoires, caractérisés par des vertiges et un certain état cérébral. L'année suivante, il fut pris d'accès d'oppression, pour lesquels il vint se faire soigner à l'hôpital Necker, y séjourna deux mois, au bout desquels les crises avaient complètement cessé. Il avait alors aussi de l'œdème des extrémités inférieures.

« Puis, au mois de janvier dernier, les mêmes accidents reparurent, et après les avoir traités tant bien que mal chez lui pendant un certain temps, il s'est décidé à revenir à l'hôpital. Cet homme, grand et fort autrefois, était, à son arrivée, assez amaigri, pâle, mais sans aspect cachectique et, cette fois, sans œdème des membres inférieurs. Il était en proie à des vertiges, à des étourdissements, à un état somnolent invincible, assez calme, à un état cérébral caractérisé par une obnubilation intellectuelle complète, à une hébétude véritable, quoiqu'il ait toujours été doué jusque-là d'une intelligence saine et ordinaire. Bref, ma première impression était que j'avais affaire à un état cardiaque compliqué d'anémie cérébrale.

— J'attire votre attention sur ce point particulier. —

« Du côté du cœur je constatais des battements très irréguliers, sourds, de l'arythmie, un souffle systolique à la pointe (insuffisance mitrale), du claquement au second bruit, dû à quelque induration des valvules sigmoïdes. Peut-être le cœur était-il un peu gros, ce que l'état emphysémateux ne permettait pas de reconnaître bien nettement. Les poumons présentaient un certain degré d'engouement, le foie était sain, les reins momentanément congestionnés; les urines rares, foncées, bourbeuses, contenaient à peine quelques traces d'albumine. Du côté des artères, pas d'accidents graves; le pouls était assez ample, la tension artérielle n'était pas considérable; enfin, léger état athéromateux des radiales. Bref, les symptômes artériel et veineux laissaient un peu à désirer.

« *Diagnostic.* — Lésion cardiaque, insuffisance mitrale, initiale ou simultanée d'une artério-sclérose généralisée? Au début, je ne pouvais immédiatement me prononcer. Dans les antécédents du malade, il n'y avait pas de néphrite interstitielle, pas de polyurie nocturne, ni albuminurie, ni céphalée, ni troubles visuels, mais, je le répète, une affection cardiaque avec un peu d'asystolie. Je prescrivis pendant quelques jours la poudre de digitale [1], en élevant progressivement la dose jusqu'à 1 gr. 50. Sous son influence, le cœur reprit sa lenteur, les battements redevinrent réguliers, les urines furent plus abondantes et plus claires. Mais, en même temps, un phénomène nouveau survenait, une dyspnée à type intermittent, caractérisée de la manière suivante : après une pause respiratoire, une série de respirations de plus en plus courtes, pendant l'espace de dix à douze secondes, suivie d'une série de respirations plus longues, moins tumultueuses et allant peu à peu en s'éteignant, jusqu'à la cessation de toute respiration, soit une apnée complète succédant à la dyspnée, et le malade, les yeux fermés, mort pour ainsi dire, sans aucun mouvement du thorax. Puis l'accès de dyspnée revenait suivi d'une nouvelle phase apnéique. Cette respiration alternante dura du matin au soir et jusque dans la nuit, présentant les quatre phases suivantes : 1° apnée pendant 25 à 30 secondes; 2° phase ascendante dyspnéique durant 5 à 6 secondes; 3° dyspnée absolue, 15 à 20 secondes; 4° phase décroissante, 5 à 6 secondes; soit, en tout, d'une durée d'une minute environ.

« Or, fait curieux, le sommeil n'avait aucune influence sur le phéno-

(1) On n'indique pas, dans cette observation, quel fut le nombre exact de jours pendant lesquels on administra la digitale.

mène, et la respiration alternante ou de Cheyne-Stokes restait absolument la même pendant l'état de sommeil que pendant celui de veille, avec son rythme identique; bien plus, le réveil brusque du malade ne produisait aucune modification, même passagère. Par contre, le pouls n'était pas le même pendant chacune des phases de cette respiration; ainsi, pendant l'apnée, il s'accélérait et le nombre des pulsations s'élevait à 70 ou 80; pendant la dyspnée, il était très lent, très régulier et marquait seulement 56 à 60. Pendant quelque temps même, ce pouls avait été géminé, c'est-à-dire caractérisé par une pulsation forte succédant à une pulsation faible. Mais ce phénomène était dû à l'administration de la digitale, ainsi que sa disparition, peu de jours après la cessation de ce médicament, l'a démontré.

— Par conséquent, il y a déjà là un indice de l'action particulière exercée par la digitale. —

« Pendant ce temps, l'état cérébral était des plus intéressants à étudier : la somnolence, l'engourdissement, l'obnubilation des idées, c'est-à-dire un état de dépression cérébrale, a duré pendant trois ou quatre semaines. La somnolence était surtout prononcée pendant la période d'apnée, tandis qu'un délire vague, inconscient, se produisait pendant la phase de dyspnée, c'est-à-dire une surexcitation cérébrale relative. C'est ainsi que cet homme commettait des actes absolument automatiques, inconscients, allant se coucher, par exemple, dans le lit de son voisin, urinant dans la salle au lieu d'aller dans les water-closets, se perdant même dans la salle, au point de ne plus reconnaître son lit, enfin, présentant une perte complète de mémoire des faits qui s'étaient passés, et oubliant même ses propres actions. Et cependant, fait bien curieux, aussi, pendant son délire, il retrouvait sa raison si l'on s'efforçait d'attirer son attention sur un fait quelconque, et répondait très correctement aux réponses qu'on lui posait. Enfin, il n'a jamais eu la moindre hallucination. Or, cet état cérébral est parfaitement en rapport avec les troubles circulatoires que présentait le malade. J'ajoute que, en pareil cas, on observe parfois des troubles visuels; chez lui il n'en a rien été et je n'ai jamais remarqué autre chose que de la contraction pupillaire.

Tel a été l'ensemble des symptômes que ce malade a présentés. Ces phénomènes ont persisté pendant quatre semaines, malgré le traitement que j'avais institué; après quoi ils se sont peu à peu atténués pour disparaître à peu près complètement aujourd'hui. En effet, il ne reste plus rien des phases apnéique et dyspnéique, de la respiration alternante, à peine quelques rares vestiges s'observent-ils encore parfois pendant le sommeil, mais ils sont des plus faibles. Tout délire a également disparu, et l'intelligence est revenue.

« Voici, d'ailleurs, le traitement que j'avais mis en œuvre dès le début, et que j'ai modifié ainsi qu'il suit, pendant le cours de la maladie. Tout d'abord, ainsi que je l'ai dit tout à l'heure, j'ai eu recours à la digitale administrée *à haute dose*. Sous son influence, comme je l'ai dit également, les battements du cœur sont devenus moins tumultueux et se sont régularisés. Mais, par contre, son action a été absolument nulle sur la respiration alternante.

« J'ai essayé alors l'iodure de potassium pur, puis associé au bromure de potassium ; ces deux agents sont restés sans effet sur les phénomènes respiratoires et sur l'état cérébral qui ont persisté sans aucune modification ; ce que voyant, j'ai tenté l'emploi des injections de morphine et l'administration du chloral à l'intérieur. Ces deux médicaments m'ont donné d'excellents résultats. Sous leur influence, j'ai vu diminuer, puis cesser les phénomènes d'excitation de l'état cérébral et de la respiration alternante avec ses phases ascendante et descendante, d'apnée et de dyspnée, phénomènes qui ont complètement disparu à l'heure actuelle. Enfin, j'ai complété leur action par une médication tonique. »

Cette très intéressante observation suggère évidemment quelques réflexions au sujet de l'administration de la digitale. Tout d'abord, en admettant, ce qui est extrêmement probable sinon certain, que le malade a été sujet à quelques accidents d'origine digitalique, il s'agit bien plutôt de phénomènes d'intolérance que d'accidents dus à l'accumulation. Nous avons vu, en effet, que ce qui caractérisait principalement les accidents dus à l'accumulation, c'étaient des phénomènes éclatant brusquement, brutalement, une véritable explosion, en quelque sorte. Le malade n'a rien présenté de pareil ; il a présenté quelques phénomènes qui, bien certainement, peuvent et doivent être attribués à la digitale : ce sont les douleurs nocturnes, c'est le subdelirium, c'est le pouls géminé, qui avait attiré l'attention de Rendu lui-même. Cependant, cet observateur ne me paraît pas avoir admis un phénomène d'intoxication bien démontré par la digitale. Mais il s'agit, comme vous l'avez vu, d'un malade qui présentait un état d'anémie cérébrale certainement très accentué au moment où il est entré dans le service, puisque cet état avait frappé dès le début. Cet état d'anémie cérébrale s'accompagnait incontestablement de troubles de vaso-constriction, au moins partiels, dans la sphère cérébrale ; or, dans ces conditions, l'irrigation sanguine du cerveau était insuffisante, et ce fait devait s'accompagner nécessairement d'un apport moindre de substance toxique, dans l'espèce le principe actif de la digitale, lequel, par conséquent, a dû exercer une action moindre sur le système nerveux, sur les cellules nerveuses du malade, ce qui expliquerait la bénignité des accidents.

J'ai déjà eu l'occasion d'attirer votre attention sur ces phénomènes, en vous parlant des résultats différents que les expérimentateurs avaient obtenus chez les animaux curarisés, chez lesquels la diminution de l'activité circulatoire faisait qu'à un moment donné il ne pouvait pas se trouver en présence des éléments sensibles à la digitaline une quantité de substance active suffisante pour impressionner ces éléments de façon à les faire répondre activement à cette impression. Ce fait expliquerait précisément, à mon avis, la bénignité des accidents qui se sont produits chez ce malade, car, à vrai dire, je ne peux pas ne pas voir, dans le fait du pouls géminé et le fait du délire nocturne, une tendance tout au moins à certains accidents d'intoxication digitalique, accidents qui, incontestablement, auraient été plus intenses, si le malade avait été soumis pendant un temps assez prolongé à l'administration de la digitale.

Mais Rendu, qui, comme vous le savez, était un excellent clinicien et un thérapeute également distingué, n'ignorait pas que l'administration de la digitale devait se faire pendant un temps très court, et je suis absolument convaincu, bien qu'il ne l'ait pas dit exactement, d'une façon précise, que l'administration de la digitale a dû être fort peu prolongée chez ce malade. En tous les cas, vous voyez qu'on peut relever à l'actif de cet individu certains signes qui sont incontestablement des signes d'intolérance, sinon d'intoxication digitalinique, et un fait qui me paraît confirmer cette opinion, c'est que, précisément, l'amélioration a été déterminée chez ce sujet le jour où l'on a substitué à ce médicament vaso-constrictif des médicaments vaso-dilatateurs. L'amélioration est, en effet, survenue lorsqu'on a substitué à la médication primitive la morphine et le chloral. Or, quel a été, dans ce cas, le rôle de la morphine et du chloral? Rien autre que celui de réaliser une vaso-dilatation active, à la place de la vaso-constriction qui existait au début; par conséquent, à cette vaso-dilatation active a succédé une irrigation plus considérable du système nerveux, du tissu nerveux cérébral, et les accidents ont disparu précisément au moment où cette médication a été employée. Cela tend également à justifier mon assertion précédente qu'il s'agit plutôt ici de phénomènes d'intolérance que d'accidents provoqués par accumulation de la substance médicamenteuse.

Comme vous le voyez, Messieurs, cette observation méritait d'être discutée et j'ai cru utile de vous soumettre les réflexions qu'elle m'a suggérées. Ceci dit, nous allons reprendre l'étude de la digitale au point où nous en étions resté dans notre dernière réunion.

Énergie. — Nous en étions arrivé à l'étude de l'action exercée par la digitale sur l'énergie des systoles ventriculaires. Cette action consiste principalement dans un renforcement notable de l'énergie développée par le myocarde, et pour évaluer le renforcement de cette énergie il est évident qu'aucun moyen n'est supérieur à celui des explorateurs manométriques intra-cardiaques. L'augmentation de l'énergie des systoles ne peut pas se déduire de l'amplitude et de la brusquerie plus grande des pulsations extérieures, attendu, comme je vous l'ai montré précédemment et comme le prouvent encore mieux les graphiques ci-après, qu'on peut voir des systoles très énergiques coïncider avec une faible pression, ou, au contraire, avec une élévation de pression (Fig. 87). Cette augmentation d'énergie des ventricules peut se déduire plus certainement de l'exploration de la pression à l'intérieur des ventricules que de celle de la pression artérielle, parce que cette pression artérielle est susceptible de varier par suite de causes périphériques. Nous verrons en effet, qu'à un moment donné, il y a lieu de tenir grand compte de l'augmentation de résistance à la pulsation cardiaque, surtout dans le ventricule gauche; et nous verrons précisément que c'est là une des raisons

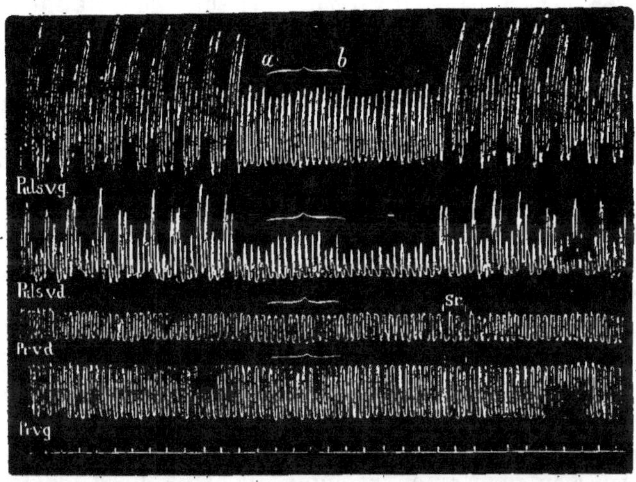

Fig. 87. — Défaut de concordance entre les variations de l'amplitude des pulsations et les variations de la pression intra-ventriculaire.

Pr. v. d. et *Pr. v. g.*, pressions ventriculaires droite et gauche évaluées à l'aide de sondes manométriques à ampoules conjuguées. — *Puls. v. d.* et *Puls. v. g.*, pulsations extérieures ventriculaires droite et gauche évaluées à l'aide d'explorateurs à tambours. — En *a   b*, augmentation de brusquerie, marquée surtout dans le ventricule droit, des pulsations ventriculaires et, pendant cette période, les pressions intra-ventriculaires ne subissent pas d'augmentation de valeur systolique; elles présentent même plutôt une légère dépression. — *Sr.*, systole redoublée.

qui expliquent que l'action exercée par la digitaline sur le ventricule gauche est notablement plus considérable, comme énergie, mais pas comme synchronisme, que celle exercée sur le ventricule droit.

Dans tous les cas, quelles que soient les conditions dans lesquelles on se place, les expériences montrent que, jusqu'aux doses fortement toxiques, soit les préparations galéniques de digitale, soit les diverses variétés de digitaline, renforcent l'énergie du ventricule d'une façon extrêmement appréciable, et cette augmentation d'énergie se soutient jusqu'à la mort du cœur, sauf lorsqu'on injecte à un animal des doses toxiques d'emblée. Dans ces circonstances, en effet, au lieu d'augmentation, on peut voir une diminution très sensible de l'énergie du myocarde coïncider avec cette action toxique brutale d'une grande quantité de digitaline injectée en une seule fois dans l'organisme.

Du reste, la marche des variations qu'on peut observer est subordonnée à une foule de conditions qui exercent chacune une influence considérable. C'est ainsi, tout d'abord, que l'importance des doses n'a pas besoin d'être mise en évidence; la rapidité de l'intoxication joue également un rôle de premier ordre; le degré préalable d'activité du cœur chez les animaux sur lesquels on expérimente intervient pour une part considérable; et enfin l'influence des résistances artificielles dont je viens de vous dire un mot, imprime une très grande variation aux résultats qui peuvent survenir à la suite de cette introduction de la substance toxique.

D'autre part, le renforcement d'énergie du ventricule se manifeste, quelle que soit la fréquence du cœur digitaliné, et il n'y a en réalité aucun rapport essentiel entre les variations de fréquence et d'énergie du cœur. C'est ainsi qu'on peut voir l'énergie augmenter sur un cœur normal, sur un cœur accéléré, sur un cœur ralenti. Seule, l'augmentation de résistance à la pulsation, à l'ondée sanguine, pourrait provoquer une augmentation d'énergie, et elle la provoque en effet ; mais, ainsi que nous le verrons lorsque nous étudierons plus particulièrement l'influence qu'exerce cette résistance augmentée sur la mécanique cardiaque, on peut très bien dissocier cette action de celle exercée par la digitaline sur le myocarde lui-même.

Cette série d'expériences que résument les tracés de la figure 88 démontre bien que l'augmentation d'énergie se réalise quelle que soit la fréquence du cœur qu'on a soumis à la digitaline et indépendamment de ces variations de fréquence. Voici dans une première partie, A, la pression donnée normalement par le ventricule droit chez un chien dont le cœur est modérément accéléré, puisque le nombre des pulsations est 122, chiffre sensiblement plus considérable que le chiffre normal oscillant entre 80 et 95. Chez ce chien dont le cœur est modérément accéléré, vous voyez l'administration de 2 milligrammes de digitaline cristallisée augmenter dans une très sensible mesure la pression à l'intérieur du ventricule, tandis que la fréquence, qui tombe à 116, est à peine influencée. Dans cette seconde partie, B, il s'agit d'un chien dont le nombre des pulsations est normal : il est de 90. Après 1 milligramme 5 de digitaline cristallisée vous voyez la pression augmenter dans une proportion très sensible sans que la fréquence varie, et cette augmentation devient encore plus considérable après l'injection d'un nouveau milligramme de digitaline, ce qui porte l'injection totale à 2 milligrammes 5, et, chose remarquable, pendant tout ce temps, le nombre des pulsations n'a pas diminué, il est resté à 90; seule l'énergie a augmenté dans une assez sensible mesure. J'appelle votre attention sur ce fait, parce que, plus tard, j'aurai à vous faire remarquer encore que l'augmentation d'énergie que la digitale est susceptible d'imprimer au myocarde est tout à fait indépendante de l'augmentation ou de la diminution du nombre des contractions pouvant résulter de l'administration de cette substance médicamenteuse. Enfin, voici une troisième partie, C, qui concerne un chien dont le cœur est très fortement accéléré, puisque le nombre de ses pulsations est de 140, et vous voyez qu'après l'injection d'une quantité, assez considérable, il est vrai, de digitaline amorphe,

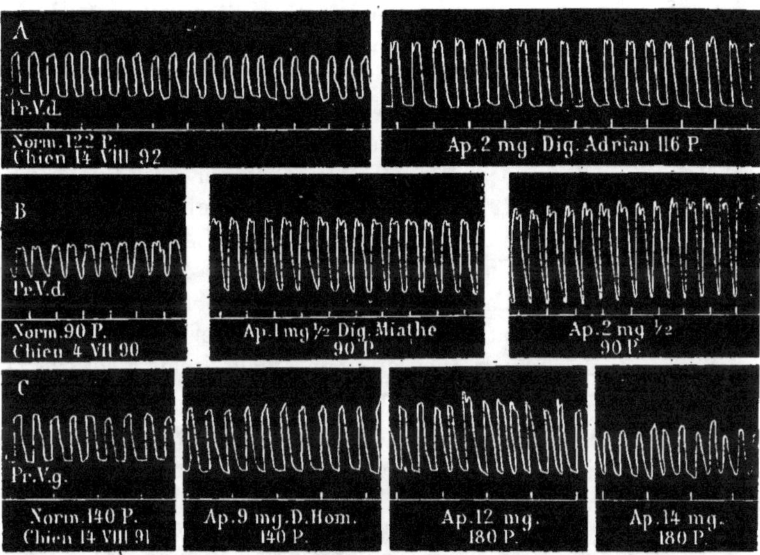

Fig. 88. — Indépendance de l'augmentation croissante de l'énergie ventriculaire et des changements de la fréquence du cœur soumis à l'action de la digitaline.

A. Cœur modérément accéléré. Digitaline cristallisée (ADRIAN). — **B**. Cœur à fréquence normale. Digitaline cristallisée (MIALHE). — **C**. Cœur très fortement accéléré. Digitaline amorphe (HOMOLLE et QUÉVENNE). — *Pr. V. d.* et *Pr. V. g.*, pressions ventriculaires droite et gauche. — L'énergie des contractions cardiaques augmente de valeur: dans tous les cas, il y a, tout à la fois, énergie plus grande de la systole et dépression diastolique plus profonde. Ce n'est qu'à la suite de très fortes doses (14 milligrammes de digitaline amorphe, équivalant, environ, à 3 ou 4 milligrammes de digitaline cristallisée) que cette énergie diminue, mais sans que la fréquence varie par rapport à la phase précédente. Cela montre en même temps que l'énergie systolique ne commence à s'atténuer que dans les dernières phases de l'intoxication digitalinique.

l'énergie des contractions augmente dans une très notable proportion, qu'elle augmente encore après une injection d'une nouvelle quantité de digitaline portant à 12 milligrammes la quantité totale injectée, et que la diminution d'énergie ne s'observe qu'après la dose considérable de 14 milligrammes. A cette phase mortelle, à l'augmentation de pression primitive succède, au contraire, une diminution sensible de la pression intra-cardiaque, tandis que la fréquence est allée sans cesse en augmentant.

Cette augmentation d'énergie résultant avec une entière évidence des résultats expérimentaux que je viens de mettre sous vos yeux, il convient de rechercher maintenant si elle se fait d'une façon analogue sur les deux ventricules ou si, comme on l'a dit, il y a lieu de tenir compte d'une action particulière exercée de préférence sur l'un des deux ventricules. Et en effet, de ce que nous avons toujours constaté un synchronisme parfait dans toutes les modifications que la digitaline a apportées dans le fonctionnement de la mécanique cardiaque, il ne s'ensuit pas, nécessairement, qu'il y ait synergie dans la valeur de l'augmentation ou de la diminution des systoles ; en d'autres termes, le synchronisme n'implique pas la synergie, et c'est précisément parce qu'on a observé que ces deux phénomènes ne se produisaient pas simultanément que l'on a eu recours à l'hypo-thèse que je vous ai déjà exposée de la spécificité de l'action de la digitaline sur le myocarde ou les appareils nerveux d'un ventricule plus particulièrement, ou bien, comme l'a admis OPENCHOWSKY, sur les artères coronaires de l'un des ventricules. Les résultats des expé-riences de FRANÇOIS-FRANCK sont absolument probants à cet égard et démontrent que la digitaline est un poison total du cœur affectant, absolument au même titre, tous les éléments nerveux ou contractiles, qu'il s'agisse du cœur droit ou du cœur gauche ; mais à côté de l'action exercée sur le myocarde, il faut tenir compte de l'action exercée sur le système vasculaire, et cette action peut ne pas être la même des deux côtés. En effet, la réaction exercée par la digitale sur le système vasculaire artériel est infiniment plus importante que celle exercée sur le système veineux ; la circulation se trouve modifiée dans les vaisseaux, la pression sanguine augmentée dans une très notable pro-portion dans le système artériel, au lieu qu'elle est à peine augmentée dans le système veineux, elle y est même diminuée au début sous l'influence des doses modérées, des doses thérapeutiques de digita-line, de telle sorte que ces modifications de la circulation vasculaire, ces différences de tension dans les deux systèmes, font que l'un des deux ventricules, le gauche nécessairement, doit lutter contre une résistance exagérée, d'où la nécessité pour lui de développer un effort plus grand, et l'on aboutit à cette conclusion d'une synergie relative associée à un synchronisme absolu.

Le défaut de synergie rigoureuse ne résulte donc pas de l'action primitive différente du poison sur les deux ventricules, il résulte des obstacles différents auxquels ces deux ventricules sont obligés de faire face ; de sorte que, en définitive, on peut dire qu'il y a parallé-lisme, mais non pas équivalence de l'augmentation d'énergie dans les deux ventricules, et ce fait est démontré non seulement par l'exploration des pressions intra-cardiaques, mais encore par une observation déjà faite il y a longtemps par CHAUVEAU et MAREY relativement à l'étude de la pression et de la vitesse du sang dans la carotide du cheval, c'est que l'augmentation de pression et l'augmentation de vitesse du sang sont absolument parallèles, ce qui démontre l'augmentation considérable de l'énergie du ventricule gauche. Les faits expérimentaux démontrent encore que, lorsque la digitaline agit comme stimulant cardiaque et qu'elle renforce l'énergie systolique d'un ventricule, elle agit sur l'autre exactement dans le même sens, toutes réserves faites, bien entendu, sur la valeur de cette augmentation dans l'un ou l'autre des ventricules.

Ainsi, comme nous l'ont déjà montré les résultats de l'expérience à laquelle est empruntée la figure 78, au fur et à mesure que la digitaline régularise un cœur qu'on a rendu préalablement arythmique, le renforcement qui accompagne cette régularisation se fait aussi bien sur les systoles ventriculaires droites que sur les systoles du ventricule gauche, et cet effet est surtout apparent dans les variations de la pression du ventricule droit, variations qui s'égalisent à la fois comme puissance et comme rythme. La digitale rend leur puissance à des systoles affaiblies et nivelle, comme l'a fort exactement dit FRANÇOIS-FRANCK, les maximas de ces variations. Il faut songer, en effet, que le ventricule droit possède une activité plus réduite que le ventricule gauche, et que, en raison de ce fait, il est plus vite et plus fortement impressionné que le ventricule gauche par les causes capables de provoquer des modifications dans son état normal.

Il en résulte donc, en définitive, que la digitale renforce l'action du ventricule gauche plus énergiquement et plus nettement que celle du ventricule droit. La résistance plus considérable que doit vaincre ce ventricule pour triompher de l'augmentation de pression périphérique, doit certainement figurer pour une part dans ce renforcement; mais la lutte contre une résistance artérielle plus considérable n'est pas la cause principale de ce surcroît d'énergie. Nous verrons bientôt que la digitaline exerce, sur le myocarde lui-même, une action aussi intense qu'importante, et la masse plus considérable des cellules musculaires composant le myocarde du ventricule gauche explique fort bien la prédominance d'énergie.

Quant au cœur droit, il subit lui-même un renforcement important d'énergie alors que la pression s'élève peu dans l'artère pulmonaire; je vous en donnerai bientôt des preuves expérimentales. Il y a un parallélisme constant entre l'action renforçante exercée par la digitaline sur le ventricule droit et sur le ventricule gauche : le ventricule droit subit cette action avec une moindre énergie, d'abord en raison de la tonicité réduite des vaisseaux pulmonaires, et puis en raison de la faible ou douteuse réactivité vaso-motrice de ces vaisseaux en présence de la digitaline. Dans tous les cas, le renforcement d'activité ne peut être dû cette fois qu'à une action cardio-tonique exercée primitivement sur le ventricule par la digitaline, et je vous fournirai plus tard la preuve expérimentale de l'action primitive exercée par la digitaline sur le tissu du myocarde lui-même.

Les deux ventricules subissent donc définitivement, et chacun pour leur compte, indépendamment de la stimulation que peut produire l'excès de pression, l'influence renforçante de la digitaline ; ils la subissent seulement à un degré différent, réglé d'un côté par la masse du tissu musculaire, d'un autre côté par la diffférence de résistance au-devant de chacun de ces deux cœurs, de sorte qu'il n'y a pas proportionnalité entre les maximas systoliques droit et gauche, cette élévation étant beaucoup plus considérable pour le ventricule gauche que pour le ventricule droit, et elle est subordonnée à la valeur variable de la résistance aortique.

Cette augmentation parallèle d'énergie des deux ventricules se déduit aussi de l'élévation parallèle de pression dans l'aorte et dans l'artère pulmonaire. Dans l'artère pulmonaire, il ne se produit, sous l'influence de la digitaline, que de très faibles changements de pression rendant absolument incertaines les indications du manomètre à mercure ; d'autre part, le manomètre élastique, qui donne de si bons résultats lorsqu'il s'agit d'obtenir des indications relativement à l'inscription du pouls, ne peut plus être employé ici parce que le niveau général de la courbe ne subit que des variations négligeables. C'est alors que FRANÇOIS-FRANCK a eu la très ingénieuse idée de remplacer, pour l'évaluation de ces variations de pression, le manomètre à mercure par un manomètre à oxalate de soude. Il a choisi la solution d'oxalate de soude, d'abord parce qu'il était facile d'obtenir à l'aide de ce sel une solution aqueuse dont la densité fût très sensiblement le treizième de celle du mercure, ensuite, parce que cette solution d'oxalate neutre de soude possède la propriété d'être inoffensive pour les vaisseaux et de s'opposer, dans une très appréciable mesure, à la coagulation du sang et, par conséquent, d'aider les expériences en permettant les reflux qui peuvent se produire dans certaines phases, sans qu'ils aient comme conséquence la formation d'embolies ou de caillots venant obturer les instruments. Les résultats obtenus dans ces conditions sont très remarquables. Grâce à ce dispositif, FRANÇOIS-FRANCK a pu obtenir des courbes comparatives très décisives, établissant incontestablement le fait essentiel d'une augmentation parallèle de la pression aortique et pulmonaire, tant que dure l'influence toxique de la digitaline. Le tracé ci-après fait ressortir ces résultats (Fig. 89).

Le tableau ci-dessous résume très nettement les résultats de cette expérience ; il montre, réduite en millimètres de mercure, la valeur des pressions du manomètre exprimée en millimètres d'oxalate de soude, de sorte qu'on peut très facilement comparer la pression

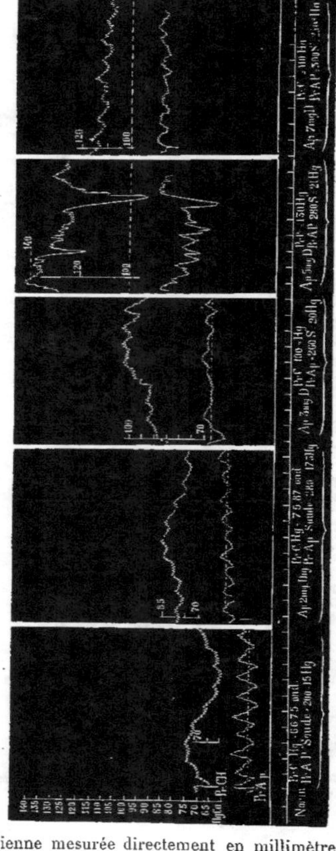

Fig. 89. — Augmentation parallèle, mais de valeur inégale, de la pression dans l'aorte et dans l'artère pulmonaire sous l'influence de doses croissantes de digitaline.

Chien à pression artérielle basse; expérience de longue durée. — *Pr. CH.*, pression évaluée dans la carotide avec le manomètre à mercure. — *Pr. A p.*, pression évaluée dans l'artère pulmonaire avec le manomètre à oxalate de soude. — Défaut apparent de synchronisme entre les pulsations aortiques et pulmonaires, dû à ce que l'inscription est directe avec le manomètre à mercure, tandis qu'elle s'effectue par transmission avec le manomètre à oxalate de soude. — Pour la réduction en mercure, 1 millimètre de Hg = 13 mm. 3 de la solution d'oxalate de soude (Voir le tableau qui figure dans le texte, p. 837).

carotidienne mesurée directement en millimètres de mercure à la pression artério-pulmonaire mesurée avec la solution d'oxalate de soude puis calculée en millimètres de mercure; et vous voyez que, dans les deux cas, si les différences sont quelquefois assez éloignées, elles marchent toujours dans le même sens. Dans tous les cas, il y a parallélisme absolu, mais évidemment une grande différence de valeur entre les pressions.

Comparaison des pressions aortique et pulmonaire.

	PRESSION CARO- TIDIENNE EN MERCURE	DIFFÉRENCE	PRESSION ARTÉRIELLE PULMONAIRE		DIFFÉRENCE
			en oxalate de soude	en mercure	
Normal	70		200	15,0	
Après 2 milligrammes.	80	+ 10	233	17,5	+ 2,5
— 3 . —	100	+ 30	266	20,0	+ 5,0
— 5 —	130	+ 60	287	21,6	+ 6,6
— 7 —					
(dose mortelle). . .	110	+ 40	306	23,0	+ 8,0

Ces résultats se produisent non seulement avec la digitaline, mais on les observe aussi avec les infusions de digitale, comme le démontrent les résultats d'une autre expérience réalisée par l'introduction dans la veine pédieuse d'une infusion de 40 centigrammes de feuilles de digitale : la pression qui était, au début, de 70 millimètres de mercure dans l'artère carotide et de 20 de mercure dans l'artère pulmonaire, est montée à 250 de mercure dans la carotide et à 27, 5 dans l'artère pulmonaire. Dans les deux cas, il y a augmentation simultanée d'énergie, mais n'ayant pas la même valeur dans les deux ventricules; et cela résulte des conditions différentes des deux cœurs et des deux circulations, tant pour la réplétion que pour l'évacuation.

Voici maintenant une expérience démontrant l'augmentation d'énergie du ventricule gauche. Il est évident que le cœur doit déployer une énergie plus grande lorsque, conservant sa fréquence ou même s'accélérant, il lutte alors contre une pression artérielle plus élevée; ce sont précisément les résultats exprimés ici. Voici les détails relatifs à cette expérience. Au début, la pression évaluée dans la fémorale au moyen d'un manomètre à mercure est de 125 millimètres de mercure, et le nombre des pulsations à ce moment est de 150. On administre alors la digitaline à la dose de 2 milligr. : sous l'influence de cette première impression, le nombre des pulsations s'abaisse et tombe à 60, mais la pression monte et arrive à 140. Dans une phase plus avancée de l'expérience, après une nouvelle injection de 2 milligr. de digitaline, ce qui porte à 4 milligr. la quantité totale injectée, le nombre des pulsations devient plus considérable, il s'élève à 102, et cependant la pression artérielle marche dans le même sens et monte à 190 millim. de mercure. Enfin, dans une dernière phase de l'expérience, phase toxique, le nombre des pulsations devient 252, c'est la tachycardie digitalinique dans toute sa force, et la pression reste très élevée, puisqu'elle atteint 225 millim. de mercure. A ce

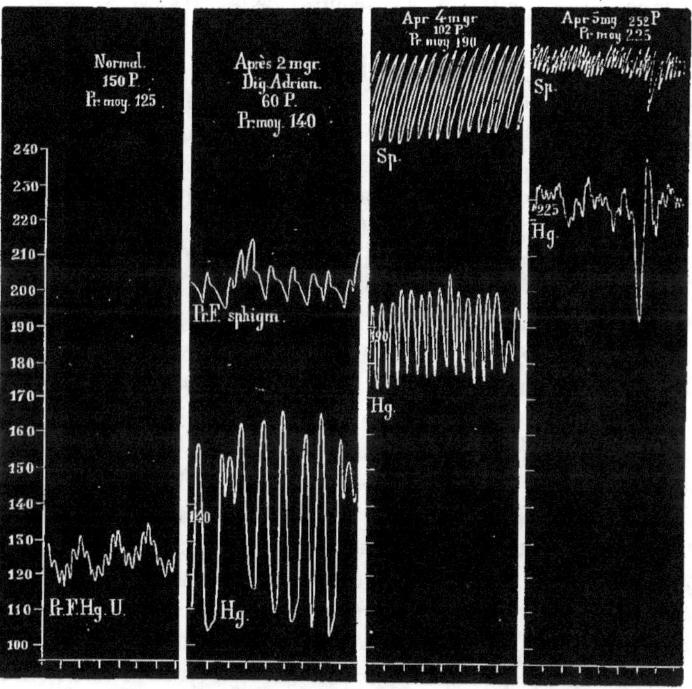

Fig. 90. — Augmentation de l'énergie du ventricule gauche
luttant contre une résistance artérielle croissante.

Pr. F. Hg. U., pression dans l'artère fémorale évaluée à l'aide du manomètre à mercure. — *Pr. F. sphigm*, pression dans l'artère fémorale évaluée à l'aide du sphygmoscope. — La fréquence du cœur, très diminuée au début, avec augmentation modérée de la résistance artérielle, s'accroît proportionnellement à l'élévation de pression. Élévation rapide et considérable de pression aortique; élévation parallèle de vitesse et de pression.

moment, on avait pratiqué une nouvelle injection de 1 milligr. de digitaline, ce qui portait, en totalité, la dose de digitaline injectée à 5 milligr., dose mortelle pour un chien tel que celui utilisé pour cette expérience (Fig. 90).

L'augmentation d'énergie ventriculaire n'a donc pas de rapports avec les changements de fréquence et se subordonne à l'augmentation de la résistance

Voici une autre série d'expériences, relativement aux rapports qu'on peut observer entre l'augmentation d'énergie des deux ventricules sous l'influence de doses croissantes de digitaline. Le tracé pris deux minutes après une première injection de 2 milligrammes de digitaline montre une augmentation notable de pression à l'intérieur des deux ventricules; mais cette augmentation de pression est plus considérable en ce qui concerne le ventricule gauche pour lequel les maxima systoliques et les minima diastoliques sont beaucoup plus marqués que pour le ventricule droit. Cette même remarque s'applique aux trois autres phases de l'expérience dont les tracés ont été pris une minute après l'injection des troisième et quatrième milligrammes de digitaline. Ça n'est qu'à partir de la dose toxique, après 5 milligrammes, que l'énergie des deux ventricules faiblit un peu, tout en restant cependant supérieure à la normale. Dans tous les cas, et surtout lorsque l'action de la digitaline est à son maximum, vous voyez toujours l'augmentation de la pression dans le ventricule gauche dépasser notablement les maxima de pression qu'on peut observer dans le ventricule droit. Dans cette expérience, l'augmentation d'énergie dans le ventricule gauche croissait comme les chiffres 5, 10, et 13, tandis que l'augmentation d'énergie du ventricule droit n'a augmenté que comme 3, 6 et 7 1/2 (Fig. 91).

Une question encore fort importante à élucider et qui a fait l'objet, de la part de François-Franck, de recherches extrêmement intéressantes, est relative à ce qu'on a appelé l'*Action diastolique de la digitale*. On a prétendu que la digitaline avait non seulement la propriété d'augmenter dans une notable proportion l'énergie des systoles ventriculaires, mais qu'elle avait encore la propriété, à un degré plus accentué peut-être, d'augmenter l'énergie des diastoles ventriculaires; de là cette hypothèse ou plutôt cette théorie qui a été mise en avant, notamment par les auteurs italiens Stefani et Gallerani; de l'influence relâchante exercée sur le myocarde pendant sa diastole, soit encore l'augmentation d'élasticité ou d'extensibilité du myocarde. Ces faits sont en opposition, au moins apparente, comme le fait remarquer François-Franck, avec l'action systolique renforcée.

Il faudrait, en effet, admettre dans ce cas qu'il se produirait deux effets de sens contraire, se succédant à intervalles extrêmement courts et disparaissant chacun à son tour avec une instantanéité absolue. Ou bien cette augmentation d'énergie systolique que nous avons vue se traduire par des faits absolument certains dans les tracés que je viens de faire passer sous vos yeux, ne serait qu'une augmentation apparente et résulterait seulement d'un moment d'action plus favorable du ventricule, préalablement rempli de façon plus complète grâce à une diastole plus profonde. Dans cette hypothèse, l'action essentielle de la digitale serait une influence diastolique rendant le cœur plus accessible à l'apport sanguin et lui permettant d'expulser, sans

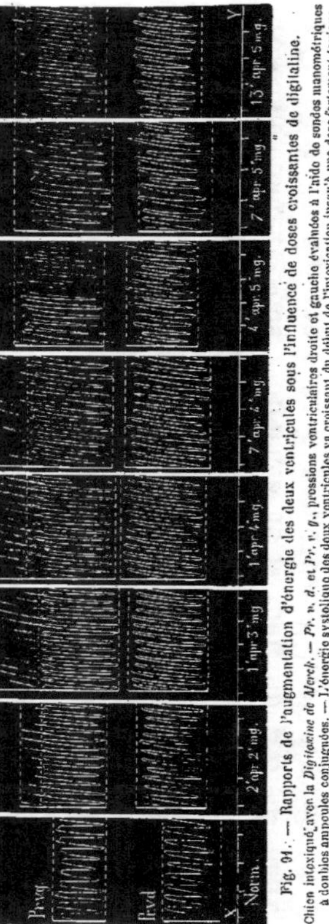

Fig. 94. — Rapports de l'augmentation d'énergie des deux ventricules sous l'influence de doses croissantes de digitaline.

Chien intoxiqué avec la *Digitoxine de Merck*. — *Pr. v. d.* et *Pr. v. g.*, pressions ventriculaires droite et gauche évaluées à l'aide de sondes manométriques à doubles ampoules conjuguées. — L'énergie systolique des deux ventricules va croissant du début de l'intoxication jusqu'à une dose fortement toxique; elle est parallèle des deux côtés, mais l'augmentation d'énergie est plus grande dans le ventricule gauche, en raison de la plus grande résistance artérielle à surmonter. Le renforcement s'atténue aux doses toxiques, tout en restant notable par rapport à la normale. Les dépressions diastoliques deviennent plus profondes quand l'énergie systolique s'exagère.

déploiement plus notable d'énergie, une masse de sang plus considérable.

Un certain nombre de faits expérimentaux avaient été mis en
avant pour appuyer cette théorie, mais, en réalité, rien de ce qui a
été dit à cet égard ne peut permettre de démontrer expérimentalement l'exactitude d'une élasticité ou d'une extensibilité plus grande
du myocarde sous l'influence de la digitaline. Ce que l'expérience
montre, c'est simplement ceci. 1° Une prolongation plus grande des
diastoles, avec réplétion exagérée pendant les phases de ralentissement
du cœur. 2° En l'absence de ralentissement, une brusquerie plus
marquée du relâchement diastolique, par conséquent, une profondeur
plus grande de la diastole; mais encore ce fait est-il subordonné à
l'augmentation d'énergie de la contraction systolique. A ce point
de vue, on a comparé le myocarde à un ressort et cette manifestation à l'élasticité du ressort.

Ces premiers phénomènes, c'est-à-dire la prolongation plus grande
de la diastole, avec réplétion exagérée pendant les phases de ralentissement, n'ont rien de spécial à la digitale, ils se produisent toutes
les fois que le cœur se trouve ralenti par l'influence, directe ou
réflexe, d'une excitation des pneumogastriques; mais, ainsi que je
vous l'ai déjà montré à propos des généralités relatives à l'innervation du cœur, il se manifeste en même temps une action antitonique
très nette, très bien démontrée par les faits expérimentaux et
produisant une diminution dans l'énergie des systoles (voir p. 739).
Les effets diastoliques, antitoniques du pneumogastrique peuvent
même, comme nous l'avons vu, être portés à un degré suffisant pour
entraîner la production d'insuffisances tricuspidiennes fonctionnelles,
lesquelles sont non seulement atténuées, mais peuvent même disparaître complètement sous l'influence de la digitaline. Bien mieux,
chez l'homme, la clinique nous apprend que l'on observe constamment la suppression des accidents de dilatation cardiaque droite de
nature réflexe par l'emploi de la digitale.

Voilà donc des résultats absolument incontestables et qui ne
permettent pas d'admettre que, sous l'influence de la digitaline, il
s'exerce une action diastolique dans le genre de celle exposée précédemment. Au contraire, il y a une action antagoniste entre l'influence
exercée par la digitale et l'excitation du vague, en ce qui concerne au
moins une partie des résultats qu'on peut obtenir; et j'appelle précisément votre attention sur cette action antagoniste parce que, à mon
avis, elle est une image très précise, très exacte, très nette de ces
actions antagonistiques auxquelles on peut quelquefois être tenté de
recourir, sans songer qu'il peut se produire en même temps d'autres
actions marchant dans le même sens que les accidents auxquels on
cherche à remédier.

A maintes reprises, déjà, j'ai eu à vous signaler ces phénomènes
d'action prétendue antagoniste entre des substances médicamenteuses

et à vous montrer, qu'en définitive, on n'était pas absolument maître des conditions dans lesquelles cet antagonisme se produisait; l'action antagonistique qui s'exerce *partiellement* entre la digitaline, d'une part, et l'excitation du vague, d'autre part, est un parfait exemple de l'insuffisance de ces actions antagonistes et du peu de confiance qu'il faut leur accorder, en ce qui concerne les résultats thérapeutiques, tout au moins.

D'ailleurs, Messieurs, l'inanité ou l'insuffisance des arguments émis en faveur de ce que STEFANI et GALLERANI ont appelé la force diastolique de la digitale sont démontrées par des faits assez nombreux. FRANÇOIS-FRANCK a prouvé que les expériences de STEFANI et GALLE-RANI, sur lesquelles était basée cette prétendue preuve de la force diastolique de la digitale, ne pouvaient être acceptées, parce qu'elles avaient été faites dans des conditions telles que les résultats étaient absolument en désaccord avec les faits qu'il s'agissait de prouver. C'est, en effet, en reprenant des recherches effectuées autrefois par FRANÇOIS-FRANCK, relativement au degré de contrepression, exercée sur le cœur dans le péricarde, nécessaire pour abolir le pouls carotidien, que STEFANI et GALLERANI ont cru trouver, dans certains résultats, la preuve de cette force diastolique que la digitale imprimerait au myocarde. Or, il est vrai que l'on peut arriver, sous l'influence des doses toxiques de digitaline, à trouver que l'augmentation du degré de contrepression nécessaire pour abolir le pouls carotidien, pour éteindre le pouls artériel, est plus considérable qu'à l'état normal, mais cela dépend des conditions expérimentales dont tous les termes n'ont pas été nettement saisis par les expérimentateurs italiens.

L'augmentation de la contrepression péricardique nécessaire pour éteindre le pouls artériel au cours de l'empoisonnement digitalinique n'est réelle que si cette action toxique est poussée au maximum. Si l'expérience est conduite de façon à graduer lentement les effets du poison, le degré de contrepression péricardique nécessaire pour éteindre le pouls carotidien est, au contraire, moins élevé que normalement. Comme l'ont montré les travaux de KAUFMANN, sous l'influence de l'abaissement de la pression veineuse générale déterminée par les doses thérapeutiques de digitaline, il se produit une diminution de tension auriculaire. Cette diminution de la tension veineuse est favorisée par la suractivité ventriculaire et l'emmagasinage notable du sang dans les artères fortement tendues. Ces phénomènes sont en concordance avec les faits cliniques établissant la régularisation des rapports entre les pressions artérielle et veineuse par la digitale administrée à doses thérapeutiques.

En définitive, des expériences très nombreuses auxquelles FRANÇOIS-FRANCK s'est livré, il résulte que le rapport entre le degré de contrepression et l'extinction du pouls carotidien est exactement celui qui existe entre ce degré de contrepression et le degré de la tension auriculaire produit par la poussée veineuse. Sous l'influence d'une contrepression supérieure à la poussée du sang veineux à leur intérieur, les oreillettes s'affaissent, le sang n'arrive plus dans les ventricules et cesse d'être projeté dans les artères dans lesquelles la pression s'abaisse, tandis qu'elle s'élève dans les veines. Pendant qu'on opère cette contrepression, les ventricules continuent leurs pulsations efficaces, mais à un degré décroissant, de plus en plus faibles au fur et à mesure que cette contrepression augmente et, à la

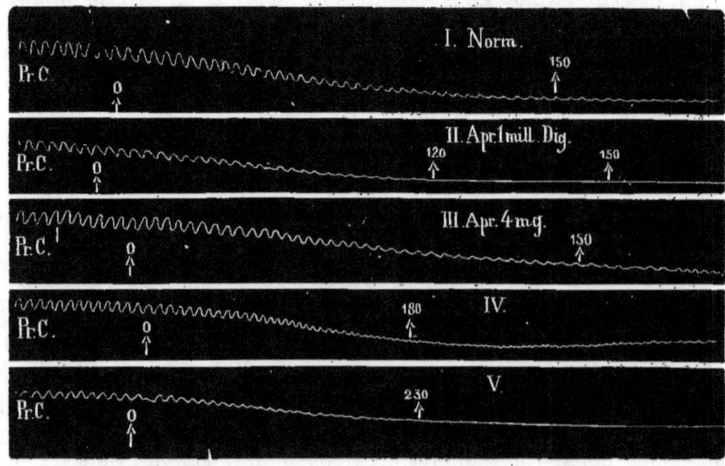

Fig. 92. — Recherche du degré de contrepression intrapéricardique nécessaire pour éteindre le pouls artériel à l'état normal et sous l'influence de doses croissantes de digitaline cristallisée.

Pr. C., courbes de pression carotidienne évaluée à l'aide du sphygmoscope. — Chien de 20 kilos. Début de la contrepression au niveau de la flèche marquée *0*. — **I**, à l'état normal, extinction presque complète du pouls carotidien avec une contrepression de 150 millimètres d'eau. — **II**, après 1 milligramme de digitaline, une compression moindre, de 120 millimètres, éteint complètement le pouls carotidien ; et, à ce moment, la pression veineuse avait diminué de 52 millimètres d'eau. — **III**, un quart d'heure après 4 milligrammes de digitaline, une contrepression de 150 millimètres d'eau n'éteint pas les pulsations que laisse même persister une contrepression de 180 millimètres exercée dans la phase **IV**, et il faut porter la pression intrapéricardique à 230 millimètres d'eau, **V**, pour obtenir l'extinction des pulsations que produisait, avec une faible dose (1 milligramme) de digitaline, une contrepression de 120 millimètres ; et, à ce moment, la pression veineuse avait augmenté de 45 millimètres d'eau. — L'augmentation nécessaire de contrepression coïncide avec l'action toxique.

fin, ils sont accélérés par suite de la diminution de la pression intracardiaque.

Voici une des nombreuses expériences faites par FRANÇOIS-FRANCK relativement au degré de contrepression nécessaire pour éteindre le pouls carotidien chez un animal, avant et après l'action de la digitaline. Chez l'animal normal, il faut une contrepression de 150 millimètres d'eau pour arriver à éteindre presque complètement le pouls carotidien. Après injection de 1 milligramme de digitaline, une contrepression inférieure, puisqu'elle est seulement de 120, suffit pour éteindre complètement le pouls carotidien, alors que chez l'animal normal la contrepression de 150 laissait encore persister quelques trémulations indiquant une tendance à la réapparition du pouls artériel. Puis, en élevant la dose de la substance toxique, après 4 milligrammes de digitaline, la même compression de 150 millimètres d'eau était incapable d'amener la disparition du pouls carotidien; une contrepression de 180 millimètres n'était même pas suffisante pour faire complètement obstacle à la manifestation du pouls artériel et il n'a pas fallu moins de 230 millimètres de contrepression pour arriver à éteindre complètement le pouls carotidien (Fig. 92).

XVIᵉ LEÇON

PRÉTENDUE ACTION DIASTOLIQUE DE LA DIGITALE. —
EXPÉRIENCES RELATIVES AUX EXCITATIONS FAIBLES
DU NERF VAGUE. — MORT DU CŒUR. — ACCIDENTS. —
SYNCHRONISME. — ASYNERGIE FINALE. — EFFETS VAS-
CULAIRES DE LA DIGITALE. — ACTION VASO-CONS-
TRICTIVE. — INDÉPENDANCE DES CHANGEMENTS DE
FRÉQUENCE ET DE RYTHME PAR RAPPORT A L'AUGMEN-
TATION DE TENSION ARTÉRIELLE. — ACTION TONI-CAR-
DIAQUE DIRECTE ET INDÉPENDANTE.

Nous en étions resté, à propos de l'action exercée par la digitale
sur l'énergie du cœur, à l'examen d'une prétendue action diastolique
que la digitale exercerait et en vertu de laquelle la distension diastolique du cœur serait considérable, ce qui expliquerait, dans une certaine mesure, la suractivité de la circulation. Nous avons vu que les
expériences de contrepression appliquée dans un péricarde inexten-
sible amenaient à ce résultat, que l'on observait des différences variables suivant les circonstances. L'affaiblissement des oreillettes ne se
produit que lorsque cette contrepression est suffisante pour résister à
la poussée du sang veineux à leur intérieur. L'expérience démontre
qu'une hauteur d'eau équivalente à 1 ou 2 centimètres de mercure,
c'est-à-dire 135 à 270 millimètres d'eau, représente la poussée de la
pression veineuse dans les oreillettes, et suffit pour contrebalancer
cette pression. Dans les expériences faites par FRANÇOIS-FRANCK,
l'augmentation de la pression veineuse avec des doses toxiques de
digitaline élève la valeur de la contrepression nécessaire, mais cette
élévation est précisément en rapport avec l'augmentation de cette
pression veineuse qui ne se produit, elle-même, que sous l'influence
des doses toxiques de digitaline. Au contraire, lorsqu'on fait agir
des doses faibles de digitaline, il y a diminution très sensible de la
pression veineuse, et cette diminution de la pression veineuse
entraîne nécessairement une diminution de la hauteur de liquide

nécessaire pour établir la contrepression amenant l'extinction des
battements auriculaires (Voir Fig. 92).

Un autre argument avait été invoqué par les partisans de l'action
diastolique de la digitale. Lorsqu'on soumet à une excitation modérée
de l'un des nerfs vagues un cœur d'abord normal, puis soumis à
l'influence de la digitaline à faible dose, on constate que l'augmentation du volume du cœur est plus considérable lorsque le sujet est
en puissance de digitaline. Mais la durée plus grande de l'arrêt est
parfaitement suffisante pour expliquer la distension plus considérable
du cœur, et la comparaison des temps montre, au contraire, que le
volume du cœur est moindre et qu'il met un temps plus considérable
à acquérir le maximum de distension. De telle sorte que, pour
apprécier l'action de la digitaline sur la fibre musculaire cardiaque,
il serait nécessaire d'évaluer la dépression intraventriculaire diastolique au moyen d'explorations manométriques intracardiaques, et de
comparer les changements de volume que le cœur subit aux diverses
phases de l'action de la digitaline. C'est là, en somme, un ensemble
de faits expérimentaux assez difficile à réaliser, et pour lequel
François-Franck a cependant essayé un certain nombre d'expériences
qui l'ont conduit aux résultats ci-après.

En recherchant la valeur de l'action diastolique des ventricules
par la méthode volumétrique, c'est-à-dire en enfermant dans un
appareil à parois inextensibles un cœur de tortue dans lequel on
établit une circulation artificielle, François-Franck a vu que le
volume moyen du cœur — et il faut entendre ici par volume moyen
le *volume total*, car ce procédé ne fournit pas de renseignements sur
les conditions spéciales dans lesquelles se trouvent les ventricules —
n'augmente qu'à une période toxique avancée, alors que les oreillettes sont déjà inhibées et ne peuvent plus donner que des systoles
incomplètes ou rares et incapables, par conséquent, de stimuler la
circulation dans les deux ventricules. Ces ventricules ne commencent
à subir une expansion diastolique exagérée, sous une même charge
veineuse, qu'à un degré assez avancé de l'intoxication ; au début, le
myocarde résiste, tout aussi bien qu'en l'absence de digitaline, à une
augmentation de charge veineuse ; et enfin une même contrepression
exercée à la surface de la masse ventriculaire surmonte efficacement
la poussée veineuse, aussi bien au début de l'empoisonnement que
normalement.

La recherche de l'action diastolique ventriculaire par l'exploration
comparative de la pression dans chaque ventricule, montre qu'aux
phases actives mais non toxiques de l'action de la digitaline chaque
dépression ventriculaire est plus brusque et plus profonde et accompagnée d'une systole plus ample ; et j'ai déjà attiré votre attention sur
ce point en vous montrant certains tracés. C'est là, du reste, le seul

fait expérimental plaidant en faveur d'un renforcement de l'élasticité du myocarde; il n'est pas sans intérêt, car il conduit à cette conclusion que, pour une fréquence égale, moindre ou même plus grande, les ventricules subissent une réplétion plus abondante et sont dès lors capables de fournir un apport plus considérable à la circulation artérielle, tant aortique que pulmonaire. Mais, comme je vous l'ai déjà indiqué, ce relâchement brusque et profond des ventricules au moment de leur diastole est subordonné à la valeur de l'énergie de la contraction systolique qui précède, le myocarde se comportant comme une masse musculaire soumise à une brusque excitation et qui se décontracte à fond aussitôt sa secousse terminée. Je vous ai également parlé de cette comparaison du myocarde à un ressort élastique, qui fait comprendre fort bien comment la systole augmentée doit s'accompagner nécessairement d'une diastole plus considérable elle-même, en vertu de l'élasticité du tissu musculaire. Cette diastole plus ample, comme la systole d'ailleurs, est subordonnée à la contraction énergique qui la précède; c'est une conséquence du renforcement d'énergie du myocarde, et telle est, je crois, la seule conclusion qu'on soit autorisé à tirer du très grand nombre d'expériences faites à ce sujet.

D'autre part, il n'est pas surprenant que l'on constate une différence dans la valeur relative de l'expansion diastolique droite et gauche, les conditions de réplétion et d'évacuation des deux ventricules n'étant pas les mêmes, et les raisons qui nous ont servi à interpréter la différence d'augmentation d'énergie systolique se retrouvant ici. De telle sorte que l'on arrive à conclure que si le synchronisme des différentes phases de chaque révolution ventriculaire est absolu à droite et à gauche, la synergie des systoles et des diastoles, tout en étant incontestable, n'a pas la même valeur des deux côtés, ce qui, suivant la juste remarque de FRANÇOIS-FRANCK, ne fait qu'atténuer la valeur de la formule, sans en changer nullement le sens. L'examen des résultats expérimentaux que voici va justifier et fixer cette conclusion.

Voici une expérience relative à l'influence exercée par l'excitation du vague. Dans la première partie **A** de l'expérience, résultat de l'excitation du vague avant que l'animal ne soit soumis à l'action de la digitale. On pratique une excitation faible du nerf pneumogastrique pendant une durée de cinq secondes, et vous voyez, sous l'influence de cette excitation, un ralentissement très notable du nombre des pulsations cardiaques, en même temps que la pression diminue dans une notable mesure. Ce ralentissement et cette diminution de la pression sont accompagnés, au moment même où commence l'excitation, d'un arrêt du cœur qui se maintient pendant un espace de deux secondes et demie. Le cœur reprend ensuite d'une façon moins rapide qu'auparavant ses pulsations. Dans cette deuxième partie **B** de la figure, nous voyons l'influence exercée par la même excitation pendant un temps plus court, puisque cette excitation n'agit que pendant quatre secondes au lieu de cinq, sur le pneumogastrique du même animal soumis cette fois à l'influence d'une injection veineuse de 50 centigrammes de feuilles de digitale en infusion, ce qui équivaut à un peu plus de un demi-milligramme de digitaline, au point de vue chimique, et à 3 ou 4 milligrammes au point de vue toxique. Si nous comparons les variations de volume du péricarde, nous voyons que le même degré de dilatation est atteint une seconde plus tard dans la deuxième partie de l'expérience sous l'influence de la digitale,

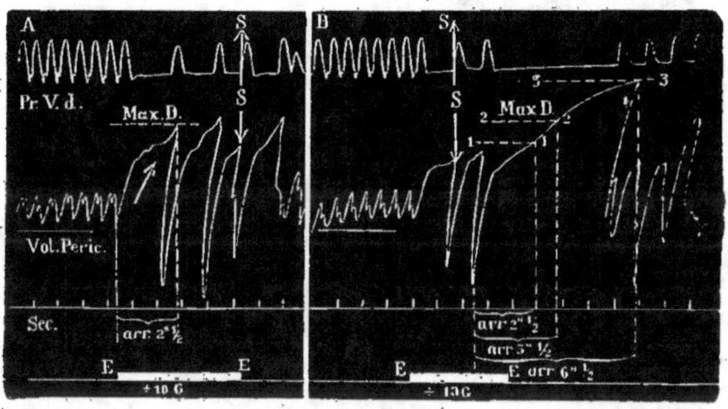

Fig. 93. — Augmentation apparente de l'extensibilité diastolique ventriculaire sous l'influence de la digitale.

Pr. v. d., pression ventriculaire droite inscrite en même temps que les changements de volume du cœur *Vol. Péric.* — **A, normal.** Excitation faible (bobine de Gaiffe à la division 10) prolongée durant cinq secondes produit un grand ralentissement du cœur caractérisé par l'espacement des systoles et par un certain degré de gonflement du cœur dont on évalue les variations de volume à l'intérieur d'un péricarde artificiel à parois rigides. Un arrêt du cœur durant deux secondes et demie s'accompagne d'une augmentation de volume qui va jusqu'à la ligne de maxima diastoliques *Max. D.* — Sous l'influence de la digitale, **partie B**, et pour une même excitation durant quatre secondes, l'arrêt du cœur doit durer trois secondes et demie pour produire une égale augmentation de volume (ligne *2 Max. D.: 2*). La dilatation diastolique ventriculaire atteinte avec la même durée que dans l'excitation à l'état normal ne s'élève qu'au niveau *1* et la grande dilatation *3* n'est produite qu'au bout de six secondes et demie d'arrêt du cœur.

et en comparant les temps avec les augmentations de volume, nous voyons que le maximum définitif de distension correspondant à l'arrêt exige un temps beaucoup plus considérable, puisque cette durée est de six secondes et demie lorsque le cœur est sous l'influence de la digitale. L'extensibilité diastolique n'est donc augmentée qu'en apparence, et la paroi ventriculaire résiste, en réalité, davantage (Fig. 93).

Voici enfin un tracé relatif à l'augmentation d'amplitude des systoles et des diastoles sous l'influence de la digitaline. La première partie du tracé représente les résultats à l'état normal. Sous l'influence de 2 milligrammes de digitaline, comme vous pouvez le voir en comparant les points auxquels atteignent les minima et les maxima, il y a déjà une augmentation très remarquable, d'une part, des maxima et, d'autre part, des minima; et en suivant attentivement la façon dont ces maxima et ces minima se reproduisent sur la figure, on peut voir qu'à chaque valeur assez considérable d'un maximum correspond une valeur relativement aussi considérable du minimum. Sous l'influence d'une dose encore plus considérable, 3 milligrammes de digitaline, on voit se produire un peu de tachycardie, ce qui annonce que la dose est déjà très voisine de la dose toxique, mais en même temps vous voyez augmenter encore aussi bien les dépressions diastoliques que les maxima systoliques. On obtient, d'ailleurs, — et c'est là un fait sur lequel j'aurai à revenir — des phénomènes

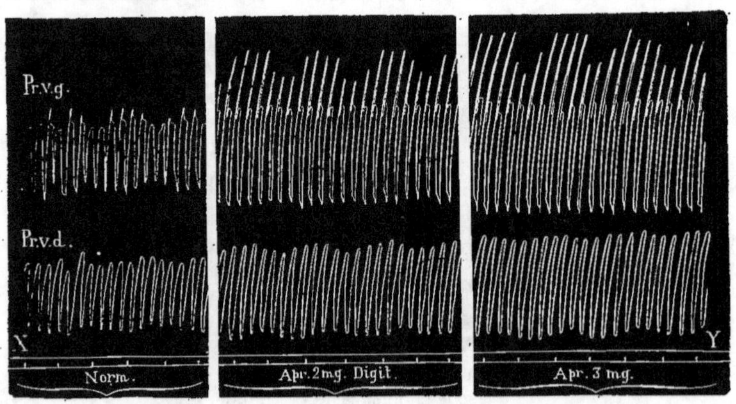

Fig. 94. — Brusquerie de la dépression diastolique
des deux ventricules du cœur digitaliné.

Pr. v. d. et *Pr. v. g.*, pressions ventriculaires droite et gauche. — Décontraction plus brusque des ventricules à la suite de chaque systole renforcée par la digitaline; le niveau des dépressions diastoliques descend davantage. Profondeur plus grande des diastoles en rapport avec l'amplitude exagérée des systoles.

absolument analogues par une excitation directe des nerfs cardiaques toni-accélérateurs, ce qui est tout à fait concordant avec cette hypothèse de la comparaison du myocarde à un ressort dont l'extension et la dilatation sont d'autant plus considérables qu'on a davantage écarté ce ressort de sa position de repos. Il est important de noter que ces modifications se réalisent seulement aux phases actives, mais non toxiques, de l'action de la digitaline (Fig. 94).

Mais, ce qui est particulièrement intéressant relativement à l'action toni-cardiaque de la digitaline, c'est que ces effets se remarquent surtout sur le cœur normal et dans certains cas pathologiques. L'action essentielle de la digitaline est caractérisée par le renforcement de l'énergie du myocarde ventriculaire aussi bien à droite qu'à gauche. Les modifications fonctionnelles que présente le cœur lorsqu'il est soumis à l'influence de la digitaline et lorsqu'il est soumis à des excitations artificielles directes sont, comme nous le verrons, extrêmement voisines, de même que les manifestations révélées par le cœur tué au moyen de la digitaline et le cœur tué au moyen de stimulations électriques intenses. L'augmentation d'énergie apparaît dès le début de l'action de la digitaline, elle accompagne la phase de ralentissement, se maintient et s'accentue même à la phase d'accélération, persiste, et souvent se renforce encore, à la phase d'arythmie; elle est parfois à son maximum quand le myocarde est brusquement surpris par la mort. Quant à l'action cardio-tonique, elle est plus nettement mise en évidence encore par les faits cliniques, alors que les ventricules sont dans un état plus ou moins accentué d'atonie ou même d'arythmie; de là les résultats de régularisation qu'on peut obtenir en thérapeutique par l'application de la digitaline.

Mais, à ce point de vue, il est nécessaire de tenir grand compte de l'état d'intégrité du myocarde, cet effet régularisant ne pouvant être obtenu que si le myocarde s'y prête encore; et en effet, toutes les fois qu'on se trouve en présence d'un individu atteint de myocardite chronique, d'altérations scléreuses du myocarde, ou bien d'altérations oblitérantes des coronaires, on observe des effets négatifs ou insuffisants de la part de la digitaline. Et cela s'explique facilement, le myocarde étant plus ou moins incapable, dans ces circonstances, de répondre aux sollicitations que la digitaline peut exercer sur lui. De sorte que, en définitive, on peut dire que la digitaline constitue un agent de renforcement de l'énergie cardiaque à rejeter dans les cas d'affections valvulaires et aortiques tendant déjà à exagérer l'activité cardiaque et conduisant le ventricule gauche à l'hypertrophie, de même que dans certains états circulatoires généraux, tels que l'artério-sclérose, qu'elle soit ou non accompagnée de néphrite interstitielle. Dans ces diverses circonstances, l'hypertrophie ventriculaire et l'excès de pression artérielle qui accompagnent, à plus ou moins brève échéance, ces états pathologiques, constituent des contre-indications formelles à l'emploi de la digitaline. C'est en effet, ainsi que l'a bien montré le savant clinicien Huchard, dans ces états qu'il a désignés sous le nom générique d'*hypersystolie*, c'est-à-dire ces états dans lesquels les contractions cardiaques et la tension artérielle sont déjà trop considérables avant toute médication, qu'il pourrait n'y avoir que des inconvénients à augmenter cette énergie des contractions et cette tension par l'influence thérapeutique de la digitaline.

Mort du cœur. — Voyons maintenant quels sont les phénomènes qui accompagnent la mort du cœur sous l'influence des doses toxiques de digitaline. Les accidents qui précèdent et accompagnent cette mort, je vous les ai déjà montrés d'une façon un peu superficielle, lorsque je vous ai exposé, d'une manière générale, la succession des phénomènes qui se passent du côté du cœur et de la circulation sous l'influence de la digitaline. A un moment donné de cette action, on voit tout d'un coup l'activité des systoles ventriculaires brusquement supprimée, mais on constate une persistance de mouvements ondulatoires jusqu'au moment où s'établit l'immobilité diastolique complète (Voir Fig. 75, p. 813).

Ces accidents terminaux sont précédés d'une période de tachycardie renforcée, en général très régulière — j'ai appelé votre attention sur ce fait, en vous montrant, sur un certain nombre de graphiques, qu'à cette période il semblait, à part la tachycardie, que le cœur reprenait absolument son état normal, — et cette tachycardie, est rigoureusement synchrone dans les deux ventricules. C'est à ce moment que se produit tout à coup un accès tétanique incomplet, très court, tout à fait semblable, dans les deux ventricules, en ce qui concerne la fréquence et le rythme, mais différent quant à la synergie, ainsi que nous venons de le voir. Puis, d'abord à gauche, et presque immédiatement après à droite, on voit une trémulation fibrillaire qui s'établit indépendamment dans les deux ventricules; c'est là le seul fait d'asynchronisme vrai qu'on puisse relever dans l'action de la digitaline, et ce fait d'asynchronisme caractérise en quelque sorte la période toxique ultime.

A ce moment, la masse ventriculaire est déjà morte, et elle entre peu à peu en état diastolique croissant, surtout à droite, en raison de la réplétion du ventricule droit par le sang veineux qui y afflue; puis le sillon inter-ventriculaire se creuse, les trémulations fibrillaires s'éteignent, la surface du ventricule prend, l'aspect lisse qui caractérise la mort du cœur, et on se trouve en présence de l'immobilité en diastole. A ce moment, les excitations mécaniques ou physiques les plus énergiques, la faradisation du ventricule, l'introduction d'un liquide fortement irritant dans les coronaires, sont absolument incapables de rappeler la moindre systole ventriculaire.

Voici un graphique obtenu à la suite de l'injection de 15 milligrammes de digitoxine à un chien. Je vous rappelle que la digitoxine n'est pas autre chose que la digitaline chloroformique, accompagnée cependant de substances qui rendent sa toxicité plus considérable; aussi voyez-vous, sur cette figure, certains points qui paraissent différents, dans une certaine mesure, du tétanos mortel de la figure 75; elle est cependant beaucoup plus nette, en ce qui concerne les phénomènes accompagnant la mort du cœur. La période de tachycardie prémortelle est très nettement indiquée, puis, vous voyez le tétanos se produire brusquement, et, à ce moment, la systole ventriculaire gauche, comme celle du ventricule droit, d'ailleurs, atteint son maximum et le cœur reste un instant immobile. Tandis que la pression à l'intérieur du ventricule droit ne subit que fort peu de changement, à partir du moment où le cœur est pris du tétanos mortel, au contraire, les pulsations du ventricule subissent un certain nombre de modifications qu'il est intéressant d'examiner.

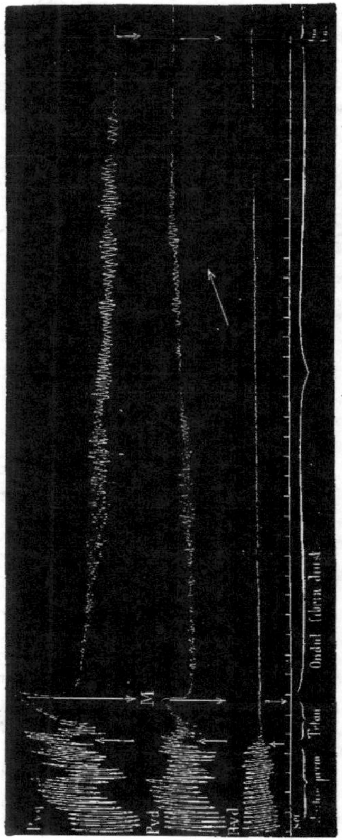

Fig. 95. — Mort subite du cœur, en tétanos, suivie de relâchement diastolique.

Les courbes de pulsations ventriculaires droite et gauche (*P v d* et *P v g*) montrent la simultanéité des accidents des deux côtés : après une phase de *tachycardie prémortelle*, les deux ventricules sont pris subitement d'un accès tétanique (*Tétan.*), qui s'accuse par le durcissement du myocarde avec de fréquentes vibrations systoliques, mais qui ne se traduit plus que par des variations à peine perceptibles de la pression intra-ventriculaire (*Pr. v. d.*). — Le relâchement du myocarde se produit au niveau indiqué par la flèche descendante (M) et la période d'ondulations fibrillaires s'accompagne du gonflement diastolique du ventricule droit qui se traduit par l'élévation graduelle du niveau de la courbe *P. v. d*; l'immobilité diastolique s'établit de part et d'autre, 32 ou 33 secondes après la fin du tétanos. — Persistance des mouvements ondulatoires jusqu'à l'immobilité diastolique complète. — Synergie relative; synchronisme absolu, sauf en ce qui concerne la trémulation fibrillaire post-tétanique : c'est, au cours de l'action de la digitaline, le seul moment où l'on observe un défaut de synchronisme.

Au bout d'un certain temps, pendant lequel on observe un

arrêt à peu près complet des deux ventricules, puisque la persistance
de leurs contractions n'est signalée que par une trémulation fibrillaire
à peine perceptible, on voit, tout d'un coup, un relâchement s'opérer,
puis une sorte de tentative de reprise des systoles, plus marquée à
gauche qu'à droite, nous en savons les raisons, se produire pendant un
certain temps, jusqu'au moment où on arrive à ce point de la mort
définitive du cœur et de l'immobilité diastolique. La courbe des pulsations, en ce qui concerne le ventricule droit, montre par une ascension très légère et progressive, mais cependant très nette, que le cœur
droit subit une dilatation passive par suite de l'afflux sanguin et de sa
réplétion graduelle (Fig. 95).

Les accidents subits de tétanisation incomplète qu'on peut observer
dans ces conditions sont absolument synchrones dans les deux ventricules, ce que démontre aussi bien l'exploration extérieure des pulsa-
sions localisée à des régions ventriculaires assez éloignées l'une de
l'autre que l'exploration intérieure des variations de la pression dans les
deux ventricules. Ce synchronisme de la demi-tétanisation finale qu'on
observe dans les deux ventricules coïncide avec un défaut de synergie
du ventricule gauche qui cesse d'envoyer des ondées sanguines dans
les artères, alors que le ventricule droit alimente encore, quoique
très faiblement, l'artère pulmonaire. Et en effet, la prolongation plus
grande de l'action du ventricule droit dans certaines formes de mort
du cœur est un fait connu depuis fort longtemps; de sorte qu'il est
inexact, comme on l'a dit, de prétendre que le ventricule gauche
s'arrête le premier; mais il est exact de dire, et l'on constate en réalité,
qu'il y a une disparition des ondées aortiques par défaut d'alimentation du ventricule gauche par le ventricule droit. Il s'agit, dans ce
cas, d'une insuffisance des ondées pulmonaires qui n'arrivent plus
au cœur gauche, et c'est l'apport sanguin qui fait seul défaut à ce
ventricule gauche, ce qui lui donne l'apparence de mourir le premier;
c'est là un fait d'asynergie finale dont le mécanisme réside non pas
tant dans les conditions différentes du fonctionnement des ventricules,
que dans un défaut d'alimentation suffisante du ventricule gauche par
un ventricule droit subissant, de la part de la digitaline, exactement
les mêmes accidents que lui. C'est ce que vont démontrer les tracés
ci-après.

Voici un tracé montrant qu'il n'y a aucune différence dans la rapidité ni dans l'intensité relative avec laquelle chacun des deux ventricules subit l'action de la digitaline. Au moment même de la mort du
cœur, vous voyez se produire un accès demi-tétanique, puis des tentatives de reprises des contractions à droite et à gauche, enfin, cette
trémulation fibrillaire qui dure pendant un certain temps jusqu'à la
diastole définitive. Il s'agit ici d'une dose de digitaline plus faible, ce
qui permet de faire mourir le cœur moins brutalement que dans

l'expérience précédente, et de saisir ainsi certains détails que ne permettait pas d'observer la rapidité avec laquelle se produisaient les phénomènes dans cette expérience (Fig. 96).

Voici une figure qui fait bien voir le synchronisme parfait existant pendant toute la durée de ces phénomènes. A deux reprises, pour faire ressortir plus nettement les résultats de l'action de la digitaline, on a interrompu la respiration artificielle, et, comme vous pouvez le voir, en ces deux points, les courbes de pulsations sont très sensiblement égales de part et d'autre, sinon comme intensité, tout au moins comme synchronisme et synergie. Vous pouvez voir qu'au moment du tétanos mortel des deux ventricules la pression dans le ventricule gauche tombe assez rapidement, celle du ventricule droit

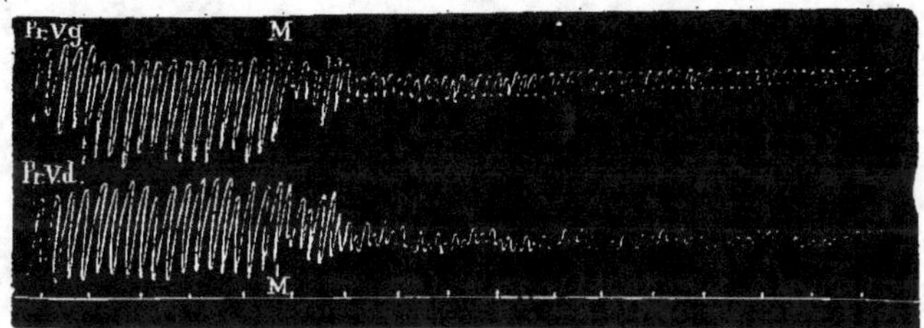

Fig. 96. — Synchronisme des accidents mortels dans les deux ventricules.

Exploration extérieure des pulsations de deux régions ventriculaires éloignées l'une de l'autre et fournissant, de façon indépendante, l'indication des systoles de chaque ventricule. — Chien de 16 kilos, intoxiqué par 10 milligrammes de *Digitoxine de Merck*. Tachycardie prémonitoire brusquement remplacée par demi-tétanisation biventriculaire à secousses dissociées. Simultanéité des troubles tétaniques et ondulatoires dans le ventricule droit (*Pr. v. d.*) et dans le ventricule gauche (*Pr. v. g.*) à partir de l'instant de la mort subite **M**.

se maintenant au contraire pendant un certain temps jusqu'à la mort définitive du cœur (Fig. 97).

Voici, d'autre part, un tracé schématique relatif à une expérience, destinée à faire comprendre la façon dont il faut interpréter les résultats des graphiques précédents. Cette expérience schématique est réalisée en introduisant une sonde cardiaque dans le ventricule gauche tué par faradisation assez intense chez un chien et immobilisé en diastole. En saisissant la masse ventriculaire à pleines mains, on détermine des compressions et des décompressions successives de la sonde imitant les divers accidents présentés par les ventricules au moment de la mort. En comprimant les ventricules d'une façon rythmique, en exerçant des pressions de plus en plus fortes et en laissant de moins en moins se relâcher le myocarde, on obtient, comme dans les schémas 1 à 4, des formes variées de tétanos à secousses dissociées. On peut réaliser, comme vous le voyez dans les quatre premières parties de cette figure, des séries de systoles ressemblant de façon très frappante aux systoles demi-tétaniques qui accompagnent la mort du cœur dans les tracés précédents. On réalise ainsi les formes

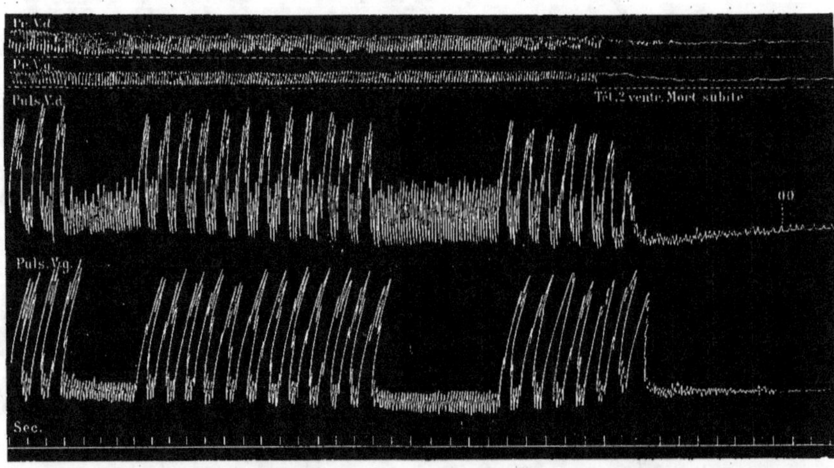

g. 97. — Démonstration de la mort en tétanos des deux ventricules digitalinés.

Pr. V. d. et *Pr. V. g.*, pressions intra-ventriculaires droite et gauche. — *Puls. V. d.* et *Puls. V. g.*, pulsations extérieures ventriculaires droite et gauche. Le tétanos final n'est pas démontré péremptoirement par les courbes des pulsations ventriculaires, et les mouvements produits par la respiration artificielle viennent ajouter encore à cette indécision. Au contraire, les courbes des pressions intraventriculaires prouvent la nature tétanique des accidents terminaux subits et montrent leur synchronisme parfait dans les deux ventricules. Les sondes, comprimées par la paroi musculaire qui se resserre sur elles, deviennent en quelque sorte des myographes intra-musculaires et inscrivent au niveau des maxima systoliques les secousses tétaniques des deux ventricules. Les ventricules se resserrent graduellement sur les sondes; et tout à coup (*Tét. 2 ventr. Mort subite*) sont pris de tétanisation dissociée : la diastole consécutive est accidentée par des systoles auriculaires et le myocarde se laisse distendre davantage à droite par suite de la pression veineuse générale qui va croissant.
— Le synchronisme de la demi-tétanisation finale dans les deux ventricules coïncide avec un défaut de synergie; et le ventricule gauche cesse d'envoyer des ondées dans les artères, alors que le ventricule droit alimente encore, quoique très faiblement, l'artère pulmonaire (*0 0*).

variées de tétanos à secousses dissociées ne se fusionnant en une contracture parfaite que dans la partie 4. Au contraire, dans les deux parties inférieures 5 et 6 de la figure, on voit se produire la mort du cœur en diastole. Ici, les modifications consistent en une chute des courbes de pression ventriculaire, conséquence des pressions rythmiques décroissantes exercées sur les ventricules morts. La partie 5 représente la mort en diastole d'un cœur régulier s'éteignant progressivement; et la partie 6, la mort en diastole d'un cœur arythmique. Comme vous le voyez, il y a une dissemblance des plus évidentes

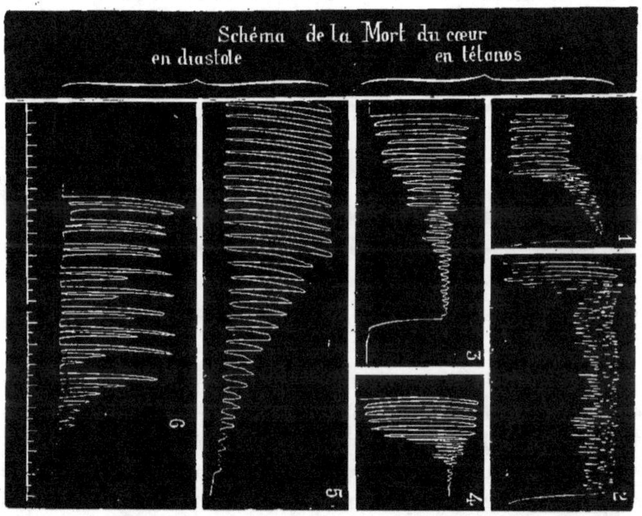

Fig. 98. — Reproduction schématique des effets produits sur la pression ventriculaire par la mort du cœur en tétanos ou en diastole.

1, 2, 3, 4, formes variées de tétanos à secousses dissociées ne se fusionnant en contracture parfaite qu'en 4. — 5 et 6, pressions intraventriculaires dans la mort en diastole d'un cœur s'éteignant progressivement; 5 cœur normal, régulier; 6, cœur arythmique.

entre les phénomènes qui se produisent lorsque, par suite de la compression manuelle, on contracte artificiellement le myocarde et qu'on le maintient en systole, ou bien lorsque, à l'aide de pressions rythmiques décroissantes, on détermine la mort de ce ventricule en diastole arrivant progressivement (Fig. 98).

Le synchronisme de la demi-tétanisation finale dans les deux ventricules, coïncidant avec un défaut de synergie, est mis en évidence et interprété par le graphique ci-après fournissant la preuve qu'au moment où les systoles sont réduites à des brusques secousses demi-tétaniques des deux ventricules, le ventricule gauche cesse d'envoyer des ondées sanguines dans les artères, tandis que le ventricule droit alimente encore, quoique faiblement, l'artère pulmonaire.

On voit que la pression tombe tout d'un coup dans l'artère carotide et que le pouls y disparaît complètement, alors au contraire que dans l'artère pulmonaire il existe encore quelques pulsations, en un point même des pulsations assez accentuées. A cette période, le ventricule gauche n'est plus alimenté et ne donne plus que des diastoles incomplètes, jusqu'au moment où se produit une reprise spontanée des contractions systoliques ; il se fait alors une alimentation, insuffisante par rapport à l'état normal, qui se traduit par une série de pulsations, aussi bien dans les carotides que dans l'artère pulmonaire ; puis, à un moment, le retour des systoles incomplètes, demi-tétaniques ramène la série des accidents précédents, les systoles avortent dans le ventricule gauche, le pouls artériel disparaît en **M** dans la carotide, tandis que dans l'artère pulmonaire les systoles sont encore parfaitement appréciables. Puis on voit s'établir la phase ultime de trémulation ventriculaire aboutissant à l'immobilité diastolique. Par conséquent, cette apparence de la mort primitive du ventricule gauche ne se produit que parce qu'il n'est plus alimenté par le ventricule droit subissant les mêmes accidents que lui. Le ventricule gauche est encore aussi capable que le ventricule droit d'exécuter des systoles actives, c'est seulement l'apport sanguin qui lui fait défaut (Fig. 99).

Cet autre graphique montre les résultats obtenus par l'examen comparatif et simultané des pressions carotidienne et pulmonaire et des variations de pression dans les deux ventricules. L'exploration de la pression dans une branche de l'aorte et dans une branche de l'artère pulmonaire est effectuée avec des manomètres appropriés à la valeur de cette pression, en même temps que des sphygmoscopes inscrivent les pulsations. On enregistre ainsi tous les détails des effets produits sur les circulations pulmonaire et aortique par les accidents ventriculaires terminaux. La pression carotidienne est évaluée au moyen d'un manomètre à mercure et la pression artérielle pulmonaire au moyen d'un manomètre à oxalate de soude. Au moment de la tétanisation du ventricule, qui signale la mort du cœur, la pression tombe et le pouls disparaît dans la carotide, tandis qu'il y a encore des pulsations très perceptibles dans l'artère pulmonaire. Une reprise momentanée des pulsations ventriculaires se montre efficace à droite, le ventricule droit contenant du sang, mais inefficace à gauche sur un ventricule vide ; puis, à une seconde reprise, la pression se relève et le pouls reparaît dans la carotide, le ventricule gauche s'étant trouvé alimenté par la circulation pulmonaire. Ces phénomènes sont surtout visibles dans les lignes supérieures, représentant la pression évaluée à l'aide des manomètres. On y voit, en effet, qu'à une période de diminution considérable de la pression dans la carotide, correspondant à une période de diminution de la pression dans l'artère pulmonaire, il ne se produit absolument aucun indice de reprise des

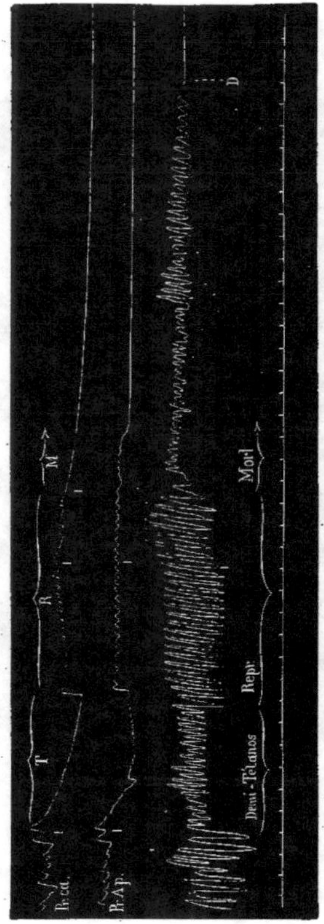

Fig. 99. — Comparaison des troubles aortiques et pulmonaires, dans la mort des ventricules, s'opérant à la suite d'une reprise passagère.

Chien de 15 kilos, intoxiqué par 9 milligrammes de *Digitaline de Merck.* — *Pr. ca.* et *Pr. A. p.*, pressions dans une branche de l'artère carotide et dans une branche de l'artère pulmonaire évaluées au moyen de sphygmoscopes. — *Ligne inférieure*, courbe des pulsations ventriculaires droites. — Les tirets verticaux indiquent les périodes d'avortement des systoles ventriculaires gauches. — Pendant le demi-tétanos ventriculaire **T**, le pouls disparaît complètement dans la carotide et persiste, affaibli, dans l'artère pulmonaire. Le ventricule gauche ne reçoit plus de sang à ce moment. Pendant la reprise (*Repr.*) les diastoles redeviennent complètes et les deux circuits sont alimentés simultanément, sauf en un instant où les systoles ventriculaires gauches avortent. Au moment de la mort subite **M**, le pouls artériel pulmonaire persiste quelques instants seul, pour la même raison que dans le premier accès demi-tétanique. — Phase ultime de trémulation ventriculaire aboutissant à l'immobilité diastolique **D**. — Insuffisance des ondées pulmonaires qui n'arrivent plus au cœur gauche. — La reprise spontanée prouve que le ventricule gauche n'est pas mort.

pulsations carotidiennes, alors que dans l'artère pulmonaire il y a encore des pulsations parfaitement appréciables au manomètre. Puis,

à un moment donné, l'artère pulmonaire ayant suffisamment alimenté
le ventricule gauche, il y a une reprise des systoles. Pendant cette
période, il est facile de voir, à l'irrégularité de la ligne représentant

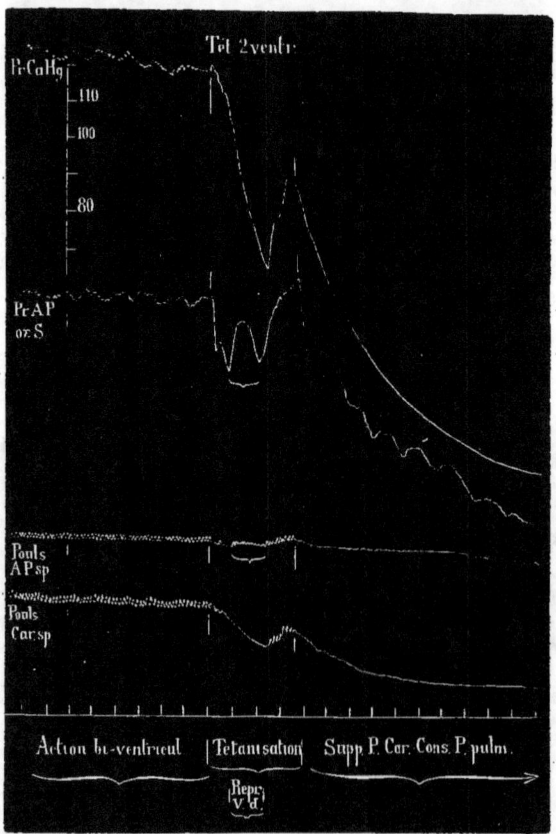

Fig. 100. — Détail des effets comparatifs produits sur la pression et les pulsations
aortique et pulmonaire par la tétanisation mortelle des deux ventricules digitalinés.

Pouls car. sp. et Pouls A. P. sp., pulsations carotidienne et artérielle pulmonaire évaluées à
l'aide de sphygmoscopes. — Pr. A. P. ox. S., pression dans une branche de l'artère pulmonaire
évaluée au moyen d'un manomètre à oxalate de soude. — Pr. ca. Hg., pression dans une branche
de la carotide évaluée au moyen d'un manomètre à mercure. — Avant l'accès tétanique (Tét. 2
ventr.) les deux ventricules entretiennent également les deux circulations. Le tétanos survenant,
la pression tombe et le pouls disparaît dans la carotide, mais une reprise passagère localisée au
ventricule droit (Repr. v. d.) relève la pression et fait reparaître le pouls dans l'artère pulmonaire seule; une seconde reprise des deux ventricules produit le même effet dans les deux circuits; enfin, pendant la tétanisation définitive, la pression tombe de part et d'autre, mais de
faibles pulsations persistent dans l'artère pulmonaire.

la pression dans le manomètre à oxalate de soude, que l'artère pulmonaire est encore capable de donner des pulsations qui sont absolument déficientes dans la carotide. Ensuite, le pouls disparaît complètement dans la carotide et devient presque imperceptible dans

l'artère pulmonaire; la pression tombe dans les deux artères, le cœur subissant à ce moment la trémulation finale (Fig. 100).

Action vaso-constrictive. — Les résultats précédents me dispensent d'insister sur la nécessité de tenir compte des effets vasculaires de la digitaline, principalement sur le réseau artériel. Le fait, bien démontré précédemment, de la subordination relative de l'effort systolique à la résistance artérielle, impose de rechercher dans quelle mesure il faut tenir compte de l'action exercée par la digitale sur les vaisseaux contractiles. Cela conduit à étudier la valeur de l'action vaso-constrictive exercée par la digitaline, et à rechercher dans quelles conditions l'étude de cette valeur va nous permettre d'interpréter les phénomènes qui se passent du côté du ventricule. Cette action vaso-constrictive de la digitaline a été mise en évidence par l'examen comparatif des pressions artérielles directe et récurrente dans une branche aortique, ainsi que des pressions artérielle et veineuse dans un réseau superficiel ou profond, par les variations de volume d'un tissu périphérique ou viscéral, en d'autres termes par l'analyse des changements locaux de calibre des vaisseaux aortiques.

Deux mécanismes président à cette vaso-constriction. L'influence exercée par le système nerveux central est indéniable. J'ai déjà parlé de cette expérience qui consiste à pratiquer une section transversale de la moelle dans la région cervicale, section à la suite de laquelle on observe que la digitaline produit bien encore le ralentissement du pouls, mais sans augmenter la tension artérielle comme cela se produit lorsque la moelle n'est pas isolée du myélencéphale, centre principal des actions vaso-motrices. Mais les variations locales du calibre des vaisseaux aortiques tendent à faire admettre une action constrictive indépendante du système nerveux central. Les circulations artificielles dans des tissus isolés de l'organisme et dont l'innervation a été supprimée par le fait même de leur séparation des centres, prouve mieux encore l'action sur l'appareil musculaire des vaisseaux. Enfin, la cocaïnisation préalable, si ingénieusement mise en œuvre par François-Franck, a permis, en supprimant l'activité des muscles vasculaires dans le tissu soumis à la circulation artificielle, de montrer que la constriction des vaisseaux sous l'influence du sang digitaliné n'est pas la conséquence d'une augmentation d'élasticité, mais dépend réellement d'une intervention active des éléments contractiles.

Cette action vasculaire périphérique montre que l'intervention du surcroît d'énergie du myocarde n'est pas indispensable pour produire l'augmentation de la tension artérielle; la résistance à la propulsion de l'ondée ventriculaire gauche se trouve par suite augmentée. Le surcroît d'énergie du myocarde vient certainement contribuer pour sa part à cette augmentation de tension artérielle; mais il était logique de se demander si le ralentissement du cœur n'était pas subordonné à cette augmentation de tension, et cette hypothèse a été, en effet, acceptée et défendue par quelques physiologistes. La tachycardie simple ou arythmique des phases toxiques pourrait même, à la rigueur, être subordonnée à cette augmentation de la pression artérielle, puisque, à une certaine période, comme nous le verrons bientôt, les appareils d'arrêt du cœur sont paralysés et que les accélérateurs conservent seuls leur activité. MAREY a depuis longtemps démontré que le cœur se ralentit sous l'influence d'une augmentation de pression artérielle déterminée par la compression incomplète de l'aorte abdominale, ou par la constriction d'un vaste territoire aortique réalisée, par exemple, au moyen de l'excitation des nerfs splanchniques. Ce ralentissement se produit toujours lorsque le cœur est pourvu de ses organes nerveux modérateurs; mais il fait place à une

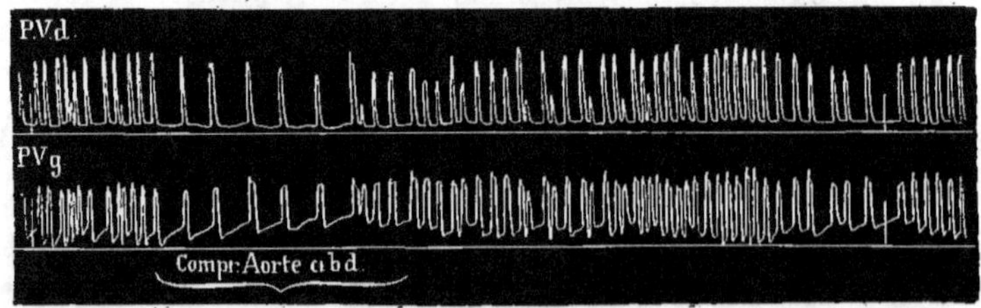

Fig. 101. — Effets comparatifs de la compression de l'aorte abdominale
sur les deux ventricules [fréquence, rythme, énergie].

P. V. g. et P. V. d., pressions ventriculaires gauche et droite. — Ralentissement au même degré des deux ventricules. Élévation des minima diastoliques dans le ventricule gauche, par suite de l'obstacle apporté à l'évacuation; abaissement des minima diastoliques dans le ventricule droit premier effet de la diminution d'afflux par les veines du circuit général. Caractères différentiels avec l'action exercée par la digitaline.

accélération lorsqu'on l'a mis dans des conditions où il est incapable de réagir par ralentissement, par exemple, lorsque l'action des appareils d'arrêt est paralysée par l'atropine.

L'analyse minutieuse des phénomènes montre cependant des différences remarquables dans ces expériences et dans celles que l'on peut réaliser à l'aide de la digitaline. Avec la digitale, l'augmentation d'énergie porte sur les deux ventricules; dans les expériences d'augmentation artificielle de tension artérielle, les deux ventricules sont effectivement ralentis, mais leur énergie n'est pas augmentée simultanément, et le ventricule gauche *seul* développe un effort systolique plus considérable, tandis que l'effort du ventricule droit diminue. Avec la digitale, l'expansion diastolique ventriculaire est proportionnée à l'augmentation d'énergie de la systole; dans l'autre cas, les diastoles du ventricule gauche sont, au contraire, moins amples. Avec une haute tension artérielle, la pression s'abaisse dans l'artère pulmonaire, tandis qu'elle s'y élève sous l'influence de la digitaline (Fig. 101).

On pourrait, il est vrai, penser que la digitaline exerce également une action vaso-constrictive sur les vaisseaux pulmonaires. Une expérience réalisant une élévation parallèle de pression dans les réseaux aortique et pulmonaire, par exemple, la provocation simultanée d'un spasme aortique et pulmonaire déterminé par l'excitation des nerfs vaso-constricteurs, ou la compression simultanée d'une bifurcation de l'artère pulmonaire et de la portion inférieure de l'aorte, détermine des effets généraux rappelant l'augmentation simultanée d'énergie que la digitaline produit dans les deux ventricules ; cependant, une différence persiste, l'expansion diastolique n'est toujours pas proportionnée à l'augmentation de vigueur de la systole et les minima diastoliques sont même moins accentués qu'à l'état normal, les ventricules résistant à la surcharge par une augmentation permanente de la tonicité de leur tissu.

D'ailleurs, si l'action vaso-constrictive exercée par la digitaline sur le réseau pulmonaire, comme sur le réseau aortique, est légitime, elle est, par contre, absolument hypothétique, et l'on ne possède jusqu'ici aucune preuve directe et irréfutable de cette action. D'autre part, la disparition de l'excitabilité des nerfs d'arrêt ne coïncide pas, d'une façon absolue et suffisante, avec cette phase de l'intoxication où le cœur réagit par accélération à l'influence exercée sur lui par l'excès de résistance : on observe, par exemple, une accélération considérable en même temps qu'une haute pression, puis un renforcement de la fréquence alors que la pression artérielle redescend, pendant la phase toxique ; les tracés de FRANÇOIS-FRANCK sont, à cet égard, des plus démonstratifs (Fig. 102).

Faut-il, dans ces conditions, subordonner les variations cardiaques à l'augmentation de résistance artérielle, et, si cela est vrai, si cette hypothèse est acceptable, dans quelle mesure cette augmentation de résistance artérielle peut-elle intervenir pour expliquer l'augmentation d'énergie du cœur soumis à l'action de la digitaline ?

Les modifications fonctionnelles que subit le myocarde ne peuvent pas être, du début à la fin de l'intoxication, soumises à cette influence vasculaire toute seule, et si l'assimilation des effets vaso-pulmonaires aux effets vaso-aortiques est légitime, elle reste hypothétique, aucun fait absolument certain ne venant démontrer de façon irréfutable l'existence d'une vaso-constriction active dans le réseau pulmonaire.

En définitive, l'influence de la digitaline sur le myocarde est beaucoup plus importante certainement que la part due à l'intervention de l'augmentation de la résistance aortique aussi bien que de la résistance pulmonaire, et FRANÇOIS-FRANCK a institué à cet égard un certain nombre d'expériences qui démontrent, en effet, que, avec le cœur des animaux à sang froid, ou bien le cœur des mammifères placé dans certaines conditions, il est possible d'arriver à réaliser un déterminisme tel qu'on puisse faire abstraction, d'une façon presque

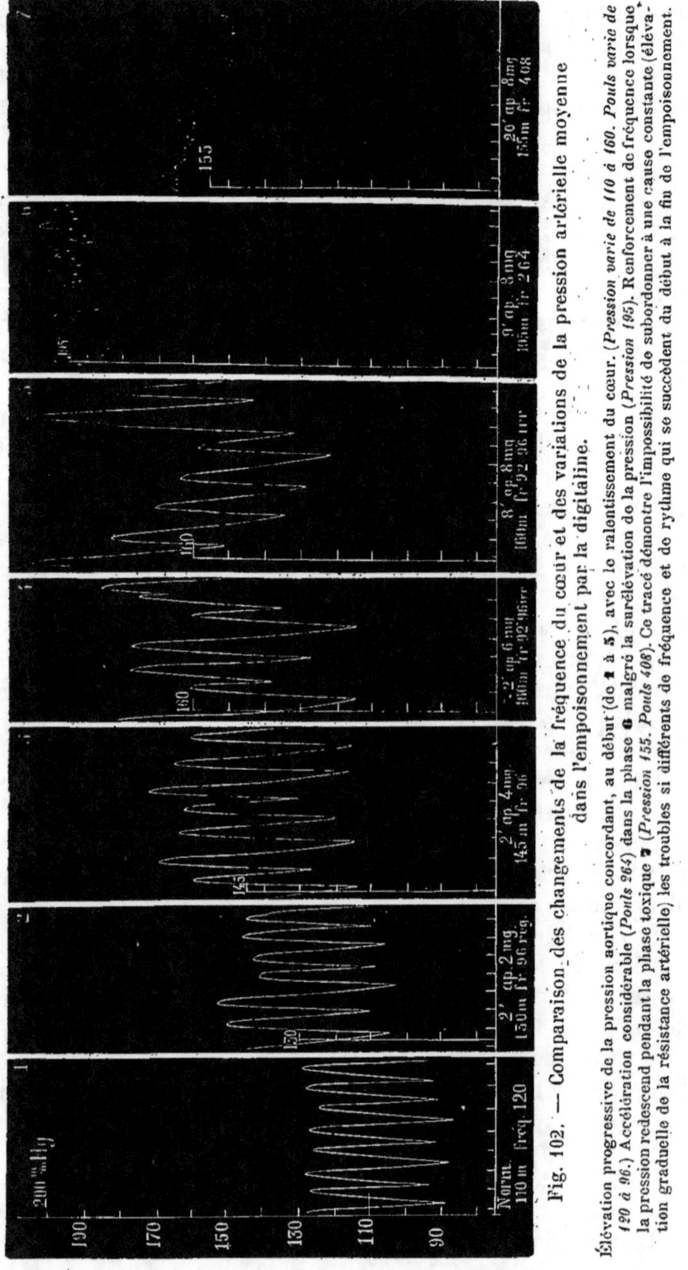

Fig. 102. — Comparaison des changements de la fréquence du cœur et des variations de la pression artérielle moyenne dans l'empoisonnement par la digitaline.

Élévation progressive de la pression aortique concordant, au début (de 1 à 5), avec le ralentissement du cœur. (*Pression varie de 110 à 160. Pouls varie de 120 à 96.*) Accélération considérable (*Pouls 264*) dans la phase 6 malgré la surélévation de la pression (*Pression 195*). Renforcement de fréquence lorsque la pression redescend pendant la phase toxique 7 (*Pression 155. Pouls 408*). Ce tracé démontre l'impossibilité de subordonner à une cause constante (élévation graduelle de la résistance artérielle) les troubles si différents de fréquence et de rythme qui se succèdent du début à la fin de l'empoisonnement.

complète, de la vaso-constriction artérielle, aussi bien du réseau aortique que du réseau pulmonaire. On ne peut donc subordonner les changements de fréquence et de rythme du cœur aux variations déterminées primitivement dans les deux circulations aortique et pulmonaire; et il faut admettre que la digitaline exerce sur le cœur une influence primitive, à laquelle vient s'ajouter l'intervention, à titre d'effet mécanique, du spasme vasculaire. Chacune de ces actions réagit effectivement sur l'autre, mais chacune d'elles, isolément, est insuffisante pour interpréter exactement et complètement les phénomènes.

La démonstration de cette action directe, primitive, exercée sur le cœur par la digitaline a été fournie, voici déjà longtemps, par les expériences de circulations artificielles pratiquées sur le cœur des animaux à sang froid, à l'aide de sang défibriné ou de sérum chloruré. Un cœur de tortue, ainsi soustrait à toute influence extérieure d'innervation ou de résistance variable, montre toutes les phases de ralentissement, de régularisation, d'arythmie, d'accélération, comme le cœur en rapport avec le système nerveux central et les vaisseaux périphériques.

François-Franck a cherché à réaliser, dans la mesure du possible, de semblables expériences sur les animaux à sang chaud. N'ayant pu parvenir à soumettre le cœur des mammifères à une circulation artificielle, il a réussi à réduire le circuit aux vaisseaux pulmonaires-coronaires, en conservant la propre circulation de l'animal, et à rendre ainsi le cœur indépendant, non seulement du système nerveux central, mais aussi des variations de la pression artérielle; les variations de résistance vaso-motrice qui peuvent alors se produire dans ce circuit sont négligeables, en raison de leur faible importance mécanique. Le chien sur lequel était pratiquée cette expérience était installé dans la baignoire-étuve imaginée par François-Franck pour éviter le refroidissement. Son bulbe était détruit, et la respiration artificielle maintenue pendant toute la durée de l'opération. Après ligature de la veine cave supérieure, et de la veine azygos, des artères aortiques supérieures, de l'aorte à la partie inférieure du thorax et de la veine cave inférieure, la circulation se trouve restreinte au circuit pulmonaire et au circuit coronaire. La masse du sang se trouvant ainsi réduite, il faut diminuer dans une proportion adéquate la quantité de digitaline injectée, de manière à obtenir une dilution sanguine équivalente, et pratiquer des injections partielles par le tronçon cardiaque de la veine azygos, afin d'éviter le contact rapide et brutal d'une trop grande quantité de poison avec le myocarde. Le cœur était isolé du système nerveux central par la section ou la ligature des nerfs extrinsèques, précaution d'ailleurs à peu près inutile, par suite de la perte rapide d'action des centres nerveux anémiés. Les branches de l'aorte étant liées, on évite ainsi la répercussion des variations de résistance du circuit aortique. Un large circuit était ménagé de l'aorte à la veine cave pour éviter une trop grande surcharge ventriculaire, les tronçons artériels et veineux pouvant, par leur extensibilité, servir de trop-plein, et le dispositif permettant d'enlever à volonté le sang digitaliné. L'expérience ne réussit qu'avec des cœurs préalablement refroidis d'une façon graduelle.

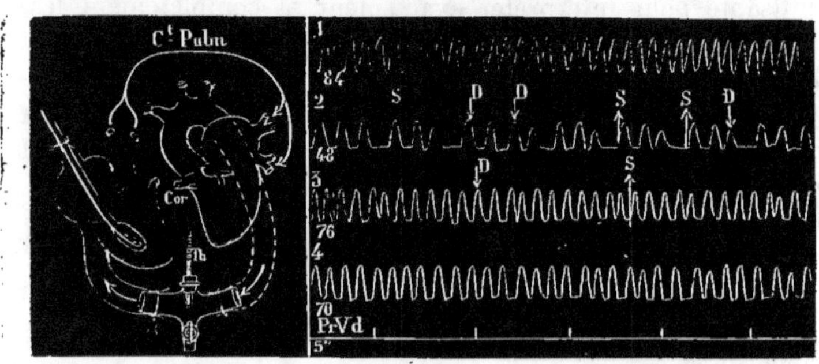

Fig. 103. — Démonstration de l'effet ralentissant produit par la digitaline en dehors de toute intervention vaso-motrice générale pouvant élever la pression.

Le cœur est réduit par des ligatures successives préalables au circuit pulmonaire et coronaire cardiaque (*schéma de gauche*); l'aorte thoracique est réunie à la veine cave inférieure par un tube de jonction portant des tubulures pour thermomètre et pour robinet; une sonde ventriculaire à ampoule élastique fournit les courbes de pression et de fréquence ventriculaires droites. **S**, systoles. — **D**, diastoles. — *Ligne* **1**, état normal, 84 systoles. *Ligne* **2**, après injection par l'azygos de l'infusion aqueuse de 25 milligrammes de feuilles de digitale, ralentissement de 84 à 48 et arythmie (systoles géminées et bigéminées). — *Lignes* **3** et **4**, retour à une fréquence voisine de la normale, avec quelques irrégularités (systoles géminées), 76 systoles après vingt-cinq minutes; 70 systoles après trente-cinq minutes. — Arythmie et ralentissement durant quinze minutes; l'arythmie survient deux minutes après l'injection.
Chien à bulbe détruit et installé dans la baignoire-étuve. Température rectale 39°. Température du sang dans le circuit aortico-cave 38°8. Après ligature successive de la veine cave supérieure et de la veine azygos, des artères aortiques supérieures, de l'aorte à la partie inférieure du thorax, et de la veine cave inférieure, la circulation se trouve réduite au circuit pulmonaire et au circuit coronaire. La masse de sang contenue dans ce double circuit et dans les cavités cardiaques étant évaluée au cinquième de la masse totale, on injecte des doses de digitale ou de digitaline correspondant sensiblement à la dose toxique normale réduite des quatre cinquièmes, de façon à obtenir une dilution sanguine à peu près équivalente. Les injections partielles sont faites par le tronçon cardiaque de la veine azygos pour éviter le contact rapide d'une trop grande quantité de digitale avec le myocarde. La respiration artificielle est continuée et les coronaires reçoivent un sang aussi oxygéné que si l'isolement relatif du cœur n'avait pas été pratiqué. Dans cette expérience, le cœur est séparé du système nerveux central par la section ou par la ligature des nerfs extrinsèques, mais cette précaution est rendue à peu près inutile par la perte rapide d'action des centres nerveux anémiés. Il ne peut subir le contre-coup de variations de résistance produites dans le circuit aortique, les branches de l'aorte étant liées. On a réservé un large circuit de l'aorte à la veine cave pour éviter une trop grande surcharge ventriculaire, les tronçons artériels et veineux pouvant, par leur extensibilité, servir de trop-plein, et le dispositif permettant d'enlever à volonté le sang digitaliné par la manœuvre du robinet existant sur le tube de jonction de l'aorte thoracique à la veine cave inférieure. Dans ces conditions d'isolement du cœur du système nerveux et du circuit aortique, on observe la même évolution des accidents cardiaques, sous l'influence de la digitale, que si le cœur était encore capable de subir l'action nerveuse centrale et l'influence des variations de résistance artérielle. L'effet que pourrait exercer sur la fréquence et le rythme du cœur une vaso-constriction pulmonaire digitalinique est absolument négligeable, car on a vu qu'il n'y avait pas à compter avec lui dans la production des changements de la fréquence du cœur.

Dans ces conditions, François-Franck a vu se succéder la même évolution des accidents cardiaques que l'on peut observer sur l'animal indemne : phase de ralentissement, systoles géminées et bigéminées, arythmie, reprise de fréquence, etc. (Fig. 103).

L'habile expérimentateur a, de plus, réussi à prouver, à l'aide de circulations artificielles de sang digitaliné dans des cœurs de tortue soumis à une pression d'afflux et à une résistance d'écoulement constantes, l'indépendance des variations d'énergie ventriculaire par rapport aux changements de la résistance ou à ceux de l'apport sanguin. Dans ce cas, l'augmentation d'énergie, le débit exagéré, le travail renforcé, fournis par un ventricule isolé, ne subissant aucune variation d'apport sanguin, n'ayant à surmonter qu'une résistance constante, prouvent évidemment que la digitaline exerce une action

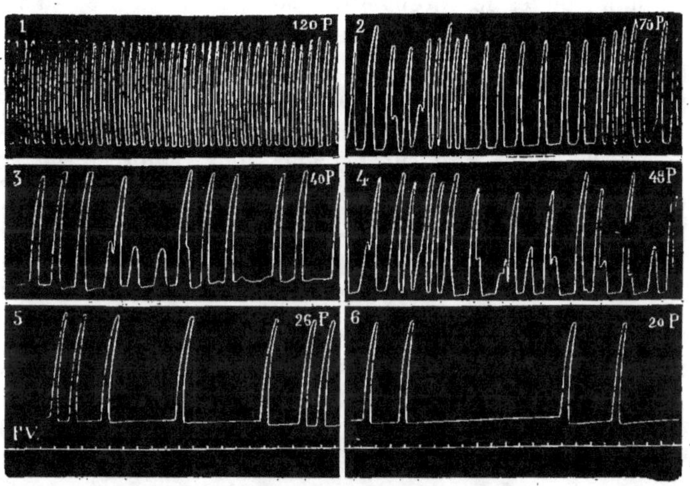

Fig. 104. — Effet ralentissant produit par la digitaline en dehors de toute intervention vaso-motrice générale pouvant élever la pression.

Même disposition générale que dans la figure précédente, mais pas de jonction de l'aorte thoracique et de la veine cave inférieure. Au début, température du sang dans une branche de l'artère pulmonaire 34°2. A la suite d'un réchauffement graduel jusqu'à 37°6, le cœur, d'abord ralenti par le froid, s'était accéléré et fixé à la fréquence moyenne de 120 pulsations par minute (tracé **1**). — Injection par la veine azygos de 3 milligrammes de *Digitaline amorphe de Homolle et Quévenne*. Rapide effet ralentissant et arythmique. Les tracés **2**, **3**, **4**, **5** et **6** ont été prélevés à trois, sept, neuf, onze et vingt minutes d'intervalle. Fréquence successive : 120, 70, 40, 48, 26, 20 pulsations. — Effet sur la fréquence et le rythme au moins aussi accentué avec ce cœur ne pouvant plus subir l'effet ralentissant d'une augmentation de la résistance aortique.

primitive et directe sur le tissu neuro-myocardique. On peut donc admettre la réalité d'une action de la digitaline sur le cœur, indépendante de celle qu'elle exerce sur les vaisseaux et sur le système nerveux central.

D'autre part, une expérience réalisée dans les mêmes conditions que celles que je viens d'indiquer, mais sans opérer cette fois la jonction de l'aorte thoracique à la veine cave inférieure, sur un chien adulte également, refroidi préalablement puis graduellement réchauffé, montre qu'on arrive au même résultat (Fig. 104).

Il y a donc, en somme, identité des effets produits par la digitaline

sur le cœur isolé du système nerveux et de son circuit aortique, et
sur le cœur encore capable de subir l'action nerveuse centrale ainsi
que l'action des variations de la résistance artérielle.

D'autre part, Messieurs, il est possible de démontrer la réalité de
cette action toni-cardiaque directe de la digitaline et son indépendance absolue par rapport à l'augmentation de la résistance artérielle.
En effet, l'indépendance des variations d'énergie par rapport aux
variations de la pression artérielle ne peut pas être affirmée *a priori*
comme elle peut l'être en ce qui concerne les variations de fréquence
et de rythme; toutes les probabilités sont, au contraire, en faveur
d'une subordination étroite de l'énergie ventriculaire aux variations
de résistance à surmonter, et nous avons vu que l'énergie systolique
et la pression artérielle augmentaient parallèlement, que le cœur fût
ralenti ou accéléré. Indépendamment de son action vaso-constrictive
aortique, la digitaline agit sur le cœur pour renforcer son action
systolique et l'adapter à l'excès de travail auquel il est alors obligé
de faire face; ce qui le prouve d'une façon absolument certaine, c'est
qu'il y a augmentation de puissance systolique ventriculaire droite,
bien que la résistance pulmonaire s'élève à peine, en même temps
que l'on voit s'accroître, dans une plus large mesure, l'énergie systolique du ventricule gauche.

XVIIᵉ LEÇON

INDÉPENDANCE DES CHANGEMENTS DE FRÉQUENCE ET DE RYTHME. — ACTION TONI-CARDIAQUE DIRECTE ET INDÉPENDANTE. — ACTION DE LA DIGITALINE SUR LES FONCTIONS AURICULAIRES : FRÉQUENCE, RYTHME, ÉNERGIE. — DÉFAUT DE SUBORDINATION DES TROUBLES VENTRICULAIRES.

Nous avons vu qu'on pouvait admettre une indépendance presque complète dans l'action exercée par la digitaline sur le cœur par rapport à l'influence exercée sur la circulation, réserves faites, toutefois, pour ce que cette expression d'indépendance complète peut avoir de paradoxal, au moins en apparence, lorsqu'elle s'applique à un système vasculaire en relation aussi immédiate qu'il l'est avec l'organe central de la circulation. Nous avons discuté l'hypothèse de cette subordination, et nous avons vu qu'il y avait, en définitive, un grand nombre de preuves permettant d'admettre l'indépendance de ces actions; il me restait à fixer vos idées à cet égard, par quelques résultats expérimentaux relatifs à la variation de l'énergie cardiaque dans les conditions particulières que je vous ai indiquées. Je vais compléter par ces résultats expérimentaux les renseignements et les preuves que je vous ai déjà fournis relativement à ces phénomènes.

Ce n'est pas seulement l'étude des pressions et des pulsations des ventricules qui donne la preuve de ce fait; on peut encore l'obtenir en mesurant les tensions dans le cœur isolé des réseaux aortiques, dans le bout central d'une des branches de la crosse de l'aorte liées au préalable. Voici ce que l'on observe dans ces conditions : à l'état normal, la fréquence des pulsations étant de 120, et la tension en millimètres de mercure de 70, on injecte 1 milligramme 8 de digitaline cristallisée et, trois minutes après cette injection, la fréquence monte à 180 et la pression atteint 100 millimètres de mercure. La tension augmente par conséquent de 30 millimètres, par rapport à la tension primitive, chiffre très élevé, en raison des conditions de l'expérience et du défaut d'assistance des vaisseaux périphériques. Le cœur, à lui seul, a donc suffi à produire cette hypertension. Ensuite, avec des doses croissantes de digitaline, l'énergie ventriculaire faiblit par rapport à son renforcement initial, mais reste cependant plus considérable que normalement, jusqu'à la mort subite du cœur. A la suite d'une deuxième injection, portant la quantité de digitaline à 2 milligrammes 6, la fréquence est de 170 et la tension moyenne se maintient à 90 millimètres de mercure.

Enfin, une troisième injection ayant porté la quantité de digitaline à 3 milligr. 3, la fréquence arrive à 190 et la tension est encore de 75 ; ce point est d'autant plus important à considérer, que cette

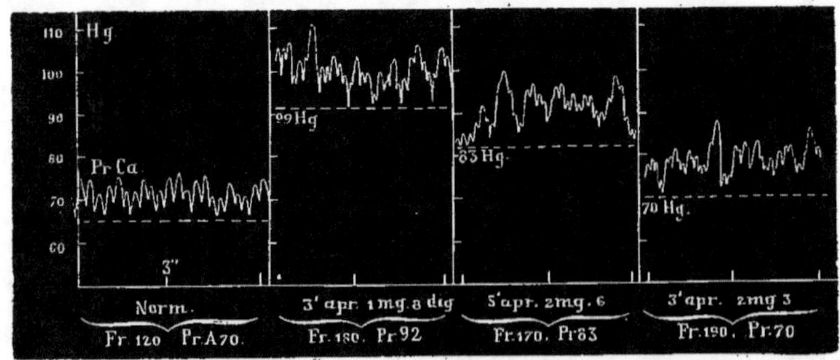

Fig. 105. — Élévation de la pression artérielle produite par le cœur digitaliné, sans assistance d'action vaso-motrice générale.

Même dispositif expérimental que dans les deux expériences précédentes (fig. 103 et 104). Chien maintenu dans la baignoire-étuve à la température de 39°5. Le cœur, isolé des réseaux aortiques, entretenait la pression dans le segment de l'aorte encore en rapport avec le ventricule gauche à la hauteur moyenne de 70 millimètres de mercure, avec une fréquence de 120 pulsations. Injection, par la veine azygos, de doses relativement fortes de digitaline cristallisée. L'accélération s'est produite d'emblée. Après une première injection de 1 milligr. 8 de digitaline, la fréquence s'est élevée à 180, mais la pression aortique a atteint 100 millimètres. Après une seconde injection portant la quantité de digitaline à 2 milligr. 6, l'énergie ventriculaire s'affaiblit un peu, mais produit encore une pression aortique de 90 millimètres avec 170 pulsations. La mort subite du cœur survient dix minutes après une troisième injection portant la quantité de digitaline à 3 milligr. 3, et, deux minutes avant la mort, la pression était encore de 75 millimètres et la fréquence de 190 pulsations.

phase se montre exactement deux minutes avant la mort subite du cœur. Cette expérience démontre que, sous l'influence de la digitaline, le cœur peut produire une plus haute pression aortique et développer en même temps une énergie ventriculaire plus grande, en l'absence de toute variation dans la résistance à l'évacuation ventriculaire gauche. Je vous rappelle que, dans ces expériences de circulation réduite, le volume du sang se trouvant réduit à peu près des quatre cinquièmes par rapport au volume normal, la quantité de 3 milligr. 3 de digitaline est une quantité massive, considérable, et correspond très sensiblement à 10 ou 12 milligrammes de digitaline injectés brusquement à un animal normal (Fig. 105).

Cette expérience laisse cependant encore subsister un doute sur la provenance réellement et exclusivement ventriculaire de cette augmentation parallèle de pression et d'énergie. En effet, le débit pulmonaire augmentant, il se pourrait que le ventricule gauche, plus abondamment approvisionné, fournît à son tour un débit plus considérable et n'augmentât d'énergie que parce qu'il reçoit davantage. Nous savons, d'ailleurs, que le ventricule droit déploie, comme le ventricule gauche, une énergie plus grande, sans avoir cependant, comme ce dernier, une résistance plus considérable à surmonter. Mais, avec le dispositif employé dans ces dernières expériences, toute variation d'afflux au cœur droit est empêchée en raison de la ligature des veines afférentes, le ventricule droit ne peut donc trouver que dans son tissu même la raison d'une action plus vigoureuse, car c'est l'énergie de sa contraction et non pas l'importance de sa diastole qui est en cause ; et son approvisionnement ne pouvant augmenter, des expansions diastoliques plus profondes n'auraient aucun effet utile sur le travail ventriculaire.

Pour lever tous les doutes et annuler même l'influence, cependant peu efficace, qui pourrait être attribuée à la conservation du circuit pulmonaire-coronaire, il faut avoir recours à la circulation artificielle dans un cœur d'animal à sang froid, de préférence un cœur de tortue, en raison de son volume et de la facilité plus grande des manipulations. Le dispositif expérimental qui a été utilisé est représenté dans la figure ci-après (Fig. 106).

Pour étudier l'influence que peut exercer, sur l'énergie des ventricules, la valeur de la résistance artérielle, il était indiqué d'essayer expérimentalement de quelle façon se conduisait le ventricule, lorsqu'on le soumettait, chez un animal à sang froid, à l'action d'une résistance plus considérable que celle à laquelle il doit normalement faire face. En faisant des tentatives de circulation artificielle sur le cœur des mammifères, les résultats ne sont pas assez prolongés pour permettre l'étude détaillée des accidents toxiques de la digitaline se produisant dans ces conditions ; il est absolument indispensable, pour arriver à ce résultat, d'étudier la circulation artificielle à l'aide du cœur d'un animal à sang froid, et on peut constater alors qu'on obtient exactement la même série de phénomènes : augmentation d'énergie, débit exagéré, travail renforcé, le tout fourni par un ventricule isolé et ne subissant aucune variation d'apport sanguin, n'ayant à surmonter qu'une résistance constamment la même, en raison du dispositif expérimental employé. Par conséquent, on est en droit d'en conclure que, la charge veineuse et la résistance à l'écoulement restant constantes, c'est à une modification de l'activité propre du myocarde que revient, en définitive, l'augmentation d'énergie manifestée en cette circonstance.

Il est évident que l'activité du myocarde est sollicitée dans une

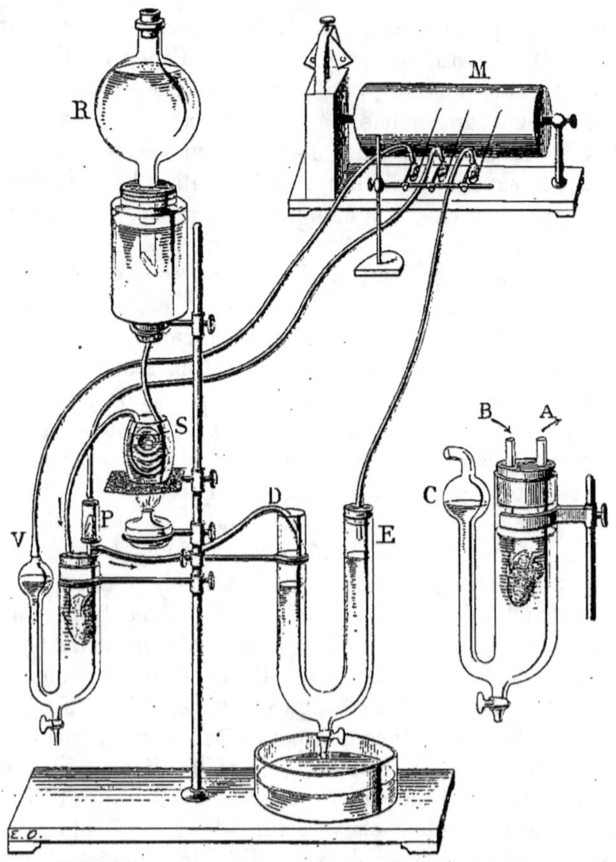

Fig. 106. — Dispositif expérimental de FRANÇOIS-FRANCK,
pour la circulation artificielle dans le cœur isolé de tortue.

Cet appareil permet d'étudier les changements de volume du cœur, les variations de la pression
artérielle et les débits correspondant aux systoles. — **R**, réservoir contenant le sang défibriné
destiné à réaliser la circulation artificielle; ce sang s'échauffe au degré convenable, 30-33°, en
traversant un serpentin métallique **S** plongé dans un bain d'huile dont la température est élevée
au moyen d'une lampe à alcool; on peut, à volonté, faire varier la pression d'afflux en élevant
ou abaissant le réservoir sur la tige du support. L'afflux sanguin s'effectue par une oreillette
liée sur une canule de verre **B** et l'une des artères aortes est liée sur une autre canule **A**, par
l'intermédiaire de laquelle se réalise l'issue du sang expulsé par le ventricule dont les pulsations s'enregistrent par l'intermédiaire d'un sphygmoscope **P** branché sur cette dernière canule
et au voisinage du cœur. Le déversement du sang ayant traversé le cœur, s'effectue par un
tube aboutissant à un ajutage **D** muni à son extrémité libre, d'une canule dont le diamètre
reste fixe à tous les instants de l'expérience et qui amène le sang dans l'une des branches d'un
large tube en U; l'autre branche **E** dans laquelle le niveau du sang s'élève à mesure que
s'opère le déversement dans la première est fermée à son extrémité supérieure, par un bouchon
que traverse un tube de verre mis en communication, par un tube de caoutchouc, avec un large
tambour à levier inscripteur. L'inscription des élévations successives de niveau correspondant
aux écoulements rythmés produits par les systoles, est recueillie à côté de celle des changements de volume du cœur. L'élévation de niveau dans la branche **E** du tube en U n'est pas
rigoureusement et absolument correspondante à l'élévation du niveau dans la branche où se
fait le déversement, par suite de la légère compression de l'air par l'ascension de la colonne
liquide; et les hauteurs des niveaux du sang doivent être interverties. — **M**, cylindre enregistreur recouvert d'une feuille de papier enduit de noir de fumée sur laquelle viennent s'inscrire:
1° les changements de volume du cœur évalués par les déplacements du niveau du liquide
contenu dans l'ampoule **V**; 2° les pulsations ventriculaires enregistrées par l'intermédiaire du

sphygmoscope **P** ; 3° les débits successifs du sang, correspondant aux contractions ventriculaires, évalués par l'élévation de niveau du liquide dans la branche **E** du tube de déversement.
Le cœur est mis en suspension dans un liquide indifférent, de préférence de l'huile, à une température déterminée, 30°. Le tube en U qui contient ce liquide présente une forme particulière; d'un côté, une grosse branche capable de contenir le cœur de tortue et de laisser son jeu s'effectuer librement; de l'autre côté, une petite branche munie d'une ampoule **V** [et **C** dans la figure de détail, partie droite du dessin] destinée à diminuer la variation de niveau de l'huile, à l'amortir, tout en transmettant cette variation au levier inscripteur par l'intermédiaire de la compression de l'air contenu partiellement dans cette ampoule, dans le tube de caoutchouc et dans le tambour à levier auquel elle est reliée.
Pendant l'immobilité du cœur, le niveau de l'huile doit être le même dans ces deux branches. À chaque diastole, le cœur relâché reçoit le sang du réservoir, se dilate, augmente de volume et le niveau de l'huile s'élève dans l'ampoule **V**, produisant une compression de l'air qui se transmet à un large tambour à levier inscripteur n'offrant pas de résistance élastique dont il doive être tenu compte, et on obtient ainsi une courbe ascendante dont les ordonnées sont proportionnelles aux valeurs successives de l'augmentation graduelle de volume du cœur, depuis le début jusqu'à la fin de sa réplétion. Quand la systole succède à la diastole, le cœur évacuant son contenu, diminue de volume et alors la raréfacton d'air qui résulte de l'abaissement du niveau de l'huile dans l'ampoule **V**, détermine le rappel du style inscripteur qui trace une courbe descendante, dont l'abaissement est d'autant plus rapide que l'évacuation du ventricule s'opère plus vite, et atteignant un niveau d'autant plus inférieur que cette évacuation est plus complète.
La comparaison des quantités de sang débitées par le cœur et des quantités de liquide rappelées dans l'appareil à déplacement au moment des systoles, montre que l'on peut apprécier les débits par les diminutions systoliques de volume du cœur et, réciproquement, conclure des augmentations diastoliques de volume aux réplétions.
Ce procédé ne donne de bons résultats que pour des expériences de courte durée et pouvant être interrompues sans inconvénients. On est obligé, en effet, de laisser de temps en temps s'écouler le sérum du tube en U dans lequel il est déversé et il faut alors suspendre l'expérience. On ne peut obtenir d'indications continues des débits du cœur, qu'à l'aide de l'appareil à flotteur de Marey.

assez étroite mesure par l'effort plus grand qu'il lui faut vaincre pour surmonter la résistance aortique, mais c'est là un fait accessoire, en quelque sorte, dans l'action de la digitaline, fait qu'il ne faut pas perdre de vue, cela est incontestable, mais dont il ne faut pas non plus exagérer l'importance. Le dispositif permettant de réaliser la circulation artificielle dans un cœur de tortue permet précisément de faire varier à volonté la pression du liquide sanguin, tant à l'entrée qu'à la sortie du ventricule et on peut apprécier ainsi, d'une part, l'action relevant du myocarde seul, d'autre part, l'influence exercée par les variations de résistance à l'écoulement hors du ventricule.

En ce qui concerne la part due à l'action ventriculaire seule, on se sert d'un réservoir d'afflux qu'on a soin de maintenir à la même hauteur pendant toute la durée de l'expérience, afin de ne pas faire varier la charge à laquelle le ventricule est soumis. On réalise également une pression veineuse constante et opposant une résistance constante à l'écoulement du sang, qu'il s'agisse de sang normal ou de sang digitaliné, circulant dans le ventricule isolé en réglant convenablement le débit de l'ajutage par lequel s'écoule le sang ayant traversé le ventricule. En modifiant l'orifice du tube d'écoulement, on peut réaliser des pressions variables qu'il est facile de maintenir constantes pendant toute la durée d'une expérience.

Vous pouvez voir par l'examen des tracés relatifs à une de ces expériences que, d'abord, dans la période où on fait circuler dans ce cœur isolé du sang normal non additionné de digitaline, le nombre

des systoles atteint environ 24 dans une période de dix-huit à vingt
secondes. Sous l'influence de sang digitaliné, à l'extrême limite de
l'expérience, le nombre des systoles n'est plus que de 2 dans le même
espace de temps, c'est ce que représente la ligne inférieure de ce tracé
(Fig. 107), qui montre la courbe prise vingt minutes après que le cœur
a été soumis à la circulation du sang digitaliné. Mais ce ralentissement
n'est pas le seul phénomène important qui résulte de l'examen de ce
graphique. Comme vous le voyez dans ces parties successives, presque
immédiatement après que le cœur est soumis à la circulation de sang
digitaliné, on voit l'énergie des systoles augmenter dans une très
notable mesure, de même que l'énergie des diastoles. Le relâchement
diastolique est plus brusque et plus profond, et cette modification est
corrélative de la contraction plus rapide et plus énergique; cette
amplitude exagérée de la diastole permet à l'apport veineux d'augmenter et le cœur se trouve ainsi dans les conditions les plus favorables pour fournir un débit plus considérable. La ligne ponctuée
représente les minima diastoliques à l'état normal, et vous voyez
qu'ils sont largement dépassés. Cinq minutes après la circulation du
sang contenant 0 milligramme 2 de digitaline cristallisée, la pression
augmente de 9 millimètres de mercure, et, après dix minutes, elle
est encore aussi élevée, mais l'importance des systoles est encore
plus considérable. Si l'on cherche à évaluer le travail effectué par le
ventricule, travail représenté par le produit du débit par la pression,
on voit qu'il est augmenté d'environ un quart à cette phase de l'action
de la digitaline ; or, la charge veineuse et la résistance à l'écoulement
restant constantes, c'est donc à une modification de l'activité propre
du myocarde qu'il faut rapporter l'augmentation de travail constatée.
Au bout de dix minutes, la pression systolique est un peu moins
énergique, 19 millimètres au lieu de 20 et 6 millimètres de surcroît
de pression absolue au lieu de 9, mais le ventricule reste encore
beaucoup plus énergique que normalement et son débit se maintient
notablement plus abondant. Les effets ralentissants s'accentuent
graduellement, et ça n'est qu'à la fin, lorsque le cœur arrive au
moment de la mort, que l'énergie systolique diminue relativement
car elle reste encore supérieure à la normale. Ces résultats prouvent
bien l'indépendance de l'action exercée par la digitaline, d'une part,
sur les ventricules et, d'autre part, sur la circulation artérielle.

L'*augmentation d'énergie*, le *débit exagéré*, le *travail renforcé*
fournis par un ventricule isolé, ne subissant aucune variation d'apport
sanguin, n'ayant à surmonter qu'une résistance constante, prouvent
avec la plus entière certitude que la digitaline exerce une action élective sur le tissu neuro-myocardique. En outre, l'activité de ce tissu
est encore sollicitée en raison de l'effort plus considérable qui lui est
imposé pour vaincre la résistance aortique, lorsque l'appareil circula-

toire est intact. La digitaline exerce alors une action simultanée sur

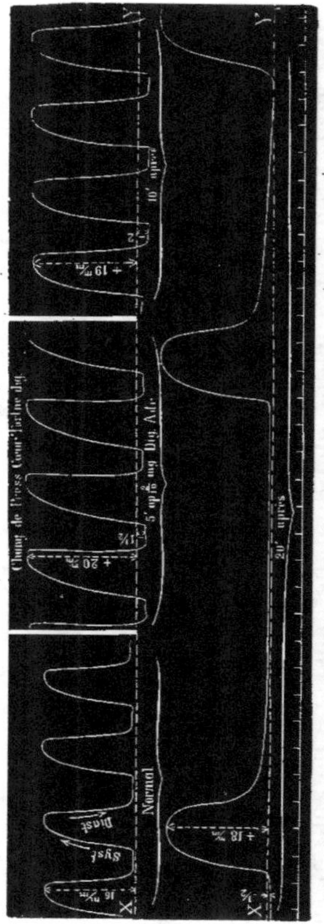

Fig. 107. — Augmentation de l'énergie du cœur isolé de la tortue, soumis à une circulation artificielle de sang digitaliné, sous pression veineuse constante et avec résistance constante à l'écoulement.

Ventricule du cœur d'une tortue soumis à une circulation artificielle de sang défibriné alternativement normal et digitaliné. Exploration des variations intérieures de la pression avec manomètre élastique, canule introduite par l'artère pulmonaire, valvules détruites. Écoulement par le tronc aortique dans un réservoir au même niveau que le réservoir d'afflux, ce dernier à 6 centimètres au-dessus du niveau du ventricule dont les oreillettes sont supprimées. La pression d'afflux (niveau veineux) reste constante, de même que la pression d'écoulement (niveau artériel). — 0 milligr. 2 de digitaline cristallisée dissous dans le sang que renferme le réservoir veineux circulant pendant une demi-heure dans le cœur et dans ses vaisseaux-propres et on obtient les effets successifs suivants : au bout de cinq minutes, la pression systolique dépasse de 4 millimètres celle des contractions normales et cet excès de poussée correspond à une différence réelle de 9 millimètres de mercure mesurés dans un manomètre capillaire branché latéralement sur la prise de pression ventriculaire. L'inscription du débit à l'issue du ventricule, ou la mesure dans une éprouvette graduée du liquide déversé à chaque systole, permet de mesurer le volume de l'ondée envoyée par chaque contraction ou la somme des ondées fournies en un temps donné. Le travail ventriculaire, représenté par le produit de la pression par le débit, est augmenté d'environ un quart à cette phase de l'action de la digitaline. Au bout de dix minutes, l'énergie du ventricule faiblit un peu, quoique restant encore plus considérable que normalement. Les effets ralentissants s'accentuent graduellement et arrivent à leur maximum au bout de vingt minutes (*courbe inférieure*); à ce moment, on ne compte plus que 2 systoles au lieu de 24 dans un espace de vingt secondes, mais, tout ralenti qu'il soit, le ventricule est encore plus énergique qu'avant l'intervention de la digitaline : l'ordonnée systolique est de 18 à 19 millimètres au lieu de 16 et correspond à une poussée manométrique de 5,5 à 6 millimètres au-dessus des maxima normaux. Le débit de chaque systole est plus abondant que normalement, mais la somme des débits en un même temps est moindre à cause du grand ralentissement. — *Courbe ascendante* correspond à la réplétion diastolique; *Courbe descendante* correspond à l'évacuation systolique.

les vaisseaux contractiles et sur le myocarde; elle détermine un renforcement de tonus vasculaire et ventriculaire produisant, comme résultante, une élévation de la pression dans les deux systèmes aortique et pulmonaire.

Effet de la digitaline sur la fonction des oreillettes. Rapports des modifications auriculaires et ventriculaires. — Un certain nombre d'autres questions doivent nous inquiéter encore, avant d'aborder l'étude des mécanismes à l'aide desquels on peut interpréter l'action de la digitaline. En effet, il faut encore voir de quelle façon les oreillettes sont influencées par la digitaline, et rechercher si cette influence s'exerce sur les oreillettes de la même façon que sur les ventricules. Les variations de fréquence, d'énergie et de rythme des oreillettes présentent un intérêt beaucoup moins considérable. Il était pourtant intéressant de rechercher si la solidarité existe entre elles, comme nous l'avons vu pour les ventricules, et de savoir si les troubles ventriculaires sont subordonnés aux troubles auriculaires. Pour cela, il est nécessaire d'étudier séparément les effets que la digitaline produit sur les oreillettes.

Lorsqu'on a soumis un animal à l'empoisonnement graduel par la digitaline, on peut voir que les oreillettes sont affectées très sensiblement de la même façon que les ventricules. On observe, en effet, un ralentissement graduel, avec une augmentation de l'énergie, puis une accélération avec persistance de l'énergie; mais, — et en cela diffère précisément l'action portant sur les oreillettes de celle portant sur les ventricules, — on observe une arythmie de formes très variées, en même temps que diminue dans une notable mesure l'importance des systoles; l'atténuation de l'activité systolique s'établit très rapidement, et l'arrêt en diastole se produit sans qu'on voie survenir cette phase prémortelle de tétanisation qui est si remarquable et sur laquelle j'ai attiré votre attention en ce qui concerne les ventricules.

La diminution de l'énergie auriculaire, apparaissant dès le début de l'arythmie, constitue la différence essentielle avec ce qui se passe du côté des ventricules; et en outre, on voit survenir avec une remarquable facilité l'asynchronisme et l'asynergie.

C'est là d'ailleurs un fait qui n'a rien de particulièrement extraordinaire, les oreillettes n'étant autre chose que des appendices veineux, les vestibules du cœur, comme on les a appelées, et n'ayant en somme d'autre raison d'être, au point de vue physiologique, que d'emmagasiner le sang qui doit pénétrer dans les ventricules.

Lorsqu'on étudie dans le détail les phénomènes qui se produisent du côté des oreillettes sous l'influence de la digitaline, on voit que, jusqu'à une dose active, déjà toxique mais non mortelle de digitaline, on observe très sensiblement sur les oreillettes le même effet ralentissant et renforçant que sur les ventricules; puis, brusquement, les oreillettes sont prises d'arythmie, simultanément à droite et à gauche, — quelquefois cependant l'oreillette droite montrant cette arythmie d'une façon un peu plus prématurée que l'oreillette gauche, — et en même temps, on voit se manifester une tendance à l'état diastolique progressif, se traduisant par l'augmentation permanente du volume des deux oreillettes qui deviennent incapables d'évacuer leur contenu et qui se laissent passivement distendre. Dans quelle mesure cette façon d'agir des oreillettes, sous l'influence de la digitaline, peut-elle retentir sur la façon dont les ventricules sont affectés par cette substance médicamenteuse? C'est là une connaissance nécessaire pour la question de la subordination des variations de l'activité des ventricules aux variations de l'activité auriculaire.

L'énergie des oreillettes, d'abord croissante, est bientôt rapidement décroissante, lorsque se montre la période arythmique. Même pendant la phase d'énergie décroissante des oreillettes, les ventricules continuent à déployer un effort plus grand que leur effort normal, et, dès le début de l'action de la digitaline, on peut voir se produire un désaccord manifeste entre la façon dont les oreillettes sont influencées par cette substance toxique et la façon dont les ventricules répondent à sa sollicitation de même que dans la façon dont chacune des oreillettes répond, pour sa part, à l'impression causée par la digitale. L'oreillette droite meurt en général la première, et elle est déjà en diastole lorsque l'oreillette gauche donne encore quelques systoles capables de retentir de façon efficace sur les appareils de mesure. Ces phénomènes exercés par la digitaline sur la fréquence, le rythme et l'énergie des oreillettes nous amènent tout naturellement à rechercher dans quelle mesure cette action peut influencer les modifications de même genre qui se produisent ensuite dans les ventricules.

Lorsque l'on voit, comme le prouvent des résultats expérimentaux tels que ceux représentés dans la figure 107, que les mêmes troubles ventriculaires sont produits par la circulation artificielle dans le ventricule isolé des animaux à sang froid, ou bien à la suite de la suppression d'une des deux oreillettes par inhibition ou ligature chez les mammifères, on est évidemment amené, *a priori*, à penser que leur influence est à peu près nulle, et que les modifications déterminées du côté des ventricules par la digitaline peuvent être regardées comme absolument indépendantes de l'action exercée sur les oreillettes par cette même substance médicamenteuse. D'ailleurs, les phénomènes d'ordre physiologique montrent déjà qu'on peut obtenir une dissociation fréquente de rythme entre les deux oreillettes et qu'on peut très bien voir, sous l'influence de l'intoxication digitalinique, la coïncidence d'une immobilité diastolique auriculaire complète avec une phase de tachycardie régulière ou arythmique des ventricules, de même que l'arythmie peut se montrer extrême dans

les ventricules avec une régularisation parfaite des oreillettes; en
d'autres termes, on peut observer tous les désaccords possibles, les
oreillettes étant, pour leur part, influencées par le système nerveux
cardiaque et les ventricules restant au contraire à peu près normaux,
ou bien, inversement, les ventricules étant affectés et le jeu des oreillettes restant à peu près normal.

C'est ce qui ressortira avec une entière évidence des résultats expérimentaux ci-après; mais, en ce qui concerne le rythme, la fréquence
et l'énergie des oreillettes, il me paraît nécessaire de fixer ces points
par quelques tracés au sujet desquels je vais vous rappeler le dispositif expérimental qui doit être utilisé dans ces circonstances. Le
procédé employé par FRANÇOIS-FRANCK pour cette étude est le procédé
auriculo-volumétrique, contrôlé par l'inscription des variations de
la pression intra-auriculaire. Il est nécessaire de se rappeler, en effet,
qu'en ce qui concerne les tracés donnés par les oreillettes et ceux
donnés par les ventricules, les courbes qu'on obtient sont précisément inverses, les tracés systoliques étant figurés par des courbes
ascendantes en ce qui concerne les ventricules, et par des courbes
descendantes en ce qui concerne les oreillettes.

Je vous ai déjà montré cette figure, pour vous faire saisir le dispositif général des expériences (Fig. 74). Vous vous souvenez que les
pulsations ventriculaires sont recueillies par une petite plaque de
métal mise en contact avec les ventricules en des points variables et
sur une surface de un centimètre carré environ. Ces petites plaques
sont soulevées par le fait de la contraction des ventricules, la plume
des tambours auxquels elles sont reliées trace, sur le cylindre enregistreur, une ligne ascendante et cette courbe des pulsations représente, par conséquent, tout à la fois, l'énergie systolique des ventricules en même temps que l'augmentation de densité du tissu du
myocarde. Cette disposition permet de rechercher, en deux points
suffisamment éloignés l'un de l'autre de chacun des deux ventricules,
la façon dont l'énergie systolique est affectée par la digitaline ou
par toute autre cause, comme l'excitation des vagues par exemple,
et permet d'obtenir des courbes tout à fait indépendantes pour chacun
des deux ventricules (Voir : p. 805).

En ce qui concerne les oreillettes, au contraire, leurs changements
de volume sont appréciés à l'aide d'une serre-fine rigide qui pince un
point de la paroi de l'oreillette de façon à la tendre à peu près normalement, ce qui la rend absolument solidaire de la paroi. Lorsque
l'oreillette se contracte, il se fait un appel d'air dans le tambour
auquel adhère la serre-fine, ce qui se traduit sur le cylindre enregistreur par une courbe descendante. Il ne faut donc pas perdre de vue,
dans la comparaison des tracés auriculaires et ventriculaires, que les
courbes descendantes, en ce qui concerne les oreillettes, sont rela-

tives aux systoles, et qu'en ce qui concerne les ventricules ce sont les courbes ascendantes qui représentent les systoles.

Voici un résultat d'expérience démontrant qu'une excitation, d'une part, des nerfs modérateurs et, d'autre part, des nerfs accélérateurs réagit sur les oreillettes de la même façon que sur les ventricules. Lorsqu'on pratique une excitation des nerfs accélérateurs, c'est-à-dire toni-auriculaires, on voit augmenter parallèlement, dans une très large mesure, et l'énergie des oreillettes, et celle des ventricules. Si, au contraire, on vient à exciter les nerfs d'arrêt, c'est-à-dire les nerfs

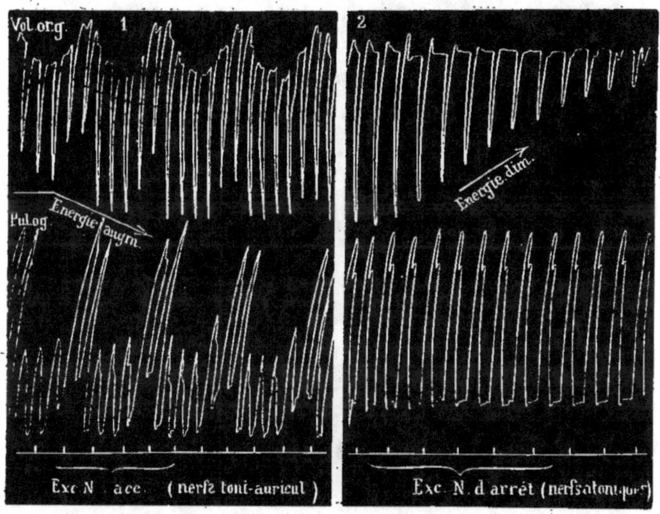

Fig. 108. — Application du procédé auriculo-volumétrique
à l'étude des variations de l'énergie auriculaire.

Vol. or. g., changements de volume de l'oreillette gauche. — *Puls. o. g.*, pulsations ventriculaires gauches. — (**Partie 1**) L'excitation des nerfs toni-accélérateurs augmente l'amplitude des courbes systoliques auriculaires dont l'étendue de chaque excursion est proportionnelle à l'énergie de la systole et à l'importance de la diastole. — (**Partie 2**) L'excitation des nerfs d'arrêt diminue cette amplitude et, par conséquent, l'énergie des systoles. Les mêmes excitations modifient peu ou point l'activité ventriculaire *Pul. o. g.*

modérateurs, c'est l'inverse qui se produit : l'énergie auriculaire diminue, comme vous le voyez par cette courbe qui tend à revenir à la ligne droite, alors au contraire que, dans ce cas particulier, l'excitation n'a pour ainsi dire pas influencé l'énergie des pulsations ventriculaires. Nous nous trouvons là dans un cas particulier, qui va précisément se représenter avec la digitaline (Fig. 108).

Voici les résultats d'une expérience démontrant l'influence exercée par la digitaline sur l'énergie et le rythme des oreillettes. Ainsi que je vous le disais tout à l'heure, jusqu'à une dose active et déjà toxique, mais non mortelle cependant, de digitaline, on voit que les oreillettes subissent exactement les mêmes effets de ralentissement

et d'augmentation d'énergie que les ventricules. Comme vous le
voyez, dans cette première partie de l'expérience, l'énergie des
systoles est augmentée dans les oreillettes droite et gauche, de même
que dans le ventricule droit; puis, tout d'un coup, alors que le ventricule conserve son rythme primitif, les oreillettes sont prises
d'arythmie, et cette arythmie est plus sensible encore en ce qui concerne l'oreillette droite. A un moment donné, les pulsations se montrent sinon complètement supprimées, au moins extrêmement affai-

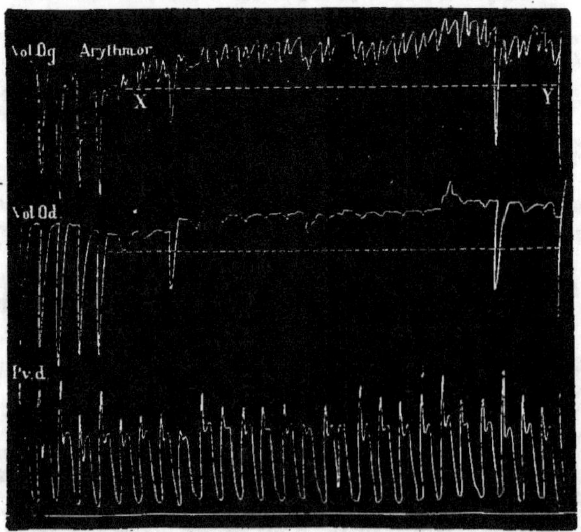

Fig. 109. — Modification de la fréquence et du rythme des deux oreillettes
sous l'influence de la digitaline à doses croissantes.

Vol. Og. et *Vol. Od.*, changements de volume des oreillettes gauche et droite. — *P. v. d.* Pression
intra-ventriculaire droite. — *Arythm. or.* début des accidents au sixième milligramme de digitaline cristallisée. — Brusque début de l'arythmie, simultanément dans les deux oreillettes (le plus
souvent, cette arythmie débute dans l'oreillette droite, mais ne tarde pas à envahir l'oreillette
gauche). En même temps que les troubles de rythme, apparait l'effet atonique, avec tendance
à l'état diastolique progressif, supprimant les systoles actives et produisant une augmentation
du volume moyen au-dessus de l'abscisse *XY*; les deux oreillettes, incapables d'évacuer leur
contenu, se laissent passivement distendre. Pendant cette période d'accidents auriculaires, les
ventricules conservent leur fonctionnement à peu près régulier.

blies dans l'oreillette droite, alors que l'oreillette gauche donne
encore des pulsations très nettement appréciables. Cette phase
arythmique exercée sur les oreillettes se montre lorsque l'on arrive
au sixième milligramme de digitaline cristallisée (Fig. 109).

Voici un autre résultat démontrant, d'une façon peut-être encore
plus nette que le précédent, les modifications déterminées dans le
fonctionnement auriculaire par l'injection de digitaline et qui permet
de mieux comparer l'arythmie dans les deux oreillettes. Cette expérience a été réalisée dans des conditions analogues à la précédente,
et les phénomènes se sont montrés lors de l'injection du cinquième

milligramme de digitaline cristallisée. On voit une série de très fortes systoles séparées par des systoles avortées plus ou moins nettement, et cet avortement des systoles est encore plus accentué dans l'oreillette droite qu'il ne l'est dans l'oreillette gauche; l'oreillette droite donne des systoles à peine perceptibles, alors que la gauche donne des systoles ayant encore une certaine énergie et se rapprochant des systoles normales. A une période encore plus avancée de l'expé-

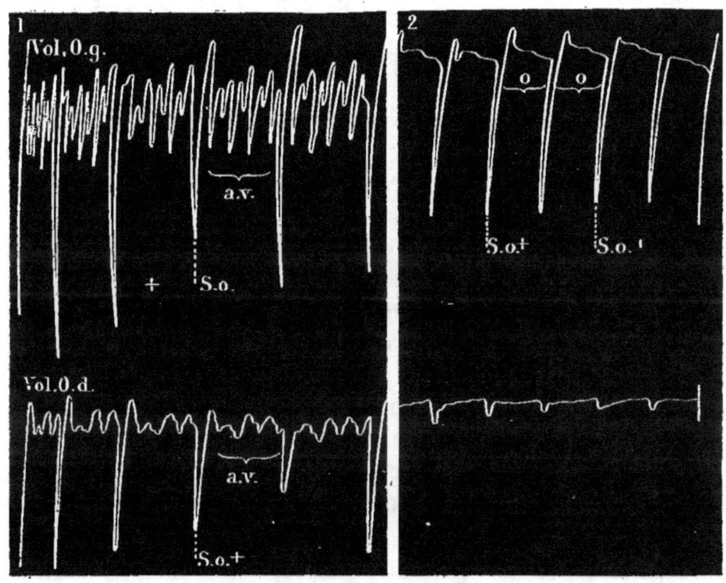

Fig. 110. — Comparaison de l'arythmie digitalinique dans les deux oreillettes.

Vol. O. g. et *Vol. O. d.*, changements de volume des oreillettes gauche et droite. — *S. o.* + fortes systoles, — *q. v.*, systoles avortées intercalées. — Au cinquième milligramme de digitaline cristallisée, dans la phase arythmique, les oreillettes donnent de fortes systoles séparées les unes des autres par des systoles avortées (*partie 1 de la figure*). A une période plus avancée de l'intoxication, les systoles avortées disparaissent, et les fortes systoles persistent seules : mais elles sont à peine marquées dans l'oreillette droite qui perd plus rapidement son activité (*partie 2 de la figure*). Les systoles fortes commencent par s'atténuer et l'on voit survenir, peu à peu, l'immobilisation en diastole. L'extinction des contractions est plus précoce dans l'oreillette droite; et l'on observe également une fréquence moindre des systoles avortées. L'oreillette droite meurt, en effet, la première, mais sa mort ne précède que d'un très court espace de temps celle de l'oreillette gauche.

rience, vous pouvez voir que l'oreillette droite est presque en état diastolique, ne donnant plus que des systoles à peine perceptibles, alors que l'oreillette gauche, au contraire, donne encore d'assez fortes systoles, qui sont séparées par des périodes pendant lesquelles il y a une série de systoles avortées, ne retentissant plus du tout sur la circulation (Fig. 110).

Ces rapports entre les variations d'énergie des oreillettes et des ventricules sont importants à considérer, parce qu'on pourrait en effet supposer, ce qui serait parfaitement plausible, que le travail du cœur peut être réglé par l'activité des systoles auriculaires et par le degré de réplétion des oreillettes. En effet, les oreillettes, dont le rôle consiste à alimenter plus ou moins les ventricules suivant l'importance de leur contraction, sembleraient, *à priori*, devoir exercer une influence considérable sur la façon dont les ventricules répondent à cette réplétion, de telle sorte que le travail du cœur se trouverait réglé par l'activité des systoles auriculaires et par le degré de réplétion des oreillettes.

Il est facile d'obtenir, au point de vue purement physiologique, la preuve de ce fait que les nerfs cardiaques modifient parallèlement, *mais indépendamment*, l'énergie des ventricules et des oreillettes. On peut réaliser, par exemple, cette dissociation des phénomènes, en pratiquant chez les mammifères l'inhibition préalable, ou chez les animaux à sang froid la ligature d'une des oreillettes; et on peut constater alors que, malgré le défaut de l'action auriculaire, l'excitation des vagues, comme l'excitation des accélérateurs, produisent exactement les mêmes phénomènes et dans les mêmes conditions que lorsqu'on a laissé intacts les rapports des oreillettes avec les ventricules. Il est assez logique de penser que l'influence des poisons du cœur doit agir de la même façon, dans le même sens; et, s'il est parfaitement logique, d'autre part, d'admettre une action élective possible sur un élément anatomique déterminé, il n'est pas logique le moins du monde, ni conforme avec les phénomènes observés, d'admettre, comme on l'avait fait autrefois, une action élective sur une région spéciale, comme le ventricule droit ou le ventricule gauche.

Et en effet, lorsqu'on pratique, comme dans les expériences de François-Franck, l'enregistrement simultané des changements des oreillettes et des ventricules, au point de vue de leur énergie relative, comme au point de vue de leur fréquence et de leur rythme, on constate que, de même que les variations de fréquence et de rythme, les variations d'énergie des oreillettes sont, dans une certaine mesure, parallèles dans les oreillettes et dans les ventricules, mais réciproquement indépendantes. Dans toutes les circonstances où on peut opérer, qu'il s'agisse de l'action d'un poison du cœur, comme la digitaline, choisie comme type, ou bien qu'il s'agisse de l'action provoquée par les excitations de l'appareil nerveux du cœur, il y a, au début, une apparence de subordination de l'action des ventricules à l'action des oreillettes; mais ce n'est qu'une apparence, car, à une certaine phase de l'arythmie digitalinique, on peut voir : à une forte systole de l'oreillette, succéder une forte systole du ventricule, on peut voir l'énergie des contractions auriculaires et ventriculaires augmenter parallèlement, au moins au début de l'action ou avec de faibles doses ne troublant pas le rythme cardiaque, mais on observe souvent des changements de sens inverse, en un mot, comme je le disais tout à l'heure, à propos du rythme et de la fréquence, tous les désaccords sont possibles.

La question de subordination que nous examinons en ce moment est assez importante à considérer, parce que, lors du fait, qui se présente dans certains cas, de fortes systoles auriculaires précédant immédiatement de fortes systoles ventriculaires, on pourrait expliquer ce phénomène par suite de la stimulation endo-ventriculaire déterminant une réaction motrice proportionnelle; l'importance du flot sanguin projeté par l'oreillette dans le ventricule semble devoir commander une valeur plus grande de l'ondée artérielle expulsée ensuite, mais les désaccords, qui sont très fréquents, montrent que c'est là une subordination apparente et qui n'a rien de constant, parce que tous les désaccords peuvent être observés, surtout à une période suffisamment avancée de l'arythmie digitalinique; cette augmentation parallèle de l'énergie des contractions auriculaires et ventriculaires ne s'observe, en effet, qu'au début où elle est la règle, et elle cesse dès que les oreillettes commencent à être troublées dans leur rythme initial. Les ventricules subissent encore, à ce moment, un notable renforcement d'énergie, mais l'inhibition auriculaire commence et va en s'accentuant. En définitive, les oreillettes perdent seulement les premières leur activité, et il y a indépendance complète jusqu'à la fin de l'intoxication. Nous pouvons donc conclure que l'action exercée par la digitaline sur les ventricules est une action locale, indépendante des effets inhérents à la résistance artérielle et des fonctions des oreillettes, ainsi que des troubles que ces fonctions peuvent subir.

Voici un certain nombre de tracés qui vont fixer ce point d'une façon absolument certaine. D'abord, un résultat d'expérience démontrant, aussi nettement que possible, la dissociation qui peut s'établir entre les phénomènes auriculaires et ventriculaires. Il existe un défaut complet de subordination puisque dans ce cas nous voyons le ventricule droit subir des phases d'arythmie extrêmement marquées tandis que l'énergie, le rythme et la fréquence de l'oreillette droite conservent au contraire une régularité absolue (Fig. 111).

Voici une autre expérience dans laquelle l'apparente subordination que j'indiquais tout à l'heure se montre avec une parfaite régularité. Vous pouvez voir qu'à une forte pulsation du ventricule correspond une forte systole de l'oreillette droite et de l'oreillette gauche dans toutes les phases de l'expérience; bien mieux, il y a un parallélisme complet non seulement dans la manifestation d'énergie plus considérable des systoles, mais même dans la valeur de cette énergie : voici, par exemple, une systole assez énergique du ventricule droit, à laquelle correspond une systole également forte de l'oreillette droite et de l'oreillette gauche; et voici une autre systole plus énergique encore du ventricule droit, à laquelle correspond une systole également plus énergique de l'oreillette droite et de l'oreillette gauche. C'est là un fait d'apparente subordination qui se réalise précisément au début de l'intoxication digitalinique et, si l'on se bornait à ce seul résultat expérimental, on se trouverait presque en droit d'admettre qu'il y a une subordination de l'activité du ventricule à l'activité des oreillettes (Fig. 112).

Mais voici maintenant une figure d'ensemble (Fig. 113), qui représente les phases successives de l'intoxication digitalinique et qui montre, en même temps, le défaut complet de subordination. A l'état

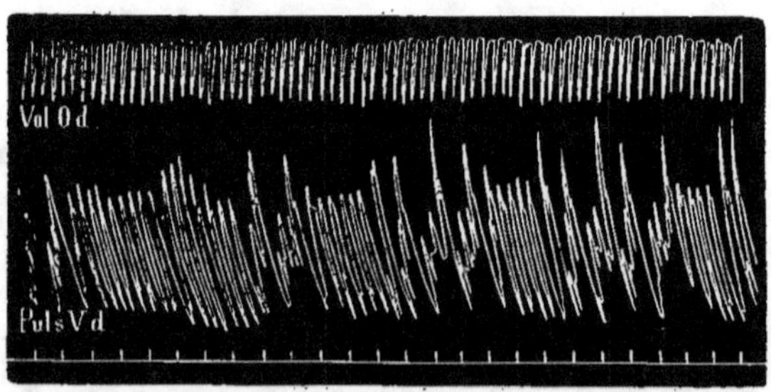

Fig. 111. — Défaut de surbordination des troubles arythmiques ventriculaires
aux accidents auriculaires.

Chien de 16 kilos, intoxiqué par 6 milligrammes de digitaline cristallisée. Ataxie ventriculaire avec régularité à peu près parfaite des oreillettes. — *Vol. O. d.*, variations de volume de l'oreillette droite. — *Puls. V. d.*, pulsations du ventricule droit.

normal, les pulsations du ventricule droit sont dans un rapport déterminé avec les variations de volume des oreillettes; sous l'influence de l'injection de 1 milligramme de digitaline cristallisée, le fait que je signalais dans les tracés précédents semble encore se vérifier, les pulsations du ventricule droit augmentent très légèrement, on les voit dépasser manifestement les maxima et les minima de l'état normal, et, en même temps, on voit augmenter, dans une mesure sinon semblable, au moins parallèle, l'énergie des systoles et diastoles auriculaires droites et des systoles et diastoles auriculaires gauches (Fig. 113).

Dans une autre phase, après 2 milligrammes de digitaline, les pulsations du ventricule droit montrent une tendance au retour à la normale; à cette période, quoique la diminution des pulsations ventriculaires droites soit peu sensible, on voit cependant les systoles auriculaires, surtout à gauche, diminuer d'intensité dans une proportion beaucoup plus considérable que les pulsations ventriculaires. Dans une troisième phase, après injection de 4 milligrammes de digitaline, l'énergie ventriculaire droite augmente dans une notable proportion, tandis que l'énergie des systoles auriculaires diminue dans une proportion énorme. Après l'injection de 6 milligrammes de digitaline, on voit persister l'augmentation d'énergie des systoles ventriculaires, tandis qu'il se produit encore une diminution, avec apparition de l'arythmie, dans l'énergie des systoles auriculaires ; cette arythmie

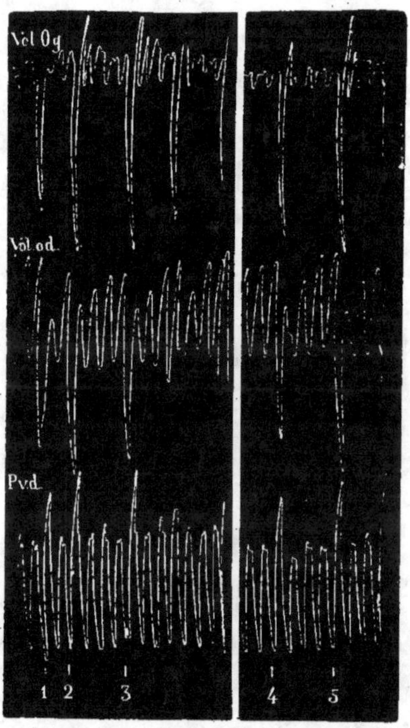

Fig. 112. — Apparence de subordination des fortes systoles ventriculaires
aux fortes systoles auriculaires.

Chien de 16 kilos, curarisé, intoxiqué par 3 milligrammes de digitaline cristallisée. Synchronisme et synergie. Apparence de subordination. — *Vol. Og.* et *Vol. od.*, variations de volume des oreillettes gauche et droite. — *P. v. d.*, pulsations ventriculaires droites. — 1, 2, 3, 4, 5, fortes systoles ventriculaires faisant suite à de fortes systoles auriculaires.

est inégale et frappe beaucoup plus l'oreillette gauche que l'oreillette droite (Fig. 113).

Voici une autre figure qui montre encore le défaut de subordination des troubles auriculaires aux troubles ventriculaires ; il s'agit ici d'un changement inverse du précédent. Quatre minutes après une intoxication brutale succédant à l'injection de 8 milligrammes de digitaline cristallisée, on voit les ventricules arythmiques donner de très énergiques systoles, tandis que l'on constate un affaiblissement croissant des oreillettes qui tendent à l'état diastolique et n'exécutent plus que des systoles incomplètes, incapables d'agir sur leur contenu. Cette action est encore plus marquée dans la dernière partie de l'expérience où l'oreillette est presque complètement en état diastolique, alors que le ventricule donne encore des systoles d'une énergie très considérable (Fig. 114).

Ici, nous avons des preuves du même ordre; la discordance est

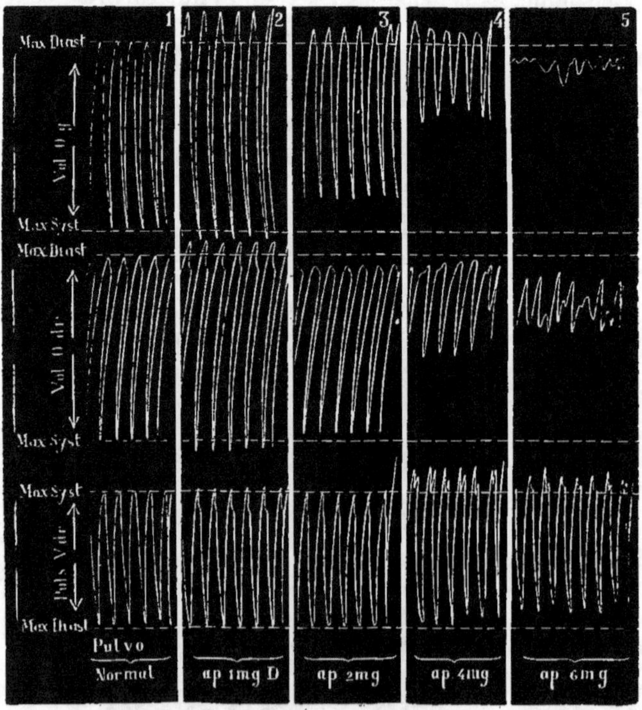

Fig. 113. — Défaut de parallélisme entre les variations de l'énergie auriculaire et de l'énergie ventriculaire.

Puls. v. dr., pulsations du ventricule droit. — *Vol. O. dr.* et *Vol. O. g.*, variations de volume des oreillettes droite et gauche. — On voit, dans la partie **2**, une augmentation parallèle de l'énergie des systoles et de la profondeur des diastoles, l'augmentation d'énergie des oreillettes dépassant toutefois celle des ventricules. Ce parallélisme disparaît dès l'injection du second milligramme de digitaline; dans la partie **3**, la diminution d'énergie systolique et diastolique des oreillettes est déjà très accusée et le défaut de subordination s'accentue de plus en plus avec les doses croissantes de 4 et 6 milligrammes de digitaline (parties **4** et **5**), après lesquelles on constate une augmentation d'énergie des systoles ventriculaires et une tendance à l'état diastolique des oreillettes.

même encore plus accentuée que dans les expériences précédentes. Chez ce chien, chez lequel la circulation laissait à désirer puisque nous voyons, à l'état normal, un état arythmique du ventricule, l'injection de 4 milligrammes de digitaline cristallisée provoque une phase de tachycardie sans arythmie notable par rapport à l'état primitif. Les oreillettes diminuent parallèlement d'énergie systolique, plus accentuée cependant pour l'oreillette droite, et les ventricules subissent, au contraire, un renforcement d'activité (Fig. 115).

A une phase plus avancée de la même expérience, après l'injection de 6 milligrammes de digitaline, on constate un phénomène encore

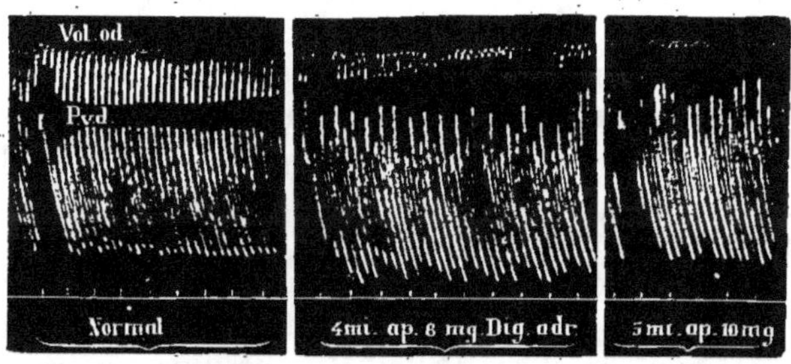

Fig. 114. — Rapport inverse entre les variations d'action auriculaire et ventriculaire sous l'influence des doses toxiques de digitaline.

P. v. d., pulsations du ventricule droit. — *Vol. o d.*, variations de volume de l'oreillette droite. — Chien de 15 kilos, curarisé. Injection de 8 milligrammes, puis 2 milligrammes de digitaline cristallisée. Arythmie ventriculaire avec conservation et même renforcement de la vigueur des systoles. Affaiblissement croissant de l'énergie systolique des oreillettes et tendance à l'état diastolique.

plus démonstratif (Fig. 116). Pendant la phase inscrite dans l'accolade A, les oreillettes sont en état diastolique presque complet, ne donnant plus que des systoles avortées, véritables palpitations insuf-

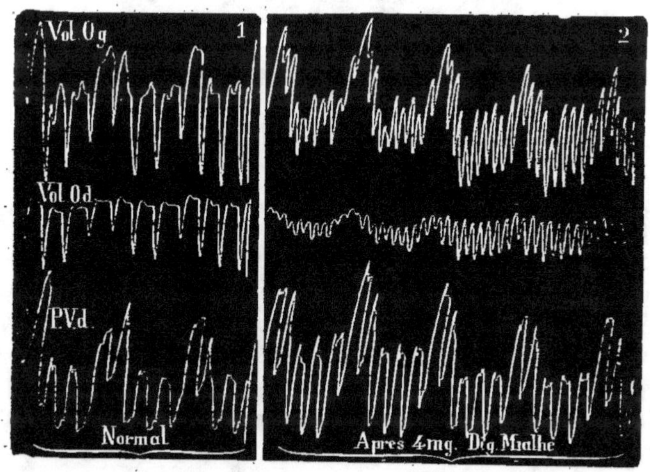

Fig. 115. — Rapport inverse entre les effets auriculaires et ventriculaires dans l'empoisonnement par la digitaline.

Chien de 15 kilos, intoxiqué par 4 milligrammes, puis 2 milligrammes de digitaline cristallisée. — *P. V. d.*, pulsations ventriculaires droites. — *Vol. O. d.* et *Vol. O. g.*, variations de volume des oreillettes droite et gauche. — **Partie 2**, phase tachycardique sans arythmie notable par rapport à l'état normal. Diminution parallèle, mais plus marquée à droite, d'énergie systolique auriculaire, tandis que les ventricules subissent un renforcement d'activité.

fisantes à les vider du sang qu'elles contiennent, et à ce moment les systoles ventriculaires sont très actives. Pendant la phase inscrite dans l'accolade **B**, les systoles ventriculaires, un peu ralenties, sont encore plus énergiques, tandis que les systoles auriculaires sont devenues complètement nulles. Comme toujours, la régularisation tendait à s'établir à la fin de l'expérience. A cette période, les ventricules ayant augmenté l'énergie de leurs systoles et acquis une régularisation qu'ils n'avaient pas au début, correspondent des variations très considérables dans l'énergie systolique de l'oreillette gauche.

Les données précédemment acquises vont maintenant nous permettre d'aborder l'étude des mécanismes à l'aide desquels il est possible d'expliquer ces variations déterminées par la digitaline sur les ventricules et sur les oreillettes. En définitive, ces résultats expé-

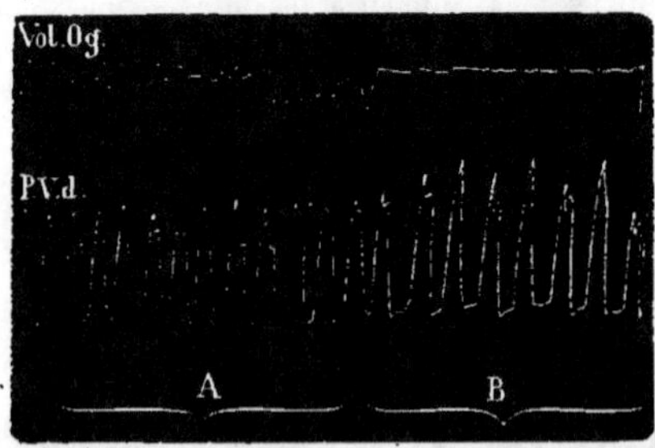

Fig. 116. — Rapport inverse entre les effets auriculaires et ventriculaires
dans l'empoisonnement par la digitaline. (Suite de l'expérience de la figure précédente.)

Partie A, systoles avortées et tendance à l'état diastolique des oreillettes alors que les systoles ventriculaires sont très actives. — **Partie B**, inertie auriculaire complète et systoles ventriculaires encore plus énergiques, seulement léger ralentissement élevant le niveau des minima diastoliques.

rimentaux arrivent à démontrer que l'action ralentissante de la digitale doit s'exercer dans le cœur lui-même et non pas dans les centres nerveux qui président à ses mouvements. En effet, nous n'avons pas trouvé, ni dans le fait des changements de pression artérielle, ni dans le fait de l'action particulière exercée sur les oreillettes, des renseignements suffisants pour interpréter les modifications que les ventricules subissent sous l'influence de la digitaline. C'est là ce qu'il faut comprendre lorsqu'on parle de l'indépendance des ventricules relativement à l'action des poisons sur le cœur, et on est ainsi conduit à localiser dans le tissu neuro-myocardique la raison des variations de fréquence, de rythme et d'énergie qu'on peut observer.

D'abord, l'action centrale, bulbaire, est éliminée par le fait de cette expérience qui consiste à opérer sur un cœur complètement séparé des centres par section des nerfs extra-cardiaques, ou, mieux encore, sur un cœur d'animal à sang froid, isolé complètement et soumis à la circulation artificielle. Et cependant, il est incontestable que, en ce qui concerne les poisons cardiaques, les nerfs du cœur peuvent être influencés dans le même sens à leurs deux extrémités, d'une part, à leur extrémité centrale, dans leurs noyaux d'origine bulbaire, d'autre part, à leur terminaison dans le myocarde. On sait, par exemple, que les hautes pressions artérielles excitent directement les origines des nerfs cardio-modérateurs, par suite de l'augmentation de pression intra-crânienne, ainsi que les nerfs dépresseurs du cœur dont l'excitation se produit par voie réflexe, en même temps qu'elles déterminent une stimulation des terminaisons de ces nerfs modérateurs dans le cœur lui-même, par excitations endocardiaques.

Le mécanisme périphérique suffit à expliquer les phénomènes lorsque le cœur a été complètement séparé des centres, comme on le fait, par exemple, lorsqu'il s'agit de circulation artificielle dans un cœur d'animal à sang froid; mais ce mécanisme est encore plus évident avec les poisons du cœur qui, comme nous le verrons, en définitive, agissent tous à la manière de la digitaline sur le tissu neuro-myocardique lui-même. Or, le mécanisme nerveux et le mécanisme myocardique de l'action de la digitaline empruntent certainement une très grande part de leur action aux phénomènes qu'on peut réaliser par l'excitation du vague, d'abord, et, d'autre part, des nerfs accélérateurs.

J'ai déjà attiré votre attention sur ce fait très remarquable de l'assimilation qu'on pouvait faire entre les résultats obtenus, au point de vue du ralentissement, sous l'influence de la digitaline, d'une part, et, d'autre part, les phénomènes du même genre qu'on peut voir survenir sous l'influence de l'excitation faible du vague. Il y a toutefois, dans ces phénomènes, une différence essentielle, sur laquelle j'ai insisté, c'est que, tandis que la digitaline, en même temps qu'elle ralentit le nombre des contractions cardiaques, augmente leur énergie, au contraire, l'excitation du vague ralentit bien le nombre des mouvements cardiaques, mais exerce une action anti-tonique des plus nettes, des plus accentuées. Or, cette action excitante exercée par la digitaline sur les appareils modérateurs intra-cardiaques est rendue vraisemblable par l'analogie des effets qu'on peut constater entre la digitaline, d'une part, et l'excitation directe des nerfs d'arrêt, d'autre part. Il y a bien apparence d'identité dans l'action ralentissante, mais le phénomène extrêmement important qui différencie les deux ordres de résultats, c'est celui de l'augmentation d'énergie sous l'influence de la digitaline, et au contraire d'une diminution très notable d'énergie sous l'influence de l'excitation des vagues.

Cette excitation des vagues peut être produite de deux façons différentes, et elle donne lieu à des résultats dissemblables. On peut exercer, ou bien une excitation assez intense et très brève, ou bien, au contraire, une excitation faible et prolongée. Dans ces conditions, on obtient des séries de phénomènes assez différents, mais à chacun

desquels on peut emprunter pour explubliquer l'action exercée par la
digitaline. Dans tous les cas, lorsqu'on examine à la fois la façon
dont l'énergie, la fréquence, et le rythme du cœur sont influencés
par l'excitation faible ou forte des vagues, et la façon dont les mêmes
phénomènes sont affectés sous l'influence de la digitaline, on voit
qu'il y a non seulement à tenir compte des différences relatives à
l'énergie, mais des différences relatives à la tension sanguine qu'on
peut observer dans ces deux conditions; et en effet, on constate que
la pression artérielle tombe moins bas, que sa chute est moins rapide,
pendant les arrêts déterminés par la digitaline.

XVIIIe LEÇON

QUESTIONS THÉORIQUES. — MÉCANISMES. — LOCALISA-
TION DANS LE TISSU NEURO-MYOCARDIQUE DE L'IN-
FLUENCE EXERCÉE PAR LA DIGITALINE. — MÉCANISME
NERVEUX DU RALENTISSEMENT. — ANALOGIES ET DIFFÉ-
RENCES AVEC L'EXCITATION DES NERFS VAGUES. —
EXCITATION SIMULTANÉE DES APPAREILS MODÉRATEURS
ET DES APPAREILS ACCÉLÉRATEURS. — MÉCANISME NER-
VEUX DE L'ACCÉLÉRATION. — EXCITATION DES APPA-
REILS ACCÉLÉRATEURS ET PARALYSIE DES APPAREILS
MODÉRATEURS.

Ainsi que nous l'avons vu, les changements de la pression artérielle, les troubles auriculaires, l'action nerveuse centrale, sont,
sinon incapables, du moins tout à fait insuffisants pour expliquer les
variations de fréquence, de rythme et d'énergie que le cœur manifeste
en présence de la digitaline ; nous sommes, par conséquent, obligés
d'admettre l'indépendance des ventricules et d'arriver à cette conclusion que les actions exercées par la digitaline sont fort complexes,
et qu'elles doivent se localiser, pour la plus grande part, sinon entièrement, dans le tissu neuro-myocardique. De là, nécessairement, deux
divisions, pour l'étude des mécanismes qui président à cette action :
d'un côté, l'étude des mécanismes nerveux, celle que nous allons faire
aujourd'hui ; d'un autre côté, l'étude du mécanisme relevant du myocarde lui-même. Nous verrons que ce dernier mécanisme possède la
part la plus importante, mais que, cependant, elle est bien loin de
permettre de négliger la part des mécanismes nerveux.

En ce qui concerne le ralentissement, par lequel nous allons commencer cette étude, nous avons un certain nombre de points à envisager, relativement aux explications que les données physiologiques
peuvent fournir. J'ai déjà attiré votre attention sur ce fait de la
ressemblance assez étroite qu'il y avait entre l'action ralentissante de
la digitaline et l'action semblable exercée par l'excitation d'un pneumogastrique ; nous allons donc nous occuper de la comparaison de

ces deux actions, puis nous serons amenés, chemin faisant, à
essayer de dissocier l'action du pneumogastrique de celle de la digitaline. Nous avons déjà vu qu'il y a une grande différence entre
ces deux actions. D'une part, le pneumogastrique produit bien le
ralentissement, mais en même temps une action atonique, affaiblis-
sante très nette, sur le myocarde, et, d'autre part, la digitaline, tout
en produisant une action ralentissante analogue, détermine, au contraire, une augmentation d'énergie très notable (Voir page 738).
Nous aurons donc à rechercher s'il est possible de dissocier ces deux
actions, aussi bien en ce qui concerne le pneumogastrique que la
digitaline.

Tout d'abord, il est facile de voir que les actions nerveuses d'origine centrale peuvent être absolument négligées, en ce qui concerne
l'action de la digitaline sur le myocarde. En effet, dans les expériences
relatives à l'action du sang digitaliné sur un cœur d'animal à sang
froid séparé des centres, ou bien même chez les mammifères, dans
les expériences que FRANÇOIS-FRANCK a appelées en circuit réduit, on
peut annuler complètement l'influence des centres bulbaires; cependant, il est évident que les nerfs du cœur peuvent être influencés dans
le même sens à leurs deux extrémités, d'une part dans les noyaux
d'origine bulbo-médullaire, et d'autre part dans leurs extrémités terminales. Une preuve de ce fait nous est fournie par des considérations
d'ordre physiologique : on sait, par exemple, que, sous l'influence des
hautes pressions, on obtient directement une excitation des origines
des nerfs cardio-modérateurs, en raison de l'excès de pression intra-
crânienne, et d'autre part, une excitation d'ordre réflexe par l'intermédiaire des nerfs dépresseurs du cœur; et on a également, dans les
mêmes conditions, une stimulation des terminaisons des modérateurs
dans le cœur lui-même, par suite des excitations endocardiaques.
Lorsqu'il s'agit de la circulation effectuée avec du sang digitaliné sur
un cœur séparé complètement, comme un cœur de tortue, ou bien
lorsqu'il s'agit de la circulation réduite suivant la méthode de FRAN-
ÇOIS-FRANCK, le mécanisme périphérique suffit évidemment à lui seul
pour permettre d'interpréter les phénomènes qui peuvent se passer :
ce dernier mécanisme est peut-être plus évident encore, comme je
l'ai fait remarquer, en ce qui concerne les poisons cardiaques dont la
digitaline est le type, parce que, en effet, ces poisons cardiaques agissent surtout sur le tissu neuro-myocardique : nous avons donc maintenant à nous occuper principalement du mécanisme nerveux par
lequel la digitaline peut influencer l'action du myocarde.

Ce fait, que l'action modératrice exercée par la digitaline sur les
appareils intra-cardiaques est analogue, dans une certaine mesure, à
ce qui se produit par l'excitation du pneumogastrique, nous conduit
tout naturellement à comparer ces phénomènes l'un à l'autre. Il y a,

en effet, une apparence d'identité dans l'action ralentissante exercée par la digitaline et par l'excitation des nerfs d'arrêt; mais cette excitation peut être provoquée de deux façons différentes : on peut produire ou une excitation rapide et brève du pneumogastrique, ou au contraire une excitation prolongée et forte. Dans ces conditions, comme nous le verrons tout à l'heure par les résultats de l'expérimentation, les phénomènes qu'on obtient sont fort différents.

Dans le premier cas, une excitation centrifuge d'un nerf vague, avec un courant plutôt faible, exercée pendant un temps assez long, pendant l'espace de six secondes par exemple, donne des systoles ventriculaires espacées, absolument comme le fait la digitaline, et fait tomber la pression dans les artères aorte et pulmonaire; en même temps, on observe la provocation de longues pauses diastoliques avec gonflement des ventricules dû à l'expansion des cavités cardiaques par le sang veineux qui s'accumule sous charge croissante. Si l'on compare ce ralentissement à celui que détermine la digitale, on observe des différences consistant dans ce que la pression artérielle tombe moins bas et que sa chute est moins rapide pendant les arrêts digitaliniques; et cela s'explique, du reste, facilement, en raison de ce fait que, pendant ces arrêts digitaliniques, la résistance artérielle est augmentée à la périphérie, par suite de la vaso-constriction qu'exerce la digitaline, alors que ce même phénomène ne se produit pas dans l'excitation faible et prolongée du vague. On voit aussi que, pendant les pauses diastoliques déterminées par la digitaline, les systoles auriculaires retentissent sur les courbes des ventricules, en donnant lieu à ce phénomène des chocs diastoliques que j'ai signalé à plusieurs reprises, tandis que les systoles auriculaires sont supprimées pendant les arrêts diastoliques produits par l'excitation du vague. Il est vrai que c'est là une différence qui n'a pas grande valeur, car, pour une excitation suffisante du vague, les oreillettes conservent souvent leur action, alors que les ventricules sont inhibés et donnent lieu à des chocs diastoliques correspondant au bruit de galop : on peut très bien, chez des malades auxquels on administre brutalement des doses trop considérables de digitaline ou de digitale, observer ce phénomène, et, pendant la période de ralentissement excessif, entendre de façon passagère ce bruit de galop qui est un indice de l'action trop intense du médicament.

Le ralentissement obtenu par la digitaline étant associé à l'augmentation d'énergie du cœur ne peut résulter exclusivement de l'influence modératrice isolée du vague, car celui-ci diminue la puissance contractile du cœur en même temps qu'il le ralentit; la différence essentielle qu'il y a entre l'excitation du vague et l'action exercée par la digitaline consiste en ce que l'énergie du myocarde est affectée en sens précisément inverse dans ces deux cas, tandis que la fréquence et le rythme sont modifiés dans le même sens.

L'excitation directe des nerfs d'arrêt, agissant sur le cœur à l'exclusion des vaisseaux périphériques, donne, associés mais dissociables, les deux effets ralentissant et atonique sur le myocarde, comme l'a montré François-Franck, dans ses études sur l'influence des nerfs cardiaques, au sujet de ce qu'il a appelé « *Action antitonique systolique des nerfs modérateurs* ». Je vous montrerai tout à l'heure des résultats expérimentaux relatifs à ce point. Ces effets se traduisent par l'affaiblissement systolique, — démontré par une moindre hauteur des courbes de la pression ventriculaire, — dû à la diminution de la résistance artérielle au-devant de l'ondée sanguine, la pression n'étant plus entretenue au même niveau dans l'aorte et l'artère pulmonaire, mais elle résulte aussi de l'action anti-tonique immédiate du vague sur le myocarde, action prouvée par l'expérience sur le cœur isolé de tortue laissé muni de ses nerfs d'arrêt et qu'on soumet à une résistance constante par suite d'un niveau toujours égal du tube d'écoulement artériel; dans ces conditions simplifiées, la puissance de la contraction systolique ne peut être diminuée que par l'action atonique exercée par les nerfs ralentissants.

De plus, il y a une différence encore très sensible, et importante au point de vue physiologique en même temps qu'au point de vue des applications thérapeutiques, dans l'action comparée du vague et de la digitale, en ce qui concerne la tonicité du myocarde en diastole : cette tonicité est renforcée par la digitale, et, au contraire, la flaccidité est accrue par l'excitation du vague, et accrue à tel point même qu'on peut déterminer par cette expérience des reflux auriculo-ventriculaires transitoires par suite de la dilatation passive des ventricules. C'est là un effet de l'atonie particulière exercée par l'excitation du vague, effet qui se produit au maximum dans le myocarde ventriculaire droit, et cela non pas à cause d'une action élective, comme on a voulu le dire, — et c'est cela précisément qui a donné naissance à cette hypothèse de l'action particulière de la digitaline sur le ventricule droit, — non pas davantage parce que la résistance élastique du ventricule droit est moindre que celle du ventricule gauche, en raison du nombre moindre de ses fibres musculaires, mais parce que la charge veineuse de ce ventricule est croissante pendant la durée de l'excitation et qu'elle est de plus en plus considérable. On en a une preuve expérimentale, fournie par François-Franck, qui réside dans ce fait de la production, à volonté, d'insuffisances mitrales, — en même temps que se produisent, spontanément, des insuffisances tricuspidiennes, — lorsqu'on excite le vague et qu'on fait croître la pression à l'intérieur du ventricule gauche comme elle croissait spontanément à l'intérieur du ventricule droit. On est donc fondé à dire que les effets cardio-atoniques ne se cantonnent pas dans le myocarde du ventricule droit, pas plus que ne s'y localise un quelconque des effets toxiques de la digitale. J'insiste pour montrer l'inanité de cette théorie de l'action élective exercée par la digitaline sur le ventricule droit.

D'autre part, l'action cardio-atonique et diastolique du pneumogastrique est démontrée par la dépression diastolique ventriculaire associée à la diminution de l'activité systolique et au ralentissement, comme nous allons en avoir la preuve par l'expérimentation. La dissociation dont je vous ai parlé tout à l'heure est, en somme, assez facile à réaliser, et la digitaline elle-même nous montre un type de cette réalisation. En effet, l'action suspensive graduelle de la digitale sur l'excitabilité des nerfs d'arrêt, finit, à un moment déterminé, par dégager l'action anti-tonique de l'action ralentissante qui disparaît la première; nous verrons dans un moment que, lorsque la digitaline est administrée de façon brutale et à dose suffisante, à l'excitation primitive des modérateurs succède bientôt leur paralysie, et l'action exercée sur les excitateurs se trouve ainsi mise en liberté.

Mais on peut réaliser cette dissociation, au point de vue expérimental, en se plaçant dans des conditions particulières d'expérimentation. Une excitation assez faible du vague, sans produire de ralentissement, peut, à la fois, atténuer la puissance systolique et augmenter l'extensibilité diastolique ventriculaire. D'autre part, on peut arriver à pousser l'atonie ventriculaire au point de réaliser des insuffisances tricuspidiennes, par la provocation d'une ondée rétrograde dans l'oreillette droite.

La meilleure preuve d'ailleurs que la digitale agit, relativement à ce point, en sens inverse de l'excitation du vague, c'est que cette digitale produit, chez l'homme, la disparition des dilatations cardio-atoniques et supprime assez souvent des insuffisances tricuspidiennes qui constituaient parfois une sauvegarde pour la circulation pulmonaire; c'est même là un des points qui rendent si délicat le bon emploi, la bonne administration de la digitaline, parce qu'on voit que, dans certaines circonstances, la disparition de ces phénomènes peut amener la mort plus ou moins rapide, tout en n'étant, en somme, qu'une des manifestations des propriétés thérapeutiques de la digitaline.

Quelques résultats expérimentaux vont corroborer et fixer les faits que je viens de résumer. Voici un tracé représentant les phénomènes qui se passent lors de l'excitation centrifuge faible du pneumogastrique. Une excitation faible du bout périphérique du vague gauche, isolé du sympathique à la base du cou chez un chien, est produite pendant une durée de six secondes, en plaçant la bobine Gaiffe au zéro du chariot (minimum d'excitabilité). Au moment où se produit l'excitation, il se manifeste une chute de pression, à la fois, dans la carotide et dans l'artère pulmonaire; les deux oreillettes subissent un effet modérateur plus marqué que les ventricules; la première pulsation ventriculaire ralentie correspond à une systole auriculaire avortée à gauche et remplacée à droite par un léger reflux tricuspi-

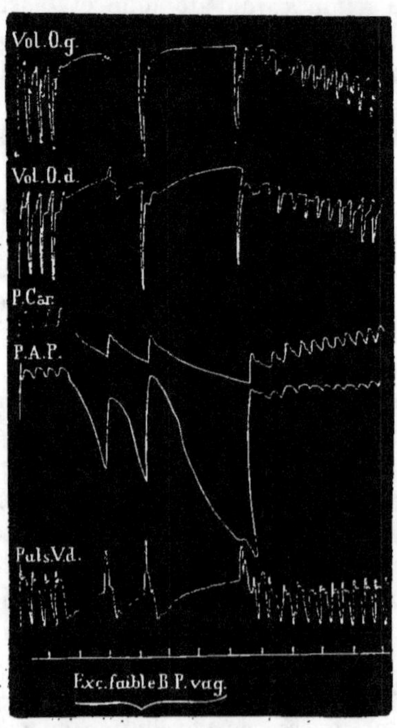

Fig. 117. — Type des effets ralentissants produits sur le cœur
par l'excitation centrifuge faible du nerf vague.

Chien; faible excitation, pendant six secondes, du bout périphérique du vague gauche isolé du sympathique à la base du cou. — *Puls. V. d.*, pulsations du ventricule droit. — *P. A. P.* et *P. Car.*, pressions dans l'artère pulmonaire et dans la carotide. — *Vol. O. d.* et *Vol. O. g.*, variations de volume des oreillettes droite et gauche. — Ralentissement des ventricules. — Chute de pression dans la carotide et dans l'artère pulmonaire. — Effet modérateur plus marqué sur les oreillettes. — La première pulsation ventriculaire ralentie correspond à une systole auriculaire avortée à gauche et remplacée à droite par un léger reflux tricuspidien.

dien. Pendant les pauses diastoliques, on observe un gonflement passif des ventricules dû à l'expansion des cavités cardiaques par le sang veineux qui s'accumule sous charge croissante (Fig. 117).

Voici une figure qui doit être comparée avec la figure précédente; elle représente le ralentissement déterminé par la digitaline dans des conditions expérimentales différentes. Dans la première partie, **A**, on constate une analogie entre les résultats fournis par la digitaline et ceux déterminés par une forte excitation brève du vague. On obtient, dans ces conditions, un ralentissement passager, comparable à celui que nous venons de voir dans les résultats de l'expérience précédente. Les courbes ventriculaires montrent, pendant les pauses diastoliques, des chocs diastoliques d'origine auriculaire, qui ne se produisent pas lors de l'excitation du vague, et une distension surtout marquée du ventricule droit. La chute de pression est moindre et moins rapide que par l'excitation du vague. Dans la seconde partie, **B**, qui représente l'action exercée par une quantité un peu moins considérable de digitaline, le ralentissement est plus régulier, et on observe, dans les pulsations ventriculaires et dans les changements de volume des oreillettes, des variations comparables avec celles obtenues par l'excitation faible et prolongée du pneumogastrique (Fig. 118).

Voici un résultat expérimental démontrant à la fois l'effet ralentissant et l'effet anti-tonique déterminé par des excitations directes du vague. Le ventricule, ralenti sous l'influence de l'excitation faible du bout périphérique du vague gauche, donne des systoles plus faibles, comme le prouve la moindre hauteur des maxima de la pression à leur intérieur, et en même temps, les expansions diastoliques tendent à se rapprocher d'une ligne dont elles étaient éloignées avant l'excitation. Sous cette influence, la pression s'abaisse de 50 millim. de mercure dans la carotide et de 150 millim. d'oxalate de soude dans l'artère pulmonaire, ce qui équivaut à 11 millim. de mercure. Le pouls aortique se ralentit, comme le pouls de l'artère pulmonaire. J'appelle votre attention sur certains points : cette figure représente en effet un type très remarquable de synchronisme absolu des deux ventricules, et il est, en même temps, une preuve des causes d'erreur qui peuvent résulter de l'emploi des manomètres à liquide.

Lorsqu'il s'agit de compter le nombre des pulsations, il y a, en effet, dans certaines parties de cette figure, au moment où se produisent les phénomènes déterminés par l'excitation du vague, une évidente disproportion entre le nombre des pulsations révélées par la courbe manométrique et celles relevées par l'enregistrement direct des pressions ventriculaires droite et gauche; mais on peut faire la rectification de ces erreurs par l'inscription simultanée des variations des pressions ventriculaires droite et gauche, artérielle pulmonaire et aortique avec des appareils à air, sans inertie et à indications rapides, c'est ce que montre la concordance absolue qu'on peut observer, d'une part, entre les indications fournies par l'inscription simultanée des pressions ventriculaires gauche et droite avec des sondes à ampoules élastiques et, d'autre part, des pulsations de l'artère carotide ainsi que de l'artère pulmonaire à l'aide de sphygmoscopes (Fig. 119).

A l'appui des considérations précédentes, je remets ici sous vos yeux les résultats d'expériences dont j'ai déjà parlé à propos de l'innervation du cœur. (Voir page 738.) Elles sont particulièrement démonstratives de l'action atonique exercée par le nerf vague, et c'est pourquoi je les avais choisies comme exemple.

Il nous reste, maintenant, à rechercher et à démontrer une action

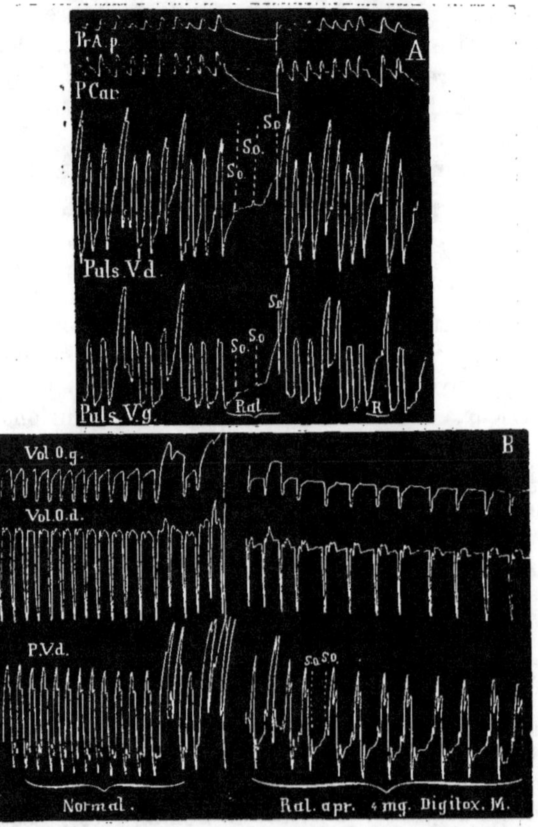

Fig. 118. — Effets ralentissants de la digitaline sur le cœur, par comparaison avec ceux du nerf vague.

Partie A. — Chien de 18 kilos, intoxiqué avec 8 milligrammes de digitaline cristallisée. — *Puls. V. d.* et *Puls. V. g.*, pulsations ventriculaires droite et gauche. — *P. Car.* et *Pr. A. p.*, pressions dans la carotide et l'artère pulmonaire. — *Ral.*; grande pause diastolique, analogue à l'effet d'une forte excitation brève du vague, survenant simultanément dans les deux ventricules et faisant tomber parallèlement la pression dans l'aorte et dans l'artère pulmonaire. — *S. o.*, chocs diastoliques, synchrones, constituant des retentissements de systoles auriculaires. — *Il.*, ralentissement moins important que le précédent.

Partie B. — Chien de 19 kilos, intoxiqué par 4 milligrammes de *Digitoxine de Merck.* — *P. V. d.*, pulsations ventriculaires droites. — *Vol. O. d.* et *Vol. O. g.*, variations de volume des oreillettes droite et gauche. — Ralentissement soutenu, régulier, analogue à celui produit par une excitation faible et prolongée du vague. Le premier soulèvement *S. o.* indiqué sur la courbe diastolique du ventricule ralenti correspond au flot post-systolique et non à une systole auriculaire comme le second soulèvement présystolique *S. o.*

nerveuse double se produisant, à la fois, par l'excitation des appareils modérateurs et par celle des appareils accélérateurs. Le ralentissement du cœur, la vaso-constriction, l'élévation de la pression artérielle, imposent évidemment au ventricule un effort systolique plus considérable; mais, en dehors de toute influence extra-cardiaque, le cœur ralenti manifeste une énergie plus considérable, ce qui est démontré par les expériences de circulation artificielle sur

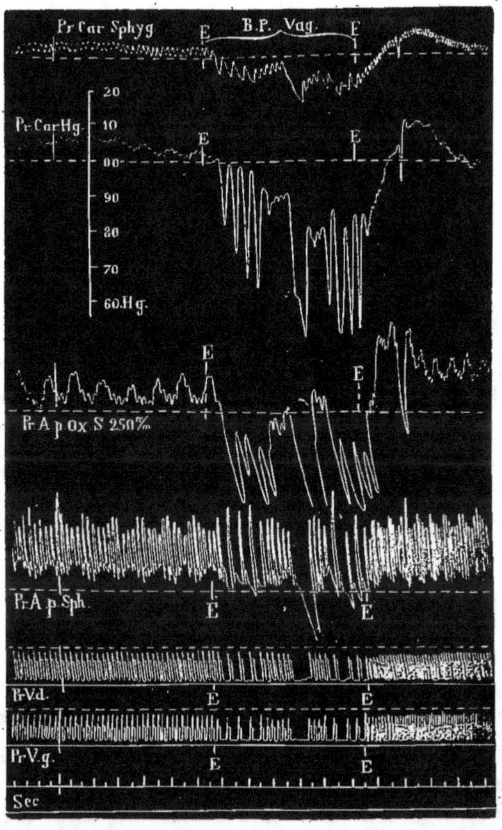

Fig. 119. — Association de l'effet ralentissant et de l'effet anti-tonique du nerf vague avec les excitations directes. Comparaison de ces effets sur les deux cœurs et les deux circulations.

Pr. V. g. et *Pr. V. d.*, pressions ventriculaires gauche et droite évaluées à l'aide de sondes manométriques à ampoules élastiques. — *Pr. A. p. Sph.* et *Pr. Car. Sphyg.*, pulsations et pressions dans l'artère pulmonaire et dans la carotide évaluées à l'aide de sphygmoscopes. — *Pr. Ap. Ox. S.*, pression mesurée dans l'artère pulmonaire avec le manomètre à oxalate de soude. — *Pr. Car. Hg.*, pression mesurée dans l'artère carotide avec le manomètre à mercure. — Excitation faible du bout périphérique du vague gauche, *E. B. P. vag. E.* —Ralentissement. Action anti-tonique démontrée par la diminution de pression systolique et l'augmentation de la dépression diastolique. Abaissement de pression de 100 à 50 millimètres de mercure pour l'artère carotide, de 250 à 100 millimètres d'oxalate de soude, soit 18,8 à 11,2 millimètres de mercure, pour l'artère pulmonaire. Affaiblissement systolique dû à la diminution de résistance artérielle au-devant du cœur, la pression n'étant plus entretenue au même niveau dans les artères aorte et pulmonaire.

le cœur isolé de tortue, ou bien par les expériences de circulation réduite chez les mammifères. Il en résulte qu'on est conduit à penser qu'il doit se produire une sollicitation simultanée des appareils modérateurs et des appareils toni-cardiaques, c'est-à-dire des appareils accélérateurs. Il est facile, expérimentalement, d'arriver à démontrer ce fait des sollicitations isolées sur chacun de ces appareils, et l'emploi de l'atropine, par exemple, qui paralyse absolument les appareils modérateurs, permet de dégager cette action modératrice, exercée au début de son action par le sang digitaliné agissant sur les terminaisons nerveuses intracardiaques, et de laisser subsister seule l'action excitante déterminée par cette substance médicamenteuse sur les appareils toni-cardiaques, les appareils accélérateurs.

La digitaline elle-même, dans certaines conditions de son emploi, détermine un effet paralysant modérateur semblable à celui exercé par l'atropine, mais cet effet ne se produit qu'à une période suffisamment avancée de son action toxique; c'est donc une action qu'il faut se garder de solliciter, de mettre en jeu, dans l'emploi thérapeutique des préparations de digitale. En effet, sous l'influence des faibles doses de digitaline, on constate, simultanément, une excitation des puissances ralentissantes et des puissances toni-ventriculaires; sous l'influence des fortes doses, au contraire, on observe la suppression de l'élément ralentissant, l'effet tonique se trouve dégagé et apparaît seul, renforcé même par la disparition de son antagoniste.

Il est possible de réaliser expérimentalement des conditions du même ordre, et d'obtenir des effets ralentissants et toni-cardiaques, absolument identiques à ceux que détermine la digitaline employée à faibles doses, en excitant simultanément les nerfs modérateurs et un ou plusieurs nerfs accélérateurs. On peut également arriver à réaliser un état identique en déterminant le ralentissement du cœur au moyen de certaines excitations centrales et réflexes, qui élèvent en même temps la pression, par suite de la provocation d'un spasme vasculaire plus ou moins important. Le cœur se trouve de la sorte ralenti par l'action propre de la digitale, non pas parce qu'il subordonne sa fréquence à la résistance à surmonter, mais au contraire, quoique ralenti, il déploie un effort systolique plus grand à cause de la pression plus élevée qu'il doit vaincre, mais surtout à cause de l'action renforçante exercée directement dans l'intimité de son tissu.

Des effets analogues peuvent, d'ailleurs, être obtenus par des excitations sensitives suffisamment intenses, sollicitant à la fois l'intervention réflexe des nerfs cardio-modérateurs et des nerfs vaso-constricteurs; c'est ce qu'on peut réaliser, par exemple, lorsqu'on détermine une association du ralentissement du cœur avec un spasme vasculaire suffisamment intense pour élever notablement la pression aortique. Cela peut se réaliser par différents artifices : excitation centripète d'un nerf vague d'un seul côté; irritations endocardiaques suffisamment intenses, déterminées, par exemple, par le grattage de l'endocarde; enfin des excitations nerveuses centrales et périphériques combinées, comme celles que réalise l'asphyxie aiguë; toutes conditions capables de provoquer des phénomènes du même genre et de déterminer à la fois l'excitation des appareils modérateurs et celle des appareils accélérateurs.

L'influence toni-cardiaque est masquée, au début de l'action de la digitaline, par une influence ralentissante réflexe ou centrale des appareils modérateurs, et elle peut être mise en évidence par certaines dissociations. C'est ainsi que l'influence modératrice peut être supprimée par la double vagotomie ou bien par l'emploi de l'atropine. Mais ces faits ne prouvent pas, suffisamment tout au moins, que l'action toni-cardiaque résulte uniquement, exclusivement, d'une excitation endo-cardiaque des toni-accélérateurs; il est évident qu'il faut faire intervenir ici le rôle du myocarde, et, en définitive, arriver à cette conclusion que même à la période de ralentissement initial, ce qu'on pourrait appeler la période thérapeutique de l'action de la digitaline, celle-ci est un agent de renforcement de l'énergie cardiaque : d'abord par son influence sur les appareils nerveux, en second lieu par son influence sur le myocarde. Cette action sur le myocarde, nous aurons à l'examiner d'une façon particulière.

Les résultats expérimentaux ci-après prouvent l'exactitude des considérations précédentes. Voici le graphique d'une expérience relative à l'excitation simultanée des appareils modérateurs et accélérateurs.

On pratique une excitation simultanée du bout périphérique d'un des vagues et d'un filet accélérateur du sympathique gauche; et l'on voit immédiatement un ralentissement très notable dans les deux ventricules, avec synchronisme aussi parfait que possible, qui est associé à une augmentation d'énergie assez considérable, puisque, pendant cette période, on voit non seulement les maxima systoliques atteindre une importance qu'ils n'avaient pas avant l'excitation, mais encore on constate une élévation accentuée de pression malgré le ralentissement des deux ventricules. Ce qu'il y a d'intéressant à noter dans cette expérience, c'est que le ralentissement et les variations systoliques de pression se produisent au même degré dans le circuit aortique et le circuit de l'artère pulmonaire. La pression abaissée d'abord, sous l'influence initiale du ralentissement, arrive bientôt à remonter et à atteindre une valeur considérable que vous voyez par ces courbes, puisque, au début, la pression carotidienne, qui était à 138, évaluée en millimètres de mercure, est tombée à 95, sous l'influence du ralentissement initial, mais elle est bientôt remontée au chiffre de 152 qu'elle a conservé pendant un temps assez considérable. Elle a donc gagné, en définitive, 14 millimètres par rapport à la pression du début, avant l'excitation. La pression dans l'artère pulmonaire, évaluée au manomètre à oxalate de soude, était de

225 millimètres au début ; comme la pression carotidienne, elle a subi d'abord une légère chute, elle est tombée à 175 millimètres, mais s'est bientôt relevée à 240, gagnant ainsi 15 millimètres par rapport à la pression primitive. Il est évident que, dans cette expérience, et pour obtenir des résultats analogues à celui-ci, il est nécessaire d'employer une valeur d'excitation appropriée à la réactivité de chaque appareil nerveux, d'une part des extrémités périphériques du vague, d'autre part, des nerfs accélérateurs, en raison de la différence d'excitabilité de chaque appareil, et l'excitation sur les filets accélérateurs doit être notablement plus considérable que l'excitation déterminée sur les extrémités périphériques du vague (Fig. 120).

Voici un exemple de la combinaison du ralentissement et du spasme vasculaire, sous l'influence de l'excitation centripète forte du nerf vague gauche. Cette excitation centripète détermine une association de réflexes vaso-constricteur et cardio-modérateur, avec augmentation d'énergie du cœur luttant contre un excès de résistance artérielle. Ici, le ralentissement ventriculaire réflexe s'associe à un renforcement d'action tel qu'il soutient une pression artérielle s'élevant de 60 millimètres de mercure, la pression aortique passant de 140, au moment où l'excitation a été pratiquée, à 200 millimètres. On voit ici les résultats obtenus par l'association des réflexes vaso-constricteur et cardio-modérateur, avec augmentation d'énergie du cœur, surtout très nette en examinant les variations des maxima systoliques dans la courbe du ventricule droit. Le ventricule ayant à lutter contre une pression beaucoup plus considérable, déploie un effort systolique plus considérable lui-même, et exécute un travail total plus grand, tout ralenti qu'il soit, comme le montre la variation des pressions dans ce ventricule droit. En définitive, l'ensemble du phénomène consiste dans un ralentissement associé à un renforcement de l'action ventriculaire, ce qui était bien le fait à démontrer (Fig. 121).

Voici encore un exemple du ralentissement et de l'augmentation de l'énergie ventriculaire, par l'association du ralentissement avec le spasme vasculaire. Ici, on détermine une excitation de l'intérieur de l'endocarde au moyen de chocs répétés. Dans ces conditions, les irritations endo-cardiaques et sigmoïdiennes déterminent des résultats de même ordre que l'excitation centripète énergique du vague. On voit les chocs répétés d'un valvulotome déterminer une irritation endo-aortique et sigmoïdienne qui se traduit par un ralentissement accompagné d'arythmie ventriculaire très nette, avec élévation des maxima systoliques, dépression plus accentuée des minima diastoliques, nombreuses systoles avortées ; mais, en même temps que ce ralentissement, on note une augmentation très considérable de la pression carotidienne et notable de la pression dans l'artère pulmo-

naire, augmentation de pression qui se traduit aussi bien au manomètre à mercure que dans les deux sphygmoscopes. Les deux ven-

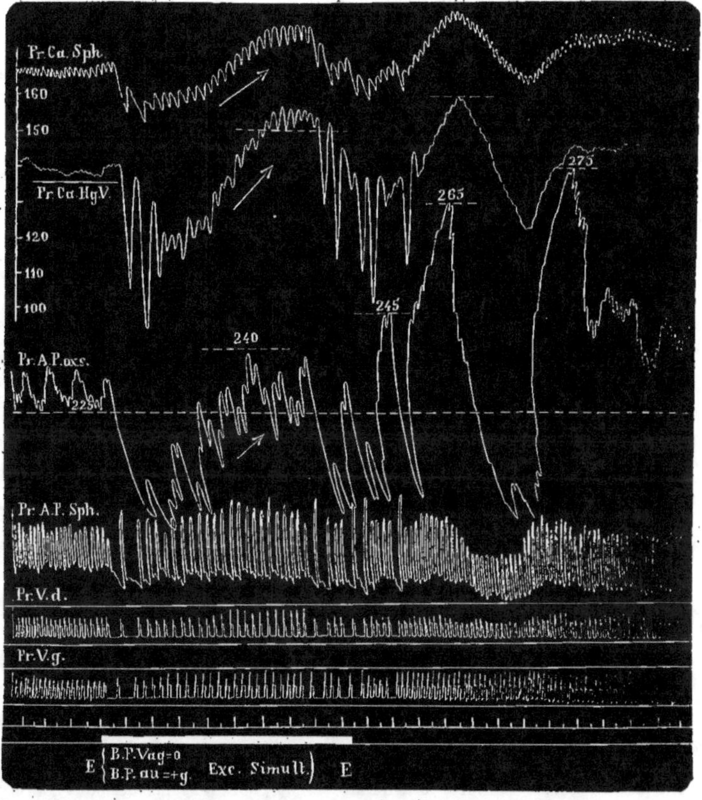

Fig. 120. — Effets simultanément ralentissants et renforçants produits sur les ventricules par l'excitation simultanée du bout périphérique d'un nerf vague et d'un
nerf accélérateur. Assimilation avec le ralentissement digitalinique.

Pr. V. g. et *Pr. V. d.*, pressions ventriculaires gauche et droite évaluées à l'aide de sondes manométriques à ampoules élastiques. — *Pr. A. P. Sph.* et *Pr. Ca. Sph.*, pulsations et pressions
dans l'artère pulmonaire et dans la carotide évaluées à l'aide de sphygmoscopes. — *Pr. A. P.
ox. s.*, pression mesurée dans l'artère pulmonaire avec le manomètre à oxalate de soude. — *Pr.
Ca. Hg. V.*, pression mesurée dans l'artère carotide avec le manomètre à mercure. — *E. E.* Excitation simultanée du bout périphérique d'un nerf vague avec le courant donné par la bobine
Gaiffe à la division 0, et d'un filet cardiaque toni-accélérateur avec le courant donné par la
bobine Gaiffe à la division 10. Ralentissement des deux ventricules et augmentation de leur
énergie systolique (élévation des maxima de la pression à leur intérieur). Ralentissement parallèle du pouls dans l'aorte et dans l'artère pulmonaire. D'abord abaissement, puis relèvement de
la pression malgré le ralentissement de chaque ventricule, ce qui implique une augmentation
notable d'énergie due à l'intervention des nerfs cardio-toniques. Variations de la pression;
aorte : 138, 95, 152 en millimètres de mercure; artère pulmonaire : 225, 175, 240 en millimètres
d'oxalate de soude, ce qui correspond à : 16,9,-13,1 et 18 millimètres de mercure.

tricules participent à l'augmentation d'énergie sollicitée par voie
réflexe et la pression s'élève, dans l'artère pulmonaire, un peu plus
tardivement que dans l'aorte et seulement de quelques millimètres

de mercure. L'élévation de la pression artérielle s'observe, comme dans l'expérience précédente, malgré la diminution de fréquence et malgré les systoles avortées; ce qui est une conséquence de l'augmentation d'action du cœur associée à la vaso-constriction périphérique. Cette exagération de l'activité ventriculaire droite est à rapprocher de celle que j'ai déjà signalée sous l'influence de la digitaline, qui élève aussi très peu la pression dans l'artère pulmonaire (Fig. 122).

Voici maintenant les résultats d'une expérience dans laquelle les phénomènes réflexes ont été provoqués au moyen de l'asphyxie

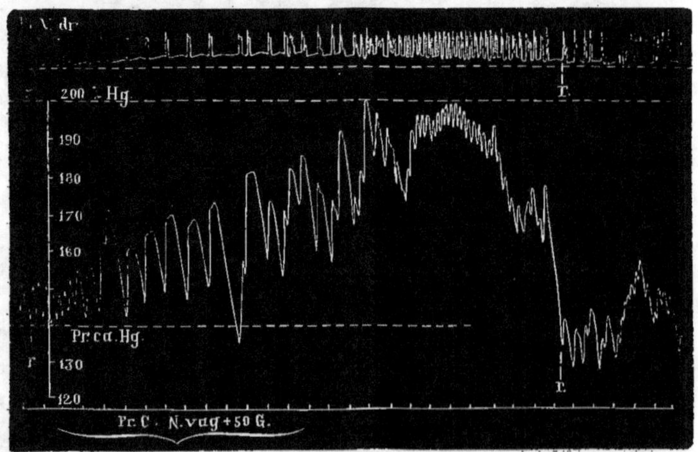

Fig. 121. — Effets simultanément ralentissants et renforçants produits sur le cœur par voie réflexe. (Excitation du bout central d'un nerf vague).

Pr. Ca. Hg., pression mesurée dans l'artère carotide à l'aide d'un manomètre à mercure. — *Pr. V. dr.*, pression ventriculaire droite évaluée à l'aide d'une sonde manométrique. — *Pr. C. N. vag.*, excitation centripète forte du nerf vague gauche, bobine de Gaiffe à la division 50, le vague droit restant intact. — Ralentissement. Élévation de pression aortique de 140 à 200 millimètres de mercure.

aiguë, obtenue en suspendant tout simplement la respiration artificielle pendant un temps suffisant chez l'animal sur lequel se pratiquait cette expérience. A partir de la trentième seconde suivant le moment où la respiration artificielle a été supprimée, on observe un surcroît de ralentissement très net, en même temps qu'une distension diastolique nettement marquée dans les courbes des pulsations et des pressions ventriculaires droite et gauche. Malgré ce ralentissement et malgré la production de systoles avortées, synchrones dans les deux ventricules, la pression s'élève notablement dans l'aorte et dans l'artère pulmonaire; il y a parallélisme, mais non identité, comme nous avons eu déjà l'occasion de l'observer à propos de la digitaline, et cela exactement pour les mêmes raisons, quoique, dans le cas actuel, on puisse faire intervenir une *vaso-constriction pulmonaire* qui reste des plus problématiques en ce qui concerne la digitale. L'augmentation de pression dans l'artère pulmonaire est assez considérable, puisqu'elle atteint dans cette expérience 50 millimètres d'oxalate de soude, ce qui correspond à près de 4 millimètres de mer-

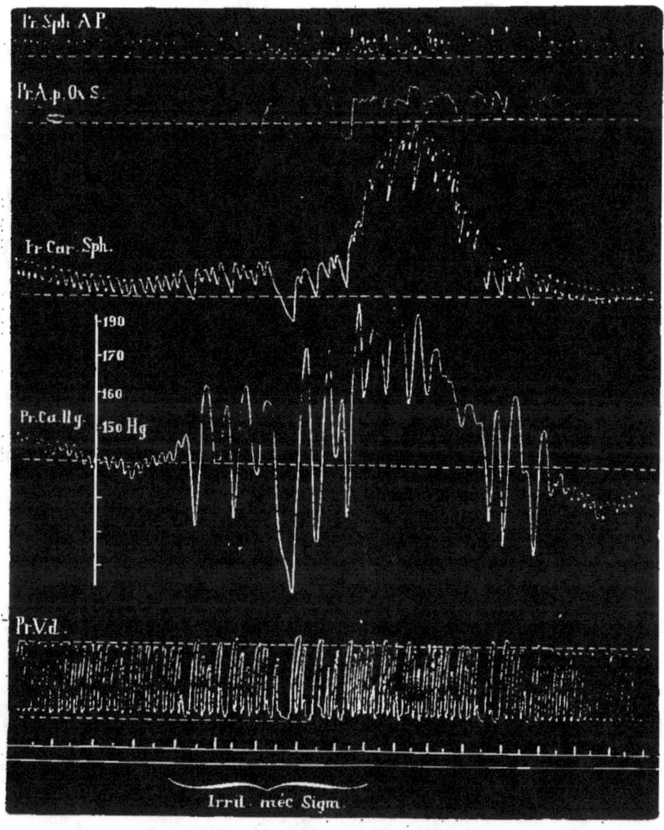

Fig. 122. — Effets simultanément renforçants et ralentissants produits sur le cœur par voie réflexe. (Forte irritation des valvules sigmoïdes).

Pr. V. d., pression ventriculaire droite évaluée à l'aide d'une sonde manométrique. — *Pr. Ca. Hg.*, pression carotidienne mesurée à l'aide du manomètre à mercure. — *Pr. A. p.*, *Ox. S.*, pression dans l'artère pulmonaire mesurée à l'aide du manomètre à oxalate de soude. — *Pr. Car. Sph.* et *Pr. Sph. A. P.*, pressions dans la carotide et dans l'artère pulmonaire évaluées à l'aide de sphygmoscopes. — *Irrit. méc. Sigm.*, irritation endo-aortique et sigmoïdienne directement provoquée par les chocs d'un valvulotome. — Ralentissement arythmique ventriculaire. Élévation des maxima systoliques. Dépression plus accentuée des minima diastoliques. Nombreuses systoles avortées. Élévation de la pression carotidienne de 140 à 195 millimètres de mercure. L'élévation de pression dans l'artère pulmonaire est un peu plus tardive et seulement de quelques millimètres de mercure. (Comparer avec fig. 89 et 120.)

cure. L'effort systolique ventriculaire est très distinctement marqué par l'amplitude plus grande. D'autre part, le gonflement veineux général va croissant, comme vous le voyez très nettement par cette courbe sphygmographique de la carotide. Avec les progrès de l'asphyxie, l'influence cardio-modératrice centrale du sang noir accumulé dans les artères, ajoutée au spasme vasculaire intense déterminé par la circulation d'un sang chargé d'acide carbonique, réalise précisément ces réflexes qui peuvent, comme nous venons de le voir, s'obtenir également par d'autres procédés (Fig. 123).

Ceci nous montrant quels sont les mécanismes qui président au

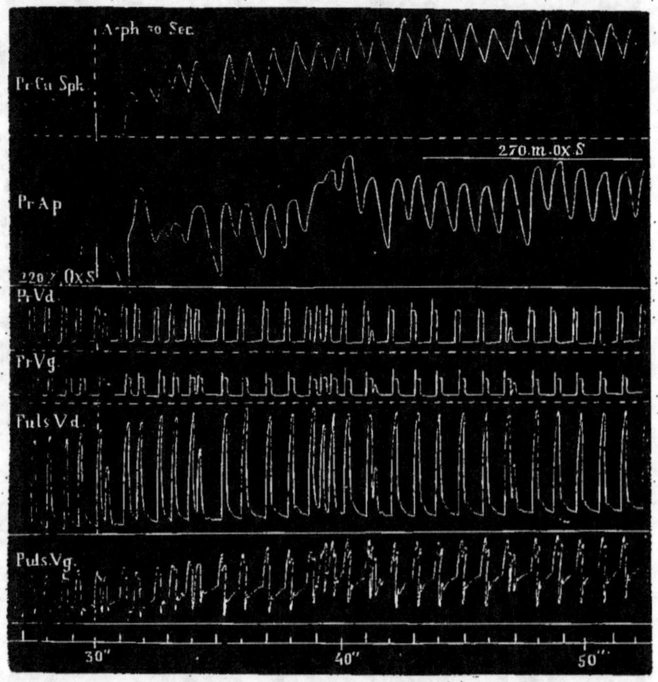

Fig. 123. — Effets simultanément ralentissants et renforçants produits sur le cœur par l'excitation asphyxique centrale.

Puls. V. g. et *Puls. V. d.*, pulsations ventriculaires gauche et droite. — *Pr. V. g.* et *Pr. V. d.*, pressions ventriculaires gauche et droite évaluées au moyen de sondes manométriques. — *Pr. A. P. Ox. S.*, pression dans l'artère pulmonaire mesurée à l'aide du manomètre à oxalate de soude. — *Pr. Ca. Sph.*, pression dans la carotide évaluée à l'aide d'un sphygmoscope. — A partir de la trentième seconde suivant la suspension de la respiration artificielle chez un chien curarisé, il se produit un surcroît de ralentissement avec distension diastolique et systoles avortées. Synchronisme. On constate un remarquable parallélisme de l'effort systolique ventriculaire et une augmentation parallèle de pression dans l'aorte et l'artère pulmonaire. Le gonflement veineux général va croissant à mesure que se prolonge l'action du sang noir.

ralentissement digitalinique, il nous reste à rechercher maintenant quels sont les mécanismes qui peuvent présider à l'accélération. Cette observation que l'accélération digitalinique du cœur rappelle exactement, aussi bien au point de vue de la tachycardie qu'à celui de l'augmentation de l'énergie ventriculaire, les effets de la double vagotomie, conduit, tout naturellement, à rechercher ce qu'il peut y avoir de comparable dans ces deux cas. En effet, à une certaine période de l'intoxication, l'accélération digitalinique est tout à fait comparable à ce qu'on a appelé l'accélération paralytique, résultant soit de la double vagotomie, soit, mais à un degré moindre, de l'influence exercée par l'atropine sur l'appareil modérateur du cœur.

Vous allez voir, par les résultats expérimentaux suivants, que l'excitation des appareils accélérateurs détermine une suraccélération, avec augmentation de la pression, ainsi qu'une augmentation de puissance systolique ventriculaire tout à fait comparable à celle déterminée par la digitaline dans certaines circonstances; mais il y a quelques faits d'ordre physiologique qu'il ne faut pas perdre de vue dans ces expériences : la vagotomie ne supprime pas seulement l'influence continue des centres sur la fréquence, mais elle supprime aussi l'influence continue *atonique* exercée par ces mêmes appareils modérateurs sur le myocarde. A une certaine dose, comme nous le verrons, la digitaline égale la vagotomie qui serait opérée dans l'intimité du tissu cardiaque, et elle laisse le cœur livré sans contrepoids à ses influences stimulantes; en d'autres termes, à un moment donné, son influence toxique exerce une action vago-paralysante d'origine périphérique comme le prouvent les tracés suivants.

Voici une comparaison des effets obtenus, d'une part, à la suite de la double vagotomie et, d'autre part, au moyen de la digitaline. Il est difficile, comme vous pouvez le voir en regardant simplement ces courbes, d'obtenir un parallélisme plus net et complet que celui représenté dans cette figure (Fig. 124). Dans la première partie, après avoir pratiqué la section d'un des nerfs vagues depuis quelques minutes, on effectue brusquement la section du deuxième nerf vague à l'endroit marqué par cette ligne pointillée. Sous cette influence, vous voyez une accélération immédiate se produire et atteindre bientôt une importance considérable, puisque le nombre des contractions cardiaques qui était de 90 au moment où a été pratiquée la section du deuxième vague est arrivée à 240 quelque temps après; en même temps, l'élévation de pression a suivi une marche parallèle, elle était de 195 millimètres de mercure au moment de la section du deuxième nerf vague et elle s'est élevée à 290 au moment de l'accélération maximum.

La deuxième partie représente les résultats obtenus par l'introduction brutale d'une dose assez considérable de *digitoxine de Merck*, qui se caractérise par des phénomènes particuliers, consistant surtout dans la suppression des phases de ralentissement initial. Trois minutes après l'administration de 5 milligrammes de digitoxine à un chien par la voie veineuse, l'accélération est montée de 75, chiffre que présentaient auparavant les contractions cardiaques, à 135; la pression elle-même s'est élevée de 150 à 175 millimètres de mercure. A ce moment, une nouvelle injection de 0 milligr. 5 seulement de digitoxine a permis de réaliser pour ainsi dire les mêmes effets que précédemment la section du second nerf vague, et les phénomènes qui ont accompagné cette seconde injection se sont traduits par une recrudescence d'accélération qui a porté de 135, chiffre de l'accélération première, à 255 le nombre des contractions cardiaques; et, d'autre part, la pression qui s'était déjà élevée à 175 à la période correspondant à cette première augmentation du nombre des pulsations, s'est élevée jusqu'à 215 millimètres de mercure. Il y a, par

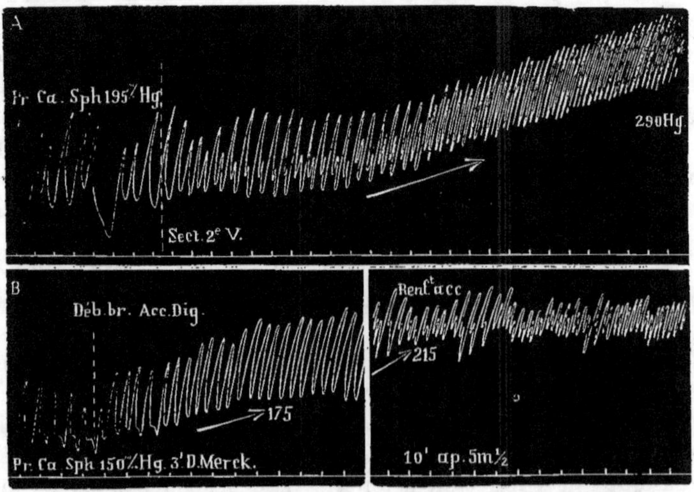

Fig. 124. — Comparaison des effets accélérateurs de la double vagotomie et des effets tachycardiques de la digitaline à dose toxique.

A. Vagotomie. — *Pr. Ca. Sph.*, pulsations et pressions carotidiennes évaluées à l'aide du sphygmoscope. La pression est, d'autre part, mesurée directement avec un manomètre à mercure. — *Sect. 2e V.*, section brusque du second nerf pneumogastrique, produisant, dans l'espace de trente secondes, une accélération des pulsations de 90 à 140 et une élévation de la pression de 195 à 290 millimètres de mercure.

B. Digitaline. — Trois minutes après l'injection veineuse de 5 milligrammes de *Digitoxine de Merck* à un chien de 21 kilos, on constate une tachycardie comparable à celle provoquée par la section d'un seul nerf vague, les pulsations s'accélèrent de 75 à 135 et la pression carotidienne (*Pr. Ca. Sph.*) s'élève de 150 à 175 millimètres de mercure. Dix minutes après l'injection d'une nouvelle quantité de 0 milligr. 5, on voit se produire des effets analogues à ceux provoqués par la section du second nerf vague : la fréquence des pulsations augmente de 135 à 255 et la pression se surélève de 175 à 215 millimètres de mercure.

conséquent, aussi bien sous l'influence de la section des deux nerfs pneumogastriques que sous l'influence de la digitaline, suraccélération cardiaque avec élévation notable de la pression artérielle (Fig. 124).

Voici une autre preuve de l'action cardio-tonique déterminée par la section des vagues. Au moment où, comme dans l'expérience précédente, on pratique la section du deuxième nerf vague, après l'effet immédiat d'inhibition cardiaque par excitation mécanique du nerf, on constate une énergie systolique beaucoup plus grande sans augmentation notable de fréquence, puisque de 120, valeur qu'elle avait au moment où on a pratiqué la seconde vagotomie, la pression s'est élevée jusqu'à 185 millimètres de mercure. En même temps, vous voyez, par la lecture dès courbes afférentes à la pression dans le ventricule droit, qu'il y a une augmentation notable de l'énergie des contractions cardiaques, puisque les maxima systoliques sont très largement dépassés. Ces courbes, afférentes à la pression ventriculaire droite, prouvent, en même temps, que les phénomènes sont solidaires dans les deux ventricules. L'augmentation de puissance des systoles est même, dans cette expérience, beaucoup plus évidente encore que

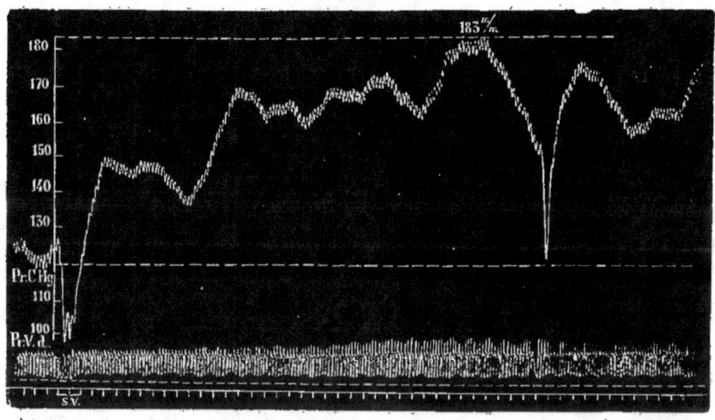

Fig. 125. — Effets cardio-toniques de la section des deux nerfs vagues.

Pr. V. d., pression ventriculaire droite évaluée à l'aide d'une sonde à ampoule manométrique. — *Pr. C. Hg.*, pression carotidienne mesurée avec le manomètre à mercure. — *S. V.*, section du second nerf vague, le premier ayant été déjà sectionné quelque temps auparavant. — Après un effet ralentissant et atonique immédiat et passager, dû à l'excitation mécanique du nerf au moment de la section, l'action ventriculaire se renforce, la pression artérielle s'élève rapidement de 120 à 185 millimètres de mercure, puis, l'énergie ventriculaire subissant une certaine atténuation, la pression carotidienne s'abaisse un peu, tout en oscillant autour d'une moyenne encore très élevée par rapport au point de départ, 170 au lieu de 120.

l'augmentation de fréquence qui a atteint comparativement une valeur beaucoup moindre. L'énergie ventriculaire s'exagère donc, sous l'influence de la digitaline, comme après section des nerfs pneumo-gastriques (Fig. 125).

La tachycardie succédant à la double section des nerfs vagues s'explique par l'isolement du cœur des centres modérateurs, ce qui supprime l'influence régulatrice continue de ces centres. De plus, les influences accélératrices, maintenues jusque-là dans certaines limites, peuvent alors se manifester sans frein. FRANÇOIS-FRANCK pense que c'est dans le tissu neuro-musculaire du cœur que se produit cette prédominance anormale des actions excito-cardiaques et non pas dans les centres bulbaires des nerfs accélérateurs ; il base cette opinion sur ce que, même après la section préalable complète des nerfs accélérateurs du sympathique, on constate les mêmes conséquences accélératrices et toni-cardiaques de la double vagotomie. La double vagotomie met le cœur non seulement dans le même état de tachycardie et d'augmentation d'énergie que la digitaline employée à dose toxique, mais aussi dans le même état que l'excitation directe et forte des nerfs accélérateurs et toni-cardiaques. L'assimilation de la tachycardie digitalinique à l'excitation des nerfs accélérateurs est donc absolument logique et nous allons voir que l'expérience la justifie. Cette tachycardie susceptible de se produire soit par excitation des accélérateurs, soit par l'intoxication provoquée avec la digitaline, se montre dans certaines conditions. expérimentales assez importantes, qui permettent de réaliser ce que François-Franck a appelé des synthèses de vagotomie double et de forte excitation des accélérateurs.

Il faut donc en arriver à localiser dans le tissu neuro-myocardique l'excitation produite dans ces circonstances par la digitaline, car l'accélération toxique déterminée par la digitaline résulte bien évidemment encore des excitations endo-cardiaques des nerfs accélérateurs, ainsi que le démontrent les résultats expérimentaux d'accélération et de renforcement d'énergie du cœur par excitation des nerfs accélérateurs. Que cette excitation soit centrifuge, qu'elle soit d'origine réflexe ou d'origine centrale, les résultats sont absolument les mêmes, et la tachycardie, aussi bien que l'augmentation d'énergie du cœur, s'observe toujours comme à la suite de l'action produite par l'introduction brusque d'une quantité assez considérable de digitaline dans l'organisme d'un animal. La digitaline constitue donc un agent d'excitation des organes toni-accélérateurs ventriculaires, en même temps qu'à cette période de son action elle réalise un effet paralysant des appareils cardio-modérateurs périphériques. On peut dire que l'excitation directe des nerfs, qu'on peut réaliser pour faire ce que François-Franck a appelé la synthèse de ces expériences, cette excitation directe provoque, dans un court espace de temps, la même série d'effets systoliques et diastoliques que réalise la digitaline employée à doses élevées. Les nerfs excités dans ces circonstances pendant un temps très court, n'agissent qu'un instant, alors au contraire que la digitaline maintient son effet, par suite de la continuité de sa présence, et, à ce point de vue, j'appelle votre attention sur ce fait que ces considérations peuvent parfaitement s'appliquer à la guérison des intoxications et expliquer en même temps la rareté des cas de mort à la suite des intoxications par la digitaline, sauf les doses énormes ou trop souvent répétées. Les phénomènes de transformations de la digitaline dans l'économie, sur lesquels j'ai déjà attiré votre attention, phénomènes qui sont certainement corrélatifs de certaines actions toxiques exercées par le glucoside, sont évidemment, à mon avis tout au moins, en relations très étroites avec les faits sur lesquels j'appelle en ce moment votre attention.

Les résultats expérimentaux que je vais présenter maintenant vont vous démontrer l'exactitude des considérations qui précèdent.

Voici un tracé représentant l'association des effets accélérateurs et toni-cardiaques déterminés par l'excitation des appareils accélérateurs. Cette figure (Fig. 126) est extrêmement importante, parce qu'elle réalise, en quelque sorte, une synthèse de certains points sur lesquels j'ai déjà insisté, mais qui étaient beaucoup moins nettement démontrés dans les résultats fournis par les expériences précédentes. L'accélération obtenue dans ce cas a été réalisée au moyen d'une excitation centrifuge, unilatérale, des nerfs accélérateurs. Sous son influence, vous voyez une élévation très notable de la pression artérielle, élévation de pression qui coïncide avec une augmentation très notable de l'énergie systolique, à la fois, du ventricule gauche et du ventricule droit. J'attirerai encore votre attention sur un point fort intéressant et dont la preuve expérimentale est parfaitement évidente ici. Lorsqu'on vient à compter le nombre des pulsations ventriculaires inscrites par les sphygmoscopes, on s'aperçoit qu'il y a 30 pulsations de l'artère pulmonaire pour 15 et demie de la carotide; le manomètre à mercure indique également 15 pulsations de la carotide. C'est précisément des faits de ce genre qui avaient donné naissance à cette théorie de l'hémi-systole. Et en effet, à ne considérer que ces résultats, on semblait parfaitement en droit de dire qu'il y avait deux pulsations du ventricule droit pour une pulsation du ventricule gauche.

Mais cette conclusion est absolument inexacte, et elle repose sur une erreur d'interprétation. Si l'on vient, en effet, à compter, dans les ventricules droit et gauche, les pulsations évaluées à l'aide des sondes manométriques, à la même période de temps pendant laquelle se montre ce désaccord apparent, on arrive à dénombrer très exactement 30 pulsations ventriculaires droites et 30 pulsations ventriculaires gauches; la différence vient de ce fait que, sur les 30 pulsations du ventricule gauche, il y en a 15 avortées, insuffisamment énergiques pour se transmettre aux appareils enregistreurs avec lesquels l'artère carotide est en rapport, tandis que les pulsations dans le ventricule droit sont toutes enregistrées par l'artère pulmonaire. Et il en est ainsi toutes les fois que l'on utilise, pour l'évaluation des pulsations, des appareils suffisamment délicats. On constate un synchronisme parfait. On reconnaît, sur ce tracé, des effets semblables à ceux déterminés par la double vagotomie : augmentation d'énergie systolique, élévation de la pression artérielle, de 75 à 110 millimètres de mercure dans la carotide, de 235 à 315 millimètres d'oxalate de soude, soit de 17,7 à 23,7 millimètres de mercure, dans l'artère pulmonaire. En comparant ces résultats avec ceux obtenus par la double vagotomie, on voit que le sens des phénomènes

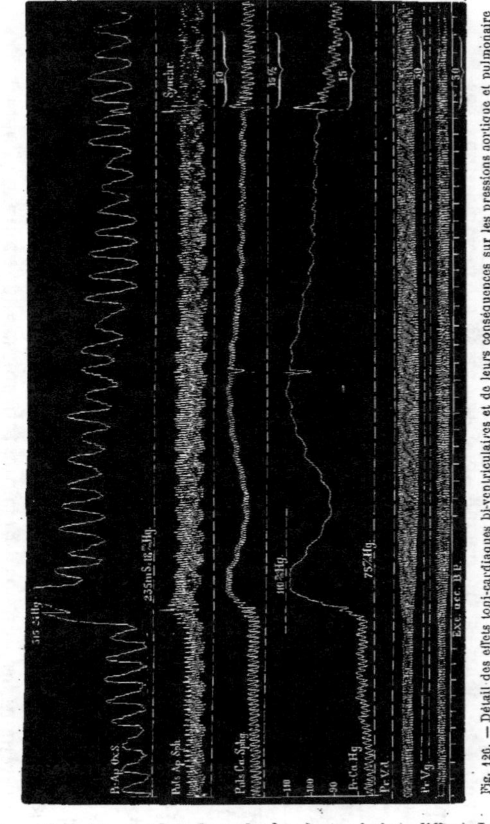

Fig. 126. — Détail des effets toni-cardiaques bi-ventriculaires et de leurs conséquences sur les pressions aortique et pulmonaire produits par l'excitation directe d'un nerf accélérateur du côté gauche.

Pr. V. g. et *Pr. V. d.*, pressions et pulsations ventriculaires gauche et droite évaluées à l'aide de sondes manométriques à ampoule. — *Pr. Ca. Hg.*, pression dans la carotide mesurée avec un manomètre à mercure. — *Puls. Ca. Sphy.* et *Puls. Ap. Sph.*, pulsations dans la carotide et l'artère pulmonaire évaluées à l'aide de sphygmoscopes. — *Pr. Ap. Ox. S.*, pression mesurée dans la carotide avec le manomètre à oxalate de soude. — *Exc. acc. B. P.*, excitation du bout périphérique d'un des accélérateurs du côté gauche. — Bilatéralité et parallélisme des effets accélérateurs et toni-ventriculaires. Augmentation d'énergie systolique. Élévation de pression artérielle : 75 à 110 dans la carotide, 235 à 315 dans l'artère pulmonaire. Asynchronisme apparent. Synchronisme parfait de *Puls. Ap. Sph.*, *Pr. V. d.* et *Pr. V. g.*

est identique si la valeur absolue des variations diffère. La durée des phénomènes est différente et cela se comprend facilement, la mise en jeu directe des actions cardio-toniques et accélératrices persistant pendant un temps très court après l'excitation, tandis que la mise en liberté des influences toni-accélératrices par la vagotomie dure jusqu'à la fatigue du myocarde (Fig. 126).

Voici maintenant un résultat représentant les phénomènes qui

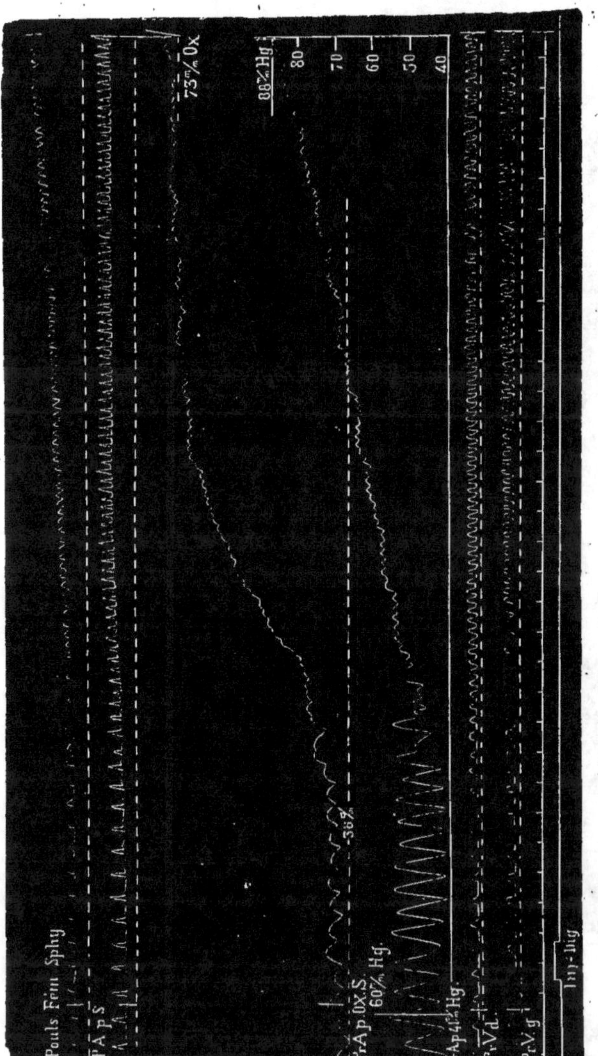

Fig. 127. — Reproduction synthétique des effets cardio-toniques rapides de la vagotomie ou de l'excitation électrique des nerfs accélérateurs, obtenus par l'injection brusque d'une forte dose de digitaline dans une veine pulmonaire.

Pr. V. g. et *Pr. V. d.*, pressions ventriculaires gauche et droite évaluées à l'aide de sondes manométriques à ampoule. — *Pr. Ap.* *41 mm. Hg.*, pression aortique mesurée avec le manomètre à mercure. — *Pr. A p. Ox. S.*, pression dans l'artère pulmonaire mesurée avec le manomètre à oxalate de soude. — *P. A. p. S.*, pulsations et pressions dans l'artère pulmonaire évaluées à l'aide du sphygmoscope. — *Pouls fém. Sphy.*, pulsations et pressions dans l'artère fémorale évaluées à l'aide du sphygmoscope. — Section complète préalable de tous les nerfs cardiaques modérateurs et accélérateurs. Chien à pression basse et à cœur lent. Injection par le bout central d'une veine pulmonaire de 4 milligrammes de digitaline cristallisée. Après sept à huit secondes, augmentation de fréquence et d'énergie des deux ventricules, élévation parallèle et de provenance ventriculaire des pressions aortique et pulmonaire : aorte 41 à 88 millimètres de mercure, artère pulmonaire, 38 à 73 millimètres d'oxalate de soude, soit 3 à 5,5 millimètres de mercure. Excitation immédiate et violente des appareils cardio-accélérateurs périphériques et du myocarde lui-même.

succèdent à l'introduction rapide et brusque d'une forte dose de digitaline ; vous voyez que les résultats généraux sont exactement de même ordre, de même sens que ceux que je viens de présenter relativement à l'excitation des accélérateurs et à la vagotomie double. On observe une augmentation d'intensité et de nombre des pulsations

EFFETS ACCÉLÉRATEURS ET TONI-CARDIAQUES

ventriculaires et une augmentation notable de la pression, ainsi que
le montre l'ascension de la ligne manométrique. Dans cette expérience, on a utilisé un artifice permettant de faire agir très rapidement

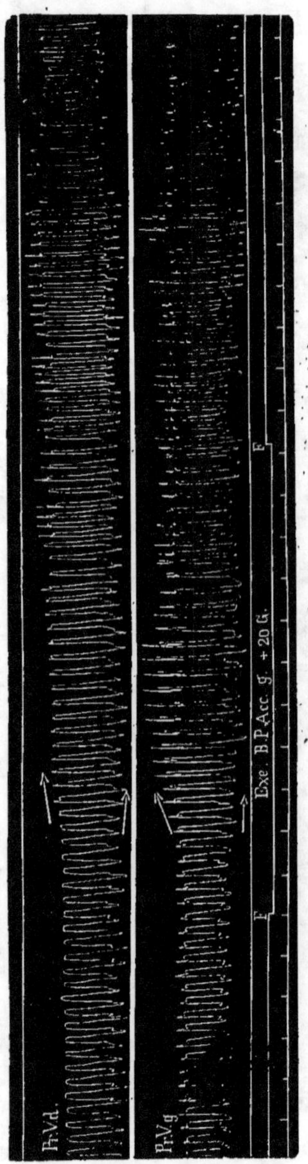

Fig. 128. — Effets accélérateurs et toni-ventriculaires bilatéraux produits par l'excitation directe d'un seul filet accélérateur gauche.

Pr. V. g. et Pr. V. d., pressions ventriculaires gauche et droite évaluées à l'aide de sondes manométriques. — En F. F., excitation d'une branche cardiaque du premier ganglion thoracique gauche avec la bobine de Gaiffe à la division 20. Augmentation identique de fréquence des deux ventricules. Renforcement notable de l'énergie des systoles ventriculaires droites et gauches. Exagération de la distension diastolique, chute plus profonde des minima.

une forte dose de digitaline sur le myocarde; c'est une sorte de
synthèse analogue à l'excitation simultanée des nerfs modérateurs et
accélérateurs. L'injection est pratiquée très près du cœur gauche,
dans le bout central d'une veine pulmonaire, et on emploie une forte

proportion de digitaline cristallisée, 4 milligrammes. Les nerfs cardiaques, tant modérateurs qu'accélérateurs, étaient tous coupés, de sorte que la digitaline a dû exercer son action seulement sur le tissu neuro-myocardique (Fig. 127).

Enfin, une dernière expérience est relative aux détails qu'on peut obtenir par l'examen des pressions ventriculaires droite et gauche sous l'influence de l'excitation des extrémités périphériques d'un nerf accélérateur isolé; dans l'espèce, il s'agit de l'excitation d'une branche cardiaque du premier ganglion thoracique gauche. Vous voyez que, sous l'influence de cette excitation, il y a une augmentation très notable de l'énergie ventriculaire, en même temps que, lorsque l'excitation a cessé, il y a persistance, durant un certain temps, de cette exagération d'énergie et de cette augmentation de fréquence, ainsi que dans l'expérience que je vous ai montrée tout à l'heure. De plus, on constate que l'excitation des nerfs accélérateurs agit à la fois, comme la digitaline, sur l'énergie systolique et sur la détente diastolique du myocarde, tout en produisant l'accélération. La diastole est bien subordonnée dans sa valeur à la systole qui précède; le muscle venant de donner une secousse puissante et brusque se relâche plus complètement et plus instantanément, comme un muscle strié ordinaire dans les mêmes conditions. Il est évident que l'on ne peut invoquer ici une *action diastolique directe* des nerfs toni-accélérateurs; c'est un changement d'état simplement subordonné au précédent (Fig. 128).

Il nous restera à voir dans quelle mesure l'étude des variations cardio-modératrices des nerfs cardiaques sous l'influence de la digitaline peut être expliquée par les phénomènes d'ordre expérimental.

XIXe LEÇON

VARIATIONS DANS L'ACTION CARDIO-MODÉRATRICE DES NERFS CARDIAQUES SOUS L'INFLUENCE DE LA DIGITA-LINE. — VARIATIONS D'EXCITABILITÉ DES NERFS MODÉRATEURS ET DES NERFS ACCÉLÉRATEURS. — RÉSULTATS INCONSTANTS. — DISCORDANCES. — DIFFÉRENCES DANS LES RÉSULTATS DES EXCITATIONS EXERCÉES SUR LES EXTRÉMITÉS TERMINALES OU SUR LE TRAJET DES NERFS. — MÉCANISME NERVEUX DE L'ARYTHMIE.

Il semblerait résulter des faits dont je vous ai exposé les preuves expérimentales que le ralentissement exercé sur le cœur par la digitaline est dû à une exagération de l'action modératrice exercée à la périphérie par les extrémités terminales des nerfs vagues, et, d'un autre côté, que l'accélération succédant à ce ralentissement primitif est due à la paralysie des modérateurs, d'une part, et, d'autre part, à l'action excitante déterminée d'une façon subséquente sur les appareils accélérateurs ; mais l'étude que nous allons faire aujourd'hui des conditions dans lesquelles varie cette excitabilité, tant des appareils modérateurs que des appareils accélérateurs, va nous montrer qu'il est prématuré de tirer pareille conclusion, et en même temps, cela va être un des meilleurs exemples qu'on puisse donner de la difficulté que l'on éprouve à interpréter les actions d'ordre nerveux ainsi que de la nécessité de ne pas s'avancer sans preuves irrécusables dans des explications de ce genre.

En effet, l'étude des variations de l'excitabilité tant des nerfs vagues que des appareils accélérateurs, montre très rapidement que ces conclusions ne sont pas exactes dans leur sens absolu, qu'elles doivent entrer en ligne de compte dans l'interprétation de l'action de la digitaline, mais qu'il ne faut pas s'en tenir à elles seules et qu'il y a lieu de faire intervenir d'autres facteurs.

Le ralentissement du cœur résultant, sous l'influence des faibles doses de digitale, de l'exagération d'action des appareils nerveux d'arrêt est une théorie très séduisante et, en apparence, tout à fait satisfaisante. L'expérience démontrant qu'un cœur ralenti au préalable par la digitale est rendu tachycardique à la suite de la vagotomie double paraît même permettre de localiser cette action dans les centres bulbaires; mais, d'autre part, cette expérience prouvant que le cœur, complètement séparé des centres, est encore ralenti par digitalinisation graduelle montre que l'action essentielle se passe à la périphérie. L'influence bulbaire est une explication insuffisante, et l'action exercée sur les extrémités terminales intra-cardiaques des appareils modérateurs provoque des effets ralentissants analogues à ceux déterminés par une excitation faible des nerfs d'arrêt, mais les effets de la digitaline en diffèrent par l'association au ralentissement d'une augmentation d'énergie; nous avons vu que cette association différenciait précisément l'action de la digitaline de la simple excitation des nerfs vagues. En étudiant les rapports qui existent entre l'augmentation d'excitabilité des vagues et le ralentissement digitalinique, nous allons acquérir la preuve expérimentale que l'excitabilité du vague varie dans des sens différents et qu'il n'existe pas de rapports constants, par exemple : on peut voir le ralentissement digitalinique coïncider avec l'excès d'action modératrice exercée par les vagues; on peut voir ce ralentissement coïncider avec la constance de cette action modératrice; on peut voir les vagues plus excitables sous l'influence de la digitaline, sans que le cœur soit ralenti; enfin, on peut voir les vagues peu excitables, malgré l'influence modératrice exercée par la digitaline. C'est ce que vont montrer les tracés suivants qui constituent une série d'expériences sur la valeur des effets modérateurs obtenus par l'excitation des nerfs vagues.

- Le ralentissement exercé par la digitaline étant dû, c'est du moins ce qu'il s'agit de prouver, à un excès de l'action modératrice périphérique et l'accélération à une paralysie de cette action, cela revient à se demander s'il existe un rapport entre l'ascension de la courbe d'excitabilité des apppareils modérateurs et le ralentissement déterminé par la digitaline, d'une part, et, d'autre part, s'il existe un rapport entre la décroissance de la valeur des effets modérateurs provoqués par l'excitation du vague et l'atténuation du ralentissement, en même temps, si, à la disparition complète des effets modérateurs déterminés par l'excitation du vague, correspond une accélération toxique du cœur digitaliné. En effet, si l'accélération toxique digitalinique dépendait de l'action exagérée des accélérateurs, on en aurait une preuve dans l'excitabilité plus grande de ces nerfs au moment où cette accélération se produit sous l'influence de la digitale; c'est ce qu'il faudra rechercher.

: Jusqu'aux recherches de François-Franck, la théorie admise consistait en ceci : le cœur se ralentit sous l'influence des faibles doses de digitaline, par suite de l'exagération de l'excitabilité des nerfs d'arrêt. Ainsi que je viens de le dire, on avait d'abord localisé cette action dans les centres bulbaires, elle semblait démontrée par ce fait que la double vagotomie rend tachycardique un cœur ralenti préalablement par la digitale; mais en serrant les phénomènes de plus près, on voit que cette interprétation n'est pas admissible d'une façon absolue, attendu que nous avons vu un fait expérimental précisément contraire à cette hypothèse, c'est le suivant : le cœur complètement séparé des centres, chéz les animaux à sang froid, se trouve ralenti par une digitalinisation graduelle; on est obligé d'en conclure, par conséquent, que l'action essentielle de la digitaline dans le ralentissement du cœur se passe à la périphérie; l'action bulbaire est donc au moins insuffisante.

Cherchons donc quel est le rapport exact entre l'augmentation d'excitabilité des vagues et le ralentissement digitalinique; en d'autres termes, posons-nous les questions suivantes : Le vague est-il plus excitable pendant la période de ralentissement digitalinique? Ne sera-t-il plus excitable que si le cœur est ralenti? Son excitabilité diminuera-t-elle lorsque le cœur sera accéléré? Une série de faits expérimentaux démontrent que l'excitabilité centrifuge du vague peut varier dans deux sens absolument différents, et que, dans aucun cas, on ne peut arriver à déterminer des rapports constants entre son degré d'excitabilité et l'état du cœur sous l'influence de la digitaline. C'est ainsi que nous verrons : une augmentation initiale de l'excitabilité centrifuge du vague coïncider avec un ralentissement déterminé par la digitaline; mais nous verrons, et c'est le cas de beaucoup le plus fréquent, le défaut d'augmentation de l'action cardio-modératrice du vague, malgré le ralentissement exercé par la digitaline; nous verrons encore une exagération de l'excitabilité modératrice du vague sans qu'il y ait ralentissement préalable du cœur par la digitaline; nous verrons une diminution de l'action cardio-modératrice du vague en coïncidence avec le ralentissement digitalinique; enfin, nous verrons l'exagération de l'action cardio-modératrice du vague, malgré l'accélération digitalinique. Ces faits sont donc contradictoires, et, en définitive, il résulte des très nombreuses expériences de François-Franck que le ralentissement digitalinique coïncide souvent avec l'augmentation de l'action cardio-modératrice du bout inférieur du nerf vague; mais, tout aussi souvent, on constate que le vague n'exerce pas d'influence modératrice plus active malgré le ralentissement digitalinique; que l'action du vague peut augmenter sans qu'il y ait ralentissement préalable; que malgré le ralentissement, le vague peut exercer un effet cardio-modérateur moins actif; que, malgré l'accélération digitalinique, l'action modératrice peut encore être augmentée. Tous les désaccords existent donc.

L'existence du ralentissement n'implique donc pas celle de l'augmentation d'action cardio-modératrice, mais ce ralentissement peut être subordonné à une exagération, d'origine intra-cardiaque, de l'action modératrice produite par la digitaline. Comme le fait justement remarquer FRANÇOIS-FRANCK, les conclusions de ces expériences prouvent que les procédés employés jusqu'ici étaient défectueux, qu'il ne faut pas se borner à examiner les variations de l'activité ou de l'excitabilité du vague dans la continuité du nerf, même au voisinage de ses extrémités, mais qu'il faut surtout examiner cette excitabilité à la périphérie, puisque le centre bulbaire est hors de cause comme le démontre l'expérience de l'isolement du cœur des animaux à sang froid. D'ailleurs, au point de vue physiologique pur, les variations d'activité dans les terminaisons du vague n'entraînent pas nécessairement une variation de même sens dans la valeur des effets que produit l'excitation artificielle du tronc de ce même nerf; c'est là un fait absolument indiscutable.

Voici des preuves expérimentales relatives aux faits précédents. Tout d'abord, une expérience montrant l'augmentation d'excitabilité centrifuge du nerf vague coïncidant avec le ralentissement digitalinique. Dans la première partie de l'expérience, l'animal est à l'état normal; une excitation faible du vague, provoquée avec la bobine Gaiffe à la division 0 produit un ralentissement très net et un abaissement marqué des pressions carotidienne et pulmonaire. Dans la deuxième partie, l'animal est depuis treize minutes sous l'influence de 2 milligr. de *Digitoxine de Merck*; une excitation de même valeur détermine un ralentissement exagéré par rapport au premier et en même temps un abaissement plus accentué des pressions artérielles carotidienne et pulmonaire. Dans la troisième partie, vingt-cinq minutes après cette même injection, le ralentissement du cœur ayant encore augmenté, la même excitation provoque un effet encore plus accusé en même temps qu'une exagération correspondante de la diminution des pressions artérielles; le ralentissement est encore plus accusé dans cette troisième partie, lorsqu'on a laissé à la digitaline le temps d'exercer son action (Fig. 129).

Voici maintenant un exemple du défaut d'augmentation cardio-modératrice, malgré le ralentissement digitalinique. On administre par injection veineuse 5 milligrammes de *Digitaline Homolle* dont l'action est plus lente, puis, sous l'influence de la même excitation du bout périphérique du vague, et sans changer le mode d'application des excitateurs, on voit se produire un ralentissement analogue à celui que produisait cette excitation à l'état normal; les minima de pressions descendent à un chiffre à peu près égal. Par conséquent, malgré le ralentissement très net, de 182 à 108 pulsations, déterminé par l'action de la digitaline, le ralentissement déterminé par l'excitation du vague est sensiblement le même que dans la première partie de l'expérience. Toutefois, une objection sérieuse se présente

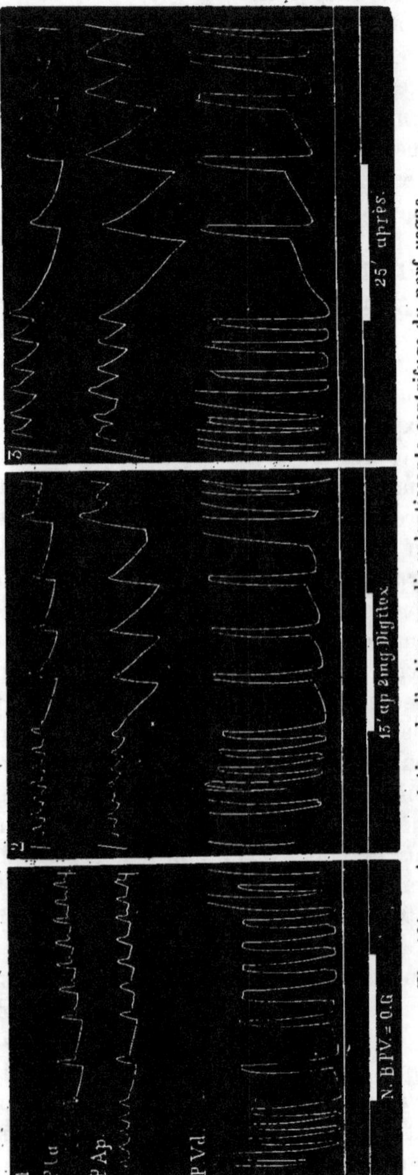

Fig. 129. — Augmentation de l'action cardio-ralentissante centrifuge du nerf vague coïncidant avec le ralentissement digitalinique.

Chien de 20 kilos, intoxiqué par la *Digitoxine de Merck.* — *P. V. d.*, pulsations ventriculaires droites. — *P. Ap.* et *P. Ca.*, pouls artériels pulmonaire et carotidien évalués à l'aide de sphygmoscopes.

Partie 1. — *N. B. P. V.*, excitation faible du bout inférieur du vague gauche. — Ralentissement et léger abaissement des pressions carotidienne et pulmonaire.

Partie 2. — Treize minutes après l'injection veineuse de 2 milligrammes de digitoxine de Merck. Même excitation. Effet modérateur plus marqué et abaissement plus accentué des pressions artérielles.

Partie 3. — Vingt-cinq minutes après l'injection. Le ralentissement s'est accentué, et la même excitation provoque un effet ralentissant beaucoup plus accusé ainsi qu'un abaissement plus considérable des pressions artérielles.

ici : le cœur étant déjà ralenti, le nerf peut avoir subi une augmentation d'excitabilité sans que celle-ci puisse se traduire par une diminution de fréquence plus grande qu'à l'état normal, mais nous allons voir, dans les expériences suivantes, une preuve de la non-admissibilité de cette objection (Fig. 130).

Voici un résultat expérimental qui démontre, en effet, l'exagération de l'excitabilité modératrice du vague, sans ralentissement préalable du cœur sous l'influence de la digitaline. Des doses croissantes de digitaline n'ayant pas ralenti le cœur, une même excitation va provoquer des effets ralentissants de plus en plus marqués. Après 3 milligrammes de digitaline Homolle, les pulsations du ventricule

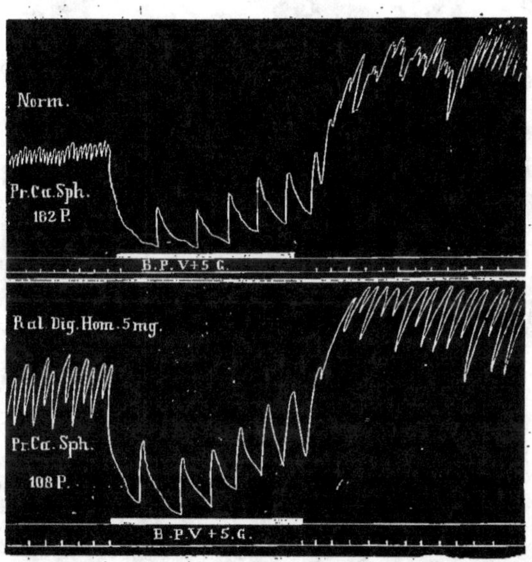

Fig. 130. — Défaut d'augmentation de l'action cardio-ralentissante du nerf vague malgré le ralentissement digitalinique.

Pr. Ca. Sph., pulsations et pression dans l'artère carotide évaluées à l'aide du sphygmoscope.

Partie supérieure. — État normal, excitation du bout inférieur du vague gauche avec la bobine Gaiffe à la division 5. Ralentissement de 182 à 24 et abaissement de pression artérielle.

Partie inférieure. — Après injection veineuse de 5 milligrammes de *Digitaline Homolle et Quévenne.* Même excitation, sans même changer le mode d'application, ne ralentit pas plus le cœur dont le nombre des pulsations est descendu de 182 à 108 sous l'influence de la digitaline ; l'effet est même plutôt moins marqué, le ralentissement allant de 108 à 23 ; l'abaissement de tension artérielle est seul un peu plus accentué.

droit sont au nombre de 120 ; on exerce une excitation sur le bout inférieur du vague gauche et il se produit un ralentissement très considérable, en même temps qu'un indice de l'action anti-tonique exercée sur le cœur par cette excitation se traduit ici par quelques chocs diastoliques. Dans la deuxième partie, on a injecté de nouveau 2 milligrammes de digitaline Homolle, ce qui porte la totalité de digitaline à 5 milligrammes ; le nombre des pulsations est de 130, un peu plus considérable, par conséquent, qu'au début où il était de 120 ; il n'y a donc pas de ralentissement digitalinique, il y aurait plutôt une

certaine accélération, et vous voyez que, sous l'influence d'une excitation sensiblement de même durée du bout périphérique du vague,
on obtient un ralentissement encore plus marqué que dans le premier cas. Enfin, dans la troisième partie, après une nouvelle injection
de 2 milligrammes, ce qui porte à 7 milligrammes la totalité de digitaline injectée, et sous l'influence d'une excitation de même valeur,

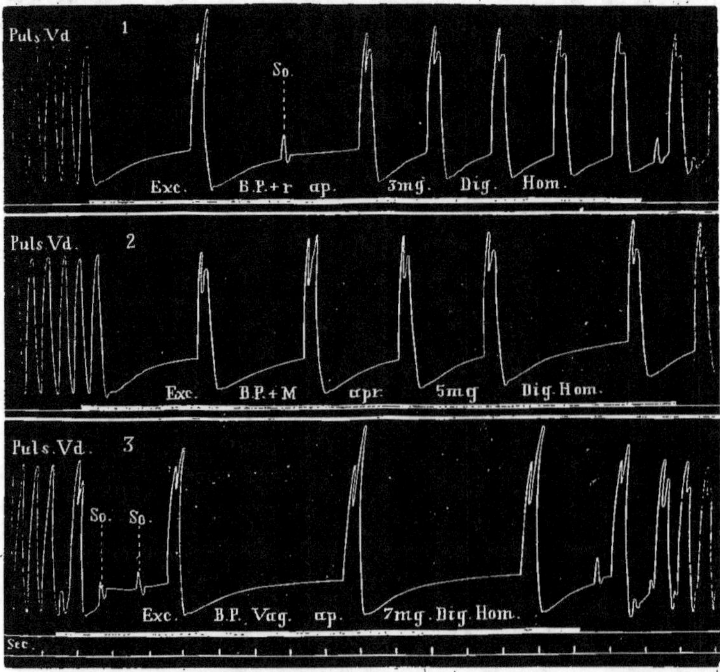

Fig. 131. — Exagération de l'action cardio-ralentissante du nerf vague,
malgré le défaut de ralentissement digitalinique.

Excitation du bout inférieur du vague gauche avec la bobine Gaiffe à la division 7. — *Puls. V. d.*,
pulsations ventriculaires droites. — *S. o.*, chocs diastoliques ventriculaires produits par des
systoles auriculaires persistant pendant l'arrêt des ventricules.
Partie 1. — Ralentissement après 3 milligrammes de *Digitaline Homolle et Quévenne*. 120 pulsations.
Partie 2. — Ralentissement après 5 milligrammes de *Digitaline Homolle et Quévenne*. 130 pulsations.
Partie 3. — Ralentissement après 7 milligrammes de *Digitaline Homolle et Quévenne*. 118 pulsations.
L'effet ralentissant produit par l'excitation du vague est de plus en plus accentué, malgré l'augmentation de la dose de digitaline qui n'exerce, de son côté, aucun effet ralentissant.

vous voyez l'excitation du vague déterminer encore de bien plus
grandes intermittences que dans la deuxième partie; le nombre des
pulsations cardiaques est de 118, c'est-à-dire qu'il n'a diminué que de
deux par rapport au début de l'expérience où il était de 120; on peut
donc dire que le ralentissement digitalinique est nul, et malgré cela
l'excitation du vague donne des résultats beaucoup plus accentués
dans cette troisième partie (Fig. 131).

Voici maintenant une expérience qui démontre l'exagération de l'excitabilité modératrice du vague sans ralentissement préalable du cœur. Après l'action, prolongée pendant vingt-cinq minutes, de l'injection de 5 milligrammes de digitaline Homolle, on voit le cœur qui, sans se ralentir, a augmenté notablement d'énergie systolique, et à ce moment une excitation faible produit de grands arrêts. A l'état normal, une excitation à l'aide de la bobine Gaiffe placée à la division 10 du chariot, produit un ralentissement qui fait descendre le nombre des pulsations de 180 à 84; puis, en augmentant brusquement cette excitation, en portant la bobine à la division 20 du chariot, on voit le ralentissement devenir beaucoup plus considérable, en même temps que l'on observe des arrêts d'une durée de deux secondes à deux secondes et demie. Après l'influence toni-cardiaque, mais nullement ralentissante, — la fréquence est toujours de 180, — exercée par la digitaline, on observe ce résultat extrêmement remarquable que l'excitation produite avec la bobine à la division 10 du chariot, excitation qui ne faisait que ralentir modérément à l'état normal, détermine cet énorme ralentissement et ces intermittences considérables dont la valeur atteint trois ou quatre fois, en moyenne, la valeur du ralentissement déterminé sur l'animal normal par une excitation de valeur sensiblement double, et cela, quoique la digitaline n'ait pas produit d'effet ralentissant. En même temps, on peut comparer ici la valeur des pressions ventriculaires avec les variations des pulsations et, de part et d'autre, on trouve une preuve évidente de l'exagération de l'excitabilité du vague, sans qu'au préalable le cœur ait été ralenti par la digitaline (Fig. 132).

Voici un autre tracé qui montre l'exagération cardio-motrice du vague, malgré, cette fois, l'accélération digitalinique. A l'état normal, on excite le vague avec la bobine Gaiffe à la division 5 du chariot, la fréquence tombe de 140 à 80, et la tension dans la carotide, de 100 à 40 millimètres de mercure. On injecte alors 5 milligrammes de digitaline cristallisée et, au bout d'un quart d'heure, on voit l'accélération atteindre un chiffre assez considérable puisque le nombre des pulsations arrive à 240; à ce moment on pratique une excitation un peu plus faible que la précédente, puisque la bobine est seulement à la division 3, et, malgré cette accélération digitalinique, on obtient une diminution considérable du nombre des pulsations qui de 240 tombe à 50; en même temps, la pression tombe de 120 à 40 millimètres de mercure (Fig. 133).

Voici donc une série de preuves montrant qu'on peut s'attendre à tous les désaccords possibles au sujet de l'influence du nerf vague sur le cœur soumis au préalable à l'action de la digitaline.

Voyons maintenant les rapports qui peuvent exister entre la diminution ou la perte d'excitabilité des nerfs modérateurs et l'accélération digitalinique. Les questions qu'on peut se poser sont analogues à celles que nous nous sommes posées relativement à ce qui concerne l'influence du vague, et consistent dans les demandes suivantes : La tachycardie digitalinique résulte-t-elle de la paralysie des nerfs modérateurs ou bien de la surexcitation des nerfs toni-accélérateurs, ou bien faut-il faire intervenir les deux phénomènes et admettre que cette tachycardie est, à la fois, une conséquence de

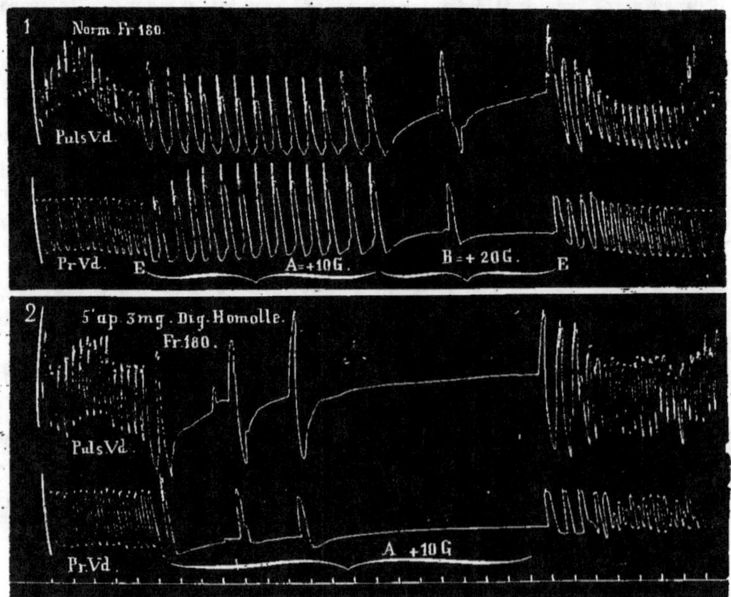

Fig. 132. — Renforcement de l'action cardio-modératrice du nerf vague
sur le cœur digitaliné mais non ralenti.

Pr. V. d., pressions ventriculaires droites évaluées à l'aide d'une sonde manométrique. — *Puls. V. d.*, pulsations ventriculaires droites.
Partie 1. — État normal. — *A* + *10 G.*, excitation du bout périphérique du vague gauche avec la bobine Gaiffe à la division 10; ralentissement de 180 à 84. — *B* + *20 G.*, excitation avec la bobine portée brusquement à la division 20; grands arrêts durant de deux secondes à deux secondes et demie.
Partie 2. — Vingt-cinq minutes après injection veineuse de 5 milligrammes *Digitaline Homolle et Quévenne* et alors que l'on constate une notable augmentation d'énergie systolique, sans ralentissement, l'excitation avec la bobine à la division 10 provoque des arrêts plus prolongés que ceux fournis à l'état normal par une excitation beaucoup plus forte.

l'affaiblissement d'activité des appareils modérateurs et de l'exagération de l'irritabilité des appareils accélérateurs?

Les faits expérimentaux peuvent répondre à ces questions, de même qu'ils ont pu répondre aux précédentes, et montrent que la diminution ou la perte de l'action cardio-modératrice du vague, peut être en rapport avec la tachycardie digitalinique — c'est la règle à la période où l'accélération toxique se substitue au ralentissement du début; — ou bien même elle survient d'emblée avec les fortes doses lorsque manque la phase de ralentissement initial, surtout sous l'influence de certaines variétés de digitaline, particulièrement la digitoxine de Merck, qui possède la propriété de supprimer cette phase de ralentissement initial. D'autre part, on peut constater tous les désaccords : on peut observer une perte graduelle de cette excitabilité; on peut voir que les effets cardio-modérateurs, que ne peut plus produire l'excitation directe du vague sur son trajet, sont encore provoqués par des excitations endo-cardiaques, — et cette expé-

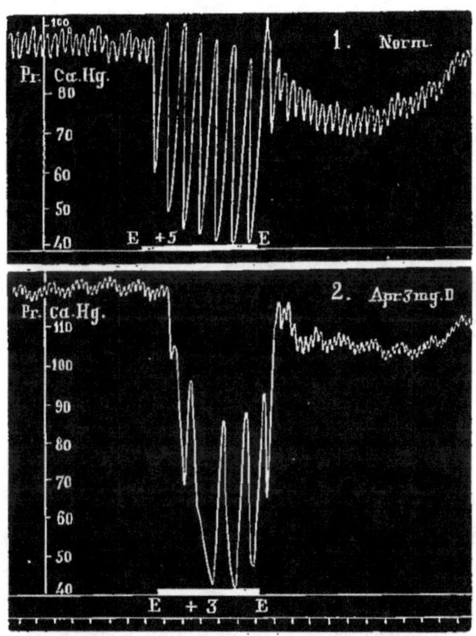

Fig. 133. — Exagération de l'action cardio-modératrice du nerf vague malgré l'accélération digitalinique du cœur.

Chien de 16 kilos, intoxiqué avec 5 milligrammes de digitaline cristallisée. — Pression carotidienne mesurée au moyen du manomètre à mercure.

Partie 1. — État normal. Excitation du bout périphérique du vague gauche avec la bobine Gaiffe à la division 5; la fréquence tombe de 140 à 80 pulsations, la pression s'abaisse de 100 à 40 millimètres de mercure.

Partie 2. — Quinze minutes après 5 milligrammes de digitaline cristallisée, une excitation un peu plus faible, bobine Gaiffe à la division 3, fait tomber la fréquence de 240 à 50 et la pression s'abaisse de 120 à 40 millimètres de mercure.

rience est surtout intéressante et importante en ce sens qu'elle démontre qu'il ne peut y avoir assimilation entre l'excitation produite soit par les phénomènes mécaniques, soit par les substances médicamenteuses sur les extrémités des appareils modérateurs et les excitations de genre analogue qu'on peut produire sur le trajet du nerf lui-même; — on peut voir la diminution de l'action cardio-modératrice du vague sans qu'il existe d'accélération digitalinique, c'est-à-dire avec une fréquence constante; enfin, on peut voir la diminution de l'action cardio-modératrice malgré le ralentissement digitalinique. C'est ce que montrent les tracés suivants.

Voici une expérience prouvant la perte de l'action cardio-modératrice du vague sur un cœur accéléré au préalable par la digitaline. Elle a été pratiquée sur un chien de 18 kilos, auquel on a injecté une dose de 4 milligrammes de digitaline cristallisée, par conséquent une dose plutôt moyenne. La première partie de l'expérience représente les résultats produits par l'excitation du bout périphérique du vague sur l'animal à l'état normal. Sous l'influence d'une faible excitation du vague, il se produit de grands arrêts diastoliques ventriculaires sans action aussi énergique sur les oreillettes, dont les systoles persistent et déterminent des chocs diastoliques caractérisés ici. On pratique alors l'injection de digitaline, et on constate une accélération assez peu considérable puisqu'elle atteint seulement le quart de la valeur des pulsations primitives; la même excitation, provoquée exactement dans les mêmes conditions, reste sans effet sur les ventricules et sur les oreillettes qui ont déjà subi l'influence inhibitrice de la digitaline. La perte d'action du vague se manifeste ici bien avant l'apparition de la grande accélération toxique (Fig. 134).

Cette expérience démontre la perte graduelle d'action ralentissante du vague sur le cœur digitaliné. Dans la première partie, après une injection, à un chien de 18 kilos, de 6 milligrammes de digitaline Homolle, choisie intentionnellement pour faire évoluer les phénomènes de façon lente, de manière à saisir les différentes phases de l'action toxique, on voit le nombre des pulsations qui était de 84 au début, manifester un surcroît notable de ralentissement, sous l'influence d'une excitation faible exercée sur le bout périphérique du vague avec la bobine de Gaiffe placée à la division 5 de l'échelle. Dans la seconde partie, on a injecté 2 nouveaux milligrammes, ce qui fait 8 milligrammes de cette même digitaline; l'accélération s'est alors substituée au ralentissement, le nombre des pulsations s'est élevé de façon très notable, il a atteint 114, au lieu de 84 chiffre primitif. A ce moment, une excitation plus énergique, pratiquée avec la bobine placée à la division 10 du chariot, ne produit plus de ralentissement. Dans la troisième partie, on a injecté encore 1 milligramme, ce qui porte à 9 milligrammes la totalité de la digitaline, l'accélération est devenue assez considérable, le chiffre des pulsations a atteint 180, et une excitation intense effectuée avec la bobine placée à la division 45 du chariot, est presque incapable de déterminer un ralentissement; cette forte excitation produit simplement quelques faux-pas du cœur (Fig. 135).

Les résultats de l'expérience précédente et de celle-ci sembleraient démontrer que la période d'accélération du pouls produite par la digitaline est due à la paralysie des extrémités périphériques des fibres modératrices dans le cœur, mais les résultats des expériences qui suivent montrent précisément que cette interprétation n'est pas à l'abri de toute objection et peut même être considérée, dans certains cas, comme inexacte. Voici, en effet, une expérience, sur laquelle j'attire particulièrement votre attention en raison de son importance, qui montre que des excitations pratiquées dans l'endocarde lui-

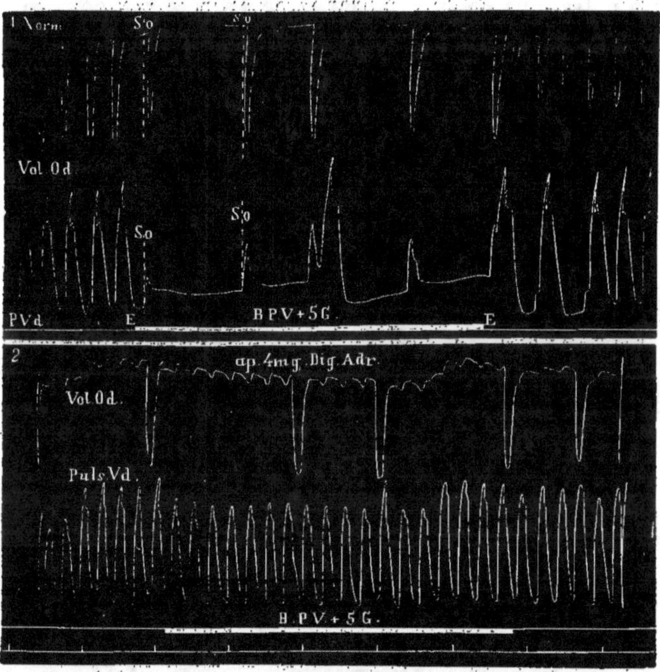

Fig. 134. — Perte de l'action cardio-modératrice du nerf vague
sur le cœur accéléré par la digitaline.

Chien de 18 kilos. — **1**, à l'état normal, une excitation faible du bout périphérique du vague droit (chariot à la division 5 de la bobine de Gaiffe) provoque de grands arrêts diastoliques ventriculaires, un grand ralentissement avec persistance de quelques systoles auriculaires déterminant les chocs diastoliques *S. o.* — **2**, après injection veineuse de 4 milligrammes de digitaline cristallisée, le cœur étant accéléré, cette même excitation reste sans effet ralentissant sur les ventricules (*Puls. V. d.*), ainsi que sur les oreillettes qui ont déjà subi l'action inhibitrice de la digitaline. — La perte d'action du vague se manifeste bien avant l'apparition de la grande accélération toxique (dans l'expérience à laquelle se rapporte ce tracé, l'augmentation de fréquence était seulement de un quart), mais elle n'est encore que relative, car de fortes excitations peuvent déterminer un notable ralentissement, comme au début.

même sont encore capables de provoquer des effets cardio-modérateurs, alors que l'excitation du vague dans son trajet est incapable de déterminer le ralentissement sur un cœur soumis à l'influence de la digitaline.

Cette expérience concerne un chien de 24 kilos, qui a été soumis à l'action de 8 milligrammes de digitaline cristallisée. A une certaine période de l'intoxication digitalinique, les plus fortes excitations centrifuges du vague deviennent absolument incapables de déterminer le ralentissement du cœur; si, à ce moment, on fait intervenir un autre ordre d'excitation, par exemple une excitation mécanique à l'intérieur du cœur, en pratiquant un grattage de l'endocarde ou des chocs sur les valvules sigmoïdes, on arrive à déterminer des périodes de ralentissement très marquées, même des arrêts brusques dans les pulsations de la carotide et de l'artère pulmonaire, coïncidant avec chacune de ces excitations partielles, comme le montrent

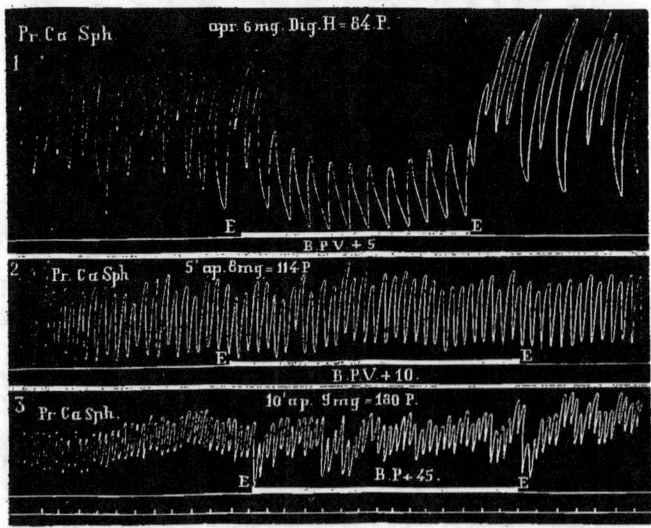

Fig. 135. — Perte graduelle de l'action ralentissante du nerf vague
sur le cœur accéléré par la digitaline.

Courbes de la pression carotidienne au sphygmoscope, chez un chien de 18 kilos. — **1**, après injection veineuse de 6 milligrammes de digitaline (HOMOLLE et QUÉVENNE) le cœur, déjà ralenti, subit un surcroît notable de ralentissement par excitation faible du bout périphérique du vague (chariot à la division 5 de la bobine Gaiffe). — **2**, après nouvelle injection de 2 milligrammes (total 8), cinq minutes après, l'accélération s'est substituée au ralentissement (114 pulsations au lieu de 84), et une excitation plus forte ne produit plus de ralentissement (chariot à la division 10 de la bobine Gaiffe). — **3**, après nouvelle injection de 1 milligramme (total 9 milligrammes, dose toxique non mortelle pour un chien de 18 kilos) : dix minutes après, la fréquence s'est élevée à 180 pulsations, et de très fortes excitations du vague (chariot à la division 45 de la bobine Gaiffe) produisent un ralentissement qui est à peine de 5 p. 100. — Tout effet ralentissant du vague disparaît plus tard dans la période d'hypertachycardie toxique.

les grandes intermittences des pulsations carotidiennes et artériopulmonaires recueillies à l'aide du sphygmoscope, et, en même temps que ce ralentissement, on note des variations assez notables et synchrones de la pression dans les artères fémorale et carotide ainsi que dans l'artère pulmonaire. Par conséquent, il est impossible de conclure, avec une rigueur absolue, de la disparition des effets modérateurs du vague excité sur son trajet, à la paralysie des appareils modérateurs à leurs extrémités terminales, c'est-à-dire dans le myocarde (Fig. 136).

Cette autre expérience montre la diminution graduelle et la disparition de l'action cardio-modératrice du vague, sans qu'il y ait eu, au
préalable, accélération digitalinique. En d'autres termes, la digitaline
peut atténuer et même faire disparaître complètement, aussi bien en
dehors du cœur que dans son tissu, l'action des nerfs cardio-modérateurs, sans que cette perte d'excitabilité coïncide avec une accélération, ainsi que le prouve ce résultat expérimental. L'action d'arrêt
est très marquée ici sur l'animal normal; et l'influence d'une excitation de valeur croissante de la bobine Gaiffe arrive à ne plus

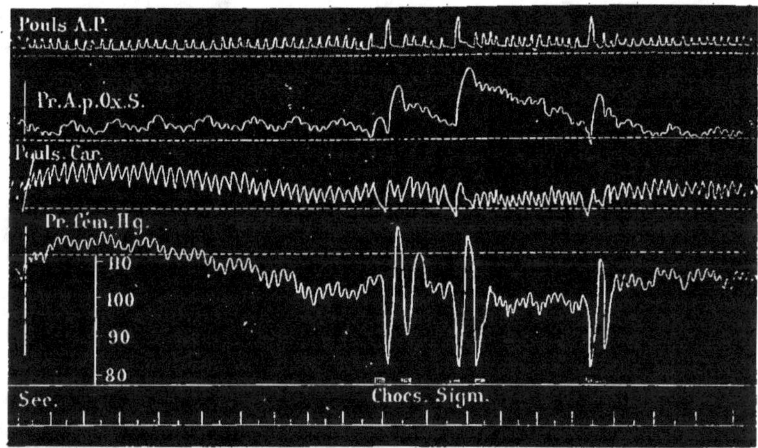

Fig. 136. — Persistance des effets cardio-modérateurs sous l'influence d'excitations
endocardiaques, l'effet ralentissant de l'excitation du bout périphérique du nerf
vague ayant disparu dans l'intoxication digitalinique avancée.

Chien de 24 kilos; injection veineuse de 8 milligrammes de digitaline cristallisée. — *Chocs, Sigm.*,
chocs brusques pratiqués sur la région sigmoïdienne de l'aorte à l'aide d'un cathéter introduit
par la carotide droite. — *Pr. fém. Hg.*, pression artérielle dans la fémorale au manomètre à
mercure. — *Pr. Ap. Ox. S.*, pression artérielle dans l'artère pulmonaire au manomètre à oxalate de soude. — *Pouls Car. et Pouls A. P.*, pulsations et pressions dans la carotide et dans
l'artère pulmonaire évaluées à l'aide de sphygmoscopes. — Brusques arrêts du cœur entraînant
des effets identiques dans les pulsations de l'artère pulmonaire et de la carotide, ainsi que
dans la pression aortique et dans la pression artérielle pulmonaire. A cette période de l'intoxication digitalinique, les plus fortes excitations centrifuges du nerf vague restaient sans effets
modérateurs.

déterminer aucune action cardio-modératrice à mesure que l'intoxication digitalinique progresse. L'excitabilité disparaît complètement
vingt-cinq minutes après l'injection, quand le myocarde est imprégné
de la substance médicamenteuse. On voit ici la perte de l'action
ralentissante se dissocier d'avec l'action atonique qui disparaît plus
tardivement, puisque, dans la période où l'action ralentissante tend
à disparaître ou même a complètement disparu, périodes 3 et 4, on
voit l'action anti-tonique manifester seule l'excitation du vague et
atteindre une importance un peu plus considérable qu'au début. A ce
moment, les effets dépresseurs sur la tonicité du myocarde se mani-

festent très nettement, dégagés des effets ralentissants qui ont disparu à peu près complètement. Cela montre le fait sur lequel j'appelle votre attention de la dissociation, dans certaines circonstances déterminées, de l'action ralentissante avec l'action anti-tonique. Dans les parties 4 et 5, on a augmenté l'influence de la digitaline en injectant de nouveau un demi-milligramme, et vous voyez qu'une excitation plus intense et presque aussi prolongée que la première, la bobine étant à la division 15 du chariot, ne détermine pas de ralentissement mais seulement une augmentation des dépressions diastoliques et, par conséquent, manifeste encore son action anti-tonique. Enfin, seize minutes après cette nouvelle injection d'un demi-milligramme de digitaline, ce qui fait au total 1 milligr. 5 de digitaline injectée à l'animal, l'excitation déterminée avec la bobine placée à la division 20 du chariot détermine à peine une certaine augmentation des manifestations diastoliques. A ce moment, les excitations endocardiaques sont encore efficaces. Pendant toute la durée de cette expérience, la fréquence est restée la même, 120 pulsations (Fig. 137).

Les variations dont nous venons de voir les résultats et qu'on peut observer dans les effets d'excitation du vague suggèrent des opinions absolument contradictoires sur le mécanisme à l'aide duquel on peut interpréter la tachycardie aussi bien que le ralentissement digitaliniques. En effet, si le ralentissement résulte bien, en partie du moins, de la diminution et, plus tard, de la perte complète de l'action cardio-modératrice, ce n'est pas le seul mécanisme qu'il faille faire intervenir et nous venons de voir, par ces résultats expérimentaux, que, suivant les circonstances, les phénomènes peuvent cadrer avec cette interprétation ou bien au contraire s'en écarter tout à fait. La persistance de l'action exercée par les excitations endocardiaques alors que l'excitation du vague sur son trajet est devenue absolument inefficace montre bien nettement l'insuffisance des expériences pratiquées sur le nerf vague lui-même, en dehors de ses extrémités terminales dans le myocarde. Cette discordance ne condamne pas, *ipso facto*, l'hypothèse de la subordination du ralentissement digitalinique à l'exagération d'action des terminaisons endocardiaques des nerfs modérateurs, elle montre seulement que l'excitabilité doit être interrogée au niveau des appareils terminaux et non pas sur le trajet des nerfs, en dehors du cœur. D'autre part, les essais d'excitation endo-cardiaque permettent de constater qu'à une période avancée de l'intoxication, l'excitabilité cardio-modératrice a disparu, car il arrive un moment dans l'action toxique de la digitaline où les excitations endo-cardiaques elles-mêmes sont devenues absolument incapables de déterminer le moindre phénomène de ralentissement.

D'autre part, les rapports qu'on peut observer entre l'augmentation d'excitabilité des nerfs accélérateurs et la tachycardie digitalinique montrent exactement la même discordance. L'excitation des accélérateurs devient, comme l'excitation des modérateurs, de moins en moins efficace, au fur et à mesure que la tachycardie s'accentue, en d'autres termes au fur et à mesure des progrès de l'intoxication digi-

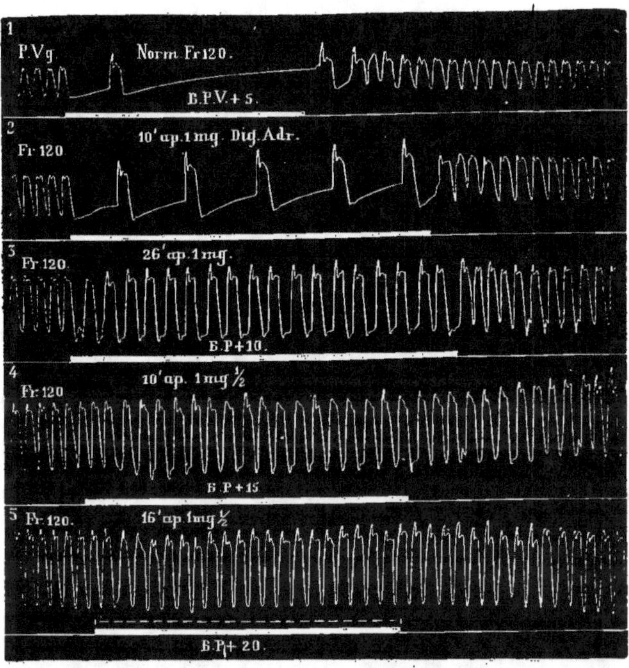

Fig. 137. — Décroissance graduelle et disparition de l'action cardio-ralentissante
du nerf vague, sans tachycardie digitalinique.

Pressions ventriculaires gauches évaluées à l'aide d'une sonde manométrique. — *B. P.* + 5, *B. P.* + 10, *B. P.* + 15, *B. P.* + 20, excitations centrifuges d'intensité croissante du nerf vague avec la bobine Gaiffe placée successivement aux divisions 5, 10, 15 et 20 du chariot. — **Partie 1.** État normal; l'excitation faible (*B. P.* + 5) produit une action d'arrêt très marquée. — **Partie 2.** Dix minutes après l'injection veineuse de 1 milligramme de digitaline cristallisée, la même intensité d'excitation (*B. P.* + 5), d'une durée un peu plus prolongée, produit une action d'arrêt bien moins accentuée. — **Partie 3.** Vingt-six minutes après 1 milligramme de digitaline; la décroissance de l'action d'arrêt est encore plus accentuée, bien que l'excitation soit pratiquée avec une intensité plus considérable du courant (*B. P.* + 10). — **Partie 4.** Dix minutes après une nouvelle injection veineuse de 0 milligr. 5 de digitaline cristallisée, soit 1 milligr. 5 au total, une excitation encore plus forte (*B. P.* + 15) ne traduit plus l'influence du vague que par des effets dépresseurs, déjà atténués relativement à ceux de la phase précédente. — **Partie 5.** Seize minutes après la seconde injection; une excitation encore plus intense (*B. P.* + 20) ne détermine même plus d'action anti-tonique. A ce moment, les *excitations endocardiaques* peuvent encore mettre en jeu l'action modératrice et cardio-atonique des appareils terminaux. Cette action cardio-modératrice semble, sous l'influence de la digitaline, se réfugier à la périphérie, c'est-à-dire dans le tissu neuro-myocardique, avant de disparaître complètement. Nombre des pulsations : 120 pendant toute la durée de l'expérience.

talinique. Les mécanismes du ralentissement et de l'accélération ne sont donc pas aussi simples qu'ils le paraissent au premier abord. Il faut aussi faire des restrictions importantes au sujet du déterminisme expérimental auquel on est obligé d'avoir recours. L'excitation, par un procédé artificiel quelconque, de nerfs aboutissant à des appareils déjà surexcités peut se traduire par des phénomènes plus ou moins différents de ceux que la même excitation déterminerait sur des appareils normaux. D'autre part, un nerf artificiellement excité se conduit comme un simple conducteur et ne peut être comparé à un nerf soumis à la surexcitation fonctionnelle rendant les irritations plus efficaces; enfin il existe bien certainement une *différence de qualité* entre les excitations artificielles et les excitations toxiques, et la continuité de l'action toxique ne peut être comparée à l'instantanéité de l'action physico-mécanique. C'est probablement dans ces conditions qu'il faut trouver, en partie tout au moins, la cause des variations précédentes.

L'assimilation des effets toni-cardiaques déterminés par l'excitation des appareils accélérateurs normaux avec les effets toni-cardiaques exercés par la digitaline reste néanmoins rigoureusement démontrée, avec certaines réserves, et, au fur et à mesure que va croissant l'action des accélérateurs, celle de leurs antagonistes s'atténue. Aussi est-ce l'excitation des accélérateurs qui entre seule en ligne de compte pour interpréter l'action de la digitaline à un certain moment de son action toxique. Il nous restera encore à chercher dans quelle mesure le myocarde intervient dans la série des modifications fonctionnelles que nous avons observées; et cette étude nous montrera, en définitive, que l'action exercée par la digitaline est une action extrêmement complexe, et dans laquelle, comme je vous le disais au début des généralités sur l'action physiologique de la digitaline, il faut tenir compte, à la fois, de l'action exercée sur le myocarde, sur les appareils terminaux, les appareils intra-cardiaques, ainsi que sur les extrémités centrales d'origine bulbo-médullaire.

Quelques mots, pour terminer, sur le mécanisme nerveux de l'arythmie. Tout d'abord, dans les premières périodes de l'action de la digitaline, on observe une arythmie avec inhibition et, à ce moment, l'analogie est très frappante entre les troubles cardiaques déterminés par une excitation centrifuge modérée du pneumogastrique et ceux produits par l'introduction dans l'organisme de petites quantités de digitaline, ce qui paraît devoir conduire à admettre que la digitaline agit comme stimulant sur les terminaisons cardiaques des nerfs d'arrêt. Cette stimulation aurait le caractère passager que revêt l'excitation du bout périphérique du nerf vague directement excité, car les arborisations terminales intracardiaques des nerfs vagues ne semblent pas plus capables de réagir pendant longtemps par la production des phénomènes d'arrêt que l'un des bouts périphériques directement excités, de là, le caractère essentiellement transitoire de la réaction. C'est, en effet, un caractère essentiellement transitoire, sur lequel j'ai déjà appelé votre attention en vous montrant des résultats expérimentaux qui prouvent que, en définitive, il s'agit, au début, d'une stimulation modérée exercée sur les terminaisons cardiaques du nerf vague, d'où résulte un simple ralentissement régulier. On pourrait dire que c'est là un phénomène que l'on cherche à réaliser sous l'influence des doses faibles et peu souvent répétées de digitaline.

Plus tard, ou sous l'influence de doses plus fortes, l'excitation est plus considérable; on voit intervenir de nouveaux phénomènes, caractérisés surtout par des phases d'arythmie avec ralentissement. Puis, sous l'influence d'une dose encore plus grande, l'excitation acquiert un degré d'intensité encore plus considérable, et on observe une plus fréquente répétition des phases arythmiques, servant en quelque sorte de terme de transition entre ce point, qui n'est pas encore caractéristique des phénomènes toxiques, et la phase suivante, dans laquelle ces phénomènes toxiques vont commencer à prédominer et acquérir, peu à peu, une intensité considérable. Aux doses encore plus élevées, la paralysie des terminaisons cardiaques des nerfs vagues entre en jeu, puis, à son tour, intervient l'excitation des terminaisons des appareils accélérateurs; alors les phases arythmiques se trouvent caractérisées par de courts accès de palpitation.

L'arythmie qui coïncidait avec l'inhibition dans les premières périodes de l'empoisonnement, coïncide ensuite avec un excès discontinu d'action du cœur à cette période où les palpitations ventriculaires reproduisent les effets d'une excitation intense des nerfs accélérateurs. Jusqu'à ce moment, l'excitation se faisant sentir également sur les terminaisons intra-cardiaques, la loi de prédominance des effets modérateurs avait entraîné le ralentissement; les appareils modérateurs se trouvant alors paralysés, les accélérateurs répondent seuls à l'excitation et l'on voit se produire la période d'arythmie avec excès continu d'action du cœur, les accès de palpitations se montrent plus fréquents, en séries presque continues, c'est la phase de tachycardie persistante; enfin, dans la phase toxique terminale, les appareils accélérateurs sont paralysés à leur tour, comme le démontre l'impuissance à provoquer l'accélération de toutes les influences, directes ou indirectes, qui étaient restées efficaces jusqu'à ce moment, et l'on voit disparaître l'arythmie. Le myocarde est alors entièrement soustrait à l'action de ses appareils modérateurs et accélérateurs et n'agit plus qu'en vertu de sa contractilité rythmique. Ses pulsations se montrent régulières, puissantes, la pression artérielle est élevée, il semble que tout rentre dans l'ordre et que l'orage est passé; et c'est précisément au moment de ce retour apparent à la pleine activité, de cette trompeuse *restitutio ad integrum*, que le cœur va être frappé subitement de mort.

On peut résumer de la façon suivante, ainsi que je l'ai déjà fait,

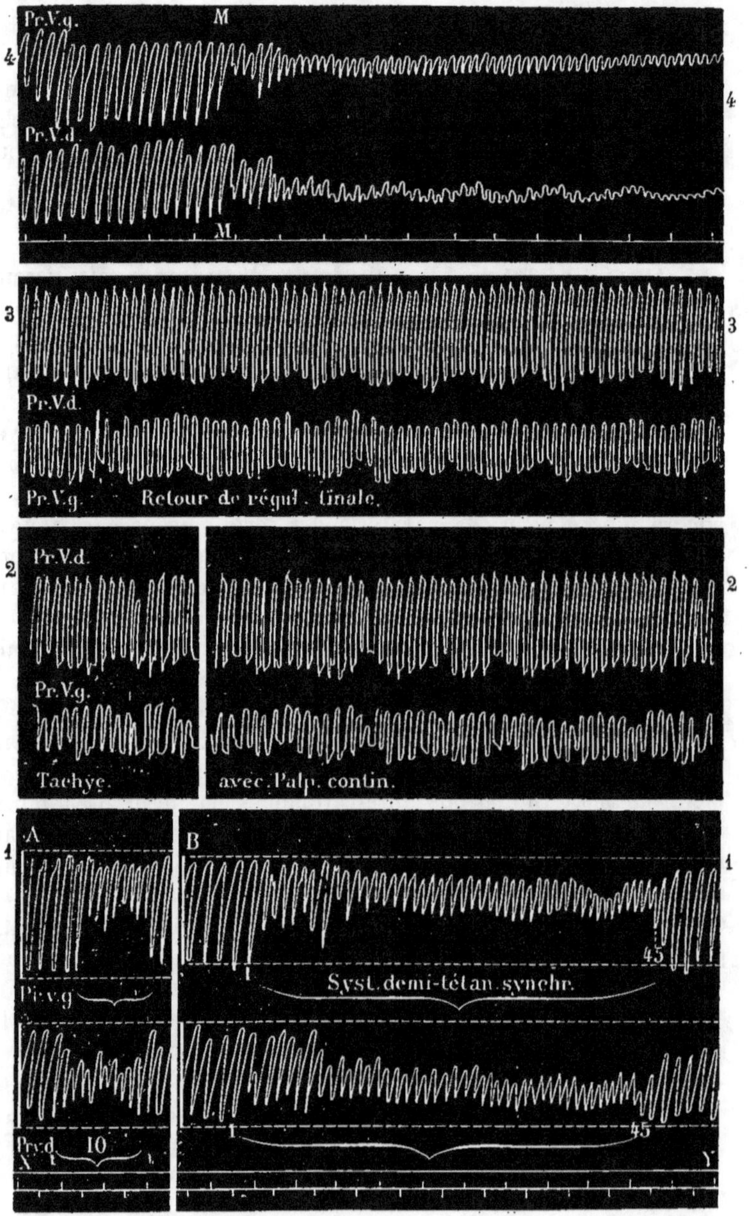

Fig. 138. — **Arythmie digitalinique. Phases successives et disparition
à la période ultime de l'empoisonnement.**

1. systoles anticipées répétées en séries; groupe **A**, 10; groupe **B**, 45 : tétanos incomplet, chaque
ventricule ne donne pas le maximum d'effort dont il est capable, ce qui amène comme conséquence une chute de la pression artérielle par défaut d'alimentation, comme si le cœur était
arrêté en diastole. — **2**, les accès de palpitations se rapprochent et la tachycardie devient con-

(Voir la suite de la légende p. 934.)

tinüe, les deux ventricules arythmiques restant synchrones. — **3**, les deux ventricules redeviennent réguliers, tout en restant très accélérés : c'est la phase de tachycardie prémonitoire
pendant laquelle la mort survient brusquement comme en **4**. — **4**, tachycardie prémortelle,
brusquement remplacée par demi-tétanisation bi-ventriculaire à secousses dissociées, à laquelle
succède la période terminale d'ondulations fibrillaires indépendantes des deux côtés. Fonctions
ventriculaires suspendues en **M**. Quelquefois, tentatives de reprises de systoles actives comme
dans la fig. 75 (p. 813)..

la succession de ces phénomènes : 1° excitation, puis dépression
toxique des appareils modérateurs; 2° excitation, suivie de dépression toxique des appareils accélérateurs qui résistent beaucoup plus
longtemps que les premiers; 3° excitation du myocarde énervé qui
ne peut subir longtemps la stimulation et meurt brusquement après
un court accès de tétanos à secousses dissociées, puis subit, chez les
mammifères, le relâchement que présente tout muscle à la fin du
tétanos provoqué.

Cette succession de phénomènes est représentée sur la figure d'en-

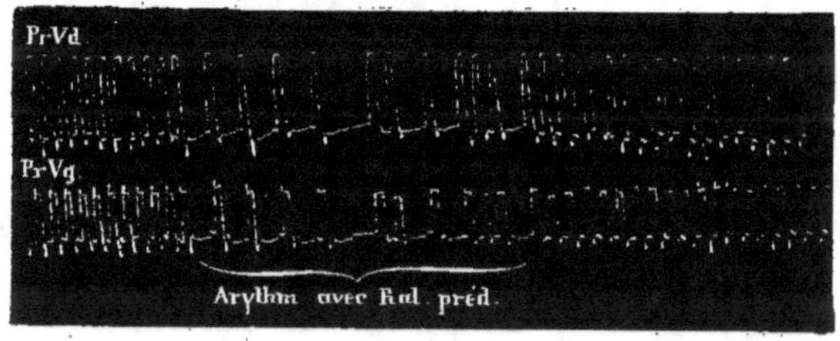

Fig. 139. — Arythmie avec ralentissement prédominant.
Synchronisme des deux ventricules.

Pr. V. g. et *Pr. V. d.*, pressions ventriculaires gauche et droite évaluées à l'aide de sondes manométriques. — Phase de ralentissement arythmique intercalée entre deux périodes de battements
réguliers.

semble ci-après que vous allez beaucoup mieux interpréter, maintenant que nous avons élucidé la plupart des phénomènes d'ordre
nerveux qui se passent sous l'influence de la digitaline (Fig. 138).

Voici, d'autre part, une expérience montrant l'arythmie digitalinique avec ralentissement prédominant, et synchronisme parfait
des deux ventricules. Sous l'influence d'une dose active mais non
toxique de digitaline Homolle, les deux ventricules subissent une
forme d'arythmie dans laquelle prédomine le ralentissement qui
s'intercale entre deux périodes de battements réguliers (Fig. 139).

Ici, vous voyez des phases de palpitations arythmiques discontinues. A une période un peu plus avancée de l'intoxication digitalinique, à l'arythmie avec inhibition dominant dans la phase
précédente, succède une arythmie avec excès d'action symétrique
des deux ventricules, qui se traduit par des accès de palpitations
très marquées des ventricules. Ces phénomènes reproduisent les
effets déterminés par une excitation vive des appareils accélérateurs,

tandis que dans la phase à laquelle est empruntée la figure précédente on observe la prédominance des effets modérateurs (Fig. 140).

Ici l'arythmie se montre avec un excès continu de l'action du
cœur. Sous l'influence des progrès de l'intoxication digitalinique,

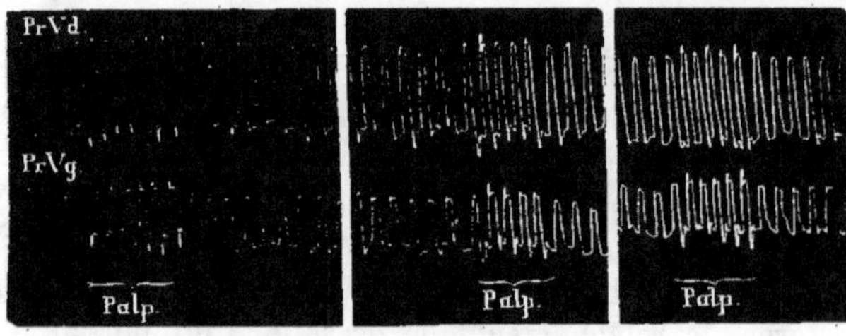

Fig. 140. — Phases de palpitations arythmiques discontinues. Synchronisme.

Pr. V. g. et Pr. V. d., pressions ventriculaires gauche et droite évaluées à l'aide de sondes manométriques. — Palp., accès de palpitations caractérisant l'arythmie avec excès d'action symétrique des deux ventricules. Cette phase succède à celle d'arythmie avec inhibition dominante.

on constate le renforcement d'intensité de l'excitation exercée par
la digitaline sur les terminaisons intracardiaques des appareils
accélérateurs; les accès de palpitations se rapprochent de plus en
plus, de manière à arriver, de façon presque insensible, à la
tachycardie continue très nettement accentuée qui va caractériser la
phase suivante. Ce résultat est manifeste surtout sous l'influence des
doses de digitaline graduellement élevées, en utilisant une digitaline à action physiologique modérée, par exemple la digitaline
Homolle et Quévenne. Dans la partie droite de la figure, vous voyez

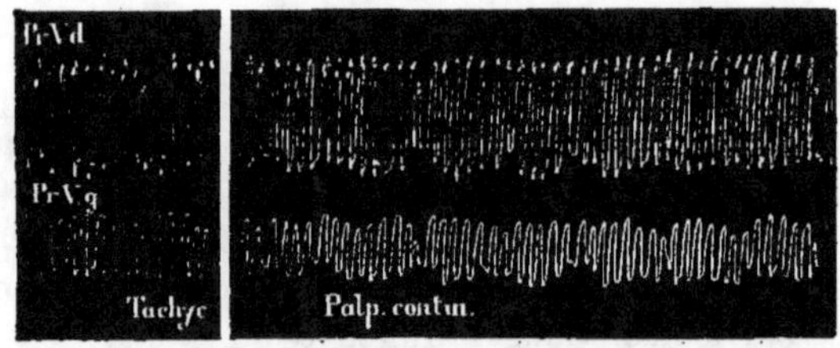

Fig. 141. — Tachycardie continue avec arythmie. Synchronisme.

Pr. V. g. et Pr. V. d., pressions ventriculaires gauche et droite évaluées à l'aide de sondes manométriques. — A la suite de doses graduellement élevées jusqu'à 12 milligrammes de *Digitaline
Homolle et Quévenne*, les accès de palpitations se rapprochent et la tachycardie devient continue,
les deux ventricules arythmiques restant synchrones.

le commencement de la disparition de l'arythmie, à laquelle succède
une apparente régularisation des contractions cardiaques, la fréquence étant seulement notablement plus considérable qu'à l'état
normal (Fig. 141).

Enfin, ce dernier tracé vous montre la disparition de l'arythmie
qui est remplacée par la tachycardie régulière prémortelle. A ce

moment, les appareils accélérateurs sont devenus eux-mêmes inexcitables par la digitaline; ils sont tués à leur tour, comme le prouve
le défaut d'action accélératrice de toutes les influences, directes ou
indirectes, jusque-là capables de provoquer une accélération. Le
myocarde, bien que fournissant des pulsations régulières, encore
puissantes et capables de maintenir la pression artérielle à une
valeur très élevée, est cependant en imminence de mort et va se

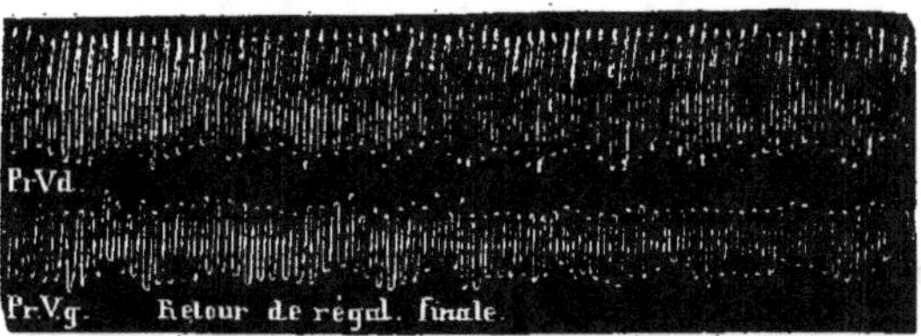

Fig. 142. — Disparition de l'arythmie dans la phase ultime de l'empoisonnement.
Pr. V. g. et *Pr. V. d.*, pressions ventriculaires gauche et droite évaluées à l'aide de sondes manométriques. — Les deux ventricules redeviennent réguliers tout en restant très accélérés.

trouver brusquement tué, ce qui se traduira par l'accès subit demi-
tétanique, synchrone dans les deux ventricules, auquel succédera,
si l'intoxication a été graduelle, une ou deux tentatives de reprise
de systoles efficaces, ou bien qui sera suivi immédiatement, s'il
s'agit d'une intoxication brutale, de la phase de trémulation fibrillaire, avec dilatation progressive, aboutissant à l'immobilité diastolique, c'est-à-dire subissant le relâchement qu'éprouve, chez les
mammifères, tout muscle, à la suite d'un accès de tétanos provoqué
(Fig. 142).

Nous avons terminé l'étude des mécanismes nerveux des modifications cardiaques provoquées par la digitaline; mais il nous reste
à étudier la part peut-être la plus importante, je veux dire celle concernant les modifications exercées par la digitaline sur le myocarde
lui-même.

XXe LEÇON

MORT DU CŒUR. — MÉCANISMES. — ASSIMILATION ENTRE
LES EFFETS DES EXCITATIONS DIRECTES ET LES TROU-
BLES VENTRICULAIRES PRODUITS PAR LA DIGITALINE. —
EXCITATIONS DES OREILLETTES. — EXCITATIONS DES
VENTRICULES. — REPRODUCTION SYNTHÉTIQUE DES
PHÉNOMÈNES PROVOQUÉS PAR LA DIGITALINE. — ASYN
CHRONISME APPARENT, SYNERGIE RELATIVE.

L'analyse minutieuse des phénomènes accompagnant la mort du
cœur provoquée par des excitations intenses directes montre qu'il
existe une analogie frappante entre l'arythmie prémortelle qu'on
peut voir se produire dans ces conditions et les accidents de même
genre qu'on obtient sous l'influence de la digitaline. A cet égard, les
recherches des différents physiologistes ont donné des résultats fort
concordants, bien que, cependant, les procédés expérimentaux aient
varié dans une très large mesure. Parmi les expérimentateurs qui
se sont surtout occupé des phénomènes déterminés par l'excitation
directe du cœur, les résultats les plus importants ont été obtenus par
VULPIAN, MAC WILLIAM, GLEY, LAFFONT; mais FRANÇOIS-FRANCK a
réalisé, pour cette expérimentation, en vue de l'étude de l'action
physiologique de la digitaline, des procédés infiniment plus simples
que ceux employés par les auteurs dont je viens de citer les noms
et, d'ailleurs, mieux adaptés au but particulier qu'il se proposait.
Ces procédés consistent dans l'excitation déterminée par des courants
d'induction, d'une part, et par des actions mécaniques, d'autre
part; de plus, afin d'élucider complètement le phénomène du tétanos
musculaire qui se produit à un certain moment de l'intoxication
digitalinique, dans l'emploi de liquides irritants agissant sur les
artères coronaires chez les mammifères, ou sur les interstices musculaires du cœur de la grenouille qui est dépourvu d'artères coronaires.

Les résultats qu'on obtient dans ces conditions montrent que les

deux ventricules réagissent exactement de même au point de vue
du synchronisme, et qu'ils restent associés, malgré certaines apparences, par la synergie des systoles. Nous allons voir, chemin
faisant, que les résultats obtenus par l'expérimentation sont assez
différents, suivant que cette expérimentation porte sur l'oreillette
droite ou sur l'oreillette gauche, et que les effets de ces excitations,
quelles qu'elles soient, se ramènent à un état demi-tétanique du
myocarde ventriculaire, absolument superposable, pour ainsi dire,
à celui que réalise la digitaline. Enfin, l'étude des excitations
électriques appliquées sur des ventricules dont l'excitabilité a été,
préalablement, plus ou moins atténuée au moyen de la très
ingénieuse méthode expérimentale inaugurée par FRANÇOIS-FRANCK,
atténuation qu'on obtient soit par le badigeonnage local de cocaïne,
soit en soumettant l'animal à la cocaïnisation générale, permet
également d'obtenir des résultats très intéressants, au point de vue
de l'interprétation des mécanismes par lesquels la digitaline produit
des actions analogues; et nous verrons encore que, dans ces conditions, le myocarde présente un état demi-tétanique absolument
identique à celui que détermine l'action de la digitaline. D'autre part,
certaines excitations interstitielles du myocarde, provoquées par des
liquides irritants, déterminent un état de tétanos particulier qui se
différencie, dans une certaine mesure, de celui produit par la
digitaline, ce qui permet précisément de fixer, de façon définitive et
certaine, le mode d'action, le mécanisme par lequel la digitaline
détermine cette tétanisation du myocarde. Il est donc nécessaire
d'examiner comparativement les effets produits, tant sur le rythme
que sur l'énergie, par des excitations appliquées : à l'oreillette
droite, à l'oreillette gauche, à tel ou tel point de la masse ventriculaire.

Tout d'abord, une *excitation induite faible*, appliquée seulement
pendant quelques secondes à l'oreillette droite, provoque une simple
réaction ventriculaire, consistant en des phénomènes d'accélération
et de renforcement, sans arythmie, phénomènes qui sont synchrones
dans les deux ventricules et qui reproduisent avec la plus parfaite
exactitude les phénomènes du début de l'action de la digitaline. Si, à
cette excitation faible et de très peu de durée, on substitue une
excitation forte ou de durée plus considérable, mais en ayant soin de
ne pas dépasser la limite de tolérance du cœur, on provoque une
tachycardie arythmique des deux ventricules qui reproduit très
exactement, de son côté, une phase intermédiaire de l'action toxique
exercée par la digitaline. On observe, en effet, dans ces cas, un
état de resserrement moyen des ventricules, de tétanos atténué à
secousses dissociées et régulières, comme celui que détermine là
digitaline; puis l'accès terminé, les ventricules compensent la période

de surexcitation précédente par un ralentissement notable. J'ai déjà attiré votre attention sur ce fait que, dans ces circonstances, les phénomènes physiologiques déterminés devaient être d'une durée extrêmement courte, puisque l'action excitante qui les produit est elle-même d'une durée très faible et pas du tout comparable à la persistance d'action excitante exercée par un poison agissant pendant un temps assez considérable sur le cœur. D'ailleurs, cette action exercée sur les ventricules par les excitations auriculaires varie suivant son intensité, bien entendu, et suivant l'état d'excitabilité du cœur.

On peut obtenir, dans ces conditions, d'une façon artificielle, et nous en verrons tout à l'heure les preuves expérimentales, des résultats de même genre que ceux que je vous ai montrés à propos de la digitaline. On peut, par exemple, réaliser un état d'asynchronisme apparent, d'autant plus marqué, que l'excitation est plus énergique ou qu'elle s'adresse à un myocarde plus facilement excitable. Les deux ventricules montrent alors des divergences sur lesquelles j'ai attiré votre attention à propos de la digitaline, et ces divergences sont attribuables à un phénomène identique à celui qui se produit dans l'action exercée par la digitaline, c'est-à-dire à une insuffisance d'alimentation ventriculaire gauche par un ventricule droit encore assez actif pour déterminer de faibles effets sur la pression artérielle pulmonaire dans son voisinage immédiat, mais qui est incapable d'exercer un effort systolique suffisant pour faire parcourir à l'ondée sanguine la totalité du circuit pulmonaire.

Un fait très remarquable, et que nous avons également observé relativement à ce qui se produit dans le cas de la digitaline, c'est que, même dans cet état d'ataxie cardiaque, produite par des excitations auriculaires qui, à un degré assez faible de plus, soit d'intensité de l'excitant, soit de réceptivité du myocarde, amèneraient très certainement la mort de ce myocarde, les deux ventricules restent rigoureusement associés par un synchronisme parfait, comme on en a la preuve lorsqu'on enregistre simultanément et comparativement les pulsations extérieures des ventricules et la pression dans les différentes artères.

S'il n'y a pas synergie absolue, comme nous l'avons vu pour la digitaline, c'est que l'un des deux ventricules, le gauche, se contracte à vide, tandis que le droit, également asystolique cependant, dans les mêmes conditions, peut encore agir, quoique faiblement, sur le sang dont il est approvisionné par l'afflux veineux général. Ce sont des effets identiques à ceux que nous avons vus se produire sous l'influence de la digitaline; et les tracés suivants vont montrer le bien fondé de ces considérations, en même temps que l'assimilation parfaite qu'on a pu établir entre ces résultats et ceux qui ont été obtenus avec la digitaline.

Voici les résultats d'une expérience relative aux effets auriculaires et ventriculaires bilatéraux, consécutifs à l'excitation induite faible de l'oreillette droite. Tandis que, comme nous l'avons vu, les variations de volume de l'oreillette droite se traduisent, pour la systole, par une ligne descendante, les pulsations dans l'oreillette gauche se traduisent par une ligne ascendante correspondant aux mêmes systoles; par conséquent, il y a une apparence de discordance dans le tracé relatif à chacune des oreillettes, mais cela tient tout simplement à la façon dont les lignes du tracé sont obtenues. Cette expérience est réalisée sur un chien préalablement curarisé et maintenu dans la baignoire-étuve de François-Franck à la température de 38°5. Une excitation faible, et durant quelques secondes, de l'oreillette droite détermine une simple réaction ventriculaire, qui se traduit dans les deux ventricules par une accélération très notable, régulière, accompagnée de renforcement, sans arythmie, et portant également sur l'un et l'autre des deux ventricules. Les oreillettes sont en état diastolique, avec de simples trémulations fibrillaires qui se substituent aux systoles complètes, beaucoup plus marquées dans l'oreillette gauche que dans l'oreillette droite; elles montrent de vives palpitations et des systoles inefficaces. L'accélération obtenue dans ces conditions est assez notable, puisque, de 120, les pulsations ventriculaires ont atteint le chiffre de 150 (Fig. 143).

Voici une figure qui représente les résultats obtenus par une excitation forte de l'oreillette droite. Vous voyez que les résultats sont très différents de ceux que je vous montrais précédemment, et que, s'il y a accélération et renforcement de certaines systoles ventriculaires, il y a une période d'arythmie très marquée, coïncidant précisément avec la période d'excitation et se prolongeant quelque temps après. Les deux ventricules montrent une phase de tachycardie arythmique, alors qu'il y a une inhibition auriculaire presque aussi marquée pour l'oreillette droite que pour la gauche, quoique moins accusée cependant en ce qui concerne cette dernière. Cette tachycardie biventriculaire s'accompagne d'un état de resserrement moyen des ventricules, constituant un tétanos atténué, à secousses dissociées et irrégulières. Le nombre des pulsations, qui étaient de 120 avant l'excitation de l'oreillette droite, monte à un premier moment à 240 et à 260, avec de l'arythmie; puis, l'accès terminé, les ventricules compensent par un notable ralentissement la période précédente d'excitation, le nombre des pulsations décroît, arrive à n'être que de 70 à 75 pulsations, et on assiste à une reprise de l'énergie ventriculaire. La pression est très élevée dans l'oreillette gauche en raison de l'évacuation insuffisante par le ventricule. Mais un phénomène fort intéressant, analogue à celui que nous avons vu se produire avec la digitaline, se montre à ce moment : c'est une augmentation d'amplitude et des systoles et des diastoles. Vous voyez, en effet, les maxima systoliques du ventricule droit et du ventricule gauche, aussi bien que les minima diastoliques, dépasser la valeur qu'ils avaient au début de l'expérience (Fig. 144).

Le synchronisme absolu de fréquence et de rythme est bien mis en évidence par l'exploration directe des pulsations ventriculaires, mais on peut, comme avec la digitaline, obtenir des résultats traduisant un asynchronisme apparent par l'exploration comparative de la

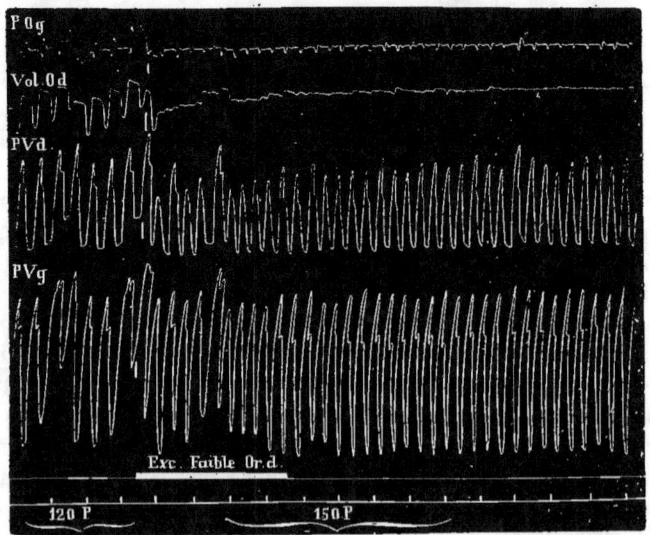

Fig. 143. — Effets ventriculaires et auriculaires bilatéraux d'excitations induites faibles localisées à l'oreillette droite.

Chien modérément curarisé, maintenu dans la baignoire-étuve à la température de 38°5. — *P. V. g.* et *P. V. d.*, pulsations ventriculaires gauche et droite. — *Vol. Od.*, variations de volume de l'oreillette droite. — *P. Og.*, pulsations de l'oreillette gauche. — *Exc. faible Or. d.*, excitation faible de l'oreillette droite durant environ quatre secondes. — Les deux oreillettes sont mises en état diastolique avec vives palpitations et systoles inefficaces, tandis que les deux ventricules conservent leur activité systolique. Accélération ventriculaire dont la fréquence monte de 120 à 150.

pression dans une branche de l'aorte et une branche de l'artère pulmonaire; c'est ce que va démontrer le tracé suivant.

Dans ce tracé, nous voyons les résultats de phénomènes d'ataxie cardiaque déterminée par une forte excitation induite de l'oreillette droite produisant cet asynchronisme apparent, qui est tout à fait de même ordre et de même nature que celui que nous avons vu se produire sous l'influence de la digitaline. On constate qu'une grande accélération arythmique succède immédiatement à l'excitation produite; puis, des pulsations actives, mais insuffisantes, au moins partiellement, se produisent en nombre égal à droite et à gauche. Dans un même intervalle de temps, représenté par les accolades **A B**, on

voit que pour 43 pulsations dans les ventricules on ne constate que
23 à 25 pulsations dans l'artère pulmonaire et seulement 18 dans
l'artère carotide. Cet asynchronisme est dû à ce phénomène de l'alimentation insuffisante du ventricule gauche, qui se contracte à vide,

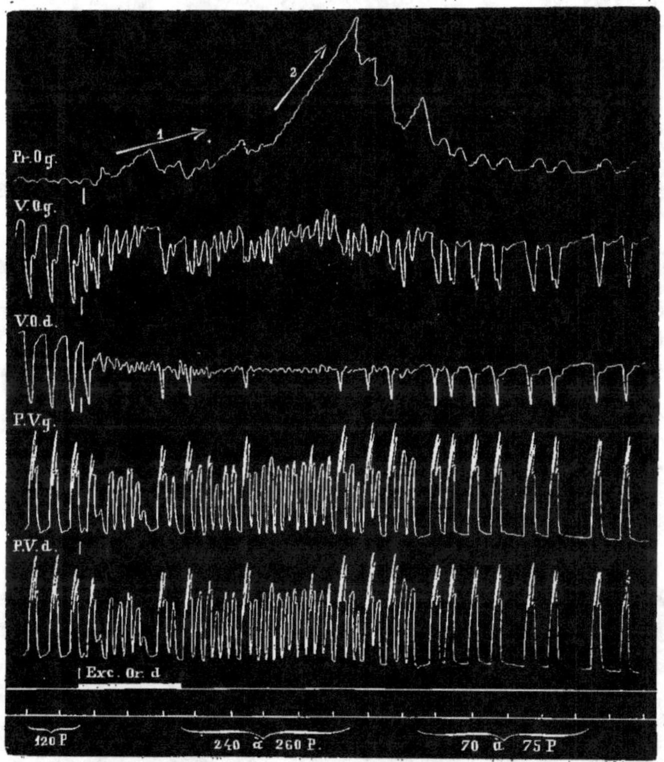

Fig. 144. — Effets auriculaires et ventriculaires bilatéraux d'une forte excitation
induite localisée à l'oreillette droite.

P. V. d. et *P. V. g.*, pulsations ventriculaires droite et gauche. — *V. O. d.* et *V. O. g.*, variations de
volume des oreillettes droite et gauche. — *Pr. O. g.*, pression dans l'oreillette gauche évaluée
à l'aide d'une sonde à ampoule manométrique. — *Exc. or. d.*, excitation de l'oreillette droite,
brève et forte. — Inhibition avec palpitations des deux oreillettes, coïncidant avec une grande
ataxie des ventricules, pendant laquelle la pression s'élève beaucoup dans l'oreillette gauche
faute d'évacuation suffisante du ventricule correspondant. Après cette phase de tachycardie
arythmique durant laquelle le nombre des pulsations s'est élevée de 120 à 240-260, la fréquence
du cœur diminue jusqu'à 70-75 pulsations et les systoles auriculo-ventriculaires reprennent
une notable énergie; l'évacuation cardiaque fait alors retomber la pression dans l'oreillette
gauche. Synchronisme de fréquence et rythme.

par un ventricule droit encore capable de recevoir assez de sang par
l'afflux veineux général pour déterminer quelques pulsations se
répercutant dans l'artère pulmonaire. En comptant les pulsations du
ventricule droit et du ventricule gauche, dans l'espace de temps limité
par cette accolade, on voit que leur nombre est absolument le même,

de 43, et on est obligé de conclure, comme nous l'avions fait en ce

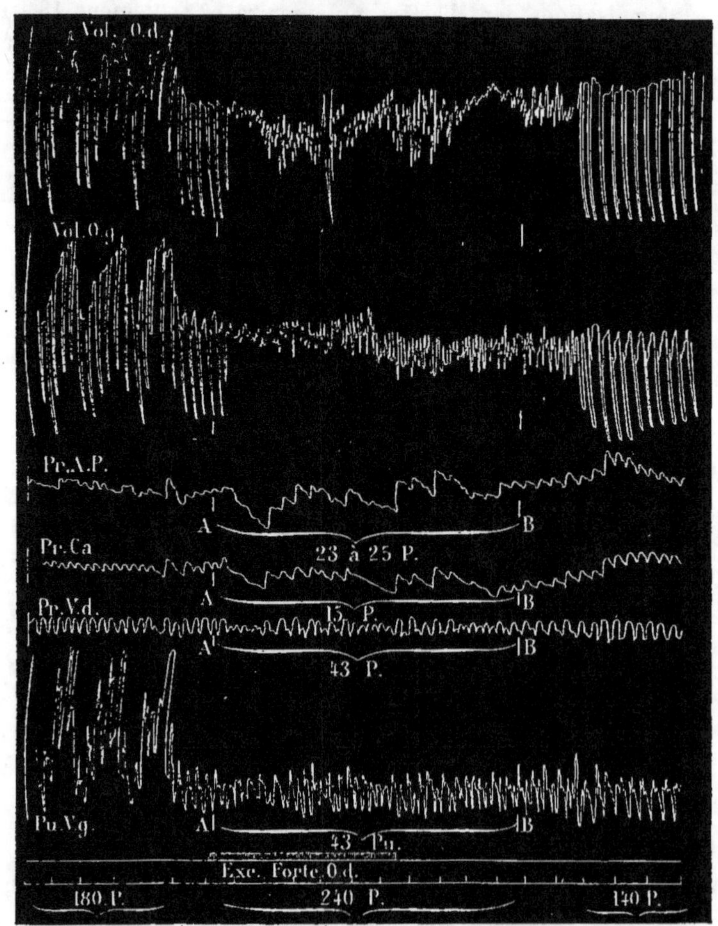

Fig. 145. — Ataxie cardiaque produite par une forte excitation de l'oreillette droite.
Asynchronisme apparent des deux ventricules.

Pu. V. g., pulsations ventriculaires gauches. — *Pr. V. d.*, pression intra-ventriculaire droite, avec
la sonde à ampoule élastique. — *Pr. Ca.*, pression artérielle dans la carotide, avec le sphygmoscope. — *Pr. A. P.*, pression artérielle dans l'artère pulmonaire, avec le sphygmoscope. — *Vol.
O. g.* et *Vol. O. d.*, changements de volume des oreillettes gauche et droite. — Sous l'influence
de l'excitation auriculaire unilatérale, les deux oreillettes subissent l'état habituel d'ataxie et
les deux ventricules présentent une grande accélération arythmique avec nombreuses systoles
avortées : les pulsations actives et inefficaces sont en nombre égal à droite et à gauche.
Cependant la carotide ne donne que 15 pulsations et l'artère pulmonaire 23 à 25 seulement,
chaque ventricule exécutant 43 systoles dans le même temps ; 28 pulsations sont donc avortées
au point de vue aortique (carotidien) et 18 ou 20 seulement ne retentissent pas dans l'artère pulmonaire. Cette inégalité ne résulte pas d'un défaut de synchronisme, mais provient d'une insuffisance
d'alimentation ventriculaire gauche par un ventricule droit encore assez actif pour provoquer
de faibles effets sur la pression dans l'artère pulmonaire à son voisinage immédiat, mais ne
déployant pas un effort systolique suffisant pour faire traverser à son ondée tout le parcours du
circuit pulmonaire.

qui concerne la digitaline, qu'il y a synchronisme absolu, quoiqu'il y ait asynchronisme apparent, la question de synergie étant réservée et différant pour les mêmes raisons que nous avons eues à examiner au point de vue de l'action de la digitaline (Fig. 145. Comparer avec fig. 100, p. 859).

Les effets que peut déterminer l'excitation de l'oreillette gauche sont exactement de même nature que les effets déterminés par l'excitation de l'oreillette droite; ils n'en diffèrent que par le degré. Cette différence est très prononcée pour une même valeur de l'excitation. L'action exercée, dans ces conditions, est, en effet, beaucoup plus intense; et l'état tétanique et ataxique provoqué sous l'influence des moindres irritations mécaniques accidentelles de l'oreillette gauche est, d'ailleurs, un témoin de la facilité avec laquelle ces excitations se traduisent par des modifications des pulsations ventriculaires. C'est ainsi que, dans nombre d'expériences qu'on a essayé de réaliser sur le cœur des animaux à sang chaud, on peut voir que des irritations mécaniques involontaires de l'oreillette gauche telles que le pincement, une ligature nécessitée par l'expérience, l'application d'un explorateur, l'introduction d'une canule déterminent une irritation suffisante pour retentir sur les ventricules et même pour pouvoir donner lieu, dans certaines circonstances, à un arrêt complet, plus ou moins prolongé, parfois mortel.

On peut lutter contre ce résultat en pratiquant, comme l'a fait François-Franck, la cocaïnisation préalable, partielle et locale de l'oreillette; on arrive ainsi à atténuer cette excitabilité et à la rendre telle, que les excitations mécaniques qui, tout à l'heure, déterminaient l'arrêt du cœur peuvent être supportées sans que cet arrêt se produise. Mais, en ce qui concerne l'étude que nous faisons en ce moment, l'étude des phénomènes que ces actions irritantes peuvent déterminer par retentissement sur les ventricules, il est absolument nécessaire de laisser aux oreillettes toute leur excitabilité; il faut seulement avoir soin de proportionner l'excitation à la sensibilité particulière de l'oreillette gauche, et de réduire pour cela cette excitation en force et en durée.

Voici les résultats expérimentaux que détermine l'excitation de l'oreillette gauche; vous allez constater des phénomènes exactement de même nature que ceux réalisés tout à l'heure à ce sujet par l'oreillette droite.

Voici le résultat d'une expérience indiquant ce qui se passe sous l'influence d'une excitation induite faible de l'oreillette gauche. Les effets ventriculaires sont exactement les mêmes que ceux que nous avons vus tout à l'heure à propos de l'oreillette droite; ils sont seulement plus nettement marqués, leur intensité est plus considérable et, surtout, d'autant plus considérable que l'excitation a été faite pendant une durée de temps beaucoup moindre que celle correspondant à l'excitation que je vous montrais tout à l'heure sur l'oreillette droite. Les pulsations du ventricule droit sont absolument synchrones des pulsations ventriculaires gauches, et leur comparaison avec les variations de la pression ventriculaire droite montre qu'une très faible excitation induite de l'oreillette gauche provoque immédiatement une tachycardie arythmique rigoureusement synchrone dans les deux ventricules, avec des systoles accélérées, inégales, avortées pour un assez grand nombre, tandis que les oreillettes sont mises instantanément en inhibition avec trémulation sur place et sans aucune systole active. De 150 avant l'excitation, les pulsations arrivent à 240 à la suite de cette excitation faible de l'oreillette gauche. On observe ensuite une phase de repos du cœur avec reprise brusque des systoles auriculaires et ralentissement synchrone des deux ventricules. A l'intensité près, on constate donc une identité avec les effets produits par l'excitation de l'oreillette droite. Cependant, il existe une différence entre ces résultats; c'est que, par l'excitation faible de l'oreillette droite, il n'y avait pas du tout d'arythmie, alors qu'ici vous voyez une phase très marquée d'arythmie, déterminée par cette plus grande sensibilité de l'oreillette gauche à l'excitation (Fig. 146).

Le tracé suivant va montrer encore combien est délicate l'excitabilité de cette oreillette gauche. Une excitation induite un peu plus intense que celle réalisée dans l'expérience précédente, mais qui dure un temps beaucoup moindre, — environ la moitié de la précédente, — provoque un état de tétanisation très remarquable des deux ventricules. Ici, les sondes manométriques contenues dans les deux ventricules agissent exactement comme des myographes, l'air contenu dans leur intérieur est comprimé par les contractions systoliques des ventricules, et cette compression se traduit par l'élévation des maxima systoliques, élévation qui, en ce qui concerne le ventricule gauche, principalement, tend à cet état demi-tétanique caractérisant précisément les phénomènes de même genre qui se produisent sous l'influence de la digitaline. Il s'agit dans cette expérience d'un chien maintenu à une température assez élevée, 39°5, et l'excitation a duré un temps extrêmement court, à peine huit dixièmes de seconde. La fréquence des pulsations, qui était de 194, chiffre expliqué par la température élevée à laquelle était soumis l'animal au début de l'expérience, monte à 252 et, à cette phase, correspondent deux accès demi-tétaniques très caractérisés, aussi bien du ventricule gauche que du ventricule droit; puis, on observe une période de retour du cœur à la normale, avec, cependant, une augmentation assez considérable des maxima systoliques, et des minima diastoliques, mais surtout des maxima systoliques. Le ventricule gauche doit déployer un effort plus grand à cause de l'alimentation pulmonaire exagérée lorsque le cœur arythmique reprend son activité, ce

qui est dû à la surcharge de pression dans l'oreillette gauche. Dans
ces conditions, le ventricule gauche doit nécessairement fournir un
travail plus grand, puisqu'il doit recevoir et évacuer une quantité de
sang plus considérable; il est donc tout naturel que ses diastoles et,
surtout, ses systoles revêtent une amplitude plus grande (Fig. 147).

L'expérience de la figure 144 (p. 942), nous a déjà donné l'exemple
d'une semblable surcharge auriculaire gauche à la période d'inhibition, à cause du manque d'évacuation dans le ventricule corres-

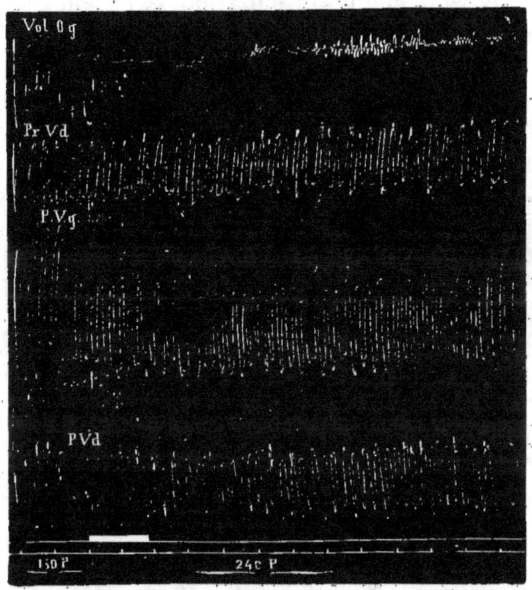

Fig. 146. — Effets auriculo-ventriculaires bilatéraux
d'excitations induites faibles localisées à l'oreillette gauche.

P. V. d. et *P. V. g.*, pulsations ventriculaires droite et gauche. — *Pr. V. d.*, pression à l'intérieur
du ventricule droit évaluée à l'aide d'une sonde manométrique. — *Vol. O. g.*, variations de
volume de l'oreillette gauche. — Excitation par un courant induit très faible pendant une
durée n'atteignant pas tout à fait deux secondes. Inhibition auriculaire; tachycardie arythmique
biventriculaire. Synchronisme. La fréquence monte de 150 à 240 pulsations, inégales, avortées
pour un assez grand nombre, et persiste pendant un temps plus de cinq fois égal à la durée de
l'excitation.

pondant. Dans l'expérience précédente, il s'agissait de la comparaison des pulsations extérieures ventriculaires; cette fois, c'est la
comparaison des pressions intra-ventriculaires qui nous démontre
l'identité parfaite des modifications provoquées sur les deux ventricules.

Voici une expérience dans laquelle on réalise, comme précédemment par l'excitation de l'oreillette droite, un état d'asynchronisme
apparent, qui est également très marqué. Cet état d'asynchronisme
apparent est très remarquable en ce qui concerne la pression évaluée

dans le tronc brachio-céphalique que l'on a choisi dans l'intention d'enregistrer les changements de pression dans une artère aortique très voisine du cœur, et malgré cela, vous voyez que certaines pulsations ne retentissent pas dans cette artère, alors que les indications fournies par les pressions à l'intérieur du ventricule gauche et du ventricule droit montrent qu'il y a un nombre de pulsations beaucoup plus considérable que celui traduit par la sonde placée dans le tronc brachio-céphalique. Il y avait, au début de l'expérience, 150 systoles ventriculaires et également 150 pulsations artérielles aortiques; dix secondes seulement après l'excitation électrique très faible de l'oreil-

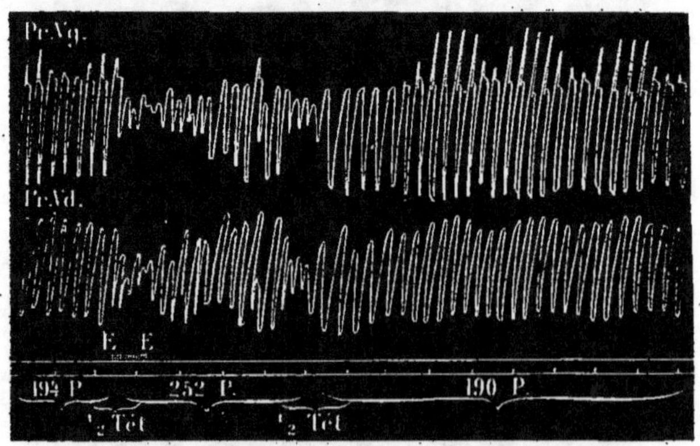

Fig. 147. — État demi-tétanique biventriculaire produit par l'excitation induite très brève et faible de l'oreillette gauche.

Chien à température élevée (39°5). — *Pr. V. d.* et *Pr. V. g.*, pressions ventriculaires droite et gauche évaluées à l'aide de sondes manométriques. — *E-E*, excitation induite très faible de l'oreillette gauche ayant duré à peine huit dixièmes de seconde. Tachycardie et arythmie: la fréquence passe de 194 à 252. Systoles redoublées, avortées, exactement synchrones, et ce synchronisme se poursuit dans la période de restitution où le cœur revient à sa fréquence primitive, 190. A ce moment, la synergie n'est que relative; le ventricule gauche déploie un effort systolique plus grand parce que l'alimentation pulmonaire se trouve exagérée lorsque le cœur arythmique reprend son activité. — Resserrement ventriculaire (demi-tétanos) semblable dans les deux ventricules. Comparer ces effets demi-tétaniques avec ceux que détermine la digitaline, figures 75 (p. 813) et 138 (p. 933).

lette gauche, il y avait 255 pulsations cardiaques et seulement 135 pulsations artérielles dans le tronc brachio-céphalique, puis, dans les dix dernières secondes de cette phase de tachycardie et d'arythmie, les ventricules exécutant 300 pulsations, on ne comptait plus que 132 pulsations brachio-céphaliques. Vous pouvez voir que, en même temps, la pression baisse dans le tronc brachio-céphalique, ce qui s'explique par ce fait que ces pulsations ventriculaires sont insuffisantes pour se transmettre à cette partie de l'appareil circulatoire (Fig. 148).

La preuve qu'il s'agit bien d'un asynchronisme apparent, c'est que, dès que le cœur tend à revenir à l'état normal, à reprendre ses

pulsations normales, avec une amplitude un peu plus considérable
pour les raisons que j'exposais tout à l'heure, on arrive à compter
140 pulsations dans le ventricule, et 140 pulsations également dans
le tronc brachio-céphalique. La comparaison des pulsations dans le
ventricule droit et dans le ventricule gauche suffit, d'ailleurs, à
prouver le synchronisme parfait. Un nombre considérable de systoles avortées, intercalées entre des systoles actives, pendant l'état
ataxique avec demi-tétanos des deux ventricules, explique très bien

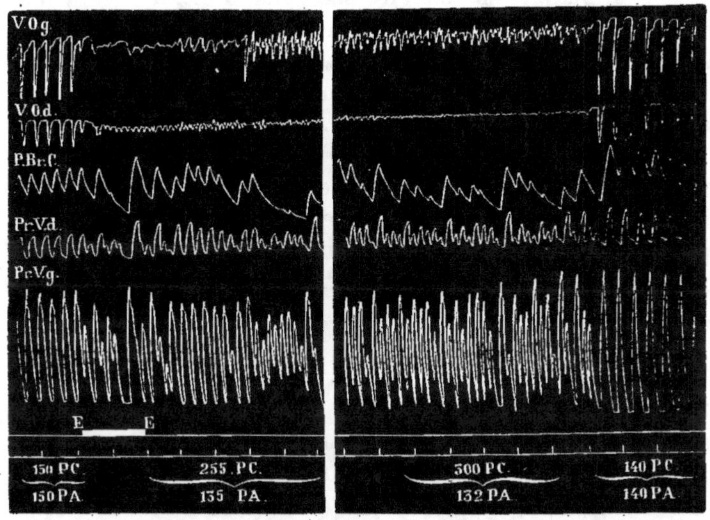

Fig. 148. — Synchronisme des deux ventricules rendus arythmiques
par l'excitation localisée de l'oreillette gauche.

Pr. V. g. et *Pr. V. d.*, pressions ventriculaires gauche et droite évaluées à l'aide de sondes manométriques. — *P. Br. c.*, pulsations et pression dans le tronc brachio-céphalique évaluées à l'aide
d'un sphygmoscope. — *V. O. d.* et *V. O. g.*, variations de volume des oreillettes. — Chiffres
(*150, 255, 300, 140*) suivis de l'indication *P. C.*, au-dessus de l'accolade, nombre des systoles
ventriculaires. — Chiffres (*150, 135, 132, 140*) suivis de l'ndication *P. A.*, au-dessous de l'accolade, nombre des pulsations aortiques. — *E-E.*, excitation induite très faible de l'oreillette
gauche, durant un peu moins de deux secondes. — Grand nombre de systoles ventriculaires avortées, intercalées entre des systoles actives, pendant la période d'ataxie avec demi-tétanos. Normalement : 150 systoles ventriculaires et 150 pulsations aortiques. Pendant l'excitation : (1re phase)
255 systoles ventriculaires et 135 pulsations aortiques, (2e phase) 300 systoles ventriculaires et
132 pulsations aortiques. Retour à la normale : 140 systoles ventriculaires et 140 pulsations
aortiques.

cet asynchronisme apparent. Il y a identité parfaite, comme vous
pouvez le voir dans cette expérience, entre l'état arythmique du
cœur, caractérisé par ce demi-tétanos ventriculaire passager provoqué
par une irritation traumatique ou électrique, et les résultats déterminés par ces irritations qu'on obtient sous l'influence d'un grand
nombre de poisons du cœur et notamment de la digitaline (Fig. 148).

Il nous reste à rechercher en quoi consiste plus particulièrement
l'état des ventricules ainsi accélérés et arythmiques. L'expérience

démontre que cet état consiste essentiellement en une tétanisation incomplète à secousses dissociées; et en effet, les explorations des *variations de consistance de la paroi du myocarde* permettent de démontrer ce fait avec une très grande facilité. On peut réaliser cette exploration comme celle d'un muscle strié ordinaire, en faisant une sorte de contre-pression sur les parois ventriculaires, contre-pression qui aura pour résultat d'inscrire des lignes d'ascension d'autant plus considérables et approchant d'autant plus des maxima systoliques, que la contraction ventriculaire sera plus nettement caractérisée par les phénomènes d'excitation auxquels les ventricules seront soumis. D'autre part, l'exploration de la pression intra-ventriculaire conduit aux mêmes résultats et montre que les accidents se produisant dans ces conditions sont absolument parallèles dans les deux cas.

A côté de ces excitations déterminées par les oreillettes il convient de voir les résultats fournis par l'excitation directe des ventricules. Or, ici, il est facile de démontrer que le tétanos qui se produit dans ces conditions, aussi bien que sous l'influence de la digitaline, est un tétanos d'origine myocardique et non pas d'origine nerveuse, en raison d'un dispositif expérimental très simple à réaliser. Ce tétanos est démontré par le niveau élevé des secousses systoliques et par la décontraction incomplète des ventricules. En soumettant, au préalable, l'animal à l'action de l'atropine pour annihiler complètement les effets des appareils modérateurs, en sectionnant, d'autre part, tous les nerfs accélérateurs qui peuvent concourir à l'innervation du cœur, en laissant les ventricules absolument abandonnés à eux-mêmes, sous l'influence de leur seul appareil nerveux intra-cardiaque, c'est-à-dire abandonnnés surtout à l'influence de l'action propre exercée par le myocarde, nous verrons que les résultats qu'on peut obtenir dans ces circonstances sont absolument comparables à ceux que produit la digitaline et que le tétanos nous sera démontré précisément par les niveaux élevés des secousses systoliques ainsi que par la décontraction incomplète des ventricules, décontraction qui sera d'autant moins marquée que le tétanos sera lui-même plus intense.

Mais cette stimulation qu'on peut réaliser en excitant directement les ventricules nécessite certaines précautions particulières, en raison de la facilité avec laquelle les excitations pratiquées sur les ventricules réagissent sur ces ventricules mêmes; c'est là précisément que François-Franck a fait intervenir cette cocaïnisation partielle ou générale, dont je vous parlerai tout à l'heure et, par une série d'expériences fort intéressantes, pu faire justice de cette sorte d'opposition paradoxale que l'on avait établie entre le myocarde des animaux à sang chaud et celui des animaux à sang froid. En effet, s'il est très facile d'obtenir avec le myocarde des animaux à sang froid des résultats de tétanisation durables, persistants, montrant que la tétanisation se produit et qu'elle est bien la cause des accidents consécutifs, le même fait, ainsi que je l'ai déjà indiqué, est très difficile à démontrer, presque impossible même à réaliser, à moins qu'on ne prenne certaines précautions, pour les animaux à sang chaud chez lesquels la tétanisation est presque toujours suivie de mort. Il est indiqué, dans ce cas, de chercher à réaliser pour les animaux à sang chaud ce qui existe normalement pour les animaux à sang froid, c'est-à-dire de transformer le cœur des animaux à sang chaud en cœur d'animal à sang froid. On y arrive, plus ou moins facilement, au moyen d'un certain nombre de procédés qui ont été employés à plusieurs reprises par des physiologistes dont j'ai cité les noms. Le refroidissement préalable, ou bien la chloralisation à haute dose, ou bien l'emploi de certains animaux dont le myocarde ventriculaire est moins susceptible que celui des autres animaux à sang chaud en général, par exemple le lapin, voilà autant de procédés capables de permettre la démonstration d'un état tétanique. On peut encore mieux réussir en employant le cœur des nouveau-nés, dont l'excitabilité est beaucoup moindre que celle du cœur des adultes; ou bien encore, on peut réaliser ce phénomène au moyen de la méthode employée autrefois par VULPIAN, c'est-à-dire en mettant en activité, à la fois, l'action inhibitoire du vague et les excitations directes.

La technique employée par FRANÇOIS-FRANCK est certainement beaucoup supérieure et permet de graduer, pour ainsi dire à volonté, d'abord le degré de l'excitation, et ensuite le degré de susceptibilité du myocarde et, par conséquent, de se mettre dans des conditions expérimentales aussi parfaites que possible pour réaliser ce qui se passe sous l'influence de la digitaline.

Les recherches de FRANÇOIS-FRANCK sur la cocaïne, que je vous ai exposées autrefois (Voir : *Leçons de pharmacodynamie et de matière médicale*, 1re série, p. 481), ont montré, en effet, que le contact de la cocaïne déterminait une telle diminution de l'activité physiologique de tous les tissus que des applications locales de cocaïne sur un ventricule ou une portion déterminée d'un ventricule, le rendent sinon inerte, du moins le mettent dans des conditions telles, qu'il supporte très facilement des excitations qui, sans cette précaution, arrêteraient immédiatement le cœur; de sorte qu'on peut rendre la région à peu près complètement inexcitable, ou, au contraire, par tâtonnements, arriver à diminuer cette excitabilité au point de pouvoir dissocier les phénomènes et assister, étape par étape, à tous les effets qui se produisent sous l'influence de cette excitation.

Il est possible, dans ces conditions, d'obtenir la réalisation de tétanisations dissociées des ventricules sur des chiens qui ne sont ni chloralisés, ni refroidis, par conséquent, dans des conditions se rapprochant autant que possible de celles de leur état normal, et cela, avec un synchronisme absolument rigoureux des systoles tétaniques, ainsi qu'avec la survivance du cœur. En d'autres termes, c'est se placer dans les meilleures conditions physiologiques possibles pour réaliser, artificiellement, les conditions que la digitaline réalise d'une façon en quelque sorte normale. Les résultats expérimentaux ci-après vont montrer les phénomènes qui se passent et la similitude des résultats qu'on obtient dans ces conditions avec ceux obtenus sous l'influence de la digitaline.

Voici un résultat expérimental qui démontre très nettement l'état de tétanisation incomplète à secousses dissociées déterminé par l'excitation auriculaire. Pour réaliser cette expérimentation, on a disposé les explorateurs ventriculaires de manière à exercer une légère pression à la surface du myocarde; de cette façon, les courbes produites par les excursions de ces explorateurs représentent les *variations de consistance du myocarde*, c'est-à-dire traduisent, comme le myographe simple, les variations de gonflement du muscle avec lequel elles sont en contact. Le soulèvement est variable, lorsque la contracture est plus ou moins intense, pour arriver à un soulèvement maximum avec une contracture complète lorsque le tétanos est à secousses fusionnées, comme cela se produit sur un muscle strié soumis à des excitations électriques très fréquentes; ou bien, au contraire, la fusion est plus ou moins incomplète, suivant que les excitations produisent des secousses plus ou moins dissociées.

Sous l'influence d'une excitation faible, exercée sur l'oreillette droite, on voit une inhibition auriculaire presque complète, avec augmentation de volume très nette des deux oreillettes. Comme l'oreillette gauche est beaucoup plus influencée que l'oreillette droite, son inhibition est beaucoup plus marquée, et l'on voit l'oreillette droite effectuer encore quelques tentatives de systoles, alors qu'au contraire l'oreillette gauche en est réduite à une trémulation fibrillaire continue, jusqu'au moment où cesse l'influence de cette excitation auriculaire. La tachycardie dans le ventricule se présente sous forme de tachycardie arythmique avec systoles incomplètes — et surtout relâchement diastolique incomplet — qui élève le niveau général de la courbe et coïncide avec une demi-tétanisation; car ce qui montre qu'il y a tendance au tétanos, c'est que le niveau des minima diastoliques normaux est à une distance assez considérable au-dessous des minima diastoliques qui se produisent pendant cette période de tétanisation à secousses dissociées. Si la tétanisation arrivait à ce que les secousses pussent se fusionner en tétanos parfait, au lieu de ce tracé ondulatoire nous aurions une ligne très sensiblement continue rappelant le tracé fourni par les changements de volume de l'oreillette droite. A la période de retour, on constate du ralentissement accompagné d'une augmentation de l'énergie des systoles ventriculaires, aussi bien de l'énergie systolique que de l'énergie diastolique (Fig. 149).

La même démonstration expérimentale peut être faite par l'exploration de la pression intraventriculaire.

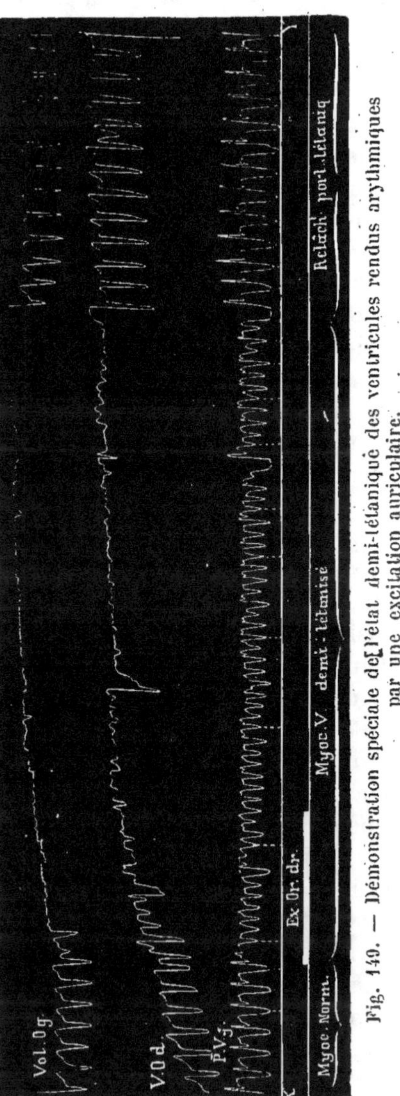

Fig. 149. — Démonstration spéciale de l'état demi-tétanisé des ventricules rendus arythmiques par une excitation auriculaire.

P. V. g., pulsations extérieures du ventricule gauche, l'explorateur étant disposé de façon à enregistrer, comme un myographe, les changements de volume (gonflement) du myocarde. — *Vol. O. d.* et *Vol. O. g.*, variations de volume des oreillettes droite et gauche. — *Ex. Or. dr.*, excitation induite très faible de l'oreillette droite. — État inhibitoire des oreillettes avec augmentation croissante de volume. Tachycardie ventriculaire arythmique pendant laquelle les systoles s'exécutent sans relâchement diastolique intermédiaire complet, leur niveau général s'élève notablement au-dessus de l'abscisse (*ordonnées pointillées*); cet état de demi-tétanisation cesse avec l'arythmie et les relâchements diastoliques deviennent alors plus profonds que normalement.

Voici les résultats d'une double expérience concernant l'irritation mécanique du ventricule obtenue, dans la première partie, par une simple pression exercée à l'extérieur du ventricule gauche. Cela détermine une excitation mécanique pendant un temps dont on peut

faire varier la durée, et, sous l'influence de cette excitation mécanique, les secousses systoliques dépassent le maximum qu'on pouvait constater auparavant, tandis qu'au contraire les distensions
diastoliques s'opèrent avec une amplitude moindre et s'éloignent
notablement de la ligne des minima diastoliques du début. Cela
indique une tendance à l'état de tétanisation, à cette fusion des
secousses dont je vous parlais il y a un moment. Dans la deuxième
partie de l'expérience, l'excitation mécanique du ventricule droit est
provoquée exactement de la même façon, par simple pression un peu
plus considérable exercée à la surface du ventricule. L'action cardio-
modératrice centrifuge ou intracardiaque a été préalablement supprimée par une injection hypodermique de sulfate d'atropine en
quantité assez considérable, puisqu'on en avait injecté 7 milligrammes à un chien du poids de 19 kilos, et, d'autre part, la section
de tous les filets sympathiques avait été pratiquée, pour isoler complètement le cœur de ses appareils toni-accélérateurs. Il en résulte
donc que cette tendance au tétanos, encore plus marquée dans la
deuxième partie de l'expérience que dans la première, est absolument attribuable au myocarde lui-même, puisque les réactions nerveuses ne peuvent plus se produire dans le cœur ainsi séparé de
ses appareils accélérateurs par la section nerveuse et dont les appareils modérateurs sont paralysés par l'atropine. Les oreillettes ne
subissent pas les effets arythmiques que subissent les ventricules et
elles conservent très sensiblement la régularité et la puissance de
leurs systoles qui sont même renforcées. Dans ces deux expériences,
l'exploration de la pression dans le tronc brachio-céphalique montre,
exactement comme dans les expériences dont je vous ai soumis les
résultats précédemment, qu'il y a un asynchronisme apparent entre
le nombre des pulsations qu'on peut évaluer par l'inscription dans
le tronc brachio-céphalique et le nombre de pulsations dans les ventricules; cet asynchronisme apparent se produit également à cause
de l'avortement d'un certain nombre de systoles qui ne se transmettent pas à l'aorte (Fig. 150).

Voici une expérience montrant encore plus nettement que les
précédentes l'état de tétanisation auquel peut arriver le cœur sous
l'influence de l'excitation provoquée sur un ventricule dont l'excitabilité a été, au préalable, réduite sous l'influence de la cocaïne.
L'animal en expérience a été soumis à une cocaïnisation générale,
c'est-à-dire qu'on lui a fait une injection de cocaïne de 1 centigramme
par kilo. La faradisation du ventricule exercée dans ces conditions ne
tue pas le cœur et permet de dissocier les différentes phases des
phénomènes qui se produisent, ainsi que de démontrer que plus cette
excitation devient intense, plus les systoles tendent à se fondre en une
systole unique, c'est-à-dire à produire un tétanos à secousses fusion-

nées. Voici une excitation pratiquée sur le ventricule droit avec la
bobine de Gaiffe placée à la division 40 du chariot et la production du
tétanos est des plus évidentes. Dans la deuxième partie, l'excitation
du ventricule droit avec la même intensité du courant induit, mais
pendant une durée plus considérable, détermine une contracture
encore plus accentuée du myocarde; le tracé des variations de la
pression intra-ventriculaire tend à prendre l'apparence d'une ligne

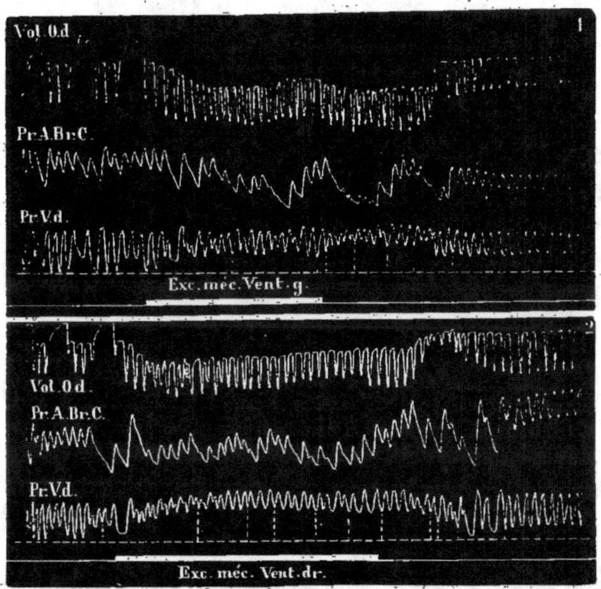

Fig. 150. — Effets tétanisants incomplets produits sur les deux ventricules
par l'excitation mécanique localisée à un seul.

Pr. V. d., pressions intra-ventriculaires droites évaluées à l'aide d'une sonde manométrique. —
Pr. A. Br. c., pressions dans le tronc brachio-céphalique évaluées à l'aide du sphygmoscope. —
Vol. O. d.; variations de volume de l'oreillette droite.
Partie 1. Irritation de la paroi ventriculaire gauche par simple pression extérieure. — **Partie 2**.
Irritation de la paroi ventriculaire droite chez un chien de 19 kilos, ayant reçu, au préalable, une
injection hypodermique de 7 milligrammes de sulfate d'atropine, et chez lequel on a pratiqué la
section des filets sympathiques pour isoler le cœur des centres toni-accélérateurs. — Arythmie
ventriculaire semblable. Tétanos accusé par la pression soutenue exercée sur la sonde intra-
cardiaque; décontraction incomplète des ventricules; nombreuses systoles avortées ne retentissant pas dans le tronc brachio-céphalique. Les oreillettes ne subissent pas d'effet arythmique

droite, et à ressembler par conséquent à un tétanos à secousses fusionnées. Dans la troisième partie l'excitation du ventricule gauche, beaucoup plus sensible que le ventricule droit, avec une excitation d'intensité moindre, conduit à des résultats encore plus accentués, la fusion
des secousses tétaniques est encore plus nette et dure également un
temps plus marqué. Enfin, l'excitation du ventricule gauche pratiquée avec une intensité égale à celle ayant servi en premier lieu pour
l'excitation du ventricule droit, détermine une influence tétanique

encore plus marquée pendant une durée encore plus considérable;
et ici, plus encore peut-être que dans l'expérience précédente, on voit
une tendance à la fusion des secousses et à l'établissement d'un tétanos
parfait. Le cœur se rapproche de l'état de contracture parfaite et

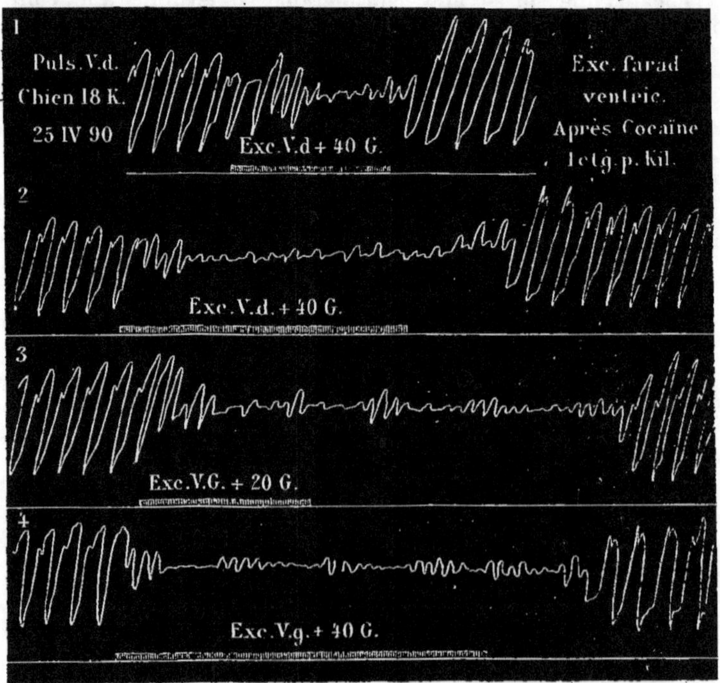

Fig. 151. — Tétanisation ventriculaire presque complète, mais transitoire, produite
par l'excitation induite des ventricules dont l'excitabilité a été atténuée par la
cocaïne.

L'administration, aux chiens, de 1 centigramme, par kilo, de chlorhydrate de cocaïne, détermine
une remarquable diminution de l'excitabilité des ventricules, sous l'influence de la faradisation,
et permet de leur appliquer de très fortes excitations sans les tuer et en y provoquant de
grands accès de tétanos. Comparer les courbes de tétanisation des ventricules, obtenues dans
ces conditions, avec celles que produit l'intoxication digitalinique. — 1, Faradisation du ventricule droit, chariot à la division 40 de la bobine GAIFFE; — 2, faradisation du ventricule droit,
chariot à la division 40 de la bobine GAIFFE; — 3, faradisation du ventricule gauche localisée à
à la région de KRONECKER-SCHMELL, chariot à la division 20 de la bobine GAIFFE; — 4, faradisation du ventricule gauche, chariot à la division 40 de la bobine GAIFFE.

serre d'une façon continue les sondes introduites dans les ventricules
(Fig. 151).

Voici un résultat extrêmement intéressant, en ce sens qu'il représente expérimentalement et artificiellement des phénomènes de même
genre que ceux que nous avons vu se produire sous l'influence de
la digitaline. Il s'agit d'une excitation induite faible, pratiquée pendant trois secondes, et à deux reprises différentes, d'une part, sur le
ventricule droit et, d'autre part, sur le ventricule gauche. Dans ces

conditions, on remarque un ensemble de phénomènes absolument identiques à ceux que nous avons eu l'occasion de constater sous l'influence de la digitaline. Le tétanos provoqué par la première excitation s'accuse par la multiplicité des systoles, au nombre de 12 dans la partie marquée **Tét. A**, et, surtout, par la production de ces systoles à un niveau plus élevé que le niveau diastolique normal. La pression tombe brusquement dans l'artère carotide ; elle tombe aussi brusquement dans l'artère pulmonaire où sa valeur est exprimée en millimètres d'oxalate de soude, et elle tombe également d'après les indications fournies par les sphygmoscopes, qui montrent une suppression complète du pouls dans la carotide et sa persistance très atténuée dans l'artère pulmonaire. Nous voyons se produire ici des phénomènes identiques à ceux que nous avons vus sous l'influence de la digitaline ; alors qu'il n'y a absolument aucun indice de systole dans l'artère carotide, on voit, au contraire, dans l'artère pulmonaire quatre systoles persister pendant cette chute de pression. Puis, l'excitation ayant cessé, les ventricules reprennent des systoles intenses et accélérées.

Sous l'influence de la deuxième excitation, **Tét. B**, qui provoque une fréquence atteignant 17 systoles, nous arrivons à ce phénomène, paradoxal en apparence, que, tandis que la pression baisse sans interruption dans la carotide, elle monte au contraire dans l'artère pulmonaire, ainsi que le prouvent à la fois l'inscription manométrique avec la solution d'oxalate de soude, et le tracé correspondant du sphygmoscope. Ce phénomène est dû au défaut d'alimentation du ventricule gauche par la circulation pulmonaire. Le ventricule droit alimente encore, quoique d'une façon insuffisante, le circuit pulmonaire en raison de la provision de sang veineux en retour à laquelle il puise, et le ventricule gauche ne recevant plus de sang du poumon se contracte à vide et cesse d'envoyer des ondées aortiques. Parfois, le ventricule droit est incapable de déployer un effort suffisant, même pour effectuer des pulsations efficaces dans le circuit pulmonaire, ainsi que cela s'observe avec la digitaline, et on se retrouve alors dans le cas du **Tét. A.** de la première excitation (Fig. 152).

On observe des phénomènes de ce genre sous l'influence de l'introduction de quantités massives de digitaline dans l'organisme, et ces résultats obtenus par l'irritation expérimentale montrent bien que l'explication que je donnais tout à l'heure est celle qui convient pour interpréter ces différents phénomènes.

La forme suivant laquelle se produit la mort des ventricules tués par faradisation directe est intéressante à étudier, à cause de la ressemblance que montrent les résultats fournis par la digitaline et ceux obtenus par l'expérimentation directe. Lorsqu'on excite les ventricules par un courant induit, la rapidité de l'action inhibitoire qui se produit

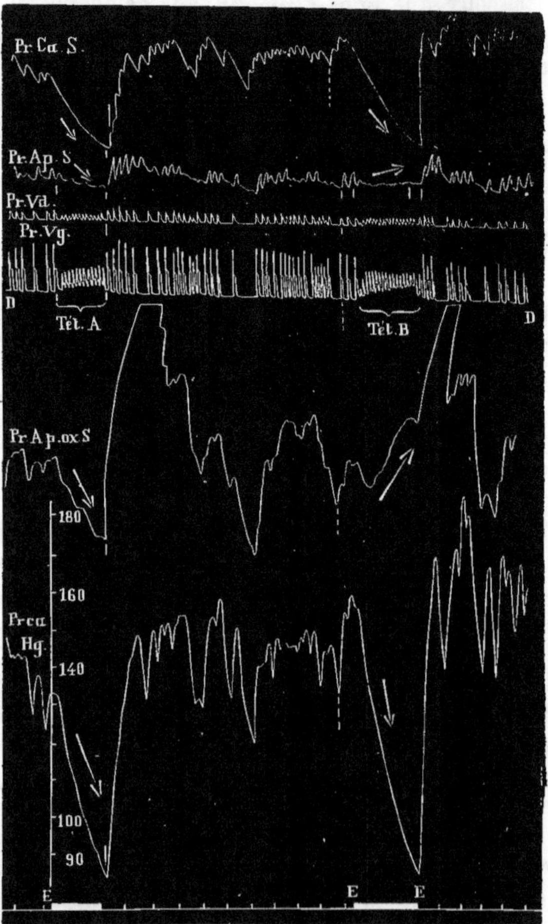

Fig. 152. — Application du procédé de la cocaïnisation préalable à l'analyse de la tétanisation bi-ventriculaire produite par excitation faradique et de ses conséquences aortiques et pulmonaires.

Pr. Ca. Hg., pression dans l'artère carotide mesurée avec le manomètre à mercure. — *Pr. Ap. Ox. S.*, pression dans l'artère pulmonaire mesurée avec le manomètre à oxalate de soude. — *Pr. V. g.* et]*Pr. V. d.*, pressions ventriculaires gauche et droite évaluées à l'aide de sondes manométriques. — *Pr. Ap. S.* et *Pr. Ca. S.*, pressions et pulsations dans l'artère pulmonaire et dans l'artère carotide évaluées à l'aide de sphygmoscopes. — *Tét. A.*, excitation induite faible appliquée pendant deux secondes et demie au ventricule droit. — *Tét. B.*, excitation induite faible appliquée pendant trois secondes au ventricule gauche. — Production de tétanos à secousses dissociées dont les effets sont différents sur la circulation aortique et sur la circulation pulmonaire. Tandis que le pouls se supprime complètement dans la carotide, il persiste encore, atténué et moins fréquent que normalement dans l'artère pulmonaire. L'exploration de la pression moyenne dans la carotide et dans l'artère pulmonaire montre une décroissance parallèle sous l'influence du tétanos ventriculaire **A** et une divergence dans le cas du tétanos **B**.

est telle, que l'analyse des troubles immédiats devient extrêmement complexe, et l'analogie avec ce qui se produit dans la mort par la digitaline ne peut être révélé que par la dissociation des accidents qui se produisent dans ce cas.

Lorsque l'excitabilité du myocarde est réduite, comme je le disais précédemment, par le froid, le chloral, la cocaïne, ou bien si l'on opère sur le cœur de certains animaux comme le lapin, ou sur le cœur des nouveau-nés, ou sur un cœur récemment enlevé et dont la propriété rythmique persiste encore pendant un certain temps, on peut arriver à dissocier ces phénomènes et à retrouver exactement, dans les différentes phases qui précèdent, les phases représentées par la succession des phénomènes sous l'influence de la digitaline. Autrement, l'inhibition ventriculaire est tellement rapide après une excitation faradique, que la mort semble être le résultat immédiat de cette excitation. Au contraire, avec cette excitation atténuée, surtout par la cocaïnisation préalable, on peut obtenir une phase prémortelle de tétanisation et démontrer qu'il s'agit là d'un phénomène essentiellement actif, tout à fait distinct de celui de la trémulation fibrillaire qui fait suite à cette manifestation tétanique et qui constitue, au contraire, un témoignage d'épuisement, un fait de péristaltisme désordonné se produisant dans un muscle rythmique qui vient de subir un épuisement intense.

La trémulation fibrillaire ne se produit que consécutivement au tétanos; et la dissociation peut être réalisée par la cocaïnisation préalable qui permet d'acquérir la certitude que la trémulation fibrillaire qui lui succède est très différente de cette contraction en bloc de toute la masse ventriculaire, contraction qui s'accompagne de l'inefficacité de ces secousses d'ensemble sur le contenu sanguin des ventricules, comme le montre le défaut de pulsations qu'on puisse recueillir à l'aide des appareils enregistreurs installés dans les différentes artères. On peut observer, du reste, tous les degrés entre cette série de systoles très fréquentes avec ou sans décontraction plus ou moins complète.

Dans tous les cas, la phase qui termine la vie du cœur soumis à l'influence de la digitaline et signale la mort prochaine du cœur faradisé, c'est la tétanisation en masse du myocarde, qu'elle soit ou non fusionnée en une contraction parfaite. C'est ce qui conduit à attribuer au myocarde une importance si considérable dans les phénomènes qui se produisent sous l'influence de la digitaline. La cocaïne, en réduisant l'activité de ce myocarde, permet de rendre moins instantanés, moins brusques, moins sub-intrants, pour ainsi dire, les actes prémortels, et détermine une sorte d'acheminement à la transformation du cœur des mammifères en cœur d'animal à sang froid; cela permet d'opérer, par conséquent, sur des ventricules normaux comme on opérerait sur des ventricules dont l'excitabilité serait réduite au préalable.

Vous allez d'ailleurs voir les différences considérables qui existent entre la mort du cœur en tétanos parfait et les résultats qu'on obtient sous l'influence de la digitaline.

Voici un résultat d'expérience montrant le tétanos ventriculaire produit par une excitation faradique après cocaïnisation. L'excitation forte du ventricule gauche chez un chien soumis à la cocaïnisation préalable détermine un état de tétanos soutenu, qui se traduit ici par cette modification de la courbe des systoles tendant à arriver à la ligne droite, an moins pour le ventricule droit. La paroi ventriculaire comprime les sondes fonctionnant en quelque sorte comme myographes intra-musculaires. La pression mesurée au manomètre à mercure montre une ascension très sensiblement parallèle à cette ligne de tétanos ventriculaire. Mais le point intéressant est celui-ci. Le tétanos ventriculaire est accompagné de la suppression graduelle des ondées artérielles aortiques, comme le montre l'abaissement considérable et continu de la pression dans l'artère carotide. La persistance, dans les ventricules, de systoles incomplètes, incapables de retentir dans les artères, persistance qui se traduit à droite par cette ligne de trémulation fibrillaire est une autre preuve de la tétanisation ventriculaire; ces systoles sont inefficaces, ainsi que le prouve la chute de la pression dans la carotide dès le début de l'excitation. Ces systoles incomplètes sont cependant encore assez énergiques pour maintenir la pression ventriculaire à un degré assez élevé (Fig. 153). L'inhibition du cœur déterminerait, au contraire, une chute de la pression à l'intérieur des ventricules, comme le montre le tracé ci-après.

Tout autres, comme vous le voyez, sont les résultats qu'on peut obtenir, lorsque le cœur meurt par inhibition. Dans l'expérience dont voici les résultats, on a pratiqué une excitation induite assez intense du ventricule gauche, sur le cœur d'un animal qui n'avait pas été, au préalable, soumis à l'action de la cocaïne. Dans ces conditions, vous voyez une phase réellement tétanique très brève suivie d'une phase de relâchement qui va graduellement en croissant avec ondulations fibrillaires aboutissant à la flaccidité et à l'immobilité diastoliques, ce qui se traduit par une chute du tracé au lieu d'une ligne horizontale, la cocaïnisation n'ayant pas atténué l'action inhibitrice, ce qui aurait permis aux ventricules de résister à cette violente action excitante (Fig. 154). Cette trémulation fibrillaire ne se produit qu'à la suite du tétanos provoqué par l'irritation. Au lieu de secousses d'ensemble de toute la masse ventriculaire, il s'agit ici de contractions péristaltiques ondulant entre les différents faisceaux musculaires et ne présentant plus le caractère essentiel du tétanos vrai, c'est-à-dire cette série de secousses auxquelles participe, au même instant, la masse ventriculaire tout entière. Le péristaltisme est un phénomène de mort, tandis que le tétanos est

un phénomène de suractivité, bientôt suivi par l'épuisement dont la
trémulation est l'indice. Durant la période de tétanisation, les sys-

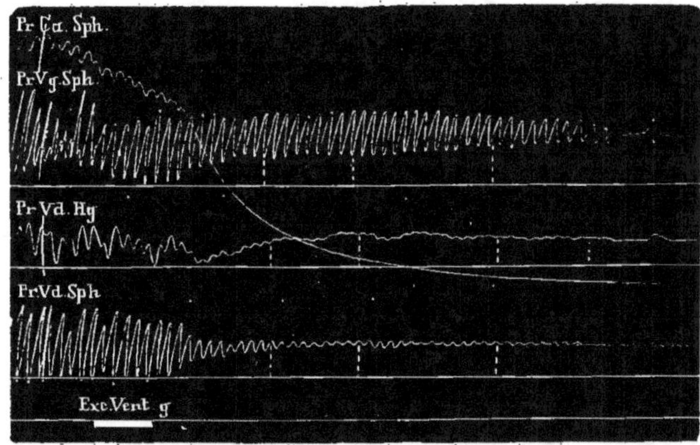

Fig. 153. — Démonstration du tétanos ventriculaire produit par l'excitation faradique
au moyen de l'exploration manométrique intra-ventriculaire, après cocaïnisation.

Pr. Vd. Sph. et *Pr. Vg. Sph.*, pressions ventriculaires droite et gauche évaluées à l'aide de sondes
manométriques. — *Pr. V. d. Hg.*, pression ventriculaire droite mesurée à l'aide du manomètre
à mercure. — *Pr. Ca. Sph.*, pression carotidienne évaluée à l'aide du sphygmoscope. — *Exc.
Vent. g.*, excitation induite forte appliquée, après cocaïnisation, à la surface du ventricule
gauche. Tétanisation soutenue des deux ventricules accompagnée de suppression graduelle des
ondées artérielles dans la carotide, comme le montre la courbe descendante de la pression
carotidienne.

toles sont inefficaces à cause de l'absence ou de la trop grande
brièveté des diastoles, le ventricule ne reçoit plus assez de sang. La
systole vraie consiste en une secousse affectant la totalité des fibres
du myocarde. On retrouve presque toujours, au cours de l'étude des

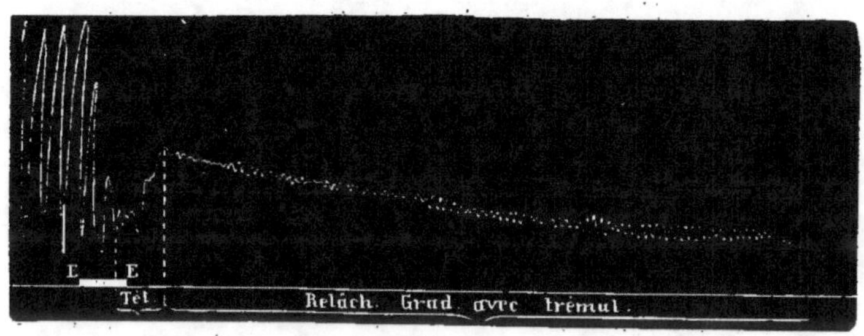

Fig. 154. — Brusque tétanos suivi de trémulation et de mort en diastole à la suite
d'une excitation faradique des ventricules normaux.

L'excitation induite (*E E*) appliquée à la base du ventricule gauche produit un tétanos (*Tét.*) qui
élève la pression à l'intérieur du ventricule pendant un temps très court, le cœur n'ayant pas
été, au préalable, rendu tolérant par la cocaïne, comme dans les expériences précédentes. Au
tétanos passager, succède le relâchement graduel avec trémulation fibrillaire.

poisons du cœur, cette manifestation de la mort du tissu neuro-
myocardique consistant dans la trémulation fibrillaire, qu'elle suive

ou non un accès de tétanos plus ou moins parfait. Dans la grande majorité des cas, cette trémulation fibrillaire constitue un intermédiaire entre la tétanisation et l'état diastolique définitif.

Il nous reste encore à étudier des questions assez importantes relatives à la production d'un tétanos parfait dans des conditions expérimentales telles que, à la suite de ces expériences, il est absolument impossible de conserver le moindre doute relativement à l'action exercée par la digitaline sur le myocarde lui-même.

XXIᵉ LEÇON

TÉTANOS PARFAIT PROVOQUÉ PAR EXCITATION INTERS-
TITIELLE DU MYOCARDE. — HYPOTHÈSE DE LA POS-
SIBILITÉ DE PRODUCTION DU TÉTANOS PAR ACTION
NERVEUSE SEULE. — ANALOGIES ET DIFFÉRENCES ENTRE
LES EXCITATIONS DIRECTES DU MYOCARDE ET LES
EFFETS PRODUITS PAR LA DIGITALINE : TROUBLES TÉTA-
NIQUES TRANSITOIRES ET ACCIDENTS TÉTANIQUES MOR-
TELS. — COMPARAISON DES GRAPHIQUES RELATIFS A
LA MORT EN DIASTOLE D'EMBLÉE ET AU TÉTANOS SUIVI
DE DIASTOLE. — IDENTITÉ DES ACCIDENTS PROVOQUÉS
PAR LES POISONS TONI-CARDIAQUES ET LES EXCITA-
TIONS PHYSICO-MÉCANIQUES. — ATTÉNUATION DE
CETTE ACTION PAR LES INFLUENCES RENDANT LE CŒUR
MOINS EXCITABLE DIRECTEMENT.

Nous avons étudié de quelle façon s'établissait, sous l'influence des
excitations électriques intenses, le tétanos des deux ventricules;
nous avons vu que ce tétanos consistait surtout en une série de
secousses dissociées, avec systoles inefficaces, suivies par une
trémulation fibrillaire présentant un caractère très particulier, aussi
bien en ce qui concerne la digitaline qu'en ce qui concerne l'excitation électrique; il nous reste encore à étudier quelques particularités
des accidents qui se produisent dans ces circonstances, afin de fixer
la part incombant au myocarde ventriculaire dans la production des
phénomènes déterminés par l'influence de la digitaline.

A priori, on serait tenté de se demander si la nature même de ce
myocarde ventriculaire ne permet pas de l'assimiler complètement,
dans ces conditions, à un muscle à fibres striées, c'est-à-dire de le
regarder comme capable de réaliser un tétanos à secousses parfaitement fusionnées, comme cela arrive lorsque des excitations successives et suffisamment rapprochées viennent influencer un muscle à
fibres striées. Un tétanos de ce genre peut être provoqué en injectant
des liquides irritants dans les artères coronaires. Jusqu'ici, nous

n'avons vu que des exemples de tétanos ventriculaire imparfait à
secousses dissociées, ne se fusionnant pas en une contracture
soutenue. Cette introduction de liquide irritant dans les coronaires,
par exemple l'injection veineuse d'une certaine quantité de solution
de sublimé au millième, peut provoquer un tétanos avec fusion
parfaite des contractions musculaires, et donner naissance, comme
nous le verrons, à une courbe de tétanos superposable à une courbe
de tétanos strychnique. La stimulation interstitielle du myocarde
par un liquide fortement irritant mélangé au sang, le chloral par
exemple, peut donner naissance à une contracture de ce genre, et le
fait est d'autant plus intéressant, en ce qui concerne le chloral, que
c'est une substance qui, lorsqu'elle est absorbée et que cette absorption détermine la mort, tue le cœur en diastole au lieu de le tuer
en contracture systolique comme le fait ce même chloral lorsqu'il
pénètre mélangé au sang dans les artères coronaires, ou bien, chez
les grenouilles, où les coronaires manquent, lorsqu'il est introduit
dans les interstices musculaires du cœur.

Une dernière question se pose sur le point de savoir si ce tétanos
ventriculaire ne pourrait pas être produit par une simple action
nerveuse, ne pourrait pas être le résultat d'une irritation nerveuse
suffisamment intense; car il y aurait alors une certaine hésitation
pour attribuer cette tétanisation au myocarde lui-même plutôt qu'à
une de ces actions nerveuses que j'envisage en ce moment. Jusqu'à
ces dernières années, on avait remarqué qu'il était possible d'obtenir
une suraccélération, mais non pas un véritable tétanos, par une
excitation violente des appareils accélérateurs. Un état systolique
soutenu des ventricules, au cas où une action nerveuse seule serait
capable de le produire, ne paraît pouvoir être susceptible de réalisation que par la voie des appareils toni-accélérateurs, l'excitation
des vagues ne pouvant produire, comme nous le savons, que des
effets modérateurs et atoniques.

Les excitations les plus intenses et les plus variées qu'on puisse
faire porter sur les appareils accélérateurs déterminent seulement,
comme l'ont montré les recherches de FRANÇOIS-FRANCK sur les nerfs
toni-accélérateurs, des systoles très fréquentes, très brèves, oscillant autour de cette sorte de systole permanente caractérisant le
tétanos, mais n'y aboutissant pas; ce qu'on peut arriver à produire
seulement, quelle que soit la nature de l'excitation, c'est un état de
suraccélération dans lequel les ventricules, tout en se contractant
par secousses tendant à se fusionner les unes avec les autres, ne se
relâchent cependant pas assez pour recevoir le sang dans l'intervalle
de deux systoles. Or, dans ces dernières années, M. ARLOING avait cru
fournir une démonstration d'un fait de tétanos passager provoqué
par l'irritation violente du vague. Il est vrai qu'il existe bien dans

le vague quelques filets accélérateurs, qu'on peut mettre en évidence
par certains artifices expérimentaux, notamment lorsque l'on soumet
un animal à l'action du curare ou à celle du principe actif du
convallaria majalis, ou mieux encore à l'action de l'atropine : dans
ces conditions, l'excitation du vague détermine des effets accélérateurs; mais nous savons également, par les faits d'observation constante, que les effets modérateurs prédominent de beaucoup sur les
effets accélérateurs, et cela dans toutes les circonstances où ces deux
effets peuvent se trouver en présence, qu'il s'agisse du nerf vague ou
d'un autre système à la fois modérateur et accélérateur. En ce qui
concerne le nerf vague, il est évident, par toutes les expériences
connues jusqu'à ce jour, que la quantité des fibres modératrices
l'emporte de beaucoup, comme nombre et intensité d'action, sur les
fibres accélératrices. Il était donc tout à fait extraordinaire de voir
se produire une tendance à la tétanisation sous l'influence de l'excitation du vague. Entre autres faits, M. ARLOING avait signalé une
systole ventriculaire droite, prolongée durant plusieurs secondes,
maintenant à un niveau élevé la pression à l'intérieur du ventricule,
puis ce ventricule droit se relâche ensuite, la pression redescendant
au niveau des minima normaux. Si ce fait était constant et inexpli-
cable par des conditions en quelque sorte accessoires, on serait en
droit de se demander si la tétanisation ventriculaire, dans le cas de
la digitaline, aussi bien que dans le cas d'excitation artificielle, est
attribuable à une action directe sur le myocarde du moment
que l'excitation de certains nerfs serait capable de produire le même
effet.

Les recherches de FRANÇOIS-FRANCK ont démontré que l'explication
de ce phénomène résidait dans ce fait que le ventricule droit subit,
à un moment donné, l'effet d'une haute pression veineuse le
surprenant au moment où il est en état de diastole et, par conséquent, empêchant l'appareil enregistreur de traduire un abaissement
de pression masqué par cette sorte d'irruption veineuse. Ce fait paraît
actuellement tout à fait certain : il n'est pas possible d'attribuer la
production du tétanos ventriculaire à une action nerveuse, qu'il
s'agisse d'excitations directes, externes ou interstitielles, provoquées
à l'aide de substances irritantes comme celles dont je viens de parler,
ou sous l'influence de la digitaline.

D'ailleurs, une autre preuve encore du fait que j'avance en ce
moment, c'est le résultat expérimental que je vous ai présenté
dernièrement, et dans lequel un chien, préalablement soumis à
l'influence de l'atropine, et chez lequel on avait pratiqué la section
de tous les nerfs accélérateurs, montrait tout de même des accidents
de tétanisation ventriculaire très nette des deux ventricules sous
l'influence des excitations électriques. Et nous aurons encore,

bientôt, d'autres preuves de la réalité de la tétanisation du tissu musculaire du myocarde sous l'influence de la digitaline.

Voici un exemple du tétanos parfait déterminé par l'introduction d'un liquide violemment irritant dans les artères coronaires; ici, vous voyez que les secousses musculaires arrivent à se fusionner en une secousse qui s'inscrit sous la forme d'un tracé parfaitement linéaire. La fusion des secousses tétaniformes en une secousse unique tend à faire ressembler le myocarde à un muscle strié soumis à des excitations très fréquentes, et c'est la raison pour laquelle j'attirais votre attention sur ce fait; il ne faudrait pas croire que le myocarde est incapable de subir des accidents tétaniques tout à fait analogues, identiques même à ceux que peut présenter un muscle ordinaire. En même temps que cette production du tétanos, la pression dans les carotides décroît dans une très forte proportion au moment où le tétanos s'établit, puis, après une tentative de reprise, aboutit définitivement à une ligne droite et à zéro. L'augmentation de la tension veineuse est particulièrement remarquable, par cette ligne supérieure qui représente les variations de volume du rein, et vous voyez que cette variation de volume tend à suivre une augmentation très nette et constante, précisément à partir du moment où la pression tombe dans l'artère carotide; c'est le moment, en effet, où cette chute de la pression artérielle correspond à une surcharge veineuse sinon de même valeur, au moins parallèle pendant toute la durée de l'expérience (Fig. 155).

Les poisons cardiaques du groupe de la digitaline ne déterminent rien de semblable; ils mettent le cœur en état de tétanos à secousses dissociées, tout à fait comparable à celui provoqué par les excitations faradiques. Il est logique d'en conclure que l'action exercée sur le myocarde représente la part la plus importante.

Voici maintenant le résultat d'une expérience dont je parlais tout à l'heure, relativement aux tentatives de reproduction de ces accidents tétaniques sous l'influence de l'excitation du nerf vague. Au début de l'excitation, après une chute brusque de la pression dans le ventricule droit, on voit subitement se produire un relèvement de cette pression qui se maintient à un niveau élevé pendant un intervalle d'environ huit secondes, puis elle retombe tout d'un coup et arrive à reprendre le niveau normal. *Au même moment*, le même phénomène s'observe avec la sonde manométrique qui traduit la pression dans l'oreillette droite, ainsi que sur les courbes traduisant les variations de la pression dans la jugulaire : de 6, elle monte à 30 millimètres de mercure et elle monte parallèlement avec le sphygmoscope. La pression est donc relativement fort élevée dans tout le système veineux afférent au ventricule droit, de sorte qu'il faut interpréter ces graphiques non pas comme des témoins d'une compression *active* de la sonde manométrique introduite dans le

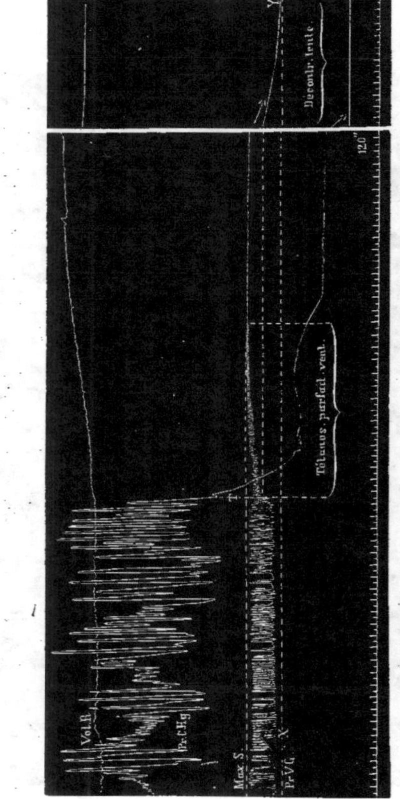

Fig. 155. — Type de contracture parfaite du ventricule gauche à la suite de la pénétration
d'un liquide irritant dans les coronaires.

Pr. V. G., pression ventriculaire gauche évaluée à l'aide d'une sonde manométrique. — Pr. C. Hg. pression dans l'artère carotide mesurée avec le manomètre à mercure. — T, tétanos ventriculaire parfait, après l'injection veineuse de 120 centimètres cubes de solution de sublimé au millième. Au
début, secousses systoliques multipliées élevant la pression au-dessus des maxima systoliques normaux (Max. S.), se fusionnant ensuite en une contracture parfaite. La tétanisation dure deux minutes, puis le myocarde se décontracte lentement pour arriver définitivement à l'état diastolique Y. Chute
de la pression carotidienne dès le début du tétanos. Le volume du rein (Vol. R.) augmente graduellement par surcharge veineuse

ventricule droit, mais comme dus au contre-coup d'une haute pression veineuse surprenant ce ventricule en état de diastole. Les tracés

montrent, en effet, qu'au moment précis où s'effectue cette prétendue tétanisation du ventricule droit, cette élévation soutenue de la pression à son intérieur, la pression s'élève dans l'oreillette droite et le système veineux, le ventricule se trouve donc soumis à un excès de pression assez considérable, et le résultat ne peut pas être différent

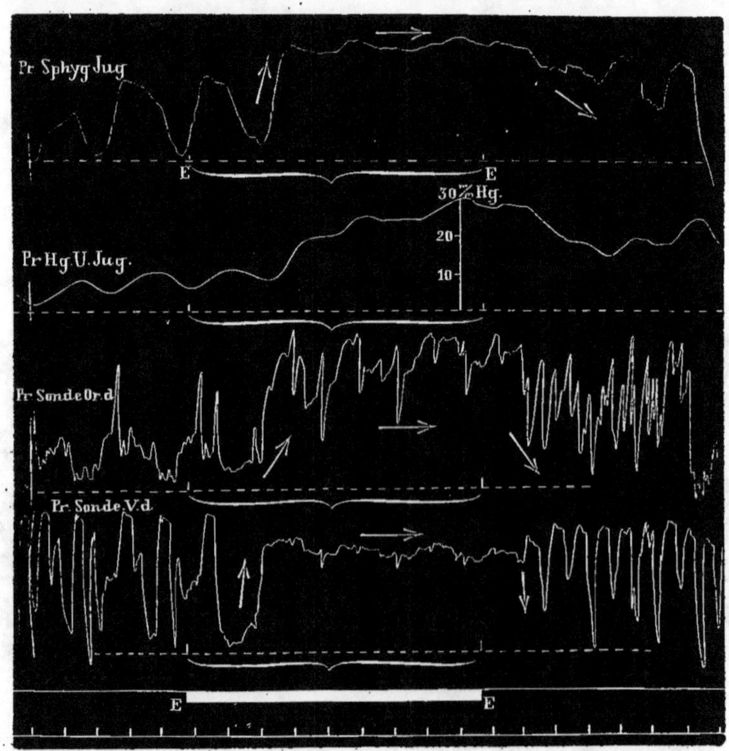

Fig. 136. — Tétanos apparent du ventricule droit chez le cheval
sous l'influence de l'excitation du bout périphérique du nerf vague.

Pr. *Sonde V. d.*, pression ventriculaire droite évaluée à l'aide d'une sonde manométrique. — Pr. *Sonde Or. d.*, pression auriculaire droite évaluée à l'aide d'une sonde manométrique. — Pr. *Hg. U. Jug.*, pression dans la jugulaire mesurée à l'aide du manomètre à mercure à inscription horizontale de Chauveau. — Pr. *Sphyg. Jug.*, pression dans la jugulaire mesurée à l'aide du sphygmoscope. — E. F, excitation du bout périphérique du vague droit. — Après une chute diastolique brusque au début de l'excitation, la pression ventriculaire droite subit une brusque élévation (*à partir du moment indiqué par la flèche ascendante*) et arrive presque au niveau des maxima systoliques; cette pression persiste à un niveau élevé (*flèche horizontale*) et redescend au bout de huit secondes environ. En même temps et parallèlement, comme l'indiquent les flèches, la pression s'élève dans l'oreillette droite et dans la jugulaire dans laquelle on évalue la pression latérale à l'aide d'un sphygmoscope conjugué avec le manomètre à mercure. Élévation de la pression dans tout le système veineux afférent au ventricule droit.

de celui que montrent les tracés, le ventricule se trouve surpris à ce moment par une augmentation de pression veineuse que les appareils enregistreurs ne peuvent absolument que traduire (Fig. 156).

Il existe certaines analogies et certaines différences entre les accidents que peut produire un courant électrique, ou bien l'introduction de liquides irritants dans les artères coronaires, c'est-à-dire les excitations directes du cœur et les phénomènes déterminés par la digitaline. On ne peut comparer, évidemment, que les phases ultimes de ces phénomènes, c'est-à-dire qu'on ne peut comparer à des excitations un peu intenses que les phénomènes qui se passent dans les phases avancées de l'intoxication digitalinique. Tous les poisons agissant sur le cœur à la manière de la digitaline — et ces poisons sont assez nombreux — produisent sur les ventricules des effets semblables à ceux des excitations directes : arythmie ventriculaire, avec systoles fréquentes et demi-tétaniques, mais c'est surtout la période de tétanisation finale qui peut être rapprochée des troubles très sensiblement analogues déterminés par l'irritation directe du myocarde.

Ces troubles consistent, d'abord, dans des accidents tétaniques transitoires, puis dans un tétanos mortel. Ces troubles arythmiques sont caractérisés par des accès demi-tétaniques, synchrones dans les deux ventricules, et ces accès demi-tétaniques sont tellement nets, tellement semblables, tellement identiques même, qu'ils soient dus à l'excitation directe du ventricule ou bien à l'action de la digitaline, que je vais vous montrer des tracés obtenus dans ces deux cas différents et qu'il vous sera impossible de ne pas les confondre.

D'autres substances du groupe des digitaliniques déterminent très sensiblement des phénomènes de même genre. Ainsi la strophantine provoque une excitation violente de l'appareil cardiaque; elle accélère le cœur, renforce son activité systolique, mais produit des troubles de rythme beaucoup moins nombreux que la digitaline; elle tue cependant le cœur absolument comme cette dernière substance, mais à des doses deux ou trois fois moindres et à la suite d'un ou plusieurs accès subits, plus ou moins prolongés, de systoles demi-tétaniques, suivis de trémulation puis d'état diastolique. Cela ressemble à ce que nous avons vu se produire sous l'influence de cette substance, particulièrement active au point de vue de son action sur le myocarde, et que j'ai signalée sous le nom de *Digitoxine*, dans plusieurs expériences de François-Franck. Cette *Digitoxine de Merck* est un mélange de digitaline avec une substance encore inconnue, qui détermine des accidents d'intoxication beaucoup plus rapides, beaucoup plus intenses que la digitaline cristallisée elle-même, et dont l'action, sous ce rapport, se rapproche très étroitement de celle de la strophantine.

Lorsque les centres bulbaires sont intacts, la strophantine peut déterminer, comme la digitaline, à des doses très minimes et dans une période très courte, de vingt à vingt-cinq secondes après l'injection, un grand ralentissement synchrone dans les parties homologues des deux cœurs, et cela après une action excitante centrale analogue à ce que nous avons vu se produire avec la digitaline. Ce qui le prouve, c'est que dans ce cas, comme avec la digitaline, la destruction du bulbe ou la cocaïnisation préalable du bulbe empêche ces phénomènes de se produire, ce qui démontre bien qu'ils sont d'origine centrale.

Ensuite, apparaissent les manifestations cardio-vasculaires caractérisées par une fréquence croissante des deux ventricules qui augmentent simultanément d'énergie, sans que l'on observe d'accidents ataxiques aussi caractérisés qu'avec la digitaline. Quand l'intoxication est avancée, on voit survenir, au cours de la tachycardie, de brefs accès demi-tétaniques, caractérisés par la succession d'un nombre variable de secousses systoliques ; les maxima sont plus ou moins élevés, suivant l'état de resserrement du myocarde, mais pendant toute cette période, on observe, comme sous l'influence de la digitaline, la suppression du pouls artériel, et ces phénomènes sont absolument comparables aux phases de tétanos dissocié qui sont provoquées artificiellement dans les ventricules par des excitations directes. Nous verrons encore tout à l'heure des preuves expérimentales de ces faits dans les résultats obtenus successivement : avec la digitaline dans des conditions que je vous préciserai, sous l'influence de la strophantine, enfin sous l'influence des excitations directes.

Cette comparaison des accidents tétaniques mortels déterminés par la digitaline et par la strophantine, et aussi par la faradisation, permet d'admettre que le cœur des mammifères se trouve tué sous l'influence de la digitaline à la suite de phénomènes de tétanisation à secousses dissociées, suivies d'une phase de trémulation fibrillaire, puis de relâchement diastolique. Le cœur est mort au moment même où il est tétanisé ; ici précisément réside la différence entre ce qui se produit sous l'influence de la digitaline et sous l'influence de l'excitation électrique. Sous l'influence de la faradisation chez un animal non cocaïnisé, le cœur n'est pas encore mort au moment où se produit le tétanos, alors que, sous l'influence de la digitaline, le cœur est déjà mort à ce moment ; aussi, quelle que soit l'intervention qu'on puisse mettre en œuvre à cette période, il est absolument impossible de provoquer le retour à l'état normal d'un cœur ainsi tétanisé. Au contraire, à la suite de la faradisation violente, on peut, dans certaines circonstances, arriver à ramener la vie dans le cœur des animaux. Cette remarque montre combien on doit apporter d'attention dans l'administration thérapeutique des préparations digitaliniques ; et j'insiste encore à ce propos sur le danger, que je vous ai déjà plusieurs fois signalé, de saturer en quelque sorte le myocarde de digitaline, les accidents par lesquels cette saturation se manifeste aboutissant irrémédiablement à la mort du cœur.

Par conséquent, nous allons avoir à comparer comme résultats expérimentaux, d'une part l'action de la digitaline, d'autre part l'influence des excitations directes du ventricule, enfin les graphiques obtenus sous l'influence de la strophantine; et, en même temps, je vous montrerai les résultats d'une expérience réalisée par FRANÇOIS-FRANCK et qui démontre la demi-tétanisation ventriculaire par suite de la diminution du volume moyen du cœur. Dans cette expérience, la réalité de la tétanisation est vérifiée à l'aide de deux ordres de preuves. Les ventricules sont enfermés dans un appareil à déplacement, ce qui permet d'enregistrer les variations de volume moyen du cœur, et on voit l'action de la substance toxique produire une augmentation de pression dans l'intérieur du ventricule, preuve d'ordre manométrique, associée à une diminution de volume moyen des ventricules pendant la période de demi-tétanisation, ce qui constitue la preuve d'ordre volumérique. Ces deux preuves sont absolument concordantes, pour démontrer qu'il se produit bien un accident tétanique.

Je remets ici sous vos yeux deux résultats expérimentaux relatifs, le premier (Voir : Fig. 82, p. 824), à la tétanisation provoquée par la digitaline, le second (Voir : Fig. 147, p. 947), à la tétanisation provoquée par des excitations auriculaires directes. Il n'est pas besoin d'insister plus longtemps sur la parfaite ressemblance, on peut même dire l'identité des phénomènes dévoilés par ces tracés. Il est absolument impossible de trouver des courbes plus remarquablement identiques dans les deux circonstances, et, ainsi que je vous le disais tout à l'heure, il n'y aurait pas sur cette figure l'indice de l'excitation faradique provoquée; qu'il serait absolument impossible, en voyant alternativement les deux figures, de dire quelle est celle qui appartient à la digitaline, et celle qui appartient à l'excitation électrique de l'oreillette gauche.

Voici maintenant une figure représentant l'arythmie déterminée par la strophantine chez un chien. Il s'agit d'un animal auquel on a injecté une dose toxique de strophantine, et chez lequel se manifeste une série d'accidents caractérisés par des accès demi-tétaniques. Vous pouvez voir qu'en ce qui concerne la strophantine comme en ce qui concerne la digitaline, ces accès tétaniques correspondent à une chute de la pression dans les carotides, et que non seulement il y a un synchronisme, mais encore un parallélisme parfait, car dans les cas où le tétanos est accentué et tend à présenter une ligne de fusion des secousses, la chute de la pression est beaucoup plus marquée que dans les phases où les accidents tétaniques sont moins intenses. On constate la production d'intermittences plus ou moins prolongées du pouls carotidien, sans intermittences correspondantes dans le ventricule droit; il s'agit de systoles avortées du ventricule gauche, incapables d'envoyer des ondées sanguines dans la carotide. Les secousses systoliques s'effectuent à un niveau plus ou moins élevé, suivant que l'état de resserrement du myocarde est plus ou moins accentué, mais ces accès demi-tétaniques ont toujours pour conséquence la suppression du pouls artériel. A ce moment, le ventricule droit ne donne que des systoles redoublées, incomplètes, il subit, comme nous en avons eu la preuve pour la digitaline, les mêmes effets que le ventricule gauche. Avec la strophantine comme avec la digitaline, à partir de la dose toxique mortelle, le cœur se régularise tout en restant très accéléré, toute intermittence du pouls disparaît et aucune systole avortée ne se produit plus dans les ventricules. C'est dans ces conditions de tachycardie régularisée que se produit subitement la mort du cœur, comme nous l'avons vu pour la

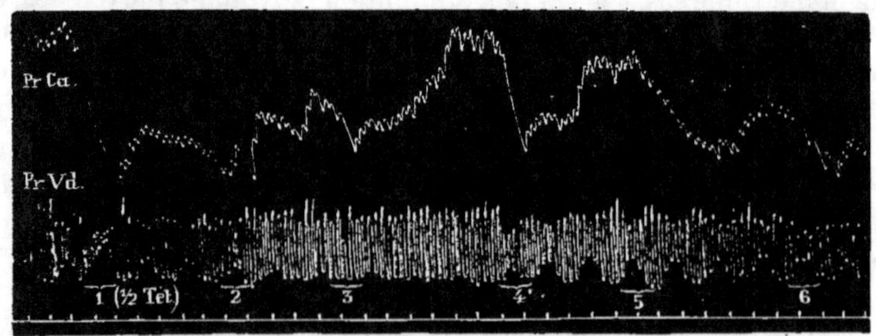

Fig. 157. — Arythmie produite par la strophantine,
avec accès de palpitations demi-tétaniques (comparaison avec la digitaline).

Chien de 20 kilos — *1, 2, 3, 4, 5, 6*, accès demi-tétaniques. — *Pr. V. d.*, pression ventriculaire droite. — *Pr. Ca.*, pression carotidienne. — Accidents arythmiques répétés (*1, 2, 3, 4, 5, 6*). Élévation de pression intra-ventriculaire ne produisant que des effets artériels faibles ou nuls. Intermittences plus ou moins prolongées du pouls carotidien, systoles avortées à gauche. A ce même moment, systoles redoublées, incomplètes du ventricule droit (*1 et 4*) correspondant à la suppression du pouls et à la chute de pression dans la carotide.

digitaline, après un accès tétanique suivi de trémulation fibrillaire (Fig. 157).

Voici maintenant les résultats de l'expérience dont je vous parlais à propos de la concordance entre l'augmentation de la pression à l'intérieur du ventricule et la diminution du volume moyen du cœur pendant les accès demi-tétaniques. Vous voyez qu'au moment où se produisent les accidents caractérisés par la période de demi-tétanos, il y a une diminution notable du volume moyen de la masse ventriculaire et que ce volume augmente au moment du retour à la normale, alors que la pression diminue à l'intérieur du ventricule droit. Pendant cette période demi-tétanique, les variations de la pression à l'intérieur du ventricule droit s'inscrivent entre deux lignes parallèles moins espacées que dans la période du retour à l'état normal, témoignant ainsi de la contracture du myocarde qui resserre davantage l'ampoule de la sonde manométrique. En même temps, ce myocarde légèrement contracturé occupe un espace moindre dans le péricarde artificiel, comme le montre la variation de la courbe de volume du péricarde (Fig. 158).

Il y a donc concordance entre les résultats pour montrer qu'il existe une tétanisation effective, et que cette tétanisation consiste bien en une constriction assez intense des deux ventricules amenant une diminution de leur volume moyen.

Voici un résultat obtenu sous l'influence de la *Digitoxine*, dans lequel, à la suite de la tachycardie prémortelle, qui caractérise aussi bien l'action de la strophantine que de la digitaline, vous voyez se produire des secousses de tétanos beaucoup plus accentuées qu'elles ne le sont avec la digitaline, et cela en raison de l'action plus intense

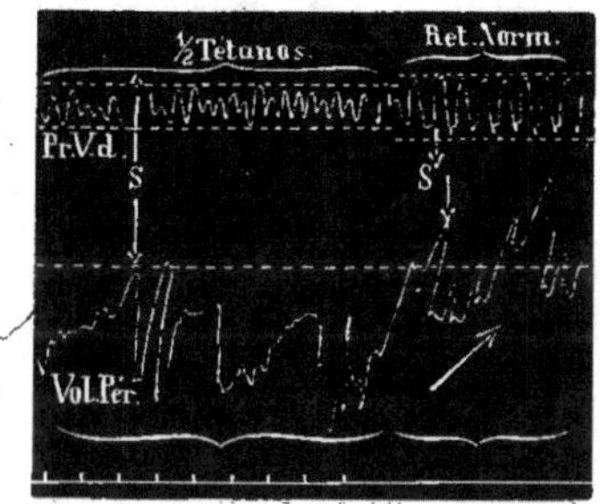

Fig. 158. — Démonstration de la demi-tétanisation ventriculaire
par la diminution du volume moyen du cœur.

Vol. Pér., variations de volume des ventricules enfermés dans un appareil à déplacement (péricarde artificiel formé d'un bocal de verre en forme d'entonnoir dont la base est fermée par une manchette péricardique). — *Pr. V. d.*, pression ventriculaire droite évaluée à l'aide d'une sonde manométrique. — Pendant l'accès de palpitations ventriculaires déterminé par la strophantine, la masse ventriculaire occupe un espace beaucoup moins considérable (*demi-tétanos, première accolade*) que pendant la phase suivante (*Ret. norm., deuxième accolade*). Après l'accès, le cœur revenant à l'état normal ne conserve pas la position demi-systolique permanente, les ventricules se relâchent entre deux systoles et la masse ventriculaire subit une augmentation de volume qui se traduit par l'élévation de la courbe péricardique (*deuxième accolade, flèche ascendante*).

de la digitoxine qui rapproche cette substance toxique de la strophantine (Fig. 159).

Voici une mort subite du cœur provoquée par la strophantine. La mort a été déterminée dix minutes après l'injection d'un quart de milligramme de strophantine, succédant à l'injection préalable de 2 milligrammes, et réalisant la dose mortelle. La tachycardie finale bi-ventriculaire est un peu plus accusée, et les systoles demi-tétaniques plus puissantes que sous l'influence de la digitaline. Le relâchement des ventricules est plus rapide, et l'apparition du frémissement ondulatoire précédant le relâchement graduel et l'immobilité diastolique est plus précoce que sous l'influence de la digitaline; cela tient à l'intensité de l'action exercée par la strophantine, qui est supérieure, de beaucoup, à celle de la digitaline (Fig. 160).

Il est intéressant, ne serait-ce que pour confirmer les données précédemment acquises, de comparer les phénomènes qui se produisent dans la mort du cœur suivant que cette mort est provoquée

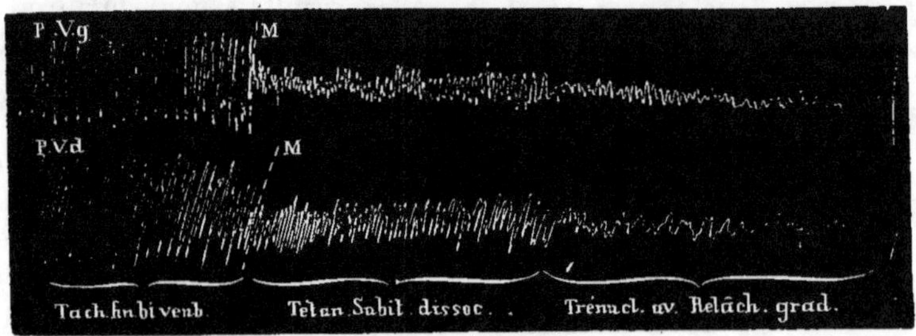

Fig. 159. — Type de la mort subite des deux ventricules tués par la *Digitoxine*.

Les deux ventricules sont pris subitement de tétanisation à secousses dissociées après la période de tachycardie prémonitoire; puis ils passent par la phase de trémulation ondulatoire avec relâchement graduel aboutissant à l'immobilité diastolique. — Par la comparaison de ce graphique avec ceux des figures 75 (p. 813) et 97 (p. 855), il est facile de constater que le mécanisme de l'action physiologique est toujours le même, qu'il s'agisse de digitaline amorphe, de digitaline cristallisée, ou du produit appelé par les Allemands *Digitoxine* : seules, l'intensité et la rapidité d'évolution des phénomènes sont un peu différentes.

en diastole d'emblée ou bien qu'elle succède à un tétanos suivi de diastole se produisant assez rapidement. Les poisons qu'on a appelés des poisons diastoliques, c'est-à-dire à action sensiblement inhibitoire, tels que le chloral, le chloroforme, la cocaïne, l'acide carbonique, ne font pas passer le cœur par une période préalable de

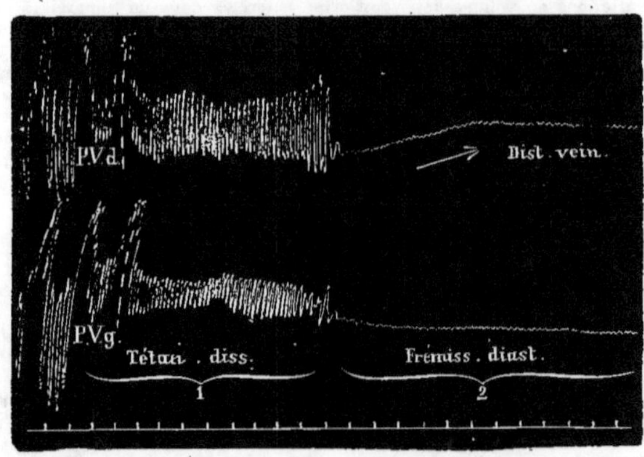

Fig. 160. — Type de la mort subite des deux ventricules tués par la strophantine.

Chien de 18 kilos; intoxiqué par injection de 2 milligr., plus un quart de milligramme de strophantine. Mort subite dix minutes après la seconde injection de un quart de milligramme. — *P. V. g.* et *P. V. d.*, pressions ventriculaires gauche et droite évaluées à l'aide de sondes manométriques. — Systoles puissantes, régulières et fréquentes, précédant immédiatement l'accès de tétanisation dissociée. L'accès tétanique (*Tétan. diss., accolade 1*) s'interrompt brusquement et la trémulation (*Frémiss. diast., accolade 2*) s'empare des deux ventricules qui se relâchent rapidement. Le ventricule droit subit une augmentation de volume due à la distension veineuse.

tétanos analogue à celle que nous voyons se produire soit sous l'influence de la digitaline, soit sous l'influence des excitations directes du myocarde. Soit graduellement, soit rapidement, suivant les circonstances dans lesquelles l'action toxique se développe, on peut voir s'établir un état diastolique accompagné d'inhibition, c'est-à-dire d'atonie progressive, et ces phénomènes sont surtout très nettement réalisés par ce qui se produit dans les cas d'asphyxie graduelle. Je vais vous montrer tout à l'heure les graphiques que détermine la mort du cœur dans ces circonstances, et vous verrez qu'ils ne peuvent, en aucune façon, être comparés à tous ceux que j'ai fait passer sous vos yeux, représentant les accidents qui interviennent dans la mort du cœur sous l'influence de la digitaline. D'autres moyens peuvent également permettre d'obtenir des effets diastoliques qui se différencient très nettement des effets de la digitaline ; telle est, par exemple, la compression prolongée de la veine cave inférieure et de l'artère pulmonaire.

Le myocarde se comporte, dans les cas de mort en tétanos, comme un muscle strié soumis à des excitations fréquentes. Pour arriver à démontrer sûrement, cette comparaison qu'on peut établir entre le myocarde et un muscle strié mis en état de tétanisation artificielle, François-Franck a imaginé un dispositif expérimental qui ne laisse absolument place à aucune critique. Il a imaginé une pince myographique particulière, dont on introduit l'un des mors dans le ventricule gauche du cœur de l'animal, tandis que l'autre mors, muni d'un tambour élastique, vient presser la paroi extérieure du ventricule. Les variations d'élasticité du ressort de ce tambour se transmettent à l'appareil enregistreur et donnent des courbes inscrivant les durcissements et les relâchements alternatifs d'une partie limitée de la paroi ventriculaire, indiquant la façon dont le myocarde est influencé par la digitaline, comme le myographe ordinaire de Marey traduit les variations de consistance et de volume du muscle sous l'influence d'une excitation. Il a pu, grâce à cet appareil, et en inscrivant simultanément les changements de volume du ventricule droit ainsi que les changements de consistance du myocarde ventriculaire gauche, démontrer que, au moment de la phase tétanique caractérisée par le durcissement du myocarde et la production de secousses musculaires répétées, le volume moyen du ventricule droit diminue, par suite de l'état de demi-resserrement systolique dans lequel se trouve ce ventricule. Les secousses finales tétaniques doivent s'accompagner du gonflement du corps charnu saisi dans la pince et le traduire par des courbes à niveau plus ou moins élevé, suivant l'importance de ce gonflement. On obtient ainsi une exploration plus rigoureuse des changements de consistance : durcissement systolique et relâchement diastolique (Fig. 164).

C'est là une expérience qui contrôle et complète toutes les expériences passées en revue jusqu'à présent, et, après un pareil ensemble

et une telle concordance de preuves, il est évident qu'il n'est plus
possible d'admettre cette opposition paradoxale, signalée cependant

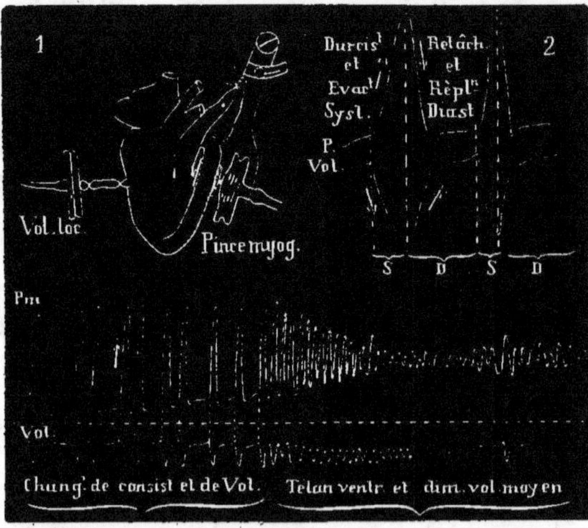

Fig. 161. — Démonstration myographique directe de la tétanisation ventriculaire
caractérisant la mort par la digitaline.

La paroi ventriculaire gauche est saisie entre les mors d'une pince myographique spéciale dont le
schéma 1 permet de se rendre exactement compte : une branche de la pince, formant ressort, a
été introduite par l'oreillette gauche et presse sur la paroi musculaire qui est comprimée,
d'autre part, dans le point extérieur correspondant, par un bouton d'explorateur à ressort fixé
à l'autre branche de la pince ; les deux branches sont serrées au degré convenable par une vis
de rappel. L'appareil donne les courbes de durcissement systolique et de relâchement diastolique du myocarde, **schéma 2**. En même temps, on explore les changements de volume du
ventricule droit au moyen d'un explorateur à air muni d'une serre-fine qui est accrochée à un
point de la paroi (*Vol. loc.*) ; la membrane sans résistance de cet explorateur suit passivement
les mouvements de retrait et d'expansion de la paroi : la systole attirant à elle la serre-fine et
la membrane rappelle l'air extérieur dans le tambour explorateur et détermine la descente du
style du tambour enregistreur, de sorte que cette courbe systolique est en sens inverse de la courbe
systolique de la pince myographique, **schéma 2** (**P**, *courbe de la pince myographique du ventricule
gauche* ; **Vol**, *courbe des changements de volume du ventricule droit ; **S**, systole ; **D**, diastole*). — Au
moment de la mort du cœur provoquée par la digitaline les courbes myographiques et les
courbes volumétriques (*Pm et Vol, partie inférieure de la figure*) montrent l'état de tétanisation
du myocarde associé à une diminution de volume.

Les pulsations extérieures des ventricules sont le résultat d'une combinaison entre les variations
de consistance du myocarde et de réplétion des cavités. Le dispositif ci-dessus permet une
appréciation plus exacte des *changements de consistance* de la paroi ventriculaire en réalisant
une sorte de pince myographique permettant d'enregistrer les durcissements (gonflements produits par la contraction) et les relâchements alternatifs d'une portion limitée de cette paroi. Si
les secousses finales du cœur intoxiqué par la digitaline sont des secousses tétaniques, elles
doivent s'accompagner d'un gonflement plus ou moins accusé de la paroi musculaire saisie entre
les mors de la pince myographique et se traduire par des vibrations s'inscrivant à un niveau plus
ou moins élevé, suivant l'importance du gonflement local. — Le tracé *Pm* montre bien que cette
phase de la mort du ventricule s'exprime comme le ferait la tétanisation dissociée d'un muscle
strié. — En même temps, les changements de volume du ventricule droit, déterminés à l'aide
d'un dispositif semblable à celui utilisé pour l'enregistrement du changement de volume des
oreillettes (tambour fermé par une membrane indifférente et très souple relié à la paroi par une
serre-fine rigide) montrent qu'au moment de la phase tétanique, s'accusant par le durcissement
et les vibrations musculaires, le volume moyen du ventricule droit diminue, comme on s'attend
à l'observer sous l'influence de l'état de demi-resserrement systolique des ventricules tétanisés
(*ligne Vol*).

encore dans certains ouvrages, relativement à la mort du cœur, chez
les animaux, qui se produirait en systole chez les animaux à sang
froid et, au contraire, en diastole chez les animaux à sang chaud.

Les faits démontrent avec une absolue certitude que la digitaline et les poisons de même genre, qu'on peut englober sous la dénomination générale de digitaliques, sont des poisons tétanisants pour le myocarde de tous les animaux ; le ventricule des mammifères est seul incapable de soutenir un tétanos prolongé, le ventricule des animaux à sang froid, et notamment des batraciens, est, au contraire, capable de maintenir une contracture indéfinie. Dans tous les cas, le tétanos représente, dans les poisons du cœur du groupe des digitaliques, le terme le plus élevé de la série dans l'augmentation d'activité du myocarde ; et on peut établir, en ce qui regarde la digitaline, cette série de manifestations graduellement croissantes : d'abord l'augmentation de la puissance systolique du myocarde ; puis, les progrès non pas de l'intoxication — car nous n'en sommes pas encore à la scène toxique, — mais les progrès de l'action de la substance qui va déterminer tout à l'heure des accidents toxiques s'accentuant, on passe à la phase de tachycardie simple, accompagnée d'une plus grande énergie ; enfin, on arrive à la phase de tachycardie arythmique avec accès demi-tétaniques, ouvrant la scène des phénomènes toxiques, qui se termine par la tétanisation vraie à secousses dissociées. Cet accès final de tétanisation est le signal de la mort du cœur ; puis, le myocarde épuisé entre en état péristaltique qui se termine par l'immobilité diastolique complète.

Mais qu'il s'agisse de la digitaline, de la strophantine, de la convallamarine ou même de la caféine, le poison a déjà tué le cœur au moment où apparaît la trémulation fibrillaire ; le cœur est mort en tétanos, et jamais en diastole, comme on l'a dit inexactement.

D'ailleurs, les accidents graves qu'on peut obtenir soit avec les poisons du groupe des digitaliques, soit avec l'excitation électrique directe ou avec un traumatisme quelconque tel que l'injection interstitielle de chloral, par exemple, sont absolument identiques comme comparaison de l'état du cœur à cette période de tétanisation. Chez les animaux à sang froid, il est possible de se rendre beaucoup mieux compte de l'état du cœur, par exemple, en examinant l'état du ventricule d'une grenouille soumise à l'action de la digitaline ; on voit, en effet, ce ventricule en systole permanente, contracturé, bosselé, exsangue, présentant un état absolument remarquable et identique, en tous points, à celui que présente le cœur du même animal, lorsqu'on a déterminé son arrêt par une excitation faradique intense. De sorte qu'on peut dire, en définitive, que la digitaline tue le cœur à la façon des stimulants physiques ou physico-mécaniques, et que les différences qu'on peut observer dans ces conditions peuvent être ramenées seulement à une question de doses.

Il y a même à se demander, à ce sujet, si l'identité des accidents n'entraîne pas une communauté de nature. La digitaline, la strophantine, la convallamarine, les substances alcaloïdiques ou glucosidiques qui font partie de ce groupe des digitaliques, tueraient-ils le cœur à la façon des stimulants physiques, comme l'électricité ou l'introduction de liquides irritants par les artères coronaires, et n'y a-t-il d'autre différence que celle de la rapidité d'action, qui serait instantanée lorsqu'il s'agit d'excitations physico-mécaniques, et qui serait, au contraire, graduelle avec les poisons dont je viens de parler? Cette question peut être assez facilement résolue, avec les substances ou dans les conditions dont il vient d'être question, en choisissant convenablement soit l'intensité du courant faradique, soit la valeur des doses des substances actives. Seulement, avec les poisons du cœur, le myocarde, au lieu d'être excité extérieurement, l'est dans l'intimité même de ses éléments anatomiques.

J'ai déjà appelé votre attention sur l'existence de plusieurs substances toxiques infiniment plus énergiques que la digitaline; nous savons, du reste, que toutes les digitalines ne sont pas identiques et je vous ai signalé la toxicité particulièrement intense de la Digitoxine de Merck. Nous venons de voir que la strophantine présente des propriétés toxiques beaucoup plus actives quoique se rapprochant de celles de la digitaline; mais il y a d'autres substances dont l'activité est encore plus considérable : je citerai seulement l'ouabaïne. En employant cette substance d'une activité vraiment foudroyante, ou en introduisant brutalement, en une seule fois, dans l'organisme d'un animal, des doses suffisantes de substance toxique à activité moindre, comme la digitaline, la convallamarine, la caféine, etc., on arrive à obtenir les mêmes résultats que par l'introduction de liquides irritants dans les coronaires ou par la faradisation intense du ventricule en totalité. De sorte que la conclusion à laquelle est arrivé FRANÇOIS-FRANCK paraît impossible à réfuter : lorsqu'il s'agit de poisons du cœur, l'action est tout à fait analogue à celle déterminée par les excitations physico-mécaniques sur le myocarde, et ce myocarde, au lieu d'être excité extérieurement, comme dans la faradisation, l'est dans l'intimité de ses fibres par les substances toxiques amenées par l'intermédiaire de la circulation.

Je vais vous montrer les résultats de quelques expériences qui vont achever de fixer vos idées sur les différents points dont il vient d'être question.

Voici un graphique représentant la mort graduelle du cœur, en diastole croissante, sous l'influence de l'asphyxie. Ces tracés ne peuvent, en aucune façon, être comparés à ceux que nous avons vus caractériser l'action de la digitaline; ils sont obtenus sur un chien curarisé, chez lequel on suspend la respiration artificielle. On observe un relâchement graduel du myocarde, l'affaiblissement progressif des systoles, le ralentissement et la dilatation passive du cœur, se traduisant par l'abaissement de ces courbes qui diminuent de plus en plus. L'inhibition et l'atonie progressives sont absolument évidentes; et enfin on arrive à la mort complète du cœur, mort se produisant en diastole, après une série de phénomènes représentant ce qu'on pourrait appeler l'asphyxie graduelle du myocarde (Fig. 162).

Voici un résultat représentant la mort du cœur, en diastole rapide. Ainsi que vous le voyez, ces tracés diffèrent encore absolument de ceux que je vous ai montrés précédemment relativement à l'excitation directe sur le ventricule, parce que la mort du cœur au lieu de s'inscrire au niveau du maximum des courbes, s'inscrit au niveau du minimum. Cette mort du cœur est réalisée à la suite d'une série de compressions prolongées de la veine cave inférieure et de l'artère

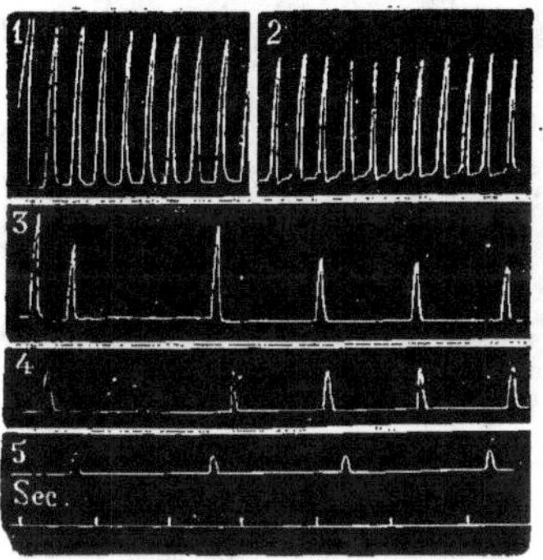

Fig. 162. — Type de la mort graduelle, en diastole croissante, des ventricules asphyxiés.

Chien curarisé; suspension de la respiration artificielle. Graphiques successifs (de *1* à *5*) de systoles diminuant graduellement d'énergie et se ralentissant, tandis que la masse ventriculaire, de plus en plus relâchée, se laisse distendre davantage. A aucun moment, il ne se produit cette tétanisation caractéristique de la digitaline.

pulmonaire. Les palpitations finales ne se produisent plus en attitude systolique, comme nous l'avons vu lorsqu'il s'agissait de la digitaline ou de la faradisation du myocarde, mais se caractérisent, au contraire, par une attitude diastolique. De plus, les systoles sont de moins en moins actives, et la chute graduelle de la pression artérielle dans l'artère pulmonaire accompagne la suppression des systoles ventriculaires (Fig. 163).

Voici maintenant une figure qui permet de comparer les résultats obtenus dans la mort du cœur sous l'influence de la digitaline et de la faradisation directe. Dans cette première partie de la figure, la mort a été déterminée de façon presque subite par l'introduction d'une quantité considérable de digitaline chez un animal qui avait cependant, au préalable, été soumis à l'action de la cocaïne. — Je reviendrai sur ce fait qui est une preuve de plus de l'assimilation très étroite qu'on est en droit de faire entre les phénomènes déterminés par l'irritation physico-mécanique des ventricules et l'action de la digitaline. — La quantité de digitaline injectée est, en effet, assez considérable, elle est de 9 milligr. 5, introduite en une seule fois chez un chien du poids de 15 kilos. Or, grâce à la cocaïnisation préalable, les phénomènes mortels déterminés par cette dose très élevée de digitaline ont été atténués dans une certaine mesure, comme nous savons que sont atténués également les phénomènes de faradisation succédant à la cocaïnisation chez les animaux (Fig. 164).

Dans la deuxième partie de l'expérience, la mort a été produite par la faradisation du ventricule gauche chez un chien qui n'avait pas été préalablement soumis à la cocaïne. Il est très difficile, même

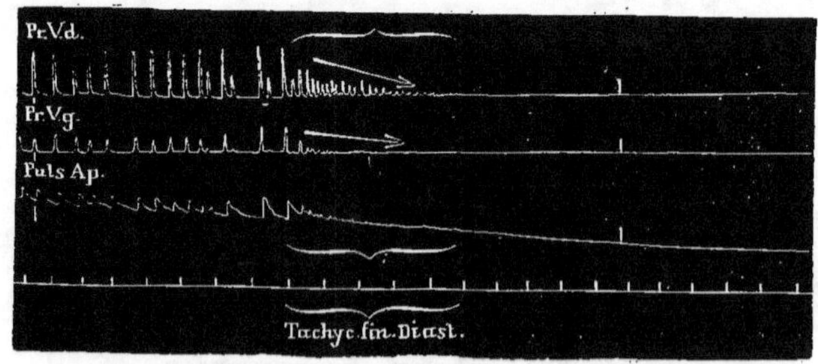

Fig. 163. — Type de la mort rapide, en attitude diastolique,
à la suite de la compression prolongée de la veine cave inférieure.

Puis. Ap., pulsations et pression dans l'artère pulmonaire évaluées à l'aide du sphygmoscope. — *Pr. V. g.* et *Pr. V. d.*, pressions ventriculaires gauche et droite évaluées à l'aide de sondes manométriques. — Les deux ventricules donnent, au moment de la mort, une série de systoles fréquentes (*tachycardie finale diastolique*) qui s'effectuent à un niveau de plus en plus rapproché de la ligne des minima diastoliques, au lieu de se produire dans le voisinage des maxima systoliques, comme avec la digitaline ou par la faradisation du cœur. La pression artérielle tombe graduellement après la suppression des ondées ventriculaires.

impossible, d'obtenir des courbes plus exactement concordantes que celles représentant les variations de pression dans le ventricule gauche chez le chien soumis à la digitaline et chez le chien dont le cœur a été faradisé.

La troisième partie est relative à un chat dont le cœur a été soumis en totalité à la faradisation ; le tracé représente seulement les variations de la pression dans le ventricule droit. Cette courbe ressemble très étroitement à celle du ventricule droit chez le chien qui a été l'objet de l'expérience dont les résultats sont représentés dans la deuxième partie.

Je remets sous vos yeux une figure (fig. 151, p. 955) relative aux phénomènes de demi-tétanisation qui se produisent sous l'influence de l'excitation du ventricule d'un chien préalablement cocaïnisé. Ici, l'excitation avec la bobine de GAIFFE est exercée avec des variations de durée et d'intensité ; et vous voyez que, dans ces différents cas, qu'il s'agisse d'excitations intenses et de durée plus ou moins longue, d'excitations faibles et de durée moyenne, d'excitations intenses et de durée considérable, les résultats sont très sensiblement les mêmes et ne varient que par l'intensité de la tétanisation.

Les influences qui rendent le cœur moins excitable directement, atténuent également l'action toni-ventriculaire des poisons tétanisants ; et en effet, ainsi que je viens de le faire remarquer à propos de l'une des dernières courbes que je vous ai présentées, il est nécessaire d'employer une dose de digitaline beaucoup plus considé-

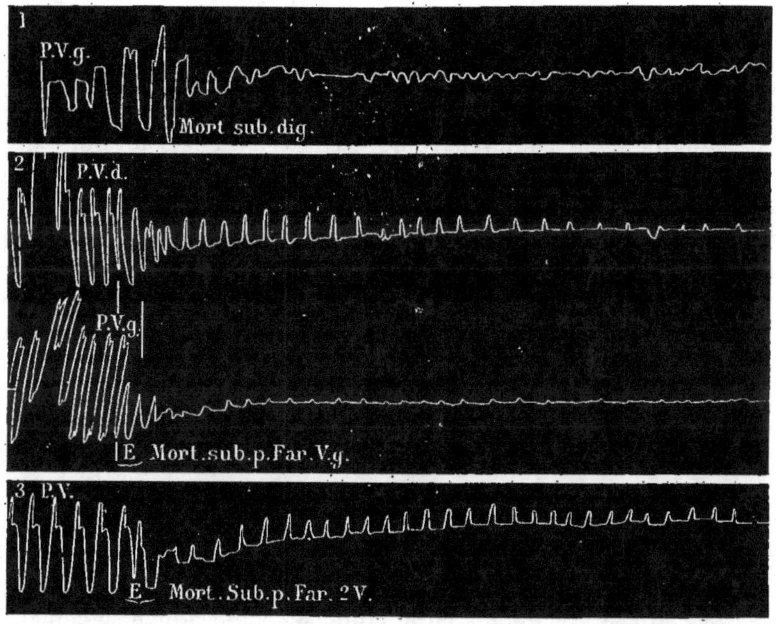

Fig. 164. — Graphiques de la mort du cœur par la digitaline
et par la faradisation directe.

1, Chien empoisonné par 10 milligrammes de digitaline cristallisée ; — 2, faradisation du ventricule gauche chez un chien, marquée par la lettre E ; — 3, faradisation totale du cœur chez un chat, marquée par la lettre E. — La phase toxique terminale de la courbe 1 (digitaline) est abrégée et moins marquée, à cause de la cocaïnisation préalable de l'animal.

rable pour tuer le myocarde d'un animal qui a été préalablement soumis à l'action de la cocaïne. Cette dose doit être au moins double, et, dans tous les cas, les phénomènes qui se produisent dans ces circonstances sont des phénomènes certainement atténués de l'action de la digitaline ; les accidents sont retardés et affaiblis au cours de l'empoisonnement, et il faut évidemment attribuer cela à une moindre excitabilité du tissu puisque nous savons que c'est à cela que revient, en définitive, l'action exercée par la cocaïne sur les différents tissus ; l'excitabilité se trouvant diminuée dans une très notable proportion explique la nécessité d'employer des doses plus fortes.

Mais la cocaïne n'est pas la seule substance capable de déterminer des phénomènes de ce genre; et en soumettant, par exemple, un chien à l'action préalable d'une dose suffisante de chloral, il faut arriver, pour déterminer sur le myocarde des accidents de demi-tétanos, à employer des doses beaucoup plus considérables de digi-taline qu'à l'état normal.

L'action des nerfs d'arrêt pourrait être invoquée pour expliquer ce retard dans l'influence violente exercée par la digitaline. Cette action nerveuse, qu'elle soit d'origine centrifuge ou centrale, pourrait, en effet, être capable de supprimer les accidents de tétanisation cardiaque produite par les excitations directes du myocarde, mais il suffit de réfléchir aux conditions dans lesquelles se produit l'action toxique de la digitaline pour comprendre que ces excitations sont alors absolument impossibles, parce que, à ce moment, les appareils cardiaques d'arrêt sont eux-mêmes complètement intoxiqués, paralysés, et hors d'état de répondre aux sollicitations que la digitaline ou les accidents ultimes qu'elle détermine seraient capables d'exercer envers eux.

C'est d'ailleurs là une preuve indirecte de l'action stimulante myocardique exercée par la digitale; mais je vous fournirai bientôt une preuve d'ordre expérimental beaucoup plus nette et plus exacte encore, réalisée par ce dispositif ingénieux que FRANÇOIS-FRANCK a appelé la *Séparation physiologique de la pointe du cœur*. Cette démonstration terminera l'étude de l'action physiologique de la digi-taline sur le cœur et la circulation, étude sur laquelle j'ai cru devoir m'étendre beaucoup, en raison de son importance; et je crois qu'il ne sera pas inutile, à ce moment, de résumer les faits généraux de cette action, car, en définitive, grâce aux belles recherches de FRANÇOIS-FRANCK entreprises depuis de nombreuses années, non seulement sur la digitaline, mais encore sur la physiologie normale et pathologique du cœur, ainsi que sur les poisons du cœur en général, l'action de cette substance médicamenteuse est une de celles qui sont le mieux fixées maintenant au point de vue physiologique.

XXIIe LEÇON

PREUVE D'UNE ACTION MUSCULAIRE DIRECTE, INDÉPEN-
DANTE, DE LA DIGITALINE SUR LE MYOCARDE. — SÉPA-
RATION PHYSIOLOGIQUE DE LA POINTE DU CŒUR. —
RÉSUMÉ DE L'ACTION PHYSIOLOGIQUE EXERCÉE PAR LA
DIGITALINE SUR LE CŒUR ET LA CIRCULATION. —
ACTION DE LA DIGITALINE SUR LE SYSTÉME MUSCU-
LAIRE, LE SYSTÈME NERVEUX CENTRAL, LE GRAND
SYMPATHIQUE, L'APPAREIL RESPIRATOIRE, LE TUBE
DIGESTIF, LA NUTRITION. — SYNERGIQUES ET ANTAGO-
NISTES.

Nous avons vu que les influences rendant le cœur moins excitable directement sont également capables d'atténuer l'action toni-ventriculaire des poisons tétanisants, et notamment de la digitaline. Si, à une certaine période de l'intoxication, l'action excitante provoquée par la digitaline du côté des appareils modérateurs n'est pas suivie de ses effets habituels, c'est uniquement parce qu'à cette époque les nerfs modérateurs sont paralysés et ont tout à fait perdu la propriété de répondre à cette excitation. C'est là une preuve indirecte d'une action particulière exercée par la digitaline sur le myocarde ; mais il est possible de fournir des preuves directes de cette action, et, à cet égard, une très intéressante expérience consiste dans la réalisation de ce dispositif qui a été appelé par François-Franck la *Séparation physiologique de la pointe du cœur.*

En effet, l'accident tétanique terminal qui signale la mort du cœur sous l'influence de la digitaline, accident très bref chez les mammifères, prolongé, au contraire, chez les animaux à sang froid, cet accident est intimement lié à une action myocardique, absolument indépendante de toute action nerveuse, puisque nous avons appris qu'à cette période la digitaline avait épuisé son action aussi bien sur les appareils modérateurs que sur les appareils accélérateurs, et que ces appareils étaient devenus absolument incapables de répondre aux sollicitations les plus intenses qu'on pouvait exercer sur eux.

L'excitation des appareils nerveux, modérateur d'abord, puis accélérateur, permet, en revanche, d'interpréter les autres phénomènes précédant cette période. L'action sur le myocarde doit évidemment se produire dès le début de l'action de la digitaline, mais elle est fortement masquée, au commencement, par des actions beaucoup plus importantes, justiciables de l'intervention de la digitaline sur le système nerveux.

Cette séparation physiologique de la pointe du cœur, chez la grenouille, tout au moins, où il n'existe dans cette région aucun appareil ganglionnaire, permet précisément de démontrer expérimentalement l'action puissante exercée par la digitaline sur le tissu musculaire du cœur, et de prouver que, dans ces circonstances, il n'est pas possible de faire intervenir une action autre que cette action myocardique. Cette expérience se réalise en effectuant une constriction linéaire énergique, appliquée transversalement au niveau du quart inférieur du ventricule environ. On peut arriver ainsi à maintenir les relations de la pointe avec la base du cœur, sans permettre au tissu de s'imbiber du poison, et cela tout en conservant le moyen de soumettre à la même influence le tissu neuro-musculaire des deux tiers supérieurs du ventricule. Cette méthode, déjà essayée par BERNSTEIN, a été généralisée par FRANÇOIS-FRANCK.

Dans ces conditions, la pointe du cœur, ainsi séparée en quelque sorte de la base du ventricule, ne pourra plus se contracter que si elle est soumise à des excitations soit internes, soit externes, représentant pour elle les stimulations qu'elle cesse de recevoir de sa portion basilaire. Si l'on prend deux grenouilles, que sur l'une d'elles on pratique cette ligature du ventricule, qu'on laisse l'autre intacte, et qu'on pratique sur toutes deux une injection de digitaline à dose suffisamment petite pour que les phénomènes se développant au cours de l'intoxication puissent être suivis très régulièrement, on peut voir que, chez la grenouille à cœur intact, au bout de fort peu de temps, le ventricule va être arrêté en systole ventriculaire totale ; au contraire chez la grenouille dont le cœur est lié, la portion basilaire va être seule tétanisée, et la pointe va même se montrer plus distendue qu'au début, en raison de ce qu'elle aura conservé une certaine quantité de sang poussé par les systoles auriculaires au moment où on a pratiqué la ligature. Si, à l'aide de percussions extérieures pratiquées sur la pointe du cœur, on provoque un certain nombre de contractions, qui auront pour résultat l'échange du sang pur contenu encore dans la pointe de ce ventricule avec le sang digitaliné contenu dans la portion basilaire, on va voir, au fur et à mesure que le sang digitaliné va venir remplacer le sang pur, la contraction du myocarde se produire graduellement, en raison de cette augmentation progressive de la richesse du sang auparavant pur en sang digitaliné et, finalement, au bout d'un nombre suffisant de contractions ayant déterminé le remplacement total du sang pur par le sang digitaliné, on verra le ventricule contracturé en totalité ne présenter aucune différence avec celui de la grenouille laissée intacte.

La pointe arrive donc, sous l'influence du sang digitaliné, à présenter le même état que celui du ventricule intact, et ici il ne peut être question d'une action nerveuse, même éloignée, en raison de la constitution histologique de la pointe du cœur qui, chez la grenouille, est complètement dépourvue d'appareils ganglionnaires. Il y a cependant à faire une légère objection à ce procédé expérimental, et elle n'a pas manqué d'être faite. S'il est exact de dire que le ventricule de la grenouille est dépourvu d'appareils ganglionnaires dans sa partie apexienne, il est certain, d'autre part, que cette pointe est parcourue par des filets nerveux qui s'entre-croisent; et, par un examen attentif de préparations microscopiques effectuées avec la pointe d'un cœur de grenouille, et à l'aide des procédés de Golgi et de Ramon y Cajal, on peut voir un lacis assez serré de rameaux nerveux parcourant le myocarde, s'y entre-croisant et formant, au niveau de ces entre-croisements, non pas une masse ganglionnaire, mais une agglomération évidente de cellules nerveuses qui pourraient, à la rigueur, jouer, en petit, le rôle d'un centre ganglionnaire. Toute incertitude n'est donc pas absolument écartée par ce procédé expérimental. Toutefois, si cette objection est exacte, si elle atteint, dans une très faible mesure, la certitude absolue de l'expérience que je viens de décrire, il ne faut pas non plus lui attribuer une importance trop considérable, et il y a vraiment une disproportion énorme entre l'hypothèse des propriétés ganglionnaires de ces petits amas de cellules nerveuses et les résultats extrêmement nets que donne l'expérience réalisée avec le dispositif de François-Franck.

Un coup d'œil jeté sur les figures représentant les états successifs du cœur de la grenouille dans ces conditions, vous convaincra qu'il est difficile d'admettre, même avec la meilleure volonté, qu'il s'agisse d'une réaction nerveuse due à des centres ganglionnaires même de fort peu d'importance (Fig. 165).

Voici, d'abord, la figure du cœur normal de la grenouille, le ventricule avec les deux oreillettes, pendant la diastole et pendant la systole. Voici l'aspect que prend le cœur après la séparation physiologique de la pointe : lors de la diastole, la pointe ne se gonfle pas, le sang ne pénétrant plus grâce à cette ligature ; la pointe reste dans un état de demi-dilatation qui se produit sous l'influence du sang normal qui y est resté enfermé au moment où la ligature a été placée. Au moment de la systole, la pointe conserve toujours cette apparence dilatée, et, seule, la portion basilaire subit la contraction qui va lancer le sang dans les artères de l'animal. Cette portion inférieure de la figure représente les modifications subies par le cœur de la grenouille après l'action de la digitaline. Dans cette partie, le cœur a été laissé intact et on a pratiqué une injection de digitaline de même valeur que celle employée pour la grenouille dont le ventricule était lié. Vous voyez que l'action de la digitaline se traduit par une contracture tétanique mettant le ventricule en systole, et c'est, en effet, l'aspect qu'on voit très rapidement prendre au ventricule de la grenouille tuée par la digitaline ; au contraire, chez la grenouille dont le ventricule a été séparé par ligature, vous voyez que, tandis que la portion basilaire a

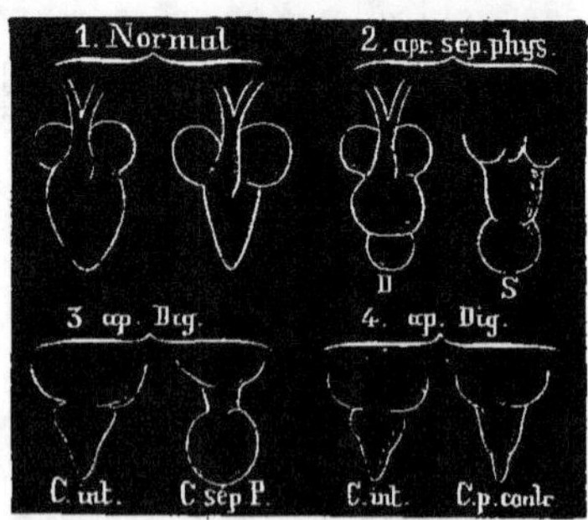

Fig. 165. — Expérience de FRANÇOIS-FRANCK. Séparation physiologique de la pointe du cœur subissant l'action myocardique de la digitaline.

1, Cœur normal de la grenouille : en diastole et en systole ; — **2**, cœur après séparation physiologique de la pointe opérée au moyen d'une constriction linéaire : **D**, diastole de la base avec immobilité de la pointe ; **S**, systole de la base distendant passivement la pointe ; **3** et **4**, cœur intact et cœur après séparation physiologique de la pointe, et sous l'influence d'une dose toxique de digitaline : **3** (*C. int.*), cœur intact présentant une contracture totale du ventricule ; (*C. sép. P.*), la base subit seule cette contracture après séparation physiologique de la pointe qui reste distendue par le sang normal ; — **4**, après une série d'évacuations du sang normal, la pointe ayant reçu du sang digitaliné prend l'attitude contracturée (*C. p. contr.*) et le ventricule, tout entier en systole, ressemble au ventricule digitaliné intact (*C. int.*), sauf au niveau du sillon creusé par la constriction linéaire préalable.

Constriction linéaire énergique, appliquée transversalement au niveau du quart inférieur du ventricule : la pointe ainsi isolée ne peut plus se contracter que si elle est soumise à des excitations soit externes, soit internes, représentant pour elle la stimulation qu'elle cesse de recevoir de la portion basilaire. On provoque cette contraction par une percussion extérieure ; et l'on favorise, au besoin, l'échange du sang renfermé dans la pointe avec celui contenu dans la région basilaire par une légère pression à la surface des oreillettes. En renouvelant plusieurs fois cet échange, la pointe finit par contenir un sang assez riche en substance toxique pour impressionner énergiquement les éléments anatomiques. C'est là une démonstration positive et directe de l'action tétanisante de la digitaline sur le myocarde.

pris l'aspect de contracture tétanique, dont je parlais à l'instant, la portion apexienne est restée dilatée, et paraît même d'autant plus dilatée que la portion basilaire est elle-même plus contracturée. A ce moment, lorsque le cœur de la grenouille intacte est complètement contracturé, que la portion basilaire, dans le ventricule lié, a pris cet aspect de contracture tétanique, on donne quelques chiquenaudes sur la pointe dilatée, on facilite, au besoin, par un massage léger, le passage du sang à travers le canal resté malgré la ligature, et au bout d'un certain nombre de percussions et de massages de ce genre, aussi bien des oreillettes que du ventricule, pour faciliter le changement du sang pur contre le sang digitaliné, on voit le cœur ligaturé prendre l'apparence représentée dans la quatrième partie de cette figure. La pointe est encore plus contracturée peut-être que chez l'animal intact, et c'est à peine si l'on peut apercevoir la trace d'un sillon déterminé par la ligature (Fig. 165).

Voici donc des résultats expérimentaux absolument concordants avec le fait de l'action particulière et intense exercée par la digitaline sur le myocarde ventriculaire. Nous pouvons donc dire maintenant que la digitaline constitue un poison musculaire cardio-tétanisant; que le myocarde est affecté pendant toute la durée d'évolution de l'intoxication; que cette action est renforcée, au début, par l'action exercée sur les appareils modérateurs et sur les appareils toni-accélérateurs, action associée au début, puis dissociée à une certaine période, les appareils modérateurs étant paralysés, alors que les accélérateurs sont encore capables d'excitation, puis les accélérateurs sont paralysés à leur tour; puis, intervient enfin l'action ultime de la digitaline sur l'élément musculaire, le myocarde, qui se traduit par la tétanisation finale au moment où se produit la mort du cœur.

Résumé. — Cette étude fort longue que nous avons faite de l'action de la digitaline sur le cœur demande à être résumée, au moins dans ses grandes lignes, et, pour vous faciliter cette revision, j'ai établi ce tableau qui va constituer, en quelque sorte, l'index analytique de ce résumé.

Action de la digitaline sur le cœur.

I. — *Actions physiologiques et thérapeutiques.*

Action parallèle sur les deux ventricules. Synchronisme absolu. Synergie relative.

Fréquence : Ralentissement du cœur tachycardique (souvent au-dessous de la normale).
Rythme : Régularise le cœur arythmique.
Energie : Augmente la puissance systolique et l'amplitude diastolique.
[Faits cliniques surtout.]

II. — *Doses toxiques (non mortelles).*

Action parallèle sur les deux ventricules.

Fréquence : Ralentissement excessif, souvent irrégulier. Pouls géminé, etc. Accélération à phase plus avancée.
Rythme : Arythmies variées, redoublements, systoles avortées, grandes intermittences, accès de palpitations, demi-tétanos.
Energie : Augmente, sauf arythmie.

III. — *Doses toxiques (mortelles).*

Action sur les deux cœurs.

Demi-tétanos : Arrêt subit du cœur en systole demi-tétanique, précédé de régularisation et tachycardie. Relâchement diastolique (paradoxe des animaux à sang froid).

IV. — *Mécanismes.*

Ralentissement.	Action excitante sur nerf vague. Augmentation d'énergie. Influence cardio-tonique sur systole et diastole. Action sur nerfs toni-accélérateurs. Résistance artérielle accrue par vaso-constriction.
Accélération.	Paralysie des nerfs modérateurs. Excitation des nerfs accélérateurs toni-cardiaques.
Arythmie.	Avec demi-tétanos. Excitation du myocarde.
Mort subite du cœur.	Tétanos à secousses dissociées. Excitation interstitielle du myocarde. Action musculaire croissante du début à la fin.

Nous avons vu que la digitaline exerçait son action sur la fréquence, le rythme, et l'énergie du cœur. Relativement à la fréquence et au rythme, nous avons reconnu un synchronisme parfait. Il y a d'abord ralentissement, que le cœur soit régulier ou irrégulier, et régularisation s'il est arythmique. L'action première des doses faibles de digitaline consiste toujours dans un ralentissement synchrone dans les deux ventricules; c'est seulement aux doses fortes qu'à ce ralentissement on voit succéder une phase d'accélération qui est comme une menace de l'action toxique. A cette période où l'action toxique commence à intervenir, on peut même voir alterner des phases d'accélération et de ralentissement, dont l'importance devient beaucoup plus considérable à une période plus avancée de l'intoxication. L'action toxique progressant, on voit apparaître l'arythmie.

Ici se montre un asynchronisme apparent; je vous ai, en effet, fourni des preuves d'ordre expérimental que cet asynchronisme est simplement apparent. C'est lui qui a donné naissance à cette hypothèse de l'hémi-systole du ventricule droit, qui semble démontrée par des procédés défectueux d'exploration comparative, lorsqu'on se borne à recueillir les pulsations du cœur dans les artères en des points assez éloignés des ventricules; mais, dans ces circonstances, le ventricule gauche produit des ondées trop faibles pour être répercutées à une certaine distance. Le synchronisme absolu est complètement prouvé lorsqu'on fait à la fois l'exploration comparative, d'une part, des pulsations ventriculaires et, d'autre part, des pressions à l'intérieur des ventricules. Ce synchronisme est tellement complet, tellement absolu, qu'on le retrouve même pendant toute la phase des accidents arythmiques. Qu'il s'agisse d'intermittences isolées, de systoles rapprochées et groupées en séries, de systoles redoublées plus ou moins complètement avortées au point de vue artériel, enfin des groupes de systoles demi-tétaniques, nous avons toujours vu ces manifestations coïncider avec un synchronisme parfait dans les deux ventricules.

Relativement à l'énergie, nous avons vu que la digitaline renforçait l'énergie des deux ventricules, quelles que soient, d'ailleurs, les modifications subies à ce moment par la fréquence du cœur. Si le synchronisme est absolu ici, la synergie est tout à fait relative; il y a parallélisme et non pas équivalence de l'augmentation d'énergie dans les deux ventricules, et cela pour des raisons qu'il est facile de concevoir. C'est un phénomène que l'exploration des pressions intra-ventriculaires peut seule démontrer. Les causes de ces différences, nous les avons trouvées dans les changements de résistance artérielle générale et de résistance artérielle pulmonaire; nous avons vu, en effet, que, sous l'influence de la digitaline, il se produisait une augmentation considérable de la résistance aortique, alors que la résistance artérielle pulmonaire était, au contraire, extrêmement faible, ce qui a conduit François-Franck à imaginer des procédés spéciaux pour pouvoir comparer ces deux pressions, l'une au moyen du manomètre à mercure, l'autre au moyen du manomètre à oxalate de soude.

Mais, actuellement que nous avons acquis la preuve certaine, indéniable, de l'action particulièrement intense et élective exercée par la digitaline sur les éléments anatomiques du myocarde, nous concevons beaucoup mieux combien cette différence doit être considérable, parce qu'il faut alors faire entrer également en jeu la question de la masse différente des ventricules : le ventricule gauche possède, en effet, un nombre de fibres musculaires de beaucoup plus considérable que le ventricule droit, et, en raison précisément de l'action élective exercée par la digitaline sur chacun de ces éléments anatomiques, la somme est nécessairement plus grande en ce qui concerne le ventricule gauche qu'en ce qui concerne le ventricule droit. L'augmentation parallèle d'énergie des deux ventricules est prouvée aussi par l'élévation parallèle de la pression dans l'aorte et dans l'artère pulmonaire.

L'action cardio-tonique de la digitale est répercutée sur la diastole des deux ventricules, et cette répercussion de l'action cardio-tonique, quoiqu'il puisse paraître paradoxal de parler de l'action cardio-tonique quand il s'agit de diastole, a été caractérisée par l'appellation de : action diastolique de la digitale. Nous avons vu que, en même temps que la systole augmentait d'énergie, l'extensibilité diastolique des ventricules augmentait dans une mesure parallèle, mais non pas égale; nous avons vu que certaines méthodes, employées pour tâcher de démontrer l'existence de cette action diastolique de la digitale, cette action particulière que rien ne justifie, d'ailleurs, par

exemple, la méthode de contre-pression dans un péricarde inexten-
sible, donnent des résultats variables suivant les doses de digitale :
inférieure à la normale avec les doses faibles, la contre-pression
nécessaire pour éteindre les systoles est, au contraire, bien supérieure
à la normale sous l'influence des doses fortes. Il n'y a donc absolument aucune conclusion à en tirer, relativement à cette prétendue
action diastolique.

D'autre part, l'étude de l'exagération du volume total subi par le
cœur, sous l'influence des arrêts diastoliques déterminés par l'excitation des pneumogastriques, nous a montré que, pour une même durée
d'arrêt, l'augmentation de volume était moindre sous l'influence de
l'excitation du nerf vague qu'il ne l'est sous l'influence de la digitaline.

Enfin, le renforcement de la tonicité du myocarde est prouvé d'une
façon absolument certaine par plusieurs résultats expérimentaux très
nets, entre autres : l'étude du volume moyen du cœur du début à la
fin de l'action de la digitaline, l'étude de la pression intra-cardiaque,
et l'étude du degré de distension subi par le cœur pour des charges
veineuses égales. L'expansion diastolique plus accentuée est une
conséquence de la systole plus énergique, et, d'ailleurs, on arrive à
déterminer des phénomènes exactement semblables par l'excitation
des appareils toni-accélérateurs. D'autre part, la tonicité du
myocarde est augmentée à toutes les phases de l'action de la digitaline, même pendant les phases toxiques. Les variations d'énergie
systolique et d'expansion diastolique sont parallèles dans les deux
cœurs mais moindres dans le ventricule droit, pour la raison que
j'exposais tout à l'heure, notamment, parce que la masse myocardique du ventricule droit est moindre que la musculature du ventricule gauche.

Enfin, l'action de la digitale est caractérisée surtout par les effets
cardio-toniques qu'elle détermine sur le cœur normal et, mieux
encore, peut-être, dans certains cas pathologiques.

Relativement à la mort du cœur, nous avons vu que l'activité
systolique ventriculaire se trouvait brusquement supprimée, après
une période de régularisation et de tachycardie renforcée. Il se
produit à ce moment un accès tétanique incomplet, très court, avec
synchronisme persistant quant à la fréquence et au rythme des
secousses, mais avec synergie différente pour les raisons que je viens
de vous exposer. Ensuite, d'abord du côté du ventricule gauche, puis
dans le ventricule droit, on voit se produire une trémulation fibrillaire dissociant les contractions des faisceaux musculaires. Les
mouvements ondulatoires qui se produisent alors persistent avec une
durée variable, jusqu'à ce que se soit produite l'immobilité diastolique complète. Le cœur — point très important à retenir — cesse
d'envoyer des ondées artérielles dès le début du tétanos.

Il semblerait, quand on étudie seulement les variations de la pression, que la mort se produit successivement et que, comme on l'a dit, d'ailleurs, le ventricule gauche soit tué par la digitaline avant le ventricule droit. C'est là un fait dont nous avons reconnu l'inexactitude pour cette raison que le ventricule droit est encore alimenté par l'afflux veineux général, mais incapable, à ce moment, de produire une systole d'une énergie suffisante pour franchir le circuit pulmonaire. En d'autres termes, le ventricule gauche subit un défaut d'alimentation par un ventricule droit supportant les mêmes accidents toxiques que lui. C'est précisément cette considération, inexactement interprétée dans l'hypothèse de la mort du ventricule gauche avant le ventricule droit, qui avait été donnée comme une confirmation de la théorie de l'hémi-systole. Nous avons vu qu'il n'en est rien; les deux ventricules meurent en même temps, seulement le gauche est incapable, avant le droit, de remplir ses fonctions physiologiques.

La tétanisation cardiaque finale n'est autre chose que l'expression maxima de l'action toni-ventriculaire. Cette tétanisation s'établit par secousses dissociées chez les animaux à sang chaud et elle est très brève comme durée chez ces animaux; elle est, au contraire, indéfiniment soutenue chez les animaux à sang froid, ce qui explique cette assertion paradoxale qui consistait à dire que le cœur des animaux à sang chaud mourait en diastole et celui des animaux à sang froid en systole. J'insiste sur la brièveté des accidents mortels chez les animaux à sang chaud, et je vous rappelle que tous ces phénomènes ont été démontrés par l'inscription des pulsations du ventricule, combinée avec l'étude des variations de pression dans les deux ventricules, pendant le même temps.

Relativement à l'action exercée par la digitaline sur les vaisseaux contractiles et aux rapports des modifications de la pression avec les troubles cardiaques, nous avons vu que la digitaline exerçait une action vaso-constrictive intense sur laquelle je vais vous donner encore quelques renseignements un peu plus détaillés, lorsque nous allons nous occuper plus particulièrement de l'action de la digitaline sur le système nerveux. Mais il est évident que même à la période de début de l'action de la digitaline, sous l'influence des doses thérapeutiques, et, à plus forte raison, des doses toxiques, il faut compter avec une intervention active des éléments contractiles.

On s'est, naturellement, demandé dans quelle mesure il pouvait exister une subordination du ralentissement provoqué par la digitaline à l'élévation de la pression. L'expérimentation nous a démontré qu'il n'y avait pas de subordination et que l'on pouvait voir se produire successivement des effets absolument inverses : d'abord du ralentissement, plus tard de l'accélération simple on arythmique, ce qu'il faut attribuer à la stimulation successive des appareils modérateurs, puis des appareils accélérateurs, actions successives qu'il a été possible de dissocier. D'ailleurs, l'expérience montre que la disparition de l'excitabilité des nerfs d'arrêt ne coïncide pas d'une façon absolue et suffisante avec la phase d'intoxication où le cœur réagit par une accélération à l'influence de l'excès de résistance.

D'autre part, nous avons pu acquérir des preuves directes de l'importance des changements de fréquence et de rythme du cœur, par rapport à l'augmentation de la résistance artérielle, cela grâce aux artifices d'expérimentation employés par FRANÇOIS-FRANCK, notamment dans cette expérience qu'il a appelée la circulation réduite au circuit pulmonaire-coronaire, et enfin dans les expériences de circulation artificielle pratiquée sur le cœur de tortue. Dans ces conditions, on rend le cœur absolument indépendant du système nerveux central et des variations de la pression artérielle, et nous avons vu que, malgré ces modifications de l'état normal, on passait par la même série de phénomènes que chez les animaux laissés intacts. Il se produit, dans ces circonstances, les mêmes phénomènes consistant essentiellement en augmentation d'énergie, débit du cœur exagéré et travail renforcé. D'ailleurs, sur ce point, l'action toni-vasculaire vient s'ajouter à l'action toni-cardiaque.

Quant au rôle des oreillettes, on pouvait supposer que leurs variations de capacité diastolique et de retrait systolique réglant l'approvisionnement des ventricules, les modifications quantitatives de l'apport sanguin seraient, dans une certaine mesure, capables d'influencer les éléments anatomiques et que, de plus, la tension ventriculaire se réglerait en raison de ces changements d'approvisionnement. Nous avons reconnu que les auricules ne sont pas solidaires l'une de l'autre et qu'elles ne sont pas davantage solidaires des ventricules, et cela aussi bien au point de vue des phénomènes qu'on peut réaliser en excitant successivement les appareils modérateurs puis les accélérateurs, que sous l'influence de la digitaline. Il y a une indépendance complète de la fréquence, du rythme et de l'énergie. Les poisons, comme les nerfs cardiaques, d'ailleurs, modifient parallèlement, mais indépendamment, l'énergie des oreillettes et des ventricules; la seule chose qui résulte de l'expérimentation, en ce qui concerne la digitaline, c'est que les oreillettes perdent les premières leur activité. Nous devons conclure que l'action ventriculaire de la digitale est une action locale, indépendante des effets subis par la résistance artérielle, et indépendante également des fonctions auriculaires.

En d'autres termes, il y a un défaut complet de subordination des modifications de fréquence et de rythme des ventricules à l'augmentation de résistance artérielle et aux changements d'activité des oreillettes; mais nous avons reconnu, cependant, qu'il y avait une adaptation de l'énergie variable du cœur à la résistance artérielle et à l'apport veineux.

Relativement aux mécanismes par lesquels ces modifications peuvent être interprétées, nous avons vu que les changements de pression artérielle et les troubles auriculaires étaient complètement insuffisants tout au moins pour expliquer les variations de fréquence, de rythme et d'énergie. L'action nerveuse centrale se trouve éliminée par l'expérience de circulation artificielle sur le cœur isolé de tortue, et conduit déjà à une localisation de l'action de la digitaline dans le tissu neuro-myocardique; d'où deux mécanismes possibles : un mécanisme nerveux, un mécanisme musculaire, myocardique.

Nous avons reconnu que l'action ralentissante du vague s'accompagnait d'une action anti-tonique absolument opposée à l'action tonique exercée par la digitaline. Le ralentissement seul est comparable dans ces deux cas. Nous avons également vu que l'excitation simultanée, d'une part, du vague, d'autre part, des filets accélérateurs du sympathique, était capable de déterminer la même série de phénomènes que celle provoquée par la digitaline. De même, en provoquant un ralentissement du cœur, combiné avec un spasme vasculaire augmentant notablement la pression artérielle, on peut arriver encore aux mêmes résultats. Dans cet ordre d'idées, les excitations réflexes intenses telles que celles réalisées par la faradisation du bout central du nerf vague, des irritations endo-cardiaques, ou l'asphyxie aiguë sont capables de produire des modifications absolument identiques à celles qu'on peut voir se développer sous l'influence de la digitaline.

Enfin, à un certain moment de l'action de la digitaline, ou bien par des artifices expérimentaux, il est possible de dissocier les effets modérateurs des effets accélérateurs; et alors, l'action toni-cardiaque de la digitaline masquée par le ralentissement du début peut être dissociée et mise en évidence par la suppression préalable des influences cardio-modératrices périphériques, par exemple, en mettant au préalable l'animal sous l'influence de l'atropine, en supprimant, par conséquent, ses appareils modérateurs.

On arrive donc à cette conclusion qu'il n'y a pas de subordination du ralentissement à l'augmentation d'action périphérique des appareils nerveux modérateurs et toni-cardiaques

Quant au mécanisme nerveux de l'accélération, nous avons acquis la preuve que tous les effets déterminés sur la pression aortique et pulmonaire étaient reproduits par la vagotomie double ou par une forte excitation faradique des accélérateurs. Asynchronisme apparent, synergie relative, systoles avortées, arythmie de formes diverses, en même temps que l'accélération cardiaque des doses toxiques, peuvent être reproduits artificiellement, pour ainsi dire, et on peut démontrer que cette action est absolument identique à la série des mêmes phénomènes provoqués par la digitaline. D'autre part, à une période déterminée de l'action de la digitaline, la suppression de l'influence modératrice continue des centres est très analogue à celle qu'on peut réaliser en mettant, au préalable, l'animal sous l'influence de l'atropine.

La tachycardie se produit d'abord par suite de la diminution, puis, plus tard, par la suppression de l'action des modérateurs et par l'excitation des appareils accélérateurs qui résistent plus longtemps que les modérateurs à la paralysie toxique. L'action des nerfs toni-accélérateurs représente, dans un très court espace de temps, la série prolongée des effets de la digitaline, et cela s'explique facilement : avec l'excitation artificielle des appareils accélérateurs, les nerfs excités pendant un temps très court ne réagissent qu'un instant, tandis que, sous l'influence de la digitaline et de tous les autres poisons toni-cardiaques, la continuité de la présence du poison maintient cet effet excitant et explique, par conséquent, la persistance et la plus longue durée des phénomènes. Il faut de plus, bien entendu, tenir compte du rôle du myocarde dont nous venons d'apprécier la valeur.

La conclusion à laquelle tout cela nous conduit, c'est la subordination de l'accélération toxique à la perte d'action des appareils cardio-modérateurs d'abord, puis à l'excès d'activité des appareils toni-accélérateurs.

Des faits précédents, on croirait pouvoir conclure que le ralentissement digitalinique est dû à un excès de l'action modératrice périphérique, et que l'accélération est due à la paralysie de cette même action modératrice. En d'autres termes, il paraît assez logique de penser que la valeur des effets produits sur le cœur par les nerfs cardiaques doit varier au cours de l'action progressive de la digitaline, en s'exagérant d'abord, puis, plus tard, en s'atténuant, suivant l'état ralenti, accéléré ou arythmique du cœur. Or, en étudiant les variations d'excitabilité du nerf vague aux différentes périodes de l'action de la digitaline, nous avons vu qu'on pouvait observer toutes les discordances, tant aux périodes de ralentissement, qu'aux périodes d'accélération.

Par conséquent, il n'y a pas de rapports entre les variations de l'excitabilité directe des nerfs cardiaques et les variations de fréquence du cœur. C'est au niveau de leurs terminaisons cardiaques que ces nerfs doivent être intéressés; et la preuve de ce fait réside dans cette très remarquable expérience d'une modération encore produite par des irritations endo-cardiaques, des excitations des valvules sigmoïdes, alors qu'à cette période de l'intoxication digitalinique l'excitation du nerf vague sur son trajet par un courant faradique est devenue incapable de déterminer cet effet modérateur.

Quant au mécanisme nerveux de l'arythmie, nous avons reconnu qu'il y avait d'abord de l'arythmie avec inhibition dans les premières phases de l'action de la digitaline, puis arythmie avec excès discontinu de l'action du cœur, enfin, arythmie avec excès continu de l'action du cœur; puis cette arythmie disparaît à la phase terminale, et elle est suivie d'une phase de régulation et de tachycardie prémortelles, qui sont le signal, en quelque sorte, de l'accès tétanique qui va mettre fin à la vie du cœur. Il y a donc d'abord excitation, puis dépression toxique des appareils modérateurs; en deuxième lieu, excitation suivie de dépression toxique des appareils accélérateurs qui résistent beaucoup plus longtemps que les premiers; enfin, excitation du myocarde énervé, qui ne peut plus subir longtemps la stimulation et qui meurt brusquement après un court accès de tétanos à secousses dissociées.

L'assimilation des effets de la digitaline à ceux des excitations directes du myocarde est un des meilleurs éléments de preuve de l'action toni-cardiaque de la digitale. Et en effet, nous avons reconnu une identité complète entre les effets tétanisants produits par la digitaline et ceux produits par les excitations directes du cœur, excitations auriculaires ou ventriculaires, quelle que soit leur nature. Les effets de ces excitations se ramènent dans tous les cas, qu'il s'agisse d'excitations mécaniques, faradiques ou interstitielles, à un état demi-tétanique du myocarde ventriculaire. Les accidents mortels consistent d'abord dans une période tétanique plus ou moins dissociée, plus ou moins prolongée chez les animaux à sang chaud, définitive chez les animaux à sang froid, avec systoles inefficaces, suivie d'une phase de trémulation fibrillaire aboutissant à la diastole définitive. Nous avons reconnu que les influences qui atténuent l'excitabilité directe du myocarde, notamment la cocaïne, la cocaïnisation localisée ou la chloralisation générale, rendaient également le cœur beaucoup moins sensible à l'action de la digitaline.

Enfin, nous avons obtenu, par l'expérience de François-Franck, la démonstration directe de l'action myocardique exercée par la digitaline. Dans cette expérience, dite de la séparation physiologique de la pointe du cœur, l'action myocardique immédiate se réalise depuis le début jusqu'à la fin des accidents, elle rend compte de la production des effets toni-tétanisants que l'intervention seule des nerfs était insuffisante à expliquer. L'influence stimulante de la digitaline sur le myocarde est confirmée, d'une façon qui paraît tout à fait indiscutable, par l'expérience après séparation de la pointe du cœur chez la grenouille. Les effets contracturants des hautes doses de digitaline sur le myocarde ne sont que la manifestation la plus accusée de l'action stimulante que ce poison exerce sur le cœur dans toutes les phases de l'intoxication. Cette influence directe sur le myocarde rend compte des accidents tétaniques qui se montrent passagèrement pendant les périodes arythmiques, alors que l'intervention nerveuse seule est absolument insuffisante à les expliquer. Enfin, l'action de la digitaline sur le myocarde se produit pendant toute la durée de sa circulation dans l'organisme, mais elle est dominée et comme masquée, au début, par les influences nerveuses qui l'emportent de beaucoup dans les périodes thérapeutique et pré-toxique, si je puis employer cette expression.

Système musculaire. — Après les détails très circonstanciés dans lesquels je suis entré relativement à l'action de la digitaline sur le cœur et la circulation, il va me rester bien peu de choses à dire pour compléter l'étude de son action physiologique. Il y a lieu cependant de donner quelques éclaircissements relativement à certains points de l'action de la digitaline, entre autres sur l'appareil musculaire, le système nerveux et la nutrition. La digitaline exerce, ainsi que nous venons d'en acquérir les preuves, une action élective sur les fibres musculaires ; elle se traduit, comme action locale, par la tendance à la tétanisation, et cette influence est très analogue aux phénomènes de même genre qu'on peut observer avec d'autres substances agissant également et énergiquement sur le cœur, entre autres, par exemple, la caféine, la vératrine et l'ergotinine. On peut démontrer cette action par l'expérimentation sur les animaux : 1° au point de vue de l'action générale; 2° au point de vue de l'action locale. En ce qui concerne l'action générale, si l'on prépare une grenouille suivant la méthode de Claude Bernard, une des cuisses étant liée, on voit que le muscle devient inexcitable après une période de temps de huit à dix heures, alors que cette excitabilité persiste plus de dix-huit heures lorsque la mort a été déterminée, comparativement, par excision du cœur. D'autre part, en mettant une solution de digitaline en contact direct avec un muscle, on voit la mort du muscle se produire dans un espace de temps très court, alors que le nerf n'est pas affecté du tout par cette action locale. Le muscle reste en état de contracture permanente.

Mais d'autres phénomènes sont également des témoins de l'action exercée par la digitaline, aussi bien sur les muscles striés que sur les muscles lisses : les évacuations alvines, les vomissements, la fréquence sinon des mictions, du moins des envies d'uriner, les contractions utérines, phénomènes que l'on observe couramment au cours des intoxications, sont autant de preuves de l'influence exercée par la digitaline sur l'élément musculaire lisse. L'action sur les fibres lisses est plus lente, mais aussi plus prolongée que sur les muscles à fibres striées. Dans tous les cas, quelle que soit la nature des éléments musculaires, les phénomènes consistent d'abord en excitation, puis en paralysie et, lorsqu'il s'agit de muscles à fibres striées, en phénomènes de tétanos si les doses sont suffisantes.

De la comparaison de ces phénomènes avec ceux qui caractérisent l'action de la digitaline sur le myocarde, il résulte que ce poison exerce une *action élective sur la fibre musculaire cardiaque*; et que l'intervention de doses relativement massives est nécessaire pour que l'impression sur les autres muscles se manifeste. L'expérience montre, en effet, que le cœur est déjà tué et la circulation suspendue alors que les appareils nerveux (central et périphérique), musculaire et respiratoire sont encore intacts. Cela résulte des expériences effectuées par VULPIAN sur la grenouille et par CADIAT sur des roussettes (*Scyllium canicula*).

Système nerveux. — Quelques mots, Messieurs, pour compléter l'étude de l'action de la digitaline sur le système nerveux. Sous l'influence des doses faibles, de ces doses qu'on appelle thérapeutiques, on n'observe pas de modifications appréciables lorsque la digitaline est administrée pendant peu de temps. C'est plutôt une action sédative qu'on voit s'exercer alors sur le système nerveux central, action qui doit jouer un rôle efficace dans la régularisation de la circulation; et les phénomènes qui révèlent une action énergique sur le système nerveux central ne se montrent qu'à la période d'intolérance, c'est-à-dire à la suite de l'administration de doses ou trop fortes ou trop longtemps prolongées. Ces phénomènes se traduisent alors par de l'excitation, manifestée par la susceptibilité au bruit, les soubresauts tendineux, les mouvements tumultueux du cœur. L'atteinte subie par le système nerveux se traduit encore par un état d'inquiétude de l'individu, la pesanteur de tête, les vertiges, les hallucinations, les bourdonnements d'oreilles, la dilatation pupillaire, l'amblyopie, le délire, la syncope même, qui peut survenir, ainsi que je l'ai déjà dit, de façon absolument brusque.

Un point à retenir à ce sujet, c'est la façon dont débutent les accidents. Je vous ai signalé la céphalalgie sus-orbitaire particulièrement intense, qui, très fréquemment, caractérise l'explosion imminente des phénomènes d'intoxication. Un autre indice, plus important encore, consiste dans le délire nocturne, que j'ai signalé également et qui, dans tous les cas, est une indication impérieuse de la suspension du médicament. Ce délire nocturne présente une grande analogie avec le délire alcoolique, et il est provoqué avec une extrême facilité chez les alcooliques. Si la dose administrée en une seule fois est suffisante, ou bien si l'on continue l'administration malgré l'apparition de ces phénomènes qui devraient en indiquer la suspension, on voit s'achever l'évolution des phénomènes toxiques, c'est-à-dire apparaître la paralysie du système moteur de la vie de relation, puis la paralysie du système nerveux de la vie organique; enfin, l'abattement, la perte de l'intelligence, le coma, l'insensibilité générale; et la mort arrive au milieu de convulsions qui sont provoquées par l'accumulation de l'acide carbonique dans le sang. On a signalé également, comme phénomènes relevant de cette action exercée par la digitaline sur le système nerveux central, la diminution ou la perte graduelle de l'excito-motricité de la moelle, constatable avant que les muscles ne soient frappés eux-mêmes, ce que montre la perte de l'excitabilité galvanique.

La digitaline exerce sur le système nerveux sympathique une action particulièrement intéressante, parce que c'est d'elle que relève une bonne partie de l'action vaso-constrictive déterminée par la digitaline. C'est ainsi que la vaso-constriction du début est bien plutôt un phénomène consécutif à l'excitation du sympathique — excitation des vaso-constricteurs des capillaires artériels — qu'à celle de la tunique musculaire des vaisseaux contractiles; ce n'est qu'à la période toxique que l'élément musculaire a pu être suffisamment influencé par la digitaline pour répondre par une contracture tétanique. Ici, comme pour le cœur, il est assez difficile de dissocier les phénomènes et de déterminer exactement la part qui revient à l'élément nerveux et celle qui est l'apanage de l'élément musculaire. Cependant, l'expérience de TRAUBE, confirmée par LAUDER-BRUNTON et A. BERNARD MEYER, prouvant que la digitaline, *à petite dose*, ne produit plus d'augmentation de la tension artérielle, après section de la moelle épinière dans la région cervicale, bien que le ralentissement des contractions cardiaques se manifeste encore, cette expérience paraît bien démontrer l'intervention efficace d'une action de la digitaline sur le sympathique. Si, à plus fortes doses, cette augmentation de la tension artérielle se manifeste, c'est parce qu'on a dépassé la dose thérapeutique et que l'action sur le système musculaire peut alors entrer en jeu. Cette excitation des vaso-constricteurs des capillaires artériels est démontrée par un certain nombre de faits, entre autres par la diminution de vitesse du courant sanguin au début de l'action de la digitaline.

Une autre expérience, due à GOURVAT, est également justificative de l'interprétation précédente et permet de fixer certains points de détail. Cette expérience consiste à pratiquer la section du sympathique au cou, d'un seul côté, chez un lapin; il en résulte, du côté où cette section a été pratiquée, un certain nombre de phénomènes très remarquables et faciles à vérifier : la vascularisation de l'oreille et de l'œil, la dilatation de l'artère auriculaire centrale dont les pulsations deviennent nettement isochrones avec celles du cœur, l'augmentation de la température de l'oreille, l'atrésie pupillaire .par congestion de l'iris. Au moment où ces divers phénomènes sont parfaitement évidents, l'animal reçoit alors une injection de digitaline à faibles doses; au bout de quelque temps, rien n'est changé du côté de la section, tandis que, du côté opposé, on voit l'artère centrale diminuée de volume, à peine perceptible sous le doigt, l'oreille est devenue pâle, la pupille dilatée. Si, à ce moment, on pratique une injection de digitaline dans l'oreille qui a été énervée, c'est-à-dire du côté où on a pratiqué la section du sympathique cervical, on voit se produire la vaso-constriction. Cette expérience est absolument confirmative de l'expérience de TRAUBE, et montre que, sous l'influence des petites doses de digitaline, la vaso-constriction du début est certainement due à l'excitation vaso-constrictive d'origine centrale, et qu'à une période avancée de l'intoxication, comme celle qu'on peut réaliser en introduisant directement la digitaline dans l'oreille du côté de la section, intervient alors l'action directe du poison sur les éléments contractiles.

D'autre part, la faible solubilité de la digitaline dans le sang, son action élective sur le muscle cardiaque, font comprendre la nécessité de doses relativement considérables pour que cette action musculaire diffusée puisse se produire. Aussi est-il nécessaire de faire intervenir localement la digitaline, parce que, même lorsqu'on injecte chez les animaux des doses assez considérables dans la circulation générale, la vaso-constriction du côté de l'oreille énervée ne se produit pas ou se produit mal, beaucoup moins bien, dans tous les cas, qu'elle ne le fait sous l'influence d'une injection directe.

VULPIAN estimait que cette expérience ne prouvait pas d'une façon certaine l'action de la digitaline sur les nerfs vaso-moteurs eux-mêmes, attendu que la digitaline, apportée par la voie circulatoire dans l'oreille énervée, pouvait encore atteindre les terminaisons du cordon cervical du grand sympathique, et, par conséquent, les extrémités périphériques des fibres qu'il fournit aux vaisseaux. Cette objection est très juste et se présente immédiatement à l'esprit, mais il faut tenir compte aussi de la dose; et ce qui me paraît le prouver, c'est le fait de la vaso-constriction par injection directe de digitaline dans l'oreille énervée. Telle dose de digitaline, capable de déterminer la vaso-constriction lorsque les fibres terminales du cordon cervical du grand sympathique sont en relation normale avec le myélencéphale, est peut-être insuffisante lorsque ce cordon est sectionné et que l'influence vaso-motrice sympathique se trouve réduite à celle exercée par les ganglions de la tunique vasculaire. Il faut, dans ce cas, l'intervention de la contracture musculaire, ce que me semble produire l'injection directe de la solution de digitaline dans le tissu de l'oreille énervée.

Respiration. Température. Nutrition. — L'action de la digitaline sur l'appareil respiratoire présente également quelques points
importants que je vous signalerai. Les échanges organiques subissent, de la part de la digitaline, des modifications assez intéressantes.
Sous l'influence des doses faibles, des doses thérapeutiques, on observe
un ralentissement des mouvements respiratoires, alors au contraire
que sous-l'influence des doses toxiques, c'est d'abord une accélération, bientôt suivie de ralentissement.

Ce ralentissement circulatoire et respiratoire concordant avec un
abaissement, parfois notable, de la température, facilité par la constriction vasculaire et le resserrement des artérioles, comme dans
l'expérience de Gourvat, doit entraîner une diminution dans les
échanges organiques, un ralentissement dans la dénutrition. Des
expériences de Mégevand, effectuées à l'aide de la variété de digitaline portant dans le commerce la dénomination de *digitaline
d'Homolle et Quévenne*, ont confirmé ces déductions. Sous l'influence
de l'absorption, par la voie gastrique, de un quart de milligramme
de cette digitaline, Mégevand observa le ralentissement du pouls
jusqu'à 60 et même 40 pulsations par minute; la température
s'abaissa de 1° à 1°5; il se produisit une légère diurèse aqueuse et
l'urée tomba de 21 à 15 grammes par vingt-quatre heures. Ces effets
se prolongèrent encore pendant quelques jours après la cessation de
l'absorption de la digitaline.

Toutefois, ces effets sur la nutrition peuvent être variables, car il
résulte d'expériences de Lauder-Brunton que l'élimination de l'urée
et de l'acide carbonique exhalé est plus considérable qu'à l'état normal
durant la période d'augmentation de la tension artérielle. Cela concorde avec les expériences de Guido Cavazzini qui aurait constaté, à
cette même période, une augmentation de la capacité du sang pour
l'oxygène.

A l'inverse de ce qu'on observe sous l'influence de la caféine, on
constate la production d'une hypothermie centrale, tandis que la température périphérique s'élèverait de quelques dixièmes de degré.

Ces résultats sont assez discordants et nécessiteraient de nouvelles
recherches. Ces discordances proviennent sans doute des conditions
expérimentales différentes dans lesquelles se sont placés les observateurs; car, en définitive, c'est toujours là qu'il faut en venir lorsqu'on
se trouve en présence de résultats expérimentaux contradictoires.

Je vous ai déjà parlé de l'action de la digitaline sur le tube
digestif; j'ai peu de choses à ajouter. L'appareil digestif n'est intéressé que par l'introduction brusque de fortes doses d'emblée ou bien
lorsqu'éclatent tout à coup les phénomènes d'intolérance succédant à
une administration trop longtemps prolongée. Ces phénomènes sont,
pour la plupart, symptomatiques de l'action exercée par la digita-

line sur les muscles à fibres lisses. La sécheresse de l'arrière-bouche, des nausées, des éructations, des vomissements, des coliques, de la diarrhée, sont les manifestations d'une action irritante locale en rapport avec l'élimination de la substance toxique. C'est, en effet, seulement dans ces déjections, alvines et stomacales, que l'analyse chimique permet de déceler la présence de la digitaline et de démontrer ainsi, en quelque sorte, l'effort de la *natura medicatrix* pour se débarrasser du poison. Ces phénomènes se produisent aussi bien, quelle que soit la voie d'introduction du poison : gastro-intestinale, sous-cutanée, veineuse. Les troubles gastro-intestinaux constituent toujours une manifestation grave de l'intoxication digitalinique : ils traduisent la stimulation du péristaltisme intestinal sans hypersécrétion nécessaire et se montrent souvent sous forme de coliques sans diarrhée, témoignant de la tétanisation des fibres musculaires lisses de l'intestin. Quant aux vomissements, ils sont caractérisés par leur ténacité et leur caractère laborieux, la violence des efforts, la douleur persistante et à caractère pongitif qu'ils produisent, ainsi que par leur tendance à reparaître spontanément après une certaine période de calme relatif.

Je vous ai parlé également de l'action diurétique occasionnelle exercée par la digitaline ; et je vous ai montré combien était inexacte cette interprétation, reproduite par beaucoup d'auteurs, relativement à l'augmentation de tension par rapport à la détermination de la diurèse. Je vous ai mis en garde contre cette interprétation en faisant ressortir que l'augmentation de tension était plutôt un phénomène gênant la diurèse que la favorisant, et je vous ai montré que c'était surtout aux modifications de la vitesse de la circulation du sang, en même temps qu'aux variations de la pression, qu'il fallait attribuer cette action diurétique. Ce n'est pas là, d'ailleurs, un fait spécial à la digitaline, mais un fait qui se rapporte à tous les diurétiques possibles.

Chez l'homme sain, on n'observe pas de modification de la quantité ou de la qualité de l'urine, sous l'influence de petites doses de digitaline. J'ai déjà appelé votre attention sur ce fait, connu depuis longtemps des cliniciens, qu'un état anormal de l'individu, c'est-à-dire la présence d'un œdème, était nécessaire pour que cette action diurétique se produisît. Les modifications apportées par la digitaline à l'état de la circulation rénale ne sont certainement pas étrangères à cette action diurétique. Je vous rappelle, comme faits expérimentaux parfaitement avérés, l'augmentation de volume du rein par surcharge veineuse et l'augmentation d'énergie systolique ventriculaire qui rendent bien compte du passage d'une plus grande quantité de sang à travers le rein. En outre, le mouvement de cette ondée sanguine est facilité par la production initiale du spasme artériel suivi du relâchement des artérioles. Dans de semblables conditions, l'osmose ne pourra qu'être facilitée, et cela d'autant plus qu'un échange dialytique sera encore favorisé par la présence d'un épanchement hydropique dans les tissus. Tout cela est en parfaite concordance avec ces résultats, dont je vous ai déjà entretenu, de la débâcle de chlorures s'effectuant par l'urine, sous l'influence de la digitale, chez les individus effectés d'œdème. (Voir page 781.)

Sous l'influence de la digitaline à dose toxique, on voit des modifications des urines témoignant d'une action intense sur les phénomènes intimes de la nutrition. C'est ainsi que les doses toxiques diminuent la quantité des urines au lieu de l'augmenter et ce fait seul montre combien l'explication de la diurèse basée sur l'augmentation de la pression serait inexacte, puisque cette pression atteint son maximum pendant l'évolution des phénomènes toxiques. Dans ces mêmes conditions, on observe la diminution du poids spécifique, de l'urée, de l'acide phosphorique, des sulfates et des chlorures; ce sont autant d'indices de la façon dont les phénomènes de nutrition intime sont touchés, alors que, sous l'influence des petites doses, on voit augmenter ces mêmes éléments.

En définitive, l'action exercée sur l'élément musculaire paraît devoir primer celle exercée sur tous les autres éléments anatomiques; et, à ce point de vue, l'action exercée sur les éléments musculaires du cœur est particulièrement remarquable et intéressante, car on peut dire que, sous l'influence des doses hypertoxiques, le système nerveux, les muscles, l'appareil respiratoire sont encore presque absolument intacts, alors que le cœur est déjà tué et que l'animal est absolument incapable d'être rappelé à la vie. C'est donc un exemple d'une action élective tout à fait remarquable que celle exercée par la digitaline, non seulement sur les éléments musculaires en général, mais surtout sur les éléments musculaires du cœur.

En terminant l'étude de l'action physiologique de la digitale, je crois devoir insister encore sur l'accumulation remarquable de cette substance médicamenteuse dans l'économie. Il y a, cependant, comme l'ont montré les observations cliniques de Huchard, un moyen d'arriver à faire tolérer la digitaline, en mettant à profit ses qualités particulièrement cardio-toniques; il consiste à administrer la digitaline *à la dose de un vingtième à un dixième de milligramme par jour*, en utilisant pour cela la solution normale au millième. Dans ces conditions, on peut prolonger l'administration pendant plus de quarante à cinquante jours, sans risquer de voir éclater des accidents dénotant l'intolérance par suite d'accumulation. La proportion de digitaline journellement introduite ainsi dans l'organisme est assez faible pour y subir, en totalité, les modifications qui la rendent inoffensive, de sorte qu'il ne peut se réaliser d'accumulation permettant, lorsqu'une certaine dose a été atteinte, la manifestation subite des phénomènes d'intoxication sur lesquels j'ai insisté.

Mais ce mode d'administration nécessite néanmoins une grande prudence et une surveillance rigoureuse du malade; et je ne crois pas qu'il serait prudent de l'essayer en utilisant des doses réduites de préparations galéniques de digitale au lieu de la solution de digitaline.

Synergiques. Antagonistes. — Deux mots, pour finir, sur les synergiques et les antagonistes de la digitale et de la digitaline. L'action de la digitaline se rapproche, dans une certaine mesure, de celle de la strychnine et de l'ergot de seigle. Tous les produits renfermant des principes actifs — glucosides ou alcaloïdes ou touté autre substance — capables d'agir sur le myocarde et le système nerveux dans le même sens que la digitaline, seront des synergiques et des auxiliaires de la digitale. Nous étudierons plus tard un certain nombre de ces médicaments, parmi ceux qui sont encore employés, comme le genêt et la spartéine, l'ergot de seigle et l'ergotinine, et d'autres substances du groupe des digitaliques. On trouve des composés actifs de ce genre dans un certain nombre de plantes de la famille des *Composées*, des *Ulmacées*, des *Légumineuses*, des *Apocynacées* et des *Liliacées*; ce sont des familles parmi lesquelles se trouvent des plantes dont on retire soit des glucosides, soit des alcaloïdes, dont l'action se rapproche dans une assez étroite mesure de celle de la digitaline, mais qui en diffère sur certains points de détail, dont l'importance est quelquefois très considérable, en raison des applications thérapeutiques et des indications spéciales auxquelles ces différences de détail permettent d'obéir.

Toutes les substances exerçant également une action sur la circulation et sur le rein peuvent être considérées comme auxiliaires et synergiques de la digitale : à ce point de vue, le colchique, la vératrine, le bromure de potassium, le nitrate et l'acétate de potasse, la scille, la résine de bouleau, sont autant de substances capables d'agir dans le même sens que la digitaline et d'être considérées comme des auxiliaires de ce médicament.

Parmi les antagonistes, il faudra classer nécessairement toutes les substances exerçant une action physiologique d'ordre inverse : l'opium, la chaleur, l'alcool, tous les stimulants diffusibles, en un mot, seront des antagonistes plus ou moins parfaits, plus ou moins efficaces, de la digitale. Les substances aromatiques rentrent également dans cette catégorie. Mais, comme antagoniste, celui qui est certainement le plus important à considérer, c'est la belladone, qui réalise une sorte d'antagoniste physiologique, au moins sur quelques points de son action, comme nous avons eu occasion de

l'apprendre au cours de l'étude relative à l'action de la digitaline sur le cœur; et, à côté de la belladone, il faudrait ranger
également le chloral, les anesthésiques, l'acide carbonique, dont
l'action physiologique se montre, sur certains points — j'insiste sur
cette considération, — antagoniste de l'action de la digitaline.

Au point de vue cardiaco-vasculaire, les nitrites, qu'il s'agisse des
nitrites métalliques comme le nitrite de soude ou des composés
organiques tels que la trinitrine ou le nitrite d'amyle, constituent de
remarquables antagonistes de la digitaline. C'est surtout au point de
vue vasculaire que cet antagonisme s'exerce efficacement et énergiquement. Il importe de se rappeler ici que l'influence vaso-dilatatrice des nitrites est active et d'origine surtout périphérique, c'est-à-
dire s'exerçant plutôt sur les éléments vaso-moteurs propres des
vaisseaux que sur les centres vaso-dilatateurs bulbo-médullaires. C'est
donc encore un exemple d'un antagonisme indirect et incomplet,
puisqu'il ne s'exerce pas sur les mêmes éléments anatomiques, aux
mêmes points et dans des conditions précisément inverses.

XXIIIᵉ LEÇON

J'englobe sous la dénomination de Caféiques les substances végétales contenant des alcaloïdes du groupe de l'*Adénine*, tels que
Caféine, *Théobromine*, etc., qui existent dans un très grand nombre
de plantes appartenant à diverses familles végétales, et dont les plus
importantes sont le thé et le café. Il y a un intérêt d'autant plus
considérable à tenir compte de cette parenté de nature entre les
principes actifs contenus dans les différentes espèces végétales dont
je vais vous donner l'énumération, que nous allons trouver, dans un
grand nombre d'entre elles, des substances agissant sur l'énergie
cardiaque avec une intensité au moins égale à celle de la caféine.
J'aurai l'occasion, plus tard, en continuant l'étude du groupe des
digitaliques, c'est-à-dire en étudiant le muguet, le strophantus, le
genêt, la scille et les substances dérivées de l'ergot de seigle, de
parfaire l'étude de l'action des digitaliques, mais, comme nous
n'aurons pas à revenir sur les caféiques, je crois qu'il est nécessaire
de résumer tout d'abord ici ce qui a trait à la présence de la caféine
ou des substances similaires dans différentes plantes.

Je profiterai de cette circonstance pour faire une simple énumération des principales espèces dans lesquelles on a signalé la présence
de principes actifs, alcaloïdes, glucosides, ou saponines, possédant
sur le cœur et la circulation une influence qui les rapproche plus ou
moins étroitement de la digitale. Ce que je vais dire pourrait être
qualifié d'*Index analytique* des plantes à action essentiellement

cardiaque ou, en d'autres termes, des poisons végétaux du cœur, dont la suite de nos études justifiera l'utilité et l'importance.

Le principal représentant du groupe des caféiques appartient à la famille des *Rubiacées*, dont le genre *Coffea*, section des *Cofféées*, fournit le café, renfermant comme principe actif la *Caféine*, que nous allons retrouver, d'ailleurs, dans un certain nombre d'autres substances végétales. Cette même famille des Rubiacées comprend le genre *Mussaenda*, de la section des *Génipées*, qu'on a proposé de substituer au café, en raison de sa richesse en caféine.

A côté de cette famille, et sur le même rang, quelques-uns des représentants de la famille des *Ternstrœmiacées* présentent, dans le *Thé*, une substance extrêmement riche en caféine et dont l'activité, au point de vue physiologique et thérapeutique, est réelle. Le thé présente, en outre, cet intérêt que la caféine n'est pas le seul principe actif que cette plante renferme ; on y a signalé la présence des alcaloïdes : *adénine, sarkine, xanthine, théophylline,* dont les trois premiers se rencontrent dans l'organisme normal, ce qui augmente encore, s'il est possible, l'importance de l'étude de l'action physiologique exercée par ce groupe de composés.

Puis la famille des *Malvacées* nous fournit deux représentants, les genres *Sterculia* et *Theobroma,* qui sont caractérisés à la fois par la présence de la caféine et d'autres produits du même genre, tels que la *Théobromine* et d'autres dérivés de la série adénylique.

La famille des *Sapindacées* est représentée aussi parmi ces caféiques ; elle fournit, en effet, le *Paullinia sorbilis*, qui sert à préparer le *Guarana*, substance assez riche en caféine, à laquelle elle doit ses propriétés thérapeutiques. Mais ici, à côté de la caféine, qui était le principe actif à peu près exclusif des représentants des familles précédentes, nous trouvons des substances d'une activité extrêmement considérable, surtout à l'état frais ; je veux parler des *Saponines*. Un assez grand nombre de représentants de la famille des sapindacées se font remarquer par leur richesse en saponine ; c'est ainsi qu'au Brésil, certaines guêpes, appelées *Lècheguane*, lorsqu'elles se sont nourries du pollen des fleurs de plusieurs espèces de *Serjania*, donnent un miel extrêmement toxique parce qu'il renferme une saponine à l'état frais.

La famille des *Ilicinées* est également riche en plantes contenant de la caféine. Le principal de ses représentants est le *Maté*, qui est un genre d'*Ilex*. A côté de la caféine, le *Thé des Apalaches* renferme une substance capable d'amener des effets vomitifs. Ce thé des Apalaches est fourni par deux variétés d'ilex : l'*Ilex vomitoria* et l'*Ilex cassine*, qui renferment, en plus de la Caféine que l'on y trouve dans des proportions sensiblement égales à celle contenue dans le maté, une substance résinoïde capable d'amener des vomissements lorsque l'infusion de la plante est ingérée en quantité assez considérable.

La famille des *Célastracées* fournit, dans le genre *Catha*, un représentant renfermant également une proportion assez considérable de caféine. Les feuilles fraîches de *Catha edulis* renferment probablement autre chose de plus actif encore que la caféine, car, au dire de certains voyageurs, elles seraient capables de provoquer la mort. On en a fait un antidote contre la peste, et elles jouissent, à ce titre, d'une réputation légendaire dans l'Arabie heureuse. Dans l'Yémen, le Harar, etc., les feuilles desséchées, connues sous le nom de *Khât* ou *Tchaï*, sont mâchées ou employées en infusion dans le but de stimuler, de chasser le sommeil et d'atténuer la sensation de la faim.

Tous les genres dont je viens de parler : *Coffea, Mussaenda, Thea, Sterculia, Theobroma, Paullinia, Ilex, Catha*, étaient connus depuis un temps immémorial, dans leurs pays d'origine, comme capables de fournir en infusion des boissons stimulantes dont l'action était due à la caféine ou aux principes analogues que ces substances contiennent. Mais si les familles dont je viens de citer les noms sont les plus importantes par leur richesse en représentants du groupe des caféiques, un certain nombre d'autres familles renferment encore des genres où l'on a pu déceler la présence de la caféine ou de produits s'en rapprochant de très près, comme les bases du groupe adénylique, dont je parlerai tout à l'heure.

C'est ainsi que dans la famille des *Composées*, certains *Eupatoriums*, par exemple l'*Eupatorium Ayapana* et l'*E. officinale*, de la section des *Vernoniées*, qui fournit aussi les *Guaco*, ont été donnés comme renfermant de la caféine ou des produits analogues de la série adénylique, capables de donner naissance à une stimulation du système nerveux et à une action sur le myocarde, analogue à celle provoquée par la caféine.

La famille des *Légumineuses-Papilionacées* comprend également certains représentants, notamment du genre *Cyclopia* qui fournit le *Thé Busch* de l'Afrique méridionale, dont l'activité est due à la présence de la caféine. Il est intéressant de noter la présence de cette substance active dans ce groupe, car le genre Cyclopia fait partie de la section des *Podalyriées*, parmi laquelle se trouvent les genres *Baptisia* et *Anagyris*, qui renferment tous deux des alcaloïdes ou des glucosides agissant sur le système nerveux et le myocarde. Un autre représentant de cette famille, le *Psoralea glandulosa*, section des *Galégées*, a été également signalé comme renfermant de la caféine, et son infusion est, en effet, employée dans certaines contrées en guise de boisson stimulante à la place du thé.

La famille des *Apocynacées* est plus particulièrement intéressante en raison du grand nombre de substances alcaloïdiques ou glucosidiques qu'elle renferme et qui agissent sur le système nerveux et la circulation. Dans cette famille, deux représentants, l'*Alstonia scholaris* et l'*Alstonia constricta*, ont été signalés comme renfermant soit de la caféine, soit de la théophylline, soit de la théobromine. Je dis que la famille des apocynacées est particulièrement intéréssante, en raison du grand nombre de substances agissant sur le cœur, la circulation et le système nerveux qu'on peut trouver dans cette famille. Et en effet, en prenant une à une chacune des quatre subdivisions établies par Baillon dans cette famille, nous trouvons dans la première section, celle des *Echitées*, les genres : *Strophantus, Apocynum, Nerium, Acokanthera* — c'est-à-dire l'*Oubaïo*, — fournissant chacun des principes dont l'intensité d'action va en croissant suivant l'ordre de cette énumération, pour arriver à ce produit d'activité extraordinaire, l'*Ouabaïne*, qui se comporte, au point de vue physiologique, presque comme une de ces substances toxiques telles que l'*Abrine* et la *Ricine*. La section des *Plumériées* nous offre les genres : *Geissospermum, Aspidosperma, Thevetia* et *Cerbera*, fournissant un poison extrêmement actif, le *Tanghin de Madagascar*. La section des *Carissées* nous donne les genres *Allamanda* et *Melodinus*; et enfin la tribu des *Gelsémiées*, le *Gelsemium sempervirens*.

Les principes actifs, de nature alcaloïdique ou glucosidique, que l'on a extraits de ces différentes plantes sont en nombre très considérable. Tous ne sont pas également déterminés et leur individualité incontestablement établie; aussi je me bornerai à vous les énumérer parce que ce sont des noms que vous devez connaître, car il vous arrivera de les trouver cités au cours de vos lectures. *Ditamine, Échitamine, Aspidospermine, Aspidosamine, Ditaïne, Echiténine, Québrachine*, sont les appellations données aux principes actifs de *Aspidosperma Quebracho* et de *Alstonia scholaris. Geissospermine, Péreirine, Vellosine, Thévétine, Thévétosine, Thevérésine, Nériine, Oléandrine, Nériodorine, Apocynine, Apocynéine, Uréchitine, Uréchitoxine, Acokanthérine, Ouabaïne, Cerbérine, Odolline, Tanghinine, Strophantine, Echujine*, sont les appellations données aux principes actifs, plus ou moins nettement déterminés, des autres représentants de cette famille. J'y ajouterai des *Saponines* dont on retrouve la présence dans le genre *Vinca*. Toutes ces substances exercent sur l'organisme une action plus ou moins analogue à celle de la digitaline.

Que ces substances soient chacune, ce que je ne crois pas, une substance particulière, ou bien que ce soient des mélanges de certains principes actifs plus ou moins bien nettement déterminés, et du genre de ceux que j'ai eu à vous signaler pour la digitale, toujours est-il que les représentants dont je viens de vous donner les noms se conduisent comme des substances extrêmement actives, pour la plupart d'entre elles, sur le cœur et le système nerveux; et c'est précisément ce qui fait l'intérêt du rapprochement de plantes du genre *Alstonia*, renfermant des substances peu actives sur le cœur et la circulation, à côté d'autres renfermant des produits tels que l'ouabaïne et la tanghinine.

La famille des *Rutacées* fournit également, parmi certains de ses représentants, des plantes contenant de la caféine : il en est ainsi pour le *Correa alba*, de la section des *Boroniées*, voisine de celle des *Zantoxylées*, dont l'un des représentants, fournit la pilocarpine que nous avons étudiée antérieurement.

Les *Éricacées* fournissent également des végétaux contenant soit de la caféine, soit des saponines, telles, par exemple, que le *Ledum latifolium*, qui sous le nom de *Thé du Labrador*, est employé, avec les feuilles du *Gaultheria procumbens*, pour préparer une boisson stimulante dont les effets physiologiques sont dus, pour une part, à la saponine et, pour une autre part, à la caféine que ce *Ledum* semble contenir, ainsi que, pour une large part aussi, aux substances du groupe aromatique contenues dans la *Gaultheria*, le salicylate de méthyle, et une huile essentielle que renferme le *Ledum latifolium*. Il n'est par non plus inutile de faire remarquer ici que dans cette famille des Ericacées se trouve également le *Rhododendron*, qui renferme, en proportion assez considérable, une substance du groupe des saponines, ce qui explique l'activité toxique de ses fleurs qui se retrouve parfois même dans le miel des abeilles ayant butiné sur les fleurs de rhododendrons.

Enfin, les *Rosacées* renferment au moins un genre dans lequel on a pu déterminer la présence de la caféine ou d'une saponine : c'est la *Tormentille*, dont l'infusion de racines est utilisée par les Tartares, à titre de boisson stimulante.

Quant à la famille des *Scrofulariacées*, nous avons fait l'étude du principal de ses représentants, la *Digitale*, mais elle renferme aussi d'autres genres contenant soit des glucosides, soit des saponines ou des produits analogues. On a prétendu qu'une espèce, le *Pedicularis*, renfermait de la Saponine. Dans tous les cas, le *Rhinanthus* fournit une saponine; et je serais assez disposé à attribuer à une saponine également l'activité de l'infusion de *Pedicularis*, utilisée par les peuplades de l'archipel des Kouriles, situé entre le Japon et le Kamtchatka. La *Gratiole* renferme deux glucosides : *Gratioline* et *Gratiosoline*, dont l'action physiologique se rapproche beaucoup de celle de la digitaline. Elle paraît renfermer, en outre, une saponine.

Dans beaucoup des plantes que je viens de passer en revue, nous voyons les saponines intervenir à côté de la caféine ou de produits analogues, comme nous avons remarqué dans la digitale la présence d'une saponine, la digitonine, à côté des autres principes actifs, la digitaline et la digitaléine que renferme la digitale.

Un fait extrêmement important, et sur lequel l'attention a été attirée dans ces dernières années seulement, alors qu'on a commencé à rompre avec les traditions anciennes qui voulaient que l'organisme des animaux fût incapable de faire la synthèse des mêmes produits que les organismes végétaux, des recherches dues à KOSSEL, entre autres, ont démontré la présence, dans un certain nombre de plantes et notamment dans le thé, de plusieurs substances alcaloïdiques du groupe de l'adénine, c'est-à-dire de la *Purine*, et ce point présente un intérêt considérable, en raison de l'action de ces différents principes sur l'organisme sain; j'y reviendrai. Dans tous les cas, KOSSEL a démontré très nettement l'existence, dans le thé, de l'adénine, de la sarkine ou hypoxanthine, de la xanthine, de la théophylline et de la caféine. Nous allons voir quels liens rattachent ces substances entre elles.

Les produits végétaux que nous allons étudier sont, en somme, assez peu nombreux; je ne m'occuperai que des principaux, c'est-à-dire : du café, du thé, du cacao, du maté, du guarana et de la kola.

Le café est constitué par les semences du *Coffea arabica*, plante de la famille des *Rubiacées*. L'activité de cette substance est connue depuis le xve siècle, et son usage a été introduit en Europe depuis cette époque. Cette plante est originaire de l'Ethiopie ou de l'Abyssinie; elle a été transportée en Arabie où elle a été acclimatée et cultivée sur une très grande échelle; c'est, en effet, l'Arabie qui fournit pendant une durée très longue la plus grande partie des cafés introduits en Europe. A la fin du xviie siècle, les Hollandais l'introduisirent d'abord à Java, puis à Surinam; un siècle plus tard, il fut importé à Cayenne et aux Antilles françaises. Depuis lors, cette culture a été faite en de nombreuses contrées, et il en vient aujourd'hui en Europe d'un grand nombre de colonies françaises, anglaises et hollandaises. Le café est cultivé actuellement dans la plupart des régions tropicales et subtropicales du globe, surtout au Brésil. Sa culture a pris une extension considérable dans les possessions hollandaises de Java. L'usage courant en fut importé de Perse en Arménie, puis dans l'Europe occidentale vers la fin du xviie siècle.

Le fruit du caféier est une drupe oblongue, analogue à une merise, de forme ovoïde, à sommet ombiliqué. Sa couleur, verte avant la maturité, passe ensuite au rouge puis au noirâtre. Le mésocarpe est constitué par une pulpe aigrelette et sucrée; il renferme deux noyaux minces et parcheminés, de forme ellipsoïde, accolés par leur face plane, contenant chacun une graine dont l'une des faces est plane et creusée d'un sillon longitudinal, tandis que l'autre est bombée. On a obtenu, par la culture, de nombreuses variétés dont la richesse en principes actifs est variable.

Ce tableau représente, d'une part, la composition immédiate du café Moka, d'après Payen, et, d'autre part, la composition moyenne du café à l'état frais et à l'état brûlé. La différence de composition s'accentue beaucoup après la torréfaction, et elle porte principalement sur les produits du groupe des gommes, des sucres et de la dextrine, qui disparaissent en majeure partie dans les produits torréfiés et sont remplacés par des matières extractives, substances dont l'action physiologique est intéressante à considérer et que nous envisagerons au moment de l'étude de l'action physiologique du café.

Analyse du café Moka (Payen).

Eau hygroscopique.	12,000	p. 100.
Cellulose	34,000	—
Matières grasses.	10 à 13	—
Dextrine, glucose	15,500	—
Matières albuminoïdes.	13,000	—
Chlorogénate de caféine et de potassium [1]. 3,5 à	5,000	—
Caféine libre	0,800	—
Huile essentielle solide.	0,001	—
— — liquide	0,002	—
Sels minéraux.	6,697	—

Composition moyenne du café.

	Vert.	Brûlé.
Eau hygroscopique	10,13	1,81 p. 100.
Matières azotées	11,84	12,20 —
Caféine	0,93	0,97 —
Matières grasses	12,21	12,03 —
Gommes, sucres, dextrine. . . .	11,84	1,01 —
Matières extractives.	9,54	22,60 —
Cellulose.	38,18	44,57 —
Sels minéraux	5,33	4,81 —

La composition des produits volatils obtenus pendant la torréfaction du café est intéressante à considérer, en raison d'une falsification à laquelle l'usage de ces produits a donné lieu. Des commerçants avaient remarqué que le café perdait par la torréfaction environ 20 à 25 p. 100 de son poids, et ils avaient trouvé ingénieux de récupérer ce poids perdu en réintroduisant, dans la graine torréfiée, les substances provenant directement de la torréfaction du café, et cela au moment même de retirer le café de l'appareil torréfacteur. En condensant dans des appareils spéciaux les produits résultant de la torréfaction, on obtenait un liquide légèrement coloré et fortement aromatique que l'on projetait sur les graines encore chaudes avant de les retirer de l'appareil. De cette façon, elles absorbaient ce liquide récupéré et les industriels arrivaient ainsi à ne perdre que 5 à 6 p. 100 du poids primitif du café.

1. L'acide chlorogénique de Payen est l'acide cafétannique.

Cette pratique aurait été très légitime si, parmi les produits de la torréfaction du café, il ne s'était pas trouvé un certain nombre de substances certainement très toxiques, et dont l'intervention dans l'infusion de café n'avait absolument aucune raison d'être. J'ai été amené, il y a quelques années, à étudier cette question qui avait été soumise à l'examen du Comité consultatif d'hygiène publique, et j'ai constaté que les produits de condensation obtenus pendant la torréfaction sont constitués surtout par : ammoniaques composées, bases phényliques, phénols, pyrrol, bases des séries pyridique et quinoléique, acides des séries grasse et aromatique, furfurol, etc., dont l'action toxique est indéniable. Par conséquent, la présence de ces produits dans le café torréfié doit être absolument considérée comme une falsification, et c'est bien, en effet, la conclusion qui a été adoptée par le Comité consultatif d'hygiène publique.

La température de torréfaction du café atteint, en moyenne, 250° à 275°. De la méthylamine prend naissance lorsque la caféine est soumise à l'action de la chaleur en présence d'un acide organique ou de tout autre composé susceptible de lui céder de l'hydrogène naissant. Pendant la torréfaction du café, c'est l'acide cafétannique qui fournit cet hydrogène. En effet, le chauffage à 300° de la caféine pure ne fournit pas de méthylamine, tandis que l'on en obtient, en grande quantité, en soumettant à la même température le gallotannate de caféine. Une notable partie des bases et des produits aromatiques formés pendant la torréfaction reste mélangée au café brûlé et passe, à l'état soluble, dans l'infusion que l'on prépare à l'aide de ce produit. L'infusion de café non torréfié serait plus énergiquement diurétique que celle de café brûlé ; ce que l'on explique par la présence de l'acide cafétannique auquel on attribue des propriétés diurétiques assez énergiques.

A côté du café, le thé, constitué par les feuilles du *Thea chinensis* [*Camellia Thea* (LINK.), *Camellia theifera* (GRIFF.)], de la famille des Ternstrœmiacées, présente une richesse en caféine beaucoup plus considérable que le café lui-même. On a d'abord appelé *Théine* l'alcaloïde retiré du thé, et on a reconnu plus tard l'identité absolue qui existe entre la théine et la caféine, de sorte que ces deux mots désignent une seule et même substance. Le thé est originaire de la Chine et du Japon, où l'usage, en infusion, des feuilles de ces plantes remonte à la plus haute antiquité. Cette plante a été introduite en Europe, par les Hollandais, vers la première moitié du XVIIe siècle et, depuis cette époque, la consommation du thé a pris une extension considérable.

Les plantes qui fournissent le thé appartiennent à plusieurs espèces, parmi lesquels les plus importantes sont les espèces *Thea chinensis*, *viridis*, *stricta*, et *Bohea*. Ce n'est pas qu'il y ait des différences bien

importantes dans la composition élémentaire de chacune des feuilles
de ces espèces, mais c'est plutôt le procédé de préparation, consistant
à torréfier les feuilles de thé, ou bien à les laisser sécher simplement
ou en les soumettant à une sorte de fermentation préalable, qui
réalise dans la composition chimique de la feuille du thé une différence plus ou moins considérable. Dans tous les cas, la division
qu'on établit le plus souvent consiste en deux groupes : les thés
verts, les thés noirs. Les sortes les plus estimées sont, parmi les thés
verts : le thé perlé, le thé Tonkay, le thé poudre à canon, le thé
Hiswen ou Hyson et le thé Chulang; parmi les thés noirs : le thé Péko,
le thé Souchong et le thé Congo qui constitue la qualité la plus inférieure.

Composition de quelques Thés
(D'après Mulder).

| | POUR CENT PARTIES | | | |
| | THÉ DE CHINE | | THÉ DE JAVA | |
	Hyson.	Congo.	Hyson.	Congo.
Huile essentielle	0,79	0,60	0,98	0,65
Chlorophylle	2,22	1,84	3,24	1,28
Cire	0,28	»	0,32	»
Résine	2,22	3,64	1,64	2,44
Gomme	8,56	7,28	12,20	11,08
Tannin	17,80	12,88	17,56	14,80
Caféine	0,43	0,46	0,60	0,65
Matière extractive	22,80	20,60	21,68	18,64
— colorante	19,16	16,34	15,18	16,82
Albuminoïdes	3,00	2,80	3,64	1,28
Cellulose	17,08	28,32	18,20	27,00
Sels minéraux	5,66	5,24	4,76	5,36

Composition moyenne du Thé
(D'après Girard).

Matières albuminoïdes [de 5 à 7 p. 100 d'azote] 21,22
Théine (caféine) 1,35
Huile essentielle 0,67
Résine et chlorophylle 3,62
Gomme et dextrines 7,13
Tannin 12,36
Matières extractives 16,75
Cellulose 20,30
Sels minéraux 5,11
Eau d'hydratation 11,49

100 parties de feuilles de thé abandonnent à l'eau bouillante de 30 à 45 parties de
produits solubles.

Le thé est très riche en tannin, à tel point qu'on est obligé d'employer un artifice pour libérer la caféine; en même temps, il y existe une huile essentielle donnant à l'infusion théiforme l'odeur aromatique si fine et si remarquable qui la caractérise; on y observe également la présence de quelques matières grasses, de matières résineuses et colorantes, et d'une assez notable proportion de matière albuminoïde. J'ai déjà appelé votre attention sur la présence des alcaloïdes faisant partie de la série de la *Purine*. Afin de donner aux sortes inférieures de thé l'arome si fin que développe le procédé de préparation employé pour les sortes supérieures on les aromatise artificiellement avec des fleurs dont les plus employées sont celles de : *Olea fragrans, Camellia Sassanqua, Jasminum Sambac, Gardenia florida, Chloranthus inconspicuus.* Les meilleures sortes proviennent des provinces de Fo-Kien et de Canton pour les thés noirs, de Kiang-Si, de Che-Kiang et de Kiang-nan pour les thés verts.

Le maté est fourni par un genre de Houx particulier, l'*Ilex Paraguaiensis*, de la famille des Ilicinées, dont on connaît depuis longtemps dans ses lieux d'origine, où les feuilles portent le nom de *Yerba mate*, l'action stimulante et analogue à celle des infusions de thé ou de café. Sous le nom de *Thé des Apalaches*, on connaît deux autres genres d'Ilex, l'*Ilex vomitoria* et l'*Ilex Cassine*, originaires de la Caroline et de la Floride, qui, employés à dose légère, donnent une infusion exclusivement stimulante, mais à laquelle viennent s'ajouter des propriétés émétiques lorsque la proportion de feuilles est un peu considérable.

Le *Guarana* résulte de la préparation particulière qu'on fait subir aux graines de *Paullinia Sorbilis*, liane américaine de la famille des Sapindacées. Ces graines sont broyées en poudre grossière, et on les mélange avec un certain nombre de substances qui varient, suivant les régions dans lesquelles se fait la préparation; mais la substance active est constituée par la graine du paullinia, graine qui ressemble beaucoup à un marron d'Inde de petit volume. Dans son pays d'origine, on prépare directement avec les semences une limonade rafraîchissante et stimulante à laquelle on attribue des propriétés à la fois toniques et aphrodisiaques, que nous retrouverons dans d'autres substances du même genre; de plus on l'a considérée comme fébrifuge, et, chose extraordinaire, comme narcotique, ce qui est en désaccord avec les propriétés de la substance active, qui n'est autre que la caféine.

Parmi les substances riches en caféine, il faut citer aussi la *Noix de Kola*. La noix de Kola ou *Kourou*, qui a été introduite dans ces dernières années en France, constitue non seulement une substance médicamenteuse, mais une substance alimentaire, en raison de sa composition chimique.

Ce tableau représente, d'après les analyses de Heckel et de Schlagdenhaufen, la composition de cette substance.

Composition de la noix de Kola

(D'après Heckel et Schlagdenhaufen).

Pour 100 parties.

Produits solubles dans le chloroforme. (Total. . . 2,981)	Caféine.	2,346
	Théobromine . . . . :	0,023
	Tannin.	0,027
	Corps gras	0,585
Produits solubles dans l'alcool. (Total. . . 5,826)	Rouge de kola.	1,290
	Glucose.	2,875
	Tannin.	1,591
	Sels minéraux	0,070
Amidon		33,754
Substances protéiques.		6,761
Gomme		3,040
Matières colorantes (autres que le rouge de kola). .		2,561
Cellulose.		29,833
Sels minéraux		3,325
Humidité.		11,919
		100,000

La proportion de matière amylacée est de 33 p. 100, ce qui en fait
un aliment qui n'est pas à dédaigner; aussi, dans l'Afrique du sud,
où la noix de Kola est employée depuis très longtemps, son pouvoir
nutritif est très prisé, et les habitants, de temps immémorial, savent
qu'ils peuvent, en utilisant en guise de nourriture quelques noix de
kola, exécuter sans fatigue un travail musculaire considérable. Nous
verrons bientôt ce qu'il faut penser de la prétendue propriété d'aliment antidéperditeur qu'on a, un peu légèrement, attribuée à certaines
substances, telles que le café, le thé, le guarana et la noix de kola;
mais nous verrons en même temps que l'action stimulante exercée
par la caféine contenue dans la noix de kola, jointe à la présence
d'un certain nombre de substances alibiles, permet d'expliquer les
effets, en apparence extraordinaires, relevés par différents voyageurs.

La Kola est fournie par des plantes de la famille des Malvacées,
section des *Sterculiées*, *Cola* ou *Sterculia acuminata*; on l'a appelée
Café du Soudan. Elle croît principalement sur la côte occidentale
d'Afrique. Cette plante renferme une assez forte proportion de caféine,
un peu de théobromine, et, comme l'ont montré les recherches
d'Heckel et de Schlagdenhaufen, une combinaison du tannin avec
la caféine, désignée sous le nom de *Rouge de kola*, ou *Kolanine*,
et qui est fort remarquable, parce qu'elle se dissocie peu à peu dans
l'organisme, en mettant en liberté : d'une part, la caféine qui agit
comme nous le verrons plus tard, et, d'autre part, une substance

astringente qui peut être envisagée, à très juste titre, comme une substance alimentaire dont le pouvoir alibile vient se joindre à celui des substances du groupe amylacé et à celui du groupe des albuminoïdes que la kola renferme en proportion assez considérable, en même temps qu'une certaine proportion de glucose se forme au cours de ce dédoublement.

La dernière des substances qui nous intéresse au point de vue de la caféine est le cacao. Le cacao est fourni par un représentant de la famille des Malvacées, section des *Buettnériées*, dont le genre *Theobroma* comprend plusieurs espèces offrant un grand nombre de variétés attribuables au climat, à l'altitude et, surtout, à la nature du sol. Le Cacaoyer ordinaire, *Theobroma Cacao*, est un petit arbre de dix à douze mètres de hauteur, originaire de l'Amérique tropicale et que l'on rencontre également au Brésil, au Mexique et aux Antilles. Le fruit, appelé *Cabosse* (de *Cabessa*, tête, en espagnol), est pendant, volumineux, rappelant la forme d'un concombre, de couleur jaune ou rougeâtre, suivant les variétés et l'âge, long de quinze à dix-huit centimètres, aminci au sommet en pointe obtuse, piriforme à la base, inégalement bosselé et creusé de cinq à dix sillons longitudinaux. Il renferme un nombre variable de semences, en moyenne de quinze à quarante, noyées dans une pulpe jaunâtre, mucilagineuse, de saveur acidulée, provenant de la destruction des cloisons d'abord épaissies, puis ramollies. Ces graines sont comprimées, ovoïdes-oblongues, disposées en séries et entourées d'une double enveloppe. Elles sont lisses, brunâtres, grosses comme des fèves, ce qui leur a fait donner le nom de *Fèves du Mexique*. Elles sont riches en principes alibiles de toutes espèces, notamment en substances albuminoïdes et en corps gras. Ces semences sont recouvertes d'un épisperme scarieux de couleur brun-fauve; l'amande est lisse, lobée, de couleur brun-violacé, de saveur grasse et amère, d'odeur faible. Ces graines renferment au moins 35 p. 100 de cette graisse appelée beurre de cacao, et de la *Théobromine*, dont la proportion est variable suivant les espèces de cacao et surtout suivant les préparations auxquelles la graine a été soumise.

La composition moyenne des cacaos est la suivante :

Matière albuminoïde.	12 à 15	p. 100.
— amylacée	10 à 14	—
Théobromine	1 à 3	—
Matière colorante [*rouge de cacao*].	3 à 5	—
— grasse.	40 à 50	—
Cellulose	2 à 5	—
Sels minéraux.	3 à 4	—
Eau d'hydratation	5 à 10	—

Le beurre de cacao fond entre 29° et 31°.

Il serait intéressant de rechercher si la matière colorante appelée *Rouge de cacao* ne se rapproche pas de celle appelée *Rouge de Kola*.

Voici, d'autre part, la composition chimique des chocolats que l'on prépare à l'aide des cacaos. Cette composition est intéressante au point de vue de la valeur alibile de cet aliment.

	CHOCOLATS FRANÇAIS			CHOCOLATS ESPAGNOLS
	MEUNIER-LOMBARD	MENIER	COMPAGNIE COLONIALE	
Sucre de canne	59,07	57,47	56,34	41,40
Beurre de cacao	21,40	22,20	23,80	29,24
Amidon et glucose	1,83	1,83	0,97	1,48
Théobromine	1,26	1,33	1,43	1,93
Matières albuminoïdes	4,57	4,75	4,99	6,25
Gomme	1,02	1,07	1,14	1,42
Acide tartrique	1,44	1,48	1,58	1,98
Tannin et matière colorante	0,20	0,20	0,20	0,12
Cellulose soluble	4,53	4,72	5,04	6,21
Sels minéraux	1,79	1,75	1,87	2,34
Eau d'hydratation	1,22	1,28	0,98	4,38
Matière indéterminée	1,70	1,92	1,66	3,25
Asparagine	traces	traces	traces	traces
	100,00	100,00	100,00	100,00

Lorsqu'on veut utiliser les semences de cacao, soit au point de vue alimentaire, soit au point de vue de la préparation du plus important de ses dérivés, le chocolat, on leur fait subir un certain nombre de préparations, qui font que l'on distingue le cacao en : cacao terré, et cacao non terré. Le cacao terré a subi une fermentation qui en a changé la composition, dans une certaine mesure, mais, dans tous les cas, cette composition diffère peu de celle des graines ordinaires, la fermentation a développé le parfum de la semence, bruni sa couleur et lui a fait perdre son âcreté. On soumet, en dernier lieu, ces cacaos à la torréfaction, pour y développer, de même que dans le café, l'arome par la formation de quelques principes dont l'action sur l'appareil gustatif facilite, dans une certaine mesure, le rôle alibile de la graine.

L'usage de ces différentes substances, tant à titre alimentaire qu'à titre de stimulant, est très répandu, non seulement dans leur pays d'origine, mais même en Europe où on les importe en quantités considérables. C'est ainsi que la consommation du thé en Europe atteint plus de cent millions de kilos; la consommation du maté en Amérique est d'environ trente-sept millions de kilos; celle du café en Europe, d'environ trois cent cinquante millions de kilos. En France seulement, cette consommation représente soixante-dix millions de kilos de café par an, et environ cinq cent vingt mille kilos de thé; c'est dire la quantité considérable de substances actives qui sont consommées à titre de stimulant de l'organisme, d'une part, et à titre de stimulant des actes nutritifs, d'autre part. Au sujet de la consommation et de l'action de ces produits, voici un fait extrêmement intéressant au point de vue philosophique. Il y a déjà un certain nombre d'années, près de cent ans, en 1821, le rédacteur de l'article *Thé* dans le *Dictionnaire des sciences médicales*, rédacteur qui n'était cependant autre que Mérat, écrivait une phrase qui paraît maintenant bien extraordinaire; elle montre combien on doit être réservé dans l'appréciation des choses dont on ne connaît pas suffisamment la composition et les effets.

« Le thé nous offre encore l'exemple d'une des singularités les
« plus remarquables du règne végétal; feuille inutile, impropre à la
« nourriture comme à satisfaire aucune jouissance réelle, elle n'en
« a pas moins changé les habitudes des nations, modifié les relations
« des peuples et bouleversé même des empires (l'indépendance du
« nord de l'Amérique date d'un impôt que la métropole voulut mettre
« sur le thé). On trouve l'explication de cette bizarrerie, du moins
« pour notre Europe, lorsqu'on réfléchit que le thé aide l'homme à
« supporter son plus grand ennemi, l'ennui, et à diminuer l'énormité
« du plus rude de ses travaux, le temps à passer. »

Vous voyez qu'il était difficile de mieux méconnaître le rôle du thé, aussi bien son action physiologique que son rôle bromatologique, et ceci montre une fois de plus combien il faut, dans les appréciations que l'on porte sur les substances médicamenteuses — car le thé est un véritable médicament, dans une foule de circonstances, — être prudent et ne pas engager l'avenir par des appréciations prématurées et insuffisamment corroborées par l'observation et l'expérience.

Le principe actif, ou, pour être plus exact, le principal des principes actifs contenus dans les plantes dont nous venons de nous occuper est constitué par la *Caféine*. La caféine a été isolée du café par Runge en 1820; puis Oudry, en 1827, a isolé la théine du thé. En 1838, Jobst et Mulder ont identifié la théine et la caféine; Martins, en 1840, a retrouvé la caféine dans le guarana; et Stenhouse, en 1843, dans le thé du Paraguay ou Maté ainsi que dans la tige et les feuilles du caféier. En 1823, l'analyse élémentaire en fut faite par Dumas et Pelletier, en 1832, par Pfaff et Liebig, qui ont définitivement établi la composition chimique de la caféine. En 1861, Strecker a montré qu'on pouvait transformer artificiellement la théobromine en caféine et mis ainsi sur la voie des essais de synthèse dont le perfectionnement a été réalisé dans ces dernières années par les travaux de KOSSEL et de ÉMIL FISCHER. Enfin, en 1883, la caféine fut signalée par HECKEL et SCHLAGDENHAUFEN dans la noix de kola.

La richesse alcaloïdique des substances dont je viens de parler est assez variable, suivant leur provenance, la latitude, le climat, c'est-à-dire suivant cet ensemble de circonstances auxquelles il est bien difficile d'assigner une détermination parfaite; mais, dans tous les cas, cette richesse oscille entre des limites assez restreintes. C'est ainsi qu'en ce qui concerne les cafés, les plus riches en caféine sont les cafés de la Martinique, et les moins riches ceux de Saint-Domingue; la proportion de caféine varie de 0,75 à 1,50 p. 100. Les feuilles du caféier renferment aussi de la caféine, dans la proportion de 1,50 à 2 p. 100. En ce qui concerne les thés, la richesse en principe actif est beaucoup plus considérable; cette richesse varie de 1,5 à 4 p. 100 en moyenne, quelquefois même on trouve certaines espèces de thés qui renferment jusqu'à 6 p. 100 de caféine; seulement, précisément en raison de l'existence d'une forte proportion de tannin dans les feuilles du thé, la caféine est mise en liberté moins facilement : une simple infusion aqueuse de feuilles de thé est moins riche en caféine qu'une infusion aqueuse de café, bien que la proportion de caféine soit plus considérable dans le thé que dans le café.

La noix de Kola renferme en moyenne 2,5 à 5 p. 100 de caféine, et une proportion de théobromine, en général difficile à doser, et qui varie de 0,05 à 0,1 p. 100. Le guarana renferme 6 à 8 p. 100 de caféine, et une proportion indéterminée, quoique relativement assez élevée, d'autres alcaloïdes parmi lesquels prédomine la théobromine. Le maté renferme, en moyenne, 1 à 2 p. 100 de caféine, en même temps que des traces de théobromine. Enfin dans l'amande de Cacao, on trouve de 0,5 jusqu'à 5 p. 100 de théobromine, et une très petite proportion de caféine.

On trouverait, évidemment, dans la plupart de ces plantes, si on voulait se donner la peine de les y rechercher soigneusement, les substances que BAGINSKY et KOSSEL ont mises en évidence dans le thé : adénine, théophylline, sarkine, xanthine, car il paraît bien difficile que des substances aussi voisines les unes des autres au point de vue de leur constitution chimique ne se rencontrent pas en même temps dans des produits aussi semblables.

L'importance de la caféine, non seulement au point de vue de son action physiologique, mais au point de vue de l'existence dans l'organisme normal de substances qui s'en rapprochent de très près, — je fais allusion ici à la xanthine, à l'acide urique, à la créatine, à la créatinine, et à toutes les bases de la série adénylique, — oblige, en quelque sorte, à vous rappeler la parenté étroite qui existe entre ces bases normales de l'organisme, ces leucomaïnes, et la caféine elle-même.

Les recherches récentes qui ont permis de faire la synthèse des bases de la série adénylique, en partant du noyau de l'acide urique, sont extrêmement intéressantes et mettent bien en évidence la parenté qui relie ces différentes substances. Cette parenté des bases de la série xanthique avec l'acide urique était connue et admise depuis longtemps, mais c'est aux récents travaux de M. ÉMIL FISCHER que l'on doit les procédés permettant de réaliser la synthèse de ces différents alcaloïdes. Cet habile expérimentateur a montré que l'on peut obtenir à l'aide de l'action successive du perchlorure et de l'oxychlorure de phosphore agissant sur l'urate de potassium ou sur les acides uriques alcoylés, un dérivé trichloré de l'acide urique qu'il a dénommé *Trichloropurine*, que l'on peut considérer comme le noyau de tous les composés alcaloïdiques de cette série. FISCHER a donné le nom de *Purine* à ce squelette commun, et, pour faciliter la nomenclature des composés possédant un noyau de purine, il a proposé de désigner par les chiffres 1, 2, 3, 4, 5, 6, 7, 8 et 9 les atomes de carbone et d'azote constituant les points d'attache de cette double chaîne fermée. La purine peut exister sous deux modifications isomériques, comme le montrent les schémas suivants :

Purine. — Purine. — Trichloropurine.

Dans la trichloropurine, l'atome de chlore placé dans la position (8) ne cède qu'à l'action des réducteurs puissants qui le remplacent par de l'hydrogène et conduisent ainsi à la xanthine et aux bases voisines, tandis qu'il résiste aux actions chimiques qui tendraient à le remplacer par un oxhydryle et à ramener alors à l'acide urique. Ainsi, cette trichlopurine, traitée par l'éthylate de sodium, donne un dérivé dans lequel les deux atomes de chlore placés dans les positions (2) et (6) sont seuls remplacés, dérivé que l'action ultérieure de l'acide iodhydrique, à chaud, mélangé à l'iodure de phosphonium, transforme en *Xanthine* par substitution d'un oxhydryle à chacun des groupements éthoxyle et d'un atome d'hydrogène au troisième atome de chlore placé dans la position (8). Par tautomérie, le composé résultant de cette réaction donne la xanthine, comme celui résultant de la subtitution de chacun des trois atomes de chlore de la trichloro-purine par un oxhydryle donne l'acide urique.

$$\text{Az} = \text{C}(\text{C}^2\text{H}^5\text{O})$$
$$(\text{C}^2\text{H}^5\text{O})\text{C} \quad \text{C} - \text{Az} \overset{\text{H}}{\underset{\text{C.Cl}}{<}}$$
$$\text{Az} - \text{C} - \text{Az}$$

Dérivé chloro-éthoxylé
de la trichloropurine.

$$\text{Az} = \text{C.OH}$$
$$\text{OH.C} \quad \text{C} - \text{Az} \overset{\text{H}}{\underset{\text{CH}}{<}}$$
$$\text{Az} - \text{C} - \text{Az}$$

Produit de réduction
(isomère de Xanthine).

$$\text{HAz} - \text{CO}$$
$$\text{OC} \quad \text{C} - \text{Az} \overset{\text{H}}{\underset{\text{CH}}{<}}$$
$$\text{HAz} - \text{C} - \text{Az}$$

Xanthine.
(Dioxypurine 2-6).

$$\text{Az} = \text{C.Cl}$$
$$\text{Cl.C} \quad \text{C} - \text{Az} \overset{\text{H}}{\underset{\text{C.Cl}}{<}}$$
$$\text{Az} - \text{C} = \text{Az}$$

Trichloropurine.

$$\text{Az} = \text{C.OH}$$
$$\text{OH.C} = \text{C} - \text{Az} \overset{\text{H}}{\underset{\text{C.OH}}{<}}$$
$$\text{Az} - \text{C} - \text{Az}$$

Produit de réduction
(isomère de l'acide urique).

$$\text{HAz} - \text{CO}$$
$$\text{OC} \quad \text{C} - \text{Az} \overset{\text{H}}{\underset{\text{CO}}{<}} \text{H}$$
$$\text{HAz} - \text{C} - \text{Az}$$

Acide urique.
(Trioxypurine 2-6-8).

La trichloropurine traitée par les alcalis à 100° donne un produit dans lequel l'atome de chlore placé dans la position (6) est seul remplacé par un oxhydryle, produit que FISCHER a appelé la *Dichloro-sarkine 2-8*, parce que sa réduction par l'acide iodhydrique à chaud fournit la *Sarkine* ou *Hypoxanthine*. D'autre part, cette même dichlorosarkine chauffée avec une solution alcoolique de gaz ammoniac fournit un dérivé dans lequel l'atome de chlore situé en (2) est remplacé par le groupement amidogène (AzH^2) et que FISCHER regarde comme un dérivé monochloré de la guanine parce que ce produit, traité par l'acide iodhydrique à chaud, donne de la *Guanine*. Enfin, la trichloropurine traitée par une solution aqueuse de gaz ammoniac donne un dérivé dans lequel l'atome de chlore situé dans la position (6) est remplacé par le groupement amidogène (AzH^2), c'est la dichloro-adénine que le traitement par l'acide iodhydrique à chaud transforme en *Adénine*.

La production de dérivés méthylés, de la xanthine et de l'acide urique, par substitution du groupement (CH^3) aux atomes d'hydrogène liés à l'azote, permettant d'obtenir toute la série des produits mono–, bi- et tri-substitués, ainsi que leurs isomères, vous voyez combien ces synthèses rendent compte des liens étroits unissant entre eux ces différents composés. Mais vous comprendrez encore mieux l'importance de ces considérations après que nous aurons étudié l'action physiologique de la caféine, en raison de la parité de cette action physiologique avec celle de la plupart des alcaloïdes de ce groupe, ainsi que de l'origine de ces composés dans l'économie.

Le tableau suivant qui reproduit les formules de constitution de ces composés achèvera de vous éclairer sur leurs relations.

$$Az = C(AzH^2) \quad HC \quad C - Az \quad CH \qquad Az - C - Az$$

-Adénine.

$$(C^5H^5Az^5)$$

[Amido 6, purine].

$$HAz - CO \quad (AzH)C \quad C - Az \quad CH \qquad HAz - C - Az$$

Guanine.

$$(C^5H^5Az^5O)$$

[Imino 2, oxypurine 6].

$$HAz - CO \quad HC \quad C - Az \quad CH \qquad Az - C - Az$$

Sarkine.

$$(C^5H^4Az^4O)$$

[Oxypurine 6].

$$HAz - CO \quad OC \quad C - Az \quad CH \qquad HAz - C - Az$$

Xanthine.

$$(C^5H^4Az^4O^2)$$

[Dioxypurine 2-6].

$$HAz - CO \quad OC \quad C - Az \quad CO \qquad HAz - C - Az$$

Acide urique.

$$(C^5H^4Az^4O^3)$$

[Trioxypurine 2-6-8].

$$HAz - CO \quad OC \quad C - Az \quad CH^3 \quad CH \qquad HAz - C - Az$$

Hétéroxanthine.

$$(C^6H^6Az^4O^2)$$

[Méthyl 7, dioxypurine 2-6].

$$(CH^3)Az - CO \quad OC \quad C - Az \quad CH^3 \quad CH \qquad HAz - C - Az$$

Paraxanthine.

$$(C^7H^8Az^4O^2)$$

[Diméthyl 1-7, dioxypurine 2-6].

$$(CH^3)Az - CO \quad OC \quad C - Az \quad CH \qquad (CH^3)Az - C - Az$$

Théophylline.

$$(C^7H^8Az^4O^2)$$

[Diméthyl 1-3, dioxypurine 2-6].

$$HAz - CO \quad OC \quad C - Az \quad CH^3 \quad CH \qquad (CH^3)Az - C - Az$$

Théobromine.

$$(C^7H^8Az^4O^2)$$

[Diméthyl 3-7, dioxypurine 2-6].

$$(CH^3)Az - CO \quad OC \quad C - Az \quad CH^3 \quad CO \qquad HAz - C - Az$$

Carnine [acide diméthylurique].

$$(C^7H^8Az^4O^3)$$

[Diméthyl 1-7,
trioxypurine 2-6-8].

$$(CH^3)Az - CO \quad OC \quad C - Az \quad CH^3 \quad CH \qquad (CH^3)Az - C - Az$$

Caféine.

$$(C^8H^{10}Az^4O^2)$$

[Triméthyl 1-3-7,
dioxypurine 2-6].

$$(CH^3)Az - CO \quad OC \quad C - Az \quad CH^3 \quad CO \qquad (CH^3)Az - C - Az$$

Acide triméthylurique.

$$C^8H^{10}Az^4O^3$$

[Triméthyl 1-3-7,
trioxypurine 2-6-8].

Ces produits sont d'autant plus intéressants à considérer que l'on trouve, dans l'organisme humain, des représentants de ces mêmes groupes : la xanthine, l'adénine, la sarkine, la guanine, l'hétéroxanthine, la paraxanthine, l'acide urique, la carnine, l'acide triméthylurique, entre autres, font partie des leucomaïnes que l'on rencontre dans différents tissus, humeurs ou excrétions de l'organisme, et j'estime que leur rôle physiologique ne peut qu'être élucidé par une étude approfondie de la caféine et des substances similaires. A la xanthine $(C^5H^4Az^4O^2)$ correspond comme produit immédiat d'oxydation l'acide urique $(C^5H^4Az^4O^3)$; au groupe des monométhylxanthines $(C^6H^6Az^4O^2)$ correspond un produit, l'acide monométhylurique $(C^6H^6Az^4O^3)$, dont la présence n'a pas été décelée jusqu'ici parmi les produits de la métamorphose des tissus ; au groupe des diméthylxanthines ($C^7H^8Az^4O^2$) correspond, comme produit d'oxydation, la carnine ou acide diméthylurique ($C^7H^8Az^4O^3$) ; à la caféine ou triméthylxanthine ($C^8H^{10}Az^4O^2$) correspond comme produit d'oxydation l'acide triméthylurique ($C^8H^{10}Az^4O^3$) identique avec l'*Hydroxycaféine*, comme l'a montré depuis longtemps FISCHER. La présence, dans l'organisme animal, d'un grand nombre des dérivés de la purine revêt une importance considérable quand on réfléchit que l'action physiologique de la plupart de ces composés est, dans une étroite mesure, comparable à celle de la caféine et même, pour certains dérivés, presque identique à celle de ce dernier alcaloïde. Je vous montrerai bientôt, par des résultats expérimentaux tout à fait probants et indiscutables, que certains dérivés synthétiques de la purine, comme la *Théocine* ou théophylline synthétique, dont je viens de faire récemment l'étude, au point de vue de son action physiologique, possèdent des propriétés physiologiques presque rigoureusement identiques à celles de la caféine.

La formation des dérivés de la purine dans l'organisme, à partir des nucléines des noyaux cellulaires, c'est-à-dire aux dépens des nucléo-albumines de tous les éléments anatomiques possédant un noyau développé, de tous les tissus en voie de renouvellement incessant par le fait de leur activité vitale, permet de comprendre la synthèse et la destruction incessante de ces composés dans l'économie au cours des processus dont l'activité constitue la vie. Les produits appartenant à la série purique ne sont pas seulement, comme on l'a cru pendant longtemps, des produits de déchet ; je les crois, au contraire, des stimulants indispensables de l'organisme normal.

Ainsi s'explique, à mon avis, la stimulation constante de l'organisme humain, au point de vue de l'appareil nerveux et au point de vue de la mécanique cardiaque, par la synthèse et la destruction continues dans l'économie de leucomaïnes, telles que l'adénine, la guanine, la carnine, la xanthine, la sarkine et leurs dérivés, qui doivent jouer vis-à-vis des appareils nerveux, musculaire et cardiaque le rôle de stimulants analogues à celui que joue la caféine lorsqu'on l'introduit artificiellement dans l'organisme. En d'autres termes, la stimulation des systèmes nerveux et musculaire est réalisée et entretenue normalement par la synthèse et la décomposition incessante de ces leucomaïnes de la série de la purine dont je viens de montrer la parenté étroite avec la caféine.

Je ne m'occuperai pas ici des procédés de préparation ni des réactions chimiques de la caféine qui n'ont qu'un intérêt relatif. Je vous signalerai seulement que sa synthèse a été effectuée par STRECKER d'abord, en traitant la théobromine argentique ou plombique par l'iodure de méthyle ; par FISCHER ensuite, en partant de l'acide tétraméthylurique qui, traité par l'oxychlorure de phosphore, donne la chlorocaféine que le chauffage avec l'acide iodhydrique et l'iodure de phosphonium transforme en caféine. On a même réalisé une synthèse à partir des éléments. La condensation de l'acide malonique avec la diméthylurée fournit l'acide diméthylbarbiturique que l'on traite par l'acide nitreux; le produit de cette réaction, soumis à l'influence de l'hydrogène naissant, se transforme en diméthyluramile. On condense ce dernier produit avec l'acide cyanique, ce qui donne l'acide diméthylurique 1-3, lequel, traité par le perchlorure de phosphore, se transforme en chlorothéophylline. Le chauffage avec un mélange d'acide iodhydrique et d'iodure de phosphonium donne la théophylline qui devient enfin de la caféine par simple méthylation. Mais, un point que je tiens à vous signaler est celui-ci : lorsqu'on vient à substituer, dans la caféine, un radical éthoxyle à l'atome d'hydrogène qui reste uni au carbone placé dans la position (8), on arrive à ce résultat, fort intéressant au point de vue pharmacodynamique : l'obtention d'une substance à propriétés narcotiques très nettement déterminées. C'est ainsi que le produit appelé *Ethoxycaféine*, qui résulte de la substitution que je viens d'indiquer, possède des propriétés narcotiques en quelque sorte inverses des propriétés stimulantes et excitantes de la caféine.

La Caféine se présente sous forme de cristaux soyeux, peu solubles dans l'eau froide (93 parties à la température ordinaire), mais dans l'eau bouillante il est très facile de la solubiliser et de la faire cristalliser par refroidissement. Elle renferme alors une molécule d'eau qu'elle perd entre 100° et 110°. Elle fond à 234° et se sublime facilement en longues aiguilles. Elle est soluble dans 25 parties d'alcool à 85 p. 100, 8 parties de chloroforme; beaucoup moins soluble dans l'éther (300 parties). Cette substance possède des réactions chimiques assez remarquables, qui la rapprochent de l'acide urique; elle donne exactement les mêmes réactions colorées. Lorsqu'on évapore, au bain-marie, un peu d'acide urique ou de caféine en présence d'acide azotique et qu'on humecte le résidu desséché avec une très petite quantité d'ammoniaque, il se développe une coloration pourpre (réaction de la murexide), ce qui est dû à ce que sous l'influence de l'acide azotique il se forme un produit de même espèce, soit avec l'acide urique, soit avec la caféine.

La *Théobromine*, isolée des semences de cacao par WOSKRESENSKY, en 1842, se différencie par une solubilité dans l'eau extrêmement moindre, qui oblige, pour son emploi thérapeutique, à augmenter cette solubilité, soit en dissolvant la théobromine dans des solutions alcooliques qui exaltent notablement sa solubilité, soit, comme pour la caféine, en préparant des sortes de sels doubles, notamment des benzoates, des salicylates et des cinnamates de soude et de théobromine ou de caféine. Les bases de la série de la purine possèdent toutes cette propriété de réaliser des sortes de sels doubles en présence des sels sodiques des acides que je viens d'énumérer. Je vais revenir sur quelques-unes de ces combinaisons, à propos de la posologie de la caféine et de ses homologues.

En ce qui concerne la théobromine, on a préconisé, sous le nom de *Diurétine*, une combinaison obtenue en dissolvant la théobromine dans le salicylate de soude légèrement alcalin. Dans ces conditions, on obtient la solubilisation d'une assez forte proportion de théobromine, assez pour permettre, par exemple, d'administrer 50 centigr. et même 1 gr. de théobromine en une seule fois dans une potion d'un volume relativement restreint. La théobromine *en solution* jouit de propriétés suffisamment irritantes pour déterminer des phlegmons, des abcès, lorsqu'on l'injecte sous la peau.

Les substances que nous venons d'étudier au point de vue de leur matière médicale, peuvent être employées en nature ou sous forme des alcaloïdes qu'on en peut retirer. En ce qui concerne le café, il est utilisé en macération ou en infusion, à la dose de 15 à 25 gr. de café en poudre pour 125 gr. d'eau. Le thé et le maté s'emploient en infusion, à la dose de 5 à 15 gr. de feuilles pour 100 gr. d'eau.

Le guarana s'emploie sous forme de poudre que l'on administre à la dose de 0 gr. 50 à 2, 3 et même 4 gr. en suspension dans un véhi-culé approprié.

La noix de kola est employée, elle-même, en poudre à la dose de 5 à 10 gr.; ou bien sous forme de teinture à la dose de 2 à 10 gr.; soit encore sous forme de vin de kola, ou sous forme d'extrait alcoo-lique ou de saccharolé, très à la mode dans ces dernières années.

Quant au cacao, il est la base de cette substance réalisant à la fois un aliment, un condiment et presque un médicament : le chocolat. Il constitue également la base du *Racahout des Arabes*, du *Palamoud des Turcs*, du *Wakaha des Indes*, du *Dictamia de Groult*, de la *Crème pectorale de Tronchin*, dans lesquels l'action des principes de la graine de cacao vient se joindre à celle des autres produits. Le *Racahout* présente la composition suivante :

Cacao torréfié.	15 grammes.
Fécule de pomme de terre.	40 —
Farine de riz	40 —
Sucre.	60 —
Vanille.	2 —

La caféine et la théobromine sont employées en nature, et, comme je vous l'ai dit, on facilite leur dissolution au moyen de l'emploi de sels qui sont, le plus souvent, le cinnamate, le benzoate ou le salicy-late de soude. Voici deux formules utilisées généralement pour l'administration par la bouche.

<table>
<tr><td>

{ Caféine . . . .   5 grammes.
{ Benzoate de soude .   3   —
{ Eau distillée   300   —

</td><td>

(Caféine . . . .   1 gramme.
{ Extrait thébaïque. .   0 gr. 02
(Julep gommeux. . .   120 grammes.

</td></tr>
</table>

La solution aqueuse correspond à 25 centigrammes et la solution dans le julep gommeux à 15 centigrammes de caféine par cuillerée à soupe.

On a proposé d'administrer la caféine sous forme de vin. Voici une formule répondant à ce dessein :

{ Caféine. . . . . } āā de 3 à 5 grammes.
{ Benzoate de soude . . . . }
(Vin de Frontignan   500   —

Un verre à liqueur, en moyenne 22 grammes, correspond à 13 ou à 21 centigrammes de caféine, suivant que l'on aura prescrit 3 ou 5 grammes de caféine.

Lorsqu'il s'agit d'une injection sous-cutanée, la proportion de benzoate de soude doit être un peu plus considérable. Pour que la dissolution s'effectue facilement, il est nécessaire que la quantité du dissolvant soit en rapport proportionnel avec les poids moléculaires de la caféine et du sel alcalin, sans cela on n'obtient pas une dissolution parfaite.

D'après M. Tanret, qui a soigneusement étudié ces produits, les combinaisons de caféine avec les sels alcalins renferment, en caféine : 58,9 p. 100 avec le cinnamate de soude, 48,5 p. 100 avec le benzoate de soude et 61 p. 100 avec le salicylate de soude.

Ces combinaisons s'effectuent dans les proportions suivantes :

{ 170   Cinnamate de soude (1 molécule). .
{ 244   Caféine (1 molécule).

{ 288   Benzoate de soude (2 molécules).
{ 244   Caféine (1 molécule).

{ 160   Salicylate de soude (1 molécule).
{ 244   Caféine (1 molécule).

Voici trois formules d'injections hypodermiques :

<table>
<tr><td>

(Cinnamate)
{ de soude. } āā 2 gr. 10
{ Caféine . .)
/ Eau distil-
(lée. . . .   Q.S.pour 10^{cc}

</td><td>

(Benzoate de
{ soude . .   3 grammes.
{ Caféine . .   2 gr. 50
/ Eau distil-
(lée. . . .   Q.S.pour 10^{cc}

</td><td>

(Salicylate
{ de soude.   3 gr. 10
{ Caféine . .   4 grammes.
/ Eau distil-
(lée. . . .   Q.S.pour 10^{cc}

</td></tr>
</table>

Un centi-cube de chacune de ces solutions correspond à 21 centigrammes pour la première, 25 centigrammes pour la seconde et 40 centigrammes pour la troisième, de caféine.

M. Crinon a montré que l'antipyrine, comme le benzoate de soude mais à un moindre degré, augmente la solubilité de la caféine :

> Caféine. . . . . 0 gr. 50
> Antipyrine . . . . 0 — 75
> Eau distillée . . . . Q. S. pour 10 cent. cubes.

On peut associer la caféine au chlorhydrate neutre de quinine :

> Caféine. . . . . 0 gr. 18
> Chlorhydrate neutre de quinine . . . . 0 — 72
> Eau distillée . . . . 4 grammes.

M. Griggi a insisté sur les avantages que présente l'association de
la caféine au cinnamate de soude; ce dernier corps est un des
meilleurs agents de dissolution de la caféine. Il préconise, sous le
nom d'*Hétolcaféine*, une combinaison d'*hétol* (ou cinnamate de soude)
et de caféine. Cette substance s'obtient en faisant dissoudre au bain-
marie, dans 40 centimètres cubes d'eau distillée, un mélange de
10 gr. 6 de caféine pure et de 8 gr. 50 d'hétol. On filtre la solution
à chaud et l'on évapore doucement jusqu'à siccité. Le résidu, pulvérisé et bien desséché, constitue une poudre blanche, amorphe,
inodore, nettement amère, alcaline, soluble dans deux parties d'eau
et dans cinquante parties d'alcool. Elle contient 53,5 p. 100 de
caféine. On peut donc formuler.

> Hétolcaféine. . . . . 4 gr. 70
> Eau distillée. . . . . Q. S. pour 10 cent. cubes.

Un centimètre cube de ce soluté correspond à 25 centigrammes de caféine.

Il faut n'employer que des solutions fraîches, les solutions
anciennes laissant déposer des cristaux qui obstruent les aiguilles des
seringues à injections hypodermiques. On peut conserver les solutions dans des ampoules de verre.

Ces diverses solutions peuvent être étendues d'eau, et administrées
en potions, en sirops, ou en élixirs.

L'association de la caféine et des autres substances indiquées dans
les formules précédentes n'a le plus souvent d'autre but que de
rendre la caféine plus soluble. Exception doit être faite pour l'antipyrine et les sels de quinine dont les propriétés thérapeutiques
viennent s'ajouter à celles de la caféine.

Une association que je ne saurais trop recommander pour les
injections hypodermiques est celle des sérums artificiels dont l'action
tonique s'ajoute à celle de la caféine et qui ont encore l'heureuse
propriété, en étendant les solutions, de les rendre beaucoup moins
douloureuses.

Il faut éviter d'associer les solutions de caféine dans le benzoate
de soude aux sirops acides, tels que le sirop de groseille ou le
sirop de limon; il se forme dans ces conditions un précipité d'acide

benzoïque que l'on peut, il est vrai, faire disparaître par l'addition d'une trace de carbonate de soude pur, pour rendre à la préparation toute sa limpidité.

En dehors de l'action particulière exercée par le salicylate de soude, il est inutile de se servir de solutions aussi riches en caféine que celle dont chaque centimètre cube renferme 40 centigrammes de caféine; nous verrons, en effet, en faisant l'étude de l'action physiologique, que l'intensité de l'action de la caféine sur le myocarde est telle, que des solutions à ce degré de richesse sont dangereuses à employer et que, dans certaines circonstances, la mort pourrait en résulter. Ces solutions sont beaucoup trop actives, et celles obtenues à l'aide du benzoate de soude, renfermant seulement 25 centigr. de caféine par seringue de Pravaz ou par centimètre cube, sont déjà, à mon avis, trop riches en caféine.

La caféine est, en effet, une substance extrêmement active et à longue portée, c'est-à-dire dont l'influence persiste assez longtemps, qu'il faut employer modérément, en ne renouvelant pas trop souvent les doses; sans cela on risque d'obtenir sur le myocarde des effets presque tétanisants, tout au moins contracturants, dont l'étude que nous avons faite à propos de la digitaline peut donner la meilleure idée.

Relativement à la théobromine, on a d'abord proposé de l'employer sous forme de cachets, mais, en raison de sa très faible solubilité, cette forme est plutôt désavantageuse. La théobromine ne se dissolvant que dans la proportion de 1 gramme pour 3200 d'eau, il est à peu près impossible de compter sur une solubilisation effective dans l'économie, et l'on s'est évertué à augmenter cette solubilité. Sous le nom de *Diurétine*, dont je vous ai déjà parlé, on a préconisé l'emploi d'une combinaison de Théobromine sodique avec le salicylate de soude. On fait dissoudre une molécule de théobromine dans une solution de une molécule de soude caustique, et on additionne le produit d'une molécule de salicylate de soude. La solution évaporée à siccité fournit une substance cristalline, facilement soluble dans l'eau, renfermant à peu près 50 p. 100 de théobromine, c'est la diurétine : $(C^7H^7Na Az^4O^2 . C^7H^5O^3Na)$. Cette substance s'administre à la dose de 1 à 7 grammes par vingt-quatre heures, par quantités réfractées de deux en deux heures. En général, la dose de 3 à 4 grammes est suffisante. Son emploi en injections hypodermiques est impossible; il donne lieu à des douleurs et à des indurations suivies d'abcès. On observe une action diurétique intense, par suite d'une influence élective sur l'épithélium rénal, quelquefois accompagnée d'un peu de diarrhée, mais sans la céphalée et les nausées qui accompagnent l'ingestion de doses un peu élevées de théobromine en nature. Le meilleur mode d'administration consiste à faire des solutions en utilisant, comme correctifs de la saveur alcaline et amère, du sirop d'écorces d'oranges amères et l'eau distillée de menthe. Il importe de savoir que cette combinaison est dissociée par les acides les moins énergiques, même par l'acide carbonique.

L'*Agurine* est un produit de même nature, dans lequel le salicylate de soude est remplacé par l'acétate de soude. Il renferme plus de théobromine que la diurétine et agit à dose plus faible. Aux doses de 25 à 30 centigr. la diurèse serait déjà considérable et ses effets persisteraient pendant plusieurs jours après la cessation du médicament. D'autre part, la substitution de l'acétate au salicylate de soude constitue un incontestable avantage au point de vue de l'influence exercée par ce dernier.

On vient, tout récemment, de proposer, sous le nom de *Théocine*, un produit de synthèse identique avec la théophylline. Son pouvoir diurétique est incontestable, mais sa parité d'action physiologique avec la caféine, dont je vous fournirai bientôt des preuves, en fait un médicament qui ne laisse pas de présenter des inconvénients et même des dangers.

Je vous signalerai enfin, pour terminer la posologie des dérivés de la caféine, les produits que l'on a désignés par l'appellation de *Symphorols*. Ce sont des combinaisons de l'acide sulfocaféinique avec le sodium, le lithium et le strontium. Ils constituent des poudres amorphes, de couleur blanche, facilement solubles dans l'eau, surtout à chaud. On a vanté leurs propriétés diurétiques, mais leur emploi ne paraît pas présenter d'avantages bien marqués.

XXIVᵉ LEÇON

ACTION PHYSIOLOGIQUE DE LA CAFÉINE ET DES CAFÉI-
QUES. — APPRÉCIATIONS ET INTERPRÉTATIONS CON-
TRADICTOIRES. — DIFFÉRENCES DES MANIFESTATIONS
SUR LES GRENOUILLES ROUSSES ET LES GRENOUILLES
VERTES. — DIFFÉRENCES D'ACTION, AU POINT DE VUE
TOXIQUE, ENTRE LES ALCALOÏDES A NOYAU DE PURINE
ET CEUX A NOYAU PYRIDIQUE. — ACTION DE LA CAFÉINE
SUR LES ANIMAUX. — SYMPTOMATOLOGIE GÉNÉRALE
CHEZ L'HOMME. — CAFÉISME AIGU ET CHRONIQUE.

Avant d'aborder l'étude de l'action exercée par la caféine sur
chacun des grands appareils de l'organisme, il convient de jeter un
coup d'œil sur les diverses appréciations qui ont été émises au sujet
de l'action physiologique de cette substance, et d'étudier d'une manière
générale la symptomatologie que présentent les accidents d'intoxication aiguë ou d'intoxication chronique qu'on peut observer sous
l'influence de la caféine.

Un point qui résulte avec une entière certitude des études faites par
les différents observateurs, et sur lequel l'accord est unanime, est
celui-ci : la caféine facilite grandement le travail musculaire ainsi que,
dans une certaine mesure également fort appréciable, le travail intellectuel, et permet de continuer ce travail assez longtemps sans fatigue ;
elle peut suppléer à l'alimentation pour un certain temps, — j'insiste
sur cette particularité « *pour un certain temps* » parce que ceci a
une très grande importance, et je le développerai avec plus de détails
quand nous étudierons l'action de la caféine sur la nutrition, — et,
pendant ce temps, elle permet de maintenir intacte la vigueur musculaire.

Mais les contradictions les plus nombreuses se montrent, dans les
appréciations et les interprétations des différents expérimentateurs et
observateurs, en ce qui concerne l'action physiologique de la caféine ;
c'est certainement une des substances actives dont on a dit, tout à la
fois, et le plus grand bien et le plus grand mal. Tandis que certains

observateurs s'attachent surtout aux effets nocifs du café, aux manifestations toxiques de cette substance, que les uns n'envisagent que les doses toxiques ou du moins des doses beaucoup trop élevées, d'autres, au contraire, se bornent simplement à envisager les phénomènes déterminés par des doses très faibles, phénomènes qui sont très souvent avantageux et, naturellement, les déductions sont absolument discordantes.

Les uns ont prétendu, comme Herring, que l'usage continu du café conduisait au délirium tremens; Tissot voulait faire du café une substance tétanisante; et Slare l'accusait de la paralysie dans laquelle il termina ses jours. D'autres, au contraire, ne voyant que le côté utile de son action, tel Vialla qui assure que le café exalte les fonctions dè l'entendement, éclaircit la mémoire, rend les sensations plus vives et plus distinctes, les idées plus verveuses et plus nettes, en font un aliment médicamenteux ou un médicament exclusivement excitant. Cependant, certains observateurs ne tardent pas à remarquer que, sous l'influence des doses toxiques de café, on observe des phénomènes ressemblant au tétanos strychnique. Albers, de Bonn, avait observé déjà, en 1852, qu'à dose toxique, la caféine produit un état tétanique plus opiniâtre, plus prononcé et plus stable que celui que l'on peut observer sous l'influence de la strychnine. Il avait constaté que cette action est beaucoup moins prononcée et énergique sur les animaux à sang chaud que sur les animaux à sang froid, et il s'étonnait que la théobromine, qu'il croyait posséder la même composition chimique que la caféine, ne produisît pas les mêmes effets. Coggswell confirma ces résultats, et, quelques années plus tard, en 1860, Voït en comparant cette action de la caféine à celle de la strychnine fit ressortir, toutefois, des différences dans les manifestations tétaniques déterminées par cette dernière substance. Il fit remarquer que, sous l'influence même de doses faibles, les muscles acquièrent un état de fermeté et de rigidité plus considérable qu'à l'état normal, que les muscles sont plus sensibles, au début, à l'excitation directe et qu'ils meurent peu à peu, en état de rigidité, quand on augmente les doses. De plus, cet observateur signala le premier l'augmentation de l'acide carbonique et la diminution de l'urée dans l'urine des individus soumis à l'action de la caféine. Nous reviendrons plus tard sur ces phénomènes, lorsque nous aurons à étudier l'action de la caféine sur la nutrition.

Mais c'est surtout dans les observations faites au cours de ces dernières années, qu'on peut trouver des appréciations plus exactes et plus physiologiques de l'action déterminée par la caféine. Pour Trousseau, l'action de cette substance s'exerçait principalement sur le système nerveux; la caféine déterminait une névrose passagère, un état analogue à l'hystérie, état d'éréthisme particulier, sorte de

disposition spasmodique et vaporeuse que Hoffmann et Görter ont
décrite sous le nom de *mobilité*; et ce fait se trouve confirmé par les
phénomènes qu'on peut voir survenir par l'abus chronique du café,
phénomènes dont nous étudierons tout à l'heure la symptomatologie
sous la rubrique de Caféisme chronique. Chez les sujets à système
nerveux mobile et facilement impressionnable, il produit une anxiété
épigastrique analogue à celle que produit une vive émotion morale.
A faible dose, on observe d'abord un léger état d'assoupissement
bientôt suivi d'un état d'excitation qui active l'énergie des fonctions
vitales et favorise le travail intellectuel. Fonssagrives faisait remarquer que les doses modérées produisaient une exagération de la
sensibilité périphérique et une stimulation des contractions musculaires, à laquelle il attribuait une extrême importance, en raison du
sentiment de défatigue que ces manifestations produisaient. A haute
dose, au contraire, il se produirait une sorte de délirium caféique,
rappelant, dans une certaine mesure, et d'une façon très atténuée, le
délirium tremens. Trousseau et Fonssagrives insistent sur la dépression des fonctions génitales que produit l'abus du café; déjà Linné
l'avait appelé la liqueur des chapons et on assure que Louis XIV
renonça à son usage en raison de cette action anaphrodisiaque.
Fonssagrives a également comparé la diurèse déterminée par le café
et la caféine à celle produite par la réaction du système nerveux
sous l'influence du travail intellectuel ou de phénomènes moraux,
tels que, par exemple, les chagrins, l'insomnie.

Gubler insistant sur la stimulation intense déterminée par la caféine
sur le système nerveux, stimulation qui se traduit par l'augmentation
de l'excitabilité motrice médullaire capable d'arriver jusqu'aux convulsions, et dont les effets sur la circulation, la respiration, la température sont dus à l'excitation du bulbe, créa pour cet ensemble
de produits dont le café est le type, cette théorie des *agents dynamophores*, en vertu de laquelle ces substances posséderaient la propriété
d'exciter le système nerveux de façon toute particulière, en mettant
en liberté, une fois introduites dans l'organisme, la force exigée pour
leur synthèse et retenue latente, force qui serait mise en liberté au
fur et à mesure de la décomposition de ces substances dans l'organisme. C'est là une figure qui peut assez bien rendre compte de certains phénomènes; mais, en définitive, ce n'est qu'une figure, et
cela ne peut pas suffire pour l'interprétation d'une action physiologique.

Le désaccord entre les différents observateurs ne venait pas seulement de ce que les uns attribuaient exclusivement à une influence
sur le système nerveux ce que les autres interprétaient par une
action sur le système musculaire; depuis les travaux d'Albers, on
n'avait pas pu se mettre d'accord sur le fait de l'influence exercée

par la caféine sur les éléments musculaires, les uns affirmant la production de tétanos, alors que les autres le niaient. Gentilhomme, en 1867, avait bien étudié le caractère tonique des contractions musculaires arrivant à déterminer la mort par asphyxie et, deux ans plus tard, en 1869, Johannsen avait comparé la rigidité provoquée par la caféine sur les muscles de grenouille à la rigidité provoquée par la chaleur, niant toute intervention de tétanos et même toute augmentation de l'excitabilité réflexe, alors que Bucheim et Eisenmenger affirmaient la production de tétanos et de vives secousses par excitation des nerfs. En 1874, les observations de Schmiedeberg permirent d'expliquer ces contradictions. Les expérimentateurs cherchant à élucider cette question et à confirmer ou infirmer les travaux de leurs devanciers avaient été très frappés de ce fait que, en expérimentant sur la grenouille, on observe tantôt des phénomènes de tétanos strychnique, tantôt au contraire l'absence complète de ces phénomènes. Les observations de Schmiedeberg sont venues donner l'explication de ces faits ; il a constaté, en effet, que, suivant qu'on faisait agir la caféine sur la grenouille verte ou sur la grenouille rousse, on obtenait des phénomènes absolument différents les uns des autres.

Chez la grenouille rousse, on observe uniquement, lorsque les doses de caféine en injection sous-cutanée sont suffisamment élevées, des altérations musculaires sans traces de tétanos ; chez la grenouille verte, au contraire, on observe un tétanos réflexe très violent, et très persistant.

Les altérations musculaires qu'on peut voir survenir chez la grenouille rousse sans qu'il y ait trace de tétanos à aucun moment de l'expérimentation, commencent au point d'application, s'étendent lentement et progressivement, et on peut observer ce fait qu'une portion d'un muscle qui se trouve en contact immédiat avec la solution de caféine peut être tout à fait morte, tandis qu'une autre portion du même muscle qui n'a pas encore subi l'action de contact de la caféine reste, au contraire, excitable à un haut degré, comme à l'état normal sinon même plus. Quant aux grenouilles vertes, c'est un tétanos réflexe très violent et persistant qui se produit, surtout au début de l'intoxication sous l'influence des doses faibles ; ce tétanos s'observe sans que coïncide avec lui cette raideur musculaire qu'on peut voir survenir à un moment plus avancé de l'intoxication par la caféine, et cela, même chez les animaux à sang chaud. Plus tard, lorsque les doses injectées sont capables d'amener la mort, les différences se compensent partiellement. Chez la grenouille rousse, on peut voir survenir une excitabilité réflexe plus intense, parfois même un faible indice d'accès tétaniques, et chez la grenouille verte, on voit apparaître de la raideur musculaire, mais jamais à un degré aussi élevé qu'on peut l'observer chez la grenouille rousse.

Ces phénomènes tiennent, d'après Schmiedeberg, à une réceptivité différente de la moelle et à une différence dans la constitution histologique du tissu musculaire chez ces animaux. Il n'est certainement pas exagéré de transporter sur les éléments anatomiques de certains mammifères les faits que cette expérimentation a révélés, parce qu'on peut observer, dans certaines circonstances, des différences à peu près de même ordre chez divers animaux à sang chaud.

On a été jusqu'à admettre qu'en raison des phénomènes de dépression très remarquables de la sensibilité qu'on peut observer sous l'influence de la caféine, cette substance déterminait la paralysie des cordons postérieurs de la moelle ainsi que des nerfs sensitifs périphériques, les cordons antérieurs et les nerfs moteurs étant au contraire entièrement respectés. En 1881, M. Giraud a particulièrement insisté sur cette interprétation déjà proposée par Hoppe, en 1858, ainsi que par d'autres observateurs, et il estimait y trouver l'explication de certaines convulsions cloniques et de spasmes tétaniques qui ressemblent, dans une certaine mesure, à ceux qu'on observe sous l'influence de la strychnine, mais qui en diffèrent cependant par les conditions accessoires dans lesquelles on peut les provoquer. En effet, tandis que les convulsions tétaniques sont très facilement provoquées par l'attouchement ou le choc lorsqu'il s'agit de strychnine, au contraire, lorsqu'il s'agit de caféine, l'attouchement, le pincement, le choc, le grattage, toutes les excitations extérieures ne déterminent pas l'apparition des secousses convulsives.

C'est surtout par l'étude des phénomènes obtenus dans l'action exercée par la caféine sur les grands appareils : le système nerveux, l'appareil circulatoire, le système musculaire, l'appareil respiratoire, et dans la discussion des phénomènes qui ont été relevés par les différents observateurs à propos de l'influence exercée sur la nutrition, que nous pourrons trouver l'explication des mécanismes afférents à chacun de ces grands appareils; et je répète que c'est surtout dans les travaux exécutés dans ces dernières années que nous trouverons le moyen de nous éclairer sur la façon dont ces phénomènes se produisent.

Dans tous les cas, ce qui ressort de la comparaison et de la discussion des travaux publiés jusqu'ici au sujet de la caféine, c'est que l'accord existe seulement relativement à la constatation de quelques symptômes prédominants, par exemple : l'exaltation des facultés intellectuelles et l'excitation musculaire au début et sous l'influence des doses modérées, l'apparition des spasmes tétaniques lorsque les doses sont plus considérables, enfin la névrose passagère, avec incoordination comparable à l'état choréique, sous l'influence des doses toxiques. Il faut tenir compte de deux facteurs capables de faire varier la nature des phénomènes produits, d'abord, la question de doses, et, secondairement, la susceptibilité individuelle. C'est dans l'action exercée par la caféine ou par le café, le thé, les infusions de plantes renfermant de la caféine, sur les différents appareils, que se montre la plus grande divergence dans les appréciations. Ainsi certains observateurs prétendent que la caféine accélère le cœur, d'autres qu'elle le ralentit, de même que la respiration; les uns prétendent que la caféine stimule les actes intimes de la nutrition, les autres qu'elle les modère. Tout cela est une question non seulement de doses et de susceptibilité individuelle, mais encore une question de différence dans les produits ayant servi à faire l'expérimentation. Et en effet, nous avons vu que, dans les différentes plantes contenant de la caféine, cette substance se trouve soit mélangée, soit en combinaison avec des tannins de diverses natures, par exemple, que dans le café torréfié la caféine se trouve mélangée à des produits de synthèse formés pendant la torréfaction, et, comme je vous le montrerai plus tard, certains de ces produits exercent sur l'organisme une action physiologique inverse de celle de la caféine.

En ce qui concerne le café torréfié, ce dernier doit au caféol (ou caféone) des propriétés particulières de stimulation vasculaire diffusible tout à fait analogues à celles que déterminent les produits volatils possédant, à la fois, une fonction alcool et une fonction phénol. Le caféol n'est autre chose, en effet, que l'éther méthylique de la saligénine

$$C^6H^4{<}^{CH^2.OH}_{OH} \qquad C^6H^4{<}^{CH^2.OCH^3}_{OH}$$

Saligénine.   Caféol ou caféone.

et il donne de l'acide salicylique par fusion avec un hydrate alcalin. MM. Thiele et Dimroth, qui ont préparé synthétiquement l'éther méthylique de l'alcool orthoxybenzylique lui ont trouvé des propriétés différentes de celles du caféol et il se pourrait que ce dernier présentât la constitution figurée par le schéma

$$C^6H^4{<}^{CH^2 - CH^2.OH}_{OH}$$

Dans tous les cas, il posséderait, à la fois, une fonction phénolique et une fonction alcool. Ni le café vert, ni la caféine ne produisent des modifications du même genre dans l'organisme; cette modification est, dans une certaine mesure, analogue à celle déterminée par l'alcool, ou encore par les sels ammoniacaux. Elle dure assez peu de temps, une demi-heure à une heure environ; et, lorsque l'action exercée par les substances volatiles formées par synthèse a disparu, on peut voir se dégager plus nettement l'action de la caféine seule, qui pouvait être masquée par l'influence de la caféone. Bien mieux, l'action primitive de la caféine, — et tous les observateurs sont à peu près d'accord sur ce point, — est une action particulière, tout à fait paradoxale, en apparence, c'est une action d'assoupissement qui contraste avec l'état d'exaltation qui ne se montre, d'ailleurs, que dans une phase secondaire de l'action du café. Il faut laisser de côté ces appréciations divergentes, et demander à l'expérimentation de nous guider dans la façon dont on doit interpréter les réactions physiologiques se produisant sous l'influence de la caféine et du café.

Je vous signale déjà ce fait que la caféine et la théobromine se rapprochent, dans une certaine mesure, des aliments et rentrent dans le groupe des produits de désassimilation des albuminoïdes, produits de désassimilation incomplète, qui sont encore capables, sinon de servir à la restauration de l'organisme dans le sens étroit de ce terme, au moins d'inciter cette restauration et de la maintenir dans son état d'intégrité normale, comme le font d'ailleurs toutes les leucomaïnes voisines de la caféine : la xanthine, la sarkine, la carnine, l'adénine, dont je vous ai montré la parenté avec la caféine, alcaloïdes qui font partie du même groupe que la caféine, la théobromine, la théophylline, qu'on trouve dans les différentes plantes à caféine; mais, d'autre part, les caféiques sont capables d'agir comme des agents perturbateurs de ces mêmes fonctions normales lorsque leur proportion vient à être trop considérable, se conduisant toujours en cela comme les leucomaïnes que je viens de citer. C'est d'ailleurs par leur comparaison avec les bases du groupe de la purine que la caféine et les alcaloïdes de ce genre pourraient, dans une très faible mesure, justifier la qualification d'agents antidéperditeurs sous laquelle on les a désignés pendant très longtemps, appellation que nous discuterons à propos de l'action exercée par ces substances sur la nutrition et que nous verrons devoir être absolument abandonnée.

L'appellation de *nervin dynamophore* proposée par GUBLER implique l'idée qu'une substance introduite dans l'organisme pourrait lui donner l'énergie nécessaire pour pouvoir accomplir un phénomène fonctionnel sans qu'il en résultât une dépense corrélative. Il me semble beaucoup plus logique de désigner ces substances par l'appellation de *nervins nutritifs*, comme l'a proposé M. SOULIER, en raison de leur action sur le système nerveux et sur les phénomènes de nutrition. Il paraît d'ailleurs évident qu'au point de vue physiologique pur, il est impossible qu'un agent puisse empêcher l'organisme de subir les pertes nécessitées par un phénomène fonctionnel donné.

Je vous signale encore un fait qui me paraît présenter une certaine importance au point de vue de la constitution chimique de ces composés; c'est celui d'une différence d'action très nette, au point de vue toxique, entre ces alcaloïdes et les alcaloïdes à noyau pyridique, dont l'influence est incomparablement plus intense, bien qu'ils possèdent tous une sorte de fonds commun dans les grandes lignes de leur action toxique. La caféine et la théobromine, de même que les alcaloïdes de ce groupe, ne sont ni des antipyrétiques, dans le sens de la quinine, par exemple, ni des anodyns, ni des antiseptiques comme les alcaloïdes à noyau aromatique, on peut en faire des nervins reconstituants, par opposition aux premiers qui seraient plutôt des nervins dynamophores. Ici, comme pour les alcaloïdes proprement dits à noyau aromatique, l'impressionnabilité individuelle existe toujours, mais l'impressionnabilité de l'espèce paraît beaucoup amoindrie, et la zone maniable de ces alcaloïdes s'étend dans des proportions beaucoup plus considérables.

Voyons donc les phénomènes que l'on peut observer sous l'influence de l'expérimentation physiologique, lorsqu'on injecte directement la caféine à un animal. Si l'on prend un cobaye, par exemple, et qu'on lui fasse une injection intra-péritonéale de 25 centigrammes de caféine dissoute à l'aide de benzoate ou de cinnamate de soude, on observe, après un quart d'heure, un début de paraplégie. Si, à ce moment, on fait une nouvelle injection de 25 centigrammes, après une dizaine de minutes la paraplégie est complète, la sensibilité complètement abolie, et si l'on place l'animal sur le dos, il est absolument incapable de se relever. En même temps, on observe un abaissement de température, on voit apparaître des convulsions, une élévation notable du nombre des pulsations cardiaques, et la mort survient, en moyenne, dans l'espace de trente à quarante minutes. L'autopsie, pratiquée immédiatement après la mort, montre que l'oreillette droite bat encore précipitamment après l'arrêt du cœur, que le cœur est très gros, en état diastolique et qu'il n'existe pas d'ecchymoses pulmonaires. La rigidité cadavérique s'établit d'une façon remarquablement prématurée, après dix minutes environ. Sous l'influence des doses non toxiques, on observe, au contraire, un abaissement continu de la température, et du ralentissement du pouls.

Lorsqu'on pratique l'injection de caféine chez une grenouille verte, — à la dose de 15 milligrammes, par exemple, pour une grenouille de 20 à 30 grammes, — on voit, au bout de dix minutes, des phénomènes ressemblant, dans une étroite mesure, à ceux de la strychnisation, c'est-à-dire des convulsions tétaniques. Après une demi-heure, on constate un état de rigidité qui persiste après la décapitation et la destruction de la moelle, ce qui démontre qu'il s'agit d'une action portant sur le tissu musculaire et non pas d'une action d'origine nerveuse. Cette action sur le tissu musculaire est d'autant plus accentuée qu'on a mieux permis aux éléments anatomiques de s'imprégner de la substance toxique, en d'autres termes, que ces éléments anatomiques auront été en contact plus intime et plus prolongé avec le sang chargé de poison; car, une substance agissant sur des éléments anatomiques déterminés, et se trouvant en dissolution dans le sang circulant, impressionne d'autant plus énergiquement les organes constitués par ces éléments anatomiques qu'ils sont plus irrigués.

Voyons maintenant ce que va nous apprendre la symptomatologie, relativement à l'action de la caféine sur les mammifères. On possède quelques observations relatives à l'action toxique exercée sur l'homme, et nous allons nous en servir comme terme de comparaison. Tout d'abord, quelques renseignements concernant les doses auxquelles on a pu observer des accidents et les doses mortelles chez les animaux. On a observé des accidents d'intoxication, avec des phénomènes assez graves, sous l'influence de 20 centigrammes de caféine; et j'appelle votre attention sur ce fait, en raison de la facilité avec laquelle on pratique des injections de 25, de 30, et même de 40 centigrammes de caféine. On a donc observé des phénomènes d'intoxication grave après 20 centigrammes de caféine injectés en une seule fois, ou bien après ingestion de quatre tasses de café fort. D'autre part, on a observé la guérison après l'injection de *4 grammes* de caféine, ou bien après l'ingestion d'une infusion préparée avec 250 fèves de café torréfié, ou de 128 fèves constituant trente-deux tasses de café. On a administré, assez fréquemment, des doses de 2 gr. 50 de caféine, par voie d'injection sous-cutanée, dans l'espace de vingt-quatre heures, et, dans ces conditions, on a pu observer des accidents. Dans tous les cas, il est un phénomène auquel il faut toujours penser, c'est que les doses élevées provoquent une tendance à la contracture du myocarde; et nous verrons, en effet, qu'à ce point de vue l'action de la caféine se rapproche, dans une très étroite mesure, de l'action de la digitaline. J'ai assez insisté sur l'influence que la digitaline exerce sur le tissu musculaire du cœur pour n'avoir pas besoin de revenir sur cette question.

En ce qui concerne les doses mortelles chez les animaux, l'injection sous-cutanée de 20 centigrammes par kilo de poids vif est mortelle chez le cheval, celle de 30 centigrammes est mortelle chez le porc et le bœuf, celle de 50 centigrammes est mortelle chez le chien. Je trouve qu'il est intéressant de rapprocher ces faits, — en raison de ce que je vais avoir à dire de la symptomatologie du caféisme chronique, — des doses toxiques de la morphine chez les mêmes animaux, parce que la susceptibilité à l'influence toxique mortelle est sensiblement la même, sauf cependant pour le porc, qui présente vis-à-vis de la morphine, une résistance particulièrement remarquable. Les doses de morphine déterminant la mort des animaux dont je viens de parler sont les suivantes, par kilo : 7 milligrammes pour le cheval, 15 milligrammes pour le bœuf, 65 milligrammes pour le chien, et 200 milligrammmes pour le porc, ce dernier étant celui qui s'éloigne des précédents dans l'ordre que j'indiquais tout à l'heure pour la caféine. De même que la morphine, la caféine doit être envisagée comme un *modificateur intellectuel*, et il est intéressant de constater que l'action exercée sur le système nerveux de plusieurs mammifères est sensiblement parallèle dans les deux cas. Cette comparaison prendra encore plus d'importance à propos de l'étude du caféisme chronique.

L'étude des phénomènes qui se produisent sous l'influence des injections sous-cutanées de caféine est intéressante à envisager avant de passer à la symptomatologie générale de l'intoxication. Ces injections déterminent, en effet, — et c'est ce qu'on leur demande, dans la plupart des cas, — une excitation directe du myocarde, une hyperémie de l'encéphale, analogue à celle déterminée par l'opium; vous voyez que le rapprochement de la caféine et de la morphine est justifié dans une certaine mesure, et je vous en donnerai d'autres preuves. Ces injections sont moins excitantes mais plus toniques que celles d'éther; on les associe avantageusement dans le traitement des hémorrhagies *post partum*. Elles déterminent une excitation du système nerveux et des centres vaso-moteurs, ainsi qu'une action diurétique propre. De plus, la caféine exerce parfois une action narcotique très utile, surtout lorsqu'elle est associée à la morphine ou, mieux encore, à l'opium.

Les cas dans lesquels on a cherché à obtenir une action thérapeutique sont encore très intéressants à passer en revue avant d'étudier l'intoxication. Depuis un temps immémorial, peut-on dire, l'usage du café pour le traitement de l'étranglement herniaire était répandu à la Havane, et, dans ces dernières années, on a cité un certain nombre de cas de ce genre, qui ont été relevés par MÉPLAIN, en 1873, dans lesquels l'ingestion répétée de doses de café fort a amené la réduction de hernies, et cela dans des conditions telles qu'on a été jusqu'à donner cette médication comme un moyen presque héroïque de réduction des hernies. Il existe certainement au moins une vingtaine de cas dans lesquels la réduction des hernies s'est produite à la suite de l'ingestion de la cinquième ou de la septième tasse d'infusion forte de café, préparée à l'aide de 150 grammes de café torréfié pour un litre d'eau. La réduction a toujours été précédée d'un gargouillement particulier annonçant la rentrée de la hernie. Cette action est évidemment attribuable à l'influence particulière exercée par la caféine sur le plan musculaire de l'intestin, et cela peut être regardé comme une démonstration expérimentale de l'action élective exercée par la caféine sur le tissu musculaire.

La symptomatologie générale va nous occuper dans deux circons-

tances différentes : d'abord, lorsqu'il s'agit de caféisme aigu,
et d'autre part de caféisme chronique. On distingue trois formes de
caféisme aigu, absolument analogues aux trois formes d'alcoolisme :
ce sont la forme légère, la forme moyenne, la forme grave ou de
résolution. On pourrait presque calquer la symptomatologie de ces
trois formes sur celles de l'alcoolisme ; et en effet, dans la plupart
des circonstances où la caféine a déterminé des accidents, ces
accidents se sont montrés très sensiblement identiques aux phénomènes déterminés par l'ingestion de certaines quantités d'alcool.

Il existe un assez grand nombre de faits d'intoxication qu'il est intéressant de prendre en considération, et, parmi ceux qui ont été
publiés, je vous en citerai seulement quelques-uns, qui me paraissent
particulièrement remarquables au point de vue de l'évolution des
phénomènes.

Le premier a été signalé par CURSCHMANN. Dans le but de faire
réapparaître ses règles, une jeune femme âgée de vingt-sept ans fit
infuser 250 grammes de café à peine torréfié dans 500 grammes
d'eau, exprima fortement le résidu, et avala en une seule fois cette
quantité d'infusion. Après un quart d'heure, on vit débuter les accidents : agitation, sub-délirium, impossibilité de conserver la position couchée, visage pâle, angoisse extrême, pleurs, gémissements,
crainte de mourir, sensation de manque d'air et de constriction
de la poitrine par un lien. Puis apparut le besoin de mouvement,
une agitation toute particulière chez cette malade, qui, malgré l'état
d'impotence fonctionnelle dans lequel elle se trouvait, se crampon-
nait après les meubles et les assistants pour tâcher de faire quelques
pas dans sa chambre, retombant bientôt épuisée après le moindre
effort. Elle était en proie à des convulsions spasmodiques des mains
et des membres rappelant la chorée, laissait tomber tous les objets
qu'elle voulait saisir. Elle fut prise brusquement d'une dyspnée
intense, allant jusqu'à la suffocation, avec respiration difficile, courte
et rapide ; il y avait 24 à 30 mouvements respiratoires par minute.
En même temps, elle était en proie à des palpitations très pénibles,
le choc du cœur était fort et sec, le pouls, donnant 112 battements,
était rapide et tendu ; les artères étaient rétrécies et dures. Une heure
après l'ingestion, la malade fut prise de nausées et de diarrhée, avec
faibles coliques, mais ténesme très violent ; elle éprouvait des envies
d'uriner tous les quarts d'heure environ, il y avait une strangurie
intense ; la quantité d'urine excrétée dépassa notablement la quantité normale. L'intelligence était conservée ainsi que la conscience ;
mais le sensorium était atteint, ses réponses aux questions étaient
incohérentes et, le lendemain, elle avait conservé un souvenir confus
des événements de la veille. Les accidents disparurent seulement
après quarante-huit heures en même temps que les règles réappa-

rurent. En admettant que tout l'alcaloïde ait été dissous dans l'infusion, la quantié de caféine ingérée s'élevait, au plus, à 2 grammes.

Dans un autre cas, rapporté par Max' Cohn, un homme fort et vigoureux s'avisa de préparer, à quatre heures de l'après-midi, du café en faisant infuser 80 grammes de café dans 250 grammes d'eau. Deux heures après l'ingestion du liquide, il fut pris de vertiges, de céphalée, de tremblement d'abord localisé aux pieds, puis bientôt généralisé. La face était rouge et vultueuse, le sujet était en proie à des palpitations angoissantes, à des nausées et des vomissements. Le médecin qui fut appelé près de lui le vit six heures après l'ingestion. Il était en proie à un tremblement généralisé intense, se montrant surtout aux mains et aux mâchoires, ce qui rendait son langage presque complètement incompréhensible ; son visage était fortement coloré, le front couvert de sueur ; il se plaignait d'angoisse précordiale ; les bruits du cœur étaient normaux, le pouls à 100, très plein ; et le malade éprouvait le besoin fréquent d'uriner. On lui administra 4 grammes de bromure de potassium en deux doses. La nuit fut fort agitée : le lendemain, il avait de la courbature et du tremblement des mains.

Les phénomènes que je viens de décrire peuvent acquérir une intensité considérable, même avec des doses beaucoup plus faibles de café, comme le prouve l'exemple de cette jeune fille de dix-neuf ans, qui jusqu'alors n'avait jamais pris de café, et qui, cédant aux sollicitations d'amis qui l'avaient engagée à dîner, prit une tasse ordinaire de café, ne renfermant guère par conséquent que l'infusion de 15 à 16 grammes de café. Une heure après, elle était prise de vertiges, de pesanteur de tête, puis d'une céphalalgie intense, bientôt accompagnée de nausées et de vomissements. La face était vultueuse, l'œil vif ; elle était en proie à des palpitations violentes et à du délire de la parole. — C'est un fait très remarquable dans tous les exemples d'intoxication que le délire ne se montre qu'en ce qui concerne les phénomènes de langage. — De même que la malade dont je citais tout à l'heure l'observation, cette jeune fille éprouvait un violent désir d'exécuter des mouvements, bien qu'elle fût presque dans l'impossibilité de se remuer ; il lui était presque impossible de se tenir sur ses jambes, elle titubait, présentait du tremblement et du refroidissement des extrémités, bien que le front ruisselât de sueur. Elle passa la nuit dans un état d'agitation intense, telle qu'il fallut que deux personnes restassent à côté d'elle pour l'empêcher de se jeter hors de son lit. Lorsqu'on l'interrogeait, sa parole était embarrassée, incohérente et entrecoupée de cris et de gémissements. Pendant la nuit, elle eut huit mictions abondantes, et le lendemain une diarrhée profuse, avec ténesme. Elle conserva une sensation de courbature très gênante pendant quelques jours, avec de l'anorexie et un malaise persistant pendant six jours et consistant surtout en palpitations avec arythmie, tremblements, éréthisme.

Je vous citerai encore l'observation suivante rapportée par M. Spillmann, de Nancy. Une femme de soixante-cinq ans, chez laquelle on soupçonnait un cancer de l'estomac, fut la victime d'une intoxication aiguë par le thé dans les conditions suivantes. Dans le but de déterminer le chimisme gastrique de cette malade, on lui prescrivit de prendre le lendemain matin, à huit heures, un repas d'épreuve, composé de 300 grammes d'infusion de thé avec 60 grammes de pain blanc et de se rendre à l'hôpital vers neuf heures. Le mari de la malade et une de ses parentes, interprétant mal la prescription, versèrent 300 grammes d'eau bouillante sur 300 grammes de thé noir. Au bout d'un quart d'heure d'infusion, la malade absorba ce breuvage qui était d'une couleur presque noire et très amer. Elle se rendit à l'hôpital pour que l'on pût procéder à l'examen des résultats de son repas d'épreuve et fut bientôt prise de tremblements avec petites secousses convulsives dans les membres ; elle éprouvait une grande sensation de faiblesse avec tendance syncopale, puis elle se mit à vomir d'une façon incoercible ; les vomissements persistèrent jusqu'à huit heures du soir, malgré tous les moyens employés. La malade était très pâle et se plaignait d'une céphalée intense avec sensation de froid dans tous les membres. Vers midi, le pouls, jusqu'alors faible et assez rapide, devint petit, irrégulier, inégal ; en même temps, il se ralentit et ne battit plus que 40 fois par minute. La respiration était accélérée. La température était tombée à 36°. Les urines, très peu abondantes, étaient foncées en couleur. Vers quatre heures de l'après-midi, le pouls se releva, battant 60 à la minute ; en même temps, la malade ressentit de la chaleur à la peau, suivie de sudations abondantes. A six heures, le pouls était à 80, régulier ; la température s'élevait à 37°5. La malade passa une nuit assez calme et n'éprouvait plus aucun malaise le lendemain matin. Dans ce cas encore, et en admettant, ce qui est certainement inexact, que la totalité de la caféine fut dissoute dans la solution ingérée, cette quantité de caféine devait atteindre à peine 2 grammes. Comme dans les observations précédentes, on note dans celle-ci, des phénomènes nerveux (céphalée, tremblements légers, mouvements convulsifs), l'hypothermie avec sensation de froid, l'état syncopal, les vomissements incoercibles et l'irrégularité avec ralentissement du pouls. Mais, pour une quantité de caféine très sensiblement égale à celle qui a fait l'objet de l'intoxication rapportée par Curschmann, l'intensité des effets toxiques a été beaucoup moins considérable, ce qui pourrait être attribué à trois causes, entre lesquelles il me paraît impossible de discerner celle qui a été réellement efficace : 1° nature de la substance toxique (thé au lieu de café), 2° âge de la malade (soixante-cinq ans au lieu de vingt-sept ans), 3° susceptibilité individuelle et état hygide de chacun des sujets.

Il existe, à côté de ces faits, un certain nombre d'intoxications déterminées par la caféine en nature. Voici un cas rapporté par EDWARD LIELL. Il s'agit d'une femme de trente ans, très nerveuse, sujette aux migraines, à laquelle on avait prescrit la caféine dans le but de remédier à ces accès de migraine. Elle absorba par erreur 90 centigrammes de caféine, par la voie buccale, dans l'espace d'une heure et demie. A partir de la dernière prise, elle fut en proie à une agitation extrême, sans repos, accompagnée de vertige, de lassitude, d'angoisse précordiale, de délire de la parole; elle était dans un état d'inconscience complète, avec accélération du pouls et de la respiration. Elle éprouvait une impression de pulsations abdominales absolument gênante, du tremblement des membres et des spasmes du cou et de la nuque. Puis, cette phase d'excitation fit place à une phase de dépression. Les extrémités étaient froides, les mains et les jambes anesthésiées et parésiées; le pouls, primitivement assez fréquent, était descendu à 55, irrégulier. L'anesthésie et la parésie des membres ne disparurent que le cinquième jour.

LEHMANN a rapporté un cas d'intoxication déterminé chez l'homme après ingestion de 50 centigrammes de caféine. Les symptômes consistèrent en une excitation violente des systèmes vasculaire et nerveux; le pouls était fréquent, irrégulier, souvent intermittent; le sujet ressentait de l'oppression thoracique, de la céphalalgie, des bourdonnements d'oreille; il était en proie à des hallucinations, du délire, du priapisme, des spasmes vésicaux.

FRERICHS absorba, en une seule fois, 1 gr. 50 de caféine. Il éprouva, au bout de quinze minutes, des phénomènes assez graves dont la symptomatologie reproduisait très sensiblement celle que je viens d'indiquer : pouls plein, dur, accru de 10 pulsations; tête lourde et embarrassée; vertiges; bourdonnements d'oreille, excitation, inquiétude, impossibilité de fixer les idées. Dans toutes ces circonstances, on voit coïncider une amélioration très notable avec la phase de vomissements ou de diarrhée.

Mais ce qui est important dans l'étude du caféisme, c'est bien plus l'étude du caféisme chronique que celle du caféisme aigu; celui-ci ne peut être, en effet, que le résultat soit d'une erreur, soit d'un emploi exagéré de caféine ou de café. Le caféisme chronique, au contraire, résulte de l'abus de l'ingestion continuelle de café ou de thé ou de substances analogues renfermant de la caféine. L'étude de cette forme de l'intoxication a été faite surtout dans ces dernières années et il n'y a guère que vingt-cinq ou trente ans que l'attention a été attirée sur ces phénomènes. Les premières observations qui ont été faites ont été provoquées par des accidents déterminés par l'abus de la *poudre de Guarana*, qui, au début de son introduction en thérapeutique, était très fréquemment employée pour la guérison des migraines. L'emploi inconsidéré de cette substance médicamenteuse provoquait un certain nombre de malaises représentant des phénomènes d'intoxication, parmi lesquels : l'augmentation de la tension artérielle, l'élévation de la température par exagération des combustions, l'ischurie, sont des phénomènes notés continuellement. Par exemple, chez un malade atteint de paralysie faciale d'origine centrale, qui avait fait un abus de poudre de Guarana pour se débarrasser de ses douleurs, on remarqua de la rougeur de la peau, un éclat particulier des yeux, des irrégularités du pouls, un état de moiteur, le délire de la parole, des vertiges, des bourdonnements d'oreilles, des crampes de la vessie et de l'intestin.

Ces phénomènes ont été surtout mis en évidence par la Commission anglaise qui avait été chargée d'examiner l'antagonisme entre les différentes substances médicamenteuses. Je ne puis m'empêcher d'insister sur les résultats de cette commission, en raison de la hâte avec laquelle ces conclusions ont été adoptées, et pour vous montrer combien il faut être réservé dans l'interprétation des actions médicamenteuses exercées par les substances actives. En effet, cette commission, composée cependant de physiologistes extrêmement remarquables, avait admis comme conclusion de ses études que la théine, la caféine, la guaranine, la cocaïne et la théobromine étaient non seulement analogues par leurs affinités chimiques, mais encore par les manifestations physiologiques qu'elles étaient capables de déterminer sur l'organisme.

Les trois premiers de ces alcaloïdes constituent une seule et même substance dont la comparaison avec la théobromine montre que les effets de stimulation générale se ressemblent bien sur certains points, mais les nuances sont certainement très tranchées, et, en ce qui concerne la cocaïne, nous savons actuellement qu'il faut complètement séparer cette substance médicamenteuse du groupe de la caféine et des alcaloïdes analogues, aussi bien au point de vue chimique qu'au point de vue de l'action physiologique. La cocaïne possède, en effet, des électivités tout à fait particulières, et non seulement des électivités, mais une action physiologique qui la différencie absolument de la caféine et des bases de ce genre.

La Commission anglaise avait adopté comme conclusion de ses travaux que, sous l'influence de petites doses des alcaloïdes que je viens de citer : théine, caféine, guaranine, cocaïne et théobromine, on observe l'excitation cérébrale et un état particulier suivi d'état comateux, avec perte partielle, plus ou moins accentuée, de la sensibilité. Sous l'influence des fortes doses, on observe une excitation cérébrale intense, une paralysie plus ou moins marquée de la sensibilité, des spasmes tétaniques et des convulsions, quelquefois même la mort. C'est précisément en raison de ces phénomènes que la Commission, adoptant l'interprétation admise, en 1873, par BENNET, dans ses recherches sur ces alcaloïdes, confirma son opinion relativement à l'électivité particulière exercée par ces différents alcaloïdes sur les faisceaux postérieurs de la moelle, en même temps que la paralysie du système nerveux sensitif périphérique.

Dans ces expériences, la paralysie musculaire avait été absolument méconnue, ou du moins l'action de la caféine sur la tonicité persistante des éléments musculaires avait été complètement négligée, et cependant elle joue un rôle considérable dans les phénomènes déterminés, aussi bien sous l'influence de l'intoxication aiguë que sous l'influence de l'intoxication chronique. Je crois qu'il faut attribuer ce fait à ce que cette Commission s'était particulièrement occupée de l'antagonisme qui devait exister entre la caféine, ou les alcaloïdes analogues, et la morphine. Or, les faits sur lesquels cet antagonisme était basé me paraissent bien mal choisis, car la Commission faisait ressortir que, sous l'influence des alcaloïdes tels que la caféine, la théine, la guaranine, la théobromine, et même la cocaïne, il se produisait une excitation motrice vasculaire, bientôt suivie de paralysie, de la contraction pupillaire, du ténesme rectal et vésical, et nous savons que ces phénomènes sont précisément ceux qui caractérisent l'action exercée par la morphine, de sorte que c'est bien plutôt du parallélisme que de l'antagonisme.

Le caféinisme chronique se manifeste par un certain nombre de symptômes qu'il est assez intéressant de passer en revue, en les groupant suivant les principaux appareils. Tout d'abord, il y a les symptômes concernant l'habitus de l'individu. En ce qui regarde ce premier groupe, on remarque un état de mobilité et d'inconstance tout à fait particulier. La face est pâle, les traits tirés et vieillis même lorsque l'individu est jeune, l'œil toujours brillant et mobile, le regard vif et les pupilles très dilatées.

Les manifestations les plus importantes portent sur le système nerveux. La première consiste dans un tremblement très analogue à celui déterminé par l'alcool : c'est un tremblement fin, à oscillations rapides, régulières et de faible amplitude; il est généralement limité aux doigts et, comme le tremblement alcoolique, il peut surtout être mis en évidence en faisant étendre la main et écarter les doigts. Quelquefois cependant, on voit ce tremblement se manifester à la langue, aux lèvres, et aux muscles de la face, comme dans les cas d'intoxication aiguë que je citais tout à l'heure, où ce tremblement était arrivé à rendre la parole presque impossible. Exceptionnellement, ce tremblement peut s'étendre aux membres et rendre plus ou moins longtemps le travail impossible. Ce qu'il y a de curieux, et ce qui le rapproche du tremblement déterminé par l'alcool ou par la morphine, c'est qu'il disparaît par ingestion de café, comme le tremblement alcoolique disparaît par l'ingestion d'alcool et le tremblement morphinique par l'ingestion de morphine. Ce tremblement est symétrique, et les émotions ainsi que le travail pénible sont capables de l'augmenter dans une large mesure.

A côté de ce tremblement, — et il ne faut pas confondre ces phénomènes avec lui, — on constate des tressautements musculaires, qui consistent en contractions partielles, fibrillaires, visibles à l'œil nu et même perceptibles pour l'individu qui en est l'objet. Il est fréquent de voir des ondulations rapides de la peau se produire à l'endroit même où a lieu ce tressautement. A ces contractions se joignent assez souvent des crampes qui intéressent surtout les mollets, ou les pieds dans leur face plantaire; ces crampes sont exagérées par la chaleur du lit et par la pression. A ces phénomènes, il faut ajouter encore des contractions involontaires des muscles du périnée et des organes génito-urinaires allant jusqu'à produire des pollutions chez l'homme.

Les troubles de la sensibilité consistent principalement en névralgies qui affectent surtout l'estomac et la tête; les muscles intercostaux sont assez souvent intéressés, de même que les membres, le rachis, la face, l'épaule, le sein, ainsi que cela a été signalé à maintes reprises chez la femme, car c'est principalement chez la femme que cette forme d'intoxication chronique s'observe. Ces névralgies consistent en une douleur sourde et profonde, extrêmement tenace en même temps; la sensibilité est exagérée à un point tel que certains observateurs ont insisté sur ce fait qu'il était presque impossible de porter la main sur la glande mammaire de ces malades, en raison de la douleur intense que la moindre pression excitait dans ces conditions.

Le sommeil est affecté d'une façon extrêmement remarquable. Contrairement à ce que l'on observe dans l'intoxication aiguë, il subsiste, mais il est très pénible et se produit avec réveil en sursaut. En même temps, les individus sont en proie à de l'onéirodynie et à des rêves professionnels, ce qui donne encore à ce sommeil pénible une similitude avec celui de l'alcoolisme. Le passage du sommeil au réveil se produit subitement; et, pendant toute la durée du sommeil, le sujet se livre à des mouvements désordonnés qui occasionnent au réveil un profond état de lassitude générale. Cette sensation de harassement physique et psychique qui finit par devenir angoissante exerce une influence considérable sur le moral de l'individu qui voit avec une grande appréhension arriver la nuit, le moment de ce sommeil entrecoupé de cauchemars et d'agitation extrêmement fatigante pour lui.

Les troubles psychiques qu'on peut observer également consistent surtout en un état de mobilité extrême du caractère. Le plus généralement, on constate un état de tristesse profonde, de misanthropie même, avec ce qu'on pourrait appeler actuellement un état de neurasthénie plus ou moins nettement caractérisé; et en même temps, les malades montrent une pusillanimité tout à fait particulière. Il faut observer que l'excitation intellectuelle n'est que l'apanage soit de doses faibles agissant sur un organisme sain, non influencé, soit la caractéristique des premières périodes d'une intoxication aiguë.

Je vous ai parlé tout à l'heure des tremblements : ces tremblements ne sont pas les seuls phénomènes intéressant les muscles, et il vient s'y joindre, au bout d'un certain temps, des troubles musculaires consistant dans une diminution plus ou moins considérable de la vigueur motrice. Cette diminution entraîne l'incapacité d'accomplir un travail mécanique assez important ou bien un travail manuel délicat; et cela résulte précisément de cet état de contracture musculaire permanente provoquée par la sollicitation continuelle du muscle à exécuter une contraction. Nous aurons à constater, en effet, qu'un des phénomènes les plus accentués exercés par la caféine consiste dans cette tendance à l'état de contracture musculaire permanente qui est une des manifestations les plus caractéristiques, en même temps que dés plus désagréables, de la symptomatologie de l'intoxication chronique.

Du côté de l'appareil digestif, les troubles ne sont pas moins notables. La langue est saburrale au centre, rouge et comme desquamée sur les bords; elle apparaît tremblotante, épaisse, étalée, comme la langue des individus qui éprouvent des troubles digestifs. Et en effet, des troubles gastro-intestinaux d'intensité variable accompagnent toujours la symptomatologie de cette intoxication. L'anorexie, les gastralgies, les différentes formes de dyspepsie provoquant des vertiges, parfois des syncopes, et des accidents convulsifs hystériformes se remarquent à cette période. La diarrhée, la constipation se montrent, souvent même alternent l'une avec l'autre; et, à ce point de vue, l'observation a appris que le café au lait présentait la propriété tout à fait caractérisée d'augmenter l'excrétion intestinale.

Du côté de l'appareil génito-urinaire, la polyurie est extrêmement remarquable; les urines sont claires, décolorées, très aqueuses. On observe l'anaphrodisie, l'impuissance ensuite; chez les individus du sexe masculin, des pollutions nocturnes ou diurnes; chez les jeunes gens et chez les jeunes filles, l'arrêt de développement ou même l'atrophie des organes génitaux externes ont été signalés à maintes reprises. Pour Trousseau, dont je citais l'opinion précédemment, le café serait le plus puissant des anaphrodisiaques, et il existe, dans la littérature médicale, une foule d'observations intéressantes à ce sujet.

Comme avec la morphine, après une phase passagère de stimulation génitale, c'est d'abord l'inappétence sexuelle qui commence à se montrer, précédant de beaucoup l'impotence. Chez la femme, on constate une action emménagogue accentuée, mais non pas abortive. La production d'une abondante leucorrhée est un phénomène constant.

En ce qui concerne l'appareil circulatoire, on observe un ralentissement du pouls, une arythmie, qui consiste assez souvent dans le fait suivant : un certain nombre de pulsations, une douzaine environ, sont lentes et suivies de trois ou quatre plus rapides, et ce phénomène se renouvelle à intervalles assez réguliers. Dans d'autres circonstances, le pouls est petit, accéléré, irrégulier. Le choc de la pointe du cœur est faible; on observe des palpitations, de l'angoisse précordiale, mais à un degré beaucoup moindre qu'on ne l'observe dans l'ivresse du caféisme aigu; et jamais on n'a constaté de lésions organiques du cœur. Chez les individus anémiés, on constate un souffle à la base, mais ce souffle n'a rien de spécial. Le seul fait qui imprime à cette symptomatologie un caractère particulier est celui d'une stase veineuse, très souvent signalée, et qui s'observe surtout du côté des veines hémorrhoïdales. Enfin la pâleur et l'anémie des muqueuses sont aussi des témoins de l'état d'affaiblissement dans lequel tombe l'individu. Ces phénomènes du côté de la circulation sont en rapport avec une sensation de refroidissement des extrémités qui constitue encore une des manifestations gênantes, sinon douloureuses, de cette intoxication.

L'appareil respiratoire est affecté de dyspnée survenant au moindre effort; une course, l'ascension d'un escalier suffisent pour la provoquer avec une intensité variable; cela s'explique par l'état d'anémie dans lequel tombe rapidement l'individu.

Quant aux organes des sens, on a constaté presque toujours un affaiblissement plus ou moins marqué de la vue, quelquefois même un affaiblissement de l'organe de l'ouïe, voire, a-t-on été jusqu'à dire, de la surdité. L'asthénopie peut s'interpréter, comme la dyspnée, par l'état d'anémie profonde.

Un dernier groupe de phénomènes très remarquables consiste dans les accidents cutanés qu'on peut voir chez presque tous les individus sujets à des accidents de caféisme chronique. Le fait est connu depuis longtemps déjà que l'eczéma, la séborrhée, l'impétigo, presque toutes les affections cutanées sont une contre-indication à l'emploi du café, même de façon tout à fait modérée. Chez ces malades en proie au caféisme chronique, on peut voir survenir fréquemment un prurit généralisé extrêmement incommode, quelquefois ce prurit est localisé plus particulièrement aux régions anale et vulvaire; on a signalé également du dermographisme et des éruptions polymorphes, parmi lesquelles l'acné rosacé semble occuper un rang prépondérant. C'est là d'ailleurs une question de terrain, déterminant ces phénomènes chez des individus plus ou moins prédisposés. Les individus nerveux sont, de beaucoup, les plus sensibles à l'action de la caféine, comme à celle de tous les excitants, et il y a, dans les effets exercés par les produits autres que la caféine, aussi bien des infusions théiformes que du café torréfié, l'intervention d'autres facteurs qui explique la complexité des phénomènes. On sait que l'abus chronique du thé provoque d'abord de l'excitation avec de la céphalée, puis des palpitations, de l'insomnie, des hallucinations de l'ouïe avec terreurs nocturnes, de la dépression morale, enfin de la polyurie avec dyspepsie et constipation. Le thé, pris avec excès, diminue le taux de l'urée dans l'urine; il a une action dépressive sur le pouls; il abaisse la température. Morton a observé chez les dégustateurs de thé, en Amérique, des accès de fausse angine de poitrine.

Ces phénomènes ont été remarqués surtout chez la femme, parce que, en raison sans doute des croisades anti-alcooliques de ces dernières années, on a vu se répandre avec une bien plus grande fréquence qu'autrefois l'ingestion des boissons théiformes, thé ou café; et les femmes, notamment, abandonnant plus facilement l'usage du vin ou des boissons spiritueuses, se sont reportées sur les boissons théiformes. On a été jusqu'à dire que le caféisme est l'alcoolisme des femmes; mais les femmes ne sont pas seules à abuser du café ou du thé. Il existe en Amérique des individus dont la fonction consiste à déguster les différentes espèces de thé, et l'exercice de cette profession entraîne la consommation d'une telle quantité de caféine qu'on a pu observer chez ces dégustateurs tous les accidents de caféisme que je viens d'indiquer.

Si l'on compare les accidents du caféisme à ceux de l'alcoolisme et du morphinisme, et ils offrent un grand nombre de points d'étroite similitude, on peut dire que l'intoxication caféique chronique est certainement moins grave, moins profonde et moins irrémédiable que les deux autres, puisque la simple suppression de la cause suffit pour améliorer très promptement et bientôt même guérir le sujet; et l'on arrive à cette conclusion que tous les excitants nervins, ces substances que l'on pourrait grouper sous la rubrique générale de *Modificateurs intellectuels*, sont nuisibles surtout par leur abus, auquel il est bien difficile de ne pas arriver, l'obligation de renouveler plus fréquemment et même d'élever les doses devenant rapidement une nécessité pour la production d'un état déterminé de stimulation [1].

1. Voir : *Leçons de pharmacodynamie et de matière médicale*, 2e série, *Alcoolisme*, p. 236; *Morphinisme*, p. 784.

XXVe LEÇON

ACTION DYNAMIQUE DE LA CAFÉINE. — IMPORTANCE DE L'ACTION EXERCÉE SUR LE SYSTÈME NERVEUX. — ACTION SUR LE SYSTÈME MUSCULAIRE. — ACTION COMPARATIVE DES BASES DE LA SÉRIE ADÉNYLIQUE. — ACTION SUR LE CŒUR ET L'APPAREIL CIRCULATOIRE. — TENSION ET DIURÈSE. — CAFÉINE ET CHLORAL. — SYMPHOROL.

Bien que l'action de la caféine sur le système nerveux ne se traduise pas par des phénomènes objectifs aussi directement ni immédiatement appréciables à nos moyens d'investigation que le sont les phénomènes exercés sur d'autres appareils, comme le cœur et la circulation, le système musculaire, par exemple, il n'en est pas moins certain que l'action exercée par cette substance toxique sur le système nerveux est, au point de vue médical, la plus importante de toutes celles qu'il convient d'étudier. Mais nous ferons cette étude en dernier lieu, parce que, précisément, l'examen de la façon dont se comportent, vis-à-vis de la caféine, certains appareils, comme le système musculaire, l'appareil circulatoire, l'appareil respiratoire, nous permettra d'étudier ensuite avec plus de fruit les manifestations qui se passent du côté du système nerveux.

Pour vous donner l'idée de l'importance de ces phénomènes, je n'aurai qu'à vous rappeler, en quelques mots, les modifications succédant à l'administration, chez l'homme, d'une dose suffisante de caféine. Si, par exemple, on envisage l'ingestion après le repas, dans les conditions normales de l'existence, chez un individu en bon état de santé, d'une dose de 30 centigrammes de caféine, on voit qu'au bout d'environ quinze minutes, l'individu est affecté d'un trouble cérébral léger ressemblant à une pointe d'ivresse alcoolique. Il est pris d'un léger état de vertige, souvent d'hésitation de la parole ; ses mouvements sont moins assurés qu'à l'état normal, il se sent un peu mal à l'aise, souvent anxieux, et, quelquefois, sujet à des nausées. A ce moment, — et c'est là un point tout à fait remarquable, en raison de la différence que nous allons constater dans un moment, — l'effort est très pénible, la fatigue vient vite et avec tout son cortège de troubles circulatoires et respiratoires. Cet état de malaise, car il est impossible de le nommer autrement, s'apaise au bout d'à peu près quarante-cinq minutes à une heure, puis, environ deux heures après, survient une phase inverse, qu'on pourrait qualifier, par comparaison avec la première, phase de bien-être, d'euphorie, pendant laquelle l'individu est gai, léger, parle avec volubilité, rit, éprouve un besoin de mouvement qui se traduit par des gesticulations tout à fait anormales. Quelquefois même, on voit survenir des soubresauts des tendons, des frémissements musculaires ; il existe un état d'alacrité corporelle tout à fait remarquable, avec une facilité extraordinaire pour exécuter tout travail difficile ou fatigant, contrastant radicalement avec la période précédente durant laquelle tout travail donnait lieu à une sensation de fatigue absolument pénible. C'est là ce qu'on pourrait appeler la phase utile de l'action de la caféine, phase qui dure un temps variable suivant les individus et, surtout, suivant l'accoutumance, ainsi que suivant les circonstances qui précèdent l'ingestion et qui sont capables de créer une réceptivité nerveuse plus ou moins accusée.

Puis, pendant une troisième période, qu'on pourrait appeler phase de retour, on voit, sauf des influences perturbatrices intercurrentes, l'action de la caféine une fois épuisée, l'organisme retomber peu à peu, par réaction, dans un état de dépression sans troubles ; et le retour à l'état normal s'effectue après quelque temps de repos ou même de sommeil.

La phase dépressive initiale est encore plus accentuée, lorsque les doses sont un peu plus élevées. Avec une dose de 40 à 50 centigrammes, par exemple, toujours chez un individu en état de santé et absorbant cette dose après son repas, on voit survenir de la lourdeur de tête, un léger état d'impotence fonctionnelle, une sensation de vide cérébral, de la somnolence, du ralentissement du pouls ; un peu de sueur apparaît sur le tégument, et il se montre en outre des tremblements musculaires, caractérisés surtout aux mains, en même temps que de la céphalalgie. Il est évident que dans la production de ces phénomènes, l'influence du système nerveux possède une part de beaucoup prépondérante. Ce n'est qu'à une phase plus avancée qu'on peut voir survenir des crampes douloureuses dans les cuisses, les jambes, les pieds et la paroi thoracique, crampes qui trahissent l'influence plus accentuée, exercée, à cette période, par la caféine sur les éléments musculaires : c'est ce qui arrive, par exemple, à la suite de l'ingestion, dans l'espace de vingt-quatre [heures, de 60 à 80 centigrammes de caféine, ou bien de 250 grammes de café en infusion dans un litre d'eau, par fractions successives de 150 à 200 grammes.

Cette action exercée par la caféine sur le système musculaire est,
au point de vue des réactions physiologiques, celle qui sollicite le
plus l'attention, qui prime de beaucoup toutes les autres, et c'est par
elle que nous allons commencer l'étude détaillée de l'action de la
caféine sur les différents appareils. C'est, comme vous venez de le
voir, une des actions ultimes de la caféine, mais en même temps,
c'est celle dont il faut le plus se méfier, parce que cette action sur le
système musculaire est une influence à longue portée, tenace, persistante, et dont les effets viennent s'ajouter au fur et à mesure que de
nouvelles doses de caféine sont introduites dans l'organisme. Il en
résulte qu'on arrive très rapidement à des effets toxiques sur le tissu
musculaire; et nous verrons bientôt qu'en ce qui concerne l'appareil
circulatoire, le myocarde est particulièrement intéressé en tant que
système musculaire particulier, et que c'est précisément par suite de
l'action exagérée exercée par la caféine sur le myocarde que se produisent très souvent, dans la médication par la caféine, des accidents
qu'on pourrait très justement appeler accidents d'intoxication.

En résumé, l'absorption de la caféine ou des caféiques à des doses
égales ou à peine supérieures à ce que l'on pourrait appeler les doses
alimentaires, hygiéniques, de ces produits, détermine deux ordres
d'effets assez nettement différents. D'abord les effets qu'on pourrait
appeler *effets hygiéniques*; ils comprennent trois périodes que je viens
de vous décrire. En second lieu, les effets que l'on pourrait appeler
effets subtoxiques; ils consistent surtout en gaieté exagérée, hyperesthésie des sens, inquiétude convulsive, exaltation de l'intelligence,
insomnie, bizarrerie, diminution légère du nombre des battements
du cœur, inappétence, urticaire, spasmes de la vessie, excitation
génitale.

Lorsqu'on étudie sur les animaux à sang froid, chez la grenouille,
par exemple, la façon dont le système musculaire est influencé par
la caféine, on peut remarquer assez facilement quatre périodes différentes, lorsque l'intoxication est réalisée par la voie de la circulation
générale, et lorsque l'on s'y prend de façon à lui laisser un temps
suffisant pour que l'imprégnation musculaire ait la possibilité de se
faire. D'après ce que je viens de vous dire, cette imprégnation musculaire est plutôt tardive, mais une fois qu'elle a réussi à se produire,
elle est tenace, elle persiste pendant longtemps, et c'est elle qui traduit le mieux l'action toxique de la caféine.

A une première période, on peut constater l'augmentation de l'excitabilité musculaire directe et indirecte; à une deuxième période, un
état de contracture transitoire et de rigidité musculaire (Fig. 166);
à une troisième période, des convulsions toniques et du tétanos se
traduisant sous forme de contractures toniques d'apparence tétanique
quand on réussit à exciter le muscle dans un moment où il est com-

plètement relâché; et enfin, à une quatrième période, la diminution et la perte de l'excitabilité (Fig. 167).

Les tracés ci-après reproduisent les détails de ces phénomènes. On a choisi une grenouille rousse afin d'éviter l'action convulsivante, tétanique, exercée par la caféine sur les grenouilles vertes. Voici un

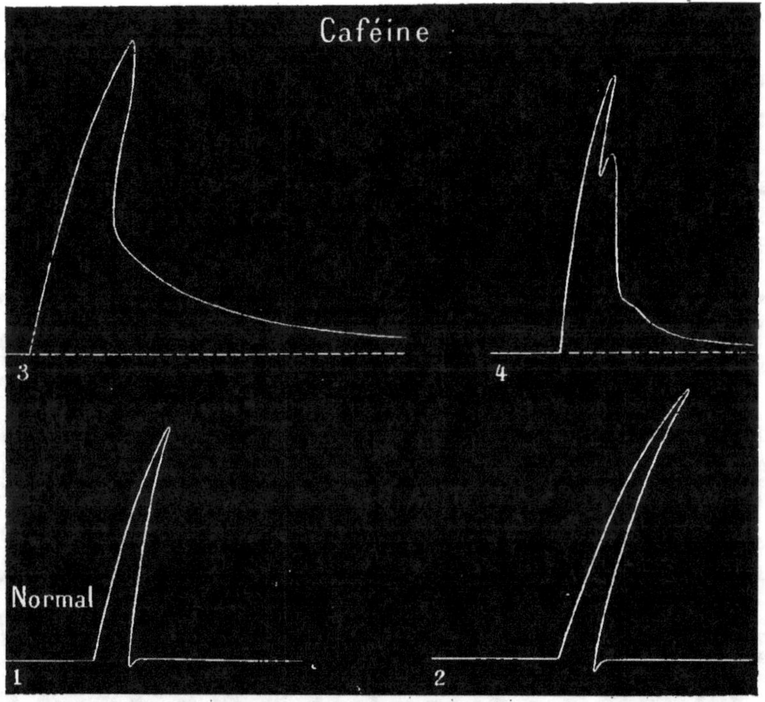

Fig. 166. — Influence exercée par la caféine sur le tissu musculaire de la grenouille rousse.

1. — Tracé normal avant l'injection.

2. — Dix minutes après l'injection de 15 milligrammes de caféine dans les sacs lymphatiques dorsaux. — Première phase de l'intoxication. Augmentation d'amplitude. Diminution de la période d'excitation latente.

3. — Trente-cinq minutes après l'injection. — Passage de la première à la seconde phase de l'intoxication. Augmentation de la durée de contraction et, *surtout*, de la décontraction. État de contracture transitoire rappelant celui provoqué par la vératrine.

4. — Quarante minutes après l'injection. — Seconde phase de l'intoxication. Relâchement d'abord normal, bientôt suivi d'une faible recontraction; puis, lenteur dans le retour à la période de repos. Lenteur du relâchement musculaire et début de la phase de rigidité musculaire.

Les modifications traduites par les courbes **3** et **4** sont dues à l'influence de la moelle et ne se produisent plus après section du nerf sciatique [D'après M. Leblond].

tracé de l'excitation normale de la grenouille, avant l'action de la caféine. Cette deuxième courbe représente le tracé d'excitation dix minutes après l'injection de 15 milligrammes de caféine dans les sacs lymphatiques dorsaux; l'amplitude du tracé est plus accentuée, il y a diminution de la période d'excitation latente, et en même

temps la courbe d'ascension traduisant la modalité de la contraction
musculaire est plus oblique, ce qui indique un certain ralentissement
dans la façon dont la contraction s'effectue. Dans la deuxième phase,
représentée ici par ce tracé pris trente-cinq minutes après l'injection,
on constate une augmentation plus accentuée encore dans la durée

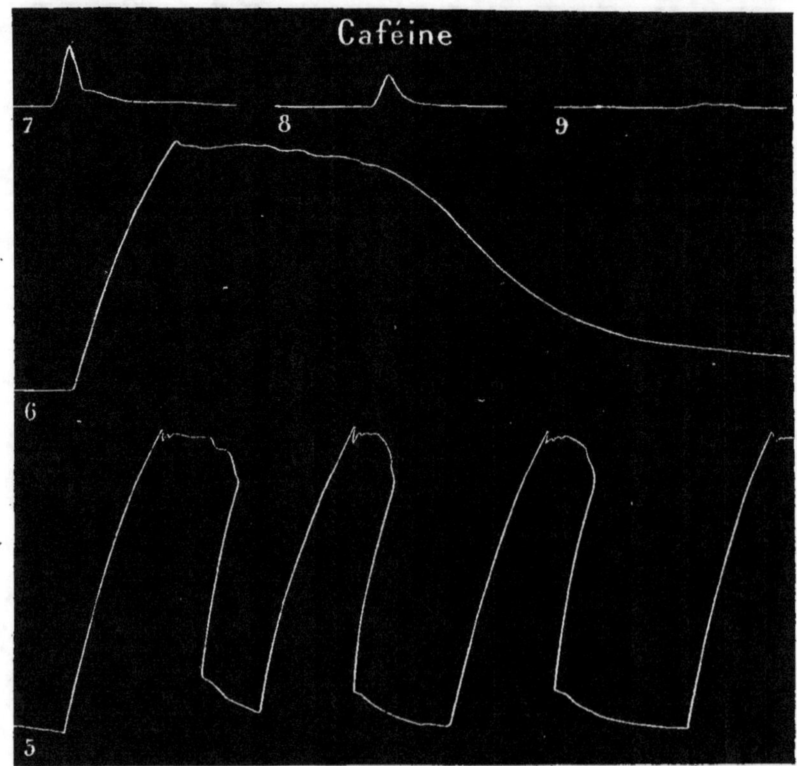

Fig. 167. — Influence exercée par la caféine sur le tissu musculaire de la grenouille
rousse. (Suite et fin de l'expérience de la figure 166).

5. — Une heure après l'injection. — Troisième phase de l'intoxication. Contractions toniques à
caractère convulsif et tétanos passager de courte durée.

6. — Excitation provoquée, par l'intermédiaire de la faradisation du sciatique, au cours de la troisième phase de l'intoxication et dans un moment où le muscle se trouve complètement
relâché : contraction tonique présentant les caractères d'un tétanos, et identité avec les
courbes déterminées par la vératrine (Voir fig. 62, p. 719).

7. — Une heure quarante après l'injection. — Quatrième phase de l'intoxication. Diminution de la
période d'excitation latente; diminution et perte graduelle de l'excito-motricité; **8** deux
heures et **9** trois heures après l'injection. — Cette perte graduelle de l'excito-motricité n'a
pas lieu quand on sectionne le nerf sciatique au début de l'expérience [D'après M. Leblond].

de la contraction, mais, à un moment donné, alors que le relâchement du muscle se fait au début avec une certaine rapidité, rappelant
la forme normale de cette courbe, il se manifeste une lenteur très
remarquable de la décontraction, qui se traduit par l'arrondissement
de la courbe de descente et par le temps qu'elle met à regagner la

ligne des abscisses; quelquefois même, comme cela est représenté dans cette autre partie de la figure, il arrive qu'après que le muscle a commencé sa détente, il éprouve, par une sorte de phénomène de dicrotisme, une tendance à effectuer une nouvelle contraction, comme le montre ce petit crochet, puis la courbe redescend et met toujours un certain temps dans sa décontraction pour revenir à l'état primitif. — Il y a là un état de contracture transitoire, analogue, quoique d'une intensité beaucoup moins considérable, avec ce qui se produit sous l'influence de la vératrine. — Ces modifications sont dues à l'influence de la moelle, et ce qui le prouve, c'est qu'elles ne se produisent pas lorsqu'on a sectionné le sciatique avant de faire l'excitation électrique. Cette lenteur du relâchement musculaire est le début de la phase de rigidité musculaire.

Dans une troisième période, survenant environ une heure après l'injection de caféine, il se manifeste des secousses tonico-cloniques, dans lesquelles on peut constater une tendance à un état tétanique caractérisé par le plateau que forme la courbe musculaire : une seule excitation donne lieu, comme vous le voyez, à une série de contractions toniques à caractère convulsif et à un tétanos passager de courte durée. Mais, ce qui donne surtout à cette période un caractère particulier, c'est que, si l'on arrive à réaliser une excitation électrique à un moment où le muscle est complètement relâché, on obtient alors une courbe qui ressemble énormément au tracé que donne le muscle de grenouille sous l'influence de la vératrine. On voit, en effet, un plateau plus ou moins considérable, et la descente se fait avec une lenteur encore beaucoup plus accentuée que celle qu'elle montrait tout à l'heure. En comparant cette courbe (6, Fig. 167) avec celles que je vous ai montrées pour la vératrine (voir p. 719), vous pouvez constater qu'elles présentent une très étroite analogie. A partir de ce moment, les convulsions cessent, le muscle conserve une certaine rigidité et commence à perdre sa contractilité. Enfin, dans une quatrième et dernière période, l'excito-motricité s'affaiblit d'une façon considérable, puis on passe insensiblement à sa perte graduelle et complète. Cette quatrième période ne s'observe pas quand on sectionne le sciatique dès le début de l'expérimentation. Deux ou trois heures après l'injection, le muscle n'est plus excitable. Au début, les réflexes sont considérablement augmentés.

L'ensemble de ces phénomènes démontre que la caféine exerce une double action : l'une, la plus importante, directe sur les muscles, se traduisant d'abord par de l'augmentation de l'excitabilité et aboutissant à la contracture; la seconde, s'exerçant par l'intermédiaire de la moelle et provoquant le tétanos.

Les phénomènes que nous venons de passer en revue montrent que la caféine agit d'une façon tout à fait particulière sur le tissu musculaire. Lorsqu'on met directement au contact d'un muscle une solution aqueuse de caféine, on peut voir survenir une contraction tonique permanente, tout à fait remarquable, et qni s'accompagne, en même temps, de phénomènes très spéciaux, caractérisant d'une façon absolument certaine l'action exercée par la caféine et spéciale au tissu musculaire. En effet, on s'aperçoit que le muscle ainsi en contact avec la solution aqueuse de caféine prend une couleur blanc-argenté, il est comme nacré à la surface, devient complètement exsangue, rigide, et se raccourcit au maximum de la contraction qu'il lui est possible d'effectuer. A ce moment, ce muscle est devenu absolument inexcitable, quelle que soit la cause excitante à laquelle on le soumet, excitation mécanique, chimique, électrique, il ne répond en aucune façon, il est tout à fait incontractile, et absolument comparable aux muscles rigidifiés sous l'influence de la chaleur, c'est-à-dire dans lesquels la myosine a subi une coagulation complète.

Si, à ce moment, on fait un examen microscopique de la cellule musculaire ainsi influencée par la caféine, on voit que les striations transversales ont complètement disparu, les striations longitudinales restant au contraire très nettes; la fibre est raccourcie environ de moitié, et le sarcolemme se trouve détaché par places. Le lavage avec une solution faible de chlorure de sodium ne fait pas disparaître cette coagulation, qui reste absolument persistante comme celle succédant à l'action de l'eau bouillante, et les muscles subissent cette action même après section des nerfs, ou bien chez les animaux préalablement soumis à l'action du curare. Lorsqu'on met un muscle en présence d'une solution de caféine extrêmement diluée, on voit se produire un épanchement de myosine gélatiniforme tout autour du sarcolemme.

Par conséquent, il s'agit donc d'une action directe exercée par la caféine sur le tissu musculaire, et c'est elle qu'il importe au plus haut point d'éviter en thérapeutique. En somme, les effets de contact consistent, au début, en un état d'hyperexcitabilité qui explique la facilité de travail à une certaine période de l'action de la caféine. Puis, à cette phase d'hyperexcitabilité fait bientôt suite une phase de contracture, enfin une phase de tétanos et, presque immédiatement, l'abolition de l'excitabilité. L'augmentation d'excitabilité aboutissant à la contracture constitue une action locale exercée *in situ* par la caféine sur le muscle; puis, une action secondaire, sur la moelle, provoque le tétanos. Ce qui le prouve, c'est que, si on sectionne la moelle ou le nerf du muscle, on ne voit pas se produire cette action tétanique. Il y a donc deux parts distinctes dans la production de cet ensemble de phénomènes, l'une incombant au muscle, l'autre au système nerveux.

Vulpian avait déjà signalé, en 1864, la différence de réaction de la grenouille rousse et de la grenouille verte vis-à-vis d'un certain nombre de substances toxiques; mais ce sont surtout les recherches de Schmiedeberg qui ont mis ces phénomènes en évidence. En ce qui concerne la caféine, les recherches de Schmiedeberg datent de 1874, elles sont donc postérieures aux travaux de Vulpian, mais elles ont fixé et précisé la question. Pour cet observateur, la caféine exerce sur le muscle de grenouille rousse une action particulière dont il a comparé les effets à ceux de la rigidité cadavérique. Certains auteurs ont discuté ces conclusions mais se sont servis, pour leurs expériences contradictoires, d'une autre espèce de grenouille, la rainette, *Hyla arborea*. Or, la rainette répond à l'action de la caféine comme la grenouille rousse. Mais les faits signalés d'abord par Vulpian, puis par Schmiedeberg sont absolument indiscutables : l'action de la caféine sur le muscle de grenouille verte se traduit d'abord par une hyper-excitabilité médullaire analogue à celle que produit la strychnine, et chez la grenouille rousse par une rigidité musculaire analogue à la rigidité cadavérique, indépendante des centres nerveux, et que l'on réalise aussi par contact direct sur les muscles de grenouille verte.

D'ailleurs, on peut constater que l'action est la même si, au lieu de faire pénétrer la caféine par la voie de la circulation générale, on la met en contact direct avec les éléments musculaires. Dans ces conditions, qu'il s'agisse de grenouille rousse ou verte, ou d'un animal à sang chaud, les réactions se montrent toujours les mêmes. La caféine détermine cet état particulier du muscle qui le fait ressembler à un muscle ayant subi l'action de l'eau bouillante; la myosine est coagulée, le muscle prend l'aspect blanc-nacré, en même temps qu'il devient complètement inexcitable.

Chez la grenouille rousse (*Rana temporaria*), ainsi que je vous l'ai déjà dit, on peut voir un même muscle à différents états, suivant la proportion de caféine en contact avec lui. Par exemple, en injectant une goutte de solution de caféine à l'intérieur d'un muscle, on peut voir une portion de ce muscle absolument morte, tandis qu'une portion voisine est restée excitable à un haut degré. Il ne se réalise que des altérations musculaires sans tétanos, tandis que chez la grenouille verte (*Rana esculenta*), on voit se manifester un tétanos réflexe très violent et persistant, sans raideur musculaire. Cette différence, Schmiedeberg l'a attribuée à une différence quantitative de composition chimique de la substance musculaire; il a admis que la caféine possède une affinité élective plus prononcée pour la substance musculaire chez la grenouille rousse que chez la verte; d'autre part, cette dernière aurait une moelle à réceptivité plus marquée vis-à-vis de la caféine. Non seulement la réceptivité de la moelle de la grenouille rousse est plus faible, mais encore elle se trouve partiellement soustraite à l'influence de la caféine énergiquement retenue et comme fixée par les muscles. Ce qui le prouve, c'est que, si l'on injecte de la caféine à trois grenouilles rousses de même provenance et aussi semblables que possible, mais chez l'une dans les sacs lymphatiques dorsaux, chez l'autre dans le tissu musculaire même, et chez la troisième dans le sang ou le péritoine, on voit qu'il se fait une sorte de collage de la caféine par le tissu musculaire, retenant l'alcaloïde comme une étoffe retient une matière colorante, et les accidents qu'on peut déterminer chez la grenouille rousse injectée par les sacs lymphatiques dorsaux ne se produisent pas, même avec des doses beaucoup plus considérables, chez la grenouille rousse injectée par l'intermédiaire du tissu musculaire; de même que celle ayant reçu l'injection de caféine de façon à ce que la diffusion en fût aussi rapide que possible, la grenouille ayant reçu l'injection dans le sang ou dans le péritoine, présente des manifestations à peine appréciables chez celle ayant reçu l'injection dans les sacs lymphatiques dorsaux, complètement nulles chez celle où l'injection a été pratiquée dans les masses musculaires.

L'indépendance des centres nerveux, en ce qui concerne ces phénomènes, est tout à fait démontrée par cela que la décapitation préalable de l'animal, la section du bulbe, la destruction de la moelle, ne modifient en rien la série des phénomènes que je viens d'indiquer, et que, d'autre part, la section du nerf empêche la lenteur de la décontraction. Donc, au début, il s'exerce une action nerveuse d'origine centrale, et ce n'est que lorsque les doses sont suffisamment considérables, ou suffisamment répétées, ou mieux encore lorsqu'il y a contact direct, qu'intervient l'action exercée par la caféine sur la contractilité musculaire. Ce fait peut encore être mieux mis en évidence en préparant une grenouille suivant la méthode de CLAUDE BERNARD, c'est-à-dire en liant une cuisse, sauf son nerf moteur, et en pratiquant l'injection dans la partie thoracique; on peut voir les muscles de la patte soustraite par la ligature à l'influence de la caféine éprouver encore les modifications du début de l'action de la caféine, par l'intermédiaire du système nerveux, mais la contracture durable ne se produira pas, la caféine étant incapable de venir au contact du muscle, car elle ne peut lui être apportée par l'intermédiaire de la circulation.

De sorte que, en définitive, le cas de la grenouille rousse est véritablement un cas exceptionnel, mais il est intéressant à envisager, parce que, ainsi que je l'ai déjà fait remarquer à propos d'autres substances médicamenteuses, la morphine notamment, il est évident que cette interprétation est plausible pour certains individus dont le tissu musculaire se comporte vis-à-vis de la caféine comme celui de la grenouille rousse.

Les phénomènes d'excitabilité médullaire se produisent d'ailleurs chez tous les animaux, surtout les mammifères, avant l'apparition de l'action exercée sur le tissu musculaire. Cette excitabilité se traduit par l'activité exagérée du système nerveux, les crampes, les convulsions, chez les animaux; chez l'homme, l'excitation, le délire, l'insomnie, la confusion des idées, la contracture des fléchisseurs et la paralysie simultanée des extenseurs sont autant de preuves de l'intervention du système nerveux central. D'ailleurs, un autre fait bien remarquable est celui de la facilité avec laquelle les muscles des animaux, contracturés sous l'influence de la caféine, exécutent cependant des mouvements avec une grande facilité. L'action sur le système nerveux est absolument générale, celle sur le système musculaire est, au contraire, une action plus particulière, qui ne se produit qu'avec des doses élevées et dans des conditions spéciales, comme dans le cas de la grenouille rousse.

Quant à cette modification qu'on pourrait appeler *vératrinoïde* de la courbe musculaire de la caféine, elle disparaît après section de la moelle ou du nerf, tandis qu'on observe la même modification après ligature en masse de la cuisse sauf le sciatique. Ce fait montre bien qu'il s'agit, d'une part, d'influence générale exercée par l'intermédiaire du système nerveux et, d'autre part, d'influence particulière et directe sur le système musculaire. Cette action élective sur le muscle est tardive, elle nécessite des doses assez fortes et c'est, en somme, un témoin d'une intoxication avancée. Elle est encore démontrée par ce fait que la caféine ou les substances qui en renferment exercent aussi une action très remarquable sur les tissus riches en fibres lisses, comme, par exemple, l'utérus, les vaisseaux, le plan musculaire de l'intestin; et ces phénomènes sont encore plus marqués avec les infusions théiformes qu'on peut préparer à l'aide du thé, du café, du cacao ou de la kola.

J'ai déjà, à plusieurs reprises, appelé votre attention sur la parenté étroite qui existe, au point de vue chimique, entre la caféine et la série des bases, ayant pour noyau la purine, qui se retrouvent dans l'organisme. Il était donc intéressant de voir dans quelle mesure les phénomènes musculaires dont je viens de vous entretenir se produisaient lorsqu'on injectait dans l'organisme des animaux des bases de cette série. Cette recherche a été faite, il y a quelques années, en 1886, par deux observateurs, PASCHKIS et PAL. Ils ont injecté sous la peau du membre inférieur d'une grenouille, après ligature préalable, des solutions aqueuses de xanthine, de théobromine, et de caféine; puis ils ont déterminé l'excitation, par un même courant induit, des muscles du côté injecté et du côté opposé; les résultats auxquels ils sont arrivés sont les suivants. Après l'injection de 15 milligrammes de substance active, l'excitabilité musculaire augmente d'abord, puis disparaît complètement, dans un espace de temps très court pour la caféine, relativement long pour la xanthine. Dans les trois cas, le tracé des courbes est très sensiblement identique; la ligne d'ascension est brusque, la descente progressive et lente. Avec la caféine, la contraction est la plus longue; avec la xanthine, la contraction se montre, au contraire, la plus courte. Il y a donc une action croissante sur l'énergie de la contraction musculaire, allant de la xanthine à la caféine, c'est-à-dire du dérivé le moins méthylé au dérivé le plus méthylé. Ce dernier point est particulièrement intéressant, à cause de la facilité avec laquelle les phénomènes tétaniques et de contracture musculaire se produisent lorsqu'on introduit dans l'organisme une substance dans laquelle on a opéré des substitutions méthylées. L'hyperexcitabilité spinale et musculaire semble, en effet, dépendre des groupes méthyle introduits dans la molécule de la xanthine pour la transformer d'abord en théobromine, puis en caféine; et la rigidité semblerait due à la xanthine, la contracture et le tétanos n'apparaissant qu'au fur et à mesure qu'on substitue dans cette xanthine des groupes méthyliques.

Cœur et circulation. — L'action de la caféine sur le cœur et l'appareil circulatoire se rapproche assez étroitement de celle de la digitaline : aussi serai-je bref. Un phénomène constant est celui de la diminution de fréquence des contractions cardiaques, et cette diminution de fréquence s'observe aussi bien sur le cœur isolé; donc l'action n'est pas d'origine centrale, au moins pas exclusivement. Je vais vous montrer bientôt des tracés cardiaques obtenus dans des conditions très différentes, sous l'influence de la caféine, aussi bien sur les animaux que chez l'homme, et vous allez voir cette constance avec laquelle les contractions cardiaques sont entravées sous l'influence de la caféine. Lorsque la dose est suffisante, elle peut déterminer des accidents mortels, le cœur s'arrête en systole, chez la grenouille et les animaux à sang froid, absolument comme nous l'avons vu pour la digitaline; et ce fait semble démontrer l'intervention d'une influence musculaire. Les alternatives d'arrêt et de reprise des contractions cardiaques, après séparation physiologique de la pointe du cœur, alternatives tout à fait analogues à celles que nous avons vues se produire sous l'influence de la digitaline, le retrait manifeste de la pointe après complète cessation des contractions, quoiqu'elle soit aussi complètement que possible isolée de l'appareil ganglionnaire de la base, sont encore des preuves d'une action musculaire élective.

Sous l'influence des doses physiologiques de caféine, on observe une augmentation de pression par suite de la contraction des vaisseaux périphériques; mais cette augmentation de pression ne se produit qu'après une phase préalable et passagère de diminution parfois assez considérable. Et à ce propos, il faut que j'attire encore votre attention sur ce phénomène de diurèse secondaire dû à la différence de vitesse du courant sanguin. Les actions sur la pression sont, en somme, assez différentes de celles qu'on peut voir se produire sous l'influence de la digitaline : je veux dire que, tandis qu'avec la digitaline on n'observe une diminution sensible de pression qu'aux phases toxiques, il en est tout autrement avec la caféine, ce sont les doses thérapeutiques de caféine qui commencent par produire une diminution très sensible de la pression, suivie, au bout d'un temps plus ou moins considérable, d'une augmentation de cette pression qui s'abaisse ensuite de nouveau à la fin de la période toxique. Or, la caféine est une substance diurétique de beaucoup supérieure à la digitaline, sauf ces cas particuliers, dont je vous ai entretenus, dans lesquels la digitaline intervient chez un individu ayant de l'œdème; il s'agit alors d'une circonstance un peu spéciale, et c'est en vertu de ces conditions particulières que l'action diurétique de la digitaline s'exerce avec toute son intensité. Il en est autrement pour la caféine; son action diurétique est constante et ne manque jamais, en raison, je crois, de l'abaissement primitif et de la réascension secondaire de la pression.

Dans la phase de contraction des vaisseaux capillaires, l'énergie impulsive qu'on peut voir développer par le myocarde est plus grande, pour une part, en raison du ralentissement de la circulation dans les capillaires, et, pour une autre part, en raison de la nécessité de développer un effort plus considérable, puisqu'il faut alors lutter contre une résistance plus grande : c'est la conclusion à laquelle nous avons été amené pour la digitaline. D'autre part, l'élévation de pression et la transmission plus facile de l'ondée sanguine sont en accord avec le retard du pouls sur le cœur, retard qui est sensiblement moindre qu'à l'état normal, sous l'influence des doses thérapeutiques de caféine.

L'énergie des contractions cardiaques est considérablement augmentée, et l'on peut voir survenir, aux dernières périodes de l'intoxication, des phases d'irrégularité et d'arythmie très sensiblement analogues à celles que nous avons vues se produire sous l'influence de la digitaline. L'excitation du pneumogastrique sectionné au cou ne modifie pas la fréquence du cœur à une période avancée de l'intoxication. Le pneumogastrique est inexcitable pendant la période toxique de l'action de la caféine; il redevient excitable lors du retour à l'état normal. L'atropine ne modifie pas l'accélération chez les animaux à sang chaud. Il n'y a donc pas ici, comme en ce qui concerne la digitaline, une action d'arrêt s'exerçant primitivement par l'intermédiaire des pneumogastriques.

Sous l'influence de la caféine, les phénomènes de vaso-constrictio

sont beaucoup plus fréquemment prouvés par les résultats expérimentaux que les phénomènes de vaso-dilatation; il y a cependant une
période à laquelle on peut certainement voir survenir des phénomènes de vaso-dilatation, et GERMAIN SÉE avait insisté tout particulièrement sur cette période. Il regardait la vaso-dilatation encéphalique, et l'abaissement notable de pression qu'on peut observer dans
l'extrémité périphérique de l'artère carotide, comme provoqués par
une excitation des nerfs vaso-dilatateurs. D'un autre côté, on ne peut
s'empêcher d'établir une relation entre la vaso-dilatation encéphalique et l'excitation de l'activité cérébrale. Il est vrai que cette action
est assez passagère et bientôt suivie de vaso-constriction capable de
provoquer des phénomènes précisément inverses. C'est là, dans une
certaine mesure au moins, une question de doses, surtout en ce qui
concerne l'intensité et la rapidité avec lesquelles ces phénomènes se
produisent. A une certaine période de l'action de la caféine, l'influence vaso-constrictive qu'on peut observer sur les vaisseaux du
rein augmente la pression intra-vasculaire, entravant et compensant
ainsi, dans une certaine mesure, l'action stimulante exercée sur
l'épithélium rénal.

Il y a, en effet, de la part de la caféine une action beaucoup plus
nette, exercée sur l'épithélium rénal, que celle que nous avons pu
saisir de la part de la digitaline. Il est facile de mettre cette action
en évidence au moyen d'artifices expérimentaux, ou bien en combinant l'intervention de la caféine avec certaines substances. Si, par
exemple, on associe la caféine à du chloral, dont l'influence va
annuler l'effet de la caféine sur la vitesse et la tension sanguines, —
et on peut même arriver, en utilisant une dose suffisante de chloral,
à faire coïncider une vaso-dilatation avec l'action de la caféine; —
on voit alors se produire, complètement dégagée, pour ainsi dire,
l'action particulière de la caféine sur l'épithélium rénal, et cette
action va se traduire par un effet diurétique très prononcé.

D'autres artifices peuvent encore déceler l'action diurétique. Je
vous ai déjà parlé de ces dérivés sulfonés de la caféine que l'on avait
proposés comme diurétiques sous le nom de *Symphorols*, ce sont les
sels alcalins ou alcalino-terreux d'une combinaison d'acide sulfurique
avec la caféine qui n'est autre chose qu'un acide caféine-sulfonique.
Dans cette combinaison, la caféine a complètement perdu son action
vaso-motrice, on ne voit plus se produire d'élévation de pression,
l'action sur les centres vaso-moteurs est nulle mais la stimulation
rénale se trouve conservée, l'action sur l'épithélium reste seule en
évidence ici et se découvre, en quelque sorte, comme une action spécifique de la caféine. Les symphorols ne possèdent, en effet, aucune
action particulière soit sur le cœur, soit sur les muscles; l'action diurétique subsiste seule.

On a fait à leur égard des expériences qui ont démontré de façon absolue l'influence diurétique exercée par ces substances médicamenteuses. Ainsi, chez un individu absorbant journellement 2880 centi-cubes de boisson et qui émettait, avec un régime constant, une quantité d'urine de 1600 centi-cubes, on administra, en quatre cachets, 4 grammes de l'une de ces substances médicamenteuses. Sous cette influence, la quantité des urines s'éleva à 3030 cc. le premier jour, puis à 2200 le deuxième jour, à 2000 le troisième, et à 1600 le quatrième jour. Une nouvelle dose de 4 grammes éleva le volume de l'urine émise dans les vingt-quatre heures à 3100 cc. Il y a donc là, bien évidemment, l'indice d'une action diurétique particulière exercée par la caféine. D'autant plus que, pendant toute cette période de l'expérimentation, le cœur, le pouls, la digestion, l'appétit, l'état général de l'individu étaient restés absolument normaux. L'examen de l'urine avait démontré qu'elle ne renfermait ni sucre, ni albumine, ni aucun autre produit anormal, et que, seule, la quantité de certaines substances normalement éliminées : urée, azote total, chlore, acide sulfurique, etc., était en plus forte proportion ; mais c'était principalement la quantité de l'eau éliminée qui avait augmenté. C'était une diurèse surtout aqueuse.

On a proposé également de combiner l'acide caféine-sulfonique avec la soude, combinaison qui possède l'avantage d'être assez soluble, mais la solution ne se conserve pas. Si je vous ai parlé des symphorols, qui, en somme, n'occupent pas une place importante en thérapeutique, en insistant un peu sur leur action, c'est seulement pour vous mieux faire saisir l'action diurétique de la caféine.

L'influence particulière exercée par la caféine sur l'épithélium rénal est encore bien mise en évidence et corroborée par ce fait que la section des nerfs rénaux d'un seul côté n'empêche pas la diurèse caféinique de se produire par le rein correspondant.

Certains observateurs ont voulu expliquer l'action diurétique de l'infusion de café par l'influence du potassium contenu dans cette infusion. AUBERT et DEHN ont beaucoup insisté là-dessus ; ils prétendent avoir fait des expériences comparatives avec des sels potassiques, les extraits de viande, les extraits de café, et être arrivés à ce résultat que, lorsque les doses de potassium contenu dans les différentes infusions dont je viens de parler dépassaient 3 milligrammes par kilo, on observe d'abord une diminution de pression, suivie d'une élévation, exactement comme avec la caféine, et ils se sont demandé dans quelle mesure cette action devait être attribuée à la caféine ou au potassium dans l'influence diurétique exercée par l'infusion de café. Pour ces observateurs, le café, quelle que soit la manière de le préparer, agit toujours de la même façon, en déterminant d'abord une notable diminution de pression, puis une augmentation de cette pression, accompagnée d'un ralentissement des pulsations, et ils prétendaient avoir obtenu ces mêmes résultats avec le café privé de caféine; mais BINZ fait remarquer que la quantité de potassium contenue dans l'infusion de café, c'est-à-dire dans la quantité de café capable de déterminer une action diurétique, est tout au plus de 35 à 45 centigrammes par tasse d'infusion, c'est une dose absolument incapable, quand elle est introduite par l'estomac dans l'économie, d'amener une modification circulatoire; tout au plus pourrait-elle la déterminer si on l'injectait directement dans le cœur. Je crois donc qu'il faut rejeter les conclusions de AUBERT et DEHN et ne faire intervenir en aucune façon l'influence du potassium lorsqu'il s'agit d'expliquer l'action diurétique des infusions de café ou de thé.

L'examen des tracés suivants va confirmer les faits que je viens d'énoncer relativement à l'action de la caféine sur le cœur et la circulation. Voici, d'abord, les phases successives de l'action de la caféine sur le cœur de grenouille. On injecte à une grenouille une solution aqueuse de 1 centigramme de caféine dans 1 centimètre-cube d'eau; sous cette influence, vous voyez une augmentation très nette de la ligne d'ascension, qui, au lieu d'être un peu oblique comme à l'état normal, devient beaucoup plus nettement perpendiculaire sur l'axe des abscisses, ce qui traduit une énergie plus considérable dans le travail effectué par le myocarde. Ce tracé est obtenu cinq minutes après l'injection. On fait une nouvelle injection de 1 centigramme à la suite de laquelle le tracé ne montre guère de changements, sauf une heure après l'injection, où vous pouvez voir un arrêt presque complet des contractions cardiaques; puis, au bout d'un certain temps, et spontanément, les contractions reprennent. L'état de contracture du myocarde qui a succédé à l'injection des 2 centigrammes de caféine a cessé, et le cœur tend à reprendre ses contractions normales.

Ici, il s'agit d'une grenouille à laquelle on a injecté tout d'un coup une quantité de 2 centigrammes de caféine. Le premier tracé est le tracé obtenu normalement avant l'injection, et dès le second, vous voyez tout de suite se manifester l'augmentation d'amplitude due à l'action première exercée par la caféine; mais la dose employée ayant été double de celle injectée dans l'expérience primitive, vous voyez aussi succéder très rapidement la période de contracture pendant laquelle les contractions du myocarde sont à peine sensibles. Puis, à cette période, succède une reprise des contractions, reprise bientôt suivie elle-même d'une chute des contractions myocardiques, et enfin, à une phase suffisamment avancée de l'intoxication, le cœur meurt en contracture, en état de systole complète (Fig. 168 et 169).

Les expériences de circulation artificielle effectuées sur le cœur

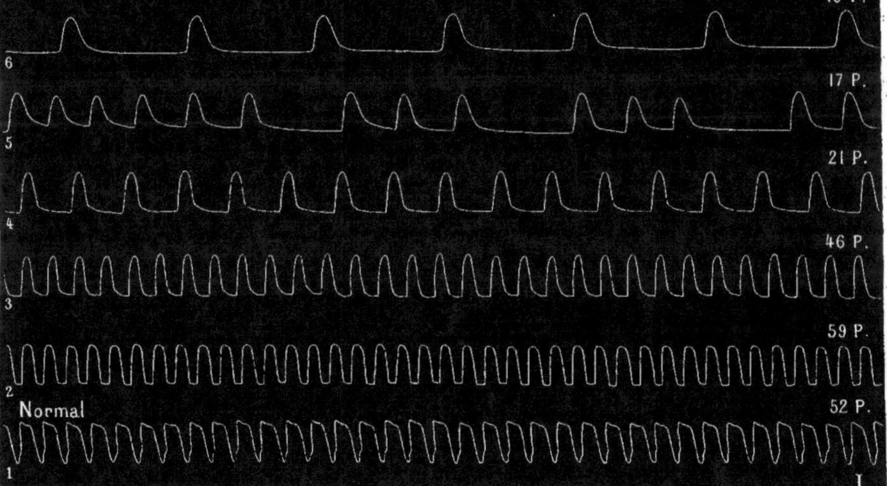

Fig. 168. — Action de la caféine sur le cœur de la grenouille.

Injection de 20 milligrammes de caféine dissoute dans le benzoate de soude sous la peau d'une des cuisses. — **1**. Tracé normal, avant l'injection ; 52 pulsations à la minute. — **2**. Quarante minutes après l'injection ; 59 pulsations, légère accélération, remarquable brusquerie de la systole et de la diastole. — **3**. Une heure après l'injection ; 46 pulsations, augmentation d'amplitude, léger ralentissement, conservation de l'énergie systolique et diastolique. — **4**. Une heure quarante après l'injection ; 21 pulsations, ralentissement, pauses diastoliques, augmentation d'amplitude. — **5**. Deux heures cinq après l'injection ; 17 pulsations, intermittences, systoles géminées (par groupes de 3). — **6**. Deux heures quinze après l'injection ; 10 pulsations, augmentation des pauses diastoliques, légère diminution d'amplitude. [Expérience faite au mois de décembre.] (*Réduction de un tiers.*)

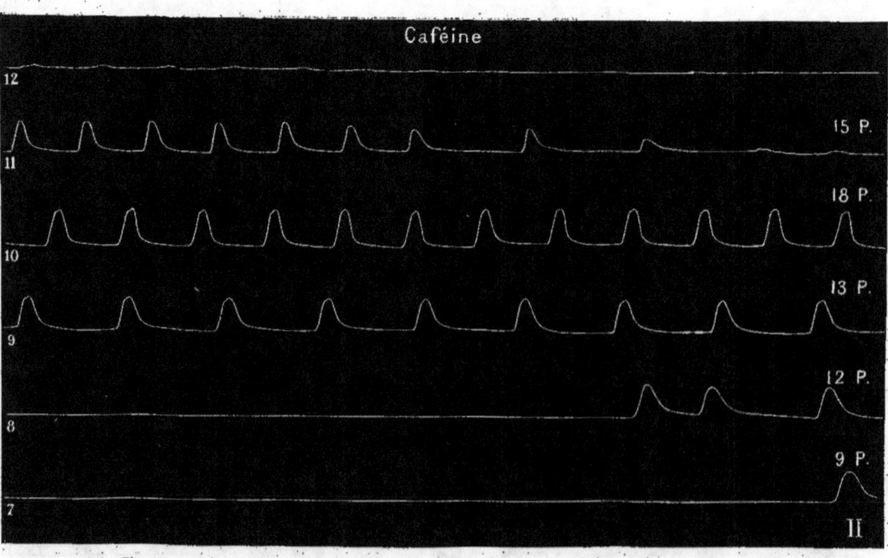

Fig. 169. — Action de la caféine sur le cœur d la grenouille (Suite et fin de l'expérience de la fig. 168.)

7. Deux heures vingt après l'injection; avant la systole inscrite sur cette ligne, il y a eu une intermittence de plus d'une minute. — **8**. Deux heures trente après l'injection, reprise des systoles après une période d'intermittences. — **9**. Deux heures quarante-cinq après l'injection; 13 pulsations. — **10**. Deux heures cinquante-cinq après l'injection; 18 pulsations, tendance au retour à la normale. — **11**. Trois heures dix après l'injection; diminution progressive du nombre et de l'amplitude des systoles. — **12**. Continuation du tracé précédent, trémulation fibrillaire, mort du cœur. [Expérience faite au mois de décembre.] (*Réduction de un tiers.*)

de la tortue ont été faites grâce au dispositif expérimental que je vous ai déjà décrit à propos des expériences de François-Franck sur la digitaline (Voir : Fig. 106, p. 871). Le cœur de tortue enlevé avec les gros vaisseaux afférents est introduit dans un appareil qui consiste en un tube à deux branches, et il est mis en suspension dans un liquide indifférent, de l'huile par exemple : l'oreillette droite est mise en communication par un tube avec un appareil servant à la circulation artificielle du sang défibriné, contenu dans un réservoir qui le laisse écouler à travers un serpentin d'étain maintenu à une température convenable (30° — 33°) dans un bain-marie chauffé au moyen d'une lampe à alcool ; le liquide s'en va par l'artère aorte qui est reliée à un tube se déversant dans un deuxième tube en U et qui porte, aussi près que possible du cœur, un sphygmoscope très sensible qui va inscrire les pulsations sur le cylindre enduit de noir de fumée. Ce tube à deux branches sert à l'inscription des variations de volume· du cœur ; en effet, lorsqu'a lieu la systole, le cœur se contracte, chasse le liquide qui s'écoule par l'ajutage aortique et, par conséquent, le volume de l'huile dans laquelle le cœur est en suspension diminue et le niveau s'abaisse dans cette ampoule faisant un appel dans le tambour inscripteur ; cet appel se traduit donc par une ligne descendante et la systole (comme dans l'expérience relative à la digitaline) s'inscrit par une ligne descendante.

Au contraire, pendant la diastole, le cœur se gonfle, reçoit du sang qui arrive de l'appareil à circulation artificielle, et en se gonflant il augmente le volume du liquide. Cette augmentation va se manifester par une compression de l'air contenu dans le tambour, laquelle se traduira par une ligne ascendante. A côté, ce deuxième tambour enregistreur est actionné par le sphygmoscope qui va nous donner les pulsations correspondant à l'activité du myocarde ; enfin, les variations de l'ondée sanguine seront données par les variations de volume du liquide contenu dans ce tube en U dont le volume est augmenté en raison de la quantité de sang que le cœur va déverser à chaque systole.

La forme des courbes, leur obliquité plus ou moins considérable, leur hauteur, donneront précisément la valeur du débit en même temps que l'intensité de la systole sera donnée par les variations des courbes de volume et de pression.

C'est à l'aide de cet appareil que les résultats figurés ici ont été obtenus ; les grandes ondulations de la ligne supérieure représentent, avant l'introduction de la caféine, les changements de volume du cœur, elle est fournie par les déplacements du niveau de l'huile au sein de laquelle le cœur est plongé, la ligne descendante représentant les systoles et la ligne ascendante les diastoles ; les petites ondulations de la ligne inférieure représentent les indications du sphygmoscope,

et, par conséquent, les changements de pression artérielle. Ces deux
lignes de la partie inférieure de la figure représentent la succession
des changements sous l'influence du sang contenant de la caféine, et
les deux lignes de la partie supérieure les mêmes changements sous
l'influence du sang normal. Sous l'influence de la caféine, le nombre
des contractions cardiaques a diminué dans une très sensible mesure,
en même temps que l'amplitude des contractions a augmenté dans
une proportion également très nette (Fig. 170).

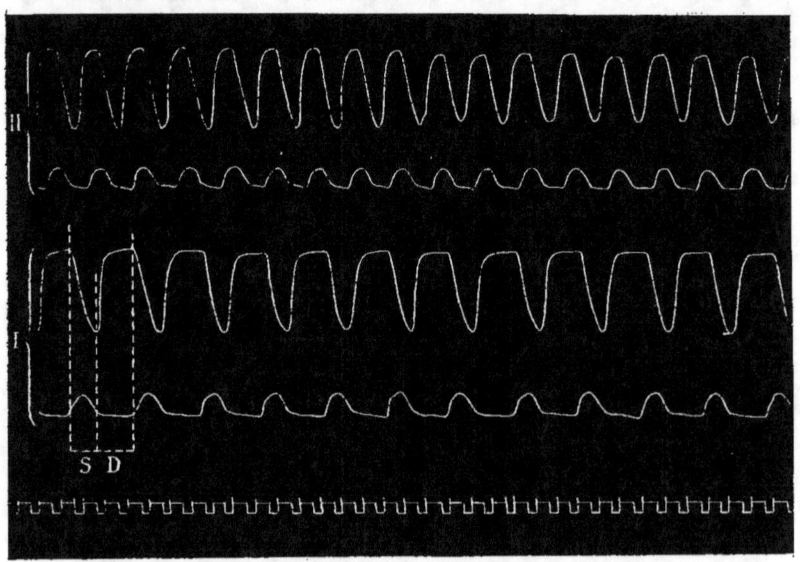

Fig. 170. — Résultats obtenus par la circulation artificielle de sang
chargé de caféine dans un cœur isolé de tortue.

50 centigrammes de caféine en dissolution dans le sang défibriné servant à la circulation.
I. — Sang chargé de caféine.
II. — Sang défibriné normal.
Grandes ondulations des lignes supérieures, changements de volume du cœur représentés par les
déplacements du niveau de l'huile au sein de laquelle le cœur est plongé. — *Petites ondulations
des lignes inférieures,* tracé du sphygmoscope, représentant la pression artérielle. — **S**, diminution de volume pendant la systole. — **D**, augmentation de volume pendant la diastole. — La
courbe de la ligne inférieure représente des secondes. — Ralentissement notable du cœur sous
l'influence du sang chargé de caféine qui amène à 17 le nombre des pulsations ; le remplacement
du sang chargé de caféine par du sang normal accélère le cœur dont les pulsations s'élèvent à 29
(*partie II*). Elles étaient de 28 avant le passage du sang chargé de caféine. [D'après M. Leblond.]

Voici des tracés pris chez l'homme sous l'influence de la caféine.
Dans cette figure, les lignes inférieures de chaque série représentent
le graphique du cœur, et les lignes supérieures le graphique du pouls.
Ces tracés ont été prélevés chez quelqu'un de très susceptible à
l'action de la caféine, comme l'indiquent les modifications du pouls,
sur lesquelles je vais insister dans un moment. La série inférieure
représente les tracés normaux avant l'administration de la caféine :
le pouls battait 76 à 80 pulsations, et le retard du pouls sur le cœur,

qui est figuré dans la quatrième série et pour l'évaluation duquel on a changé la vitesse du cylindre afin de pouvoir apprécier ce temps extrêmement court, ce retard est de 18 à 19 centièmes de seconde. On fait alors une injection hypodermique de 24 centigrammes de caféine. Un quart d'heure après on prend les tracés de la seconde série : le nombre des pulsations est diminué, il n'est plus que de 58, et le retard du pouls sur le cœur est de 16 à 17 centièmes de seconde. Je vous disais relativement à ce tracé qu'il s'agit d'un sujet très sensible à l'action de la caféine, et en voici la preuve. Bien qu'à l'état normal le pouls présente un polycrotisme assez net, vous pouvez voir que ce polycrotisme s'accentue encore sous l'influence de la caféine, au point qu'à un moment donné, si la dose de caféine avait été plus considérable, cela aurait été certainement une cause de gêne pour la personne qui s'était prêtée à cette expérimentation. Dans la troisième série de tracés, pris une heure après l'injection, le cœur ne bat plus que 50 pulsations, le pouls a un retard de 15 à 16 centièmes de seconde sur le cœur, et le polycrotisme est peut-être moins accentué que quelques minutes après l'injection, mais il est encore extrêmement net. C'est à cette période que, par suite d'un changement de vitesse du cylindre, on a obtenu les courbes représentées dans la quatrième série, et qu'on a pu, avec un diapason suffisamment sensible, arriver à évaluer ce retard du pouls sur le cœur. La mesure en est exactement de 16 centièmes de seconde. La ligne supérieure constituant la cinquième série représente une période momentanée d'affaiblissement très notable du pouls avec augmentation très nette de la tension une heure et demie après l'injection (Fig. 171).

Voici une autre expérience relative à l'influence de la caféine sur le pouls ; elle est fort intéressante, parce qu'elle a été accompagnée de l'observation comparative de l'influence exercée par la caféine sur la température. Il s'agit du même sujet, et vous pouvez, en effet, retrouver ici à une période suffisamment avancée de l'action de la caféine, le polycrotisme que je signalais précédemment et qui atteint dans cette courbe une intensité telle qu'il était devenu gênant pour celui qui s'était prêté à cette expérience.

Voici d'abord le tracé normal pris chez le sujet à jeun, la température ambiante était de 18°, le pouls battait 66 ; la température périphérique mesurée dans la main, à l'aide du thermomètre tenu dans la main pendant toute la durée de l'expérience, la boule du thermomètre exactement enfermée par les doigts au niveau des articulations métacarpo-phalangiennes, était de 36°5 ; la température buccale, la boule du thermomètre étant bien recouverte par la langue et la respiration s'effectuant exclusivement par le nez, de 37°2. On fait une injection sous-cutanée de 36 centigrammes de caféine dissoute dans

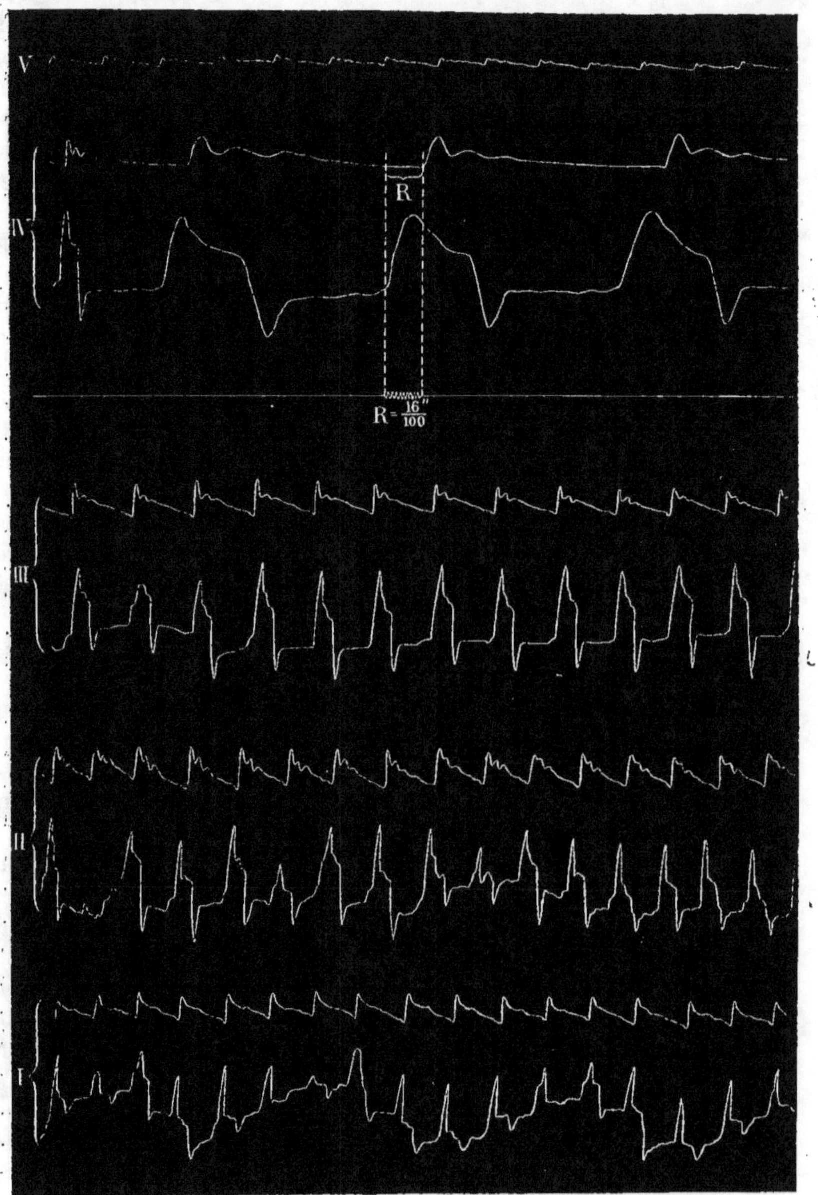

Fig. 171. — Action exercée par la caféine sur le cœur chez l'homme.

Pour chacune des accolades **I**, **II**, **III**, **IV** : *ligne inférieure*, tracé du cœur avec le cardiographe de Marey ; *ligne supérieure*, pouls de la radiale avec un sphygmographe à transmission.

I. — Tracés normaux. Polycrotisme de la ligne descendante du tracé cardiaque ; 78 pulsations radiales ; retard de la radiale sur le cœur 18 à 19 centièmes de seconde.

II. — Quinze minutes après injection hypodermique de 24 centigrammes de caféine dissoute dans l'eau distillée additionnée de benzoate de soude. Augmentation d'amplitude, ralentissement, 58 pulsations ; retard de la radiale sur le cœur 16 à 17 centièmes de seconde.

(Voir la suite de la légende p. 1070.)

III. — Une heure après l'injection. Augmentation d'amplitude, régularisation, ralentissement encore plus accentué, 50 pulsations; retard de la radiale sur le cœur 15 à 16 centièmes de seconde.

IV. — Changement de vitesse de l'enregistreur pour mesurer le retard de la radiale sur le cœur; **R** retard, égal à 16 centièmes de seconde.

V. — Affaiblissement notable et momentané du pouls radial une heure et demie après l'injection, élévation de la tension, polycrotisme, 52 pulsations.

Fait dominant, ralentissement du cœur. Le nombre des pulsations cardiaques a passé, de 78 avant l'injection, à 64 immédiatement après, puis a diminué graduellement jusqu'à 52 une heure après l'injection et s'est maintenu à ce taux pendant trois heures. L'énergie de ces pulsations, plus considérable après l'injection, a passé par une phase de diminution notable après laquelle il y eut retour à l'ampleur et à l'énergie primitives. Le polycrotisme déjà marqué avant l'injection s'est encore accentué après. [D'après M. Leblond.]

du salicylate de soude. — Je ne pense pas que l'intervention de ce salicylate de soude puisse être mise en cause pour l'interprétation du polycrotisme, puisque nous l'avons vu se produire également dans l'expérience précédente avec le benzoate de soude. — Ce deuxième tracé est pris douze minutes après, le pouls bat 60; les pulsations sont très énergiques, et la ligne d'ascension beaucoup plus nettement verticale qu'avant l'intervention de la caféine. Polycrotisme marqué. La température périphérique était tombée à 36°1. Au bout d'une heure, le troisième tracé montre la tension augmentée, le pouls était presque filiforme, légèrement diminué de fréquence, à 56; en même temps, la température périphérique a nettement baissé, elle est à 34°6. Le quatrième tracé a été pris une heure et demie après; la tension diminue, les pulsations sont plus énergiques, mais diminuent encore de fréquence, leur nombre est de 54 à ce moment; la température périphérique est de 35°4; la température buccale s'est maintenue à 37°2. Le polycrotisme est très accentué. La cinquième courbe a été prise deux heures quinze minutes après, lors du retour de l'individu à la normale. La tension diminue, les pulsations, au nombre de 58, sont plus énergiques et le polycrotisme est très nettement accentué. Température périphérique 36°3. Température buccale 37°2 (Fig. 172).

Voici encore des tracés de même nature pris chez des individus normaux, et vous pouvez voir que, dans tous les cas, l'action de la caféine se traduit par une tendance au dicrotisme. Mais le plus intéressant est ce tracé obtenu chez un individu rhumatisant et atteint de péricardite, avec insuffisance et rétrécissement mitral. Voici le tracé normal, avant l'administration de la caféine. Voici le tracé deux jours après, puis neuf jours après l'administration de la caféine. Ainsi que vous le voyez, au début, la tension du pouls de cet individu était assez considérable; elle a diminué au fur et à mesure de l'administration de la caféine, en même temps que s'est produite une régularisation, mais on voit apparaître du dicrotisme qui s'est accentué avec l'augmentation des doses. Après le premier jour, ce malade avait absorbé 50 centigrammes de caféine, dans une potion, le jour suivant, on avait élevé la dose à 1 gramme, et, dans les derniers jours, à 1 gr. 50. C'est sous l'influence de cette dose relativement élevée de caféine, que le dicrotisme du pouls est devenu si accentué dans le dernier tracé.

Il nous reste à présent à examiner l'action exercée par la caféine

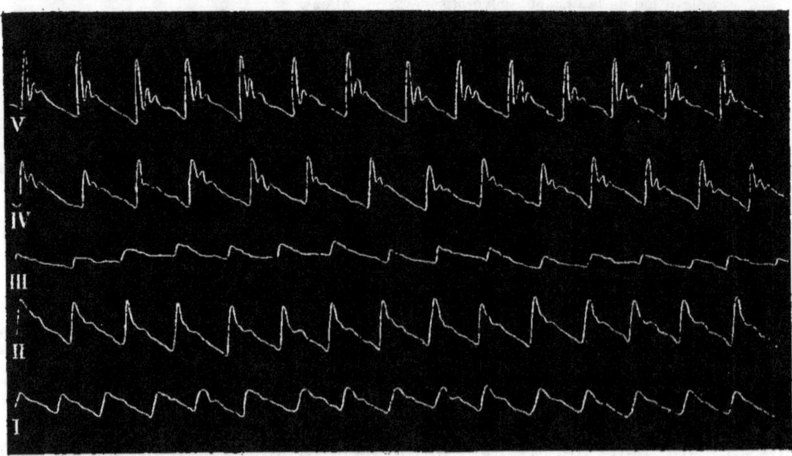

Fig. 172. — Influence de la caféine sur le pouls chez l'homme.

I. — Individu à jeun, pouls 66, température périphérique (dans la main droite) 36°5, température buccale 37°2.

II. — Douze minutes après injection hypodermique de 36 centigrammes de caféine en solution dans de l'eau additionnée de salicylate de soude. Pulsations 60, très énergiques, augmentation d'amplitude, abaissement de tension, ligne d'ascension très brusque, ligne de descente polycrote; température périphérique 36°1.

III. — Une heure après l'injection. Augmentation de tension, pouls filiforme, ralentissement, 56 pulsations; température périphérique 34°6.

IV. — Une heure et demie après l'injection. Tension diminuée, pulsations plus énergiques mais diminuant encore de fréquence, 54 pulsations, polycrotisme; température périphérique 35°4, température buccale 37°2.

V. — Deux heures quinze après l'injection. Tendance au retour à la normale, 58 pulsations, tension diminuée, pulsations plus énergiques, polycrotisme encore plus accentué; température périphérique 36°3, température buccale 37°2.

Durant l'expérience, pas de malaise accentué, seulement un peu de vague cérébral; modification rapide du rythme des contractions cardiaques et de la température périphérique, la température buccale n'a pas varié. Après déjeuner, nausées, vomissement d'une partie des aliments et un peu de dégoût tout le reste de l'après-midi. [D'après M. Leblond.]

sur la respiration, sur le système nerveux et sur la nutrition, ce qui n'est pas le chapitre le moins intéressant ni le moins discuté de l'étude des caféiques.

XXVIᵉ LEÇON

CONTRACTURE MYOCARDIQUE DÉTERMINÉE PAR LA CA-
FÉINE. — ACTION DE LA CAFÉINE SUR LA RESPIRATION,
LA TEMPÉRATURE, LE SYSTÈME NERVEUX, LA NUTRI-
TION. — PRÉTENDUE ACTION D'ÉPARGNE. — INTERVEN-
TION DES SUBSTANCES AUTRES QUE LES ALCALOÏDES.

En étudiant, même très attentivement, les tracés que je vous ai
montrés dans notre dernière réunion, relativement à l'action exercée
par la caféine sur le cœur et la circulation, il était bien difficile,
impossible même, de fixer vos idées à propos d'un point sur lequel
je suis revenu à plusieurs reprises et sur lequel j'insiste encore, en
raison de son extrême importance relativement à l'utilisation thérapeutique de la caféine, je veux parler de la tendance à la contracture du
myocarde qui s'établit sous l'influence des doses un peu considérables
de caféine et, surtout, sous l'influence de la répétition de ces doses.

Pour bien fixer ce point et vous convaincre de son intérêt, je
vais mettre aujourd'hui sous vos yeux des résultats expérimentaux
qui vous prouveront combien il est important de veiller à l'administration de la caféine, cet alcaloïde qui paraît en apparence si inoffensif et qui est, certainement, à mon avis tout au moins, une des
substances les plus dangereuses qu'on puisse employer dans les affections cardiaques. En disant « *une des substances les plus dangereuses* » je ne veux pas dire qu'il faille renoncer à la caféine; bien
loin de là, je veux seulement dire que la surveillance du malade
auquel on administre la caféine doit être au moins aussi étroite que
celle du malade auquel on administre la digitaline. C'est, par conséquent, vous dire à quel point il importe de contrôler l'action thérapeutique de cette substance médicamenteuse.

En même temps, l'étude que j'ai été conduit à faire d'une substance
nouvellement introduite en thérapeutique, la *Théocine*, qui n'est autre
chose qu'une des méthyl-xanthines prévues par la théorie et une
des substances préparées synthétiquement dans le but de remplacer

la théobromine pour essayer d'obtenir l'action thérapeutique qu'on réalise à l'aide de cette théobromine, cette étude m'a permis de montrer que, contrairement aux assertions qui avaient été émises relativement à cette substance médicamenteuse, elle possède des propriétés toxiques au moins aussi considérables que la caféine, et que, par conséquent, son emploi, s'il est certainement légitime et justifié par les résultats qu'on en obtient, particulièrement en ce qui concerne son action diurétique, impose une surveillance de même ordre que celle sur laquelle j'insiste en ce moment au point de vue de l'administration de la caféine.

Lorsque je vous ai parlé des bases du groupe des caféiques, en général, je vous ai cité la théobromine en faisant ressortir les inconvénients de son emploi en raison de son peu de solubilité. Tout dernièrement, en Allemagne, on a préparé et lancé dans le commerce de la droguerie sous le nom de *Théocine*, une théophylline synthétique, c'est-à-dire la base portant dans la nomenclature de FISCHER la dénomination de *diméthyl 1-3 dioxypurine 2-6* (voir page 1021), et, naturellement, lorsqu'on a introduit cette substance en thérapeutique, on lui a immédiatement attribué toutes les qualités possibles. C'était une substance déterminant la diurèse avec une remarquable facilité, à un degré au moins aussi intense que la théobromine; c'était une substance absolument inoffensive, qu'on pouvait employer de toutes les façons possibles et imaginables, sans presque prendre garde aux conséquences qu'elle pouvait avoir; en un mot, c'était, comme tous les produits nouvellement introduits en thérapeutique, la plus parfaite, la plus remarquable de toutes les substances médicamenteuses. Je ne veux certes pas dire que la théocine ne constituera pas un excellent médicament; je suis, au contraire, persuadé qu'au point de vue de son action diurétique nous ne possédions jusqu'ici aucun produit déterminant avec une pareille intensité les phénomènes de diurèse; mais j'insiste sur ce point que l'action exercée par la théocine sur le myocarde est une action absolument identique à celle de la caféine, comme vont le démontrer les résultats expérimentaux que nous allons étudier dans un moment, et, par conséquent, ainsi que je le disais tout à l'heure, l'emploi de cette substance impose une surveillance constante et très minutieuse du malade, afin de ne pas arriver aux inconvénients, aux accidents même qui ont été signalés quelquefois dans l'emploi de la caféine.

Cet inconvénient sera rendu encore plus sensible à votre esprit, quand je vous aurai dit que, lorsqu'on pratique une circulation artificielle, dans le cœur d'un mammifère, avec une solution renfermant pour 4000 grammes de sérum 1 gramme seulement de caféine, une *solution au quatre millième* par conséquent, cette solution agit sur le muscle cardiaque absolument comme le fait l'eau bouillante; elle tétanise, contracture le muscle presque instantanément, et détermine sa mort d'une façon pour ainsi dire immédiate. Sous l'influence d'une très petite dose, et à un degré de dilution beaucoup plus considérable, de 1 p. 10 000, on observe l'augmentation graduelle de la fréquence des battements du cœur, et cela malgré l'intervention préalable de l'atropine. Contrairement à ce que nous avons vu pour la digitaline, il semble que l'influence de la caféine sur le système nerveux n'intéresse que très faiblement les appareils modérateurs; ceux qui sont surtout intéressés par la caféine sont les appareils excitateurs, l'action exercée par cette substance sur les ganglions accélérateurs de l'orifice veineux et du sillon auriculo-ventriculaire, chez les animaux à sang froid, étant traduite précisément par le fait expérimental que je viens de citer.

Vous allez pouvoir constater, en étudiant comparativement les tracés obtenus chez des animaux à sang chaud, d'une part, avec la caféine pure et, d'autre part, avec ce nouveau diurétique appelé la théocine, que les résultats expérimentaux sont absolument identiques et je pourrais même dire calqués l'un sur l'autre.

Voici une expérience relative à la caféine, et qui tire son importance de ce fait qu'elle n'a pas entraîné la mort de l'animal. Voici la respiration normale, dont le graphique est même plus normal, si l'on peut ainsi dire, qu'il ne l'est chez le chien de l'expérience suivante, chez lequel le défaut d'amplitude des courbes respiratoires ont été mises, pour une part, sur le compte du chloralose qui avait servi à l'immobiliser. Voici le premier phénomène traduisant l'action de la caféine : l'amplitude des mouvements respiratoires devient plus considérable — nous observerons des faits identiques chez l'homme. En même temps, vous voyez que la tension sanguine tend à s'élever.

Dans une phase plus avancée de l'intoxication, vous pouvez voir que déjà l'amplitude et la régularité des mouvements respiratoires qui caractérisaient la phase précédente tendent à se perdre; voici, en effet, des graphiques indiquant un certain degré de dyspnée accompagnée de trémulation musculaire, et ces phases sont surtout marquées à la fin de la courbe respiratoire. Voici maintenant une chute de la tension sanguine : la tension, qui était à 7,5 à l'état normal, et qui avait monté à 10 pendant la première partie de l'expérience, tombe aux environs de 7; et vous pouvez voir, en même temps, une diminution très accentuée dans l'amplitude des pulsations cardiaques, diminution qui est caractérisée par le rapetissement de ces petits crochets. Vous voyez également survenir la dyspnée et la tendance à l'état tétanique de l'appareil respiratoire, qui va être encore plus accusée tout à l'heure. Mais ce qui caractérise surtout cette phase, c'est cette contracture myocardique qui se traduit par ce résultat que, seules, les grandes oscillations respiratoires de la tension sanguine s'inscrivent, les petites oscillations causées par les pulsations cardiaques ayant presque complètement disparu et n'étant plus représentées que par de petites trémulations.

Enfin, voici une phase encore plus avancée de la période toxique : la tension baisse dans des proportions considérables, elle est devenue moitié de ce qu'elle était à l'état normal; et en même temps la courbe respiratoire montre une dyspnée très intense, au milieu de laquelle on peut apercevoir, de temps à autre, des spasmes tétaniques, caractérisés par les crochets qui interrompent ces courbes. L'expérience a été arrêtée à cette période, et, la dose de caféine n'étant pas mortelle, l'animal s'est rétabli progressivement sans présenter de phénomènes intéressants (Fig. 173, 174 et 175).

Voici maintenant une autre expérience dans laquelle la dose de caféine a été progressivement augmentée jusqu'à la dose mortelle. Voici le tracé normal du cœur et de la respiration chez un chien; la respiration a été prise avec le pneumographe de Paul Bert, elle est inscrite dans cette ligne supérieure; la ligne inférieure indique la tension sanguine prise dans la fémorale, et cette courbe indique également, dans une certaine mesure, le nombre des pulsations cardiaques. Voici la modification qui se produit quelques minutes seulement après l'injection de 50 centigr. de caféine au chien en expérience. La tension sanguine diminue légèrement, puis, plus tard, elle remonte et tend à s'établir à un niveau notablement supérieur à la normale; en même temps, l'amplitude des mouvements respiratoires augmente dans une notable mesure et même, en un certain point, il y a une tendance à l'état dyspnéique qui va s'installer peu à peu, au fur et à mesure des progrès de l'intoxication. A une période plus avancée de l'expérience, la tension sanguine s'élève encore, et en même temps se produisent des phases de respiration dyspnéique, des phases tétaniques respiratoires, qui sont caractérisées par cette modification de la courbe.

En même temps que cette modification de la courbe respiratoire, on voit des modifications parallèles de la courbe de la tension sanguine : le nombre des pulsations cardiaques augmente dans une assez notable mesure; il y a des chutes et des relèvements de la tension qui sont sous la dépendance des modifications respiratoires; mais le point sur lequel il est surtout important d'insister, ce sont les modifications qui vont se montrer à partir de cette période. Vous voyez en effet la tension sanguine qui redescend en ce moment, en outre, on constate un accroissement notable du nombre des systoles, tandis que leur énergie diminue, ce qui est témoigné par ce fait que les petits crochets qui, tout à l'heure, caractérisaient les pulsations cardiaques deviennent de moins en moins accentués, et, à la fin de l'expérience, nous allons voir ces pulsations à peine indiquées, en

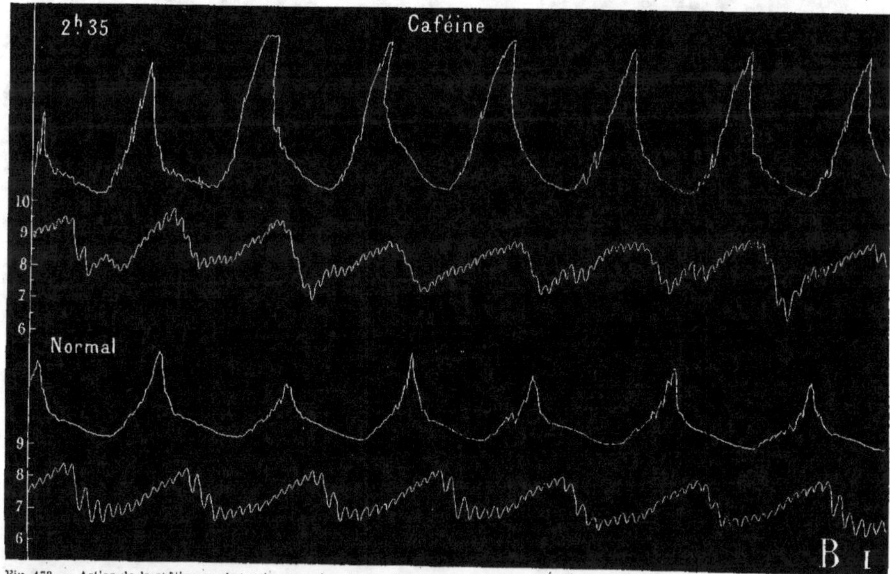

Fig. 173. — Action de la caféine sur la tension sanguine et la respiration chez le chien. (Doses successives réalisant une dose toxique non mortelle.)

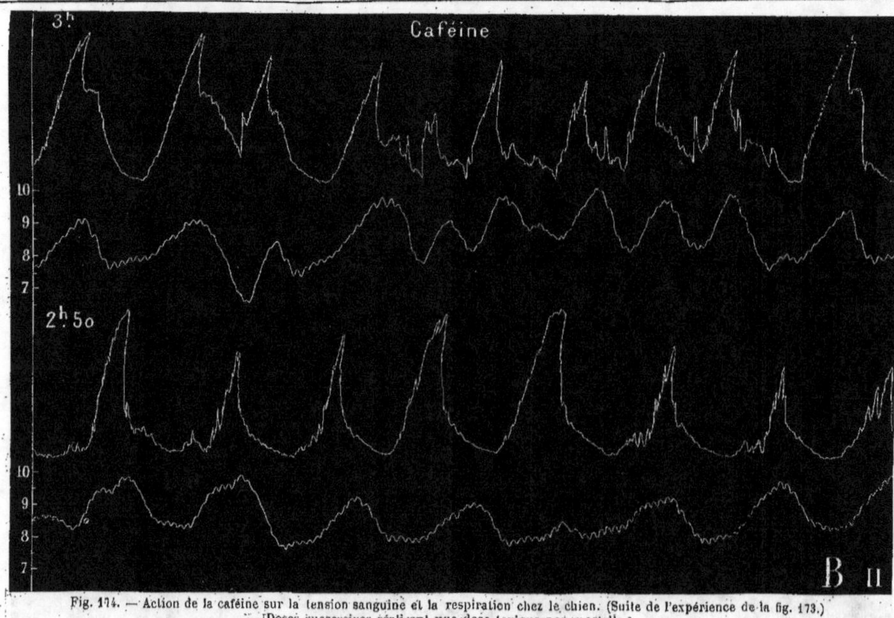

Fig. 174. — Action de la caféine sur la tension sanguine et la respiration chez le chien. (Suite de l'expérience de la fig. 173.)
[Doses successives réalisant une dose toxique non mortelle.]

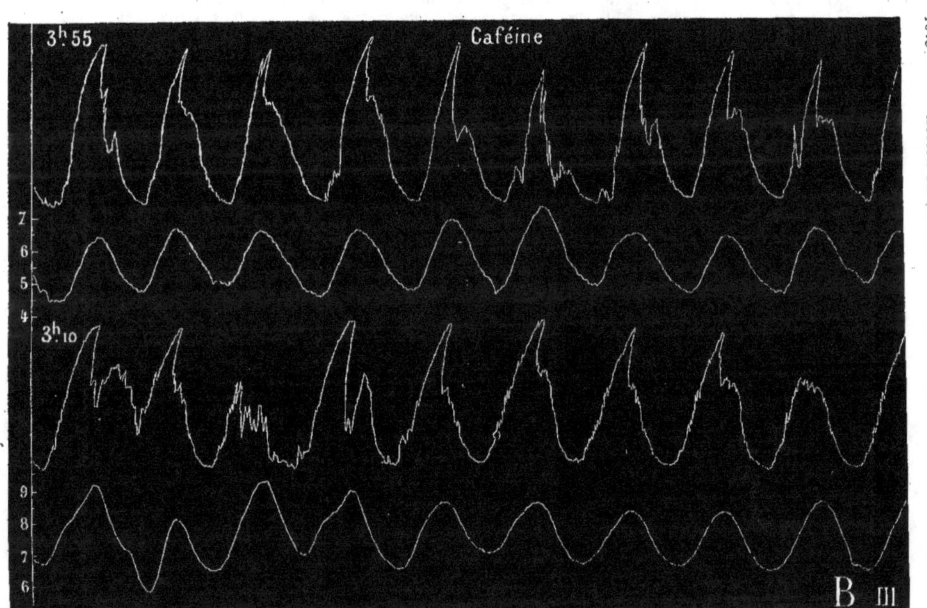

Fig. 175. — Action de la caféine sur la tension sanguine et la respiration chez le chien. (Suite et fin de l'expérience des fig. 173 et 174.) [Doses successives réalisant une dose toxique non mortelle.]

Fig. 173. — Action de la caféine sur la tension sanguine et la respiration chez le chien. [Doses successives réalisant une dose toxique non mortelle.]

Chien de 20 kilos, chloralosé. Pression fémorale avec l'hémodynamomètre de Ludwig. Respiration avec le pneumographe de Paul Bert. En raison du dispositif expérimental, les courbes respiratoires sont retournées; et l'inspiration, au lieu de correspondre, comme dans les tracés habituels, à une courbe descendante, se traduit par une courbe ascendante. — Injection veineuse, par la saphène, de 1 gramme de caféine en solution à 2 p. 100 dans du sérum artificiel additionné de benzoate de soude, en deux injections de 25 centimètres cubes, contenant 50 centigrammes de caféine, la première à deux heures trente, la seconde à trois heures cinq.

Ligne normale. — Chien à cœur accéléré par le chloralose, 156 pulsations; 12 respirations.

Ligne 2 h. 35. — Cinq minutes après la première injection. — Augmentation du nombre des contractions cardiaques, 186 pulsations, légère diminution d'amplitude, augmentation de la tension artérielle; notable augmentation d'amplitude respiratoire, 15 respirations (*Réduction de un tiers*).

Fig. 174. — Action de la caféine sur la tension sanguine et la respiration chez le chien. (Suite de l'expérience de la fig. 173.) [Doses successives réalisant une dose toxique non mortelle.]

Ligne 2 h. 50. — Vingt minutes après la première injection. — Le nombre des contractions cardiaques reste élevé, 192 pulsations, leur amplitude diminue, la tension artérielle s'est encore accrue; la respiration reste très ample, avec tendance à la tétanisation, 12 respirations. Il est à remarquer que les courbes de Traube-Hering ne sont pas en rapport avec les mouvements respiratoires.

Ligne 3 h. — Une demi-heure après la première injection. — Nombre des pulsations incomptable en raison du tétanos dyspnéique et des tremblements convulsifs dont l'animal est affecté, la tension artérielle reste élevée; 18 respirations (*Réduction de un tiers*.)

Fig. 175. — Action de la caféine sur la tension sanguine et la respiration chez le chien. (Suite et fin de l'expérience des fig. 173 et 174.) [Doses successives réalisant une dose toxique non mortelle.]

Ligne 3 h. 10. — Quarante-cinq minutes après la première injection et cinq minutes après la seconde (total 1 gr.). — Le nombre des pulsations cardiaques est incomptable et il se produit des oscillations de la tension artérielle en rapport étroit avec les mouvements respiratoires. La tension artérielle moyenne tend à baisser; 16 respirations.

Ligne 3 h. 55. — Une heure vingt-cinq après la première injection, cinquante minutes après la seconde. — Mêmes modifications que dans le tracé précédent; la tension artérielle baisse de plus en plus; 16 respirations. — L'animal se rétablit. (*Réduction de un tiers*.)

Fig. 176. — Action de la caféine sur la tension sanguine et la respiration chez le chien. [Doses successives réalisant une dose toxique mortelle.]

Chien de 17 kilos 500, chloralosé. Pression fémorale avec l'hémodynamomètre de Ludwig. Respiration avec le pneumographe de Paul Bert. En raison du dispositif expérimental, les courbes respiratoires sont retournées; et l'inspiration au lieu de correspondre, comme dans les tracés habituels, à une courbe descendante, se traduit par une courbe ascendante. — Injection veineuse, par la saphène, de 4 grammes de caféine, en solution à 2 p. 100 dans du sérum artificiel additionné de benzoate de soude, par fractions de : 50 centigrammes à deux heures dix, 50 centigrammes à deux heures trente, 1 gramme à trois heures deux, 1 gramme à trois heures trente-deux, et 1 gramme à quatre heures quarante-cinq.

Tracé normal. — Avant la première injection; chien peu chloralosé et fortement excitable. 92 pulsations, 10 respirations, par minute.

Ligne 2 h. 15. — Cinq minutes après la première injection de 50 centigrammes. — Notable augmentation de fréquence des contractions cardiaques, 188 pulsations, diminution d'amplitude et léger abaissement de la tension artérielle; augmentation d'amplitude des mouvements respiratoires, 13 respirations. (*Réduction de un tiers*.)

Fig. 177. — Action de la caféine sur la tension sanguine et la respiration chez le chien. (Suite de l'expérience de la fig. 176.) [Doses successives réalisant une dose toxique mortelle.]

Ligne 2 h. 35. — Vingt-cinq minutes après la première injection et cinq minutes après la seconde (total 1 gr.). — Dans la première partie du tracé, les contractions cardiaques ont diminué de nombre par rapport au tracé précédent, 150 pulsations, mais ont augmenté d'amplitude, la tension artérielle a également augmenté; la respiration reste très ample et montre une tendance à l'état spasmodique, 15 respirations. Dans la seconde partie du tracé, sous l'influence des convulsions, on voit le rythme respiratoire antérieur faire place à des séries de contractions spasmodiques, puis revenir à peu près à ce rythme; la circulation est influencée par ces secousses convulsives qui se traduisent par des différences considérables de la tension, par une accélération et par une diminution d'amplitude.

Ligne 3 h. 10. — Une heure après la première injection, quarante minutes après la seconde et huit minutes après la troisième (total 2 gr.). — Augmentation considérable du nombre des contractions cardiaques, 243 pulsations, diminution notable d'amplitude, brusques variations de tension artérielle en rapport avec l'arythmie respiratoire, 16 respirations. (*Réduction de un tiers*.)

raison de ce résultat sur lequel j'attirais tout à l'heure votre attention, que le cœur va être mis en état de contracture myocardique permanente, phénomène qui caractérise précisément l'influence exercée par la caféine sur l'appareil circulatoire. Ici, vous voyez une nouvelle phase de tétanos dyspnéique. Voici, en même temps que la chute de la tension sanguine, le phénomène sur lequel j'appelais tout à l'heure l'attention : le nombre et l'énergie des pulsations cardiaques diminuent notablement, à tel point que c'est à peine si ces pulsations sont perceptibles sur la courbe.

Enfin, dans la dernière phase de l'expérience, le cœur tend à reprendre l'état normal, la pression diminue toujours et l'on voit réapparaître les pulsations cardiaques qui augmentent de nombre dans une notable proportion.

La respiration qui a augmenté de fréquence reste dyspnéique, quoique tendant à la régularité. L'animal a succombé dans la nuit qui a suivi la mise en expérience et, malheureusement, on n'a pas pu enregistrer l'état du cœur au moment de la mort, ce qui eût été intéressant; mais, par la succession des courbes que je viens de faire passer sous vos yeux, on peut se figurer l'état de mort en contraction systolique, phénomène ultime qui se produit sous l'influence de la caféine comme sous l'influence de la digitaline (Fig. 176, 177, 178 et 179).

En comparant avec ceux des figures 168 et 169 (p. 1064) les tracés de la figure 180, vous pouvez déjà constater la presque parfaite identité d'action de la théocine sur le cœur des animaux à sang froid; cette parité d'influence se vérifie également sur les animaux à sang chaud.

Voici une série de courbes représentant cette action de la théocine; et vous allez voir que, si l'on ne savait pas d'avance qu'il s'agit de cette substance, il serait absolument permis de considérer ces courbes comme étant dues à l'action de la caféine. Il n'y a qu'une différence bien faible, si tant est, même, que cette différence existe entre l'action physiologique exercée par la caféine et par la théocine sur le myocarde et l'appareil respiratoire.

Cette première phase de l'expérience représente l'état normal chez le chien sur lequel on a expérimenté : la tension est moyenne, oscillant entre 13 et 17 centimètres de mercure, et la courbe de la respiration est également normale et plutôt faible. Dans une deuxième phase, quelques minutes après l'injection de théocine, on observe une augmentation très considérable de l'amplitude des mouvements respiratoires, en même temps qu'une élévation dans l'état moyen de la tension sanguine, c'est-à-dire cette tendance à l'augmentation de tension comme celle que je vous signalais tout à l'heure avec la caféine et à la disparition des systoles myocardiques. A une phase plus avancée, vous pouvez voir des oscillations considérables de la

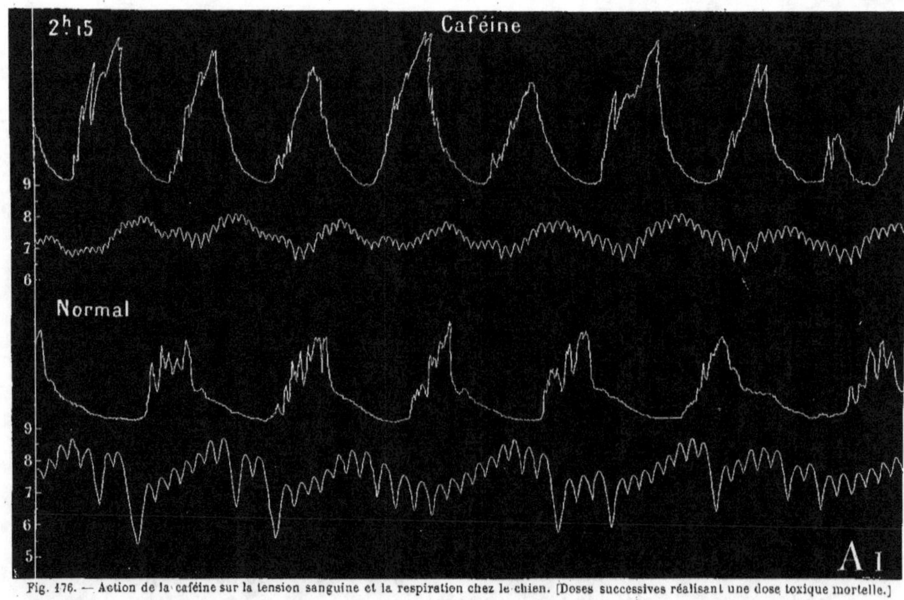

Fig. 176. — Action de la caféine sur la tension sanguine et la respiration chez le chien. [Doses successives réalisant une dose toxique mortelle.]

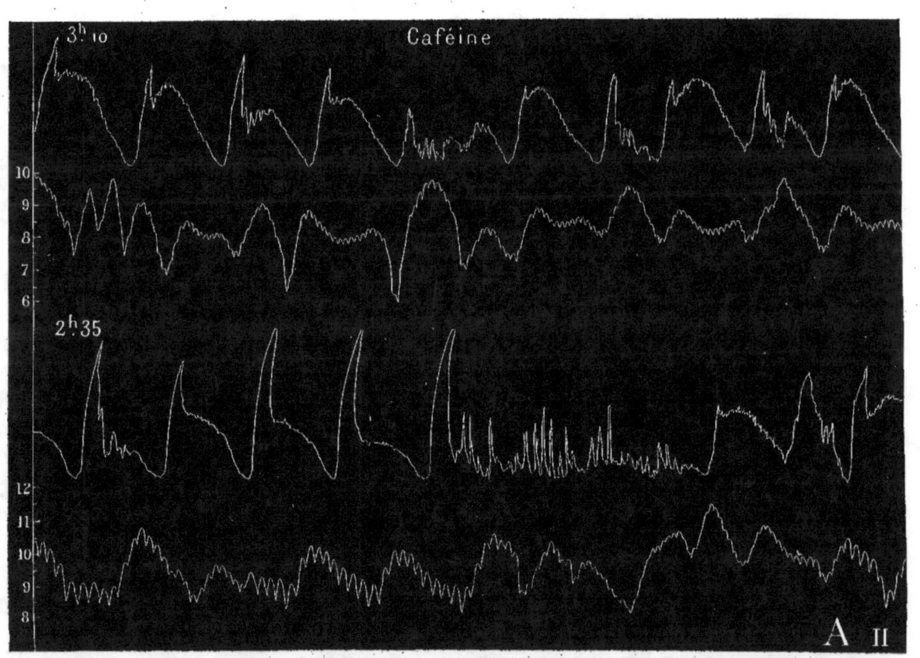

Fig. 177. — Action de la caféine sur la tension sanguine et la respiration chez le chien. (Suite de l'expérience de la fig. 176.)

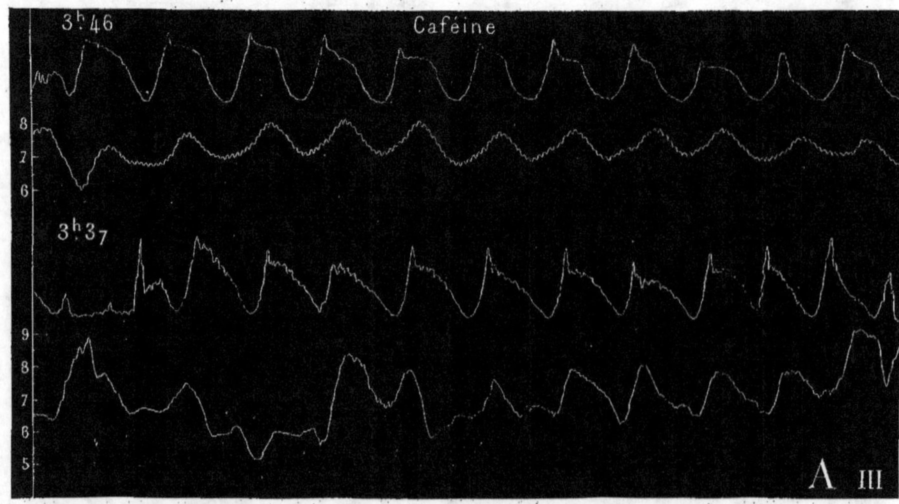

Fig. 178. — Action de la caféine sur la tension sanguine et la respiration chez le chien. (Suite de l'expérience des fig. 176 et 177.)
[Doses successives réalisant une dose toxique mortelle.]

Ligne 3 h. 37. — Une heure vingt-sept après la première injection, cinquante-trois minutes après la seconde, trente-cinq minutes après la troisième et cinq minutes après la quatrième (total 3 gr.). — Le pouls est devenu incomptable en raison de sa fréquence, variations considérables de tension artérielle dont la moyenne a légèrement baissé; la respiration est redevenue régulière et s'accélère, 19 respirations, auxquelles il ne faut pas rapporter exclusivement les chutes brusques de tension.

Ligne 3 h. 46. — Une heure trente-six après la première injection, une heure seize après la seconde, quarante minutes après la troisième et quatorze minutes après la quatrième (total 3 gr.). — Le nombre des contractions cardiaques est toujours très élevé, 290 pulsations, leur amplitude est faible, et la tension artérielle est au-dessous de la normale; la respiration se régularise de plus en plus et reste accélérée, 20 respirations. (*Réduction de un tiers.*)

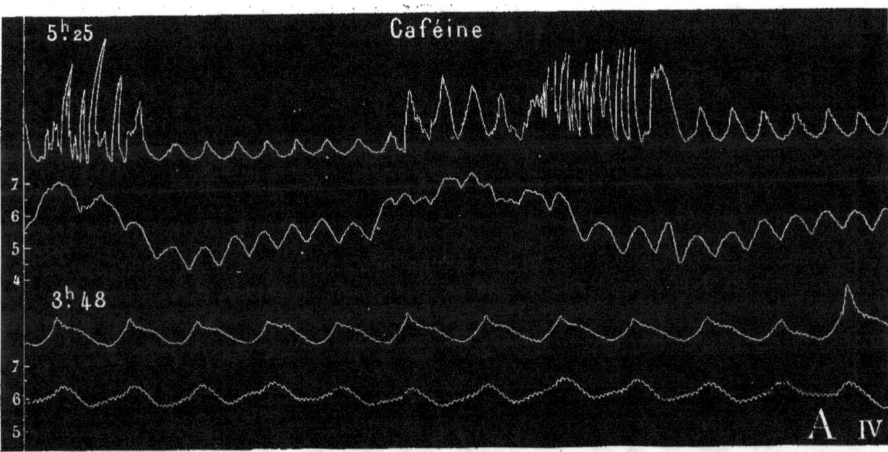

Fig. 179. — Action de la caféine sur la tension sanguine et la respiration chez le chien. (Suite et fin de l'expérience des fig. 176, 177 et 178.)
[Doses successives réalisant une dose toxique mortelle.]

Ligne 3 h. 48. — Une heure trente-huit après la première injection, une heure dix-huit après la seconde, quarante-six minutes après la troisième et seize minutes après la quatrième (total 3 gr.). — Le nombre des contractions cardiaques augmente encore, 310 pulsations, elles sont de plus en plus faibles et la tension artérielle continue à s'abaisser; la respiration reste accélérée, 10 respirations, et devient superficielle.

Ligne 5 h. 25. — Trois heures quinze après la première injection, deux heures cinquante-cinq après la seconde, deux heures vingt-trois après la troisième, une heure cinquante-trois après la quatrième et quarante minutes après la cinquième (total 4 gr.). — Dans la période écoulée entre ce tracé et le précédent, l'animal a passé par des phases de convulsions avec grandes respirations dyspnéiques; les contractions cardiaques sont toujours très nombreuses et la tension artérielle reste basse. — Dans ce dernier tracé, on voit nettement des périodes de convulsions alternant avec des périodes de calme relatif pendant lesquelles la respiration est superficielle et très accélérée, plus de 40 respirations, mais régulière et influençant nécessairement le tracé de la tension artérielle. Cet état se continue jusqu'à la mort qui se produit brusquement. (*Réduction de un tiers.*)

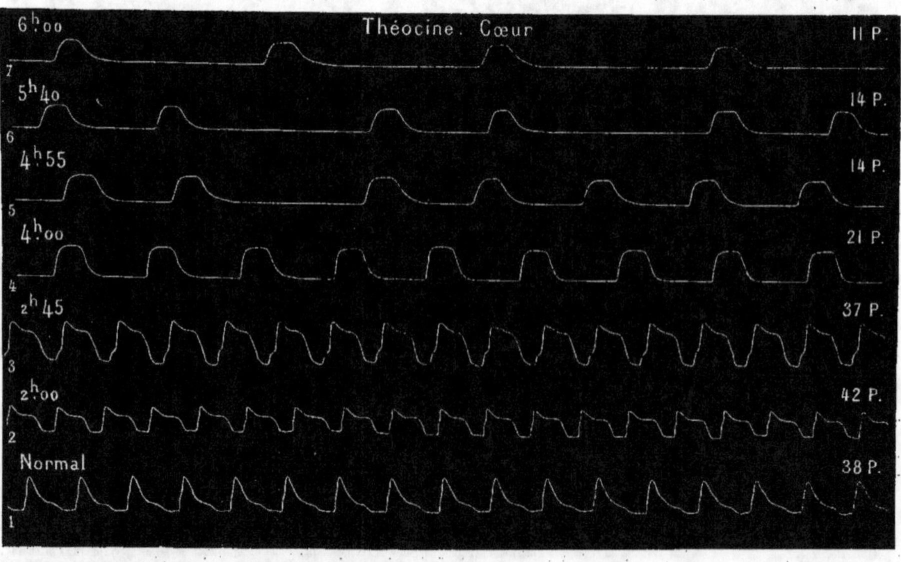

Fig. 180. — Action de la théocine sur le cœur de la grenouille.

Injection (à 1 h. 55) de 1 centimètre cube d'une solution aqueuse correspondant à 1 centigramme sous la peau d'une des cuisses.
1. Tracé normal avant l'injection ; 38 pulsations. — **2.** 42 pulsations, hyperexcitabilité, légère difficulté à l'évacuation diastolique. — **3.** 37 pulsations, notable augmentation d'amplitude, la systole et la diastole montrent une tendance à s'effectuer en deux temps ; légères convulsions cloniques. — **4.** 21 pulsations, ralentissement, diminution d'amplitude, plateau systolique. — **5.** 14 pulsations, début des intermittences. — **6.** Intermittences, systoles bigéminées. — **7.** 11 pulsations, ralentissement progressif jusqu'à la mort. (Expérience faite au mois de juin.)

tension sanguine qui monte jusqu'à 21,5; mais en même temps, apparaît déjà un indice de cette tendance à la contracture myocardique que j'ai signalée sous l'influence de la caféine, et que va produire la théocine avec une intensité presque aussi considérable. Voici un indice de tétanos respiratoire identique à celui sur lequel j'appelais tout à l'heure votre attention, mais ici ce tétanos respiratoire est encore plus accentué. L'animal est pris de secousses convulsives d'une grande intensité, en même temps que se produit cette contracture myocardique qui se caractérise par l'absence, ou la diminution tout au moins, de l'énergie des pulsations cardiaques et ces grandes oscillations de la tension sanguine qui sont identiques à celles que je vous montrais relativement à la caféine.

Voici une phase encore plus avancée de l'intoxication : la tension baisse, comme tout à l'heure sous l'influence de la caféine; la dyspnée s'établit d'une façon absolument analogue; et, en même temps, la contracture myocardique se manifeste par les changements de forme de la courbe du tracé de tension artérielle. Voici enfin une période plus avancée encore de l'intoxication, qui a été mortelle dans cette expérience. Vous voyez la tension sanguine tomber à un chiffre extrêmement bas, 3 centimètres 5 de mercure, en même temps qu'une dyspnée intense, avec convulsions toniques, indiquée par cette ligne de respirations très faibles mais très répétées (Fig. 181, 182, 183 et 184).

Il est impossible d'établir une différence entre les résultats expérimentaux obtenus dans les deux conditions que je viens d'indiquer, d'une part avec la caféine, et de l'autre avec la théocine; les différences — et il doit y en avoir, à en juger seulement par la différence de structure moléculaire des deux composés — sont sans doute des questions de fins détails pour l'évaluation desquels il faudrait avoir recours à des procédés d'expérimentation infiniment plus délicats que la simple évaluation de l'état de la tension sanguine dans la fémorale et des variations de la mécanique respiratoire. Si j'ai tenu à vous montrer ces résultats, c'est en raison surtout de l'extrême importance qu'il faut attacher, selon moi, à l'action tardive et prolongée exercée par la caféine et par la théocine sur le myocarde et, par conséquent, des conditions de surveillance dans lesquelles il faut placer le malade auquel on administre ces substances médicamenteuses.

Malgré cette action intense sur le myocarde, je ne veux pas dire que la théocine ne constituera pas un médicament précieux, et il me paraît certain qu'à l'heure actuelle nous ne possédons aucune substance déterminant avec une pareille intensité les phénomènes de diurèse; mais, contrairement à ce qui a été proclamé, la théocine exerce une action fortement irritante sur le rein dent elle lèse l'épithélium glomérulaire ainsi que celui des tubuli. Chez le cobaye et le

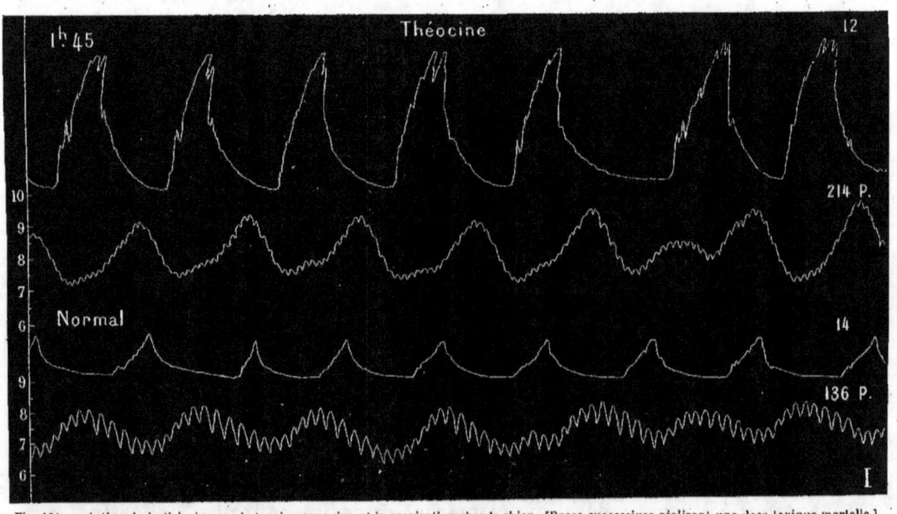

Fig. 184. — Action de la théocine sur la tension sanguine et la respiration chez le chien. [Doses successives réalisant une dose toxique mortelle.]

Chien de 15 kilos chloralosé. — Pression fémorale avec l'hémodynamomètre de Ludwig. Respiration avec le pneumographe de Paul Bert. En raison du dispositif expérimental, les courbes respiratoires sont retournées ; et l'inspiration, au lieu de correspondre, comme dans les tracés habituels, à une courbe descendante, se traduit par une courbe ascendante. — Injection veineuse, par la saphène, de 2 grammes de théocine en solution à 1 p. 100 dans du sérum artificiel chaud, à 36°, par fractions de 50 centigrammes à une heure quarante, deux heures cinq, deux heures quarante et trois heures dix.

Ligne normale. — Avant la première injection, 136 pulsations, 14 respirations.

Ligne 1 h. 45. — Cinq minutes après la première injection (0 gr. 50). — Le nombre des contractions cardiaques a notablement augmenté, 214 pulsations, leur amplitude est, par contre, fortement diminuée ; la tension artérielle est supérieure à la normale. Les respirations sont très amples, 12 respirations. (*Réduction de un tiers.*)

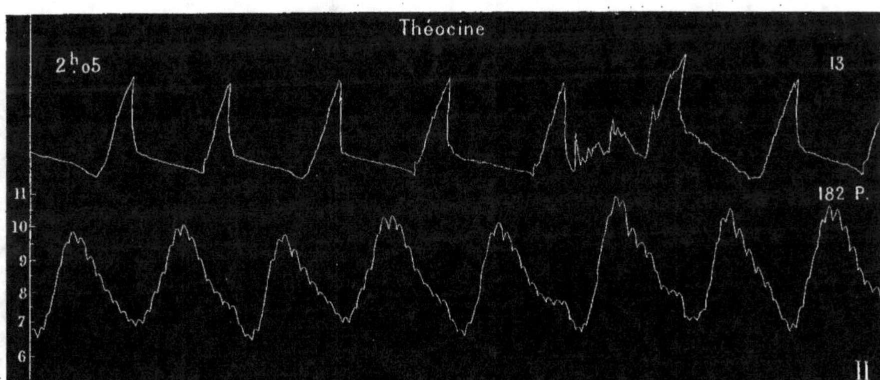

Fig. 182. — Action de la théocine sur la tension sanguine et la respiration chez le chien. (Suite de l'expérience de la fig. 181.) [Doses successives réalisant une dose toxique mortelle.]

Ligne 2 h. 05. — Vingt-cinq minutes après la première injection (total 0 gr. 50). — Légère diminution, par rapport au tracé précédent, du nombre des contractions cardiaques, 182 pulsations; la tension artérielle moyenne a augmenté et elle montre de grandes oscillations qui sont sous la dépendance de la respiration, laquelle s'effectue plus brusquement, 13 respirations. Début des convulsions. (*Réduction de un tiers.*)

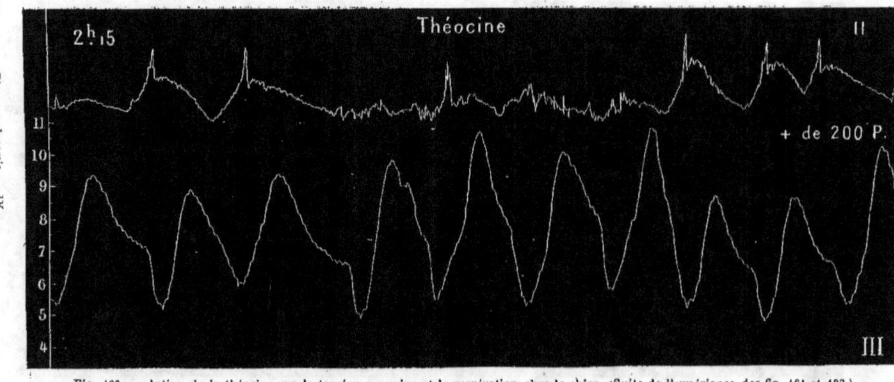

Fig. 183. — Action de la théocine sur la tension sanguine et la respiration chez le chien. (Suite de l'expérience des fig. 181 et 182.)
[Doses successives réalisant une dose toxique mortelle.]

Ligne 2 h. 15. — Trente-cinq minutes après la première injection, dix minutes après la seconde (total 1 gr.). — Période des convulsions. Nombre des pulsations incomptable. Contracture myocardique; 11 respirations. (*Réduction de un tiers.*)

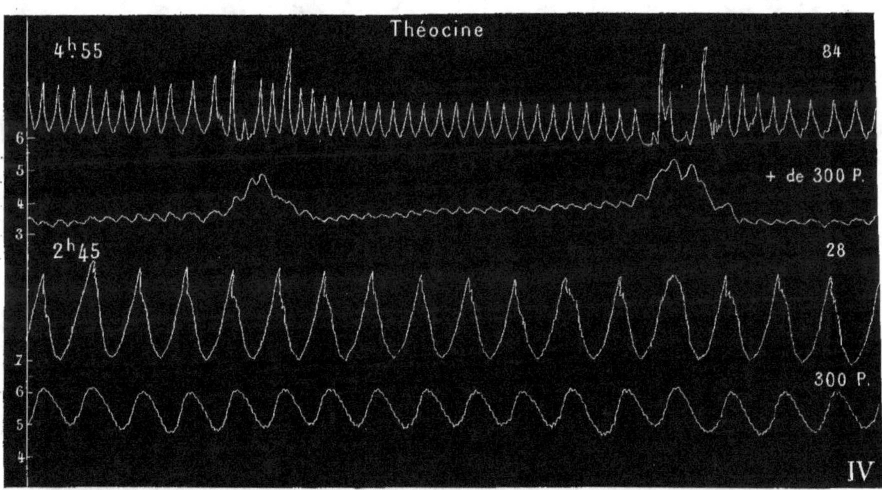

Fig. 184. — Action de la théocine sur la tension sanguine et la respiration chez le chien. (Suite et fin de l'expérience des fig. 181, 182 et 183.) [Doses successives réalisant une dose toxique mortelle.]

Ligne 2 h. 45. — Une heure après la première injection, quarante minutes après la seconde et cinq minutes après la troisième (total 1 gr. 50). — Notable accélération, 300 pulsations, diminution de la tension artérielle. La dyspnée s'établit progressivement, 28 respirations.

Ligne 4 h. 55. — Trois heures quinze après la première injection, deux heures cinquante après la seconde, deux heures quinze après la troisième et une heure quarante-cinq après la quatrième (total 2 gr.). — Période de dyspnée, 84 respirations; le cœur est toujours fortement accéléré, nombre des pulsations incomptable, et la tension baisse de plus en plus jusqu'à la mort qui se produit brusquement. (*Réduction de un tiers.*)

chien, l'équivalent toxique est sensiblement le même que celui de la caféine : 20 centigrammes par kilo chez le cobaye, par voie d'injection intrapéritonéale; 10 centigrammes par kilo chez le chien, par voie d'injection veineuse. L'action convulsivante de la théocine paraît être moindre que celle de la caféine, mais l'action contracturante sur le système musculaire est au moins aussi intense. Ses applications thérapeutiques sont encore fort insuffisamment étudiées.

Respiration. — Voyons maintenant comment se traduit l'action de la caféine sur l'appareil respiratoire chez l'homme. Ce qui caractérise surtout cette action, ce sont des phénomènes très avantageux, lorsque la caféine est employée à dose faible et que ces doses ne sont pas trop souvent répétées. En effet, on peut dire que, en définitive, la caféine empêche l'essoufflement et les palpitations consécutives à un travail violent. Cette action de régularisation sur l'appareil respiratoire se manifeste chez l'homme seulement deux à trois heures environ après l'ingestion, bien plus rapidement si la caféine a été injectée sous la peau, ou dans l'appareil circulatoire; auparavant, elle aurait plutôt une action perturbatrice, se traduisant par ce fait que la fatigue se produit avec une bien plus grande précocité qu'à l'état normal et que l'exécution d'un travail musculaire, même peu pénible, se réalise avec une certaine difficulté; mais lorsque cette période est passée, lorsqu'on a laissé s'écouler deux ou trois heures entre le moment où la caféine est ingérée et le moment où on exécute un travail musculaire, on s'aperçoit que l'intervention de la caféine est alors extrêmement utile, en ce sens qu'elle met un homme non entraîné dans les conditions résultant de l'entraînement. Chez l'homme entraîné, son action s'ajoute à celle de l'entraînement.

Ces conclusions résultent avec une entière évidence d'une série de recherches très intéressantes dues à M. Parisot, qui a soutenu, il y a quelques années, sa thèse inaugurale sur ce sujet : *l'action exercée par la caféine sur les fonctions motrices.* Il a opéré sur des camarades qui ont bien voulu se prêter à ces expériences, et faire, sur la piste de longue paume du Jardin du Luxembourg, des courses de vitesses et de durées variables, dans des conditions bien déterminées que je préciserai tout à l'heure, avec ou sans l'intervention de la caféine. Dans ces conditions, les résultats auxquels il est arrivé sont les suivants. Sans intervention de la caféine, on observe qu'après une course modérée, le pouls est rapide, sa ligne d'ascension est élevée et brusque, sa descente rapide et courte; en ce qui concerne la respiration, la courbe présente une ascension brusque, un sommet court, et l'expiration est vite suivie d'inspiration, toutes manifestations constituant des indices de l'essoufflement. Lorsque la fatigue commence à se manifester, le nombre des pulsations oscille autour de 120, et le nombre des mouvements respiratoires s'élève à 40 et même jusqu'à 48. Lorsque, au contraire, on a ingéré une certaine quantité de caféine, le pouls s'élève à peine à 80-90 pulsations et le nombre des respirations à 30, dans les conditions qui provoquaient auparavant une fatigue intense. De plus, on voit se modifier, dans une très sensible mesure, les manifestations que je viens d'indiquer : le pouls est faiblement accéléré, il est vrai, mais sa ligne d'ascension est moins élevée et moins brusque et, surtout, sa descente est moins brusque et plus longue. Quant à la respiration, sa courbe tend à se rapprocher de la forme normale; l'ascension est allongée, le sommet est en plateau, la descente beaucoup moins brusque et plus inclinée sur la ligne d'ascension; les sommets sont arrondis et sans cassures. On obtient des modifications absolument analogues chez un individu qui, par un entraînement graduel, arrive à s'habituer à un travail musculaire exagéré.

Les tracés suivants reproduisent les résultats de deux des expériences auxquelles je faisais allusion; ce sont des graphiques qui ont été reproduits dans sa thèse par M. Parisot. Voici les tracés de la respiration et du pouls d'un individu qui s'est prêté à l'expérience : d'abord à l'état de repos; puis, après une première course de 400 mètres à la vitesse de 100 mètres en 27 secondes les amplitudes respiratoires sont plus considérables qu'à l'état normal, en même temps la courbe du pouls se modifie d'une manière analogue; ensuite, après deux courses de 400 mètres, toujours à la vitesse de 100 mètres en 27 secondes, les caractères de la courbe indiquent un individu légèrement essoufflé qui se fatigue au point de ne plus pouvoir recommencer sans une grande dépense d'énergie musculaire un travail analogue (Fig. 185).

Voici, maintenant, les modifications obtenues avec l'intervention de la caféine, chez le même individu ayant absorbé 30 centigrammes de caféine, une heure et demie après son déjeuner. Les courbes prises trois heures après, au repos et après une première course de 400 mètres à la vitesse de 100 mètres en 27 secondes, montrent que l'amplitude respiratoire est plus considérable qu'à l'état normal, il est vrai, mais cette courbe se rapproche beaucoup plus du graphique normal que celles de l'expérience précédente. Puis, voici la courbe après une deuxième course de 400 mètres et toujours à la vitesse de 100 mètres en 27 secondes; elle traduit une amplitude un peu plus considérable de la respiration, mais les plateaux sont presque aussi caractérisés que dans la respiration normale, et en même temps les courbes des pulsations indiquent que l'individu en question est encore capable, à cette époque, de fournir une somme de travail assez considérable. En d'autres termes, il n'y a pas, dans cette deuxième série d'expériences, les indices d'essoufflement et de fatigue que révélaient les résultats obtenus dans la première série (Fig. 186).

L'élévation de la pression qu'on observe de façon continue sous l'influence des doses faibles de caféine, et qui s'est montrée dans tous les résultats expérimentaux, en même temps que la transmission plus aisée de l'ondée sanguine, facilitée par cette légère élévation de tension et par l'augmentation de vitesse du courant sanguin, maintiennent, malgré la fatigue, la pression à son niveau normal, et

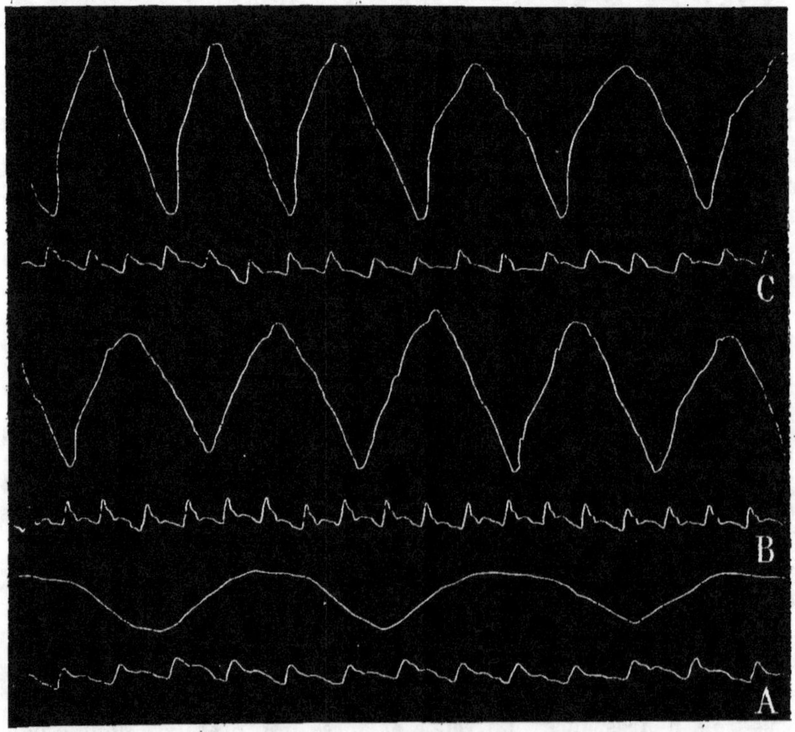

Fig. 185. — Action de la caféine sur la respiration et le pouls chez l'homme.

Respiration, enregistrée à l'aide du pneumographe de Marey. — *Pouls*, enregistré à l'aide d'un explorateur à deux tambours conjugués placés sur les artères carotides.

A. — Individu au repos, avant tout exercice; pouls 114, respiration 24.

B. — Après une première course de 400 mètres à la vitesse de 100 mètres en 27 secondes; pouls 120, respiration 36.

C. — Après une deuxième course de 400 mètres à la vitesse de 100 mètres en 27 secondes; pouls 120, respiration 42.

Commencement de fatigue, essoufflement. [D'après M. Parisot.]

empêchent l'accélération du cœur et de la respiration : c'est là le mécanisme par lequel la caféine facilite le développement du travail musculaire. Cet effet est probablement dû à l'action de la caféine sur le bulbe, comme tendent à le prouver, à la fois, les résultats thérapeutiques et les considérations physiologiques dans lesquelles je suis entré précédemment. Il faut, évidemment, tenir compte aussi de l'action secondaire sur les vaso-moteurs, action vaso-constrictive qui se produit toujours sous l'influence des faibles doses et qui persiste pendant un temps assez considérable.

Température. — Je vous ai déjà parlé de l'action exercée par la caféine sur la température. Après ce que nous venons d'apprendre relativement à son action sur la circulation et la respiration, il est

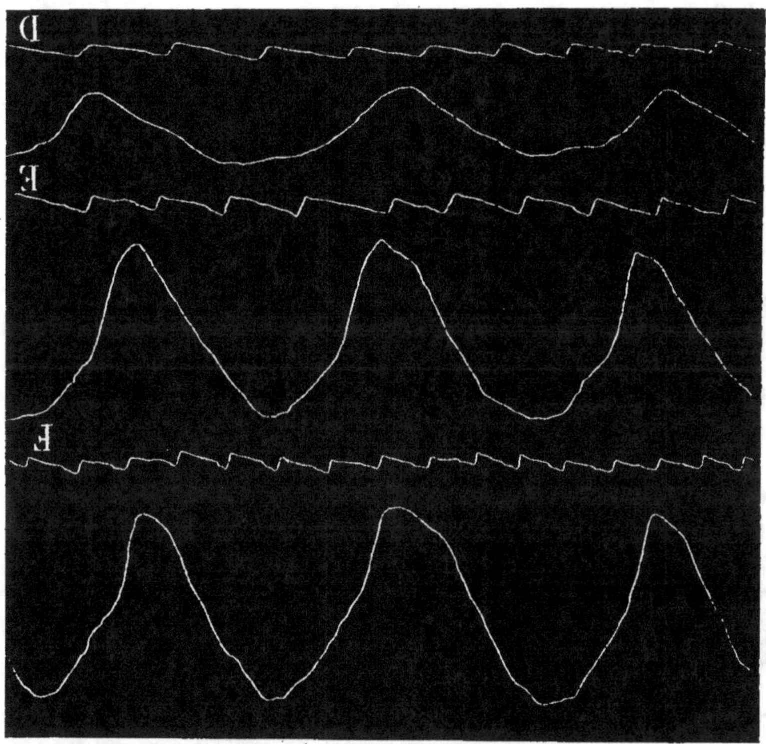

Fig. 186. — Action de la caféine sur le pouls et la respiration chez l'homme.
(Expérience effectuée le lendemain et dans les mêmes conditions, sauf caféine.)

Respiration, enregistrée à l'aide du pneumographe de Marey. — *Pouls*, enregistré à l'aide d'un explorateur à deux tambours conjugués placés sur les artères carotides.
Ingestion de 30 centigrammes de caféine, une heure et demie après le déjeuner. Tracés prélevés trois heures après.
D. — Avant la course; pouls 84, respiration 24.
E. — Après une course de 400 mètres à la vitesse de 100 mètres en 27 secondes; pouls 84, respiration 24.
F. — Après deux courses de 400 mètres à la vitesse de 100 mètres en 27 secondes; pouls 114, respiration 24. [D'après M. Parisot.]

facile de comprendre son influence sur la température. Celle-ci est peu influencée, et d'une façon variable; et cela se conçoit, en raison, d'une part, des doses de caféine et, surtout, d'autre part, des conditions dans lesquelles se trouve l'individu soumis à l'action de cette substance. Si ces variations dépendent, dans certaines circonstances, de causes difficiles à préciser, dans d'autres, au contraire, il est aisé de se rendre compte de ce fait qui a été signalé par la plupart des observateurs, de l'élévation de la température centrale et de l'abaissement de la température périphérique.

Dans un travail dont j'aurai occasion de vous reparler plus tard, à propos de l'étude de l'action exercée par la caféine sur la nutrition, M. Ribaut a démontré, à l'aide de déterminations calorimétriques directes, que, chez le chien *au repos*, il y avait à peu près constamment une production plus considérable de chaleur atteignant près de 10 p. 100 de la quantité de chaleur totale. Voici les résultats. Caféine administrée par la voie buccale; moyennes exprimées en grandes calories et rapportées à l'heure et au kilo : sans caféine 2,77; avec caféine 3,04. Caféine administrée en injections hypodermiques : sans caféine 2,39; avec caféine 2,61. Soit une augmentation de 9,7 p. 100 dans le premier cas et de 9,2 p. 100 dans le second.

Nous allons voir dans un moment, en étudiant l'action de la caféine sur la nutrition, que cet alcaloïde tend à augmenter les oxydations dans l'organisme; elle les favorise, les perfectionne pour ainsi dire, et il s'ensuit nécessairement une élévation de la température centrale. Quant à l'abaissement de la température périphérique, les phénomènes de vaso-constriction me paraissent suffisamment l'expliquer, la perte de chaleur par rayonnement n'étant plus compensée par l'afflux d'une masse de sang aussi considérable qu'à l'état normal. Ce qui confirme cette interprétation, c'est qu'à une certaine période de l'action toxique de la caféine, lorsqu'à la vaso-constriction du début a succédé la vaso-dilatation paralytique, on voit s'élever la température périphérique.

Système nerveux. — L'action de la caféine sur le système nerveux est, en somme, assez simple à déduire après les renseignements que nous venons d'acquérir sur un certain nombre des grandes fonctions influencées par cette substance. Il y a deux points principaux à considérer : tout d'abord, c'est une atténuation très sensible de la faculté sensorielle cérébrale, et ensuite une exagération du pouvoir excito-moteur de la moelle. Je vous ai indiqué déjà ce phénomène de diminution de la sensibilité générale, qu'on retrouve, d'une part, dans l'intoxication chronique, dans ce qu'on a étudié sous le nom de caféinisme chronique, d'autre part, dans l'intoxication subaiguë. Les bouffées de chaleur, la tendance à la syncope, l'état vertigineux, l'inquiétude, l'obnubilation intellectuelle sont autant de phénomènes à mettre au compte d'une influence sur les hémisphères cérébraux.

L'impression est même, dans certains cas, analogue à celle exercée par la morphine, sauf les différences suivantes : nécessité de doses plus élevées, excitation déterminée par la caféine certainement beaucoup plus prolongée que celle déterminée par la morphine; au contraire, le narcotisme est moins prolongé, quand il se produit, car nous allons voir dans un moment, malgré tout ce que cela peut avoir d'apparence paradoxale, que, dans certaines circonstances, la caféine est capable de jouer, et joue en effet, le rôle d'un hypnotique indirect. Cependant, cette action narcotique n'est pas une action constante, bien loin de là; et les résultats qu'on peut obtenir par l'imprégnation du système nerveux cérébral sous l'influence de la caféine, disparaissent, dans tous les cas, beaucoup plus rapidement que ceux déterminés par la morphine, probablement à cause de la facilité avec laquelle s'élimine la caféine.

Je parlais à l'instant de l'action hypnotique indirecte que peut réaliser la caféine, cette action hypnotique se montre, en effet, dans certaines circonstances, même lorsque la caféine est administrée seule, mais elle est surtout marquée lorsqu'on associe la caféine à la morphine, ou, mieux encore, à l'opium. Chez les cardiaques asystoliques, l'insomnie persistante provoquée par la congestion veineuse cérébrale, l'appauvrissement et la mauvaise nutrition des centres nerveux, est efficacement combattue par l'intervention de la caféine qui rétablit le tonus vasculaire, favorise l'élimination des déchets par la diurèse, et ramène l'état normal. La provocation du sommeil n'est alors qu'un résultat absolument indirect, mais cependant certain, de l'action thérapeutique exercée dans cette circonstance par la caféine. Il en est de même dans certains cas d'asthme, de migraine, et en général, peut-on dire, dans tous les états asthéniques du cerveau.

Cela montre une fois de plus combien il est incorrect et insuffisant d'imposer une étiquette à une substance médicamenteuse, et de vouloir s'en tenir à cette qualification pour ranger tel produit dans le groupe des cardiaques, des hypnotiques, etc. Les résultats qu'on peut obtenir par l'intervention d'une substance médicamenteuse — j'entends ici les résultats thérapeutiques — sont évidemment des plus variables; et tout l'art de la thérapeutique consiste à bien appliquer cette substance à une circonstance particulière qu'on a en vue et pour laquelle la réalisation d'une propriété physiologique bien constatée conduit à ce résultat.

A côté de cette atténuation de la faculté sensorielle des hémisphères cérébraux, il faut noter une exagération du pouvoir excito-moteur de la moelle, exagération qui est des plus marquées, lorsque, chez un animal, par exemple, on introduit la caféine à dose toxique dans l'économie. Il s'agit ici d'une exagération du pouvoir excito-moteur de la moelle, et non pas d'une augmentation d'excitabilité réflexe, comme celle que peut provoquer la strychnine; et la preuve, c'est que la sensibilité disparaît dans la période maxima des convulsions sous l'influence de la caféine, ainsi que l'expérimentation permet de le vérifier chez la grenouille, le cobaye, le chien, et qu'avant cette période il en existe une autre pendant laquelle les excitations légères produisent des secousses convulsives tétaniformes, rappelant celles développées sous l'influence du strychnisme. Chez l'homme, on observe seulement l'exaltation de l'excitabilité réflexe, et cela probablement, très certainement même, parce que, chez lui, on n'est jamais conduit à employer des doses suffisantes pour provoquer le tétanos, comme cela arrive dans l'expérimentation sur les animaux.

D'ailleurs, les expériences qu'on peut réaliser sur la grenouille décapitée, ou bien sur le chien après section du bulbe, dans lesquelles on détermine des accès tétaniques auxquels succèdent des contractions toniques des muscles des membres inférieurs à un moment où l'excitation du bout périphérique des nerfs vagues est encore capable d'arrêter le cœur, prouvent que ces phénomènes ont une origine médullaire indépendante du bulbe et des centres nerveux supérieurs.

Chez les mammifères, l'intoxication caféinique est manifestée surtout par l'excitation exagérée du système nerveux, les crampes et les convulsions, qui sont explicables seulement par les influences médullaires auxquelles je fais allusion en ce moment. Et d'ailleurs, il faut tenir compte également de l'impressionnabilité différente du cerveau et de la moelle chez les animaux et l'homme, et je pourrais répéter à ce sujet des considérations sur lesquelles je me suis suffisamment étendu à propos de la morphine [1].

Quant à l'action locale sur les nerfs moteurs et sensitifs, elle détermine des paralysies; et on observe toujours, au voisinage du point d'injection, l'anesthésie, bientôt suivie d'hyperesthésie, au bout d'un temps variable.

L'action sur le cœur, en ce qui concerne l'influence du système nerveux, est très faible; cette action est surtout périphérique : je viens d'en fournir des preuves expérimentales suffisamment nombreuses, et les expériences de circulation artificielle sur le cœur de tortue montrent également que la circulation se trouve ralentie avec le sang chargé de caféine et, par conséquent, en dehors de toute intervention du système nerveux. Le maintien de la pression sanguine à son niveau normal sous l'influence des doses faibles, et l'action modératrice exercée par l'intermédiaire des vaso-moteurs doivent être rapportés à l'excitation des centres modérateurs dans le bulbe.

La caféine porte surtout son action sur les origines nerveuses dans le bulbe, tandis que d'autres médicaments cardiaques, tels que la spartéine, s'adressent au tronc du pneumogastrique et au grand sympathique ainsi qu'à leurs ganglions intrinsèques. Aussi, après résection des pneumogastriques et du sympathique, la pression baisse

1. Voir : *Leçons de pharmacodynamie et de matière médicale*, 2e série, p. 667.

rapidement chez un animal auquel on injecte de la caféine, tandis qu'elle demeure presque invariable lorsqu'on injecte de la spartéine.

La caféine exerce une action stimulante sur les sécrétions urinaire, salivaire et lacrymale. Le mécanisme n'en est pas encore complètement élucidé, mais il est certain que si, d'une part, l'influence exercée par la caféine sur les éléments musculaires et sur la vitesse du courant sanguin doit entrer pour une large part dans la production de ces phénomènes, d'un autre côté, on ne peut pas faire abstraction de l'influence exercée par l'intermédiaire du système nerveux.

Bien mieux, l'étude attentive des modifications que l'intervention de la caféine exerce sur les phénomènes de la nutrition amène à conclure que, réserves faites pour l'action élective que cet alcaloïde manifeste sur le tissu musculaire, son influence s'exerce principalement sur le système nerveux dont la tonicité est exagérée, et que c'est par son intermédiaire que s'effectue la réaction sur les autres appareils.

Nutrition. — Les recherches à l'aide desquelles on a essayé d'élucider et d'interpréter l'action de la caféine et des caféiques sur la nutrition sont très nombreuses; et elles ont fourni aux différents expérimentateurs des résultats en apparence contradictoires. C'est en faisant appel aux données relatives à l'action physiologique de la caféine que je vous ai précédemment exposées, et en passant en revue les phases par lesquelles a évolué l'étude de ce chapitre de l'action des caféiques, que nous allons trouver les éléments nécessaires pour pouvoir interpréter les effets produits par la caféine sur les échanges nutritifs.

Tout d'abord, nous pouvons déjà nous rendre compte, en nous remémorant quelques points de l'action physiologique de cette substance, de l'aptitude considérable au travail physique éprouvée par les individus qui, *normalement alimentés* — j'insiste ici sur ce point et vous en donnerai tout à l'heure la raison, — font usage de caféine; nous savons quel renfort d'énergie elle apporte à l'activité du système moteur, combien elle augmente le tonus musculaire en même temps qu'elle constitue un excellent régulateur de la circulation et de la respiration.

L'accélération des contractions cardiaques, peut-être aussi celle des mouvements respiratoires, chez un sujet qui se fatigue est, dans une certaine mesure, sous la dépendance de l'abaissement de la pression sanguine. En maintenant la pression primitive à son niveau normal, la caféine empêche ainsi l'accélération, l'essoufflement, la fatigue. Ces résultats n'avaient pas échappé aux observateurs, avant même que l'étude analytique de l'action physiologique exercée par la caféine eût permis de les expliquer, et c'est eux que s'efforçait d'interpréter l'hypothèse de l'*Action d'épargne*, *Action antidéperditrice*, propre à la caféine. Cette théorie, d'ailleurs absolument inexacte, a eu longtemps droit de cité dans la science; je vais vous montrer qu'elle est en contradiction complète avec les données expérimentales. Il n'est pas hors de propos de remarquer, dès à présent, qu'un *aliment d'épargne* ne saurait être représenté que par une substance capable de maintenir dans son intégrité un organisme soumis à l'inanition, ou, tout au moins, de restreindre dans une très notable mesure les pertes subies par cet organisme; nous allons voir que la caféine ne répond à aucun de ces desiderata.

Les premières recherches qui donnèrent lieu à cette hypothèse d'*Agent d'épargne* sont dues à M. DE GASPARIN; elles furent l'objet d'une communication à l'Académie des Sciences, en 1850, sur le régime des mineurs de Charleroi. En soumettant à l'analyse la ration alimentaire de ces mineurs, M. DE GASPARIN constata qu'elle ne renfermait que 14 grammes d'azote alors que la ration alimentaire d'un ouvrier accomplissant un travail énergique comme celui de ces mineurs devait en renfermer 25. Il soutenait que la proportion d'azote contenue dans la ration alimentaire des mineurs belges était inférieure à celle des rations des ordres monastiques les plus austères et des prisonniers des maisons centrales de détention dont le travail mécanique est presque nul, tandis que celui des mineurs de Charleroi est très fatigant. Se basant sur des observations de BÖCKER relatives à la diminution de l'urée dans l'excrétion urinaire sous l'influence de la caféine, il n'hésita pas à attribuer à l'emploi du café par les mineurs de Charleroi la possibilité pour eux de faire face, avec une ration alimentaire aussi insuffisante, à un travail énergique[1]. Le café agissait comme *agent d'épargne* en restreignant l'élimination de l'urée, ce qui revenait, en quelque sorte, à une augmentation de la quantité d'azote de la ration.

Mais, dans cette étude, l'importance attribuée à la proportion d'azote de la ration alimentaire était exagérée. A cette époque, l'opinion régnante, fondée sur les théories de LIEBIG, n'évaluait la valeur nutritive d'une ration alimentaire que d'après sa teneur en substances azotées. Ce fut d'ailleurs l'objection opposée par MAGENDIE à l'hypothèse de M. DE GASPARIN, et l'illustre physiologiste faisait remarquer que, dans ses observations, DE GASPARIN n'avait pas tenu suffisamment compte du rôle que pouvaient jouer, dans les échanges nutritifs, des composés ternaires tels que les graisses et les hydrates de carbone;

---

1. BÖCKER avait obtenu les résultats ci-après en expérimentant sur des sujets alternativement soumis à l'usage et à l'abstinence de café. Par période de vingt-quatre heures :

	Abstinence de café.	Usage de café.
	Grammes.	Grammes.
Qnantité d'urines	1 364,500	1 733,750
Urée	22,275	12,585
Acide urique	0,578	0,402
— phosphorique	1,291	0,854

il était dès lors difficile d'évaluer quelle part dans les résultats observés devait fournir l'utilisation de ces éléments dans l'économie.

Vers la même époque, CHARPENTIER (de Valenciennes), en se basant
à la fois sur la nature du régime alimentaire des mineurs de Charleroi et des mineurs de Valenciennes, montra que, dans l'appréciation de la valeur alimentaire d'une ration, et du travail physique
qu'elle pouvait permettre d'effectuer à un moment donné, il fallait
faire intervenir d'autres facteurs négligés par DE GASPARIN, tels que :
la nature du régime, le travail fourni, le repos accordé, conditions
qui jouaient un rôle important. Des objections d'un autre ordre furent
encore faites à la communication de M. DE GASPARIN; D'ABBADIE avait
rappelé qu'une secte musulmane, celle des Wahabis, abstinente de
café, est aussi saine et vigoureuse que les autres, et il citait de plus
cet exemple, infirmant l'interprétation DE GASPARIN, que les musul-
mans d'Abyssinie, malgré l'emploi du café, supportent le jeûne moins
bien que les chrétiens.

Cette discussion appela l'attention sur la manière dont la caféine
et les caféiques affectaient l'excrétion de l'urée. C'est exclusivement
sur les variations de l'urée que portèrent d'abord les recherches
effectuées soit sous l'influence de la caféine en nature, soit après
l'absorption des caféiques. Or, nous pouvons déjà dire, *a priori*,
que les résultats doivent varier suivant la forme sous laquelle la
caféine est introduite dans l'économie : la noix de Kola, par exemple,
contient de la caféine, mais elle renferme également beaucoup de
substances alibiles (Voir sa composition page 1014), dont la valeur
alimentaire est exaltée en quelque sorte, précisément grâce à la présence de la caféine; et si, dans une expérience, nous substituons à un
poids déterminé de caféine la quantité de noix de Kola en nature
renfermant la même proportion de caféine, nous obtiendrons des
résultats qui ne seront pas du tout comparables. Mais la question est
encore plus complexe; et nous verrons tout à l'heure que, même en
expérimentant avec de la caféine pure, on peut observer, suivant des
conditions accessoires, tantôt une augmentation tantôt une diminution de l'urée urinaire.

Quoi qu'il en soit, dès le début de ces recherches, on voit les expérimentateurs très divisés sur ce point. Les uns, avec BÖCKER, SCHUTZ
(de Breslau), J. LEHMANN et FRŒLICH, HAMMOND, JOMAND, MARVAUD,
RABUTEAU et EUSTRATIADÈS, MONNET, DOUBLET, BEALE, GUBLER, BOUCHARDAT,
TROUSSEAU, concluent à une diminution plus ou moins considérable de
l'urée; d'autres, avec C.-G. LEHMANN, ROUX, BRACKENRIDGE, FUBINI et
OTTOLENGHI, constatent au contraire une augmentation de l'urée. De
ces derniers se rapprochent étroitement GUIMARAÈS et RAPOSO qui
concluent à une augmentation dans la consommation des aliments
azotés, tandis que VOÏT, SQUARREY, GIRAUD, J.-A. FORT, FRANCOTTE,

LEBLOND, PARISOT sont amenés par leurs expériences à cette conclusion que l'action est nulle, ou bien exercée en sens divers. De là, provient l'opinion que les caféiques constituent des agents d'épargne, qui, s'ils ne nourrissent pas, entravent tout au moins la dénutrition, en ralentissant l'assimilation ainsi que la désassimilation, en diminuant les combustions.

Quels enseignements tirer de résultats aussi contradictoires obtenus par des expérimentateurs également consciencieux et ne recherchant que l'interprétation exacte à appliquer, sinon que l'urée, EXCLUSIVEMENT, ne constitue pas un élément suffisant d'appréciation des mutations effectuées dans l'organisme? N'est-ce pas encore une fois le cas de dire avec CLAUDE BERNARD qu'il n'y a pas de mauvaises expériences, et que les variations proviennent de conditions accessoires, insuffisamment précisées, dont la connaissance plus parfaite nous permettra de comprendre la raison de ces variations?

J'ai eu déjà l'occasion, à maintes reprises, d'appeler votre attention sur ce fait que le dosage de l'urée *seule* dans l'urine est absolument insuffisant pour permettre d'évaluer l'intensité des mutations qui s'effectuent dans l'organisme; c'est le dosage de l'azote total qui peut seulement, comparé à celui de l'urée, nous renseigner utilement à ce sujet. Or, dans le cas particulier de l'emploi de la caféine ou des caféiques, ce chiffre augmente, quand on se place dans des conditions déterminées, sans que sa valeur soit sujette à des fluctuations comme celles que l'on observe pour l'urée. Relativement à cette dernière, la conclusion à laquelle conduisent les recherches les plus suivies et les plus rigoureuses est que la caféine n'a pas d'action spécifique sur l'excrétion de l'urée; elle la modifie en sens divers sous l'influence de conditions accessoires. C'est ce que résume très nettement le tableau, que je mets ici sous vos yeux, d'expériences effectuées sur des chiens.

CONDITIONS D'EXPÉRIENCES	POIDS des ANIMAUX	MOYENNE PAR JOUR ET PAR KILOGR.	
		PERTE DE POIDS	URÉE
	Kilogrammes.	Grammes.	Grammes.
Normal.	18	10	0,36
20 centigrammes de Caféine.	»	13	0,39
Normal.	11,900	15	0,40
15 centigrammes de Caféine.	»	15	0,35
Normal.	7,950	16	0,62
20 centigrammes de Caféine.	»	15	0,69
Normal.	7,030	27	0,65
20 centigrammes de Caféine.	»	26	0,86

Le régime auquel furent soumis les animaux en expérience était le suivant dans les deux cas : huit jours de jeûne avec eau à discrétion. Vous pouvez voir qu'il n'existe aucune concordance entre les pertes de poids accusées par les chiens en dehors ou sous l'influence de la caféine; et, si l'on compare entre eux les chiffres de l'urée, la discordance est encore plus considérable. Je dois ajouter que le déterminisme de ces expériences ne peut échapper à une critique qui atténue quelque peu la valeur de leurs résultats. La diète hydrique ne permet pas d'attribuer aux variations des poids de ces animaux une importance absolue. La quantité d'eau absorbée doit influer sur la variation de poids en changeant l'état d'hydratation de l'organisme, et il faut compter également avec la diurèse qui est nécessairement variable aussi, subordonnée dans une certaine mesure à l'ingestion d'eau; sans compter qu'il se produit souvent, au cours de ces expériences, une diurèse d'origine nerveuse qui peut fausser complètement les résultats. Je vous ai cependant reproduit ce tableau parce qu'il représente d'une façon très précise et très nette les résultats que l'on obtient en expérimentant sur les animaux dans les conditions les plus variées.

Les recherches modernes ont établi que le travail musculaire puisait son énergie dans la combustion des hydrates de carbone et des graisses; mais cela, à condition que les réserves d'albuminoïdes, c'est-à-dire d'azote, soient suffisantes. En se basant sur ces données, on peut chercher à apprécier l'influence de la caféine par deux procédés différents : **A**, par la méthode indirecte des variations de température; **B**, par la méthode directe de mesure de la quantité d'acide carbonique exhalé.

A. Si l'on veut recourir à la première méthode, il est nécessaire de choisir avec soin les animaux sur lesquels on veut expérimenter. Les lapins doivent être écartés; chez ces animaux, en effet, on observe facilement, sous l'influence de conditions expérimentales très diverses, des variations de température consistant le plus souvent en un abaissement thermique qui pourrait être attribué inexactement à l'influence de la caféine. Si l'on expérimente sur le chien, comme l'ont fait M. Binz et M. Guimaraès, on voit sa température rectale augmenter, parfois jusqu'à 1° 5. Chez l'homme, les variations sont moins accentuées; et l'on constate un léger abaissement de la température périphérique (0° 3 à 0° 5), tandis que la température centrale tend plutôt à augmenter : c'est là une conséquence de l'action vasotonique de la caféine et je vous ai signalé ces phénomènes en vous parlant de l'action de la caféine sur la température. Ces résultats, assez peu probants par eux-mêmes, prennent cependant une importance considérable lorsqu'on les compare aux suivants avec lesquels ils concordent en tous points.

B. La méthode du dosage de l'acide carbonique exhalé donne des résultats fort précis et constants, absolument indiscutables. Hoppe-Seyler, en expérimentant sur un chien de petite taille auquel il administra 10 à 40 centigrammes de caféine par jour, dose qu'il arriva même à élever progressivement jusqu'à 1 gr. 10, put démontrer qu'en maintenant constant le régime alimentaire de l'animal, l'excrétion de l'urée restait à peu près invariable, tandis que la quantité d'acide carbonique exhalé s'élevait de 11,41 à 13,28. Dans des expériences du même genre, Edward Smith montra que le thé est encore plus actif que le café et que, sous son influence, l'exhalation de l'acide carbonique augmente de 13 à 20 centigrammes par minute, au bout de vingt-cinq à quarante-cinq minutes.

Voït avait déjà noté, dans ses expériences, l'augmentation de la quantité d'acide carbonique exhalé sous l'influence de la caféine. MM. Couty et d'Arsonval, d'une part; Couty, Guimaraès et Niobey, d'autre part, purent constater que, sous l'influence de la caféine, la quantité des gaz en dissolution dans le sang diminuait, aussi bien l'oxygène que l'acide carbonique, et cela, tant dans le sang artériel que dans le sang veineux. Mais ces constatations pourraient, tout au plus, comparées à l'excrétion de l'urée, prouver que les combustions dans l'organisme ne sont pas poussées à leur maximum, ce qui concorde avec le fait de l'augmentation de l'azote urinaire total, tandis que le chiffre de l'urée reste le même ou diminue légèrement.

Tous ces faits montrent que la caféine doit être regardée comme une substance capable de modifier les combustions, mais ils sont bien loin de prouver qu'elle puisse être envisagée comme un *Agent d'épargne*.

Par suite de l'excitation qu'elle provoque sur le système moteur cérébro-spinal, la caféine détermine l'augmentation du tonus musculaire. Or, nous savons que c'est dans le muscle que s'effectue la plus grande partie des combustions de l'organisme, que ces combustions portent sur les substances ternaires, et que l'intensité de ces combustions est réglée par le système nerveux qui les active ou les ralentit suivant qu'il augmente ou qu'il diminue le tonus musculaire : c'est là le mécanisme qui préside, en partie, à la régulation thermique. Nous comprendrons, dès lors, que la caféine augmentant le tonus musculaire, puisse et même doive élever la température et augmenter l'exhalation de l'acide carbonique. Les expériences de Hoppe-Seyler, dont je vous citais tout à l'heure quelques résultats, ont montré que des animaux soumis à l'influence de la caféine pouvaient, malgré une abondante nourriture, perdre 3 p. 100 de leur poids. Des observations d'Edward Smith, faites sur des prisonniers, auxquels on donnait comme boisson de l'infusion de thé, ont confirmé ces résultats.

Dans une thèse soutenue à Rio-de-Janeiro, en 1882, MM. Guima-

RAÈS et RAPOSO ont insisté sur cette action de la caféine qu'ils ont bien mise en évidence par une série d'observations fort probantes. Les animaux sur lesquels on expérimentait étaient au préalable accoutumés à un régime exclusif, mais libres de manger à volonté. Au bout de quelque temps, les uns étaient soumis à l'action de la caféine, de façon à pouvoir apprécier l'influence exercée par cet alcaloïde sur les déchets de la nutrition. Les résultats de leurs expériences furent les suivants. Chez des animaux ne pouvant s'alimenter, le café agit seulement comme agent de désassimilation; ainsi un chien soumis à l'inanitiation simple et à qui l'on donnait de l'eau à discrétion comme boisson est mort en trente et un jours en perdant, en moyenne, 15 grammes par jour et par kilogramme de son poids, tandis qu'un second chien, soumis au même régime que le précédent, mais qui absorbait, en plus, par jour et en deux fois, 100 grammes d'infusion de café, est mort en treize jours en perdant, en moyenne, 28 grammes par jour et par kilogramme de son poids. L'intervention du café rend donc l'inanition plus rapide et augmente la dénutrition et la perte de poids.

Sous l'influence de doses faibles de caféine, chez des animaux alimentés normalement, on observe un mouvement primitif de désassimilation; puis, l'accoutumance s'établissant, il se produit un mouvement inverse d'assimilation qui nécessite une alimentation plus considérable. L'addition à la ration alimentaire de 80 grammes d'infusion de café entraîna une consommation de 100 à 200 grammes de viande en plus de la quantité que les animaux ingéraient primitivement. Le rapport des pesées de la nourriture absorbée et des produits d'excrétion montra la suractivité du mouvement nutritif d'assimilation succédant à la désassimilation plus accentuée du début. Lorsque l'alimentation était assurée exclusivement à l'aide de substances hydrocarbonées, la désassimilation se montra plus active sans qu'il existât ensuite de mouvement compensateur d'assimilation.

Les résultats acquis par les expériences de MM. GUIMARAÈS et RAPOSO ont été confirmés par M. PARISOT. Ce dernier observateur expérimenta sur les mêmes animaux, de façon à éliminer les différences individuelles, avec et sans caféine : celle-ci fut administrée en quantité variant de 1 centigramme, dose faible pour un chien, à 5 centigrammes par kilogramme, dose à laquelle on voit se produire une excitation énergique, et l'inanition des animaux ne fut pas poussée jusqu'à son extrême limite, de façon à ne pas modifier trop profondément les conditions de leur nutrition.

Tous ces résultats concordent exactement avec ceux publiés, en 1874, par M. ROUX, dans les *Archives de physiologie*. Cet observateur était en effet arrivé aux conclusions suivantes en expérimentant sur lui-même :

1° Les quantités d'urée, d'acide urique, de chlore, d'acide phosphorique, éliminées par l'urine dans une période de vingt-quatre heures, sont très sensiblement constantes dans les mêmes conditions de régime et d'alimentation;

2° Le rapport de l'urée au chlore est constant lorsque la quantité d'urine ne varie que dans des limites très restreintes;

3° L'ingestion d'une grande quantité d'eau n'augmente pas la proportion d'urée, d'acide urique, d'acide phosphorique, excrétée en vingt-quatre heures, tandis que l'acidité est très notablement diminuée et que la proportion du chlore augmente avec la quantité des urines et, par conséquent, des boissons;

4° Chez un sujet non habitué au café, l'addition de café à la ration alimentaire produit une augmentation dans la quantité des matériaux solides de l'urine, augmentation portant surtout sur le chlore et l'urée dont le rapport n'a pas changé;

5° A la suite d'un usage continu, on voit bientôt survenir l'accoutumance; les effets sont moins marqués, l'excrétion de l'urée et du chlore tend à revenir à la normale;

6° Avec l'infusion du thé, les effets sont moins marqués et plus passagers.

Nous pouvons nous expliquer maintenant les divergences que je vous signalais au début de cette leçon relativement à l'influence exercée par la caféine sur l'excrétion de l'urée. Ce qui ressort avec une parfaite netteté des expériences de MM. HOPPE-SEYLER, EDWARD SMITH, ROUX, GUIMARAÈS et RAPOSO, PARISOT, c'est que, chez un individu normalement alimenté, la caféine augmente les pertes en carbone et ne restreint pas les autres. La caféine n'est pas un aliment, encore moins un *Agent d'épargne*; elle n'agit que par ses propriétés pharmacodynamiques et à doses relativement élevées. Suivant donc que l'organisme sur lequel agira la caféine sera en état d'équilibre nutritif ou, au contraire, en état de suractivité nutritive ou de dénutrition plus ou moins accentuée, cette action de la caféine se traduira par une augmentation ou une diminution de certains matériaux de déchets. Suivant que la réserve d'albuminoïdes sera ou non suffisante, la quantité d'urée éliminée par l'urine restera normale ou augmentera, la suractivité initiale de la désassimilation sous l'influence de la caféine s'exerçant, dans le second cas, sur la substance même de l'organisme dont les réserves d'albuminoïdes ne sont pas garanties. Voilà, bien établi, le déterminisme de ces conditions accessoires dont je parlais précédemment en vous signalant les résultats, en apparence tout à fait contradictoires, des expérimentateurs qui prétendaient tirer, du seul dosage de l'urée dans l'urine, des éléments d'appréciation suffisants pour interpréter l'action des caféiques sur la nutrition.

D'ailleurs, si je vous ai signalé précédemment des côtés par lesquels certaines expériences, concordant cependant avec les conclusions auxquelles nous venons d'aboutir, prêtaient à la critique, il n'est que juste d'apporter la même attention aux expériences que l'on a mises en avant pour infirmer ces conclusions. L'une de celles que l'on a crues des plus démonstratives en faveur de la caféine envisagée comme aliment d'épargne est l'expérience de Doublet. Or, comme vous allez pouvoir vous en convaincre facilement, elle a été tout à fait inexactement interprétée. Cette expérience fut faite sur deux cobayes, l'un du poids de 380 grammes, l'autre du poids de 283 grammes : au premier, Doublet donna, en tout, une quantité de poudre de maté sec de 20 grammes, tandis que le second recevait 20 grammes de feuilles de choux fraîches. Ce fut le cobaye au maté qui survécut le plus longtemps ; d'où la conclusion que la caféine contenue dans le maté avait agi comme *aliment d'épargne*. Mais cette expérience n'est nullement concluante, et le résultat ne pouvait en être différent. Une quantité de 20 grammes de poudre de maté sec est bien loin de représenter une ration alimentaire négligeable pour un cobaye de 380 grammes, et, d'autre part, le second cobaye, ne recevant en tout que 20 grammes de feuilles de choux fraîches, c'est-à-dire renfermant au moins les neuf dixièmes de leur poids d'eau, était pour ainsi dire soumis à l'inanition. Il faut remarquer, de plus, que ce cobaye était d'un poids moindre que le premier, par conséquent plus jeune, très probablement, et nous savons que les animaux, comme les individus d'ailleurs, supportent d'autant moins le jeûne que leur âge est moins avancé. Le résultat de l'expérience de Doublet ne pouvait donc être autre que ce qu'il a été. Je vous ai cité cette expérience en détail parce qu'elle peut servir de type, mais aucune de celles invoquées à l'appui de l'opinion qui veut faire de la caféine un *agent d'épargne* n'échappe à des objections aussi fondées.

Il reste, toutefois, à élucider encore un côté de cette question. Les expérimentateurs ont insisté sur ce fait que, sous l'influence de la caféine, l'apparition des phénomènes provoqués par l'inanitiation se trouvait retardée. En sorte que, d'une part, la caféine activerait la dénutrition et que, d'autre part, elle empêcherait, dans une certaine mesure, les effets consomptifs du jeûne. Nous devons ici considérer deux cas : l'état de repos de l'individu soumis à l'influence de la caféine ; le travail, physique ou intellectuel, auquel il se livre malgré le jeûne. Il est facile de concevoir que ces deux conditions fort différentes doivent se traduire par des phénomènes dissemblables. Le repos réduit, en effet, les pertes au minimum et permet de résister plus longtemps à l'inanitiation. Les animaux à sang froid et les animaux hibernants sont les meilleurs exemples du degré de restriction auquel peut être portée la dépense, à la condition que l'organisme ne produise point de travail. C'est encore en raison de cette compensation nécessaire qui doit exister entre l'activité vitale et l'alimentation que les mammifères les plus petits, les plus jeunes, supportent le plus mal l'inanitiation.

L'emploi de la caféine né répond, en aucune manière, à cette indication de repos ; elle permet, au contraire, un travail intense, surtout musculaire, même pendant le jeûne, mais toujours en activant les combustions, c'est-à-dire au prix de l'usure de l'organisme et non pas en restreignant les dépenses. La seule considération de la loi de conservation de l'énergie suffit à faire admettre comme impossible qu'un agent quelconque puisse empêcher l'organisme de subir les pertes nécessitées par un phénomène fonctionnel déterminé.

XXVIIᵉ LEÇON

Je vous ai déjà parlé, à propos de l'action de la caféine sur le système nerveux, de la théorie des *Fulminates médicamenteux* de Gubler. Je veux bien admettre cela comme image, mais non pas comme explication. S'il est incontestable qu'il existe une sorte de fonds commun dans les grandes lignes de l'action toxique entre le groupe des alcaloïdes auquel appartient la caféine et le groupe des alcaloïdes à noyau pyridique, alcaloïdes dont l'action sur l'économie animale est incomparablement plus intense, il n'en est pas moins vrai, ainsi que je l'ai déjà fait ressortir précédemment (voir page 1035), qu'il existe, entre ces deux groupes, de notables différences d'action pharmacodynamique. Les alcaloïdes du groupe xanthique, de l'adénine à la caféine, ne sont ni antipyrétiques, ni anodyns, ni antiseptiques, comme les alcaloïdes à noyau aromatique; on peut les envisager comme des nervins reconstituants par opposition aux alcaloïdes à noyau pyridique qui seraient des nervins dynamophores. Pour ces bases xanthiniques, l'impressionnabilité individuelle existe toujours, mais l'impressionnabilité de l'espèce paraît beaucoup amoindrie; la zone maniable s'étend dans une proportion considérable.

Mais quel que soit celui de ces agents médicamenteux dont on cherche à interpréter l'action, l'esprit ne peut se trouver complètement satisfait par l'hypothèse de la mise en liberté subite, dans l'organisme, d'une quantité de force vive accumulée dans la substance active. Gubler exprimait ainsi sa façon de concevoir cette action : « La théine, la caféine, la théobromine apportent au système nerveux la force dont elles sont chargées à la manière d'un fulminate, avec cette différence qu'elles ne la cèdent que lentement et non tout d'un coup.

Il en résulte que, momentanément, les matières combustibles sont inutiles et que le mouvement de nutrition peut être retardé; mais la rénovation des tissus ne saurait être longtemps suspendue, malgré l'intervention des aliments dynamophores, et bientôt se fait sentir la nécessité des aliments respiratoires et plastiques. POSADA-ARANGO va même jusqu'à dire que la coca constitue une simple distraction et n'a de réelles que ses propriétés stimulantes. De son côté, GAZEAU tendrait à faire douter des vertus de cette plante comme antidéperditeur, puisqu'il a constaté, après son administration, l'*augmentation* de l'excrétion de l'urée. » Il est impossible, non seulement d'admettre, mais même de comprendre une pareille théorie. Un fulminate ne peut pas se décomposer lentement; et il est de toute nécessité, lorsque son état momentané d'équilibre moléculaire vient à être rompu, que cette rupture s'effectue au même moment et pour la totalité de la masse en action. D'autre part, lorsque du fulminate détone, il dégage la chaleur qu'il a absorbée lors de sa synthèse et, à ce point de vue, il diffère essentiellement des autres composés, ceux que l'on pourrait, par opposition, appeler *normaux*, et qui se détruisent en absorbant de la chaleur parce qu'ils se forment en dégageant précisément la quantité de chaleur qu'il sera nécessaire de leur fournir pour les détruire.

Admettre une semblable conception, c'est revenir à l'utopie du *Mouvement perpétuel*, c'est-à-dire supposer qu'une force s'est créée spontanément, ou, en d'autres termes, que le travail produit est supérieur à la force qui l'a engendré. Il est véritablement superflu de discuter aujourd'hui cette question; et tous les faits avérés prouvent avec la plus entière certitude que, dans l'organisme animal comme dans le monde physique, tout travail produit, quelle qu'en soit la nature, n'est autre chose que le résultat de la transformation d'une énergie physique, chimique ou mécanique. La mise en liberté subite d'une forte quantité de chaleur, comme celle provenant de la décomposition d'un fulminate, est incompatible avec le maintien de l'état d'intégrité d'un organisme animal, et la décomposition lente et successive de ce même fulminate est incompatible avec sa constitution physico-chimique.

L'hypothèse consistant à admettre une modification dans la modalité du mouvement vibratoire des éléments nerveux sous l'influence de la substance médicamenteuse ou toxique est bien plus en accord avec les faits susceptibles d'une démonstration expérimentale et avec les interprétations les plus récentes des sciences physico-chimiques.

Quoi qu'il en soit, la stimulation nerveuse existe, sous l'influence de la caféine; c'est même l'effet primitif, le seul utile à considérer au point de vue qui nous occupe en ce moment. Cette stimulation nerveuse se produit aussi bien chez l'individu ou l'animal inanitié que chez le sujet normalement alimenté; et l'on peut dire que la caféine ne remplace les aliments qu'au point de vue de l'excitation tonique générale que ces derniers produisent sur l'organisme lors de leur ingestion. *L'action d'épargne n'est qu'une apparence extérieure*, une illusion que l'on prend pour une réalité si, se bornant à cette apparence extérieure, on ne cherche pas à scruter à fond les phénomènes et à voir ce qui va se passer après cette première période. Et en effet, après cette première phase, en général assez courte, pendant laquelle la caféine *semble* maintenir l'intégrité de l'organisme, la dénutrition va effectuer très rapidement son œuvre si l'on n'alimente pas convenablement le sujet.

Lorsque la faim se fait sentir et entrave dans une mesure plus ou moins accentuée le travail musculaire, ça n'est pas à cause de l'épuisement des réserves alimentaires, mais bien faute d'une stimulation, d'une excitation tonique, voire d'une action propulsive comme celles pouvant s'exercer par l'intermédiaire des organes des sens, surtout du sens gustatif, qui détermine l'organisme à utiliser ces réserves. L'effet presque instantané produit par l'ingestion des aliments, avant même qu'ils aient pu commencer à être attaqués par des sucs digestifs, réalise cette stimulation. Les excitations périphériques — buccales, gustatives, stomacales — déterminées par la nature des aliments ingérés, leur sapidité, leur température, etc., — sans préjudice de la petite quantité de substances immédiatement assimilables telles que les dextrines, les sucres, les peptones, comme l'ont démontré les expériences d'Herzen, — vont retentir sur les centres nerveux et stimuler le tonus. C'est bien là le type de ces actions propulsives dont j'ai eu déjà, à maintes reprises, l'occasion de vous citer des exemples. Les réserves antérieurement accumulées sont alors utilisées pour la production du travail tandis que des réserves nouvelles vont se reconstituer à l'aide des aliments ingérés.

Dans cette excitation, je n'hésite pas, pour ma part, à faire jouer un rôle important aux bases xanthiniques contenues dans certains aliments (viandes, substance nerveuse, œufs, poissons, etc.), qui produisent une restauration plus rapide et plus accentuée. Or, c'est précisément cette stimulation que produit la caféine; seulement il est aisé de comprendre que si elle n'est pas suivie, à assez brève échéance, de l'ingestion de substances réparatrices, d'aliments vrais, elle n'aura d'autre résultat que d'exagérer et d'activer l'usure de l'organisme. C'est bien là, en effet, ce que confirme l'observation.

Une excitation passagère du même genre, quoique d'intensité et de durée moindres, peut aussi être réalisée par l'ingestion de substances non alimentaires. C'est ainsi que pendant les périodes de famine on a vu des malheureux mourant de faim manger des écorces d'arbre, de l'herbe, voire de la terre, et éprouver, sous l'influence de cette ingestion, une stimulation passagère. Mais aussi, on a toujours observé que la mort survenait plus rapidement chez ces affamés que chez ceux qui s'abstenaient de l'ingestion de toute substance non alimentaire. La sensation de faim disparaît plus ou moins et pendant un temps plus ou moins court, mais l'épuisement, l'usure, ne s'en produisent pas moins, ne s'en produisent même que mieux. C'est là précisément ce qui arrive avec la caféine.

Je crois cependant cette action de la caféine encore plus complexe que je ne viens de l'exposer; et, à mon avis, il faut faire intervenir, pour expliquer tous les phénomènes d'une façon satisfaisante, une propriété particulière de la caféine annihilant, dans une certaine mesure, la sensation de la faim aussi bien que celle de la fatigue.

En effet, les recherches des physiologistes nous ont appris qu'au début de l'inanitiation les échanges se modifient dans une proportion notable; il s'établit une véritable inhibition des actes chimiques de la nutrition, qui se traduit par un abaissement de la température et une diminution de l'acide carbonique exhalé dont la proportion va jusqu'à diminuer de 25 p. 100 comme l'ont montré les expériences de MM. Edward Smith, Voït, Ranke, Richet et Hanriot. C'est là le résultat d'une sorte d'engourdissement cérébral; et l'état d'atonie, où tout effort est impossible, dans lequel ne tarde pas à tomber l'organisme, réalise une bonne condition pour résister à l'inanition jusqu'à ce que le système nerveux intervienne par une excitation qui rappelle l'individu au soin de sa conservation. Mais la réalisation de cette épargne, effectuée par l'organisme lui-même et non sous l'influence d'une substance qui lui est étrangère, constitue un obstacle au travail; et nous venons de voir que l'ingestion de caféine permettait cependant d'effectuer un travail musculaire, même assez intense, pendant la première période du jeûne.

Nous allons trouver dans l'étude comparative d'une autre substance dont on a voulu faire aussi un *agent d'épargne*, l'explication de cette anomalie : je veux parler de la coca. En plus d'une action stimulante sur le système nerveux central encore supérieure à celle de la caféine, la cocaïne possède une action analgésiante des mieux confirmées. C'est cette action analgésiante, portée à son summum avec la cocaïne, qui permet à l'individu privé de réparation alimentaire d'effectuer, sous l'influence de l'ingestion d'une petite quantité de feuilles de coca, un travail musculaire considérable sans ressentir la faim et sans que sa vigueur soit diminuée par l'état d'atonie dans lequel l'aurait plongé la privation d'aliments, en l'absence de l'intervention de la cocaïne. Ce sont là des conditions parfaites pour la *réalisation apparente d'une action d'épargne*. Mais on peut constater en même temps une suractivité des combustions qui n'a d'égale que celle déterminée par la fièvre; et l'on a pu faire, entre l'état d'un sujet à jeun et soumis à l'influence de la cocaïne et celui d'un fiévreux, une comparaison rigoureuse et parfaitement justifiée. Dans l'un et l'autre cas, les réserves sont, au bout de peu de temps, plus ou moins épuisées; la suractivité est la même, ainsi que l'*inutilité apparente* de la réparation alimentaire; l'état de prostration et de déchéance organique n'apparaît qu'avec la cessation de l'excitation. Dans les deux cas, les réserves alimentaires sont plus ou moins épuisées, suivant le temps pendant lequel a duré l'inanitiation, et la réparation sera d'autant plus longue et difficile que la dénutrition aura été plus profonde. Comme pendant un accès de fièvre, l'organisme peut, sous l'influence de ces stimulants nervins, improprement appelés autrefois *agents d'épargne*, produire un travail qui *semble* déterminé par la seule action de l'agent nervin sans intervention de la réparation alimentaire; mais, si le jeûne se prolonge, et pour peu que l'effort nécessaire à l'accomplissement du travail musculaire se continue, l'épuisement ne tarde pas à se produire, l'excitation du système nerveux devenant bientôt impuissante à contre-balancer l'atonie qui s'empare d'un organisme ne réparant pas son usure. Telle est l'interprétation que l'observation suivie et attentive des phénomènes conduit à admettre; et c'est la façon dont on doit comprendre l'*apparente action d'épargne* exercée par les bases de la série xanthique, les caféiques, les masticatoires, entre autres le bétel, dont font usage certaines peuplades d'Afrique et d'Amérique, et dont la coca réalise au plus haut point les effets.

L'hypothèse de l'*action d'épargne*, comme on l'envisage le plus souvent, n'est, en réalité, autre chose que la réalisation du *mouvement perpétuel*, c'est-à-dire la production d'une somme de travail supérieure à celle de la force employée pour le produire. Remarquons encore que l'abus de ces excitants nervins, et, dans le cas particulier qui fait l'objet de ces leçons, l'abus des caféiques, détermine un processus fébrile dont je vous ai déjà parlé au sujet de l'intoxication chronique par la caféine, un état de consomption comparable à celui que l'on attribuait autrefois à la fièvre hectique, et nécessairement accompagné d'une déchéance organique à laquelle contribue pour une large part la perte de l'appétit et l'apparente inutilité de la restauration alimentaire, les fonctions digestives se trouvant, à un moment donné, si profondément altérées que l'assimilation est devenue impossible. On observe des troubles de ce genre dans toutes les intoxications chroniques dans lesquelles le système nerveux central est largement intéressé (alcool, morphine, arsenic, etc.).

J'espère être arrivé à vous faire partager cette conviction que l'*action d'épargne* des caféiques est absolument illusoire; et, pour résumer cette dernière partie, je dirai que la caféine agit sur un sujet inanitié, comme sur un sujet normal, en excitant le système nerveux central (cérébral et médullaire), et en permettant à la nutrition d'utiliser les réserves de l'organisme. Cette excitation permet, en même temps, de réaliser un effort plus ou moins violent, elle atténue ou abolit la sensation de faim et de fatigue, empêche l'essoufflement et l'accélération du cœur; mais elle augmente, en réalité, les pertes et contribue à amener plus vite l'épuisement. J'admettrais volontiers, en outre, une action anesthésiante sur les extrémités terminales des nerfs sensitifs de l'estomac.

Les conclusions générales découlent nécessairement de l'ensemble des faits expérimentaux que je vous ai relatés. La suractivité imprimée au système moteur, l'augmentation du tonus musculaire, la régularisation de la respiration et de la circulation, rendent compte de l'aptitude considérable au travail — intellectuel, mais surtout physique — que produit la caféine. Elle prédispose les muscles à passer plus facilement de l'état de relâchement à l'état de contraction. Si la dénutrition activée par l'emploi de ce corps est compensée par une restitution alimentaire suffisante, le mouvement énergique imprimé de la sorte aux phénomènes de nutrition permet une suractivité musculaire et cérébrale. La caféine facilite dans une très large mesure le travail musculaire et permet de le continuer longtemps sans ressentir la sensation de fatigue. Elle peut suppléer, pour un certain temps, à l'alimentation, mais seulement en maintenant à peu près intacte la vigueur musculaire. Enfin, et ce n'est pas là le moindre de ses avantages, elle permet une utilisation beaucoup plus parfaite de la ration alimentaire. J'ai déjà appelé votre attention sur ce sujet, en vous parlant de l'action de la caféine sur l'appareil digestif.

Il me restera peu de choses à vous dire maintenant, relativement à l'action des caféiques sur la nutrition. Cependant, vous allez voir que, sur certains points, cette action est encore supérieure à celle de la caféine en nature. Bien longtemps avant que l'on n'eût isolé la caféine, même avant que les caféiques ne fussent introduits en Europe, des faits en apparence extraordinaires dus à l'action stimulante de certains végétaux avaient conduit les populations primitives à utiliser ces substances pour accomplir plus facilement, presque sans fatigue, les travaux les plus pénibles. Les récits des voyageurs qui avaient parcouru certaines régions de l'Amérique du Sud, de l'Asie, de l'Afrique, nous ont appris l'usage que les indigènes faisaient des feuilles de coca, de maté, de thé, des semences de caféier, de kola, de paullinia, etc. Coury a pu constater, dans ses voyages au Brésil, que les habitants des régions qu'il explora, pouvaient parcourir sans peine d'immenses étendues de territoire et fournir une grande somme de travail physique *sans réparation apparente*; il observa que l'infusion de maté constituait l'unique boisson et même l'unique aliment des *Péons* qui pouvaient rester ainsi toute une journée sans prendre de nourriture les jours de rassemblement du bétail et cela quoique fournissant un travail musculaire considérable. Des femmes absorbaient par jour dix à douze tasses de la même infusion et prenaient à peine d'aliments. MANTEGAZZA a rapporté des faits analogues et insisté sur l'*augmentation d'activité vitale* sous toutes ses formes : intellectuelle, motrice, végétative, la surabondance de vie que provoque l'ingestion du maté.

Ce que le maté fait au Brésil et au Paraguay, le guarana le fait dans l'Uruguay, la coca au Pérou, la noix de kola au Soudan et dans l'Afrique occidentale. Dans ces dernières années, la noix de kola a été l'objet d'un grand nombre d'observations et de travaux qui ont permis de préciser davantage l'action des caféiques sur la nutrition. Chez les indigènes, la noix de kola est regardée comme vivre de réserve, c'est un excitant à la marche, un aliment permettant de résister à la fatigue. De plus, on peut, grâce à son emploi, utiliser les eaux saumâtres pour la boisson. Les graines fraîches, mâchées, préservent de la soif et de la faim, en même temps qu'elles combattent efficacement le sommeil, et c'est dans ce but que les Gabonnais les emploient lorsqu'ils doivent naviguer à la pagaie pendant la nuit. Comme tous les autres caféiques, la noix de kola permet, sous l'influence de l'alimentation et du repos, une prompte et facile réparation de la fatigue. Tandis qu'un individu à jeun depuis un certain temps, ne peut ingérer sans inconvénients, et même sans danger, qu'une faible quantité de substances alimentaires, un sujet qui aura fait usage des caféiques pendant la durée de son jeûne pourra ingérer des quantités énormes d'aliments sans en éprouver la moindre gêne.

L'infusion du thé, en Chine et au Japon, celle de café chez les Orientaux, sont employées moins pour effectuer des travaux physiques que comme excitant et stimulant des facultés intellectuelles. Nous retrouvons, pour ces dernières substances, la propriété que je vous ai signalée déjà, de permettre une plus parfaite utilisation de la ration alimentaire. Je crois que c'est à l'emploi des caféiques tels que le thé et le café que les peuples de la Chine, du Japon, de l'Inde, doivent de pouvoir se suffire avec des aliments tels que le riz et un peu de poisson. Bien que, de toutes les céréales, le riz soit la moins riche en substances azotées et grasses et, par conséquent, de toutes les céréales, celle qui présente, relativement, la plus faible valeur nutritive, c'est cependant, d'une façon à peu près exclusive, la seule ressource alimentaire d'une quantité considérable d'individus[1]. J'ai la persuasion que l'emploi courant des caféiques permet seul à ces populations d'utiliser parfaitement une aussi médiocre ration alimentaire.

A côté de la caféine, la plupart des caféiques renferment d'autres

---

1. Voir, pour plus de détails : G. POUCHET, Articles *Aliments*, p. 248, et *Alimentation*, p. 745, de l'*Encyclopédie d'hygiène et de médecine publique*, t. II.

substances s'y rencontrant normalement ou prenant naissance par suite du mode de préparation, et dont l'action sur l'organisme ne doit pas être négligée. Le café torréfié, par exemple, doit à un produit volatil, le *caféol* ou *caféone*, éther méthylique de l'alcool saligénique (voir p. 1034) qui se forme pendant la torréfaction, des propriétés le rapprochant des stimulants vasculaires diffusibles tels que l'alcool et les éthers. Ni le café vert ni la caféine ne produisent de semblables effets, dont la durée est d'ailleurs assez courte, puisqu'elle ne dépasse pas une demi-heure à une heure. Le caféol, comme tous les produits volatils, est rapidement éliminé par les surfaces pulmonaire et cutanée; son influence stimulante est seulement passagère, mais capable, peut-être, de préparer la voie à l'influence ultérieure de la caféine. L'infusion de café abrège, dans une proportion marquée, le temps de la réaction physiologique. Cette influence se manifeste peu de temps après l'ingestion, environ vingt-cinq à trente minutes, et se maintient pendant assez longtemps.

L'action des produits qui prennent naissance pendant la torréfaction du café est, dans une certaine mesure, antagoniste de l'action de la caféine. Ainsi, les infusions de café, et même, quoique dans une moindre mesure, celles de thé, privées de caféine, produisent des irrégularités et une légère accélération cardiaque; c'est ce que vous montre très nettement le tracé que je mets en ce moment sous vos yeux. (Voir page 1125.) Avec l'infusion de café torréfié, on n'observe pas de ralentissement du cœur comparable à celui que donne la caféine seule. Enfin, l'infusion du café torréfié détermine une insomnie agitée, tandis que la caféine produit une insomnie calme durant laquelle la pensée est nette et qui laisse la possibilité de concentrer l'attention. Les bases pyridiques et quinoléiques qui prennent naissance pendant la torréfaction du café doivent jouer un rôle important dans l'action physiologique exercée par l'infusion du café torréfié. En ce qui regarde l'action sur la nutrition qui nous occupe plus particulièrement ici, il est évident que cette stimulation vient s'ajouter à celle de la caféine.

Mais, de tous les caféiques, celui qui justifierait le mieux l'appellation d'*antidéperditeur* par laquelle on a voulu, à un moment, caractériser ces substances, c'est la noix de kola. Sa composition chimique nous montre, en effet, que cette semence renferme plus de la moitié de son poids de matériaux nutritifs, matériaux dont la valeur alibile est d'autant moins négligeable qu'ils sont associés à la caféine et à la théobromine. Je vous remets sous les yeux la composition immédiate de la noix de kola, ainsi que la proportion des éléments nutritifs qu'elle renferme.

Composition de la noix de kola

(D'après MM. Heckel et Schlagdenhaufen).

Grammes.

Caféine	2,346	
Théobromine	0,023	Solubles dans
Tannin	0,027	le chloroforme = 2 gr. 981.
Corps gras	0,585	
Tannin	1,591	
Rouge de kola	1,290	Solubles dans l'alcool = 5 gr. 826
Glucose	2,875	
Sels fixes	0,070	

Amidon	33,754
Gomme	3,040
Matières colorantes	2,561
— protéiques	6,761
Cendres	3,325
Cellulose	29,833
Eau	11,919
	100

Matériaux nutritifs de la noix de kola.

Grammes.

Alcaloïdes	2,37
Tannins	2,91
Glucose	2,88
Gomme	3,04
Matières protéiques	6,76
Amidon	33,75
Graisses	0,60
Total	52,31

Je suis obligé de faire ici une digression pour vous montrer et vous expliquer un appareil, *l'ergographe de Mosso*, auquel nous aurons assez fréquemment recours dans la suite de nos études et qui a permis d'acquérir des données très certaines, relativement à l'influence exercée par la caféine sur la production du travail musculaire. Cet appareil se compose essentiellement de deux parties : l'une destinée à maintenir fixés l'avant-bras et la main dont le médius doit fournir les tracés du travail accompli, l'autre servant à inscrire les courbes de contraction et à mesurer le travail produit (Fig. 187).

Le support fixateur **A** est constitué par une planche de chêne formant un plan incliné sur laquelle sont disposés des coussinets soutenant et emprisonnant l'avant-bras de façon à l'immobiliser. Sur le premier de ces coussinets s'applique la face dorsale de la main et sur le second, légèrement incurvé en forme de cylindre, s'appuie l'avant-bras. Des garnitures métalliques mobiles dans des glissières à vis, rembourrées dans la partie en contact avec le tégument et dont la forme est adéquate à celle de l'avant-bras et du poignet, permettent d'étreindre légèrement la face antérieure de l'extrémité inférieure du membre et de lui donner une position commode dans laquelle il ne ressente ni fatigue ni contracture. La main est placée à plat, la paume tournée en haut, l'annulaire et l'index engagés dans des tubes métalliques **B** et **C** qui les maintiennent immobiles, tandis que le médius est entouré d'un anneau en cuir relié à une corde à boyau actionnant l'appareil enregistreur. L'attitude en pronation légère facilitant le travail tout en retardant la fatigue et évitant la sensation de contracture, la plate-forme **A** doit être inclinée d'environ 30° du côté interne et légèrement soulevée, du coude à l'extrémité de la main, d'environ 2 ou 3 centimètres.

L'appareil d'évaluation est constitué par une pièce métallique reliée à la corde à boyau sur laquelle le médius exerce les tractions et portant un style qui vient inscrire ses déplacements sur le cylindre enregistreur **M**. Cette pièce est maintenue par un ressort dont on règle la tension à l'aide de la vis **D**. L'extrémité libre de la corde traversant cette pièce métallique supporte un poids E, en passant dans la gorge d'une poulie qui permet son facile déplacement. D'autre part, la pièce métallique munie du style inscripteur est reliée à un étrier dans lequel un levier à ressort **L** peut faire serrage sur un ruban sans fin, mobile dans la gorge de deux roues **H**, et l'entraîner dans le sens de la flèche marquée sur la figure. Ce ruban est divisé en centimètres et fractions, et sa progression permet d'évaluer le travail mécanique effectué par le médius soulevant le poids à intervalles réguliers et durant un temps déterminé.

Normalement, les hauteurs auxquelles le poids peut être soulevé diminuent graduellement, un peu plus rapidement au début, un peu moins rapidement à la fin, de façon à donner à une ligne tangente à chacun des sommets de ces graphiques une apparence légèrement concave. La forme des profils de ces tracés présente des différences considérables d'un sujet à un autre et, pour un même sujet, suivant les conditions dans lesquelles se produit la fatigue. Mosso a publié, comme résultats de ses recherches, des graphiques extrêmement intéressants et qui montrent la constance ainsi que la régularité de ces tracés pour un même individu placé dans les mêmes conditions. C'est donc là un procédé d'appréciation fort exact autant que précieux, pourvu que l'on ne fasse varier qu'une seule des conditions dans lesquelles on détermine le phénomène. La comparaison de la forme des graphiques avec l'évaluation, en kilogrammètres, du travail musculaire exécuté permet de tirer de ces expériences des con-

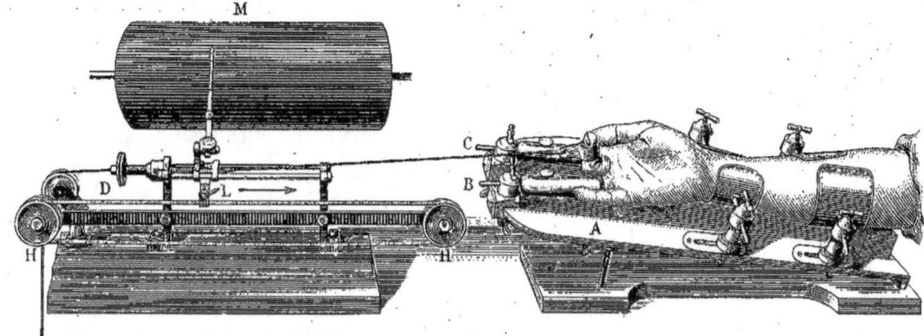

Fig. 187. — Ergographe de Mosso.

A. Support fixateur de l'avant-bras et de la main. — **B** et **C.** Tubes de fixation de l'index et de l'annulaire. — **D.** Vis de réglage de la pièce métallique portant l'appareil inscripteur. — **E.** Poids tenseur de l'appareil. Ce poids, qui peut varier de 1 à 5 kilos, permet de mesurer le travail effectué; il tend à ramener la pièce métallique portant le stylo au contact de la vis de réglage **D**, dont la tige est percée au centre de façon à laisser passer la corde à boyau à laquelle est fixée, d'un côté, le poids tenseur et, de l'autre, la pièce métallique portant le stylo inscripteur. Cette pièce est mobile, à frottement très doux, sur deux tiges de métal qui servent à la guider; elle porte, latéralement, un étrier sur la base duquel vient se rabattre une plaque, munie d'un levier **L**, dont l'extrémité inférieure taillée en biseau forme mors et entraîne un ruban divisé en centimètres, glissant, sans résistance, sur la gorge des deux poulies **H**. La disposition de la lame métallique adhérente au levier **L** est telle que le ruban divisé ne peut progresser que dans le sens indiqué par la flèche. Lorsque la pièce métallique munie du stylo inscripteur est ramenée dans le sens inverse de celui de la flèche par l'action du poids tenseur **E**, le levier **L** se soulève et l'étrier glisse sous le ruban sans l'entraîner. Le nombre de millimètres dont le ruban a progressé au cours d'une expérience permet précisément d'évaluer, en fonction de cette longueur et de la valeur du poids tenseur, le travail effectué, en kilogrammètres. — Le médius est introduit, au niveau de la phalangine, dans la boucle de cuir terminant la corde à boyau fixée à l'appareil inscripteur du côté opposé au poids; les tractions effectuées, par suite de l'extension et de la flexion alternatives du doigt, font progresser le stylo, de même que le ruban, dans le sens indiqué par la flèche, et le stylo inscrit sur le cylindre enregistreur **M**, des lignes dont la hauteur est d'autant plus considérable que l'ascension du poids tenseur a été elle-même plus grande, c'est-à-dire que la contraction musculaire a été plus énergique. — Cet appareil permet donc, tout à la fois, d'enregistrer à l'aide du stylo inscripteur le travail effectué et de calculer ce travail en fonction des hauteurs d'ascension du poids tenseur mesurées par la progression du ruban divisé. Un métronome auquel on fait battre un coup toutes les deux secondes indique les périodes auxquelles doivent être faites régulièrement les flexions du médius, et un chronomètre mesure exactement les temps.

clusions fort intéressantes et dont la concordance avec les résultats d'observations effectuées à l'aide d'autres procédés montre toute la valeur.

Ce point de détail fixé, et il était nécessaire pour que vous puissiez apprécier et interpréter les documents ci-après, je reprends notre étude relativement à l'action exercée par les caféiques, et notamment la noix de kola, sur l'accomplissement du travail musculaire.

Les persévérantes recherches de M. HECKEL sur la noix de kola ont montré l'importance qu'il faut attribuer à la substance qu'il a appelée *Rouge de Kola*. Les expériences de MM. RAPHAEL DUBOIS et H. MARIE ont confirmé ces observations. D'expériences comparatives faites à l'aide de l'ergographe de Mosso sur des individus soumis à l'influence de la caféine, de la poudre de noix de kola, et du rouge de kola, il résulte qu'au point de vue du travail produit et de la durée de l'action, c'est la poudre de noix de kola qui tient la première place, ainsi que permettait de le prévoir tout ce que je vous ai exposé relativement à l'action de la caféine sur la nutrition, puisque la poudre de noix de kola représente l'union de l'aliment avec la substance pharmaco-dynamique. Vient ensuite le rouge de kola que son dédoublement en tannin et caféine rapproche, dans une certaine mesure, de la poudre de noix de kola. Le tableau suivant résume les données expérimentales à ce sujet.

Tracés effectués à l'aide de l'ergographe de Mosso.

Normal.

Ligne légèrement concave.
Descente assez régulière.

Caféine.

Contractions du début très élevées;
Chute brusque;
Ligne plus concave que la précédente.

Poudre de noix de Kola.

Contractions élevées (énergiques);
Ligne à peu près droite;
Descente très régulière.

Rouge de Kola.

Contractions élevées;
Ligne des sommets en S, parfois droite;
Tracés beaucoup plus longs qu'avec la caféine.

	Hauteur moyenne du soulèvement.	Travail mécanique moyen.
	Mètres.	Kilogrammètres.
Normal	1,157	3,471
Caféine	1,203	3,910
Poudre de noix de Kola	1,495	4,485
Rouge de Kola	1,465	4,396

Ces résultats expérimentaux concordent parfaitement avec tout ce que je vous ai exposé précédemment sur la manière dont la caféine agit sur la nutrition : la poudre de noix de kola réalise en quelque sorte la perfection parce qu'elle représente la substance active, caféine et théobromine, unie à la substance alimentaire : tannin, glucose, gomme, albuminoïdes, amidon, graisse. De plus, le lent dédoublement du rouge de kola maintient l'organisme sous l'influence de la caféine pendant un temps plus considérable. Les effets merveilleux de la noix de kola s'interprètent, comme vous le voyez, bien simplement avec les connaissances que nous avons acquises touchant l'action physiologique de la caféine.

Pour terminer cette étude de l'action de la caféine sur la nutrition, j'emprunterai à la très intéressante thèse de M. PARISOT, dont je vous ai déjà entretenu, les éléments du tableau suivant qui vous montrera l'action exercée par la caféine sur le travail musculaire et l'essoufflement (Voir p. 1121). J'aurai de la sorte rempli la tâche que je m'étais imposée, à savoir de vous mettre sous les yeux des résultats expérimentaux après l'étude et la discussion desquels il ne me paraît plus possible de ranger les caféiques dans ce groupe qualifié d'AGENTS ANTIDÉPERDITEURS, AGENTS D'ÉPARGNE.

La remarquable endurance à la fatigue que l'on acquiert sous l'influence des caféiques et la possibilité d'accomplir un travail énorme *sans dépense apparente*, expliquent l'universalité de l'emploi de ces stimulants nervins. L'alacrité corporelle, la sensation de *défatigue*, l'aptitude au mouvement qu'ils déterminent, ont été utilisées par les Européens habitant les pays chauds pour leur permettre de lutter contre l'action dépressive de la chaleur. Tous les caféiques, en effet, excitent les processus de nutrition, modèrent la soif et la sécrétion sudorale, relèvent les forces. Par les substances aromatiques qu'ils renferment normalement ou que leur mode de préparation et de conservation y développe, les caféiques excitent l'appétit, réveillent les aptitudes fonctionnelles de tous les organes, combattent la constipation et produisent la diurèse. C'est à cause de ces avantages que le café a été introduit dans la ration des matelots et des troupes en campagne.

Mais les caféiques ne réparent pas les pertes de l'organisme, pas plus qu'ils ne les empêchent; ils permettent seulement d'utiliser les réserves et, de plus, ils conservent l'aptitude à la réintégration et à la reconstitution rapides de l'organisme par l'alimentation.

Depuis l'époque (mai 1898) à laquelle j'avais publié, dans le *Bulletin général de thérapeutique*, ces appréciations différant sur beaucoup de points de celles généralement admises en ce qui concerne l'interprétation de l'influence exercée sur la nutrition par la caféine et les caféiques, cette manière de voir a été confirmée par un

ACTION DE LA CAFÉINE SUR LE TRAVAIL ET L'ESSOUFFLEMENT *			PULSATIONS	RESPIRATION	PRESSION	SECONDES pour 100 mètres
Sans caféine. Deux heures après le repas. Fatigue; essoufflement; lassitude.	A	Avant la course.	60	18	150	»
		Course de 600 mètres	114	24	205	26
	B	Avant la course.	66	18	180	»
		Course de 400 mètres	102	24	200	30
	C ¹	Avant la course.	66	18	130	»
		1ʳᵉ course de 600 mètres. . . .	90	24	150	25
		2ᵉ course de 600 —	108	24	160	27
	D	Avant la course.	48	24	180	»
		Course de 800 mètres	70	30	190	37
25 centigr. caféine. Une heure après l'absorption. Fatigue; excitation; état nauséeux.	A	Avant la course.	96	24	180	»
		Course de 600 mètres	126	30	180	27
	B ¹	Avant la course.	66	18	170	»
		1ʳᵉ course de 400 mètres. . . .	96	24	200	30
		2ᵉ course de 400 —	120	24	180	28
25 centigr. caféine. Deux heures et demie après l'absorption: Ni fatigue, ni excitation, ni état nauséeux; dispos après la course	B ¹	Avant la course.	78	18	160	»
		1ʳᵉ course de 400 mètres. . . .	90	24	150	29
		2ᵉ course de 400 —	108	30	160	29
	D ¹	Avant la course.	66	18	130	»
		1ʳᵉ course de 600 mètres. . . .	72	18	140	30
		2ᵉ course de 600 —	72	18	140	30
25 centigr. caféine à jeun. Deux heures et demie après	C ¹	Avant la course.	60	24	145	»
		1ʳᵉ course de 600 mètres. . . .	66	24	150	30
		2ᵉ course de 1000 —	78	24	150	30

* Les lettres A, B, C, D, désignent les sujets qui se sont soumis aux expériences comparatives avec et sans caféine.
1. Repos de 10 minutes entre les deux courses. — 25 centigr. caféine ajoutés à une tasse de café noir pris après le repas (sauf C).

certain nombre d'expérimentateurs, et notamment, dans une thèse très minutieusement travaillée et très documentée, qui a été exécutée sur mes indications par M. RIBAUT, actuellement agrégé à la Faculté de médecine de Toulouse. Les conclusions auxquelles j'étais arrivé, contrairement à un certain nombre d'observateurs, d'une part, qu'il était absolument illogique d'admettre, comme on le faisait, que la caféine et certaines autres substances médicamenteuses constituaient des aliments d'épargne, et, d'autre part, que le terme d'aliment d'épargne est anti-physiologique, ces deux mots *épargne* et *aliment* se contredisant l'un l'autre, car il est absolument impossible de concevoir une substance, médicamenteuse ou autre, capable d'empêcher l'organisme de subir les pertes auxquelles il est nécessairement condamné lorsqu'on exige de lui un travail musculaire ou intellectuel un peu considérable, ces conclusions se trouvent encore confirmées par les expériences que je vais vous exposer. Or, je ne saurais trop le répéter, au dire de ceux qui soutenaient la théorie des agents d'épargne, la caféine, comme le cacao et les substances de même genre, les *Caféiques*, en un mot, étaient capables de réaliser rien autre chose que le mouvement perpétuel, c'est-à-dire de permettre à un sujet qui ne s'alimente pas de faire face à un travail considérable, et sans que son organisme subisse de pertes. Le fait était tellement absurde en lui-même que, vraiment, je me demande comment on a pu le défendre à un certain moment. Il n'a fallu rien moins que de très nombreuses expériences et observations, pour arriver à battre en brèche cette théorie des aliments d'épargne, et à montrer qu'en réalité cette action d'épargne ne s'exerçait que dans certaines circonstances que j'avais prévues déjà, et dont le déterminisme a été précisé par le travail de M. RIBAUT. J'insistais sur ce fait que la caféine et tous les autres prétendus aliments d'épargne doivent, lorsqu'on les introduit dans l'organisme, y trouver une réserve alimentaire suffisante, moyennant quoi ils permettront à cet organisme de faire face à un surcroît de travail musculaire; mais, si l'organisme n'est pas alimenté, la caféine, bien loin de permettre un surcroît de besogne, va le mettre dans un état d'infériorité évidente, elle va réaliser chez lui, simplement, après une phase de surexcitation en quelque sorte factice, la période de perturbation dont je parlais précédemment, pendant laquelle l'exercice d'un travail musculaire, même faible, est rendu difficile, impossible même pour l'individu.

Le tableau ci-après dont j'emprunte les éléments au travail de M. RIBAUT fait ressortir très nettement la stimulation imprimée par la caféine aux phénomènes de nutrition. Il concerne une petite chienne de 2 kgr. 800 que l'on mit, à l'aide d'un régime approprié et régulier, en état d'équilibre nutritif, de façon que son poids resta constant et que l'évaluation des déchets conduisit à des résultats sensiblement égaux. Pendant des durées alternatives de sept jours, on ajoutait à sa ration alimentaire une certaine quantité de caféine qui lui était, par conséquent, administrée par voie buccale, puis, pendant les sept jours suivants, on supprimait la caféine, le régime alimentaire restant invariable; pendant les sept autres jours, on administrait à nouveau la caféine, et ainsi de suite. La durée totale de l'expérience fut de cinquante jours. Les chiffres du tableau représentent la moyenne des résultats pour chaque période de sept jours.

MOYENNE DES 24 HEURES	NORMAL.	CAFÉINE 5 centigr.	SUP-PRESSION	CAFÉINE 5 centigr.	SUP-PRESSION	CAFÉINE deux fois 5 centigr.	SUP-PRESSION
Volume des urines.	126 c.c.	118 c.c.	126 c.c.	116 c.c.	129 c.c.	112 c.c.	126 c.c.
Azote total.	6,540	6,650	6,560	6,490	6,550	5,840	6,480
— uréique . . .	4,990	5,420	5,330	5,520	5,470	4,940	5,520
Urée.	10,700	11,600	11,400	11,800	11,700	10,600	11,900
Extrait sec.	15,300	15,500	16,000	16,200	17,600	14,800	17,300
Phosphore total . .	0,412	0,386	0,392	0,372	0,398	0,348	0,385
— des phos-phates.	0,365	0,362	0,372	0,339	0,352	0,321	0,382
Chlore.	0,152	0,137	0,184	0,138	0,164	0,127	0,133
Soufre total	0,328	0,331	0,344	0,317	0,344	0,312	0,319
— des sulfates.	0,275	0,291	0,293	0,275	0,288	0,277	0,279
— des phénol-sulfates	0,010	0,010	0,010	0,010	0,011	0,010	0,011
Soufre organique. .	0,043	0,030	0,041	0,032	0,045	0,025	0,029
Azote des fèces. . .	»	0,14	0,13	0,13	0,14	0,14	0,14

L'ingestion de quantités un peu considérables de caféine augmente la désassimilation surtout lorsque la ration alimentaire est plus forte, ainsi que le démontre ce second tableau reproduisant les résultats d'expériences faites sur le même animal dont la ration avait été portée, journellement, de 180 à 250 grammes de viande de cheval dégraissée. A la fin de cette série d'expériences, le poids de l'animal avait augmenté de 200 grammes. La comparaison des chiffres des éléments minéraux, phosphore et soufre, est particulièrement intéressante.

Chez un autre animal, du poids de 19 kgr. 700, le chiffre de l'azote s'éleva de 17 gr. 37 à 25 gr. 55 sous l'influence de l'ingestion de deux fois 40 centigrammes de caféine. Le sens de la variation de l'azote paraît dépendre, entre autres facteurs, de la quantité de caféine ingérée, les fortes doses augmentant l'élimination et les faibles doses la restreignant. Ces résultats montrent, en même temps, que l'influence de la caféine ne cesse pas immédiatement avec son

MOYENNE DES 24 HEURES	NORMAL	CAFÉINE 10 centigr.	SUP-PRESSION	CAFÉINE deux fois 10 centigr.	SUP-PRESSION	SUP-PRESSION	CAFÉINE deux fois 5 centigr.	SUP-PRESSION
Volume des urines.	175 c.c.	165 c.c.	157 c.c.	151 c.c.	171 c.c.	165 c.c.	163 c.c.	166 c.c.
Azote total.	9,000	8,810	9,220	9,350	9,030	9,360	8,890	8,820
— uréique . . .	7,010	7,260	7,280	7,510	7,260	7,890	7,220	7,290
Urée.	15,000	15,500	15,600	16,100	15,500	16,900	15,400	15,600
Extrait sec.	24,000	23,800	24,100	24,300	23,600	22,300	23,700	22,500
Phosphore total . .	0,436	0,435	0,447	0,622	0,477	0,478	0,481	0,470
— des phosphates.	0,414	0,396	0,416	0,585	0,439	0,459	0,466	0,461
Chlore.	0,281	0,269	0,328	0,266	0,281	0,239	0,245	0,224
Soufre total	0,407	0,406	0,428	0,433	0,427	0,452	0,475	0,449
— des sulfates.	0,331	0,345	0,352	0,364	0,356	0,374	0,392	0,368
— des phénol-sulfates	0,015	0,016	0,016	0,017	0,015	0,015	0,016	0,018
Soufre organique. .	0,061	0,045	0,060	0,052	0,056	0,063	0,067	0,063
Azote des fèces. . .	0,20	0,19	0,21	0,22	0,20	»	»	»

administration, et la lecture de ces tableaux dénote une persistance plus ou moins accentuée de cette influence.

De cette étude rigoureuse de l'influence exercée par la caféine sur les phénomènes de la nutrition, M. Ribaut tire les conclusions suivantes, en fonction des échanges respiratoires (dosages de l'oxygène absorbé et de l'acide carbonique produit), des variations calorifiques et de la composition des urines.

1° Les doses de 15 à 25 milligrammes, par kilo d'animal, administrées par la voie buccale, ou celles de 1 milligr. 5 à 3 milligrammes, administrées par la voie hypodermique, augmentent la production de chaleur.

2° Lorsque l'organisme ne doit pas faire face à ses dépenses uniquement au moyen des albuminoïdes de ses tissus, la caféine montre une action manifeste sur l'élimination azotée, et le sens de cette élimination dépend de la dose de substance active. Réserves faites pour les questions de susceptibilité individuelle, une dose faible abaisse le chiffre de l'excrétion de l'azote, une dose forte l'augmente.

L'équilibre azoté normal peut être rompu par la caféine et la durée de sa période d'établissement peut être modifiée par elle; le besoin absolu de destruction de l'albumine à l'état normal peut être diminué.

3° Les pertes en hydrates de carbone sont plus élevées et les pertes en graisses plus faibles. Cela explique l'augmentation dans la production d'acide carbonique exhalé, alors même que le coefficient de destruction des albuminoïdes est diminué.

4° En ce qui concerne les éléments minéraux : L'excrétion du phosphore est augmentée par les doses fortes et diminuée par les doses faibles, et il existe un certain parallélisme entre l'élimination azotée et l'élimination phosphorée. La quantité des chlorures éliminés est généralement plus faible sous l'influence de la caféine. L'élimination du soufre total varie sensiblement de la même manière que celle de l'azote total. Enfin, on note une tendance à l'augmentation des rapports $\dfrac{\text{Azurée}}{\text{Az total}}$ et $\dfrac{\text{Urée}}{\text{Extrait}}$, ce qui montre que les oxydations s'effectuent d'une façon plus parfaite, les déchets azotés se rapprochant davantage de l'urée. Une autre preuve de ces oxydations plus complètes réside dans la diminution du rapport *Soufre organique* à *Soufre total*. Il ne paraît pas y avoir d'influence sur la production des phénolsulfates.

En définitive, la caféine augmente les dépenses de l'organisme; elle permet une épargne partielle de l'albumine, mais détermine une destruction plus considérable des hydrates de carbone. Elle favorise, et perfectionne, si l'on peut ainsi dire, les oxydations.

En terminant, j'appelle votre attention sur un certain nombre de faits qui me paraissent fort intéressants, relativement à l'influence secondaire, mais cependant très importante, exercée par les substances accompagnant la caféine dans les infusions théiformes qu'on peut employer. Le thé, par exemple, constitue une boisson hygiénique, stimulante par la caféine qu'elle renferme, excitante et aromatique par l'huile essentielle qui accompagne la caféine, légèrement astringente par le tannin que le thé renferme en quantité considérable, tonique, en même temps, par les divers autres éléments solubles dans l'eau, nutritive même, dans une certaine mesure, — car le thé ne renferme pas moins de 6 p. 100 de matière azotée, susceptible d'être enlevée par le liquide de l'infusion, — digestive, en outre, par suite de la température relativement élevée à laquelle l'infusion est introduite dans l'estomac.

L'élévation de température corporelle qu'on peut observer à la suite de l'ingestion d'une boisson théiforme est déterminée surtout par les produits empyreumatiques pour le café, par l'huile essentielle pour le thé, et ce n'est qu'une sensation subjective, exactement comme celle qui suit l'ingestion d'alcool et qui fait croire que l'alcool réchauffe alors qu'en réalité il refroidit. Cette sensation subjective est due tout simplement à l'accumulation d'une plus grande quantité de sang dans les vaisseaux. On a fait des expériences dans lesquelles on s'est ingénié à séparer des infusions théiformes les substances alcaloïdiques qu'elles renfermaient, et, dans ces conditions, on a libéré, en quelque sorte, les principes accompagnant la caféine, et on les a mis à même d'exercer leur action physiologique. Je vous ai déjà parlé (voir p. 1034) des résultats expérimentaux obtenus dans ces condi-

tions et qui ont permis de dissocier l'action de la caféine de celle des
produits qui l'accompagnent.

Pour l'expérience dont je vous montre en ce moment les résultats,
on a épuisé 100 grammes de café en poudre avec 500 grammes d'eau
bouillante; la solution a été ensuite précipitée soigneusement à l'aide
d'une dissolution de tannin et en neutralisant à l'aide de bicarbonate
de soude; on a séparé ainsi 60 centigrammes de caféine. Le tannate
de caféine n'étant pas rigoureusement insoluble dans l'eau et surtout
dans les liquides tenant en dissolution des principes minéraux ou
végétaux, une petite quantité de caféine reste encore en dissolution,
mais elle est extrêmement minime. Ce liquide, encore très aroma-

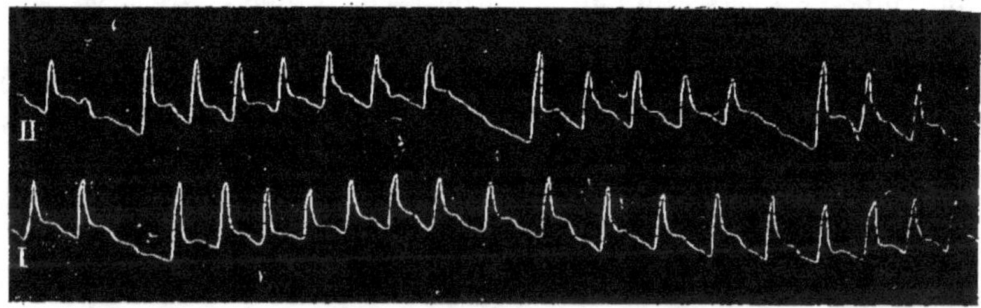

Fig. 188. — Action sur le cœur, chez l'homme, de l'infusion de café
privée de la caféine.

I. — Premier tracé, pris une heure et demie après le début de l'ingestion. Les irrégularités et
les intermittences commencent à se montrer.
II. — Second tracé, pris quatre heures après le début de l'ingestion. Intermittences beaucoup plus
nombreuses; irrégularités plus accentuées. [D'après M. Leblond.]

tique, mais de saveur âpre et assez désagréable, est ingéré par fractions de 100 grammes, de quart d'heure en quart d'heure. Une heure
et demie après l'ingestion, le pouls tombe brusquement de 96 à 76
pulsations et manifeste des intermittences qui vont en augmentant,
comme vous pouvez le constater sur le graphique que voici. Après
chaque intermittence, le cœur se contracte avec énergie et normalement, puis donne ensuite quelques pulsations ralenties avec descente
polycrote. Le nombre des pulsations n'est pas descendu au-dessous
de 72 et on notait, à la fin de l'expérience, une intermittence pour
27 pulsations (Fig. 188).

L'effet produit est donc en sens inverse de celui de la caféine qui tend
à régulariser et à ralentir; car, dans ces conditions, vous voyez qu'au
lieu d'obtenir une régularisation et une diminution du nombre des
pulsations cardiaques, on obtient au contraire une certaine arythmie,
comme l'indiquent les courbes qui sont tantôt élevées, tantôt faibles,
dont les niveaux ne sont pas constants, et en même temps on observe
des intermittences. Ces phénomènes d'arythmie sont dus aux substances qui accompagnent la caféine, substances constituées, en ce qui
concerne le café, par le caféol, notamment; en ce qui concerne le

thé, par les huiles essentielles aromatiques accompagnant la caféine.

En définitive, j'insiste surtout sur ce point que les caféiques ne réparent pas les pertes d'un organisme. C'est la conclusion à laquelle j'étais arrivé précédemment, et qui a été encore appuyée par les recherches de M. RIBAUT. Les caféiques ne réparent pas les pertes de l'organisme, ils permettent seulement l'utilisation des réserves ; mais, à cet égard, ils jouissent de propriétés tout à fait remarquables et extrêmement importantes lorsqu'on les utilise en temps voulu ; ils conservent l'aptitude à la réintégration et à la reconstitution rapide des réserves, mais cela, à une condition absolue, indispensable, *sine quâ non*, c'est que l'individu soit suffisamment alimenté, car, si l'individu n'est pas alimenté, loin de reconstituer les réserves et de permettre de faire face à un travail déterminé, la caféine amènera, après une phase d'énergie factice, une véritable incapacité de travail, une impotence générale du sujet, en même temps qu'une véritable combustion de l'organisme. L'individu non alimenté, soumis à l'influence des caféiques, se consume, le fait a été démontré expérimentalement par les recherches très minutieuses de M. RIBAUT. Ces recherches ont une grande importance parce que la concordance est complète entre les données fournies par les différents éléments d'appréciation : variations calorifiques constatées dans le même temps, analyses quotidiennes d'urine comportant le dosage comparatif de l'extrait sec, du carbone total, de l'azote total, de l'urée, du phosphore, du chlore et du soufre sous ses trois états de soufre organique, de soufre des dérivés sulfo-conjugués, et de soufre des sulfates. C'est vous dire le soin avec lequel ce travail a été effectué. Les résultats ont été absolument conformes à mes prévisions, notamment en ce qui concerne les variations du soufre et du phosphore sur lesquelles j'avais appelé tout particulièrement l'attention de l'expérimentateur.

Les albuminoïdes sont épargnés, dans une certaine mesure, mais cette épargne étant, d'autre part, compensée par une augmentation dans la consommation des hydrates de carbone, le chiffre de l'azote total augmentant dans l'urine, alors que le chiffre de l'azote uréique tend plutôt, en général, à diminuer, en raison de cette épargne des albuminoïdes, le tout arrive, en somme, à une augmentation des dépenses organiques, et non pas à empêcher cette déperdition, l'épargne partielle des matières albuminoïdes étant compensée, et au delà, par une destruction beaucoup plus considérable des hydrates de carbone. En même temps, les oxydations sont favorisées, perfectionnées pour ainsi dire, ce qui rend compte de l'heureuse influence exercée dans un grand nombre de cas par la caféine.

* *

Messieurs, notre réunion d'aujourd'hui est la dernière de ce semestre, et je ne veux pas terminer ces leçons sans vous remercier et vous complimenter, tout à la fois, de la bienveillance et de la persévérance que vous avez mises à suivre un enseignement parfois si ardu. La tâche qui m'incombe ne laisse pas, en effet, que d'être ingrate.

La thérapeutique, cette synthèse des sciences médicales, cette mise en œuvre de toutes les connaissances qu'elles nécessitent, est basée sur l'observation, la recherche et l'expérience. En ce qui concerne l'observation : la clinique, l'histoire des maladies et des malades, le raisonnement, la déduction, constituent plutôt un ensemble d'opérations intellectuelles s'appliquant à la considération de phénomènes concrets, éveillant à la fois l'attention et l'intérêt. C'est là le rôle de la thérapeutique proprement dite, ce que j'appelle le côté d'art de cet ensemble de connaissances, mais ce n'est pas celui que je suis chargé de vous enseigner.

L'autre partie consiste dans la recherche et l'expérience, c'est celle dont l'enseignement m'incombe ici ; c'est le côté de science, et même de science exacte. La pharmacodynamie et la matière médicale constituent, en effet, l'étude du médicament en lui-même, ainsi que des modifications qu'il apporte par son conflit avec les éléments anatomiques de l'organisme. Ceci implique nécessairement l'étude de la chimie, de la physique, de l'histoire naturelle, en un mot, de ce qu'on peut appeler, en prenant ce terme dans son acception la plus large, au point de vue littéral, et la plus philosophique, la *Physiologie*, c'est-à-dire l'étude de la nature. Seules, ces sciences peuvent nous permettre de reconnaître la façon dont les organismes sont influencés. C'est là une étude longue, pénible, aride, difficile, souvent sujette à erreurs, et qui nécessite des retours fréquents vers le passé, car, ainsi que l'a si bien dit Fonssagrives, « le travail de l'avenir consistera moins à découvrir des faits nouveaux qu'à systématiser les faits anciens et à les mettre d'accord avec les lois positives d'une physiologie rigoureusement exacte ».

Ces sciences, dont l'assimilation est incontestablement difficile et pénible, sont cependant indispensables au premier chef à celui qui veut remplir dignement, et je dirai même honnêtement, le rôle si élevé du médecin près du malade ou bien dans tout ce qui concerne l'intervention du médecin dans la vie sociale.

Ainsi que s'exprime Cabanis dans son *Coup d'œil sur les révolutions et sur la réforme de la médecine* : « N'exerce-t-il pas en effet le pouvoir de la nature bienfaisante, celui qui peut ramener à la vie l'être défaillant, dont tous les pas descendent rapidement vers la tombe? N'est-il pas la vive image de ces êtres supérieurs, que l'imagination se représente portant sur la terre les messages propices de la divinité? Une famille éplorée, des amis frappés souvent d'une consternation plus profonde encore, vous redemandent l'objet de leurs affections; vous le rendez à tant de vœux réunis : n'êtes-vous pas à leurs yeux un dieu favorable? Quand vous renouez la trame du bonheur, pour deux êtres nécessaires l'un à l'autre et prêts à se séparer pour toujours, ce n'est pas seulement la vie de celui qui ressuscite par vos soins dont vous rallumez le flambeau; ce sont deux couronnes civiques que vous méritez à la fois. Et que dis-je! ne faites-vous pas, en quelque sorte, plus que la main qui nous appela du néant à la vie? Conserver à la patrie ses utiles serviteurs, prolonger les bienfaits du génie et l'exemple des vertus, n'est-ce pas l'acte le plus noble et le plus méritoire aux yeux des nations et du genre humain? »

Ma seule ambition, comme je vous l'ai dit bien des fois, c'est de contribuer à vous faire acquérir cette situation dominante attribuée au médecin par les anciens, lorsqu'ils disaient que le médecin est l'égal des Dieux; et vous voyez qu'ils ne disaient même pas « *le médecin digne de ce nom* » : pour eux, il paraissait évident que tous les médecins devaient en être dignes; ils ne pouvaient pas songer un seul instant qu'il existât un médecin qui n'en fût pas digne.

Il est donc nécessaire, pour justifier une conception aussi élevée du rôle social que doit remplir le médecin, de laisser le moins possible au hasard et à l'inspiration du moment; et il faut posséder, par conséquent, toutes ces connaissances si pénibles à acquérir, mais qui, seules, permettent de se conduire suivant les principes d'une saine et rigoureuse philosophie, en posant la question thérapeutique dans ces termes précis : *Savoir ce qu'on veut faire, et par quels moyens on peut y arriver.*

C'est ma seule excuse, mais je la crois excellente, pour les détails techniques arides et difficiles sur lesquels je retiens parfois votre attention, ainsi que pour les exigences que je manifeste au sujet de vos connaissances en pharmacologie.

24 février 1903.

INDEX ALPHABÉTIQUE

Ouabaïne 757, 1007
Ouabaïo 1007
Oxybétaïnes 669
Oxycolchicine 682
Oxyphényluréthane. 2, 181

P

T

TABLE DES FIGURES

TABLE ANALYTIQUE

QUATRIÈME SÉRIE

CINQUIÈME SÉRIE

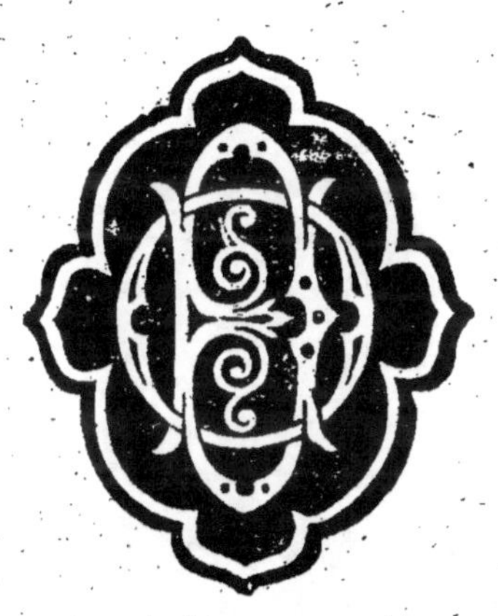